Modern Operative Orthopaedics
现代骨科手术学

主　编　赵定麟
副主编　陈德玉　袁　文　赵　杰
（按姓氏拼音顺序）

各卷主编（按姓氏拼音顺序）

第一卷	骨科手术总论	林　研	卢旭华	王成才
第二卷	四肢骨与关节损伤	李增春	吴海山	阎作勤
第三卷	脊柱与骨盆损伤	倪　斌	严力生	袁　文
第四卷	退变性疾患	陈德玉	侯铁胜	赵　杰
第五卷	骨科范围肿瘤	蔡郑东	李也白	邵增务
第六卷	先天性畸形	戴力扬	邱　勇	沈　强
第七卷	炎症及特症	池永龙	王新伟	吴德升
第八卷	骨科其他伤患	侯春林	刘大雄	周天健

世界图书出版公司
上海·西安·北京·广州

图书在版编目(CIP)数据

现代骨科手术学 / 赵定麟主编. —上海: 上海世界图书出版公司, 2012.5
ISBN 978-7-5100-4157-0

Ⅰ.①现… Ⅱ.①赵… Ⅲ.①骨科学—外科手术 Ⅳ.①R687

中国版本图书馆CIP数据核字（2011）第276461号

现代骨科手术学

赵定麟　主编

上海世界图书出版公司 出版发行
上海市广中路88号
邮政编码　200083
上海市印刷七厂有限公司印刷
如发现印装质量问题，请与印刷厂联系
（质检科电话：021-59110729）
各地新华书店经销

开本：889×1194　1/16　印张：254　字数：6 300 000
2012年5月第1版　2012年5月第1次印刷
ISBN 978-7-5100-4157-0 / R·279
定价：1498.00元

http://www.wpcsh.com
http://www.wpcsh.com.cn

现代骨科手术学

编者(按姓名拼音排序)

鲍宏伟	蔡俊丰	蔡郑东	陈爱民	陈德玉	陈利宁	陈斑	陈天国	陈宇	池永龙	川原范夫
党耕町	丁浩	冯莉	富田胜廊	Giovanni Alessi	郝跃东	海涌	何志敏	洪光祥	侯春林
侯铁胜	胡玉华	胡志前	黄建华	黄其衫	黄文铎	黄宇峰	范善均	纪方	季伟琴	姜宏
江华	金舜瑢	康皓	Kenji Hanai	匡勇	李宝俊	李兵	李国东	李国栋	李国风
李华	李雷	李立钧	李建军	李娟	李起鸿	李旭	李也白	李悦	李增春	林浩东
林研	林炎	林焱	刘宝戈	刘斌	刘大雄	刘菲	刘宏建	刘洪奎	刘林	刘希胜
刘晓光	刘洋	刘雁冰	刘志诚	刘忠汉	Luc F. De Waele	卢旭华	罗卓荆	罗旭耀	吕国华
吕士才	马敏	倪斌	倪春鸿	牛惠燕	彭庄	亓东铎	钱齐荣	邱勇	饶志涛	邵钦
邵云潮	邵增务	沈彬	沈海敏	沈强	孙荣华	唐伦先	田晓滨	万年宇	王冰	王长纯
王成才	王继芳	王建东	王靖	王良意	王清秀	王秋根	王晓	王义生	王向阳	王新伟
王拥军	王予彬	吴德升	吴海山	吴苏稼	吴小峰	吴晓峰	席秉勇	夏江	许建中	徐成福
徐华梓	徐晖	谢幼专	徐燕	严力生	阎作勤	杨操	杨庚	杨海松	杨建伟	杨立利
杨胜武	杨述华	杨维权	于彬	袁文	俞光荣	臧鸿生	藏磊	战峰	张继东	张明珠
张秋林	张世民	张文林	张文明	张彦男	张盈帆	张玉发	张振	张志才	章祖成	赵长清
赵定麟	赵辉	赵杰	赵黎	赵鑫	赵卫东	钟贵彬	周呈文	周晖	周进	周天建
朱海波	朱炯	朱丽华	朱宗昊	祝云利						

主编助理 卢旭华 马敏 刘忠汉 于彬

打　印 刘忠汉 庄妮

校　对 沈强 严力生 卢旭华 张振 于彬 等

序　言

随着世界科学技术的进步,医学领域,尤其是其中最能体现高科技发展的矫形外科专业,其进展速度之猛令世人惊讶!这当然造福于病人。但对于学子们,特别是从事本专业不久的临床医师将会带来诸多困惑与紧迫感;一方面要面对大量基本知识、基本技术和基本功的培训与熟练;另一方面,每日还要学习日新月异的新知识、新理论和新技术。在众多的推荐声中要选择何者用于您负责诊治的病人身上,常会举棋不定。而当前的各级医师(包括诸位上级医师)其专业技术范围也愈来愈专,分工也愈来愈细;常常难以全面指导下级医师作出正确的选择。因此,一本能与当代科技水平同步进展的"现代骨科手术学"作为案边书,更为大家所渴望与期待。这就是本书企图早日问世的首要目的。为此,本书已将同道们、弟子们及我本人近年来所开展的新技术、新理念融入文中,以求抛砖引玉。

其次,从近年发生的世界性经济危机中显现世界各国和各地区发展的不平衡性,先进与落后差距巨大,我国各地区亦然。而且富有阶层身价升降之快、甚至贫富倒置等也屡见不鲜。此种巨大的差别既可以为富有地区(国家)的富有人群患者带来世界一流的先进技术,这当然无可非议;但也会使临床一线的骨科医师对处于贫困地区、灾区,尤其是其中的低收入或无收入人群的重症伤患者感到矛盾重重无从下手。因此,我们认为:各位骨科学者在教学中介绍世界先进技术的同时,切不可忽视、或忘记在既往数十年间行之有效的传统技术和经验,虽然术时稍(较)长,操作难度大,恢复慢,付出的时间和精力较多;但疗效稳定,开支较低;可以有效地缓解数以千计、万计那些无力支付巨额"现代化治疗技术"开支患者的燃眉之急。当然,在此前提下,也要尽力做到使传统技术水平在原有基础上螺旋式提升;做到创新不忘旧,前进不忘根。因此,本书内容力争贯彻"贫富兼顾"的理念、技术和愿望来处理各种状态下的伤病患者,殊途同归;力争在保质的前提下获得类同疗效;这也是"和谐社会"的具体体现。此乃本书问世的另一目的。

既然本书为"手术学",图和照片是必不可少的。本书许多重要章节的线条图大多源自第二军医大学绘图室宋石清、张大年等大师们的作品。他们都是在上世纪40年代毕业于上海美术学校（院），自1949年后一直在第二军医大学绘图室常年从事各种教学、专著与论文用图和其他各种与医学专业相关图表的绘制与创作。每幅图不仅线条细腻流畅，落笔有序，而且人体组织器官和骨与关节之解剖比例十分精确、逼真，几乎分毫不差。否则怎能以"标准图示"来指导学生正确理解与让临床医师实施手术操作呢？此种严格的科学态度是一般绘图者难以做到的，他们用其毕生精力与时间作到在真实的前提下对人体组织和手术程序进行美学的表达。每幅图画都是一张难得的作品，今天再去找这些能将"真"与"美"合而为一的人才几乎不可能。目前尽管他们都是八十多岁的老翁，但仍对往事记忆犹新；每张图片的产生，从绘制草图、翻书核对和到解剖室看尸体标本等都非常认真；甚至亲临手术现场，在耀眼的无影灯下细心观察、提问和质疑才算初有眉目；而后再进行线条的表达和美学加工，并不断加以修正。由于我深知此过程的艰辛与漫长，因此我一直将这些图谱像是对待画家的作品那样珍惜；并通过本书，选其中至今仍不失临床实用价值者予以保存，以期为后人在获取知识的同时，也欣赏（或赞美）和学习他们一丝不苟、精益求精的精神。这是本书出版的又一目的。

作为老一代的骨科医师，由于当年历史条件所限，专科医师奇缺，基本上处于大外科状态。我上世纪五十年代中期进入骨科临床，师从屠开元教授，当时上海许多大医院（即今日的三甲医院）都无骨科专业存在。因此于上世纪六十年代初我即兼任上海多家医院的骨科顾问，包括目前我担任首席骨科教授的上海同济大学附属东方医院（原名上海浦东中心医院，当年是第二军医大学的临床教学医院）。

数十年的一线工作，经历过大跃进年代所特有的各种创伤之救治，包括101%面积的烧伤；双下肢如脱裤状的撕脱伤，双手或上肢手套式皮肤剥脱伤和各种复杂、多发骨折等。当1965年邢台大地震发生时，当日即奉命乘专机飞往石家庄，落地后立刻奔赴现场处理伤员，并转战于邢台、隆尧、邯郸、宁晋和石家庄之间的驻地（军）医院作专科处理和手术。由于当地居民的住宅多为华北平原上的"干打擂"式，当日拂晓在野外宿营一夜未见动静、拖着疲惫身躯刚刚回屋上床不久，突然发生强震。随着房屋倒塌而被从屋顶落下的大樑（长方形巨木）砸伤。因此，四肢、骨盆及面部骨折为多，其次是胸腰椎骨折。由于骨科专业医生甚少，几乎所有一线骨科手术大多由我这个"青年医师"主刀，甚至包括非骨科的眼眶骨折、鼻骨骨折、尿道损伤和多段下颌骨骨折等；平时几乎看不到的肩关节后脱位居然有多例发生（均伴有肱骨颈骨折，需经肩后入路手术）；好在一切顺利，均获疗效。

十年后的唐山大地震再次出入生死一线,首先是在金昌屿金矿井下抢救被巨石砸伤(扁)头部伤员时,在矿下掌子面处险被松动、随之落下的巨石击中(当时还有赵君武护士长同去执行任务)。数天后转至地震中心区,在无基本设备的情况下作出诊断与处理,包括手术。由于丰富的一线临床实践经历,不仅学习到许多书本上毫无记载的知识,更培育了骨科医师必需具备的应变能力与就地取材处理伤员之灵活而可行的诊治技术。在此种情况下干(更确切地说是"逼")出来的骨科医生自然是全面发展,什么都要亲临一线"主治";创新性和悟性也自然而然地在实践中成长、壮大。而今日分科精细到难以想象程度的"专家",尽管对确诊后的病人治疗十分专业;但从教学、战备或是继续教育角度来看,深感美中不足,存在的问题较多,尤其是想要组织一部能够较全面反映本专业诊治技术的专著时,必然会感到力不从心;还是需要具有骨科全面知识的老医生来完成这一任务,以免让分科过细的"后生"无从下手。好在本人虽已高龄,从医60年,不仅仍在出席国内、外各种学术会议,保持对新生事物的接触和实践;而且至今眼不花、手不抖,每日仍保持8小时以上的临床一线工作,并在实践中处理各种难题,包括对高风险、高难度手术的实施。因此趁我人健在、脑未衰之际,继续发挥余热,对社会多做点贡献也是应该的;这也是争取赶在2011年末前后出版本书的第四个目的。

当然本书的出版还有其他许多原因,包括回顾过去和展望未来。正确的说,一个优秀的外科医师必然是一个具有坚实理论基础、心灵手巧、富有仁心、并善于创新和钻研的人体修理工(程师)。在此观念下,不断完善自己,尽多地造福于病人。

但做一个真正合格的人体修理专家并非易事,首先需要在实践中不断学习、积累和发现!在掌握基本知识、基本理论和基本技能的基础上力争不断创新。长征医院骨科是恩师屠开元教授所开创、发展,以创伤为主;培养了一大批著名的骨科专家,并一再鼓励大家深入临床,不断创新。在他的支持和帮助下,于上世纪七十年代中期我们首次提出了以切除致压骨为目的的颈椎前路扩大性减压术以及其后的潜式减压术、开槽式(椎体次全切)减压术、局部旋转植骨术、胸腰椎次全环状减压术、新型Cage(CHTF)及人工椎体等首创性课题;既奠定了本院脊柱外科的基础,又向全国推广,并通过其后出版的"脊柱外科学"一书详尽介绍各种新理念、新设计及新技术。4年后又率先提出颈椎非融合技术及相关理论研究等,促使我国脊柱外科上升至世界先进之行列。目前国外大力宣扬的非融合技术,早在三十年前我们即已从理论和设计上解决了这一消除椎节融合后副作用的临床前沿课题,并有随访三十年之久的病例健在;可见中国人的智慧和创新性不亚于欧美各国。当上世纪九十年代中期上海市提出创建临床医学领先学科时,作者两次(间隔三年)登台竞选,两届均被评为上海市领先学科——脊柱外科及首席学术带头人。因此要想做一个有所作为与创新型人体修理师(工),必需耐得住寂寞,足踏实地、一步一个脚印泡在临床上;决不可急于求成。无论你年资多高,如果对基本问题不求甚解,一问三不知,手术操作时必然层次不清,在手术台上也就会找不到椎管;甚至接二连三地将轻型病人致残,把不全性脊髓受压者变成完全性瘫痪……这怎不让病人、家人痛心和伤心呢?每位有良知的中国医师均应以此为鉴,树正气、讲医德,认真踏实地学习真本事,精益求精地练就手上功夫;把毕生精力用于发展学术和创新的正道上。坚决反对假大空和专走旁门不走正道的伪学者。因此一个合格的人体修理工想要有所做为,要先学会做人,强调人品、人格的养成和精神魅力;并引导年轻一代做正直、诚实和勇于创新之人。对强者无惧,对弱者无欺。既要言教,更要身教,并带领年青一代使我国的骨科水平再创辉煌。因此,通过本书与大家共同归纳既往、探索新起点,并展望未来,力争再上一层楼;这是本书问世的第五个目的。

应该说上世纪五、六十年代毕业的老医生都是苦出身,在漫长、动荡和每天都存在变数的岁月中,饱尝要做一个富有责任心、事业心、同情心和又有真本事医生的艰辛。不仅要全身心地投入,还要有智有勇,任劳任怨,避开各种运动的锋芒保存自己,而后才能学到真本事为病人服务。当我稍能独挡一面处理病人时(也就是毕业后七、八年吧!)几乎天天泡在病房里。当年老同济医院(文革中改名长征医院)的大病房是24张床,由我带领一位刚从大学毕业的小医生负责;每天有2~4个病人的进出,每例新病人要书写不少于三张纸的正规病历,不少于二张纸的讨论和分析,以及病程记录、出院小结等,还有血、尿、便常规及应急措施均需在当日完成;次晨上级医师查房后再决定处理。需要手术的病人,上级会问:"你能做吗?"如能做你就自己去做;如说不行,则由上级医师示范,你当第一助手。因此,每天除了处理病人,就是看书;解剖学和手术学是必不可少的"天天读",以免术中出错;万一出错也很简单,走人!所以当年老同济是"天才、地才和人才"呆的地方。为了不出错,每天除了吃饭(每顿不超过10分钟)和睡觉外(住在6人一间的医院宿舍,周末回家一天)几乎全天候泡在病房里,而且还要高效和专注,否则24张床的病人怎能处理得过来。我的三无精神(no holiday、no Sunday、no birthday)就是从此时开始的,而且持续至今。在此期间我和吕士才医师共同分担了三年住院总医师(每人半年,从我开始)。但说也奇怪,一般说"积劳成疾",我反而"积劳成精"了,不知是爹妈给的基因在起作用,还是苦炼的结果?!难怪2010年4月12日,即周一中午飞往美国,14日,即周三晚从旧金山返回浦东机场,来回全程54小时并无倦意。次晨,即15日上午8时半至下午3时半做了一例急症手术(第二颈椎椎体及椎弓肿瘤,伴剧痛及不全性瘫痪,一次性前后路根治性手术),顺利完成,病人疼痛消失,症状改善;再次日(16日、周五)又是难度较大的胸腰椎翻修性手术;接着周末继续赶写书稿。因此,我相信每个人都有一定的潜力,应该在不伤元气的前提下加以发掘。过度的保护反会降低自己潜能的适应性,久而久之则会退化。一般性享受我不反对,而过度地享受生活则是自暴自弃,不应该提倡,至少在你精力旺盛之年要多做些有益于社会之事。相信年轻的一代比老一代更加明智,也更会全面发展,包括撰写专著的能力;在有成就的前提下,留到最后再慢慢地去安享晚年。老者将逝,未来世界是属于你们的,2012年的预言是无稽之谈,好好地、有质量地继续生活在这个小小地球上吧!

由于当前社会上浮躁情绪和追求短、平、快之风气盛行,且已波及学术界;对专著的组稿工作颇受影响,深感今非昔比!以致有些章节受邀人让其学生、或下级代笔,如此则苦了主编,要用不少时间帮助修改和补充,因经验所限总感美中不足,不是原汁原味;在此仅向读者们致歉。幸好有一大批老朋友和同道们的支持,保质、保量、按时完成书稿的撰写,方使数百万字的巨本手术学能够早日脱稿。特别是老一代专家治学严谨和一字不苟的精神令人钦佩,也应了"姜愈老愈辣"的谚语,这当然与不同时代背景不同成长里程所形成的个性与作风有关。

以上是有关本书出版的一些认识和概况。下面想趁本书出版之际,谈谈设立"骨科学术专著资助基金"之事。

作为老一代的骨科医师,从青年到老年经历了数十年的风风雨雨,成长不易;而点滴的成长和进步均源自社会。知恩图报是中华民族的优秀美德,点滴所获均应回报社会。老一代骨科医生也深知当前年轻人向前发展面临的问题更多,需要社会各方面的帮助和支持。在此基础上设立骨科基金的念头油然而生。

一个基金会的诞生也非易事,虽然近年来一直在咨询、探索,包括挂靠单位,最低金额,运作方式和其他相关事宜等都在进行中。但我坚信:只要认准方向,对学科发展有益,就应该坚持到底,最后总可兑现;并期望同道们和有识之士给予支持、指教和帮助。

谢谢各位作者在百忙中为本书撰稿,并谢谢你们的夫人(或先生)和家人对你们工作的支持、理解和尊重。

本书临床资料主要源自第二军医大学长征医院、长海医院,交通大学附属第九人民医院,海军411医院及上海建工医院和各位参编作者所在单位;最后终稿于同济大学附属东方医院(包括临床资料)。中间转赴东方医院目的除继续学术发展外,主要是准备在原计划的国际医学园区(又名:上海医谷及SIMZ)中组建"国际骨科医院",并已纳入园区规划设计图中,位于中德医院之旁,占地100亩(允许扩大至200亩);在与东方医院所签协议初稿中即以SICOT学会和国际骨科医院(筹)之名义。由于当今社会诸多费解原因、复杂多变的人际关系和特定时期的医患关系,加之在"非典"后国际医学园区整体计划因人事调整而变动和延后(计划中的综合性医院未能如期实现);尽管中、外投资方均强调短期不计收益,但个人的健康、心情与精力消耗之代价太大,最后还是婉言中止。此期间除出版专著两本及编写本书、完成医疗教学工作、解决临床难题和出席各种会议外,曾于去年9月应陈香梅女士邀请赴美(华盛顿)至她家中作客,商讨在中国举办创伤急救(Trauma care)中心之事;尽管不存在经费问题,但实非容易,方方面面的问题太多,深感心有余而力不足。2010年8月底应邀赴瑞典哥德堡出席第五届SICOT/SIROT大会,被授予学术成就与贡献奖(奖章见本书1908页)。真是活到老,干到老,累到老;好在我心态好。

  由于种种原因本书出版周期较长,可能与当前出版业转型、改制和创新而出现的新情况新问题有关,仅向读者们致歉。

  再次谢谢各位前辈、同道、同事和弟子们!并愿继续得到各位的帮助和指正!

赵定麟
二〇一一年十月于上海

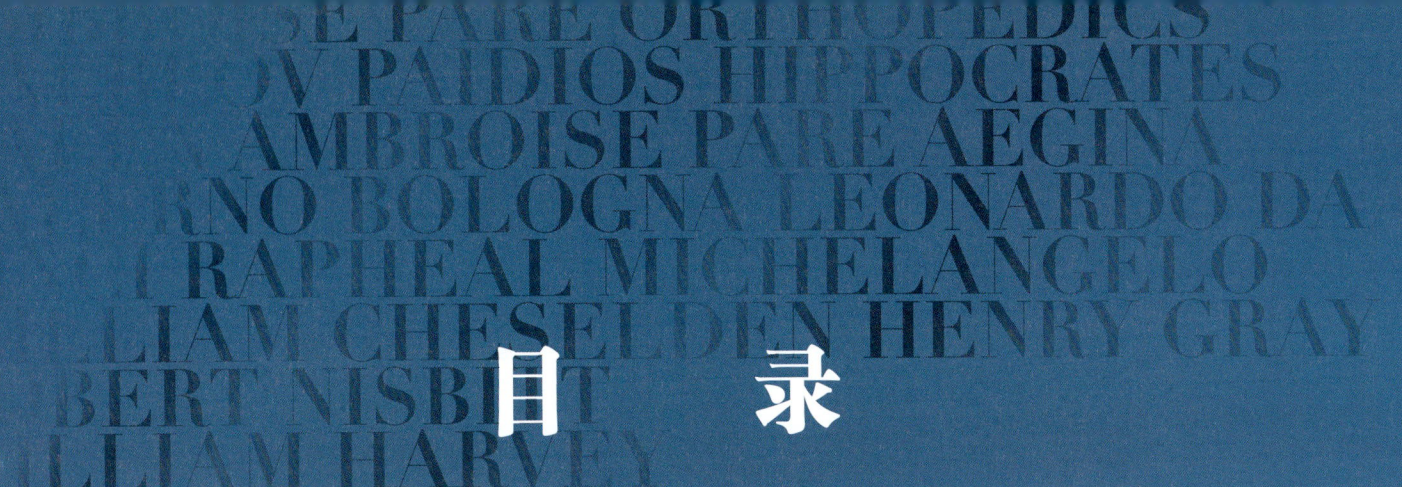

目 录

第一卷 骨科手术总论

第一篇
骨科手术学基础　　　003

第一章　骨科学发展史　　　004
　第一节　世界骨科发展史　　　004
　　一、西医骨科的渊源　　　004
　　二、近代外科学与骨科学的里程碑　　　006
　　三、两次世界大战对骨科的推动　　　007
　　四、现代骨科学的发展　　　010
　第二节　我国20世纪前的骨科发展史　　　021
　　一、远古及奴隶社会时期的骨科概况　　　021
　　二、明朝前封建社会时期骨科的进展　　　021
　　三、明清时代骨科辨证论治得以发展　　　023
　第三节　我国20世纪后骨科的发展史　　　023
　　一、新中国成立前　　　023
　　二、新中国成立后　　　024
　第四节　骨科发展前景展望　　　030
　　一、概述　　　030
　　二、创伤骨科　　　030
　　三、其他方面　　　030
　　　　　　　　　　（张继东）

第二章　骨科手术室要求　　　033
　第一节　一般手术室的布局　　　033
　　一、手术室布局的基本概况　　　033
　　二、手术室内部布局　　　034

　第二节　净化手术室的基本设施　　　035
　　一、基本要求　　　035
　　二、全空气系统　　　035
　　三、温湿度要求　　　036
　　四、气流的合理流向　　　036
　　五、净度要求　　　036
　　六、其他方面　　　036
　第三节　战现场手术室　　　037
　　一、战现场手术室的基本要求　　　037
　　二、战地手术室的展开　　　038
　　三、舰船医院　　　038
　　　　　　　　　（林　研　刘忠汉）

第三章　骨科消毒、无菌与骨科手术铺单　　　040
　第一节　消毒史、消毒剂及实施　　　040
　　一、消毒史　　　040
　　二、骨科消毒剂分类　　　041
　　三、骨科消毒的实施　　　043
　第二节　手术室无菌要求与操作　　　047
　　一、手术室工作人员无菌要求与操作　　　047
　　二、手术室环境和器械无菌要求与操作　　　047
　　三、手术进行中的无菌原则　　　048
　第三节　骨科铺单基本要求与种类　　　048
　　一、手术铺单的基本要求　　　048

二、手术铺巾的注意事项　　049
第四节　上肢术野铺单　　049
　　一、肩部和上臂中上段手术　　049
　　二、上臂中下段、肘部和前臂中上段手术　　051
　　三、前臂中下段、腕部手术　　052
　　四、手和手指手术　　052
第五节　下肢术野铺单　　053
　　一、髋部、大腿中上段手术　　053
　　二、大腿中下段、膝关节和小腿近段手术　　053
　　三、小腿中下段、踝部手术　　056
　　四、足与足趾手术　　056
第六节　脊柱术野铺单　　057
　　一、颈椎手术仰卧、俯卧及侧卧位铺单　　057
　　二、胸腰椎手术仰卧、俯卧及侧卧位铺单　　059
第七节　战伤与批量手术时铺单要求与特点　　060
　　一、概述　　060
　　二、评估后统一安排　　060
　　三、严格术野消毒　　060
　　四、酌情选用一次性消毒敷料包　　060

（林　研　马　敏　刘忠汉）

第四章　骨科手术用具及专科器械　　062
第一节　止血带与驱血带　　062
　　一、止血带常见类型和特点　　062
　　二、止血带的衍生产品　　064
　　三、电动止血带　　064
　　四、止血带的正确使用　　065
　　五、驱血带的正确使用　　065
　　六、使用止血带和驱血带的注意事项　　066
　　七、使用止血带后常见的并发症和处理　　066
第二节　骨科手术床与牵引床（铁马）　　067
　　一、骨科手术床的总体要求　　067
　　二、多功能骨科手术床　　068
第三节　常用骨科手术器械　　069
　　一、常用的骨科手术器械　　069
　　二、用于四肢手术的显微外科手术器械　　070
　　三、脊柱手术中常规器械　　070
　　四、经胸、经腹、或经胸腰联合入路手术应备的全套胸、腹腔施术器械　　070
第四节　特种手术器械和仪器的准备　　070
　　一、动力工具　　071
　　二、各种光学镜子　　071
　　三、C-臂X光机　　071
　　四、手术导航仪　　072
　　五、其他配套用具　　072

（林　研　张　振）

第五章　术前及术中采血与输血和输血反应　　074
第一节　术前与术中采血　　074
　　一、术前采血　　074
　　二、术中采血　　075
第二节　术中与术后自体输血　　076
　　一、术中与术后自体输血的概况　　076
　　二、术中与术后自体输血技术的使用　　076
　　三、术中与术后自体输血的优劣　　078
　　四、术中与术后自体输血的注意事项　　078
第三节　输血反应及处理　　079
　　一、发热反应　　079
　　二、过敏反应　　080
　　三、溶血反应　　080
　　四、大量输血后反应　　081
　　五、其他如空气栓塞、细菌污染反应　　081

（张　振　林　研）

第六章　与手术相关的问题　　082
第一节　手术室内的X线应用　　082
　　一、概述　　082
　　二、X线设施的应用方式　　082
　　三、X线使用的原则　　083

第二节　术中患者的体位、术野准备
　　　　 及消毒　　　　　　　　　　085
　　一、患者的体位　　　　　　　　085
　　二、施术局部的准备　　　　　　086
　　三、铺单　　　　　　　　　　　087
第三节　骨科植骨术　　　　　　　　088
　　一、概述　　　　　　　　　　　088
　　二、植骨的适应证　　　　　　　088
　　三、移植骨来源　　　　　　　　088
　　四、各种植骨技术的病例选择　　090
　　五、常用植骨手术方式　　　　　091

（沈 彬　刘 林　赵定麟）

第四节　骨科植入材料 OsteoSet 的临
　　　　 床应用　　　　　　　　　 095
　　一、概述　　　　　　　　　　　095
　　二、作用原理　　　　　　　　　096
　　三、临床病例选择　　　　　　　096
　　四、使用方法　　　　　　　　　097
　　五、包装　　　　　　　　　　　097
　　六、注意事项　　　　　　　　　098

（郭永飞　陈　宇　刘忠汉　赵定麟）

第二篇
骨科麻醉学与围手术期处理　099

第一章　麻醉用药　　　　　　　　100
第一节　静脉麻醉和吸入麻醉药的进
　　　　 展与特点　　　　　　　　 100
　　一、静脉全身麻醉药　　　　　　100
　　二、吸入性全身麻醉药　　　　　102
第二节　局部阻滞麻醉用药　　　　　103
　　一、局部阻滞麻醉药的一般特性　103
　　二、骨科手术常用的局部阻滞麻醉
　　　　药品　　　　　　　　　　　104
第三节　麻醉性镇痛药　　　　　　　105
　　一、麻醉性镇痛药的分型　　　　105
　　二、阿片受体激动药　　　　　　106
　　三、阿片受体激动-拮抗药　　　 106

　　四、阿片受体拮抗药　　　　　　107
　　五、非阿片类中枢性镇痛药　　　108
第四节　其他麻醉药及肌肉松弛剂　　108
　　一、安定镇静类药　　　　　　　108
　　二、骨骼肌松弛药　　　　　　　109

（王成才　王清秀）

第二章　骨科麻醉基本要求、特点及
　　　　 实施　　　　　　　　　　 111
第一节　骨科麻醉的基本要求　　　　111
　　一、注意骨科麻醉特点　　　　　111
　　二、按要求进行基本监测　　　　111
第二节　骨科麻醉的特点及注意事项　111
　　一、深部静脉血栓形成和肺栓塞　111
　　二、部分患者术前已存在呼吸与
　　　　循环功能障碍　　　　　　　111
　　三、截瘫患者对去极化肌松药的
　　　　特殊反应　　　　　　　　　112
　　四、重复麻醉　　　　　　　　　112
　　五、气管插管困难　　　　　　　112
　　六、手术体位　　　　　　　　　112
　　七、肢体止血带的应用　　　　　112
　　八、神经功能监测　　　　　　　112
　　九、骨黏合剂的应用　　　　　　112
第三节　麻醉前检查与全身准备　　　113
　　一、麻醉前检查　　　　　　　　113
　　二、麻醉前全身准备　　　　　　115

（王成才　刘正美）

第三章　四肢伤患病例麻醉　　　　 121
第一节　上肢手术麻醉　　　　　　　121
　　一、臂丛神经阻滞麻醉　　　　　121
　　二、上肢周围神经阻滞麻醉　　　122
　　三、全身麻醉　　　　　　　　　123
第二节　下肢手术麻醉　　　　　　　123
　　一、椎管内麻醉　　　　　　　　123
　　二、下肢周围神经阻滞麻醉　　　124
　　三、全身麻醉　　　　　　　　　124
第三节　断肢（指、趾）伤员麻醉　　124

一、断肢（或断指、趾）再植术的
　　　　特点及问题　124
　　二、足趾移植再造拇指术的麻醉特点　125
第四节　关节置换术麻醉特点、
　　　　选择与实施　126
　　一、关节置换术的麻醉特点　126
　　二、麻醉选择与实施　127

（王成才　刘正美）

第四章　脊柱与骨盆伤患病例麻醉　130
第一节　脊柱麻醉特点与基本要求　130
　　一、病情差异较大　130
　　二、手术体位对麻醉的影响大　130
　　三、出血量大　130
第二节　颈椎手术麻醉　131
　　一、麻醉选择　131
　　二、麻醉方法　131
　　三、术中管理　132
　　四、正确掌握拔管时机　132
　　五、术后并发症　133
第三节　胸腰椎手术麻醉　134
　　一、胸椎手术麻醉　134
　　二、腰椎手术麻醉　134
第四节　脊柱侧凸纠正术的麻醉　135
　　一、术前常规心肺功能检查　135
　　二、备血与输血　135
　　三、麻醉选择　135
　　四、控制性降压的应用　135
　　五、术中脊髓功能的监测　136
　　六、术后镇痛　138
第五节　颈椎伤患者的气道处理　138
　　一、各种气道处理方法对颈椎损伤
　　　　的影响　138
　　二、颈椎损伤者气管插管方式的
　　　　选择　139
第六节　骨盆伤患麻醉　139
　　一、骨盆手术及麻醉的特点　139
　　二、骨盆疾病手术麻醉　139
　　三、骨盆损伤手术麻醉　140

（王成才）

第五章　小儿骨科伤患麻醉及其他
　　　　特殊病例麻醉及术中监测　143
第一节　小儿骨科伤患麻醉特点
　　　　及要求　143
　　一、小儿解剖、生理及药理特点　143
　　二、小儿骨科麻醉特点与要求　143
第二节　小儿四肢伤患的麻醉　144
　　一、麻醉选择　144
　　二、术前准备　144
　　三、麻醉前用药　144
　　四、麻醉方法　145
　　五、麻醉期间监测和管理　147
第三节　小儿脊柱伤患麻醉需重点注
　　　　意的问题　148
　　一、预防恶性高热　149
　　二、预防高钾血症　149
第四节　重危与垂危骨科病例麻醉　150
　　一、全面观察　150
　　二、重点问题　150
第五节　批量伤员的麻醉特点　151
　　一、先行分类　151
　　二、具体注意的问题　151
第六节　复杂性与复合性创伤的
　　　　麻醉处理　151
　　一、复杂性创伤的临床特点　151
　　二、麻醉前评估　151
　　三、呼吸道及循环管理的特殊问题　152
　　四、麻醉处理　153
第七节　骨科麻醉时术中各项指标
　　　　监测　154
　　一、麻醉期间循环功能监测　154
　　二、呼吸功能监测　155
　　三、控制性低血压时的监测　156
　　四、体温监测　157
　　五、骨科手术中的诱发电位监测　157

六、肌松药监测 157

第八节 骨科患者术后疼痛的处理 158
一、术后疼痛对机体的危害 158
二、术后急性疼痛的治疗 159
三、术后镇痛的并发症和预防 162
四、术后镇痛效果的评价 164

（王成才　王清秀）

第六章　骨科手术术中（麻醉中）各种并发症处理 166

第一节　出血 166
一、概述 166
二、失血程度的分级 166
三、积极补充血容量 167
四、加强观察患者并采取有效措施 167

第二节　术中大量输血 167
一、大量输血的概念 167
二、大量输血可能发生的问题 167

第三节　止血带并发症 169
一、止血带麻醉 169
二、止血带疼痛 169
三、止血带休克 169
四、止血带坏死 169

第四节　骨黏合剂并发症 170
一、概述 170
二、重视对重要脏器的毒性作用 170
三、术中应加强监测与观察 170

第五节　体位改变及不当所致并发症 171
一、呼吸系统并发症 171
二、循环系统并发症 171
三、神经及眼部损伤并发症 171

（王成才　刘正美）

第七章　骨科围手术期监护处理 173

第一节　心功能的评估 173
一、术前心功能的检测 173
二、术中心功能的维持 176
三、术后心功能的监测 176

第二节　呼吸功能的评估 177
一、术前呼吸功能的检测 177
二、术中呼吸功能的维持 177
三、术后呼吸功能的维持 178
四、呼吸衰竭患者术后机械通气的使用 178

第三节　围手术期营养支持与水、电解质平衡 181
一、围手术期营养支持 181
二、围手术期的水、电解质平衡 183

第四节　围手术期抗生素的应用 184
一、概述 184
二、骨科抗菌素应用的基本原则 184
三、骨科预防性用药 184
四、骨科感染治疗性用药 185

第五节　骨科围手术期镇痛镇静管理 186
一、镇痛药物治疗 186
二、非药物治疗 187
三、镇痛治疗期间对器官功能的监测 187
四、骨科术后危重患者的ICU镇静管理 188

第六节　围手术期深静脉血栓和致死性肺栓塞 190
一、骨科围手术期PE的发病特点 191
二、根据临床情况判断的可能性 191
三、结合心电图、胸部X线片、动脉血气分析等基本检查做出初步判断 191
四、对可疑PE患者合理安排进一步检查以明确或除外诊断 191
五、治疗 192

（牛惠燕　唐伦先）

第八章　骨科手术患者的围手术期护理 194

第一节　骨科创伤患者的围手术期护理 194
一、术前护理 194
二、术后护理 195

第二节　脊柱手术患者围手术期护理 200

一、颈椎伤病的围手术期护理	200
二、腰椎伤病的围手术期护理	204
第三节 人工关节置换术的围手术期护理	206
一、人工全髋关节置换术围手术期护理	207
二、人工膝关节置换围手术期护理	212
三、全膝关节置换术后并发症的观察与预防	214

（徐 燕 李 娟 季伟琴）

第三篇 骨科伤患治疗的基本技术与相关问题　217

第一章 石膏绷带技术　218

第一节 石膏绷带技术概述　218
一、石膏术的临床疗效及优点　218
二、适应证与禁忌证　219
三、准备工作　219
四、石膏技术操作的分类　220
五、石膏包绕患肢的类型　220
六、石膏固定部位的分类　220
七、包扎石膏的注意事项　220
八、石膏固定患者的护理　222
九、石膏绷带的一般包扎方法　222

第二节 石膏技术实施　224
一、常用的石膏技术　224
二、特殊类型石膏　227
三、其他石膏操作　232
四、石膏代用品及新型石膏　234
五、交代石膏固定后注意事项　235

（卢旭华 钱齐荣 赵定麟）

第二章 现代支具技术　237

第一节 支具的基本概念　237
一、定义与概述　237
二、支具的历史及国内应用概况　237
三、支具的基本作用　239
四、支具的分类　239
五、支具的命名　239
六、支具室的基本设施　240

第二节 支具技师的工作模式与支具处方　243
一、支具处方　243
二、支具技师的工作模式　243

第三节 四肢关节常用支具　244
一、上肢支具　244
二、下肢支具　246

第四节 脊柱支具的应用及支具使用不当　249
一、脊柱支具　249
二、其他支具　251
三、支具佩戴的常见问题及处理　252

（王予彬 战 峰 郝跃东 刘大雄）

第三章 骨科牵引术　254

第一节 牵引疗法的原理、用具与分类　254
一、牵引疗法的原理　254
二、牵引所需用具　255
三、牵引的分类　258

第二节 皮肤牵引　258
一、适应证与禁忌证　258
二、牵引的实施　259
三、特殊的皮肤牵引　260

第三节 骨骼牵引　262
一、适应证与禁忌证　262
二、牵引的实施　262
三、特殊的骨牵引　266

第四节 其他牵引方式　267
一、指（趾）甲牵引　267
二、藤网手指牵引　267
三、吊带牵引　267

第五节 牵引患者的观察、护理及功能锻炼　270
一、对牵引患者的观察　270

二、功能锻炼 272
三、护理 272

（姜　宏　钱齐荣　卢旭华）

第四章　四肢主要关节穿刺术 274

第一节　关节穿刺术基本概念、适应证与注意事项 274
一、关节穿刺术基本概念 274
二、关节穿刺术适应证 274
三、麻醉方法 275
四、注意事项 275

第二节　四肢主要关节穿刺途径及穿刺法 275
一、肩关节穿刺术 275
二、肘关节穿刺术 276
三、腕关节穿刺术 277
四、髋关节穿刺术 277
五、膝关节穿刺术 277
六、踝关节穿刺术 278

（李　悦　卢旭华　赵定麟）

第五章　四肢清创术及大面积剥脱伤的处理 280

第一节　清创术概述、创口分区及相关的基本问题 280
一、概述 280
二、开放性伤口的分区及其特点 280
三、清创的时机 281
四、清创术的术前准备 281

第二节　清创术的实施及要求 282
一、麻醉与止血带备用 282
二、局部消毒 282
三、切除创口皮缘及已坏死的组织 282
四、清除深部失活组织 283
五、对特殊组织的清创 284
六、清创术毕处理 285

第三节　几种特殊清创术创口的处理 286
一、深在创口的处理 286
二、已感染伤口的处理 286
三、皮肤缺损的修复 286
四、开放性骨折的治疗 287
五、创口的延期缝合与二期缝合 287

第四节　特殊部位的清创术之一——血管伤的处理 289
一、血管伤处理的基本原则 289
二、血管伤修复的手术方式 289
三、对血管伤手术的要求 290
四、血管吻合技术 291
五、术后处理 295

第五节　特殊部位的清创术之二——神经和肌腱的处理 295
一、神经伤的清创及手术治疗 295
二、肌腱伤的清创及手术治疗 297

（卢旭华　姜　宏　沈海敏　赵定麟）

第六节　大面积剥脱性损伤的处理 299
一、大面积剥脱伤的特点及全身处理 299
二、创面局部及肢体处理 301
三、多发性创伤的临床特点及急救 303
四、多发伤的检查与诊断 306
五、对伴有多发伤者的治疗 309

（沈海敏　朱　炯　赵　杰　赵定麟）

第六章　骨科关节镜外科技术 313

第一节　关节镜外科概况及基本设备 313
一、关节镜外科历史 313
二、关节镜外科在中国的发展 314
三、关节镜外科的学术组织与出版物 315
四、关节镜外科领域的进展 316
五、关节镜的基本设备 316

第二节　关节镜施术的器械、要求与保养 320
一、概述 320
二、各种常用器械 320
三、电动刨削、电切割及激光操作系统 322
四、关节镜手术的配套设施、环境要求和保养 324

第三节　膝关节镜外科的基本知识与
　　　　应用解剖　　　　　　　　327
　　一、概述　　　　　　　　　　327
　　二、膝关节镜外科应用解剖　　327
第四节　关节镜手术的病例选择、特
　　　　点、并发症及技术培训　　331
　　一、关节镜手术适应证　　　　331
　　二、关节镜的禁忌证　　　　　332
　　三、关节镜手术的特点　　　　332
　　四、关节镜术的并发症及其预防　333
　　五、膝关节镜技术的培训　　　335

（赵　辉　祝云利）

第七章　与骨科手术相关的技术　　339
第一节　骨科植皮术　　　　　　　339
　　一、解剖复习　　　　　　　　339
　　二、植皮术分类　　　　　　　339
　　三、皮片的种类　　　　　　　340
　　四、各类皮片临床应用的优缺点及
　　　　适应证　　　　　　　　　340
　　五、操作技术　　　　　　　　341
　　六、供皮区创面的处理　　　　344
　　七、皮片固定及术后处理　　　344
第二节　显微外科技术　　　　　　345
　　一、显微外科的基本器械　　　345
　　二、显微外科技术的训练　　　347
　　三、显微血管修复术　　　　　348
第三节　外固定架的应用　　　　　351
　　一、骨外固定架的组成与分类　351
　　二、骨外固定架的应用范围、
　　　　适应证及禁忌证　　　　　352
　　三、术前准备　　　　　　　　352
　　四、外固定架的具体操作　　　352
　　五、骨外固定架的并发症及其防治　353
　　六、骨外固定架的优点　　　　354
　　七、长管状骨骨折的骨外固定架应
　　　　用概况　　　　　　　　　355

（卢旭华　张盈帆　江　华　陈爱民　赵定麟）

第四节　骨科应急性（类）手术　　358
　　一、静脉切开术　　　　　　　358
　　二、中心静脉压测定　　　　　359
　　三、动脉输血　　　　　　　　360
　　四、气管切开术　　　　　　　361
　　五、特种情况下的气管切开术　363
　　六、胸内心脏按摩术　　　　　364

（刘忠汉　张　振　马　敏
　　刘　林　卢旭华　赵定麟）

第八章　骨科伤患与消化道应激性
　　　　溃疡　　　　　　　　　　368
第一节　概述与流行病学　　　　　368
　　一、概述　　　　　　　　　　368
　　二、流行病学　　　　　　　　368
第二节　应激性溃疡的发病机制　　370
　　一、神经-内分泌失调　　　　　370
　　二、胃黏膜微循环障碍　　　　370
　　三、胃黏液-碳酸氢根屏障受损　371
　　四、胃腔内H^+向黏膜内反向弥散　371
　　五、组织内保护性物质含量减少　371
　　六、氧自由基的作用　　　　　372
　　七、其他体液因子的作用　　　372
　　八、上消化道运动功能障碍　　372
第三节　病理改变特点与临床表现　372
　　一、病理特点　　　　　　　　372
　　二、临床症状特点　　　　　　373
第四节　诊断与治疗　　　　　　　374
　　一、诊断　　　　　　　　　　374
　　二、治疗　　　　　　　　　　374
第五节　与脊柱骨折相关的应激性
　　　　溃疡　　　　　　　　　　376
　　一、发病情况　　　　　　　　376
　　二、发病机制　　　　　　　　376
　　三、临床特点及诊断　　　　　377
　　四、预防措施　　　　　　　　377
　　五、糖皮质激素在急性脊髓损伤中
　　　　的应用　　　　　　　　　378

第六节 护理与预防	378
一、护理	378
二、预防	379

（刘 菲 刘雁冰）

第九章 神经电生理检查 382
第一节 诱发电位 382
一、概述 382
二、躯体感觉诱发电位 382
三、视觉诱发电位 385
四、脑干听觉诱发电位 387
第二节 肌电位 388
一、概述 388
二、肌电图记录分析 388
三、正常肌电图 389
四、异常肌电图 390
第三节 神经传导速度测定 391
一、概述 391
二、运动神经传导速度测定 391
三、感觉神经传导速度测定 392
四、神经传导速度异常 393
五、脊神经刺激 394
六、F-波 394
七、H-反射 395

（周 晖）

第二卷　四肢骨与关节损伤

第一篇
骨折的基本概念与上肢骨折 399

第一章 骨折之基本概念 400
第一节 骨折的定义、致伤机制与分类 400
一、骨折的定义 400
二、骨折的致伤机制 400
三、骨折的分类 402
第二节 骨折的临床表现与诊断 407
一、骨折的临床特点 407
二、骨折的诊断 408
第三节 骨折治疗的基本原则与要求 412
一、骨折治疗的基本原则 412
二、骨折的复位 412
三、骨折的固定 417
四、四肢骨关节火器损伤 427
第四节 骨折的愈合与康复（功能恢复） 428
一、骨折的愈合 428
二、骨折患者的康复（功能锻炼） 435

（赵 杰　严力生　卢旭华　陈德玉　赵定麟）

第二章 肩部骨折 439
第一节 肩部解剖及肩胛骨骨折 439
一、解剖复习 439
二、肩胛骨骨折概况 441
三、肩胛体骨折 441
四、肩胛颈骨折 442
五、肩胛盂骨折 442
六、肩峰骨折 443
七、喙突骨折 444
八、肩胛冈骨折 444
第二节 锁骨骨折与肩锁、胸锁关节脱位 444
一、锁骨骨折 444
二、肩锁关节脱位 448
三、胸锁关节脱位 451

（彭 庄　蔡俊丰　马 敏　赵定麟）

第三节　肱骨上端骨折　452
- 一、肱骨大结节骨折　452
- 二、肱骨小结节撕脱骨折　453
- 三、肱骨头骨折　453
- 四、肱骨上端骨骺分离　454
- 五、肱骨外科颈骨折　455

第四节　肩关节脱位　461
- 一、创伤性肩关节前脱位　461
- 二、创伤性肩关节后脱位　467
- 三、复发性（习惯性）肩关节前脱位　468
- 四、复发性肩关节后脱位　473
- 五、其他类型肩关节脱位　473

（彭　庄　蔡俊丰　马　敏　赵定麟）

第三章　肱骨干骨折及肘部损伤　475

第一节　肱骨干骨折的概述、发生机制、分型、诊断及治疗概况　475
- 一、概述　475
- 二、致伤机制　476
- 三、骨折断端的移位　476
- 四、分类及分型　477
- 五、诊断　477
- 六、治疗　478

第二节　肱骨干骨折的手术疗法　479
- 一、手术适应证与术前准备　479
- 二、手术步骤　479
- 三、并发症的治疗　484

第三节　肘关节解剖特点与肘部关节脱位　486
- 一、肘关节解剖特点　486
- 二、肘关节脱位　487
- 三、桡骨（小）头半脱位　489
- 四、桡骨头脱位　489

第四节　肘部骨折　490
- 一、肱骨髁上骨折　490
- 二、肱骨髁间骨折　492
- 三、肱骨外髁骨折　493
- 四、肱骨外上髁骨折　494
- 五、肱骨内髁骨折　495
- 六、肱骨内上髁骨折　496
- 七、肱骨小头骨折　497
- 八、肱骨远端全骨骺分离　498
- 九、尺骨鹰嘴骨折　499
- 十、尺骨冠状突骨折　501
- 十一、桡骨头骨折　501
- 十二、桡骨头骨骺分离　504
- 十三、肘关节复杂性骨折　504

（马　敏　李　旭　李国风）

第五节　肘关节损伤后遗症的手术治疗　506
- 一、肘内翻畸形　506
- 二、肘外翻畸形　508
- 三、迟发性尺神经炎　508
- 四、肘关节骨化性肌炎　509
- 五、肘关节强直　509
- 六、创伤性肘关节炎　510

（李国风　李　旭　赵定麟）

第四章　前臂骨折　512

第一节　解剖复习及尺桡骨上端骨折　512
- 一、概述　512
- 二、前臂的解剖复习　512
- 三、桡骨颈骨折　513
- 四、孟氏（Monteggia）骨折　514

第二节　尺桡骨骨干骨折　516
- 一、概述　516
- 二、桡骨干骨折　516
- 三、尺骨干骨折　518
- 四、尺桡骨骨干双骨折　518

第三节　尺桡骨远端骨折概况　523
- 一、概述　523
- 二、盖氏（Galeazzi）骨折　523
- 三、科利斯（Colles）骨折　524
- 四、史密斯（Smith）骨折　529
- 五、巴顿（Barton）骨折　530
- 六、桡骨远端骨骺分离　531

七、桡骨茎突骨折 532
八、尺骨茎突骨折 534
九、恰佛（Ghauffeur）骨折 534

（卢旭华　张振　李旭　于彬　赵定麟）

第四节　桡骨远端骨折的处理 535
一、概述 535
二、解剖复习 535
三、分型 535
四、辅助检查 536
五、治疗的基本要求 537
六、闭合复位外固定 537
七、经皮穿针术 538
八、外固定支架治疗 539
九、切开复位接骨板内固定术 540
十、并发症的治疗与预防 543

（王秋根）

第五章　手腕部外伤 546
第一节　手腕部骨折脱位 546
一、月骨脱位 546
二、经舟骨月骨周围脱位的手术治疗 549
三、舟骨骨折 552
四、第一掌骨基底部骨折脱位 554
五、拇指掌指关节脱位 556
六、掌骨骨折 558
七、指骨骨折及指间关节脱位 561

第二节　拇指掌指关节侧副韧带损伤的手术 568
一、概述 568
二、手术疗法适应证 568
三、麻醉和体位 569
四、拇指掌指关节侧副韧带损伤修复术 569
五、肌腱移植拇指掌指关节侧副韧带重建术操作步骤 570

第三节　手部肌腱损伤的手术 570
一、概述 570
二、屈指肌腱的分区 570
三、Ⅱ区屈指肌腱损伤的一期修复 571

四、屈指肌腱固定术 572
五、游离肌腱移植术 573
六、屈指肌腱粘连松解术 577
七、伸肌腱损伤的8区分区法 578
八、拇指伸肌腱的5区分区法 579
九、伸指肌腱5区分区法 579
十、伸指肌腱损伤处理原则 579
十一、锤状指的手术治疗 579
十二、远侧指间关节融合术 580
十三、中央腱束损伤的修复 581
十四、伸肌腱帽损伤 582
十五、手、腕及前臂伸肌腱损伤的修复 584
十六、拇长伸肌腱损伤的修复 585

第四节　手部皮肤损伤的手术 586
一、皮肤直接缝合术 586
二、游离皮肤移植术 586
三、皮瓣移植术基本概况 588
四、局部转移皮瓣 588
五、邻指皮瓣转移术 589
六、手部带血管蒂的岛状皮瓣 589
七、骨间背侧动脉逆行岛状皮瓣 592
八、远位交叉皮瓣 593
九、吻合血管的游离皮瓣 595
十、其他修复创面的术式 596

（洪光祥　康皓）

第二篇　下肢骨折 599

第一章　髋部损伤 600
第一节　解剖复习及髋关节脱位 600
一、髋部骨骼解剖特点 600
二、髋关节囊 601
三、髋部肌肉 601
四、髋部血液供应 602
五、髋部损伤因素 602
六、髋关节脱位概况 603

七、髋关节脱位治疗 605
八、髋关节损伤并发症 607
第二节 髋臼骨折 608
　一、概述 608
　二、损伤机制 608
　三、诊断 608
　四、髋臼骨折的分类 609
　五、髋臼骨折的非手术治疗 609
　六、髋臼骨折的手术治疗 609
　七、髋臼骨折的并发症 610
第三节 股骨头骨折 611
　一、损伤机制 611
　二、诊断 612
　三、分类 612
　四、非手术治疗 613
　五、手术治疗 613
　六、并发症 613
（李增春　李国风　张振　赵定麟）
第四节 股骨颈骨折 614
　一、概述 614
　二、损伤机制 614
　三、诊断 614
　四、分类 615
　五、非手术疗法 615
　六、闭合复位内固定 616
　七、其他术式 617
　八、并发症 621
（黄宇峰　李国风　刘忠汉　彭庄）
第五节 股骨粗隆（转子）间骨折 623
　一、概述 623
　二、损伤机制 623
　三、诊断 624
　四、分类 624
　五、Evans第一类型骨折的治疗 625
　六、Evans第二类型骨折的治疗 629
　七、股骨粗隆部骨折并发症 630
（卢旭华　彭庄　马敏　刘忠汉　赵定麟）

第六节 粗隆（转子）下骨折及大小粗隆骨折 632
　一、粗隆（转子）下骨折损伤机制 632
　二、粗隆下骨折分类（型） 632
　三、粗隆下骨折诊断 632
　四、粗隆下骨折治疗 632
　五、粗隆下骨折并发症 635
　六、大粗隆、小粗隆骨折 635
（彭庄　蔡俊丰　刘林　赵定麟）
第二章 股骨干骨折 637
第一节 股骨干骨折的应用解剖、致伤机制、临床表现及诊断 637
　一、股骨干之应用解剖特点 637
　二、致伤机制 639
　三、临床表现 640
　四、诊断 640
（李增春　李国风　刘忠汉　赵定麟）
第二节 股骨干骨折的治疗 641
　一、概述 641
　二、股骨干骨折的非手术治疗 641
　三、股骨干骨折的手术治疗原则 642
　四、髓内钉固定术 642
　五、接骨板螺钉内固定术 650
　六、Ender钉技术 652
　七、外固定支架固定术 652
（卢旭华　张振　沈彬　赵定麟）
第三章 膝部创伤 654
第一节 股骨髁部骨折 654
　一、概述 654
　二、股骨髁上骨折 655
　三、股骨髁部骨折 656
第二节 创伤性膝关节脱位、骨折脱位及上胫腓关节脱位 659
　一、膝关节脱位的致伤机制 659
　二、膝关节脱位的分类 659
　三、膝关节脱位的治疗 661
　四、上胫腓关节脱位与半脱位 661

第三节 髌骨脱位 662
一、致伤机制 662
二、分类 662
三、急性髌骨脱位的治疗 663
四、复发性髌骨脱位的成因与表现 663
五、复发性髌骨脱位的治疗 664
第四节 髌骨骨折与伸膝装置损伤 666
一、概述 666
二、髌骨骨折 667
三、股四头肌腱断裂 672
四、髌腱断裂 673
第五节 膝部韧带、软骨及半月板损伤 674
一、股四头肌肌腱断裂 674
二、髌腱断裂 674
三、膝关节韧带损伤 674
四、膝关节不稳定 678
五、膝关节骨软骨损伤 682
六、半月板与盘状软骨损伤 684
第六节 胫骨平台骨折 693
一、胫骨平台骨折的分类（型） 693
二、胫骨平台骨折治疗前的评价 695
三、胫骨平台骨折处理的基本要求 695
四、非手术疗法 695
五、手术疗法 696

（吴海山　钱齐荣　黄宇峰
李国风　张振　赵定麟）

第四章　胫腓骨骨干骨折 703
第一节　小腿应用解剖及胫腓骨骨折致伤机制、分型和诊断 703
一、小腿应用解剖 703
二、致伤机制 705
三、分型 706
四、诊断 708
第二节　胫腓骨骨干骨折的治疗 709
一、基本要求 709
二、稳定型骨折的治疗 709
三、不稳定型骨折的治疗 710

四、开放性胫腓骨骨折的处理 715
（蔡俊丰　张振　卢旭华　于彬　赵定麟）
第三节　复杂性胫腓骨骨干骨折的治疗 716
一、软组织的评估 716
二、骨折的分型 717
三、非手术治疗 717
四、手术治疗 717
五、总结 729

（王秋根　王建东）

第四节　胫骨下端Pilon骨折的治疗 730
一、概述 730
二、致伤机制 730
三、创伤分类 730
四、治疗原则 732
五、非手术治疗 732
六、手术治疗 732

（黄建华　吴小峰　王秋根）

第五节　小腿创伤的并发症和合并伤 738
一、延迟愈合 738
二、不愈合 739
三、畸形愈合 740
四、小腿筋膜间隙（室）综合征 741
五、神经血管损伤 742

（张振　于彬　赵定麟）

第五章　踝关节损伤 744
第一节　踝关节损伤的检查与分类 744
一、踝关节的检查 744
二、踝关节损伤分类 746
三、Danis-Weber分类 749
四、按人名命名的踝关节骨折分类 750

（马敏　黄宇峰　刘忠汉　赵定麟）

第二节　踝关节骨折及胫腓下关节脱位 751
一、旋后（内翻）内收损伤 751
二、旋后（内翻）外旋损伤 752
三、旋前（外翻）外旋损伤 755
四、旋前（外翻）外展损伤 756

五、胫骨后唇骨折 758
六、胫骨前唇骨折 760
七、胫骨下端爆裂骨折(垂直压缩骨折) 760
八、胫腓下联合前部分离 761
九、胫腓下联合完全分离 763
十、儿童胫腓骨分离 764

（李增春　李国风　马　敏　刘忠汉　于　彬）

第三节　踝关节脱位 764
一、应用解剖 764
二、损伤机制和分型 765
三、术前准备 766
四、手术治疗 766
五、术后处理 768
六、术后评估 768
七、并发症及处理 768

（俞光荣　夏　江　李国风）

第四节　踝关节三角韧带及外侧韧带损伤 769
一、三角韧带损伤机制 769
二、三角韧带损伤的临床表现 769
三、三角韧带损伤的治疗方法 769
四、外侧韧带损伤机制 770
五、外侧副韧带损伤的诊断 770
六、外侧副韧带损伤的分类(度) 770
七、外侧副韧带损伤的治疗 771

第五节　踝关节某些特殊损伤及跟腱断裂 771
一、腓骨骨折移位交锁 771
二、腓骨撕脱骨折 772
三、腓骨近端骨折 773
四、双踝骨折 773
五、三踝骨折 774
六、外踝或腓骨功能不全 775
七、跟腱断裂 775

第六节　陈旧性踝关节骨折脱位及其治疗 776
一、陈旧性踝关节骨折脱位 776
二、踝关节融合术 777
三、踝关节成形术 778

（匡　勇　陈利宁）

第六章　足部损伤 780

第一节　足部损伤概述及距骨骨折脱位 780
一、概述 780
二、距骨骨折 780
三、距骨脱位 783
四、距骨骨折、脱位的并发症及其治疗 784

（彭　庄　蔡俊丰　席秉勇　于　彬　赵定麟）

第二节　距下关节脱位及距骨全脱位 785
一、距下关节应用解剖 785
二、距下关节脱位概况与致伤机制 785
三、距下关节手术疗法 786
四、距骨全脱位的手术治疗 788

（俞光荣　李　兵）

第三节　跟骨骨折 791
一、概述 791
二、跟骨的解剖特点复习 792
三、致伤机制 792
四、诊断 792
五、分型 793
六、跟骨骨折的治疗概况 794
七、不波及跟骨关节面骨折的治疗 794
八、波及关节面跟骨骨折的治疗 794
九、跟骨骨折并发症的处理 796

（蔡俊丰　李国风）

第四节　跗跖关节脱位 797
一、解剖学和生物力学特点 797
二、分型 798
三、诊断 798
四、手术疗法 800

五、陈旧性跖跗关节脱位的治疗　802
　　六、并发症及其防治　803
　　　　　　　　（俞光荣　张明珠）

第五节　跗中关节及跖趾关节脱位　803
　　一、跗中关节脱位概述　803
　　二、应用解剖　804
　　三、跗中关节手术疗法　805
　　四、跖趾关节脱位概述及应用解剖　806
　　五、跖趾关节脱位手术疗法　807
　　　　　　（李兵　饶志涛　俞光荣）

第六节　足部其他损伤　810
　　一、足舟骨骨折　810
　　二、楔骨及骰骨骨折　811
　　三、跖、趾及籽骨骨折等　811
　　四、趾间关节脱位　815
　　五、陈旧性损伤　815
　　　　　　（刘忠汉　于彬　赵定麟）

第三篇
四肢骨折的微创技术　817

第一章　微创技术在创伤骨科中的应用　818

第一节　微创的基本理念　818
　　一、微创理念与生物学固定（BO）　818
　　二、正确理解"AO"和"BO"　818
　　三、展望未来　819

第二节　微创技术在创伤骨科领域中的应用　819
　　一、关节镜技术　819
　　二、骨外固定支架技术　820
　　三、闭合复位髓内钉技术　821
　　四、钛板螺钉接骨技术　821
　　五、闭合复位经皮穿针技术　821
　　六、椎体成形术与椎体后凸成形术　822
　　七、结论　822

第三节　微创技术在创伤骨科领域中的发展前景与临床意义　823
　　一、实时影像导航技术的发展前景　823
　　二、计算机辅助远程手术的发展前景　823
　　三、数字化虚拟人体技术的发展前景　824
　　四、微创技术在创伤骨科的临床意义　825
　　五、微创技术提高了骨科疾病的治疗效果　826
　　六、微创技术的发展与手术设备器械的改进是两者相互促进必然结果　826
　　　　　　（张秋林　纪方　王秋根）

第二章　微创稳定固定系统　829

第一节　概述及原理　829
　　一、概述　829
　　二、内固定治疗原则　829
　　三、LISS技术的设计原理特点概述　830
　　四、LISS锁定螺钉与螺纹孔洞钛板体现钉板的完美结合　830
　　五、LISS特殊的角度设计可增加螺钉握持力　831
　　六、LISS设计可穿透射线的手柄便于插入及导向　831
　　七、LISS设计有多种类型螺钉　832

第二节　微创稳固系统的临床应用及病例选择　833
　　一、概述　833
　　二、LISS的主要部件　833
　　三、病例选择　834
　　四、LISS-DF在股骨远端骨折中的临床应用　835
　　五、LISS-DF在股骨髁上骨折中的临床应用　835
　　六、LISS-DF在全膝关节置换（TKR）术后人工假体周围的股骨骨折中的临床应用　835
　　七、LISS-PT在胫骨近端骨折中的临床应用　836

第三节　LISS微创骨科中的具体实施与相关问题　837

一、股骨远端微创稳固系统
　　（LISS-DF）的临床应用　837
二、胫骨近端微创稳固系统
　　（LISS-PLT）的临床应用　841
三、临床应用中可能遇到的问题　843
四、LISS固定失败及可能原因分析　845
五、小结　846
六、临床举例　847

（张秋林　纪方　王秋根）

第三章　关节镜下处理骨关节损伤的微创技术　851

第一节　关节镜技术回顾、病例选择、并发症及操作技术　851
一、历史回顾　851
二、病例选择　852
三、并发症　852
四、关节内骨折治疗的具体操作与技术　853

第二节　临床常见关节内骨折的关节镜下处理技术　854
一、桡骨远端关节内骨折　854
二、腕舟骨骨折　858
三、膝关节髌骨骨折经皮空心螺纹钉固定　859
四、膝部胫骨平台骨折　861
五、膝部股骨髁骨折　864
六、膝部胫骨髁间嵴骨折　865
七、踝关节骨折　869

（张秋林　纪方　王秋根）

第四章　X线导航技术在创伤骨科微创中的应用　876

第一节　X线导航用于骨关节损伤微创的概况、开发前景与操作原理　876
一、概述（况）　876
二、开发前景　876
三、操作原理与技术　877
四、手术流程　878

第二节　X线导航技术在骨科微创中的实际应用　879
一、经皮空心螺钉固定股骨颈骨折　879
二、带锁髓内钉治疗股骨骨折　880
三、转子间骨折的髓内固定　880
四、经皮固定骶髂关节骨折脱位　881
五、经皮髂翼骨折固定　881
六、通过牵引方式可以使髋臼骨折复位并便于经皮固定　881
七、复合型关节骨折固定　882
八、按照同一原则操作进行需要X线透视镜协助的其他经皮手术　882

第三节　导航手术的评价、图像导航、发展前景及结论　883
一、对导航手术的评价　883
二、透视图像手术导航系统　884
三、未来发展前途　884
四、结论　885

（张秋林　纪方　王秋根）

第五章　经皮穿针撬拨复位技术　886

第一节　经皮穿针撬拨技术　886
一、经皮撬拨技术撬抬法操作手法　886
二、经皮撬拨技术杠杆法操作手术　886
三、经皮撬拨法操作技术　887
四、操作注意事项　887

第二节　经皮撬拨技术在上肢关节周围损伤治疗中的应用　888
一、肩关节附近骨折脱位　888
二、肘部肱骨小头骨折　891
三、肘部肱骨内上髁骨折　892
四、肘部桡骨近端骨折的撬拨复位　893
五、腕部桡骨远端骨折的撬拨复位　894
六、腕部经舟骨月骨周围脱位　896
七、第一掌骨基部骨折脱位　897

第三节　经皮撬拨技术在下肢关节周围损伤治疗中的应用　898

一、髂前上嵴撕脱骨折	898	一、基本概念	918
二、股骨大粗隆骨折	898	二、发病机制	919
三、股骨单髁骨折	899	三、临床特征	919
四、胫骨结节骨折	900	四、诊断	919
五、胫骨平台骨折	900	五、治疗基本原则	920
六、踝关节骨折	901	六、悬垂石膏固定复位疗法	920
七、跟骨骨折撬拨复位	902	七、手术疗法	922
八、经皮撬拨固定技术在骨骺损伤中的应用	904	第五节 投掷性肩、肘部损伤	922
		一、肩峰撞击综合征	922
九、经皮撬拨技术在其他损伤的应用	905	二、Bennett病	923
		三、投掷肘（肘部损伤）	923

（张秋林　纪方　王秋根）

第四篇
运动训练伤及骨折并发症　909

第一章 运动与训练损伤	910	第六节 关节软骨损伤	923
第一节 运动与训练损伤之基本概念	910	一、概述	923
一、概述	910	二、髌股关节软骨损伤的基本概念及生物力学特点	923
二、致伤内在因素	910		
三、致伤外在因素	911	三、髌-股关节软骨损伤的病因及病理	924
四、损伤分类	911	四、髌-股软骨伤的临床表现与诊断	925
五、预防原则	912	五、髌骨软骨伤的治疗	926
第二节 使用过度的应力骨折	913	六、踝关节软骨损伤概述	927
一、概述	913	七、踝关节软骨损伤的发病机理与病理	927
二、流行病学	913		
三、发病机制	913	八、踝关节软骨伤的诊断	927
四、病理改变	914	九、踝关节软骨伤的治疗	928
五、临床表现	914		

（刘大雄　孙荣华）

六、辅助检查	914	第二章 四肢骨与关节损伤早期并发症	929
七、诊断	915		
八、鉴别诊断	915	第一节 创伤性休克	929
九、治疗原则	915	一、病因	929
第三节 临床上常见应力骨折及预防	915	二、临床症状	930
一、跖骨应力骨折	915	三、诊断	930
二、胫骨应力骨折和应力性骨膜炎	916	四、预防及治疗	931
		第二节 脂肪栓塞综合征	932
三、股骨干应力骨折	917	一、发病机制	932
四、应力骨折的预防	917	二、临床表现及诊断依据	933
第四节 肱骨干投掷骨折	918	三、鉴别诊断	933
		四、治疗	934
		五、预防	934

第三节　坠积性肺炎、静脉栓塞及褥疮　934
一、坠积性肺炎　934
二、静脉血栓形成　935
三、褥疮及石膏压迫疮　935
四、其他并发症　937
第四节　局部并发症　937
一、血管损伤　937
二、神经损伤　939
三、缺血性挛缩（又名Volkmann's contracture）　940
四、感染　941
五、合并伤　942

（王　晓　邵　钦　刘　林　赵定麟）

第三章　四肢骨关节损伤晚期并发症　943
第一节　延迟愈合或不愈合　943
一、定义　943
二、原因　943
三、诊断　944
四、治疗　945
第二节　畸形愈合　946
一、定义　946
二、原因　946
三、骨折畸形愈合的后果　948
四、畸形愈合分类处理的基本概念　948
五、四肢长管骨畸形愈合　948
六、关节内及籽骨骨折　949
七、儿童骨骺损伤　949
八、数种畸形并存　949
第三节　关节僵硬及骨化性肌炎　950
一、关节僵硬相关术语及定义　950
二、关节僵硬原因　950
三、关节僵硬的临床表现　951
四、关节僵硬的治疗　951
五、创伤性骨化肌炎概况及病因　951
六、骨化性肌炎临床表现与诊断　951
七、骨化性肌炎的治疗　952

（臧鸿生　王　晓　赵定麟）

第五篇　四肢骨关节置换术　953

第一章　四肢人工关节置换术概论　954
第一节　人工关节置换术基本概念　954
一、概述　954
二、全髋关节置换术的优势　954
三、设计与技术上的不断进步与突破　954
四、人工全膝关节置换术的发展　955
五、临床举例　955
第二节　处于不断发展中的人工关节置换技术及股骨头钽棒技术　964
一、人工肩关节迅速发展　964
二、踝关节人工关节已从研究进入临床　965
三、其他部位人工关节的研发　965
四、股骨头坏死钽棒植入疗法　965
第三节　人工关节置换术的并发症　969
一、假体松动　969
二、感染　970
三、骨缺损　970
四、其他　970
五、临床举例　970

（田晓滨）

第二章　人工肩关节置换　978
第一节　人工肩关节置换术的基本概念　978
一、概述　978
二、假体的类型　978
第二节　人工肱骨头置换术实施　979
一、手术病例选择　979
二、手术实施　979
三、术后处理　980
第三节　人工全肩关节置换术　981
一、非制约型全肩人工关节置换术　981

二、半制约型全肩关节置换术 982
三、制约型全肩关节置换术 982

（阎作勤　邵云潮）

第三章　人工肘关节及人工桡骨头置换术 984

第一节　人工肘关节置换术的基本概念 984
一、概述 984
二、解剖及生物力学 984
三、关节置换术的分类 985

第二节　人工肘关节置换术实施 987
一、病例选择 987
二、麻醉 987
三、手术实施 987
四、术后处理 988
五、疗效评价 988

第三节　人工桡骨头置换术 988
一、概述 988
二、手术方法 988
三、术后处理 989
四、并发症及处理 989

（阎作勤　邵云潮）

第四章　全腕及手部人工关节置换术 991

第一节　全腕人工关节置换术 991
一、基本概念 991
二、全腕人工关节置换术的实施 991
三、并发症 992
四、术后处理 992

第二节　手部人工关节置换术 992
一、概述 992
二、病例选择 993
三、手术操作实施 993
四、并发症 993
五、术后处理 993

（阎作勤　邵云潮）

第五章　全髋关节置换术 995

第一节　病例选择及术前准备 995
一、全髋关节置换术的适应证 995
二、全髋关节置换术的禁忌证 996
三、手术前准备 996

第二节　全髋关节置换手术的准备与入路 997
一、手术室条件 997
二、麻醉与体位 997
三、入路和手术显露 997

第三节　全髋关节置换术的基本步骤与骨水泥技术 999
一、概述 999
二、手术要领与实施 999
三、骨水泥固定基本原则和技术 1001

（祝云利　吴海山）

第六章　膝关节置换手术 1004

第一节　初次全膝关节置换术 1004
一、手术适应证和患者的选择 1004
二、手术禁忌证 1004
三、术前准备 1004
四、手术入路 1005
五、全膝关节置换术的导向器械使用 1007

第二节　单髁置换术 1008
一、患者的选择 1008
二、手术过程 1008

第三节　类风湿性关节炎患者的全膝关节置换 1009
一、术前评估 1009
二、技术方面的考虑 1009

第四节　导航技术在人工膝关节外科中的应用 1010
一、计算机辅助导航在全膝关节置换术中的应用 1010
二、手术技术 1010

第五节　膝关节置换的微创技术 1012
一、微创全膝置换术的适应证 1012
二、微创全膝置换术的手术技术 1012
三、微创单髁置换术术前准备 1014

四、微创单髁置换术的手术技术　　1015
　　　　　　　　　　　（祝云利　吴海山）

第七章　全踝关节置换　1020
第一节　全踝关节置换之基本概念　1020
　　一、概述　1020
　　二、解剖学　1020
　　三、生物力学特点　1021
第二节　踝关节假体设计　1022
　　一、第一代TAR假体　1022
　　二、第二代全踝关节置换假体　1023
　　三、其他新设计　1025
第三节　全踝关节置换术的实施　1026
　　一、手术适应证与禁忌证　1026
　　二、术前准备　1026
　　三、选择合乎要求的踝关节置入　1026
　　四、全踝关节置换术后护理　1026
　　五、踝关节Kofoed评分　1026
　　六、结束语　1026
　　　　　　　　　　　（阎作勤　邵云潮）

第六篇
四肢关节融合术与成形术　1029

第一章　上肢关节融合术　1030
第一节　肩关节融合术　1030
　　一、病例选择　1030
　　二、术前准备　1030
　　三、麻醉　1030
　　四、手术步骤　1030
　　五、术后处理　1031
第二节　肘关节融合术　1032
　　一、病例选择　1032
　　二、术前准备　1032
　　三、麻醉　1032
　　四、手术步骤　1032
　　五、术后处理　1033
第三节　腕关节融合术　1033
　　一、病例选择　1033
　　二、术前准备　1033
　　三、麻醉　1033
　　四、手术步骤　1033
　　五、术后处理　1034
　　　　　　　　　　　（张振　林研）

第二章　下肢关节融合术　1036
第一节　髋关节融合术　1036
　　一、病例选择　1036
　　二、术前准备　1036
　　三、麻醉　1036
　　四、手术步骤　1036
　　五、术后处理　1037
第二节　膝关节融合术　1038
　　一、病例选择　1038
　　二、术前准备　1038
　　三、麻醉　1038
　　四、手术步骤　1038
　　五、术后处理　1039
第三节　踝关节融合术　1040
　　一、病例选择　1040
　　二、术前准备　1040
　　三、麻醉　1040
　　四、手术步骤　1040
　　五、术后处理　1040
第四节　足部三关节融合术　1041
　　一、病例选择　1041
　　二、术前准备　1041
　　三、麻醉　1041
　　四、手术步骤　1041
　　五、儿童内翻足畸形矫形术　1043
　　六、术后处理　1043
第五节　舟楔关节融合术　1043
　　一、病例选择　1043
　　二、术前准备　1043
　　三、麻醉　1044
　　四、手术步骤　1044

五、术后处理 1044
（钱齐荣　吴海山　赵定麟）
第三章　四肢常用关节成形术 1046
第一节　肘关节成形术 1046
一、手术适应证 1046
二、手术步骤 1046
三、术后处理 1048
第二节　髋关节成形术 1049
一、适应证 1049
二、手术步骤 1049
三、术后处理 1051
第三节　第一跖趾关节成形术 1051
一、适应证 1051
二、手术种类 1051
三、术后处理 1052
（钱齐荣　吴海山　赵定麟）

第三卷　脊柱与骨盆损伤

第一篇
枕颈部与上颈椎损伤　1057

第一章　枕颈部骨折脱位 1058
第一节　枕寰部损伤 1058
一、概述 1058
二、致伤机制 1058
三、临床分型 1058
四、诊断 1059
五、治疗原则 1060
六、枕骨骨瓣翻转枕颈融合术 1060
七、枕颈内固定系统或枕颈鲁氏棒内固定术 1064
八、寰椎后弓切除加枕颈融合术 1064
九、枕颈（寰）关节损伤的预后 1065
第二节　寰椎骨折 1066
一、概述 1066
二、致伤机制 1066
三、临床表现 1066
四、诊断 1068
五、治疗 1068
六、预后 1070
第三节　枢椎齿状突骨折 1070
一、致伤机制 1070
二、分型 1071
三、临床表现 1072
四、诊断依据 1072
五、齿状突不连的判定 1072
六、非手术疗法 1072
七、手术疗法 1072
（倪斌　刘洪奎　袁文
陈德玉　赵杰　赵定麟）

第二章　寰枢椎骨折脱位 1078
第一节　单纯性寰枢椎脱位 1078
一、致伤机制 1078
二、临床表现 1079
三、诊断 1079
四、治疗 1081
第二节　伴齿状突骨折的寰枢椎前脱位 1087
一、致伤机制 1087
二、临床表现 1088
三、诊断 1088
四、治疗 1088
第三节　伴齿状突骨折的寰枢椎后脱位 1092
一、致伤机制 1092
二、临床表现 1093
三、诊断 1093
四、治疗 1093
（倪斌　刘洪奎　袁文
陈德玉　赵杰　赵定麟）

第四节 CT监测下经皮穿刺寰枢椎侧块关节植骨融合术 ... 1094
一、概述 ... 1094
二、局部解剖学复习与观测 ... 1094
三、手术疗法 ... 1094
四、临床举例 ... 1096
五、本术式特点 ... 1097

（刘晓光 党耕町）

第三章 枢椎椎弓骨折（Hangman骨折）等损伤及上颈椎微创手术 ... 1100

第一节 枢椎椎弓根骨折 ... 1100
一、致伤机制 ... 1100
二、分型 ... 1101
三、临床表现 ... 1101
四、诊断依据 ... 1102
五、绞刑架骨折之治疗 ... 1102
六、枢椎其他部位损伤 ... 1104

（倪 斌 刘洪奎 袁文
陈德玉 赵杰 赵定麟）

第二节 上颈椎前路颈动脉三角区的内镜微创技术 ... 1105
一、概述 ... 1105
二、病例选择及术前准备 ... 1106
三、术前一般准备 ... 1106
四、术前器械准备 ... 1106
五、麻醉与体位 ... 1107
六、具体操作步骤 ... 1107
七、操作注意事项 ... 1110
八、术后处理 ... 1110
九、并发症防治 ... 1111
十、临床举例 ... 1111

第三节 经枕颈后外侧显微外科技术 ... 1115
一、概述 ... 1115
二、病例选择 ... 1115
三、术前准备 ... 1115
四、麻醉与体位 ... 1116
五、具体操作步骤 ... 1116
六、操作注意事项 ... 1118
七、术后处理 ... 1118
八、并发症防治 ... 1118
九、临床举例 ... 1119

（池永龙）

第四章 上颈椎术中及术后并发症及处理原则 ... 1124

第一节 上颈椎手术术中并发症 ... 1124
一、概述 ... 1124
二、神经损伤 ... 1124
三、血管损伤 ... 1125
四、硬膜撕裂 ... 1126
五、食道损伤 ... 1126
六、其他损伤 ... 1126

第二节 上颈椎手术术后并发症 ... 1127
一、脑脊液漏 ... 1127
二、高位脊髓神经损伤 ... 1127
三、切口感染 ... 1127
四、植骨融合术失败引起枕颈或C_1、C_2融合术失败骨不融合及假关节形成 ... 1128
五、其他 ... 1128

（倪 斌 陈德玉 袁文 赵杰 赵定麟）

第五章 上颈椎翻修术 ... 1130

第一节 基本概念、原因、手术确认及一般原则 ... 1130
一、基本概念 ... 1130
二、上颈椎翻修手术的原因 ... 1130
三、上颈椎翻修术原因的判定 ... 1131
四、翻修术的确认 ... 1131
五、翻修术的基本原则与要求 ... 1132
六、翻修手术的要点 ... 1133

第二节 枕颈融合（减压）术 ... 1133
一、手术病例选择 ... 1133
二、翻修融合术的一般要求 ... 1134

三、融合术内固定方式的选择　1134
四、临床举例　1135
第三节　寰枢椎翻修融合术　1137
一、寰枢椎融合术融合失败的原因　1137
二、寰枢椎翻修手术的术前评价　1137
三、寰枢椎后路融合翻修术式　1138
四、齿突骨折前路齿突螺钉固定失败的翻修手术　1138
五、上颈椎翻修手术并发症　1141

（赵　杰　陈德玉　赵定麟）

第二篇
下颈椎损伤　1143

第一章　下颈椎损伤的分型及诊断与治疗　1144
第一节　下颈椎骨折之分型及诊断要点　1144
一、分型依据　1144
二、部分损伤（不全性损伤）　1146
三、完全损伤　1149
四、下颈椎损伤的诊断要点　1150
第二节　下颈椎各型骨折脱位的诊断与治疗　1152
一、颈椎椎体楔形、压缩性骨折　1152
二、椎体爆裂性骨折　1158
三、颈椎前方半脱位　1163
四、颈椎单侧及双侧小关节脱位　1164
五、颈椎后脱位　1167

第二章　颈椎过伸性损伤及其他损伤　1169
第一节　颈椎过伸性损伤　1169
一、致伤机制　1169
二、临床表现　1172
三、诊断　1172
四、鉴别诊断　1172
五、治疗原则　1173
六、急性期治疗　1173

七、手术疗法　1173
八、临床举例　1174
九、后期及晚期病例　1176
第二节　外伤性钩椎关节病（创伤性颈脑综合征）　1177
一、概述　1177
二、病因　1177
三、临床与影像学表现　1178
四、诊断　1178
五、鉴别诊断　1178
六、非手术疗法　1179
七、手术疗法　1179
八、预后　1179
第三节　下颈椎其他损伤　1180
一、颈椎棘突骨折　1180
二、颈椎横突骨折　1180
三、颈椎椎板骨折　1180
四、关节突骨折　1181
五、幸运性颈椎损伤　1181
六、无明显骨折脱位的脊髓损伤　1181
七、强直性脊柱炎合并颈椎骨折的诊治特点　1182
八、幼儿脊髓损伤的特点　1182
九、迟发性颈髓损伤　1182

第三章　下颈椎损伤的手术疗法　1184
第一节　术前准备、病例选择及手术入路　1184
一、术前准备　1184
二、病例及手术入路选择　1184
三、颈椎前方入路　1185
四、颈椎后方入路　1188
第二节　颈椎前路手术及各种术式　1191
一、颈前路手术病例的选择　1191
二、前路减压术实施中的要点　1192
三、髓核切除术　1193
四、开放复位椎节融合术　1194
五、颈椎椎体次全切除术　1195

六、颈椎椎体全切术 1197
七、颈椎椎节融合固定术 1197
第三节 颈椎后路手术及前后路同时（一次性）手术 1198
一、颈椎后路减压、复位固定术手术适应证 1198
二、颈椎后路减压术之手术种类 1199
三、颈椎后路内固定术的选择 1201
四、颈椎前后路同时减压及内固定术 1202
五、临床举例 1203
（袁文 倪斌 陈德玉 刘洪奎 赵定麟）

第四章 下颈椎创伤病例翻修术 1210
第一节 下颈椎创伤后前路翻修术之基本概念 1210
一、概述 1210
二、翻修手术的适应证 1210
三、翻修术前对病情需进行综合评价 1210
四、颈椎外伤翻修术之基本原则 1212
第二节 颈椎外伤前路及前后路翻修手术技术要求 1213
一、前路手术入路 1213
二、取出前次手术内植物 1213
三、前路减压操作 1214
四、植骨融合及内固定 1214
五、重建颈椎生理曲度 1214
六、术后处理 1215
七、下颈椎损伤病例后路或前后路同时翻修术 1215
（赵定麟 赵杰 陈德玉 林研 赵卫东）

第三篇
胸腰椎损伤 1219

第一章 胸、腰段脊柱脊髓伤基本概念及治疗原则 1220
第一节 胸腰椎损伤机制、分型及分类 1220
一、致伤机制 1220
二、暴力分型 1220
三、伤情分类 1223
四、损伤机制分类 1224
五、Wolter三级四等份分类法 1230
六、依据骨折稳定程度之分类 1230
七、涉及脊柱骨折稳定性之分类 1230
八、对不稳定型脊柱骨折的分度 1230
第二节 脊柱脊髓神经损伤的定位、分级及功能判定 1233
一、脊髓神经损伤的分类 1233
二、脊髓受损平面的临床判定 1238
三、脊髓损伤的神经功能分级 1239
四、各种神经损伤的鉴别 1240
五、脊髓反射功能的鉴别 1243
第三节 稳定型胸腰椎损伤的治疗原则 1244
一、胸腰椎椎体单纯性、楔形压缩性骨折 1244
二、横突骨折 1249
三、棘突骨折 1250
第四节 不稳定型胸腰椎损伤的治疗原则 1251
一、椎体爆（炸）裂性骨折 1251
二、椎体严重楔形压缩骨折、伴或不伴小关节半脱位者 1251
三、伸展型骨折 1253
四、Chance骨折 1253
五、椎体间关节脱位（或椎节骨折脱位） 1255
六、椎弓根峡部骨折 1257
第五节 合并脊髓损伤的胸腰椎骨折基本概念与治疗 1258
一、脊髓损伤之基本概念 1258
二、脊髓损伤部位 1259
三、脊髓损伤的临床表现 1259
四、脊髓损伤的临床经过及神经学特征 1263

五、脊髓损伤的治疗原则 1270
六、脊髓完全性损伤之治疗 1270
七、脊髓不全性损伤之治疗 1270

（赵　杰　陈德玉　林　研
赵长青　郭永飞　赵定麟）

第六节　当代脊柱脊髓伤治疗的进展 1272
一、概述 1272
二、脊髓再生策略 1272
三、未来的期望 1275

（李增春　刘忠汉　赵定麟）

第二章　胸腰椎骨折脱位之手术疗法 1278

第一节　胸腰椎骨折脱位手术的基本概念 1278
一、概述 1278
二、胸腰椎前路手术的特点 1278
三、前路手术病例的选择 1279
四、腰椎后路手术之特点 1280
五、后路手术病例选择 1280
六、前后路同时施术 1281
七、手术时机选择 1281
八、对老年胸腰椎骨折患者在治疗上应持积极态度 1281

第二节　胸腰椎前路手术入路 1283
一、前路经胸腔手术入路麻醉与体位 1283
二、经胸手术操作步骤及入路 1283
三、经胸入路显露施术椎节前侧方 1287
四、前路经腹膜外入路麻醉与体位 1287
五、前路腹膜外手术入路操作步骤 1288

第三节　胸腹前路手术常用术式 1292
一、开放复位及切骨减压术 1292
二、椎节内植骨及其他撑开固定技术 1293
三、界面固定植入物的应用 1298
四、闭合切口 1300

第四节　胸腰椎骨折脱位的后方手术入路 1304
一、胸腹后路手术之特点 1304
二、手术病例选择与手术时机 1304
三、后路手术内固定植入物之种类 1305
四、后入路操作步骤 1306

第五节　胸腰椎损伤后路常用术式及入路 1309
一、开放复位固定术 1309
二、保留棘突之胸腰椎后路常规椎板切除减压术 1311
三、扩大性椎板切除减压术 1314
四、蛛网膜下腔切开探查术 1314
五、胸腰椎椎弓根钉技术及新型国产椎弓根钉 1316
六、陈旧性骨折手术疗法 1327
七、胸腰椎侧后方椎管次环状减压术 1328
八、清洗术野闭合切口 1328
九、术后并发症 1329

第六节　人工椎体植入术与胸腰椎病理性骨折 1331
一、人工椎体植入术概况 1331
二、人工椎体构造 1331
三、人工椎体型号与配套工具 1332
四、人工椎体手术方法 1332
五、胸腰椎病理性骨折之病因 1334
六、胸腰椎病理骨折的临床症状与诊断 1335
七、胸腰椎病理性骨折的治疗 1335

（赵　杰　陈德玉　谢幼专　李　华
赵　鑫　杨建伟　赵定麟）

第七节　腰椎骨折后经皮椎体成形技术及球囊成形术 1338
一、腰椎经皮椎体成形术的病例选择与器械准备 1338
二、经皮成形术的手术方法与注意事项 1339
三、经皮成形术的术后处理与并发症 1341
四、病例介绍 1342
五、球囊扩张椎体后凸成形技术 1344

六、病例介绍 1348

（徐华梓　王向阳）

第八节　胸椎骨折电视-胸腔镜下（VATS/EMI-VATS）减压、植骨及内固定术 1350
一、手术适应证 1351
二、手术禁忌证 1351
三、术前准备 1351
四、手术方法 1351
五、操作注意事项 1356
六、术后处理 1356
七、并发症防治 1357
八、临床举例 1357

（池永龙）

第九节　胸腰椎损伤晚期病例的处理与次全环状减压术 1360
一、概述 1360
二、病例解剖特点 1360
三、手术病例选择 1361
四、手术入路 1361
五、特种手术器械 1362
六、胸腰椎次全环状减压术的具体实施 1364
七、术后处理 1369
八、其他术式 1372

（赵定麟　万年宇　赵杰　陈德玉　林研）

第十节　脊髓损伤后膀胱功能重建技术现状 1372
一、历史回顾 1372
二、膀胱功能障碍对脊髓损伤患者的影响 1372
三、脊髓损伤膀胱功能障碍的类型 1373
四、脊髓损伤后膀胱功能重建的目标 1373
五、脊髓损伤后膀胱功能障碍的一般性治疗及膀胱、尿道的结构性手术 1374
六、选择性骶神经根切断术治疗脊髓损伤后痉挛性膀胱 1374
七、人工膀胱反射弧重建术 1376
八、骶神经前根电刺激排尿术 1381

（侯春林　林浩东）

第三章　胸腰椎爆裂型（性）骨折的处理 1386
第一节　概述、致伤机制与治疗原则 1386
一、概述 1386
二、致伤机转 1386
三、治疗原则 1388
四、非手术疗法 1388
五、手术疗法 1388

第二节　胸腰椎椎体爆裂骨折之手术疗法 1389
一、手术疗法的目的与临床要求 1389
二、减压愈早愈好，必须彻底 1389
三、恢复椎管高度与椎管形态 1390
四、有效的固定与制动 1390
五、手术疗法的实施 1390
六、并发症 1393
七、临床举例 1393

第三节　几种特殊类型椎体爆裂型（性）骨折及其特点与处理 1397
一、无神经损伤的爆裂型骨折 1397
二、儿童爆裂型骨折 1398
三、低位爆裂型骨折 1398
四、病理性爆裂型骨折 1400
五、跳跃式胸腰段爆裂骨折 1401
六、合并椎间盘突出之爆裂性骨折 1402

（赵杰　谢幼专　李华　赵鑫　杨建伟　赵长青　赵定麟）

第四章　胸腰椎损伤并发症及翻修术 1405
第一节　胸腰椎损伤术后并发症及翻修手术基本概念 1405
一、概述 1405

二、原因	1405
三、初步判定	1406
四、术前评价指标	1406

第二节 再手术的目的、基本原则及病例选择 1407
　一、手术目的 1407
　二、基本原则 1408
　三、病例选择 1409

第三节 手术操作要点及术后处理 1409
　一、一般操作要点 1409
　二、重建腰椎生理曲度 1410
　三、术后处理 1410
　四、加强康复治疗 1410

第四节 临床病例举例 1410

（赵定麟　赵 杰　陈德玉　林 研　倪春鸿　赵卫东）

第四篇

脊柱创伤经皮微创内固定技术　1421

第一章 颈段创伤经皮微创内固定技术 1423

第一节 经皮后路C_1、C_2关节突螺钉内固定术 1423
　一、概述 1423
　二、病例选择、手术器械及术前准备 1423
　三、手术方法 1424
　四、术后处理 1429
　五、并发症防治 1429
　六、临床举例 1430

第二节 经皮前路C_1、C_2关节突螺钉内固定术 1432
　一、概述 1432
　二、病例选择 1432
　三、器械及术前准备 1432
　四、手术方法 1434

　五、术后处理 1439
　六、并发症防治 1439
　七、临床举例 1440

第三节 经皮齿状突螺钉内固定术 1443
　一、病例选择 1443
　二、手术器械及术前准备 1443
　三、手术方法 1444
　四、术后处理 1447
　五、并发症防治 1447
　六、临床举例 1448

第四节 经皮颈椎椎弓根螺钉内固定术 1451
　一、概述 1451
　二、病例选择及手术器械 1451
　三、术前准备 1451
　四、手术方法 1452
　五、术后处理 1456
　六、并发症防治 1456
　七、临床举例 1457

（池永龙）

第二章 胸腰段创伤经皮微创技术 1460

第一节 胸腰段创伤前路微创外科技术 1460
　一、概述 1460
　二、病例选择 1460
　三、手术方法 1460
　四、术后处理 1462
　五、防治并发症 1462
　六、临床举例 1463

第二节 腹腔镜下腰椎骨折手术技术 1464
　一、概述 1464
　二、病例选择 1464
　三、术前准备 1464
　四、手术步骤 1464
　五、术后处理 1467
　六、并发症防治 1467

七、临床举例　1468

第三节　经皮胸腰椎骨折椎弓根螺
　　　　钉内固定术　1470
　　一、概述　1470
　　二、病例选择　1470
　　三、手术器械　1470
　　四、术前准备　1471
　　五、手术方法　1472
　　六、术后处理　1477
　　七、并发症防治　1477
　　八、临床举例　1480

（池永龙）

第五篇
骨盆骨折　1485

第一章　骨盆骨折　1486

第一节　骨盆骨折之基本概念　1486
　　一、概述　1486
　　二、骨盆的功能　1486
　　三、骨盆的骨性结构　1487
　　四、骨盆的生物力学　1487
　　五、盆腔脏器　1488
　　六、盆腔内血管　1488
　　七、盆腔内神经　1488
　　八、骨盆骨折的分类　1489
　　九、骨盆骨折的诊断　1489
　　十、骨盆骨折合并伤的判定　1490

第二节　骨盆骨折的治疗　1491
　　一、骨盆骨折的治疗要点　1491
　　二、骨盆环稳定或基本稳定的骨折
　　　　（A型）治疗　1492
　　三、骨盆环旋转不稳定纵向稳定型
　　　　骨折（B型）的治疗　1494
　　四、骨盆环旋转与纵向均不稳定型
　　　　骨折（C型）的治疗　1496

（李增春　李　旭　马　敏
刘忠汉　赵定麟）

第三节　骨盆骨折的外固定支架治疗
　　　　技术　1499
　　一、依据骨盆骨折的特点选择外固定
　　　　架的合理性　1499
　　二、外固定支架治疗骨盆骨折的原理　1500
　　三、骨盆骨折外固定支架病例选择　1500
　　四、外固定支架操作技术　1501
　　五、外固定支架治疗的优缺点　1503
　　六、术后处理及并发症　1504
　　七、临床举例　1504

（张秋林）

第四节　经骶髂关节拉力螺钉固定骨
　　　　盆后环及骶髂关节损伤　1506
　　一、概述　1506
　　二、骶髂拉力螺钉固定的解剖学基础　1506
　　三、骨折复位　1507
　　四、骶髂拉力螺钉的置入　1508
　　五、手术并发症　1510
　　六、临床举例　1510

（张秋林　纪　方　王秋根）

第五节　骶骨骨折合并神经损伤的微
　　　　创治疗技术　1511
　　一、概述　1511
　　二、骶骨骨折类型与神经损伤的关系　1511
　　三、骶骨骨折合并神经损伤的病理分
　　　　型与解剖　1512
　　四、骶骨骨折复位固定方式对神经损
　　　　伤修复的影响　1513
　　五、骶骨骨折合并神经损伤的手术减
　　　　压治疗　1515

（张秋林　纪　方　王秋根）

第六节　骨盆骨折之合并伤及开放性
　　　　骨折的治疗　1516
　　一、并发大出血与休克　1516
　　二、合并脏器损伤　1517
　　三、开放性骨盆骨折的处理　1518
　　四、尿道损伤修补术与尿道会师术　1518

五、后尿道损伤修补术　　1521

　　　　（张秋林　纪方　王秋根　赵定麟）

第二章　骶髂关节及骶尾部损伤　1524

第一节　骶髂关节损伤　1524
　　一、概述　1524
　　二、骶髂关节应用解剖　1524
　　三、致伤机理　1524
　　四、骶髂关节扭伤或半脱位之临床表现　1524
　　五、诊断　1525
　　六、非手术疗法　1525
　　七、手术治疗　1526

第二节　骶骨骨折　1528
　　一、致伤机制　1528
　　二、类型及特点　1528
　　三、临床表现　1529
　　四、诊断　1530
　　五、一般治疗原则　1531
　　六、几种特殊类型骨折及其处理　1531
　　七、预后　1532

第二节　尾骨骨折、脱位与尾痛症　1532
　　一、尾骨骨折与脱位的致伤机制与分类　1532
　　二、临床表现　1533
　　三、诊断　1533
　　四、非手术疗法治疗　1533
　　五、手术疗法　1534
　　六、预后　1535
　　七、尾痛症　1535

　　　　（严力生　朱海波　于彬　赵定麟）

第六篇
其他损伤　1537

第一章　小儿、老人及无骨折损伤　1538

第一节　小儿脊髓损伤　1538
　　一、概述　1538
　　二、特点与发生率　1538
　　三、致伤原因　1539
　　四、诊断　1539
　　五、治疗　1540

　　　　（李也白　李雷　陈利宁　赵定麟）

第二节　高龄者脊髓损伤　1540
　　一、概述　1540
　　二、高龄脊柱脊髓损伤者特点　1540
　　三、年轻脊髓损伤者同样可以进入老龄化社会　1542
　　四、并发症　1542
　　五、诊断　1542
　　六、治疗　1543

　　　　（陈利宁　李也白　李雷　赵定麟）

第三节　无骨折脱位型颈髓损伤　1543
　　一、概述　1543
　　二、发生机制　1543
　　三、临床表现　1545
　　四、临床经过　1545
　　五、基础疾患　1546
　　六、诊断　1546
　　七、治疗　1546

　　　　（李也白　李雷　陈利宁　赵定麟）

第二章　特殊性脊髓及脊髓血管损伤　1548

第一节　触电性脊髓损伤　1548
　　一、概述　1548
　　二、症状　1548
　　三、诊断　1548
　　四、治疗　1549

　　　　（李雷　李也白　陈利宁　赵定麟）

第二节　医源性脊髓损伤　1549
　　一、概述　1549
　　二、诊断过程中发生的原因　1549
　　三、源于麻醉过程中脊髓损伤原因　1550
　　四、术中发生脊髓损伤原因　1550
　　五、术后发生的脊髓损伤　1551
　　六、结束语　1552

七、治疗 1552
（严力生　陈利宁　罗旭耀　赵定麟）

第三节　脊柱脊髓火器伤 1552
一、概述 1552
二、发生率与死亡率 1552
三、损伤特点 1552
四、诊断 1553
五、治疗要求 1554
六、脊柱脊髓清创术的要点及术后处理 1555
七、特殊情况处理 1555
八、主要并发症及处理 1556
（郭永飞　王新伟　陈宇　赵定麟）

第四节　椎动脉损伤 1557
一、与椎动脉相关局部解剖复习 1557
二、致伤原因 1558
三、症状及发生机制 1558
四、诊断 1558
五、治疗 1559
六、病例介绍 1560

第五节　脊髓梗死与颈性心绞痛 1560
一、脊髓梗死概述 1560
二、脊髓梗死病因与特点 1560
三、脊髓梗死MR所见 1561
四、脊髓梗死的治疗 1561
五、颈性心绞痛基本概念 1561
六、颈性心绞痛的诊断要点 1561
七、颈性心绞痛的治疗 1561
八、典型病例介绍 1561
（周天健）

第三章　老年骨质疏松症伴脊柱骨折的手术疗法 1563

第一节　老年骨质疏松症的概述、分型、临床特点与检测 1563
一、概述 1563
二、分型 1563
三、临床表现 1563
四、骨量的检测 1564

第二节　老年骨质疏松的预防和治疗原则 1564
一、预防为主 1564
二、药物治疗 1565
三、手术治疗 1565

第三节　老年骨质疏松椎体压缩骨折的经皮椎体后凸成形术（PKP） 1567
一、概述 1567
二、手术适应证、禁忌证和手术时机选择 1567
三、手术方法 1568
四、术后处理 1569
五、有关技术问题的讨论 1569
六、椎体后凸成形术的应用前景 1571
（刘大雄　杨维权）

第四章　颈部软组织损伤 1573

第一节　颈部软组织损伤之基本概念 1573
一、概述 1573
二、颈部分区 1573
三、损伤分类 1574

第二节　颈部常见的软组织损伤 1574
一、基本概念 1574
二、急性颈部软组织损伤 1574
三、慢性颈部软组织损伤 1575
四、颈部勒伤 1575

第三节　严重型颈部创伤 1577
一、颈部创伤的临床表现与特点 1577
二、颈部创伤的诊断 1577
三、颈部创伤急救与疗法 1578

第四节　颈部血管损伤 1582
一、概述 1582
二、颈部动脉损伤的处理 1582
三、颈椎根部或胸廓处的血管伤 1584
四、颈部静脉损伤 1584
五、术后处理 1584
（胡志前）

第四卷　退变性疾病

第一篇
四肢退变性疾患　1589

第一章　上肢退变性疾患　1590
第一节　肩关节周围炎　1590
一、概述　1590
二、大体解剖　1590
三、诸型肩关节周围炎　1592
四、冻结肩　1592
五、肱二头肌长头腱炎和腱鞘炎
　　（Biceps tenosynovitis）　1593
六、冈上肌腱炎　1593
七、肩锁关节病变（disorder of
　　the acronio-clavicular）　1594
八、喙突炎（coracoiditis）　1594

第二节　肩袖损伤及肩袖间隙分裂症　1595
一、肩袖的解剖与功能　1595
二、病因学　1595
三、病理改变、临床特点及体征　1596
四、影像学检查　1597
五、关节镜诊断　1598
六、肩袖损伤的非手术疗法　1598
七、肩袖损伤的手术疗法　1598
八、肩袖间隙分裂（tear of the
　　rotator interval）　1601

第三节　肩峰下撞击征（症）　1602
一、概述　1602
二、肩部肩峰下解剖复习　1602
三、临床表现　1603
四、病理学特点　1604
五、影像学表现　1604
六、关节镜检查　1605
七、超声诊断法　1605
八、分期　1605
九、非手术治疗　1606
十、手术治疗　1606

第四节　冈上肌腱钙化　1609
一、概况　1609
二、病因和病理　1609
三、症状与体征　1609
四、影像学检查　1610
五、非手术疗法　1610
六、手术方法　1611

第五节　肩关节不稳定　1611
一、概述　1611
二、解剖特点　1611
三、病因及分型　1612
四、诊断　1612
五、非手术治疗　1613
六、手术治疗　1614

第六节　弹响肩与肩肋综合征　1615
一、弹响肩胛概述　1615
二、弹响肩胛的病因　1615
三、弹响肩胛的临床表现　1615
四、弹响肩胛的治疗　1615
五、肩胛肋综合征概述　1615
六、肩胛肋骨征的临床表现　1615
七、肩胛肋骨征的治疗　1616

（李增春　李国风　赵定麟）

第七节　肘关节紊乱　1616
一、肘关节解剖复习　1616
二、概述及病因　1617

三、肱骨外上髁炎之临床表现 1617
四、肱骨外上髁炎之治疗 1617
五、肱骨内上髁炎 1618
六、其他肘部疾患 1618

（周呈文　张振　赵定麟）

第二章　下肢退变性疾患 1620

第一节　弹响髋 1620
一、概述 1620
二、病因 1620
三、髂胫束所致弹响髋 1620
四、髂腰肌腱弹响 1621
五、股二头肌弹响 1621

第二节　髌骨不稳定 1621
一、髌股关节的解剖特点 1621
二、髌骨的功能与活动 1622
三、影响髌骨稳定性的因素 1624
四、病因分类 1624
五、髌股关节的生物力学 1624
六、临床表现 1625
七、X线检查 1627
八、CT或MR检查 1630
九、关节镜检查 1630
十、非手术治疗 1630
十一、手术治疗 1631

第三节　退变性踝部疾患 1634
一、踝部的解剖复习 1634
二、跟骨高压症 1634
三、踝部退行性骨关节炎 1635

第四节　足部解剖复习及退变性足部疾患 1635
一、足之骨性结构 1635
二、足弓的构成 1636
三、韧带与腱膜 1637
四、跗管及跗骨窦 1637
五、足的血供与神经 1638
六、足底跖痛 1639
七、踇外翻 1640

八、平底足 1644

（刘大雄　张振　赵定麟）

第二篇
脊柱退变性疾患 1649

第一章　颈椎病的基本概念 1650

第一节　颈椎病的定义、自然史与发病机制 1650
一、颈椎病的定义 1650
二、颈椎病的自然转归史 1650
三、颈椎病的病因学 1651
四、颈椎的退行性变 1651
五、发育性颈椎椎管狭窄 1653
六、慢性劳损 1653
七、头颈部外伤、咽喉部感染及畸形等 1654
八、颈椎病的发病机制 1654

第二节　颈椎病的简易分型之一——颈型颈椎病及其基本概念 1657
一、诊断标准 1657
二、发病机理 1657
三、临床特点 1658
四、影像学检查 1658
五、鉴别诊断 1658
六、治疗原则 1660
七、预后 1660

第三节　颈椎病简易分型之二——神经根型颈椎病及其基本概念 1660
一、诊断标准（2008） 1660
二、发病机理 1661
三、临床特点 1661
四、影像学检查 1663
五、鉴别诊断 1664
六、治疗原则 1668
七、预后 1670

第四节 颈椎病简易分型之三
——脊髓型颈椎病及其基本概念 1671
一、诊断标准（2008） 1671
二、发病机制 1671
三、临床特点 1672
四、影像学改变 1674
五、鉴别诊断 1675
六、治疗原则 1680
七、预后 1683

第五节 颈椎简易分型之四
——椎动脉型颈椎病及其基本概念 1683
一、椎动脉型颈椎病诊断标准（2008） 1683
二、发病机理 1684
三、临床特点 1686
四、影像学改变 1689
五、鉴别诊断 1690
六、治疗原则 1691
七、预后 1691

第六节 颈椎病简易分型之五
——食道压迫型颈椎病与混合型颈椎病及其基本概念 1692
一、食道压迫型颈椎病诊断标准（2008） 1692
二、食道型颈椎病的发病机理 1692
三、食道型颈椎病的临床特点 1692
四、食道型颈椎病的影像学改变 1692
五、食道型颈椎病的鉴别诊断 1693
六、食道型颈椎病的治疗原则 1694
七、食道型颈椎病的预后 1694
八、混合型颈椎病的诊断标准（2008） 1694
九、混合型颈椎病特点 1694
十、混合型颈椎病的鉴别诊断 1696
十一、混合型颈椎病的治疗特点 1696

第七节 其他类型颈椎病的争论、共议与共识 1697
一、关于交感型颈椎病 1697
二、关于其他两型（颈椎失稳型与脊髓前中央动脉受压型）颈椎病 1698
三、其他型颈椎病的手术治疗问题 1701

第八节 影像学显示颈椎退变而无临床症状者型如何判断 1701
一、基本认识 1701
二、此组病例影像显示颈椎退变的特点 1701
三、长期随访结果 1702
四、对此组病例在处理时应注意的问题 1702

（赵定麟 侯铁胜 李国栋 陈德玉 赵 杰）

第二章 颈椎病的非手术疗法及预防 1704

第一节 非手术疗法的基本概念 1704
一、临床意义 1704
二、基本要求 1705
三、常用的非手术方法 1706
四、"第三届全国颈椎病专题座谈会纪要"（2008）关于"颈椎病非手术治疗问题"内容 1707

第二节 颈椎应保持良好的睡眠、工作与生活体位 1707
一、改善与调整睡眠体位具有重要意义 1707
二、重视枕头 1707
三、重视睡眠姿势 1709
四、注意对床铺的选择 1709
五、消除其他影响睡眠的因素 1709
六、纠正与改变工作中的不良体位 1709
七、注意纠正在日常生活与家务劳动中的不良体位 1710

第三节 颈部的制动与固定 1711

一、概述 1711
二、基本原理 1711
三、临床意义 1711
四、制动与固定方式之一
　　——牵引疗法 1712
五、制动与固定方式之二
　　——颈围与支架 1714
六、制动与固定方式之三
　　——颈部石膏 1714
第四节　颈椎病的康复疗法及心理
　　　　疗法 1716
一、康复治疗概况 1716
二、康复疗法对颈椎病治疗作用的
　　原理 1716
三、治疗颈椎病的手法与物理疗法 1717
四、颈椎病的运动疗法 1719
五、心理治疗 1719
第五节　颈椎病的预防 1720
一、家庭生活与工作岗位中的预防 1720
二、重视并注意预防头颈部外伤 1721
三、积极开展科普教育 1722
四、积极治疗咽喉部炎症 1723
　　（陈德玉　袁 文　赵 杰　匡 勇　吴德升
　　　臧鸿生　朱海波　姜 宏　赵定麟）

第三章　颈椎病的手术疗法 1725
第一节　颈椎病手术疗法的概述、
　　　　病例选择、麻醉、入路、
　　　　体位、病节显露及定位 1725
一、概述 1725
二、手术病例选择 1726
三、麻醉 1728
四、手术入路 1729
五、体位 1730
六、颈椎前路手术切口选择 1731
七、显露椎体前方 1732
八、施术椎节定位 1736
第二节　颈椎间盘切除术 1737

一、常规之颈椎间盘切除术病例
　　选择 1737
二、常规椎间盘切除术操作程序 1737
三、前路经皮颈椎椎间盘切除术
　　概述及病例选择 1742
四、经皮颈椎间盘切除术操作程序 1742
第三节　颈椎椎体间关节融合术 1743
一、概述 1743
二、手术适应证 1743
三、特种器械 1743
四、术式之一——带深度指示器的
　　直角凿切骨+局部旋转植骨术 1744
五、术式之二——环锯切骨及柱状
　　植骨法 1746
六、术式之三——U形凿法 1749
七、术式之四——钻头法 1749
八、界面固定融合术 1749
九、术后处理 1751
　　（赵定麟　张文明　吕士才　侯铁胜　范善钧
　　　张文林　臧鸿生　陈德玉　赵 杰　严力生）
第四节　颈椎前路直视下切骨减压
　　　　术、椎体（次）全切除术
　　　　及多节段开槽减压术 1751
一、概述 1751
二、手术适应证 1752
三、术式及操作步骤 1753
四、环锯切骨减压法 1753
五、凿刮法扩大减压术 1755
六、磨钻减压术 1759
七、椎体次全切除术 1759
八、椎体全切术 1763
九、多椎节开槽减压术 1763
十、对各种术式的选择与判定 1765
第五节　颈椎前路侧前方减压术 1766
一、手术病例选择 1766
二、手术体位、显露与特种器械 1766
三、手术步骤 1766

四、闭合切口 1770
五、术后处理 1770

第六节 颈椎前路潜式切骨减压术 1770
一、概述 1770
二、经椎间隙潜行切骨减压术 1770
三、经一个椎节同时行双椎节或三椎节的潜式减压术 1773
四、经椎体中部的Y形潜式切骨减压术 1778

第七节 颈椎前路手术施术要求及术中对各种技术难题处理与应变措施 1782
一、对施术病节处理上的基本要求 1783
二、增加植入物的稳定性，避免Cage的滑出 1787
三、对跳跃式致压病变可酌情处理 1790
四、对脊髓有液化灶者应及早处理 1792
五、颈椎前路减压数年后对椎管后方致压病变的影响 1793

（赵定麟　陈德玉　袁 文　李国栋　范善钧　赵 杰　张玉发　林 研）

第八节 下颈椎不稳症的治疗 1794
一、概述 1794
二、下颈椎不稳症之解剖学基础 1794
三、致病因素 1794
四、临床特点 1795
五、影像学特点 1796
六、诊断与鉴别诊断 1796
七、治疗 1796
八、预后 1799

（赵 杰　陈德玉　侯铁胜　赵卫东　赵定麟）

第九节 脊髓前中央动脉症候群的治疗 1800
一、概述 1800
二、脊髓前中央动脉之解剖学特点 1800
三、累及脊髓前中央动脉的诸病理解剖和病理生理因素 1802
四、临床特点 1802
五、诊断 1803
六、鉴别诊断 1804
七、治疗 1805
八、临床病例介绍 1806

（赵定麟　陈德玉　严力生　李立钧　林 研　张玉发　倪春鸿　赵卫东　杨立利　于 彬　刘忠汉）

第十节 介导微创治疗颈椎外科技术 1812
一、概述 1812
二、经皮激光颈椎间盘汽化减压术 1812
三、经皮颈椎间盘髓核成形术 1814

（王向阳　林 焱）

第十一节 MED颈前路减压植骨内固定术 1816
一、概述 1816
二、病例选择、器械及术前准备 1816
三、手术方法 1817
四、操作注意事项 1820
五、术后处理 1821
六、并发症防治 1821
七、病例介绍 1821

（池永龙）

第十二节 脊髓显微外科 1823
一、显微镜手术的基本操作与临床应用 1823
二、显微镜手术的临床应用 1825
三、婴、幼儿时期脊椎脊髓疾病的显微外科 1826
四、青少年脊髓疾病的显微外科 1828
五、青壮年期脊椎脊髓疾病的显微外科 1831
六、脊椎脊髓显微外科有关技术 1833

（周天健）

第四章　颈椎的融合与非融合技术 1839
第一节　颈椎前路传统之融合技术 1840
一、取自体髂骨的颈椎融合术技术 1840

二、自体胫骨或自体腓骨取骨用于
　　　颈椎融合术　1841
　三、颈椎手术中局部骨块利用技术　1842
　四、其他方式的椎节融合术　1844
第二节　颈椎前路界面内固定融合术　1844
　一、界面内固定用于脊柱外科的基
　　　本原理　1844
　二、用于颈椎前路手术界面内固定
　　　的材料与形状　1845
　三、界面内固定的临床应用　1847
　四、注意事项　1850
　五、界面内固定技术的特点　1850
　六、界面内固定的临床病例选择　1851
　七、临床举例　1852
第三节　颈椎人工椎体　1857
　一、颈椎人工椎体的设计　1857
　二、病例选择　1858
　三、术前准备与手术步骤　1858
　四、术后处理　1861
　五、其他人工椎体设计　1861
第四节　颈椎椎节非融合技术之一
　　　　记忆合金、颈椎椎体间
　　　　人工关节　1862
　一、材料选择　1862
　二、形状设计　1863
　三、病例选择　1864
　四、施术过程　1864
　五、术后观察　1866
　六、并发症　1868
　七、本设计的特点　1868
第五节　颈椎椎节非融和技术之二
　　　　记忆合金颈椎人工椎间盘　1869
　一、椎间盘的材料与设计　1869
　二、病例选择　1869
　三、施术过程　1870
　四、术后　1872
　五、并发症　1872

　六、讨论　1874
　（赵定麟　张文明　吕士才　张文林　万年宇
　　刘大雄　王义生　陈德玉　袁文　赵杰）
第六节　颈椎人工椎间盘现状　1875
　一、概述　1875
　二、适用人工椎间盘的病例选择　1875
　三、不宜选择或需慎重选择者　1877
　四、施术步骤　1877
　五、定期随访观察　1881
　六、并发症　1888
　（赵定麟　严力生　林研　陈天国
　　　罗旭耀　张振　刘忠汉）
第七节　对颈椎融合与非融合技术
　　　　的认识　1889
　一、概述　1889
　二、共识的观念　1889
　三、争议的焦点　1890
　四、笔者个人观点　1891
　（赵定麟）

第三篇

胸腰椎退变性疾患　1913

第一章　胸椎椎间盘突出症　1914
第一节　胸椎椎间盘突出症的基本
　　　　概念　1914
　一、概述　1914
　二、病因　1914
　三、分型　1915
　四、临床症状特点　1916
　五、诊断　1916
　六、鉴别诊断　1917
　（罗卓荆）
第二节　胸椎椎间盘突出症的治疗　1917
　一、非手术疗法　1917
　二、重视手术疗法　1917
　三、手术适应证　1918
　四、术式选择　1918

五、预后 1919
六、临床举例 1919
（罗卓荆　陈德玉　陈宇　王良意　何志敏）

第三节　胸腔镜下VATS/EMI-VATS胸椎间盘摘除术 1921
一、概述 1921
二、病例选择及术前准备 1921
三、手术步骤 1922
四、操作注意事项 1924
五、术后处理 1924
六、并发症防治 1924
七、临床举例 1924

（池永龙）

第二章　腰椎间盘突（脱）出症 1928

第一节　腰椎间盘突（脱）出症的基本概念、病理与分型 1928
一、定义 1928
二、发病主要因素 1928
三、发病诱发因素 1929
四、病理改变 1930
五、分型 1932
六、脱（突）出髓核之转归 1936
七、髓核突出之形态 1937

第二节　腰椎间盘突出症的临床表现、诊断与鉴别诊断 1938
一、临床症状学特点 1938
二、一般体征 1939
三、特殊体征 1940
四、影像学检查 1943
五、其他检查 1946
六、诊断 1947
七、鉴别诊断基本要领 1949
八、与各相关疾病鉴别 1949

第三节　腰椎间盘突（脱）出症之治疗 1953
一、非手术疗法病例选择 1953
二、非手术疗法具体措施 1953
三、手术疗法病例选择 1954
四、麻醉、体位与定位 1955
五、腰椎后路手术 1956
六、腰椎前路手术 1970

第四节　极外侧型腰椎间盘突出症 1972
一、概述 1972
二、临床解剖特点 1973
三、临床症状和体征 1973
四、影像学检查 1974
五、诊断与鉴别诊断 1975
六、非手术治疗 1975
七、手术治疗 1975

（赵杰　谢幼专　杨建伟　赵长青　赵鑫
朱海波　匡勇　李华　赵定麟）

第五节　腰椎后路显微外科技术 1977
一、概述 1977
二、病例选择、术前准备、麻醉与体位 1977
三、手术步骤 1978
四、术后处理 1982
五、并发症防治 1982
六、临床举例 1984

第六节　脊髓镜的应用 1985
一、概述 1985
二、脊髓镜检查的适应证 1985
三、检查方法与临床应用 1985
四、临床应用时病变判定 1985
五、优点 1986
六、存在的问题 1986

（周天健）

第三章　椎间盘源性腰痛 1989

第一节　椎间盘源性腰痛的基本概念 1989
一、概述 1989
二、下腰部的解剖与生理特点 1989
三、下腰部生物力学特点 1994
四、诊断 1997
五、鉴别诊断 1997

六、非手术疗法	1997
七、预防	1997
第二节 腰椎椎间盘源性腰痛的前路非融合手术治疗	2004
一、手术病例选择	2004
二、麻醉、体位与切口	2006
三、术野显露	2007
四、退变间隙的处理——切除椎间隙组织	2007
五、人工假体的置放	2008
六、术后处理	2009
七、并发症	2009
八、对腰椎椎间盘源性腰痛手术疗法的认识	2010

（刘宝戈　Giovanni　Lue F.De Waele）

第三节 腰椎经皮椎间盘内电热疗法	2011
一、概述	2011
二、病例选择及器械	2011
三、手术步骤	2012
四、术后处理	2013
五、并发症防治	2013

（王向阳）

第四节 人工髓核置换术治疗腰椎间盘突出症及相关问题	2014
一、概述	2014
二、人工髓核的构造与型号	2015
三、人工髓核置换术的实施	2016
四、预后及相关问题分析	2018

（周进　徐建中）

第四章 退变性下腰椎不稳症及骶髂关节类	**2021**
第一节 腰椎不稳症的基本概念	2021
一、概述	2021
二、腰椎退变、不稳与不稳症三者之关系	2021
三、发病机理与病理改变	2022
四、临床表现	2023
五、腰椎不稳症的影像学特点	2024
六、诊断	2026
第二节 腰椎不稳症的治疗	2027
一、非手术疗法	2027
二、手术疗法	2027
三、腰椎后路手术	2027
四、腰椎前路手术	2036

（赵杰　李华　赵鑫　谢幼专　赵长青　赵定麟）

第三节 腹腔镜下腰椎间融合技术	2043
一、腹腔镜微创脊柱外科技术简介	2043
二、腹腔镜前路腰椎融合术病例选择及术前准备	2044
三、手术方法之一——经腹腹腔镜腰椎体间BAK融合术（L_5~S_1）	2044
四、手术方法之二——经腹膜后腹腔镜腰椎椎体间BAK融合术（L_4~L_5以上椎间隙）	2046
五、术后处理	2048
六、并发症防治	2048
七、临床举例	2049

（吕国华　王冰）

第四节 退变性骶髂关节炎	2050
一、概述	2050
二、临床表现	2051
三、诊断	2052
四、鉴别诊断	2052
五、非手术治疗	2052
六、手术疗法	2052

（李国栋　严力生　罗旭耀　鲍宏伟）

第五章 退变性腰椎峡部崩裂和脊椎滑脱	**2054**
第一节 退变性腰椎峡部崩裂和脊椎滑脱之基本概念	2054
一、概述与定义	2054

二、解剖学特征	2054
三、致病因素	2054
四、病理学特征	2055
五、临床表现	2056
六、影像学改变	2056
七、诊断	2058
第二节 腰椎退变性滑脱的治疗	2058
一、非手术治疗	2058
二、对手术疗法的基本认识	2058
三、后路复位减压及固定(融合)术	2059
四、前路椎体间融合术	2062
五、前后联合入路手术	2064
六、双节段椎弓根钉技术	2064
七、其他技术	2064
八、术后处理	2066
第三节 临床病例举例	2066

（赵杰 吴德升 陈德玉 林研 谢幼专 严力生 张玉发 李立钧 赵定麟）

第六章 胸腰段经皮外科技术	2074
第一节 经皮腰椎间盘髓核成形术	2074
一、病例选择及基本器械	2074
二、手术步骤	2074
三、操作细节及程序	2075
四、操作注意事项	2078
五、术后处理	2078
六、并发症防治	2078
七、临床举例	2078

（王向阳 林炎）

第二节 经皮激光腰椎间盘汽化减压术	2079
一、病例选择及器材	2079
二、操作步骤	2079
三、术后处理	2081
四、并发症防治	2081
五、临床举例	2081

（王向阳 黄其杉）

第四篇
颈胸段后纵韧带与黄韧带骨化症　2085

第一章 颈段后纵韧带及黄韧带骨化症	2086
第一节 颈椎后纵韧带骨化症（OPLL）	2086
一、概述	2086
二、一般特点	2086
三、发病率	2087
四、病因学	2087
五、病理解剖特点	2087
六、临床症状特点	2088
七、分型	2089
八、诊断	2089
九、鉴别诊断	2091
十、治疗	2092
十一、手术并发症	2094
十二、疗效及预后	2094
十三、临床举例	2094
第二节 颈椎黄韧带骨化症	2108
一、概述	2108
二、解剖与生理功能	2108
三、病因	2109
四、病理	2109
五、临床表现	2109
六、影像学检查	2109
七、鉴别诊断	2110
八、治疗原则	2111
九、具体手术步骤	2111
十、临床举例	2112

（陈德玉 倪斌 沈强 赵定麟）

第二章 胸段后纵韧带及黄韧带骨化症	2118
第一节 胸椎后纵韧带骨化症	2118

一、概述	2118
二、发病机理	2118
三、临床表现	2118
四、诊断	2118
五、治疗原则	2119
六、后路手术	2119
七、前路手术	2120
八、注意事项	2120
九、临床举例	2121
第二节 胸椎黄韧带骨化症	2123
一、概述	2123
二、发病机制	2123
三、临床表现	2123
四、影像学检查	2124
五、病理学检查	2125
六、诊断	2125
七、鉴别诊断	2126
八、治疗	2126
九、手术并发症	2126
十、临床举例	2127

（Kenji Hanai 沈 强 侯铁胜
陈德玉 赵 杰 赵定麟）

第五篇

脊椎手术并发症与翻修术 2133

第一章 颈椎前路手术并发症及处理 2134

第一节 颈椎前路手术术前及手术暴露过程中并发症（伤）及防治 2134
- 一、概述 2134
- 二、颈椎手术前损伤概况及防治措施 2134
- 三、术前损伤的防治措施 2135
- 四、颈椎手术暴露过程中损伤概况 2136

第二节 颈前路减压清除病变及内固定时的并发症（伤）及其防治 2139

- 一、概述 2139
- 二、减压过程中引起损伤的概况 2139

第三节 颈椎前路手术后早期并发症及其防治 2147
- 一、喉头痉挛 2147
- 二、颈深部血肿 2148
- 三、食道瘘 2149
- 四、植骨块滑脱或植入过深 2150
- 五、植骨块骨折 2152
- 六、脑脊液漏 2152

第四节 颈椎前路手术后后（晚）期并发症 2152
- 一、概述 2152
- 二、颈椎前路钛（钢）板的松动、断裂与滑脱 2153
- 三、界面内固定器所致并发症 2155
- 四、人工椎体所致并发症 2156
- 五、人工椎间盘滑出 2156
- 六、骨愈合不良、假关节形成及成角畸形 2156
- 七、颈部切口感染 2157
- 八、髂嵴取骨部残留痛 2158
- 九、邻近椎节的退变问题 2159
- 十、颈前部皮肤疤痕直线性挛缩 2160

第五节 颈椎前路手术疗效不佳和变坏原因分析及处理对策 2161
- 一、诊断因素 2161
- 二、手术入路与术式选择不当 2161
- 三、手术因素 2162
- 四、术后因素 2163
- 五、其他因素 2164
- 六、处理对策 2165

（赵定麟 沈 强 陈德玉
倪 斌 赵 杰 谢幼专）

第二章 颈椎病术后病例翻修术 2167

第一节 颈椎病翻修术之基本概念 2167
- 一、概述 2167

二、影响颈椎病前路手术疗效诸因
　　　素概况　2167
　三、减压不充分为主要原因　2167
　四、植骨块位移或不融合　2168
　五、Cage技术使用不当为另一原因　2168
　六、其他原因　2168
第二节　颈椎病翻修术的原因、指
　　　　征、术前准备及处理原则　2168
　一、术后翻修原因　2168
　二、翻修术指征　2169
　三、翻修术术前准备　2169
　四、再手术病例处理的基本原则　2170
　五、临床举例　2170
第三节　颈椎病翻修术术式选择与
　　　　相关问题　2172
　一、脊髓或神经根受残留组织压迫　2172
　二、假关节形成　2173
　三、相邻节段的退变　2174
　四、术后不稳或后凸畸形　2175
　五、临床举例　2176

（陈德玉　赵杰　沈强　赵定麟）

第三章　腰椎手术并发症　2181
第一节　腰椎手术并发症基本概况　2181
　一、概述　2181
　二、发生率　2181
第二节　腰椎手术过程中所致并发
　　　　症及预防　2182
　一、定位错误　2182
　二、术中神经根的损伤　2182
　三、脊髓或马尾伤　2183
　四、血管脏器伤　2183
　五、硬膜损伤　2184
　六、压迫疮与褥疮　2184
　七、体位性失血（休克）　2184
第三节　腰椎手术术后并发症　2184
　一、内固定失败　2184
　二、髂骨取骨所致并发症　2185

　三、发热反应及感染　2185
　四、椎间盘炎　2186
　五、肠梗阻　2187
　六、脑脊液漏及囊肿形成　2187
　七、马尾综合征　2187
　八、继发性蛛网膜炎　2188
　九、椎节不稳　2188
　十、异物反应　2188

（赵杰　沈强　谢幼专　赵鑫
杨建伟　赵长青　李华　赵定麟）

第四章　腰椎翻修术　2191
第一节　腰椎翻修术基本概况　2191
　一、概述　2191
　二、术前需详细询问病史　2191
　三、术前全面体格检查　2192
　四、术前针对性影像学检查　2192
　五、判定手术失败原因　2192
第二节　翻修手术方案选择及
　　　　并发症处理　2193
　一、手术指征　2193
　二、手术入路的选择　2193
　三、术中应遵循的原则　2193
　四、并发症处理　2193
第三节　腰椎间盘疾患及腰椎管狭
　　　　窄症再手术病例临床举例　2194
　一、再发性椎间盘突出症　2194
　二、邻节退变加剧而引发类同病变　2196
　三、溶核手术后复发者　2196
　四、植骨及内植物操作不当致失败
　　　的翻修　2197
　五、因继发性不稳症的翻修　2198
　六、术后血肿或碎骨块致压的翻修　2199
　七、腰椎人工髓核植入术后再手术　2199
　八、腰椎椎管狭窄症再手术病例　2201
第四节　腰椎退行性疾患术后翻修
　　　　手术　2202
　一、影响因素　2202

二、翻修原因　2203
　三、术前准备　2204
　四、处理的基本原则　2204
　五、手术指征　2205
　六、术式选择　2205
　七、临床举例　2207
第五节　腰椎畸形和（或）滑脱症术后病例翻修手术　2212
　一、早期翻修术指征　2212
　二、晚期翻修手术指征　2213
　三、翻修术前重视影像学检查　2214
　四、翻修术前准备　2214
　五、后路翻修手术的手术技巧　2214
　六、后路翻修手术的并发症　2215
　七、临床举例　2215

（赵杰　陈德玉　袁文　倪斌　谢幼专　赵鑫　赵长青　杨建伟　李华　赵定麟）

第五章　脊柱脊髓手术术中与术后各种反应和并发症及其防治　2223

第一节　颈椎手术后常见的咽喉部水肿、出血和声音嘶哑及其预防　2223
　一、颈椎病颈前路减压固定术　2223
　二、伴椎管狭窄之颈椎病则行颈后路减压术　2224
　三、后纵韧带骨化　2225
　四、寰枢椎脱位　2226

第二节　颈椎前路手术并发食管损伤　2226
　一、食管损伤的基本概念　2226
　二、常见的致伤原因　2227
　三、发生机制　2227
　四、防治措施　2227
　五、食管瘘的锁骨骨膜及胸锁乳突肌肌瓣修补术　2227

第三节　脊椎手术后脑脊液漏及其治疗　2229
　一、概述　2229
　二、发生率　2229
　三、局部解剖复习　2230
　四、容易并发脑脊液漏的手术操作及其预防措施　2230
　五、术后的早期诊断及治疗　2231
　六、术后脊液漏经皮蛛网膜下腔引流术的病例选择　2231
　七、经皮蛛网膜下腔引流术实际操作技术　2232

第四节　胸椎手术术后并发气胸和乳糜胸及其预防　2233
　一、气胸的病理形态　2233
　二、气胸的症状与判定　2234
　三、气胸的治疗　2234
　四、乳糜胸相关解剖和生理　2234
　五、乳糜胸的病理特点　2235
　六、乳糜胸的症状与诊断　2235
　七、乳糜胸的治疗　2235
　八、胸导管损伤致乳糜胸典型病例介绍　2236

第五节　术中血管、神经并发症及其对策　2236
　一、概述　2236
　二、脊柱畸形后路内置物手术的术中并发症　2236
　三、脊柱先天性侧弯矫正术术中并发症　2237
　四、颈椎手术前路进入术中并发症　2238
　五、颈椎后侧入路术中并发症　2238
　六、腰椎后方入路手术术中并发症　2239
　七、胸椎前路固定术术中并发症　2240
　八、胸腰段脊柱前路手术的术中并发症　2240

第六节　术后深部静脉血栓并发症的防治　2240

一、概述及发生率	2240	三、呼吸道并发症	2252
二、发生DVT的危险因素	2241	第十一节 脊柱术后泌尿系统并发症及其对策	2253
三、诊断	2241	一、与留置导尿管有关的问题	2253
四、DVT的预防方法	2241	二、排尿障碍及其对策	2253
五、治疗	2242	三、尿失禁及其对策	2253
第七节 脊椎固定术对相邻椎节的不良影响	2242	四、尿路结石	2253
一、概述	2242	第十二节 术后精神并发症的处理	2254
二、颈椎固定术后对邻接椎体的影响	2242	一、概述	2254
三、腰椎固定术后对邻接椎体的影响	2243	二、术后精神紊乱的分类	2254
四、发生机制及处理对策	2243	三、精神症状的处理	2256
第八节 髂骨取骨部位并发长期疼痛的病因及防治	2244	第十三节 脊柱脊髓手术后的术后感染及其对策	2256
一、概述	2244	一、概述	2256
二、髂骨前部取骨后取骨部位的疼痛概况及原因	2244	二、术后感染的发生率	2256
三、取骨处疼痛的预防和治疗	2245	三、术后感染的分类	2258
四、髂骨后部取骨后的疼痛概况与原因	2246	四、诊断	2259
五、髂骨后部取骨后疼痛的预防和治疗	2246	五、预防	2259
第九节 腰椎退行性病变器械内固定并发症的防治	2247	六、治疗	2260
一、概述	2247	七、脊柱术后感染时的高压氧疗法	2261
二、并发症的分类	2247	八、脊柱金属内置物术后感染的持续灌洗术	2261
三、并发症之发生率	2248	九、腰椎后方金属内置物术后创口感染的开放砂糖疗法	2263
四、并发症与术式之相关性	2248	第十四节 术后并发肺栓塞及早期治疗	2265
五、并发症预防对策之一——明确手术适应证	2249	一、概述	2265
六、并发症预防对策之二——明确引发术中并发症的诸因素	2249	二、急性肺血栓栓塞的治疗方法分类	2265
七、积极防治术后各种并发症	2249	三、呼吸循环的管理	2265
八、注意其他并发症	2251	四、抗凝疗法	2265
第十节 脊柱术后消化及呼吸系统并发症及其防治	2251	五、溶栓疗法	2266
一、概述	2251	六、下腔静脉支架	2266
二、消化道并发症	2251	第十五节 脊椎固定术后并发症及其防治对策（移植骨和内固定置入物的滑脱与位移）	2267
		一、概述	2267

二、移植骨的滑脱移位概况	2267	四、骨盆钉与头颅钉的并发症	2274
三、颈椎前路固定术	2267	五、其他并发症	2274
四、经前路腰椎固定术概况	2268	第十八节 颈椎手术后C_5神经麻痹	2275
五、腰前路施术术中对策	2268	一、概述	2275
六、腰前路手术术后处理与外固定	2268	二、临床症状	2275
七、腰椎经后路进入的椎体固定术（PLIF）	2268	三、前方手术C_5神经根损伤的机制	2275
八、内固定器械的滑脱移位	2268	四、后方减压术C_5神经根损伤的机制	2276
第十六节 脊髓动静脉畸形及髓内肿瘤的手术并发症	2269	五、症状特点	2276
一、概述	2269	六、预防	2276
二、脊髓动静脉畸形的并发症概况	2270	七、治疗	2277
三、人工栓塞的并发症	2270	第十九节 脊柱脊髓手术体位的并发症及其对策	2277
四、脊髓血管畸形术中并发症	2270	一、概述	2277
五、髓内肿瘤的并发症概况与术前诊断	2270	二、手术体位及其并发症基本概况	2277
六、髓内肿瘤手术并发症	2271	三、颈椎后路手术	2277
第十七节 头-盆牵引的并发症	2271	四、颈椎前路手术	2278
一、概述	2271	五、胸椎后路手术	2278
二、头-盆牵引的优点及其适应证	2271	六、胸椎前路手术	2279
三、头-盆牵引器械脊柱牵引的并发症	2272	七、腰椎后路手术	2279
		八、腰椎前路手术	2280

（周天健　李建军）

第五卷　骨科范围肿瘤

第一篇

四肢肿瘤　2285

第一章　常见良性骨肿瘤　2286

第一节　软骨瘤　2286
　一、概述　2286
　二、好发部位　2286
　三、病理特点　2286
　四、临床表现　2286
　五、辅助检查　2287
　六、诊断　2287
　七、治疗　2287

第二节　骨软骨瘤　2289
　一、概述　2289
　二、好发部位　2289
　三、病理改变　2289
　四、临床表现　2290
　五、辅助检查　2290
　六、诊断　2291
　七、治疗　2291

第三节　成软骨细胞瘤（良性软骨
　　　　母细胞瘤） 2291
　一、概述 2291
　二、好发部位 2292
　三、病理改变 2292
　四、临床表现 2292
　五、辅助检查 2292
　六、鉴别诊断 2292
　七、治疗 2293

第四节　软骨黏液纤维瘤 2293
　一、概述 2293
　二、好发部位 2293
　三、病理改变 2293
　四、临床表现 2294
　五、辅助检查 2294
　六、鉴别诊断 2294
　七、治疗 2294

第五节　骨样骨瘤 2295
　一、概述 2295
　二、好发部位 2295
　三、病理改变 2295
　四、临床表现 2295
　五、辅助检查 2296
　六、鉴别诊断 2296
　七、治疗 2296

（邵增务　张彦男）

　八、附：巨型骨样骨瘤手术切除
　　　一年半完全修复病例介绍 2297

（刘志诚）

第六节　骨巨细胞瘤 2298
　一、概述 2298
　二、好发部位 2298
　三、病理改变 2298
　四、临床表现 2298
　五、辅助检查 2298
　六、治疗 2299

第七节　骨母细胞瘤 2300
　一、概述 2300
　二、好发部位 2300
　三、病理改变 2300
　四、临床表现 2301
　五、辅助检查 2301
　六、鉴别诊断 2301
　七、治疗基本原则 2301
　八、治疗方法 2302

第八节　骨纤维结构不良 2302
　一、概述 2302
　二、分型 2302
　三、好发部位 2302
　四、病理改变 2303
　五、临床表现 2303
　六、辅助检查 2303
　七、鉴别诊断 2304
　八、治疗 2304

第九节　孤立性骨囊肿 2305
　一、概述 2305
　二、好发部位 2305
　三、病理特点 2305
　四、临床表现 2305
　五、辅助检查 2306
　六、治疗 2306

第十节　动脉瘤样骨囊肿 2306
　一、概述 2306
　二、好发部位 2306
　三、病理特点 2307
　四、临床表现 2307
　五、辅助检查 2307
　六、治疗 2307

第十一节　干骺端纤维缺损 2308
　一、概述 2308
　二、好发部位 2308
　三、病理改变 2308
　四、临床表现 2309
　五、辅助检查 2309

六、治疗 2309
第十二节　嗜酸性肉芽肿 2310
　　一、概述 2310
　　二、好发部位 2310
　　三、病理改变 2310
　　四、临床表现 2310
　　五、辅助检查 2310
　　六、治疗 2310
（邵增务　张彦男）

第十三节　骨巨细胞瘤术后复发
　　　　　并两肺转移自愈病例 2311
　　一、概述 2311
　　二、病情简介 2311
（刘志诚）

第二章　四肢恶性骨肿瘤的发展史、分期与治疗现状 2316

第一节　恶性骨肿瘤治疗的发现
　　　　史与各种疗法发展史 2316
　　一、肿瘤发现史 2316
　　二、外科治疗发展史 2316
　　三、化学治疗发展史 2317
　　四、放射治疗发展史 2317
　　五、免疫治疗发展史 2317
第二节　恶性骨肿瘤的外科分级
　　　　与分期 2318
　　一、概述 2318
　　二、外科分级（grade, G） 2318
　　三、外科区域(territory, T) 2319
　　四、转移(metastasis, M) 2319
　　五、外科分期 2319
第三节　骨肉瘤的外科治疗原则
　　　　与现状 2320
　　一、概述 2320
　　二、截肢术 2320
　　三、保肢手术 2320
（邵增务　张志才）

第三章　四肢常见恶性骨肿瘤的基本概念与治疗 2323

第一节　原发性恶性骨肉瘤 2323
　　一、概述 2323
　　二、病因学 2323
　　三、骨肉瘤的分类 2323
　　四、临床表现 2324
　　五、影像学检查 2324
　　六、实验室检查 2326
　　七、病理检查 2326
　　八、治疗 2326
第二节　原发性软骨肉瘤 2327
　　一、概述 2327
　　二、好发部位 2327
　　三、病理表现 2327
　　四、临床表现 2327
　　五、辅助检查 2328
　　六、鉴别诊断 2328
　　七、手术治疗 2328
　　八、放射治疗 2329
　　九、化疗 2329
第三节　尤文氏肉瘤 2329
　　一、概述 2329
　　二、好发部位 2329
　　三、病理表现 2329
　　四、临床表现 2330
　　五、辅助检查 2330
　　六、鉴别诊断 2330
　　七、治疗原则 2331
　　八、手术治疗 2331
　　九、放疗 2331
　　十、化疗 2331
第四节　骨的恶性淋巴瘤 2332
　　一、概述 2332
　　二、好发部位 2332
　　三、病理表现 2332

四、临床表现 2332
五、辅助检查 2332
六、治疗 2333
第五节 多发性骨髓瘤 2334
  一、概述 2334
  二、病理表现 2334
  三、临床表现 2334
  四、辅助检查 2334
  五、治疗原则 2335
  六、化疗 2335
  七、全身支持疗法 2335
（邵增务 张志才）

第六节 下肢横纹肌肉瘤 2335
  一、概述 2335
  二、病情简介 2336
（王义生 刘宏建）

第七节 下肢恶性黑色素瘤 2337
  一、概述 2337
  二、病情简介 2338
（王义生 刘宏建）

第八节 四肢转移性骨肿瘤 2340
  一、概述 2340
  二、转移途径 2340
  三、好发部位 2340
  四、临床表现 2341
  五、辅助检查 2341
  六、治疗原则 2342
  七、非手术方法 2342
  八、手术治疗 2342
（邵增务 张志才）

第四章 保肢治疗的进展 2345
第一节 现状、争论、评价与前景 2345
  一、概述 2345
  二、保留骨骺的保肢手术在儿童四肢骨肿瘤保肢治疗中的应用 2345
  三、可延长假体在儿童四肢骨肿瘤保肢治疗中的应用 2346

四、新辅助化疗在恶性骨肿瘤治疗中的地位 2346
五、动脉灌注化疗的效果及评价 2347
六、放射粒子植入在恶性骨肿瘤治疗中的应用前景 2347

第二节 骨肉瘤基因治疗研究进展 2348
  一、免疫基因治疗 2348
  二、反义核苷酸治疗 2348
  三、抑癌基因的相关治疗 2349
  四、自杀基因导入治疗 2349
  五、联合基因治疗 2349

第三节 恶性骨肿瘤免疫治疗的进展及发展趋势 2350
  一、过继细胞免疫治疗 2350
  二、单克隆抗体治疗 2350
  三、肿瘤疫苗 2350
  四、现代治疗的发展趋势 2350
（邵增务 张志才）

第二篇
脊柱肿瘤 2353

第一章 原发性脊柱肿瘤 2354
第一节 原发性脊柱肿瘤之基本概念 2354
  一、概述 2354
  二、分类 2354
  三、临床表现 2356
  四、辅助检查 2356

第二节 脊柱肿瘤的治疗原则 2356
  一、概述 2356
  二、脊柱原发性良性肿瘤和瘤样病变的治疗原则 2356
  三、脊柱原发恶性肿瘤的治疗原则 2357
  四、脊柱转移瘤的治疗原则 2357
  五、药物治疗 2357
  六、放射治疗 2358
  七、微创治疗 2358
  八、手术治疗 2358

第三节　脊柱肿瘤的手术分期与全脊椎（体）切除术　2359
一、Enneking 外科分期　2359
二、三个国际性肿瘤机构提出的脊柱肿瘤的WBB手术分期法（1996）　2359
三、全脊椎（体）切除术　2360
四、手术相关并发症　2360
五、脊柱稳定性的重建　2360

（邵增务　张彦男）

第二章　骶骨肿瘤　2363
第一节　概述、术前准备与出血控制　2363
一、概述　2363
二、术前准备　2363
三、骨肿瘤手术出血控制的重要性　2363
四、阻断局部血供为减少出血的可行措施　2364
五、腹主动脉硅胶管临时套扎血流阻断术　2365
六、球囊导管置入一过性腹主动脉血流阻断术　2366

第二节　骶骨肿瘤的切除术　2367
一、麻醉、体位与切口　2367
二、手术具体步骤之一——前路操作方法　2367
三、手术具体步骤之二——后路操作方法　2367
四、术后处理　2368
五、骶骨肿瘤切除时应注意的几个问题　2368

第三节　高位骶骨肿瘤切除后稳定性重建　2369
一、ISOLA 钉棒系统固定　2370
二、改良的 Galveston 技术　2370
三、前后路联合重建　2370
四、定制型假体重建　2370
五、异体骨重建　2370
六、术式的优点　2370

（邵增务　张志才）

第三章　脊柱转移性肿瘤　2372
第一节　脊柱转移肿瘤的基本概念与检查　2372
一、基本概念　2372
二、临床症状特点　2372
三、其他症状　2373
四、影像学X线检查　2373
五、其他影像学检查　2373
六、实验室检查　2374
七、病理检查　2375

第二节　脊柱转移瘤的诊断与非外科手术治疗　2375
一、诊断　2375
二、鉴别诊断　2375
三、化疗　2376
四、放射治疗　2376
五、免疫治疗　2376
六、激素及内分泌治疗　2376

第三节　脊柱转移癌的外科手术疗法　2377
一、外科治疗的基本要求　2377
二、手术适应证　2377
三、手术目的　2377
四、受累神经组织分型　2378
五、分型与治疗要求　2378
六、治疗转移性肿瘤的新理念　2378

（邵增务　张志才）

第四章　脊髓肿瘤、椎管内肿瘤及脊柱肿瘤临床举例等　2380
第一节　基本概念　2380
一、概述　2380
二、充分认识翻修术的特殊性与难度　2380
三、脊椎肿瘤翻修手术的基本原则与要求　2381

第二节　翻修手术病例选择与术前
　　　　准备 2381
　　一、手术病例选择 2381
　　二、术前全面了解病情 2381
　　三、术前自身状况评估 2382
　　四、术前影像学评估 2382
　　五、其他评估 2383
第三节　肿瘤翻修术的实施与术式
　　　　选择 2383
　　一、肿瘤复发合并神经功能损害 2383
　　二、颈椎肿瘤切除术后不稳或反
　　　　曲畸形 2383
　　三、颈椎肿瘤翻修术 2384
　　四、胸、腰段肿瘤翻修术 2384
　　五、骶椎肿瘤翻修术 2384
　　六、临床举例 2384
　　　　　　　　（陈德玉　卢旭华）

第三篇

骨盆肿瘤 2389

第一章　骨盆（含骶骨）肿瘤的基本概念 2390

第一节　骨盆肿瘤概述、特点、诊
　　　　断、治疗原则及分区 2390
　　一、概述 2390
　　二、骨盆环解剖学特点 2390
　　三、流行病学概况 2391
　　四、发生率 2391
　　五、诊断要点 2391
　　六、临床症状特点 2391
　　七、影像学特点 2392
　　八、病理学检查 2393
　　九、治疗原则 2393
　　十、外科分区 2394
第二节　髂骨、耻骨及坐骨骨盆环
　　　　肿瘤切除及重建术 2395
　　一、病例选择 2395

　　二、术前准备 2395
　　三、手术方式 2395
　　四、髋臼部髂骨切除术 2395
　　五、耻、坐骨部分切除术 2396
　　　　　　　　（蔡郑东　李国东）

第二章　骨盆及骶尾部肿瘤切除与重建术 2398

第一节　半骨盆切除及骨盆重建术 2398
　　一、半骨盆切除术基本概念 2398
　　二、King-Steelquist半骨盆切除术 2398
　　三、Sarondo-Ferre半骨盆切除术 2399
　　四、术后处理 2402
　　五、骨盆重建常用方法概述 2402
　　六、分区骨盆重建术 2402
　　七、半骨盆切除、计算机辅助人工
　　　　半骨盆及全髋关节置换术 2405
　　八、并发症的防治 2407
第二节　骶尾部肿瘤的切除重建术 2408
　　一、概述 2408
　　二、病例选择 2408
　　三、术前准备 2408
　　四、麻醉 2409
　　五、具体操作步骤 2409
　　六、骶髂关节稳定性和骶骨重建 2410
　　七、高位骶骨肿瘤切除术中的骶
　　　　神经保护问题 2411
　　　　　　　　（蔡郑东　李国东）

第四篇

脊髓肿瘤、椎管内肿瘤及其脊柱肿瘤临床举例等 2413

第一章　脊髓肿瘤的基本概念 2414

第一节　脊髓肿瘤的分布与病理特点 2414
　　一、概述 2414
　　二、发生率 2414
　　三、脊髓外硬脊膜内肿瘤 2415
　　四、硬脊膜外肿瘤 2415

五、脊髓内肿瘤 2416
第二节 脊髓肿瘤的分类与发病机制 2417
一、根据脊髓肿瘤起源分类 2417
二、按肿瘤病理特点分类 2417
三、按肿瘤生长的部位及与脊髓、硬脊膜和脊柱的关系分类 2418
四、按肿瘤在脊髓的高度或平面分类 2418
五、发病机制 2418
第三节 脊髓肿瘤的临床表现与辅助检查 2419
一、临床表现概述 2419
二、神经刺激期临床所见 2419
三、脊髓部分受压期临床表现 2419
四、脊髓性瘫痪期临床表现 2421
五、辅助检查之一——脑脊液检查 2421
六、辅助检查之二—放射性同位素扫描 2422
第四节 脊髓肿瘤的影像学检查 2422
一、X线平片检查 2422
二、脊髓造影检查 2423
三、选择性脊髓动脉造影检查 2424
四、CT扫描检查 2424
五、MR检查 2424
第五节 脊髓肿瘤的诊断、鉴别诊断与预后判定 2427
一、脊髓肿瘤概况 2427
二、平面诊断（纵位诊断） 2428
三、横位诊断 2429
四、鉴别诊断 2430
五、预后 2430

（李也白　徐华梓　杨胜武）

第二章 常见的椎管内肿瘤 2432
第一节 神经鞘瘤 2432
一、概述 2432
二、发生机理 2432
三、病理变化 2433
四、临床表现 2433
五、辅助检查 2434
六、诊断 2435
七、鉴别诊断 2435
八、治疗基本原则 2436
九、手术疗法 2436
第二节 脊膜瘤 2437
一、概述 2437
二、病因 2437
三、演变过程 2437
四、病理 2441
五、影像学检查 2441
六、诊断 2441
七、鉴别诊断 2442
八、治疗 2442
第三节 神经胶质瘤 2443
一、概述 2443
二、病因 2443
三、病理 2443
四、临床表现 2443
五、影像学检查 2444
六、诊断 2445
七、鉴别诊断 2445
八、治疗 2446
九、临床举例 2446
第四节 脊椎血管瘤 2447
一、概述 2447
二、发病比率及发病部位 2447
三、病理 2447
四、临床表现 2448
五、影像学检查 2448
六、诊断和鉴别诊断 2449
七、治疗 2449
八、临床举例 2449
第五节 转移性肿瘤 2450
一、概述 2450

二、病理特点 2450
三、临床特点 2450
四、临床症状和体征 2451
五、实验室与影像学检查 2451
六、诊断 2452
七、鉴别诊断 2452
八、预后评估 2453
九、治疗 2453
十、临床举例 2453

（徐华梓 李也白 徐晖 王靖
杨胜武 陈德玉 赵定麟）

第三章 脊柱肿瘤临床手术病例举例 2456

第一节 椎管内肿瘤 2456
一、神经鞘瘤 2456
二、脊膜瘤 2465
三、其他肿瘤 2470

第二节 椎体肿瘤 2476
一、原发性椎体肿瘤基本概念 2476
二、原发性椎体肿瘤临床举例 2476
三、附件肿瘤基本概念 2497
四、附件肿瘤临床举例 2497

第三节 脊柱转移瘤 2500
一、基本概念 2500
二、临床举例 2500

（陈德玉 陈宇 郭永飞 赵杰
林研 刘忠汉 赵定麟）

第五篇
脊柱肿瘤的动脉栓塞、全椎体切除及临床手术病例举例 2509

第一章 胸腰段恶性肿瘤的动脉栓塞 2510

第一节 选择性动脉栓塞技术 2510
一、脊髓与脊椎的血运供应 2510
二、原发脊柱骨肿瘤的发病情况 2510
三、继发脊柱骨肿瘤发病情况 2511
四、栓塞经皮选择性动脉血管内栓塞技术简介 2511
五、导管及栓塞材料 2512
六、血管内栓塞技术操作方法 2513

第二节 选择性节段性动脉栓塞在脊柱肿瘤治疗中的应用 2513
一、治疗目的 2513
二、栓塞技术分类 2514
三、治疗方式选择之一——良性骨肿瘤的终极治疗（definitive procedure） 2514
四、治疗方式选择之二——姑息治疗 2515
五、治疗方式选择之三——脊柱肿瘤栓塞后全椎体切除术 2516

（章祖成 王继芳 赵定麟）

第二章 后路大块全脊椎切除术治疗孤立性脊椎转移癌（或原发肿瘤） 2518

第一节 椎体全切术的基本概念 2518
一、概述 2518
二、脊柱肿瘤的外科分期（VST） 2518
三、手术适应证 2520

第二节 根治性大块脊椎切除的手术技术 2520
一、施术步骤概述 2520
二、第一步，椎板大块切除，后路脊柱固定 2520
三、第二步，椎体大块切除，脊椎假体置换（脊柱重建） 2521
四、全脊椎切除的历史背景 2522
五、大块全脊椎切除的概念与技术 2523
六、结论 2523

（富田胜廊 川原范夫 徐成福 赵定麟）

第六篇

神经纤维瘤病　2525

第一章　神经纤维瘤的基本概念　2526
第一节　神经纤维瘤病的基本概念　2526
　　一、分型　2526
　　二、发生于椎管内的神经纤维瘤　2526
　　　　（严力生　罗旭耀　鲍宏伟　陈德玉）
第二节　皮下浅在病变型神经纤维瘤　2527
　　一、概述　2527
　　二、典型病例病情简介　2527
第三节　肢体型神经纤维瘤　2529
　　一、概述　2529
　　二、治疗　2529
　　三、典型病例　2529
第四节　肢体型神经纤维瘤　2530
　　一、概述　2530
　　二、典型病例　2530

第二章　侵及脊柱之神经纤维瘤　2535
第一节　早发型侵及脊柱之神经纤维瘤　2535
　　一、概述　2535
　　二、典型病例　2535
　　　　（刘志诚　刘忠汉　亓东铎）
第二节　神经纤维瘤病伴发脊柱侧凸（NFI）之手术治疗　2536
　　一、概述　2536
　　二、典型病例一　2536
　　三、典型病例二　2537
　　　　（邱勇　朱丽华）
第三节　神经纤维瘤病性颈椎后凸畸形的外科治疗　2538
　　一、概述　2538
　　二、神经纤维瘤病合并颈椎后凸畸形发病率　2538
　　三、病因学　2538
　　四、神经纤维瘤病颈椎后凸畸形的临床表现　2539
　　五、神经纤维瘤病合并颈椎后凸畸形的手术指征　2539
　　六、颈椎截骨术的应用　2539
　　七、典型病例图　2540
　　　　（刘洋　袁文　陈德玉）

第六卷　先天性畸形

第一篇

畸形概论与四肢畸形　2545

第一章　先天性发育性和遗传性畸形概论　2546
第一节　先天发育性畸形的概述　2546
　　一、概述　2546
　　二、胚胎发生学分类　2546
　　三、分类与治疗和预后的关系　2547
第二节　先天发育性畸形的发生　2548
　　一、概述　2548
　　二、发生机理概况　2548
　　三、在致畸机制方面　2548
　　四、在胚胎发育方面　2548
　　五、发病原因的遗传因素　2549
　　六、发病原因的环境因素　2549
　　七、发病原因的发育性因素　2550
第三节　先天发育性畸形的预防和治疗原则　2550
　　一、遗传咨询　2550

二、产前诊断	2550
三、产前诊断的步骤	2551
四、基因治疗的基本概念	2551
五、基因治疗的过程与前景	2551
六、骨科治疗基本要求与治疗方案	2552
七、手术治疗	2552

（张世民　刘大雄）

第二章　先天发育性上肢畸形　2554

第一节　先天发育性高位肩胛骨　2554
- 一、概述　2554
- 二、病因　2554
- 三、病理　2554
- 四、临床表现　2555
- 五、影像学改变　2555
- 六、诊断与鉴别诊断　2556
- 七、治疗　2556

第二节　先天发育性锁骨假关节及肩关节脱位　2558
- 一、先天发育性锁骨假关节的病因　2558
- 二、先天性锁骨假关节的临床表现与诊断　2558
- 三、先天性锁骨假关节的治疗　2558
- 四、先天发育性肩关节脱位的病因　2558
- 五、先天性肩关节脱位的诊断与治疗　2558

第三节　先天发育性桡骨缺如　2559
- 一、概述　2559
- 二、病因　2559
- 三、临床表现　2559
- 四、X线与诊断　2559
- 五、治疗原则　2559
- 六、手术疗法　2560

第四节　先天发育性尺骨缺如与先天性裂手　2560
- 一、先天发育性尺骨缺如的基本概念　2560
- 二、先天发育性尺骨缺如的治疗　2561
- 三、先天发育性裂手的分类　2561
- 四、先天发育性裂手的治疗　2562

第五节　先天发育性尺桡骨骨性连接与桡骨头脱位　2562
- 一、先天发育性尺桡骨骨性连接的概况、病因与分类　2562
- 二、先天尺桡骨连接的临床表现与诊断　2562
- 三、先天性尺桡骨连接的治疗　2563
- 四、先天发育性桡骨头脱位　2563

第六节　先天发育性下尺桡关节半脱位　2563
- 一、概述　2563
- 二、病因　2563
- 三、类型　2564
- 四、临床表现　2564
- 五、X线检查　2564
- 六、鉴别诊断　2564
- 七、治疗　2564

第七节　先天发育性手部畸形　2565
- 一、基本概念　2565
- 二、拇指发育不良　2565
- 三、复拇畸形　2567
- 四、多指畸形　2568
- 五、并指畸形　2571
- 六、其他畸形　2572

（张世民　刘大雄　陈　斑　赵　黎　戴力扬　赵定麟）

第三章　先天发育性下肢畸形　2574

第一节　先天发育性髋关节脱位及髋发育不良　2574
- 一、概述　2574
- 二、流行病学　2574
- 三、病因学　2575
- 四、病理改变　2577
- 五、临床表现及影像学所见　2578
- 六、诊断　2581

七、治疗的基本原则 2581	一、先天发育性膝关节过伸概述 2603
八、出生至6个月龄患儿的治疗 2581	二、先天膝过伸的病因与病理 2603
九、6个月龄至3岁患儿的治疗 2584	三、先天膝过伸的临床表现 2604
十、3~5岁儿童发育性髋关节脱位的治疗 2585	四、先天膝过伸的治疗 2604
	五、先天发育性多髌骨畸形 2604
十一、手术疗法 2585	第七节 先天发育性胫骨假关节 2605
十二、其他矫治方法 2591	一、概述 2605
十三、其他常用的术式 2592	二、病因 2605
十四、疗效评定 2596	三、病理 2605
第二节 先天发育性髋内翻 2597	四、分类 2605
一、概述 2597	五、临床特点 2606
二、病因与病理 2597	六、影像学所见 2606
三、临床表现及影像学所见 2598	七、诊断 2606
四、诊断 2598	八、治疗学概况 2606
五、鉴别诊断 2598	九、几种常用之手术 2607
六、治疗原则 2599	第八节 先天发育性胫骨弯曲 2608
七、手术疗法 2599	一、基本概念 2608
第三节 先天发育性髋关节外展挛缩和骨盆倾斜 2600	二、治疗 2609
	第九节 先天发育性胫骨缺如 2609
一、概述及病理 2600	一、分类 2609
二、临床表现及影像学所见 2600	二、临床表现 2609
三、诊断 2601	三、治疗基本原则 2609
四、治疗 2601	四、Putti手术方法 2609
（吴苏稼）	第十节 先天发育性腓骨缺如 2610
第四节 先天发育性股骨扭转畸形 2601	一、病因 2610
一、概述 2601	二、分型 2610
二、临床表现 2601	三、临床表现 2610
三、治疗 2601	四、治疗 2611
第五节 先天发育性膝关节脱位 2602	（孙荣华 刘大雄）
一、病因 2602	第十一节 先天发育性足部畸形 2611
二、病理 2602	一、先天发育性马蹄内翻足 2611
三、临床表现 2602	二、先天发育性马蹄外翻足、先天发育性内翻足与外翻足 2614
四、X线表现 2602	
五、治疗 2602	三、先天发育性踇内翻 2615
第六节 先天发育性膝关节过伸及多髌骨畸形 2603	四、先天发育性垂直距骨 2617
	五、高弓足 2618

六、先天发育性跖骨内收畸形 2620
七、先天发育性平足症 2621
八、其他足部畸形 2621

（刘大雄　吴晓峰）

第十二节　先天发育性多发性关节挛缩症 2623
一、概述 2623
二、病因 2623
三、临床表现 2624
四、X线表现 2624
五、治疗 2624

第二篇

脊柱骨关节畸形　2627

第一章　枕颈部畸形　2628

第一节　枕颈部畸形的概况与治疗原则 2628
一、概述 2628
二、发生学及其分类 2628
三、畸形种类 2629
四、治疗基本原则 2630
五、临床举例 2630

第二节　颅底凹陷症 2632
一、概述 2632
二、病因 2633
三、临床症状 2633
四、影像学检查 2633
五、鉴别诊断 2635
六、治疗 2635

第三节　寰-枢关节先天发育性畸形 2637
一、概述 2637
二、病因 2637
三、诊断 2638
四、治疗原则 2638
五、经口腔或切开下颌骨的上颈椎前路手术 2644

第四节　寰椎沟环畸形 2647

一、概述 2647
二、病因及病理解剖学改变 2647
三、临床特点 2648
四、诊断 2648
五、鉴别诊断 2649
六、治疗原则 2649
七、沟环切除（开）术 2649

（沈强　赵卫东　丁浩　朱宗昊　赵定麟）

第二章　颈部畸形　2651

第一节　颈椎先天融合（短颈）畸形 2651
一、概述 2651
二、致病原因 2651
三、临床特点 2651
四、影像学特点 2652
五、诊断 2653
六、治疗 2653
七、预后 2655

第二节　先天性斜颈 2655
一、概述 2655
二、发病原因 2656
三、临床特点 2656
四、诊断 2657
五、鉴别诊断 2657
六、治疗原则与要求 2658
七、胸锁乳突肌腱切断术及其他术式 2658

（范善钧　沈强　赵定麟）

第三节　颈肋畸形及胸廓出口综合征 2660
一、概述 2660
二、病理解剖特点 2660
三、临床特点 2662
四、诊断 2663
五、鉴别诊断 2663
六、治疗原则 2664
七、颈肋切除和（或）斜角肌切断减压术 2664
八、经腋下第一肋骨切除术 2667

第四节　颈椎半椎体及其他畸形 2669

一、颈椎半椎体畸形概述	2669	二、病因学	2688
二、颈椎半椎体畸形诊断	2670	三、分类	2688
三、颈椎半椎体畸形治疗	2670	四、显性脊椎裂的诊断与治疗	2690
四、颈椎半椎体畸形预后	2670	五、隐性脊椎裂的诊断与治疗	2691
五、颈椎脊椎裂	2670	第五节 椎骨附件畸形	2692
六、颈椎椎弓不连接	2671	一、第三腰椎横突过长畸形	2692

（沈强　丁浩　陈德玉　赵定麟）

		二、关节突畸形	2693
第五节 经口腔枕颈部显微技术	2672	三、棘突畸形	2693
一、概述	2672	四、椎板畸形	2694
二、病例选择及术前准备	2672	第六节 其他腰骶部畸形	2694
三、手术方法	2673	一、椎骨融合畸形	2694
四、术后处理	2676	二、腰骶椎不发育	2694
五、并发症防治	2676	三、骶椎发育不良	2694
六、临床举例	2677	四、先天性发育性腰椎椎管狭窄症	2694

（池永龙）

（沈强　赵杰　丁浩　赵定麟）

第三章　胸、腰及腰骶部畸形　2681

第一节 椎体畸形	2681
一、半椎体畸形与分型	2681
二、半椎体畸形临床症状特点	2682
三、半椎体畸形诊断	2682
四、半椎体畸形治疗	2683
五、椎体纵裂畸形	2684
六、蝴蝶椎体畸形	2685
第二节 移行（脊）椎	2685
一、基本概念	2685
二、移行椎体的发生	2685
三、分型	2685
四、症状学及其发生原理	2686
五、鉴别诊断	2686
六、治疗	2686
第三节 短腰畸形	2687
一、病理解剖特点	2687
二、检查	2687
三、诊断	2687
四、治疗	2687
第四节 脊椎裂	2688
一、概述	2688

第三篇
脊髓畸形　2697

第一章　脊髓血管畸形	2698
第一节 脊髓血管畸形的概述及分类	2698
一、概述	2698
二、分类及分型基本原则	2698
三、按部位不同的分类	2699
四、按照病理组织学分类	2699
五、依照选择性血管造影之分类	2699
第二节 脊髓血管畸形基本概念与治疗原则	2700
一、临床症状特点	2700
二、发病方式	2701
三、诊断	2701
四、鉴别诊断	2702
五、治疗原则	2702
第三节 第Ⅰ型脊髓血管畸形—脊髓硬膜动静脉血管畸形	2703
一、概述	2703
二、病因学	2703
三、病理生理与病理解剖特点	2703

四、临床特点	2703	六、诊断	2718
五、诊断	2704	七、鉴别诊断	2718
六、治疗原则	2704	八、治疗原则	2719

第四节　第Ⅱ、Ⅲ型脊髓血管畸形　2705
一、概述　2705
二、临床特点　2705
三、诊断　2706
四、治疗原则　2706
五、显微外科治疗　2706

第五节　第Ⅳ型脊髓血管畸形　2707
一、概述　2707
二、分型　2707
三、临床特点　2707
四、影像学特点　2707
五、诊断　2707
六、治疗　2707

第六节　脊髓海绵状血管畸形（瘤）　2708
一、概述　2708
二、临床特点　2708
三、影像学特征　2708
四、诊断　2708
五、治疗　2708

（沈　强　丁　浩　朱宗昊）

第二章　脊髓其他畸形　2710
第一节　脊髓圆锥栓系综合征　2710
一、概述　2710
二、病因学　2710
三、诊断　2711
四、鉴别诊断　2714
五、治疗原则　2714
六、终丝切断术等　2714

第二节　脊髓蛛网膜囊肿　2715
一、概述　2715
二、病因及类型　2715
三、病理　2716
四、临床表现　2717
五、辅助检查　2717

第三节　脊髓肠源性囊肿　2719
一、概述　2719
二、病因　2719
三、病理及分类　2719
四、临床特点　2720
五、辅助检查　2720
六、诊断与鉴别诊断　2721
七、鉴别诊断　2721
八、治疗　2721

（杨胜武　徐华梓　徐　辉）

第四节　脊髓延髓空洞症　2722
一、概述　2722
二、病因与病理　2722
三、分型　2722
四、临床特点　2723
五、诊断　2723
六、鉴别诊断　2724
七、治疗原则　2725
八、脊髓空洞引流术　2725
九、临床举例　2726

（赵　杰　陈德玉　李　悦　赵定麟）

第四篇

发育性椎管狭窄及颈腰综合征　2729

第一章　先天发育性与继发性颈椎椎管狭窄症　2730
第一节　先天发育性与继发性颈椎椎管狭窄症的基本概念　2730
一、概述　2730
二、病因学　2730
三、国人颈椎椎管矢状径的标准值　2732
四、临床症状特点　2732
五、诊断　2733

第二节 颈椎椎管狭窄症的鉴别诊断与治疗原则 2734
一、与颈椎病的鉴别 2734
二、原发性（发育性）颈椎椎管狭窄症与继发性颈椎椎管狭窄症鉴别 2735
三、与脊髓侧索硬化症的鉴别 2735
四、与其他疾患鉴别 2735
五、治疗原则 2735
六、非手术疗法 2736
七、手术疗法之基本原则 2736

第三节 颈椎椎管狭窄症手术疗法之实施 2738
一、概述 2738
二、病例选择 2738
三、颈椎后路手术实施的体位与切口 2738
四、暴露棘突及椎板 2740
五、定位 2741
六、颈椎半椎板切除术 2741
七、半椎板切除椎管成形术 2743
八、颈椎常规双侧椎板切除（减压）探查术 2744
九、颈椎后路扩大性椎板切除（减压）术 2747
十、单（侧方）开门式椎管成形术 2748
十一、双（正中）开门式椎管成形术 2750
十二、颈椎后路Z字成形术 2751
十三、棘突漂浮（悬吊式）及黄韧带椎管成形术 2752
十四、笔者建议 2752

第四节 先天发育性与继发性颈椎椎管狭窄症临床手术病例举例及施术要点 2752
一、严重型颈椎椎管狭窄症前路减压+融合术者临床举例 2752
二、颈前路切骨手术技巧与施术要点 2761
三、颈椎椎管狭窄症后路减压+固定术者 2762
四、颈椎椎管狭窄症前、后路施减压术者 2764

第五节 颈后路翻修手术 2766
一、概述 2766
二、早期翻修术病例选择与手术指征 2766
三、晚期翻修术病例选择与手术指征 2767
四、翻修术前必要的影像学资料 2768
五、手术疗法 2769
六、后路翻修手术的并发症 2769
七、临床举例 2769

（赵 杰 沈 强 丁 浩
陈德玉 林 研 赵定麟）

第二章 先天发育性与继发性胸椎椎管狭窄症 2774

第一节 胸椎椎管狭窄症之基本概念 2774
一、概述 2774
二、病理解剖特点 2774
三、发病机理 2775
四、临床表现 2775
五、影像学检查 2776

第二节 胸椎椎管狭窄症之诊断、鉴别诊断及非手术疗法 2777
一、诊断 2777
二、分型 2778
三、鉴别诊断 2778
四、非手术疗法 2779

第三节 胸椎椎管狭窄症的手术疗法 2779
一、基本原则 2779
二、术式简介 2779
三、胸椎椎板切除及椎管扩大减压术的麻醉与体位 2779
四、减压术的手术步骤 2779
五、蛛网膜下腔探查术 2781
六、椎节固定及植骨融合 2782
七、闭合切口 2782
八、术后处理 2783

九、临床举例 2783

（陈德玉　赵　杰）

第三章　先天发育性及继发性腰椎椎管狭窄症 2785

第一节　腰椎椎管狭窄症之基本概念 2785
一、定义 2785
二、概述 2785
三、发病机制 2786
四、三大临床症状及其病理生理学基础 2788
五、其他症状 2789

第二节　腰椎椎管狭窄症的诊断与鉴别诊断及非手术疗法 2790
一、诊断 2790
二、鉴别诊断 2794
三、腰椎管狭窄症的非手术疗法 2794

第三节　腰椎椎管狭窄症的手术疗法 2795
一、手术病例选择 2795
二、临床上常用术式及其选择 2795
三、手术指征 2797
四、麻醉、体位、切口及显露 2797
五、手术步骤 2797
六、非融合技术的应用 2800
七、术后处理 2800
八、注意事项 2800
九、临床举例 2800

第四节　多次复发、多次翻修的严重型腰椎管狭窄症处理 2808
一、基本概况 2808
二、复发因素 2808
三、再手术治疗原则 2808
四、典型病例举例 2809

（赵　杰　沈　强　朱宗昊　陈德玉　赵定麟）

第四章　先天发育性与继发性颈腰综合征 2813

第一节　先天发育性与继发性颈腰综合征基本概念 2813
一、概述 2813
二、发病机理 2814
三、临床特点 2815
四、影像学特点 2816
五、其他 2816

第二节　颈腰综合征的诊断、鉴别诊断与非手术疗法 2817
一、诊断 2817
二、鉴别诊断 2818
三、非手术疗法 2819

第三节　颈腰综合征的手术疗法与临床病例举例 2819
一、手术病例选择 2819
二、手术部位与方法选择 2820
三、术后处理 2820
四、预后 2820
五、临床举例 2820

（赵　杰　沈　强　陈德玉　赵定麟）

第五篇 脊柱侧凸、后凸畸形及其手术疗法 2831

第一章　青少年特发性脊柱侧凸的治疗 2832

第一节　青少年特发性脊柱侧凸的概述 2832
一、特发性脊柱侧凸的临床分类 2832
二、特发性脊柱侧凸的自然史 2838
三、特发性脊柱侧凸的治疗 2841

第二节　青少年特发性脊柱侧凸后路矫形术 2843
一、概述 2843
二、手术步骤 2844

第三节　胸椎侧凸前路矫正术 2848

一、传统开放前路后凸矫形手术　2849
二、胸腔镜下胸椎侧凸前路矫形术　2849
三、胸腔镜辅助下小切口胸椎侧凸前路矫形术　2859

（邱　勇）

第四节　胸腰段和腰椎侧凸的前路矫形术　2860
一、前路矫形手术（传统）的生物力学原理　2861
二、胸腰段和腰椎侧凸前路矫形手术要点　2861
三、胸腰和腰段侧凸前路矫形手术的优缺点　2862
四、保护膈肌的小切口下胸腰椎侧凸前路矫形技术　2864

（邱　勇）

第五节　电视—胸腔镜下（VATS/EMI-VATS）胸椎侧弯松解、矫正及内固定术　2866
一、概述　2866
二、病例选择及术前准备　2866
三、手术方法　2868
四、术后处理　2874
五、并发症防治　2874
六、病例介绍　2874

（池永龙）

第二章　成人脊柱后凸畸形矫正术　2880

第一节　脊柱侧凸前路松解术　2880
一、应用解剖　2880
二、病例选择　2881
三、术前准备与麻醉　2882
四、手术步骤　2882
五、手术可能发生的意外　2884
六、临床经验简介　2884

（海涌　臧磊）

第二节　胸椎脊柱侧凸前路松解术　2885

一、手术入路应用解剖　2885
二、体位与节段入路择　2886
三、手术入路　2886
四、临床经验简介　2888

第三节　腰椎脊柱侧凸前路松解术　2889
一、腰椎入路应用解剖　2889
二、体位　2889
三、手术入路过程　2889
四、避免手术入路意外损伤　2890
五、手术经验简介　2890

（海涌　李宝俊）

第四节　胸腰椎脊柱侧凸前路松解术　2891
一、手术入路应用解剖　2891
二、体位　2891
三、手术入路过程　2891
四、手术入路意外　2893
五、手术经验简介　2893

第五节　脊柱侧凸前后路联合松解矫形术　2894
一、体位　2894
二、手术入路过程　2894
三、手术经验简介　2898

（海涌　臧磊）

第三章　发育性脊柱畸形及其治疗原则　2900

第一节　特发性脊柱侧凸的病理解剖、力学特点与分型　2900
一、病理解剖　2900
二、脊柱侧凸的三维畸形（矫形）概念　2901
三、King分型　2903
四、Lenke分型　2906

（杨述华　杨操）

第二节　脊柱侧凸手术病例选择与治疗概况　2907

一、脊柱侧凸手术适应证	2907
二、脊柱侧凸外科治疗概况	2908
三、术前设计	2909
四、内固定的植入	2911
五、各型侧凸手术设计	2913
第三节　先天性脊柱侧凸畸形的治疗原则	2917
一、概述	2917
二、分类	2917
三、治疗原则	2918
第四节　先天性脊柱后凸畸形	2922
一、概述	2922
二、分型	2922
三、手术治疗	2922
第五节　颈椎后凸畸形的治疗	2924
一、概述	2924
二、柔软性畸形	2925
三、固定性畸形	2925

（杨操　杨述华）

第四章　严重及复杂性侧凸手术治疗 2927

第一节　严重复杂脊柱侧凸之手术治疗	2927
一、概述	2927
二、临床举例	2927

（邱勇　朱丽华）

第二节　一期实施3种手术治疗重度僵直性脊柱侧后凸成角畸形	2936
一、概述	2936
二、临床举例	2936
三、注意事项	2938
四、对本术式的认识	2939
五、术式优点及缺点	2939
六、结论	2939

（刘祖德　张清港）

第六篇
其他畸形　2941

第一章　骨发育不良	2942
第一节　成骨不全	2942
一、概述	2942
二、病因及病理	2942
三、分类	2943
四、临床表现及其他检查	2943
五、实验室与影像学检查	2944
六、诊断	2944
七、治疗	2944
八、预后	2945
第二节　进行性骨干发育不良	2945
一、概述	2945
二、病因及病理	2945
三、临床表现及其他检查	2945
四、诊断	2945
五、治疗	2946
第三节　致密性骨发育障碍	2946
一、概述	2946
二、病因及病理	2946
三、临床表现及其他检查	2946
四、诊断	2947
五、治疗	2947

（戴力扬　沈强　丁浩　赵定麟）

第二章　软骨组织生长障碍及干骺端发育不良性疾病	2948
第一节　软骨发育不全（侏儒畸形）	2948
一、概述	2948
二、病因	2948
三、病理	2948
四、临床表现及其他检查	2948
五、诊断	2949
六、治疗	2949
第二节　软骨外胚层发育不全	2950

一、概述	2950	四、临床表现	2954
二、病因	2950	五、诊断与鉴别诊断	2955
三、临床表现	2950	六、治疗	2955
四、诊断	2950	第二节　先天性环状束带	2955
五、治疗	2950	一、概述	2955
六、预后	2950	二、病因与病理	2955
第三节　骨骺点状发育不良	2951	三、临床表现	2955
一、概述、病因与病理	2951	四、诊断	2956
二、症状与体征	2951	五、治疗	2956
三、影像学特征	2951	第三节　先天性肌缺如	2957
四、诊断	2951	一、概述	2957
五、治疗	2951	二、病因	2957
六、预后	2951	三、临床表现	2957
第四节　多发性骨骺发育不良	2952	四、诊断	2957
一、概述与病理	2952	五、治疗	2957
二、症状和体征	2952	第四节　指甲髌骨综合征	2958
三、影像学检查	2952	一、概述	2958
四、诊断	2952	二、病因	2958
五、治疗	2952	三、临床表现	2958

（戴力扬　沈　强　赵定麟）

第三章　其他少见之畸形	2954	四、X线检查	2958
第一节　先天性半侧肥大	2954	五、诊断	2958
一、概述	2954	六、治疗	2959
二、病因	2954	七、预后	2959
三、分类	2954		

（沈　强　戴力扬　丁　浩
　朱宗昊　赵定麟）

第七卷　炎症及特症

第一篇		四、影像学检查	2966
四肢感染性疾患	**2963**	五、全身治疗	2966
		六、局部治疗	2967
第一章　四肢骨与关节结核	2964	第二节　上肢结核	2968
第一节　骨与关节结核基本概况	2964	一、肩关节结核	2968
一、概述	2964	二、肘关节结核	2969
二、病理学	2964	三、腕关节结核	2970
三、临床表现	2965	四、指骨结核	2971

第三节 下肢结核 2972
一、髋关节结核 2972
二、膝关节结核 2974
三、踝关节结核 2976
四、跗骨与周围关节结核 2977

第四节 骨干结核 2978
一、概述 2978
二、长骨骨干结核病理改变特点 2978
三、长骨骨干结核的临床表现 2979
四、长骨骨干结核的影像学检查 2979
五、长骨骨干结核的诊断及鉴别诊断 2979
六、长骨骨干结核的治疗 2979
七、短骨骨干结核病理解剖特点 2979
八、短骨骨干结核的临床表现 2980
九、短骨骨干结核的影像学改变 2980
十、短骨骨干结核的诊断和鉴别诊断 2980
十一、短骨骨干结核的治疗 2980

第五节 四肢骨、关节结核病灶清除术 2981
一、概述 2981
二、适应证 2981
三、术前准备 2981
四、麻醉 2981
五、肘关节结核病灶清除术操作步骤 2981
六、腕关节结核病灶清除术操作步骤 2982
七、髋关节结核病灶清除术操作步骤 2983
八、膝关节结核病灶清除术和加压固定术操作步骤 2985
九、踝关节结核病灶清除术操作步骤 2986

（陈利宁 李也白 李 悦）

第二章 四肢骨与关节化脓性感染 2988

第一节 急性化脓性骨髓炎的基本概念 2988
一、概述 2988
二、病因学 2988
三、病理学特点 2989
四、临床表现 2990
五、实验室与影像学检查 2990
六、诊断 2991
七、鉴别诊断 2991
八、治疗 2992
九、胫骨上部骨髓炎为例开窗减压术 2994

第二节 慢性血源性骨髓炎 2996
一、病因学 2996
二、病理解剖 2996
三、细菌种类 2996
四、临床表现 2996
五、影像学变化 2996
六、诊断 2997
七、治疗原则 2997
八、清除病灶 2997
九、死骨摘除术 2998
十、碟形手术 2999
十一、带蒂肌瓣填充术 3000

（钱齐荣 张 振 王新伟 吴海山 赵定麟）

第三节 创伤性骨髓炎 3001
一、概述 3001
二、病因学 3001
三、临床表现及影像学所见 3001
四、治疗 3001
五、胫骨创伤后骨髓炎 3002

第四节 其他类型骨髓炎（局限性、硬化性、伤寒性及梅毒性骨髓炎） 3003
一、局限性骨脓肿 3003

二、硬化性骨髓炎 3004
三、伤寒性骨髓炎 3005
四、梅毒性骨感染 3005

第五节 化脓性关节炎 3006
一、病因 3006
二、细菌侵入关节的途径 3006
三、病理 3006
四、临床表现 3007
五、临床检验与影像学所见 3007
六、诊断 3007
七、鉴别诊断 3007
八、治疗原则与要求 3008
九、肩关节切开排脓术 3009
十、肘关节切口排脓术 3009
十一、腕关节切口排脓术操作步骤 3010
十二、髋关节切开排脓术操作步骤 3010
十三、膝关节切开排脓术操作步骤 3011
十四、踝关节切开排脓术操作步骤 3011

（王新伟 钱齐荣 吴海山 赵定麟）

第六节 手部感染的手术 3012
一、手部感染的特点 3012
二、手部感染的治疗原则 3013
三、表皮下脓肿 3013
四、甲沟炎 3014
五、脓性指头炎（瘭疽） 3015
六、手指近、中节皮下脓肿 3016
七、化脓性腱鞘炎 3016
八、尺侧和桡侧滑囊炎 3017
九、手部间隙感染 3017

第七节 脊柱化脓性感染 3019
一、化脓性脊柱炎 3020
二、感染性椎间盘炎 3022

（康 皓 洪光祥）

第三章 四肢慢性非化脓性或其他因素所致关节炎 3025

第一节 多发性慢性少年期关节炎（Still氏病） 3025

一、概述 3025
二、病因学 3025
三、症状和体征 3025
四、影像学表现 3026
五、诊断标准 3026
六、鉴别诊断 3027
七、治疗 3027
八、各种常见手术 3028

（张 振 陈天国 赵定麟）

第二节 增生性骨关节病 3028
一、概述 3028
二、病因学 3029
三、病理解剖 3029
四、临床表现 3030
五、实验室与检查 3030
六、影像学检查 3030
七、诊断 3030
八、治疗 3030

（沈 强 丁 浩 朱宗昊 赵定麟）

第三节 血友病性骨关节病 3031
一、病因学 3031
二、病理 3031
三、症状和体征 3031
四、实验室检查 3031
五、影像学改变 3032
六、诊断与鉴别诊断 3032
七、治疗 3032

（冯 莉 赵 杰）

第四节 神经性关节病 3033
一、概述 3033
二、病因学 3033
三、病理解剖 3033
四、症状和体征 3033
五、影像学检查 3034
六、诊断 3034
七、治疗 3034

（徐华梓 赵定麟）

第五节　大骨节病　3034
　　一、概述　3034
　　二、病因　3035
　　三、病理　3035
　　四、临床表现　3036
　　五、分期　3036
　　六、影像学表现　3036
　　七、诊断　3037
　　八、大骨节病之预防　3037
　　九、治疗　3037
　　　　　（王长纯　赵定麟）
第六节　骨骺炎（骨软骨病）　3037
　　一、骨骺炎之基本概念　3037
　　二、肱骨小头骨软骨病（骨骺炎）　3038
　　三、跖骨头骨软骨病　3038
　　四、股骨头骨骺骨软骨病　3039
　　五、跗-舟骨骨软骨病　3043
　　六、腕月骨骨软骨病　3043
　　七、幼年椎体骨软骨病　3044
　　八、剥脱性骨软骨病　3044
　　九、胫骨结节骨软骨病（骨骺炎）　3044
　　十、髌骨骨软骨病　3047
　　十一、股骨大转子骨软骨病　3048
　　十二、肱骨内上髁骨软骨病　3049
　　十三、跟骨骨骺骨软骨病　3049
　　十四、胫骨内髁骨软骨病（骺板骨骺炎）　3050
　　十五、少年期椎体骺板骨软骨病（骨骺炎）　3051
　　　　　（钱齐荣　刘大雄）
第七节　成人骨坏死　3051
　　一、概述　3051
　　二、病因　3051
　　三、病理改变　3052
　　四、诊断　3053
　　五、鉴别诊断　3053
　　六、治疗　3054

第八节　类风湿性关节炎　3054
　　一、概述　3054
　　二、临床表现　3054
　　三、化验检查　3055
　　四、影像学检查　3055
　　五、诊断　3055
　　　　　（沈强　钱齐荣　赵定麟）
第九节　剥脱性骨软骨炎　3056
　　一、原因　3056
　　二、临床表现与诊断　3056
　　三、治疗　3057
　　四、距骨剥脱性骨软骨炎临床举例　3057
　　　　　（彭庄）
第十节　跟腱钙化症及骨关节雅司　3059
　　一、跟腱钙（骨）化症　3059
　　二、骨关节雅司　3060
　　　　　（李增春　赵定麟）
第十一节　松毛虫性骨关节炎　3061
　　一、概况　3061
　　二、病因学　3061
　　三、发病机理　3061
　　四、病理特点　3062
　　五、症状和体征　3062
　　六、实验室检查　3063
　　七、影像学改变　3063
　　八、诊断　3063
　　九、预防　3063
　　十、治疗　3064
　　　　　（张玉发　赵定麟）

第二篇
脊柱感染性与其他炎性疾患　3065

第一章　脊柱结核　3066
第一节　脊柱结核的基本概念　3066
　　一、概述　3066
　　二、病因学　3066
　　三、病理改变　3066

四、症状与体征 3069
五、实验室检查与影像学改变 3070
六、诊断 3072
七、鉴别诊断 3072

第二节 脊柱结核的基本治疗 3073
一、非手术疗法 3073
二、手术治疗的指征与准备 3075

（张 振 于 彬 赵定麟）

第三节 脊柱结核常见手术种类 3076
一、脊柱椎节前路病灶清除术 3076
二、脊柱后路病灶清除及融合术 3087
三、脊柱前路融合术 3087
四、脊髓减压术 3087
五、联合手术 3087
六、手术后处理 3088
七、康复治疗 3088
八、脊柱结核的治愈标准 3088
九、预后 3088

（张玉发 沈 强 王 晓 赵定麟）

第四节 胸腰段结核前路显微外科技术 3089
一、前言 3089
二、病例选择 3089
三、手术步骤方法 3089
四、术后处理 3091
五、防治并发症 3091
六、临床举例 3092

（池永龙）

第五节 腹腔镜下腰椎结核前路手术技术 3093
一、前言 3093
二、病例选择及术前准备 3093
三、手术步骤 3094
四、术后处理 3096
五、并发症防治 3096
六、临床举例 3096

（吕国华 王 冰）

第二章 脊柱化脓性感染 3100
第一节 化脓性脊柱炎 3100
一、概述 3100
二、病因学 3100
三、病理解剖特点 3101
四、临床症状特点 3101
五、分型 3102
六、影像学检查 3102
七、诊断 3103
八、鉴别诊断 3103
九、治疗 3104

第二节 感染性椎间盘炎 3104
一、病因学 3104
二、病理解剖与临床特点 3105
三、影像学改变 3106
四、诊断 3106
五、鉴别诊断 3106
六、治疗 3106
七、预后 3108

（吴德升 林 研 王新伟 赵卫东 赵定麟）

第三章 脊柱非化脓性炎症及原因不明性脊柱疾患 3109
第一节 强直性脊柱炎 3109
一、概述 3109
二、流行病学 3109
三、发病机制与病理改变 3109
四、临床特点 3110
五、实验室检查 3112
六、影像学改变 3112
七、诊断 3114
八、鉴别诊断 3114
九、治疗原则 3115
十、非手术治疗 3115
十一、手术治疗基本概念 3116
十二、楔形截骨术 3118
十三、多节段椎弓楔形截骨术 3120
十四、经椎间孔的楔形脊柱截骨术 3120

十五、经椎弓根的椎弓椎体楔形脊
　　　柱截骨术 3121
十六、近年来对截骨矫正术术式的
　　　改良 3122
十七、临床举例 3123
　　　（赵　杰　陈德玉　谢幼专　赵　鑫
　　　　杨建伟　赵定麟）

第二节　肥大性（增生性）脊椎炎 3128
　一、定义 3128
　二、病因学 3128
　三、临床特点 3129
　四、体征特点 3129
　五、影像学特点 3130
　六、诊断 3131
　七、鉴别诊断 3131
　八、治疗目的与要求 3133
　九、非手术疗法的选择与实施 3133
　十、手术疗法 3134

第三节　舒尔曼（休门、Scheuermann）
　　　　氏病 3135
　一、概述 3135
　二、自然史 3135
　三、临床表现 3135
　四、影像学特征 3136
　五、诊断 3136
　六、非手术治疗 3136
　七、手术治疗 3137
　八、前路松解及融合术 3139
　九、后路手术 3139
　十、复合手术 3141
　十一、术后处理 3141
　十二、手术并发症 3141
　　　（王新伟　赵定麟）

第四节　继发性粘连性蛛网膜炎 3141
　一、概述 3141
　二、继发性粘连性蛛网膜炎之病
　　　理学及病因 3142

　三、分型 3144
　四、诊断 3145
　五、鉴别诊断 3146
　六、治疗 3146
　七、预后 3146
　　　（赵定麟　陈德玉）

第五节　腰椎小关节炎性不稳症及
　　　　小关节囊肿 3147
　一、概述 3147
　二、病因学 3147
　三、临床症状与体征 3147
　四、影像学检查 3148
　五、诊断 3148
　六、治疗 3148
　七、小关节囊肿 3149
　　　（李国栋　严力生）

第六节　慢性劳损性颈背部筋膜纤
　　　　维织炎 3150
　一、概述 3150
　二、发病机理 3150
　三、病理解剖特点 3150
　四、临床特点 3151
　五、本病的诊断 3151
　六、鉴别诊断 3151
　七、治疗 3152

第七节　髂骨致密性骨炎、耻骨
　　　　炎及腰骶部脂肪疝 3153
　一、髂骨致密性骨炎 3153
　二、耻骨炎 3153
　三、腰骶部脂肪疝 3154
　　　（王新伟　赵定麟）

第三篇
脊髓前角灰质炎后遗症及痉挛性脑瘫的外科治疗 3157

第一章　脊髓前角灰质炎后遗症 3158
　第一节　脊髓前角灰质炎之基本概念 3158

一、概述 3158
二、病因学 3158
三、病理特点 3158
第二节 脊髓前角灰质炎的临床表现 3160
一、潜伏期 3160
二、病变发展期 3160
三、恢复期 3161
四、后遗症期 3161
第三节 脊髓前角灰质炎诊断与治疗原则 3162
一、诊断 3162
二、防治原则 3162
三、手术疗法之目的、常用手术及注意要点 3162
第四节 脊髓前角灰质炎后遗症常用之术式 3163
一、肌腱、筋膜切断及延长术 3163
二、肌或肌腱移植术 3167
三、关节固定术 3175
四、截骨术 3177
五、骨阻挡（滞）术（Bone Block Operation） 3177

（沈 强 金舜瑢 卢旭华 丁 浩 朱宗昊 赵定麟）

第二章 痉挛性脑瘫的基本概念、病因及临床特点 3179
第一节 脑瘫的基本概念 3179
一、概述 3179
二、病因 3179
三、临床类型 3180
第二节 痉挛性脑瘫的选择性脊神经后根切断术 3182
一、概述 3182
二、手术适应证与禁忌证 3183
三、手术要点 3184
四、手术并发症 3185
五、出院后的康复训练 3185

（章祖成 王秋根）

第四篇
特症（病）篇 3187

第一章 氟骨症及石骨症 3188
第一节 氟骨症 3188
一、病因学 3188
二、氟骨症形成机制 3188
三、临床表现及血氟测定 3189
四、X线表现 3189
五、诊断 3190
六、鉴别诊断 3191
七、预防 3192
八、内科治疗 3192
九、外科手术治疗 3192

（黄宇峰 刘忠汉 林 研）

第二节 石骨症 3193
一、概述 3193
二、病因 3193
三、临床表现 3193
四、实验室检查 3193
五、放射线表现 3193
六、诊断与鉴别诊断 3194
七、治疗 3194
八、典型病例 3194

（刘志诚 亓东铎 刘忠汉）

第二章 骨斑点症、甲状旁腺功能亢进性骨质疏松症及通风症 3198
第一节 骨斑点症 3198
一、概述 3198
二、病理与临床特点 3198
三、诊断 3198
四、鉴别诊断 3199
五、处理 3199
六、预后 3199

七、合并症 3199
八、临床举例 3199
（刘志诚　亓东铎　刘忠汉）
第二节　甲状旁腺功能亢进(HPT)
　　　　性骨质疏松症 3201
一、概述 3201
二、患病率 3201
三、临床表现 3201
四、实验室检查 3202
五、X线表现 3203
六、诊断 3203
七、治疗 3203

八、临床举例 3204
（陈宇　王良意　杨立利　何志敏　杨海松　陈德玉）
第三节　痛风的外科处理 3205
一、病因 3205
二、嘌呤合成与代谢 3205
三、病理改变 3206
四、临床症状 3206
五、实验室及X线检查 3207
六、诊断和鉴别诊断 3207
七、非手术治疗 3207
八、痛风石的手术摘除治疗 3208
（严力生　罗旭耀　鲍宏伟）

第八卷　骨科其他伤患

第一篇 截肢术 3213

第一章　截肢术的基本概念 3214
第一节　截肢术的基本概念与操作
　　　　原则 3214
一、基本概念 3214
二、截肢术的分类 3214
三、止血带的使用—操作原则之一 3214
四、截肢平面—操作原则之二 3215
五、皮瓣的设计—操作原则之三 3215
第二节　截肢术的麻醉与局部处理 3217
一、麻醉 3217
二、切皮 3217
三、肌肉的处理 3217
四、骨端的处理 3218
五、血管的处理 3218
六、神经的处理 3218
七、切口的缝合 3218

第二章　上肢截肢术 3220
第一节　肩关节及上臂截肢术操作
　　　　步骤 3220
一、体位与麻醉 3220
二、肩关节离断术 3220
三、上臂截肢术 3221
第二节　前臂截肢术 3221
一、体位与麻醉 3221
二、上止血带后切开诸层 3221
三、截骨及处理血管神经 3222
四、彻底止血后缝合诸层 3222

第三章　下肢截肢术 3224
第一节　大腿截肢术 3224
一、体位与麻醉 3224
二、大腿上部扎止血带，作大腿中、
　　下1/3截肢术 3224
三、切断肌肉及截骨 3224
四、处理残端 3225
五、放松止血带后彻底止血 3225
六、半骨盆切除术与髋关节离断术 3225
第二节　小腿截肢术 3226

一、体位与麻醉 3226
二、环切软组织 3226
三、截骨 3226
四、残端处理 3226
五、彻底止血后依序缝合诸层 3227

（张振 黄宇峰 赵定麟）

第四章 开放截肢术 3228
第一节 开放性环形截肢术 3228
一、体位与麻醉 3228
二、环切软组织 3228
三、分层处理 3228
四、处理残端 3228
第二节 开放性皮瓣截肢术 3229
一、体位与麻醉 3229
二、术前设计 3229
三、V形切除 3229
四、闭合切口 3229
五、术后处理 3229

（刘大雄 胡玉华 赵定麟）

第二篇 下肢肢体与前臂、手指长度矫正术 3231

第一章 肢体长度矫正术之基本概念与肢体短缩术 3232
第一节 肢体长度矫正术基本概念 3232
一、概况 3232
二、肢体长度矫正术基本术式 3232
三、临床病例选择 3233
四、务必重视术前的准备工作，尤其是术前对肢体的测量与评估 3233
第二节 健侧肢体缩短术 3233
一、基本概念 3233
二、术式选择及其理论基础 3233
三、骨骺钉阻止骨骺生长术 3235
四、骨骺植骨封闭（融合）术 3237

第三节 股骨缩短术 3238
一、概述 3238
二、麻醉和体位 3238
三、具体操作步骤 3238
四、术后处理 3239

第二章 患肢延长术 3240
第一节 患肢延长术之基本概念 3240
一、概述 3240
二、并发症概况 3240
三、常见的并发症 3240
四、技术要求 3241
第二节 胫骨延长术 3243
一、概述 3243
二、适应证 3244
三、特殊器械 3244
四、骨骺牵伸小腿延长术 3245
五、胫骨干骺端截骨延长术 3247
六、皮质骨切开小腿延长术 3248
第三节 股骨延长术 3249
一、概述 3249
二、股骨延长术之手术适应证 3250
三、股骨延长术之术前准备、麻醉与体位 3250
四、股骨延长术之具体操作步骤 3250
第四节 髂骨截骨延长术 3252
一、概述 3252
二、髂骨截骨延长术之手术适应证 3252
三、髂骨截骨延长术之术前准备、麻醉和体位 3252
四、髂骨截骨延长术之具体操作步骤 3252
五、髂骨截骨延长术之术后处理 3253
六、髂骨截骨延长术之并发症 3254

（李起鸿 许建中）

第三章 前臂及手残指延长术 3255
第一节 用缓慢延伸法治疗前臂短缩畸形 3255

一、手术适应证	3255
二、手术原理	3255
三、注意事项	3255
四、临床举例	3256
第二节　手残指延长术	**3257**
一、概述	3257
二、手术适应证	3257
三、手术原理	3257
四、手术方法	3258
五、注意事项	3258
六、临床举例	3259

（侯春林　钟贵彬）

第三篇

四肢（周围）血管损伤　3263

第一章　周围血管伤总论　3264

第一节　周围血管损伤之基本概念与处理原则　3264

一、发生率	3264
二、周围血管损伤的特点	3265
三、周围血管伤院前急救	3265
四、周围血管伤之分类	3266
五、手术探查适应证	3267
六、手术中注意点	3268
七、术后处理	3269

第二节　四肢血管损伤的诊断与手术技术　3269

一、血管损伤的诊断	3269
二、清创术	3270
三、确认血管状态	3270
四、处理血管	3271

（胡玉华　黄文铎　赵定麟）

第二章　上肢血管损伤　3272

第一节　锁骨下动脉与腋动脉损伤　3272

一、锁骨下动脉损伤致伤机制	3272
二、锁骨下动脉损伤临床表现	3272
三、锁骨下动脉损伤诊断	3272
四、锁骨下动脉损伤治疗	3272
五、锁骨下动脉的预后	3273
六、腋动脉损伤致伤机制	3273
七、腋动脉损伤临床表现	3273
八、腋动脉损伤诊断	3273
九、腋动脉损伤治疗	3273
十、腋动脉损伤的预后	3273

第二节　肱动脉损伤　3273

一、大体解剖与致伤机制	3273
二、临床表现	3274
三、诊断	3274
四、治疗	3274
五、预后	3275

第三节　前臂动脉损伤　3275

一、致伤机转	3275
二、临床表现	3275
三、诊断	3275
四、治疗	3275
五、预后	3276

（黄文铎　胡玉华　赵定麟）

第三章　下肢血管损伤　3277

第一节　股动脉损伤　3277

一、致伤机制	3277
二、临床表现	3277
三、诊断	3278
四、治疗	3278
五、预后	3278

第二节　腘动脉损伤　3279

一、致伤机制	3279
二、临床表现	3279
三、诊断	3279
四、治疗	3280

第三节　小腿动脉损伤　3280

一、致伤机制	3280
二、临床表现	3280
三、诊断	3281
四、治疗	3281

五、预后	3282

（王　晓　王义生　赵定麟）

第四章　医源性血管损伤与四肢静脉损伤　3283

第一节　医源性血管损伤　3283
一、穿刺性损伤　3283
二、刀剪割切伤　3284
三、血管误被结扎　3284
四、导管头部或引导器断入血管　3285

第二节　四肢静脉损伤　3285
一、致伤机制　3286
二、临床表现　3286
三、诊断　3286
四、治疗　3286
五、预后　3287

（张　振　刘志诚　陈德玉　赵定麟）

第四篇

四肢周围神经卡压症　3289

第一章　上肢周围神经卡压症　3290

第一节　肩胛背神经卡压症　3290
一、概述　3290
二、应用解剖　3290
三、临床表现　3291
四、诊断　3292
五、保守治疗　3292
六、手术治疗　3292
七、疗效观察　3293

第二节　胸长神经卡压症　3294
一、概述　3294
二、应用解剖　3294
三、胸长神经卡压症之临床表现　3295
四、诊断　3295
五、鉴别诊断　3295
六、治疗　3295
七、疗效观察　3295
八、对本病的认识　3295

第三节　肩胛上神经卡压症　3296
一、概述　3296
二、应用解剖　3296
三、病因和病理　3297
四、临床表现　3297
五、诊断　3297
六、鉴别诊断　3298
七、治疗基本要求　3298
八、手术疗法　3298
九、特殊类型的肩胛上神经卡压症　3299

第四节　高位正中神经卡压症　3299
一、概述　3299
二、应用解剖　3300
三、正中神经及分支卡压　3301
四、旋前圆肌综合征　3302
五、前骨间神经卡压综合征　3304

（侯春林　张长青）

第五节　肘管综合征　3306
一、概述　3306
二、应用解剖　3307
三、病因　3307
四、临床表现　3308
五、辅助检查　3308
六、鉴别诊断　3308
七、治疗　3309

（陈峥嵘）

第六节　桡管综合征　3309
一、概述　3309
二、应用解剖　3310
三、病因　3311
四、桡管综合征与骨间后神经卡压综合征　3312
五、临床表现　3312
六、鉴别诊断　3312
七、治疗　3313

（侯春林　张长青）

第七节　腕管综合征　3313

一、概述	3313	一、概述	3326
二、应用解剖	3313	二、解剖	3326
三、病因	3314	三、出口狭窄症病理解剖及发病机制	3331
四、临床表现	3314	四、梨状肌症候群病理解剖特点与发病机制	3331
五、特殊检查	3315	五、临床特点	3332
六、诊断和鉴别诊断	3315	六、诊断	3333
七、治疗	3315	七、鉴别诊断	3333

(陈峥嵘 刘忠汉)

第八节 尺管综合征 3316

一、概述 3316
二、应用解剖 3317
三、病因 3318
四、诊断 3318
五、鉴别诊断 3319
六、治疗 3319

八、治疗原则 3333
九、坐骨神经盆腔出口扩大减压术 3334
十、梨状肌切断（除）术 3336

(陈峥嵘 赵定麟)

第九节 上肢其他神经卡压症 3319

一、副神经损伤与卡压 3319
二、四边间隙（孔）综合征 3320
三、肋间臂神经卡压 3320
四、桡神经感觉支卡压 3321
五、前臂内侧皮神经卡压 3322
六、肌皮神经损伤与卡压 3322
七、正中神经返支卡压 3322
八、指神经卡压 3323

第三节 跗管综合征 3337

一、概述 3337
二、临床解剖 3338
三、病因 3339
四、临床表现 3339
五、辅助检查 3339
六、鉴别诊断 3339
七、治疗 3340

第四节 Morton 跖头痛 3340

一、概述 3340
二、临床解剖 3340
三、病因及发病机制 3341
四、临床表现 3341
五、辅助检查 3341
六、鉴别诊断 3341
七、治疗 3342

(侯春林 张长青)

第二章 下肢周围神经卡压症 3324

第一节 腓总神经卡压 3324

一、临床解剖 3324
二、病因 3324
三、临床表现 3325
四、检查 3325
五、鉴别诊断 3326
六、治疗 3326

(陈峥嵘)

第二节 坐骨神经盆腔出口狭窄症及梨状肌症候群 3326

(陈峥嵘)

第五节 下肢其他神经卡压症 3342

一、股神经卡压综合征 3342
二、股外侧皮神经卡压综合征 3343
三、腓浅神经卡压 3345
四、足背皮神经卡压 3345
五、腓深神经卡压 3345

六、胫神经比目鱼肌腱弓处卡压　3345
七、腓肠神经卡压　3346
（侯春林　张长青）

第三章　周围神经损伤的各种修复术式　3347

第一节　神经外膜的修复　3347
一、神经修复的时机　3347
二、手术显露与切口缝合　3348
三、止血带的应用　3348
四、神经断端的修整　3349
五、神经松解术　3350
六、神经外膜的修复　3351

第二节　神经束的修复　3352
一、概述　3352
二、神经束的定向　3353
三、神经束缝合技术　3354
四、神经张力与后遗症　3356
五、近年来的进展　3358

第三节　神经移植的适应证、方法和预后　3358
一、概述　3358
二、移植神经的存活　3359
三、游离神经移植概述　3361
四、移植神经的选择与切取　3361
五、游离神经移植的缝合技术　3362
六、游离神经移植后的二期神经松解术　3362

第四节　自体静脉套接修复神经缺损　3363
一、概述　3363
二、实验性研究　3364

第五节　神经黏合剂修复神经损伤　3366
一、概述　3366
二、黏合剂修复神经损伤的方法　3368

第六节　神经再生过程中的神经营养、神经诱向与特异性再生　3369
一、神经细胞体和靶细胞之间的关系　3369
二、神经营养与神经诱向（trophism vs tropism）　3370
三、神经营养因子与促神经轴索生长因子（eurotrophic factors vs neurite-out growth promoting factors）　3370
四、损伤神经远侧节段处的神经营养机制　3371
五、神经再生的特异性　3371
六、临床应用前景　3374

第七节　雪旺细胞在周围神经再生中的作用　3374
一、雪旺细胞的形态结构和生理功能　3374
二、神经损伤后雪旺细胞的反应　3375
三、影响雪旺细胞分裂增殖的因素　3375
四、雪旺细胞在神经再生中的作用　3376
（陈峥嵘）

第四章　周围神经缺损的治疗　3379

第一节　周围神经缺损处理的基本原则　3379
一、概述　3379
二、周围神经缺损的基本闭合方法　3379

第二节　上肢周围神经缺损的治疗　3382
一、正中神经　3382
二、尺神经　3383
三、桡神经　3384

第三节　下肢周围神经缺损的治疗　3384
一、股神经　3384
二、坐骨神经　3385
三、胫后神经　3385
四、腓总神经　3385
（陈峥嵘）

第五篇
脊髓血管畸形与病变　3387

第一章　脊髓缺血综合征　3388
第一节　脊髓缺血问题　3388
　　一、概述　3388
　　二、脊髓血管的解剖及循环动态　3388
　　三、脊髓缺血的监测　3389
　　四、脊髓缺血时的代谢　3389
第二节　脊髓前动脉综合征　3390
　　一、概述　3390
　　二、发病原因　3390
　　三、临床特征　3391
　　四、MR所见　3392
　　五、病理　3393
　　六、诊断　3393
　　七、治疗　3395
第三节　脊髓后动脉综合征　3395
　　一、概述　3395
　　二、脊髓的血管　3395
　　三、脊髓后动脉综合征　3397
　　四、临床举例　3398
　　五、后索障碍问题　3399

第二章　脊髓出血　3400
第一节　脊髓出血的基本概念与MR诊断　3400
　　一、概述　3400
　　二、出血MR信号的经时变化　3400
　　三、髓内出血　3401
　　四、治疗　3403
　　五、临床举例　3403
第二节　蛛网膜下出血　3404
　　一、概述　3404
　　二、脊髓动静脉畸形的分类及发病频率　3404
　　三、症状　3405
　　四、诊断　3405
　　五、影像学诊断　3405
　　六、治疗原则　3406
　　七、人工栓塞术　3406
　　八、手术疗法　3407
第三节　脊髓硬膜外出血　3407
　　一、概述　3407
　　二、流行病学　3408
　　三、发病原因　3408
　　四、病理改变　3409
　　五、临床症状　3409
　　六、一般诊断　3409
　　七、影像学诊断　3410
　　八、治疗　3410
　　九、临床举例　3412

第三章　脊髓动静脉畸形　3414
第一节　脊髓血管解剖复习与发病机制　3414
　　一、脊髓的血循系统概况　3414
　　二、动脉系　3414
　　三、静脉系　3416
　　四、发病机制　3417
第二节　脊髓动静脉畸形的分类与诊断　3418
　　一、历史背景　3418
　　二、血管解剖与AVM分类　3418
　　三、当前临床对AVM的分类　3418
　　四、诊断　3421
第三节　脊髓血管畸形的治疗　3422
　　一、脊髓动静脉畸形的手术治疗　3422
　　二、脊髓动静脉畸形的人工栓塞术　3423
　　三、脊髓AVM外科手术病例的选择　3424
　　四、脊髓AVM血管内手术适应证的界定　3426
　　五、并发症的预防及早期发现　3427

第四章　脊椎、脊髓的栓塞术　3429
第一节　栓塞术的基本概念与临床应用　3429

一、概述	3429
二、临床应用	3429
第二节　脊椎、脊髓栓塞术的手术技巧	3430
一、概况	3430
二、栓塞术的效果	3431
三、手术要点	3431
四、临床举例	3432
五、临床判定	3433

（周天健　李建军）

第六篇

矫形外科常用之一般手术　3435

第一章　腱鞘炎、腱鞘囊肿与滑囊炎　3436

第一节　腱鞘炎	3436
一、基本概念	3436
二、桡骨茎突部狭窄性腱鞘炎（de Quervain病）	3437
三、手指屈肌腱鞘炎	3438
四、肱二头肌长头腱鞘炎	3440
五、踝部腱鞘炎	3441
第二节　腱鞘囊肿	3441
一、病因病理	3441
二、一般症状	3442
三、局部症状	3442
四、治疗	3442
第三节　滑囊炎	3443
一、概述	3443
二、病因病理	3443
三、临床诊断	3444
四、治疗原则	3444
五、肩峰下滑囊炎	3444
六、鹰嘴滑囊炎	3445
七、腰大肌滑囊炎	3446
八、坐骨结节滑囊炎	3446
九、大粗隆滑囊炎	3446
十、髌前滑囊炎	3446
十一、鹅足滑囊炎	3447
十二、跟后滑囊炎	3447

（马　敏　李增春）

第二章　手（足）指（趾）端手术　3449

第一节　甲部手术	3449
一、拔甲术	3449
二、甲沟炎切开术	3450
三、甲下异物取出术	3451
四、甲下积血引流术	3451
五、嵌甲切除术	3452
第二节　化脓性指头炎切开引流术	3453
一、应用解剖	3453
二、适应证	3453
三、麻醉	3453
四、手术步骤	3453
五、术后处理	3454
第三节　足部槌状趾、爪形趾、嵌甲、鸡眼与胼胝	3454
一、槌状趾	3454
二、爪形趾	3454
三、嵌甲	3454
四、鸡眼	3455
五、胼胝	3455
第四节　平底足手术疗法	3456
一、足弓的解剖复习	3456
二、足弓的检测	3457
三、平底足之病因	3457
四、分类	3458
五、临床表现	3458
六、X线检查	3458
七、诊断	3458
八、非手术疗法	3458
九、手术疗法	3459
第五节　马蹄爪形足的手术治疗	3459
一、概述	3459
二、手术疗法	3460

三、术后处理 3460

（胡玉华　万年宇　赵定麟）

第三章　其他手术 3462
第一节　股四头肌成形术 3462
一、手术适应证 3462
二、麻醉 3462
三、手术步骤 3462
四、术后处理 3465
第二节　改善髋关节功能的其他肌腱手术 3465
一、股内收肌腱切断术 3465
二、缝匠肌和股直肌腱切断术 3466
第三节　臀深部断针存留取出术 3466
一、概述 3466
二、局部解剖分区定位法 3466
三、手术方法 3467
四、临床举例 3468
五、提示：切勿将断针取出术视为小手术 3468
第四节　杵臼截骨术 3469
一、概述 3469
二、病例选择 3469
三、截骨技术 3469
四、术后处理 3470
五、手术注意事项 3471
六、目前临床上常用的截骨术 3471
七、杵臼截骨术的特点 3471
第五节　髌-股关节炎与胫骨结节升高术 3472
一、概述 3472
二、胫骨结节升高术的原理 3472
三、髌-股关节炎的判断与手术适应证 3473
四、手术方法 3474
五、本术式特点 3475
第六节　足踝部痛风、风湿及退变性关节炎，及其手术疗法 3475
一、痛风性关节炎 3475
二、踝、足部类风湿性关节炎 3476
三、足踝部退行性骨关节炎 3477

（万年宇　胡玉华　赵定麟）

第七篇
特殊情况下的骨关节损伤及其诊治要点 3479

第一章　儿童骨关节损伤诊治特点与要求 3480
第一节　儿童骨与关节损伤的基本概念 3480
一、儿童骨与关节解剖特点 3480
二、损伤特点 3480
三、临床特点 3481
四、儿童特有的骨折类型 3482
五、诊断 3483
六、其他特点 3483
第二节　骨骺损伤的分型与儿童骨折的诊断 3484
一、骨骺损伤的分型 3484
二、儿童骨骺损伤的诊断 3485
第三节　儿童骨骺损伤的治疗原则 3486
一、以非手术疗法为主 3486
二、手术疗法的基本原则 3487
三、认识儿童骨骺损伤的特殊并发症 3487

（吴德升　林研　赵卫东）

第二章　伴有骨质疏松症及高龄患者骨与关节损伤诊治特点 3489
第一节　骨质疏松症的骨学特征与治疗要求 3489
一、概述 3489
二、具体的骨学特征 3489
三、骨与关节损伤的临床特点 3489
四、原发骨质疏松症在治疗上的基本要求 3490

五、伴骨与关节损伤时的治疗要求
　　　　与生物力学问题　　　　　　　3490
第二节　高龄患者骨关节损伤的临
　　　　床特点与处理原则　　　　　3491
　　一、老年人的骨关节结构特点　　　3491
　　二、老年人骨关节创伤特点　　　　3491
　　三、老年人骨关节损伤的处理原则　3492
　　四、防治术后并发症　　　　　　　3492

第三章　伴有糖尿病患者骨与关节
　　　　损伤的诊治　　　　　　　　3494
第一节　糖尿病的流行病学与临床
　　　　特点　　　　　　　　　　　3494
　　一、概述　　　　　　　　　　　　3494
　　二、糖尿病的流行病学　　　　　　3494
　　三、糖尿病与骨关节损伤的相互影
　　　　响　　　　　　　　　　　　　3495
　　四、临床特点　　　　　　　　　　3495
第二节　伴糖尿病患者围手术期及
　　　　创伤期的处理　　　　　　　3496
　　一、急性期的处理　　　　　　　　3496
　　二、非手术治疗期的诊断　　　　　3496
　　三、治疗　　　　　　　　　　　　3496
第三节　围手术期处理及影响骨科
　　　　手术疗效诸因素　　　　　　3497
　　一、手术前处理　　　　　　　　　3497
　　二、手术日处理　　　　　　　　　3497
　　三、手术后处理　　　　　　　　　3498
　　四、其他特殊情况处理　　　　　　3498
　　五、影响糖尿病患者骨科手术预后
　　　　的因素　　　　　　　　　　　3499

（王新伟　赵定麟）

第四章　血液病状态下的骨与关节
　　　　损伤诊治特点　　　　　　　3500
第一节　概述、致病机制与分类　　　3500
　　一、概述　　　　　　　　　　　　3500
　　二、致病机制　　　　　　　　　　3500
　　三、分类　　　　　　　　　　　　3500

第二节　引起骨与关节损伤常见的
　　　　血液病　　　　　　　　　　3501
　　一、多发性骨髓瘤　　　　　　　　3501
　　二、白血病　　　　　　　　　　　3501
　　三、恶性淋巴瘤　　　　　　　　　3501
　　四、血液病骨与关节损伤的临床
　　　　要点和处理原则　　　　　　　3502

（冯莉　赵杰）

第八篇

带血管蒂皮瓣及筋膜皮瓣移位术　　3503

第一章　筋膜皮瓣移位术在骨科的
　　　　应用　　　　　　　　　　　3504
第一节　筋膜皮瓣的发现、发展与
　　　　定义　　　　　　　　　　　3504
　　一、筋膜皮瓣的发现　　　　　　　3504
　　二、筋膜皮瓣的发展　　　　　　　3505
　　三、筋膜皮瓣的定义　　　　　　　3506
第二节　筋膜皮瓣的解剖学研究　　　3507
　　一、概述　　　　　　　　　　　　3507
　　二、筋膜的结构特点与分布　　　　3508
　　三、筋膜皮瓣的动脉血供　　　　　3509
　　四、筋膜皮瓣的静脉回流　　　　　3515
第三节　筋膜皮瓣的实验研究　　　　3516
　　一、筋膜皮瓣实验动物的筛选　　　3516
　　二、筋膜皮瓣血供能力的实验研究　3517
　　三、筋膜皮瓣抗感染能力实验研究　3517
　　四、筋膜皮瓣耐压能力的实验研究　3518
第四节　筋膜皮瓣的分类　　　　　　3519
　　一、概述　　　　　　　　　　　　3519
　　二、筋膜皮瓣的血管解剖学分类　　3520
　　三、筋膜皮瓣的外科分类　　　　　3522
第五节　远端蒂筋膜皮瓣与逆行
　　　　岛状皮瓣　　　　　　　　　3523
　　一、定义与实验研究　　　　　　　3523
　　二、远端蒂筋膜皮瓣　　　　　　　3524

三、逆行岛状皮瓣	3528
四、浅静脉干的作用	3530
五、临床注意点	3531

第六节　筋膜瓣、皮下组织瓣与筋膜皮下组织瓣　3533
- 一、前言　3533
- 二、定义　3534
- 三、应用解剖　3534
- 四、适应证　3535
- 五、随意型筋膜皮下组织瓣的临床应用　3535
- 六、筋膜皮下组织瓣的优点　3539

第七节　带皮神经营养血管（丛）的皮瓣　3539
- 一、前言　3539
- 二、皮神经的血供形式　3540
- 三、皮神经营养血管与皮肤血供的关系　3541
- 四、带皮神经营养血管皮瓣的临床应用原则　3541
- 五、常用的带皮神经营养血管的皮瓣　3543
- 六、评价　3546

第八节　桡动脉茎突部穿支筋膜皮瓣　3549
- 一、应用解剖　3549
- 二、适应证　3550
- 三、皮瓣设计　3550
- 四、手术步骤　3550
- 五、注意事项　3551

第九节　尺动脉腕上穿支筋膜皮瓣　3552
- 一、应用解剖　3552
- 二、适应证　3552
- 三、皮瓣设计　3553
- 四、手术步骤　3553
- 五、注意事项　3553

第十节　胫后动脉肌间隔穿支筋膜皮瓣　3554
- 一、应用解剖　3554
- 二、适应证　3555
- 三、皮瓣设计　3555
- 四、手术步骤　3555
- 五、注意事项　3556

第十一节　腓动脉外踝上筋膜皮瓣　3557
- 一、概述　3557
- 二、应用解剖　3557
- 三、适应证　3558
- 四、皮瓣设计　3558
- 五、手术步骤　3558
- 六、注意事项　3559

第十二节　小腿后侧筋膜皮瓣　3560
- 一、概述　3560
- 二、应用解剖　3561
- 三、小腿后侧近端蒂筋膜皮瓣　3563
- 四、小腿后侧远端蒂筋膜皮瓣　3564

（张世民　侯春林）

第二章　带血管蒂组织瓣移位术在骨科领域的应用　3566

第一节　组织瓣的血供特点及类型　3566
- 一、皮瓣　3566
- 二、肌（皮）瓣　3567
- 三、筋膜（皮）瓣　3570
- 四、骨瓣　3572

第二节　组织瓣移位术的一般原则　3573
- 一、适应证　3573
- 二、组织瓣的选择原则　3573
- 三、受区准备　3573
- 四、组织瓣设计　3574
- 五、组织瓣切取　3574
- 六、组织瓣转移　3575

第三节　组织瓣移位术注意事项　3576
- 一、掌握供区组织的应用解剖　3576
- 二、供区要求　3576
- 三、正确估计所需皮瓣大小　3576
- 四、皮瓣设计合理　3576
- 五、保护肌皮动脉穿支　3576

六、必要时包括完整的深筋膜 3576
七、术中仔细止血 3576
八、切除受区的疤痕组织 3576
九、隧道应宽敞 3576
十、肌皮瓣移位后应固定 3576
十一、口内组织瓣缝合应可靠 3577
十二、术后观察血运 3577
十三、各种设计 3577

（侯春林）

第九篇
骨科手术病人的术后康复 3585

第一章　骨科康复学基础 3586
第一节　骨科医师与康复及康复的生物学基础 3586
一、骨科医师与康复 3586
二、骨科康复的生物学基础概述 3587
三、制动对各组织的影响 3587
四、被动运动的意义 3589
五、间歇自动运动对韧带修复的影响 3590
六、物理刺激对组织修复的影响 3591
第二节　骨科康复的基本知识 3592
一、运动疗法（therapeutic exercise） 3592
二、CPM在骨科康复中的应用 3595

（周天健）

第二章　重要关节及手部康复 3599
第一节　髋关节术后康复 3599
一、髋关节骨关节病基本概念 3599
二、髋关节骨关节病的康复治疗 3599
三、髋关节骨关节病手术方法与术后康复流程 3600
四、股骨颈骨折康复治疗的重要性 3600
五、股骨颈骨折的康复及术后康复流程 3601
第二节　膝关节术后康复 3603
一、膝关节之正常功能 3603

二、术后应强调康复训练 3603
三、维持关节活动度的训练 3603
四、增强肌力的训练 3606
五、增加柔软度的训练 3608
六、肢体负重训练 3609
七、神经肌肉本体感训练 3609
八、平衡、协调训练 3609
九、适应性训练 3609
十、灵活性训练 3609
十一、心肺耐力训练 3610
十二、健腿的训练 3610
十三、膝关节全关节置换术后的康复 3610
十四、膝关节韧带损伤术后的康复治疗 3611
第三节　手部康复 3616
一、肌腱损伤术后康复的评定 3616
二、早期运动开始法与3周固定法的适应证与方法 3617
三、肌腱损伤部挛缩的处理对策 3619
四、颈髓损伤上肢与手功能重建术后的康复 3620

（周天健）

第三章　截肢术后康复 3624
第一节　截肢前有关康复的准备工作与截肢后的基础教育 3624
一、心理康复 3624
二、截肢康复治疗小组 3624
三、截肢者术前的训练 3625
四、截肢者术后的基础教育 3625
第二节　截肢术后的康复训练 3628
一、残肢的压迫包扎 3628
二、术后康复训练日程 3628
三、术后康复训练中避免事项 3631
四、残端训练和其他训练 3632
五、临时性假肢的装配 3632
第三节　装配假肢前后的康复训练 3634
一、装配临时性假肢前的康复训练 3634

二、装配临时性假肢后的康复训练 3635
三、上肢截肢者的康复训练 3635
四、装配永久性假肢后的康复训练 3636
（周天健）

第四章　神经系统伤患的术后康复 3643
第一节　周围神经损伤术后的康复治疗 3643
一、运动疗法（Kinesiotherapy, exercise therapy） 3643
二、物理疗法（physical therapy） 3644
三、作业疗法（Occupational therapy） 3644
四、支具、夹板等矫形器的应用 3645
五、臂丛神经损伤及其功能重建术后康复 3645
六、感觉康复训练 3649
第二节　脊髓灰质炎后遗症术后康复 3653
一、概述 3653
二、儿麻矫治的术后康复 3654
三、儿麻后期综合征的康复问题概况 3654
四、儿麻后期综合征的临床表现 3654
五、儿麻后期综合征的康复计划与措施 3656
第三节　脑瘫的术后康复 3659
一、脑瘫患儿的手术前康复 3659
二、脑瘫的类型与手术方法的评估 3659
三、脑瘫术后康复 3663
第四节　脊椎裂及脊髓拴系术后康复 3664
一、脊椎裂术后康复概况 3664
二、运动障碍的康复与治疗（以步行问题为中心） 3665
三、排尿障碍的康复与治疗 3665
四、脑积水的治疗与康复 3666
五、脊椎裂儿童的教育康复 3666
六、脊髓拴系综合征术后康复 3667
第五节　脊髓损伤的术后康复 3667
一、概述 3667
二、脊髓损伤功能恢复训练中的物理治疗 3667
三、脊髓损伤功能恢复训练中的作业治疗 3674
四、脊髓损伤功能训练中的动作训练 3677
（周天健）

第十篇　中医药在骨科围手术期的应用 3697

第一章　中医基础理论概述 3698
第一节　阴阳、五行理论 3698
一、阴阳学说 3698
二、五行学说 3698
三、阴阳与五行的关系 3698
第二节　气血、经络、脏腑理论 3699
一、气血的生理功能 3699
二、损伤后气血的病机 3699
三、经络与损伤的关系 3700
四、脏腑与损伤的关系 3700
第三节　八纲辨证与舌诊 3701
一、八纲辨证 3701
二、舌诊 3702
（王拥军）

第二章　骨科围手术期中医药辨证施治 3703
第一节　中医骨伤科三期分治概述及中医辨证施治原则 3703
一、三期分治 3703
二、辨证施治原则 3703
第二节　脊柱病围手术期治疗 3704
一、概述 3704
二、手术前期特征（术前7天）与治疗 3704
三、手术后，近期的特征（手术后3天至手术后14天）与治疗 3705
四、手术后，中远期（手术后14天至3个月）与治疗 3705

五、手术后，远期（术后30天～ 3年）的中医辨证论治　3706

（王拥军）

第三章　骨肿瘤围手术期治疗　3707
第一节　概述、原则及术前术后治疗　3707
　　一、概述　3707
　　二、处理原则　3707
　　三、骨肿瘤"围手术期"术前治疗　3708
　　四、围手术期　3708
第二节　骨肿瘤"围手术期"辨证分型论治　3708

　　一、邪实证（以祛邪为主的治疗）　3708
　　二、正虚证（以扶正为主的治疗）　3709
第三节　骨肿瘤"围手术期"辨病治疗　3709
　　一、骨巨细胞瘤　3709
　　二、骨肉瘤　3710
　　三、尤文肉瘤　3711
　　四、软骨肉瘤　3711
　　五、骨纤维肉瘤　3712
　　六、脊索瘤　3712

（王拥军）

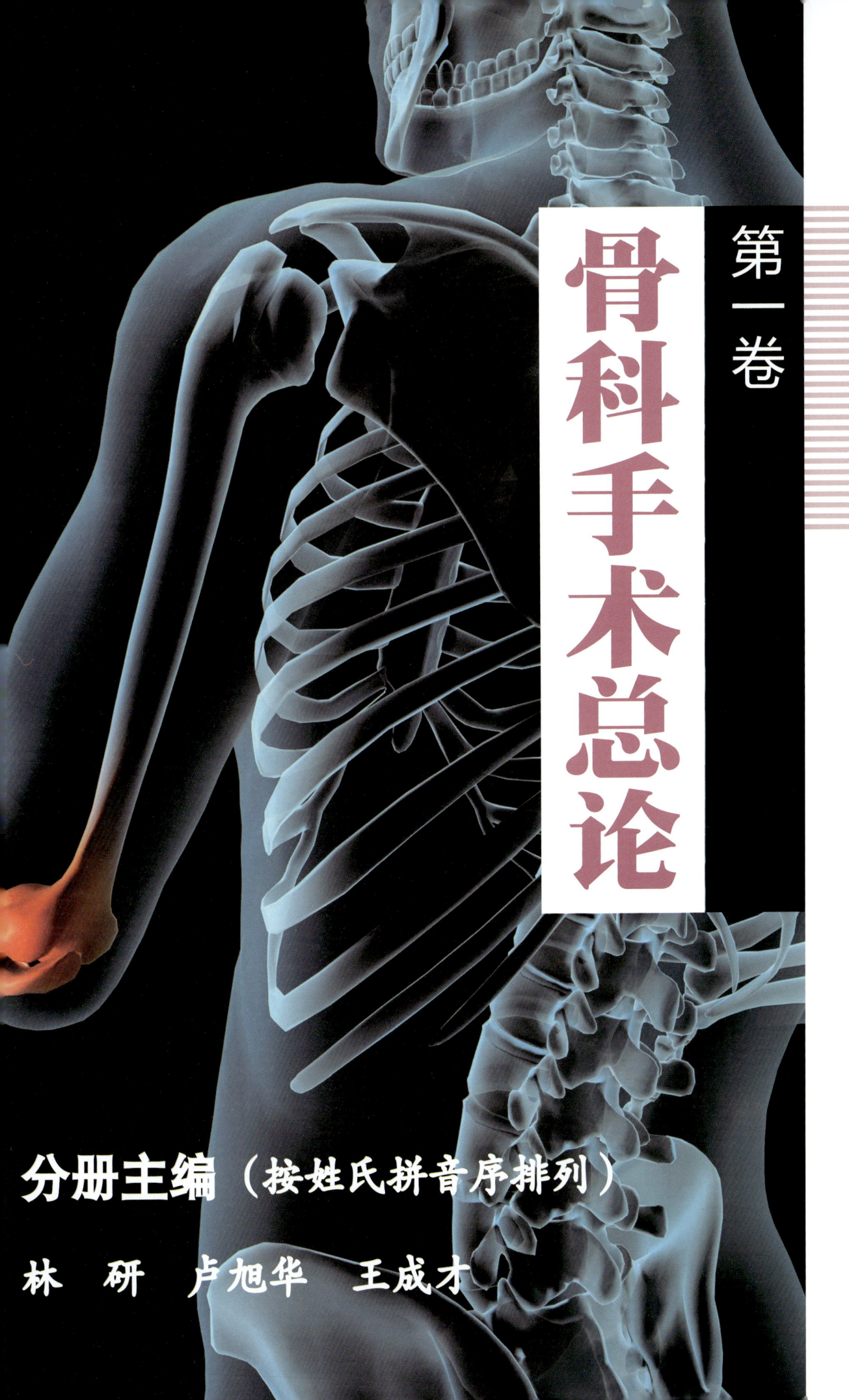

第一卷

骨科手术总论

分册主编（按姓氏拼音序排列）

林 研　卢旭华　王成才

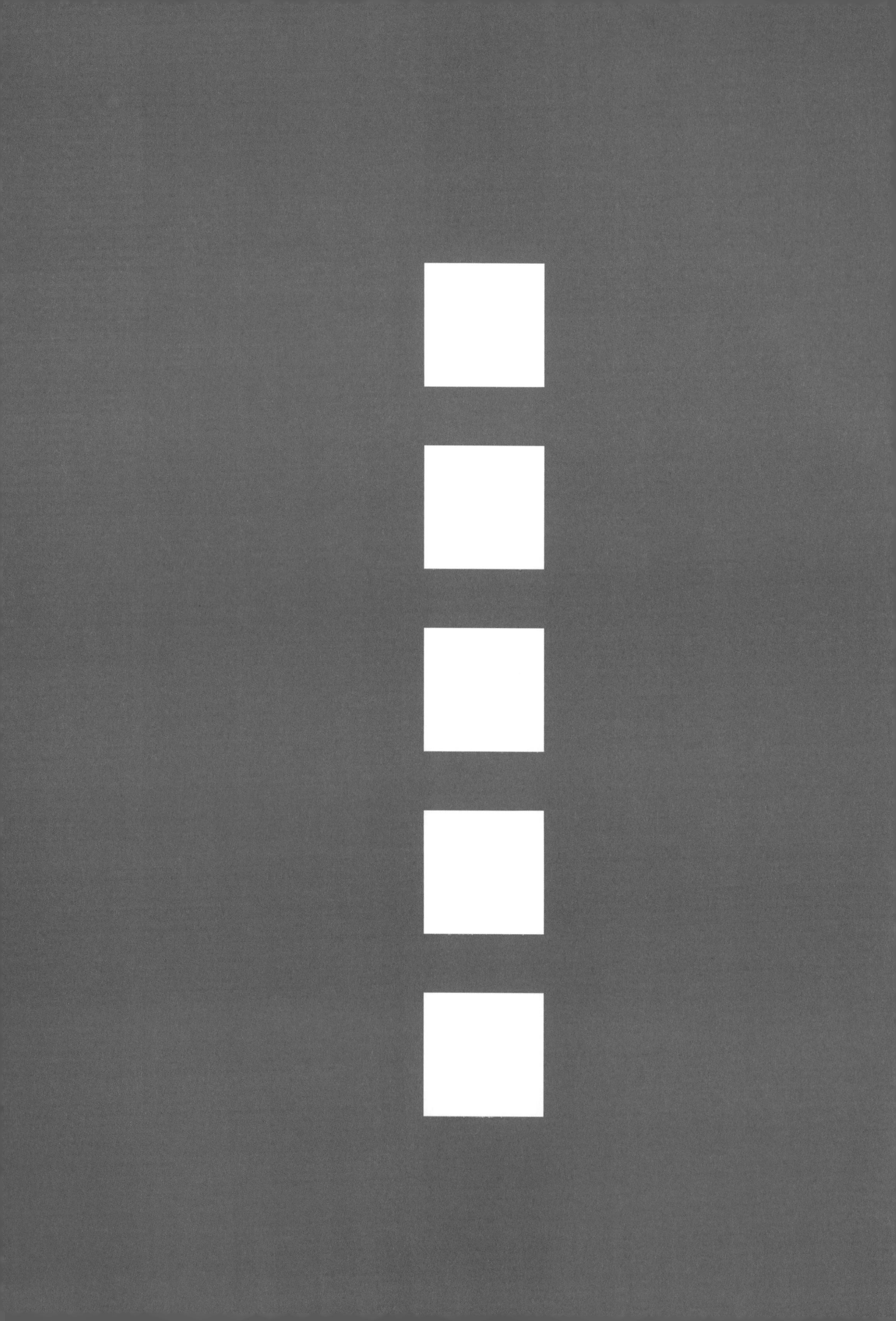

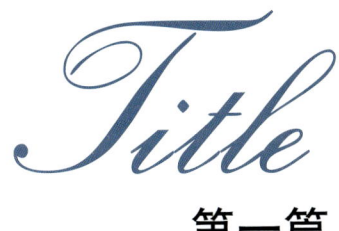

第一篇 骨科手术学基础

第一章　骨科学发展史 /004
  第一节　世界骨科发展史 /004
  第二节　我国20世纪前的骨科发展史 /021
  第三节　我国20世纪后骨科的发展史 /023
  第四节　骨科发展前景展望 /030

第二章　骨科手术室要求 /033
  第一节　一般手术室的布局 /033
  第二节　净化手术室的基本设施 /035
  第三节　战现场手术室 /037

第三章　骨科消毒、无菌与骨科手术铺单 /040
  第一节　消毒史、消毒剂及实施 /040
  第二节　手术室无菌要求与操作 /047
  第三节　骨科铺单基本要求与种类 /048
  第四节　上肢术野铺单 /049
  第五节　下肢术野铺单 /053
  第六节　脊柱术野铺单 /057
  第七节　战伤与批量手术时铺单要求与特点 /060

第四章　骨科手术用具及专科器械 /062
  第一节　止血带与驱血带 /062
  第二节　骨科手术床与牵引床（铁马）/067
  第三节　常用骨科手术器械 /069
  第四节　特种手术器械和仪器的准备 /070

第五章　术前及术中采血与输血和输血反应 /074
  第一节　术前与术中采血 /074
  第二节　术中与术后自体输血 /076
  第三节　输血反应及处理 /079

第六章　与手术相关的问题 /082
  第一节　手术室内的X线应用 /082
  第二节　术中患者的体位、术野准备及消毒 /085
  第三节　骨科植骨术 /088
  第四节　骨科植入材料OsteoSet的临床应用 /095

第一章　骨科学发展史

第一节　世界骨科发展史

骨科学（orthopedics 或 orthopedic surgery）又称矫形外科学，由 Orthopaedy 翻译而来，该词是法国巴黎大学教授 Nicolas Andry（1741）用两个希腊字即 Orthos（直正、无畸形）和 Halblov 即 Paidios（儿童）组成，意思是小儿畸形得到预防和纠正，他以此命名其书（Orthopedic）。这是医学史上第一次出现骨科学的名称。但这一定义现已不能包括骨科学的全部内容。骨科学已成为医学科学的一个分支学科，它研究骨骼-肌肉系统的解剖、生理与病理，并且运用药物、物理方法及外科手术，以保持及发展这一系统的正常形态结构与功能和治疗这一系统的伤病。

一、西医骨科的渊源

西方医学形成骨科学至今虽然才有 250 年的历史，但从史前欧洲、亚洲、埃及金字塔及北非原始洞穴中挖掘出的骨骼，发现有骨髓炎、关节炎、肿瘤和骨折等疾病。公元前 2830 年埃及医生 Hirkouf 的墓中有最早应用拐杖的雕刻，在公元前 2500 年即发现脊髓损伤，古埃及第十八王朝的王子有小儿麻痹后遗症的记载：右下肢萎缩及马蹄畸形等。古希腊希波克拉底（Hippocrates，公元前 460~377）很重视骨科，他所著的 Corpus Hippocrates 一书中有 40% 的篇幅描述肌肉骨骼系统。其中对骨折与脱臼的治疗，如牵引，夹板与包扎的应用以及畸形足、先天性髋脱位等都有很好的描述，例如众所周知的肩关节脱位希氏整复法。古罗马名医盖伦（Galen 130~200），原是希腊人，也用过这样的疗法，他开展了人体各部位的解剖。法国人 Ambroise Pare（1510~1590）是医学史上 16 世纪有辉煌成就的军医，他写的书在 17 世纪不仅译成英文，其中已有多种创伤治疗的记载，如用复合的蛋黄玫瑰油、松节油处理创伤代替沸油灼烫方法，这是经验向传统挑战的表现。古代骨科包括在外科之中，到中世纪仍是如此。在中世纪有很多伟大的外科医生和教师，对医学和骨科的发展有很大的影响。Aegina 的 Paul（625~690）的 7 本著作是中世纪时非常重要的医学著作。他描述了脊柱压缩骨折合并椎弓骨折时行椎板切除术；骨折畸形愈合后做截骨矫形术等。同时，外科医生就是解剖家。在 11 世纪 Salerno 成了教育中心，巴黎大学（1110），Bologna 大学（1113），牛津大学（I167），Montpellier 大学（1181），Fadua（1222），Naplas 大学（1224）相继成立。Salerno 的教师 Copho 写的《Anatomia Porci》是最早的解剖实践研究书。12 世纪 Salerno 的 Roger 写了第一本外科教科书，在书中他用了大量的篇幅叙述了颅骨骨折及手术治疗。1275 年在 Bologna 的 Gulielmus de

Saliceto 写的《Cyrnrgia》是文艺复兴前最好的解剖教科书。在书中，Saliceto 提到了骨折后常伴有骨擦音，他还研究了神经干的解剖，成为第一个成功地缝合神经干的外科医生。Saliceto 的学生，米兰的 Lanfanchi 到巴黎成了法国的一位伟大的外科医生，到 Montpellier 大学的 Guy de chauliac（1300~1368）则达到了顶峰，他写的《La Grande Chirurgie》一书首次叙述了用滑轮和重量持续牵引治疗股骨干骨折。外科医师讲授解剖一直延续到 20 世纪，法国仍保持这一传统。

在 13~14 世纪外科是被人看不起的，而内科受到重视。当时外科衰退的原因在于内、外科分家和外科医生忽略解剖知识。14 世纪出于两个原因，外科又有了新的发展。一是火药的发明并用于战争，出现火器伤；二是对解剖学的研究重新开始。古希腊的亚历山大学派对解剖是很重视的。到 16 世纪由于一些与医学无关的原因使解剖学重新兴起。一是达·芬奇（Leonardo da Vinci）、拉斐尔（Rapheal）、米开朗基罗（Michelangelo）等艺术家对人的体形感兴趣，另外活字版的发明，使书籍、面图、印刷、流传大有进展，更重要的是学习解剖学不可少的绘图，比利时解剖学家韦萨留斯（Andreas Vesalius，1514~1564）的巨著《人体结构》（De Humani Copori Fabrica,1548）就充分显示出插图的效果。Vesalius 指导著名艺术家 Titian 的弟子 Jan Stephen Kalkar 准确地画出骨骼。到了 18 世纪英国外科医生 William Cheselden（1688~1752），在 1733 年出版了《骨骼解剖》（Osteographia-the anotamy of the bones），这是第一本英文描绘骨骼的书。1859 年 Henry Gray 出版了第一版解剖学，名为《图说及外科解剖学》。1893 年我国李鸿章创办的北洋医学堂就开始用这本解剖学作教材，随后的医学院校大多数采用其中译本。解剖对手术学，尤其是骨科是十分重要的。Galen 说过，要求一个不懂解剖的外科医生在对人体操作时不犯错误，就像要求瞎子能刻出完美的雕像一样。18 世纪英国尼斯必特（Robert Nisbitt）是研究骨生成的先驱，1736 年出版《人体骨骼发生学》（Human Osteogeny）一书，详细阐述了软骨成骨和膜内成骨。还描述了胚胎中蹿趾籽骨的生成。

17 世纪伟大的成就主要是发明了显微镜和组织学，在生理学上尤其是肌肉生理学有明显的进展。A.van LeeuwenhOek（1632~1723）用显微镜研究了细菌及原生动物，他第一个观察了游离肌肉的特性。维廉·哈维（William Harvey,1578~1677）是英国的著名医师，他用显微镜第一个发现了血循环，这个伟大的医学发明给解剖学和外科学开辟了新路，他还是胚胎学研究的先驱。Glisson（1579~1677）是 Harvey 的学生，他在 "Traetatas" 书中详述了软骨病和软骨发育不良的征象。哈佛（Clopton Havers,1650~1702）是英国著名医师和解剖学家，在《Osteologia Nova》书中第一个描述了骨组织结构，并以他的名字命名 Havers 管。Wiseman 在他的临床总结中把膝关节结核命名为 "tumor albus"。

18 世纪骨科发展非常重要，不但出版了第一本骨科书，还成立了第一所骨科医院。Nicolas Andry 在他的《L'Orthopedic》书中首次提出了骨科学这一名称。其他著名医师也陆续出版专著，Albrecht Von Hailer（1708~1777）的《experiment in the formation of bone》，Peter camper（1722~1790）的《dissertation on the best form of shoes》，Percivall port（1714~1788）的《Fractures and Dislocations》书中叙述了踝关节骨折和移位，以后对这种骨折命名为 Pott's 骨折，上述都是有影响的骨科专著。

继之，英国外科及解剖家约翰·亨特（John Hunter,1728~1793）用动物实验证明长管骨的成长发育，他在幼猪的长管骨远近端干骺部钻孔，各置入一铅珠，猪成熟后解剖观察，发现两珠之间的距离不变，但骨长长了：证明增加骨长的活跃生长部位是骨骺。亨特又用茜草饲养动物，茜草能染红新生骨从而证明骨皮质增厚是由于骨膜下新生骨的增长。他发现骨骼成长中骨质吸收和沉积是同时进行的。亨特还详细观察跟腱愈合，作了移植外科实验，将鸡爪距移植到鸡冠上得到存活。他死后一年，他的著作《论血液、炎症、枪伤》出版，把外科、生理学及病理学结合起来，使外科不再仅是治疗手段，而开始与生理学和病理学相联系，成为医学科学一个分支，亨特的功绩是伟大的。

二、近代外科学与骨科学的里程碑

19世纪中叶由于工业革命与科学的进展，若干发明与发现推动了外科与骨科的前进。划时代的医学进展是麻醉，它是医学史最重要的发现之一。古时人已粗略知道用酒、曼陀罗及鸦片，甚至放血或减少脑血流，使感觉减退，真正的全身麻醉是19世纪才开始的。美国佐治亚州一个农村医生Crawford Long（1842）第一个应用乙醚麻醉切除皮肤癌，1846年波士顿，W.T.G.Morton在麻省总医院成功地应用于外科手术并著书报道。1798年英国化学家Humphry Davy发现了笑气（一氧化氮，Nitrous Oxide），1824年Hickman用在动物麻醉，1845年Horace Wells首次应用于拔牙，并在美国麻省总医院表演。1847年苏格兰医生James Young Simpson为减轻产妇生孩子的疼痛，首次应用氯仿（Chloroform）作为麻醉剂，从此手术变得合乎人道，痛苦大为减少，但还不安全。麻醉迅速为人们接受，但到二次世界大战以后才形成专业。

Louis Pasteur（1822~1893）1865年前后在巴黎应用显微镜研究致病细菌，首先描述了葡萄球菌和链球菌，他推论脓的形成、伤口感染和某些发热是细菌造成的。R.Koch（1843~1910）1878年证明细菌与外科感染的关系，创立并证明病原菌的原则。19世纪中叶时期，外科的伤口绝大多数化脓。术后感染如丹毒、败血症、坏死（疽）及由此而导致的死亡等被称为"医院病"。匈牙利产科医生Ignas P.Semmelweis和苏格兰外科学家Joseph Lister（1827~1912）是最早向感染作斗争的人。Semmelweis清楚地看出产褥热是医生的手带给产妇的，他只是简单地用含氯的石灰水洗手就防止了产褥热。Lister是James Syme（Syme截肢的创始人）的学生，基于Pasteur的研究和观点，应用了外科手术的灭菌技术，经过反复试验，采用1/20酚的水溶剂消毒器械和伤口，并用1/6亚麻子油酚溶剂浸泡敷料敷伤，使外科医生第一次见到了手术伤口的一期愈合。1867年他在《Lancet》（柳叶刀医学杂志）发表开放骨折及脓肿等的新治疗方法和化脓情况观察的报道。随后又在英国医学会宣读"外科实践中的抗菌原则"论文，影响扩大到欧洲。虽然他不是一帆风顺，遇到不少因试用不当而不成功的非议，但毕竟是第一个成功者，因为他理解Pasteur理论的真正含义。1880年，他的学生William Macewen用抗菌外科成功地为一小儿移植大段胫骨修复因骨髓炎而致的肱骨缺损，另一学生Thomas Annandale 1883年完成了膝关节外伤手术，并将前缘撕脱的半月板缝回原位。在Lister之前，这些是不能想像的。Lister使用肢体止血带比Esmareh提出用橡皮带驱血、止血早好几年。1885年德国Wurzburg的WilhelmK. Roentgen报道了X线的发现，几个月之后，临床即开始利用这一发现。随后骨科、神经外科、心血管外科和胃肠道外科的迅速发展，著名生理学家W.B.Cannon在1901年还是医学生时，已采用透视进行生理学研究。这些事例，充分说明自然科学中的化学、物理、生物、生理的新发现，给医学带来巨大影响，对骨科的发展做出了巨大的贡献。麻醉、灭菌、X线和随后发明的输血、抗生素是近代外科学、骨关节外科的基础。

在19及20世纪交替的时候，骨科本身有了一定的进展。英国利物浦的Hugh Owen Thomas（1834~1891）形成治疗骨折、脱位的原则和方法。他主张用滑车或固定牵引复位，长时间持续局部休息和稳定是使骨折愈合的原则和方法。他根据眼科刀，设计了腱刀，切断足部挛缩的肌腱。他的门诊附设支具车间，在当时是新鲜事物。他制造的上、下肢支架（托马斯架）广泛流传，在随后的两次大战转运伤员中起很大作用。骨科医生所熟知的领袖式上肢吊带，检查髋关节屈曲畸形的托马斯征以及矫正小儿足畸形的板扭器（现已不用）都是他提出的。1875年他出版了第一本书，即《髋、膝、踝关节的疾病》，对于小儿麻痹，特别是急性期，他仍坚持休息和松弛肌肉的原则。Thomas治疗股骨、胫骨骨折用的牵引胶布，主要成分是中国桐油和牛皮胶，这种胶布1950年英国有些骨科医院还在用。Thomas时代的骨科治疗是非手术的，当时没有X线，但大批患者的效果是满意的。Robert Jones（1857~1933）是Thomas的侄子，同时是他的骨科继承人，Robert Jones毕业于利物浦大学医学院，对其本人和骨科发展有重要深远影响是在1888年就任曼彻斯特城船运运河外科主任医师，该运河将曼城与海洋连通，全长30mile，1万人从事艰苦而危险的挖掘工程，伤员很多，因而在利物浦与曼城之间建立了急救机构，包括一系列急救站和三所急救医院，负责两城之间的铁路运送重伤员，在4年之间对急救的组织及创伤的治疗积累了丰富的经验。托马斯架对转运大腿骨折伤员起了很大作用。由于肢体挤压伤截肢很多，但逐渐由斩断式过渡到皮瓣式，用温暖、吗啡、热饮抢救休克患者，降低了死亡率，从而为第一次世界大战中的抢救做出重要的贡献。

在法国战场上，Robert Jones是英国首席骨科军医，后来得到美国骨科医生Joel Goldthwait和Robert Osgood的支援，训练了一批美国年轻医生如Cave和Lovett等。伤员的转运中再一次采用托马斯架固定大腿枪伤，使死亡率由80%降到20%。战后急救网络的体系在英国Oxfordshire和Shropshire两郡完整的保留，并在平时实施。

1900年Robert Jones和Agnes Hunt护士建立了第一所为各类残疾人治疗的康复医院，当时主要是骨关节结核、小儿麻痹、大脑性瘫痪、先后天畸形的患者。他们在很艰苦的条件下坚持创业，病房几乎是露天的，三面墙一面是帷幕，日夜交换新鲜空气。但他们向患者灌输希望，治体治心，创建了适于残疾人训练的多方面职业技能车间，是今天广泛运用的职业治疗的先驱，也可以说是治疗与生产相结合的。

1919年Robert Jones在英国医学杂志发表了关于残疾人治疗的全国规划的设想，受到政府的重视，随后建成的地区医院、门诊部的体系，使每个村镇都在网络之中，能得到专科医生、护士的服务。Thomas Jones和Hunt奠定了近代英国骨科的基础，他们受到尊重和怀念，不仅是他们的业绩，更突出的是他们的为患者服务的品德与医风。英国女王为Jones和Hunt授勋，并以他们的名字命名在他们工作过的医院邻近建起的新院。Jones与美国的Lovett在1920年代末合写的一本骨科书，是当时知名教材之一。

欧洲大陆上，1790年在瑞士Orbe建立了世界上第一所骨科医院，最初是治疗结核病与先天畸形，接着在法、德、意等国也相继建立了。美国第一所骨科医院是1861年Buckminster Brown在波士顿建立的，命名为Samaritan医院；同年Lewis Sayre成为美国第一位骨科教授，他在Bellevue大学医院建立了骨科。

三、两次世界大战对骨科的推动

骨科手术许多新的发展是在战争时期经验的结果。在中世纪的战场上，治疗伤者的绷带先浸泡在马的血液中，然后使其干结，形成坚硬的、但并不卫生的夹板。牵引和夹板技术在第一次世界大战中得到发展。使用髓内钉治疗股骨和胫骨的骨折是由德国的Kuntschner博士开创的。在第二次世界大战期间，这项技术的应用加快了受伤德国士兵的康复速度，并导致之后世界范围内更广泛采用髓内钉固定骨折。然而牵引仍然是治疗股骨骨折的标准方法。两次世界大战中战伤的救治，给予骨科学很大的推动。

（一）第一次世界大战特点与外科进展

1. 第一次世界大战不同于以往的战争

（1）在同一时限内伤员数量大，这是战伤与灾害伤的重要特点；

（2）有新的运输工具（汽车）；

（3）出现新型武器，如重炮等；

（4）伤口广泛严重污染与感染；

（5）有了更有效的抗菌药剂（消毒剂）及方法。

2. 在外科学方面的进展　从外科学看来，有两方面的进展。

（1）颌面重建外科的兴起；

（2）战伤骨科的大发展和残废伤员的训练。

3. 对休克处理有所进步　关于休克治疗，强调以下措施。

（1）伤员头低位，使血供到达心脏和脑部；

（2）保温；

（3）静脉点滴生理盐水；

（4）静脉注射肾上腺素；

（5）有些病例给予输血；

（6）每半小时测量血压一次。

休克严重的伤员，体温能下降到92 ℉，甚至至80 ℉，但是他们也能生存几天。

4. 开放创伤的救治　炮弹炸伤后软组织伤的损伤范围大而深，到伤后几十小时才表现出来，如用组织切片很容易看出病理改变。它还带进衣服碎片、泥土和异物，感染严重。

当时处理的方法有几种，一是切开引流和使用不同的消毒剂；二是使用生理盐水或高渗盐水处理伤口；三是用Garrel-Dakin液冲洗或湿敷。Garrel-Dakin冲洗液系由法国人Alexis Carrel [（1873~1944），其后赴美国，是著名的实验外科学家，对伤口愈合、组织培养、器官移植及血管缝合等颇有研究] 和美国化学家Henry DrysdaloDakin（1880~1952）合作研制成功。此液是稀次亚氯酸钠溶液，它能去脓化腐。Carrel做过战伤伤口的多方面重要观察，他发现伤后6小时伤口内就有需氧及厌氧细菌，主要在异物周围，24小时后，细菌大量繁殖。当时，战地救护运送缓慢，敷料和血痂常封闭伤口，深部内的血块和坏死组织成为理想的细菌培养基，尤其是厌氧破伤风杆菌和气性坏疽杆菌。Garrel的贡献在于提出并实施切除伤口及其周围的坏死及感染组织，随后用卡-达溶液处理伤口，这是一次处理伤口的革命，这一外科伤口处理法则，在二次世界大战中得到深化和发展。在医学史上，Lister创始预防感染，Carrel建立了征服和控制感染的基础。Carrel-Dakin方法在很多国家外科、骨科沿用到20世纪40年代后期。气性坏疽是战伤中常见的，早期发现疗效较好。处理是去除污物、异物、无活力组织，切开筋膜、开放伤口、敷盖消毒液敷料。关节战伤医治的进步是废除关节内引流，而代以切除伤口坏死组织，去除异物，冲洗关节。有些病例开始采用缝合关节囊，只在皮下放置引流。正如上文所述，大腿骨折托马斯架能很好地固定，下肢严重软组织伤用这种支架固定有防止休克、限制感染的优点。

（二）第二次世界大战及战后特点与进展

二次世界大战中战伤医学有重大的发展，伤员的救治从以下几方面着手完成。一是计划与组织；二是运送；三是收容；四是治疗；五是康复。它们是有机联系的整体，是系统工程而不是单纯技术问题。上文提及的Robert Jones，其贡献之一是救治大量伤员的组织与实施的创始。医疗方法是建立在更新的生理、病理学概念上，例如均衡的膳食，不仅保持营养及战斗力，对伤口愈合也有直接影响，这对平时医疗也应当借鉴。美国在1939~1943年间，死于破伤风症的有3105人，而采用主动免疫预防注射以来，1941~1945年战场上只发生14例，其中5例死亡，皆因未经主动免疫注射或伤后未经二期注射,这是预防医学的伟大功绩。外科最重要的进步是阶段(梯)治疗(Phased Treatment)概念的形成,它是美国军医顾问E.D.Churchill提倡的。第一阶段注重前线急救包扎、固定及复苏治疗,充分切开引流。去除无活力的组织,以预防或消除伤部感染。术后以凡士林纱布填盖伤口。无论有无骨折均以石膏固定,便于运送。胸部伤则立即纠正呼吸生理的障碍,肠部枪伤,特别是结肠,将伤段留置于腹壁外。第二阶段是在兵站医院的修复手术,目的在于缩短康复时间,减少残疾。骨折在此阶段整复。缝合或吻合留置体外的肠系膜,回纳腹腔中。第三阶段是后方医院施行重建及成形手术。对于休克的病理过程,较之第一次世界大战有进一步的认识:它不仅是心输出量减少以致血压降低的现象;除了血容量减少,外周血管(当年尚无微循环一词)循环阻闭,也能发生。如果后一情况出现,虽输入大量血液、血浆均无效,急救时则更强调输血浆或输全血。进行手术之前,要充分治疗休克。对于伤口的处理,扩创术(Wound debridement)取代了伤口切除术(Wound excision)的名称,Bailey在所著《现代战争外科》一书中,指出战伤创口处理包括充分扩展伤口,切除伤口周围半厘米皮肤、无活力组织、无骨膜连带的骨片。暴露的神经、肌腱,应缝合周围的软组织或植皮覆盖。扩创后的伤口,80%可在一周后缝合,即所谓迟延一期缝合。二次世界大战前夕,磺胺制剂问世,随后有了青霉素,它们对控制感染很有效,尤其是后者,但它们不能代替外科引流和扩创。对比的临床观察证明,彻底的扩创,消除了细菌滋生条件,从而有效控制感染的形成,甚至不需用抗生素。这是对征服感染在概念上和方法上的跃进。治疗单纯骨折,采用骨骼牵引,早期活动邻近关节。除在有完善设备的兵站医院,避免切开复位及内固定,战争环境也不用外固定器。肱骨下2/3骨折采用悬吊石膏管型固定。美国士兵中腕舟骨骨折发生率为克雷氏骨折的五倍,其愈合期为8~20周。基于对感染的新概念,开放骨折在扩创及青霉素治疗一周后,进行手术复位及内固定,结果都完满。骨折缺损大,则在伤愈后3个月植骨修复。战伤所致慢性骨髓炎作碟形切骨术后,早期行植皮术或移植附近肌肉填补缺损。下肢骨骼因需负重,缺损大则行骨片植骨术。主要关节的复合伤,应早期关节切开,囊内外组织彻底清创,缝合关节囊,全身及囊内注射青霉素。在战伤外科中截肢占很重要地位,原因是创伤过重、血管损伤及产气杆菌感染。两次大战相比,截肢率由1.76%降到0.713%。战争环境主要采用环(斩)断截肢,术后牵引皮肤防止回缩,一般8周后作皮瓣成形而闭合伤口。以上仅是直接与骨关节战伤直接有关的发展梗概。二次世界大战美军伤员能到达后方医院的有59.8万人,死亡率为4.5%,较德军伤员死亡率10%及美军一次世界大战的8.26%减低约一半。美军的成功是高效的组织、运送和完善治疗的结果,这是巨大的成就。大战后期形成了手外科专业,美国Bunnell写了第一本手外科专著。钴铬钼合金(Vital-lium)内固定器材,输血及脑脊髓外科有很大发展。

20世纪70年代末,当西雅图Harborview(海景)医疗中心组织推广了闭合髓内钉固定技术。在越南战争期间,美国的骨科医生改进了骨折的外固定支架,但外固定支架的主要贡献者是前苏联的Gavriil Abramovich Ilizarov。20世纪50年代他在没有接受很多骨科培训的条件下,被派去西伯利亚照顾受伤的俄罗斯士兵。在没有各种设备的条件下,他所面对的是各种不愈、感染并畸形的致残性骨折。借助当地的自行车店的工具,他设计制作了环状外固定器,就像自行车的轮辐。以此设备他成功地使这些骨折愈合,并矫形、延长了一定程度,这在其他地方是闻所未闻的。他的Ilizarov支架作为张力成骨法的一种,今天仍在使用。

David L.Macintosh开创了首个成功治疗膝关节前交叉韧带撕裂的手术。这种常见而严重的损伤经常发生在滑雪运动员、田径运动员和舞蹈演员的身上，因为损伤会导致永久性关节不稳，运动员们不得不告别他们的赛场。通过与一些受伤的橄榄球运动员合作，Macintosh 博士制定了一套方法，改变邻近有活力的韧带组织的位置，从而保留膝关节有力而复杂的平衡机制。ACL 重建手术后来的发展使得无数热爱体育的人们回到了运动场，并能适应各种强度的运动。

四、现代骨科学的发展

二次大战之后，骨科学得到突飞猛进的发展。各种骨科新技术、新方法、新材料、新器械层出不穷，学科也慢慢细分出创伤、脊柱、关节、肿瘤等分支，由于发展迅猛，无法全面论述，只能举例说明。

（一）创伤——从 AO 到 BO（附髓内钉的发展历史）

1958 年瑞士 Maurice E.Müller M.Allgower. R.Schneider 和 Hans Willenegger 倡导组成的 AO 学派（arbeitsgemeinschaft fur osteosynthese）后在英语国家称 AO 为 ASIF,（the association for the study of internal fixation），在骨折治疗的观点、理论、原则、方法、器械等各个方面建立了一套完整、科学的体系，影响遍及全球，也称"AO 思想"或"AO 理论"。在临床实践中确实获得了巨大的成功，尤其是对于复杂骨折，更加显示出前所未有的优良效果。

AO 创立了骨折治疗的"四项基本原则"，即骨折端的解剖复位，特别是关节内骨折，为满足局部生物力学需要而设计的坚强内固定；无创外科操作技术的应用，以保护骨折端及软组织的血运；肌肉及骨折部位临近关节早期、主动、无痛的活动以防止骨折病的发生。40 多年的临床实践从总体来看，AO 理论已经受了时间的检验，它是成熟、完整、系统的骨折治疗的科学体系。当然

AO 理论也不是尽善尽美的。在临床实践中陆续发现了一系列致命的缺点和问题。首先是骨干骨折即使按 AO 原则进行了"坚强固定"，但实际上却难以达到目的。不仅无法早期使用，甚至连早期功能锻炼都需要极其慎重。其次，自临床上连续出现加压钢板固定的骨干骨折，愈合后去除钢板而再骨折的报道以来，人们开始对"一期愈合"进行了反思。Woo（1974）提出了"坚强内固定后出现钢板下骨质疏松是钢板应力遮挡作用所致，并随固定时间延长而加重"的观点。随后 .Gunst（1980）、Jacobs（1981）提出"此种结构改变与骨的血供破坏有关，可随血运的恢复而完全复原"的见解。20 世纪 80 年代的研究表明钢板下皮质骨是因哈佛管数量的增加而显示出骨质疏松。Perren 等进而指出，骨质疏松的程度与钢板下坏死骨的数量直接相关。由此认定钢板下骨质疏松并非应力遮挡效应所致，而是哈佛氏系统加速重塑的结果。当时作出论断，在消除了任何骨折端微动条件下所出现的坏死骨皮质加速的哈佛氏系统重塑现象，不能称之为骨愈合。在此基础上，出现了 BO（Biological Osteosynthesis）学派的观点。AO 学派从原来强调"生物力学固定"的观点，逐渐演变为以"生物学固定"为主的观点，即 BO 观点。

1. 技术进展 1999 年 Palmar 指出，"骨折的治疗必须着重于寻求骨折稳固和软组织完整之间的一种平衡，特别是对于严重粉碎的骨干骨折，过分追求骨折解剖学的重建，其结果往往是既不能获得足以传导载荷的固定，而且使原已损伤的组织的血运遭到进一步的破坏。"这一论点基本反映了 BO 新概念的核心。

BO 新概念的出现，标志着 AO 理论又得以升华，从最初的改造躯体到目前的尊重躯体，尊重人体内在的自我修复能力和自然规律，从"生物力学固定"到"生物学固定"，这是 AO 理论质的飞跃，即"回归自然"。虽此，AO 理论中的四项原则并没有过时，能用微创或无创手法或手术达到

解剖复位的骨折，仍应向此目标努力。只不过是不能为达到解剖复位而牺牲过多的软组织和血运而已。内植物的材料学发展，使AO不再片面追求"坚强固定，一期愈合"是否二期愈合优于一期愈合，目前尚无定论。AO的第三项原则的发展，也是BO新概念的主要内涵，更加强调了微创技术和无创技术原则，以最大限度地保护骨折局部血运。

2. 髓内钉的设计与发展　1939年德国G.Küntscher教授首次使用髓内钉治疗股骨干骨折以来，髓内钉以其手术操作简单、切口小、损伤少、骨折愈合后髓内钉取出方便、术后无需外固定、可早期负重活动、避免局部及全身并发症等诸多优点，赢得了外科界的瞩目，并得到不断发展和广泛应用。Russell教授将髓内钉技术分为3代。

第1代髓内钉以Küntscher教授设计的不锈钢三叶草结构髓内钉为代表。由于不能锁定，抗旋转能力差，稳定性依靠骨折端相互嵌入，且操作技术比较困难（使用锥钻、可屈曲导针和外部操纵器械，易损坏扩髓钻），加上仅通过简单锻压和折弯而成，制造工艺粗糙，该钉在临床上仅适用于治疗占股骨骨折2%~5%的稳定性股骨中段骨折。

目前广泛应用的各种交锁髓内钉都属于第2代髓内钉。其特点是具有锁定能力，由髓内钉、骨和锁定螺钉连接成一体，提供骨折固定的稳定性，适用于粉碎性骨干骨折的治疗，效果比较好，但对干骺端骨折需采用双平面交叉锁定，这使螺钉断裂率增加，治疗效果不佳。交锁髓内钉固定骨折的手术技术基本与第1代髓内钉相同，只是增加了锁定螺钉的手术步骤。第2代髓内钉的制造工艺采用数控机床技术。Johnson（1984年）报道应用第1、2代髓内钉和牵引技术治疗79例股骨粉碎骨折的随访结果：应用牵引方法治疗者失败率最高，达66%（继发成角、短缩畸形）；应用第1代髓内钉和钢丝环扎者失败率其次，为39%（需二次手术、不愈合、短缩畸形和感染）；应用Grosse-Kempf扩髓交锁钉治疗者失败率最低，仅4%（短缩畸形）。有鉴于此，第2代髓内钉在美国被认为是治疗股骨骨折的金标准。第2代髓内钉在使用中仍存在很多问题，如引起骨折畸形愈合或骨不连接；发生跛行、疼痛，导致功能丧失；手术中还有骨和肌肉组织的保护问题。Larsen等应用Grosse-Kempf交锁髓内钉治疗90例股骨干骨折，功能优良者仅为82%，而且这个结果从1984年以来一直没有得到改善。异位骨化是影响髋关节外展功能的一个因素，Ⅲ级异位骨化可能使髋外展的肌力减弱8%~20%，所幸这些还不至于引起残疾或症状。Bain等发现，开放手术、自梨状肌窝插入股骨髓内钉时，术后常见并发症为疼痛、跛行和髋外展无力。Ricci等研究显示，应用交锁髓内钉固定股骨术后发生力线不正的病例有9%；如果骨折不稳定或位于股骨的近端、远端，成角畸形发生率增加。

3. 第三代髓内钉的特点　第3代R-T髓内钉系统具有如下特点。

（1）一般特点　①经皮穿针、精确地进针点定位、精确扩髓，应用的是先进的微创外科技术；②有多功能系列型号，适用于下肢骨折治疗；每一种钉可有多个适应证，使用灵活；③生物力学性能良好，截面呈圆形设计，不影响骨内膜的血供，最适合钛合金特性，避免应力提升；髓内钉在设计中采用剖面系数修正，具有最佳生物相容性和疲劳寿命；④采用改良的骨折复位技术及避免畸形愈合的策略。

（2）生物力学特点　①依靠弹性形变使髓内钉与骨的纵向界面贴合，从而维持骨折的稳定性；②要求髓内钉与骨髓腔曲率匹配；③单纯依靠髓内钉不能维持干骺端骨折的稳定；④静力交锁时，锁定螺钉能控制骨骼的长度和旋转排列；⑤阻挡螺钉可作为主钉施加复位力量的支点，控制成角和侧方移位，适用于干骺端骨折和髓内钉的直径与骨髓腔的直径不相匹配的病例。

（3）技术要点 ①锁定：开放性骨折病例首选静力交锁，而闭合性骨折除了轴向稳定型骨折采用动力交锁外，其他类型也都采用静力交锁；②扩髓：建议使用深槽扩髓钻，以最低限度的压力扩髓；③髓腔曲率不匹配：钉的直径应当比髓腔的矢状面直径小1~2mm；④髓腔充填间隙：应小于1~2mm；⑤锁钉的数量与安置：依据骨折的稳定性和骨折近、远端髓腔直径的差别来决定。

（4）微创髓内钉插入技术（MINIT） 常规顺行股骨髓内钉的进钉都采用梨状肌窝入路，但梨状肌窝位置深，进钉比较困难，且对软组织的损伤大，因此提出经大转子的进钉入路。此入路钉子容易插，能大大减少对软组织的损伤，还可以避免损伤股骨头的血供；缺点是进钉时会破坏股骨近端的骨质和肌腱的附着点。在大转子顶点上方2.5cm处切开皮肤，插入探针，不切开软组织即可准确抵达进钉的入口位置，使用像第3代隧道扩髓钻一样的特制器械保护大转子，防止扩髓钻破坏大粗隆，造成进钉口的骨丢失。Ricci等（2004）研究比较经大转子插入第3代髓内钉和以往的梨状肌窝入路，结果显示传统梨状肌窝入路的手术时间较大转子入路多21%，使用X线透视时间增加了61%。

（5）钉道控制技术：

（5-1）概况：Ricci等（2001）研究发现，股骨髓内钉术后力线不正的发生率为9%，但与骨折的部位密切相关。股骨近侧1/3骨折术后发生力线不正者多达30%，远侧1/3骨折发生者有10%，而股骨中段1/3骨折发生者只有2%。发生率还与骨折的类型有关。髓内钉固定术后，稳定性股骨骨折7%病例发生术后力线不正，而不稳定性骨折者则高达12%。

（5-2）造成畸形愈合的原因：进针点选择不佳；骨折复位不良，钉道控制丧失，进钉口扩髓时偏心，髓内钉所受牵制丧失。

（5-3）应用髓内钉固定骨折，首先必须建造一个通向骨髓腔的通道，让髓内钉沿着导针通过钉道到达股骨远端，因此必须有控制钉道的理念。如果钉道位置不正或入口扩大，就会造成畸形愈合。股骨近端松质骨是主钉和锁钉得以支撑、固定处，要控制钉道就要保护股骨近端松质骨。

（5-4）股骨钉道控制技术包括：①采用第3代大转子入路进钉，既容易又定位准确；②应用第3代隧道扩髓钻保护大转子，防止被扩髓钻破坏；③第3代髓内钉的复位器远端呈手指状，称为"the finger"，使复位器处在中心位置，能保证力线正确；④确认导针位置在髓腔的中央之后再进行扩髓；⑤应用阻挡螺钉技术。

（二）脊柱——脊柱侧凸治疗的历史

1. 脊柱侧凸的非手术治疗历史 早在3000年前古典宗教神话及传说等各种书籍就已有脊柱畸形的记载。公元前5世纪，古希腊Hippocrates首次描述脊柱侧凸（scoliosis），提出姿势不良是脊柱侧凸的病因，而且侧弯通常在骨骼生长期加重，他推荐应用器械轴向牵引脊柱治疗脊柱侧凸。

Galen（公元131~201）首次应用侧凸（scolosis）、后凸（kyphosis）和前凸（lordosis）等术语。在治疗方面，他除了赞成轴向牵引外还建议使用胸带（chest binder）和背心控制侧弯发展；通过深呼吸和大声唱歌锻炼胸廓周围肌肉，从而改善胸椎畸形。

公元400~1000年，脊柱畸形的相关研究与治疗基本上停滞不前，脊柱侧凸甚至被认为是上帝所赐的惩罚，并且传说在异教徒中常见。

Ambrose Pare（1510~1590）首次描述先天性脊柱侧凸，他认为脊髓受压是造成截瘫的原因。他的主要观点有脊柱侧凸为姿势不良造成侧弯在生长期易加重；可应用铁制背心（iron corset）和轴向牵引治疗；处于生长期的患者每3个月更换一次胸部垫板。

1741年Nicholas Andry首次应用orthopedia

一词,其原意为直立的儿童。他强调姿势不良产生肌肉不平衡从而导致脊柱侧凸。他认为高度合适的桌椅可以预防学生出现脊柱侧凸。治疗上他推荐使用支具和背心。

1768年Francois Levacher介绍了桅杆式(Jurymast)支具。该支具可以使患者在直立时达到轴向牵引,它主要通过一木条连于支具后部,从头顶悬下一头帽达到牵引作用。

Jean-Andre Venel出于对脊柱侧凸治疗的兴趣,于1780年建立了历史上第一家骨科专科医院。此外,他还引入了骨科牵引床和去旋转支具。

19世纪80年代,Lewis Sayre推广使用了Paris石膏让患者站立于垂直牵引架下矫正侧弯及旋转,然后石膏固定。Bradford和Brackett于1885年将三点固定原理应用于石膏背心。

在19世纪以前,多数学者认为脊柱侧凸是姿势不良引起,治疗上主要强调支具外用、牵引床牵引和体育锻炼。

自1915年开展手术治疗脊柱侧凸后,支具治疗应用愈来愈少,直到20世纪中叶,由于脊柱手术的并发症较多,支具治疗才重新引起人们的重视,1945年Walter Blount与Albert Schmidt推广了Milwaukee支具,其原理为颈圈与骨盆皮带形成牵引力量,后外侧压垫对肋骨施压。最初,脊柱外科医师将它用于治疗脊髓灰质炎脊柱融合术后。随后,将它作为一种保守治疗方法,应用于治疗特发性脊柱侧凸。Milwaukee支具不仅可以防止侧弯进展并且可以改善畸形。1970年Moe和Kettleson认为Milwaukee支具可以永久改善侧弯。但是,Lonstein和Winter认为Milwaukee支具有防止侧弯进展的作用,却无永久的矫正作用,当支具治疗停止若干年后,患者侧凸曲度将恢复到治疗前的水平。因此,20世纪80年代中期,不少学者对支具治疗的有效性产生怀疑。

虽然Milwaukee支具的治疗效果颇佳,但在临床中却难以推广。原因在于患者在心理上不能接受它的颈环:为使患者能够接受支具治疗,人们相继研究并设计了多种类型支具。习惯上根据支具的起源来命名,如Boston支具、Wilmington支具、Charleston支具和Providence支具,以上这些支具均为无颈环的腋下支具,每种支具都有其特点及适应证。

支具治疗期间,要求患者每日穿戴23小时,但患者很少能坚持。Houghton等曾将压力传感器放在支具顶椎衬垫中进行调查,发现很多患者每日仅部分时间穿戴支具。Green的随访结果也证实上述结论,尽管如此,这些患者治疗结果仍优于自然发展结果,这表明即使减少穿戴支具时间,仍可获得较为满意的结果。由于部分时间佩戴支具的治疗效果仍可以接受,所以些医师推荐佩戴支具时间可以降到每日16小时,正是每日支具治疗时间的减少,才促进了夜间穿戴支具的研制,如Charleston和Providence侧方弯曲支具,这两种支具使患者向侧方弯曲,矫正侧弯,并且只在夜间穿戴8小时。这两种支具的优点在于每日以更短的时间迅速矫正侧弯。目前对上述两种支具尚未进行充分的随访。

脊柱侧凸的支具治疗从20世纪60年代广泛应用到20世纪80年代几乎完全否定,经历了一个曲折的发展过程,直至20世纪90年代初才重新确立了支具治疗在脊柱侧凸治疗中的正确地位。

2.脊柱侧凸的手术治疗历史　资料记载,第一例矫治脊柱侧凸的手术始于19世纪中后叶。1839年法国医生Jules Guerin试图应用切断椎旁肌辅以支具固定治疗脊柱侧凸。他报道了应用该种方法成功治愈了50名患者。但是,该方法的效果却遭到其同事Malgaigne和Volpau的质疑。Malgaigne和Volpeu随访了其中20例患者,发现大部分需再次手术,且术后效果并不满意,Jules Guerin也因此被禁止在法国行医,被迫移居比利时。事后,Malgaigne评价说:"虽然知道做什么很重要,但是更重要的是应该知道哪些事情不能做。"虽然目前已有各种各样的矫形固定系统充斥于脊柱侧凸医疗器械市场,但是我们仍需谨记这至理名言。

1889年,Volkman首次应用切除肋骨畸形治疗脊柱侧凸,这是历史上第一例针对骨性结构的侧凸矫形手术。

随着1895年X线检查的发明,骨科医师可以应用X线检查侧弯,计算侧弯的进展以及预测矫形。

在19世纪初,脊柱侧凸外科治疗方法多来源于脊柱结核的治疗。在此期间,几名外科医师将脊柱融合这一概念引入脊柱畸形的外科治疗。1902年Lange将钢棍和钢丝固定于棘突两侧,治疗结核性脊柱后凸。

1911年Russell Albee应用患者自体胫骨置于劈开的棘突间,形成脊柱融合,从而治疗脊柱结核病(Pott病)。

1914年Russell Hibbs发明了Hibbs脊柱融合法,并应用此法治疗了脊柱侧凸,包括骨膜下剥离、小关节面切除、椎板棘突表面凿粗。1924年他首次报道了脊柱融合的随访结果,发现25%的病例仍需再次手术。Hibbs术前应用牵引背心或和头颅骨盆牵引获得矫形,然后行石膏背心固定6~12个月维持矫形。Hibbs认为该种方法可以矫正畸形,防止畸形发展。

1920年,Joseph Risser与Hibbs共同研制了Tumbuckle石膏,折页处可产生牵引力和弯曲力,以便在24周内产生最大矫形力,其主要缺点是卧床时间较长。20世纪50年代,Risser设计了石膏固定架(Iocalizer cast),其原理为在头颅-骨盆牵引基础上应用特制框架,以便从后外侧向肋骨施压。该技术可以在石膏固定的同时进行矫形,此外该技术可以使患者术后早期活动。Risser建议应用石膏固定架治疗脊柱畸形早期的患者。

1931年,Hibbs Risser和Ferguson报道了应用改良Hibbs法治疗360例矫正侧凸患者的13年随访结果。他们改良并采用了Turnbuckle石膏,并在石膏背部开窗,以利于植骨融合手术。

19世纪30~40年代,一些医师应用石膏矫形和Hibbs脊柱融合治疗脊柱畸形,但结果不甚理想。1929年,Arthur Steindler发现假关节及矫形失败率为60%。1943年Howorth报道了600例脊柱侧凸患者中假关节发生率为14%。

1941年,美国矫形外科学会研究委员会曾对脊柱侧凸治疗进行回顾性研究。他们回顾425例病例,结果显示假关节发生率28%,矫形丢失率29%;而非手术治疗的病例中,60%畸形进展,40%病例变化不大。研究显示,石膏或Turnbuckle石膏背心结合脊柱融合的治疗效果优于当时的其他治疗方法。

虽然Hibbs方法并不是对每一病例都有效但是仍取得了一定的成功因此,有医师在20世纪40~50年代对这种方法进行了改良,主要在石膏矫形、融合技术、融合水平选择以及术后制动等方面有了改进。

1958年Risser发现了髂骨骨骺的骨化进程与椎体终板生长进程相近似,因此他提出了著名的Risser征。这一影像学征象成为脊柱侧凸诊疗中的重要工具。与Risser同时期的John Cobb也为脊柱侧凸的治疗作出了巨大贡献。1952年Cobb报道672例脊柱侧凸患者术后15年的随访结果,结果显示假关节发生率约为4.3%。其技术要点主要包括:①充分植骨;②术前Turnbuckle石膏矫形;③术后卧床6~9个月。此外,Cobb于1948年提出了脊柱侧凸弧度的测量方法,至今仍被广泛应用。

1958年Moe回顾了266例脊柱融合术后的病例后,提出以下观点:①小关节融合至关重要;②彻底的去皮质化;③充分植骨。Moe的小关节融合技术包括去除小关节面后植骨。他发现应用此技术后,假关节发生率由原来的65%下降到14%。

在融合水平选择上他提出"中立椎-中立椎"原则,同时他建议应用侧方弯曲像评价腰弯柔韧度与去旋转程度。

在这一时期，虽然脊柱侧凸治疗的技术在不断提高，但是仍存在住院时间过长、并发症发生率高等问题。为此，一些医师在探索内固定矫形的可行性。

1955年，Allen应用千斤顶型内固定器固定上端椎与下端椎。其目的在于迅速有效地矫形，但术后效果不佳，Gruca认为脊柱侧凸是侧弯凸侧肌肉无力所致，因此他应用弹簧（spring）固定弯曲上下端椎的凸侧，并行凹侧撑开，辅以凹侧椎旁肌的切断，但术后效果不佳。

Harrington发现心肺功能较差的脊柱侧凸患者不能耐受石膏矫形技术，所以从1947年开始，Harrington试图寻找一种既能提供内在稳定又能起到矫形作用的方法治疗脊柱侧凸。他研制了Harrington系统，并应用它治疗了大量的继发于脊髓灰质炎的脊柱侧凸患者。此后的12年间，他对设计进行了多次改进，并于1955年研制设计了真正的矫形固定系统——Harrington撑开系统，以阻止侧弯进展。这成为脊柱侧凸手术治疗史的里程碑。1962年，他证实随着手术技术的提高和内固定器械的改良，手术效果得到改善，Harrington系统的最重要的进步在于它增加了脊柱融合率。1973年Harrington和Dickson评价600例Harrington术后的患者，发现技术的改良提高了手术效果。这些技术包括：①彻底的小关节融合；②充分植骨；③塑形良好的石膏固定6~9个月。

关于融合水平他提出稳定区（stable zone）原理。即上融合椎通常在主弯的上1个或2个椎体，但下融合椎必须在稳定区内，所谓稳定区，即两侧L5~S1关节垂线内所包括的区域。

在同一时期，其他医师也改良了Harrington系统。Moe发现Harrington系统术后医源性腰前凸消失，因此他将金属棒的两端改成方形。金属钩改成方形以恢复矢状面生理弧度。1962年以后，最有意义的改良是改变了下撑开钩位置，将其从邻近关节突移到椎板下，这样减少了脱钩，在此后20年间，Harrington系统基本上无明显的变化。由于Harrington系统在脊柱侧凸矫形历史中的功绩，人们习惯上也将它称为"第一代脊柱内固定系统"。

虽然Harrington技术是侧弯手术治疗乃至脊柱外科史上的一大革命，然而它也存在一些不容忽视的问题，例如，内固定物的脱出、不能控制矢状面结构以及术后需要佩带石膏和支具等。Nickel和Perry在矫治严重僵硬的脊柱侧凸时发现快速矫形易引起神经损伤。因此，他们开始应用Halo撑开系统。此后，Halo系统逐渐被应用于严重侧弯分期手术的术前准备。Moe应用Halo-股骨系统，DeWald应用Halo-骨盆系统，Stagnara应用Halo-轮椅。近年来，随着内固定系统以及脊髓监测系统的发展，Halo系统应用逐渐减少。

法国里昂Pierre Stagnara以及Berck Plague的Yves Colrel在脊柱侧凸手术治疗做出不少贡献。最初两名医师应用牵引矫正畸形，取自体胫骨或腓骨植骨融合，20世纪60年代后迅速接受了Harrington融合方法。Cotrel研究阶段性固定系统并将其名字载入史册。

随着脊柱后路融合的发展，前路矫正手术逐渐涌现。1934年ItO首次介绍应用脊柱前路手术治疗Pott's病。20世纪50年代，脊柱前路手术才逐渐普及。Hodgson于香港首次应用前路开胸脊柱融合治疗Pott's病，1965年他报道了前路半椎体切除。20世纪60年代末，Dwyer设计了前路脊椎加压固定系统，该系统应用特制螺钉，螺钉尾部有孔可以通过柔软的钢镜，进行阶段间加压。Dwyer报道应用该系统可以有效地治疗神经肌肉型脊柱侧凸，但是前路腰椎固定易产生后凸。为了预防这一并发症，Klaus Zielke改良了Dwyer系统，用坚硬的钢棍替代钢镜，Zielke系统可以提供坚强固定，并可去旋转恢复生理弧度。

20世纪70年代以后，在脊柱侧凸治疗的各个方面均取得显著成就。20世纪70年代中期

Hall 改良了小关节融合技术，其技术要点是以咬骨钳去除下关节突及上关节突关节面骨缺损部位植以松质骨，该技术具有节省时间的优点。

1973年墨西哥Luque采用椎板下铜丝增加Hartington棍的固定，即所谓的第二代脊柱内固定系统，它通过将固定点分散到多个椎体，创造更加稳定的结构。手术后患者一般不用石膏外固定。后来Luque发现并不需要金属钩来固定，他发明了"L"形光滑的Luque棍系统，它用椎板下铜丝在每个节段上固定L型棒。Luque系统最初用来治疗神经肌肉性侧弯，而后广泛地用于治疗特发性侧弯。

椎板下穿钢丝技术要求较高，容易发生一些神经系统的并发症，甚至有发生瘫痪的报道。这些问题的出现，客观上需要有一种既能节段性固定脊椎，又无危险的新技术。在此背景，Drummond于1984年发明了Wisconsin系统。这一系统联合使用Harrington棒、Luque棍和通过棘突行节段钢丝固定。Wisconsin系统用铜丝固定至棘突，虽然比椎板下穿钢丝简单安全，但是其稳定性和矫形效果远远不如椎板下穿钢丝的Luque技术，且这一系统的旋转控制差，术后仍需要外固定。

1984年Moe应用皮下穿棒Harrington系统固定，同时不行脊柱融合治疗婴幼儿严重脊柱侧凸。

随着生物力学研究的深入，对脊柱侧凸也有进一步的认识。脊柱侧凸是一种三维的畸形，而前两代矫形系统最多只能达到二维矫形。为此，法国Correl和Dubousset于1984年研制了可以放置多个位置、既能产生加压又能撑开的多钩固定系统，并且可以附加横向连接系统增强其稳定性。这一设计既提供了节段性固定，又能达到三维矫形。由于C-D系统不仅仅是器械的改进，而且在侧弯的矫形理论方面产生了一次"革命"，它的出现使侧弯的矫形进入了"三维矫形"的新时代。人们将它及其衍生出的内固定系统称为第三代脊柱内固定系统。尽管C-D系统对脊柱侧凸矫形功勋卓著，但是它本身仍存在设计上的缺陷。为了弥补这些缺点，学者们相继研制了Isola Moss Miami、TSRH以及CDH等改良系统，它们已成为运用最广泛的治疗脊柱侧凸的前、后路内固定物。

随着影像学、材料学及解剖学等相关学科的发展，人们将第三代脊柱矫形系统与椎弓根固定技术相结合，使脊柱侧凸的矫形又登上了三维矫形三维固定这一新台阶。

3. 展望 展望新世纪的脊柱侧凸的治疗，相信一定会有更惊人的进展，笔者认为在以下方面可能有重大突破。

（1）脊柱侧凸患者普查与登记制度 与颈椎病、腰椎间盘突出症以及骨关节炎等疾病相比，脊柱侧凸的发病率相对较低，单一医院治疗的患者的绝对数较少，影响医师经验的积累以及对疾病的研究；而另一方面，脊柱侧凸的危害却非常严重。因此有必要建立完善的筛查体系对筛查出的患者进行登记，建立全国或全球的登记网络随时登记患者的治疗情况。只有这样才能尽早攻克脊柱侧凸这一难题。

（2）模拟治疗技术 随着计算机技术的飞速发展，预期人工智能技术有望应用于模拟脊柱侧凸的矫形，这样可以进行模拟手术治疗，从中选取最佳的治疗方案，减少并发症的发生。

（三）关节——人工髋关节、膝关节、肩关节的发展历史

1. 人工髋关节发展简史 1891年，Gluck首先进行了人工髋关节发置换术。之后，Jones将金箔覆盖于截骨面上完成了金箔关节成形术，提出了人工关节置换的概念和应用的可行性。1923年，Smith Petersen设计了一种玻璃杯状假体套在股骨头表面，行单杯成形术，它被认为是髋关节置换术的鼻祖。

第二次世界大战以前，人工关节仍没有很大的进展。在第二次世界大战前后，再度兴起人工股骨头及全髋关节置换的研究。1938年，Smith

Petersen采用了生物惰性较好的钴铬钼制成的金属杯并广泛推广使用。1938年，Phillip Wiles设计了全金属的全髋关节，治疗了6例患者，Phillip Wiles被认定是第一位施行真正的全髋关节置换的人。1939年，Haboush对Phillip Wiles假体模式作了改进，设计了带边缘的钴铬钼合金杯。1940年，Valls和Townely在美国进行了短弯柄形股骨头假体的半关节置换术，Mckee用黄铜和不锈钢假体进行了全髋关节置换术。1941年Moore和Bohlman设计了自锁型人工股骨头。同时期Thompson设计出弯度更大的实心柄型人工股骨头。1943年，Harmon用丙烯酸酯杯做了16例髋关节置换术。

1946~1958年Judet兄弟介绍了短柄型半髋关节置换术，因长期疗效欠佳，而停止使用。

1950年，Moore设计了Moore型自锁式钴铬钼合金的股骨头假体。1950年，Thompson设计了长柄的股骨头假体。1951年，英国的Mckee用不锈钢假体进行全髋关节置换术，术后不到1年由于假体松动而失败。后来，他改用钴铬钼合金假体，采用Thompson股骨头假体模式，这是第一代关节面采用金属对金属组合的髋关节假体。Mckee被认为是对现代全髋关节置换术作出巨大贡献的学者之一。

1950年，Charnley开始进行关节摩擦和润滑机制研究。1959年，Haboush等在关节置换中首先使用了骨水泥，使全髋关节置换中一次革命性的进展，使全髋关节的成功率大大提高，并得以在世界范围内推广。1962年，Charnley根据髋关节低摩擦的生物力学原则，设计出22.5mm直径的金属股骨头与高分子聚乙烯髋臼组合的假体，用聚甲基丙烯酸甲酯（骨水泥）固定，从而创建了低摩擦的人工关节置换术，这种组合方式减少了磨损的碎屑，延续至今天。至今Charnley的髋关节置换术仍被作为衡量其他髋关节置换术的"金标准"。1966年，Charnley首先使用了空气层流净化手术室、个人空气隔离系统和预防性抗生素，使术后感染率大大降低。由于Charnley对人工关节作出的巨大贡献，他被公认是现代人工关节之父。

1966~1969年，瑞士Mueller和法国Gerard首先展开了非骨水泥型的钴铬髋关节表面置换术。1972年，Furuya用超高分子聚乙烯进行髋关节表面置换术。20世纪70年代中期，Amstutz设计了双杯髋关节表面置换术。但是由于术后假体松动、骨质吸收等并发症发生率极高，多数假体已被放弃使用。目前只有德国的Wagner和美国Amstutz仍在继续研究和应用关节表面置换术。

由于骨水泥固定在长期使用中所发生的松动、骨溶解及翻修手术困难等问题，人们开始研究"生物学固定"。在欧洲1971年Judet首先应用柄部表面凹凸不平的关节，Lord设计了珍珠型巨孔表面。1980年，Lord又对其做了改进，设计了柄表面为放射状沟槽的假体。1983年，Amstutz最初采用Ti-A16-V4材料的表面多孔假体。1988年改用钴铬钼合金材料。

由于铝陶瓷的耐磨性和优良的惰性，20世纪70年代开始应用铝陶瓷制造髋臼假体、股骨假体或两者均用陶瓷。

20世纪70年代开始应用Bateman所设计的双极人工股骨头，可减少髋臼软骨的磨损。

20世纪90年代，应用已久、性能优越的超高分子聚乙烯由于发现其碎屑与骨溶解有明显关系，金属对金属的头臼配伍又复出现。

全髋关节置换术发展史上，骨水泥技术固定假体起着关键作用。第一代骨水泥技术，即指压式，股骨假体松动发生率高达29%~40%，故早已被放弃。第二代骨水泥技术，即使用骨水泥枪。股骨假体松动率为3%。近年来，骨水泥技术又有了新发展，这被称为第三代骨水泥技术。有报道表明，术后20年股骨假体松动率仅占3%。

De Smet等2002年报道了310例髋表面置换术的短期随访结果，平均随访时间1.01年，假体生存率为99.7%。2004年等报道，平均随访时间3.3年，假体生存率为99.8%。Amstutz等报道400例髋表面置换术，平均随访时间 3.5 年，假体生存率为 94.4%。在 2005 年 Treacy 等报道 144 例，假体生存率为 98%。

将微创手术方法应用于 THR 是近期才被报道的。微创 THR 具有失血少、肌肉破坏少的优点；术后髋关节更稳定，功能恢复更好；更少有术后疼痛；住院时间缩短，医疗费用减少；皮肤切口小、手术瘢痕也小；康复快，能迅速恢复正常工作。Wenz、Waldman 及 Chimento 等的研究证实了它的这些优越性。

2. 膝关节置换的发展史　治疗膝关节疾患的手术最早可以追溯到 19 世纪 60 年代，如 1861 年，Fergusson 应用膝关节切除成形术治疗关节炎；1863 年，Verneuil 首次行间置式膝关节成形术。

20 世纪 40 年代，出现了股骨半膝关节假体和胫骨半膝关节假体，这两种假体虽然获得了一些短期疗效，单假体松动和持续膝关节疼痛限制了它们的应用。20 世纪 50 年代出现了真正意义上的人工膝关节假体 - 铰链式人工膝关节，但其无法完成膝关节的复杂运动，松动率极高，并伴有很高的早期与晚期感染率，无法达到医生和患者的预期值。此后，发展了将旋转轴后移的 GUEPAR 铰链式假体。但松动与感染仍很常见。

20 世纪 70 年代开始，逐渐形成了现代膝关节置换新理论，这种新理论的特点是更加符合膝关节的生物力学、更加适用于膝关节运动轨迹。加拿大骨科医生 Frank Gunston 研制的首例膝关节表面置换假体被认为是人类历史上第一次真正意义上的膝关节表面置换术。20 世纪 70 年代中期，全髁型膝关节假体的出现，是人工膝关节技术史上的又一次革命。尤其是以 Insall 的为代表全髁型膝关节假体，成为现代人工膝关节置换术的基础。

20 世纪 70 年代至今的 30 余年里，除了假体设计理念的不断更新，假体材料的不断研制，更重要的是外科操作技术的提高和普及，随访的优良率也不断提高。在现代关节外科领域，无疑人工膝关节置换术已成为治疗膝关节疾患的常用手术，尤其是在发达国家，人工膝关节置换术，已取代了人工髋关节置换术，成为第一位的人工关节手术。

3. 肩关节置换的发展史　1893 年，法国医生 Jules Emile Pean 首先将金属和橡胶制成的铰链式人工全肩关节假体应用于临床，尽管两年后手术失败，但仍被认为是肩关节置换术的一个里程碑。20 世纪 50 年代，开始研究人工肩关节并进行临床应用。Boron 于 1951 年成功地进行了盂肱关节丙烯酸假体置换术；同年 Krenger 以钴、铬合金制作假体。1952 年 Richard 等开始使用丙烯酸假体重建肱骨头。20 世纪 50~60 年代，Neer 先后报道了肱骨头粉碎性骨折伴坏死、类风湿性关节炎和骨性关节炎患者行肱骨头置换术的初步结果，多数病例疗效较好。1973 年 Neer 对肱骨头假体加以改进，增加了聚乙烯关节盂假体，即成为经典的制约式人工全肩关节。1981 年，Amstutz 报道了另一种非制约式人工全肩关节置换术，两者均取得了良好的疗效。但是，肩袖损伤者行 Neer 型人工全肩关节置换术时，由于冈上肌对盂肱关节的固定及支点作用缺失，盂肱关节所受到的剪切应力增大，造成肱骨头向上移位或半脱位，肱骨头假体的上下移动度增加，也易致假体松动。为此，近年来出现了制约式或半制约式假体，以提供机械阻挡的方式来弥补肩袖功能丧失所导致的上方不稳定，并通过机械性连接来提高关节的稳定性。制约式或半制约式假体的球形假体位于肱骨侧成顺置式或正置式，位于肩盂侧称逆置式或反置式。逆置式假体由于旋转中心的外移，但偏心矩未增大，既保持了盂肱关节充分的活动范围，与顺置式比较又能相对减少假体松动的发生率。

4. 假体的演变及设计　Campbell 和 Boyd，Smith-Petersen 分别于 1940 年和 1942 年设计了铸型半膝关节假体。首例同时置换股骨与胫骨关节面的手术出现在 20 世纪 50 年代，使用的是 Walldius、Shiers 及其他类型的带髓腔柄的铰链式假体。1971年，Gunston报道了多轴心膝关节假体（polycentric knee）的早期随访结果。1973年，Mayo医院的Coventry等人报道了几何型膝关节假体（geomedic knee）。双髁假体出现于20世纪70年代中期，为一种解剖型假体。1973年纽约特种外科医院的Insall等人设计了全髁假体，Ranawat等人通过15年随访，报道该假体的在位率达94%。双髌型假体被改进成为运动学假体，并在20世纪80年代被广泛使用。Insall等人在后方替代型假体的基础上发展了限制性髁假体（CCK）。CCK假体被广泛用于不稳定的人工膝关节翻修术，以及由极度外翻畸形，且内侧副韧带松弛的复杂初次关节置换。Easley等报道28例因严重外翻畸形而用限制性髁假体行初次关节置换的老年患者，无一例失败。1976年Goodfellow与O'Conner发展了Oxford膝关节假体，其特征为股骨髁弧度的矢状径一致，并与胫骨聚乙烯衬垫或"半月板"完全匹配，而"半月板"能够在光滑的胫骨金属地板上自由活动。20世纪50年代，McKeever开始用它的金属胫骨伴关节假体进行单间室的表面置换术。Marmor在70年代早期开始单关节间置换术。20世纪70年代末人们开始研究假体手术定位器械。随着计算机技术的迅猛发展，计算机辅助设计和计算机辅助制造假体（CAD/CAM）也已进入临床。

随着科学技术的发展，医学科学也有了长足的进步，各种关节置换手术在临床上相继出现，例如肘关节置换、踝关节置换、指关节置换等。

（四）肿瘤——骨及软组织肿瘤治疗的发展

骨肿瘤的病理学探讨始于19世纪初叶。Boyer（1819）和Nelaton（1860）是最早描述骨肉瘤的人。Astley Cooper（1818）、Lebert（1845）、Paget（1853）和Nelaton（1860）相继介绍了骨巨细胞瘤。Nelaton除了用文字描述这一"新的一种髓内肿瘤"，并绘图记录了以女性患者股骨下端的病变。

Virchow认为内生软骨瘤是软骨（胎生）剩余在髓腔内的扩展。1836年Müller报道36例多发性软骨瘤。Ollier（1898）进一步描述此瘤，随后多成为Ollier病。Maffucci（1881）首先报道内生软骨瘤与软组织血管瘤病可同时存在，称为Maffucci综合征。

Von Recklinghausen 1891年报道骨纤维异样增殖症，但他将此症与甲状旁腺功能亢进引起的全身性囊状纤维性骨炎混在一起，Wieland（1922）和Mandl（1926）后来才澄清这一问题。Albright 1937年描述此病变是与皮肤棕色斑和女性性早熟合并发生的综合征。Lichtenstein及Jaffe（1938，1942）进一步将此症分为单骨型及多骨型。

Virchow（1876）在尸检中发现单纯性骨囊肿。Bloodgood（1910）、Elmslie（1914）发表了当时的权威性报道。Heineke（1903）首先描述此病变的X线表现。

进入20世纪，发现更多的骨关节肿瘤见表1-1-1-1-1。近50年来发表了很多关于骨肿瘤的论文和出版了许多著作，Huvos所著《骨肿瘤》一书（1991第2版）引用收录8000余篇文献，极大便利了医生的查阅。

1939年Ewing和1951年Lichtenstein，按起源、良、恶性及外周和中心型做了骨肿瘤分类。1972年世界卫生组织（WHO）委托Schajowicz、Ackerman及Sissons编写骨肿瘤分类及相应的图谱，并出版专册，我国过邦辅曾译印此书。1993年WHO修订并再次出版骨肿瘤分类专著。

Coley 1931年首先介绍针吸活检方法。Schajowicz（1955）加以完善并报道了针吸标本的细胞学及组织学技术。Dockerty（1953）报道快速冷冻切片的制作和染色方法，很有助于临床病理诊断。

进入20世纪的后叶，由于观察、研究手段的现代化，瘤种和病理数量的积累，若干种骨肿瘤得到进一步分型分类，例如骨肉瘤。有些则进一步澄清其细胞成分、特性以及起源。

表1-1-1-1-1　20世纪骨肿瘤报道年代及作者

肿瘤名称	报道年代	作者	备注
Ewing 肉瘤	1921		当时认为是骨内皮细胞瘤
骨纤维性结构不良（骨化性纤维瘤）	1921	Frangenhein	当时称为先天性纤维性骨炎，Kempsen（1966）、Campanacci 及 Laus（1981）定名
软骨肉瘤	1925	Keiller	Volkmann（1855）、Paget（1870）曾描述过，Keiller 定名，Phemister 首先在美国将此瘤与骨肉瘤划分开
滑膜瘤	1930 1927	Phemister Smith	
骨样骨瘤	1935	Jaffe	
滑膜肉瘤	1938 1944	Brger-Hagensen 及 Stout	滑囊及腱鞘 关节滑膜为主
骨淋巴瘤	1939	Parker 及 Jackson	以前此瘤称为网织细胞肉瘤，与 Ewing-肉瘤归为一组，现归入淋巴瘤
纤维性皮质缺损（非骨化性纤维瘤）	1941	Sontag 及 Pyles	
软骨母细胞瘤	1942	Jaffe 及 Lichtenstein	Codman（1931）认为是骨骺软骨性巨细胞瘤
骨纤维肉瘤	1944	Steiner McLeod 等	1957 Steiner 报道多发广泛型
动脉瘤样骨囊肿	1950	Lichtenstein 及 Jaffe	当时常误诊为骨巨细胞瘤
良性骨母细胞瘤（巨骨样骨瘤）	1954	Dahlin 及 Johnson	Schajowicz 及 Lemos（1970）以直径 < 2cm 为骨样骨瘤，> 2cm 为骨母细胞瘤
硬纤维瘤	1958	Gasey	
恶性纤维组织细胞瘤	1957 1977	Spainer、Dahlin 等	1921 年 Frangenhein 描述，1966 年，此名首先用于命名梭形细胞交织呈轮辐状排列的软组织肿瘤
良性纤维组织细胞瘤	1978	Dahlin	

1980年外科分期系统 Ennecking 正式提出，后为美国骨肌肿瘤学会所接受。根据分期制定手术计划。这是骨肿瘤诊治重要进展之一。

20世纪70年代以前，肢体原发恶性骨与软组织肿瘤的治疗以截肢为主，也有局部切除保留肢体的尝试，如 Halsted 提出大块切除的方法，但复发率高达50%，术后辅以局部放疗，也无明显效果，5年存活率低于20%。单纯的外科治疗虽可短期控制局部病灶，但不能解决远隔转移的问题。二次世界大战为准备化学战争，合成烷化剂氮芥，Lindskog（1942）将它用于治疗恶性淋巴瘤，首次取得短暂缓解的疗效。1947年发现叶酸能恶化白血病，由此出现了抗叶酸药物，1948年甲氨蝶呤开始用于治疗白血病。20世纪60年代肿瘤化疗有了新进展，使骨肿瘤在外科治疗及放疗之外又有了化疗的手段。20世纪80年代在大剂量联合化疗的基础上，开展肢体恶性骨肿瘤节段切除保留肢体的外科疗法。Simon（1991）总结保肢治疗文献资料，保肢手术局部复发率为5%~10%，生存率及局部复发率与截肢者相同，故保肢手术使可行的。

1981年在美国召开首次国际保肢学术讨论会，1993年在意大利举行第7次讨论会并成立国际保肢学会，至此，恶性骨肿瘤诊治以及研究进入了一个新时代。

细胞遗传学的应用，发现若干种骨肿瘤的染色体改变。Mandahl（1988）指出染色体畸变，良、恶性肿瘤都具有这一特征，只是前者较简单而已。

分子遗传学发现、肿瘤的发生与原癌基因（oncogene）的激活与抑癌基因（antioncogene）失活或缺失有关。Steeg（1988）报道转移抑制因子 nm23（H1及H2），在卵巢原发癌中高，转移灶少。20世纪90年代又发现细胞凋亡基因 BcL-2。

第二节　我国 20 世纪前的骨科发展史

一、远古及奴隶社会时期的骨科概况

劳动创造了人类自身及人类的文明；劳动、生活与老化必然会有创伤和骨病。在公元前3000年的仰韶文化时期，就提到骨与关节的创伤和疾病是常见的病损。《帝王世纪》记载古代治疗疾病不是用药物和酒，而在开始是用石针、导引、推拿、按摩等方法来治疗。发现病变部位，根据五脏的腧穴，用石针进行针刺；对痈肿，可切刻皮肤、肌肉，以疏通筋脉的凝结。我国在新石器时代就开始有创伤骨病的外治疗法，并有石制手术刀的记载。

我国在夏商年代已进入奴隶制社会，农业、畜牧业有较大的发展，医学同样有显著进步。按殷商奴隶主贞卜甲骨的卜辞，就有22种疾病可治，如关节病、手病、臂病、足病、骨病、肿瘤、跌伤等的占卜，也可以说，这是我国最早有关疾病的文字记录。

虽然古代医学受迷信思想的束缚，但劳动人民在实践中产生的经验，仍得到继承和发展。新石器时代所用的砭镰，一直被用到铜器时代的商朝，成为"宝贵"的医疗工具。在夏商时代，砭镰成为一种主要医疗工具。台西遗址也发现商代的药用植物，有30多种，如桃仁可消除瘀血，可用以治疗跌伤的出血，当时酒已制成，可作为骨科创伤疾病的主要内服疗法。

至公元前11至前8世纪，出现八卦学说和五行理论，开始萌芽阴阳学说；西周的疡医，分为金疡和折疡，前者指刀伤，后者指骨折。确定了脓疡、折疡的治疗原则。对骨折、外伤和痈疮的治疗已形成专科。

二、明朝前封建社会时期骨科的进展

我国自奴隶社会过渡到封建社会，刀、戈、剑、戟等武器的杀伤导致骨折和残疾，对创伤骨折的治疗有更进一步的发展。这时已认识到肱骨的再次骨折不易愈合，不仅对骨折需加强局部处理，更应按医学理论，进行气功导引的体育疗法，加上针灸、药熨等全身性治疗的匹配。公元前770至前25年的春秋战国至西汉，因为已使用铁器，促进了创伤医学的发展。在《内经》中，可看到有关解剖生理、病因、病理、诊断措施和治疗原则等基础理论；对运动系统的组织与肾、肝、脾、心、肺的功能性作用，有进一步的认识，使局部治疗与全身性治疗可协调，这在我国古代就已有了全面的匹配，达到局部与整体的相辅相成。所以，我国医学在古代就已注意到，创伤的局部治疗与全身的协调同时进行，才能获得较好的疗效，远早于现代医学的局部与全身治疗相结合的观点。所以，在治疗骨病时，提出导引练功，内外兼治，疏通血气，寒热兼施，虚则补之、实则泻之的治疗原则。也提出外敷包扎、痈疽治疗、导引按摩、外敷内治等全面治疗的措施。

汉朝（公元前206~220）正值我国创伤骨科重要人物华佗来世，他发明麻醉，使用麻沸散，首创对创伤的清创手术，为以后关羽创始刮骨疗法创造了条件，使其在历史上首次使用手术来治疗骨髓炎。他创用"五禽戏"导引练功，五禽是指虎、熊、鹿、猿和鸟，使"血脉灌通"；并提出全身性治疗。华佗的五禽戏更明确了运动系统的功能作用，为创伤骨科的治疗，提供了措施；对运动系统的作用和创伤骨科治疗的方向，给予了明确的线索。对创伤骨科的治疗起到深远的影响。

东汉、三国（公元189~265）时期，东汉开始采用树皮造纸。纸的发明也推动了医学的发展，如《难经》《神农本草经》，张仲景编写的《伤寒杂病论》相继出现，对创伤的认识和治疗经验得到总结，公之于世。《神农本草经》介绍了365种药物的制作。主治金创、折跌，止血、止痛。汉代的《武威汉代医简》出土于甘肃武威旱滩坡，说明我国在公元前后已认识到创伤后引起的破伤风。

葛洪也是公元后初期的著名人物，为创伤医学做了很大贡献，如其《肘后卒救方》，确实具备"简"、"廉"、"验"的特点，《外台秘要》内提出许多治伤单方，具有止血、止痛，预防感染的作用。他继华佗使用"虎骨膏"、"扁鹊陷冰丸"，对创伤治疗起一定作用。

晋、南北朝（公元265~580）是战乱年代，创伤更为多见，也积累了不少创伤的治疗经验，如葛洪的《肘后备急方》，刘涓子的《鬼遗方》，但流传的经验不多。葛洪原编写的《肘后卒救方》后由梁朝的陶弘景和金朝的杨用道予以补充，成为《肘后备急方》，传播于后世。

至隋、唐、五代（公元581~960）时，创伤骨科的知识水平有所提高，产生了麻醉、清创、整复、固定、导引按摩和内外用药六大治疗方法，形成了近代创伤骨科主要疗法的雏形。隋朝的巢元方编写了《诸病源候论》，成为承前继后的医学专著。公元640年，唐太宗年间的孙思邈编写的《备急千金方》，更进一步描述了骨折与脱位的具体疗法，重点放在导引、按摩和药物的使用，并提出康复治疗的重要意义和具体措施。孙思邈的《千金要方》中详细描述了下颌关节脱位的复位方法。唐代蔺道人的《仙授理伤续断秘方》是我国第一部骨折学，科学性极强，为以后发展的六大疗法奠定了基础。

公元7~9世纪的古代骨科的麻醉、清创、复位、固定、导引按摩和内外用药六大疗法是我国古代创伤骨科的结晶，成为治疗创伤的系列性规律。

其时已开始有中外文化交流的发展，我国的医学开始传入日本、朝鲜、阿拉伯和欧洲，对世界医学产生一定影响。当然，创伤骨科也必然要相互交流，打开过去的闭塞框框。因此，隋唐年间的中外交流开始形成，国外的医学知识也开始传入，如此促进了我国医药学的发展，同时我国古代医学的骨科成就，对世界医学也开始产生影响。

在宋、辽、金、元朝时代（公元960~1368），方剂学崛起，创伤骨科也日益提高。杜杞编写了《欧席范五脏图》，宋慈的《洗冤集录》总结了当代的解剖知识。宋代的陈言更发展了张仲景的学说，将创伤列入三大致病原因之一，南宋的李东垣、朱丹溪，金朝的刘完素强调辨证求因的观点，主张运用"活血养液，润燥通气，凉药调之"的原则。

危亦林总结元代以前的医学经验，著有《世医得效方》，对正骨科的麻醉，肘、髋、膝、踝、足关节脱臼的认识与复位方法，脊柱骨折的悬吊复位方法，均有明确的记述。他正式编写了《正骨并金镞科》，并系统地描述了各部位骨折与脱位。元初的方贤，继危亦林之后，强调脉诊和辨证，说明创伤骨科医生必须掌握内科知识，单靠局部的诊视和治疗不能提高疗效，要辨证论治。唐代蔺道人的骨折脱位诊断方法被继承下来，同时还加上整体观念和辨证论治，对后世创伤骨科的进展起到很重要作用。宋代张杲创立的搓滚舒筋法，是通过机械的按摩推拿之功能锻炼疗法，对骨折后期的关节挛缩和功能障碍有良好的疗效。

在宋、元代400年间，随着医学科学的发展，我国古代的创伤骨科取得辉煌成就。通过自蔺道人流传的经验，终于在公元500年时，出现危亦林《世医得效方》这部宏伟著作，不仅为我们揭示了规律，而且至今仍有不少内容可使用于临床。因此，宋、元正骨科的产生，显示我国创伤骨科的发展和形成在1500年前即已雄踞世界之首。处于遥遥领先的地位。元朝蒙古军西征，中国的医学也随之传出，创伤骨科抵达今波斯湾国家。

三、明清时代骨科辨证论治得以发展

明清时代（公元 1368~1759）资本主义也已开始萌芽，促进了医学科学向前迈进，创伤骨科也不例外。在理论上，阐明人体是统一体的整体观；在治疗上，除骨折整复技术有所提高外，辨证论治也迅速发展，从而构成了中国古代创伤骨科的概貌。

明初，杨清叟编写的《仙传外科验方》，汪机的《叙论》，薛已的《正体类要》都是创伤骨科用整体观念来指导辨证论治的专著。薛已首先总结前人的经验，结合自己的实践，介绍治疗的三大法，即止痛、消肿以及治金疡和止血生肌。《金疮秘方书》记载使用银丝缝合伤口，及用锉切除皮外的骨折端。1749年出版的《医宗金鉴正骨心法要旨》总结了前人治疗手法，分为"摸、按、端、提、按摩、推拿"，并有系统地叙述了各种医疗支具。

李时珍的《本草纲目》更全面地总结了明朝以前治疗创伤的药物，结合他对治疗创伤药物的经验，使创伤骨科辨证论治得到进一步发展。到18世纪，对创伤治疗的概念是：以整体观念为指导思想，以手法整复和外固定为主要疗法，将固定与活动结合起来，采用辨证论治的内服药和外敷药。

第三节　我国 20 世纪后骨科的发展史

一、新中国成立前

20世纪初处于清末，八国联军，国内战乱，义和团事变，国情错综复杂，西医的医疗机构纷纷建立，中医的正骨科受到一定抑制，中医师散居民间，虽得到广大群众的信赖，仍保持其特性，但进展缓慢。

第一次世界大战，有大批我国伤科医生被邀请去欧洲，英国的 Herbert Barker 就采用中国的伤科疗法治疗骨关节病损。Lorenz 和 Bigelow 也用相同的旋转法。Jones 一般不喜欢使用石膏固定，因为石膏固定后，很容易发生肌肉萎缩和关节僵硬，故常用夹板固定。这可能是受我国正骨科的影响。

George W. Van Gorder 第一次世界大战以后，就来我国北京，创办北京协和医学院的骨科专业，成为我国骨科医、教、研工作的创始人。他在我国工作 9 年，成为我国骨科现代化的创始人之一。以后回美，成为美国哈佛大学骨科教授、马萨诸塞州总医院骨科主任，继续为骨科做出很大贡献，直至退休。其功绩永不磨灭。

20 世纪 20 年代早期，我国的著名骨科专家牛惠生自美回国后，在北京、上海创立骨科，在上海的骨科医院内首次进行脊柱融合术，是我国第一例脊柱成功手术。20 世纪 30 年代，孟继懋在北京协和医院建立骨科专业，任廷桂在上海医学院任骨科教授，并在上海首建中华医学会骨科小组，共有 6 位骨科会员，他们是牛惠生、孟继懋、任廷桂、朱履中、胡兰生和叶衍庆，成为我国近代骨科的创始人（1980 年，由冯传汉教授带领，建立中华骨科学会，之后定期换届，延续至今）。

叶衍庆教授 1935 年赴英国深造，两年后获得英国利物浦大学骨科硕士，为中国第一位获得英国骨科硕士学位者，1943 年任圣约翰大学医学院骨科教授。

朱履中教授 1923 年赴美国哈佛大学医学院进修脑外科和骨科，两年后回国，致力于创伤骨病的诊治，任协和医学院高级讲师及骨科副主任。

屠开元教授，在抗日战争的烽火中毅然从德国回到自己的祖国，组建了红十字会救护总队医院骨科，并任主任。先后培养了我国建国后成为新一代骨科专家的王桂生、杨克勤等人，于20世纪40年代主持同济大学医学院骨科的医、教、研工作，培养了朱通伯、刘春生、包尚恕、黄恭康等新中国首批骨科专家。

到20世纪40年代后期，即在第二次世界大战及抗日战争胜利后，有40余人先后赴欧美进修骨科与考察，如王桂生、冯传汉、杨克勤、过邦辅、陈景云、何天麒、范国声及陆裕朴等，成为新中国骨科发展的动力。方先之也在1944正式创立天津骨科专科医院。在抗美援朝战争中，骨科专家也起了积极作用，使救治工作直接插到后方基地第一线，在使伤员得到及时救治的同时，也使我国骨科得到发展。

二、新中国成立后

新中国成立后的半个多世纪以来，随着科学技术的发展，骨科手术也在不断进步。我国骨科事业的成就是巨大的。

（一）矫形方面

1. 骨关节畸形矫治 既往对先天性髋关节脱位主要采用手法复位、石膏固定和切开复位、截骨、髋臼造盖等手术治疗。近20年来，由于对新生儿发病率调查和早期诊断方面的进展，对幼儿采用新型、轻质、防水、安全的外展支架固定，以及诸如骨盆和内移切骨术等的开展均取得较好效果。脊髓灰质炎自20世纪50年代后期推广预防疫苗后，发病率已大幅度下降，现已几乎绝迹，其遗留的畸形病例大多已被矫治，唯有少数重病例仍需进一步矫形治疗。

2. 骨关节感染 早在20世纪50年代，天津市人民医院方先之等即根据骨关节结核的病理变化，打破传统观念的束缚，采用病灶清除术结合抗结核药物治疗骨关节结核，总结出一套较完整的经验，显著地提高了治愈率，减少了功能障碍，很快在国内推广应用。北京、天津等地区在药物对病灶内结核菌的作用，经胸清除胸椎结核，病灶清除后行脊柱后凸矫形或关节成形等方面，进行了探讨和改进。近年来，骨关节结核已十分少见，但对陈旧性病例的治疗，除继续采取病灶清除、侧前方减压外，新的术式，包括Potts病时的楔形骨凸切除及具有撑开功能的内固定植入术等，又使效果有所提高。

急性化脓性骨髓炎目前已十分少见，此应归功于诊断技术的提高和抗生素的发展。观察软组织MR影像有助于早期诊断，行脓肿或骨髓穿刺造影可了解病变详情。慢性化脓性骨髓炎在病灶清除后多用肌瓣移植或植骨填充死腔。双管闭式冲洗吸引对消灭死腔，防止复发效果较好。

3. 颈肩腰腿痛 对颈椎病的诊治技术是数十年来发展最快的专业。米嘉祥最早综述了颈椎病的全貌并引起大家的重视；20世纪60年代初期，首先由屠开元、朱诚、杨克勤和吴祖尧开展了颈椎椎体间植骨融合术，治疗颈椎病。20世纪70年代后期（1976年12月15日），赵定麟、张文明首次开展以切除压迫脊髓神经的骨赘为目的的颈前路扩大减压术及以解除对椎动脉和脊神经根压迫的颈前路侧前方减压术获得成功并推广，从此，颈椎伤病外科进入到一个新的时代。3年后颈椎人工关节及人工椎间盘的相继问世，且获得国家发明奖，从而成为其后颈椎非融合技术的先驱（图1-1-1-3-1）。

1983年在桂林举办了首届全国颈椎病座谈会，明确了颈椎病的基本问题，包括分型、诊断、治疗与预防原则。1992年在青岛举办了第二届颈椎病座谈会，有赵定麟、党耕町、周秉文、李贵存及胡有谷等500余人与会，进一步明确了颈椎病的分型与治疗要求和技术，并明确提出将急性颈椎间盘突出症作为一个独立疾患从颈椎病中分列出来。2008年在上海举办了"全

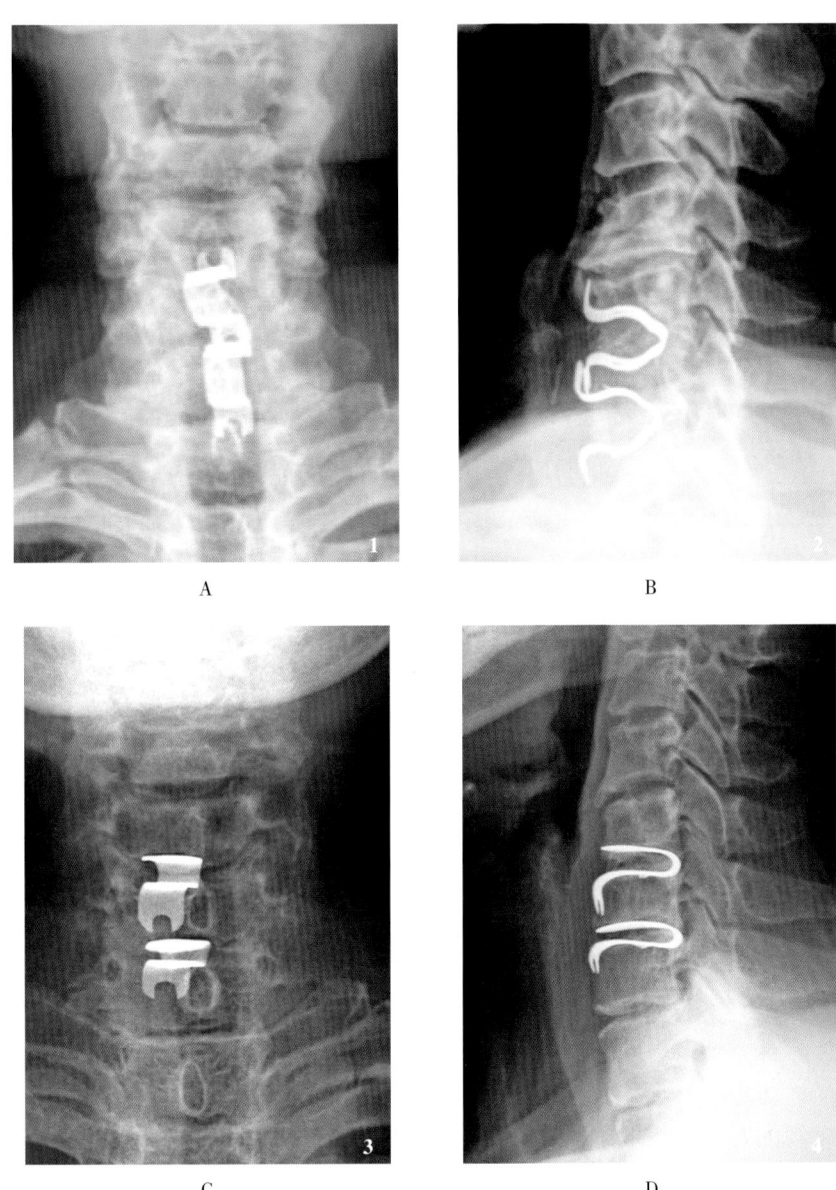

图1-1-1-3-1 我国首创颈椎非融合技术（A~D）
A.B.颈椎椎体间人工关节28年后正侧位X线片；C.D.颈椎人工椎间盘25年后正侧位X线片；两者仍保留微动功能

国第三届颈椎病研讨会"，重新修订了有关颈椎病的诊断标准、手术适应证及各种手术的疗效对比，并制定了脊髓功能判定标准的评分法（图1-1-1-3-2、3）。

近20年来，随着界面技术与内固定技术的广泛应用，Cage，人工椎体，锁定钢板，钛网-椎弓根钉，人工椎间关节，椎间盘及椎节撑开压缩固定复位器等亦用于颈椎，并扩展到胸段、腰段及腰骶段，从此改变了许多传统的术式及其疗效。世界首例用于颈椎的Cage是在1995年4月由赵定麟完成，疗效满意。

由于脊髓造影属于损伤性检查措施，近年来已不受大家欢迎，而MR、MRA、MRS及CT、CTM技术的广泛应用，使椎间盘突出症的诊断易于掌握，并已明确其不同于腰椎管狭窄症。对腰椎间盘突出症早年偏重手法治疗，随着意外病例的增多，其适应证已明显受限。但卧床牵引疗法得到确认，随着外科手术疗法的广泛开展，各种新的术式已日新月异地得到推广，并能使患者早日康复，包括国外引进的椎弓根螺钉+Cage技术及国

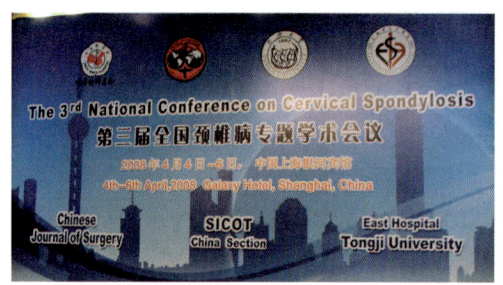

图1-1-1-3-2　第三届全国颈椎病专题学术会议场

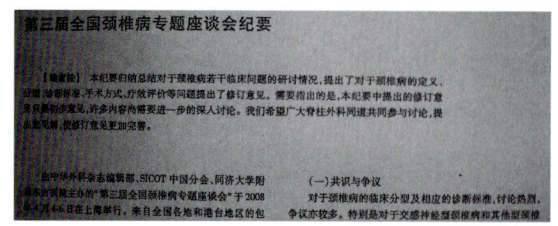

图1-1-1-3-3　第三届全国颈椎病专题学术会议纪要（发表于中华外科杂志2008年12月）

人赵杰提出的单枚斜位界面固定器等。

由于吴之康教授领导的全国脊柱外科学组积极开展工作，使国内脊柱外科蓬勃发展，诊治技术上已从20多年前的引进达到今天与国际接轨，甚至处于领先水平（包括颈椎外科等）。

4. 特发性脊柱侧凸等方面　对特发性脊柱侧凸的治疗亦是近20余年发展最快的脊柱外科专业之一，其中20世纪70年代北京协和医院吴之康的引进、开展、发展及推广起到决定性作用。其后，叶启彬、邱贵兴及郑祖根等人均做了大量工作，以至Lugue、Harrington、Dick技术等已从大城市普及到县级医院。

此外，采用广泛软组织松解术治疗颈肩腰腿痛综合征的术式曾风靡一时，甚至有取代椎管内手术之势。但通过对大量临床病例的反复论证及对手术病例的观察，已明确此种术式仅仅适用于病变范围局限、非椎管性病变所引起的纤维质炎及末梢神经卡压征患者（非手术疗法久治不愈者）。

5. 骨肿瘤　我国在恶性骨肿瘤的治疗方面已从单纯的截肢发展到综合治疗。宋献文、郭狄平等学者做了大量工作。随着MR、CT、DSA及栓塞技术的出现与推广，既往认为属于绝症的转移性肿瘤目前均可通过采取切除、段切、微波热疗技术等获得有效的治疗，不仅可提高患者的生活质量，且可明显地延长患者的存活时间。此外，综合疗法得到发展，如北京协和医院用化学药物区域灌注并截肢治疗骨肉瘤，使患者的远期生存率显著提高。北京、上海及西安等诸大城市均开展了血管栓塞后全骶骨或大部骶骨切除并植骨，全椎体切除并人工椎体置换、全或半关节切除并同种异体关节移植或人工关节置换等，挽救了不少患者的生命和肢体。冷冻切除和激光治疗骨肿瘤也已得到应用。对于上肢低度恶性肿瘤，上海第六人民医院采用瘤段切除并远端肢体再植，可保留部分功能。

6. 人工关节、关节外科和关节镜技术的开展　早在1957年，塑料人工股骨头就已开始应用于临床，以后，人工关节的应用逐步扩大到髋、肩、肘、膝、腕和指等关节。随着医用材料学的高速发展，新型钛制人工关节逐渐取代既往的各种产品，并且操作已标准化与制式化，从而明显地提高了疗效，亦延长了假体的寿命，12年以上的体内存留已不再成为难题，在此前提下，关节外科得到迅速而全面的发展。当前，人工关节已由仿制及从国外拿来凑合着使用，到进入自行设计的时代。卢世璧、戴尅戎等均进行了研制，并有所创新。

此外，关节镜技术已推广到市、县级医院，不仅有利于诊断，更可避免80%以上病例的关节切开手术，尤其是对于深在的半月板损伤、关节内游离体、软骨面破坏及增生物等，较之切开手术可能更加方便，且损伤较轻。

（二）创伤方面

1. 创伤抢救　建国以来，已在若干城市和大型厂矿企业，以及高速公路等事故易发地，建立了创伤急救组织，初步形成了（地区性）急救网，并将进入互联网。最早是在1956年,上海市中心成立了上海急诊外科医院与相互联网的救护大队。2年后,北京成立积水潭医院,使严重创伤得以集中监护和救治,死亡率明显下降。近年来,院前的救治体系及相关的医疗网在大城市均已逐渐完善,因创伤引起的全身病理生理反应和代谢异常的研究工作亦受到重视。在临床上,对脂肪栓塞、挤压综合征、筋膜间隔区综合征和创伤后急性呼吸窘迫综合征的诊断要领、治疗原则和处理特点以及创伤后内分泌反应的研究等均达到了与国际水平相接近的高度。此外,广泛开展了血液气体分析在创伤骨科中的应用,创伤所致急性肾功能衰竭的抢救成活率也有了明显的提高。对出血性休克的抢救,以电解质溶液为主快速补充血容量和经颈部静脉插管输血输液的经验,均已在全国范围普及。

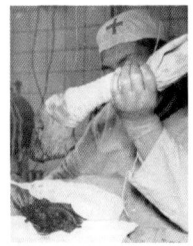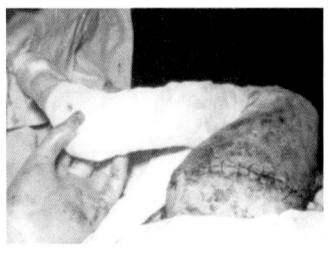

图1-1-1-3-4 实验中(A、B)
A.离断肢体动物实验进行中,狗后肢已离断;B.再植术后

2. 断肢再植与断指再植方面　20世纪50年代,屠开元提出实验性离断肢体再植课题,由屠开元、赵定麟、倪国坛等成功地完成了犬的实验性完全离断肢体再植术,论文以首篇刊于1962年《中华外科杂志》(图1-1-1-3-4、5)。1963年上海市第六人民医院陈中伟、钱允庆在国际上首次报道前臂离断再植成功。1966年北京积水潭医院王澍寰完成首例断指再植术。1966年上海华山医院杨东岳首创第二足趾移植再造拇指、手指。1985年上海市第六人民医院于仲嘉设计完成全手缺失手指再造术。1986年西安西京医院葛竞成功开展世界首例十指离断再植。1990年郑州解放军一五三医院裴国献成功完成四肢同时离断再植。1999年广州南方医院裴国献等成功开展亚洲首二例异体肢体移植。上述这些成就均是我国创伤骨科领域的标志性成果。同时,这些成就也推动了显微外科的全面发展。今天,全国各地都相继接活完全离断的手指。断指再植成活率达到90%以上,甚至达到100%。

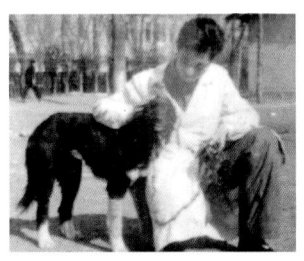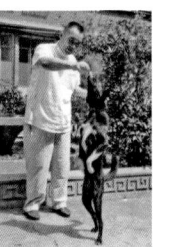

图1-1-1-3-5 实验成功(A、B)
A.B.再植术后精心护理半年后,下肢已能负重站立
(右为屠开元,左为赵定麟)

3. 手外科与显微外科的创建　早在1956年,上海急症外科医院创建了由何清濂负责的手外科病房,治疗以创伤为主,包括伤情严重的套式剥脱伤等。两年后,上海华山医院(杨东岳,顾玉东)、北京积水潭医院(王树寰)及天津人民医院(孔令震)等先后成立手外科病房,此后手外科病房即在全国各地相继建立,使手外科技术很快普及,技术水平不断提高。

我国的手外科与显微外科是同步发展起来的。1963年,北京积水潭医院、上海瑞金医院在显微镜下行兔耳血管吻合和断耳再植的实验并获得成功后,直接提高了断指再植术的成功率。上海华山医院(杨东岳)1966年选用第2足趾游离移植拇指成功再造,1973年又做了我国第一例游离皮瓣移植。上海第六人民医院(陈中伟)1975年成功地施行了胸大肌游离移植,1977年将腓骨游离移植技术应用于治疗先天性胫骨假关节。1978年(于仲嘉)用足趾游离移植重建手的一部分功能。北京积水潭医院(沈祖尧)1978年施行大网膜轴型皮瓣游离移植成功。1979年,沈阳军区总医院（杨果凡）应用桡动脉皮瓣,被誉为"中国皮瓣"。这些都是在国际上未见先例和报道的情况下创造和发明的,标志着我国显微外科达到了国际先进水平。广州中山医学院（朱家恺）较早开展神经束间吻合和移植,并用显微淋巴管吻合技术治疗肢体淋巴水肿。解放军总医院（朱盛修）等部队医院在开展皮瓣、肌肉游离移植和神经缺损修复、灼性神经痛束间松解等方面,也取得了良好的成绩。在上述单位带动下,近年来我国显微外科技术的发展较为迅速,应用日益普遍。手术显微镜、手术器械和缝合材料,目前我国也能自制并部分自给。

4. 对臂丛损伤的深化研究　上海华山医院顾玉东于1970年首创膈神经移位至肌皮神经治疗臂丛根性撕脱伤,1986年首创健侧颈7神经根移位术,使我国臂丛损伤的治疗居于世界领先水平。既往视为毫无希望的臂丛损伤取得进展,尤其对全臂丛根性撕脱伤,创造性地开展了多组神经移位术（膈神经、副神经、肋间神经、颈丛运动支、健侧颈7神经根）,其疗效优于国外水平。

5. 四肢创伤骨科　四肢骨折在建国初期多采取非手术疗法。1966年天津医院编著的《中西医结合治疗骨折》,使小夹板疗法在全国推广应用。20世纪80年代,AO技术进入我国之前,成立了全国性的骨折内固定研究会。此后,开放复位及内固定技术在国内广泛开展;近10年来,世界各大公司的产品几乎都已进入国内,遍及我国各个角落。但由于金属所产生的应力遮挡等问题已使大家对其有重新认识,现已开始强调保护骨折局部血运以生物学为主的观点,并出现了一些据此而设计的手术器材和方法,以保证骨折愈合有一个好的生理条件。肢体外固定架及肢体延长技术在我国也有很大发展,包括李起鸿的延长与压缩和延长伴用的相关理论等已引起大家的注意。

（三）骨科基础理论研究

我国学者在骨创伤修复材料、骨折愈合机制及促进骨折愈合研究、骨创伤生物力学研究、严重骨科创伤与多发伤病理生理变化及相应的救治方法研究、骨科组织工程研究等方面,进行了广泛、深入的研究,极大地推动了我国创伤骨科的发展。

新中国的前二三十年,基础研究是我国骨科工作的薄弱环节;但近20年来,基础研究已引起重视,尤其是在恢复研究生制度后,使研究生课题结合临床做了一系列工作,并已取得了长足的进展,其中某些课题的水平已进入国际先进行列。

原来的电子显微镜研究已成为常规检查方法,目前使用分子病理学进行更深入的检查,原来病因不明的病损,现在已了解到细胞DNA活动的异常,对病因有了进一步的认识,从而能制定治疗措施。原来认为无法治疗的骨病,现已能获得一定的治疗。例如骨关节炎,原被认为是老年人一生使用过多必然出现的关节病变,没有,也不可能有药物治疗方案。如今,通过分子病理学的研究,认识到RNA、聚合体、mRNA和Ⅱ型胶原mRNA在骨关节炎时,有2~8倍的升高,基因不协调成为早期骨关节炎的必然表现,这为探索和寻找疗法提供了条件。又如,血源性转移是很难治疗的,但目前认识到nafazatrom可抑制血栓活动,成为治疗肿瘤转移的方法,过去一直认为类风关无药物治疗方法,而目前根据分子病理学的研究,认识到此病主要是细胞素和其抑制体之间的不平衡所致,如此可用嵌合性（chimeric）单克隆抗体、高浓度的金诺芬（autonofen）,抑制IL-1的产生,来治疗类风关。上述例子说明,过去认为不能治疗的,现在通过分子学的深入探索,可以有机会予以治疗。

在骨科解剖学方面,上海、北京、沈阳、南京、重庆等地区进行了颈椎和股骨上端的测量,腰椎血循环的观察,腓骨、肋骨、足背、肌肉的血管和神经的显微解剖观察等,提供了我国国人的有关解剖资料。尤其是广州第一军医大学钟世镇结合骨科临床开展了系列性研究,并为手术方案设计及疑难病例的手术入路提供了解剖学依据。功能解剖和生物力学的研究在我国亦已广泛开展,目前已对脊柱骨折的过伸功能锻炼疗法,股骨颈骨折的治疗,骨折整复固定器的作用,各种内固定物的力学强度、生物性能,以及人工关节的磨损等进行了探讨。前臂骨折固定过去用分骨垫,近年研究证明,仅靠掌、背两侧小夹板加于软组织的压力就可达到分骨的目的。此外,膝关节韧带对膝旋转活动的影响、腰椎椎弓崩裂的发病因素等,也通过解剖标本进行了实验观察。在骨愈合方面,包括骨折的第三种愈合方式(徐莘香),各医学院、研究所及中心都做了不少工作,应用了组织学、组织化学、四环素或放射性核素标记、X线衍射及基因工程等方法,并取得一定进展。

(四)康复医学的兴起

康复医学在近年来有很大进展。首先是美国Howard A.Rusk 于第二次世界大战期间创立康复学,并将其列入骨科领域内,成为骨科治疗中不可缺少的功能恢复措施。因此,Rusk 被称为"现代康复医学之父"。如今,康复科不再是骨科内的一个附属科室,而成为与骨科并驾齐驱的独立科室,这将是本世纪后期的一个重大变化。在今天,提出加强康复治疗,改变将康复视为"善后处理"的传统认识,已成为指导整个处理方案的一个重要环节。在医院内,已将康复放在与医、教、研、护同等的地位进行组合,亦可成立康复医学中心。除北京康复中心(医院)外,上海(中山医院)、广州及各大城市的康复专业如雨后春笋般正在发展中。

(五)骨科影像学进展

传统的 X 线诊断技术仍然是当前骨科的主要诊断手段,由于科学技术的进步,高清晰度、快速的 X 线平片使骨折患者获得及早诊断和及时处理,从而构成骨关节损伤获取最佳疗效的前提之一。计算机体层摄影(computer tomography, CT)、磁共振(magnetic resonance, MR)及数字减影血管造影术(digital sub-tract angiography, DSA)的相继出现,以及在此基础上发展起来的CTM(含脊髓造影的计算机体层摄影)、MRA(椎动脉磁共振技术)及 MRS(脊髓磁共振技术)等,大大降低了许多复杂骨科疾患的诊断与鉴别诊断的难度,尤其是对关节、脊柱及与胸腹腔相关联的伤患。一幅清晰、鲜活的解剖图谱.不仅可使临床医师一目了然,且对于稍具科普知识的患者亦一讲就明,从而也为今后的治疗,包括手术疗法的选择,以及对患者及其家属的解释工作提供了科学依据和令人信服的图像。当然治疗前后,尤其是手术前后的对比亦可依此作为客观标准和恢复级别的判定。

第四节　骨科发展前景展望

一、概述

中国骨科总体技术水平与国际先进水平相比，许多先进技术已与国际同步进行。但应客观地承认，目前我国骨科领域从整体上看仍存在一定的差距：①我国医生的教育、知识结构不尽合理，一定程度上影响到专业的拓展；②创伤骨科技术在全国不同地区发展还很不平衡，由于技术的欠缺，昂贵的内固定器械并没有收到等价的优良效果；③国内缺乏医、工结合的综合知识专业人才，缺乏具有自主知识产权并具有国际竞争能力的专科器械产品。

二、创伤骨科

展望创伤骨科的将来，在以下几方面可能有重大突破。

首先，医学的任务将从防病治病为主逐步在防治的同时转向以增强健康和提高生命质量为主，骨科亦然。骨科医师未来的服务对象不仅是患者，而且包括相当数量的正常人。因此，从询医问诊到生活指导和心理咨询所涉及的面更广。此时，医生开取药的处方，做外科干预，还要开生活处方以及做因功能及美观所需要的矫形和健美手术。

其次，目前骨科已发展为"社区骨科"（community orthopedics），也就是说，有骨科疾病的患者不一定进医院看急诊，到社区骨科就能很快地获得早期处理，不要等待，以免延误早期边诊边治的机会。当然，社区骨科刚开始试用，仅见于加拿大的多伦多、温哥华等几个大城市，以缓解长时间的排队和等候。社区骨科是一个具有多专业的集体，包括护士、理疗师、职业治疗师、骨科医师、药剂师、家庭治疗师，如此可使患者获得时间紧凑而及时的治疗，减少因治疗拖延而导致的病情加重。一般，小腿的石膏敷缠需半小时，若使用定制形态测量仪（custom contour measuring instrument，CCMI），可测量膝的宽度、小腿的大小，而不需使用石膏，只需20分钟就能完成。E-石膏固定是最新的方法，通过电脑，可正确算出所需的矫正力来矫正畸形，只需10分钟就能完成。这种新方法刚刚开始采用，但可以看出目前的治疗倾向是站在患者的角度，尽早地用较简单而快速的方法，使疾病尽早尽快地获得治疗，使骨与软组织在早期获得痊愈，功能尽早恢复。

三、其他方面

避免及减轻手术所引起的创伤与精神压力。当然，一方面发展手术技术，提倡针对性强、小范围，尽量减少手术创伤的有限外科技术。但病损定位必须精确，这是取得良好手术效果的重要前提之一。目前，关节镜及胸、腹腔镜技术不仅用于诊断，更重要的是用以进行手术，使病损组织可及时移除或修整。这既能校正与补充术前的诊断，又可使患者得到及时治疗和良好的康复。

发展骨内科的队伍及提高植入物质量。手术固然很重要，但手术创伤总归是一个问题，能不做尽量避免。因此，骨内科将扩大。此外，新型植入物的更新换代，以及具有降解功能的内固定器材都将继续快速发展。这也可能是21世纪的一项重要进展，人们将拭目以待。

众所周知,学术交流活动是科学技术发展进程中的一个重要环节。学术交流要遵循普及和提高相结合的方针,既包括新理论、新方法的探讨研究,也包括新技术、新经验的推广普及。在这方面,办好学会和学术杂志是主要任务。除了全国性的骨科学术会议外,还可以更多组织地区性的学术会议和专题研究小组,开展经常性的学术和研究活动。

开展国际的学术交流是一个重要方面。通过派出去、请进来的各种方式,深入了解国外骨科学术动态,交流经验,寻找差距,引进先进技术,以更快地提高我国及每个单位和个人的学术水平。

近年来,我国骨科队伍已由既往的青黄不接、后继乏人,逐渐演变到今天后继有人的可喜局面。但骨科为临床学科是以临床实践为主的,因此更应注重"动手能力"的培养,切忌"高分低能"。为此,当前很需要建立一套培养骨科医师的制度和方法,通过在职学习、专业训练、国内进修、出国留学和多学科综合培训等各种途径,全面培养,重点突出,树立出名医、名家的竞争意识,全面地与国际接轨。

医学工作的范围已从"出生到死亡"扩展为"生前到死后",骨科亦然。既往认为"人从生下来到死亡离不开医生"。如今,对还没生下来的胎儿,就可以对某种疾病做出诊断,并可采取外科治疗,从而矫正各种畸形及修复缺损,手术完毕后再把胎儿送还子宫,并使其继续发育,直至待胎儿成熟后娩出子宫。这不仅可使畸形或缺损得以矫正,而且连瘢痕都没有或轻微。这就是所谓的胎儿外科。相信不久的将来,在妇产科和儿科之间即将出现一个交叉学科——胎儿医学,其中当然包括矫形外科。

生物信息学将改变医学工作方式,厚厚的病历将被一张小卡片所代替,最多两三张就足以记载人一生的病情和诊治经过,甚至包括全部的影像资料。未来的病历,不仅是医院的病情档案,而且是人一生的健康和疾病的记载,加之人类基因组工程的成果,也许再过十年,了解个人的基因图谱都会成为可能。医生可根据这张图谱正确做出某疾病的基因诊断和预测某些疾病的可能性,进而实施基因治疗和生活指导。当患者来看病时,医生可以问他是否带着他自己的基因图谱档案;患者也可以问医生是否具有解读某种级别的个人基因图谱的资格许可证。但必须明确无论科学怎样发达,诊治手段如何先进,电子医疗及远程会诊都不能代替最基本的医生与患者的直接接触,各种先进的医疗手段都很重要,但更为重要的还是医生的基本功,当然包括计算机的使用能力。

关节外科方面,未来十年人工髋关节将向着求稳定、零危害、微创化、机械化、个体化、多样化发展,从而使人工髋关节置换技术更加规范、安全和高成功率。脊柱外科方面,随着计算机技术的飞速发展,预期人工智能技术有望应用于模拟脊柱侧凸的矫形,这样可以进行模拟手术治疗,从中选取最佳的治疗方案以减少并发症的发生。与颈椎病、腰椎间盘突出症以及骨关节炎等疾病相比,脊柱侧凸的发病率相对较低。单一医院治疗的患者的绝对数较少。影响医师经验的积累以及对疾病的研究。而另一方面,脊柱侧凸的危害却非常严重。因此,有必要建立完善的筛查体系,对筛查出的患者进行登记,建立全国或全球的登记网络,随时登记患者的治疗情况。只有这样,才能尽早攻克脊柱侧凸这一难题。

(张继东)

参 考 文 献

1. 陈志伟，梁国穗. 香港地区骨科发展历程，中华创伤骨科杂志 2005年7卷1期
2. 顾玉东. 中国手外科发展历程，中华创伤骨科杂志 2005年7卷1期
3. 侯春林. 中国显微外科发展历程，中华创伤骨科杂志 2005年7卷1期
4. 黄洁玲. 广东骨科类核心期刊文献量统计分析，医学信息 2009年22卷9期
5. 颉强，杨柳，裴国献. 现代骨科的学科技术发展特点及军事学特征，西北医学教育 2008年16卷6期
6. 金鸿宾. 自主创新推动我国骨科学发展[J].中国骨伤. 2006, 7 19（7）: 385
7. 李起鸿，王序全. 我国现代创伤骨科的发展与展望，实用医院临床杂志 2006年3卷4期
8. 卢世璧. 再生医学在骨科临床应用研究现状及问题，中国矫形外科杂志 2006年14卷3期
9. 潘少川，王晓东. 我国小儿骨科发展历程，中华创伤骨科杂志 2005年7卷1期
10. 裴国献，朱立军，顾立强. 中国创伤骨科发展历程[J].中华创伤杂志.2005, 17（1）: 6-8
11. 邱贵兴. 以人为本发展骨科，中华外科杂志 2009年47卷1期
12. 邱贵兴. 中国脊柱外科发展历程，中华创伤骨科杂志 2005年7卷1期
13. 曲绵域. 中国运动创伤学发展历程，中华创伤骨科杂志 2005年7卷1期
14. 田伟，赵丹慧. 应发挥分子骨科对骨科发展的引领作用，中华医学杂志 2008年88卷37期
15. 韦以宗. 中国骨科技术史[M].上海：上海科学技术文献出版社, 1993.
16. 郑诚功. 台湾地区骨科发展历程，中华创伤骨科杂志 2005年7卷1期
17. Donati D, Zolezzi C, Tomba P, et al. Bone grafting: historical and conceptual review, starting with an old manuscript by Vittorio Putti. Acta Orthop. 2007 Feb; 78（1）: 19-25.
18. Jackson RW. A history of arthroscopy. Arthroscopy. 2010 Jan; 26（1）: 91-103.
19. Javad Parvizi, Khalid Azzam, Richard H. et al. Deep Venous Thrombosis Prophylaxis for Total Joint Arthroplasty: American Academy of Orthopaedic Surgeons Guidelines[J]. The Journal of Arthroplasty, 2008, 23（7）: 2-5
20. L.M. Regan, T. Nissanthan, M.B. Davies. The arthropathy of haemochromatosis and the role of the orthopaedic surgeon[J]. Current Orthopaedics. 2007, 21（5）: 380-385
21. Pape HC, Webb LX. History of open wound and fracture treatment. J Orthop Trauma. 2008 Nov-Dec; 22（10 Suppl）: S133-4.
22. Schwend RM. The pediatric orthopaedics workforce demands, needs, and resources. J Pediatr Orthop. 2009 Oct-Nov; 29（7）: 653-60.

第二章 骨科手术室要求

第一节 一般手术室的布局

一、手术室布局的基本概况

(一)概述

手术室的布局设计首先强调对细菌的控制,以求最大限度地减少感染风险,同时体现患者安全及时医护人员防护、防治两次污染等各项安全措施;还要满足医学进步和降低医疗成本等需求。具有先进功能的手术室是现代化医院的重要标志之一。

合理的手术室是根据国外手术室的成功范例及《医院洁净手术部建筑技术规范GB50333-2002》的要求,新建手术区必须严格按照三区二通道的原则布局(即手术区,辅助区,其他用房区,洁净走道和准洁净走道),术前术后人员及无菌物品从清洁走道通过,术后污物从污物通道通过,这样清污分离可使手术后的污物及时得到处理,从根本上减少了交叉污染的可能性,同时也使平面布局更趋合理,达到将建筑平面与净化空调系统有机地结合在一起,使它既满足净化技术要求又符合医院建筑设计和管理的要求。

手术室应设在安静、清洁、便于和相关科室联络的位置。以低平建筑为主的医院,应选择在侧翼;以高层建筑为主体的医院,宜选择主楼的中间层。手术室和其他科室、部门的位置配置原则是靠近手术科室的单位应包括血库、影像诊断科、病理诊断科、实验诊断科等,便于工作上的联系。手术室应远离锅炉房、修理室、污水污物处理站等,以避免污染,减少噪声。手术间应尽量避免阳光直接照射,以朝北为易,也可采用有色玻璃遮挡,以利于人工照明。手术室的朝向应避开风口以求减少室内尘埃密度和空气污染。通常是集中布置,构成一个相对独立的医疗区,包括手术部分和供应部分。

(二)手术室的组成

一个完整的手术室包括以下几部分:

1. **卫生通过用房** 包括换鞋处、更衣室、淋浴间、风淋室等;

2. **手术用房** 包括普通手术间、无菌手术间、层流净化手术间等;

3. **手术辅助用房** 包括洗手间、麻醉间、复苏间、清创间、石膏间等;

4. **消毒供应用房** 包括消毒间、供应间、器械间、敷料间等;

5. **实验诊断用房** 包括X线、内窥镜、病理、超声等检查室;

6. **教学用房** 包括手术观察台、闭路电视示教室等;

7. **办公用房** 包括医护办公室、麻醉科办公室及医护值班室等。

（三）限制区的划分与布局

1. 区域划分 手术室应严格划分为限制区（无菌手术间）、半限制区（污染手术间）和非限制区。三区分隔开的设计有两种方式，一是将限制区与半限制区分设在不同楼层的两个相对独立的部分。这种设计可彻底进行卫生学隔离，但需两套设施，增加工作人员，管理不便。二是在同一楼层的不同段设限制区和非限制区，中间由半限制区过渡，设备共用，这种设计管理较为方便、实用和经济。

限制区包括无菌手术间、洗手间、无菌室、贮药室等。半限制区包括急诊手术间或污染手术间、器械敷料准备室、麻醉准备室、消毒室。非限制区设更衣室、石膏室、标本间、污物处理间、麻醉复苏室和护士办公室、医护人员休息室、餐厅、手术患者家属休息室等。值班室和护士办公室，应设在入口近处。

2. 手术室出入路线布局 出入路线的布局设计需符合功能流程与洁污分区要求，应设三条出入路线，一为工作人员出入路线，二为患者出入路线，三为器械敷料等循环供应路线，尽量做到隔离，避免交叉感染。

（四）骨科辅助室

由于骨科手术对患者的体位有许多特殊要求，因此相应的设施，包括牵引下进行手术的铁马、牵引床等。用于透视的骨科手术床和可以拆卸组装的配件，这就需要有一个比较大的辅助用房来分类整理储存，而且应临近手术室。骨科手术室常规备用的透视机、移动式射线防护装置等均占据相应地方，所以骨科手术室的面积要比一般手术室大些。同时整个手术室墙壁、天花板、地板和门窗建议做好放射线屏蔽措施。

二、手术室内部布局

随着骨科手术学的发展，骨科手术室的布局更趋合理，设备日益先进。

骨科手术室除了一般通用手术室必备的设施配备，如手术台、无影灯、麻醉机、监护仪器台、高频电刀、温度湿度计、计时时钟、操作台、升降圆凳等外，还需要针对骨科手术特点，配备满足手术需要的设施。

1. 多功能无影灯 外形简洁、光线集中好的无影灯，应该配有可以反复消毒的专用调节手柄，方便台上医生根据手术视野暴露，随时调节灯光聚焦点。随着医疗技术水平的提高和教学的需要，对手术过程的纪录和资料保存的要求也越来越高，高分辨率，安置在无影灯中的中置式摄像系统，由于其具有高清晰度的图像、最佳的拍摄角度、可以及时放送和记录备案、减少手术室参观人数、加强手术管理等特点，已经成为无影灯的一个必备设备。

2. 强大安全的电源系统 一个强大的电源支持设备，不仅要满足室内光源、麻醉、监护、高频电刀等一般常规手术电源支持外，要考虑到骨科手术需要移动式放射透视设备、手术电钻（锯）动力辅助工具系统、计算机辅助内植入物导航设备、数字式图像打印传输设备、各种内镜等，配备足够大容量的电源支持。同时为防止各种电器设备使用中相互间产生的各种电磁干扰，对骨科手术室电源系统的排线、插座、电源保护有特别需要，最好由两路电源供应系统，选用带有电流限制保护、电磁屏蔽的插座等先进电源电器设备。

3. 数字工作站 传统的读片灯已经被数字式图像处理工作站（PACS）替代，它不仅可以随时调阅已储存的患者所有 X 线、CT、MR、B 超图像等图像资料，还可以通过放大、缩小、下载等功能，更直观地帮助手术室医生读片。

4. 背景音乐和通讯系统 背景音乐系统可以

缓解患者紧张情绪,消除患者的恐惧感和医护员工的工作疲惫感,创造一个轻松的手术环境。在现代手术室,高保真背景音乐系统和传统的呼叫系统、闭路电视实时监控系统一起,构成手术室通讯联络系统。

5. **旋转式塔吊**　旋转式塔吊可以集中各种电源插座、各种气体输出接口、负压吸引、监视仪、数字式工作站等各种设备,保持手术室地面整洁,减少术者踩压各种线束和管道发生,确保手术仪器正常使用,保证手术安全进行。同时便于手术室地面清洁,方便术者站位,减少手术感染机会。

6. **自动物流传输系统**　物品自动传输系统可以将消毒好的各种器械包通过专用输送管道(电动或压缩空气)直接送到手术室,它具有减轻手术工作人员工作强度、减少人为差错、减少手术包多人接触或人为破损几率等优点。特别是带有空气过滤、物理消毒的消毒物品自动传输系统,能减少手术感染率。

7. **污物收集分类系统**　污物分类系统是现代手术的基本标志之一。术中、术后所有的用品如手术巾单、敷料、手术器械、手术标本、输液皮条或各种进入体内的管道、注射器针头等。分类分装后,按照不同要求,分别浸泡预处理、清洗消毒、分装外送、消毒毁形等处理。它既是现代医院绿色环保的需要,更是彻底防止二次污染、有效降低院内感染及保护医护员工安全的保证。

第二节　净化手术室的基本设施

一、基本要求

净化设计的目的是通过净化设计有效地阻止室外污染物侵入室内,降低术后感染率,同时迅速有效地排除室内的污染空气,防止病菌的扩散。根据设计目的,在医院手术室设计中注意以下几点。

1. 用空气过滤的方法有效去除送入空气的细菌和尘埃。

2. 依靠气流组织有效地稀释和排除医护人员的发尘(菌),使室内,尤其是关键部位达到高度无菌程度。

3. 控制好手术区域内的压力梯度,保证不同区域间的合理气流流向和压力分布,防止外界污染物的侵入。

4. 保持合适的温湿度,降低人体发菌量及室内细菌繁殖。

5. 有效排出废气和有害气体,保证室内空气新鲜和空气品质。

二、全空气系统

在欧美等先进发达国家,其手术室均采用全空气系统。20世纪60年代初采用ASHRAE(American Society of Heating, Refrigerating and Air-Conditioning Engineers, Inc. 美国采暖、制冷与空调工程师学会)指南规定,采用全新风系统。每个手术单元换气次数8~12次。室温25.6℃,相对湿度55%。室内排风汇集到排风总管,利用全热交换器热回收后再排出室外。随着技术的发展,到70年代室内空气允许循环使用,换气次数增加到25次,新风至少为5次,一般都将回风取到最大值。我国于1988年10月颁布行业标准JGJ49-88"综合医院建筑设计规范",军队于1995年颁布"军队医院洁净手术部建筑技术规范"。根据这两个规范和"医院洁净手术部建筑技术规范"GB50333-2002",参考国外的有关资料并加以改进,设计符合国情的净化系统。在该系统中,用独立的新风机组,供应每个手术室的新风,由于我国绝大部分地区空气的含尘浓度较高,设置独立新风机组能经常方便地清洗初效过滤器及更换新风机出口端的中效过滤器,从而避免因手术单元中的高效或亚高效过滤器需经常更换而造成较大的经济损失。在手术单元中,顶棚布置高效过滤器,在两侧距地面不超过500mm处布置回风口,这样能合理地组织室内的气流,防止室内细菌粒子的积聚,并通过合理的气流组织迅速加以排出,保证室内的洁净度。而上送侧回的方式使手术台设置在手术室的中央区域,医生及有关人员在手术台的两侧,气流由上部风口送出,经手术台后再从两侧回,这样能最大限度地保证手术台的高度无菌程度。

三、温湿度要求

按照"医院洁净手术部建筑技术规范"GB50333-2002"的要求,手术室的温湿度必须控制在一定的范围内,因此设计中设定手术室温度在摄氏22~25℃;相对湿度35%~60%,根据房间大小不同,配置相应的空调机和加湿器。

四、气流的合理流向

按照三区二通道的原则布局,手术部的压力由大到小排列为特殊洁净手术室、一般洁净手术室、洁净走廊、垂直通道及污物廊。洁净走廊的净化级别比一般洁净手术室低或相等,故两者间存在压差。污物廊是整个手术部中级别最低的所以手术室对污物廊的压差大于5Pa。这样就能保证不同区域间的气流的合理流向和防止外界污染的侵入。

五、净度要求

对于手术室来讲,为了维持本身房间的洁净度,免受邻室的污染,须保持相对于邻室较高的空气压力,即相对于邻室维持一个正的静压差。而静压差的存在起到了在门、窗关闭的情况下,防止室外空气由缝隙进入洁净室。另外当门开启时,应有足够的气流向外流动,把人瞬时带进的污染空气降低到最低程度。根据"空气洁净技术措施"中的规定,要防止缝隙渗透,一般两相邻房间应保持5Pa的压差,而对室外应保持15Pa的压差。对100级手术室,按《洁净室施工验收规范》规定,其正压必须满足开门时,距门0.6m处洁净度不低的要求,即保证在开门瞬间开启时人所带进的气体不深入门口0.6m以外的地方。空气调节设计手册中规定,一般洁净室的工作区在离地0.8~1.5m处,垂直层流手术室流速为0.25~0.3m/s,"医院洁净手术部建筑技术规范GB50333-2002"中手术室门高为2.0m左右,则 $V_o/V=(2.0~0.8)/0.6$,$V=0.15m/s$,即当外界流速不大于0.15m/s时是不会影响室内层流的,根据"空气洁净技术原理"中提出的人在进门时带进气流速度为0.2m/s,所以从洁净室压出气流速度为 $V_1=0.2-V=0.2-0.15=0.05$(m/s)。假设手术室门宽1.5m,则门的面积为 $A=2.0m×1.5m=3.0m^2$ 所以风量 $Q=A×V=3.0m^2×0.05m=0.15m^3/s$ 即 $540m^3/h$。因此当手术室内的正压风量大于 $540m^3/h$ 就能满足层流的要求。

六、其他方面

在系统正常运行时,可在系统中设置排风系统排除多余气体,使手术室的正压值始终在一合理的数值上。

另外还应注意设置一间或几间能把手术室室内正压变成负压的洁净手术室,以防止传染病患者把病菌通过空调系统传染给他人。

第三节 战现场手术室

一、战现场手术室的基本要求

战现场手术室是指战时或平时集群性灾难发生情况下处置伤员的手术场所；其由专用帐篷、集装箱、简易棚房等搭建而成。首先要注意选址，拥有一块好的手术营地将会使手术室的功能发挥到最大。战现场手术室营地的选择要注意以下几点（图1-1-2-3-1）：

1. 路边　选择良好道路附近，便于前线伤员及时输送、处理后的伤员及时转运。有条件的话，在战现场手术室附近可以开辟简易机场，供直升机、运输机起降。

2. 近水　要选择离水源近的地方，这样既能保证生活饮用的用水，又能提供医疗用水。在河边或海边安置战时手术室时，注意河流和海洋潮汐变化，防止潮水淹没。在河滩附近要注意上游因降雨或水库放水等原因，会导致水位突然上升，冲垮手术营地。在深山密林中，近靠水源会遇到野生动物，要格外小心注意。

3. 背风　最好是在小山丘的背风处，林间或林边空地、山洞、山脊的侧面和岩石下面等。

4. 避险　手术室营地上方不要有滚石、滚木，不要在泥石流多发地建营，雷雨天不要在山顶或空旷地上安营，以免遭到雷击。

5. 防兽　建手术营地时要仔细观察营地周围是否有野兽的足迹、粪便和巢穴，不要建在多蛇多鼠地带，以防伤人或损坏装备设施。要有驱蚊、虫、蝎药品和防护措施。在营地周围遍撒些草木

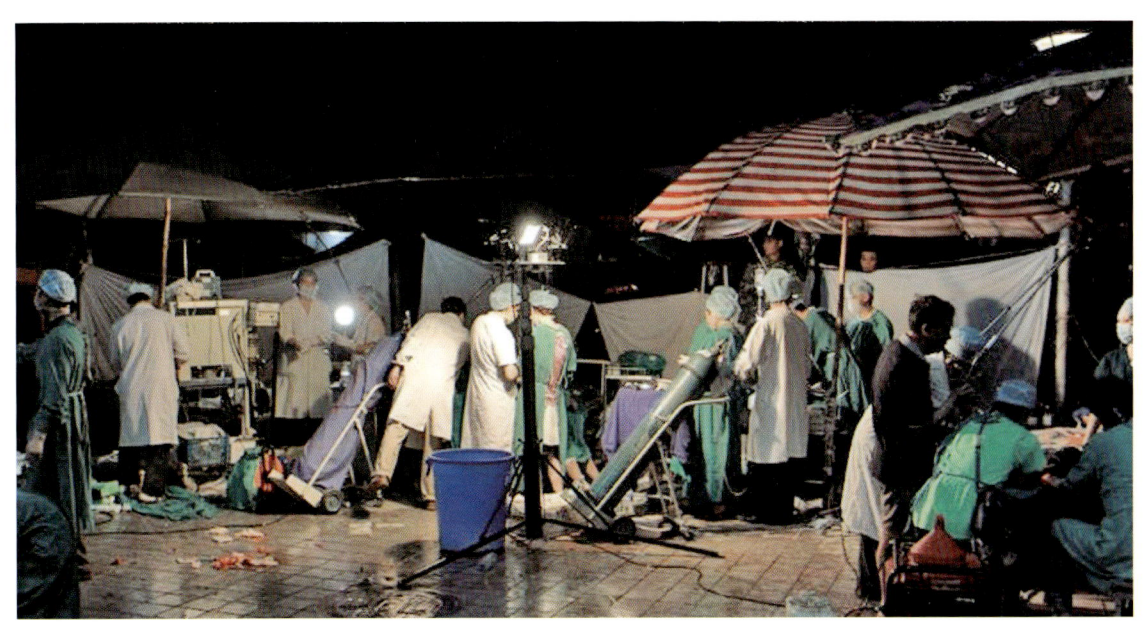

图1-1-2-3-1　在野外工作的手术室内景

灰,会非常有效地防止蛇、蝎、毒虫的侵扰。

6. **日照** 营地要尽可能选在日照时间较长的地方,这样会使营地比较温暖、干燥、清洁。便于晾晒衣服、敷料、物品和装备。

7. **平整** 手术室营地的地面要平整,不要存有树根草根和尖石碎物,也不要有凹凸或斜坡,这样会损坏装备或刺伤人员,同时也会影响人员的休息质量。

战现场手术室既可用于战争时期,也可用于和平条件下的各种自然灾害和大型矿难等,如唐山大地震、汶川大地震均由野战手术室在现场展开伤员的救治工作。

二、战地手术室的展开

由专用帐篷、集装箱、简易棚房等搭建而成战现场手术室,面积虽小,但也要按照医院手术室三区二通道的原则布局(即手术区、辅助区、其他用房区、洁净走道和准洁净走道)设计,通过区域分区、分门进出等方式,满足骨科手术室的基本要求。由于大量现代化材料应用,无论是专用帐篷的帐体材料,还是集装箱,或是简易棚房的外墙面涂料,经表面和特殊结构处理,可防护包括军用毒剂芥子气等有毒化学物质液体。有条件采用室内空气加压净化处理后,能保持手术室正压,并能制造垂直层流效应。水的处理不仅能保证基本医疗和生活用水外,还要考虑被生化武器攻击后的洗消、污水及时回收处理等。为了保证战现场手术室的设备使用、空气处理、水处理等正常进行,需要配备足够容量的发电设备(图1-1-2-3-2)。

三、舰船医院

近年来已出现了由大型民用船只、运输机、大型集装箱或大客车改装建造的专门用于紧急或战时流动医院,其配备几乎与医院的手术室完全一致。如著名的奥比斯慈善飞机手术医院,就

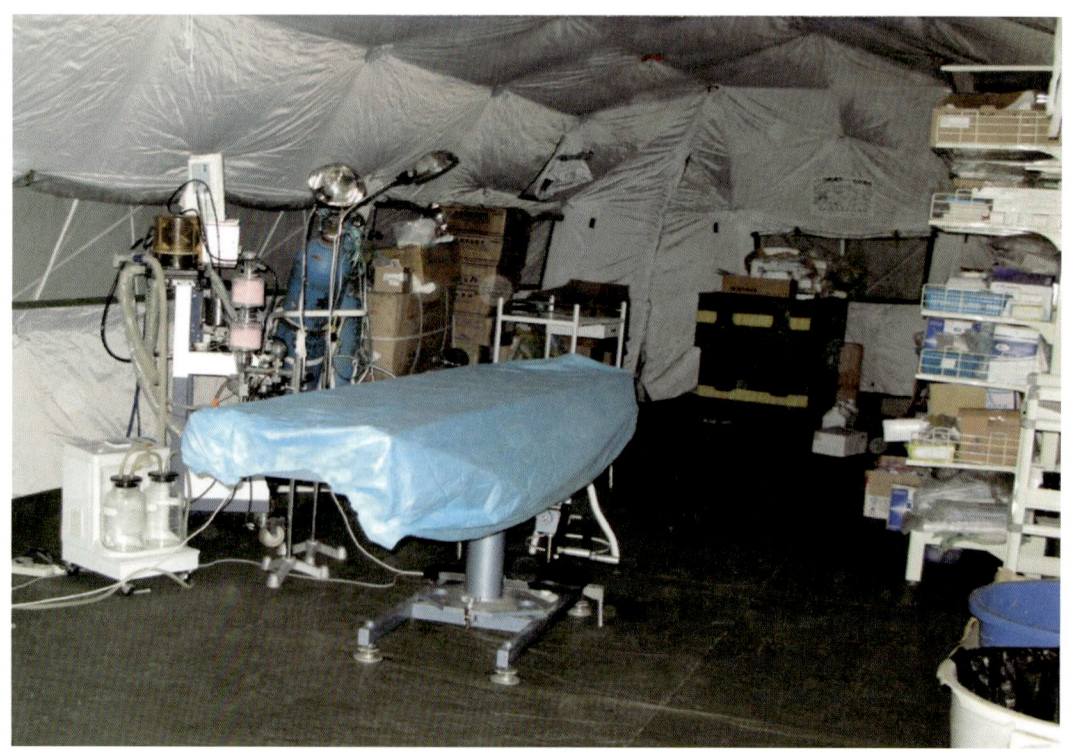

图1-1-2-3-2　帐篷式战场手术室内景

是将眼科手术术前准备、手术、手术后苏醒和观察护理整合在一家飞机上，同样经过类似改造，也可以进行骨科手术。又如中国、美国等海军配备的医院船，其设施结构如同一个500~1000张病床的中大型战地医院，不仅有和地面医院大小一样的电梯、楼梯和通道，还有可供大型军用直升机起降的甲板，需救治的伤员可以从甲板的两侧上下。每艘船都有一急救室和10多个功能齐全的手术室，还有充足的医院设备，包括X光室、CT室、验光室、实验室、药房、两间氧气生产车间和一个容量超过3000个单位的血库，并且有洗涤消毒设备，以防止可能受到的核生化武器攻击，俨然是一所大型的海上浮动医院（图1-1-2-3-3）。

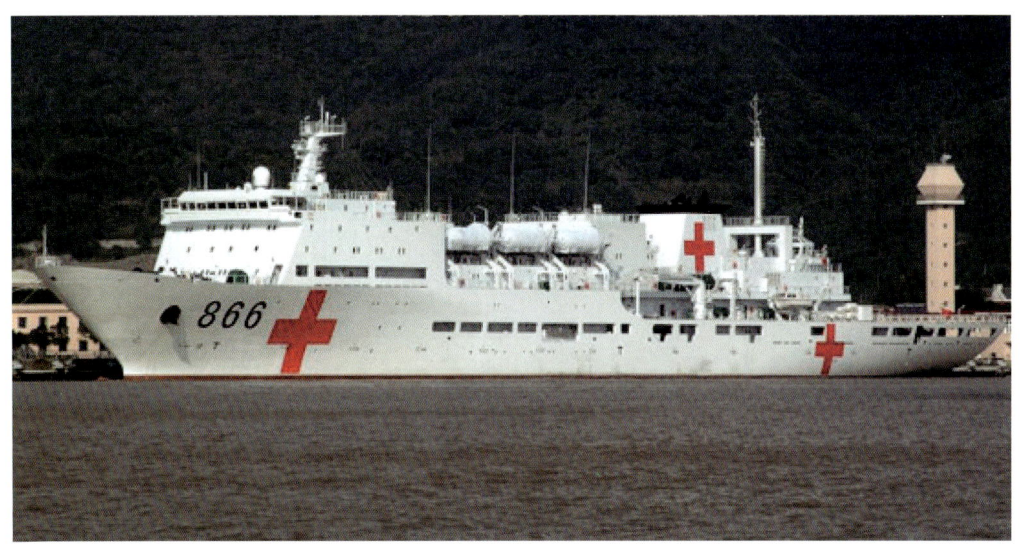

图1-1-2-3-3　中国海军医院船

（林　研　刘忠汉）

参 考 文 献

1. 丁海梅，刘晓辉. 手术室护士在骨科手术中的配合体会，中国社区医师（医学专业）2010年12卷5期
2. 靖海波，程玉静，王岩红. 骨科手术室护士的职业危险因素及防护措施，中国误诊学杂志2009年9卷5期
3. 夏瑞莲，杨艳. 骨科专科医院手术室护士工作压力源及应对方式调查，护理学报2009年16卷6期
4. 张健，崔广元，李红，赵欣. 军队医院在突发事件中医疗物品储备箱的应急预案，中国医学装备2009年6卷8期
5. 赵伯明，何晓斌，徐双迎，彭礼林，祝利平. 骨科X射线辐射防护的探讨，中国辐射卫生2008年17卷3期
6. 赵定麟，李增春，刘大雄，王新伟. 骨科临床诊疗手册. 上海，北京：世界图书出版公司，2008
7. Arora S, Hull L, Sevdalis N, et al. Factors compromising safety in surgery: stressful events in the operating room. Am J Surg. 2010 Jan; 199（1）: 60-5.
8. Bhattacharyya T, Vrahas MS, Morrison SM, et al. The value of the dedicated orthopaedic trauma operating room. J Trauma. 2006 Jun; 60（6）: 1336-40; discussion 1340-1.
9. Howard JL, Hanssen AD. Principles of a clean operating room environment. J Arthroplasty. 2007 Oct; 22（7 Suppl 3）: 6-11.
10. Jackson RW. A history of arthroscopy. Arthroscopy. 2010 Jan; 26（1）: 91-103.

第三章 骨科消毒、无菌与骨科手术铺单

第一节 消毒史、消毒剂及实施

一、消毒史

地球上的微生物大多数对人类是有益的，但对直接或间接危害人类生命和健康的则需杀灭和控制，这就是消毒（disinfection）的基本任务。

早在公元前17世纪初的殷商时期，我们的祖先已懂得饮用煮沸的水来防病。1700多年前华佗采用火焰灭菌消毒手术器械。公元533年北魏贾思勰的《齐民要术》中已有用茱萸消毒井水的记载。16世纪明代李时珍的《本草纲目》中，述及用蒸汽消毒患者的衣物，以防止疾病的传播。

在国外，Mose早在3400多年前就做了火焰灭菌的记述，Susrula在2600年前提出用经煮沸的水清洗创伤部位和医生的手，以防止伤口腐烂。至19世纪中期，随着微生物学和流行病学的发展，促进了消毒理论和实践的发展。在医学领域内逐渐采用了许多消毒措施。Wells（1821~1897）在术前严格消毒手术者的手和手术器械，由此使卵巢切除手术后的病死率显著降低到只有4%，从此外科手术者常规洗手、消毒手术器械。1865年，Lister采用2.5%石炭酸溶液消洗伤口和医生洗手，用5%石炭酸溶液消毒器械，并用5%石炭酸喷雾消毒手术室，大大降低了复杂性骨折手术的病死率，为外科消毒开辟了道路。1888年出版的《现代外科抗菌伤口处理方法》一书，不仅传播了Lister的思想，还对外科抗菌方面作了进一步的阐述。随后漂白粉、升汞、甲醛等物质的发现和使用，消毒成为手术前的常规步骤。进入20世纪50年代后，随着消毒理论研究的深入和医药化学工业发展，许多灭菌方式，例如环氧乙烷气体灭菌、甲醛和戊二醛的应用，臭氧消毒技术、碘类消毒剂的发现，氯已定（洗必泰）和季铵盐类消毒剂等广泛使用，使消毒成为外科手术研究中不可缺少的必须步骤。

在物理消毒方面，1880年Chamberland研制成了高压灭菌器，1880年Kinyoun提出真空灭菌的理论。在1801年Ritter发现紫外线后，1877年Downes和Blunt证明了紫外线具有灭菌作用，1929年Gatse明确了紫外线杀菌机制后，人类开始制备人工紫外线光源，应用于医学消毒与灭菌。20世纪50年代美国Johnson and Johnson公司建立一个分厂（Ethicon）开始研究使用辐射线消毒，1956年发明了一种使用Vabn de Greaf辐射源消毒外科缝线的方式，1961年美国Johnson and Johnson公司在英国建立第一座[60]钴消毒设备，辐射灭菌开始大规模应用临床。1884年法国人Chanberland首先发明了由瓷土和白陶土烧结成孔径大小为1.3~1.7μm的滤器，开始了人类过滤除菌的研究，随后石棉滤器、纤维素薄膜滤器等发明，目前已经发展到了对医院手术室和其他

重要病房的空气的层流除菌、静电吸附除菌等广泛应用。自20世纪60年代还开始了微波灭菌的研究,1989年随着Nelson报道了氧等离子体对微生物的杀灭作用,开始了等离子消毒灭菌器的研制,这些新的消毒技术目前尚未广泛使用。

二、骨科消毒剂分类

骨科消毒剂目前有很多选择,要根据手术室的条件、需要消毒物品器械的特点,选择有效的消毒剂,严格掌握消毒剂的浓度、使用时间,注意防范消毒剂对患者、医务人员的毒副作用,如消毒剂对皮肤黏膜的局部刺激、过敏反应和毒性反应。目前常用的有醛类、烷基化气体、过氧化物类、卤素类、酚类、醇类、胍类、季铵盐类、其他化学消毒剂和复方化学消毒剂。

(一)醛类

在醛类化合物中,最早应用作为消毒剂的是甲醛。它是一种具有强烈刺激性臭味的无色液体。一般用于手术物品器械的浸泡消毒及手术室空气熏蒸消毒。近年来有机溶剂甲醛的应用(如甲醛乙二醇溶液、甲醛丙二醇溶液等),在保留原来消毒杀菌功效的同时,减少了刺激性气味的产生。由于甲醛对人有一定的毒性,且有致癌作用,故用浸泡法消毒过的物品器械,需用无菌水冲洗后才能使用,熏蒸后需要及时排风和自然挥发后才可使用。1962年Pepper发现一些饱和双醛具有不同程度的杀芽孢作用,其中戊二醛作用最强。而且戊二醛能被用来消毒不耐热的医疗器械,特别是外科手术的各种纤维光源、各种内窥镜的消毒。我国《消毒技术规范》第三版第二分册(2000)规定,戊二醛是内镜消毒的首选消毒剂。

(二)烷基化气体

烷基化剂是一种主要通过对微生物的蛋白、DNA和RNA的烷化作用而将微生物灭活的消毒灭菌剂,在临床应用中主要用其气体。其主要特点是杀菌广谱、杀菌力强、对物品无损害或损害轻微,特别用于消毒怕热、怕水、怕腐蚀的物品。如环氧乙烷常用于一般外科手术器械、石膏绷带、各种内窥镜、电动手术器械、备用电池、术中用照相机、各种内植入物等。

(三)过氧化物

过氧化物类消毒剂中最常用的是过氧乙酸,在20世纪70年代中期至80年代,它广泛应用于医疗器械消毒、灭菌。它依靠其自身的强大氧化能力和酸的双重作用,破坏芽孢的通透性屏障,进而破坏和溶解核心,使DNA、RNA、蛋白质及DPA等物质破坏漏出,引起芽孢死亡。虽然它分解产物是过氧化氢、醋酸、水和氧,对人体无害,但是浓度较高的过氧乙酸溶液对皮肤、黏膜有强烈的刺激性,甚至引起损伤。过氧乙酸对不锈钢、合金钢、镀铬金属腐蚀性轻微,对铁、铜、铝这几种常见金属有较强腐蚀性。进入20世纪90年代,由于碘伏和各种含氯消毒剂应用的增多,过氧乙酸的应用有所减少。过氧化氢作为过氧化物类消毒剂的一种,因为对金属有腐蚀作用,目前只应用于丙烯酸树脂制成的外科埋植物和一些不耐热的塑料器械物品的消毒。但是由于其制作简单、费用低,目前广泛应用于伤口创面、溃疡、窦道的冲洗。还有一些过氧化物类消毒剂在临床应用,如臭氧可用于医疗仪器设备的消毒、过氧戊二酸用于金属器械消毒。过氧化物类消毒剂的氧化电位水(又称强酸性水)的研究始于1987年,经过多年的研究,人们对其认识不断深入,其杀菌的有效性、安全性、不残留毒物和有利于环保的优点已得到共识。它作为手的清洗消毒液和内镜消毒剂于1997、1998年分别通过了日本厚生省的认可;作为预防创口、创面感染的消毒剂于1994年获得了世界卫生组织(WHO)的承认。1995年进入中国市场后,目前除广泛应用于创面冲洗消毒外,还应用于牙科电钻、复用透析器的消毒。

(四)卤素类

卤素类消毒剂中的含氯消毒剂是世界上最早使用的一种化学消毒剂。1847年Semmelweis把次氯酸盐用于医务人员和产妇会阴部、臀部皮肤的消毒,使产褥热病死率由12%下降到了1.27%。含氯消毒剂如漂白粉、优氯净、氯胺T等,杀菌谱广,能有效杀死细菌、真菌、病毒、阿米巴包囊和藻类,作用迅速,合成工艺简单,且能大量生产和供应;价格低廉,便于推广使用。但是它也有易受有机物及酸碱度的影响、漂白和腐蚀物品、散发难闻的氯味等缺点,逐渐被碘和其他含碘消毒剂所替代。20世纪50年代问世的碘伏,是以表面活性剂为载体和助溶剂的不定形络合物。碘载于表面活性剂所形成的胶粒束中央,在水中可逐渐解聚释放出游离碘,从而产生持久的杀菌作用。它克服了碘的异臭味、水溶性差、易升华、易黄染、刺激性大、可引起过敏反应等缺点,具有高效、广谱、贮存稳定、毒性低、对皮肤黏膜无刺激性及过敏性等特性,兼有清洁去污作用。它不仅对细菌繁殖体、结核分支杆菌、噬菌体、真菌、病毒以及原虫都有良好的杀灭作用,且消毒效果受环境及有机物影响较小,加之毒性较低,甚至有些品种如聚乙烯吡咯烷酮碘(PVP-I)可达到实际无毒级等特点,使其目前被国内外首选为皮肤黏膜和外科洗手消毒剂。同时由于碘伏具有使组织脱水、促进创面干燥,并能扩张血管、促进血液循环和软化、消散硬结等作用,加之其对黏膜无刺激性,可用于骨科长期卧床易发褥疮患者受压处皮肤的外用,以预防褥疮发生。此外,还可以涂搽患者褥疮创面及周围皮肤,以达到治疗褥疮的效果。同时游离碘消毒剂已被推荐作为某些外科器械的紧急处理用消毒剂,特别适合于不耐热物品的消毒。

(五)酚类

由于酚类中的苯酚杀菌作用较低、对组织有腐蚀性和刺激性,并对环境有一定的污染,目前已经被毒性较低的酚类衍生物所替代,如卤化酚、甲酚类、二甲苯酚和双酚类等。一般仅用于手、皮肤和创面消毒。

(六)醇类

醇类消毒剂中使用最久、最广的是乙醇(酒精),它是一种应用广泛、效果可靠的中效消毒剂,对其他消毒剂如戊二醛、碘、氯乙定(洗必泰)等有增效和协同杀菌作用。由于乙醇不能杀灭芽孢,对亲水冰毒作用也不强,故不宜单独作一类危险器械的灭菌,尤其是手术器械的灭菌,只可以作一般医疗器械、器材和用品(即不进入人体无菌组织和无菌体腔的器材)消毒。目前乙醇更多的是作为增效、助溶剂与其他消毒剂复配使用,如与碘酊、醋酸氯乙定等。乙醇还具有黏膜刺激性、使皮肤干燥粗糙及对部分人群过敏等缺点,同时对部分橡胶制品、塑料制品和有机玻璃等有腐蚀破坏作用。国外还有使用异丙醇、正丙醇等醇类消毒剂报道。

(七)胍类

胍类消毒剂中,氯乙定(洗必泰)已得到了广泛使用。氯乙定能迅速吸附于细胞表面,破坏细胞膜,使胞浆成分渗漏;同时抑制细菌脱氢酶的活性,从而达到消毒作用。它具有毒性低、刺激性小,能杀灭各种细菌繁殖体,抑菌能力比其他消毒剂强等特点,主要用于皮肤、黏膜、创面和物品表面消毒。由于其不能杀死结核杆菌和芽孢,对真菌的杀灭作用也不理想,因此不能作灭菌剂使用,不能用于无菌器械的灭菌。几年来国外又报道了一种新的胍类消毒剂,即聚六亚甲基胍及其衍生物。它的杀菌原理是胍基具有很高的活性,使聚合构成正电性,故很容易被通常是负电性的各类细菌、病毒所吸附,从而抑制了细菌病毒的分裂功能,使细菌、病毒丧失了生殖能力,加上聚合物形成的薄膜堵塞了微生物的呼吸通道,使微生物迅速窒息而死。

(八)季铵盐类

季铵盐类中最常见的是苯扎溴铵,又称新洁尔灭,它是一种阳离子表面活性剂,毒性低,副作用小,曾广泛用来做外科手术手消毒和伤口及皮肤黏膜消毒,还用于手术剪刀、血管钳和手术刀片等手术器械的浸泡消毒。由于它对铝制品和其他金属具有一定的腐蚀性,通常加入一定量的亚硝酸钠来达到防锈目的。它不适用于内镜、易生锈金属器械、皮革、橡胶制品的消毒。它对化脓性病原菌、肠道菌和部分病毒有较好的杀灭能力;对结核杆菌与真菌的杀灭效果甚微;不能灭活乙型肝炎病毒;对细菌芽孢则能起到抑制作用。近年来发现,细菌对该消毒剂产生了抗药性,其消毒效果已有所下降,目前应用逐年减少。度米芬又称消毒宁,是国内杀菌作用最强的季铵盐类消毒剂。与苯扎溴铵相比,除了消毒能力强一些外,对皮肤黏膜刺激性、对金属制品锈蚀性减轻许多。20世纪80年代,美国首次开发应用了双链季铵盐类消毒剂,是第三、四代季铵盐类消毒剂。它含有一个亲水基和两个亲油基,比一般单长链季铵盐类消毒剂(苯扎溴铵等)多一个亲油基,具有更好的成胶束性和更强的降低表面张力的能力,增加了水溶性。研究证明,双链季铵盐类消毒剂的杀菌作用比单长链季铵盐类消毒剂优越,且具有性能稳定、溶解性强、去污力好、耐高温、毒性低、无残留危害等特点。目前国内主要产品是百杀毒(双癸基二甲基溴化铵)、1210强力消毒灭菌剂(双癸基二甲基氯化铵和正烷基二甲基苄基氯化铵)和新洁灵消毒液〔溴化双(十二烷基二甲基)乙撑二胺〕等。

(九)其他

目前还有一些其他化学消毒剂在临床使用。如低浓度的高锰酸钾消毒皮肤黏膜、高锰酸钾与甲醛反应产生甲醛气体进行熏蒸消毒及固体氧化电位次氯酸钠消毒剂用于医疗器械的浸泡消毒、皮肤黏膜和各种伤口创面消毒等。

(十)未来趋势

随着消毒剂种类、应用范围的扩大,逐渐发现单一有效成分的消毒剂已不能满足实际使用的需要,为提高杀菌效果、克服或改善单方面消毒剂单独使用时存在的不足,出现了将几种消毒剂复配后使用的情况。复方化学消毒剂的配伍主要有两大类,一类是消毒剂与消毒剂的复配,发挥消毒剂的协同作用,提高消毒剂的杀菌力;另一类是消毒剂与辅助剂(稳定剂、缓冲剂等)的复配,改善消毒剂的综合性能,如提高稳定性、减轻消毒剂对物品的腐蚀损害等。

复配方案的设计应遵循以下原则:①协同或相加杀菌作用;②改善或改变药剂性能;③明确主要消毒剂成分;④不配入无效成分;⑤掌握配伍禁忌。一般氧化剂如过氧乙酸、高锰酸钾等不能与还原剂复配,氧化剂中氧化电势差别很大的同类消毒剂不能复配,酸性消毒剂不能与碱性消毒剂及阴离子表面活性剂复配,碱性消毒剂不能与酸性消毒剂及阳离子表面活性剂复配,卤素类消毒剂不能复配。复配后会促进消毒剂分解或造成环境污染或毒性增加也属配伍禁忌,如亚硝酸钠可以作为缓冲剂复配,但应注意会被皮肤、黏膜吸收中毒。

目前临床上常见的有复方含氯消毒剂、含碘类复方消毒剂、季铵盐类复方消毒剂、醛类复方消毒剂、醇类复方消毒剂和气体复方消毒剂。

三、骨科消毒的实施

目前我国医院感染的发生率呈下降趋势,文献报道在10%左右。做好医院消毒和灭菌是预防医院内感染的主要手段。骨科消毒除了遵循一般医院环境(病房、诊室、治疗换药室等)消毒、患者皮肤术前和术中消毒原则外,由于骨科手术对切口无菌率要求高,特别是目前人工关节、各种内固定植入物和人工替代填充物的广泛应用，对骨科消毒提出了更高的要求。

（一）骨科器械的消毒

根据骨科器械和相关用品污染后的危害程度选择适合的消毒、灭菌方法。根据污染后危险的程度，可以分为高、中、低危险性三类。高度危险物品是指被微生物污染后可造成严重危害的诊疗器械和用品，这类物品是进入或留置在人体内无菌组织或器官内部的器械和用品，如手术器械和用品、关节镜、内固定物、填充物等。中度危险物品是受微生物污染后造成中度程度危害的诊疗用品，这类物品只与皮肤黏膜相接触，不进入无菌的组织内，如呼吸机、监护仪、麻醉机、各种骨科外固定支具、牵引设备等。低度危险性物品是指虽有微生物污染，但一般情况下无害，只有当受到致病菌大量污染时才造成危害的物品，这类物品仅指直接或间接地与健康无损的皮肤黏膜相接触，如生活卫生用品和患者、医护人员生活和工作环境中的物品（病房环境与卫生设施、床单元、工作人员制服和听诊器、叩诊锤等一般诊断用品等）。一般按照物品污染后的危害程度选择消毒、灭菌方法。凡是高度危险的物品，必须选用灭菌法（灭菌剂或灭菌器）灭菌，灭菌指数达到 10^6，即灭菌后 100 万件灭菌物品中，允许有微生物存在的不超过 1 件。凡是中度危险性物品，一般情况下达到消毒即可。一般选用中效消毒法或高效消毒法，要求杀菌指数达 10^3 以上，即对实验微生物的杀灭率 $\geq 99.90\%$，对自然污染的微生物杀灭率 $\geq 90\%$。低毒危险性物品一般采用低效消毒方法，或做一般的清洁处理即可，仅在特殊情况下，才作特殊的消毒要求，例如传染病病原体污染时，必须针对污染微生物的种类选用合适的消毒方式。特别注意要选用合适的消毒方式，尽量防止和减少消毒过程中对物品的损害。

根据污染微生物的种类和数量选择不同消毒、灭菌方法和使用剂量。对受到致病性芽孢菌、真菌孢子和抵抗力强、危害程度大的病毒污染的物品，选用高效消毒法或灭菌法。对受到致病性细菌和真菌、亲水病毒、螺旋体、支原体、衣原体污染的物体，选用中效以上的消毒法。对受到一般细菌和亲脂病毒污染的物品，可选用中效或低效消毒法。为杀灭被有机物保护的微生物，应加大消毒因子的使用剂量。消毒物品上微生物污染特别严重时，应加大处理剂量和延长消毒时间。

根据消毒物品的性质选择合适的消毒方法，既要保护消毒物品不受损坏，又要使消毒方法易于发挥作用。如耐高温、耐湿物品和器械，一般选用压力蒸汽灭菌或干热灭菌；怕热、忌湿和贵重物品，可选用甲醛或环氧乙烷气体消毒灭菌。器械的浸泡灭菌，应选择对金属腐蚀性小的灭菌剂。选择表面消毒方法，还应考虑表面性质，即光滑表面应选用紫外线消毒器近距离照射，或液体消毒剂擦拭；多孔材料表面可采用喷雾消毒法。注意凡受到患者体液污染的器械物品，应该先消毒、再清洗，使用前再按物品污染后危险性的种类，选择合理的消毒、灭菌方法进行消毒或灭菌。

骨科消毒实施中最主要的是手术器械和用品的灭菌。国内统计，切口感染占院内感染总数的 42.12%。围手术期的消毒，特别是手术器械和用品的灭菌占有举足轻重的地位。目前选择手术器械和用品的灭菌方式的基本原则是凡可以用热力灭菌的都应当选用效果可靠、便宜、无毒副作用、无环境污染的压力蒸汽或干热灭菌法。用热力灭菌的手术器械和用品，一般打包捆扎，根据不同的热力灭菌柜的容积大小，选择合适的大小，一般体积不超过 $30cm \times 40cm \times 60cm$。包内应该放置灭菌化学指示条。包外用化学指示胶带封贴，并有醒目的标志，注明手术包名称、打包人、打包日期、消毒日期等灭菌有关信息。要定期对热力灭菌柜进行检查，保证其灭菌效果，如采用 B-D 试验（一种专门用于检测预真空压力蒸汽灭菌冷空气派出效果的实验)等。要保证在规定的135℃高温时维持3~4分钟。灭菌后的手术包应清洁干燥保存,保存有效期为夏天7天,冬天10~14天。在灭菌后及使用前,应该认真查看化学指示胶带封贴和包内化学指示条,检查是否达到灭菌要求的色泽和状态。除了热力灭菌法外,环氧乙烷气体灭菌也在临床中经常使用。在采用环氧乙烷进行手术包灭菌时,应注意手术包的温度不能明显低于或超过环境温度,灭菌后的手术包必须将吸附的环氧乙烷驱除后才能使用。一般手术包吸附环氧乙烷的量较少,只需在解析机中解析1小时,即可使残留量低于10/100万,达到使用要求。微波灭菌一般应用于体积不超过12cm×12cm×12cm的手术包,而且手术包的包布必须具有相当的湿度,一般以从水中取出拧干不滴水为宜,含水量为30%左右。需要注意的是所有的微波炉都有冷点位置,该点不能接受灭菌辐射,因此要将灭菌物品放在电动转盘上,微波炉工作时还应保持电压稳定,并加强防护,防止微波对工作人员的伤害。对一些小的手术器械(如刀片等)和上述灭菌方法会降低性能的物品(如尼龙缝线、吸收性肠线、丝线等),可以采用电离辐射灭菌。目前国内多以 ^{60}Co 作为辐射源。

(二)患者的消毒实施

除了手术器械和用品的灭菌外,患者术前的消毒准备工作也十分重要

术前准备:皮肤表面常有各种微生物,术前用温水淋浴并辅以中性沐浴露洗澡,能有效地减少各种微生物,保持皮肤干净整洁,配以定期更换消毒的内衣,可以减少皮肤体表和毛发中的微生物含量。注意要保持皮肤完整,特别是切口区域范围内不能有皮肤破损。要选用自己经常使用的洗发露、沐浴露,避免皮肤过敏发生。每次淋浴后要更换清洁内衣。同时患者所用的床、所在病室的地面、接触的家具、使用的卫生间洁具等能定期消毒。

术前备皮:很重要。备皮剃刮时间与感染率有直接关系,刚好在手术前备皮者感染率为3.1%,术前24小时备皮者为7.1%,术前备皮超过24小时感染率为20%,所以骨科手术切口备皮一般选择在术前进行。备皮方式与感染率也有直接关系,1996年,Geest等调查了82例冠脉搭桥手术备皮,经显微镜检查使用刮胡刀、电动剃毛刀和脱毛乳剂3种方式的皮肤损害分别为20.6%、13.8%和0%。也有报道有16.1%的患者因使用刮胡刀备皮而使皮肤发生炎症、伤痕、抓痕或刺激,而使用脱毛乳剂者只用1.3%。因此目前骨科手术前越来越多地采用相对比较舒服、安全的脱毛乳剂备皮。一些含有抑菌剂或杀菌剂的脱毛乳剂近年来更受专业人员和患者欢迎。注意少数患者可能会有过敏反应,有文献报道1.3%会发生严重皮炎,使用前应仔细询问患者有无过敏史,对一些过敏体质的患者要先做过敏试验。注意避免在眼睛和生殖器附近进行操作。

皮肤准备与消毒范围应以切口为中心,上下左右各20~30cm范围为宜(图1-1-3-1-1)。

术中应注意切口区域以外用无菌手术巾单遮盖,以防止污染手术野。术中安置各种管道(静脉留置、动脉穿刺、导尿管和气管插管等)要严格遵循无菌操作规范,做好局部的消毒和防护,防止污染或影响术野。

术后要观察切口敷料的渗出情况、引流管道的通畅情况和引流量。注意切口周围有无红肿和体内其他管道的无菌护理,并尽可能减少滞留体内时间,减少感染威胁。

(三)术者的消毒实施

术者要自身健康,避免有呼吸道感染,避免手上有伤口,保持面部和头发清洁。进入手术室要更换内衣,按照要求带好口罩、帽子。然后认真刷手,穿戴好手术衣,带好手套。考虑到骨科

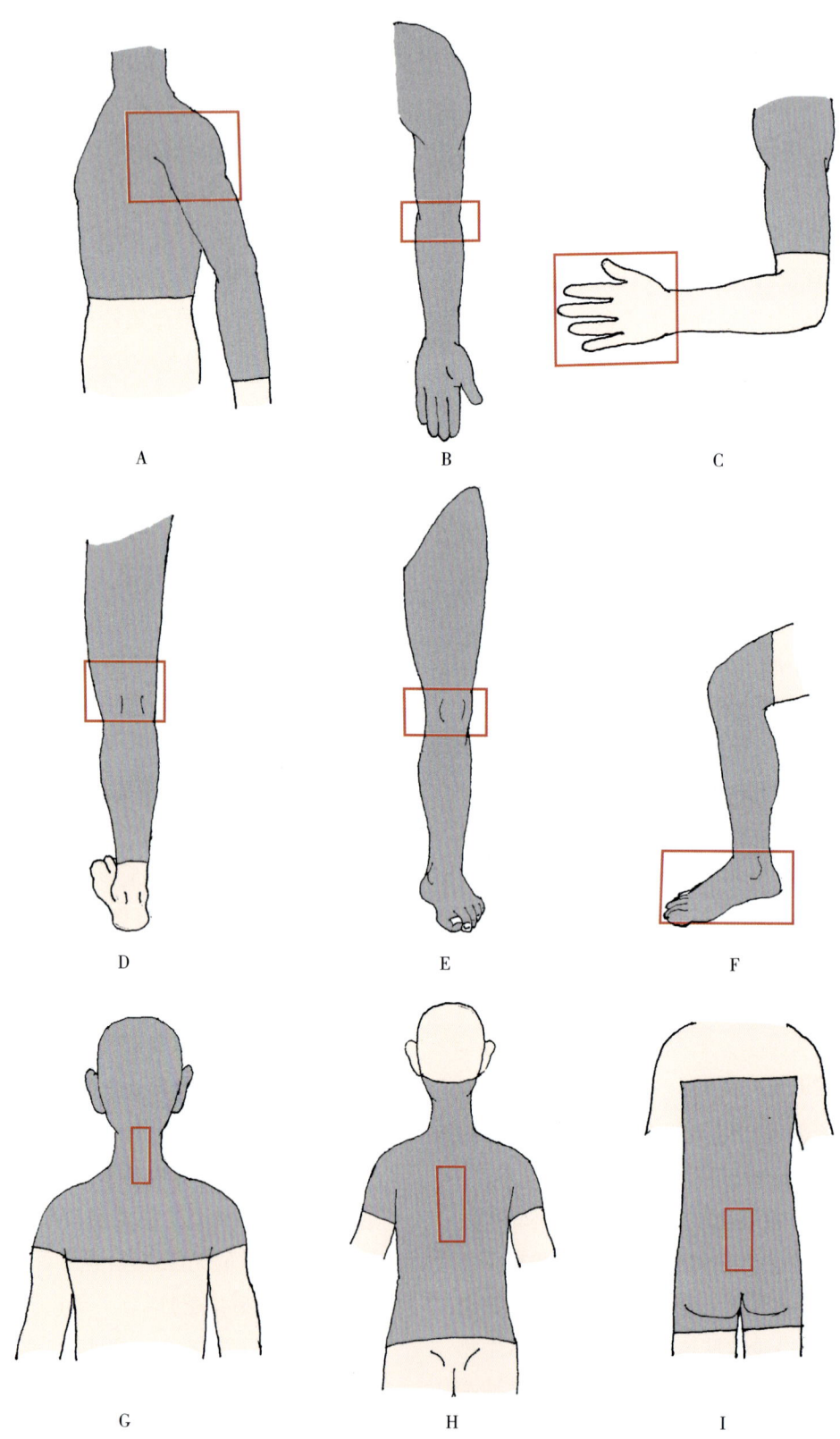

图1-1-3-1-1 皮肤准备与消毒范围示意图（A~I）

方框表示手术部位，斜线区表示皮肤准备与消毒的范围

A.肩部；B.肘部；C.手腕部；D.腘窝；E.膝部；F.踝足部；G.枕颈部；H.胸背部；I.腰部

手术对消毒、感染控制严格。一般选择穿折叠式手术衣,注意手术衣要有足够的厚度,无破损、潮湿,拿取手术衣只能碰触手术衣内面。建议戴两层手套(双手套技术),临床资料证明双手套技术能大大减少手术中手套破损、术者手皮肤与患者切口接触几率,已经常规应用于人工关节置换等手术。同时在实施骨折切开复位等操作中,双手套技术能减少手套被骨折端或其他器械刺破的发生,保护术者免于被血行传播性疾病感染。有条件的话还可以使用术者头盔等现代防护、隔离设备。

此外,每天接触患者的医护员工的制服应该保持干净,双手在检查患者、处理伤口前后,都要及时充分洗手,有条件还可以由专用消毒剂消毒双手。

在骨科的消毒、灭菌过程中,因各种消毒因子大多是对人有害的,所以特别强调医务人员要有自我保护的意识并采取必要的防护措施,防止消毒事故和消毒操作方法不当对人造成伤害。干热灭菌时防止燃烧,压力蒸汽灭菌防止爆炸事故及操作人员的灼伤事故。在紫外线、微波消毒时,防止其对人的直接照射。在进行气体化学消毒时,防止有毒的消毒气体泄漏,防止可燃气体燃烧和爆炸事故。使用化学液体消毒剂时,防止其对医护人员、患者的皮肤过敏和对皮肤黏膜伤害发生。锐利器械应单独消毒处理,避免对人的意外伤害。

第二节　手术室无菌要求与操作

手术室无菌要求是确保手术成功的基础,必须严格按照无菌要求操作。

一、手术室工作人员无菌要求与操作

手术室工作人员应严格讲究卫生。手指甲应剪短,有呼吸道疾病、开放伤口、眼鼻喉部感染者,均不宜进入手术室。工作人员进入手术室严格遵守无菌原则,穿手术室备好的衣、裤、鞋,戴口罩、帽子,保持清洁安静。禁止吸烟或大声喧哗。有呼吸道感染及化脓性病灶者原则上不进入手术室。加强工作计划性,减少出入手术室的次数。参观人员应穿手术室准备的衣、裤、鞋,戴口罩、帽子。严格控制参观人数,一般每间手术室参观人员不超过3人。参观时严格遵守无菌规则,站在指定的地点。参观者不得距手术台太近或站立过高,不得随意走动。不得到其他手术间参观。手术患者入手术室前一定要做清洁处理,必须换好医院的患者服方可进入。

二、手术室环境和器械无菌要求与操作

手术室严格区分有菌区、清洁区和无菌区,无菌物品设专人管理,常规高压灭菌物品应严格按规范要求标准包扎、送消、存放,按有效顺序摆放,每日整理一次,有效期为一周,到期复消,严防霉变、过期、失效,杜绝包布破损漏洞。一次性无菌物品,须严把质量关,禁用不合格产品,存放时,把运输外包装去掉后按无菌物品存放标准存放,使用时严格检查包装是否破损漏气,是否在有效期内,如不在有效期内则禁用。

手术室的消毒隔离一定要严格,定期做空气、台面、消毒液、手指、手术灭菌器等细菌培养,结果存档。每次手术后彻底清扫洗刷,清除污染敷料和杂物,按照不同类型的手术室进行严格消毒。器械先消毒再清洁后送高压灭菌。所用物品、器

械、敷料、无菌物品应每周消毒一次。打开的无菌物品及器械保留24小时后应重新消毒灭菌。氧气管、各种导管、引流装置等用后浸泡在消毒液内消毒，并每天更换消毒液一次，定期作细菌培养。无菌手术间与有菌手术间相对固定，无条件固定者，应先施行无菌手术，后施行污染或感染手术。接台手术必须根据患者病情、有无需要延长消毒时间的因素（如乙肝指标阳性等）、不同手术室的消毒净化特点等进行。如紫外线灯照射消毒，接台手术需照射30分钟后才可再次施行手术。

三、手术进行中的无菌原则

在手术过程中，虽然器械和物品都已灭菌、消毒，手术人员也已洗手、消毒，穿戴无菌手术衣和手套，手术区又已消毒和铺无菌布单，为手术提供了一个无菌操作环境。但是，还需要一定的无菌操作规则来保证已灭菌和消毒的物品或手术区域免受污染，手术进行中的无菌原则包括以下几方面。

1. 手术人员穿无菌手术衣后应避免受到污染，手术衣的无菌范围是腋前线颈部以下至腰部及手部至肘关节以上5cm。手术台边缘以下的布单均属有菌区域，不可用手接触。

2. 手术人员及参观人员尽量减少在手术室内走动。

3. 非洗手人员不可接触已消毒灭菌的物品。

4. 洗手人员面对面，面向消毒的手术区域，只能接触已消毒的物品。

5. 如怀疑消毒物品受到污染应重新消毒后再使用。

6. 无菌布单如已被浸湿，应及时更换或盖上新的布单，否则可将细菌从有菌区域带到消毒物的表面。

7. 不可在手术人员的背后传递器械及手术用品。

8. 如手套破损或接触到有菌的地方，应另换无菌手套。前臂或肘部碰触有菌地方，应更换无菌手术衣或加套无菌袖套，污染范围极小的也可贴上无菌胶膜。

9. 在手术过程中，同侧手术人员如需调换位置时，应先退后一步，转过身，背对背地转到另一位置。

10. 做皮肤切口及缝合皮肤之前，需用70%酒精或2.5%~3%的碘酊涂擦消毒皮肤一次。切开空腔脏器之前，应先用纱布垫保护周围组织，以防止或减少污染。

另外良好的手术技术操作，能减少感染机会。例如术者操作要做到稳、准、轻、快、细。手术要选择合适大小的切口，仔细止血或避开一些重要组织，减低对邻近组织损伤。仔细检查止血，反复冲洗，减少出血，不留死腔，充分引流等等。

第三节 骨科铺单基本要求与种类

手术铺单既是一台手术的开端，又是保证手术安全的重要环节，从微观角度来看，它建立了一个手术无菌区，能有效阻止微生物侵入手术创口，充分暴露手术野，尊重患者的隐私，避免不必要的暴露和保护身体其他无需施术的部分。

一、手术铺单的基本要求

1. 留延伸空间　在消毒铺单时应考虑到手术中可能延长的切口和附加切口，留有余地。

2. 防止双手污染　铺单时，操作者应将自己已经消毒的双手包裹在手术巾的内翻角内,防止被污染。

3. 从中心向外　无论是消毒或是铺单,均应从切口中心开始,之后再向周边扩大,有序进行。

4. 铺单顺序　铺无菌单巾通常从操作者对侧开始;如果操作者已经穿好手术衣,则应从近侧开始,以防污染。

5. 薄膜保护　手术切口应用专用、质量有保证之薄膜黏贴保护皮口,目前市场上不良产品不应选用,尤其是见水即失效的黏贴薄膜。

6. 足够厚度　手术切口边缘、器械台、器械托盘上至少至少有 4 层铺单,从而降低污染的概率。

7. 边缘有足够多长度　铺单应该尽可能下垂,需达术者膝下处,并尽可能覆盖手术床边缘。

8. 铺单上下范围　头端要铺盖过患者头部和麻醉架,两侧及足端应下垂超过手术台边缘 30cm。

9. 弃用不安全单巾　消毒铺巾如有破损、潮湿或标准未达到要求者,均不得使用,以防引起感染。

10. 全方位考虑　骨科手术由于术中大多需要透视、术中改变体位等特殊情况,铺单范围可酌情采取相应措施。

二、手术铺巾的注意事项

1. 在铺巾前,应先确定切口部位。铺好 4 块治疗方巾后,建议用专用手术薄膜替代巾钳固定,既防止下滑,又保护手术切口;

2. 治疗方巾、中单要有一定的厚度,并一侧折边后铺设,折边侧正对手术切口术野;

3. 无菌巾铺下后,不可随意移动,如位置不准确,只能由手术区向外移,而不能向内移,以免污染手术区;

4. 消毒的手臂不能接触靠近手术区的灭菌敷料,铺单时,双手只接触手术单的边角部;

5. 打开的无菌单与治疗巾,勿使其下缘接触无菌衣腰平面以下及其他有菌物品。铺无菌单时如被污染应当即更换;

6. 铺置第一层无菌单者不穿手术衣,不戴手套;

7. 铺完第一层无菌单后,铺巾者要再次用 70% 酒精浸泡手臂 3min 或用消毒液涂擦手臂、穿无菌衣、戴无菌手套后方可铺其他层无菌单;

8. 固定最外一层无菌单或固定皮管、电灼线等不得用巾钳,以防钳子移动造成污染,可用组织钳或手术专用薄膜黏贴固定。

第四节　上肢术野铺单

根据患者的手术部位,采用不同的体位,手术野铺巾应严格遵循铺巾原则,具体按以下方法进行。

一、肩部和上臂中上段手术

患者一般侧卧位,患肢在上,也可以采用仰卧或俯卧位,患侧垫高。助手抓住患手(骨折患者需要维持牵引),常规消毒术野后,铺巾如下(图 1-1-3-4-1):

1. 手术部位下面垫一双折中单;

2. 患肢下横铺一中单,再铺上棉垫;

3. 肩部(上臂近段)上、前、后 3 块双折治疗巾依次覆盖,用 3 把巾钳固定;

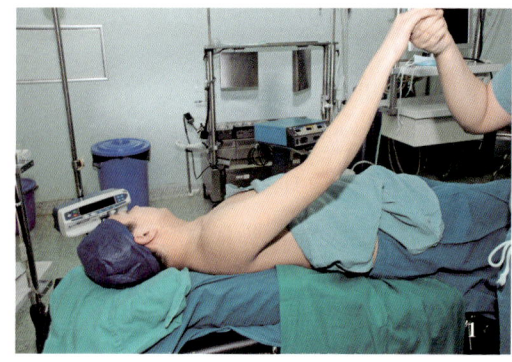
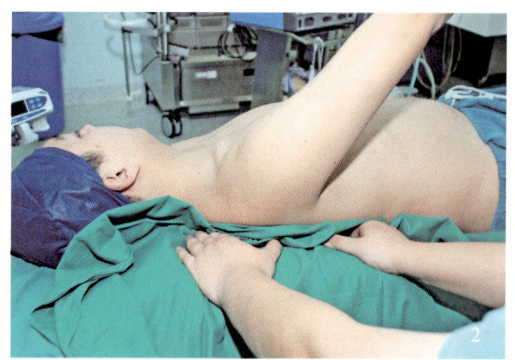
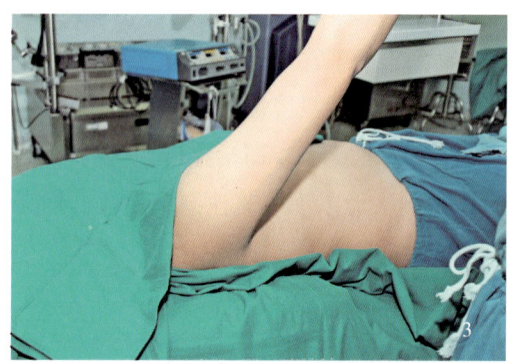
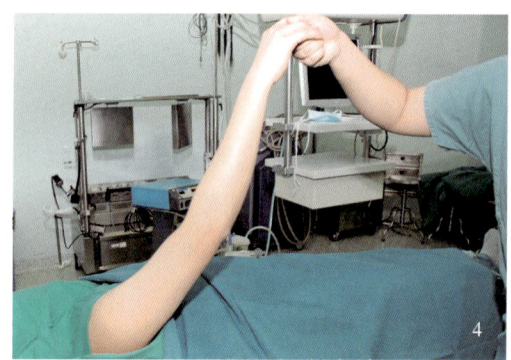
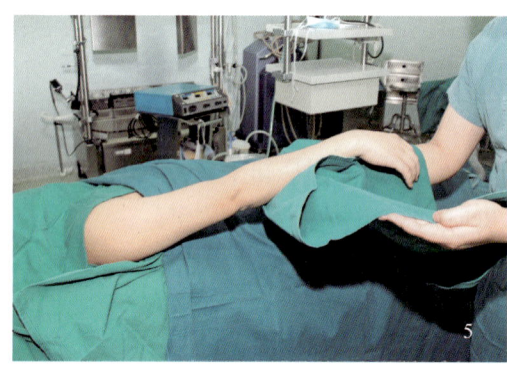
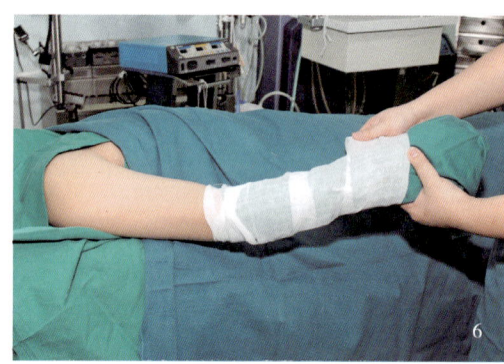
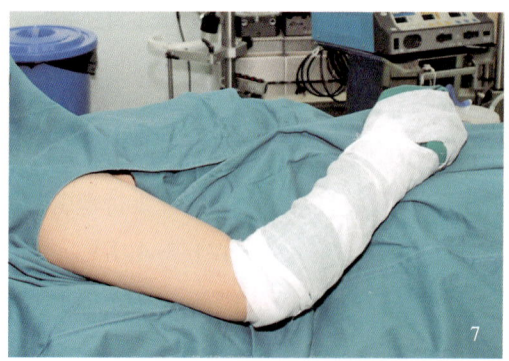

图1-1-3-4-1 肩部、上臂上段及中段手术铺巾详细图示

4. 用双侧中单或专用布套,将手术部位以下至手全部包裹,用绷带包扎完好;

5. 用大张手术专用薄膜黏贴固定肩部和上臂中下段;

6. 4块中单呈菱形,分别覆盖术野的上下;

7. 最后将患肢从手术大单洞口穿出,铺好大单。

二、上臂中下段、肘部和前臂中上段手术

患者一般仰卧或俯卧位,患肢可以屈曲放在患者身上,也可外展于手术台边专用延伸台上。助手抓住患手(骨折患者需要维持牵引),常规消毒,上臂中下段、肘部和前臂中上段铺巾方法如下(图1-1-3-4-2)。

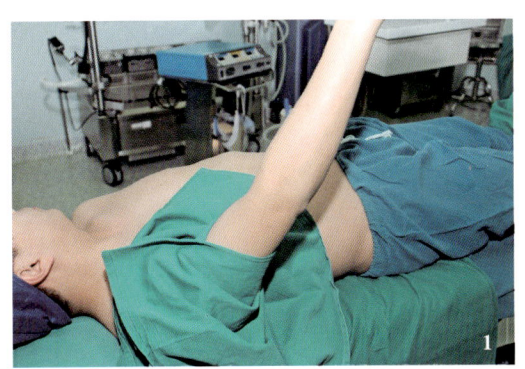
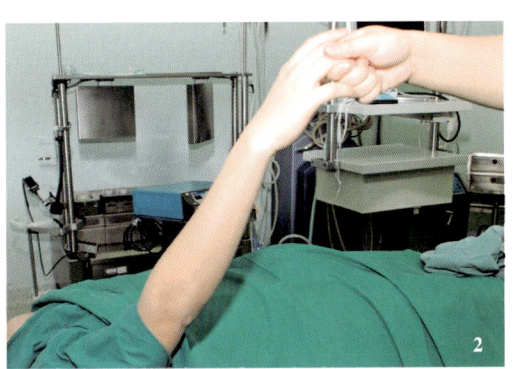
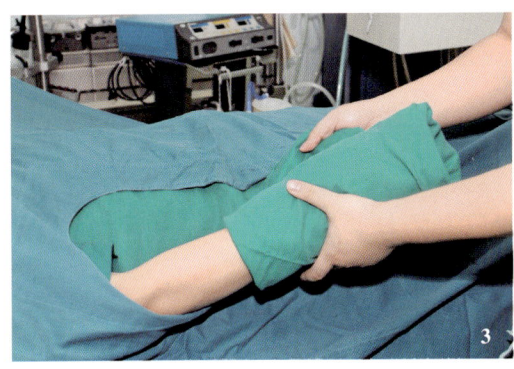
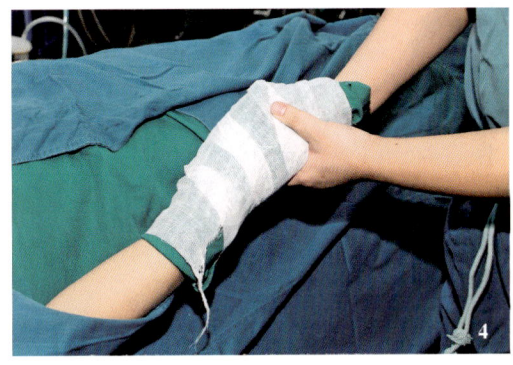
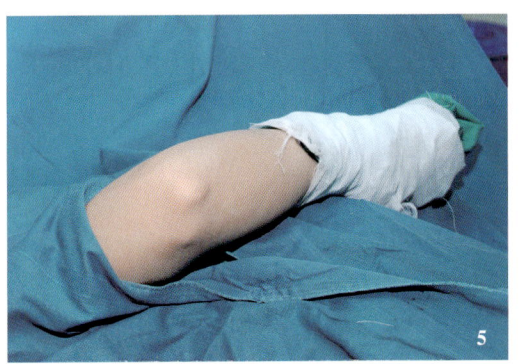

图1-1-3-4-2　上臂下段、肘部和前臂中上段手术铺巾详细图示

1. 手术伸展台上或患肢下横铺一中单,再铺上面垫;

2. 两块双折或四折治疗巾围绕手术部位上方,依次围绕上臂(裹住气囊止血带),用巾钳固定;

3. 用双侧中单或专用布套,将手术部位以下至手全部包裹,用绷带包扎完好;

4. 用大张手术专用薄膜绕患肢黏贴固定手术部位上下;

5. 如果患肢屈曲于身上,需用4块中单呈菱形分别覆盖术野的上下;如果外展于手术延伸台,则覆盖于延伸台上患肢上下;

6. 最后将患肢从手术大单洞口穿出,铺好大单。

三、前臂中下段、腕部手术

患者一般仰卧位,患肢外展于手术台边专用延伸台上。助手抓住患者上臂或前臂近段,常规消毒,前臂中下段、腕部手术铺巾方法如下(图1-1-3-4-3):

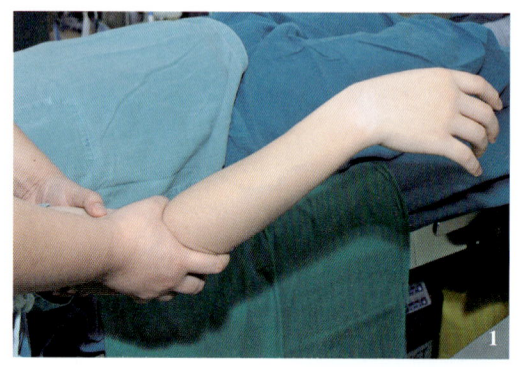
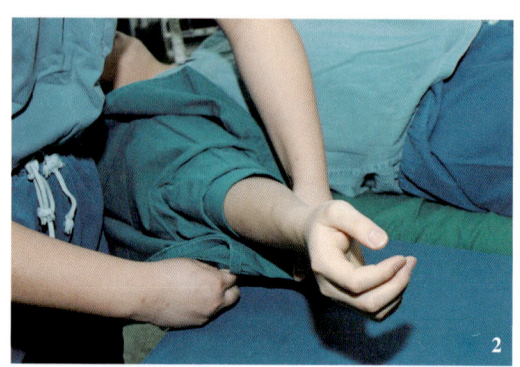
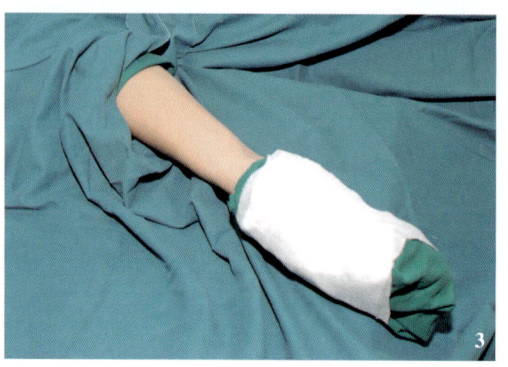

图1-1-3-4-3 前臂中下段、腕部手术铺巾图示

1. 手术伸展台上铺一中单,再铺上面垫;

2. 两块双折或四折治疗巾围绕手术部位上方,依次围绕前臂,用巾钳固定;

3. 用双侧中单或专用布套,将手术部位以下至手全部包裹,用绷带包扎完好;

4. 用大张手术专用薄膜绕患肢黏贴固定手术部位上下;

5. 用4块中单呈菱形分别覆盖于延伸台上患肢上下;

6. 最后将患肢从手术大单洞口穿出,铺好大单。

四、手和手指手术

患者一般仰卧位,患肢外展于手术台边专用延伸台上。助手抓住患者前臂近段,常规消毒,手和手指手术铺巾方法如下(图1-1-3-4-4)：

1. 手术伸展台上铺一中单,再铺上面垫；
2. 两块双折或四折治疗巾围绕手术部位上方,依次围绕腕部,用巾钳固定；
3. 用大张手术专用薄膜绕患者腕部、患手黏贴；
4. 用4块中单呈菱形覆盖于延伸台上患手上下；
5. 最后将患肢从手术大单洞口穿出,铺好大单。

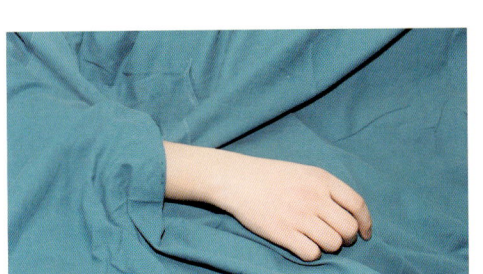 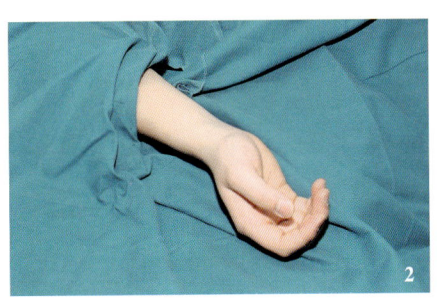

图1-1-3-4-4　手和手指手术铺巾图示

第五节　下肢术野铺单

根据患者的手术部位,采用不同的体位,手术野铺巾应严格遵循铺巾原则,具体按以下方法进行。

一、髋部、大腿中上段手术

患者常采用仰卧(患侧垫高)或侧卧位,助手抓住患肢足踝(骨折患者必要时需维持牵引),常规消毒后,髋部、大腿中上段手术铺巾方法如下(图1-1-3-5-1)。

1. 仰卧位时手术部位下面垫一双折中单。侧卧位患肢下横铺一中单,再铺上棉垫；
2. 在手术部位的上、前、后一次铺3块治疗巾,用巾钳固定；
3. 用双侧中单或专用布套,将手术部位以下至足全部包裹,用绷带包扎完好；
4. 用大张手术专用薄膜黏贴固定髋部大腿中上段手术部位；
5. 4块中单呈菱形,分别覆盖术野的上下；
6. 最后将患肢从手术大单洞口穿出,铺好大单。

二、大腿中下段、膝关节和小腿近段手术

患者一般仰卧或侧卧位。助手抓住患肢足踝(必要时骨折患者需维持牵引),常规消毒后,小腿中下段、踝部手术铺巾方法如下(图1-1-3-5-2)。

1. 仰卧位时手术部位下面垫一双折中单。侧卧位患肢下横铺一中单,再铺上棉垫；
2. 两块双折或四折治疗巾围绕手术部位上方,依次围绕大腿(裹住气囊止血带),用巾钳固定；
3. 用双侧中单或专用布套,将手术部位以下至足全部包裹,用绷带包扎完好；
4. 用大张手术专用薄膜绕患肢黏贴固定手术部位上下；

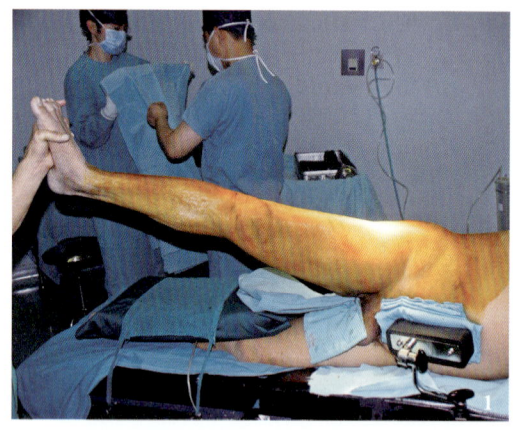
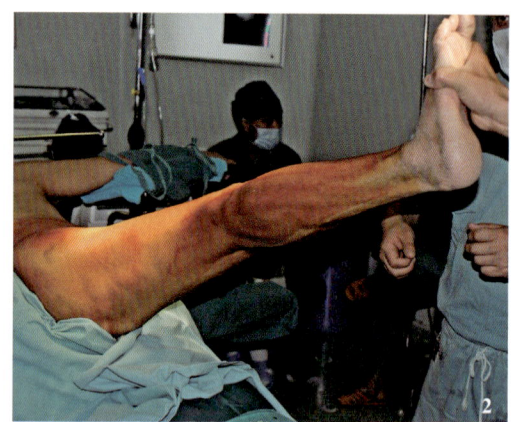
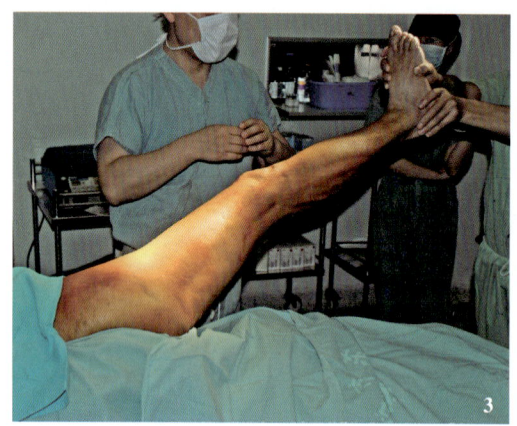
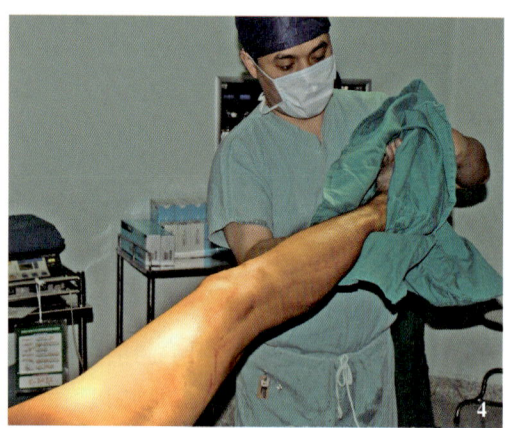
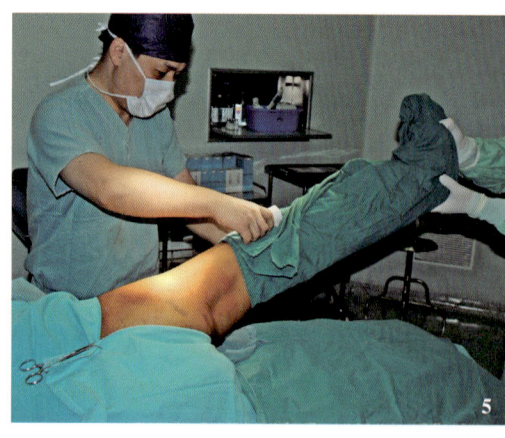
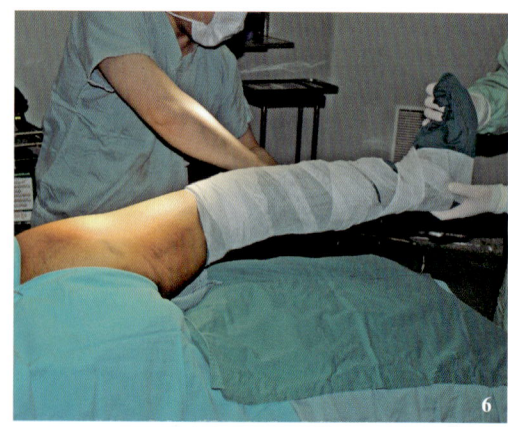

图1-1-3-5-1 髋部、大腿中上段手术铺巾过程图示

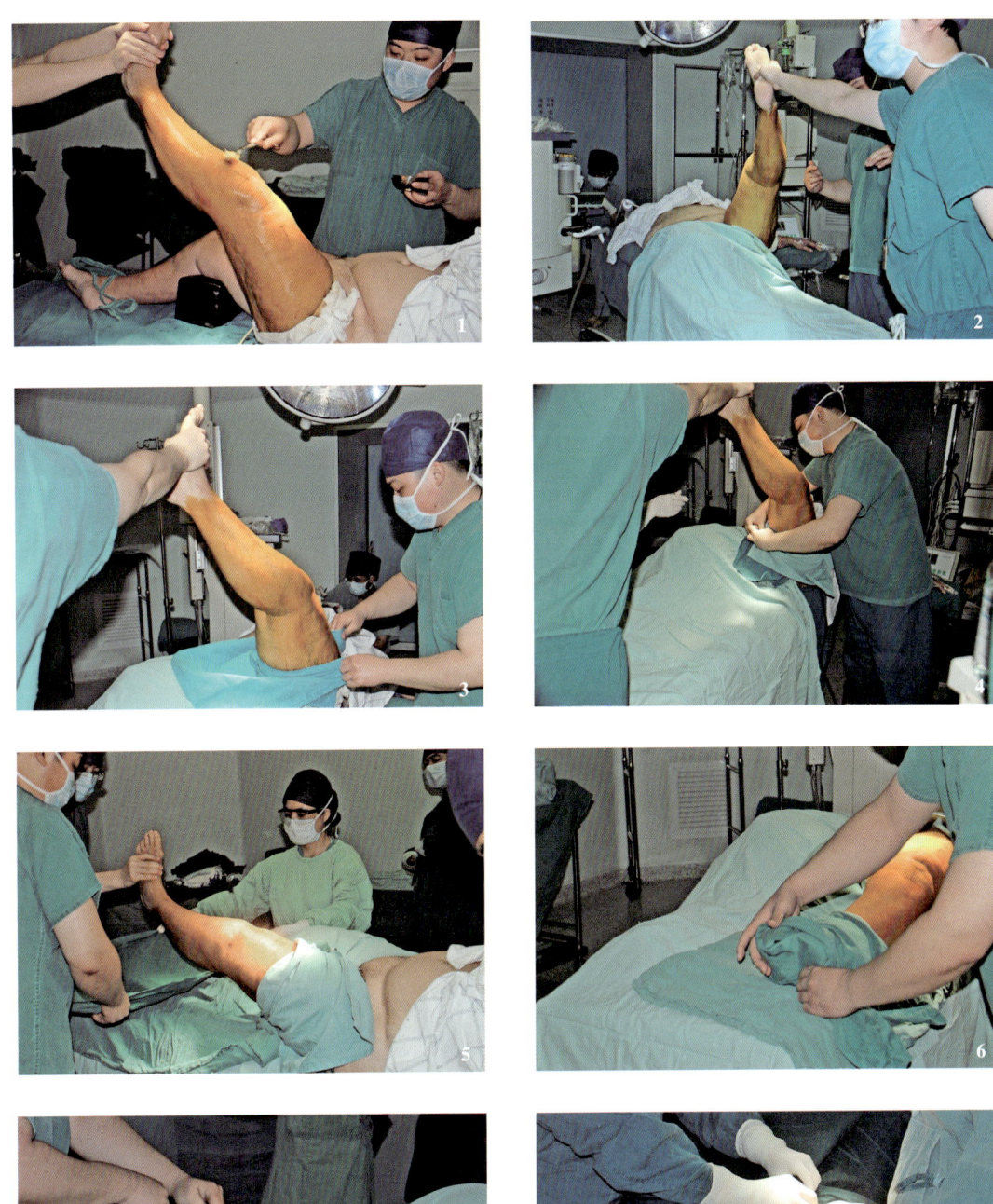

图1-1-3-5-2　大腿中下段及膝关节部手术铺巾详细过程图示

5. 用4块菱形中单,分别覆盖术野的上下;

6. 最后将患肢从手术大单洞口穿出,铺好大单。

6. 最后将患肢从手术大单洞口穿出,铺好大单。

三、小腿中下段、踝部手术

患者一般仰卧位或侧卧位。助手抓住患者大腿或小腿近段,常规消毒,足与足趾手术铺巾方法如下(图1-1-3-5-3)。

1. 手术台上患肢下铺一中单,覆盖健肢。再铺上面垫;

2. 两块双折或四折治疗巾围绕手术部位上方,依次围绕小腿,用巾钳固定;

3. 用双侧中单或专用布套,将手术部位以下至足全部包裹,用绷带包扎完好;

4. 用大张手术专用薄膜绕患肢黏贴固定手术部位上下;

5. 用4块菱形中单,分别覆盖于延伸台上患肢上下;

四、足与足趾手术

患者一般仰卧位或侧卧位。助手抓住患者大腿或小腿近段,常规消毒,铺巾与踝部手术相似(见图1-1-3-5-3)。

1. 手术台上患肢下铺一中单,覆盖健肢。再铺上面垫;

2. 两块双折或四折治疗巾围绕手术部位上方,依次围绕踝或足近段,用巾钳固定;

3. 用大张手术专用薄膜绕患肢黏贴固定手术部位上下;

4. 用4块菱形中单,分别覆盖于延伸台上患肢上下;

5. 最后将患足从手术大单洞口穿出,铺好大单。

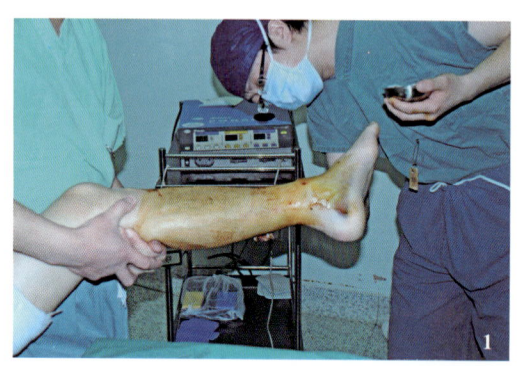
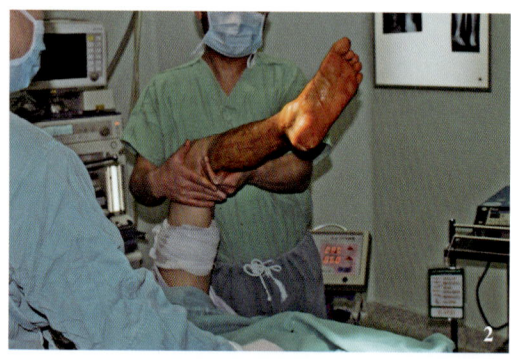
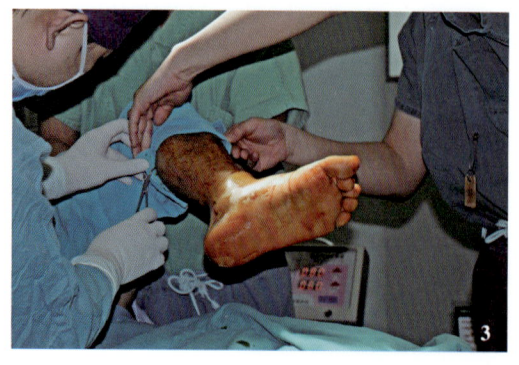
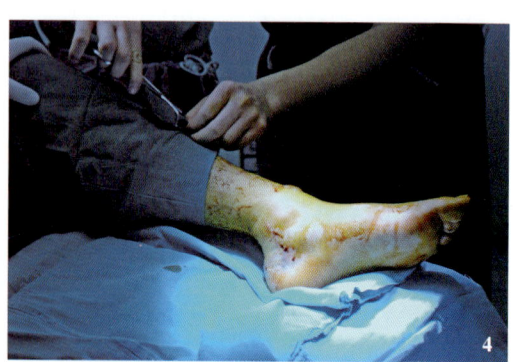

图1-1-3-5-3 小腿下段及踝、足与足趾手术铺巾过程图示

第六节　脊柱术野铺单

脊柱手术患者通常俯卧位、仰卧位和侧卧位。根据患者的手术部位，采用不同的体位，手术野铺巾应严格遵循铺巾原则，具体按以下方法进行。

一、颈椎手术仰卧、俯卧及侧卧位铺单

患者仰卧或俯卧位，偶尔采用侧卧位。一些如骨折、脱位等的患者常常需要维持牵引，应注意术前、术中牵引可靠，维持颈椎力线和生理弧度。如果采用俯卧位，还要注意双眼、口、鼻等的防护，并防止压疮。

（一）仰卧位

患者颈项部用沙袋或厚实的布垫垫实，头枕部用垫圈固定，颈两侧用沙袋制动。如果需要保持颈部过伸一些，可在患者肩背部加填一薄枕。常规消毒，颈椎前路手术铺巾方法如下（图1-1-3-6-1）。

1. 将两治疗巾团成球状，紧紧塞在患者颈肩部；
2. 4块治疗巾折边后依次铺在颈部切口的上缘、对侧、下缘和近侧；
3. 用手术专用薄膜黏贴切口，并固定四周的治疗巾；
4. 用4块菱形中单，分别覆盖颈部切口的四周，并延伸至手术台外；
5. 铺上大单，再用手术专用薄膜黏贴固定手术切口部位。

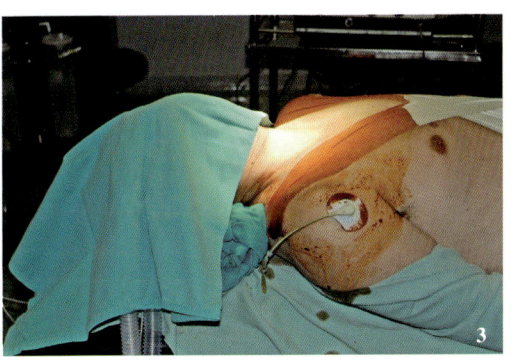
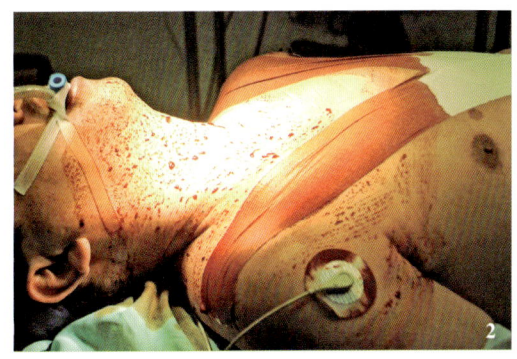
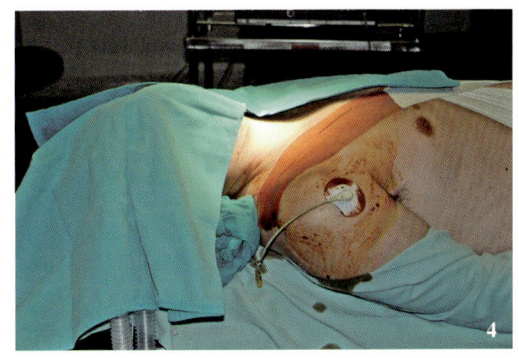

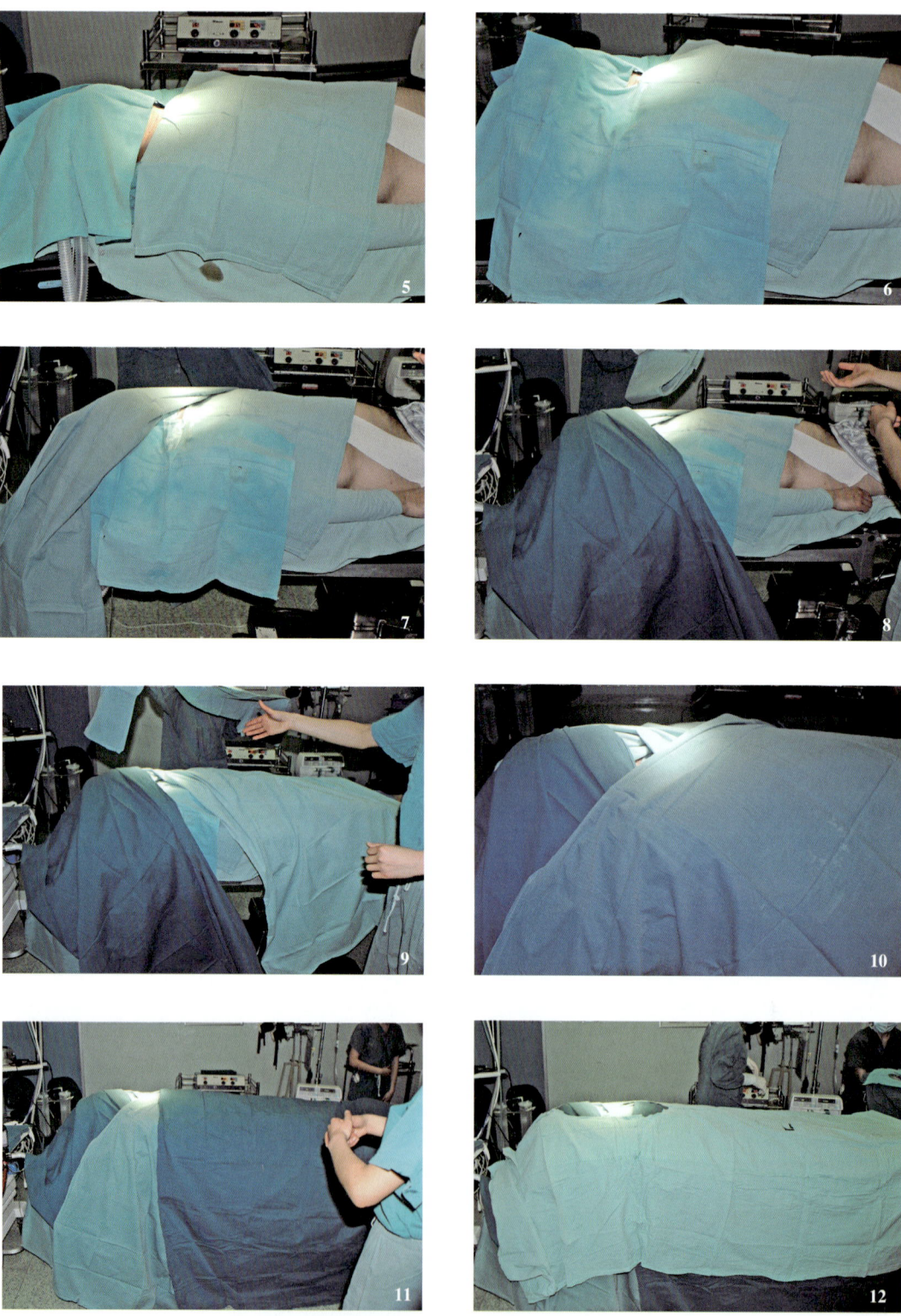

图1-1-3-6-1 颈椎前路手术铺巾详细步骤图示

(二)俯卧位

患者头额部用垫圈固定,或固定在专用手术头架上,颈两侧可用沙袋制动。注意眼部不能受压。如果需要保持颈部过屈一些,可在患者胸部加垫一薄枕。常规消毒,如下铺巾:

1. 将两治疗巾团成球状,紧紧塞在患者颈肩部;
2. 用两块治疗巾展开重叠,打开后,中线从患者额部起,沿两侧耳郭向后;
3. 至头枕部交叉,一边压住另一边;
4. 4块治疗巾折边后依次铺在颈部切口的上缘、对侧、下缘和近侧;
5. 用手术专用薄膜黏贴切口,并固定四周的治疗巾;
6. 用四块菱形中单,分别覆盖颈部切口的四周,并延伸至手术台外;
7. 铺上大单,再用手术专用薄膜黏贴固定手术切口部位。

(三)侧卧位

患者头颈部用垫子固定,或固定在专用手术头架上。注意维持颈椎中立位,并保持颈部生理弧度。常规消毒,铺巾如下:

1. 用1块中单对折后,直接铺垫在头颈肩下方;
2. 4块治疗巾折边后依次铺在颈部切口的头侧缘、上缘、下缘和肩背侧;
3. 用手术专用薄膜黏贴切口,并固定四周的治疗巾;
4. 用4块菱形中单,分别覆盖颈部切口的四周,并延伸至手术台外;
5. 铺上大单,再用手术专用薄膜黏贴固定手术切口部位。

二、胸腰椎手术仰卧、俯卧及侧卧位铺单

患者俯卧位或侧卧位,偶尔采用仰卧。注意维持脊柱力线和生理弧度。如果采用俯卧位,还要注意双眼、口鼻等的防护并防止压疮。

(一)仰卧位

经胸骨劈开行上胸椎手术,或经腹行腰骶椎前路手术患者往往采用仰卧位。常规消毒,如下铺巾。

1. 4块治疗巾折边后依次铺在切口的上缘、对侧、下缘和近侧;
2. 用手术专用薄膜黏贴切口,并固定四周的治疗巾;
3. 用4块菱形中单,分别覆盖切口的四周,并延伸至手术台外;
4. 铺上大单,再用手术专用薄膜黏贴固定手术切口部位。

(二)俯卧位

患者头部偏向一侧后用垫圈固定,或固定在专用手术头架上。注意胸腹部两侧垫枕,防治腹部受压。常规消毒,如下铺巾。

1. 4块治疗巾折边后依次铺在切口的上缘、对侧、下缘和近侧;
2. 用手术专用薄膜黏贴切口,并固定四周的治疗巾;
3. 用4块菱形中单,分别覆盖切口的四周,并延伸至手术台外;
4. 铺上大单,再用手术专用薄膜黏贴固定手术切口部位。

(三)侧卧位

患者侧卧,腋下垫一垫子,双手固定在专用手术固定架上。采用胸骨部、耻骨部和胸背部三点法固定侧卧的患者,注意维持胸椎、腰椎中立位,并保持生理弧度。常规消毒,如下铺巾。

1. 用1块中单对折后,直接铺垫在脊柱胸腰段手术区域的身下;
2. 4块治疗巾折边后依次铺在切口的头侧

缘、上缘、骨盆侧和下缘；

3. 用手术专用薄膜黏贴切口，并固定四周的治疗巾；

4. 用4块菱形中单，分别覆盖切口的四周，并延伸至手术台外；

5. 铺上大单，再用手术专用薄膜黏贴固定手术切口部位。

第七节　战伤与批量手术时铺单要求与特点

一、概述

战时或批量患者的手术铺单原则与平时在医院手术室手术铺单一样。但是由于战时条件简陋，或批量患者手术时时间紧迫，铺单不够时，需要手术者根据患者的一般情况、伤口具体情况和现有的手术材料、敷料等实际情况，因地制宜、因人制宜地开展手术。

二、评估后统一安排

可以由经验丰富的医生对各个患者作一个基本情况的评估，统一安排手术先后。如果人手紧张，可以采用专人消毒、铺单，手术者连台直接手术，术后专人负责苏醒、伤口敷料处理等流水操作方式。但应注意铺单的先后次序：先是无菌手术；之后是可能污染手术；最后是感染手术。每次铺单前注意术者手的再消毒。手术消毒铺单要充分考虑手术切口的延长可能。铺单尽可能在手术开始前进行，铺单后要注意对切口部位的保护，如果一时手术者无法立即开展手术，切口部应该用两层以上无菌单覆盖。

三、严格术野消毒

对于切开探查等一类手术切口，要严格消毒术野，做到切口边上至少有3层以上的无菌单保护，并尽可能使用无菌黏贴敷料来固定保护切口。对于开放伤口或污染伤口，要反复冲洗，仔细消毒术野，手术切口周围至少要保证两层以上的无菌单覆盖术野。

四、酌情选用一次性消毒敷料包

有条件可以选用用无纺布等材料制作的一次性手术敷料包，它拥有一般手术需要的方巾、中单和大的洞巾，采用真空压缩包装，因其体积小、重量轻。出厂经过环氧乙烷消毒，保存时间长，使用后集中销毁处理方便。在战时和批量手术中运用方便，能满足各种骨科手术铺单的需要，保证手术安全。

（林　研　马　敏　刘忠汉）

参 考 文 献

1. 陈爱民，张斌，李昌琨等.汶川地震后第1周一线医院伤员收治情况分析[J].上海交通大学学报（医学版），2008，28（11）
2. 蒋京京，刘虎，徐海涛等.地震后挤压伤患者野外条件下的围手术期麻醉管理[J].第二军医大学学报，2008，29（6）
3. 王桂生.骨科手术学.北京；人民卫生出版社，1985
4. 赵定麟，李增春，刘大雄，王新伟.骨科临床诊疗手册.上海，北京：世界图书出版公司，2008
5. 赵定麟.现代骨科学.北京：科学出版社，2004
6. Clemons BJ. The first modern operating room in America. AORN J. 2000 Jan；71（1）：164-8，170.
7. Edmiston CE Jr, Seabrook GR, Cambria RA, et al. Molecular epidemiology of microbial contamination in the operating room environment：Is there a risk for infection? Surgery. 2005 Oct；138（4）：573-9；discussion 579-82.
8. Eiselt D. Presurgical skin preparation with a novel 2% chlorhexidine gluconate cloth reduces rates of surgical site infection in orthopaedic surgical patients. Orthop Nurs. 2009 May-Jun；28（3）：141-5.
9. Moro ML. Health care-associated infections. Surg Infect（Larchmt）. 2006；7 Suppl 2：S21-3.
10. Schafmayer A, Lehmann-Beckow D, Holzner M. Process-optimized operating room：implementation of an integrated OR system into clinical routine. Surg Technol Int. 2002 Sep；10：67-70.

第四章　骨科手术用具及专科器械

第一节　止血带与驱血带

止血带可以快速阻断血管破裂造成的出血，抢救伤员的生命。驱血带用于驱血目的时，可使手术视野清晰，无渗血。止血带和驱血带同时合理使用，给手术医生提供清晰的术野，减少了术中备血和输血，减轻患者的经济负担。但由于在某些患者及不同的疾病状况下，如使用不当，可能会给患者带来不利影响，甚至严重的并发症。

一、止血带常见类型和特点

自1886年埃斯马（Esmarch Tourniquet）发明了橡皮管止血带起，人们一直在临床应用中不断地探索和研究，从而经历了数次的改进过程，由马丁橡胶膜带（Martin Sheet Rubber Bandage）发展到手动空气止血带（图1-1-4-1），直至如今的电动气压止血带（图1-1-4-1-2），其功能已从单一化，逐渐发展成了多元化。止血带被广泛用于周围血管创伤性出血，或减少手术区域内的出血。最初的止血带为橡皮管止血带，后来为减少并发症，对止血带的宽度和压力的深入研究，陆续研制出弹性橡皮带式和充气式止血带，常用的有橡皮管止血带（宽1.5cm）、橡胶式（宽4.5cm）、局部充气式（宽13cm）、环绕充气式（宽7.5cm）和卡口式（宽2.8cm）等止血带。随后出现了卡式止血带和单手用止血带等使用方便的急救止血带。随着计算机技术的普遍应用，近来全自动止血带、血管内止血带和多功能止血带等具有一定智能功能的止血带得到了开发和研制。

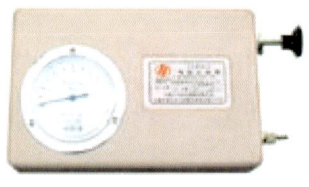
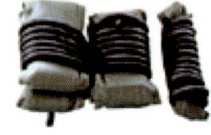

图1-1-4-1-1　手动空气止血带

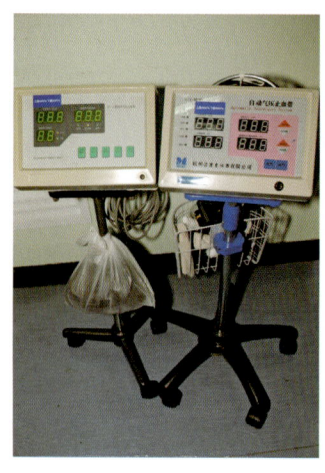
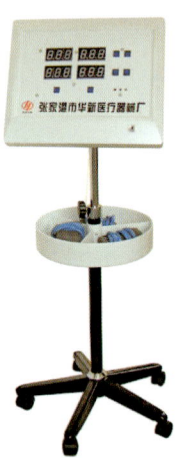

图1-1-4-1-2　电动止血带

1. 橡皮管止血带 各级医院普遍使用。使用时放于皮肤上需加衬垫，成本低，价格便宜。缺点在于束紧皮肤时与皮肤接触面积小，患者痛感明显，皮肤干燥时容易松动，压力不易掌握，应用时容易导致皮下瘀血、肿胀，极易产生神经麻痹等并发症。

2. 弹性橡皮带式止血带 此种橡皮带可替代橡皮管止血带用于肢体手术止血，更适用于战伤四肢血管伤的暂时性急救。其由宽4.5cm、长110cm、厚1.5cm扁平橡胶止血带和金属扣组成，结构简单、携带和操作方便、重量轻、宽度较为合理。缺点是因无测压装置，压力不容易掌握。

3. 充气式压力止血带 此种止血带比橡皮管止血带增加了宽度，使肌肉受压面积内受力均匀，有压力显示器，可以调节止血带压力。与橡皮管止血带和环绕充气止血带相比，止血效果更可靠，使用更方便，安全使用时限大大提高。新型低压延时止血带通过增加止血带宽度，可以用接近动脉血压的止血带压力来阻断动脉血流，由于其采用低压止血，减轻了压力对神经的致伤作用，延长了止血带的持续使用时间。充气式压力止血带的缺点是使用过久压力指针容易不准，连接管容易漏气。评价现有止血带，目前认为气囊式止血带止血效果较好（上、下肢止血成功率均为100%）。

4. 卡式止血带 卡式止血带是一种新型的机械法加压止血带。具有快速自动锁紧和解脱部件，并适当增加带宽，既能快速有效止血，又能减轻对远端肢体的损伤，使用时患者一只手即能操作，尤其适用于战时伤员的自救互救。常用的一种卡式止血带的设计与应用是取一根普通的橡皮管，从距离一端5cm处向另一端每间隔0.5cm设置连续5个实心结，每个实心结的大小以橡皮管的直径为直径，在距离橡皮管的另一端10cm处，设置一个高硬度的C形卡口，在C形卡口的边缘设置一个斜面稳槽，C形卡口与实心结两端之间的长度根据止血部位而定。运用时围绕规定部位的肢体拉长并将实心结卡入卡口内即可。

5. 单手用止血带 近年来美国研制的单手止血带采用环行尼龙网收紧作用进行止血，可使单个伤员在没有协助的情况下完成一侧手臂或大腿伤口的包扎止血。另外，美国研制的棘齿状止血带可单手操作，便于伤员自用，易松解和再加压，适合长途后送时应用。上肢止血成功率为92.9%，下肢为84.6%。止血效果较好。

6. 全自动止血带 随着计算机技术的发展，一些与计算机技术相结合的全自动止血带相继应用于临床。如ZKZ2A型自控肢体止血带，专为战时止血带研制了自动语言报警系统，它随止血带一起使用，可同时输入数名伤员使用止血带的信息，并可设定报警时间，报警系统将自动提醒为伤员松解止血带。此种止血带特点是具有充气快、压力稳定、可数字显示和定时报警等特点。主要应用于手术肢体止血及创伤急救等。ATS750止血带系统是一种采用电脑数字控制，根据手术部位的需要设定压力，通过新型高效气泵快速充气于止血带内，从而压迫肢体，阻止血液循环，达到止血目的。ATS750止血带系统具有压力低，设定手术时间长，止血更彻底等特点，尤其适用于小儿。ATS1000型自动充气止血带，相比普通空气压力止血带，其具有技术先进、设计合理、调整简单、使用方便、易学易懂的优点。且仪器与气囊连接紧密、密度程度高、不易漏气，实际压力比普通空气止血带压力低13.3~39.9kPa（100~300 mmHg），止血效果也好。最新型的数字式电动充气式止血带，可根据伤员血压变化自动充、放气；并具有报警功能。在平时使用中效果较好，但在战时应用还有待进一步考证。

7. 血管内止血带 创伤急救用制式"血管内止血带"，适用于临近躯干的大血管（如颈部、肩锁部、骨盆部等）损伤的止血。特点为既能阻断动脉腔内的血液流动，又不损伤血管壁,携带和使用方便,较好地解决了野战条件下往后方运送伤员时间长、就地救治血管创伤难等问题。

8. **多功能现役止血带**　本装置针对现役止血带使用的不便做了改进,作为各型止血带的附件,其定时报警功能可有效地避免不良事件的发生,并能减轻战时救治工作量。此装置还加入了身份识别、伤员寻踪等功能,全套装置分为单兵端、搜救端。但本装置目前功能仍较单薄,如能采用相关传感器,采集伤员生理数据,则能真正发展成为"战地即时寻踪救护系统"。

二、止血带的衍生产品

现代战争或恐怖袭击等会出现短时间内伤员量骤增,复合伤、重伤员比例增加,一线救治任务繁重。因此,必须加强一线救治。同时随着城市的发展和交通工具的进步,平时创伤的发生率也大大提高。随着材料技术的进步,人们发展了用于控制出血的一些新型材料和止血技术作为止血带的替代和衍生产品。

1. **纤维蛋白绷带**　干纤维蛋白敷料(dry fibrin sealantdressing, DFSD)是从人血浆中提取的纤维蛋白原和凝血酶制成的,含有纤维蛋白原、纤溶酶和促凝血蛋白等成分,可整体使用,也可切成小片单用。在海湾战争中由美军推出使用,据报道可使血液流失减少50%~85%。

2. **壳聚糖绷带**　壳聚糖是一种生物活性材料,具有抗菌、杀菌作用,还可以促进组织修复和止血作用。该绷带由壳聚糖制成,可与血细胞形成血凝块,能在30s内使300ml血液凝固。在猪的严重损伤模型上已经验证了这种产品的有效性。

3. **止血粉**　Quikclot是美国研制的一种新型止血粉,其止血机制非常简单,它像一块超级海绵,能在数秒内吸干伤口流出血液中的水分,而不吸收红细胞、血小板和其他凝血因子,使凝血因子浓缩并立即发挥止血作用。

三、电动止血带

随着医疗技术发展、电子产品普及,电动止血带在临床手术中得到广泛应用。它具有控制压力准确、时间精确,并具有低压报警、时间提醒等功能,提高了止血带使用的安全性。

1. **一般特性**　电子止血带主机选用气泵及压力传感器等核心部件,采用单片机控制技术。电气安全等级符合Ⅰ类B型。电源AC110~220V±10%、50HZ±2%或DC12V,功率25~60W,控制时间范围在0~120min,压力范围为0~100kPa,压力误差为≤1%。主机带有压力显示、时间显示和工作状态显示。对压力变化、时间超时、漏气等会有相应的各色信号指示灯来报警,并伴有报警声。常见的报警功能如手术结束前10min、前1min声音提醒,超压、漏气声光报警等,使医患双方的安全得到充分保证。气泵要求能快速充气,初始充气时间应该少于30s,防止动脉闭塞前大量血液充盈静脉。自动阶梯式放气,有效防止患者心、脑突然缺血。排气过程中若发现手术未完成,可快速停止排气或快速充气,以继续手术。止血绷带美观、耐用、舒适、不易松动,又能减少对神经、肌肉的损伤。如果为了携带方便,可配内置电源(一般采用镍氢或锂电池)。为了减少对手术或抢救现场的影响,工作噪声容限小于40dB。电动气压止血带必须具有一定的保险功能,如在突然断电情况下能始终保持工作压力,超压自动卸压,漏气自动快速打气补偿等。

2. **特殊特性**　新一代的电动止血带主机往往由电脑控制动作,具有漏压自动补偿功能,压力能恒定于所设定的工作值。也可以根据手术情况,随时增减止血带压力。工作时间随意可定,到达预定时间,压力自动迅速下降。工作过程中仪器参数自动记忆,以供下次参照,可节省下次设定时间。

双通路电动气压止血带通过微电脑自动控制，对骨科四肢手术中患者同一止血部位并列进行交替充气压迫止血，从而避免了单路式的止血仪在使用时间较长时易对神经、肌肉造成损伤的弊端，将自动气压止血的发展又推进了一步。当使用双通道切换工作模式时，若止血带因各种原因破裂或漏气，则仪器会自动切换到另一正常止血带继续工作而不致于影响整个手术的进行。

四、止血带的正确使用

扎止血带的标准位置在上肢为上臂上1/3，下肢为大腿中、下1/3交界处。目前有人主张把止血带扎在紧靠伤口近侧的健康部位，以利于最大限度地保存肢体。上臂中、下1/3部扎止血带容易损伤桡神经，应视为禁区。

止血带的松紧要合适，压力是使用止血带的关键问题之一。止血带的松紧，应该以出血停止、远端以不能摸到脉搏为度。过松时常只压住静脉，使静脉血液回流受阻，反而加重出血。使用充气止血带，成人上肢需维持在40kPa（300mmHg），下肢以80kPa（600mmHg）为宜，根据患者肢体粗细可以适当增减。老人、小孩及身体虚弱者应适当降低压力值（上肢26.7kPa或200mmHg；下肢不超过33.3kPa或250mmHg）。

使用橡皮管或弹性止血带前，要认真检查止血带的完整程度，并要试一下其弹性程度。使用气压式止血带前，要认真检查有否漏气，止血仪是否灵活实用，否则要及时更换。按肢体及年龄，准确选用止血带（大、中、小号）。捆扎时松紧要适宜，以能容纳一指为宜。捆扎止血带前先用纱布或无菌巾缠绕保护肢体，并使其铺平，防止受力不均匀而引起水泡或瘀血发生。捆扎后要用纱布绷带加固两周，防止胀开或脱滑。无菌止血带可由洗手护士在手术台上协助主刀医生捆扎，确保适宜的松紧度。

严格掌握止血带的使用时限，原则上单肢体第1次使用不超过90min，第2次使用不超过60min，两次间隔为5~10min。一般在手术中，为了减少肢体缺血发生意外，建议每次使用不超过60min。使用止血带要有专人看管，做好结扎开始时间的登记，止血带弹性张力或气压维持的实时监测，并保证在60min内要解除止血状态。对于需要运输转送的患者，需要在止血带周围显著地方做好标注，明确表明止血带结扎起始时间、压力等基本信息，并做好途中保证有确切的交班，杜绝止血带的超时使用。

需要施行断肢（指）再植者不用止血带。特殊感染截肢不用止血带，如气性坏疽截肢。凡有动脉硬化症、糖尿病、慢性肾病肾功能不全者，慎用止血带或抗休克裤。

五、驱血带的正确使用

目前使用的驱血带由弹性良好的橡胶薄片制成，米黄色，宽约15cm，长度可根据需要自行裁剪，一般可剪成1m左右，使用前可经气体熏蒸或煮沸消毒。

使用前，先将驱血带对折成7cm左右，双层，再将其卷成卷状。患者患肢消毒后，将患肢抬高于心脏水平片刻后即可。先用驱血带一端由肢体末逐圈拉紧驱血带向近心端缠绕，每圈之间不许嵌夹软组织，直至缠绕到肢体根部，即可将手术肢体软组织内的血液驱离肢体。在缠绕最末圈时，先将局部皮肤用无菌纱布垫好，再用另一止血带缠绕其上打结，以避免软组织损伤。最后将驱血带由近心端逐圈松开。如果有气压止血带，可将其缠绕于驱血带最末圈处，将气囊充气至40kPa（300mmHg）左右（儿童可充气至150mmHg左右），保持压力恒定，并告知麻醉师记录驱血带开始时间。充气时间不宜超过60min。如果操作得当，驱血后的肢体呈苍白色，末梢动脉无搏动,切开皮肤时无血液流出。

六、使用止血带和驱血带的注意事项

医生在手术台上捆扎止血驱血带,捆扎过松或压力不足,出血多;捆扎过紧或压力过大,易产生并发症。捆扎前缠绕保护肢体的无菌巾未铺平,使其受力不均匀,易产生水泡。止血带使用超过时限,患者疼痛难忍,甚至并发肢体缺血性挛缩;捆扎位置不当,压迫神经,造成麻痹;充气过后止血带胀开或脱滑,延误时间;驱赶血液时,驱血带每周圈间都留有大小不等的距离,或驱血时用力不匀,一绕一缓,不能持续用力,形成间断驱血,效果极差。

肢体骨折尤其是粉碎性或开放性骨折的患者由于使用驱血带需要反复在患肢上缠绕,有可能使碎骨片移位,加重对局部血管、神经的损伤,应该谨慎使用。不得已时,一定要由助手将患肢远端尽力牵拉,最大限度地保持患肢生理位置,防止肢体扭曲、成角。对开放的创口部位要先用无菌纱布垫好,再缠绕驱血带。对于患肢软组织内异物取出的患者,不能使用驱血带,因为驱血带缠绕过程中对肌肉的挤压有可能造成异物移位。在对橡胶有明显过敏反应的患者,在使用时,宜先在患肢缠绕无菌绷带,然后再使用驱血带驱血,并尽快操作完毕。

手术结束,缝合创口前,松开止血带,充分结扎活动性出血,并检查肢体远端血运及动脉搏动情况,无误后缝合切口,并记录松开止血带时间。多个肢体同时放松止血带,可造成血压急剧下降,甚至休克。

对于患有充血性心力衰竭,右心功能不良的患者,不宜使用驱血带,因为用驱血带缠绕一个肢体,尤其是下肢,可使患者的回心血量在短时间内增加500ml左右,使循环负担加重。出现急性充血性心力衰竭。对有患肢静脉曲张伴血栓形成的患者,手术时不宜使用驱血带,因为有可能在驱血时造成血栓脱落,出现严重的并发症。对于患肢有肿瘤尤其是可能为恶性肿瘤的患者,该肢体手术时不能使用驱血带,因为驱血时有可能造成肿瘤细胞脱落随血行转移。有文献报道,止血带驱血诱发伤肢血栓脱落致肺动脉栓塞,此与下列因素有关:①肢体严重开放性骨折,局部组织挫伤水肿,组织细胞坏死,局部静脉血管内膜损伤,同时损伤的静脉内膜释放组织凝血因子,使血液处于高凝状态;②患者血液相对呈高凝状态(凝血酶原时间缩短);③患者存在大隐静脉曲张,下肢静脉血回流相对不畅。

七、使用止血带后常见的并发症和处理

1. 出血　止血带工作后,手术野中出血增多。主要原因可能是止血带位置不好,偏上或偏下,导致动脉血管阻断不全;止血带压力选择不当、漏气,捆扎不牢,发生移位、松脱等。术前认真检查器械的完好,注意止血带安放位置和结扎要求,术中注意止血带压力维持。一旦术中出血增多,可以重新调整止血带安放和压力等。术后出血往往见于伤口渗血增多,一般加压包扎即可。

2. 休克　多见于术后快速释放止血带压力,肢体灌注后,导致有效血容量减少。一般释放止血带压力前,要及时通知麻醉师,注意容量的补充。采用阶梯式放气或抬高患肢,以能减少休克发生。

3. 烦躁　多见于止血带捆扎位置不当,或铺垫不平整,止血带时间过长、压力过高等。可以重新调整止血带位置,按照规范做好止血带捆扎前肢体的包扎保护,严格控制止血带使用时间和压力。

4. 动脉栓塞　老年患者多见,主要是动脉血管壁上的粥样斑块受到挤压,脱落后随动脉向下走行,一般多见于下肢,栓塞常在腘动脉。表现为患者主诉肢体疼痛,肢体苍白,远端肢体动脉波动减弱或无法扪及等。血管超声和造影

能明确诊断。可以通过患肢股动脉穿刺,置入取栓导管,直接取栓,并选用低分子肝素等进行抗凝治疗。

5. 静脉栓塞　多见于部分老年患者或伴有高血脂、糖尿病、高血压等特殊患者。因止血带使用后,患肢肢体静脉回流被阻断,局部静脉血淤滞、凝结,形成静脉栓子。止血带去除后,静脉栓子随静脉回流引起静脉栓塞。栓塞常见于髂内外血管段。患者主诉肢体酸胀不适,肢体可见明显肿胀,肢体皮温升高。血管超声和造影能明确诊断。可采用从对侧大隐静脉经对侧髂动脉,在下腔静脉放置滤网的方式防治血栓向上蔓延,保护心肺脑等重要脏器。同时需用低分子肝素等药物治疗。

6. 脂肪栓塞　多见与长骨开放性骨折或者高龄关节置换术使用驱血带或止血带的患者。表现为术后出现无法解释的发热、气促、氧分压降低等肺部体征,或出现头痛、谵妄、昏迷等神经症状或精神症状。严重患者可以通过肺部CT扫描、头颅MRI确诊,轻度患者往往CT、MRI无明显改变。严格掌握止血带使用适应证；术后加强观察,及早发现。轻者选用低分子右旋糖酐等扩容治疗,一般会明显改善。重症患者往往需要人工呼吸机辅助治疗。

7. 神经损伤　常见于上肢桡神经损伤。表现为术后患者手腕、手指麻木,伸腕、伸手障碍等,多数患者可以自行恢复。对于恢复进展慢的,要定期随访肌电图,采用药物营养、物理刺激等积极治疗。晚期患者可以通过肌腱移植等方法来改善功能。

8. 肢体缺血性挛缩　常见于使用止血带时间较长或压力过高的患者。术后出现肢体的胀痛、苍白、麻木、远端肢体主动运动困难,感觉异常或消失等。肢体肿胀伴有皮肤张力性水泡的不断出现和增大,是肢体缺血性挛缩发生的典型表现,要引起足够的重视。早期发现,及时切开减压是保全肢体、保护患肢功能的关键

9. 局部皮肤灼伤　常见用传统碘酒酒精消毒的患者。由于消毒时碘酒被止血带下无菌垫层吸收后浓聚,刺激皮肤。再在止血带作用下,一个小时后局部皮肤会被灼伤。消毒时注意碘酒消毒范围和酒精消毒范围。局部灼伤经过认真换药后,大多会愈合。

第二节　骨科手术床与牵引床(铁马)

一、骨科手术床的总体要求

骨科手术床的设计不仅要符合人体工程学、解剖学的特点,还应用了现代技术与人性化的设计理念,尤其要适于开展各类骨科手术,在与骨科C臂X光机配合下能对患者进行升降、牵引、复位、透视、拍片和固定。此外可拆卸式床板和采用L形结构条形骶骨靠,能实现打髋人字石膏时无需移动患者。现代骨科手术床在保证对股骨颈、股骨、胫骨骨折能进行有效的牵引复位,条形骶骨靠和会阴柱都采用可透视X射线的碳纤维复合材料,并可进行纵向移动调整,便于在C臂X光机透视下进行复位内固定。可折叠的床面板,可获得满意的麻醉体位；隐藏式的碳纤维复合材料脚板既可减轻患者腿部悬挂的痛楚,又可获得满意的影像。别出心裁的片盒支撑架,免去医生在拍股骨颈侧位片时受辐射之忧。此外骨科手术床如果有伸缩自如的伸展架,可使操作者无需弯腰,便可以完成所需的手术体位的调节。

二、多功能骨科手术床

（一）一般性多功能

既然是多功能设计，该床除了满足各种体位时对上肢、下肢持续牵引、复位的手术需要外，还可以在术中维持患者的各种体位，包括仰卧、侧卧、俯卧位时对上肢和下肢的持续牵引、复位。满足各部位关节（特别是肩关节、上臂、肘关节、前臂、髋关节、膝关节）手术入路的需要。

此外骨科手术床还能通过床体的升降、延伸、缩短和折叠，满足仰卧位、俯卧位脊柱手术时的具体要求和对正常脊柱生理弧度的支撑与维持作用。同时床体应能随时调节自如，便于术中体位的变动。例如脊柱侧弯行前方减压时，减压开始需加大脊柱手术段的侧凸度，便于暴露和减压，减压完成后需植骨内固定，此时应要求以调整床体角度来调小或消除脊柱侧凸和便于对术区锁定、固定。此外还应该能满足一些特殊手术（椎间盘镜、经皮椎间盘手术等）的体位需要，如后路腰骶椎椎间盘镜手术需要患者极度弯腰屈膝的特殊体位（图1-1-4-2-1）。

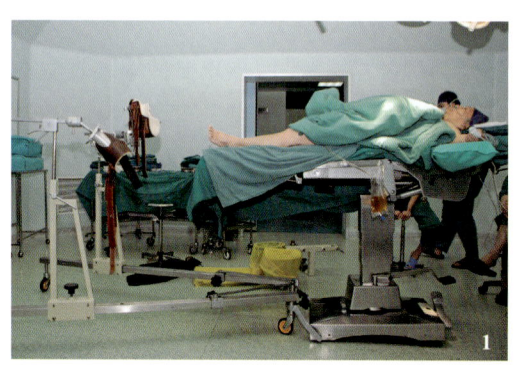
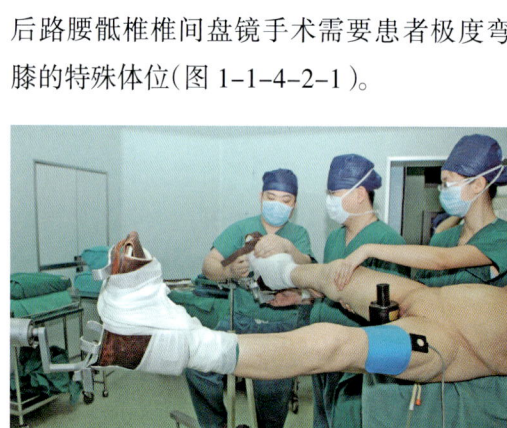
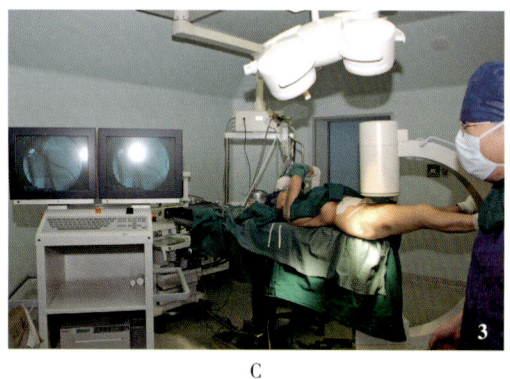
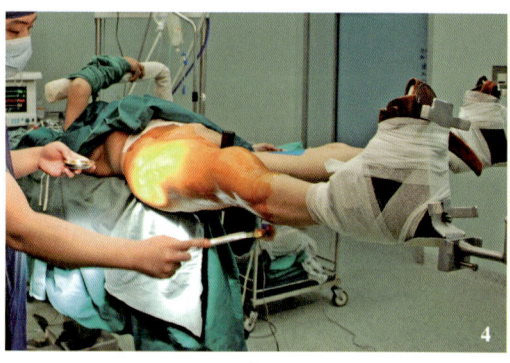

图1-1-4-2-1　多功能骨科手术床（A~D）
A.准备；B.固定双足；C.透视定位；D.消毒

（二）头架设计

骨科手术床还可以通过特殊专用的头架，调整固定患者头部，可获得合适的颈椎弧度固定，满足各种颈椎手术的需要。良好的专用头架还能减少患者特殊手术体位并发症的发生，如俯卧位后路颈椎手术患者眼眶受压、气管导管受压等。采用灵活调整的头部牵引装置，不仅方便开展颈椎手术，更提高了手术的安全性。

（三）床垫要求

骨科手术床的床垫设计要特别注意，除了要能透过X射线外，还应该能适应各种特殊体位的固定，如俯卧位时，腹部应该有足够的空间满足腹式呼吸需要，防治腹部受压导致下腔静脉受压而增加腰骶椎、骨盆、髋部和下肢手术出血。侧卧位时,腋下要有良好的保护,防止臂丛神经长时间受压。满足下肢持续牵引体位的床垫要注意对患者会阴部或阴囊等保护,防止上述器官长时间被压造成医源性损伤。

(四)液压式电动系统

骨科手术床一般采用机械液压或电动控制。机械升降结构设计合理,但要避免液压漏油,导致操作困难。电动骨科手术床还需要配备 UPS 后备电源,可满足断电后进行 20 次以上的各种升降操作。确保手术安全。

(五)新型 3D 造影式导航系统用床

近年来随着一些新手术技术(如术中导航等)的开展,出现了专门为配合 C 臂对人体进行全方位的 3D 造影,配合各种导航仪的骨科导航手术床。低 X 光衰减系数的碳纤维床面板、可平移床面、超小底座皆最大限度地满足了移动 C 臂的 3D 造影要求。机械传动全部采用精密齿轮啮合传动,精确、牢固、耐用,更无液压传动易漏油之忧虑。电动传动采用数码线控制技术,使操作更简便。并且产品结构简单、安全合理,外观线条优美,极富时代感。

第三节 常用骨科手术器械

骨科手术除了一般手术需要常规的巾钳、各种手术刀、海绵钳、各式血管钳、持针器、各种缝针、Kocher 钳、有(无)齿镊、线剪、组织剪、冲洗吸引器和各种常规拉钩(如甲状腺拉钩、直角拉钩、S 拉钩等)外,在具体手术中根据手术部位的特殊性,需要选用其他手术器械。

一、常用的骨科手术器械

主要有以下十余类。

1. 骨科专用拉钩(牵开器) 用于牵开切口、显露术野。如 Hoffmann 拉钩、髋臼拉钩、椎板牵开器、乳突牵开器、颈椎 Caspar 牵开器等。也有显露或保护重要机构的拉钩,如神经拉钩等。

2. 刮匙 用于分离附着在骨骼上肌肉、韧带等组织,显露骨骼;用于清除各种病灶;修整植骨床或刮除各种骨赘等。刮匙有各种大小、锐钝,并带有各种弧度、角度。

3. 咬骨钳或剪 用于咬除、修剪骨组织。按照结构有单关节、双关节;按照形状分为尖嘴、鹰嘴、圆头等;按照使用功能分为棘突咬骨钳、椎板咬骨钳、指(趾)骨咬骨钳、肋骨咬骨钳等。

4. 髓核钳 用于摘除椎间盘中的髓核组织,咬除一些附着在骨骼上肌肉、韧带等组织,比较粗大的髓核钳还常用于清除一些软骨或骨组织(如人工关节置换手术中修整髋臼边缘、椎板减压中咬除椎板或增生小关节等)。钳子比较锋利,有或无齿,有直头和各种角度弯头之分。

5. 剥离子 用于骨膜剥离及各种组织分离。根据用途分为骨膜剥离子、肋骨剥离子、各种神经根剥离子、脑膜剥离子等。

6. 骨刀或骨凿 用于去除骨赘或骨痂、截骨、取骨等。有扁平带有各种弧度的,也有 1/4、1/3、半圆形带有各种弧度和箱型。

7. 骨锉 用于锉平修整骨断端,保持骨面光滑平整,防止刺破临近组织。有各种粗细的锉纹,也带有各种弧度。

8. 骨钩 用于提起、显露骨断端,便于骨折复位。

9. 持骨器　用于牵拉骨干、维持骨折断端复位。有手柄式、爪钳式等大小不一各种形态。

10. 锤子　配合骨刀、骨凿使用；也在假体安装植入过程中敲击各种试模、安装假体中使用。

11. 探子　在骨科手术中需要各种探子，用于探查深部结构，如椎弓根钉位置探查、颈椎侧块螺钉安放位置确认和神经根显露等探子。

12. 克氏针　不仅用于各种外固定，还用于术中定位、临时固定、探查等。常备有 0.5mm、1mm、1.5mm、2mm 和 3mm 等各种粗细规格

13. 钢尺　用于术中测量。根据手术需要备用不同长度的钢尺，如脊柱手术常用 15~20cm 钢尺，四肢长骨髓内钉手术需要 20~50cm 钢尺。

14. 钻头　用于钻洞，常为螺钉固定前使用。注意各种不同直径的螺钉，都对钻头的直径有严格的规定。如 AO 手册中，传统直径 4.5mm 的皮质骨螺钉，明确事先是用直径 3.2mm 的钻头。一些可折曲的钻头只能顺着一个方向转（一般是顺转），如果反转会使钻头报废或断裂残留体内。

15. 丝攻　专门用于配套螺钉植入前、钻头钻洞后，主要是为了清理钉道、保证骨质能与螺钉有最大面积的接触面，增加螺钉固定牢度。

16. 各种血管夹　用于断肢再植的血管吻合、肿瘤或病灶清除前对相关血管的临时阻断等情况，减少出血。

17. 其他特殊器械　如脊柱手术中使用的各种直径的环锯，椎体固定临时螺钉，各种直径临时固定捆绑的钢丝，钢丝剪，用于定位穿刺的平针头，用于扩髓的铰刀、扩髓器等。

二、用于四肢手术的显微外科手术器械

包括手术显微镜，显微目镜，显微外科专用血管钳、剪刀、镊子、持针钳，各种显微外科自动拉钩或撑开器、血管夹、血管夹专用固定架等。

三、脊柱手术中常规器械

包括各种扁平、针状、钩状的神经探子（剥离器），脑膜剥离器，长柄有（无）齿镊，双极电凝，脑棉片等。

四、经胸、经腹、或经胸腰联合入路手术应备的全套胸、腹腔施术器械

包括肋骨剪、肋骨剥离器、钝性剥离器、胸腔撑开器、胸（腹）腔自动拉钩，各种宽度、长度的 S 型腹腔拉钩和直角拉钩、胸腔关闭器、胸腔闭式引流器等。

第四节　特种手术器械和仪器的准备

随着科学技术进步，许多骨科传统手术器械逐渐演变为现代化的骨科手术工具，如手摇钻、骨刀、骨凿、线锯被各种动力工具替代；各种关节镜替代了原来关节开放手术；传统术中 X 线拍片由移动方便、射线量小、成像清晰、带有后处理和储存、打印等功能的手术 X 透视（C 臂机、G 臂机等）替代；还有各种指导病灶显露、内植入物安置部位的手术导航仪等。这些特种手术器械和仪器价格昂贵，对日常保养、规范使用（消毒、存放等）有严格的规定。降低特种手术器械和仪器的故障率、提高设备完好率和使用率既具有巨大经济效益，更能确保手术安全，提高手术

成功率。

一、动力工具

近年来骨科传统的骨锯、骨刀、骨凿等手术工具已经被各种动力工具所替代,一般动力工具具有锯、转、切、削、磨等功能,部分工具还有自动上螺丝等功能。目前按照动力来源来区分,常见的有气动工具、电动工具。

1. 存放　动力工具无论是电动、气动,都是精密仪器,要配备专门的橱柜和工具箱,轻拿轻放,不要磕碰。要注意防潮、防腐,防止电器短路或涡轮片生锈。要及时涂上防锈油,防止金属构件锈蚀。

2. 消毒　由于电动动力工具中的电路和气动工具中的涡轮片不能耐受高温、怕潮;所以手术前常采用气体熏蒸、射线辐射等消毒手段,不能用高压蒸汽和浸泡消毒。

3. 使用　气动动力工具由压缩气体(氮气)提供能源,在连接使用中,注意不要误接氧气,防止发生意外。注意确认气体管道的接口接触紧密,防止接口松动后高压气体渗漏,接口突然脱离,击伤术者、患者或损坏其他设备。电动工具各个电源接口要紧密接触,防止因电线松动导致接错或短路发生。使用电池作为动力的动力工具,注意在更换电池时要有严格的无菌操作,注意正负极性。动力工具在台上使用时,注意要推上保险开关,防止工具被误开;在动力工具使用中,注意保护好周围组织。

二、各种光学镜子

除了传统的手术显微镜外,目前各种关节镜使用逐渐增多。关节镜的监视器、光源、主机和显微镜一样,由于不直接接触患者,一般和手术室内其他仪器一样,定期保洁保养即可。保持各种镜子的良好状态,是手术成功的关键。

1. 存放　由于镜子都是精密的光学仪器,要轻拿轻放;各种镜子的外观大同小异,所以要认真做好标示登记、严格按照规定地方存放,消毒前要仔细检查核对镜子的规格、功能和使用情况。镜子应存放在干燥的柜子中,有条件可以放在防潮的密闭箱或在柜子中放些防潮吸附剂,防止镜子霉变。

2. 消毒　由于镜子中的镜片一般是用胶水黏合的,而且金属镜子外套容易热胀冷缩,所以不能用高压蒸汽消毒,一般采用浸泡、辐射和气体熏蒸消毒。

3. 使用　由于镜子的一头进入体内,另一头要连接到机器,所以在使用时要特别注意无菌操作。建议在外面再套上一个塑料保护套,减少污染机会。

三、C-臂 X 光机

无论是骨折复位、固定还是手术中病灶定位,各种内植入物安置等需要随时有影像学检查来确认。可移动、成像清晰并具有低辐射的 X 线透视已经成为确保手术安全的常用手段之一。为方便术中透视,保证能在同一部位透视正侧位,放射线球管和射线接收屏用一个半圆臂连接,呈 C 状,简称 C 臂机,可以围绕患者、病床旋转,获得同一部位的正侧位图像。目前还有固定在手术室屋顶,3/4 周长圆臂的 X 线透视机。由于 C 臂具有可移动性,各个活动部件要用专用油定期擦洗,既润滑又防锈。电视透视机能激发 X 射线,用电功率大,建议配备专用的电源插座和保险丝,防止使用时干扰其他设备。除了骨科手术室需要进行放射防护装修外,手术中需要有透明的射线屏风,供术者躲避透视散射的 X 射线;同样建议用含铅的围裙在消毒铺巾前遮挡患者的颈部、会阴部等特殊部位,以减少放射危害。为了获得成像清晰、涵盖范围大的图像,需要射线接收屏尽可能地接近人体,所以除了日常设备维护、定期清洁外,需要准备好包裹放射线球管、C臂和射线接收屏的无菌套。在术中使用，可以降低手术感染率，还可以保护透视机（图1-1-4-4-1）。

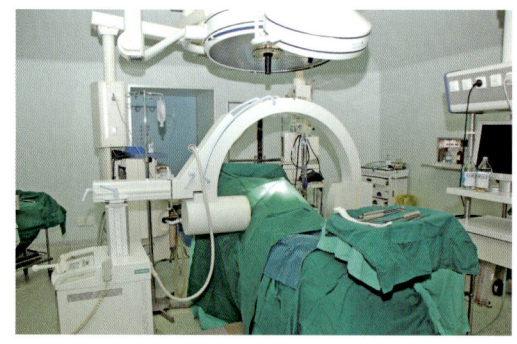

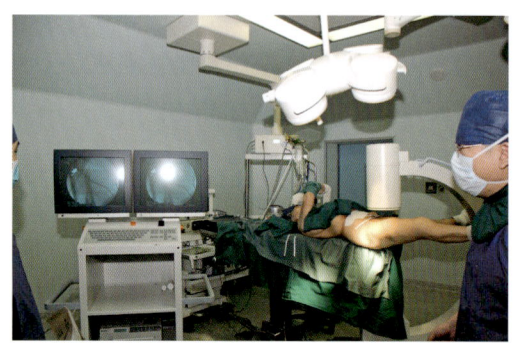

图1-1-4-4-1　骨科手术用C臂机

四、手术导航仪

手术导航仪的全称为：计算机辅助手术导航系统（CASNS），它大幅度减少医护人员和患者的辐射，可以经皮内固定，手术前可以模拟手术过程，手术中手术器械位置同时在多幅影像上显示，无需X线扫描。它是一种三维定位系统，其原理基于全球卫星定位系统。预先扫描得到物体，通过计算机合成三维图像并建立虚拟坐标空间，手术过程中导航仪追踪带有定位器的手术器械在物体中的位置（实际坐标空间），将两个坐标空间匹配就可实时显示定位图像。CASNS由扫描CT、导航工作站和能够发射信号的手术器械组成。该技术最早应用于颅脑外科，1993年Steinmann等将其用于脊柱外科，此后逐渐发展到关节置换、深部肿瘤切除等骨科手术，目前我国一些大型医院手术室中都常备有。该套设备需要有可靠电源连接。除了设备外部日常保洁外，应有专人进行软件的定期检测、升级维护。由红外线金属纤维组成的导航棒、参考架、适配器等应放在经高压蒸汽消毒的专用器械盒内，一般和常用的手术器械一样采用高压蒸汽消毒法，反射球建议一次性使用（为保证注册质量），如果要反复使用，可采用过氧乙烷消毒（图1-1-4-4-2）。

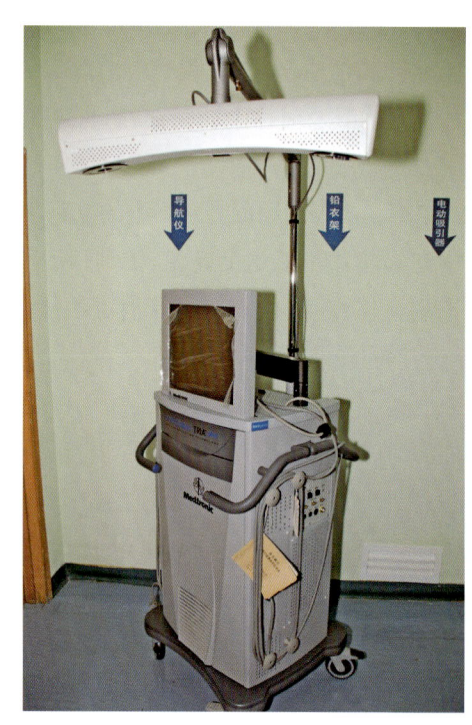

图1-1-4-4-2　导航仪之一

五、其他配套用具

随着骨科手术发展，各种专用工具越来越多。同样是一个关节置换术或脊柱内固定术，各个公司一般都有专用配套工具盒，装有各自的全套工具，它能将所有特殊工具分门别类，按照指定位置各自摆放，各个工具间有足够的空间，工具盒上还有散气孔，带有锁扣，以方便消毒和运输。

（林研　张振）

参 考 文 献

1. 陈德玉. 颈椎伤病诊治新技术，北京：科学技术文献出版社，2003
2. 范桂荣，徐同芬. 骨科手术室精密仪器的管理体会，临沂医学专科学校学报 2002年24卷4期
3. 范桂荣. 骨科手术室精密仪器的管理，护理实践与研究 2008年5卷15期
4. 张阳，钱齐荣，吴海山等. 止血带对全膝关节置换术后深静脉血栓形成的影响[J]. 中华骨科杂志，2009，29（10）
5. 赵定麟，李增春，刘大雄，王新伟. 骨科临床诊疗手册. 上海，北京：世界图书出版公司，2008
6. 赵定麟. 现代骨科学，北京：科学出版社，2004
7. 赵定麟. 现代脊柱外科学，上海：上海世界图书出版社公司，2006
8. Akinyoola AL, Oginni LM, Orimolade EA, et al. Esmarch tourniquet in orthopaedic surgery. Trop Doct. 2007 Jul；37（3）：139-41.
9. Sadri A, Braithwaite IJ, Abdul-Jabar HB, et al. Understanding of intra-operative tourniquets amongst orthopaedic surgeons and theatre staff——a questionnaire study. Ann R Coll Surg Engl. 2010 Apr；92（3）：243-5.
10. Wadey VM, Ladd A, Dev P, Walker D. What orthopaedic surgery residents need to know about the hand and wrist? BMC Med Educ. 2007 Oct 5；7：33.
11. Yavarikia A, Amjad GG, Davoudpour K. The influence of tourniquet use and timing of its release on blood loss in total knee arthroplasty. Pak J Biol Sci. 2010 Mar 1；13（5）：249-52.

第五章　术前及术中采血与输血和输血反应

第一节　术前与术中采血

一、术前采血

(一) 概述

术前采血一般有异体采血和自体采血。异体输血的危险性受到越来越多的关注,其不良反应有非溶血性发热反应、变态反应、免疫改变以及多种病原体的传播,如人类免疫缺陷病毒,乙型、丙型肝炎病毒和疟疾等尤为人们关注。同时血液的需求量也越来越大,血源不足的现象非常突出,基于这两种原因,自体输血逐渐得到了普遍关注。目前自体输血有以下几种形式:①术前预存自体血;②血液稀释自体输血法;③术中出血回输;④术后出血回输。

(二) 异体采血

术前多采取异体血备用,异体采血的适应证各国规定并不完全一样,美国血库联合会(America Association of Blood Bank)建议,异体献血的指征为:供血者的血红蛋白高于125g/L,年龄17~75岁,体重重于55kg,肝炎病毒、梅毒螺旋体及人类免疫缺陷病毒的检测阴性。我国卫生部1998年第2号令"血站管理办法(暂行)"(1998年9月颁布)中,对献血者健康检查标准规定为年龄18~55周岁,体重男性重于或等于50kg,女性重于或等于45kg,血压12~20/8~12kPa(90~140mmHg/60~90mmHg)、脉压差大于4kPa(30mmHg),脉搏60~100次/min(高度耐力的运动员超过或等于50次/min),体温正常,体格检查基本合格的公民可以献血。献血者还要进行必要的血液常规检查,除了肝炎病毒、梅毒螺旋体及人类免疫缺陷病毒的检测阴性外,还有一些其他相关指标,如SGPT等。

(三) 自体(预防)采血

术前术者自体血预存既有利于节约社会资源,又对患者有利,目前各国无一致公认的采血标准。斯福坦血库的自体采血标准是体重超过36.3kg、红细胞比积大于0.34。我国卫生部2000年6月印发了《临床输血技术规范》[卫医发(2000)184号]中的附件二"自身输血指南"中明确指出,采用术前储存式自身输血,患者身体一般情况好,术前血红蛋白大于110g/L或红细胞压积大于0.33,行择期手术,患者签字同意。按相应的血液储存条件,手术前3天完成采集血液;每次不超过500ml(或自身血容量的10%),两次采血时间不少于3天;在采血前后可给患者铁剂、维生素C及叶酸(有条件的可应用重组人红细胞生成素)等治疗。

1. **自体采血要求**　目前对自体采血的年龄体重以及是否进行病原体检测还没有硬性的标准,

自体血预存的方法也没有严格的程式。但如果患者在采自体血时能达到异体采血的标准，则异常反应的机会将减少。术前预存自体血要综合考虑患者的身体状况，只要患者一般情况良好，无严重的感染及营养不良，无严重的心、脑血管疾患，血红蛋白高于100g/L，即可以采用术前预存自体血的方法。目前入院后术前准备的时间一般为4~6天，入院后即加紧术前准备，并根据患者情况预存自体血，不会延长患者的住院时间。所以采用术前3~5天预存自体血400ml进行术中回输是完全可行的。

2. 禁忌证　自体采血的禁忌证为心律紊乱、充血性心力衰竭、6个月以内的心肌梗死、心绞痛、癫痫大发作、不稳定高血压、恶性肿瘤患者。

3. 自体输血的优势　术前预存术中与术后自体输血可以避免异体输血的严重并发症。采血后骨髓中红细胞生成率可增加3倍，中性粒细胞及血小板在数小时即回升到正常水平，24~72h血容量恢复正常，不会降低患者对手术的耐受性，并可以节省大量的血源，方法简单，价格低，在操作中只要严格遵循操作程序，增强责任心，可收到良好的效果。

二、术中采血

（一）概述

术中采血一般在麻醉后、手术主要出血步骤开始前，抽取患者一定量自身血，在室温下保存备用，同时输入胶体液或等渗晶体液补充血容量，使血液适度稀释，降低红细胞压积，使手术出血时血液的有形成分丢失减少。我国卫生部2000年6月印发了《临床输血技术规范》[卫医发(2000)184号]中的附件二"自身输血指南"中称之为急性等容血液稀释。常用于身体一般情况好、血红蛋白高于或等于110g/L或红细胞压积大于0.33，估计术中有大量失血的患者。还可用于术中需要降低血黏稠度、改善微循环灌注等情况。血液稀释程度一般使红细胞压积不小于0.25。术中必须密切监测血压、脉搏、血氧饱和度、红细胞压积和尿量的变化，能监测中心静脉压更好。

（二）采血要求

术中采血采用血液稀释自体输血法技术复杂，必须有熟练的麻醉师协助，要求术中严密监测。如果患者血红蛋白没有达到上述标准，或有低蛋白血症、凝血机能障碍、静脉输液通路不畅及不具备监护条件等情况，不宜进行术中采血。

（三）术中采血的技术

骨科手术患者预计出血较多（一般600ml以上），患者身体情况良好，血红蛋白高于或等于110g/L，红细胞压积大于0.35%，血小板计数大于$100×10^9$/L。麻醉后，建立可监测和通畅的输液通道，依据患者体重、血红蛋白和红细胞压积，按照20~40ml/min速度，抽取血液（一般不超过1000ml）。同时输入等量的晶体液和胶体液，稀释液用量为抽血量的2~3倍，红细胞压积不小于30%。手术后期，止血完毕后反顺序回输。

术中采血术前要充分估计手术失血情况，全面评估患者身体情况，术中要严密观察，还要特别注意以下事项：

①严格掌握适应证和禁忌证；②防止抽取速度过快，发生低容量性休克；③抽取血液和输液应同步，既防止心肌缺血、心律失常，又要避免超负荷；④回输时酌情利尿，防止急性肺水肿；⑤可以减少但不能替代术中和术后自体输血和异体输血。

（四）术中采血的优势

适当的血液稀释后动脉氧含量降低，但集体组织需要的充分的氧供不会受到影响，主要代偿机制是心输出量和组织氧摄取率增加；血液黏稠度降低使组织灌注改善；纤维蛋白原和血小板的浓度与红细胞压积平行性降低。一般只要红细胞压积大于0.20,凝血不会受到影响。与术前预存自体血相比,术中采血方法简单、耗费低。有些不适合术前预存自体血的患者,在麻醉医生严密监视下,可以安全地进行术中采血。疑有菌血症的患者不能进行术前预存自体血,术中采血不会造成细菌在血内繁殖。肿瘤手术不宜进行术中血液回收,但可应用血液稀释自体输血法在术中采血。

第二节　术中与术后自体输血

术中与术后自体输血(Perioperative Autotransfusion)是血液保存的一个部分,是术中、术后异体输血的一个补充,它可以替代或减少异体输血,从而减少异体输血的各种并发症。术中与术后自体输血和其他血液保存技术联合使用,如术前术中自体采血储存、术中控制性降压等,最终通过减少患者手术期输血、减少异体输血来保证骨科患者的手术安全。

一、术中与术后自体输血的概况

术中与术后自体输血就是将患者术中或术后手术部位的出血收集后,经处理再回输给患者,从而能避免术中、术后异体输血或减少异体输血的量。一般多用于手术时间长、出血量大的骨科大手术,如关节翻修、脊柱融合、骨盆骨折。

早在1860年,英国Brainard第一次报道了回收式自体输血,血液回收技术在一次世界大战期间的德国得到广泛使用。但是由于设备、技术的局限,同时异体血库技术的成熟和推广,此项技术直到20世纪60年代末,由于体外循环技术的广泛应用,才首先在心胸外科手术中运用。1970年美国生产了第一台自体输血仪ATS100,标志着术中自体输血技术开始进入了临床应用。目前除了在心血管外科手术使用外,在骨科的脊柱矫形、关节置换或翻修等大手术中也广泛开展了患者术中出血回收后在术中或术后回输技术。据报道,术中与术后自体输血技术的使用可减少术中用血量的32%~50%。回输血中红细胞平均压积(Hct)可达45%~55%,远远高于患者自体正常血红细胞平均压积(35%~40%)。

二、术中与术后自体输血技术的使用

(一)术中与术后自体输血原理

通过各种"血液回收"的装置,如术中或术后流出血经负压吸引,收集后,结合抗凝剂等保护血液的药物,在无菌条件下把失血集中在一个储血装置,经洗涤、过滤、浓缩后输还给患者。自身血液回收必须采用合格的设备,回收处理的血必须达到一定的质量标准。

从传统的人工简单过滤,到体外循环专用仪器和技术应用于回收血液再处理,新一代的自体血液回收利用系统可同时将其分离成红细胞、血小板、血浆以供不同情况选样使用,处理250ml浓缩血细胞仅用3min,回收血细胞最高达90%。目前先进的血液回收装置已达到全自动化程度,按程序自动过滤、洗涤、分离红细胞,并装袋备用。回收式自体输血对各种骨科大型手术有非常积极的意义。

(二)过滤式自体输血技术(图1-1-5-2-1)

通过负压吸引,将创口、创面等手术野内的

失血回收到储血罐内,在吸引血液的同时,吸引管上连接着抗凝药物(每1000ml生理盐水中加入30,000单位肝素),混有抗凝药的回收血液在储血罐内(罐内可以选用3.8%枸橼酸钠液等作为保护液),经过多层过滤、沉淀后进入回收管,经过浓缩后进入血液袋,回输患者。初次过滤和再次过滤的滤网孔径逐渐减小,最后回输前必须通过40 μm过滤才能确保回输血安全。

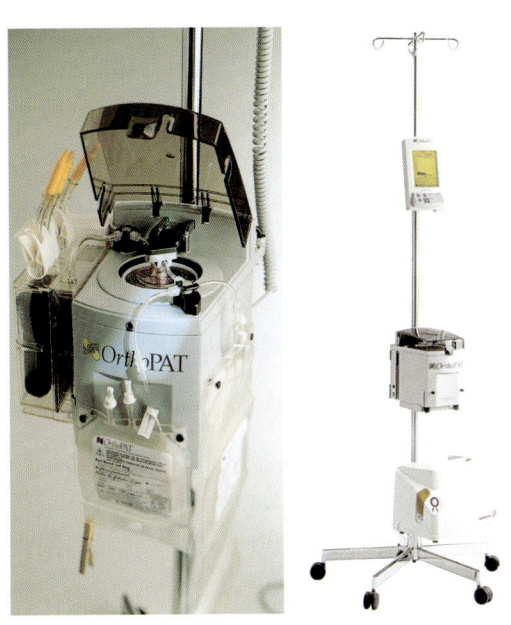

图1-1-5-2-1 床边使用的自体输血仪

血液经过回收后,除含有正常的血液成分外,还有伤口软组织碎块、碎骨渣等杂质,还含有脂肪块、血凝块、乳糜小粒等,这些大分子物质一旦输入体内会引发下腔静脉栓塞、肺栓塞、脑栓塞等,因此必须通过过滤的方式去除。最早使用的就是过滤式自体输血技术。它具有仪器简单、成本和技术要求低、易于推广使用的优点。

由于回收血液会发生溶血、负压吸引等物理因素,导致红细胞物理损伤、血凝块引发血小板和凝血因子消耗等情况;还会含有麻醉药、游离血红蛋白、激活的凝血因子、聚合血小板的释放物,特别是由血小板、红细胞和白细胞碎片、血凝块或异物形成的微聚体可能引发支气管收缩痉挛、增加肺血管阻力,引起肺高压;或因血小板减少和凝血因子损耗导致凝血功能异常引发DIC。因此在自体血过滤回输技术基础上,再进一步通过对回收血液进行进一步处理,这一过程称之为洗涤处理。

(三)洗涤式自体输血技术(图1-1-5-2-2)

在过滤去除较大的杂质后,回收血液再经过离心、盐水冲洗、浓缩、药物处理、再过滤等环节,显著减少了上述物质,提高了回输血的质量。

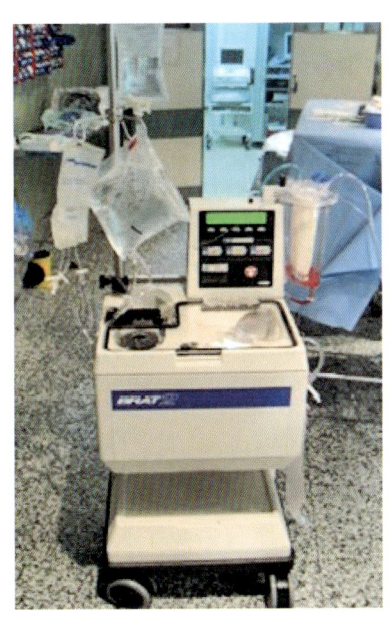

图1-1-5-2-2 洗涤式自体输血仪在手术中使用

经过洗涤处理的回收血,红细胞形态正常或轻度受损,生活能力正常或轻度下降,与库血比,抗渗透压细胞溶解能力强,2,3—DPG含量正常。

经过离心和清洗后,血小板已名存实亡,残留的也丧失了功能;凝血因子和血浆蛋白几乎全军覆灭;白细胞也有部分丢失、破坏和溶解。大量通过洗涤式自体输血的患者需要检测患者出凝血功能,及时补充血小板和新鲜冷冻血浆。建议每回输3500ml自体血,用3~4个单位的新鲜冷冻血浆和1~2个单位的血小板,丢失的蛋白建议用白蛋白或右旋糖酐补充。

三、术中与术后自体输血的优劣

（一）术中与术后自体输血的优势

术中与术后自体输血除了不需要血型配伍，还具有以下优势。

1. 安全有效　能即时提供完全相容的同型血型。经过处理的血液在短短几分钟后又重新输回体内，能及时补充丢失的血容量和红细胞，减少机体输血反应。

2. 减少了输血反应　自体输血后，不会产生临床异体输血所引起的发热、过敏、溶血等常见的输血反应。

3. 维护自身免疫功能　自体输血后，可避免异体输血引发的免疫反应，减少对自身免疫功能的干扰。

4. 杜绝了经血液播散的传染病　自体输血后，避免了输入异体血，可阻断通过血液播散的各种已知或未知的传染病，如丙肝、艾滋病等。

5. 减少血库压力和库血反应　自体输血可以代替或减少异体输血，减少骨科大手术的异体输血量，特别是减少血库手术备血、血液损耗等压力。同时回收血不仅避免了大量异体输血产生的代谢性酸中毒、低钙血症、高钾血症的发生，回收的自体血的2,3—DPG和ATP含量均高于库血，有良好的运输氧的能力。

6. 其他　自体输血避免了异体输血需要的术前配型、术中血库取血的各个环节中可能出现的技术和责任差错，保证了患者的医疗安全。自体输血避免了宗教信仰等伦理问题。

（二）术中与术后自体输血的局限

自体输血发展迅速，且具有上述优点，但是在临床使用中还有不少需要提高的地方。

1. 技术要求高　术中与术后自体输血不仅要求医护人员掌握全套血液回收、过滤、洗涤等技术，还需要定时对回收血进行简单的分析，并根据回收血量、分析数据等，采用不同种类和浓度的抗凝剂，通过各种药物使用来净化血液，保护有效成分，最终保证自体输血安全有效。

2. 设备要求高　无论是过滤式术中与术后自体输血、还是洗涤式术中与术后自体输血技术，都需要有净化程度高的专用收集、处理设备。专用仪器设备不仅在自体血回收、处理、回输等过程中能严密处置和及时显示、提示进展，还要能根据现场医务人员指令，应对各种意外情况，保证输血安全。

3. 人员配备多　术中与术后自体输血需要病区（含骨科、术后苏醒、监护等）的医生、护士、手术室护士、麻醉师、检验师和专门技术员共同完成；设备的事先消毒、维护、校验，事后清洗、保养等需要专门技术人员定期参与。术中血液收集、处理需要专门的技术人员始终在仪器边，观察设备运转情况，处理各种意外。因此术中与术后自体输血需要一支专业的团队，需要配备一定的专业技术人员。

4. 费用高　由于仪器设备和处理的试剂、药物等需要投入，因此术中与术后自体输血的收费比直接使用库血要高得多。

四、术中与术后自体输血的注意事项

术中与术后自体输血首先需要收集出血，传统的负压会损伤红细胞，所以需要用专门的负压吸引。抗凝药种类、吸引器头端的结构设计、吸引回路质量和冲洗液等均会影响红细胞的回收质量。收集的血液要及时抗凝，防止凝固或减少血凝块产生。由于在储血罐沉淀、过滤等需要有一定的血量，过少的量经过沉淀、过滤后，都消耗在处理过程中，一般多于500ml后，才能获得有效的经过处理后的血液。

术后引流血液回收和术中一样，有两种方法，一种是采用红细胞洗涤技术，另一种是过滤回输法。前一种方法一般要求引流血量在900ml以上时才有使用价值，而且在实际使用过程中非常不方便，整个回收仪器需要随着患者从手术室推移到监护室或病房。所以在人工关节置换或翻修术中，多选用后一种引流血回收法。此方法通常在术中放入引流管后即开始血液回收，收集术后6h内的引流血，经一层滤膜，除去大颗粒物质，如骨、骨水泥碎屑、脂肪颗粒后，直接回输给患者。术中引流血袋可在常温下搁置，无需降温。在回收术后引流血时一定要加强无菌操作，严防引流期间血液被污染，一般仅回输术后6h的引流血。对于严重休克和术中创伤较大的患者，应注意引流血中有较多的游离血红蛋白，引流血中大量细胞成分的破坏，血钾将有所升高。回收式自体输血适用于术中有输血可能，但又不宜或不能用于术前预存自体血的患者。

现代设备可以洗涤带菌自体血，减少细菌生存，但如手术区域或引流血有污染可能，不宜采用。术后使用床旁血液回吸收机一般仅回输6h之内的引流血。术中失血回输的设备价格昂贵，消耗品费用高，一般认为只是在出血量超过900ml时才有较好的应用价值。

回收血中的杂质经过过滤、离心和洗涤后并未完全清除，一些药物也可能无法清除，因此要注意加强观察患者输血后的变化。回收血液一旦被体内的肠内容物、尿液、胆汁污染，被病灶中的结核脓疡、感染脓液污染，或怀疑已经污染时，要及时停止回输。在关节、脊柱手术中，如果证实是恶性肿瘤，能通过血液播散，一般不建议用术中与术后自体输血，以防止肿瘤病灶医源性播散。

回收的血液虽然是自身血，但与血管内的血和自身储存的血仍有差别。血液回收的质量取决于回收术中、术后出血的技术方法、回收血液的处理好坏等。处理不当的回收血输入体内会造成严重的后果。而且对人员、设备、处理技术有较高的要求，同时在使用成本上也要考虑。目前一般在出血量估计多于900ml以上的手术中应用。

目前术中与术后自体输血技术发展的热点是尽可能多的失血回收，提高回收率，更好地保护血液中有效成分。

第三节　输血反应及处理

虽然异体输血在采血前后经过严格筛选，在采集、储存、运输、保管、使用等有严格的规范，安全性得到保证。但是无论是异体输血还是自身输血，输血反应还是比较常见的，需要及时处理。输血反应最常见的是发热反应，其次是过敏反应，而溶血反应及细菌污染血液的严重反应极为少见，通过输血传播的疾病常见的有病毒性肝炎、疟疾、梅毒、艾滋病等。为减少输血反应的发生，成分输血发展迅速，将全血分别制成高浓度制品，如红细胞、白细胞、血小板等，据临床需要有针对性地选用。

一、发热反应

（一）症状

在输血过程中或输血后1~2h内发生。出现发冷、寒战、体温可升高至39℃以上，持续半小时至数小时，有的患者可伴有恶心、呕吐、皮肤潮红等症状。

（二）原因

可能是致热原（死菌、细菌产物）引起的，其次是多次输血使患者体内产生抗白细胞或抗血小板抗体，再次输血可发生凝集反应而导致发热；与保养液或输血用具被污染，违反无菌操作原则造成污染有关。

（三）处理措施

1. 暂停输血　给予生理盐水输入，密切观察生命体征；

2. 对症处理　患者发冷、寒战时给予保暖，高热时给予物理降温；

3. 给予抗过敏药物、退热剂或肾上腺皮质激素；

4. 预防　严格管理血液保养液和输血用具，输血过程中严格执行无菌操作原则，防止污染。

二、过敏反应

（一）症状

大都发生在输全血后期，轻者仅为皮肤瘙痒或荨麻疹，常在数小时后消失。重者可出现喉头痉挛、支气管哮喘、血管神经性水肿，严重者发生过敏性休克。

（二）原因

过敏反应发生的原因是输入的血液中含有致敏物质；患者呈过敏体质；患者多次接受输血产生过敏性抗体，再次输血后可因抗原、抗体的作用而产生过敏反应。输入血液中的异体蛋白同过敏机体的蛋白质结合，形成全抗原致敏有关；与献血员在献血前用过可致敏的药物或食物等有关。

（三）处理措施

1. 根据过敏反应表现，轻者减慢输血速度，继续观察；重者立即停止输血。

2. 出现呼吸困难者，给予氧气吸入，喉头水肿严重时可配合气管插管或切开手术，若发生过敏性休克，立即进行抗休克治疗。

3. 给予皮下注射0.1%肾上腺素0.5~1ml，或给予抗过敏药物治疗。

4. 预防　勿选用有过敏史的献血员；献血员在采血前4h内不宜食用高蛋白和高脂肪食物，宜用少量清淡的饮食。主动询问患者是否有特殊过敏体质或过敏反应，密切观测，有过敏史的患者，输血前可应用异丙嗪等。

三、溶血反应

（一）症状

前期可有头疼、四肢麻木、腰背剧疼、胸闷、黄疸、血红蛋白尿，同时伴有寒战、高热、呼吸急促和血压下降等。后期出现少尿、无尿等急性肾功能衰竭症状，可迅速死亡。溶血反应还可伴有出血倾向。

（二）原因

输血前红细胞已被破坏溶血；输入异型血；Rh因子系统不同引起溶血。

（三）处理措施

1. 立即停止输血，与血库联系，并保留余血。采集患者血标本，重做血型鉴定和交叉配血试验。

2. 静脉应用肾上腺皮质激素，纠正休克、升压、输血浆或低分子右旋糖酐补充血容量。

3. 口服或静脉滴注碳酸氢钠，以碱化尿液，防止血红蛋白结晶阻塞肾小管。双侧腰部封闭，用热水袋热敷双侧肾区，防止肾小管痉挛，保护肾脏。

4. 密切观察生命体征和尿量，尿少者应用利尿剂，对少尿、无尿者按急性肾衰处理，出现休克症状时，立即配合抗休克疗法。

5. 预防　认真做好血型鉴定和交叉配血试验，输血前仔细核对，杜绝差错。严格执行血液保存规则，不可采用变质血液。

四、大量输血后反应

(一)循环负荷过重

由于输血或输液过快,患者会出现心悸、胸闷、烦躁等症状,建议通过监测患者中心静脉压、心功能,来调节输血或输液量。

(二)出血倾向

在大量出血输入异体血后,患者体内凝血因子大量流失或机体凝血机制启动,消耗了大量凝血物质,虽然输血后血容量、红细胞等得到补偿,但是患者凝血因子得不到补偿,会出现伤口出血增加、皮下出血点、新鲜瘀血斑等,严重的还会出现 DIC 症状。建议采用成分输血、密切监测患者凝血功能情况,必要时可以输入血小板、新鲜冰冻血浆等,以及时治疗。

(三)枸橼酸钠中毒反应或高钾血症

常见于大量输血,尤其是输注了库存时间比较长的异体血后。要密切监测患者,必要时可以静脉给予葡萄糖酸钙对症处理。

五、其他如空气栓塞、细菌污染反应

空气栓塞主要是操作失误,没有排除输血皮条中的残留气体导致,一般气体量少的话,不会引发症状。但是由于输血常常通过比较粗大的静脉或者直接通过上下腔静脉完成,相比平时输液外周细小静脉,静脉压力小,甚至负压存在,更容易导致空气进入心脏、血管,导致空气栓塞等严重并发症,要格外留心。

因输血传染的疾病(病毒性肝炎、疟疾、艾滋病及梅毒等)往往要在输血后很长时间才出现症状。严格把握采血、贮血和输血操作的各个环节,是预防输血反应的关键措施。同时作为术者,应该按照我国卫生部 2000 年 6 月印发的《临床输血技术规范》[卫医发(2000)184 号]中的规定,按照手术及创伤输血指南,执行输血知情告知制度。告知患者输血治疗的理由和输血可能发生的并发症,患者签署输血治疗同意书。同时认真填写各项用血、输血记录单。一旦发生不良反应或出现输血并发症,及时填写输血不良反应汇报单,在规定时间内上报。

(张 振 林 研)

参 考 文 献

1. 赵定麟.现代脊柱外科学,上海:上海世界图书出版社公司,2006
2. 赵定麟.现代骨科学,北京:科学出版社,2004
3. Auroy Y, Lienhart A, Péquignot F, et al.Complications related to blood transfusion in surgical patients: data from the French national survey on anesthesia-related deaths. Transfusion. 2007 Aug; 47(2 Suppl): 184S-189S; discussion 201S.
4. Flohé S, Kobbe P, Nast-Kolb D. Immunological reactions secondary to blood transfusion. Injury. 2007 Dec; 38(12): 1405-8.
5. Garcí a-Erce JA, Cuenca J, Haman-Alcober S.Efficacy of preoperative recombinant human erythropoietin administration for reducing transfusion requirements in patients undergoing surgery for hip fracture repair. An observational cohort study.. 2009 Oct; 97(3): 260-7. Epub 2009 Jun 3.
6. Kubota R, Nozawa M, Matsuda K, et al. Combined preoperative autologous blood donation and intra-operative cell salvage for hip surgery. J Orthop Surg(Hong Kong). 2009 Dec; 17(3): 288-90.
7. Rojewski M, Król R, Krzykawski R, et al. Value of the autotransfusion of blood recovered from the post-operative wound in arthroplasty patients. Ortop Traumatol Rehabil. 2009 Sep-Oct; 11(5): 448-57.
8. Walther-Wenke G. Incidence of bacterial transmission and transfusion reactions by blood components. Clin Chem Lab Med. 2008; 46(7): 919-25

第六章 与手术相关的问题

第一节 手术室内的 X 线应用

一、概述

自伦琴发现 X 线开始，骨科学就因 X 线的发现有了长足的发展。尤其在骨科手术时的术前、术中及术后，需多次应用 X 线拍片或透视技术。因此，这就需要了解 X 线设备的工作和使用原理及相关注意事项与基本要求，并需要结合无菌原则进行灵活的使用。除了专职的放射技术员外，各级骨科医师，尤其是年轻医师均应同其他台下巡回人员一样穿戴相同的洗手衣和口罩，懂得外科无菌技术并知道如何应用铺巾防止术野的污染。手术中使用的 C 臂 X 线机和便携式摄片机必须定期清洁和保养，机器应为手术室专用，不应和医院其他科室或病员共用。

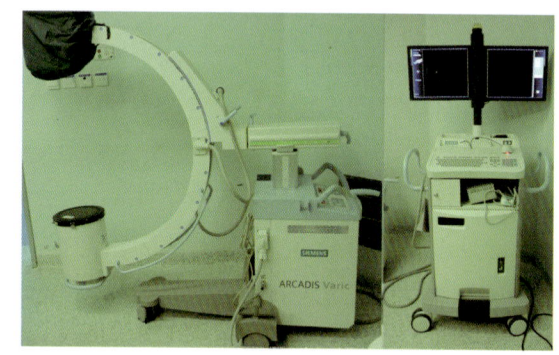

图1-1-6-1-1　移动式（推移式）C-臂X线机外观

二、X 线设施的应用方式

（一）C 臂 X 线透视机

随着我国卫生条件的改善，各大医院骨科均配备有术中使用的移动式 C 形臂透视机，可以用来对骨折断端施术概况、对位、定位及内固定物等及时作出评估，以便随时修正和决定存留或取出（图 1-1-6-1-1）。这种类型的机器也可以将拍摄的 X 线片永久保存。图1-1-6-1-2 显示的是其术中对髋关节手术时定位的应用情况。

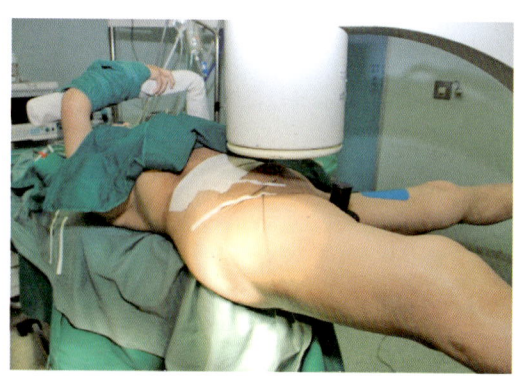

图1-1-6-1-2　术中用C-臂机对髋关节透视定位

C 形臂 X 线透视机的特点是体积小、移动方便，可根据需要透视及拍摄即时影像。通过 C 形臂上的各种按钮，医师还可以对 X 线曝光强度、时间、灰度、清晰度、对比度等进行设定，以求适应不同部位的要求,同时还可以对图像进行不同的剪辑(图 1-1-6-1-3)。

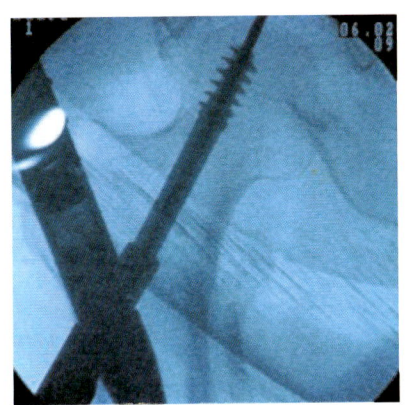

图1-1-6-1-3　C-臂机用于微创手术
C-臂机应用于髋部骨折微创手术中,
图示术中骨折端复位及内固定情况

在使用时,其摄片原则和其他X线摄片一样,同一部位应至少有两个以上角度,从不同方向摄片加以确认和对复位及内固定的判定,切不可盲目自信只摄一张片,以免因此造成惨痛教训。

建议有条件的医院应在手术室内至少保证有两台以上的C形臂可供使用、保养和检修。因为C型臂X线机和其他电子设备一样,亦会出现故障;多备一台机器不仅可作为备选以防术中意外发生,而且某些特殊的手术可能需要同时使用两台C形臂X线机进行手术,例如一些特殊重要部位螺钉的置入时,不方便频繁变换C形臂体位,例如齿状突骨折空心螺钉内固定手术;或患者一般情况较差需尽量缩短手术时间,尤其是对上颈椎手术更为重要。

(二)便携式 X 线摄片机

目前市场上也有在一种特殊部位使用的便携式X线摄片机,这些机器曝光量更低,使用更加方便(图 1-1-6-1-4)。此种类型的机器大多用于四肢及关节部位的手术中,尤其是手指、腕、足等体积较小的手术部位。由于此种机器在功能和使用上存在某一些不足之处,使其使用受到了一些限制。

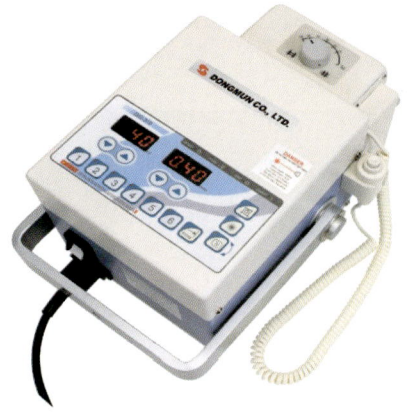

图1-1-6-1-4　便携式X线摄片机

(三)推移式 X 线机

针对一些基层医院,如没有条件配备C形臂X光透视机或其他便携式摄片装置的,既往称之皮柯(Peker)机的推移式X线机则简便实用,目前国内有多种型号,可以在手术时以摄片方式完成对局部的判定,但手术时间被大大延长。因此,此种普通X线摄片机也适用于在C形臂或其他可移动式摄片设备发生故障时作为一种备选方式。但无论如何,这种古典、原始的方式至今仍不应被忽略,在万不得已时它还是能解决具体问题的。

三、X 线使用的原则

1. **严格对X线进行防护**　由于X线对于人体具有危害作用,故在骨科手术中,需要用到一定的防护设备来保护患者及手术室内工作人员。经常接触放射线的工作人员还应同放射科人员一样佩戴放射剂量测定器。

基于以上原因,骨科手术室在设计时需同放射科一样,在门窗及墙壁内装填一定的防护材料,包括含防护材料的骨科手术室屏蔽门(例如防X射线手术室门)(图 1-1-6-1-5)。

为保护患者,有条件的手术室应有专门的放射防护服供患者穿戴,用来对手术区以外部位X射线的防护。无论就躯体关怀或人文关怀都应积极争取做到。随着社会经济水平和认识的发展，应会逐渐普及。

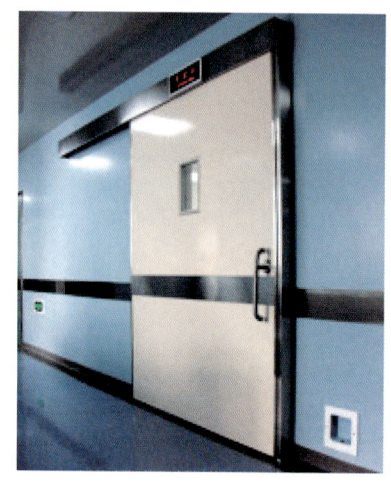

图1-1-6-1-5　防X射线的手术室门及墙壁

此外，对于工作人员来说，目前有各种类型的防护服（如X线防护铅衣）、围裙、手套、护目镜（如双目护镜）和含铅防护屏（如X线防护屏）（图1-1-6-1-6~8）等可供选择。

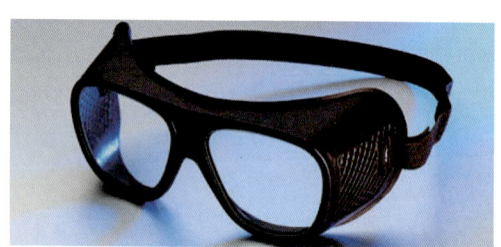

图1-1-6-1-6　双目护镜

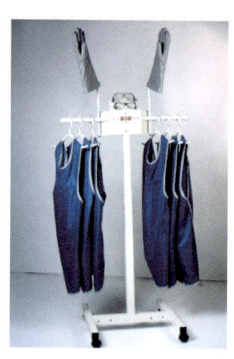

图1-1-6-1-7
X线防护铅衣及手套

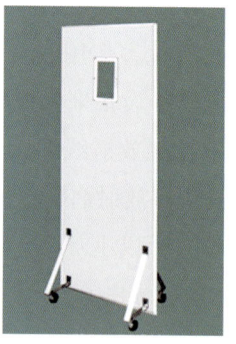

图1-1-6-1-8
X线防护屏

无论防护技术是如何的出色，手术医师都应充分准备，对于手术都应做到胸有成竹，手术越顺利，X线及透视的使用次数就越少，这比任何防护设备都重要。

2. 操作平稳　在移动或变换机器时应缓慢、平稳，注意患者手术体位，避免对患者造成不必要的压迫和位移。

3. 严格无菌操作　同时在使用这些X线设备时，手术室各级人员包括医师、技术员或护士同时还必须遵循无菌原则，无论使用何种摄片方式，当在无菌术野附近使用时，C形臂和无菌术野之间需至少保证有两层以上的无菌被单进行隔离。C形臂部分可使用无菌单或专用的C形臂无菌套进行覆盖（图1-1-6-1-9），抑或是对术野进行保护性覆盖（图1-1-6-1-10），避免污染术野。

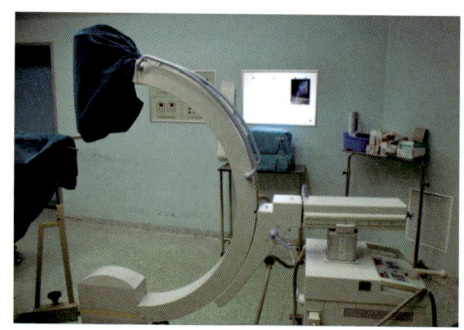

图1-1-6-1-9　C-臂机加用无菌套保护

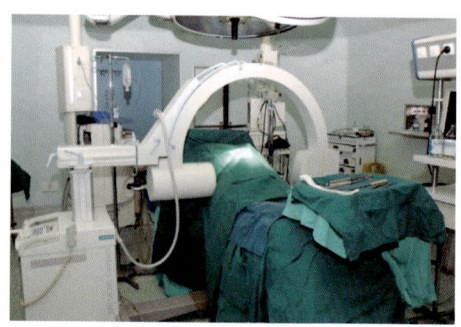

图1-1-6-1-10　C-臂机腰部手术使用中

第二节 术中患者的体位、术野准备及消毒

一、患者的体位

在进入手术室之前,如患者清醒,手术医师应同患者确认手术部位,手术医师必须要清醒,并避免发生手术部位的差错。此类不良事件偶有发生,其后果极其严重,甚至涉及刑事问题,因此每位医师在消毒前务必重新确认施术部位及节段,必要时与影像学材料对比观察。此外外科手术对于体位的要求是比较重要的,手术体位一般根据手术需要由其本人或第一助手进行安放,手术体位不仅要满足施术的需要,同时要保护患者及兼顾医师的方便。考虑到骨科手术所用的器械及物件较多,在体位的放置同时还要兼顾到大型器械的放置及无菌原则的维持(图1-1-6-2-1~4)。

患者仰卧时,骨突处,尤其是骶骨应加垫保护。侧卧位时,则需在大粗隆及腓骨头处加垫予以保护。在任何情况下,始终要保持患者呼吸道畅通并避免在患者胸或腹部造成不必要的压力。当患者俯卧位时应特别小心,在这种体

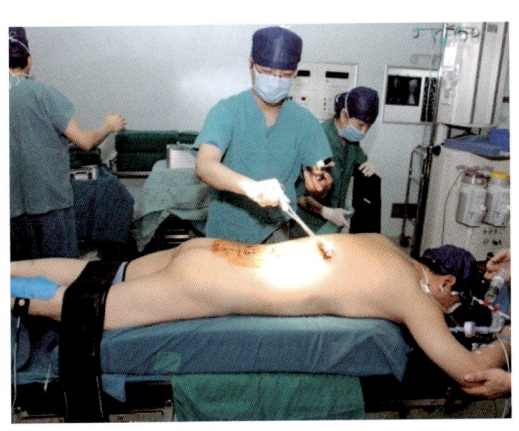

图1-1-6-2-1 腰背部施术体位

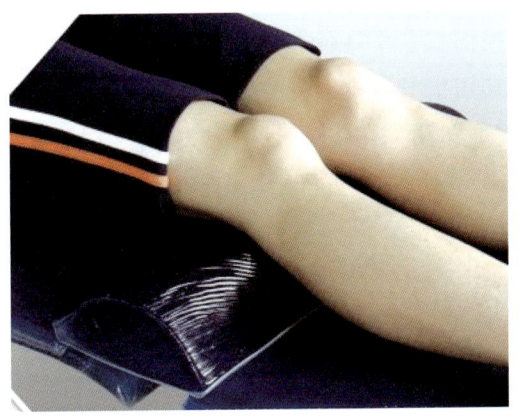

图1-1-6-2-2 膝关节手术时安放膝部衬垫保护

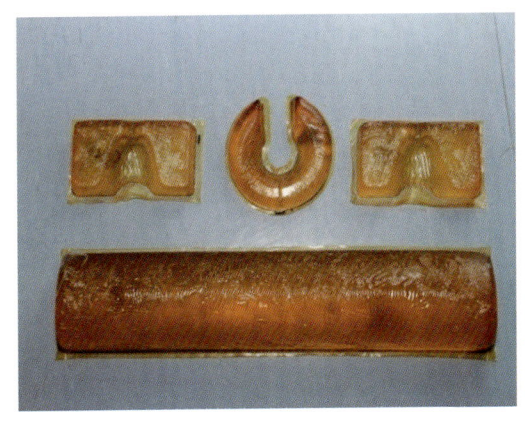

图1-1-6-2-3 应用于不同部位各种硅胶垫

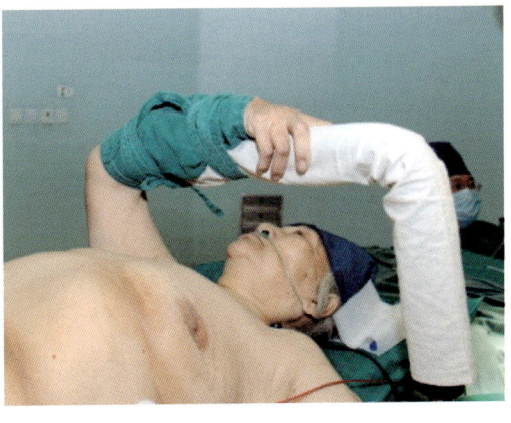

图1-1-6-2-4 术中对上肢悬吊保护

位下,应在患者肩下垫沙袋,并且在耻骨联合下方及髋关节下加垫薄枕,以减少对胸腹部的压迫。从髂嵴至锁骨区衬以适度软硬的卷筒状垫也可达到同样的目的,也可选用各种制式支具和商品化床垫等。

麻醉时,当应用肌松药后,发生神经或神经丛牵拉伤的危险性将增加,尤其在上肢可导致臂丛神经产生牵拉伤。当上肢置于托板上时特别是在为了给术者或助手让出手术空间时可发生此类牵拉损伤;另一种可能的情况是为方便静脉注射治疗而使上肢过度外展时发生。在进行石膏固定时,上臂决不能固定在高于头部的外展外旋位上,因为这一体位可导致臂丛神经麻痹。为了避免此种情况的发生,上臂应屈曲悬吊于头架上,并应经常更换位置(见图 1-1-6-2-4)。上臂在手术台上不正确的位置可导致尺神经受压,如果手术者中有人靠压于上臂时,则更容易导致尺神经损伤。手术中不允许将上肢悬于手术台边;将一切可能导致神经受骨骼压迫的位置加以棉垫保护,包括上臂桡神经处、肘关节尺神经沟及腓骨小头腓总神经走行处等。

二、施术局部的准备

骨科手术尤其是涉及四肢及一些特殊部位的手术需要特殊对待,除了局部组织的抗感染能力有限,包括关节软骨、肌腱等外,由于骨科手术中大量使用内固定或外固定器械等,如果皮肤准备不充分是十分危险的。尤其是关节置换手术,对局部组织消毒的要求更高。更严格的是在进行关节置换手术前,助手应在洗手穿衣后再对肢体进行托举。如此将近一半有空气细菌污染的概率。建议在皮肤消毒和铺巾结束之前不要打开器械包。

(一)一般性皮肤表面准备

1. 一般手术病例　术前皮肤表面的油及皮屑可用肥皂和水加以清洗,极个别者需要清洗十分钟左右,亦可使用以 50% 无菌盐水稀释为含 7.5% 聚维酮碘液作为皮肤清洁剂。对碘过敏者,可改用含有六氯酚的皮肤消毒液进行替代。清洗完毕后再用无菌毛巾拭干皮肤。

2. 术中消毒　可使用碘伏进行消毒,亦可使用碘酊进行消毒(图 1-1-6-2-5),但碘酊消毒一般不使用于皮肤组织薄弱的部位,且在消毒后需应用乙醇进行脱碘处理。

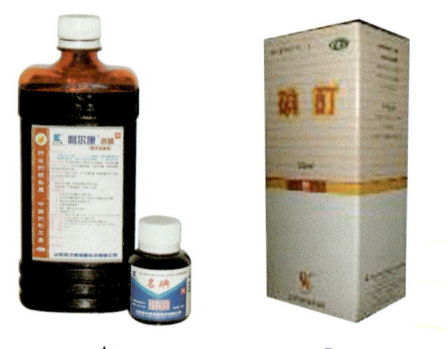

图 1-1-6-2-5　临床上常用皮肤消毒液(A、B)
A. 碘尔康;B. 碘酊

3. 消毒范围　原则上术野中心需首先进行消毒,然后依次向周围扩大,直到足够的皮肤范围,一般距切口 25cm 以内为标准。腰椎手术时消毒拭子应由头侧移向臀沟及肛门,不可沿反方向移动,更不可范围不足(图 1-1-6-2-6)。

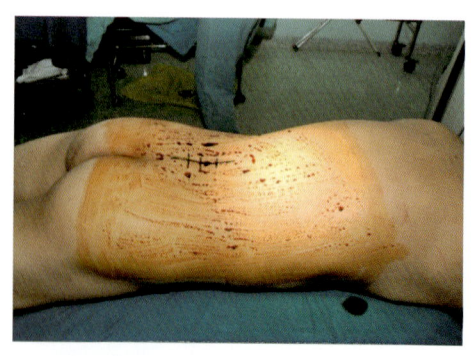

图 1-1-6-2-6　腰椎手术消毒范围不足举例(应超过臀沟)

(二)特殊部位皮肤消毒

1. 颜面部及会阴部　如需处理而不适用碘伏

处理的,可应用低浓度碘伏进行消毒或其他含六氯酚的消毒液消毒,同时需对其进行必要的遮盖。

2. **男性患者** 进行大腿上 1/3、骨盆及下腰椎手术时,可用胶布将外生殖器固定于对侧,用长且宽的胶布覆盖臀沟这一潜在的感染区。

3. **女性患者** 在进行消毒时应用长条胶布遮盖会阴区及臀沟。为此可使用无菌塑料贴膜进行覆盖。

4. **四肢末梢** 在消毒时要注意指蹼间及甲沟处的消毒,切忌使用有色消毒剂,以防由于使用有色消毒剂会在术中影响对肢体血液循环的观察判断。

(三)开放性伤口的消毒

开放性伤口消毒时,如骨折端外露且污秽时,不可将断端还纳,应常规使用破伤风抗毒素,术前使用双氧水及碘伏等进行消毒,避免使用强刺激型的消毒剂(如碘酊及其他含乙醇的液体),多选用聚维酮碘或六氯酚等不含乙醇的消毒液,以避免组织坏死。之后再使用大量冲洗液进行冲洗。冲洗液中可酌情加入适量的抗生素。一般选用广谱抗生素,包括含杆菌肽、新霉素和多黏菌素的三联抗生素液体等,这种复合液体可适用于各种清洁或污染伤口。抗生素液体应至少留置浸泡伤口一分钟以上。在使用含有抗生素的液体进行冲洗后再进行消毒。有条件的单位可以使用专用的脉冲冲洗器械进行冲洗,临床及实验均证实其效果较普通的注射器冲洗效果更好。

三、铺单

铺单对于任何外科手术都是非常重要的,所以不能交由没经验的助手进行。随意的、无序的铺单可导致未消毒的部位暴露而引发不良后果。铺单需要由有经验的助手完成,不仅要防止无菌单在手术过程中被弄乱,而且还要防止手术医生及无菌单被污染。铺单结束前对有怀疑的铺单过程,都应毫不犹豫的重新进行。对没有经过良好的培训的助手,最好由手术医师自己来铺单。

(一)铺单原则

铺单的底层需应用巾钳或皮钉固定,以防止无菌单在术中滑落而造成术野中暴露污染的皮肤,任何情况下,底层无菌单至少应与皮肤消毒区重叠 3 英寸(7.5cm)。在整个铺单过程中,未戴手套的手不能接触消毒区皮肤。

为特殊部位设计的一次性纸质铺单可代替布单进行铺巾,其至少有一层是由防水的塑料组成,以防止液体渗至未经消毒的身体其他部位。

建议在整个手术的消毒铺单过程中尤其是在关节部位的手术(特别是在关节置换术时),整个过程需要有一名以上的医师或护士进行监督,以避免无菌手术野被污染。

(二)无菌贴膜的使用

目前除了一般的无菌铺单外,还有许多大小可供选择的贴膜可以使用,这种贴膜可使整个术野做到防水,当切开皮肤时,切口边缘也被贴膜整齐覆盖,可以有效地避免切口周围组织感染。贴膜是透明的,可以清楚地观察皮肤组织及其血运的变化,所以可在四肢末梢的手术中使用;但不良的贴膜不可应用,要加以鉴别。

第三节　骨科植骨术

一、概述

植骨技术在骨科手术中应用较为频繁，主要用以替代、加强原有骨组织或填充骨缺损。根据不同的部位强度和手术需求，可选用不同来源的植骨材料。早期由于植骨理论的不成熟，所以在植骨材料的选择上尚存在争议。植骨所需要考虑的主要是植入骨与原宿主骨的融合、植入骨提供的支持强度、植入骨的成骨能力，以及是否需要加以内固定或外固定支持等情况。随着植骨理论与技术的不断发展，尤其是通过诸如 Lane、Albee、Campbell、Venable 等人的努力后，使植骨理论基本建立，其基本概念取得大体统一，使植骨技术成为安全、有效的骨科技术之一。

目前，植骨的理论仍在继续发展中，有关新技术也正逐渐被应用于临床实践，很多新的植骨材料，尤其是人工材料和经过组织工程处理的新材料的应用，能预见到更简单、实用的植骨技术将在不远的将来用于临床。

二、植骨的适应证

1. 填充由于骨囊肿、骨瘤或其他原因所致的骨缺损或空腔；
2. 在关节间进行桥接促使关节融合；
3. 桥接大的骨缺损或建立长骨的连续性；
4. 提供骨性阻滞以限制关节活动（关节阻滞术及关节融合术）；
5. 促使假关节融合；
6. 在延迟愈合、畸形愈合、新鲜骨折或进行截骨术时促进愈合或填充骨缺损。

三、移植骨来源

目前临床上常用的植骨材料依据来源主要有自体骨移植、同种异体骨移植和人工骨移植。而异种骨移植由于存在伦理及技术的限制，目前在临床上已较少使用。

（一）自体骨移植

植骨来源于患者自体，根据需要的不同，常取的骨组织包括胫骨、腓骨及髂骨（图 1-1-6-3-1）。可分别提供皮质骨、整骨、定型设计骨和松质骨。视部位不同，可选择包括手术部位邻近的骨移植和远处的骨移植。

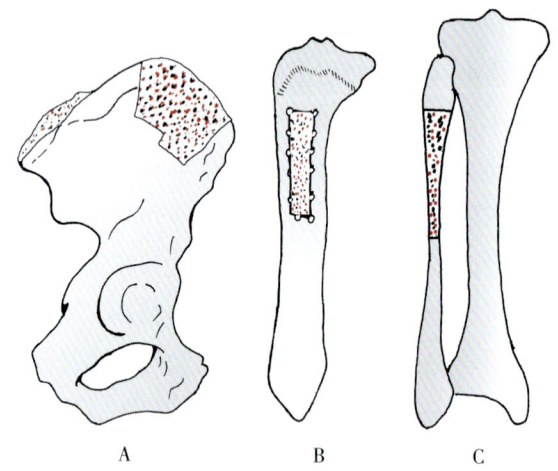

图1-1-6-3-1　常用自体移植骨块的来源及取骨范围（A~C）
A.髂骨；B.胫骨；C.腓骨

皮质骨移植主要用于结构性支撑，松质骨移植用于成骨作用。结构支撑和成骨可兼顾，这是植骨术的主要优点之一。然而支撑和成骨功能可因骨的结构不同而有很大的区别。移植骨（特别是皮质骨）内的细胞成分可能大部分或全部死亡，然后发生缓慢的爬行替代，移植骨仅仅作为新骨形成的支架。在坚硬的皮质骨这一替代过程，大大慢于海绵骨或松质骨。虽然松质骨的骨形成作用更强，但却不足以提供足够的结构性支撑，主要是手术早期阶段。在选择或组合移植骨时，外科医生必须清楚这两点有关骨结构功能的基本差别。移植骨与宿主骨愈合并达到足够强度，允许无保护使用后骨的结构会根据功能的需要发生相应的重塑与改建。

自体骨移植的优点不言而喻，具有无需考虑组织相容性，一般都在手术中取骨，植骨新鲜，未经冷冻储存或灭火处理，可含有成骨因子；术后骨融合快和效果确切等特点。虽然自体骨可作为首选的植骨材料，但也有明显的缺点：①延长了手术时间；②植骨一般需另行切口，增加了手术失血及创伤；③植骨部位可供植骨量有限，不一定能满足手术需要；④取骨部位有潜在骨折的危险；⑤取骨部位存在功能及美观上的缺陷；⑥患者认同能力亦可能存在不同。

少量的自体植骨可选用的部位较多，如需自体大段骨移植较为理想的可选材料是腓骨近端，其近端约2/3可完整摘除用于进行植骨而不会引起下肢严重功能障碍。但Core等人的研究显示，多数患者在进行腓骨移植后的中期出现不同程度地肌肉无力。腓骨近端的结构特征具有特殊的优越性，其近端带有圆钝的隆起，内上有软骨面，表面被骨膜覆盖，使其成为替代桡骨远侧1/3和腓骨远侧1/3的理想移植物。移植后透明软骨面可能很快退变成为纤维软骨面。但即使如此，这种表面要优于粗糙的骨组织表面。借助于显微外科技术，可将腓骨的中1/3用于带腓动、静脉蒂的游离自体骨移植，这种移植技术国内外已应用多年，主要用于治疗胫骨先天性假关节和外伤所致的巨大骨缺损。

（二）同种异体骨移植

同种异体骨系指取自患者之外的其他个体的骨组织移植，或称为异基因骨。异体骨主要应用于需要大块植骨而自体植骨量不能满足的情况下，如存在较大骨缺损或骨囊肿需要植骨时，或由于患者不同意使用自体植骨时作为备选方案而采用异体植骨。儿童由于生长发育的问题，供区部位常无法提供桥接骨缺损所需的大块皮质骨，所取到的松质骨也无法满足填充较大空洞或囊肿的需要，同时还需考虑到骨骺损伤的问题，因此幼儿骨移植常从父母身上取骨。

异体骨移植仅提供宿主部位以网架结构，诱导成骨细胞进入爬行替代移植骨而达到成骨，多需要事先进行生物学处理，以减少移植骨与宿主骨的排异反应。在使用前还要对选材进行病毒、细菌的筛查，同时不能含有其他一些疾患，如恶性疾病（皮肤基底细胞癌）、胶原性血管病和代谢性骨病等。在取材后还要经由放射线、强酸或环氧乙烷消毒、冻干后再在低温下（-80℃~-70℃）深冻储存。

在处理早期的异体骨时，因要考虑到移植反应或排斥反应，常常对骨组织过度处理而仅保留移植骨的网架结构，因其内不含有成骨的活性因子，宿主成骨细胞也较难进入其内，即使进入其内也因缺少成骨因子而无诱导成骨活性，故移植骨一般不含有成骨诱导性。过度的处理并无良好结果，反而使移植骨的成骨能力大大降低。为解决这一问题，曾有人对其进行脱钙处理，这样虽然可以增强诱导活性，但移植骨的强度也大大降低。目前的研究重点是如何使移植骨产生最小的排异反应却含有活性成骨因子来促进成骨。所以目前常用的方式是对移植骨进行有限的生物学处理，尽量保留原有骨组织内含有的成骨因子，使其既能满足移植强度的要求同时又具有成骨活性，以求达到两者之间的平衡，成为"活的"移植骨。

（三）人工骨

人工骨系指通过人工方式在体外合成的骨替代材料。人工骨材料最大的问题是同宿主的融合性、异物反应、强度及成骨活性等问题。

四、各种植骨技术的病例选择

(一)单侧皮质骨贴附移植

在获得相对惰性的金属之前,贴附植骨是治疗骨干骨折最为简便和有效的方法。除皮质骨移植外,通常再附加松质骨移植以加强其成骨性。贴附植骨仍然适用于少数新鲜骨折、骨折畸形愈合、不愈合以及截骨的病例。

皮质骨移植也可用于桥接关节以促进关节融合;不仅可促使骨生成,而且有利于固定。在当前情况下,固定最好借助于内、外金属器械,只有在极为特殊的情况下才选用皮质骨贴附移植作为固定手段,而且只用于短骨和应力较小的情况下。以骨生成为目的时厚皮质骨已在很大程度上被取自髂骨的薄皮质骨和松质骨所取代。

(二)双侧贴附植骨

双侧贴附植骨对治疗困难、少见不愈合或桥接巨大骨缺损有益。关节附近的骨不连在治疗时非常困难,主因邻近关节部位的骨块通常较小,骨质疏松,大部分为松质骨,只有薄层皮质骨,骨块常又小又软,使单侧植骨无法进行;或因螺钉脱出、钢丝折断等。双侧植骨则可通过夹板作用夹持住小骨块而达到固定。患有骨质疏松的老年患者的骨干骨折也宜采用双侧植骨治疗。

1. 双侧植骨桥接骨缺损的优点　①机械固定作用比单侧贴附植骨更好;②双侧植骨可增加强度和稳定性;③双侧的植骨可形成一骨槽,松质骨可在其中压紧;④与单侧植骨不同,双侧植骨在愈合过程中可防止挛缩的纤维组织危害移植的松质骨。

采用双侧植骨桥接下肢大的骨缺损后,必须长时间避免完全负重。因此,如果短缩不是太多,在植骨前应先将骨块对位,避免出现骨缺损。桥接上肢骨缺损时,全腓骨移植常比双侧植骨效果更好,除非近于关节处伴有骨质疏松或不愈合征。

2. 双侧与单侧皮质骨移植的缺点　①强度不如金属固定物;②采用自体骨移植时必须选择肢体作为供区;③成骨功能不如自体髂骨移植,取骨手术也有一定的风险。

(三)镶嵌植骨

进行镶嵌植骨时需在宿主皮质骨上做出长方形的骨槽或骨缺损,常使用电动锯操作,然后将相同大小或略小的移植骨嵌入缺损中。在治疗骨干不愈合时,贴附植骨方法更为简便、有效,几乎完全替代了镶嵌植骨。后者仍可用于关节融合术,尤其在踝关节。

(四)骨栓植骨

骨栓植骨通常用作无害的内固定物使用而不是在某种意义上可以促进成骨形成。由于其强度较金属弱,仅限于内踝、手、足、腕部短骨等不愈合的使用。

(五)髓内植骨

在骨移植技术发展的早期,曾尝试采用髓腔内植骨治疗骨干骨折不愈合,由于固定不牢固,愈合很少满意。髓腔内植骨会干扰内骨膜血液循环,因此反而影响正常的骨愈合。除了在跖骨、掌骨及桡骨远端外,髓腔内植骨已很少采用。

(六)骨膜移植

骨膜移植的骨生成功能不如松质骨移植,现已很少采用。

(七)大量松质骨碎片植骨

大量松质骨碎片植骨被广泛采用。松质骨碎片是最好的成骨诱导材料,特别适合填充由于肿瘤、骨囊肿及其他原因引起的骨空腔或骨缺损,也适于骨结构重建及填充截骨术后楔形缺损区。由于其质软易碎,因此便于用来填充各处骨块间小的裂隙。髂骨是良好的松质骨来源,如果需要一定的硬度和强度可保留皮质骨。大部分植骨术中选用皮质骨植骨和金属材料相接合。由于脊柱后路融合术中骨生成是最重要的目的,因此,松质骨植骨尤适宜于脊柱融合。

(八) 半圆柱状植骨

半圆柱状植骨适用于治疗胫骨和股骨大块缺损,用整块半圆柱状皮质骨放置于骨缺损处再补充髂松质骨植骨。这种大块植骨方法应用的范围有限,但它适用于骨肿瘤切除后所造成的骨缺损,可避免截肢。

(九) 整骨移植

在治疗上肢骨干长条骨缺损时,整块腓骨移植是最实用的方法,除非不愈合处的部位靠近关节。整段腓骨移植比全层的胫骨植骨强度好,而且在软组织较少时,双侧贴附植骨后难以闭合伤口。去除一段腓骨对患者造成的影响较之取一块大胫骨全层骨块为轻。在儿童,腓骨移植可用于桥接胫骨大的缺损;通常分两步进行手术。由于腓骨的近侧端与腓骨和桡骨远端相似,因此可以作为两者满意的替代物。

带血管的游离自体整段腓骨移植具有更强的融合成骨能力,但也有更高的技术要求。股骨或胫骨的整段移植骨,常为冷干骨或新鲜冷冻骨,其最大的用处在于修复骨肿瘤切除术造成的长骨骨缺损或复杂的人工关节翻修术中的骨缺损。

五、常用植骨手术方式

(一) 髂骨植骨切取手术方法

这一方法在临床上最为多用,不仅切取简便,且不同截面其大小及厚度各异(图1-1-6-3-2),便于手术时选用。临床上大多选用骨块、条形骨片或保留内板的半骨条(块)状(图1-1-6-3-3),具体术式参阅本书第三卷第一篇第一章第一节内容。但在操作时主要注意以下几点。

1. 如果不需要髂嵴作为植骨块的一部分,则可将髂嵴的外侧或双侧劈下,使其与骨膜及附着的肌肉相连。可行骨膜下剥离,以减少出血,并注意避开股外侧皮神经和臀上皮神经,尽可能保留髂前上棘,即在髂前上棘后方1.5~2.0cm处取髂骨为宜(图1-1-6-3-4)。

2. 如仅需带一侧皮质骨板的松质骨植骨块,仅需剥离外侧或内侧髂骨板表面的肌肉。鉴于保持外形的原因,一般习惯切取髂骨内侧骨板剥离髂肌。

3. 如需要碎骨片或骨条植骨,可用骨凿或弧形凿从髂骨翼外板取骨。在切除髂嵴后,可用刮匙插入髂骨内,从外侧骨皮质骨板中间的松质骨间隙中大量刮取松质骨。

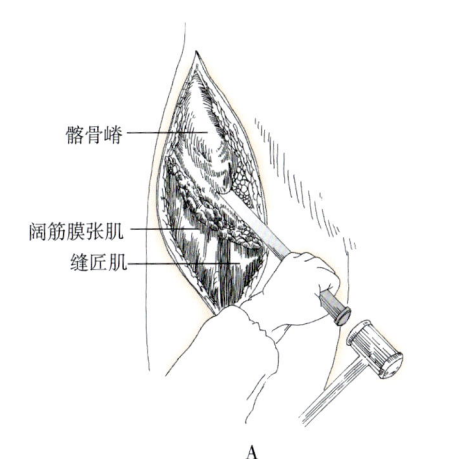
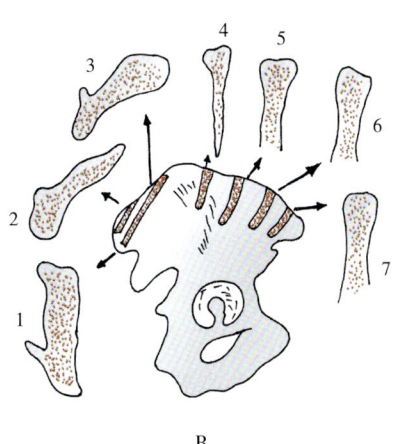

图1-1-6-3-2 切取髂骨示意图 (A、B)

A. 块状凿取髂骨嵴;B. 髂骨各断面的厚度与形态:1~4位髂骨前中部骨片厚度与形态,5~7为后部骨片厚度与形态

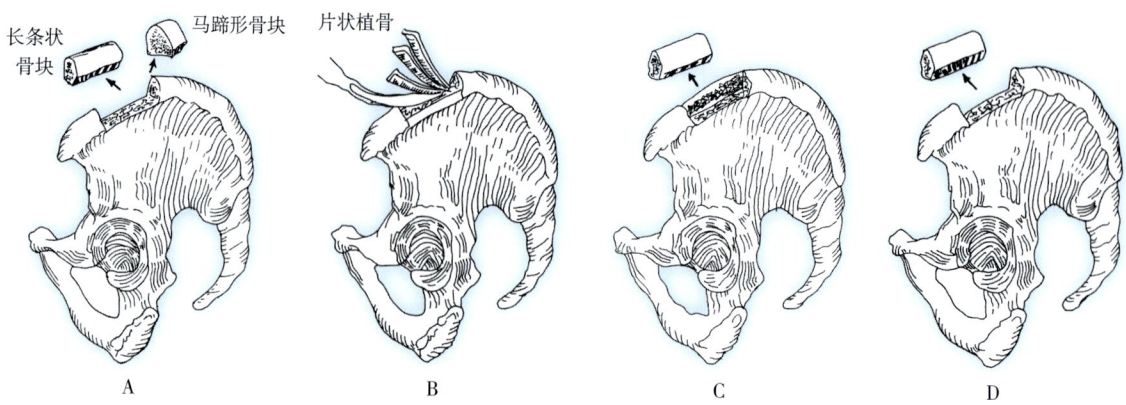

图1-1-6-3-3 临床上常用之髂骨骨块（片）形态示意图（A~D）
A.长条状及马蹄骨块；B.片状（条状）骨块（片）；C.保留内板的髂骨骨块；D.三面皮质骨骨块

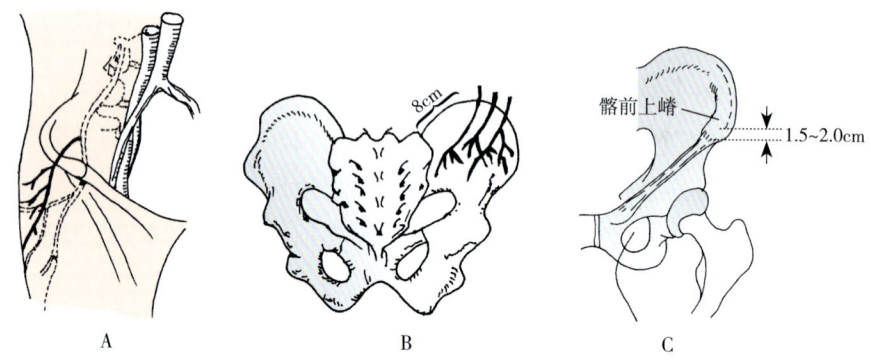

图1-1-6-3-4 避开神经示意图（A~C）
注意股外侧皮神经和臀上皮神经的走行

4. 从髂骨外板切取皮质骨块时，先以骨凿或动力锯切割出取骨范围，然后再以宽骨凿轻撬取下骨块。应用动力锯切取楔形植骨块或全层植骨块较为容易，且比用锤或骨凿取骨创伤小。应用摆动锯或空气动力切割钻取骨效果满意。操作过程中，应不断浇室温的生理盐水，避免局部过热。髂嵴前部不要取骨太多，以免造成后期难看的畸形。

5. 取骨后，将骨膜和肌肉起点确切对合，行牢固的间断缝合。

6. 髂骨取骨后出血有时很多，应避免使用明胶海绵或骨蜡止血，可通过伤口填塞和局部压迫止血。不要使用明胶海绵或是骨蜡，骨蜡可延迟骨的愈合，大量使用明胶海绵可造成无菌性浆液渗出。有报道认为凝胶可有效减少松质骨出血，较之凝血酶粉或浸有凝血酶的明胶泡沫效果要好。术中应仔细消灭残腔，并给予负压吸引24~48h，在本院伤口处理中都获得了满意的结果。

7. 髂骨后部取骨切口应与臀上神经平行。

8. 骶髂关节上方取髂骨片可用于下腰椎或腰骶侧方融合，简便有效（图1-1-6-3-5）。

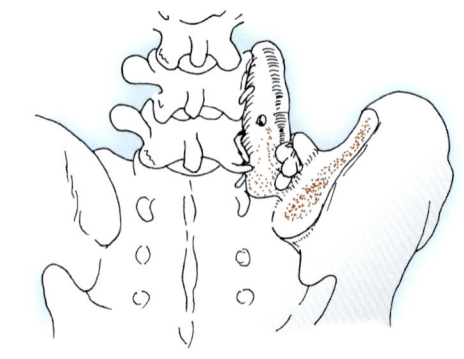

图1-1-6-3-5 髂骨片植骨示意图
从骶髂关节上方切取髂骨片用于下腰椎及腰骶部植骨融合

（二）腓骨移植手术方法

在大部分手术中，截取腓骨中上段的1/3~2/3。

一般于腓骨长肌后缘与比目鱼肌前缘肌间隔的前方进入,骨膜下剥离后并将腓骨长肌向前翻转。由腓骨远端向近端剥离,使附着于腓骨上的斜形肌肉便于剥离。之后在取骨区上下各钻几个孔,按前法取骨根据需要,上端可从腓骨小头开始,下端不能超过外踝上 5cm 处,以免影响踝关节的稳定性。切开皮肤、皮下组织和深筋膜,显露腓骨长肌、腓骨小头和腓肠肌等;再将腓骨长肌向前内拉开,即可显露腓骨,切开并剥离骨膜。用线锯按需要的长度截断腓骨。若取用腓骨上端,必须将腓总神经仔细分离并妥善保护,剥离附着于腓骨小头的股二头肌腱和外侧副韧带等软组织,取下腓骨。按层缝合切口(图 1-1-6-3-6~8)。也可用线锯、电动摆锯或气动钻切取。骨刀易引起骨块的劈断或骨折而较少选用。近腓骨中段的骨表面有滋养血管进入,有时需要进行结扎止血。

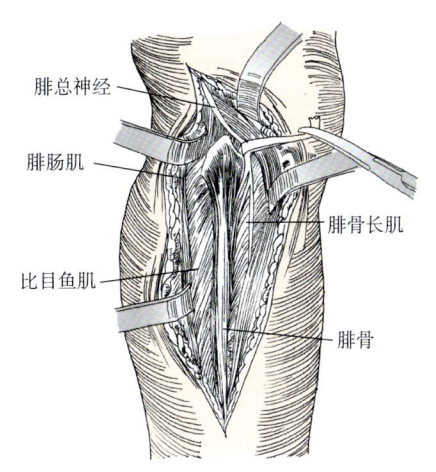

图1-1-6-3-8　切取腓骨示意图

如果切取腓骨近端用于替代腓骨远端或桡骨远端,操作时其切口应偏近端,但注意勿损伤腓总神经。可先在股二头肌腱远端后内方暴露腓总神经,顺神经向远端追踪至环绕腓骨头处,此处腓总神经被腓骨长肌起点覆盖,保持刀背指向腓总神经的方向切断跨越神经的部分腓骨长肌纤维,然后将腓总神经自正常位置转移至前方。同时,在继续解剖时,注意保护腓骨颈与胫骨之间的胫前血管。当对腓骨近侧植骨块切取后,应将股二头肌腱和腓侧副韧带与邻近的软组织缝合固定。

(三)胫骨植骨块切取的手术方法

在切取胫骨植骨块时,为减少失血,应使用止血带(建议使用充气式),取骨完毕后,松止血带止血,切勿污染无菌单。

1. 切口　于胫骨前内侧做一微弧形纵切口,切口位置选择需避免在胫骨嵴上遗留痛性瘢痕(图 1-1-6-3-9)。

2. 显露胫骨　不要翻转皮肤,直接切开骨膜至骨。以骨膜剥离器向内外侧剥离骨膜,暴露骨嵴至胫骨内侧边缘之间的整个胫骨面。为了在纵切口的两端更好地显露,可在两端加切横切口,使骨膜切口呈Ⅰ字形。

3. 钻切骨孔　由于胫骨的形状决定了骨块的

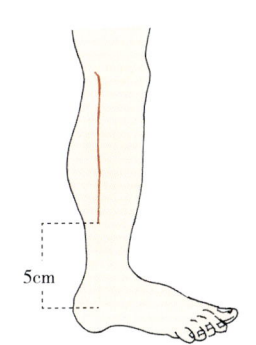

图1-1-6-3-6　腓骨取骨术切口示意图

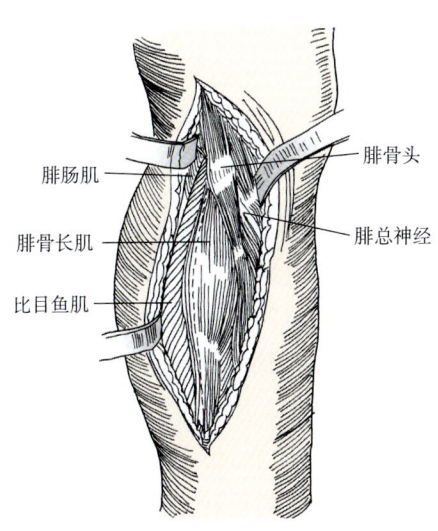

图1-1-6-3-7　显露深部肌肉组织示意图

近端要比远端宽,但为了平衡强度,骨块近端的骨皮质比远端要薄。在取骨之前先在预定的取骨区域四角及纵向钻 4~10 个孔(见图 1-1-6-3-9)。

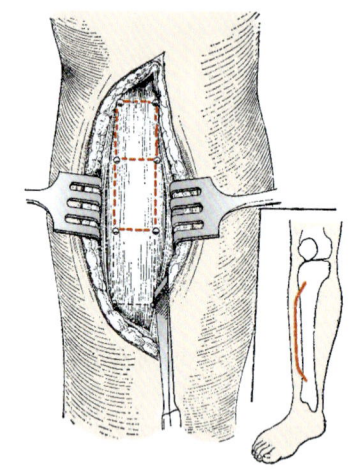

图1-1-6-3-9 切取胫骨示意图
切开皮肤、皮下组织和骨膜,充分显露胫骨的前内侧

然后以一单片锯斜形切断皮质取下骨块,这样可保留胫骨的前缘及内侧缘。取骨时不要超过骨孔的范围,特别是在宽度与长度边缘范围,否则供骨区强度会减弱,更可能引发日后的骨折。尤其在取骨的远端要特别注意,按照所需要骨板的大小作好标志,在标志线的边和角处用骨钻钻孔,以防凿取骨板时引起劈裂骨折(用电锯取骨时不需要钻孔)。沿骨孔的排列方向,用平骨凿逐步将骨板凿下。取骨后,按层缝合切口。用下肢石膏托固定。注意凿取骨板的宽度,不能超过胫骨嵴及其内后侧缘的弧度;骨板四边应是表面宽、里面窄,以便保留胫骨边缘的弧度,防止发生骨折(图 1-1-6-3-10)。将骨块从骨床上撬起时,助手应牢牢抓住,以免掉到地板上造成污染。

4. 注意事项

(1)在关闭切口之前,可用刮匙在胫骨近端取一些松质骨,但注意不要损伤胫骨近端的关节面,在儿童不要损伤骺板。

(2)在儿童,胫骨骨膜较厚,可单独缝合关闭。在成人,胫骨骨膜较薄,可能无法满意地单独修复,将骨膜和深层皮下组织一起缝合关闭是比较明智的。

(3)如果取骨方法正确,则切取后无需进一步修整。由于以下原因可常规修正骨块的内壁,一是较窄的内骨膜面部分,可以用作中间植骨连接皮质骨块;二是由于内骨膜面粗糙不规整,去除后能使植骨块与受区骨更好的接触。

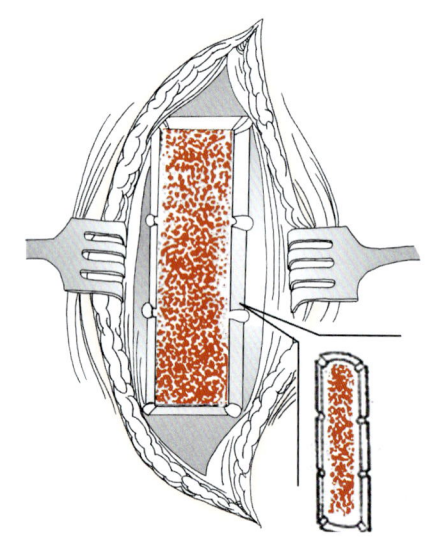

图1-1-6-3-10 钻孔取骨示意图
在胫骨前内侧骨皮质上钻孔、取骨,示意图

(4)在切取腓骨植骨块时,切勿损伤腓总神经,保留腓骨远端 1/4,以稳定踝关节;切勿切断腓骨肌。

(四)松质骨的切取

松质骨植骨几乎可以满足除了需要有较大支撑强度外的任何植骨需要。虽然不太清楚移植骨块中是否有细胞存活,但临床结果证明松质骨植骨成骨愈合比皮质骨要快得多。

大块的松质骨或皮质-松质骨复合植骨块,可取自髂前上棘或髂后上棘,小块松质骨块可以取自股骨大粗隆、股骨髁、胫骨近侧干骺端、内踝、尺骨鹰嘴及桡骨远端,但至少要保留 2cm 的软骨下骨,以防止关节面的塌陷。

如果对移植骨的形状和硬度不作要求,那么可行骨块及骨条的形式取骨。如果希望保留髂嵴,可将髂骨外板与较多松质骨一并取下,如需更为坚硬的骨块,则髂嵴的后 1/3 或前 1/3 是较为满意的取骨部位。与髂嵴成直角可切取楔形骨块,Jones 等发现以动力锯切取的全厚髂骨块的强度要高于骨刀切取的骨块,可能是因为用骨刀切取对髂骨块可造成更多微骨折的原故。

如果患者位于俯卧位,则采用髂骨后 1/3 取骨,如为仰卧位,则可自前 1/3 取骨。在儿童,髂骨的骨骺通常与附着的肌肉一起予以保留,因此要在骨骺下方与其平行切开,并在髂嵴后方造成青枝骨折。通常仅取一侧皮质骨板及松质骨,然后将折断的髂嵴与骨骺一起进行复位,用粗的不可吸收线缝合,固定于和残留髂骨相接触的位置上。在成人,取全层骨块时,也可应用相同办法,以保留髂嵴及其外形,术后患者不会轻易觉察到髂骨的缺损,外观效果也更为理想。这种方法较少导致"滑坡"式腹疝。亦可采用将髂嵴中部劈开,取骨后,将髂嵴边缘缝合在一起。在较大儿童也可应用这种方法,目前还没有证据证明这种方法会干扰骨骺的生长。

从髂骨取自体骨植骨也并非没有并发症,已有数位作者报道,全层髂骨取骨后患者发生了腹疝;带肌瓣髂骨块植骨行髋关节融合时,如切取全层髂骨,偶可导致腹疝,取此植骨块时要包括外展肌及外侧的骨膜,骨块切取后仔细修复剩余的支撑结构是非常重要的,这可能是防止疝形成的最好方法。如在髂嵴下取全层髂骨后仅遗留骨窗,则不易导致疝形成。除疝形成之外,髂骨取骨还有可能发生神经损伤,血管损伤,髂骨取骨后畸形也是有可能发生的并发症。在髂骨前部取骨时有可能损伤股外侧皮神经及髂腹股沟神经,如果解剖分离超过髂后上棘外侧 8cm 以上,就有损伤臀上皮神经的危险性。臀上血管也可因牵拉时被坐骨切迹顶部挤压而造成损伤。在髂骨前部切取大块全层骨块可改变髂嵴前部的外形,造成明显的畸形。据报道,髂嵴切取手术后还可能发生动静脉瘘、假性动脉瘤及骨盆不稳等严重并发症。

(沈 彬 刘 林 赵定麟)

第四节 骨科植入材料 OsteoSet 的临床应用

一、概述

早于 18 世纪后期,即已将原型二水硫酸钙($CaSO_4 \cdot 2H_2O$)(俗称熟石膏)加热后形成外科医用硫酸钙 $\alpha\text{-}CaSO_4 \cdot 1/2H_2O$ 用于外科临床,治疗骨缺损,包括骨关节开放性损伤所引起的骨缺损;尤多用于化脓性及结核性骨髓炎行蝶形手术后之病例。于 19 世纪中叶,Peltier 通过大量临床病例观察了硫酸钙填充骨缺损的临床作用及相关数据,并于 1978 年 Peltier 和 Jones 报道了 26 例骨囊肿患者采用硫酸钙颗粒治疗的满意效果,其中有 24 例获得 1~20 年的随访,显示于骨囊肿内有新骨形成。1980 年,Coetsee 报道了 110 例以硫酸钙治疗面额部和颅骨缺损的病例,也获得与自体骨相似的疗效。

在此基础上,美国 Wright 公司(Wright Medical Technology Inc)投入大量资金和人力将传统的硫酸钙外科化、临床化和产品化,自上世纪 90 年代通过 FDA 审查获准,并以专利产品形式用于临床,至今已十余年,颇受患者和临床医师欢迎。此种具有降解作用的外科级医用硫酸钙,不仅使用简便,且可避免让患者再次手术取骨所带来的痛苦与风险,用具有降解及成骨作用的硫酸钙颗粒来替代自体取骨治疗骨缺损,患者将可以完全消除这一不良后果。

二、作用原理

（一）OsteoSet 成分及基本作用

实质上 OsteoSet 的主要成分是外科级医用硫酸钙（Surgical grade calcium sulphate）。实验性研究表明，一般非外科用硫酸钙在组织体内的吸收速度难以与骨修复速度同步。因此，通过特殊生产工艺处理后，硫酸钙在相应技术下使其控制成为半水化合物，并通过控制其晶体大小及形态来改变硫酸钙的吸收率。此种颗粒状态的生物网络结构可以使骨缺损处的新骨继续长入其中，并使其被吸收的速度与局部新骨组织的生长速度同步。因此，也可以说外科用硫酸钙是一种已为大量临床材料验证并具有生物活性的载体。

（二）OsteoSet + DBM 的骨诱导作用

在 OsteoSet 外科硫酸钙作为载体的基础上，再加入具有骨诱导作用的 DBM，则形成一种新的骨替代材料。DBM 为脱钙骨基质，含有骨形态发生蛋白 BMP 及 TGF、IGF 等 20 余种骨生长因子。两者的组合，不仅具有骨缺损的充填作用，而且通过骨诱导作用为骨缺损受区的骨组织提供生长因子而有利于新生骨的增殖和骨化，并具有重新塑型的功能。

（三）OsteoSet-RBK 药物载体型的抗感染作用

OsteoSet-RBK 中可加入抗生素，常用的为万古霉素、妥布霉素、庆大霉素等，剂量不超过成人的每日最大静脉注射量，其作用机理为以 $\alpha-CaSO_4 \cdot 1/2H_2O$ 为载体，在 $\alpha-CaSO_4 \cdot 1/2H_2O$ 逐步降解的同时，也以相应的速度释放抗生素，使局部药物有效治疗浓度可维持 28 天之久，从而达到预防感染及抗感染的作用。

（四）生物降解骨水泥（MIIG）

又称之为微创可注射型植骨材料（minimally-invasive injectable graft, MIIG），MIIG 具有 OsteoSet 的所有优点。所不同的是，MIIG 由特制硫酸钙粉剂和相应的稀释剂组成，手术使用时配置成糊状，经过特制的针筒注入骨缺损区，直至完全充填。大约 3~5min 后，MIIG 硬化，其机械强度与松质骨相当，不仅能为骨骼提供临时的内部支撑作用，而且可以根据需要在填充物上钻孔、安放内固定器械而不损坏其晶体结构和机械稳定性。MIIG 在硬化过程中产热少，局部温度不超过 33℃，对周围组织损伤也小。由于 MIIG 植入后最终可以 100% 吸收，即使术中不慎，有少量 MIIG 渗漏入关节间隙也不用进行清除。MIIG 将完全为新生骨所替代，关节软骨下骨重建，使关节面不发生再次塌陷。由于 MIIG 是可注射的，为微创治疗单腔骨囊肿等良性病灶提供了可能性。通过穿刺吸出囊腔内容物，反复冲洗，再在透视下注入 MIIG，完全充填病灶，使骨缺损得到快速、安全和有效的治疗。硫酸钙的生物相容性好，在体内能完全吸收而不影响骨生长，并在自然界广泛存在，是一种高效、安全、性价比极高的骨移植替代品。

三、临床病例选择

随着对外科硫酸钙的深入研究，当前早已摆脱上世纪中期主要用在开放性感染骨缺损患者，目前由世界最大的骨科生物材料生产企业－美国 Wright 医疗技术公司所生产的骨移植替代材料已被广泛用于骨科临床。根据笔者本人十余年来的应用，发现下列病例更为理想。

（一）取代需要自体取骨植骨之病例

此类病例除有因肿瘤切除引起的骨缺损患者外，更多的病例来自脊柱融合术者。众所周知，随着老龄化社会的来临，脊柱手术成倍的增加，每百例脊柱手术中至少有 60 例需要行植骨融合术。在此种情况下,取自体骨不仅增加患者再次切口取骨的痛苦及术后并发症(多为髂骨),而且也使手术时间延长和风险递增。对此类病例如能采用 Wright 系列骨移植替代材料取代自体取骨,将受到患者和术者的欢迎。

(二)创伤性骨缺损

随着工农业的高速发展,创伤病例日益增多,尤其是交通及工伤意外所引发的开放性骨折,大多伴有骨缺损;火器性损伤者更为严重。对此类病例,选用 OsteoSet 取代自体取骨当然更为简便、有效,尤其以可加入抗生素的 OsteoSet-RBK 药物载体型最为理想。

(三)骨肿瘤

虽不如前两种病例多见,但其在切除术后所引起的骨缺损空间常常十分巨大,即便是自体取骨充填也往往感到缺额较大。此时如能填入 OsteoSet-DBM,不仅可有效的填补空间,而且其中的 BMP 等多种骨生长因子更有利于促进骨生长,可谓一举两得。

(四)其他病例

在临床上凡需植骨融合的病例,包括关节部位的骨阻滞术、截骨术后的骨填充、枕颈融合术的强化植骨,以及椎体间内固定或椎节内固定器中空腔隙的植骨块等,均可选用相应类型之 OsteoSet 替代。

四、使用方法

OsteoSet 的使用方法主要有以下 3 种方式,可根据病情加以选择。

(一)直接填入缺损部位

即将 OsteoSet 颗粒直接置于骨缺损或需要植骨融合的部位。此种方式最为简便,但定位要准确,尤其是邻近部位有重要组织时应避开,例如椎管(硬膜囊或根袖)等,应视具体情况不同,选择肌瓣或明胶海绵等将两者隔开。

(二)颗粒状态推注式植入

即通过该产品的特殊注射筒可较为精确地将 OsteoSet 颗粒注入较为深在的骨腔内或深在组织的骨组织表面,以求获得理想的定位。

(三)微创注入

此种方法又称之为微创骨移植替代品注入法,即将 OsteoSet 制成可注射的液体,通过注射针头直接注射至骨腔内,之后即快速固化(但不会产生超过体温的高热,即低于 33℃)。此注射状 OsteoSet 不仅可以降解,且可在 X 线下显示,并可迅速硬化,强度相当于松质骨,对内固定的操作亦无妨碍。

五、包装

Wright 系列骨移植替代材料的包装分为以下 4 个系列。

1. **基本系列** 即不含其他成分的 OsteoSet。又可分为以下规格。

(1) OsteoSet 替代骨 5ml 装(分小、中颗粒,直径分别为 3.0 mm 和 4.8mm);

(2) OsteoSet 替代骨 5ml 推注式(颗粒);

(3) OsteoSet 替代骨 10ml 装;

(4) OsteoSet 替代骨 20ml 装。

2. **含 BMP 产品** 即 OsteoSet-DBM 产品,每瓶含量为 5ml。

3. **OsteoSet-RBK 药物载体型产品** 分装 9.5g 粉末速凝剂型。

4. **微创可注射系列**

(1) MIIG115 微创注射型:包装分为 5ml 及 15ml 两种;

(2) MIIGX3 高强度微创注射系列:包装分为 5ml 及 15ml 两种;

(3) MIIGX3 HIVISC 高强度、高黏度微创可

注射系列：包装为15ml。

六、注意事项

本产品基本型为硫酸钙，属无机物产品，因此不存在毒性、致癌、致畸、过敏及其他反应，安全性较高。但附加有BMP的产品，从理论上讲有可能出现相应的生物反应，但本产品问世至今已十余年，尚未发现明显不良反应。

由于本产品的基本成分为半水硫酸钙，对某些体质组织可能出现一定的渗出反应（约为4%），如能在手术中注意良好的覆盖及保持颗粒的外形不被破坏，可降低渗出的发生率。渗出虽属个别现象，仍应注意观察，必要时予以引流及更换敷料，多在1~2周内消失。

（郭永飞　陈　宇　刘忠汉　赵定麟）

参 考 文 献

1. 陈德玉.颈椎伤病诊治新技术，北京：科学技术文献出版社，2003
2. 黄芳，叶金灵.骨科手术室放射线的防护，河南外科学杂志 2005年11卷6期
3. 饶书诚，宋跃明.脊柱外科手术学（第三版）.北京：人民卫生出版社，2006
4. 宋艳芹，刘悦明，于先会.骨科手术室护士的职业危害因素及防护，中国误诊学杂志 2008年8卷8期
5. 王汝娜，李红，陈艳，等.情景教学在手术室带教中的应用及效果研究，护士进修杂志 2008年23卷8期
6. 王新伟，陈德玉，卢旭华.牛胸腰椎不同内植物的破坏载荷测试[J].中国临床康复，2004，8（17）
7. 谢幼专，张蒲.应用硫酸钙/脱钙骨基质颗粒促进腰椎后外侧融合的临床研究[J].生物骨科材料与临床研究，2010，7（1）
8. 赵伯明，何晓斌，徐双迎，等.骨科X射线辐射防护的探讨，中国辐射卫生 2008年17卷3期
9. 赵定麟，李增春，刘大雄，王新伟.骨科临床诊疗手册.上海，北京：世界图书出版公司，2008
10. 赵定麟，王义生.疑难骨科学.北京：科学技术文献出版社，2008
11. 赵定麟，赵杰，王义生.骨与关节损伤.北京：科学出版社，2007
12. 赵定麟.现代骨科学，北京：科学出版社，2004
13. 赵定麟.现代脊柱外科学，上海：上海世界图书出版社公司，2006
14. Dong-Mei Zhao.The effect of vegf165 gene transfection on bone defects and the expression of mrna in rabbits. SICOT Shanghai Congress 2007
15. Feng Yin, Zhen Zhang, Kun Jiao, etal.Comparing several kinds of expressing mouse bmp-2 cells' abilities of accelerating the bone healing. SICOT Shanghai Congress 2007
16. Jian-De Xiao, Da-Ping Wang, Jian-Yi Xiong, etal.An experimental study and clinical use of the nanometer ceramics artificial bone in repairing bone defects. SICOT Shanghai Congress 2007
17. Jian-Sheng Zhou, Quan Liu, Chang-Chun Zhang.Anatomic reconstruction of acl injuries with cryopreserved bone-acl-bone allografts. SICOT Shanghai Congress 2007
18. Kinney RC, Ziran BH, Hirshorn K, et al. Demineralized bone matrix for fracture healing: fact or fiction? J Orthop Trauma. 2010 Mar; 24 Suppl 1: S52-5.
19. Pape HC, Evans A, Kobbe P. Autologous bone graft: properties and techniques. J Orthop Trauma. 2010 Mar; 24 Suppl 1: S36-40.
20. Russell TA, Leighton RK; Alpha-BSM Tibial Plateau Fracture Study Group. Comparison of autogenous bone graft and endothermic calcium phosphate cement for defect augmentation in tibial plateau fractures. A multicenter, prospective, randomized study. J Bone Joint Surg Am. 2008 Oct; 90（10）: 2057-61.
21. Tian-Jing Zhu, Cai-Jiang Sun.The research and clinical application of material of biologic ramification for bone fixation. SICOT Shanghai Congress 2007
22. Trenholm A, Landry S, McLaughlin K, et al. Comparative fixation of tibial plateau fractures using alpha-BSM, a calcium phosphate cement, versus cancellous bone graft. J Orthop Trauma. 2005 Nov-Dec; 19（10）: 698-702.
23. Xiao-Bin Tian, Li Sun, Shu-Hua Yang.Experimental study of the effects of gene activated nanobone putty in inducing ectopic bone formation. SICOT Shanghai Congress 2007
24. Yue Li, Sheng-Wu Yang, Ye-Bai Li.Can massive bone allograft "revive"? SICOT Shanghai Congress 2007

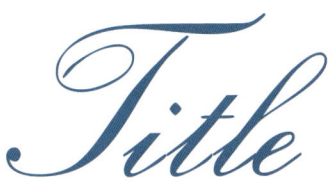

第二篇

骨科麻醉学与围手术期处理

第一章　麻醉用药　/100
　第一节　静脉麻醉和吸入麻醉药的进展与特点　/100
　第二节　局部阻滞麻醉用药　/103
　第三节　麻醉性镇痛药　/105
　第四节　其他麻醉药及肌肉松弛剂　/108

第二章　骨科麻醉基本要求、特点及实施　/111
　第一节　骨科麻醉的基本要求　/111
　第二节　骨科麻醉的特点及注意事项　/111
　第三节　麻醉前检查与全身准备　/113

第三章　四肢伤患病例麻醉　/121
　第一节　上肢手术麻醉　/121
　第二节　下肢手术麻醉　/123
　第三节　断肢（指、趾）伤员麻醉　/124
　第四节　关节置换术麻醉特点、选择与实施　/126

第四章　脊柱与骨盆伤患病例麻醉　/130
　第一节　脊柱麻醉特点与基本要求　/130
　第二节　颈椎手术麻醉　/131
　第三节　胸腰椎手术麻醉　/134
　第四节　脊柱侧凸纠正术的麻醉　/135
　第五节　颈椎伤患者的气道处理　/138
　第六节　骨盆伤患麻醉　/139

第五章　小儿骨科伤患麻醉及其他特殊病例麻醉及术中监测　/143
　第一节　小儿骨科伤患麻醉特点及要求　/143
　第二节　小儿四肢伤患的麻醉　/144
　第三节　小儿脊柱伤患麻醉需重点注意的问题　/148

　第四节　重危与垂危骨科病例麻醉　/150
　第五节　批量伤员的麻醉特点　/151
　第六节　复杂性与复合性创伤的麻醉处理　/151
　第七节　骨科麻醉时术中各项指标监测　/154
　第八节　骨科患者术后疼痛的处理　/158

第六章　骨科手术术中（麻醉中）各种并发症处理　/166
　第一节　出血　/166
　第二节　术中大量输血　/167
　第三节　止血带并发症　/169
　第四节　骨黏合剂并发症　/170
　第五节　体位改变及不当所致并发症　/171

第七章　骨科围手术期监护处理　/173
　第一节　心功能的评估　/173
　第二节　呼吸功能的评估　/177
　第三节　围手术期营养支持与水、电解质平衡　/181
　第四节　围手术期抗生素的应用　/184
　第五节　骨科围手术期镇痛镇静管理　/186
　第六节　围手术期深静脉血栓和致死性肺栓塞　/190

第八章　骨科手术患者的围手术期护理　/194
　第一节　骨科创伤患者的围手术期护理　/194
　第二节　脊柱手术患者围手术期护理　/200
　第三节　人工关节置换术的围手术期护理　/206

第一章 麻醉用药

第一节 静脉麻醉和吸入麻醉药的进展与特点

理想的静脉麻醉药在物理化学性质上应易溶于水,溶液稳定,可长期保存;对静脉无刺激性,不产生血栓或血栓性静脉炎;漏至皮下不疼痛,对组织无损伤,误注入动脉不引起栓塞、坏死等严重并发症。在麻醉性能方面应能迅速发挥作用,且苏醒期短;在体内无蓄积,可重复用药或静脉滴注;在一次臂－脑循环时间内起效,不易过量;静脉麻醉药应具有镇痛功效;此外,对呼吸、循环系统应无明显影响,术后并发症少。目前尚没有一种能满足以上理想条件的静脉麻醉药。近年来,不断有用于全身麻醉的新药投入临床应用,本章主要介绍骨科手术中常用的静脉麻醉药和吸入麻醉药。

一、静脉全身麻醉药

静脉全身麻醉药主要指非挥发性的麻醉药,经静脉注入产生中枢神经抑制作用,与吸入性麻醉药相比,其可控性较差。

(一)咪唑安定

咪唑安定(Midazolam)为水溶性、作用迅速、副作用少、排泄快、无蓄积作用、无残留效应、安全界限宽,并可与多种药物复合(但不能与硫喷妥钠配伍),静脉注射无局部刺激作用,肌肉注射容易吸收,并与受体有特殊的亲和力,故其效能是地西泮的2~3倍,麻醉诱导和维持应静脉注射0.15~0.2mg/kg,因无镇痛作用,故需复合芬太尼等镇痛药;也可作为术前用药,0.07~0.15mg/kg,术前30min肌肉注射,小儿可经直肠给药,剂量为0.3mg,最大不超过7.5mg。当血液中咪唑安定浓度低于50ng/ml时,就可唤醒患者,用于脊柱手术需要做"唤醒试验"时,是一种可行的选择。可用氟马西尼(Flumazenil)来拮抗咪唑安定的作用。咪唑安定能降低脑血流和脑代谢,可有轻度的呼吸和循环抑制作用。

(二)氯胺酮

氯胺酮(Katamine)属非巴比妥类的静脉麻醉药,产生麻醉状态与方式和传统的麻醉药有很大区别,它选择性地抑制冲动向中枢传导,主要作用部位在丘脑,而不抑制整个中枢神经系统,大脑某些区域抑制而某些区域兴奋,被称为"分离麻醉",静脉注射或肌肉注射氯胺酮后很快出现意识模糊,若不复合应用其他镇静剂,患者眼睛仍可睁开,肌张力增加,呈木僵状态,痛觉明显消失,成人应用常产生幻觉,静脉快速注射会发生短暂呼吸抑制,2~5min即可恢复,循环出现兴奋现象,心率加快,血压升高,颅内压与眼压等同时增高。多用于各种体表的短小手术、烧伤清创,以及麻醉诱导、静脉复合麻醉与小儿麻醉,亦可用于小儿镇静与疼痛治疗。可重复给药,也常用于出血性休克患者的麻醉诱导,与地西泮等复合可以延长麻醉作用,增强麻醉效果,减少幻梦;苏醒期肌张力先恢复,部分患者有精神激动和梦幻现象,如谵妄、狂躁、呻吟、精神错乱和肢体乱动,严重者抽搐或惊厥,主观有飘然感或肢体离断感,有时视觉异常,苏醒后精神症状常立即消失,但有的数日或数周后再发。氯胺酮麻醉后的精神症状,成人多于儿童,女性多于男性,短时间手术多于长时间手术,单一氯胺酮麻醉多于氯胺酮复合麻醉。氟哌利多、苯二氮䓬类或吩噻嗪类药可使症状减轻。麻醉前给予一种或两种上述药物有一定预防作用。成人麻醉诱导时静脉注射1~2mg/kg,儿童肌肉注射4~8mg/kg;有高血压、青光眼和心功能不全者忌用。

(三)硫喷妥钠

硫喷妥钠(Thiopental)为巴比妥类静脉麻醉药的典型代表,临床上应用非常广泛。它易通过血脑屏障,作用于中枢神经系统各平面,增强GABA作用,抑制兴奋性神经递质谷氨酸的敏感性,影响神经冲动的传递。主要抑制大脑皮质的兴奋性,抑制网状结构上行激活系统,静脉注射后15~30s内意识消失,40s达高峰,持续15~20min后出现初醒,以后继续睡眠3~5h。硫喷妥钠麻醉时脑氧耗量、脑血流量及脑代谢率降低,并能缓解脑水肿,降低颅内压。其降低颅内压的程度远大于平均动脉压,故能维持正常或稍高的脑灌注压,对脑缺氧有一定的保护作用。硫喷妥钠对左心室收缩功能和延髓血管运动中枢有剂量依赖性的抑制作用,同时具有周围血管扩张作用,使心排血量减少,血压降低。硫喷妥钠抑制延髓呼吸中枢,有剂量依赖性的呼吸抑制作用。主要经肝脏代谢,肝功能不全者用药后可延长嗜睡时间,可通过胎盘屏障而影响胎儿。

临床上常用2.5%硫喷妥钠静脉诱导,剂量为6~8mg/kg。根据性别、年龄、全身情况、术前药种类、合并症等因素酌情增减。静脉诱导时,2.5%硫喷妥钠宜先注入5ml观察量,视患者神志的反应及耐受程度再继续给药。短小手术可用2.5%硫喷妥钠静脉麻醉。硫喷妥钠的副反应有:①呼吸和循环系统抑制;②由于其具有强碱性,对静脉血管壁有刺激作用,可产生静脉炎和疼痛,误入血管外可引起皮肤坏死,误入动脉可形成血栓和严重的动脉痉挛。意外发生后,应尽早在原动脉注射部位注射普鲁卡因、罂粟碱或妥拉苏林,上肢可作臂丛神经或星状神经节阻滞,以缓解动脉痉挛,改善血液循环,也可用肝素抗凝;③毒性反应,主要发生在潜在性紫质症患者,表现为急性阵发性腹部绞痛,谵妄、昏迷,严重者可死亡;④变态反应。

(四)依托咪酯

依托咪酯(Etomidate)属非巴比妥类的静脉麻醉药,作用类似于中枢性GABA,主要为催眠作用,镇痛作用弱。静脉注射后迅速起到麻醉作用,持续时间约5min,对呼吸、循环影响很小,呼吸抑制轻微而短暂,血压下降很少且心率略增加;该药不释放组胺;有降低眼压作用。常用于麻醉诱导,尤其是循环功能不稳者或大血管手术,成人用量0.3mg/kg。依托咪酯麻醉诱导时,10%~65.5%的患者在上肢等部位出现肌阵挛,严重者类似抽搐,有时肌张力显著增强。术前给氟哌利多和芬太尼可减少其发生,严重者需用其他全麻药控制。注射部位疼痛的发生率为10%~50%,在手背部或腕部的小静脉穿刺,以及慢速注射时疼痛的发生率高。可经肘部较大的静脉注射,术前给芬太尼或在注药前自同一静脉先注利多卡因可使疼痛减轻。静脉注射麻醉后数日并发血栓性静脉炎者较多,其发生率与用药剂量有关。麻醉后恶心呕吐时有发生,甚至高达30%~40%,加用芬太尼使其发生率增多,对于有恶心呕吐倾向的患者,最好不用。

(五)异丙酚

异丙酚(Propofol)又名丙泊酚,其是一种新型的静脉麻醉药,几乎不溶于水,目前临床使用制剂室温下呈乳白色油状物。其麻醉作用机制尚不十分清楚。静脉给药起效快,诱导迅速平稳,但口服给药无活性。可降低颅内压、脑需氧量及眼内压,对心血管系统及呼吸系统有抑制作用,还有止吐作用和抗氧化剂作用。异丙酚 1.5~2.0mg/kg 复合芬太尼及肌松药静脉注射,可用于麻醉诱导,可有短暂轻度血压下降;全凭异丙酚静脉维持麻醉时常每小时 4~12mg/kg 经微泵推注,可维持较满意的麻醉深度。另外,异丙酚用于对抗全身麻醉苏醒期患者的兴奋烦躁,有良好的作用。异丙酚的主要不良反应有剂量依赖性的呼吸循环抑制作用及注射部位疼痛,并禁用于孕产妇。自同一静脉先注射利多卡因或与利多卡因 20~40mg 混合后静脉注射能有效地预防注射部位疼痛,注射速度对此并无影响。丙泊酚乳剂不引起组胺释放,但有报告丙泊酚可引起类过敏样反应,与脂乳剂无关。这种患者多有过敏反应史,因此对药物有过敏反应的患者宜慎用。丙泊酚也常用于ICU内施行机械通气时镇静,采用持续输注法。一般输注达 30μg/kg/min 以上便能使记忆消失,停药后也能迅速苏醒。与咪达唑仑镇静相比,异丙酚苏醒更快,可控性强,有利于早期拔除气管导管及恢复呼吸道的咳嗽反射。丙泊酚也可用于术后患者自控镇静,但用于老年或伴有心脏疾病的患者术后剂量应酌减。

二、吸入性全身麻醉药

挥发性吸入麻醉药分为烃基醚,卤代烃基醚和卤烃三类。烃基醚有乙醚、双乙烯醚等;卤代烃基醚有甲氧氟烷、恩氟烷、异氟烷、七氟烷及地氟烷等;卤烃类有氟烷、三氯乙烯、氯仿等。一般认为,给吸入麻醉剂的目标是使其在脑中维持足够的分压而使患者处于麻醉状态。某些因素如麻醉药溶解性、患者心输出量以及肺泡气体交换量等均可影响吸入麻醉药物的效能。在吸入麻醉中,评价药物有一个重要的概念,即肺泡最低有效浓度(minimum alveolar concentration, MAC)。其定义是在一个大气压下有50%患者在切皮刺激时不动,此时肺泡内麻醉药物的浓度即为 1 个 MAC。现介绍骨科手术中常用的几种吸入性全身麻醉药。

(一)氧化亚氮

1. **氧化亚氮(Nitrous oxide)** 简称笑气,是无刺激性的无机气体,不燃烧但能助燃。对中枢神经系统的麻醉作用极弱,MAC为1.05%,但其有较强的镇痛作用。其不良反应:

(1)对骨髓的作用 为治疗破伤风、小儿麻痹等连续吸氧化亚氮 3~4 天以上的患者,可出现白细胞减少,以多形核白细胞和血小板减少最先出现。骨髓涂片出现渐进性细胞再生不良,与恶性贫血时的骨髓改变相似。因此,吸入50%氧化亚氮以限于48h内为安全。

(2)体内气体容积增大作用 由于氧化亚氮弥散性大于氮,氧化亚氮可使体内含气腔隙容积增大,麻醉 3h 后容积增大最明显,故肠梗阻、气腹、气脑造影等体内有闭合空腔存在时,氧化亚氮麻醉列为禁忌。

(3)弥散性缺氧 氧化亚氮易溶于血中,氧化亚氮麻醉结束时,血中溶解的氧化亚氮迅速弥散至肺泡内,冲淡肺泡内的氧浓度,这种缺氧称为弥散性缺氧。为防止发生低氧血症,常与氧气各50%混合应用,停止麻醉后,需继续吸纯氧5~10min,方为安全。

(二)安氟醚

安氟醚(Enflurane)的MAC为1.68%,无交感神经兴奋现象,不增加气道分泌物,有抑制心肌作用,麻醉后血压、心率稍下降,在肝脏的代谢率很低,仅 2.4% 被转化,故肝毒性很小,但有轻度肾功能抑制作用。成人诱导吸入浓度 1.5%~3.0%,维持浓度为 1.5%~2.0%。安氟醚有较好的肌肉松弛作用,深麻醉时对呼吸及子宫收缩有抑制作用,呕吐发生率低。

(三)异氟醚

异氟醚(Isoflurane)是目前最常用且较理想的麻醉药。其 MAC 为 1.15%,诱导快,苏醒亦迅速。无致吐作用;无燃烧、爆炸危险;循环稳定,扩张冠状动脉,有利于心肌缺血的患者;对颅内压无明显的升高作用,适合于伴有脑外伤患者的麻醉;对呼吸的抑制作用比安氟醚轻,但能降低肺顺应性和功能残气量,增加肺阻力,有扩张支气管作用;对肝脏无毒性;对肾功能有暂时性的抑制作用;有较强的肌松作用,深麻醉时对子宫收缩有抑制作用,不适于产科手术。在异氟烷吸入麻醉时,由于阻力血管的扩张作用,经常会出现血压下降,尤其是在术前禁食水时间过长或应用了脱水药物、胃肠道的准备后,应与麻醉过深相鉴别。在麻醉前或麻醉中补充一定的液体后进行麻醉,可以避免血压和心率大幅度波动。此外,低浓度的异氟烷吸入还适应于 ICU 患者的镇静。

(四)地氟醚

地氟醚(Desflurane)的 MAC 为 6.0%~7.0%,化学性质稳定,分解代谢少,苏醒快,对循环影响小;神经肌肉阻滞作用较其他氟化烷类吸入麻醉药强。地氟醚的觉醒浓度为 0.3~0.4MAC。地氟醚抑制呼吸,麻醉时 $PaCO_2$ 增加;吸入浓度超过 7% 时对呼吸道有刺激作用,预先应用芬太尼或咪唑安定可以预防此不良反应。此外地氟醚具有一些不足,如刺激气味,沸点低,室温下蒸气压高,需用特殊的电子装置控制温度的蒸发器等。

(五)七氟醚

七氟醚(Sevoflurane)目前临床上应用比较普遍,其 MAC 为 2.0%~2.5%,血/气分配系数低,吸入后肺泡浓度提高迅速,有芳香气味,对呼吸道刺激小,是理想的面罩吸入诱导药,尤其适用于小儿难以开通静脉及短小手术者。其缺点是遇碱石灰不稳定。因七氟烷与钠石灰作用后产生有毒的分解产物,尤其在二氧化碳吸收剂温度升高至 45℃ 时,有害代谢产物更多,故不宜使用钠石灰的全紧闭麻醉,可用钡石灰,并降低二氧化碳吸收剂的温度。其禁忌证包括一个月内有过吸入全麻史,有肝损害者,本人或家属对卤化麻醉药有过敏或有恶性高热者,以及肾功能差者慎用。

第二节 局部阻滞麻醉用药

骨科手术中,大部分四肢、关节、脊柱手术可以在局部神经阻滞后取得的良好麻醉下进行。局部阻滞麻醉相比之下,具有操作简单、设备要求低、对全身影响相对小等优点。所以掌握各种局部阻滞麻醉用药是麻醉成功的基础。

一、局部阻滞麻醉药的一般特性

局部麻醉药分为酯类和酰胺类。酯类在血浆内被胆碱酯酶所分解,由于此类局麻药含有氨基化合物,可形成半抗原,所以会发生变态反应,但罕见。常用的酯类局麻药有普鲁卡因、氯普鲁卡因、丁卡因及可卡因等。酰胺类在肝内被酰胺酶所分解,它是苯胺,不能形成半抗原,基本不会发生变态反应,目前常用的酰胺类局麻药有利多卡因、布比卡因、依替卡因及罗哌卡因等。

局部麻醉药作用于感觉神经的细纤维,阻止动作电位的冲动与传导,发生麻木无痛,如果药物浓度高的话,也会影响运动和温度觉等。局麻药如果浓度大、剂量大和误注入血管,均能通过血脑屏障进入中枢神经系统,轻者头晕、心悸、语言不清、视力模糊、烦躁不安、神志错乱,严重时会引起惊厥等中毒反应。局麻药在创伤骨科临床上应用最广泛,例如局部浸润麻醉、区域阻滞、蛛网膜下腔阻滞和硬膜外腔神经阻滞等。

二、骨科手术常用的局部阻滞麻醉药品

(一)普鲁卡因

普鲁卡因(Procaine)为酯类局麻药的代表,其 pKa 高,生理 pH 时呈高离子状态,故扩散和渗透力差;它经血浆胆酯酶水解。局麻时效只能维持 45min 左右,成人单次最大用量为 1.0g(小儿少于 10mg/kg)。蛛网膜下腔阻滞,用重比重溶液 100~150mg。因有变态反应发生,故临床上使用前需做皮肤过敏试验。

(二)丁卡因

丁卡因(Dicaine)是一种长效的酯类局麻药,需 10~15min 才能起效,时效可达 3h 以上,其效能是普鲁卡因的 10 倍,但其毒性也成正比增加。临床上常用 1% 丁卡因做表面麻醉,其最大用量为 40~60mg;蛛网膜下腔阻滞可用 1% 丁卡因 1ml+10% 葡萄糖溶液 1ml+3% 麻黄碱 1ml(简称 1-1-1)的重比重溶液,丁卡因用量为 8~10mg,一般约 5~10min 起效,20min 平面基本固定,作用持续 2~3h。硬膜外阻滞可用 0.3% 丁卡因和 2% 利多卡因混合液,两种麻醉剂混合液取长补短,是一种较理想的硬膜外阻滞药。

(三)利多卡因

利多卡因(Lidocaine)为酰胺类中的中效局麻药,起效快,弥散效果好,0.5% 利多卡因与相同浓度的普鲁卡因毒性相似,浓度增加到 2%,毒性比普鲁卡因大 1 倍。该药有治疗心律失常作用(静脉注射)且无变态反应,不用做皮肤过敏试验;4%~7% 利多卡因可做咽喉部表面麻醉,用量不超过 100mg;一般用 0.5% 浓度行局部浸润麻醉。阻滞麻醉与硬膜外阻滞用 1%~2% 浓度,成人用量勿超过 400mg,时效约 60~90min。

(四)布比卡因

布比卡因(Bupivacaine)的局部麻醉作用比利多卡因强 4 倍,起效时间 4~10min,时效可达 4~6h,但毒性也大,一般很少用它做局部浸润麻醉;用 0.5%~0.75% 布比卡因行硬膜外阻滞,一次极量不超过 100mg。由于它的毒性大,因此,临床上经常采用等量布比卡因与 2% 利多卡因组成混合液后再使用,以减少其毒副反应。

(五)罗哌卡因

罗哌卡因(Ropivacaine)是一种化学结构与布比卡因相似的新型酰胺类局麻药,脂溶性较低,pKa 为 8.1,蛋白结合率为 94%。心脏和神经毒性低,中毒后易复苏成功。在一定范围内,它抑制运动纤维的程度要比布比卡因差,而抑制感觉纤维的程度与布比卡因接近,此为其感觉-运动阻滞分离现象。体内主要经肝脏代谢。临床上可广泛应用于各种周围神经阻滞和硬膜外阻滞,常用浓度为 0.75%。

表1-2-1-2-1　常用局麻药的浓度、剂量与用法

局麻药	用法	浓度(%)	一次最大量(mg)	起效时间(min)	作用时效(min)	产生中枢神经系统症状的阈剂量(mg/kg)
普鲁卡因	局部浸润	0.25~1.0	1,000			
	神经阻滞	1.5~2.0	600~800			19.2
	蛛网膜下腔阻滞	3.0~5.0	100~150	1~5	45~90	
	硬膜外腔阻滞	3.0~4.0	600~800			
丁卡因	眼表面麻醉	0.5~1.0		1~3	60	
	鼻咽气管表面麻醉	1.0~2.0	40~60	1~3	60	
	神经阻滞	0.2~0.3	50~75	15	120~180	2.5
	蛛网膜下腔阻滞	0.33	7~10	15	90~120	
	硬膜外腔阻滞	0.2~0.3	75~100	15~20	90~180	
利多卡因	局部浸润	0.25~0.5	300~500	1	90~120	
	表面麻醉	2.0~4.0	200	2~5	60	
	神经阻滞	1.0~1.5	400	10~20	120~240	7
	蛛网膜下腔阻滞	2.0~4.0	40~100	2~5	90	
	硬膜外腔阻滞	1.5~2.0	150~400	8~12	90~120	
布比卡因	局部浸润	0.25~0.5	150		120~240	2
	神经阻滞	0.25~0.5	200	15~30	360~720	
	蛛网膜下腔阻滞	0.5	15~20		75~200	
	硬膜外腔阻滞	0.25~0.75	37.5~225	10~20	180~300	
罗哌卡因	神经阻滞	0.5~1.0	200	2~4	240~400	3.5
	蛛网膜下腔阻滞	0.75~1.0	10~15	2	180~210	
	硬膜外腔阻滞	0.5~1.0	100~150	5~15		

第三节　麻醉性镇痛药

镇痛药主要作用于中枢神经,大多数属于阿片类药,因为此类药物易产生呼吸抑制,并有依赖性,所以要严格掌握适应证。

一、麻醉性镇痛药的分型

(一)按药物的来源

分为三类：

1. 天然阿片生物碱　如吗啡、可待因；

2. 半合成衍生物　如二乙酰吗啡(即海洛因)、双氢可待因；

3. 合成的麻醉性镇痛药　按其化学结构不同,又分为：①苯基哌啶类：如哌替啶、苯哌利定、芬太尼族；②吗啡喃类：如羟甲左吗喃；③苯并吗啡烷类：如喷他佐辛；④二苯甲烷类,如美沙酮。

(二）按药物与阿片受体的关系

可分为三类：

1. 阿片受体激动药　主要激动μ-受体，如吗啡、哌替啶等；

2. 阿片受体激动-拮抗药　又称部分激动药，主要激动κ和σ受体，对μ受体有不同程度的拮抗作用，如喷他佐辛等；

3. 阿片受体拮抗药　主要拮抗μ受体，对κ和δ受体也有一定的拮抗作用。

麻醉性镇痛药主要用于镇痛，尤其适用于严重创伤、急性心肌梗死等引起的急性疼痛及手术后疼痛。这类药主要用作静脉复合麻醉或静吸复合麻醉。

二、阿片受体激动药

（一）吗啡

吗啡（Morphine）为临床上常用的麻醉性镇痛药，常用于术前用药、心血管手术麻醉及术后镇痛，常用剂量为5~10mg，经皮下或肌肉注射，约维持4h。但忌用于支气管哮喘、上呼吸道梗阻、颅内高压、颅脑损伤以及严重肝功能障碍者，不明原因疼痛者也应禁用。对疼痛患者给予5~10mg吗啡即可缓解疼痛，有镇静作用以及产生情绪变化。治疗量有时也有呼吸抑制作用，表现为呼吸频率减慢、潮气量减少及低氧血症等；该药对循环影响不明显，主要为抑制交感神经活性，增强迷走神经张力，引起血压下降。它有催吐、致胆管括约肌痉挛等作用；可降低应激引起的内分泌及代谢改变。吗啡主要经肝脏代谢，经肾脏排泄，老年人清除率下降，应酌情减量。

（二）哌替啶

哌替啶（Pethidine）又名杜冷丁，其作用与吗啡相似，其镇痛作用是吗啡的1/10~1/8，持续时间2~4h。用于麻醉前给药、术中辅助麻醉和术后镇痛以及与氯丙嗪、异丙嗪等合用组成人工冬眠合剂。肌肉注射一次25~50mg，婴幼儿慎用，并勿静脉注射。注意事项与吗啡相同。

（三）芬太尼类药物

芬太尼（Fentanyl）类药物除了芬太尼外，还有舒芬太尼（Sufentanyl）、阿芬太尼（Alfentanyl）、卡芬太尼（Canfentanyl）、罗芬太尼（Lofentanyl）、瑞芬太尼（Remifentanyl）。芬太尼是目前临床麻醉中最常用的强效麻醉性镇痛药，属阿片受体激动剂，药理作用与吗啡类似，镇痛效应为吗啡的100~180倍，作用起效快，不良反应比吗啡小，持续时间约30min。临床应用的不良反应除了呼吸抑制外对循环影响很小，但可出现心动过缓，可由术前应用阿托品纠正；单独应用容易出现胸腹壁肌肉僵硬，可用静脉麻醉剂、镇静剂以及肌肉松弛剂对抗。舒芬太尼镇痛效价约为芬太尼的5~10倍，作用时间为其2倍。而阿芬太尼和瑞芬太尼的镇痛作用较芬太尼弱，但作用时间也更短，便于临床调节控制，尤其是瑞芬太尼在临床中应用较广。

芬太尼在心血管手术麻醉中经常应用，如先天性心脏病的心内直视手术、瓣膜置换术以及冠状动脉搭桥术等。作为辅助镇痛或与其他麻醉药复合作为诱导用药时，一般用2~3μg/kg，并且应在控制呼吸下使用。

三、阿片受体激动-拮抗药

阿片受体激动-拮抗药是一类对阿片受体兼有激动和拮抗作用的药物。这类药主要激动κ受体，对σ受体也有一定的激动作用，而对μ受体则有不同程度的拮抗作用。由于对受体的作用不同，这类药与纯粹的阿片受体激动药相比其区别：是镇痛强度较小，呼吸抑制作用较轻，很少产生依赖性，可引起烦躁不安、心血管兴奋等不良反应。根据其拮抗作用的程度不同，这类药中有些药物（如布托啡诺、纳布啡等）主要用作镇痛药，另一些药物（如烯丙吗啡）主要用作拮抗药。

（一）布托啡诺

布托啡诺（Butorphanol）镇痛效价约为吗啡的4~8倍，哌替啶的30~40倍。作用持续时间与吗啡相似，肌内注射2mg可维持镇痛3~4h。

临床上主要用于手术后中度至重度疼痛。经鼻给药的剂量为1~2mg。其效果与肌内注射哌替啶相比无显著差别。一般使用不超过3天，以免鼻黏膜受刺激而充血。

（二）纳布啡

纳布啡（Nalbuphine）的镇痛强度与吗啡相似。其呼吸抑制作用与等效剂量的吗啡相似，但有封顶效应。很少产生不适感，也不引起血压升高、心率增快。此药也可产生依赖性。

由于纳布啡对 μ 受体有拮抗效应，在吗啡或芬太尼麻醉后，应用此药既可拮抗这些药物的呼吸抑制作用，又可用其本身的镇痛作用镇痛，尤其适用于伴有心血管疾病的骨科手术患者。

（三）烯丙吗啡

烯丙吗啡（Nalorphine）的镇痛强度与吗啡相似，但不产生欣快感，而且由于对 σ 受体有强的激动效应，反可引起烦躁不安等不适感，故临床不将它作为镇痛药应用。

主要用于阿片受体激动药急性中毒的解救。临床麻醉上用于复合全麻结束时拮抗阿片受体激动药的残余作用以恢复自主呼吸。一般先静脉注射10mg或150μg/kg，10min后再注射首次剂量的一半。由于此药兼有激动阿片受体的效应，近年来已被纳洛酮取代。

四、阿片受体拮抗药

阿片受体拮抗药本身对阿片受体无激动效应，但对 μ 受体有很强的亲和力，对 κ 受体和 δ 受体也有一定的亲和力，可移除与这些受体结合的麻醉性镇痛药，从而产生拮抗效应。当前临床上应用的阿片受体拮抗药主要是纳洛酮，其次是纳曲酮和纳美芬。

（一）纳洛酮

纳洛酮（Naloxone）拮抗麻醉性镇痛药的强度大。静脉注射后2~3min即可产生最大效应，作用持续时间约45min；肌内注射后10min产生最大效应，作用持续时间约2.5~3h。

纳洛酮是目前临床上应用最广的阿片受体拮抗药，主要用于拮抗麻醉性镇痛药急性中毒的呼吸抑制；在全麻手术结束后，用以拮抗麻醉性镇痛药的残余作用；娩出的新生儿因受其母体中麻醉性镇痛药影响而致呼吸抑制，可用此药拮抗；对疑为麻醉性镇痛药成瘾者，用此药可激发戒断症状，有诊断价值。

由于此药的作用持续时间短暂，用于解救麻醉性镇痛药急性中毒时，单次剂量拮抗虽能使自主呼吸恢复，一旦作用消失，可再度陷入昏睡和呼吸抑制。为了维持药效，可先静脉注射0.3~0.4mg，15min后再肌内注射0.6mg，或继之以静脉持续输注5μg/kg/h。

应用纳洛酮拮抗大剂量麻醉性镇痛药后，由于痛觉突然恢复，可产生交感神经系统兴奋现象，表现为血压升高、心率增快、心律失常，甚至肺水肿和心室纤颤。因此需注意观察。

最近还有人用纳洛酮解救酒精急性中毒，取得突出的效果。静脉注射0.4~0.6mg后几分钟即可使意识恢复。其作用机制可能是酒精的某些代谢物具有阿片样作用，而纳洛酮可拮抗这些代谢物。

（二）纳曲酮

纳曲酮（Naltroxone）是纯粹的阿片受体拮抗药，其拮抗强度在人体中约为纳洛酮的两倍。作用持续时间可长达24h。

此药主要用于阿片类药成瘾者的治疗,先停用阿片类药7~10天,再试用纳洛酮证实不再激发戒断症状后可开始用纳曲酮治疗。由于此药目前只有口服制剂,临床麻醉中无应用价值。

(三)纳美芬

纳美芬(Naimefene)是纯粹的阿片受体拮抗药,在临床上尚处于试用阶段,主要用于拮抗麻醉性镇痛药。

五、非阿片类中枢性镇痛药

近年来合成的新型镇痛药曲马多和氟吡汀属于非阿片类中枢性镇痛药。前者的镇痛作用机制与阿片类药不完全相同,后者则完全不同。

(一)曲马多

曲马多(Tramadol)虽然也可与阿片受体结合,但对曲马多的镇痛作用不能完全用阿片受体机制来解释。临床上此药的镇痛强度约为吗啡的1/10。口服后20~30min起效,维持时间约3~6h。肌内注射后1~2h产生峰效应,镇痛持续时间约5~6h。其镇痛作用可被纳洛酮部分地拮抗。此药不产生欣快感,镇静作用较哌替啶稍弱,镇咳作用约为可待因的50%。治疗剂量不抑制呼吸,大剂量则可引起呼吸频率减慢,但程度较吗啡轻。

对心血管系统基本无影响,静脉注射后5~10min产生一过性心率增快和血压轻度增高。不引起缩瞳,也不引起括约肌痉挛。无组胺释放作用。

曲马多主要用于急性或慢性疼痛。用于手术后中度至重度疼痛,可达到与吗啡相似的镇痛效果;由于不产生呼吸抑制作用,尤其适用于老年人、心肺功能差及日间手术患者。口服后效果几乎与胃肠道外给药相等。成人常用剂量为口服50mg;必要时可增加到100mg。由于维持时间长,每日2~3次即可。

此药不良反应有恶心、呕吐、便秘等,但发生率低。

(二)氟吡汀

氟吡汀(Flupitine)主要用于处理术后疼痛和癌症疼痛,效果优于喷他佐辛。口服100mg,每天3次,可获得稳态血药浓度。

第四节 其他麻醉药及肌肉松弛剂

一、安定镇静类药

(一)苯二氮䓬类

苯二氮䓬类(Benzodiazepines)常用的有地西泮和咪唑安定。

1. 地西泮(Diazepam)　地西泮具有抗焦虑作用,能选择性抑制中枢的边缘系统(海马、杏仁核),对呼吸影响不大,有时静脉注射量大时,可有一过性呼吸抑制,静脉注射0.2mg/kg对血压影响不明显,有扩张冠状动脉作用,可改善冠脉血流。地西泮用于老年人,消除半衰期延长,用量应酌减。地西泮的毒性很小,但用量太大或病情危重时,可引起呼吸暂停和血压下降,常见的不良反应是嗜睡、眩晕、疲劳和依赖性。

2. 咪唑安定(Midazolam)　见静脉麻醉药。

(二)吩噻嗪类

吩噻嗪类(Phenothiazines)过去是冬眠麻醉常用

的药物之一,其主要制剂有氯丙嗪和异丙嗪,它们有不同程度的安定、镇吐以及抗痉挛等作用,还使体温调节功能减退,所以常作为低温麻醉的麻醉前用药;异丙嗪还是抗组胺药,是预防变态反应的常用药。该类药本属抗精神失常药,由于它作用于中枢神经系统,降低血管阻力,扩血管作用明显,因此,使用后容易产生"直立性低血压"(主要指氯丙嗪)。

(三)丁酰苯类

丁酰苯类(Butyrophenones)的代表药物为氟哌啶及氟哌啶醇,它们常作为麻醉时的辅助用药,近年来它们逐渐替代了吩噻嗪类药。氟哌啶醇作用持续时间长达24h,但镇静作用却弱于吩噻嗪药,镇吐作用比氯丙嗪强50倍,而且对血压、呼吸影响轻微。氟哌啶与氟哌啶醇基本相似,但前者比后者作用更强,其安定作用相当于氯丙嗪的200倍,氟哌啶醇的3倍,目前氟哌啶已逐渐替代了氟哌啶醇。氟哌啶镇吐作用也很好,最佳药效可持续3~6h,对心肌以及肝肾功能均无明显影响。氟哌啶能产生锥体外系症状,但比氟哌啶醇轻,发生率也低。临床应用以肌肉注射氟哌啶5~10mg作为麻醉前用药;对于顽固性呕吐或持续性呃逆,肌肉注射氟哌啶醇2.5~5.0mg有显著疗效。

二、骨骼肌松弛药

简称肌松药。是指作用于神经肌肉接头的N_2乙酰胆碱受体,阻断神经肌肉兴奋传递的药物,包括去极化和非去极化肌松药两类。常用的去极化肌松药为琥珀胆碱;非去极化的肌松药有泮库溴铵(本可松)、维库溴铵(万可松)、阿曲库铵(卡肌宁)、米库溴铵(美维松)等。

(一)去极化肌松药

琥珀胆碱(Succinylcholine),为去极化肌松药的代表,作用于N_2胆碱受体的抗胆碱药,它作用于N_2肌肉接头处,阻碍了神经冲动的传递,使骨骼肌松弛。

去极化型肌松药与运动终板膜上的N_2受体结合,产生与乙酰胆碱作用相似,且更为持久的去极化作用而产生肌肉松弛。琥珀胆碱作用迅速,静脉注射0.5~1.5mg/kg在30~60s内起效,持续时间仅5~10min,因为它在血中迅速被血浆假性胆碱酯酶水解,1min即可分解90%。常用于全身麻醉诱导插管和短小手术,对于长时间手术,可与普鲁卡因混合静脉滴注,普鲁卡因可增强其肌松作用,但易发生Ⅱ相阻滞。

琥珀胆碱的不良反应:①快速静脉注射时会产生肌纤维成束收缩,可致术后肌肉酸痛;②可升高颅内压、眼压及胃内压,故对颅内高压、青光眼及饱胃者应禁用;③由于肌肉去极化释放出钾离子,致血钾升高,故广泛软组织创伤、截瘫以及烧伤者禁用,以免引起高血钾导致心跳骤停;④激发恶性高热;⑤类过敏反应:琥珀酰胆碱发生过敏反应与其他肌松药的发生率相近,约为0.06%,但琥珀酰胆碱发生严重反应者较多,可发生过敏性休克、支气管痉挛。

(二)非去极化肌松药

非去极化肌松药和乙酰胆碱竞争性地与运动终板(即触突后膜)上的N_2胆碱受体结合,阻碍乙酰胆碱除极化而发生肌肉松弛。该药进入血液后大部分先与血浆蛋白结合再分布到全身,少部分经肝脏代谢,被胆碱酯酶水解,一部分以原形经肾排出。非去极化肌松药的特点:①在出现肌肉松弛前没有肌纤维成束收缩;②部分箭毒化时对强直刺激和4个成串刺激肌颤搐出现衰减;③对强直刺激后单刺激肌颤搐出现易化;④其肌肉松弛作用能为抗胆碱酯酶药拮抗。常用的非去极化肌松药有泮库溴铵、维库溴铵、阿曲库铵和顺式阿曲库铵。

1. 泮库溴铵(Pancuronine) 泮库溴铵(本可松)是人工合成的甾类双季铵长时效肌松药。

在临床使用剂量范围内无神经节阻滞作用。静脉注射 1min 起效，2~3min 作用达高峰，持续 40~60min；不促进组胺释放，很少通过胎盘，成人诱导插管剂量为 0.04~0.10mg/kg 静脉注射，小儿为 0.06~0.10mg/kg。此药有轻度迷走神经阻滞作用和交感兴奋作用，可致心率增快、血压升高和心排血量增加。重复用药则时效逐渐延长，出现蓄积作用。

2. 维库溴铵（Vecuronine） 维库溴铵（万可松）是单季铵甾类肌松药，起效快、药效强、脂溶性高。作用与泮库溴铵相似，但持续时间短，是泮库溴铵的 1/2~2/3；诱导插管剂量为 0.08~0.10mg/kg。不释放组胺，适用于心肌缺血和心脏病患者。临床剂量没有心脏迷走神经作用，所以在术中应用迷走兴奋药、β 受体阻断药或钙通道阻断药时容易产生心动过缓，甚至可发生心搏停止。肝肾功能不全时会延长作用时间，孕妇及儿童不宜应用。

3. 阿曲库铵（Atracurine） 阿曲库铵（卡肌宁、阿曲可林）是一合成双季铵酯型的苄异喹啉化合物。静脉注射 1min 起效，持续 15~30min。在体内通过 Hofmann 消除，不依赖肝肾功能，故对肝肾功能不全患者特别适用。诱导插管剂量为 0.4~0.6mg/kg。剂量超过临床应用量可能有迷走神经阻滞作用，组胺释放作用，快速静注大剂量时（1mg/kg）因组胺释放而引起低血压和心动过速，还可能引起支气管痉挛，建议减慢静注速度。

4. 顺式阿曲库铵（赛肌宁） 是阿曲库铵的同分异构体，肌松作用比阿曲库铵强，不良反应减少。诱导插管剂量为 0.15~0.2mg/kg，作用时间无明显差异，过敏反应明显减少。其消除主要通过 Hofman（体内逐渐失效）消除，靠酯酶水解的作用有限，其主要代谢产物为 N-甲四氢罂粟碱，主要经肾排泄。同样不受肝肾功能及年龄影响。

（王成才　王清秀）

参 考 文 献

1. 陈德玉. 颈椎伤病诊治新技术，北京：科学技术文献出版社，2003
2. 饶书诚，宋跃明. 脊柱外科手术学（第三版）. 北京：人民卫生出版社，2006
3. 赵定麟，李增春，刘大雄，王新伟. 骨科临床诊疗手册. 上海，北京：世界图书出版公司，2008
4. 赵定麟，赵杰，王义生. 骨与关节损伤. 北京：科学出版社，2007
5. 赵定麟. 现代骨科学，北京：科学出版社，2004
6. 赵定麟. 现代脊柱外科学，上海：上海世界图书出版社公司，2006
7. Chohan AS. Anesthetic considerations in orthopedic patients with or without trauma. Top Companion Anim Med. 2010 May；25（2）：107-19.
8. Friedberg BL. What is general anesthesia? Plast Reconstr Surg. 2010 May；125（5）：222e-223e.
9. Gonano C, Leitgeb U, Sitzwohl C, et al. Spinal versus general anesthesia for orthopedic surgery: anesthesia drug and supply costs. Anesth Analg. 2006 Feb；102（2）：524-9.
10. Hadzic A, Arliss J, Kerimoglu B, et al. A comparison of infraclavicular nerve block versus general anesthesia for hand and wrist day-case surgeries. Anesthesiology. 2004 Jul；101（1）：127-32.
11. Naik VN, Perlas A, Chandra DB, et al. An assessment tool for brachial plexus regional anesthesia performance: establishing construct validity and reliability. Reg Anesth Pain Med. 2007 Jan-Feb；32（1）：41-5.
12. Power I, McCormack JG, Myles PS. Regional anaesthesia and pain management. Anaesthesia. 2010 Apr；65 Suppl 1：38-47.

第二章 骨科麻醉基本要求、特点及实施

第一节 骨科麻醉的基本要求

一、注意骨科麻醉特点

骨科麻醉除了与其他科手术有共同点之外，还有其本身的特点。所以骨科麻醉的基本要求除了与其他科手术有共同点之外，也有其特殊要求，即除了需要基本监测外，部分患者需要监测脊髓神经功能等特殊监测。

二、按要求进行基本监测

基本监测是指无论何种麻醉，不管手术时间长短、手术部位、手术大小和体位，都必须进行的监测，也称常规监测。美国麻醉学会把以下六项作为美国的基本麻醉的监测项目，即血压、心电图（ECG）、脉率、氧饱和度（SpO_2）、呼气末二氧化碳（$ETCO_2$）和呼吸。我国虽然没有统一规定，但在各大医院中已将它们作为基本监测，骨科手术麻醉也需要进行上述的六项基本监测，但必要时还应监测有创动脉血压（ABP）、中心静脉压（CVP）、心输出量（CO）、肺小动脉压（PAWP）、麻醉深度和脊髓神经功能等项目。

第二节 骨科麻醉的特点及注意事项

由于骨科手术具有其明显的特点，因此，围绕骨科手术的麻醉同样有其自身的特点。主要有以下几个方面。

一、深部静脉血栓形成和肺栓塞

由于各种原因，如术中需固定制动、应激反应、应用骨水泥、老年患者、肥胖及活动减少者等，骨科患者围术期及麻醉中易发生深静脉血栓形成和继发肺栓塞等危险。因此，适当的预防性给药、选择合适的麻醉方法与合适的体位确保上下肢静脉回流通畅等预防措施是非常必要的。

二、部分患者术前已存在呼吸与循环功能障碍

高位脊髓伤患者常伴有呼吸与循环功能障碍问题，麻醉前后常会遇到困难气道及循环不稳

等问题，需要麻醉医师特别注意麻醉诱导、麻醉管理以及术后苏醒拔管等问题。

三、截瘫患者对去极化肌松药的特殊反应

截瘫患者，由于肌纤维失去神经支配，致使接头外肌膜胆碱能受体增加和分布异常，在应用去极化肌松药（如琥珀胆碱）时，会产生肌肉同步去极化，大量肌细胞内的钾转移到细胞外，致使大量的钾进入血液循环，产生严重的高血钾，可致心搏骤停。因此，截瘫6个月内的患者，一般禁用琥珀胆碱。

四、重复麻醉

许多骨科患者要接受二次或多次手术麻醉，第一次可能是初步手术，以后还可能再次手术或因更换石膏而需要麻醉。因此，要注意观察患者每一次麻醉记录的细节，以防再次手术麻醉时使用一些禁用药物及错误的麻醉选择，如再次使用上次麻醉中出现严重反应的药物或对困难插管患者再次选用中长效肌松剂行快速诱导气管插管是非常危险的，均应禁忌。

五、气管插管困难

强直性脊柱炎、类风湿性关节炎、先天性脊柱畸形、已做过脊柱融合术以及颈椎外伤等均可对气管插管带来困难，而骨科手术患者伴有上述疾病者较多，因此，在全身麻醉诱导插管时应引起特别重视。

六、手术体位

骨科手术对体位常有特殊要求，并需牢靠地固定于手术床上，因为骨科手术中手术医师常要使用巨大的牵引或扭转力量去进行操作和复位。对脊柱骨折伴有脊髓伤者也应特别注意患者的体位，以防加重脊髓再损伤。另外，合适的体位可保证上下肢静脉回流通畅，以避免静脉血栓形成。脊柱手术患者常需采用俯卧位，对呼吸和循环功能的影响较大，尤其是老年人和截瘫患者，尤应注意，以防术中呼吸和循环不稳。另外，在体位变动时应注意可能伴有血流动力学剧变及气管导管脱出的可能。

七、肢体止血带的应用

四肢手术时为了保持手术视野无血及减少术中出血，常在肢体近端扎充气止血带的情况下进行，这样很容易认清一些较小的组织结构，能更准确地进行解剖，对手外科等微细手术，止血带尤其不可缺少。因此，应注意止血带的放置、充气压力、维持时间及松止血带时可能带来的相关问题。

八、神经功能监测

脊柱侧弯矫形术及其他易使脊髓或神经受到损伤的手术，术中需要行脊髓或神经功能的监测，以便及时发现有无脊髓或神经功能的损伤。常需于术中行唤醒试验或监测诱发电位。

九、骨黏合剂的应用

在人工关节置换术中，常需用骨黏合剂（骨水泥），在使用过程中可能对患者造成一些特殊的影响，有报道可出现深低温导致心搏骤停，这可能与骨水泥的直接血管扩张作用或心脏抑制以及由于空气、脂肪或骨髓进入静脉导致肺栓塞有关。骨水泥还可造成低血压或低氧血症。

第三节 麻醉前检查与全身准备

一、麻醉前检查

(一)麻醉与手术安危的评估

随着社会的老龄化及外科学的发展,拟接受手术患者的病情日趋复杂,不仅有外科疾病本身对机体的不利影响,还常并存有内科疾病对机体的不利影响,因此,对术前患者进行正确的评估和准备就显得越来越重要。早在200多年前就有麻醉致死的报道,且病死率很高。虽然随着医学的进步,围术期的病死率已显著下降,但麻醉与手术安危一直是患者、家属、术者和麻醉医师所共同关心的问题。

从以往发生的麻醉事故与意外中不难看出,其中许多是完全可以避免的,诸如麻醉方法与手术时机选择不当、麻醉药使用不合理、麻醉操作失误、仪器设备准备不足、麻醉前病情掌握和评估欠准确、对麻醉危险估计不足而丧失警惕以及麻醉管理失误等所造成的麻醉事故。

1. 麻醉方法与麻醉药物　麻醉方法与麻醉药物的选择应根据患者的具体情况而定,比如对于严重休克患者,采用椎管内麻醉是非常危险的,应作为禁忌。而对饱胃患者,在没有防止呕吐和误吸的准备与措施时,采用全身麻醉又是极其危险的。还有对伴有小下颌、短颈、张口困难及颈枕活动受限等插管困难指征者,采用中长效肌松剂行快速诱导插管,也是非常危险的。可以肯定的是实施麻醉的医师以最熟悉和最有经验的麻醉方法是最安全的。

2. 手术与麻醉时机　发生心肌梗塞6个月内,若存在相关的危险因素,麻醉与手术危险性极大,围术期再梗塞率较正常人可高数十倍,病死率高达50%以上,心肌梗塞3个月内更为危险。但随着急性心肌梗塞后溶栓治疗和冠状动脉成形术的开展,已大大降低了心肌梗塞后手术中再梗塞发病率,因此,以往的观点也可能不完全适合有相关危险因素的患者,对心肌梗塞后一般普通手术应推迟至梗塞6个月后,而对于急诊手术应视具体情况而定。此外,凡有合并症的患者,如严重高血压、严重心律失常、呼吸系统急性炎症、哮喘发作、严重电解质紊乱、酸碱失衡及甲状腺功能亢进等,在术前未能得到良好控制或纠正时进行手术,其危险性将明显增加。

3. 美国麻醉学会病情估计分级　需要手术的患者情况可能是千差万别的,无疑,患者的全身情况不同、体质好坏、重要脏器功能差异等将对麻醉与手术安全有重要影响。常用美国麻醉学会(ASA)提出的关于患者病情状况分级来表示(表1-2-2-3-1)。

表1-2-2-3-1　ASA病情估计分级

分级	全身情况
Ⅰ	正常健康
Ⅱ	有轻度系统性疾病
Ⅲ	有严重系统性疾病,日常活动受限,但未丧失工作能力
Ⅳ	有严重系统性疾病,已丧失工作能力,且经常面临生命危险
Ⅴ	无论手术与否,生命难以维持24小时以上的濒死患者

注:如系急诊,在每级数字前标出"急"或"E"字

(二)麻醉前访视

麻醉医师术前访视患者的工作越来越受到重视,这非但对保证患者围术期的安全和创造优良的手术条件起着至关重要的作用,而且对避免麻醉意外、减少并发症与病死率及促进患者术后康复都是极为重要的。

按照常规,麻醉医师术前一日应去访视患者,其目的在于:①获取病史、体检和精神状态等资料;②与患者交谈,取得其信任与合作,解除其疑虑;③与手术医师交流,再次确认其手术方案及术中可能遇到的问题与防治措施;④根据病情开出术前医嘱;⑤与患者家属谈话,征得理解和同意,并签署"麻醉同意书"。对接受高危疑难复杂手术的患者或新开展手术的患者,必要时需更早些天去访视和(或)参加必要的术前病例讨论,以便做好一切术前准备。对于急诊手术患者,麻醉医师应在有限的时间内访视,评估病情和麻醉准备,并开出术前医嘱和签署"麻醉同意书"。

1. 病史回顾 访视患者时应仔细阅读病历,重点了解本次入院的目的与拟行手术。对是否并存疾病及目前所有治疗用药的种类、剂量和效果亦应了解,对有无重要脏器病史,治疗情况及目前功能状况等应重点了解。对既往麻醉和手术史应详细了解,如接受过何种麻醉与手术,有无不良反应?有无药物过敏史,具体表现如何?除了阅读病历及与患者直接交谈以外,还应通过和家属谈话,以便了解到被外科医师和患者本人疏忽的重要信息,对于小儿患者更加重要。

2. 查看术前常规和特殊检查结果 术前常规检查的项目,有血、尿、粪常规及电解质、肝肾功能、心电图、胸片等检查,为初步评估患者心、肺、肝、肾功能提供了依据。但对合并有重要脏器疾病的患者或进行特殊手术的患者,应作进一步的检查与评估。

(1)合并肺部疾病或需行开胸手术的患者 应进行肺功能检查和血气分析,以综合评估肺的通气与氧合功能。

(2)疑有心血管疾病的患者 应对心脏行超声检查或心导管检查,以评估心功能。对高血压患者,应明确其有无继发性心、脑、肾等重要脏器的并发症。

(3)肝肾功能不全者 麻醉危险性增大,术前应详细了解肝肾功能受损情况,麻醉时选用合适的麻醉药及剂量尤其重要,否则将会加重肝肾功能的损害及导致患者苏醒延迟。

3. 检查患者并与其交流 在充分了解病史、检查结果及患者治疗用药情况后,对患者进行麻醉相关的体检并与其交流,以消除其对麻醉手术的恐惧心理。

(1)全身状况 通过观察患者及事先复习病史可了解其发育、营养状况,并得到有无贫血、脱水、紫绀、肥胖或营养不良等信息,可了解患者对麻醉的耐受能力。

(2)精神状态 观察患者是否紧张焦虑,进行必要的交流与解释工作,评估其合作程度。对有明显精神症状者应做相应的处理。

(3)体格检查 应以心血管及呼吸系统为中心进行与麻醉相关的体检,以了解全身重要脏器的功能情况。除全身检查外,还需特别检查的是与麻醉操作相关的情况,如臂丛神经阻滞、硬膜外及蛛网膜下腔阻滞穿刺部位有无感染或畸形等,以判断有无穿刺禁忌证及穿刺难易程度。对拟行桡动脉穿刺置管者,应常规进行 Allen 试验。对准备气管插管全身麻醉的患者,要注意检查头颈部活动度,张口度,有无松动牙齿,有无气管受压移位,并估计插管难易程度,以便做好相应的准备。一般来说,下颌畸形、尖小且内收状、门牙外眦者常难显露声门。有咽后壁脓肿时,头后仰及插入喉镜均有使脓肿破裂而窒息的危险,应特别注意。估计插管确有困难时,可借助纤维支气管镜或纤维喉镜引导插管。遇有松动切牙、上颌中切牙缺或中侧切牙间隙过大时,插管前应胶布固定或用线捆牢,以免碰掉落入气管或食道内。

（4）与患者交谈　麻醉师在术前访视时,应与患者进行必要的交谈,耐心解释其提出的问题,详细介绍麻醉和手术的主要过程,手术对治疗的必要性及良好预后,并嘱咐患者术前禁食和禁水时间。

（5）术前医嘱处方　为减轻患者紧张、焦虑的程度,增强术中镇痛和达到预先镇痛的目的,常以镇静、镇痛药及抗胆碱能药作为术前用药。成人常用的术前药有地西泮 5~10mg,术前 1h 口服,或术前 10min 口服咪唑安定 10mg。吗啡 5~10mg 或哌替啶 50~100mg,术前 30min 肌肉注射。阿托品 0.5mg 术前 30min 肌肉注射。

二、麻醉前全身准备

许多骨科手术患者常伴有一些系统性疾病,因此,对这些患者,为提高手术和麻醉的安全性,减少并发症,麻醉前进行必要的全身准备,对控制并存疾病是十分必要的。

（一）高血压患者的术前准备

根据世界卫生组织和中国高血压防治指南（1999年10月）的最新定义,成年人血压高于 18.6kPa/12.0kPa（140/90mmHg）即为高血压。高血压是威胁中老年人健康的主要疾病之一。随着社会老龄化现象的日趋明显,高血压的发病率也在不断上升,与之相应的是,合并高血压的手术患者数量不断增加,高血压合并靶器官损伤者的数量也不断增加,导致麻醉危险性也明显增加。高血压患者常同时服用几类药物,而所用抗高血压药物均与麻醉药物有或多或少的药物相互作用,其中最主要的是循环抑制作用。由于麻醉技术的提高,临床上不再硬性规定收缩压超过 24.0kPa（180mmHg）、舒张压超过 14.6kPa（110mmHg）即必须暂停手术,但高血压患者的麻醉风险依然存在,围术期发生脑、心、肾等器官严重并发症甚至导致患者死亡的事件仍时有发生。

高血压可分为原发性和继发性两种,以前者为多见,后者也称症候性高血压,常为甲状腺功能亢进（甲亢）、原发性醛固酮增多症或嗜铬细胞瘤等伴随表现。这些继发性高血压一旦被怀疑或发现,就应详细检查和治疗,待其控制后再考虑安排骨科手术。

原发性高血压病是我国居民的多发病、常见病,而且其发病率正在逐年增加。高血压病患者麻醉与手术的危险性大小与其是否累及心、脑、肾等重要脏器及其受累程度有关。

围术期高血压治疗的目的在于降低心肌氧耗、减轻心脏负担,预防心肌缺血、心力衰竭和心脑血管意外。择期手术应在血压得到控制后再进行,尽可能使舒张压控制在 13.3kPa（100mmHg）以下。对血压控制良好的患者,其治疗用药应持续到手术日晨,血压控制不理想的高血压患者应调整用药,使高血压治疗达到理想水平后再行手术。目前虽不主张停用抗高血压药物,但麻醉医师应熟悉抗高血压药物的作用机制及其对麻醉可能造成的影响,在麻醉选择和管理上亦应谨慎,以免引起循环过度抑制。

1. 常用抗高血压药物及对麻醉的影响　临床研究成果表明,原发性高血压经治疗使血压下降后,其并发症发病率和病死率明显下降。因此,术前良好控制血压非常重要。现将常用的降压药简介如下。

（1）利尿药　为抗高血压治疗的传统药物,如复方降压片及珍菊降压片中都有噻嗪类利尿剂。利尿剂除了对原发性醛固酮增多症有直接治疗作用外,对其他类高血压或反而有不利的影响,故其使用在进一步减少。应用噻嗪类者,麻醉诱导时因血管扩张,易发生相对低血容量性低血压。

（2）β受体阻滞剂　其降压作用系通过阻滞心脏β受体降低心肌收缩力、减慢心率和降低外周阻力的综合作用实现的。β受体阻滞剂本身可引起心动过缓、传导阻滞和支气管痉挛等并发症。而长期应用,体内会有一定的蓄积,考虑到其与麻醉药的相互作用,诱导用药量应减少,并准备相应的血管活性药。

(3) 血管扩张药 常用的为 α_2 受体激动剂可乐定,可降低外周血管阻力。乌拉地尔也是一种常用的药物,有中枢和外周降压作用,主要通过阻断突触后 α_1 受体而使血管扩张、阻力下降。

(4) 钙通道阻滞剂 通过阻断心肌和血管平滑肌细胞膜的钙离子通道,从而抑制细胞的活动,产生减慢心率、降低心肌收缩力、扩张血管和降低血压的作用。如硝苯地平、尼莫地平和尼卡地平等。此类药物能增强静脉麻醉药、吸入麻醉药、肌松药和镇痛药的作用,因此,诱导时应注意调整用药剂量。

(5) 血管紧张素转化酶抑制剂 其降压作用主要通过抑制转化酶而使血管张素 Ⅱ 减少,常用药为卡托普利。

2. 注意事项

(1) 应全程处理高血压 现有资料表明,术前抗高血压药不是影响麻醉期间循环变化的主要因素,因此,手术日晨不主张停用术前使用的降压药,麻醉下发生低血压的原因主要是高血压患者的病理生理变化,所以抗高血压药的使用应贯穿在整个围术期,以保证整个手术过程中患者的血压控制在最佳的水平。

(2) 选择合适的麻醉前用药 麻醉前用药对改善高血压患者的焦虑状态,减轻因恐惧、紧张而导致的过度应激所引起的高血压、心动过速,降低脑血管意外的发生率具有重要意义。高血压患者的麻醉前用药,既要达到充分的镇静、抗焦虑,又要避免呼吸和循环抑制。因此,入手术室前,可给予适量的巴比妥类、苯二氮卓类药,入手术室并开放静脉、建立无创监测后,可根据患者情况,给予咪唑安定。

(3) 注意继发性高血压 除原发性高血压外,还应注意继发性高血压。后者约占 10%,常见的病因有原发性醛固酮增多症、肾动脉狭窄及嗜铬细胞瘤等。主要针对原发病进行治疗。

(二) 冠状动脉粥样硬化性心脏病患者的术前准备

冠状动脉粥样硬化性心脏病(简称冠心病),是目前手术患者常见的夹杂症,也是经常导致患者危险的原因之一,术前应依据心脏危险因素预示患者属高危、中危或低危,不同手术类型的危险性及患者的体能状况和心肺功能的代偿情况判断手术的危险性和决定麻醉的取舍。冠心病患者行非心脏手术病死率为一般患者的 2~3 倍,最常见的原因是围术期心肌梗死,其次是严重的心律失常和心力衰竭。目前认为常用的麻醉药与麻醉方法并不影响该类患者手术的最终结局,但对临床上随时可能发生的问题有能力及时准确地判断和处理是问题的关键。故在术前使冠心病患者得到良好的治疗对降低围术期的病死率起着十分重要的作用。

冠心病不一定都有症状,有一种隐匿型冠心病,患者可以从无症状突然转变为心律失常、心绞痛、心肌梗死甚至猝死等。无论有无症状的骨科手术患者,术前均应常规检查心电图,有频繁心律失常者应进行动态心电图观察与分析,但心电图表现为正常时并不能否定此病存在。此外,超声心动图、胸部 X 片和血浆心肌酶等检查可从不同的角度反映心肌的变化,有助于冠心病的诊断。麻醉前应了解冠心病的类型、严重程度和心脏的代偿功能(患者对运动的耐力)等。如果近期有心肌梗死或心绞痛时,应延缓手术,但近年来临床资料表明,即使以往或 6 个月内有过心肌梗死者,围术期心脏并发症与病死率未必显著增加,一般认为心肌梗死后有下列情况者问题严重:①多次心肌梗塞;②心力衰竭症状与体征;③左心室射血分数少于 40%;④心脏指数每分钟小于 2.2L/m^2;⑤左心室舒张末压大于 2.4kPa;⑥左心室多部位运动障碍;⑦体能差。由于目前对急性心肌梗死已可进行紧急溶栓治疗和冠状动脉成形术,因此,以往的观点也可能不完全适合有上述严重问题的患者。目前主张对心肌梗死后一般普通手术应推迟至梗死 6 个月后,而对急诊手术应视具体情况而定。

患有冠心病的患者术前应请心内科医师会诊,并提出治疗方案,以尽快改善患者的心肌供血情况,降低手术及麻醉的危险性。

(三)呼吸系统疾病患者的术前准备

呼吸系统疾病也是多发病常见病之一。手术患者术前患急性呼吸系统炎症,应当先行抗炎治疗,待痊愈后再做手术。并发慢性呼吸系统疾病患者,呼吸功能往往受损,会对麻醉安全造成严重影响,故对此类患者必须慎重评估,从而做好术前准备。

1. 呼吸系统疾病术前评估的依据 呼吸系统疾病患者行骨科大手术后,有出现呼吸系统并发症的危险性。通常依靠病史、体格检查、憋气试验、X 光胸片和肺功能检查等来评价其危险性的大小。肺功能检查中以最大呼气流速(MEFR)、最大自主通气量(MVV)、用力呼气一秒量(FEV1.0)及肺活量(Vc)等 4 项最为有用。根据肺功能检查和动脉血气分析,可初步判断患者术后发生呼吸系统并发症的危险性。评估在骨科大手术后,尤其是开胸入路的手术,并发呼吸系统并发症的危险性,如下表所示(表1-2-2-3-2)。

表1-2-2-3-2 并存呼吸系统疾病行大手术者发生呼吸系统并发症的危险性

检 查 项 目	危险性小	危险性中等	危险性大
$PaCO_2$(kPa)	5.6~6.3	6.4~7.1	> 7.1
PaO_2(kPa)	8.0~9.3	6.7~8.0	< 6.7
最大呼气流速(MEFR)(L/min)	100~200	50~100	< 50
最大自主通气量达预计值(MVV)(%)	50~70	33~50	< 33
自主呼气一秒量(FEV1.0)(L)	1.0~1.5	0.5~1.0	< 0.5
肺活量(VC)(L)	1.5~2.0	1.0~1.5	< 1.0

其中 MVV 被认为是能否耐受手术的重要指标。FEV1.0/Vc% 能够预示术后潜在呼吸功能衰竭与否,很有价值。当 FEV1.0 < 1.5 或 FEV1.0/Vc% < 50% 时,呼吸系统并发症增加。

对大多数骨科手术患者来说,非开胸手术采用肺功能的简单评估即可,如憋气试验:让患者深吸气后屏住,计算憋气时间。憋气试验分级(表1-2-2-3-3)。

表1-2-2-3-3 憋气试验分级

分 级	憋气试验(S)	肺功能	危险性
Ⅰ级	> 30	正常	小
Ⅱ级	20~30	稍差	较小
Ⅲ级	10~20	不全	较大
Ⅳ级	< 10	衰竭	很大

2. 常见呼吸系统疾病的术前处理　慢性阻塞性肺疾患（COPD），以慢性支气管炎、肺气肿、支气管哮喘、支气管扩张和矽肺等比较常见。其病程均较长，经常急性发作，常有咳嗽、咯痰、气喘等症状。术前应了解有无呼吸衰竭史，有无急性感染，用药情况及其效果，咯痰性质、痰量，有无咯血史，有无呼吸困难和端坐呼吸，吸烟史和每日吸烟量等。呼吸系统疾病对手术麻醉的危险性，主要与下列因素有关。①肺功能受损程度；②患者年龄；③肥胖程度；④吸烟情况；⑤手术部位及大小。

化验检查红细胞增多、血红蛋白 ≥ 160g/L、红细胞比容超过 50% 等，提示慢性缺氧，应进一步检查动脉血气。对该类患者术前除做必要的检查外，应予以积极的治疗，如应用抗生素以控制呼吸道感染、应用平喘药物控制哮喘以及采取禁烟等措施。

3. 肝脏疾病患者的术前准备　最常见的肝脏疾病为肝炎和肝硬化，术前应行肝炎免疫及肝功能检查，对急性肝炎患者应先治疗后再考虑手术，肝硬化患者应先改善肝功能后再手术，因为肝功能不全者对手术和麻醉的耐受性降低。轻度肝功能不全对普通手术和麻醉影响不大；中度肝功能不全时对麻醉与手术的耐受性明显减退，术后易出现肝功能不良的症状（如腹水、黄疸等），故术前应做好充分准备，使患者肝功能处于最佳状态；严重肝功能不全或衰竭者，对麻醉与手术耐受性极差，不适合手术。慢性肝功能不全时另一个值得注意的问题是出凝血功能障碍，采用硬膜外麻醉时应慎重，因术后有发生硬膜外血肿的可能，术中出血也会增多。反之，手术和麻醉对肝功能也有不同程度的影响，局麻药和全身麻醉药均对肝功能有暂短的抑制作用，只是程度不同；而手术创伤、失血、低血压、低氧血症和血管收缩药则对肝功能影响更甚，因此，术中维持肝脏等重要脏器的灌注稳定显得十分重要。

肝功能不全患者术前行精心保肝治疗，肝功能可获得明显改善，从而提高手术与麻醉的耐受性、安全性，减少术后并发症。常用的保肝治疗有：①高碳水化合物、高蛋白饮食，以增加糖原储备和改善全身情况；②低蛋白血症时，间断补充白蛋白；③补充大量维生素 B、维生素 C、维生素 K；④改善肺通气：如有胸、腹水或浮肿，术前应给予相应治疗，同时注意水、电解质平衡。

4. 肾功能不良患者的术前准备　慢性肾功能衰竭患者的麻醉与手术危险性增大，术前应根据患者具体情况进行准备。重点在于纠正水电解质失衡和高钾血症，药物治疗无效时应考虑血液透析。

肾功能衰竭患者术前补液宜少不宜多，以免水、钠潴留。应纠正电解质失衡，否则，血钾高于 6.5mmol/L 易发生严重心律失常。此外，对贫血、血凝功能障碍、高血压、酸中毒和钙、磷失衡等，也尽可能加以纠正，使之达到最佳状态。术前治疗措施要考虑无菌原则，用药（尤其是抗生素）要考虑无肾毒性，以防止感染与加重肾功能损害。肾功能衰竭患者常有贫血和低蛋白血症，其他重要脏器也会受损，故对麻醉与手术耐受能力极低，而且发生药物异常反应的概率也大大增加。

5. 糖尿病患者的术前准备

（1）糖尿病　糖尿病是内分泌、糖代谢紊乱的一种常见疾病，表现为高糖血症和糖尿。重症糖尿病术前准备不充分者，很容易合并重要脏器如心血管、神经、肾、眼等损害，甚至发生酸中毒、循环衰竭、昏迷或死亡。因糖尿病患者的麻醉与手术能使病情恶化并增加危险性，故术前应慎重评估和准备。糖尿病分型见表 1-2-2-3-4。

（2）患者术前准备　糖尿病可增加围术期患者心脑血管意外事件的发生率，增加术后感染、伤口不愈的几率。因此，术前应予以治疗。

① 术前治疗目的：ⅰ. 使代谢紊乱接近正常，包括血糖、尿糖、血脂和水电解质；ⅱ. 防治酮症酸中毒、心血管、肾脏、神经系统等并发症和感染；ⅲ. 改善重要器官功能；ⅳ. 增强对麻醉与手术的耐受性和安全性。

表1-2-2-3-4　Ⅰ型和Ⅱ型糖尿病的区别

项　目	Ⅰ型	Ⅱ型
发病年龄	<25岁	>40岁
体质	一般消瘦	多肥胖
遗传因素	次要因素	主要因素
胰岛细胞抗体	阳性	阴性
起病	急,病情重且不稳定	缓、三多一少症状
胰岛素分泌	少或无	分泌缓,正常或少
侵犯血管	微血管	动脉粥样硬化
胰岛素治疗	必须	一般不需要也不敏感

② 控制标准：ⅰ.酮血症与尿酮体阴性；ⅱ.空腹血糖控制在8.3mmol/L以下(≤150mg/d,如能控制在6.1~7.2mmol/L(110~130mg/d)更佳,最低也应控制在<11.1mmol/L(<200mg/d)；ⅲ.尿糖控制在阴性或弱阳性；ⅳ.不发生低血糖。

③ 治疗方法：通常采用综合治疗,包括一般疗法、饮食治疗和药物治疗。口服降糖药和胰岛素常作为术前准备用药。

口服降糖药：饮食治疗4~6周病情控制不理想时,可服降糖药。临床常用的有两类,即磺脲类和双胍类。

磺脲类：降糖机制是刺激胰岛β细胞分泌胰岛素；促使蛋白结合型胰岛素分解为有活性的胰岛素；提高胰岛素与受体的结合率,使其在体内生物转化速度减缓,延长其作用时间。常见的不良反应有低血糖、皮肤过敏、肝损害、粒细胞减少及胃肠反应等。临床常用药有甲苯磺丁脲0.5~1.0g,每日3次口服；优降糖2.5~10mg,每日1~2次口服；达美康80mg,每日1~3次口服。

双胍类：降糖机制是抑制糖原异生；促使组织如肌肉等摄取和利用糖；加速糖的无氧酵解。常见的不良反应有胃肠反应及乳酸血症等。临床常用药有降糖灵(苯乙双胍)25mg,每日3次口服；二甲双胍0.25~0.5g,每日2~3次口服。

胰岛素治疗：胰岛素治疗的适应证包括：Ⅰ型糖尿病；Ⅱ型糖尿病但体重过低,或经饮食与服降糖药效果不理想者；有并发症如感染、酮症酸中毒、肾及进行性视网膜病变；急性应激如心肌梗死、脑卒中、大手术等；糖尿病合并妊娠。

临床常用的胰岛素制剂有许多,但围术期最常用的仍是普通胰岛素(RI)。术前1~3天,口服降糖药改为皮下注射普通胰岛素,剂量按血糖和尿糖检查结果计算,通常采用早餐前6U,午饭和晚饭前各8U皮下注射。手术日晨再根据化验结果计算出当日普通胰岛素的需要量,给予半量皮下注射。如果需要补糖,按每4g糖1U普通胰岛素配给。

6.血液系统疾病患者的术前准备　术前必须常规进行血小板计数及凝集功能、凝血酶原时间、激活部分凝血活酶时间及凝血酶时间等检查。有异常时应请血液科医师会诊,进一步明确诊断,并采用针对性治疗,必要时术中准备相应的血液成分予以补充。对血友病患者,应准备相应的凝血因子。

（王成才　刘正美）

参 考 文 献

1. 孙大金,杭燕南,主编.实用临床麻醉学.北京:中国医药科技出版社,2001
2. 赵定麟,李增春,刘大雄,王新伟.骨科临床诊疗手册.上海,北京:世界图书出版公司,2008
3. 赵定麟,赵杰,王义生.骨与关节损伤.北京:科学出版社,2007
4. Alotaibi WM. Epidural anesthesia for pediatric surgery in a university hospital in Saudi Arabia. Saudi Med J. 2008 Dec;29(12):1723-5.
5. Braz LG, Braz DG, da Cruz DS, Fernandes LA, Módolo NS, Braz JR. Mortality in anesthesia: a systematic review. Clinics (Sao Paulo). 2009;64(10):999-1006.
6. Eappen S, Flanagan H, Lithman R, et al. The addition of a regional block team to the orthopedic operating rooms does not improve anesthesia-controlled times and turnover time in the setting of long turnover times. J Clin Anesth. 2007 Mar;19(2):85-91.
7. Latifzai K, Sites BD, Koval KJ. Orthopaedic anesthesia – part 2. Common techniques of regional anesthesia in orthopaedics. Bull NYU Hosp Jt Dis. 2008;66(4):306-16.
8. Ozoilo KN, Shambe IH, Ede JA, et al. Experience in the use of epidural anaesthesia. Niger J Med. 2010 Jan-Mar;19(1):31-5.
9. Scott NB. Wound infiltration for surgery. Anaesthesia. 2010 Apr;65 Suppl 1:67-75.

第三章 四肢伤患病例麻醉

第一节 上肢手术麻醉

上肢单纯伤患病例手术麻醉相对简单，根据患者的全身情况和神经阻滞部位的局部情况可选择臂丛神经阻滞麻醉、上肢周围神经阻滞和全身麻醉。

一、臂丛神经阻滞麻醉

(一)解剖特点

臂丛神经主要由 $C_{5\sim8}$ 及 T_1 脊神经前支组成，其间有 C_4 及 T_2 脊神经前支的部分小分支参与。上述神经自椎间孔出来后，在前、中斜角肌之后形成上、中、下干与前后两股。上干由 C_5、C_6 前支，中干由 C_7，下干由 C_8、T_1 构成。3 条神经干伴锁骨下动脉穿过前、中斜角肌间隙，从下缘穿出，向前、外、下方延伸。到锁骨后第一肋骨中外缘，每条神经干分成前后两股，通过锁骨中点处的第 1 肋上面，再经腋窝顶进入腋窝。在腋部神经干前后两股再组成束，根据它们与腋动脉的位置关系，3 条后股在腋动脉后侧形成后束，最后延续为桡神经。上干和下干的前股在腋动脉外侧形成外侧束，最后延续为正中神经。下干的前股形成内侧束，最后延续为尺神经。

臂丛神经自椎间孔出来后，从颈椎到腋部远端一直走行在一管状血管神经鞘结构中。局麻液从任何部位只要注入管状鞘内均可向两端扩散。这一结构特点使得沿臂丛神经走行途径有多个阻滞部位可供临床选择。从解剖走行看臂丛神经在前、中斜角肌间隙、锁骨中点处第 1 肋骨上面及腋窝顶部三处比较集中，因此，临床上常选择这三部位作为臂丛神经阻滞的穿刺点，并予以命名为肌间沟法、锁骨上法及腋路臂丛神经阻滞麻醉。另外管状结构上端还与周围颈丛相延续，使肌间沟法臂丛阻滞时偶可累及颈丛神经。近来研究发现，臂丛神经走行的鞘内为多室结构，即各主要分支间可有膜状结构相隔。这保证了神经支配和传导的专一性，但也成为臂丛麻醉有时阻滞不全或作用延迟的解剖基础。尤其腋路臂丛阻滞时，血管周围多点注药效果优于单点注射。

(二)阻滞途径

1. 肌间沟阻滞　患者仰卧，头转向对侧，在环状软骨水平将示指固定在胸锁乳突肌和前斜角肌之间，向外侧轻移示指使越过前斜角肌，即到达前中斜角肌肌间沟。由此自环状软骨水平进针，针向中线稍向后下缓慢推进至有异感放射到上肢或前臂，回吸无血液，注药 20~30ml。注药时指压穿刺针上方，促使药液向下扩散。适用于肩臂部手术。手和前臂尺侧则麻醉效果欠佳。较易合并膈神经阻滞，可出现霍纳征，进针过于平直偶可伤及椎动脉或误注药至硬膜外或蛛网膜下腔。

2. 锁骨上阻滞 手指沿前中斜角肌间隙向下直到触及锁骨下动脉搏动,示指置动脉上定位穿刺点,穿刺针从动脉上方刺入肌沟,缓慢向足端进针到引出异感向臂手传导示位置正确,回吸无气、无血,缓慢注药15~20ml,可阻滞整个臂丛神经。偶尔阻滞欠佳时加大药量可改进效果。本法较经典锁骨上入路穿破胸膜危险性小,但仍可发生,门诊患者慎用。找异感时患者咳嗽示针近胸膜,需格外小心。合并膈神经、喉返神经及星状神经节阻滞偶见报道。

3. 腋路阻滞 平卧屈肘,上臂外展90°。在腋动脉搏动最高点针贴动脉旁垂直向腋顶缓慢进针,针入腋鞘时有轻度突破感,可见针尾随动脉搏动。回吸无血缓慢注药20~30ml,注药同时腋鞘远端加压,以助药液向上扩散。腋路阻滞并发症最少,适于门诊患者。缺点是神经和肌皮神经阻滞不全。本法单点注药量较大,应避免血管内注射导致局麻药全身中毒反应。

4. AXIS法 采用先行腋路阻滞而后行肌间沟阻滞的顺序。

(三)注意事项

任何途径臂丛神经阻滞均需要一定时间才作用完全,一般20min左右,偶尔潜伏期更长。碳酸利多卡因潜伏期较短。过早测试皮肤感觉可影响患者信心。一般注药10~15min后即可开始测试。臂丛神经麻醉时运动神经阻滞出现较早,肘部不能抬伸是腋路臂丛阻滞成功的最早表现。肌间沟和锁骨上法最早影响肩部活动。若注药后10min,仍未见肌无力表现,则成功可能性不大。

准确定位是保证臂丛阻滞成功的关键,异感是定位准确的可靠指标。但应注意异感传导的范围,肩部异感常因刺激神经分支引发,并不表明针位准确。腋路臂丛有时无法引出异感。应用神经刺激器引出异感但不能保证阻滞一定成功,可能由于鞘内神经间的膜性结构可通过电流刺激但阻止药物扩散。采用静脉输液用的软性延长管与穿刺针尾连接,远端接注射器,进针有异感后穿刺者持针不动,由助手通过软管回吸注药,由于避免了换接注射器时针体位置移动,可增加阻滞成功率。

长时间手术单次注药无法完成或需术后镇痛时可试用导管法。即用套管针穿刺定位后留置导管妥善固定,需要时可重复注药。也可从不同路径间断分次阻滞臂丛,如先经腋路阻滞,然后经锁骨上或肌间沟阻滞,这样可在手术持续进行下完成第二次阻滞。

二、上肢周围神经阻滞麻醉

上肢周围神经单支阻滞作用有限,较大手术需多点注射并辅助浸润麻醉,现主要用于臂丛神经阻滞不全时补充辅助,或为手部短小手术提供镇痛。阻滞操作时应避免将药物直接注入神经内,防止患者剧痛或引发神经炎。局麻药选用布比卡因或利多卡因,注药后需一定时间才出现麻醉作用,有时可延迟到15min才作用完全。由于肘、腕部神经与血管关系密切,注药前应注意回吸以避免血管内注射和局部血肿。肘部与腕部神经阻滞效果相似,腕部阻滞相对简单一些,临床应用较多。

常用的上肢周围神经麻醉有以下4种。

1. 尺神经阻滞 尺神经掌支可在茎突水平阻滞,在尺侧屈腕肌腱与尺动脉之间以细针与皮肤成直角刺入,如引出异感,将针保持原位注药2~4ml。无法引出异感,可将针刺及深筋膜及骨,然后退针至皮下,退针同时注药5~10ml,也可获得满意的麻醉效果。阻滞尺神经背支需从尺侧屈腕肌腱处绕腕部皮下环形注入局麻药4 ml。

2. 正中神经阻滞 在腕部屈侧皮肤横纹处针贴掌长肌桡侧或自桡侧屈腕肌近中线1cm处垂直进针,神经位于皮下约2cm深处。可沿前臂长轴扇形移动针体寻找异感,引出异感后缓慢注药2~4ml。另在皮下注射1ml阻滞到手掌的皮支。

3. 桡神经阻滞　在腕关节处自桡部向手背做环形皮下浸润，绕手背半环注药 4ml，注意勿伤及皮下静脉。

4. 指神经阻滞　适于门诊手指手术。局麻药内不加血管收缩药。针由指根背侧边进针边注药，手捏注药点下方手指两侧，注药中觉有压力为止。两侧指根各注药 1~2ml，注药量大局部组织压力过高可能有害。

三、全身麻醉

如患者无特殊情况，可采用常规诱导和维持麻醉。

第二节　下肢手术麻醉

下肢单纯伤患病例手术麻醉根据患者的全身情况和神经阻滞部位的局部情况可选择椎管内阻滞麻醉、下肢周围神经阻滞和全身麻醉，一般骨盆肿瘤或创伤等大手术伴有出血性休克时宜选择全身麻醉。

一、椎管内麻醉

椎管内麻醉包括蛛网膜下腔脊神经阻滞（蛛网膜下腔阻滞）和硬膜外麻醉，多用于下肢手术，可提供完善的镇痛和肌松，伴发的交感神经阻滞可为肢体再植手术提供良好的灌注状态。

（一）蛛网膜下腔阻滞麻醉的优缺点

优点主要是：①操作简单；②麻醉效果确实；③肌松完善。

缺点是：①术中低血压：尤其当患者有效循环血量减少时，血压下降常更明显。麻醉前应基本纠正低血容量状态，通过调节患者体位及掌握麻药用量来控制麻醉平面。早期发现有血压下降趋势时及时应用少量麻黄素等血管收缩药，可基本保持患者血流动力学稳定；②蛛网膜下腔阻滞后头痛：可通过应用细针穿刺或使用改良的铅笔头式侧孔穿刺针，由于减轻或避免了硬膜被针尖切割损伤，蛛网膜下腔阻滞术后头痛发生率明显减少；③作用时间受限：这是限制蛛网膜下腔阻滞应用的主要因素之一。

（二）连续硬膜外麻醉的优缺点

优点是：①不受手术时间限制；②不受阻滞节段限制：高位硬膜外麻醉还可用于上肢断肢再植手术；③血流动力学及呼吸影响相对较小：由于脊神经阻滞的顺序是先交感神经、感觉神经，最后是运动神经。通过调节局麻药浓度，尽量减轻运动神经阻滞程度，可在保证上肢手术区域无痛和血管扩张的基础上避免或减轻上胸段阻滞的呼吸抑制作用；④无蛛网膜下腔阻滞后头痛；⑤保留导管还可用于术后镇痛。

缺点是：①起效慢，失败率相对较高；②使用不当时，仍有呼吸及循环抑制问题。因此，术中仍应密切观察监测患者呼吸情况，辅助吸氧以维持正常血氧含量。

（三）椎管内麻醉的注意事项

对术前存在严重低血容量状态，或有脓毒血症及凝血功能障碍患者应慎用或不用椎管内麻醉。有些严重创伤强迫体位患者改变体位可引发伤处剧痛常难以配合完成椎管内麻醉操作,应选择其他麻醉方法。

二、下肢周围神经阻滞麻醉

由于椎管内麻醉可提供完善的下肢手术条件,因此神经阻滞麻醉下肢相对少于上肢。膝关节以下的手术可应用坐骨神经阻滞和股神经阻滞,有时还需辅助阻滞闭孔神经和股外侧皮神经。下肢周围神经阻滞可避免椎管内麻醉的血压波动,但要冒大量应用局麻药出现全身毒副反应的危险。近年有人在下肢手术中试用椎旁阻滞麻醉和镇痛获得成功。

常用的下肢周围神经麻醉有以下 4 种。

1. 股神经阻滞 股神经支配整个大腿前部的肌肉和相应皮肤区域。股神经解剖定位方便,在腹股沟韧带下方股动脉外侧 1cm 处进针,获得异感后注药 10ml。

2. 闭孔神经阻滞 闭孔神经支配大腿内侧皮区和大腿内收肌群。阻滞时让患者仰卧,小腿轻度外展,在耻骨嵴下外方 2cm 处直刺进针,刺及耻骨水平支后退针向上外与皮肤成 80°角重新进针,避开耻骨支,继续进针到闭孔区注药 15ml。

3. 坐骨神经阻滞 坐骨神经是人体最粗大的周围神经,在梨状肌下经过坐骨大孔离开盆腔后壁走行于坐骨结节与股骨大转子之间连线中点稍内方,在此处穿刺获得异感下传至足踝部后注药 20ml。

4. 椎旁阻滞 腰椎棘突旁开 4~5cm 垂直进针达椎板,测定标记进针深度后拔针稍向外侧再次进针滑过椎板,继续推进 1~2cm,体会阻力消失感觉,此时针尖位于椎间孔水平注入局麻药 20~30ml,可阻滞整个腰丛支配区域,配合坐骨神经阻滞可进行腿部麻醉与镇痛。

三、全身麻醉

下肢手术选择全身麻醉时往往是由于患者全身情况差、手术复杂、创伤大出血多或伴有出血性休克等情况,故麻醉诱导时应注意用药选择和注药速度,应监测有创动脉血压、$ETCO_2$ 等,并行深静脉穿刺置管以保证静脉通路通畅。

第三节 断肢(指、趾)伤员麻醉

断肢(或断指、趾)伤员常需做断肢(或断指、趾)再植手术,需要进行血管神经吻合术,手术比较精细,所需手术时间较长。断肢(或断指、趾)再植术多数可采用神经阻滞,如臂丛神经阻滞及硬膜外麻醉等。神经阻滞麻醉有许多优点,如血管扩张、血流增加,有利于组织灌流和血管吻合;全身生理影响轻,并发症少;可用于术后止痛,从而减少或消除因交感神经过度兴奋引起的血管痉挛。

一、断肢(或断指、趾)再植术的特点及问题

断肢(或断指、趾)再植术麻醉的特点和在实施中常遇到的问题有以下几方面。

1. 手术时间长 大部分需 6h 以上,甚至长达 20h 以上,由于时间长、患者病情易有变化,故应密切观察患者作好术中监护。

2. 麻醉效果要求高 因血管吻合手术操作精

细,全身麻醉维持应平稳,阻滞麻醉止痛要完善,以保持患者绝对安静与合作。

3. 补充血容量　及时补充失血和体液,防止因血容量不足而发生的低血压,以致影响移植物血供,给手术效果带来不利影响。

4. 持续灌流　维持已修复组织的血液灌注,必须避免任何可引起血管痉挛的因素,如疼痛、寒冷、滥用血管收缩药等,否则将影响手术效果。局部常需用血管扩张药,如罂粟碱等。

5. 降低血黏度　为减轻血液黏滞度,应用平衡液和低分子右旋糖酐作血液稀释有利于改善末梢血液循环以防止血管栓塞。

6. 术中密切观察体温变化　应防止因环境温度降低或创面暴露时间过长而发生的体温过低,但也要避免输液反应所致的高热。

7. 术后镇痛治疗　手术后可保留硬膜外导管,上肢手术可采用连续臂丛神经阻滞,选择低浓度长效局麻药作术后镇痛或采用患者自控的静脉镇痛泵等,可取得良好效果。

二、足趾移植再造拇指术的麻醉特点

应用足趾移植再造拇指手术目前已广泛应用于临床。拇指再造手术需在两个部位进行,即足趾游离术和拇指再植吻合术。可选择下列方法实施麻醉。

1. $C_7\sim T_1+L_{3\sim 4}$ 连续硬膜外阻滞　因麻醉平面非常广和局麻药用量大,故上下两点麻醉用药时间上应尽量有一定间隔,以避免麻醉平面过广而造成呼吸和循环不稳及局麻药中毒。上下两点均采用硬膜外阻滞时,术中应严密监测呼吸和循环,并做好全身麻醉与气管插管准备。

2. 患肢臂丛神经阻滞+$L_{3\sim 4}$连续硬膜外阻滞　此法局麻药用量大,应注意预防局麻药中毒。由于上肢手术通常是在下肢手术基本完成后才开始,因此臂丛神经阻滞可以比硬膜外阻滞晚开始,以避免上下两点同时给药从而减少局麻药中毒的发生率。为了方便给药,可采用连续臂神经丛阻滞,方法是在于肌间沟留置硬膜外导管或套管针的外套管。

3. 气管内麻醉　由于上述两种麻醉方法虽有其优点,但也有其不足之处,如麻醉阻滞平面过广、局麻药中毒及长时间处于某一体位给患者带来的不适感等,因此,目前采用气管内麻醉的比例越来越多,尤其是在设备较好的大医院。

上肢臂丛神经阻滞与颈部硬膜外阻滞各有优缺点。颈部硬膜外阻滞麻醉要求麻醉医师有较高的操作技术,术中管理复杂但不受时间限制。而臂丛神经阻滞局麻药用量大,受时间限制,应用长效局麻药可有所改善,常选用0.5%布比卡因和2%利多卡因按1∶1混合液加或不加1∶20万的肾上腺素溶液30~40ml(成人),可维持6~7h或更长时间,为加药方便可采用连续臂丛神经阻滞。

由于手术时间长,术中病情易有变化,因此,术中应监测血压、ECG、SpO_2及尿量等,监测尿量可以指导输液,以保证水电解质平衡及维持血流动力学稳定。为了减少患者的不适感,术中可给予神经安定镇痛药,使患者安静入睡,以保证术者顺利操作。可采用咪唑安定0.1~0.2mg/kg或氟哌啶与芬太尼合剂0.5~1剂量静脉注射。

第四节　关节置换术麻醉特点、选择与实施

一、关节置换术的麻醉特点

1. **患者以老年人多见**　故常伴有多系统器官的功能减退和疾病，需要进行良好的术前评估和准备。

2. **以髋关节和膝关节置换术为主**　可采用椎管内麻醉或全身麻醉。

3. **气管插管困难和气道管理困难**　关节置换术患者部分患者合并有类风湿性关节炎可累及寰枢关节、环枕关节及颞下颌关节等，可使寰枢关节脱位、声带活动受限、声门狭窄、呼吸困难以及张口困难等；合并强直性脊柱炎者主要累及脊柱周围的结缔组织，使其发生骨化，脊柱强直呈板状，颈屈曲前倾，不能后仰，颞下颌关节强直不能张口。这两类患者行气管插管非常困难，且患者骨质疏松，有的患者还有寰枢关节半脱位，如果插管用力不当，可造成颈椎骨折，反复插管会造成喉头水肿和咽喉部粘膜损伤、出血，使气道管理更加困难。

4. **部分患者需使用骨黏合剂**　为了提高人工关节的稳定性，避免松动和松动引起的疼痛，利于患者早期活动和功能恢复，在人工关节置换术中常需应用骨黏合剂（骨水泥）。骨黏合剂为一高分子聚合物，又称丙烯酸类黏合剂，包括聚甲基丙烯酸甲酯粉剂和甲基丙烯酸甲酯液态单体两种成分，使用时将粉剂和液态单体混合成面团状，然后置入髓腔，自凝成固体而起作用。在聚合过程中可引起产热反应，温度可高达 80℃～90℃，这一产热反应使骨水泥更牢固。未被聚合的单体对皮肤有刺激性和毒性，可被局部组织吸收，引起"骨水泥综合征"。单体被吸收后大约 3 分钟血液浓度达峰值，在血中达到一定浓度后可致血管扩张并对心脏有直接毒性，使体循环阻力下降，组织释放血栓素致血小板聚集，肺微血栓形成，因而患者可感胸闷、心悸，心电图可显示有心肌损害和心律失常（包括传导阻滞和窦性停搏），且因肺分流增加而致低氧血症、肺动脉高压、低血压及心输出量减少等。单体进入血液后可以从患者的呼气中闻到刺激性气味。肺脏是单体的清除器官，清除速度很快，故一般不会受到损害，只有当单体的量达到全髋关节置换时所释放的单体量的 35 倍以上时，肺功能才会受到损害。因此，对肺功能而言，骨水泥的使用一般是安全的。为减少单体的吸收量，混合物必须充分搅拌。

除单体吸收引起心脏、血管和肺脏的毒性反应外，当骨黏合剂填入骨髓腔后，髓腔内压急剧上升，使得髓腔内容物包括脂肪、空气微栓子及骨髓颗粒进入肺循环，引起肺栓塞，致肺血管收缩，肺循环阻力增加和通气灌流比例失调，从而导致肺分流增加、心排血量减少和低氧血症。为了减少髓腔内压上升所致的并发症，用骨水泥枪高压冲洗以去除碎屑，从底层开始分层填满髓腔，这可使空气从髓腔内逸出，以减少空气栓塞的发病率，也可从下位的骨皮质钻孔，并插入塑料管，以解除髓内压的上升。

应高度重视骨黏合剂对心肺可能造成的影响，术中严密监测 PaO_2、$PaCO_2$、$ETCO_2$、SpO_2、血压及心电图等，并采取预防措施，如补足血容量，必要时给予升压药，保证气道通畅，并予充分吸氧。下肢关节置换术在松止血带时，应注意松止血带后所致的局部单体吸收，骨髓、空气微栓子或脂肪栓等进入肺循环而引起的心血管反应，其

至可能出现心搏骤停。

5. 膝关节置换术常使用止血带　为了减少出血和手术野清洁,膝关节置换术常在使用止血带下进行,应注意使用止血带时并发症的预防。

6. 应用激素　行关节置换的患者常因其原发病而长期服用激素,可有肾上腺皮质萎缩和功能减退,在围术期若不及时补充糖皮质激素,会造成急性肾上腺皮质功能不全(危象)。对此类患者应详细询问服用激素的时间、剂量和停用时间,必要时做ACTH试验以检查肾上腺皮质功能。对可能发生肾上腺皮质功能不全的患者,可在术前补充激素,如提前3天起口服强的松5mg,3次/日,或于术前一日上午和下午各肌肉注射醋酸可的松100mg,在诱导之前及术后给予氢化可的松100mg,静脉滴注。

7. 深静脉血栓形成和肺栓塞　关节置换手术患者多为长期卧床或老年人,静脉血流淤滞,加上手术创伤致凝血功能改变,皆为静脉血栓的高危因素,且手术操作可致深静脉血栓脱落而进入肺循环。关节置换术的髓腔操作和使用骨水泥时可发生脂肪栓塞和空气栓塞。麻醉医师应对肺栓塞有足够的警惕性,因为术中肺栓塞发病极其凶险,病死率高,且容易与其他原因引起的心跳骤停相混淆。术中应密切观察手术操作步骤及患者的反应,严密监测血压、ECG、SpO_2、$ETCO_2$等,尤其是出现不明原因$ETCO_2$下降而血中$PaCO_2$升高时,提示肺栓塞可能,另外心前区或经食道超声心动对肺栓塞诊断有一定帮助。若患者术中突然出现不明原因的气促、胸骨后疼痛、$ETCO_2$下降、PaO_2下降、肺动脉高压、血压下降而用缩血管药纠正效果不佳等表现时,应怀疑肺栓塞。

为了预防和及时发现因静脉血栓脱落而致肺栓塞,术中需维持血流动力学稳定,补充适当的血容量,并在放骨水泥和松止血带时严密监测生命体征的变化。

治疗严重肺栓塞的关键是进行有效的呼吸支持及维持循环功能稳定。主要措施包括吸氧(或辅助呼吸)、镇痛、纠正心力衰竭、抗心律失常及抗休克等。空气栓塞时,应立即置患者于左侧卧头低位,尽量使空气滞留于右心房内,以防止气栓阻塞肺动脉及肺毛细血管,亦可通过经上肢或颈内静脉插入右心导管来抽吸右心内空气。对血栓性肺栓塞,若无应用抗凝药的禁忌证,可采用肝素抗凝治疗,或给予链激酶、尿激酶进行溶栓治疗。高压氧舱可促进气体尽快吸收并改善症状。

二、麻醉选择与实施

行关节置换术的患者以老年人多见,根据患者的全身情况和椎管内麻醉穿刺部位情况可选择椎管内麻醉和全身麻醉。

(一)麻醉方法的选择

1. 椎管内麻醉　只要患者无明显的椎管内麻醉禁忌证以及强直性脊柱炎导致椎间隙骨化而使穿刺困难,都可选用椎管内麻醉(包括蛛网膜下腔阻滞或硬膜外麻醉),近年来在蛛网膜下腔阻滞或硬膜外麻醉下进行了大量的髋、膝关节置换术,包括80岁以上的高龄患者,均取得了良好效果。研究表明选用蛛网膜下腔阻滞和硬膜外麻醉对下肢关节置换术有如下优点:①深静脉血栓率发生率降低,因硬膜外麻醉引起的交感神经阻滞导致下肢动静脉扩张,血流灌注增加;②血压和CVP轻度降低,可减少手术野出血;③减轻机体应激反应,从而减轻患者因应激反应所引起的心肺负荷增加和血小板激活导致的血液高凝状态等;④局麻药本身可降低血小板在微血管损伤后的聚集和黏附能力,不利于血栓的形成;⑤通过硬膜外导管行术后椎管内镇痛。

2. 全身麻醉　对有严重心肺合并症的患者,硬膜外或蛛网膜下腔阻滞穿刺困难及其他禁忌证的患者,宜采用气管内麻醉。但应注意以下几点:①选用对心血管功能影响小的麻醉诱导和维持药物;②尽量选用中短效肌松药,术中严密监测生命体征，术后严格掌握拔管指征；③强直性脊柱炎等气管插管困难者，应在纤维支气管镜帮助下插管，以免造成不必要的插管损伤；④必要时可行控制性降压，以减少出血。

(二) 麻醉实施

1. 椎管内麻醉

(1) 蛛网膜下腔阻滞　蛛网膜下腔阻滞是髋膝关节置换术常用的麻醉方法，穿刺部位常选择 $L_{2/3}$ 或 $L_{3/4}$，成人常用局麻醉药为 5% 普鲁卡因 100~150mg、0.33% 丁卡因 10~15mg、2% 利多卡因 100mg 和 0.5%~0.75% 布比卡因 8~12mg。与硬膜外阻滞比较，其优点是发生作用快、肌肉松弛好、效果确切，缺点是有时间限制，若为长时间手术，常需联合硬膜外阻滞麻醉。我院应用已配好的 1% 布比卡因溶液（为重比重）作为蛛网膜下腔阻滞用药，成人常用剂量为 1.5ml，麻醉时间可维持 3h 以上。对高龄或高血压患者应慎用蛛网膜下腔阻滞。若手术体位为患肢在上的侧卧位，可用 0.75% 布比卡因 1.5~2.0ml（成人用量），注药后采用患肢在上的头低脚高位，以使麻药主要阻滞患肢。无论是采用重比重或轻比重蛛网膜下腔阻滞，都应利用体位来控制好麻醉平面，做到既能满足手术需要，又不至于造成麻醉平面过高而影响患者呼吸与循环。

(2) 连续硬膜外阻滞　硬膜外阻滞是髋膝关节置换术常用的麻醉方法，穿刺部位常选在腰段，一般选用连续硬膜外阻滞麻醉。常用麻醉药为 2%~3% 氯普鲁卡因、1%~2% 利多卡因、0.25%~0.75% 布比卡因、0.05%~0.3% 丁卡因和 0.25%~0.75% 罗哌卡因等。在穿刺置管成功后，常需使用试验剂量 3~5ml，确定在硬膜外腔后，再逐步追加剂量（每次 3~5ml，间隔 5min）直至麻醉阻滞满意。根据选择用药不同，相应选择追加给药时间和剂量。

2. 全身麻醉

(1) 全身麻醉诱导　对年老体弱者，全身麻醉诱导时应监测有创动脉血压，给药速度宜减慢，并密切观察患者的反应，如心血管反应，药物变态反应等。常用静脉麻醉药及其诱导剂量：①异丙酚：成人 1.5~2.0mg/kg，在 30s 内给完，年老体弱者宜减量和减慢给药速度；②咪唑安定：0.1~0.3mg/kg，已用术前药的患者，适当减量；③依托咪酯：0.2~0.6mg/kg，常用量 0.3mg/kg，小儿、老弱及重危患者宜减量，注药时间在 30s 以上；④硫贲妥钠：4~8mg/kg，常用量 6mg/kg；⑤常用肌松药及其插管剂量：琥珀胆碱 1~2mg/kg，泮库溴铵 0.10~0.15mg/kg，维库溴铵 0.08~0.10mg/kg，阿曲库铵 0.4~0.6mg/kg，哌库溴铵 0.1mg/kg。

(2) 麻醉维持　一般用静吸复合全身麻醉，特别是以异氟醚、地氟醚、七氟醚为主的静吸复合全身麻醉，对患者心血管功能抑制小，苏醒快，是理想的麻醉维持方法，因此，应尽量减少静脉用药，而以吸入麻醉为主。

(3) 预知气道困难患者的插管处理　预知气道困难的患者，应根据患者情况选择插管方式，切忌粗暴强行插管，特别是有颈椎半脱位，骨质疏松，全身脱钙的患者。气管插管可选择：①困难喉镜或可视喉镜下插管：一般插管困难的患者，可快速诱导、选用困难喉镜或可视喉镜下气管插管；②盲探经鼻腔插管：估计插管困难者，可在咽喉表面麻醉和环甲膜穿刺气管内表面麻醉或强化麻醉下行清醒气管插管，患者清醒，多采用头部后仰、肩部垫高的体位，可根据管口外气流的强弱进行适当的头位调整，气流最大时，表明导管正对声门，待患者吸气时将导管送入气管内；③纤维支气管镜引导下气管插管：患者有明显困难插管指征时，应直接选择在纤维支气管镜帮助下插管；④喉罩：平卧位时可直接采用喉罩麻醉或采用喉罩帮助下气管插管来处理气道困难患者。

3. 麻醉实施注意事项

(1) 术中严密监测患者的生命体征，维持循环功能的稳定和充分供氧。监测包括血压、ECG、

SpO_2、$ETCO_2$等项目。

（2）对术前有冠心病或可疑冠心病的患者，应予充分给氧，以保证心肌的氧供需平衡。

（3）硬膜外麻醉时应注意掌握好阻滞平面，尤其是用止血带的患者，若阻滞范围不够，患者会有酸胀等不适感觉，时间长时常难以耐受。

（4）对老年或高血压患者，局麻药用量应酌减，掌握少量分次注药原则，以防止阻滞平面过广导致血压过低，应及时补充血容量。

（5）注意体位摆放，避免皮肤压伤，搬动体位要轻柔，并注意保持患者的体温。

（6）在一些重要步骤如体位变动、放骨水泥、松止血带前应补足血容量，以及密切观察这些步骤对机体的影响并做好记录。

（7）维持体液平衡：既要补足禁食、禁水及手术中的丢失，又要注意不可过多过快，以免造成肺水肿。

（8）心血管功能代偿差的患者，在总量控制的前提下，胶体液比例可适当加大，可用血定安、海脉素、贺斯及血浆等。

（9）术中失血量要精确计算，给予适量补充，备有自体血的患者需要输血时，先输自体血，有条件者可采用血回收技术回收术中失血。

（王成才　刘正美）

参 考 文 献

1. 安刚，薛富善，主编. 现代麻醉学技术．北京：科学技术文献出版社. 1999
2. 刘俊杰，赵俊，主编. 现代麻醉学. 第二版. 北京：人民卫生出版社，1998
3. Bowens C Jr, Gupta RK, O'Byrne WT, et al. Selective local anesthetic placement using ultrasound guidance and neurostimulation for infraclavicular brachial plexus block. Anesth Analg. 2010 May 1;110（5）：1480-5.
4. Fournier R, Faust A, Chassot O, et al. Levobupivacaine 0.5% provides longer analgesia after sciatic nerve block using the Labat approach than the same dose of ropivacaine in foot and ankle surgery. Anesth Analg. 2010 May 1;110（5）：1486-9.
5. Hogan MV, Grant RE, Lee L Jr. Analgesia for total hip and knee arthroplasty: a review of lumbar plexus, femoral, and sciatic nerve blocks. Am J Orthop（Belle Mead NJ）. 2009 Aug; 38（8）: E129-33.
6. Jordan C, Davidovitch RI, Walsh M, et al. Spinal anesthesia mediates improved early function and pain relief following surgical repair of ankle fractures. J Bone Joint Surg Am. 2010 Feb; 92（2）: 368-74.
7. Maldini B, Miskulin M, Antolić S. Local or spinal anesthesia in acute knee surgery. Coll Antropol. 2010 Mar;34 Suppl 1: 247-54.
8. Matava MJ, Prickett WD, Khodamoradi S, et al. Femoral nerve blockade as a preemptive anesthetic in patients undergoing anterior cruciate ligament reconstruction: a prospective, randomized, double-blinded, placebo-controlled study. Am J Sports Med. 2009 Jan; 37（1）: 78-86.
9. Smigovec E, Tripković B, Sulentić M, et al. Regional anesthesia for upper extremity surgery--our experience. Acta Dermatovenerol Croat. 2008;16（1）: 8-12.
10. Varitimidis SE, Venouziou AI, Dailiana ZH, et al. Triple nerve block at the knee for foot and ankle surgery performed by the surgeon: difficulties and efficiency. Foot Ankle Int. 2009 Sep; 30（9）: 854-9.

第四章 脊柱与骨盆伤患病例麻醉

第一节 脊柱麻醉特点与基本要求

脊柱外科手术同胸腹和颅脑手术相比，虽然对重要脏器的直接影响较小，但仍有其特点，麻醉和手术医师对此应有足够的认识，才能保证患者围术期的安全。

一、病情差异较大

接受脊柱手术的患者是千变万化和参差不齐的，患者可以是健壮的，也可以是伴有多系统疾病的，年龄范围从婴儿到老年；疾病种类繁多，既有先天性疾病，如先天性脊柱侧凸，又有后天性疾病，如脊柱的退行性变，既可以是颈椎病，也可以是骶尾部肿瘤等。手术方法多种多样，既可以经前方、侧前方减压，也可以经后路减压，有的需要内固定，有的则不需要，即使是同一种疾病，由于严重程度不等，其治疗方法也可完全两样。因此，麻醉医师术前应该准确了解病情及手术方式，以便采取合适的麻醉方法，从而保证手术得以顺利地进行。

二、手术体位对麻醉的影响大

脊柱外科手术患者的合适体位既可以减少术中出血，亦易于手术野的显露和预防与体位相关的并发症。根据脊柱手术进路的不同，常采取不同的体位，其中仰卧位和侧卧位对循环和呼吸功能影响不大，麻醉管理也相对较为简单，但俯卧位可使胸腹部受压，以致胸腹部运动受限，从而引起限制性通气障碍和潮气量减少，加之麻醉平面过广引起呼吸抑制，因此患者存在缺氧的危险；腹部受压还可导致静脉回流障碍，使静脉血逆流至椎静脉丛，以致加重术中出血。此外，若头部位置过低或颈部过分扭曲等亦可造成颈内静脉回流障碍，导致球结膜水肿甚至脑水肿。因此，俯卧位时应取锁骨和髂骨为支撑点，尽量使胸腹部与手术台之间保持一定空隙，同样应将头部放在合适的位置上，以减少体位对呼吸或循环带来的影响。因此，对时间较长的俯卧位手术患者，宜采用气管内麻醉。气管内麻醉时最好使用带加强钢丝的气管导管，这样可以避免因气管导管打折而致通气不畅和因放置牙垫可能造成的损伤。若采用区域阻滞麻醉，则应加强呼吸和循环功能的监测，尤其是SpO_2的监测，以便及时发现患者的氧合情况。值得注意的是患者良好体位的获得要靠手术医师、麻醉医师和手术护士的共同努力。

三、出血量大

脊柱手术，由于部位特殊，止血常较困难，尤其是骶尾部的恶性肿瘤手术,出血量常可达数千毫升,因此术前必须备好血源,术中必须正确估计出血量以及保证静脉通路通畅,以便及时补充血容量。估计术中可能遇到大量出血时,为了减少因大量输血所致的并发症,可采用自身输血,亦可采用术中控制性降压,但这些措施可使麻醉管理更加复杂,麻醉医师对此应有充分的认识,并做好必要的准备,以减少其相关的并发症。

第二节 颈椎手术麻醉

常见的颈椎手术有经前路减压植骨内固定和经后路减压植骨内固定术。由于在颈髓周围进行手术,有危及患者生命安全或者造成患者严重残废的可能,故麻醉和手术应全面考虑,慎重对待。对颈椎外伤造成颈椎不稳或伴有颈髓损伤的患者,由于颈椎不稳致气管插管和气道管理困难,麻醉诱导插管时应特别注意,而颈髓损伤常导致循环和呼吸功能不全,给麻醉管理带来很多困难。

一、麻醉选择

颈椎手术的常见方法有经前路减压植骨内固定、单纯后路减压或加内固定等术式,根据不同的入路,麻醉方式也有所不同。后路手术可选用局部浸润麻醉,但手术时间较长时,患者常难以坚持,且局部麻醉效果常不够确切,故以采用气管内插管全身麻醉为佳。前路手术较少采用局部浸润麻醉,而主要采用颈神经深、浅丛阻滞,该方法较为简单,且患者术中处于清醒状态,有利于与术者合作,但颈前路手术中常需牵拉气管,患者有不舒服感觉,且这是颈丛阻滞难以达到的,因此,近年来颈前路手术已逐渐被气管内插管全身麻醉所取代。上海长征医院骨科在全身麻醉下行颈椎手术已有5000余例,取得了良好的效果。对后纵韧带骨化患者行后路减压术时,手术需咬除全椎板和骨化的后纵韧带,容易对脊髓产生影响,若患者术后出现脊髓功能损害的表现,可给予激素冲击治疗,常用甲基强的松龙,30mg/kg,于15min 内推注完毕,再按每小时5.4mg/kg,维持23h,对预防和减轻脊髓水肿以及促进脊髓功能恢复有一定的作用。在病情允许时,尽早行高压氧治疗,也有利于脊髓功能的恢复。

因颈前路手术时需将气管和食管推向对侧,方可显露椎体前缘,为减轻术中牵拉气管、食管可能造成的损伤,故在术前常需做气管、食管推移训练,即让患者用自己的2~4指插入手术侧(常选右侧)的气管、食管和血管神经鞘之间,持续地将气管、食管向非手术侧(左侧)推移。这种动作易刺激气管引起干咳,术中反复牵拉还易引起气管黏膜、喉头水肿,以至患者术后常有咽喉痛及声音嘶哑,麻醉医师在选择和实施麻醉时应注意到这一点,并向患者解释。

二、麻醉方法

(一)局部浸润麻醉

常选用0.5%~1%的普鲁卡因,成人单次最大剂量为1.0g,也可选用0.25%~0.5%的利多卡因,单次最大剂量不超过8~10mg/kg,两者都可加或不加肾上腺素。一般使用皮内注射,针沿手术切口分层注射。先行皮内浸润麻醉,于切口上下两端之间推注5ml,然后行皮下及颈阔肌浸润麻醉,可沿切口向皮下及颈阔肌推注局麻药5~8ml,切开颈阔肌后,可用0.3%的丁卡因涂布至术野表面直至椎体前方,总量一般不超过2ml。到达横突后,可用1%的普鲁卡因8ml或利多卡因3~4ml行横突局部封闭。行浸润麻醉注药时宜加压,以使局麻液与神经末梢广泛接触,增强麻醉效果。到达肌膜下或骨膜等神经末梢分布较多的地方时,应加大局麻药的剂量,在有较大神经通过的地方,可使用浓度较高的局麻药行局部浸润。应注意的是每次注药前都应回抽,以防止局麻药注入血管内,并且每次注药总量不宜超过极量。

(二)颈神经深、浅丛阻滞

多采用2%利多卡因和0.3%丁卡因等量混合液10~20ml,也可以采用2%的利多卡因和0.5%的布比卡因等量混合液10~20ml,一般不需加入肾上腺素。

因颈前路手术一般选择右侧切口,故颈丛阻滞也以右侧为主,必要时对侧可行颈浅丛阻滞。麻醉穿刺定位是让患者自然仰卧,头偏向对侧,先找到胸锁乳突肌后缘中点,在其下方加压即可显示出颈外静脉,两者交叉处下方即颈神经浅丛经过处,相当于第4或第5颈椎横突处,选定此处为穿刺点,第4颈椎横突,常为颈神经深丛阻滞点。穿刺时穿刺针先经皮丘垂直于皮肤刺入,当针头自颈外静脉内侧穿过颈浅筋膜时,可有落空感,即可推注局麻药4~5ml,然后在颈浅筋膜深处寻找横突,若穿刺针碰到有坚实的骨质感,而进针深度又在2~3cm之间,此时退针2mm使针尖退至横突骨膜表面,即可再注药3~4ml以阻滞颈神经深丛。每次推药前均应回抽,确定无回血和脑脊液后方可注药。对侧一般行颈浅丛阻滞即可。

(三)气管内插管全身麻醉

颈椎手术时全身麻醉药物的选择没有什么特殊要求,但是在麻醉诱导尤其是插管时应注意切勿使颈部向后过伸,以防止引起脊髓过伸性损伤,对颈椎外伤致颈椎不稳时最好选择不改变颈椎屈度的插管方式,如纤维支气管镜等帮助插管。上颈椎前路手术时,为方便手术暴露应首选经鼻腔气管内插管麻醉。颈椎伤病患者常有颈髓受压而伴有心率减慢,诱导时常需先给予阿托品以提升心率,此外,术中牵拉气管时也易引起心率减慢,需加以处理。还有前路手术时,如术中止血不彻底,或引流不畅,可引起颈部血肿而压迫气管,造成患者窒息。其次,反复或过度牵拉气管有可能引起气管黏膜和喉头水肿,若术毕过早拔除气管导管,有可能引起呼吸困难,而此时再行紧急气管插管也比较困难。可采用下列预防措施。

1. 术前向对侧推松气管和食管,术中牵拉气管、食管时应轻柔。

2. 术中给予静脉注射地塞米松20mg,一方面可预防和减轻因气管插管和术中牵拉气管可能造成的气管黏膜和喉头水肿,另一方面可预防和减轻手术可能造成的脊髓水肿。

3. 气管插管后,经气管导管向气管内注入1%地卡因2ml或2%利多卡因2ml行气管内表面麻醉,以减轻术中气管牵拉或术后清醒拔管时的反应。

4. 术后待患者完全清醒后,度过喉头水肿的高峰期时再拔除气管导管。

三、术中管理

颈椎后路减压术手术体位可采用坐位或俯卧位,坐位有增加空气栓塞的危险,俯卧位可增加眼部受压的几率。由于手术操作可对脊髓造成损害,建议术中监测SEP或MEP。

麻醉维持期使用丙泊酚、异氟醚对神经功能的保护有益。类风湿关节炎患者在俯卧位下行颈椎手术时,颈椎要保持中立位,术中应减少补液,术后3~5h保持头高位,以减少拔管后上呼吸道水肿性梗阻。

四、正确掌握拔管时机

术毕待患者完全清醒、通气功能及各种反射

恢复方能拔管。尽可能不用拮抗剂，以免引起患者躁动。对插管困难、术中出血多、手术时间长和高位截瘫患者最好延迟拔管。拔管前应准备好各种插管用具，一旦拔管后患者呼吸不能支持可快速插管或用喉罩通气。

五、术后并发症

1. **恶心和呕吐**　恶心和呕吐是全麻术后最为常见的并发症，有研究显示女性、脊柱侧弯畸形的患者发生率高，吸烟者发生率相对较低。此外，术中麻醉药物和镇痛药物，如芬太尼、吗啡、曲马多等都可能引起呕吐。对此，预防比术后补救更为重要，围术期联合应用镇吐药较单一用药更有效。此外，颈椎手术术前一般不进行胃肠减压，全麻诱导辅助通气潮气量过大可导致胃内进入气体，使胃内压增加，也是引起术后恶心和呕吐的原因之一。

2. **便秘和尿潴留**　除手术因素外，常见的原因有：①全身麻醉后排尿反射受抑制；②切口疼痛引起膀胱括约肌痉挛；③患者床上不习惯解大小便；④术后使用镇痛药物。治疗上除对症处理外应当积极寻找病因。

3. **术后烦躁、幻觉**　全麻术后有部分患者出现不同程度的精神异常，主要为幻觉、烦躁和躁动不安、肌张力增高等。一般认为术中浅麻醉、镇痛不全及苏醒时缺氧和酸中毒是其主要原因。过早停用吸入麻药可能导致浅麻醉，增加疼痛刺激，使患者术后烦躁。手术时间较长、术中出血多或深麻醉引起的低血压可引起缺氧及细胞内酸中毒，从而间接导致术后烦躁和幻觉。一旦发生，要积极寻找并去除诱因，在对症处理纠正病因的同时，对于严重烦躁的患者，可以适当给予镇静药物，但必须建立必要的呼吸循环监测。此外，如患者术前清醒时未导尿，麻醉后实施导尿，术毕可能对导尿管及引流管不耐受而导致上述情况。因此推荐术前宣教。

4. **声音嘶哑、吞咽困难**　全麻术后声音嘶哑、吞咽困难发生率约为6.4%。外科手术因素主要为直接损伤和牵拉损伤喉返神经，全麻气管插管时损伤咽喉部黏膜及声带也会出现此类并发症，但多于术后一周内好转。细心进行插管操作是避免此类并发症的关键，遇到困难气道时麻醉医师的插管水平似乎成了决定性因素。因此术前应当正确估计插管条件，插管困难的患者应当使用纤维支气管镜等，以免带来不必要的损伤。

5. **术后失明**　是骨科手术的一种罕见并发症，发生率约0%~1%。主要是由前部或后部缺血性视神经病（AION，PION）所致。其原因除与眼部长时间受压有关外，还有：①全身低血压、静脉压升高或大血管闭塞性疾病而导致灌注压降低；②血液黏滞度增高，局部动脉疾病或外部压力增高而造成血流阻力增加；③血液中氧含量下降。此类情况多发生在40岁以上的患者。目前对其机制或危险因素尚不明了。

为避免术后失明麻醉管理应注意：①仔细摆放体位，避免眼睛受压，尽可能减少头低的程度；②确定高危人群，并选择最低血细胞比容和最低血压标准；③重视长时间手术；④术后早期作视力全面检查。

6. **拔管后呼吸抑制**　拔管后呼吸抑制是严重的并发症，如不及时处理可能危及生命。对于颈椎手术患者而言，早期呼吸抑制可能与患者未完全苏醒或喉痉挛有关；如拔管一段时间后再出现呼吸抑制应当考虑外科因素，通常为颈部血肿所致，深部血肿可导致气管受压致急性呼吸道梗阻。必要时需及时行气管切开辅助通气。

7. **其他**　苏醒延迟和术中知晓均为麻醉医师应当重视的问题，前者可能与患者体质差、手术时间长、麻醉过深或者术中过敏、低血压酸中毒有关。后者则多半是由于麻醉中血压低，减浅麻醉时发生，患者有时能回忆起术中的一些情景，重者形成不可磨灭的心理创伤。其他如心律失常、冠心病和应激性溃疡等也有一定的发生率，此外，少数老年患者全麻术后一段时间可能出现认知功能障碍，对此要予以关注。

第三节　胸腰椎手术麻醉

一、胸椎手术麻醉

胸椎疾病以后纵韧带骨化症和椎体肿瘤为多见，而肿瘤又以转移性为多见。前者常需经后路减压或加内固定术，通常采用气管插管全身麻醉，后者常需经前路开胸行肿瘤切除减压内固定术，也采用全身麻醉，必要时需插双腔气管导管，术中可行单肺通气，以便于手术操作。但术前应注意心肺功能检查。此外，麻醉管理上有其特殊性，如双腔管的对位要合适，固定要牢固，麻醉维持不宜用氧化亚氮，以免造成术中 SpO_2 难以维持，术中需要定期鼓肺，以避免单肺通气时间过长而造成非通气侧肺泡损害，导致肺不张及肺水肿。开胸患者需放置胸腔闭式引流管，麻醉苏醒拔管前应充分吸痰，然后进行鼓肺，使萎陷的肺泡重新张开，并尽可能排除胸膜腔内残余气体。还应注意的是长时间手术时，要适当控制晶体液的输入量及应用利尿剂，以防肺水肿，尤其是原有肺部疾患者。胸椎手术常较复杂，术中出血常较多，需做深静脉穿刺置管，以便术中快速输血输液用，必要时应行控制性降压麻醉。另外，常需要严密监测，包括有创动脉血压、SPO_2、$ETCO_2$ 等的监测。

二、腰椎手术麻醉

腰椎常见疾病有腰椎间盘突出症、腰椎管狭窄、腰椎滑脱及肿瘤等。椎间盘突出可发生在脊柱的各个节段，但以 L_5/S_1 或 L_4/L_5 节段椎间盘突出为多见。由于椎间盘的纤维环破裂和髓核组织突出，压迫和刺激神经根可引起一系列症状和体征。椎间盘突出症一般经过保守治疗大部分患者的症状可减轻或消失，只有极少数患者需手术治疗。常规手术方法是经后路椎间盘摘除术。近年来出现了显微椎间盘摘除术和经皮椎间盘摘除术等方法，麻醉医师应根据不同的手术方式来选择适当的麻醉方法。行前路椎间盘手术时可选择气管内插管全身麻醉或连续硬膜外麻醉，其他手术方式可选择全身麻醉、连续硬膜外阻滞麻醉、蛛网膜下腔阻滞麻醉或局部麻醉。连续硬膜外阻滞麻醉和局部麻醉对患者的全身影响小，术后恢复也较快，但遇到麻醉阻滞不完全，在暴露和分离神经根时，患者可有明显疼痛，需行神经根封闭，还有俯卧位时若手术时间较长，患者常不能很好耐受，需加用适量的镇静安定药或静脉麻醉药。腰椎管狭窄的手术方式为后路减压术，可采用连续硬膜外麻醉或全身麻醉。腰椎滑脱常伴有椎间盘突出或椎管狭窄，术式常为经后路椎管减压加椎体复位内固定，因手术较复杂，且时间也较长，故一般首选气管插管全身麻醉。

腰骶部肿瘤手术有两个特点，首先是术中出血可能非常多，术前可行一侧髂内动脉栓塞或术中结扎以减少出血；其次是手术常需前后入路，术中需变动体位，且手术时间长。因此，麻醉前对患者应有充分的准备，术中应行深静脉穿刺置管，有时需开放 2~3 路静脉，常规行动脉穿刺测压，并做好控制性降压及应用血管活性药的准备。

第四节 脊柱侧凸纠正术的麻醉

脊柱畸形的种类很多,病因也非常复杂,其手术方式各异,其麻醉方法虽不完全相同,但一般均采用气管内麻醉,具体介绍如下。

一、术前常规心肺功能检查

特发性脊柱侧凸是危害青少年和儿童健康的常见病,可影响胸廓和肺的发育,使胸肺顺应性降低,肺活量减少,甚至可引起肺不张和肺动脉高压,进而影响右心,导致右心肥大和右心衰竭。限制性通气障碍和肺动脉高压所导致的肺心病是严重脊柱侧凸患者的主要死因。因此,术前除做常规检查外,必要时还应做心肺功能检查。

二、备血与输血

脊柱侧凸矫形手术涉及脊柱范围很广,超过10个节段,有的经前路开胸、开腹或胸腹联合切口手术,有的经后路手术,即使经后路手术,没有大血管,因切口长,手术创伤大,尤其是骨创面出血多,常可达 2000~3000ml,甚至更多,发生休克可能性极大。因此,术前必须做好输血准备,估计术中的失血量,一般备血 1500~2500ml。近年来,不少学者主张采用自身输血法,即术前采集患者的血液,术中回输给患者自己。一般在术前 2~3 周的时间内,采血 1000ml 左右,但应注意使患者的血红蛋白水平保持在 100g/L 以上,血浆总蛋白在 60g/L 左右。也可应用血液回收技术,回收术中失血,经血液回收机处理后再回输给患者,使大部分患者术中不必再输异体血。采用这两种方法可明显节约血源和减少异体输血的并发症。

当然也可采用控制性降压,以减少术中出血。

三、麻醉选择

脊柱侧凸手术一般选全身麻醉。经前路开胸或胸腔镜手术者,要插双腔气管导管,术中可行单肺通气,按双腔管麻醉管理,术中定期鼓肺,术后注意充分吸痰、鼓肺及放置胸腔闭式引流;经后路手术者,应选择带加强钢丝的气管导管经鼻腔插管,并妥善固定气管导管,以防止术中导管脱出。诱导用药可使用芬太尼 1~2mg/kg、异丙酚 1.5~2.0mg/kg 和维库溴铵 0.1mg/kg。也可用硫喷妥钠 6~8mg/kg 和其他肌松药,但对截瘫患者或先天性畸形的患者使用琥珀胆碱,易引起高血钾(从而可能导致心室纤颤甚至心搏骤停)或发生恶性高热,应特别注意。对全身情况较差或心功能受损的患者,应选择依托咪酯等对循环影响较小的静脉麻醉药诱导,依托咪酯用量为 0.1~0.3mg/kg。麻醉的维持有两种方式:①静吸复合麻醉维持:吸入麻醉药(如安氟醚、异氟醚或地氟醚+笑气)+非去极化肌松药,中长效的肌松药的使用在临近唤醒试验时尤应注意,最好在临近唤醒试验 1h 左右停用,以免影响唤醒试验;②静脉复合麻醉维持:各种麻醉药的组合方式很多,最常用的为静脉普鲁卡因复合麻醉。一般认为以静吸复合麻醉维持为佳,因为使用吸入麻醉时麻醉深度容易控制,有利于术中进行唤醒试验。

四、控制性降压的应用

因脊柱侧凸手术创伤大,手术时间长,术中

出血较多,所以为减少因大量异体输血的不良反应,可在术中采用控制性降压术。但应掌握好适应证,对于心功能不全、严重低氧血症或高碳酸血症的患者,不宜使用控制性降压,以免发生危险。控制性降压的措施有加深麻醉(加大吸入麻醉药浓度)和给血管扩张药(如 α-受体阻滞药、血管平滑肌扩张药或钙通道阻滞剂)等,但因高浓度的吸入麻醉药影响唤醒试验,且部分患者的血压也不易得到良好控制,所以临床上最常用的方法为给血管扩张药,如血管平滑肌扩张药(硝普钠和硝酸甘油)及钙通道阻滞剂(佩尔地平)等。控制性降压时健康状况良好的患者可较长时间耐受 8~9.33kPa(60~70mmHg)的平均动脉压(MAP)水平,但对血管硬化、高血压和老年患者则应注意降压程度不要超过原来血压水平的30%~40%,并要及时补充血容量。

五、术中脊髓功能的监测

在脊柱侧凸矫形手术中,既要最大限度地矫正脊柱畸形,又要避免医源性脊髓功能损伤。因此,在术中进行脊髓功能监测,以便术中尽可能早地发现各种脊髓功能受损情况并使其恢复是必须的。其方法有唤醒试验和其他神经功能监测。唤醒试验多年来在临床广泛应用,因其不需要特殊的仪器和设备,使用起来也较为简单,但是受麻醉深度的影响较大,且只有在脊髓神经损伤后才能做出反应,对术后迟发性神经损伤不能做出判断,正因为唤醒试验具有上述缺点,有许多新的脊髓功能监测方法用于临床,这些方法各有其优缺点,下面仅作简要的介绍。

(一)唤醒试验

所谓唤醒试验,即在脊柱畸形矫正后,如放置好 TSRH 支架后,麻醉医师停用麻醉药,并使患者迅速苏醒后,嘱其活动足部,观察有无因矫形手术时过度牵拉或内固定器械放置不当,导致脊髓损伤而出现的神经并发症甚至是截瘫。为使唤醒试验获得成功,首先在术前要把唤醒试验的详细过程向患者解释清楚,以取得配合。其次,手术医师应在做唤醒试验前 30min 通知麻醉医师,以便让麻醉医师开始停止静脉麻醉药的输注和吸入麻醉药的吸入。若使用了非去极化肌松药,应使用加速度仪或周围神经刺激器以及其他方法了解肌肉松弛的程度,若肌松没有恢复,应在唤醒试验前 5min 左右使用阿托品和新斯的明拮抗。唤醒时,先让患者活动其手指,表示患者已能被唤醒,然后再指令患者活动其双足或足趾,确认双下肢活动正常后,立即加深麻醉。若有双手指令动作,而无双足指令动作,应视为异常,有脊髓损伤可能,应重新调整矫形器械,然后再行唤醒试验,若长时间无下肢指令动作,应行椎管探查术。

在减浅麻醉过程中,会出现明显应激反应,如血压升高、心率加快等,因此手术和麻醉医师应尽量配合好,以缩短唤醒试验的时间。笔者曾以地氟醚、笑气和小剂量阿曲库铵维持麻醉,发现其唤醒试验的时间平均只有 8.4min,应激反应时间较短。还应注意唤醒试验时防止气管导管及静脉留置针脱出。

目前神经生理监测(体感诱发电位和运动诱发电位)正在逐渐取代唤醒试验。

(二)体感诱发电位

体感诱发电位(somatosensory evoked poential,SEP)是应用神经电生理方法,采用脉冲电刺激周围神经的感觉支,将记录电极放置在刺激电极近端的周围神经上或放置在外科操作远端的脊髓表面或其他位置,连接在具有叠加功能的肌电图上,接受和记录电位变化。刺激电极常置于胫后神经,颈段手术时可用正中神经。SEP 记录电极可置于硬脊膜外(脊髓体感诱发电位,SSEP)或头皮(皮层体感诱发电位 CSEP),其他还有硬膜下记录、棘突记录及皮肤记录等。因其记录电极放置简便,临床上常采用CSEP,但也有不足之处,即很多因素可影响CSEP值的测定结果,且CSEP的监测结果可能只反映脊髓后束的活动。而SSEP受麻醉药的影响比CSEP小,得到的SEP的图形稳定且质量好,但因其放置电极较麻烦,故临床上应用较少。

应用SEP做脊髓功能监测时,需在麻醉后和任何能影响脊髓功能的操作之前导出基准电位,再将手术过程中得到的电位与其进行比较,根据峰波幅、潜伏期及波形的变化来判断脊髓的功能。峰波幅反映脊髓电位的强度,潜伏期反映传导速度,两者结合起来可作为判断脊髓功能的重要测量标志。通常称第一个向下的波峰为第一阳性波,第一个向上的波峰称为第一阴性波,依此类推。目前多数人以第一阴性波波峰作为测量振幅和潜伏期的标准。在脊柱外科手术中,采用SSEP监测时,目前主张采用多平面记录,如手术部位下方、上方、皮层下及皮层等部位记录,如只有一个平面的电位变化,考虑是技术问题,若手术水平以下记录的电位正常而手术水平以上记录的电位均异常时(与麻醉后基准电位相比,潜伏期的增加超过10%、总波幅减少超过50%或者一个阴性波峰完全消失才提示有脊髓损伤),则提示有脊髓功能损伤。皮层体感诱发电位CSEP若完全消失,则脊髓完全性损伤的可能性极大。若记录到异常的CSEP,则提示脊髓上传的神经纤维功能尚存在或部分存在,并可依据潜伏期延长的多少及波幅下降的幅度判断脊髓受损伤的严重程度;脊柱畸形及肿瘤等无神经症状者,CSEP可正常或仅有波幅降低,若伴有神经症状,则可见潜伏期延长及波幅降低约为正常的50%,此时提示脊柱畸形对脊髓产生压迫或牵拉,手术中应仔细操作;手术中牵拉脊髓后,若潜伏期延长超过基准值10%或波幅低于正常50%,10min后仍未恢复至基准水平,则术后将出现皮肤感觉异常及大小便障碍或加重原发损伤。影响SEP的因素有电灼、电凝、手术操作本身、麻醉药物、高碳酸血症、低氧血症、低血压和低体温等。假阳性率在5%~20%左右,因此,对微小或模棱两可的变化在采取措施前应持续记录15~30min,同时检查仪器和操作技术,以减少假阳性的发生。由于SEP的影响因素较多,故存在假阴性的可能,必要时仍应做唤醒试验。

(三)运动诱发电位

运动诱发电位(motor evoked potential,MEP)在脊髓功能障碍中,感觉和运动功能常同时受损。SEP仅能监测脊髓中上传通道活动,而不能对运动通道进行监测。有报道SEP没有任何变化,但患者术后发生运动功能障碍。而MEP可直接检测中枢运动传导系统的功能,弥补了SEP的不足。

MEP监测时,刺激可用电或磁,经颅、皮质或脊柱,记录可在肌肉、周围神经或脊柱。MEP永久地消失与术后神经损害有关,波幅和潜伏期的变化并不一定提示神经功能损害。

MEP监测的优点:①比SEP更早地显示脊髓损害并直接反映运动功能;②波幅、潜伏期的变化可以提供定量的信息;③患者不必运动即可记录到;④电位反应信号大,无需叠加。

MEP监测的缺点:①定量评价运动功能的标准尚未统一;②皮层强刺激可引起局部损害;③受全身麻醉和肌松药的影响比SEP大,最佳麻醉条件尚未确定。

MEP和SEP反映各自脊髓通道功能状态,用于临床脊髓功能监测理论上可互补,然而联合应用SEP和MEP还需要更多的临床研究。

在脊柱外科手术中,各种监测脊髓功能的方法各有其优缺点,需正确掌握使用方法,仔细分析所得结果。一旦脊髓监测证实有脊髓损伤,应立即取出内固定器械及采取其他措施,取出器械的时间与术后神经损害恢复直接相关,有人认为若脊髓损伤后3h以上才取出内固定物,则脊髓功能将难以在短期内恢复。

术中脊髓功能损伤可分为直接损伤和间接损伤,其最终结果都引起脊髓微循环的改变。动物实验发现MEP潜伏期延长或波形消失是运动通道缺血的显著标志。但仅通过特殊诱发电位精确预测脊髓缺血、评价神经损害还有困难。

六、术后镇痛

脊柱侧弯矫形手术创伤大,良好的术后镇痛有利于解除术后肌肉痉挛,增加局部血液供应,加快炎症因子的清除,有利于促进创伤修复。

第五节 颈椎伤患者的气道处理

对颈椎损伤患者的气道处理一直是个棘手问题,到目前为止仍无权威性和可行性的方案。不过美国创伤学会提出的对颈椎损伤患者的生命支持(Advanced trauma life support, ATLS)方案可供参考。

(1)无自主呼吸又未行X线检查者,如施行经口插管失败,应改行气管切开;

(2)有自主呼吸,经X经排除颈椎损伤者可采用经口插管,如有颈椎损伤,应施行经鼻盲探插管,若不成功再行经口插管或气管切开;

(3)虽有自主呼吸,但无时间行X线检查时施行经鼻盲探插管,若不成功再行经口插管或气管切开。

麻醉医师应意识到气道处理与颈椎进一步损伤有密切的关系,并采用麻醉医师最为娴熟的插管技术,具体患者具体对待,把不因行气管插管而带来副损伤或使病变加重作为指导原则,必要时可借助纤维支气管镜引导插管。颈椎制动是治疗可疑颈椎损伤的首要问题,所以,任何操作时均应保持颈椎处于相对固定的脊柱轴线位置。

一、各种气道处理方法对颈椎损伤的影响

常用的气管插管方法有经口、经鼻盲探及纤维支气管镜引导插管3种。其他插管方法,如逆行插管、环甲膜切开插管及Bullard喉镜下插管等目前仍较少应用。

(一)经口插管

颈椎损伤多发生在C_3~C_7,而取标准喉镜插管体位时,可引起颈椎的曲度改变,其中尤以C_3~C_4的改变为最明显。因此,该插管方式有可能因操作时颈椎曲度改变而加重损伤。

(二)经鼻盲探气管插管

虽然在先进国家施行经鼻盲探插管以控制患者的气道已经比较普及,但对存在自主呼吸的颈椎损伤患者,仍无有力证据表明采用这种插管技术是安全的,原因如下。

(1)插管时间较长;

(2)若表面麻醉不充分,患者在插管过程中常有呛咳,从而导致颈椎活动,可加重脊髓损伤;

(3)易造成咽喉部黏膜损伤和呕吐误吸而致气道更加不畅;

(4)插管时心血管反应较大,易出现心血管意外情况。

我们对大量颈椎创伤合并脊髓损伤的患者采用快速诱导经鼻或口插管的方法收到良好的临床效果。在此,强调的是插管操作必须由有经

验的麻醉医师来完成,而不应由实习生或不熟练的进修生来操作,插管时动作应轻柔,避免左手推头使其后伸、右手置入喉镜提下颌的不良习惯。术前访视患者,发现插管条件不理想时,应准备好纤维支气管镜以便帮助插管。

(三)纤维支气管镜引导下插管

纤维支气管镜是一种可弯曲的细管,远端带有光源,操作者可通过光源看到远端情况,并可调节方向使其能顺利通过声门。与气管插管同时使用时,先将气管导管套在纤维支气管镜外面,再将纤维支气管镜经鼻插至咽喉部,调节光源使其通过声门,然后再将气管导管顺着纤维支气管镜送入气管内。纤维支气管镜插管和经鼻盲探插管比较,具有试插次数明显减少、完成插管迅速、可保持头颈部固定不动、并发症少等优点,纤维支气管镜插管的成功率几乎可达100%,比经鼻盲探明显增高,且插管的咳嗽躁动发生率低。

二、颈椎损伤患者气管插管方式的选择

如上所述,为了减少或避免气管插管造成的再损伤,选用那种插管方法是比较困难的,但有一点是肯定的,有条件者首选纤维支气管镜引导下插管;其次,根据患者的插管条件,可选择充分表面麻醉下行经鼻盲探插管(保持患者清醒和自主呼吸)或直接快诱导明视下插管,但应尽量使头部保持在中轴位,最好有人帮助固定颈椎。若属困难插管,千万别勉强,可借助纤维支气管镜辅助插管或行气管切开。

第六节　骨盆伤患麻醉

骨盆手术以骨盆肿瘤和骨盆骨折为多见。骨盆手术麻醉较复杂,有许多特点,麻醉医师应予重视。

一、骨盆手术及麻醉的特点

1. 创伤大,出血多;
2. 不能应用止血带;
3. 常在全身麻醉下进行;
4. 可并发脂肪栓塞综合征、深静脉血栓形成和肺栓塞;
5. 骨盆骨折常伴有其他部位损伤。

二、骨盆疾病手术麻醉

(一)骶骨肿瘤切除术的麻醉

骶骨肿瘤以脊索瘤最为多见,骨巨细胞瘤次之。因解剖复杂,肿瘤易与盆腔脏器大血管广泛粘连,手术困难大,出血多。患者全身情况常较差,多有营养不良,如贫血和低蛋白血症等。肿瘤压迫神经可出现严重疼痛而影响睡眠,肿瘤液化和毒素吸收后患者可出现发热、脉搏快等中毒症状。术前应尽量改善患者全身情况,可小剂量输血或输血浆、补充血容量,以纠正低蛋白血症、贫血和电解质紊乱等,为手术和麻醉创造良好条件。术前行选择性动脉造影及栓塞介入治疗以减少术中出血,且可避免手术结扎髂内动脉。骶骨肿瘤的血运源于骶外侧动脉、髂腰动脉和骶中动脉。因骶中动脉发自腹主动脉的末端,单纯结扎髂内动脉不能完全阻断骶骨血流。术前24~48小时采用选择性动脉造影可充分显示上述3条主要供血血管,并通过注入明胶海绵将其栓塞,以达到术中减少出血的作用。以往骶骨肿瘤切除

术失血量大,经用血管介入治疗后术中出血明显减少。此外,为减少术中出血,可采用控制性降压,但应根据患者全身情况决定控制性降压程度及时间。

1. 麻醉选择 骶骨肿瘤切除术首选气管内麻醉。手术常需完成两部分,先采取仰卧位下行前路肿瘤切除术和(或)髂内动脉结扎术,而后变换成俯卧位再行后路骶骨部肿瘤切除术。

2. 麻醉管理 骶骨肿瘤切除术麻醉管理较复杂,注意事项如下。

(1)应行颈内静脉穿刺置管,以保证输液、输血通路,还可监测 CVP。

(2)行动脉穿刺测压,并监测 ECG、SpO_2、$ETCO_2$ 及尿量。术中准确估计出血量,并及时予以补充,以维持有效循环血容量稳定。

(3)为防止大量输血引起的不良反应,应提倡术前行选择性动脉栓塞和术中行控制性降压以减少出血,但在较长时间控制性降压后应查血气,以便及时纠正酸碱失衡,还应注意保护重要脏器功能,如注意观察尿量以保护肾功能。在输注库存血时应采取加温输血法,必要时并按输血量的情况补充钙剂、抗过敏药、糖皮质激素、碱性药和止血药等以预防可能出现的并发症。

(4)保护气管插管以避免导管打折(可选用带钢丝气管导管)、深度改变造成单侧肺通气及导管脱出现象。

(5)保证胸廓不受压,在骨性突出部位垫好软垫,以避免被压伤。

(6)在变换体位时,应密切观察患者血流动力学改变情况,并及时予以纠正。

(二)半骨盆截除术的麻醉

半骨盆截除术为骶骨、股骨头部肿瘤,尤其是恶性肿瘤的传统手术方法。半骨盆截除术又称1/4离断术,其切除范围包括半侧骨盆和整个下肢。因其创伤大且产生残疾,对患者心理产生较大影响,而全身麻醉有利于患者对失血的代偿和降低对神经刺激、创伤的反应和心理反应,故一般采用全身麻醉,并需开放两路以上深静脉,以保证术中快速输血输液。全身麻醉可采用异丙酚、肌松剂、芬太尼等进行诱导气管插管,麻醉维持采用静脉复合麻醉或静吸复合麻醉。

半骨盆截除术手术创面大、出血多,且有较多的体液蒸发,故术中应及时补充血容量,以维持血流动力学稳定和电解质平衡。术中可采用控制性降压,因降压后不仅失血量减少,手术野解剖清晰,有利于手术操作,而且控制性降压所使用的交感神经节阻滞药,可减轻创伤强烈刺激对全身所造成的反应。使用控制性降压时,必须严格掌握适应证。高龄或合并心血管疾病及肝、肾功能不良者禁用。术中降压期间平均动脉压应控制在 8~10.7kPa(60~80mmHg)之间,若需较长时间降压可同时采用 30℃~32℃ 低温麻醉。停用控制性降压后需密切观察血压回升及回升后伤口出血情况。随时测量体温,因广泛的血管扩张和细胞代谢的抑制可造成低体温。降压停药时要缓慢,以防过快停药引起血压升高的反跳现象。

三、骨盆损伤手术麻醉

骨盆损伤可分为稳定性骨折和非稳定性骨折,前者通常由低能量致伤引起,如发生在青年的因肌肉骤然用力收缩所致的撕脱骨折,常不需手术,后者常由高能量致伤引起,且多为高处坠落或交通事故造成,常伴有其他损伤,需行手术内固定治疗。骨盆骨折内固定术一般多采用全身麻醉,一方面是为了减少因体位变动可能加重的骨折损伤和出血,另一方面是为便于麻醉管理。特别要注意的是骨盆骨折引起的下列并发症。

(一)出血性休克

骨盆骨折的主要危险是其并发症。其中出血性休克是导致死亡的首要原因。骨盆中有 4 组血管,前中环组包括闭孔动、静脉,阴部动、静脉,髂外动、静脉及其分支,当耻骨、坐骨及耻骨联合骨折分离时,可伤及前中环组血管;后中环组包括髂腰动、静脉,骶外侧动、静脉,臀上动、静脉,此组主要供应骨盆后路的骨组织血运,当骨盆后部如骶髂关节骨折脱位、骶骨和髂骨骨折时可损伤后中环组血管;两侧侧环组在髋臼部,为双侧闭孔动静脉及其分支,髋臼骨折时可伤及。此外,盆腔内还有异常丰富的静脉丛,为动脉面积的10~15倍,主要围绕骨盆内壁,并相互连通,构成"血管湖"。在严重的骨盆骨折时可使数组血管同时受损,并伤及静脉丛,造成大出血,如骨折为开放性损伤,可引起不可控制的大出血,严重者可导致死亡。

骨盆骨折出血量的多少与骨折的严重程度相关。严重出血者休克可在伤后很快出现。出血的来源可以是骨折表面渗血不止;大的动、静脉受损及静脉丛受损;骨盆邻近的软组织撕裂出血;盆腔脏器破裂出血;有时几种损伤可同时存在。治疗休克首先要进行快速有效的补充血容量,即予以快速输血补液,以尽可能维持循环稳定。为避免麻醉诱导时出现严重低血压而致心搏骤停危险,应选用对循环影响小的药物,可采用氯胺酮加肌松剂快速诱导插管。行颈内静脉或锁骨下静脉穿刺置管,根据伤情,可开放多路深静脉,以便术中快速输血输液,还应行动脉置管测压,以便随时观察血压的变化情况。

(二)泌尿系损伤

盆腔内有诸多脏器,泌尿道损伤是骨盆前环骨折最常见的并发症,根据损伤部位和程度决定是否手术,麻醉医师可根据伤员全身情况选择麻醉方法,有条件者,尽量采用全身麻醉,可避免因麻醉操作要求变动体位而可能造成进一步的损伤及给患者带来的疼痛。术中应监测血压、脉搏、血氧饱和度和及时补充血容量以纠正失血性休克等。

骨盆手术的特点为手术创伤巨大、手术时间长、出血量大及由此而带来的麻醉管理困难。术前应对患者进行充分的全身准备和足量备血。常采用全身麻醉,需开放两路以上深静脉,有条件者可应用血液回收技术回收术中失血,如输异体血,应注意加温后再输,并注意大量输血的并发症。必要时可采用低温麻醉。由于术中输血输液总量常达数万毫升,因此,要特别注意出入量平衡、电解质和酸碱平衡,监测体温及凝血机制等。

(王成才)

参 考 文 献

1. 陈德玉.颈椎伤病诊治新技术,北京:科学技术文献出版社,2003
2. 马宇,熊源长.颈椎手术围手术期的麻醉处理[J].中国脊柱脊髓杂志,2009,19(1)
3. 饶书诚,宋跃明.脊柱外科手术学(第三版).北京:人民卫生出版社,2006
4. 王成才,陈德玉.颈椎后纵韧带骨化症经前路减压植骨融合术的麻醉处理[J].临床军医杂志,2009,37(6)
5. 王成才,徐文韵,陈德玉.颈椎OPLL与非OPLL患者经前路手术的麻醉管理分析[J].中国医学创新,2009,6(35)
6. 徐海涛,叶军青,王成才等.地震后颈椎损伤患者的麻醉处理[J].第二军医大学学报,2008,29(7)
7. 赵定麟.现代骨科学,北京:科学出版社,2004
8. Inoue Y, Koga K, Sata T, Shigematsu A. Effects of fentanyl on emergence characteristics from anesthesia in adult cervical spine surgery: a comparison of fentanyl-based and sevoflurane-based anesthesia. J Anesth. 2005; 19(1): 12-6.
9. Liu RW, Teng AL, Armstrong DG, et al. Comparison of

supine bending, push-prone, and traction under general anesthesia radiographs in predicting curve flexibility and postoperative correction in adolescent idiopathic scoliosis. Spine (Phila Pa 1976). 2010 Feb 15; 35 (4): 416-22.

10. Memtsoudis SG, Vougioukas VI, Ma Y, Gaber-Baylis LK, Girardi FP. Perioperative Morbidity and Mortality After Anterior, Posterior, and Anterior/Posterior Spine Fusion Surgery. Spine (Phila Pa 1976). 2010 May 5.

11. Raeder J, Gupta A, Pedersen FM. Recovery characteristics of sevoflurane- or propofol-based anaesthesia for day-care surgery. Acta Anaesthesiol Scand. 1997 Sep; 41 (8): 988-94.

12. Zuo C, Zuo Z. Spine Surgery under general anesthesia may not increase the risk of Alzheimer's disease. Dement Geriatr Cogn Disord. 2010; 29 (3): 233-9.

第五章 小儿骨科伤患麻醉及其他特殊病例麻醉及术中监测

第一节 小儿骨科伤患麻醉特点及要求

一、小儿解剖、生理及药理特点

小儿的年龄指新生儿至12岁,与麻醉有关的小儿的解剖、生理及药理特点非常明显(表1-2-5-1-1)。年龄越小,这些特点越明显。因此,麻醉方法及器械都要适合小儿的特点。

二、小儿骨科麻醉特点与要求

小儿骨科麻醉特点一方面与小儿的解剖、生理及药理特点有关,另一方面与其疾病种类及手术种类有关。小儿骨科疾病常需多次手术及麻醉;小儿四肢手术常放置止血带,注意防止止血

表1-2-5-1-1 与麻醉有关的小儿解剖、生理及药理特点

项目	表现特点
解剖	头大,舌大,扁桃体大,鼻腔及呼吸道小
	喉头位置高,会厌长,颈及气管较短
	肋间肌及膈肌较弱
	左心室顺应性低,收缩力弱
	动静脉穿刺较困难
生理	肺顺应性低,气道阻力大,功能残气量(FRC)低
	血压较低,心率较快,心排出量属心率依赖性
	体表面积/体重较高
	新生儿肾功能发育不全
	体温易于波动
药理	肺泡气麻醉药浓度/吸入麻醉药浓度(F_A/F_I)升高快
	全身麻醉诱导及苏醒迅速
	吸入全身麻醉药最低肺泡气浓度(MAC)较高
	肝脏生物转化机制不全,蛋白结合率较低
	药物分布容积大,新生儿易发生体液过荷

带使用不当的并发症；小儿合作性差，常需基础麻醉；某些骨科手术（创伤、脊柱、髋部手术）出血量多，而小儿对大量出血的耐受性差，需要及时精确补充血容量；某些先天性畸形患儿常有潜在的神经肌肉疾病，应用卤素吸入性全身麻醉药及琥珀胆碱时除易引起恶性高热外，并有引起心搏骤停的可能，应注意选择合适的麻醉药物和监测项目。

第二节 小儿四肢伤患的麻醉

一、麻醉选择

小儿四肢伤患手术可根据年龄大小和合作程度而选择麻醉。对于能够合作小儿的短小手术可选择局部麻醉和神经阻滞麻醉，不能合作小儿的短小手术可选择不插管基础麻醉，能合作小儿的较长手术麻醉可选择神经阻滞麻醉（包括蛛网膜下腔阻滞、硬膜外阻滞、骶管阻滞和臂丛神经阻滞）或气管内麻醉，不能合作小儿的较长手术麻醉一般选择基础麻醉加气管内麻醉。

二、术前准备

术前访视时，应与病儿多交流，建立感情，以取得其合作；对麻醉及手术情况进行必要的解释，减少其恐惧心理，从而避免手术后精神创伤、夜尿等后遗症；应从家长处了解病史及过去史，了解母体妊娠期的健康及婴儿分娩情况。着重了解药物史及缺氧史，了解患儿目前或一周内有无上呼吸道感染，如存在，则可影响吸入麻醉实施，也可在使用氯胺酮后出现难治性支气管痉挛；有无变态反应史及应用特殊药物（如糖皮质激素）史以及麻醉手术史，家族中有无遗传缺陷病或麻醉后长期呼吸抑制（可能因假性胆碱酯酶不足或神经肌肉疾病所致）。体检时应注意患儿体重，并与预计体重[年龄（岁）×2 + 7kg]比较，以了解小儿发育及营养状况，有无体重过低或超重；并应注意有无发热、贫血、水电解质失衡情况，若有上述情况，术前应先纠正。此外，还应了解拟施手术的体位、手术创伤程度以及可能的出血量。

小儿不易合作，即使部位麻醉也应按全身麻醉准备，以便随时更改麻醉方法。手术前应禁食，以免全身麻醉诱导时呕吐误吸，但小儿代谢旺盛，禁食时间过长，可引起脱水、低血糖和代谢性酸中毒。小儿术前禁食时间因年龄而不同（表1-2-5-2-2）。

表1-2-5-2-2 小儿术前禁食时间（h）

年 龄	固体食物、牛奶	水、清淡流汁
<6月	4	2
1/2~3岁	6	3
>3岁	8	3

三、麻醉前用药

麻醉前用药的目的是使小儿镇静、抑制呼吸道黏膜及唾液分泌，减少麻醉期间迷走神经反射以及减少麻醉药用量。常用的麻醉前用药包括镇静、镇痛药及抗胆碱能类药。1岁以下婴儿不用镇静镇痛药，以免引起呼吸抑制，麻醉前仅用阿托品 0.02mg/kg 肌肉注射。1岁以上小儿除应用阿托品外，可合用镇静镇痛药，常用哌替啶 1mg/kg 或吗啡 0.04mg/kg。对术前已有呼吸抑制或缺氧的小儿，禁用吗啡或哌替啶。

小儿麻醉常用药物均有迷走神经兴奋作用，使呼吸道及口腔分泌增加，需用阿托品对抗，故小儿麻醉前用药中阿托品有重要作用，不可省略。阿托品肌肉注射作用可维持1h，若手术时间冗长，术中应追加阿托品，追加量是0.01mg/kg静脉注射。通常麻醉前用药应在手术前30min肌肉注射，急诊手术可静脉给药。目前主张麻醉前用药应尽量不增加患儿痛苦，可采用口服给药，如咪唑安定0.5mg/kg于麻醉前15~20min口服，对婴幼儿还可采用滴鼻方式，阿托品可改在麻醉诱导时静脉注射0.01mg/kg。

四、麻醉方法

（一）全身麻醉

全身麻醉是小儿麻醉的基本方法，骨科小手术可在肌肉、静脉基础麻醉或面罩吸入麻醉下完成，中等以上手术均应在气管内麻醉下施行。小儿气管插管可维持呼吸道通畅，减少呼吸死腔，便于辅助或控制呼吸。通常采用静吸复合维持麻醉。

吸入麻醉药如安氟醚、异氟醚及地氟醚等对循环功能的影响较小，但均可引起呼吸抑制，麻醉时必须进行辅助或控制呼吸。静脉麻醉药以氯胺酮最为常用，因其镇痛效果好，静脉注射及肌肉注射均有效，常用于麻醉诱导或短小手术。肌肉注射氯胺酮4~6mg/kg，2~8min入睡，麻醉维持20~30min，静脉注射1~2mg/kg，注射后1min左右入睡，作用维持10~15min。氯胺酮易引起唾液及呼吸道分泌物增加，麻醉前必须应用抗胆碱药；兴奋交感神经，使血压升高，脉搏增快，外周血管阻力增加；可引起舌下坠及喉痉挛，应严密观察。此外，氯胺酮对心肌有负性变力作用，直接抑制心肌，危重、休克小儿应在减少剂量的前提下慎用。氯胺酮的缺点是苏醒慢，术后多见有恶心呕吐。目前，异丙酚及硫喷妥钠也为常用药物，异丙酚1~2mg/kg，静脉注射，3岁以下患儿由于肾功能发育不全，一般不用。硫喷妥钠4~6mg/kg，静脉注射。

麻醉诱导时常用的肌松药有琥珀胆碱0.8~1mg/kg、阿库溴铵0.6mg/kg、维库溴铵0.08mg/kg和泮库溴铵0.08mg/kg。琥珀胆碱可引起血钾升高甚至心跳停止，对有血钾增高可能（如严重创伤、截瘫）或有神经肌肉疾病的患儿应禁用。

小儿气管插管以静脉快速诱导加肌松药插管为常用，对估计插管困难的患儿可在静脉注射地西泮、羟丁酸钠或面罩吸入全身麻醉下，保留自主呼吸，进行气管插管。气管导管现均选用对组织无刺激性的塑料导管，导管以内径（mm）编号，管壁应薄，小儿气管导管选择（内径及插入长度估计），因有个体差异，根据计算应准备上、中、下三根相连号码导管供插管时选用，见表1-2-5-2-3。

表1-2-5-2-3　小儿气管导管号码（内径）及插入长度估计

年　龄	导管号码内径（mm）	插入长度（cm）	
		经口	经鼻
新生儿	3.5	10	12
1~11月	4.0	12	14
1岁	4.0	12	14
2岁	4.5	13	15
3岁	5.0	14	16
4岁	5.0	15	17
5岁	5.5	16	18
6岁	5.5	16	18
7岁	6.0	17	19
8岁	6.0	17	19
9岁	6.5	18	20
10岁	6.5	18	20
11~12岁	7.0	20	22

注：导管内径（mm）=病儿年龄/4+4.0

小儿气管短,插管后应进行双肺听诊,避免导管插入过深误入一侧支气管,并应可靠固定,在每次体位变动后均应听诊双肺呼吸音以确定气管导管位置正确。小儿麻醉呼吸回路有紧闭和半紧闭两类,小儿紧闭回路与成人所用的基本结构相同,为使麻醉呼吸管理更有效,需更换成小儿的螺纹管及储气囊。

小儿短小手术用喉罩通气道,可避免气管插管后遗症,有先天性小颌、舌下坠、腭裂的Pierre-Robin综合征患儿,气管插管困难,可用喉罩通气道维持麻醉。对需频繁施行麻醉的病儿(如伤口换药、矫形固定、闭合复位等),用喉罩通气道保持呼吸道通畅,可避免反复气管插管。

(二)部位麻醉

在适当的基础麻醉配合下,某些小儿骨科手术可在部位麻醉下完成。部位麻醉可以单独应用,也可与全身麻醉复合应用,以减少全身麻醉药用量,并可用作术后镇痛。小儿常用的局麻药是利多卡因、布比卡因和普鲁卡因,在局部浸润、神经阻滞及硬膜外阻滞麻醉时单次最大剂量分别为8mg/kg、2mg/kg和15mg/kg。

1. 蛛网膜下腔阻滞麻醉

(1)适应证　婴幼儿脊柱生理弯曲尚未形成,以致易发生呼吸抑制等并发症,故不适合采用蛛网膜下腔阻滞麻醉。一般5岁以上可采用蛛网膜下腔阻滞麻醉,而5岁以下小儿应采用硬膜外或骶管阻滞麻醉。

(2)穿刺针的选择　小儿蛛网膜下腔阻滞麻醉通常选用较短而细的专用穿刺针(25G-5cm),如头端封闭而尖锐,在近头端处有侧孔的笔尖型穿刺针,可减少对组织的损伤。

(3)穿刺间隙及体位　穿刺间隙应选择在$L_{3\sim4}$或$L_{4\sim5}$,采用侧卧位,屈髋屈膝,不需屈颈。

(4)局部麻醉药用量　小儿蛛网膜下腔阻滞局麻药用量有不同的计算方法,通常可按体重、年龄来计算其剂量,如小儿脊麻药物浓度及剂量如下(见表1-2-5-2-4)。

表1-2-5-2-4　小儿脊麻药物浓度及剂量计算表

药物	浓度(%)	体重(mg/kg)	年龄(mg/y)
普鲁卡因	3~5	2	8
利多卡因	2	2	8
丁卡因	0.33	0.2	0.8
布比卡因	0.5~0.75	0.2~0.3	0.8~1.0

(5)维持时间　小儿蛛网膜下腔阻滞维持时间较成人短,可能与小儿脑脊液循环较快、代谢率较高有关。

(6)药物选择　普鲁卡因作用时间短暂,仅45min,利多卡因阻滞平面易升高,影响呼吸和循环,在小儿蛛网膜下腔阻滞中应用较少,故药物以丁卡因和布比卡因为常用,按年龄或体重给药,麻醉维持150min左右。我院多年来使用配制好的1%布比卡因重比重溶液,用于成人及小儿蛛网膜下腔阻滞,取得了良好的效果,小儿用量一般为0.8~1.0mg/岁。小儿循环代偿功能良好,麻醉期间血压较平稳,发生低血压的机会比成人少,但如阻滞平面超过T_6脊神经,血压可能下降,呼吸也可部分抑制。小儿下肢手术蛛网膜下腔阻滞阻滞平面在T_{12}以下,即可满足手术需要。小儿蛛网膜下腔阻滞操作虽简单,但麻醉管理非常重要,麻醉机及急救药物应准备在侧,术中要严密观察。小儿蛛网膜下腔阻滞后头痛及尿潴留少见。

2. 硬膜外阻滞　腰部硬膜外阻滞较多应用于小儿,但应注意小儿硬膜外腔脂肪组织、淋巴管及血管丛较丰富,腔内间隙相对较小,注药后麻醉平面易升高。小儿硬膜外神经纤细,鞘膜薄,局麻药注入硬膜外腔后麻醉作用出现较早,药物浓度可相应降低。小儿硬膜外常用药物是0.75%~1.5%利多卡因、0.1%~0.2%丁卡因、0.25%布比卡因或利多卡因和布比卡因(丁卡因)混合液,按体重给药,利多卡因8mg/kg、丁卡因1.5~2.0mg/kg、布比卡因 1.5~2.0mg/kg，用混合液时剂量要相应减少。小儿硬膜外阻滞时辅助药用量要严格控制，术中要严密监测呼吸循环状况，以防意外。与腰部相比，小儿胸部硬膜外阻滞较少采用，因为对穿刺技术的要求颇高，稍有不慎，极易造成严重损伤，其次是容易发生呼吸及循环抑制；更重要的是下腹部以下可选用蛛网膜下腔阻滞麻醉，而较高部位可选用全身麻醉。

3. 骶管阻滞　骶管阻滞是一种广泛用于小儿的部位麻醉，对于下肢手术及会阴部手术效果较好，其优点在于镇痛完善，术中血流动力学稳定，常采用单次注射法。有许多关于骶管阻滞局麻药用量的计算方法，如按体重、年龄或椎管长度（C_7至骶管裂孔长度）计算等，但在实际应用中大多按体重计算，用量同硬膜外阻滞。

4. 臂丛神经阻滞　小儿上肢手术可应用臂丛神经阻滞，由于患儿保持清醒状态或仅使用轻度镇静药物，因此可减少全身麻醉的并发症，避免呕吐误吸，尤其适用于已进食而又必须进行急诊手术及术后需早期出院的患儿。腋路法以腋动脉搏动为阻滞依据，适用于任何年龄小儿，而肌间沟法及锁骨上法需以针刺异感作为阻滞依据，只适用于能合作的小儿。局部麻醉药常用利多卡因 10mg/kg，浓度为 0.75%~1.5%，可维持秩序 2h 左右。也可用 2% 利多卡因与 0.5% 布比卡因的 1∶1 混合液，剂量按体重计算，可略减少。

五、麻醉期间监测和管理

（一）麻醉期间监测

小儿麻醉期间情况变化快，应密切监测病情以保证患儿安全。切记任何仪器都不能代替麻醉医师的临床观察，心前区听诊心音强弱、心率、心律、呼吸音和观察皮肤色泽，可为临床麻醉提供重要信息。小儿麻醉期间应测血压，只要血压计袖带合适，新生儿也可测得血压。正确的袖带宽度应为患儿上臂长度的 2/3，袖带过宽测得血压偏低，过窄则测得血压偏高。有条件时应监测 SpO_2 和 $ETCO_2$。

（二）麻醉管理

1. 及时精确补液

（1）小儿麻醉期间输液输血是保证手术安全的重要措施　小儿体内含水量要比成人高，细胞外液多，水代谢率高，不能耐受脱水。手术前禁食及手术创伤出血均有液体丧失，必须及时补充。小儿液体需要量随体重增长而有不同，低于 10kg 小儿需水 4ml×kg/h，11~20kg 体重部分需水为 2ml×kg/h，21kg 体重以上部分需水 1ml×kg/h，如以 30kg 计，每小时需水量 =10×4+10×2+10×1=70（ml）。

（2）麻醉手术期间体液治疗目的　①补充术前丢失量；②补充不显性失水及维持尿量；③提供维持体内化学反应及酸碱平衡必需的电解质；④提供热量；⑤补充丢失的蛋白质，维持胶体渗透压；⑥与麻醉有关的液体丢失量，随麻醉装置而不同，紧闭法呼吸道液体丧失，半开放装置吸入冷而干燥的气体时失液多；⑦手术引起的液体丢失量及体内转移量，手术及出血均有细胞外液丢失，骨科小手术每小时液体丧失约 2ml/kg，中等手术 4ml/kg，大手术 6~10ml/kg。

（3）补充葡萄糖液　麻醉期间损失的是细胞外液，以补平衡液为主。由于小儿糖贮备少，而平衡液不提供热量，故小儿输液时应补充葡萄糖液，以预防低血糖，对禁食时间长的小儿输注葡萄糖液更有必要。

2. 输血管理　小儿总血容量与成人相比相差悬殊，同样的血容量丢失对小儿的影响远比成人大，因此在估计失血量时，相对量要比绝对量重要。新生儿血容量为 90ml/kg，小于 1 岁为 80ml/kg，大于 1 岁为 70ml/kg。小儿耐受失血能力差，术中应正确估计失血量。小儿术中输血除考虑失血量，还要考虑失血占血容量的百分比以及术前有无贫血。小儿血容量按 70ml/kg 估计（新生儿按 90ml/kg 估计）。凡失血量少于 10% 血容量，可不输血而仅输平衡液；失血在 10%~15% 血容量，可输平衡液及血浆代用品；失血超过 15% 血容量或 Hct 低于 30%，除输平衡液外，还应输血。输注平衡液与失血量之比是 3∶1，输注胶体液与失血量之比是 1∶1。输血时可输全血或成分血制品。对估计失血量较多的手术，应准备多条静脉通路并保证静脉通畅。

3. 其他 小儿麻醉期间易发生缺氧、二氧化碳蓄积及体温变化，故麻醉期间应监测 SpO_2、$ETCO_2$ 和体温。体温监测在小儿也很重要，1 岁以下小儿麻醉期间体温易下降，1 岁以上小儿体温易升高。此外，心电图监测很必要。尿量代表肾脏血流灌注情况，中等以上手术应留置导尿管记录尿量。大手术可根据情况监测桡动脉压、CVP、肌松程度、血糖及电解质。

4. 术后管理 全身麻醉结束后，患儿应转送麻醉后恢复室。待患儿清醒，反射恢复，吸除分泌物后拔除气管导管。如通气情况良好，SpO_2 在 95% 以上，且循环情况稳定，符合移出恢复室条件时，可转送至病房。转送途中为防止舌下坠致呼吸道阻塞，应将患儿头部转向一侧，以保持呼吸道通畅。

苏醒期尤应注意呼吸道管理，由于全身麻醉药、麻醉性镇痛药以及肌松药仍可有残余作用，可导致通气不足，而舌下坠可引起上呼吸道阻塞，必要时应置入口咽通气道。苏醒期患儿应常规吸氧并监测 SpO_2。对气管内麻醉的患儿应注意有无喉痛、声音嘶哑或呼吸困难症状，并予对症处理。

麻醉后循环系统的管理应尽量维持血容量及心排血量正常，术后应适当输液，维持血容量稳定。

对部位麻醉患儿术后应观察麻醉平面恢复情况，有无神经系统并发症、尿潴留、头痛及恶心呕吐等情况。

小儿骨科手术后疼痛常较剧烈，需进行镇痛治疗。

第三节 小儿脊柱伤患麻醉需重点注意的问题

特发性脊柱侧凸是危害青少年和儿童健康的常见病，可影响胸廓和肺的发育，使胸肺顺应性降低，肺活量减少，甚至可引起肺不张和肺动脉高压，进而影响右心，导致右心肥大和右心衰竭。限制性通气障碍和肺动脉高压所导致的肺心病是严重脊柱侧凸患儿的主要死因。因此，术前除做常规检查外，必要时还应做心肺功能检查。脊柱侧凸矫形手术涉及脊柱的范围很广，可超过 10 个节段，有的需经前路开胸、开腹或胸腹联合切口手术，有的经后路手术，即使经后路手术，没有大血管，但因切口长，手术创伤大，尤其是骨创面出血多，发生休克的可能性极大。因此，术前必须做好输血的准备，估计术中的失血量，充分备血。有条件时可应用血液回收技术，回收术中失血，经血液回收机处理后再回输给患者，使得大部分患者术中可不必再输异体血。也可采用控制性降压以减少术中出血。

在脊柱侧凸矫形手术中，既要最大限度地矫正脊柱畸形，又要避免医源性脊髓功能损伤。因此，在术中进行脊髓功能监测以便术中尽早发现各种脊髓功能受损情况并使其恢复。其方法有唤醒试验和其他神经功能监测。唤醒试验多年来在临床广泛应用,因其不需要特殊的仪器和设备,使用起来也较为简单,但是受麻醉深度的影响较大,且只有在脊髓神经损伤后才能做出反应,对术后迟发性神经损伤不能做出判断,正因为唤醒试验具有上述缺点,有许多新的脊髓功能监测方法用于临床(详见脊椎手术麻醉)。

脊椎损伤与成人无大差异,但因小儿不能良好合作,应特别注意脊椎稳定性的保护,以防加重损伤。无论是脊椎损伤手术麻醉或是脊椎疾患手术麻醉均以气管内麻醉为首选,但应注意以下麻醉相关的特殊问题。

一、预防恶性高热

恶性高热(malignant hyperthermia, MH)是一种具有家族遗传性的亚临床肌肉病,主要是由挥发性吸入麻醉药和琥珀酰胆碱等所触发的骨骼肌异常高代谢状态。MH好发于存在有特发性脊柱侧弯、进行性肌营养不良症、先天性肌强直症、Duchenne症、Burkitt淋巴肉瘤、斜视、上睑下垂、脐疝、腹股沟疝等先天性疾病的患者中。可能的诱发药物为吸入麻醉药(氟烷、安氟醚、异氟醚、七氟醚等)、肌松药(琥珀胆碱、维库溴胺等)以及静脉麻醉药(氯胺酮)等。MH具有家族遗传的特点,其遗传方式主要是常染色体显性遗传,研究证实罗纳丹受体基因(RYR_1)异常是大部分MH发生的分子生物学基础。氟烷-咖啡因骨骼肌体外收缩试验是确诊MH易感者的金标准。

鉴于特发性脊柱侧弯为恶性高热的好发疾病之一,因此,对该类患者应详细询问家族史,了解其家族中有无恶性高热病史,有类似病史者应在术前进行氟烷-咖啡因骨骼肌体外收缩试验以判断其是否是恶性高热的易感人群。但由于国内大部分医院不能做该试验,因此,对于该类患者一般均将其作为易感人群看待,麻醉诱导时禁用琥珀胆碱和维库溴胺,慎用吸入麻醉药。麻醉期间MH的发作非常突然,经过凶猛,病情恶性发展。最早的临床体征为肌肉不自主运动-咬肌痉挛,快速心律失常,严重缺氧,体温急剧升高(每15min升高0.5℃,每2h升高1.3℃),75%的患者可出现全身肌肉强直,在数小时内死于顽固性心律失常和循环衰竭。即使早期抢救成功,患者也往往死于严重的DIC和继发肌红蛋白尿引起的肾功能衰竭。监测方面除了常规监测外,特别强调$EtCO_2$和体温监测,因为MH的救治成功与否的关键在于能否早期发现,并立即给予及时有效的治疗,而对早期发现有价值的症状和体征为咬肌强直、心率增快、体温升高和$EtCO_2$升高,其中最有价值的为$EtCO_2$显著升高。

发生恶性高热后首选治疗药物为丹曲洛林,早期使用可以有针对性地阻止肌肉高代谢的病理过程。另外一旦发现后应迅速去除可能的诱因、控制体温和保护重要脏器功能等对症治疗措施,具体包括:①立即停用可能诱发和加重病情的麻醉药:如停用吸入麻醉药,并更换麻醉回路,予以吸纯氧和过度通气;②立即监测体温,并采用水床、静脉输注大量冷平衡液、大动脉处放置冰袋和全身酒精擦浴等降温措施以控制体温;③维持酸碱平衡、水电解质平衡和保护重要脏器功能,如动态监测酸碱平衡和电解质,并及时予以纠正,在保护肾脏功能时特别重要的是碱化尿液,可输注5%碳酸氢钠,以防大量释放的肌红蛋白堵塞肾小管引起急性肾功能衰竭,同时应反复使用利尿药以保持尿量,促进肌红蛋白经尿排出,常用药物为速尿。

二、预防高钾血症

正常人注入琥珀胆碱,可使血钾升高0.5~0.75mmol/L,但在脊髓损伤的患者注入后可使血钾急剧升高,甚至导致心搏骤停。以下几点尤应注意。

（1）血钾增高的多少与去神经支配的肌纤维多少有关，而与注入琥珀胆碱量的关系不大，有报道 20~30mg 琥珀胆碱可使脊髓损伤患者的血钾升高达 13.6mmol/L。

（2）受体增加发生在痉挛性瘫痪代替迟缓性瘫痪之前，即多发生在脊髓损伤的急性期。但对脊髓伤超过 6 个月的患者，仍然要尽量避免使用去极化肌松剂。

（3）非去极化肌松药并不能预防去极化肌松药引起的高血钾，即在用去极化肌松药前先用小剂量非去极化肌松药虽然能预防肌肉震颤，但不能预防血钾升高。因此脊髓损伤患者应避免应用去极化肌松药。

（4）若脊髓损伤的患者不慎注入琥珀胆碱，ECG 将出现高血钾的改变，如出现宽大畸形的 QRS 波、P-R 间期延长以及高而尖的 T 波。当血钾超过 12~14mmol/L 时，患者可因室颤或室扑而死亡。发生高血钾的处理是给予葡萄糖+胰岛素，以使细胞外的钾向细胞内转移；静脉注射氯化钙 0.5~1.0g 以拮抗钾对细胞膜的影响；急性期过度通气也有缓解高血钾的作用；使用速尿等利尿剂以促进钾从尿中排出。

第四节　重危与垂危骨科病例麻醉

一、全面观察

创伤骨科除本身可以威胁伤者生命外，更多的是其合并颅脑、胸腹腔脏器损伤引起颅内高压、出血性休克、张力性气胸等严重呼吸循环问题而威胁生命。对危重的骨科病例麻醉时应全面观察。

二、重点问题

（1）颈椎骨折合并颅脑外伤麻醉时，注意颈椎保护和气道处理，避免加重颈椎损伤。

麻醉诱导和维持时应注意控制和降低颅内压。

（2）合并有出血性休克患者，麻醉前应先建立有效的快速静脉通路进行抗休克治疗和有创动脉血压监测，待患者情况有所改善后或边抗休克边麻醉诱导，麻醉前和术中应反复检查血气，根据情况及时纠正酸碱平衡紊乱和贫血情况。麻醉诱导用药的选择应尽量采用对循环影响小的药物，如氯胺酮、依托咪酯和咪唑安定等，并注意减少用药剂量和减慢注药速度。

（3）对危重骨科病例麻醉应注意全面监测，除了基本监测外，还应置飘浮导管和 PICCO 监测心肺功能。应注重动态监测情况进行及时处理。

（4）手术后不宜立即拔除气管道管，大部分患者需要进一步呼吸支持治疗，估计短期内不能处理的应行气管切开。

（5）对创伤骨科合并其他脏器损伤的危重患者，应注意全面评估伤情，先处理威胁生命的创伤，有条件时再处理其他创伤如闭合性骨折等非致命伤，甚至可以延期处理。

第五节　批量伤员的麻醉特点

一、先行分类

某些自然灾害和事故等经常可造成批量人员受伤，因致伤因素不同，导致伤员的损伤特点也不相同。首先应予以分类，按急、中、缓将需手术及麻醉者加以区分，之后再按重、中、轻依序施行麻醉及手术。

二、具体注意的问题

对批量伤员手术的麻醉具体应注意以下问题。

1. 首先了解和估计伤员数量，进行麻醉人员和药品设备等准备；

2. 因了解致伤因素和创伤特点，进行麻醉人员的具体分工和麻醉前准备；

3. 批量伤员入手术室时应由专人负责安排分类，有序进入指定手术室；

4. 伤员入室后，麻醉者应先阅读病史，了解拟进行的手术，并再次讯问和检查患者，了解患者的全身情况，为采用最合适的麻醉方法和选择最合适的麻醉用药提供依据；

5. 注意合并伤对麻醉的影响，某些致命的合并伤应先期处理，如活动性出血、张力性气胸和严重颅内高压、脑疝等；

6. 注意饱胃患者呕吐误吸的预防和处理。

第六节　复杂性与复合性创伤的麻醉处理

随着现代汽车工业的发展，交通事故也随之增多，其次是工伤事故亦呈上升趋势，从而导致复杂性创伤的机会不断增加。对于复杂性创伤患者来说，早期的正确处理与及时的手术治疗是降低病死率与伤残率的主要因素之一。由于患者伤情复杂，给麻醉者带来了许多具有挑战性的问题。

一、复杂性创伤的临床特点

复杂性创伤一般指对机体功能状态影响较大，引起严重的病理生理改变，且危及生命的创伤。多因休克、大出血、严重颅脑损伤、呼吸衰竭等而致生命垂危，即使抢救及时和成功，后期也可能发生其他合并症，如成人呼吸窘迫综合征（ARDS）、多器官功能衰竭（MOF）、全身感染等而危及生命。其创伤范围往往涉及两个或两个以上的解剖部位或脏器，其抢救和治疗需要多学科协作。

二、麻醉前评估

虽然急诊科医师会对患者进行全面的检查，麻醉科医师仍需依据麻醉学的原则对患者的伤情程度迅速作出判断，这样才能采取正确的急救措施和麻醉处理方法。

（一）一般情况

通过检查患者的神志、面色、呼吸、血压、脉搏、体位、伤肢的姿态、大小便失禁、血迹及呕吐物等，初步了解患者的全身情况及危及生命的创伤部位。意识障碍多由脑外伤引起；烦躁不安、面色苍白、血压下降、脉搏增快多为休克的表现；昏迷患者伴有呕吐应考虑有误吸的可能；大小便失禁患者可能有颅脑或脊髓的损伤。

（二）呼吸系统

1. 气道 检查气道是否通畅，如果不通畅，应当立即找出原因并予以紧急处理。

2. 呼吸功能 根据患者的呼吸方式包括频率、节律、辅助呼吸肌的运动等，判断是否存在呼吸困难及缺氧，应及时监测SpO_2，并尽早行动脉血气分析，以便早期做出判断和及时处理。

3. 呼吸系统创伤 口腔、颈部创伤应尽早行气管内插管或行紧急气管切开术，否则待病情加重（例如水肿、血肿形成），将会使气管内插管或气管切开极为困难。气胸和多发肋骨骨折（连枷胸）引起的矛盾呼吸、反常呼吸及纵隔摆动，严重影响患者的呼吸功能和循环功能，应先行胸腔闭式引流或胸壁固定，必要时进行机械通气支持治疗。

（三）循环系统

复杂性创伤患者必然存在较大量的失血。临床判断失血量的方法很多，如创伤部位、可见的失血量等。但是对复杂性创伤患者比较可行的方法是根据患者的一般情况及实验室检查进行判断。

三、呼吸道及循环管理的特殊问题

（一）颈髓功能的保护

对于颈部损伤及颈椎骨折者应采用适当的方法保护颈髓。气管插管过程中应避免颈部过度活动，头部过度后伸属于绝对禁忌，即在置入喉镜的同时及遇到声门暴露有困难时，左手用力推头使其后仰，对于初学来说，尤其要改掉此不良习惯。相反插管时应进行颈部的牵引和制动。气管插管困难者可借助于纤维支气管镜辅助插管。

（二）反流和误吸

所有创伤患者皆应视为"饱胃"患者。饱胃的患者在进行全身麻醉诱导和气管插管过程中会出现胃内容物的反流，有引起误吸的危险，这是引起所有急诊手术患者术中或术后死亡的一个重要原因，应予以高度重视。复杂性创伤患者麻醉诱导和气管内插管中预防反流与误吸的有效方法为事先放置胃管并尽量吸出胃内容物及环状软骨压迫法。

（三）牙齿损伤和脱落

麻醉医师应当在麻醉前对患者的牙齿进行详细的检查，如果发现有可能引起牙齿脱落的因素，应当在病例中记录并向患者家属交代清楚。预防插管过程中牙齿脱落，主要应强调采用正确的操作方法，插管时要用肘、腕部的力量上提喉镜，显露声门，绝不能以牙齿为喉镜的支点。如果插管困难或牙齿松动者，可用纱布或专用牙托保护牙齿。如果发现牙齿丢失，应行胸部X线检查，以除外牙齿被吸入肺内，预防由此引起的肺不张及肺部感染。

（四）支气管损伤和出血

支气管损伤、出血或气管断裂可给人工机械通气带来困难，血液流入对侧肺可影响健肺的通气和氧合功能。因此，在手术麻醉时为保护非损伤肺及进行正压通气，必须将双肺分隔开。行双腔支气管插管可以很好地解决此问题。但双腔支气管插管的操作技术较为复杂，导管的插入及插入后的位置判断也需要一定的经验，其后管理更是如此。因此应由有经验者完成，有时可能需要借助纤维支气管镜来完成。

(五)循环血容量的补充

1. 静脉通路的建立 由于复杂伤患者常伴有大出血,因此,建立多条静脉通路是必要的,应同时开放外周及多条中心静脉。中心静脉置管不但对术中快速输血补液提供了可靠的通路,而且给以后进一步治疗和监测带来方便。

2. 抗休克治疗 根据患者的失血情况,尽快予以补充有效循环血容量,可补充平衡液及胶体液,并尽早输血。衡量输液的效果一般都以血流动力学参数是否稳定为标准,但影响因素较多,平时常用的指标可能变得很不敏感。由于创伤性休克的基本病理生理改变是组织灌注不足和缺氧,即氧供和氧需要的失平衡。因此,休克患者的预后主要取决于因血流灌注降低引起组织缺氧的程度和患者对氧耗(VO_2)增加引起 CI 和氧供(DO_2)增加的代偿能力。

(六)复杂性创伤患者的监测

呼吸方面应监测 SpO_2、$ETCO_2$、动脉血气分析及呼吸功能的监测,如呼吸频率(RR)、潮气量(VT)、顺应性(C)、呼吸道阻力(P)、分钟通气量(MV)等,对于判断呼吸功能状态都具有重要意义。血流动力学方面应监测 BP、ABP、CVP、PCWP、ECG 及尿量等,根据这些指标综合判断患者的血流动力学情况。

四、麻醉处理

(一)麻醉前用药

复杂性创伤患者的麻醉前用药应当根据患者的具体情况而定,其原则如下:

1. 一般情况较好 指神志清醒,呼吸、循环功能稳定的病例,可以在患者进入手术室后经静脉给予镇痛、镇静及抗胆碱药。

2. 一般情况较差 此类病例一般只给镇痛药,剂量应减小,给药过程中应小心观察患者的反应,尤其要注意可能带来的呼吸抑制及循环不稳。

3. 意识不清、怀疑有脑外伤的 禁忌给予镇静药和麻醉性镇痛药,以免抑制呼吸,而引起颅内压升高。

4. 不应单独使用镇静药 为防止负效应,麻醉前不宜单独使用镇静药,否则由于疼痛会引发烦躁与不安,这种现象一般称为镇静剂的"抗镇痛效应"。

5. 抗胆碱药的应用 根据患者情况,决定是否需要,如需用,一般在麻醉前经静脉给予。

(二)麻醉诱导

严重创伤患者的麻醉诱导是麻醉过程中最危险、最困难,也是最重要的步骤。应根据患者的不同状态选择不同药物和采用不同的诱导方法。麻醉诱导期常用的药物有镇静药,如依托咪酯、咪唑安定及异丙酚等。对已存在低血压的患者,应选用对循环影响轻的药物,如依托咪酯、咪唑安定,也可选用氯胺酮,但不宜用异丙酚和硫喷妥钠;肌松药可选用维库溴铵、琥珀胆碱等,麻醉性镇痛药如芬太尼、吗啡、哌替啶等。麻醉方法及药物的选用应以对血流动力学的影响最小为原则,并注意减少用药量及减慢给药速度。根据患者病情的严重程度,可选用下列诱导给药方案。

1. 心跳停止或深度昏迷 直接插管,不需任何药物;

2. 休克 收缩压低于 10.7kPa(80mmHg)时,可用氯胺酮 0.5~1.0mg/kg + 琥珀胆碱 1~2mg/kg 静脉注射或维库溴铵 0.1mg/kg 诱导插管;

3. 低血压 对收缩压在 10.7~13.3kPa(80~100mmHg)的患者,可选用芬太尼 + 咪唑安定(依托咪酯)+ 肌松药诱导插管;

4. 血压正常或升高 可用芬太尼 + 咪唑安定(异丙酚)+ 肌松药诱导插管。

(三)麻醉维持

临床麻醉的基本任务是既要保证患者术中

无痛苦,包括镇痛、催眠、遗忘及肌松,又要保证患者安全,如维持呼吸及循环功能稳定等。其原则仍然要根据患者的情况选择麻醉维持的方法和用药,但复杂性创伤严重时,应将患者的生命安全放在第一位。

一般情况较好患者的麻醉维持无特殊。一般情况较差的患者可采用芬太尼、氧化亚氮辅以肌松剂的浅全身麻醉维持,情况好转后可辅以低浓度的吸入性麻醉剂。有些创伤严重患者的心血管系统对麻醉药的耐受能力很低,这部分患者可能在极浅甚至在无麻醉条件下即可完成手术。因此严重创伤患者诱导及手术早期"术中知晓"的发生率较高。"术中知晓"虽然对患者心理是一个恶性刺激,可造成严重的心理障碍。但此时,应以患者的生命安全作为考虑的首要问题,因为一味强调其他次要问题而采用深麻醉,会危及患者的生命安全。在这种情况下,麻醉应当以保持循环稳定、保证生命安全为原则,待患者病情稳定后逐渐加深麻醉。

(四)术后苏醒

术后苏醒过程中常见的问题为呕吐与误吸、苏醒延迟、苏醒期谵妄、体温过低等。创伤前饱食的患者由于胃排空延迟,手术后可能仍然处于饱胃状态,麻醉苏醒过程中发生呕吐的可能性极大,对此类患者应留置胃管并行负压吸引。术后应严格掌握拔管指征,即患者意识应当完全清醒,呛咳反射及吞咽反射恢复,心血管功能稳定,通气及氧合功能正常,无水、电解质及酸碱平衡明显失调,无麻醉剂及肌松剂残余作用。严重创伤的患者手术后多数无法即刻拔除气管导管,常需保留一段时间,以便呼吸支持治疗。影响术后拔管的因素包括麻醉后的苏醒延迟、肺功能损害、心血管功能损害、过度肥胖、严重的胸腹部创伤及脑外伤造成意识不清等。对保留气管导管的患者,应予以良好的呼吸道护理。

第七节 骨科麻醉时术中各项指标监测

一、麻醉期间循环功能监测

麻醉和手术过程中,循环功能紊乱最常见、最显著、最迅速、病因最复杂,直接影响患者的生命安全及术后恢复。因此,作为麻醉医师,应十分重视麻醉期间循环功能的监测与管理。在循环功能紊乱的预防和治疗中,应根据患者的具体病情,进行动态观察,针对各种可能的原因,分清主次和轻重缓急,采取综合处理措施。

(一)脉搏

可通过手指触摸外周浅表动脉,如桡动脉、颈动脉、颞浅动脉及足背动脉等,以了解脉搏的频率、节律和强度等。正常情况下,脉搏强而有力,节律整齐,频率在 60~100 次/min。脉搏节律不齐、强弱不一表明有早搏;节律绝对不齐且次数少于心率数,表明有心房纤颤。脉搏强度在一定程度上与血压的高低成比例,脉搏有力表明心脏收缩有力、血容量充足;脉搏细弱则表明血压偏低、容量不足。SpO_2 监测仪及有创动脉测压均可显示脉搏波,可监测节律、频率及波形,但当末梢循环不良时,前者易受影响。

(二)血压

血压监测是基本检测项目之一,包括无创监测和有创监测动脉压(收缩压、舒张压、平均压和脉压)、中心静脉压、肺动脉楔压等。

1. 无创血压监测 无创动脉压监测是每个患者都应做的,可以用传统的袖套听诊器法,如果血压正常,至少每15min监测记录一次,如果血压不正常,应随时监测和记录,直至正常为止。要求袖套的宽窄是患者上臂的2/3,袖套太窄测压偏高,袖套过宽则测压偏低。

麻醉机及监测仪上的无创动脉压(NIBP)监测,逐步代替了听诊测压法,可以预置所需测压参数,如测压间隔(1、2、3、5、10、15、30、60、120min和连续)、自动或手动测压、压力参数显示(mmHg或kPa)、收缩压(SBP)、舒张压(DPB)和平均压(MAP)及其上下限报警,并有数十小时的记忆功能。当测压有干扰时会自动重复测压。其缺点是每次充气、放气、测压和显示结果的周期较长,尤其在血压波动时,常令人着急。

2. 有创动脉压监测 有创动脉测压(ABP)指穿刺周围动脉置管直接测压。在骨科麻醉与手术中,主要用于下列情况。

(1)控制性低血压。

(2)估计手术出血量大或可能出现严重低血压,间接测压有困难时。

(3)需反复监测血气时。

(4)需用血管收缩药和舒张药时。

常选用的穿刺动脉有桡动脉、足背动脉等。选用桡动脉时应做Allen's试验。

3. 中心静脉压监测 出血多、心功能不全或休克患者手术需做中心静脉压(CVP)监测。通常选择颈内静脉穿刺监测CVP。正常值为6~12cmH$_2$O。CVP监测结合动脉压与心率监测,对正确维持循环血容量、维护心泵功能和血流动力学稳定很有价值,再加上尿量监测,对一般骨科患者麻醉与手术中调控和维持平稳的血流动力学非常实用。

(三)心电图

心电图(ECG)是麻醉与手术中常用的监测项目,随着手术范围的不断扩大,各种合并夹杂症的患者手术机会都在增加,麻醉与手术期间发生心电图改变者相当多见。因此,麻醉医师必须术中随时监视ECG的改变,判断其异常与否,分析其原因,估计其危险性,并进行积极有效的治疗,从而确保患者的安全。麻醉与手术期间可通过ECG监测心率和心律,发现和诊断心律失常、心肌缺血,评估心脏起搏器的功能和药物治疗的效果。对术前患者已存在的ECG的改变或麻醉与手术中新发生的ECG异常,先要判断ECG异常的性质和严重性,并分析其原因是麻醉的问题、还是手术的影响或是其他情况,最后决定是否需要处理及如何处理。ECG异常可从不同角度分类,如快速型、慢速型、缺血型、室上性和室性等。

(四)血流动力学监测

利用气囊漂浮导管经外周静脉插入右心系统和肺动脉进行心脏、肺血管压、心排血量及混合静脉血氧饱和度等大量参数的监测,是心血管手术和危重患者手术麻醉中不可缺少的监测项目。

二、呼吸功能监测

呼吸功能监测,除包括一些呼吸系统的检查,如呼吸幅度、形式、频率、呼吸音、皮肤粘膜颜色、气道通畅情况等以外,主要是连续动态监测患者的通气功能、通气效应和通气力学的变化,如潮气量、频率、分钟通气量、气道压、吸入氧浓度、ETCO$_2$及SpO$_2$等。

从众多的经验教训来看,许多麻醉意外都是由于忽视和(或)延误对呼吸异常的诊断与治疗所致。要知道任何麻醉手术操作或用药都可能抑制呼吸,麻醉医师应有高度警惕性。

麻醉机通常都带有简单的呼吸监测和报警装置,应充分地利用。突然的气道阻力增高通常是通气系统有梗阻;突然的气道阻力降低多是通气系统有漏气;突然的气道阻力降至零可能是麻醉机与气管导管脱节;气道阻力逐渐降低或是通气系统有漏气或是新鲜气流量不足所致。

(一)脉率氧饱和度监测

脉率氧饱和度(SpO_2)指通过对动脉脉搏波动的分析,测出血液在一定的氧分压下,氧合血红蛋白占全部血红蛋白的百分比值。成人正常值为≥95%,低于90%为低氧血症,新生儿可略低,但应≥91%。

1. 临床意义　SpO_2能及时有效地评价血氧合情况,可用来判断全麻诱导无通气时的氧合程度,能为早期发现低氧血症提供有价值的信息,从而提高了麻醉和呼吸治疗的安全性。

2. 麻醉和手术中的应用

(1)全麻患者麻醉期间通气情况　当气管导管不慎滑出、呼吸梗阻、呼吸管理不当造成通气不足或吸入N_2O浓度过高,致使SpO_2降至低于预定值下限时,仪器即发出报警,使麻醉者能及时发现并查找原因,以便尽早处理。

(2)椎管内麻醉期间通气情况　可及时了解椎管内麻醉对患者通气氧合的影响,以便及时处理。

(3)单肺通气和气管手术　单肺通气时存在肺泡通气与灌流比例失调,气管手术时可发生供氧和通气受限,因此易发生低氧血症必须加强监测。

(4)特殊体位　体位可影响呼吸和循环功能,坐位时持续监测SpO_2可及时预报气栓的发生。

(5)拔管期间的监测　术毕以SpO_2作为气管拔管的指征之一,临床符合拔管条件的患者,在自主呼吸空气的条件下,SpO_2在正常范围内,可拔除气管导管。

3. 手术后及PACU的应用　SpO_2可用于术后运送患者期间及PACU患者的监测,以及作为机械通气调节的参考指标。

(二)$ETCO_2$监测

$ETCO_2$指呼气终末期呼出的混合肺泡气含有的二氧化碳分压。正常值为4.67~6.0kPa(35~45mmHg)。$ETCO_2$监测可用来评价肺泡通气、整个气道及呼吸回路的通畅情况、通气功能、循环功能、肺血流及少量的重复吸入情况。具有如下临床意义。

1. 监测通气功能　全麻期间或呼吸功能不全使用呼吸机时,可根据$ETCO_2$来调节通气参数,避免发生通气不足或过度,造成高或低碳酸血症。

2. 确定气管导管位置　目前公认要证明气管导管在气管内的正确方法有三:①肯定看到导管通过声门;②看到$ETCO_2$的波形;③看到正常大顺应性环(PV环)。

3. 及时发现呼吸机的机械故障　如发生接头脱落、回路漏气、导管扭曲、气道阻塞、活瓣失灵及其他故障时,$ETCO_2$波形均可发生相应变化,但需综合分析。

4. 监测体内CO_2产量的变化。

5. 了解肺泡无效腔量及肺血流量的变化。

6. 监测循环功能。

三、控制性低血压时的监测

骨科手术,尤其是出血量大的手术,有时利用控制性低血压以便减少出血,使手术野干净,解剖清楚。目前降压的主要方法是使用血管扩张药,如硝普钠、硝酸甘油、三磷酸腺苷或神经节阻断药等。但近年来有采用复合用药的趋势,如采用降压药联合吸入性全麻药或椎管内麻醉,再配合以患者的体位调节,可使血压得以良好控制,而且还可减少降压药物的用量。

控制性低血压时的重点监测在于保证有效的循环血容量、适宜的心脏前负荷、正常的心电图以及肾功能等。因此,必须监测有创动脉压(ABP),以便随时能够了解患者的收缩压、舒张压、平均动脉压及动脉压力波形;监测CVP,以了解静脉回流情况。特大手术时,可行漂浮导管插入,以便监测肺动脉压和肺动脉楔压,它除了可以了解左心前负荷外,还可以测定心输出量,对麻醉管理十分有利。控制性低血压时监测心电图,除了解心率、心律外,还能知道有无心肌缺血和电解质紊乱。尿量的监测也十分重要,它能及时反映肾脏血液灌流是否充足,从而可进一步估计其他重要脏器血液灌流情况。此外尚需监测患者体温、电解质、SpO_2、失血量和血细胞压积等。

上述这些监测不仅仅是了解病情,它们还是决定降压水平(程度)、时间、用药量、是否补充血容量、辅助用药及终止降压等的重要指导参数。

四、体温监测

绝大多数骨科患者手术和麻醉时体温监测并非必需,因为一般骨科患者若手术不大,体质不差,体温在手术时降1~2℃均能耐受,影响不大。但是,对小儿和高龄患者,如果体温变化过大,患者则难以忍受,尤其是手术时间过长和(或)术中大量输血输液,抑或手术室温度过高、过低时。以及小儿手术前用了抗胆碱药而致无出汗散热功能,加之紧闭式麻醉和覆盖的敷料太多时,都能使体温显著升高。通常监测体温部位有:肛门、鼻咽部、腋窝及食道等。

五、骨科手术中的诱发电位监测

随着脊柱和脊髓手术的发展,对如何避免术中损伤脊髓或神经功能提出了更高的要求。传统的方法有唤醒试验等。体感诱发电位(SEP)及运动诱发电位(MEP)已在脊髓内及脊髓外肿瘤手术、脊髓动静脉畸形手术、脊柱侧弯矫正术、脊柱骨折、椎板切除以及脊椎融合等手术中用于监测脊髓和神经功能。此时需要麻醉医师、监测医师和手术医师的密切配合,发现问题时应及时提醒术者,适时纠正有害操作,以免招致永久性神经损伤。据报道应用诱发电位监测的效果虽然不尽一致,但都不同程度上避免了一些神经损伤,故其价值是肯定的,尤其是对预后判断非常准确。但也存在以下不足之处。

1. 对脊髓前动脉损伤所致的运动障碍,有时难以发现。

2. 监测仪在手术室内应用容易受到干扰,影响因素较多以及手术野安放电极时有困难,以致应用受到限制,有待于进一步研究解决。

六、肌松药监测

肌松药是近代全身麻醉不可缺少的用药,也是保证外科手术顺利进行和施行控制呼吸的条件之一。但人体对肌松药的反应有不同差异,包括人种药效差异、个体差异及不同肌群间的差异,使麻醉医师在药物剂量和给药时间的选择上有一定的盲目性和盲从性,难以按手术进程需要调整到恰当的肌肉松弛程度。术毕尽管用体征法判断肌收缩功能已恢复,但当送至麻醉恢复室时,仍有部分患者因肌松药的残余作用使肌收缩功能降低,引起通气不足,而呼吸抑制是引起严重麻醉意外的重要原因之一。为了确切了解肌收缩功能状态,麻醉期间及麻醉复苏时应对患者的神经肌肉功能进行监测,根据客观监测数据及手术进程对肌松的要求,确定给予肌松药或拮抗药的剂量,选择适当给药时间,判断肌肉松弛效应类型,鉴别术后呼吸困难原因。因此,近年来,肌松监测已越来越受到麻醉医师的重视,临床应用也越来越多。

第八节　骨科患者术后疼痛的处理

无论是创伤或手术所致的疼痛均为伤害性刺激对组织损伤及疾病本身病理改变所引发的一种机体反射性、复杂的生理反应和感知，可造成机体的循环、呼吸、泌尿、消化等各系统以及内分泌和免疫功能等一系列的病理生理改变和心理、行为的变化，从而直接影响患者的术后康复和安危。

一、术后疼痛对机体的危害

（一）对呼吸系统的影响

对于胸腹部手术患者，术后伤口疼痛可引起反射性肌肉痉挛，肌张力增加而使患者的肺顺应性下降，或因疼痛限制了深呼吸、咳嗽，患者的通气功能下降。对于上腹部手术患者，术后疼痛可使肺活量（VC）减少40%，功能残气量（FRC）降低50%~75%，CV和FRC减少可持续1~2周。这些改变又可促使患者发生肺不张、肺感染等并发症，结果使患者缺氧和二氧化碳蓄积。对术前有吸烟史或者原有不同程度的支气管炎及肺内疾患以及某些骨科手术后需长期卧床者，更易发生肺部并发症，严重时可使患者缺氧和二氧化碳积蓄。

此外，由于水钠潴留可以引起血管外肺水肿的增多，而导致患者的通气/血流的比值异常。可见，术后疼痛可延缓术后患者呼吸功能的恢复，形成低通气状态；支气管内的分泌物不能有效排出，严重时发生肺实变和肺炎等并发症。

（二）对心血管系统的影响

术后疼痛可引起交感神经兴奋和患者体内的内源性递质及活性物质的释放，导致体内儿茶酚胺、醛固酮、皮质醇、抗利尿素以及血管紧张素分泌增加。内源性儿茶酚胺可引起心率加快，心肌耗氧量增加以及外周阻力增加；血管紧张素Ⅱ可使全身血管收缩，从而导致术后患者血压升高、心动过速和心律失常，甚至可引起某些患者心肌缺血。由于醛固酮、皮质醇和抗利尿素的释放，可造成患者体内钠潴留，这对某些心脏储备功能差的患者，有可能加重病情甚至引起充血性心力衰竭。此外，末梢血管收缩、静脉血液滞留，加之疼痛限制活动，患者卧床少动，而容易发生下肢静脉栓塞。

（三）对消化、泌尿系统的影响

术后疼痛引起的交感神经系统兴奋，可反射性地抑制胃肠功能，使平滑肌张力降低，而括约肌张力增强，临床患者表现为胃肠麻痹、恶心、呕吐等不良反应。疼痛使膀胱平滑肌张力下降导致术后患者尿潴留，加之因移动体位、增加腹压而加剧疼痛和体位不适应都增加了排便的困难，甚至由此而引起其他并发症。

（四）对神经内分泌和代谢功能的影响

1. 节段上反应和内分泌反应　术后组织损伤所产生的前列腺素、缓激肽等活性物质使机体对有害刺激的反应阈降低，经$A_δ$和C纤维向脊髓后角的传入冲动增加。有害刺激可引起脊髓节段和高于相应节段的反应（节段上反应）。节段反应是切开皮肤导致相同或相邻脊髓节段的肌张力增高和交感反应。

节段上反应是：①通过原始的脊髓丘脑途径传至脑干网状结构、视丘下和边缘系统，此与情绪改变和精神恐惧等有关。②经脊髓视丘系统上传，脑干激活反应表现在唤醒反射、交感释放、循环和消化改变等方面。③在更高平面，特别是视丘平面，有害的疼痛可启动神经内分泌反应，引起体内多种激素的释放，产生相应的病理生理改变。除一些促进分解代谢的激素，如儿茶酚胺、皮质醇、血管紧张素II和抗利尿激素外，应激反应尚可引起促肾上腺皮质激素（ACTH）、生长激素（GH）和胰高血糖素的增加。另一方面，应激反应导致促进合成代谢的激素如雄性激素和胰岛素水平降低。

醛固酮、皮质醇和抗利尿激素使得机体储钠排钾，从而影响体液和电解质的重吸收，导致患者体内水钠潴留，亦可引起外周和肺血管外肺水的增加，在某些心脏储备功能差的患者，甚至可引起充血性心衰。此外，内源性儿茶酚胺使外周伤害感受性末梢更为敏感，使患者处于一种疼痛→儿茶酚胺释放→疼痛的不良循环状态中。有效的术后镇痛不仅能有效阻断手术后的内分泌和代谢反应，而且也能部分阻滞儿茶酚胺升高的反应，减低皮质激素和垂体激素升高的程度。

2. 代谢反应　从代谢角度看，内分泌改变的结果是分解代谢亢进和相对应的促合成代谢降低。结果导致血糖、乳酸、酮体和血游离脂肪酸增加，氧耗增加，动员机体代谢底物储备。长时间伤害冲动传入可导致高分解状态和负氮平衡，不利于机体的康复。

（五）对免疫机制的影响

与术后疼痛有关的应激反应，可以明显抑制机体的免疫反应机制，使患者出现明显的免疫功能异常。细胞功能异常主要表现为淋巴细胞减少、白细胞增多、中性白细胞趋向性减弱、单核细胞的活性降低和网状内皮系统处于抑制状态。术后患者体液免疫功能也降低，表现为不能产生特异性抗体。这些因素使术后患者对病原体的抵抗力减弱，术后感染和其他并发症的发生率大大增加。肿瘤患者术后疼痛引起的免疫功能抑制不利于患者的康复，甚至导致残余的肿瘤细胞术后扩散。

（六）对凝血机制的影响

术后疼痛等应激反应对凝血功能的影响，包括使血小板黏附功能增强、纤溶功能降低，从而使体内处于一种高凝状态，这将增加对心、脑血管的不利影响。尤其对有些心、脑血管疾病或已有凝血机制异常的患者，无疑会更增加心、脑血管并发症和意外的发病机会，甚至可增加病死率。

（七）术后疼痛对心理的影响

术后疼痛可干扰患者的睡眠、饮食乃至精神、情绪，使患者失眠、焦虑、烦躁、抑郁而处于一种无援的心理状态。这种心理因素又加重了上述各系统的病理生理变化，使患者越发痛苦并直接影响患者术后的抗病情绪；影响机体正常恢复。延长康复过程，甚至容易诱发各种并发症。

由于术后疼痛可以给机体带来如此多的负面影响，因此，术后镇痛是非常必要，而且应被看作治疗的一部分。

二、术后急性疼痛的治疗

术后疼痛的处理　主要是指采取有效措施，减轻或消除因手术创伤而引起的急性疼痛。而不能代替对原手术疾患病理变化所致疼痛的处置，也不是继续施行麻醉，并必须保持患者的感觉、意识和运动不受抑制。

近年来对术后疼痛的处理，已不是单纯使用麻醉性镇痛药物和传统的肌肉注射（或口服）的方法，由于大批新镇痛药物的研制和镇痛措施尤其是患者自控镇痛（PCA）装置等新方法的开发以及新理论、观点的出现，使术后镇痛内容丰富、发展迅速。也为麻醉医师根据不同患者的不同病情、不同手术等情况而选择有效、简便、安全、可靠的镇痛提供了便利条件。

(一)术后常用镇痛药物

1. 麻醉性镇痛药　主要是阿片受体激动药，又称阿片类镇痛药，属强效镇痛药，主要作用于中枢神经系统与受体。有明显的耐药性和依赖性。常用的有吗啡、芬太尼、杜冷丁等。

2. 非麻醉性镇痛药　曲马多为非麻醉性镇痛药之一，是一种非吗啡类的激动型阿片受体镇痛药，具有安全、有效的中等强度中枢镇痛作用。与 μ 受体有低亲和力，但曲马多并不是吗啡的前体。其镇痛作用机理一是刺激 μ 受体，二是调节中枢单胺能疼痛抑制通路。其镇痛效应是吗啡的 1/10~1/6。

治疗术后疼痛可口服、静脉或硬膜外腔注入 50~100mg。最近推出该药缓释片，口服 100mg，12h 1 次，用于术后镇痛。但最常用的还是经静脉连续给药效果好，成人 300~500mg/d。

不良反应有眩晕、恶心、呕吐、口干、出汗和头痛、心悸、嗜睡、气短、乏力等，过量时与阿片类药的反应相同，可抑制呼吸、惊厥、瞳孔缩小，同样也可用纳洛酮对抗。

其他，如水杨酸类(阿司匹林)、丙酸类(布洛芬)、乙酸类(消炎痛)等。

3. 局部麻醉药　用于术后镇痛的局麻药有利多卡因、布比卡因和罗哌卡因。

4. α_2 肾上腺素能受体激动药　主要包括可乐定和右美托咪啶。有人将其用于硬膜外镇痛，其机理尚不完全清楚。

5. 神经地西泮类药　此类药物大多无镇痛作用，但与镇痛药物配伍用不仅可增强镇痛效能、减少镇痛药的用量，而且还减轻或避免某些不良反应的程度或发生，为此也常将此类药物用于术后镇痛。目前临床应用较多的药物有氟哌利多、异丙嗪和地西泮。

(二)术后镇痛方法

近年来术后镇痛方法发展很快，已不再是传统的肌肉注射麻醉性镇痛药物。根据术后镇痛给药途径不同，可概括为口服、经肌肉或静脉及椎管内等几大类。

1. 经胃肠道口服法　本法简便、安全、经济，一直是最普及的给药方式。然而由于胃内酸性环境及肝脏的首过效应而大大减少了口服阿片类药的生物利用度和临床效果，故临床习惯将此法作为全身给药后的辅助、追加药物的给药途径。但随着新镇痛药物的开发和门诊手术数量的增加、手术复杂程度的扩大，口服途径给药仍不失为术后镇痛的方法之一。如曲吗多缓释片及吗啡控释片等。

2. 经静脉和肌肉给药　肌肉和静脉注射方法是多年来传统的给药途径，与口服给药相比，肌肉注射镇痛药起效快，易于快速产生峰作用。但其缺点是注射时疼痛而引起患者的恐惧及由于个体差异和血药浓度的波动，可能引起过度镇静等不良反应和镇痛不完全影响镇痛效果。

肌肉注射后药物的吸收，取决于药物的脂溶性以及注射局部血运情况。如肌肉注射吗啡或哌替啶之后，不同患者血浆药物浓度的差别可达 3~5 倍；药物的峰作用时间也可能相差悬殊等，这些因素可导致某些患者镇痛不完善或出现并发症。当肌肉注射大剂量阿片类镇痛药后，由于药物吸收时间和体内药代动力学的变化，使血药浓度的波动可分别产生过度镇静、镇痛或镇痛不全等不同作用阶段。

静脉注射：单次静脉注射麻醉性镇痛药时，血浆药物浓度易于维持恒定，起效快。但与肌肉注射相比，由于药物在体内快速重分布，故单次注药后作用时间较短而需反复给药。目前临床应用最多的为一次性镇痛泵，经静脉持续给药，可使血药浓度保持相对稳定，但需先给一次负荷剂量，常用的配方有吗啡或芬太尼＋氟哌啶、曲吗多+氟哌啶等。

3.经椎管内给药　椎管内给药可分为硬膜外腔和蛛网膜下腔两种途径。但经蛛网膜下腔途径给药风险较大，临床应用较少，而多采用硬膜外腔途径给药。

经硬膜外给药镇痛的优点是作用确实，用药量小，副作用少。因此近十年来已发展成为常用的术后镇痛方法。常用的药物有吗啡、芬太尼、局麻药及氟哌啶。

（1）吗啡　硬膜外用药量较鞘内用量大，其少部分（约10%）透过硬脊膜上的蛛网膜颗粒吸收进入蛛网膜下腔抵达脊髓，与脊髓后角阿片受体结合。在脑脊液中的吗啡通过脑脊液的循环向头侧扩散，提供了远离注药部位的镇痛作用。硬膜外镇痛所用药物很多，但公认镇痛效果最佳、对脊髓无毒理作用者仍属吗啡。由于个体差异，对吗啡的用量尚无统一剂量，总的来说，硬膜外用药量大于鞘内，小于肌肉及静脉给药的剂量。有统计认为硬膜外注吗啡 2mg，70%以上的术后患者能获得满意的镇痛，尤其是对创伤和术后患者的治疗非常有益。但决不能为追求长时间镇痛效果，而一味加大剂量，因为剂量与副作用也存在着正相关的关系。

（2）芬太尼　芬太尼硬膜外给药镇痛作用约为 4h，适宜的单次剂量为 50ug，其主要的并发症为遗忘呼吸及轻度皮肤瘙痒。

（3）局麻药　局麻药硬膜外给药术后镇痛不失为首选药物之一。多采用中、长效的酰胺类，如低浓度利多卡因和布比卡因。布比卡因具有感觉、运动阻滞分离的特点，对呼吸、循环功能影响轻微，镇痛效果确实，有望替代前者被广泛用于术后镇痛。

局部麻醉药单独使用主要的缺点是镇痛时间较阿片类镇痛药为短，低浓度时效果不完全，目前临床广泛应用硬膜外留置导管连续给药。与阿片类或其他类镇痛药合用，可减少镇痛药物剂量，增强镇痛效果，已证实两者有协同作用。

目前硬膜外术后镇痛术，从方法上已趋向常规采用留置导管并连续 1~3 天，个别病例根据需要可延长。其次，用药种类趋向于联合用药，第一类为小剂量阿片类镇痛药+低浓度局麻药，旨在增强镇痛效果、延长镇痛时间和减少不良反应。第二类为阿片类镇痛药+低浓度局麻药+神经地西泮类药联合应用，吗啡+低浓度局麻药+氟哌利多或曲吗多+低浓度局麻药+氟哌利多等合用，可预防和减少恶心、呕吐等不良反应的发生或减轻反应程度。

除上述给药途径外，还可采用外周神经阻滞和经皮药物贴敷等方法以达到镇痛目的。

（三）患者自控镇痛

患者自控镇痛（Patient controlled analgesia, PCA）的开展与应用是由医师通过预先设定给药间隔时间和剂量的泵装置，患者根据自己的需要按动启动钮，药物即注入体内，从而达到止痛要求的方法。

1. PCA 的特点　经临床应用，概括此法有以下几个特点。

（1）PCA 能连续给药　可以维持血药浓度持续接近于最低有效血药浓度（MEAC）。

（2）药量少　单位时间内用药量小，镇痛迅速，效果满意，镇静程度轻微，有利于患者离床活动和恢复。

（3）个体化用药　克服了药物量效关系的个体差异，提高镇痛效果；达到用药个体化，用药量更合理。

（4）可自行给药　患者不必通过医护人员，自行控制按需给药，迅速缓解疼痛，解除了患者的顾虑，满足其心理要求，但麻醉医师应该在术前教会患者如何使用，以避免患者处于严重疼痛情况下不知道按启动钮或反复乱按。

2. PCA 设置的预定指标　在 PCA 应用中保证临床效果的关键有二：一是镇痛药液的配制，二是了解以下指标，才能正确使用 PCA 机。

（1）药物浓度　在配制的PCA镇痛液中,以其中一种镇痛药的剂量作为设置标准。

（2）负荷剂量　为使用PCA镇痛时开始首次用药的剂量,旨在迅速达到镇痛所需的血药浓度,也称之为最小有效镇痛浓度(MEAC),使患者迅速达到无痛状态。

虽然PCA原则上是由患者根据自己需要而自行用药,但由于:①全身麻醉恢复期间患者尚未完全清醒,不能有效地使用PCA;②当术后麻醉作用消失后出现的疼痛,其程度最强烈,此时开始PCA治疗则因药量小而镇痛不完全;③患者对阿片类镇痛药MEAC存有极大的个体差异性,且MECA值尚可随着手术种类、时间和活动而变化等原因,故需要由医师给予负荷剂量。其剂量应略小于单次用药剂量为宜,如硬膜外注射剂量为0.125%布比卡因5~10ml加芬太尼2~5ug/ml或吗啡0.1mg/ml。行椎管内麻醉的术后患者,术中所用麻醉药可视为负荷剂量。电子PCA机大都具备负荷剂量给药功能,因而操作较方便。

（3）单次给药剂量(blous dose)　该装置是由患者控制的间断给药,当前次给药后疼痛未能完全消除或复发时,所追加的药物剂量可通过自己按压按钮给药。

PCA所采用小剂量、多次给药的理论基础是追加量应是使血中药物浓度保持在最低有效水平的剂量。追加量过大可造成血药浓度骤然升高,但剂量过小又必然会增加用药次数,且效果不佳。以吗啡为例在硬膜外注入的最适宜追加量为一次0.1~0.5mg,联合用药时可减少剂量。

由于不同人对疼痛的耐受程度和对镇痛药的反应差异十分显著,所需剂量的个体差异很大,因而应根据个人情况对追加剂量进行调整。临床可将患者体重作为用药剂量的参考指标,如给予足够次数的药物之后仍觉镇痛不全或过度镇静时,则可增或减原剂量的25%~50%。

（4）锁定时间(lockout time;LT)　是指在该时间内PCA装置对患者再次给药的指令不作反应,以防止患者在前次给药尚未完全生效之前再次给药,也可以说这是一种自我保护的安全装置,从而减少或杜绝患者无意中过量给药的潜在危险性。

最佳锁定时间的预定,可根据所用药物的起效和作用时间以及PCA不同给药途径而定。如吗啡静脉PCA的锁定时间多定为5~15min;吗啡硬膜外注射的锁定时间应为15~30min;利多卡因、布比卡因硬膜外PCA的锁定时间分别为10~30min。

（5）连续给药/基础剂量　临床使用的PCA泵多具有连续注入药物和预先设计按指令给药的多种功能可供选择。

连续给药的优点是:①使血浆MEAC更为恒定;②患者睡眠期间也能维持镇痛效果;③可在此基础上间断按压启动钮单次追加药物,达到充分的镇痛效果。

（6）最大用药量　PCA装置具有1h或4h的单位时间总量限制的预先设定,以防用药过量。

三、术后镇痛的并发症和预防

术后镇痛的并发症可来自镇痛方法的操作技术与管理的不当和所用镇痛药物的副作用两方面。因此,预防并发症的发生,不仅要严格各种技术操作的常规和熟悉所用药物的作用及副作用,还应慎重选择适应证,尤其是术前应充分了解禁忌证,才能提高安全程度,减少或杜绝并发症的发生。

（一）操作管理不当引起的并发症及预防

1. 感染　是术后镇痛时采用硬膜外留置导管常可能发生的合并症,主要原因是操作中污染,其与导管留置时间并不成正比,甚至在3小时之内的手术期间也有被污染的可能。预防措施主要是要严格按照无菌操作规程及注意各连接处的无菌保护。

2. 导管折断、残留体内　多因拔管时用力不当,加之患者体位不适,特别老年人脊椎骨退行性变,拔管时易被拉断,末端残留于硬膜外或皮下。一旦发生,如无继发感染及神经症状可不必特殊处理。其预防措施:

(1)应选用质量好、拉力强的导管。

(2)拔管时,患者应取侧卧、弓腰位(与穿刺置管时姿势相同),轻轻向导管置入的相反方向拉出。如遇阻力,切勿暴力。

3. 硬膜外粘连　由于导管留置硬膜外的机械性刺激与注入药物的化学性刺激,会不会引起硬膜外的炎症反应,以致造成粘连,至今一直是大家所关注的问题。特别是轻率地注入多种药物,已引起有关人士的密切注意。因此不能滥用药物,一切未经实验证实无害的药物,不能只凭主观想象盲目注入。

4. 应用 PCA 可能发生的问题　临床应用中最可能出现的是人为错误,诸如程序编错,锁定密码记错或忘记以及操作过程中管道与接头连接不当,防止倒流的活瓣未按装在末端而引起镇痛、药液逆流等错误,影响 PCA 的正常功能。

(二)镇痛药物的副作用及预防

1. 呼吸抑制　是阿片类药物最常见、最严重的合并症,由于该药的中枢性抑制作用,不论经何途径给药,其发生率主要与剂量有关。预防措施:

(1)选择理想的阿片类药物　尤其是经硬膜外给药,应以亲脂性芬太尼、二烯吗啡为首选,以减少药物向头侧扩散而引起呼吸抑制。

(2)控制剂量　可减少各种合并症的发生,重要的是要做到给药的个体化。

(3)人员培训　采用 PCA 前必须进行培训,以保证医护人员正确设计、管理和患者、家属的正确使用。并应及时、密切观察,调整和纠正剂量。

(4)建立观察记录　定时监测记录 RR、SpO_2、BP 及 HR,呼吸抑制的首发症状是频率减慢,严重时出现低氧血症乃至呼吸停止,应及时发现及对症处理。

(5)纳络酮备用　应将纳络酮准备在侧,以便及时逆转吗啡的副作用。氧气及急救设备,药品亦应常备不懈,以防万一。

2. 恶心与呕吐　是阿片类药物非常多见的合并症,其发生率在 50%~60%,且女性多于男性。预防措施:

(1)胃复安及枢丹　与镇痛药合用效果较好,待恶心、呕吐发生后再用,效果相对较差。

(2)氟哌利多单独或与阿片类药联合应用,可减少及治疗恶心、呕吐。

(3)控制阿片药剂量　不少临床医师观察认为呕吐、恶心与药量有明显关系,硬膜外单次注射 2mg 以内,特别是采用 PCA 治疗的患者,发生恶心、呕吐的比率明显减少。

3. 尿潴留　除应用吗啡类药物外,其他因素诸如疼痛、排尿姿势、镇静药、抗胆碱药以及因卧床制动等均可引起术后尿潴留。约为 15%~25%,多见于男性。临床体会硬膜外注射吗啡时发生率似乎高于其他途径。其发生率与剂量有关,必要时采用导尿。

4. 皮肤瘙痒　其原因尚不清楚,可能与组织胺释放或机体的感觉调节机制改变等有关。处理应首先排除对镇痛药物过敏的可能性,如确诊与术后镇痛有关,大多数患者不需治疗,重者可用抗组织胺药,苯海拉明 25mg 口服,严重的瘙痒可用纳洛酮 0.1mg 静脉注射。

5. 低血压及心动过缓　造成术后低血压的原因很多,应具体分析,加以鉴别和及时对症防治。采用术后镇痛特别是经硬膜外注入局麻药时,由于阻断交感神经的节前纤维,可引起外周血管扩张。当阻滞平面较高时还能影响心脏交感神经,进一步使血压下降、心率减慢。防治措施:

(1)降低药物浓度。

(2)加强监测和密切观察,有条件时应监护心电图及血压,以便及时发现,对症处理。

6. 广泛的运动神经阻滞　局麻药的浓度过高可造成运动神经阻滞。因此,不应为追求镇痛效果而应用高浓度局麻药,术后镇痛的目的决不是为了继续麻醉。

四、术后镇痛效果的评价

目前国际上对镇痛效果的评价,比较常用的有以下几种。

(一)口述分级评分法

此类方法是由一系列描写疼痛的词汇组成,并予以量化,便于区别疼痛程度的变化进行量值评分,其中包括以下两种。

1. 四级口述分级评分法　将疼痛程度分为四级:①无痛;②轻微疼痛;③中等度疼痛;④剧烈的疼痛。

每级1分,由患者述说。如患者述疼痛为"剧烈的疼痛",其疼痛程度则评为4分。此法简单患者易理解,但不精确,不适于科研。

2. 五级口述分级评分法　即将疼痛程度分为五级:①轻微的疼痛(1分);②引起不适感的疼痛(2分);③具有窘迫感的疼痛(3分);④严重的疼痛(4分);⑤剧烈的疼痛(5分)。

此常被用于临床研究,但仍有不尽如人意之处。

(二)行为疼痛测定法

将疼痛分为六级:

①无疼痛;②有疼痛,但可被轻易忽视;③有疼痛、无法忽视,不干扰日常生活;④有疼痛、无法忽视,干扰注意力;⑤有疼痛、无法忽视,所有日常活动都受影响,但能完成基本生理需求,如进食、排便等;⑥存在剧烈的疼痛、无法忽视,需休息或卧床。

此方法的特点在于将行为改变列入评分范围,患者以疼痛对其行为影响来表述疼痛强度,患者的回答贴切个人的生活,有一定的客观性。每级定为1分,从0分(无疼痛)到5分,便于患者理解,适用于患者对疼痛强度的对比。

(三)视觉模拟评分法

视觉模拟评分法(Visual analogue scale; VAS)是采用一条10cm长的直线(尺),两端分别标为0和10,0端代表无痛;10端代表最剧烈的疼痛(儿童用由笑、愁至哭的十个儿童面部表情之脸形表达),让患者在直线(尺)上标出自己当时疼痛的相应位置,然后测出疼痛强度的数值或评分,被认为是目前最敏感、可靠和简单易行的方法,临床应用广泛,也常用作研究。

(王成才　王清秀)

参 考 文 献

1. 蒋京京,刘虎,徐海涛等. 地震后挤压伤患者野外条件下的围手术期麻醉管理[J].第二军医大学学报,2008,29(6)
2. 蒋京京,徐海涛,王成才等. 汶川地震后野外条件下111例麻醉经验总结[J].临床军医杂志,2009,37(1)
3. 孙大金,杭燕南,主编. 实用临床麻醉学. 北京:中国医药科技出版社. 2001: 867-878
4. 孙大金,杭燕南,主编. 实用临床麻醉学. 北京:中国医药科技出版社. 2001,1254-1259
5. 王成才,陈德玉. 颈椎后纵韧带骨化症经前路减压植骨融合术的麻醉处理[J].临床军医杂志,2009,37(6)
6. 王成才,徐文韵,陈德玉. 颈椎OPLL与非OPLL患者经前路手术的麻醉管理分析[J].中国医学创新,2009,6(35)
7. 徐海涛,叶军青,王成才等. 地震后颈椎损伤患者的麻醉处理[J].第二军医大学学报,2008,29(7)

8. 赵定麟. 现代骨科学. 北京：科学出版社. 2004
9. Constantine E, Steele DW, Eberson C, et al. The use of local anesthetic techniques for closed forearm fracture reduction in children: a survey of academic pediatric emergency departments. Pediatr Emerg Care. 2007 Apr; 23 (4): 209-11.
10. Hariharan S, Chen D, Merritt-Charles L, et al. Performance of a pediatric ambulatory anesthesia program--a developing country experience. Paediatr Anaesth. 2006 Apr; 16 (4): 388-93.
11. Kachko L, Simhi E, Tzeitlin E, et al. Spinal anesthesia in neonates and infants – a single-center experience of 505 cases. Paediatr Anaesth. 2007 Jul; 17 (7): 647-53.
12. Nafiu OO, Ndao-Brumlay KS, Bamgbade OA, et al. Prevalence of overweight and obesity in a U.S. pediatric surgical population. J Natl Med Assoc. 2007 Jan; 99 (1): 46-8, 50-1.
13. Napier DE, Bass SS. Postoperative benefits of intrathecal injection for patients undergoing total knee arthroplasty. Orthop Nurs. 2007 Nov-Dec; 26 (6): 374-8.
14. Siddiqui AK, Sadat-Ali M, Al-Ghamdi AA, et al. The effect of etoricoxib premedication on postoperative analgesia requirement in orthopedic and trauma patients. Saudi Med J. 2008 Jul; 29 (7): 966-70.
15. Thorsell M, Holst P, Hyldahl HC, et al. Pain control after total knee arthroplasty: a prospective study comparing local infiltration anesthesia and epidural anesthesia. Orthopedics. 2010 Feb 1; 33 (2): 75-80.

第六章 骨科手术术中（麻醉中）各种并发症处理

第一节 出 血

麻醉医师不仅将各种麻醉方法正确地运用到各类骨科手术中，而且要了解围手术期骨科患者可能出现的各种并发症，以维护和控制患者的生理功能，为手术成功创造良好的条件。

一、概述

创伤大多伴有出血。骨组织血运丰富，且骨断面、骨髓腔或椎管内出血常难以控制，有时术中出血量可达数千毫升，尤其是一些创面较大的手术，如全髋置换术、脊柱肿瘤（尤其是腰骶部肿瘤）切除术及半骨盆切除术等，出血量更大。影响术中出血量的因素，除与手术部位有关外，还与手术操作及麻醉管理有关。操作不熟练，患者体动或麻醉期间任何原因引起的血压升高，均可使出血量加大。

二、失血程度的分级

骨科手术创面较大时，是否会发生失血性休克，主要取决于出血量、出血速度、处理是否正确及时，以及患者心血管系统的代偿功能状况。及时并准确地估计出血量，并给予补充，预防失血性休克的发生，是骨科手术麻醉管理的关键之一。一般说来，术中根据纱布及吸引瓶内出血量估计较为容易，而院前创伤性骨折出血，则失血量估计较难，应结合患者的临床表现及体格检查，按失血程度分级表对出血量做出较准确的判断（表1-2-6-1-1）。短时间失血量超过体内血容量的10%，即可出现循环灌注不足，细胞代谢功能障碍，若得不到及时处理，可能会发展为某一器官或系统的功能衰竭，甚至多器官功能衰竭

表1-2-6-1-1 失血程度分级

分 级	Ⅰ（<15%）	Ⅱ（15%~30%）	Ⅲ（30%~40%）	Ⅳ（>40%）
神 志	清楚或轻度烦躁	烦躁	定向障碍	嗜睡，神志不清
血 压	正常或升高	降低	降低	严重低血压
心 率	正常或略快	>100次/min	>120次/min	>140次/min
CVP	正常	下降	下降	明显下降
末 梢	正常	较差	差	严重障碍
呼 吸	14~20次/min	20~30次/min	30~40次/min	>35次/min
尿 量	>30ml/h	20~30ml/h	5~15 ml/h	无尿

（MOF）。因此，对术前或术中出血应予以足够的重视，尽可能在休克代偿期间纠正休克，以避免机体代偿能力减弱而进入休克失代偿期。

三、积极补充血容量

维持血流动力学的稳定是治疗的基础，必须保持血容量、心脏前后负荷、心肌收缩力和外周血管阻力之间的关系协调，动脉压的升降并不是判断治疗效果的唯一标准。失血后，不仅血液丢失，同时也有功能性细胞外液的缺失，因此，失血量可大于总血容量15%以上。失血后应及时补充血容量，包括输血和补液，常用的液体有平衡盐液、复方氯化钠或生理盐水。血容量的补充越被延迟，所需补充的容量就越大于其损失量，否则将难以维持血流动力学的稳定。在血容量未补足前尽可能不用血管收缩药来维持血压，若长时间使用，血压反而难以维持稳定。

四、加强观察患者并采取有效措施

鉴于骨科手术的出血量较大，麻醉期间应严密观察患者，加强血流动力学的监测。对术前估计出血量较大，且止血困难的手术，最好术中监测ABP和CVP，同时观察尿量，以便及时掌握输血补液的效果；为了减少术中失血量及便于手术操作，四肢手术常在止血带下进行，脊柱、骨盆等大手术可采用控制性降压，但老年、合并心脏血管疾患或肝、肾功能不全，以及俯卧位手术时，则应慎用。为了避免大量输异体血可能带来的并发症，应减少术中出血和提倡自身输血，可采用血液稀释、术前自体贮血、术中回收失血以及应用抑肽酶等药物，或控制性降压，以减少出血，采用血液回收机可使术中80%左右的失血得以回收。

第二节 术中大量输血

许多复杂的骨科手术、创伤骨科中的复合伤或合并大面积软组织撕裂伤及大血管损伤，常伴有大量失血，需大量输血输液。

一、大量输血的概念

大量输血（massive blood transfusion）是指一次输血量为自身血容量的1~1.5倍以上；或者1h内输入的血量相当于患者血容量的50%以上；或者在20min内输血速度每分钟超过1.5ml/kg。大量输血的速度每分钟可达50~100ml，24h内输血总量可多达20000~40000ml。

二、大量输血可能发生的问题

输用同种异体血有增加传播肝炎病毒和HIV的危险；且大量输血除有一般输血的不良反应外，还具有下列不良征象。

（一）凝血异常

1. 概况　大量输血后可发生凝血异常，原因各异，包括血小板减少及功能受损、凝血因子消耗或稀释、DIC的发生及纤维蛋白溶解，血浆纤维蛋白原减少等。当大量输血发生难以控制的渗血时，血小板计数少于90×10^9/L时，均提示可能存在DIC消耗大量血小板、凝血因子而致异常出血。

2. 处理　凝血异常的处理较困难，但可采取下列措施。

（1）补充凝血因子和抗休克　根据输液量，输新鲜冰冻血浆以恢复血容量和补充凝血因子，尽早纠正休克。

（2）输入新鲜血液　输注保存期较短的血或浓缩红细胞。

（3）输新鲜血小板或浓缩血小板　对V、Ⅶ因子及纤维蛋白原缺乏症者，应输注新鲜冰冻血浆，或输注冷沉淀；若血浆纤维蛋白原低于50mg/dl，可静脉注射纤维蛋白原2~4g。危急时可在30~60min内静脉注射氢化可的松10mg/kg以减少血小板破坏，最好与输血同时进行，以维持正常凝血时间。

（4）静脉注射6-氨基己酸（EACA）　该药能治疗大量输血时发生的原发纤溶及继发于DIC的纤溶，常用剂量为4~6g溶于生理盐水或5%葡萄糖100ml静脉滴注，维持1g/h。对羧基苄胺（PAMBA）具有强烈的抗纤溶作用，比EACA强4~5倍，适于纤溶亢进所引起的各种出血，每次静脉注射量为0.l~0.2g。

（二）枸橼酸盐中毒

血清枸橼酸盐正常值为10~20mg/L，大量快速输血或输血浆时，枸橼酸盐可升高到危险水平（1000mg/L），使血清结合Ca^{2+}上升，游离Ca^{2+}水平由正常2mmol/L降至0.7mmol/L。枸橼酸中毒表现为缺钙性神经肌肉功能障碍，循环系统可有心肌抑制和心律失常，出现低血压、手足抽搐、ECG有异常改变，甚至心跳停止。对枸橼酸中毒的治疗为补充Ca^{2+}剂，每输ACD血1000ml，应同时输给10%葡萄糖酸钙10ml。但不少学者认为枸橼酸代谢迅速，可从骨骼（骨库）快速调动Ca^{2+}，故不需补Ca^{2+}。大量输血后枸橼酸钠作用使毛细血管张力减退，通透性增加，影响血管收缩止血，即使血浆凝血因子正常也容易引起出血倾向，应用氢化可的松能改善毛细血管张力。

（三）高血钾

高血钾为大量输血后常见的合并症，危险性较大。大量输血后血浆K^+可高达8mmol/L，心电图有改变，T波高、QRS增宽及ST、QT波延长；若血K^+高达10mmol/L可发生室颤，当大量快速输血后可造成心搏骤停。针对高血钾的治疗措施有：①用葡萄糖和胰岛素使K^+转移至细胞内以减少血浆K^+浓度；②应用利尿剂以促进K^+从尿中排出；③补充钙剂以拮抗高钾可能带来的危害。

（四）低体温

输入大量低温血后可引起低体温，低温可使血红蛋白增加对氧的亲和力，妨碍枸橼酸和乳酸盐的代谢并刺激红细胞释放K^+。在严重休克或大手术时快速输入大量冷血，可使心肌应激性增高进而引起心搏骤停，最终导致死亡。

预防方法主要为库血加温后（一般加温达32℃，不超过38℃）再输，并注意患者全身保温。

（五）微聚物和肺微栓塞

库存血内有微聚物形成，可致肺微栓，微聚物系白细胞、血小板和纤维蛋白形成。治疗可用类固醇类、抗组胺药物及呼吸支持治疗，PEEP可取得明显效果。预防方法是用微孔滤网（孔径20~40μm）输血器过滤微聚物。采用洗涤红细胞及冰冻红细胞也可减少微聚物。

（六）酸碱失衡

新鲜枸橼酸血pH6.8~7.0，保存3周后pH6.5（因葡萄糖连续分解和细胞代谢产物——乳酸、丙酮酸形成，使pH下降）。休克期组织灌注不良、肾功能低下，再输入大量库血必将加重代谢性酸中毒。pH低时血K^+易增高，并易发生心律失常。

但大量输血时构橼酸盐常被代谢生成碳酸氢盐，故有造成代谢性碱中毒的可能，故应避免常规补碱（$NaHCO_3$）。为预防酸中毒，应有血气分析监测以保安全。

（七）其他

包括溶血反应、变态反应、传染疾病（肝炎及艾滋病等）、免疫抑制、循环负荷过重及氨中毒等。

第三节 止血带并发症

四肢手术时，止血带的使用给手术带来了许多方便，既为术野创造良好的操作条件，又可减少失血量。但止血带的应用是一种非生理措施，可能会引起一系列病理生理变化。

一、止血带麻醉

发生的原因与止血带压力过大或充气时间过长有关。研究表明，止血带充气 30min 可使体感诱发电位和神经传导功能消失，若神经干长时间受挤压，造成缺血、缺氧，即可发生神经干麻痹性损伤，靠近骨干走行的神经干表现尤为明显。患者表现为有明显界限的运动障碍，以致长期功能丧失。

处理的关键在于预防。麻醉医师及骨科医生应掌握正确使用止血带的原则，气囊充气压力上肢高于收缩压 4~6.7kPa（30~50mmHg），时间不超过 1h；下肢高于收缩压 6.7~9.3kPa（50~70mmHg），时间不超过 1.5h。若需继续使用，应放气 5~15min 后再次充气，以免发生神经麻痹。麻醉医师应主动记录止血带充气时间，并向术者提示，以相互配合提高止血带使用的安全性。

二、止血带疼痛

止血带疼痛发生的原因与止血带麻醉相同，都可能与肌肉、血管、神经受压及细胞缺氧有关。在麻醉作用不够完善时，表现尤为明显。患者出现难以忍受的肢体疼痛，烦躁不安，血压升高，使用镇痛药或加深麻醉亦难以缓解。放松止血带是最为有效的措施。在必须继续使用止血带时，可考虑应用血管扩张药使其缓解。

三、止血带休克

止血带休克多发生在止血带放松后，常见于止血带充气时间过长，双下肢同时进行，或血容量不足者，松止血带后可出现恶心、出汗、血压下降以及心率减慢等表现，严重时可发生代谢性酸中毒及高血钾，偶可出现肌球蛋白血症致肾小管阻塞，甚至肾衰。其原因为：①止血带放气后，缺血肢体再灌注，有效循环血量下降，可出现一过性血压下降；②肢体缺血后，局部酸性代谢产物及乳酸堆积，血管广泛扩张。

预防措施为：①严格限制止血带充气压力及时间；②在松止血带期间，适当加快输血补液速度，以增加患者血容量，必要时可使用血管活性药；③双下肢同时使用止血带时，不可同时放松，应间隔放开。若出现休克、酸中毒，则需对症处理。

四、止血带坏死

止血带坏死多发生在止血带的使用时限超过正常允许范围过多时。比较常见于大批伤员观察不够细致，或截瘫患者下肢无感觉时。若坏死只发生在肌肉,则会出现缺血性挛缩(volkmann contracture),如同时累及整个肢体,则出现肢体坏死,此时处理不应急于放松止血带,以免毒素进入血液循环而出现中毒性休克,危及生命。但必须细致观察患者,以避免发生肢体止血带坏死。避免止血带坏死的关键在于预防。

第四节 骨黏合剂并发症

一、概述

为了提高人工关节的稳定性,避免松动和松动引起的疼痛,利于患者早期活动和功能恢复,在人工关节置换术中常需应用骨黏合剂(骨水泥),通常是在骨髓腔内填入骨水泥,再将人工假体插入。骨黏合剂为一高分子聚合物,又称丙烯酸类黏合剂,包括聚甲基丙烯酸甲酯粉剂和甲基丙烯酸甲酯液态单体两种成分,使用时将粉剂和液态单体混合成面团状,然后置入髓腔,自凝成固体而起作用。在聚合过程中可引起产热反应,温度可高达80℃~90℃,这一产热反应使骨水泥更牢固。未被聚合的单体对皮肤有刺激性和毒性,可被局部组织吸收引起"骨水泥综合征"。单体被吸收后大约3min达峰值血液浓度,在血中达到一定浓度后可致血管扩张并对心脏有直接毒性,使体循环阻力下降,组织释放血栓素致血小板聚集,肺微血栓形成,因而患者可感胸闷、心悸,心电图可显示有心肌损害和心律失常(包括传导阻滞和窦性停搏),且因肺分流增加而致低氧血症、肺动脉高压、低血压及心输出量减少等。单体进入血液后可以从患者的呼气中闻到刺激性气味。肺脏是单体的清除器官,清除速度很快,故一般不会受到损害,只有当单体的量达到全髋关节置换时所释放的单体量的35倍以上时,肺功能才会受到损害。因此,对肺功能而言,骨水泥的使用一般是安全的。为减少单体的吸收量,混合物必须充分搅拌。

二、重视对重要脏器的毒性作用

除单体吸收引起的对心脏、血管和肺脏的毒性反应外,当骨黏合剂填入骨髓腔后,髓腔内压急剧上升,使得髓腔内容物包括脂肪、空气微栓子及骨髓颗粒进入肺循环,引起肺栓塞,致肺血管收缩,肺循环阻力增加和通气灌流比例失调,从而导致肺分流增加、心排血量减少和低氧血症。为了减少髓腔内压上升所致的并发症,用骨水泥枪高压冲洗以去除碎屑,从底层开始分层填满髓腔,这可使空气从髓腔内逸出,以减少空气栓塞的发病率,也可从下位的骨皮质钻孔,并插入塑料管,以解除髓内压的上升。

三、术中应加强监测与观察

应高度重视骨黏合剂对心肺可能造成的影响,术中严密监测PaO_2、$PaCO_2$、$ETCO_2$、SpO_2、血压及心电图等,并采取预防措施,如补足血容量,必要时给予升压药,保证气道通畅,并予充分吸氧。下肢关节置换术在松止血带时,应注意松止血带后所致的局部单体吸收,骨髓、空气微栓子或脂肪栓等进入肺循环而引起的心血管反应,甚至可能出现心搏骤停。

第五节　体位改变及不当所致并发症

骨科手术常用的体位有仰卧位、侧卧位、俯卧位。若体位安置不当或不同的体位，麻醉管理方式不当，都有可能引起并发症。

一、呼吸系统并发症

俯卧位时患者的胸廓活动受到限制，潮气量、肺活量、功能余气量及胸廓或肺顺应性均显著降低，尤其当安置体位以胸、腹为其体重的支点，或当患者肥胖、脊柱重度侧弯、肺功能降低及合并心血管疾病者，更易造成肺通气不足。一旦术中失血较多，引起血流动力学的改变，容易发生低氧血症。因此，安置俯卧位时，应取锁骨和髂骨为支点，使胸腹离开手术台，以减轻体位对呼吸功能的影响。为了保证患者呼吸道通畅及充分供氧，采用气管内插管全身麻醉下完成手术较为安全。麻醉期间应适当增加通气量，以减少通气不足的发生。

全身麻醉诱导后体位的变化也增加了气管内导管意外脱出的几率，当导管插入深度过浅或固定不牢时，较易发生脱出。因此，气管导管进入声门的深度应足够（一般成人应有5cm），导管固定必须牢固可靠；在翻身及手术体位固定后需立即复查导管的位置，以确保呼吸道通畅。当患者头转向一侧，或颈椎手术安置头位时，均可发生气管导管扭曲梗阻，而采用带钢丝导管有利于保持导管通畅。

空气栓塞易发生在某些手术体位时，如侧卧位下行全髋关节置换术、俯卧位行腰椎手术，及颈椎手术头高位时，都可能因手术部位高于右心房，空气经术野开放的静脉而进入，形成肺血管的空气栓塞。因此，术中或术后早期，一旦发现任何呼吸、循环及神经系统功能障碍时，均应警惕空气栓塞发生的可能。

二、循环系统并发症

血压下降最为常见。麻醉前患者禁食及麻醉后血管扩张可致血容量不足或相对不足。当体位突然变化或搬动患者时，可能引起体位性低血压。因此，在改变体位前，应尽可能补足血容量，且搬动或改变患者体位时，应力求平稳，并密切观察血流动力学的变化，及时给予正确处理。此外，俯卧位手术时，因支垫物放置不当，也可压迫腔静脉、肝脏及心、肺而影响静脉回流及心排血量，引起血压下降。

血栓形成及缺血性坏死也可因体位安置不当引起。多见于截石位膝部约束过紧，支架长时间压迫动脉、静脉所致。

三、神经及眼部损伤并发证

上肢过度外展、外旋或托手臂支架较硬，长时间牵拉压迫神经，均可造成颈丛、臂丛或尺、桡神经的损伤，这种损伤大多是暂时的，经休息可恢复。颈椎手术时，麻醉操作或安置体位用力不当，也可造成颈髓损伤。

俯卧位手术因头部垫圈压迫眼部软组织可造成损伤，压迫眼球，可诱发眼心反射，使心率减慢，或发生急性青光眼、失明等。因此，安置骨科手术体位时，需考虑周全，既便于术野显露及操作，又要避免并发症的发生。

（王成才　刘正美）

参 考 文 献

1. 赵定麟,赵杰,王义生.骨与关节损伤.北京:科学出版社,2007
2. Copley LA, Richards BS, Safavi FZ, et al.Hemodilution as a method to reduce transfusion requirements in adolescent spine fusion surgery. Spine 1999, 24(3): 219-222;
3. Corash L. Inactivation of infectious pathogens in labile blood components: meeting the challenge. Transfus Clin Biol 2001, 8(3): 138-145
4. Despond O, Kohut GN. Broken interscalene brachial plexus catheter: surgical removal or not? Anesth Analg. 2010 Feb 1; 110(2): 643-4.
5. Hussain W, Gupta P. A rare anesthetic complication involving central line access during lumbar spine surgery: a case report and review. Spine (Phila Pa 1976). 2010 Jan 1; 35(1): E31-4.
6. Judge A, Fecho K. Lateral antebrachial cutaneous neuropathy as a result of positioning while under general anesthesia. Anesth Analg. 2010 Jan 1; 110(1): 122-4.
7. Krobbuaban B, Kumkeaw S, Pakdeesirivong N, Diregpoke S.Comparison of postanesthetic complaints after general and spinal anesthesia in patients undergoing lower limb surgery. J Med Assoc Thai. 2005 Jul; 88(7): 909-13.
8. Neilipovitz DT, Murto K, Hall L, et al. A randomized trial of tranexamic acid to reduce blood transfusion for scoliosis surgery. scoliosis and blood transfusion: Anesth Analg 2001, 93(1): 82-87
9. Old AB, McGrory BJ, Peterson CA et al. Locked inferior fracture dislocation after total hip arthroplasty. J Arthroplasty. 2008 Feb; 23(2): 308-10.
10. Sadri A, Braithwaite IJ, Abdul-Jabar HB, et al. Understanding of intra-operative tourniquets amongst orthopaedic surgeons and theatre staff--a questionnaire study. Ann R Coll Surg Engl. 2010 Apr; 92(3): 243-5.
11. Tennant IA, Augier R, Crawford-Sykes A, et al. Anaesthetic morbidity at the University Hospital of the West Indies. West Indian Med J. 2009 Nov; 58(5): 452-9.
12. Watanabe M, Sakai D, Matsuyama D, et al. Risk factors for surgical site infection following spine surgery: efficacy of intraoperative saline irrigation. J Neurosurg Spine. 2010 May; 12(5): 540-6.
13. Yavarikia A, Amjad GG, Davoudpour K. The influence of tourniquet use and timing of its release on blood loss in total knee arthroplasty. Pak J Biol Sci. 2010 Mar 1; 13(5): 249-52.

第七章 骨科围手术期监护处理

围手术期（perioperative period）是20世纪70年代起源于国外的一种以手术治疗为中心，包含手术前、手术中、手术后一段时间的新概念。按《Dorland's 词典》其定义是从患者需手术治疗住院时起到出院为止的期限为围手术期。术前处理包括对伤情的估价和对疾病造成的生理失调进行适当的调整；术中处理除继续对上述疾病本身和全身主要器官功能障碍进行处理外，还要处理手术本身和麻醉所造成的各种紊乱以及一些突然发生的意外情况的处理；术后处理包括前两个阶段处理的继续，加上手术创伤所造成的生理紊乱的纠正以及防止和处理各种术后并发症。骨科作为外科领域的一个重要分支，在其所收治的患者当中，绝大多数是需要进行手术治疗的。由于骨科治疗方法的特殊性——大多数患者需植入内固定材料或进行外固定；治疗范围的特殊性——运动系统疾病若治疗不当，会造成患者的终生残疾，给家庭、社会及患者本人等带来巨大的痛苦。因此骨科患者围手术期处理尤其是监护治疗具有十分重要的意义。

第一节 心功能的评估

骨科患者大多数为创伤，平时较少有心肺疾患存在，但部分老年患者发生股骨颈骨折等情况时，可因患者患有高血压、冠心病、慢性支气管炎、糖尿病等疾病而需术前进行周密详细的检查，以了解患者心、肺、肝、肾等功能的现状，以便为麻醉和手术创造条件。

一、术前心功能的检测

骨科患者住院后，除非是开放性骨折或闭合性骨折有明确的血管神经卡压而需急诊手术之外，一般为择期手术。因此，一般要求心功能在术前达到正常范围。

（一）血压

成人血压应维持在 16.6~18.7/9.33~12kPa（120~140/70~90mmHg），如果血压高于正常值，则应在术前寻找原因，进行对因、对症处理。一般情况下，患者可因疼痛、紧张等引起血压升高，如此可多次进行测量，观察其平均值，不能因偶尔一两次高于正常就判断其为非正常血压而影响手术。

（二）心电图

骨科患者约 1/3 为急诊手术，可不需心电图检查,因为大多数患者为突然发生的意外伤害而导致骨折或软组织损伤,因此心功能的改变一般不严重。而择期手术的患者,则需常规进行心电图检查,尤其是60岁以上老年人,必须观察心电图是否有异常。如果有心肌缺血表现,则术前需请麻醉医师、心血管内科医师或ICU医师进行会诊,评价手术耐受性,以便确定手术时期及术中采取何种应对措施。

(三)病史及体格检查

如果患者有高血压病、冠心病、先天性心脏病或其他心脏病病史,则手术的危险性明显增加。近年来,老年手术患者增加,约占手术患者的30%左右,冠心患者的发病率和手术率也相应增多,因此,术前全面评估和围术期正确处理,对减少心功能不良患者施行非心脏手术的并发症和死亡率具有重要意义。危险因素评估使用Goldman心脏高危因素计分(表1-2-7-1-1)和2002年美国心脏病学会(ACC/AHA)围术期心血管高危因素(表1-2-7-1-2)。

2002年ACC/AHA根据上述心脏危险因素、患者全身耐受情况及手术范围大小提出如下评

表1-2-7-1-1 Goldman心脏高危因素计分

	因　　　　素	计　分
(1)	年龄>70岁	10
(2)	6个月以内心肌梗死	5
(3)	S3奔马律和颈静脉怒张	11
(4)	重度主动脉狭窄	3
(5)	ECG显示非窦性心律或房性早搏	7
(6)	室性早搏>5次/分	7
(7)	全身情况差:PaO_2<8kPa(60mmHg)或$PaCO_2$>6.7kPa(50mmHg),血钾<3mmol/L,HCO_3^-<29mmol/L或Cr>3mg/dl 慢性肝病或SGOT升高	3
(8)	胸腔、腹腔或主动脉手术	3
(9)	急症手术	4
共　　计		53

注:手术时间和血流动力学不稳定的患者更危险

Goldman计分共分5级,1级:0~5分,死亡率为0.2%;2级:6~12分,死亡率为2%;3级:13~25分,死亡率为2%;4级:26分,死亡率超过56%。3级和4级的手术危险性较大,4级患者只宜施行急救手术。

表1-2-7-1-2 围手术期心血管高危因素分级

危　险　分　级		危　险　因　素
高危	围术期心脏事件发生率10%~15%,其中心源性死亡>5%	急性冠脉综合征,急性(7天)或近期(1月)心肌梗死,失代偿性心力衰竭,严重的心律失常,重度房室传导阻滞
中危	围术期心脏事件发生率3%~10%,其中心源性死亡<5%	轻度心绞痛(加拿大分级1~2),有心肌梗死病史或Q波异常,代偿性心力衰竭或有心衰病史,糖尿病(胰岛素依赖型),肾功能不全
低危	围术期心脏事件发生率<3%,其中心源性死亡<1%	高龄;ECG示左室肥大、左束支传导阻滞,ST—T异常;非窦性心律(房颤),心功能差(不能上楼),脑血管意外史,不能控制的高血压

估患者是否可施行非心脏手术的8项步骤。

第1步（step 1） 心脏患者急症非心脏手术经必要术前准备可立即实施。但选择性手术应进入第2步评估。

第2步（step 2） 在5年内施行过CABG的患者，应判断其有否复发及心肌缺血症状，如果没有则可施行手术。否则进入第3步评估。

第3步（step 3） 最近冠心病病情评估，冠状动脉造影及应激试验证明无心肌缺血可施行手术。如有心肌缺血或未经上述检查则进入第4、第5步评估。

第4步（step 4） 高危患者已行冠脉造影及内科治疗，应进一步了解病情轻重程度及治疗情况。如未造影或未治疗的患者，应推迟手术，并进一步检查治疗，改善高危者全身情况；

第5步（step 5） 中危患者进入第6步，低危者进入第7步。

第6步（step 6） 中危患者有心绞痛和有心肌梗死、心力衰竭、糖尿病或肾衰病史，则应根据全身耐受情况评定。

（1）>4METs的全身情况较差的患者 应进一步检查，如ECG运动试验和同位素测定，阴性者可施行手术，阳性者行冠状动脉造影和进一步内科治疗。

（2）>4METs全身情况较好的患者 中危和低危患者可施行手术，高危患者应进一步检查、评估和治疗。

第7步（step 7） 全身情况较好或低危患者（年龄小于70岁，ECG正常，没有心律失常、脑血管疾病及尚未控制的高血压）则应根据全身耐受情况评定。

（1）<4METs 对高危手术患者需进一步检查，没有心肌缺血者可施行手术；反之，则应作冠状动脉造影及内科治疗。

（2）>4METs 可以施行手术。

第8步（step 8） 符合条件进入第8步，可以施行手术。

当心脏患者需要手术时必须考虑以下5个方面：即急症或择期手术；心脏危险因素；内科治疗或CABG史，需进一步检查或治疗；全身耐受情况（METs）；手术危险性（范围大小、时间长短及出血多少）。

下列3种情况应加强准备并推迟手术。

（1）高危预测因素或伴有全身耐受力差的中危预测因素的患者。

（2）低危预测因素并全身耐受力较差的患者。

（3）中危预测因素并全身耐受力中等且重手术的患者。

（四）心脏患者施行骨科手术的准备

1. 调整心血管用药

（1）抗高血压药 一般血压控制在20.6/12kPa（160/90mmHg），最好为18.6/12kPa（140/90mmHg）；如术前一天血压仍较高，术晨应口服一次抗高血压药。

（2）洋地黄 主要用于控制房颤患者的心室率，根据心率决定用药时间和剂量可用于手术前或手术当天。

（3）利尿药 常用于高血压或心力衰竭的术前准备，如使用利尿药的时间较长，应特别注意发生低血钾，术前需补钾纠正，一般主张术前2天停药。

（4）β受体阻滞药和钙通道阻滞药 围术期使用具有心肌保护作用，但不宜联合应用，术前不应停药，至少在手术前7天开始服用，使心率减慢至60次/min，应用至手术前一天。

2. 并发症治疗

（1）糖尿病 常与心血管病并存，心脏指数（CI）较低，左室舒张末期压力（LVEDP）和外周血管阻力（SVR）升高，糖尿病者与无糖尿病者相比，心肌梗死、高血压和周围血管疾病的发病率均较高，分别为：25%~10.5%，62.5%~38%和22.5%~12%。因此，必须在糖尿病得到良好控制后才能施行心脏手术（一般空腹血糖控制在

10mmol/L 以下)。

（2）高血压　冠心病与高血压常并存,高血压患者脑、肾血压自动调节限度上移,严重高血压 DBP>16kPa(120mmHg),麻醉诱导和维持常易发生低血压,术前血压控制不好,血压 >22.712kPa(170/90mmHg),术后高血压发生率为 35%,并有 23.8% 患者术后发生短暂神经精神障碍。

（3）肾功能不全　肾动脉硬化、肾血流灌注不足,血肌酐 80~150μmol/L,可引起肾功能损害和水电解质紊乱。

（4）脑血管疾病　易发生脑缺血。

（5）甲状腺功能减退　可发生严重低血压,并易发生心动过缓。

（6）其他　严重心瓣膜病时危险性增加；还需纠正贫血(Hct>30%),治疗心律失常(房颤患者心室率 <120 次/min,室早应 <5 次/min)；改善心脏功能；纠正水、电解质和酸碱紊乱,特别应纠正低钾血症。

3. 急症手术　尽可能完成上述准备,同时在有限的时间内进行心电图、血气和电解质检查,处理心律失常(如快速房颤)或心力衰竭,常用乙酰毛花甙 C(西地兰)等,支持心功能和纠正水、电解质紊乱,特别应纠正低血钾。

二、术中心功能的维持

对于有心脏病史、高血压史、糖尿病史的患者,除了全麻插管患者需常规进行呼吸功能维持与心功能监测外,对连续硬膜外麻醉、臂丛神经阻滞及局部麻醉的患者,均应常规进行心电监护,并准备相应的急救药品,如利多卡因、多巴胺、硝普钠等,以便在术中发生紧急情况或意外情况时使用。老年心脏病患者施行骨科手术麻醉期间,应加强呼吸和循环功能监测,包括常规 ECG、NIBP、SpO_2、$PETCO_2$ 及 CVP 和尿量测定,其中 ECG 监测中应包括 II 和 V5 导联,以便较敏感地监测心肌缺血的心电图表现。对全身情况较差和病情较重的患者,选用有创血压监测,以便连续观察其变化。疑有左心功能不全患者,必要时可置入 Swan-Ganz 漂浮导管,测定 PCWP 和心排血量,以便指导心血管治疗。

三、术后心功能的监测

手术后因麻醉药物影响,疼痛、恐惧、高血容量或低血容量、气管拔管后通气不畅等因素均可诱发或加重心功能不全。因此,术后应常规进行止痛、镇静、监测生命体征(包括体温、血压、脉搏、呼吸频率及尿量等)。心率应维持在 100 次/min 以下,呼吸应维持在 18 次/min 左右,血压维持在低于或等于 18.7/12kPa(140/90mmHg)；患者在 ICU 病房的心电监护监测心电图出现心肌缺血、缺氧征象时则应随时处理,维持血流动力学稳定和氧供需平衡(图 1-2-7-1-1)。

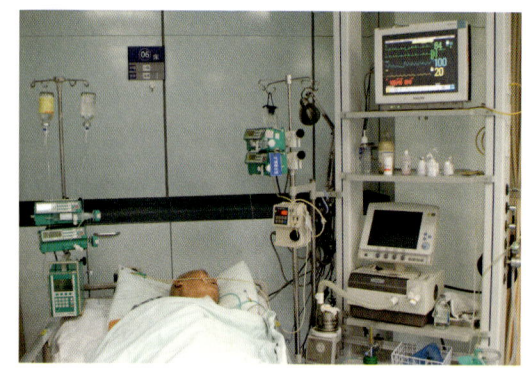

图 1-2-7-1-1　患者术后在 ICU 病房的心电监护

1. 血压调控　主要对低血压和高血压的调控

（1）防治低血压　及时补充血容量,及时并正确使用增强心肌收缩力药和升压药,必要时静脉连续输注多巴胺或肾上腺素。

（2）控制高血压　给予良好的术后镇痛、镇静,特别是气管插管施行机械通气的患者,控制强烈的交感应激反应；保持呼吸道通畅,避免缺氧和二氧化碳潴留；应用利尿药；正确选用降压药和扩血管药。

2. 心律失常的治疗和心脏功能的支持

（1）心律失常的治疗　注意识别特殊严重心律失常。对影响血流动力学的心律失常应积极处理，如快速房颤、室性心律失常和严重的心脏传导阻滞，除药物治疗外，紧急情况下可电复律和安装起搏器。文献报道β受体阻滞剂应用至术后30天以上，心肌梗死和心源性死亡的发生率较不应用者降低91%。

（2）心脏功能的支持：

① 调整前负荷：根据中心静脉压（CVP）或肺动脉楔嵌压（PCWP）补充血容量或扩管、利尿治疗。

② 降低后负荷：合理和正确应用扩血管药，如硝普钠等。减轻心脏后负荷，增加心排血量。

③ 增强心肌收缩力：应用多巴胺、多巴酚丁胺和米力农，后者对β受体下调及舒张型心力衰竭更有效。

④ 改善心肌缺血和心肌顺应性：应用硝酸甘油和异舒吉以及 GIK、二磷酸果糖（FDP）等扩张冠状动脉和改善心肌营养。

第二节　呼吸功能的评估

呼吸系统由气管、支气管、肺三大部分组成，主要生理功能是与外界环境进行气体交换。气管、支气管或肺任何一个部分发生病变，均可影响呼吸功能。

一、术前呼吸功能的检测

凡是择期手术的患者，均要求常规行胸部平片，以了解是否有肺器质性病变。急性呼吸系统感染、慢性阻塞性肺病、病毒性上呼吸道感染等疾病，均可使气道阻力增加、肺气体交换能力降低，导致术后易于发生肺不张或肺炎。因此应采取对症与抗炎治疗，待疾病得到控制后手术。

对老年患者，尤其是有慢性阻塞性肺病和长期吸烟历史者，术前宜做肺功能检查，并常规进行血气分析，当达到下列指标时提示术后可能发生呼吸衰竭，应慎重选择手术：

1. $PaCO_2$>6kPa（48mmHg）。

2. PaO_2<7.3kPa（60mmHg）。

3. 肺活量（VC）<1L或小于50%预测值。

4. 第1s用力呼气容积（FEV1）<0.5L或小于40%预测值。

5. 最大呼气流速率（MEFR）<0.6L/s或小于40%预测值。

6. 最大通气量（MVV）<50%预测值。

7. 通气储备百分比小于0.7。

对于上述指标异常者，术前应请麻醉科医师会诊，以确定最佳麻醉方案。除非急诊手术，一般情况下应待情况好转之后再行手术治疗。

二、术中呼吸功能的维持

对于有慢性肺部疾患病史的患者，术中应注意保持呼吸功能的通畅，适当运用减少气道分泌和改善通气的药物。气管插管患者应注意监测氧分压和二氧化碳分压，注意辅助通气的通畅。臂丛神经阻滞或连续硬膜外麻醉的患者，应注意持续低流量给氧、监测血氧饱和度、氧分压及二氧化碳分压，并备好气管插管器具及其他抢救用品，以随时保持呼吸道的通畅，保持呼吸功能的平稳。

三、术后呼吸功能的维持

手术后因疼痛、麻醉药物影响、低血容量等因素,可导致呼吸功能改变,表现为胸廓与肺顺应性降低、肺活量降低、通气/血流比值改变等,使机体发生供氧不足。术后呼吸功能的正常维持,有赖于正确的处理。术后可采取以下措施。

1. 持续低流量给氧 吸氧浓度应低于40%,流量为1~2L/min,以纠正因通气不足和通气/血流比值失调所造成的低氧血症。

2. 有效镇痛 通过镇痛,可避免肌肉僵直,有利于患者深呼吸和咳嗽,改善通气功能。使用止痛药物时应避免使用对呼吸有抑制作用的药物。

3. 清除呼吸道分泌物 通过翻身、拍背、咳嗽、雾化吸入等措施,使痰液咳出,并减轻支气管痉挛状况,改善通气功能。

4. 早期活动及深呼吸 术后24h或麻醉完全清醒后,鼓励患者活动四肢,在别人协助下翻身改变体位,并进行深呼吸训练,以防止肺不张和肺部感染,尤其对卧床较久或只能卧床的病员,更应鼓励其进行深呼吸练习。

5. 禁止主动或被动吸烟 吸烟可导致支气管痉挛及气道分泌物增多,应避免。

四、呼吸衰竭患者术后机械通气的使用

人工气道是为了保证气道通畅而在生理气道与其他气源之间建立的连接,分为上人工气道和下人工气道,是呼吸系统危重症患者常见的抢救措施之一。上人工气道包括口咽气道和鼻咽气道,下人工气道包括气管插管和气管切开等。建立人工气道的目的是保持患者气道的通畅,有助于呼吸道分泌物的清除及进行机械通气。人工气道的应用指征取决于患者呼吸、循环和中枢神经系统功能状况。结合患者的病情及治疗需要选择适当的人工气道。机械通气患者建立人工气道可首选经口气管插管,短期内不能撤除人工气道的患者应尽早行气管切开。目前,越来越多的研究倾向于2周内考虑气管切开,对于严重创伤患者需行预防性气管切开,以保证呼吸道通畅。

(一)机械通气的指征

经积极治疗后病情恶化,意识障碍;呼吸形式严重异常,如呼吸频率多于35~40次/min或少于6~8次/min,或呼吸节律异常,或自主呼吸微弱或消失;血气分析提示有严重通气和(或)氧合障碍:PaO_2<6.67kPa(50mmHg),尤其是充分氧疗后仍低于(50mmHg);$PaCO_2$进行性升高,pH动态下降。

(二)机械通气的基本模式

1. 切换方式 根据吸气向呼气转换方式的不同,可分为以下两种通气模式。

(1)定容型通气 呼吸机以预设通气容量来管理通气,即呼吸机送气达预设容量后停止送气,依靠肺、胸廓的弹性回缩力被动呼气。

常见的定容通气模式有容量控制通气(VCV)、容量辅助-控制通气(V-ACV)、间歇指令通气(IMV)和同步间歇指令通气(SIMV)等,也可将它们统称为容量预置型通气(volume preset ventilation, VPV)。VPV能够保证潮气量的恒定,从而保障分钟通气量;VPV的吸气流速波形为恒流波形,即方波,不能和患者的吸气需要相配合,尤其是存在自主吸气的患者,这种人-机的不协调增加镇静剂和肌松剂的需要,并消耗很高的吸气功,从而诱发呼吸肌疲劳和呼吸困难;当肺顺应性较差或气道阻力增加时,产生过高的气道压,易致呼吸机相关性肺损伤(VILI)。

(2)定压型通气 以气道压力来管理通气,当吸气达预设压力水平时,吸气停止,转换为呼气,故定压性通气时,气道压力是设定的独立参数,而通气容量(和流速)是从属变化的,与呼吸系统顺应性和气道阻力相关。

常见的定压型通气模式有压力控制通气（PCV）、压力辅助控制通气（P-ACV）、压力控制-同步间歇指令通气（PC-SIMV）、压力支持通气（PSV）等，Blanch等主张将它们统称为压力预置型通气（pressure preset ventilation, PPV）。

PPV时潮气量随肺顺应性和气道阻力而改变；气道压力一般不会超过预置水平，利于限制过高的肺泡压和预防VILI；易于人-机同步，减少使用镇静剂和肌松剂，易保留自主呼吸；流速多为减速波，肺泡在吸气早期即充盈，利于肺内气体交换。

2. 吸气机制 根据开始吸气的机制不同分为控制通气和辅助通气

（1）控制通气（controlled ventilation, CV） 呼吸机完全代替患者的自主呼吸，呼吸频率、潮气量、吸呼比、吸气流速完全由呼吸机控制，呼吸机提供全部的呼吸功。CV适用于严重呼吸抑制或伴呼吸暂停的患者，如麻醉、中枢神经系统功能障碍、神经肌肉疾病、药物过量等情况。对患者呼吸力学进行监测时，如静态肺顺应性、内源性PEEP、呼吸功能的监测，也需在CV时进行，所测得的数值才准确可靠。如潮气量、呼吸频率等参数设置不当，可造成通气不足或过度通气；应用镇静剂或肌松剂可能将导致低心排、低血压、分泌物廓清障碍等；长时间应用CV将导致呼吸肌萎缩或呼吸机依赖。故应用CV时应明确治疗目标和治疗终点，对于一般的急性或慢性呼吸衰竭，只要患者情况允许就尽可能采用"部分通气支持"，而不是CV。

（2）辅助通气（assisted ventilation, AV） 依靠患者的吸气努力触发或开启呼吸机吸气活瓣实现通气，当存在自主呼吸时，气道内轻微的压力降低或少量气流触发呼吸机，按预设的潮气量（定容）或吸气压力（定压）将气体输送给患者，呼吸功由患者和呼吸机共同完成。AV适用于呼吸中枢驱动稳定的患者，患者的自主呼吸易与呼吸机同步，通气时可减少或避免应用镇静剂，保留自主呼吸可避免呼吸肌萎缩，有利于改善机械通气对血流动力学的不利影响，有利于撤机过程。

（三）常见模式

1. 辅助控制通气 辅助控制通气（assist-control ventilation, ACV）是辅助通气（AV）和控制通气（CV）两种通气模式的结合。当患者自主呼吸频率低于预置频率或无力使气道压力降低或产生少量气流触发呼吸机送气时，呼吸机即以预置的潮气量及通气频率进行正压通气，即CV；当患者的吸气用力可触发呼吸机时，通气以高于预置频率的任何频率进行，即AV。结果，触发时为辅助通气，无触发时为控制通气。

（1）参数设置

① 容量切换A-C：设置触发敏感度、潮气量、通气频率、吸气流速和流速波形。

② 压力切换A-C：设置触发敏感度、压力水平、吸气时间和通气频率。

（2）特点 A-C为ICU患者机械通气的常用模式，可提供与自主呼吸基本同步的通气，但当患者不能触发呼吸机时，CV可确保最小的指令分钟通气量，以保证自主呼吸不稳定患者的通气安全。

2. 同步间歇指令通气 同步间歇指令通气（synchronized intermittent mandatory ventilation, SIMV）是自主呼吸与控制通气相结合的呼吸模式，在触发窗内患者可触发和自主呼吸同步的指令正压通气，在两次指令通气周期之间允许患者自主呼吸，指令呼吸可以以预设容量（容量控制SIMV）或预设压力（压力控制SIMV）的形式来进行。

（1）参数设置 潮气量、流速/吸气时间、控制频率、触发敏感度，当压力控制SIMV时需设置压力水平及吸气时间。

（2）特点 通过设定IMV的频率和潮气量确保最低分钟量；SIMV能与患者的自主呼吸相配合，减少患者与呼吸机的拮抗，减少正压通气的血流动力学负效应，并防止潜在的并发症，如气压伤等；通过改变预设的IMV的频率改变呼吸支持的水平,即从完全支持到部分支持,可用于长期带机的患者的撤机;由于患者能应用较多的呼吸肌群,故可减轻呼吸肌萎缩;不适当的参数设置(如低流速)增加呼吸功,导致呼吸肌过度疲劳或过度通气导致呼吸性碱中毒,COPD者出现动态过度肺膨胀。

3. 压力支持通气 压力支持通气(pressure support ventilation, PSV)属于部分通气支持模式,是患者触发、压力目标、流量切换的一种机械通气模式,即患者触发通气并控制呼吸频率及潮气量,当气道压力达预设的压力支持水平时,且吸气流速降低至低于阈值水平时,由吸气相切换到呼气相。

(1)参数设置 压力、触发敏感度,有些呼吸机有压力上升速度、呼气灵敏度(ESENS)。

(2)特点 设定水平适当,则少有人-机对抗,可有效地减轻呼吸功,增加患者吸气努力的有效性,这种以恒定压力与流速波形的通气辅助,在患者的需要和呼吸机送气完全协调方面并不是理想的;对血流动力学影响较小,包括心脏外科手术后患者;一些研究认为 $5\sim8cmH_2O$ 的PSV可克服气管内导管和呼吸机回路的阻力,故PSV可应用于撤机过程;PSV的潮气量是由呼吸系统的顺应性和阻力决定,当呼吸系统的力学改变时会引起潮气量的改变应及时调整支持水平,故对严重而不稳定的呼吸衰竭患者或有支气管痉挛及分泌物较多的患者,应用时格外小心,雾化吸入治疗时可导致通气不足;如回路有大量气体泄露,可引起持续吸气压力辅助,呼吸机就不能切换到呼气相;呼吸中枢驱动功能障碍的患者也可导致每分通气量的变化,甚至呼吸暂停而窒息,因此,需设置背景通气。

4. 持续气道正压(continuous positive airway pressure, CPAP) 是在自主呼吸条件下,整个呼吸周期以内(吸气及呼气期间)气道均保持正压,患者完成全部的呼吸功,是呼气末正压(PEEP)在自主呼吸条件下的特殊技术。

(1)参数设置 仅需设定CPAP水平。

(2)特点 CPAP具有PEEP的各种优点和作用,如增加肺泡内压和功能残气量,增加氧合,防止气道和肺泡的萎陷,改善肺顺应性,降低呼吸功,对抗内源性PEEP;而CPAP压力过高增加气道峰压和平均气道压,减少回心血量和肝肾等重要脏器的血流灌注等,而CPAP时由于自主呼吸可使平均胸内压较相同PEEP略低。

5. 双水平气道正压通气 双水平气道正压通气(biphasic positive airway pressure, BIPAP)是指自主呼吸时,交替给予两种不同水平的气道正压,高压力水平(P_{high})和低压力水平(P_{low})之间定时切换,且其高压时间、低压时间、高压水平、低压水平各自独立可调,利用从 P_{high} 切换至 P_{low} 时功能残气量(FRC)的减少,增加呼出气量,改善肺泡通气。

(1)参数设置 高压水平(P_{high})、低压水平(P_{low})及PEEP、高压时间(T_{insp})、呼吸频率、触发敏感度。

(2)特点 BIPAP通气时气道压力周期性地在高压水平和低压水平之间转换,每个压力水平,双向压力的时间比均独立可调,若Phigh比Plow时间不同,可变化为反比BIPAP或气道压力释放通气(APRV);BIPAP通气时患者的自主呼吸少受干扰和抑制,尤其两个压力时相持续时间较长时,应用BIPAP比CPAP对增加患者的氧合具有更明显的作用;BIPAP通气时可有控制通气向自主呼吸过度,不用变更通气模式直至脱机,这是现代通气治疗的理念。

(四)机械通气的撤离

当通气机支持进入脱机过程,可采用以下模式完成脱机过程:CPAP/ps, A/C, SIMV, SIMV/ps, BiPAP/ps, ASV, CPAP/pps.ATC。脱机标准如下:

1. 客观测定

(1)适当的氧合 例如,$PaO_2 \geq (60mmHg)$,$FiO_2 \leq 0.4$,$PEEP \leq 5\sim10cmH_2O$,$PaO_2/FiO_2 \geq$

（20~40kPa）/（150~300mmHg）；

（2）稳定的心血管功能　例如，HR ≤ 140次/min，血压稳定，没有或小量血管活性药Dopamine每分钟少于5ug/kg；

（3）轻度发烧或不发烧　例如 T<38℃；

（4）没有明显代酸；

（5）适当的血色素　例如 Hb ≥ 8~10g/dl；

（6）良好的精神状态　如能觉醒 GCS ≥ 13，没有镇静剂输注；

（7）稳定的代谢状态　如电解质正常。

2. 主观临床评价

（1）疼痛急性期缓解；

（2）ICU医师认为中断通气机是可能的；

（3）有足够咳嗽能力。

第三节　围手术期营养支持与水、电解质平衡

营养不良在骨科手术患者中较为少见，骨科手术后因某些原因可以导致营养不良，从而可能导致伤口延迟愈合、感染率增高及骨折延迟愈合等。而对于水电解质失衡者，除个别情况，术前较少发生，但术后可因创伤、出血、进食受限等而发生。因此应高度注意营养支持问题。

一、围手术期营养支持

（一）骨科患者的代谢特点

骨科各种肿瘤、感染性疾病、创伤及手术创伤等都会导致患者身体代谢的改变。

1. 创伤导致多种激素的分泌增加　肾上腺素、去甲肾上腺素增加，使肝糖原和肌糖原迅速分解；胰高血糖素和皮质醇分泌物增多，使肝糖异生作用加速和肌蛋白分解增加，蛋白异化作用亢进，成负氮平衡；儿茶酚胺、生长激素、胰高血糖素等增高而使脂肪动员加速，变成脂肪酸氧化分解及被合成脂蛋白或酮体后输出而被外周组织利用。因此，创伤导致蛋白质和脂肪分解增加，使机体产生严重的消耗。

2. 感染导致代谢改变　感染早期，神经内分泌反应较明显，糖原分解加速，脂肪动员加速，肝内糖异生作用明显，患者血糖升高、甘油三脂升高、游离脂肪酸增加、酮体、丙酮酸和乳酸增加等；感染后期，因发生肝功能受损而致血糖水平降低。因此，感染后可导致蛋白质与脂肪的大量消耗。

3. 肿瘤导致能量消耗　机体组织的严重消耗，尤其是晚期恶性肿瘤，可产生严重的恶病质。

4. 手术　手术也是一种创伤，一方面使机体发生应激反应，导致各种激素分泌增加，另一方面，手术可导致失血、血浆渗出等，使蛋白质流失，机体消耗增加，成负氮平衡。正常情况下，成人每日基础能量的消耗量（BEE）按照Harris-Benedict公式计算为：

男性：BEE=$[13.7 \times W+5 \times H-6.8 \times A] \times 4.18kJ$

女性：BEE=$[66.5+(9.6 \times W+1.7 \times H-4.7 \times A)] \times 4.18kJ$

其中，W=体重（kg），H=身高（cm），A=年龄（岁）

维持量为口服 $1.2 \times BEE（kJ）$，静脉 $1.5 \times BEE（kJ）$

当体温超过37℃时，每升高1℃加12%；严重感染或脓毒血症、大手术、骨折或严重创伤等增加10%~30%。由于骨科患者大多可以通过口服来补充能量，仅在少数情况下需要静脉予以补充，因此，适当增加蛋白与脂肪的摄入量可基本达到营养要求。个别消耗较为严重的可以适当静脉内给予复方氨基酸、脂肪乳剂等。

(二)骨科术前营养支持

对于术前就存在营养不良的患者,术前营养改善尤为重要关系到手术的成败和疾病的转归只有患者术前有足够的营养储备才能增加对手术和麻醉的耐受力术前般营养供给高热能 高碳水化物膳食。高碳水化合物膳食可减少蛋白消耗保护肝细胞免受麻醉剂损害;热能摄入足够但不宜过以免引起肥胖对手术和术后恢复产生不利影响;必须供给充足蛋白质,一般供给 100~150g/d可纠正病程长引起的蛋白质过度消耗减少术后并发症;补足维生素,维生素 C 可减少出血促进组织再生及伤口愈合,维生素 K 可预防术中及术后出血,B 族维生素缺乏可使伤口愈合和失血耐受力均受到影响,所以补充 B 族维生素也是十分必要的。对于那些特殊基础疾病状态的患者,术前应针对性的给予合理营养支持,如高血压,临床药物治疗的同时应给与低盐低胆固醇膳食;低蛋白血症及腹水者应补充足够蛋白质及热能;糖尿病患者术前应调整膳食供给,使血糖接近正常水平,尿糖定性转阴性;肝功能不全者术前给予高热能高蛋白低脂肪膳食,充分补给各种维生素。

(三)围手术期重症患者的营养支持

合理的热量供给是实现重症患者有效的营养支持的保障。有关应激后能量消耗测定的临床研究表明,合并全身感染患者,能量消耗(REE/MEE)第一周每天为 25kcal/kg,第二周每天可增加至 40kcal/kg。创伤患者第一周每天为 30kcal/kg,某些患者第二周每天可高达 55kcal/kg。应激早期,合并有全身炎症反应的急性重症患者,能量供给每天在 20~25kcal/kg,被认为是大多数重症患者能够接受并可实现的能量供给目标,即所谓"允许性"低热卡喂养。其目的在于避免营养支持相关的并发症,如高血糖、高碳酸血症、淤胆与脂肪沉积等。值得注意的是,对 ICU 患者来说,营养供给时应考虑到危重机体的器官功能、代谢状态及其对补充营养底物的代谢、利用能力。在肝肾功能受损情况下,营养底物的代谢与排泄均受到限制,供给量超过机体代谢负荷,将加重代谢紊乱与脏器功能损害。肥胖的重症患者应根据其理想体重计算所需能量。

对于病程较长、合并感染和创伤的重症患者,病情稳定后的能量补充需要适当的增加,目标喂养每天可达 30~35kcal/kg,否则将难以纠正患者的低蛋白血症。目前主张重症患者急性应激期营养支持应掌握"允许性低热卡"原则(每天 20~25kcal/kg);在应激与代谢状态稳定后,能量供给量需要适当的增加(每天 30~35kcal/kg)。

不能耐受肠内营养和肠内营养禁忌的重症患者,应选择完全肠外营养支持(total parenteral nutrition, TPN)的途径。胃肠道仅能接受部分的营养物质的补充的重症患者,可采用部分肠内与部分肠外营养(Partial parenteral nutrition, PPN)相结合的联合营养支持方式,目的在于支持肠功能。一旦患者胃肠道可以安全使用时,则逐渐减少及至停止肠外营养支持,联合肠道喂养或开始经口摄食。

葡萄糖是肠外营养中主要的碳水化合物来源,一般占非蛋白质热卡的 50%~60%,应根据糖代谢状态进行调整。脂肪补充量一般为非蛋白质热量的 40%~50%;摄入量每天可达 1~1.5g/kg,应根据血脂廓清能力进行调整,脂肪乳剂应匀速缓慢输注。重症患者肠外营养时蛋白质供给量一般每天为 1.2~1.5g/kg,每天约相当于氮 0.20~0.25g/kg;热量与氮比为 418:4~627.6kJ(100~150kcal):1gN。

经中心静脉实施肠外营养首选锁骨下静脉置管途径。肠内营养的途径根据患者的情况可采用鼻胃管、鼻空肠、经皮内镜下胃造口(percutaneous endoscopic gastrostomy, PEG)、经皮内镜下空肠造口术(percutaneous endoscopic jejunostomy, PEJ)、术中胃/空肠造口或经肠瘘口等途径进行肠内营养。

患者接受肠内营养（特别经胃）时应采取半卧位，最好达到 30°~45°。经胃肠内营养的应定期监测胃内残留量，避免误吸的危险，通常需要每 6h 后抽吸一次腔残留量，如果潴留量少于或等于 200ml，可维持原速度，如果潴留量少于或等于 100ml 增加输注速度 20ml/h，如果残留量超过或等于 200ml，应暂时停止输注或降低输注速度。在肠内营养输注过程中，以下措施有助增加对肠内营养的耐受性，对肠内营养耐受不良（胃潴留超过 200ml，呕吐）的患者，可促胃肠动力药物；肠内营养开始营养液浓度应由稀到浓；使用动力泵控制速度，输注速度逐渐递增；在喂养管末端用加温器，有助于患者肠内营养的耐受。

二、围手术期的水、电解质平衡

正常成人总体液量男性为体重的 60%，女性为体重的 50%，60 岁以上男性为 50%，女性为 45%。一般情况下，食物及饮水可以完全达到水的要求，也可达到电解质摄入量的平衡要求。当严重创伤，如挤压伤、骨折、挫伤、休克等发生时，发生大量液体潴留在组织间隙内及创面渗出而导致严重脱水；组织的损伤导致钾、钠、镁、钙的分布及代谢发生异常，从而导致水电解质的失衡。

（一）钾、钠的异常代谢

钾是细胞内液的主要阳离子，细胞内含量 140~150mmol，有维持细胞内渗透压的作用。血清中钾离子浓度为 3.5~5.5mmol/L，主要起维持神经肌肉兴奋性和维持心肌收缩的协调性的作用。正常饮食不会缺钾，大量注射葡萄糖或胰岛素时钾进入细胞内，可降低血钾浓度。在大面积挫裂伤及休克时，可产生低钾；严重挤压伤、骨折及大手术创伤后可导致肌细胞中钾释入血中增多，产生高钾。钠是血浆内的主要阳离子，正常值 142mmol/L，是维持血浆渗透压的主要成分。当钠降低或升高时可产生一系列症状。正常饮食不会缺钠。当大量注射生理盐水或高渗盐水时可致血钠升高，当休克、严重创伤等可致失水。

（二）骨科围手术期的补液

因为骨科患者择期手术较多，术前发生水电解质失衡的情况很少，一般不需要术前输液。术中输液可根据麻醉情况、术中失血情况等综合分析补充液体。术后输液在麻醉尚未完全清醒之前应予补充维持液、补充液和特殊目的用液体等。维持液主要用于补充尿、粪、肺及皮肤的液体丧失，成人丧失量 2.0~3L/d［1.5~2ml/(kg·h)］，儿童按 2~4ml/(kg·h) 进行补充；补充液主要是用于补充纠正异常的液体丧失，如引流液、创面渗液、间质水肿等，根据需要失多少补多少；特殊目的补液主要是用于纠正脱水或电解质异常，根据患者情况及生化检查结果决定补充多少。骨科患者补液中，一般补充 5%~10% 葡萄糖液和等渗平衡液（生理盐水或林格液）。补充引流或渗出液造成的丢失量时一般使用生理盐水或林格液。在术后 2~3 天之内，原则上不需补充钾盐。如需补钾，应根据临床表现及生化检查来确定，以防人为造成电解质平衡失调。补钾方式以尽可能口服补充，必要时可静脉给予。

第四节 围手术期抗生素的应用

一、概述

骨科手术中，除较少数为感染性疾病，如急、慢性骨髓炎、化脓性关节炎、骨关节结核等外，大多数为非感染性的清洁手术。骨科围手术期感染的主要途径包括手术环境的污染，不符合灭菌要求的手术器械与敷料，患者本身的常驻细菌，创伤带来的污染，某些侵入性治疗导致的污染等。虽然手术是治疗感染的一种方法，但感染也是骨科手术的一种重要并发症，一旦发生感染，不但可造成手术失败，而且可能导致患者肢体功能的丧失，甚至危及生命。因此感染的控制与预防，对于骨科患者来说是非常重要的，而且防重于治，预防是首位的，抗生素的应用绝对不能替代和弥补无菌操作的不足。

由于骨科手术大多数为非感染性的清洁手术，因而抗生素的应用主要是感染的预防性用药。而骨与关节感染大多为血源性感染，也可为创伤性感染、骨关节手术后感染或由邻近组织感染直接蔓延达到骨或关节中。其主要致病菌为金黄色葡萄球菌，其次为表皮葡萄球菌，其他有溶血性链球菌、大肠杆菌属、变形杆菌属、沙门菌属，偶有铜绿假单胞杆菌和流感杆菌等。

二、骨科抗菌素应用的基本原则

抗生素如果使用不合理，就会产生药源性疾病，因此对抗生素的应用应该遵循如下原则。

（1）药物可有一定量进入胎儿循环和乳汁中，故孕妇和哺乳期妇女一般不宜采用，有明确指征时选用疗效明显而对胎儿或婴儿潜在危险较小的药物，或在服药期间停止哺乳；

（2）患者对某一品种或某一类药物产生过敏时应尽量避免再次使用；

（3）有肝肾功能不全者应警惕药物蓄积中毒的可能；

（4）要对因治疗，要根据感染部位、感染发生发展的规律以及病原诊断和（或）药物敏感结果给药；

（5）要熟悉药物的适应证、抗菌活性与不良反应，协同或联合用药时要注意药物之间的相互作用，注意拮抗性与协同性，防止毒性和不良反应增强；

（6）老年与儿童用药剂量应低于成年人；

（7）坚决杜绝无指征或指征不强的预防用药。

三、骨科预防性用药

（一）骨科预防性用药的适应证

手术野有显著污染；手术范围大、时间长、污染机会大；异物植入手术，如内固定、关节置换术等；手术涉及重要器官，一旦发生感染将造成严重后果者；尤以高龄或免疫缺陷者。

（二）骨科预防性用药的选择

选择抗生素时应有较强的杀菌效果，安全有效；不良反应少；骨与关节中药物浓度较高；易于给药，且价格低廉；用药时间要短；要用在细菌种植之前，大手术在术前、术中即应使用抗生素；不能替代仔细的手术操作和严格的无菌技术。

骨科患者发生术后感染的可能病原菌为葡萄球菌属、产气荚膜杆菌属等,大肠杆菌属很少见。因此骨科最常用的预防性抗生素包括青霉素、力百汀、克林霉素、头孢美唑钠(先锋美他醇)等。术后使用抗生素的时间一般为 5~7 天。

(三)预防应用抗生素的方法

1. 给药时机　给药的时机极为关键,应在切开皮肤(黏膜)前 3min(麻醉诱导时)开始给药,以保证在发生细菌污染之前血清及组织中的药物已达到有效浓度(>MIC 90)。不应在病房给药而应在手术室给药。

2. 静脉给药　应静脉给药,30min 内滴完,不宜放在大瓶液体内缓慢滴入,否则达不到有效浓度。

3. 药物浓度　血清和组织内抗菌药物有效浓度必须能够覆盖手术全过程。常用的头孢菌素血清半衰期为 1~2h,因此,如手术延长到 3h 以上,或失血量超过 1500ml,应补充一个剂量,必要时还可用第三次。如果选用半衰期长达 7~8h 的头孢曲松,则无需追加剂量。

4. 时间　一般应短程使用,择期手术结束后不必再用。若患者有明显感染高危因素,或应用人工植入物,或术前已发生细菌污染(如开放性创伤)时,可再用一次或数次到 24h,特殊情况可以延长到 48h。连续用药多日甚至用到拆线是没有必要的,并不能进一步降低手术部位感染(surgical site infection, SSI)发生率。手术中发现已存在细菌性感染,手术后应继续用药直至感染消除。

四、骨科感染治疗性用药

骨科感染性疾病主要有急慢性血源性骨髓炎、化脓性关节炎及创伤后的骨、关节或软组织的感染。在治疗时,对选用抗生素应考虑骨科感染常见用药中以下几点(表 1-2-7-4-1)。

表1-2-7-4-1　骨科感染常见用药参考

病　名		首　选　药　物	注　意　点
急性骨髓炎	金葡菌类骨髓炎	苯唑西林或氯唑西林、力百汀、头孢孟多	优选杀菌剂,青霉素类过敏者可选先锋美他醇(头孢美唑钠)、克林霉素或磷霉素。
	沙门菌类骨髓炎	氯霉素、氨苄西林、诺氟沙星	同上
	厌氧菌类骨髓炎	克林霉素、力百汀、甲硝唑	可联合用药
慢性骨髓炎		力百汀、头孢他定、环丙沙星、克林霉素、苯唑西林或氧唑西林、	可用庆大霉素溶液冲洗或用庆大霉素珠链
化脓性关节炎		力百汀、头孢孟多、克林霉素、头霉素类、磷霉素	最好根据药敏试验结果确定用药

1. 注意药物浓度　该药物全身应用后,能在骨组织或关节腔中达到有效治疗浓度。林可霉素、克林霉素、磷霉素和夫西地酸能达到这一要求,且超过其他抗菌药物;青霉素类和头孢菌素类在较大剂量时也可达到这一效果;而氨基苷类、红霉素类、氯霉素等均渗入关节滑囊中的浓度较低。

2. 注意药物毒性　骨与关节感染,特别是骨髓炎时,常需长期用药,一般在 4 周以上,因此应选不良反应轻或少的药物,青霉素类、头孢菌素类较安全,克林霉素与磷霉素的毒性也不大,可较长期使用,但氨基苷类、氯霉素等均不宜长期使用。

3. 注意药物的耐药性 由于细菌的变异,大多数细菌均易产生耐药性,因此骨科用抗生素应选择不易产生耐药性的品种。青霉素、克林霉素、头孢类抗生素均易产生耐药性,故应注意联合用药或采用耐酶的药物,非耐酶的药物原则上应尽可能少用或不用。

4. 注意用药方式 全身应用抗菌药物后,可有足够药物渗入病灶内,不宜使用抗菌药物作腔内局部注射,以免引起继发性细菌感染及加速细菌耐药性的发生。力百汀是由广谱抗菌药阿莫西林加 β- 内酰胺酶抑制剂克拉维酸组合而成,商品名 augmentin。克拉维酸可以扩大阿莫西林的抗菌范围,包括对其他 β- 内酰胺抗生素有耐药性的细菌。力百汀对各种革兰阳性与阴性的需氧菌和厌氧菌均有良好的杀菌作用,在骨组织与关节液中浓度较高,可作为骨科预防性与治疗性的基本用药。常规剂量为 1.2g,每日 2 次,重症感染可用 1.8g,每日 2 次静滴。

第五节　骨科围手术期镇痛镇静管理

疼痛治疗包括两方面,即药物治疗和非药物治疗。药物治疗主要包括阿片类镇痛药、非阿片类中枢性镇痛药、非甾体抗炎药(NSAIDS)及局麻药。非药物治疗主要包括心理治疗和物理治疗。

一、镇痛药物治疗

(一)阿片类镇痛药

理想的阿片类药物应具有以下优点,即起效快,易调控,用量少,较少的代谢产物蓄积及费用低廉。阿片类药物的副作用主要是引起呼吸抑制、血压下降和胃肠蠕动减弱;在老年人尤其明显。治疗剂量的吗啡对血容量正常患者的心血管系统一般无明显影响。对低血容量患者则容易发生低血压,在肝、肾功能不全时其活性代谢产物可造成延时镇静及副作用加重。

1. 芬太尼 具有强效镇痛效应,其镇痛效价是吗啡的 100~180 倍,静脉注射后起效快,作用时间短,对循环的抑制较吗啡轻。但重复用药后可导致明显的蓄积和延时效应。快速静脉注射芬太尼可引起胸壁、腹壁肌肉僵硬而影响通气。

2. 瑞芬太尼 是新的短效 μ 受体激动剂,可用于短时间镇痛的患者,多采用持续输注。瑞芬太尼代谢途径是被组织和血浆中非特异性酯酶迅速水解,代谢产物经肾排出,清除率不依赖于肝肾功能。在部分肾功不全患者持续输注中,不会发生蓄积作用。对呼吸有抑制作用,但停药后 3~5min 即恢复自主呼吸。

3. 舒芬太尼 镇痛作用约为芬太尼的 5~10 倍,作用持续时间为芬太尼的两倍。一项与瑞芬太尼的比较研究证实,舒芬太尼在持续输注过程中随时间剂量减少,但唤醒时间延长。

4. 哌替啶(杜冷丁) 镇痛效价约为吗啡的 1/10,大剂量使用时可导致神经兴奋症状(如欣快、谵妄、震颤、抽搐),肾功能障碍者发生率高,可能与其代谢产物去甲哌替啶大量蓄积有关。哌替啶禁忌与单胺氧化酶抑制剂合用,两药联合使用可出现严重副反应。所以对围手术期患者一般不推荐重复使用哌替啶。

(二)阿片类镇痛药物的使用

阿片类药间断肌肉内注射是一种传统的术

后镇痛方法,但临床上需反复注射给药、患者的退缩心理以及药物起效所需时间等综合因素影响下,使镇痛效果不尽如人意。这种方法从根本上说,不可能消除患者的药效和药代动力学的个体差异,尤其在血流动力学不稳定的患者不推荐使用肌肉注射。持续静脉用药常比肌肉用药量少,对血流动力学影响相对稳定,一些短效镇痛药更符合药效学和药代动力学的特点,但需根据镇痛效果的评估不断调整用药剂量,以达到满意镇痛的目的。对血流动力学稳定患者,镇痛时应首先考虑选择吗啡;对血流动力学不稳定和肾功不全患者,可考虑选择芬太尼或瑞芬太尼。急性疼痛患者的短期镇痛可选用芬太尼。瑞芬太尼是新的短效镇痛药,可用于短时间镇痛或持续输注的患者,也可用在肝肾功不全患者。持续静脉注射阿片类镇痛药物是常用的方法,但需根据镇痛效果的评估不断调整用药剂量,以达到满意镇痛的目的。

(三)非阿片类中枢性镇痛药

近年来合成的镇痛药曲马多属于非阿片类中枢性镇痛药。曲马多可与阿片受体结合,但亲和力很弱,对μ受体的亲和力相当于吗啡的1/6000,对k受体和δ受体的亲和力则仅为对μ受体的1/25。临床上此药的镇痛强度约为吗啡的1/10。治疗剂量不抑制呼吸,大剂量则可使呼吸频率减慢,但程度较吗啡轻,可用于老年人,主要用于术后轻度和中度的急性疼痛治疗。

(四)非甾体类抗炎镇痛药(NSAIDs)

NSAIDs的作用机制是通过非选择性、竞争性抑制前列腺素合成过程中的关键酶——环氧化酶(COX)达到镇痛效果。代表药物如对乙酰氨基酚等。非甾体类抗炎镇痛药用于急性疼痛治疗已有多年历史。虽然有不同的新型NSAIDs问世,但其镇痛效果和不良反应并无明显改善,一般不推荐使用于围手术期。

(五)局麻药物

局麻药物主要用于术后硬膜外镇痛,其优点是药物剂量小、镇痛时间长及镇痛效果好。目前常用药物为布比卡因和罗哌卡因。

1. 布比卡因 镇痛时间比利多卡因长2~3倍,比丁卡因长25%。但其高浓度会导致肌肉无力、麻痹,从而延迟运动恢复。降低布比卡因的浓度可大大降低这些并发症。

2. 罗哌卡因 对心脏和神经系统的安全性比布比卡因高,小剂量时,对痛觉神经纤维具有选择性,对痛觉神经纤维的阻断优于运动神经纤维。

大量资料证实,局麻药加阿片类用于硬膜外镇痛,不但降低了局麻药的浓度及剂量,镇痛效果也得到增强,同时镇痛时间延长。但应注意吗啡和芬太尼在脑脊液中的长时间停留可能导致延迟性呼吸抑制。除此之外,临床上还应关注硬膜外镇痛带来的恶心、呕吐、皮肤瘙痒、血压下降及可能发生的神经并发症。合理选择药物、适时调整剂量及加强监测,是降低并发症的保证。

二、非药物治疗

非药物治疗包括心理治疗、物理治疗等手段。研究证实,疼痛的起因包括生理因素和心理因素。在疼痛治疗中,应首先尽量设法祛除疼痛诱因,并积极采用非药物治疗。非药物治疗能降低患者疼痛的评分及其所需镇痛药的剂量。

三、镇痛治疗期间对器官功能的监测

在实施镇痛治疗过程中应对患者进行严密监测,以达到最好的个体化治疗效果,最小的毒副作用和最佳的效价比。阿片类镇痛药引起的呼吸抑制由延髓μ-2受体介导产生,通常是呼吸频率减慢,潮气量不变。阿片类镇痛药的组胺释放作用可能使敏感患者发生支气管痉挛,故有支气管哮喘病史的患者应避免应用阿片类镇痛药。

硬膜外镇痛最常见的副作用是呼吸抑制,通常与阿片类药物有关。一些阿片类药物如吗啡具有亲水性的特点,其在中枢神经系统特别是脑脊液内的滞留时间延长,可能引起药物向头侧扩散,从而导致延迟性呼吸抑制,此并发症难以预测,可导致二氧化碳储留并造成严重后果,应加强呼吸功能监测。强调呼吸运动的监测,项目有密切观察患者的呼吸频率、幅度、节律、呼吸周期比和呼吸形式,常规监测脉搏氧饱和度,酌情监测呼气末二氧化碳,定时监测动脉血氧分压和二氧化碳分压,对机械通气患者定期监测自主呼吸潮气量、分钟通气量等。第0.1s口腔闭合压(P0.1)反映患者呼吸中枢的兴奋性,必要时亦应进行监测。镇痛镇静不足时,患者可能出现呼吸浅促、潮气量减少、氧饱和度降低等。镇痛镇静过深时,患者可能表现为呼吸频率减慢、幅度减小、缺氧和(或)二氧化碳蓄积等,应结合镇痛镇静状态评估,及时调整治疗方案,避免发生不良事件。无创通气患者尤其应序注意。

阿片类镇痛药在血流动力学不稳定、低血容量或交感神经张力升高的患者更易引发低血压。在血容量正常的患者中,阿片类药物介导的低血压是由于交感神经受到抑制、迷走神经介导的心动过缓和组胺释放的综合结果。芬太尼对循环的抑制较吗啡轻,血流动力学不稳定、低血容量的患者宜选择芬太尼镇痛。硬膜外镇痛引起的低血压与交感神经阻滞有关,液体复苏治疗或适量的血管活性药可迅速纠正低血压。严密监测血压(有创血压或无创血压)、中心静脉压、心率和心电节律,尤其给予负荷剂量时,应根据患者的血流动力学变化调整给药速度,并适当进行液体复苏治疗,力求维持血流动力学平稳,必要时应给予血管活性药物。

阿片类镇痛药可抑制肠道蠕动,导致便秘,并引起恶心、呕吐、肠绞痛及奥狄括约肌痉挛。酌情应用刺激性泻药可减少便秘,止吐剂尤其是氟哌利多能有效预防恶心、呕吐。大剂量吗啡可兴奋交感神经中枢,促进儿茶酚胺释放,增加肝糖原分解增加,使血糖升高,应加强血糖监测和调控。吗啡等阿片类镇痛药可引起尿潴留。

四、骨科术后危重患者的 ICU 镇静管理

部分骨科术后患者可能短期内无法脱机,心肺功能差等需要在ICU中加强监护治疗,这类患者的镇静管理就十分重要。镇静药物的应用可减轻应激反应,辅助治疗患者的紧张焦虑及躁动,提高患者对机械通气、各种ICU日常诊疗操作的耐受能力,使患者获得良好睡眠等。理想的镇静药应具备以下特点,即起效快,剂量 – 效应可预测;半衰期短,无蓄积;对呼吸循环抑制最小;代谢方式不依赖肝肾功能;抗焦虑与遗忘作用同样可预测;停药后能迅速恢复;价格低廉等。但目前尚无药物能符合以上所有要求。

目前ICU最常用的镇静药物为苯二氮䓬类和丙泊酚(Propofol)。

(一)苯二氮䓬类药物

苯二氮䓬类是较理想的镇静、催眠药物。它通过与中枢神经系统内GABA受体的相互作用,产生剂量相关的催眠、抗焦虑和顺行性遗忘作用。其本身无镇痛作用,但与阿片类镇痛药有协同作用,可明显减少阿片类药物的用量。苯二氮䓬类药物的作用存在较大的个体差异。老年患者、肝肾功能受损者药物清除减慢,肝酶抑制剂亦影响药物的代谢。故用药上需按个体化原则进行调整。苯二氮䓬类药物负荷剂量可引起血压下降,尤其是血流动力学不稳定的患者;反复或长时间使用苯二氮䓬类药物可致药物蓄积或诱导耐药的产生;该类药物有可能引起反常的精神作用。用药过程中应经常评估患者的镇静水平,以防镇静延长。

ICU常用的苯二氮䓬类药为咪唑安定

（midazolam）、氯羟安定（lorazepam）及安定（diazepam）。

1. 咪唑安定　是苯二氮䓬类中相对水溶性最强的药物。其作用强度是安定的2~3倍，其血浆清除率高于安定和氯羟安定，故其起效快，持续时间短，清醒相对较快，适用于治疗急性躁动患者。但注射过快或剂量过大时可引起呼吸抑制、血压下降，低血容量患者尤著，持续缓慢静脉输注可有效减少其副作用。咪唑安定长时间用药后会有蓄积和镇静效果的延长，在肾衰患者尤为明显；部分患者还可产生耐受现象。丙泊酚、西咪替丁、红霉素和其他细胞色素P450酶抑制剂可明显减慢咪唑安定的代谢速率。

2. 氯羟安定　是ICU患者长期镇静治疗的首选药物。由于其起效较慢，半衰期长，故不适于治疗急性躁动。氯羟安定的优点是对血压、心率和外周阻力无明显影响，对呼吸无抑制作用。缺点是易于在体内蓄积，苏醒慢；其溶剂丙二醇长期大剂量输注可能导致急性肾小管坏死、代谢性酸中毒及高渗透压状态。

3. 安定　具有抗焦虑和抗惊厥作用，作用与剂量相关，依给药途径而异。大剂量可引起一定的呼吸抑制和血压下降。静脉注射可引起注射部位疼痛。安定单次给药有起效快，苏醒快的特点，可用于急性躁动患者的治疗。但其代谢产物去甲安定和去甲羟安定均有类似安定的药理活性，且半衰期长。因此反复用药可致蓄积而使镇静作用延长。

苯二氮䓬类药物有其相应的竞争性拮抗剂——氟马西尼（flumazenil），但应慎重使用，需注意两者的药效学和药动学差异，以免因拮抗后再度镇静而危及生命。

（二）丙泊酚

丙泊酚是一种广泛使用的静脉镇静药物，特点是起效快、作用时间短、撤药后迅速清醒，且镇静深度有剂量依赖性、镇静深度容易控制。丙泊酚亦可产生遗忘作用和抗惊厥作用。

丙泊酚单次注射时可出现暂时性呼吸抑制和血压下降、心动过缓，对血压的影响与剂量相关，尤见于心脏储备功能差、低血容量的患者。丙泊酚使用时可出现外周静脉注射痛。因此，临床多采用持续缓慢静脉输注方式。另外，部分患者长期使用后可能出现诱导耐药。

肝肾功能不全对丙泊酚的药代动力学参数影响不明显，丙泊酚的溶剂为乳化脂肪，提供热量4.6J/ml（1.1/ml），长期或大量应用可能导致高甘油三酯血症；2%丙泊酚可降低高甘油三酯血症的发生率，因此更适宜于ICU患者应用。老年人丙泊酚用量应减少。因乳化脂肪易被污染，故配制和输注时应注意无菌操作，单次药物输注时间不宜超过12h。

（三）镇静药物的给药途径

镇静药的给药方式应以持续静脉输注为主，首先应给予负荷剂量，以尽快达到镇静目标。经肠道（口服、胃管、空肠造瘘管等）、肌肉注射则多用于辅助改善患者的睡眠。间断静脉注射一般用于负荷剂量的给予，以及短时间镇静且无需频繁用药的患者。

短期（少于3天）镇静，丙泊酚与咪唑安定产生的临床镇静效果相似。而丙泊酚停药后清醒快，拔管时间明显早于咪唑安定。但未能缩短患者在ICU的停留时间。氯羟安定起效慢，清除时间长，易发生过度镇静。因此，ICU患者短期镇静宜主要选用丙泊酚与咪唑安定。

长期（多于3天）镇静，丙泊酚与咪唑安定相比，丙泊酚苏醒更快、拔管更早。在诱导期丙泊酚较易出现低血压，而咪唑安定易发生呼吸抑制，用药期间咪唑安定可产生更多的遗忘。氯羟安定长期应用的苏醒时间更有可预测性，且镇静满意率较高，因此氯羟安定更适合在长期镇静时使用。常用镇静药物的负荷剂量与维持剂量参考下表（表1-2-7-5-1）。

表 1-2-7-5-1　常用镇静药物的负荷剂量与维持剂量参考

药物名称	负荷剂量 mg/kg	维持剂量
咪唑安定	0.03~0.3	0.04~0.2mg/kg/h
氯羟安定	0.02~0.06	0.01~0.1mg/kg/h
安　　定	0.02~0.1	
丙泊酚	1~3	0.5~4mg/kg/h

为避免药物蓄积和药效延长，可在镇静过程中实施每日唤醒计划，即每日定时中断镇静药物输注（宜在白天进行），以评估患者的精神与神经功能状态，该方案可减少用药量，减少机械通气时间和 ICU 停留时间。但患者清醒期需严密监测和护理，以防止患者自行拔除气管插管或其他装置。

大剂量使用镇静药治疗超过一周，可产生药物依赖性和戒断症状。苯二氮䓬类药物的戒断症状表现为躁动、睡眠障碍、肌肉痉挛、肌阵挛、注意力不集中、经常打哈欠、焦虑、躁动、震颤、恶心、呕吐、出汗、流涕、声光敏感性增加、感觉异常、谵妄和癫痫发作。因此，为防止戒断症状，停药不应快速中断，而是有计划地逐渐减量。

（四）α₂ 受体激动剂

α₂ 受体激动剂有很强的镇静、抗焦虑作用，且同时具有镇痛作用，可减少阿片类药物的用量，亦具有抗交感神经作用，可导致心动过缓和（或）低血压。

右美托咪定（dexmedetomidine）由于其 α₂ 受体的高选择性，是目前唯一兼具良好镇静与镇痛作用的药物，同时它没有明显心血管抑制及停药后反跳。其半衰期较短，可单独应用，也可与阿片类或苯二氮䓬类药物合用。但由于价格昂贵，目前在 ICU 中尚未得到普遍应用。

（五）谵妄的治疗

谵妄状态必须及时治疗。一般少用镇静药物，以免加重意识障碍。但对于躁动或有其他精神症状的患者则必须给药予以控制，防止意外发生。镇静镇痛药使用不当可能会加重谵妄症状。

氟哌啶醇（haloperidol）是治疗谵妄常用的药物。其副作用为锥体外系症状（EPS），还可引起剂量相关的 QT 间期延长，有增加室性心律失常的危险。应用过程中须监测 ECG。既往有心脏病史的患者更易出现此类副作用。临床使用氟哌啶醇的方式通常是间断静脉注射。氟哌啶醇半衰期长，对急性发作谵妄的患者需给予负荷剂量，以快速起效。

第六节　围手术期深静脉血栓和致死性肺栓塞

肺栓塞（pulmonary embolism, PE）是常见的心肺血管疾病，80% 以上的 PE 属于血栓栓塞，其中下肢深静脉血栓和盆腔静脉的血栓占 95% 以上，静脉造影发现 80% 的 PE 患者有下肢深静脉血栓形成（deep venous thrombosis, DVT）。因此倾向于将 PE 和 DVT 作为同一种疾病来对待，都是静脉血栓栓塞不同阶段的表现，静脉血栓形成后在多种因素作用下脱落引起肺栓塞。肺栓塞和肺梗死均不是原发病，是一种涉及临床各科的严重并发症。临床上急性 PE 导致的死亡常以分钟来计算，在所有 PE 死亡病例中，仅 1/3 能在死亡前得到诊断。

一、骨科围手术期 PE 的发病特点

骨科围手术期致死性 PE 不同于内科 PE，特点是发病急、症状重，救治不及时容易死亡。多发生于脊髓损伤、骨盆损伤、髋部损伤及下肢骨折等患者。创伤、手术使下肢活动减少、疼痛及肌肉松弛等使下肢血流缓慢，血管壁损伤、血凝状态升高，导致盆腔及髋部等静脉形成近端 DVT，未出现下肢症状前即脱落形成 PE。

二、根据临床情况判断的可能性

创伤、骨科手术、各种原因的制动或长期卧床均是 PE 的常见危险因素，高危病例出现不明原因的呼吸困难、胸痛、晕厥、休克、不能解释的低氧血症和颈静脉怒张等对急性致死性 PE 诊断具有重要的提示意义。呼吸困难是由于肺泡死腔增大，通气血流比例失调，以及反射性的支气管痉挛造成的；而短时间内血栓直接阻塞肺动脉会导致心输出量明显下降，引起低血压、休克、晕厥甚至心搏骤停。由于引起 PE 的血栓主要来源于深静脉血栓特别是下肢，因此要注意是否存在下肢 DVT，其主要表现为患肢肿胀、周径增粗、疼痛或压痛、浅静脉扩张等，但半数以上的下肢患者无明显症状和体征。

三、结合心电图、胸部 X 线片、动脉血气分析等基本检查做出初步判断

有意义的心电图表现为 $S_1Q_3T_3$、电轴右偏、完全或不完全右束支传导阻滞等急性肺心病表现，但更为常见的是窦性心动过速、T 波倒置和 ST 段下降。心电图改变多在发病后即刻开始出现，呈动态变化，为非特异性。胸部 X 线片多有异常表现，但缺乏特异性，可表现为区域性肺血管纹理变细、稀疏或消失，肺野透亮度增加等。仅凭胸片不能确诊或排除 PE，但在提供疑似线索和除外其他疾病方面具有重要作用。动脉血气分析在肺血管床堵塞 15% 以上即可出现氧分压下降，低碳酸血症，肺泡-动脉血氧分压差 P(A-a)O_2 增大。后两者正常可能是诊断的反指征。血气结果完全正常不能排除 PE。任何病例首先是临床怀疑，但是因为临床表现为非特异性，仅仅依靠临床表现确诊或除外诊断很难，应当严密观察病情变化进行判断。

四、对可疑 PE 患者合理安排进一步检查以明确或除外诊断

如果临床评估加上一项或多项非侵入性检查方法，则可明显提高诊断或除外的准确率。超声心动图为无创性检查，可在床边进行，实时动态观察左、右心室功能和估测肺动脉压力，可直接显示肺动脉主干及其左右分支的栓塞。可与急性心肌梗死进行鉴别诊断，为急性的诊断提供重要依据。

D-二聚体（D-dimer）是交联纤维蛋白在纤溶系统作用下产生的可溶性降解产物，为一个特异性的纤溶过程标记物，结果阴性有助于除外。D-二聚体具有较好的阴性预测价值。D-二聚体小于 500ug/L 是 90% 以上肺栓塞和肺梗死患者的共同特点，小于 500ug/L 强烈提示无致死性，可以排除 PE。但由于外伤、手术也导致 D-二聚体升高，故诊断价值有限。

核素肺通气/灌注扫描（V/Q）是 PTE 的重要诊断方法，典型征象是肺段分布的肺灌注缺损并与通气显像不匹配，同时可行双下肢深静脉显影以

明确有无下肢 DVT 的存在。有报道 V/Q 显像结合血浆 D-二聚体测定可提高诊断的特异性和准确性。CTPA 诊断 PTE 的特异性更强,能够发现段以上肺动脉的栓子,近年来随着仪器和检查技术的发展,有学者认为可作为第一步检查。肺动脉造影是公认的诊断金标准,但是昂贵有创,严重并发症发生率达 1.5%,因此在怀疑时采用非侵入性诊断手段显得尤为重要。需要强调的是,合理应用辅助检查,掌握时机,尽量做到就地、就近检查,并始终关注生命体征,检查时要有医护人员监护。急性致死性的患者必须贯彻救命第一的原则,边抢救边诊断或先抢救后诊断,检查的目的性要强,尽量少搬动患者。

五、治疗

1. **一般处理** 要求绝对卧床,保持大便通畅,避免用力以防止栓子再次脱落;对于有焦虑和惊恐症状的患者应予以安慰并适当使用镇静剂;胸痛者可予止痛剂,同时进行监护,严密监测呼吸、心率、血压、静脉压、心电图及血气的变化。

2. **急救措施** 吸氧可提高 PaO_2,合并严重呼吸衰竭可使用经面罩无创机械通气或经气管插管机械通气,应避免气管切开,以免在抗凝或溶栓过程中局部大量出血。对急性循环衰竭的治疗措施主要为应用正性肌力药物和血管活性药物,如多巴胺、多巴酚丁胺、间羟胺、肾上腺素等。因扩容可能会加重右室扩张进而影响心排出量,故需慎重。

3. **溶栓治疗** 溶栓治疗是治疗急性致死性 PTE 的基本方法,可迅速溶解部分或全部血栓,恢复肺组织再灌注,减少肺动脉阻力,降低肺动脉压,改善右心室功能,从而消除对左心室舒张的影响。临床症状改善快,并发症少,并降低病死率和复发率。对于危重、造成循环障碍需急诊救治的患者,推荐紧急溶栓治疗,且越早越好,尤其是心跳呼吸骤停、晕厥、低血压休克的患者,常常存在肺动脉主干栓塞,常规心肺复苏罕见成功,必须解除肺动脉梗阻才能提高生存率。

重组组织型纤溶酶原激活物(rt-PA)属纤维蛋白特异性溶栓药物,溶栓作用强,能更快降低平均肺动脉压,半衰期短,出血的不良反应少,不发生过敏反应。链激酶(SK)、尿激酶(UK)无特异性,在溶解纤维蛋白的同时也降解纤维蛋白原,易导致严重的出血反应。溶栓治疗的绝对禁忌证是有活动性内出血,近期(14 天内)自发性颅内出血、对于急性致死性 PE,因其对生命的威胁极大,上述绝对禁忌证亦应被视为相对禁忌证。溶栓治疗的并发症主要为出血,用药前应充分评估出血的危险性,并配血,做好输血准备。

4. **抗凝治疗** 抗凝为基本治疗方法,可以有效防止血栓再形成和复发。低分子量肝素(LMWH)血浆蛋白非特异性结合力低,具有生物利用度高、量效关系明确、预期浓度和疗效准确、对出凝血时间影响不明显及无需监测的优点,有效性和安全性远优于普通肝素,对急性致死性 PE 须用 10 天或更长。在开始应用 LMWH 后的 1~3 天加用口服抗凝剂华法令,两者重叠应用 4~5 天。

5. **预防** 除针对肺栓塞的易患因素预防外,对高危患者可采用物理方法和药物方法联合用于静脉血栓栓塞的预防。物理方法如抬高肢体、加强被动运动、使用弹性袜及按摩、加强功能训练和早期下床活动等。药物方法主要用各类抗凝剂对高危患者进行预防。药物预防主要是用小剂量肝素或华法令,小剂量肝素预防适于:①血栓形成高危因素但又必须手术的患者;②患有充血性心力衰竭和急性心梗的康复期。

(牛惠燕 唐伦先)

参 考 文 献

1. 马宇，熊源长，李文献等.踝震挛和气道黏膜刺激监测脊髓功能的研究[J].中华外科杂志，2006，44（8）
2. 张建政，刘智，孙天胜等.骨科围手术期肺栓塞的诊断、治疗及预防[J].中华创伤骨科杂志，2006，9（9）：899-900
3. 赵定麟，李增春，刘大雄，王新伟.骨科临床诊疗手册.上海，北京：世界图书出版公司，2008
4. 中华医学会外科学分会，中华外科杂志编辑委员会.围手术期预防应用抗菌药物指南[J].中华外科杂志，2006，12（23）：1594-1596
5. 中华医学会重症医学分会，ICU病人镇静镇痛治疗指南草案[J].中国实用外科杂志，2006，26（12）：893-901
6. 中华医学会重症医学分会，机械通气临床应用指南（2006）[J].中国危重病急救医学，2007，19（2）：65-72
7. 中华医学会重症医学分会，危重病人营养支持指导意见（草案）[J].中国危重病急救医学，2006，18（10）：582-590
8. Bhattacharyya T, Yeon H, Harris MB. The medical-legal aspects of informed consent in orthopaedic surgery. J Bone Joint Surg Am. 2005 Nov；87（11）：2395-400.
9. García-Erce JA, Cuenca J, Haman-Alcober S. Efficacy of preoperative recombinant human erythropoietin administration for reducing transfusion requirements in patients undergoing surgery for hip fracture repair. An observational cohort study.. 2009 Oct；97（3）：260-7. Epub 2009 Jun 3.
10. Joelsson-Alm E, Nyman CR. Perioperative bladder distension: a prospective study.Scand J Urol Nephrol. 2009；43（1）：58-62.
11. Krobbuaban B, Kumkeaw S, Pakdeesirivong N, et al. Comparison of postanesthetic complaints after general and spinal anesthesia in patients undergoing lower limb surgery. J Med Assoc Thai. 2005 Jul；88（7）：909-13.
12. Resch S, Björnetoft B, Thorngren KG. Preoperative skin traction or pillow nursing in hip fractures: a prospective, randomized study in 123 patients. Disabil Rehabil. 2005 Sep 30-Oct 15；27（18-19）：1191-5.
13. Riding G, Daly K, Hutchinson S, et al. Paradoxical cerebral embolisati-on. An explanation for fat embolism syndrome[J].J Bone Joint Surg Br, 2004, 86（1）：95-98
14. Rihn JA, Lee JY, Ward WT. Infection after the surgical treatment of adolescent idiopathic scoliosis: evaluation of the diagnosis, treatment, and impact on clinical outcomes.Spine（Phila Pa 1976）. 2008 Feb 1；33（3）：289-94.
15. Tong-Sheng Liu, Di Wang, Lian-Sheng Li.Evaluation of the risks and pre-operative management of the aged orthopaedic patients. SICOT Shanghai Congress 2007
16. Ward WT, Rihn JA, Solic J, et al. A comparison of the lenke and king classification systems in the surgical treatment of idiopathic thoracic scoliosis.Spine（Phila Pa 1976）. 2008 Jan 1；33（1）：52-60.
17. Wójkowska-Mach J, Bulanda M, Jaje E. The risk related to surgical site infections after hip endoarthroplasty--surveillance outcome analysis in two Polish orthopaedic centres.Ortop Traumatol Rehabil. 2009 May-Jun；11（3）：253-63.

第八章 骨科手术患者的围手术期护理

第一节 骨科创伤患者的围手术期护理

随着工业、交通及建筑事业的高速发展，随之而来的工业意外事故、交通事故、自然灾害的发生也随之增加，骨科创伤的患者也大量增加，尤以重症患者增长率为高。随着创伤后遗伤残的增加，不仅会造成潜在寿命损失，也已成为令人关注的重要公共卫生问题。同时社会也认识到了骨科创伤带来的巨大经济损失，如对单一的上肢损伤，1980年美国因上肢损伤所致的经济损失超过100亿美元，其中30.8亿是医疗支出等直接费用，而收入减少、生产损失与补偿等间接费用则高达70.3亿，为直接损失的2倍。在骨科创伤中，骨折是研究的重点。本节将以骨折为例，讲解骨科创伤围手术期的护理。骨折患者的治疗依各处骨折特点采取相应的治疗措施，其康复锻炼方法各异，但围手术期的护理基本相同。

一、术前护理

（一）术前评估

全面细致地收集病史，了解患者对手术的心理反应状态，结合系统的体格检查和实验室所提供的各种生理指标，综合分析判断，估计患者的手术耐受力，做好术前准备和护理，使患者以最佳的身心状态接受手术。

（二）健康教育与心理护理

创伤患者由于意外事故而致肢体或躯体器官残缺、功能改变。面对这种毫无预兆、突如其来的意外伤害，患者没有任何心理准备，在一瞬间可能改变生活状态，给亲人、家庭带来沉重的负担和压力。很多患者一时难以面对现实，在经过短暂的应激状态后其心理防御机制濒临"崩溃"。这时护士就要仔细观察、了解并掌握患者对疾病和治疗的情绪反应，认真加以分析。以高度的同情心了解患者的心理问题，根据患者的年龄、性别、职业、文化程度等，用适当的语言向患者交代术前应做的准备，并简单介绍手术过程及护理措施，介绍手术成功的病例，帮助患者认识自己的疾病，解除对手术的恐惧、焦虑心理。促进睡眠，如睡前以温水泡脚，协助患者采取正确舒适的体位，消除或减轻患者的疼痛。

（三）病情观察与记录

观察了解患者的局部情况，如肢体的肿胀程度、温度、颜色、感觉及活动，尤其是肢体的疼痛和麻木感觉，并做好记录，以便术后对照。了解患者潜在的健康问题，定时观察患者的体温、脉搏、呼吸、血压、饮食、睡眠、二便等情况，以及有无药物过敏史。

(四)改善患者的营养状况

了解患者以往的饮食习惯,向患者讲解营养对手术过程和术后康复的重要意义,取得患者配合,补充热量、蛋白质、维生素等。

(五)进行手术后适应性锻炼

让患者了解咳嗽咯痰的重要性,教会患者有效咳嗽、咳痰的正确方法,预防术后肺部感染。注意患者口腔清洁,经常用漱口液漱口。有吸烟习惯的患者应在术前1~2周停止吸烟,以减少呼吸道的刺激及分泌物,对痰多、黏稠者给予雾化吸入,或给适量祛痰制剂以助痰的液化,对慢性咳嗽患者,及时给祛痰镇咳药,使用预防性抗生素。患者要锻炼在床上大小便。

(六)做好术前准备

术前6~8h禁食、4~6h禁水,皮肤准备、配血、药敏试验,协助患者擦身、洗头、更换衣服,按医嘱准时给术前用药,取下眼镜、饰物、手表及假发、义齿等妥善保管,备齐病历、X线片、CT片及手术所需的物品。

二、术后护理

(一)病情观察

1. 定时观察 包括患者的面色、表情、血压、脉搏、体温、呼吸及贫血征象。术后吸收热一般不超过38℃,若体温持续不退,或3日后出现发热,应检查伤口有无感染或其他并发症。

2. 注意观察并记录以下情况 包括伤口有无出血、渗液、发红、肿胀。对手术后伤口放置引流的患者,要注意观察引流液量、颜色、性质,保持负压有效,防止引流管受压、扭曲或凝血块阻塞。保持引流管通畅,伤口敷料要保持干燥。

3. 注意观察患肢末梢血循环 观察皮肤的颜色、温度、感觉、运动、动脉搏动、毛细血管充盈度、肿胀程度。如出现皮肤温度下降,颜色变深,动脉搏动减弱,麻木,毛细血管充盈时间延长,被动活动手指时引起剧痛,应立即汇报医生去除一切外固定和敷料,必要时切开减压。应注意石膏包扎不可过紧,如有加压包扎,必须清楚交班,并加强观察。

(二)保持正确的体位

护士要告知患者及家属正确的体位,说明正确体位的重要性和非正确体位导致的不良后果(如畸形愈合等),以取得患者积极配合,例如平卧位、侧卧位、半坐位和俯、侧中间位等(图1-2-8-1-1~4)。不同病情要求相应体位。此外对伤患及手术后肢体,可用支架、枕头等抬高患肢,以利血液回流,促进消肿。关节不可过度屈曲、伸直或外展、内收,尽量维持在功能位。具体功能位为髋关节外旋5°~10°,屈曲15°~20°,外展5°~10°(女性可适当增加);膝关节屈曲15°~20°;踝关节90°即中立位,足底平面不向任何方向偏斜。

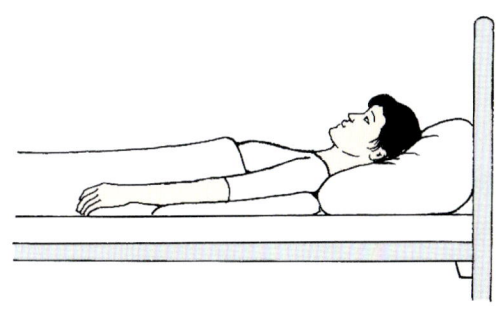

图1-2-8-1-1 平卧位示意图

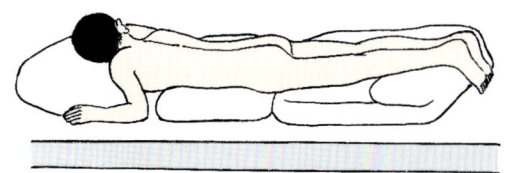

图1-2-8-1-2 俯卧位示意图

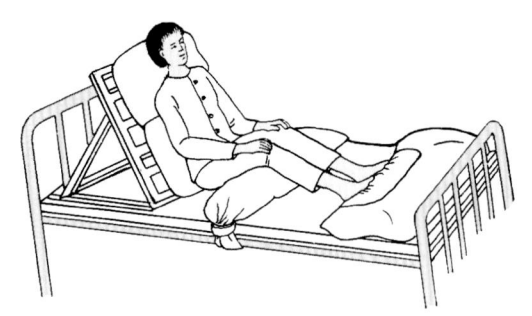

图1-2-8-1-3　半坐位示意图

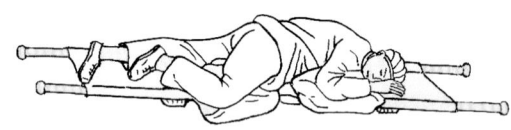

图1-2-8-1-4　俯、侧中间位示意图

教会患者利用牵引床的秋千拉手,进行抬臀锻炼及协助患者采取适当的半坐卧位,避免长期卧床引起的不适感。危重患者卧床的,在病情允许情况下,经常变换卧位,常将仰卧、半卧位交换进行,一般2~4h更换1次。

（三）疼痛的护理

1. 了解疼痛原因　引起疼痛的原因有很多种,有创伤性疼痛、缺血性疼痛、神经性疼痛、炎症性疼痛等。因此,要查明原因,再针对性处理。创伤性疼痛的特点是受伤部位疼痛明显,局部及邻近部位活动时疼痛加重;受伤初期疼痛剧烈,随着致伤因素的解除,伤情向痊愈方向的转归,疼痛逐渐缓解。在一般情况下,创伤后2~3天疼痛可缓解,5~7天患者即可适应。如果疼痛不减甚至加重,应考虑是否并发感染或其他并发症。对于手术患者来说,如术后3天患者仍主诉切口疼痛不能缓解,就应引起重视。

2. 做好患者的宣教工作　包括对疼痛、止痛药物的认识,使患者对疼痛的自我管理知识有所掌握,从而消除患者对疼痛的恐惧和焦虑。对于使用自控镇痛泵(patient control analgesia,PCA)的患者,在使用之前护士应对患者及家属解释PCA的工作原理,说明可能出现的不良反应。术后指导患者或家属正确使用镇痛泵。同时要确保PCA有关设备正常工作。应用PCA时,若硬膜外给药,导管固定在后背,应让患者保持正确卧姿,防止导管被压。通过静脉给药者应保持静脉通畅,并尽可能使用单独的静脉通路;若确实需要通过PCA的静脉通路滴注其他液体,必须严格控制最初的给药速度,防止将管道内镇痛药快速冲入体内而发生危及生命的情况。

（四）生活护理和饮食护理

鼓励患者多饮水,保持患者口腔和会阴部清洁,做深呼吸运动,叩背,以协助咳嗽,预防肺部感染。保持室内空气清洁,温度适宜。指导患者多进食一些高蛋白、高热量、高维生素饮食,食物中多食纤维食物,避免大便秘结。指导患者多食含钙量多的食物,如牛奶、海米等,以促进骨折愈合,嘱患者少吃甜食,以免出现腹胀。

（五）牵引和外固定支架的护理

1. 牵引的护理

（1）患者卧硬板床,床脚抬高做反牵引　儿童股骨骨折Bryant牵引时,臀部必须离开床面。每日检查皮肤牵引绷带是否有松动、滑脱,保持牵引重量,不可随意增减,或将牵引锤着地或靠于床架上。患者不能擅自改变体位,保持牵引的有效性。

（2）将肢体置于功能位　如下肢保持外展中立位,用软枕或海绵垫于膝关节和踝关节下。每日检查皮肤的完整性,定期用清水擦洗患肢,定时按摩骨骼突出受压部位。观察患肢末梢血液循环,可做患肢向心性按摩以利患侧肢体血液循环。

（3）保证牵引针眼干燥清洁　针眼处不需覆盖任何辅料，每日用75%乙醇棉签涂擦2次，针眼处如有分泌物或痂皮，用棉签将其擦去，防止痂下积脓。

（4）对牵引患者应进行交接班　每班严密观察患肢血液循环及肢体活动情况。

（5）鼓励患者做力所能及的活动　指导患者做肌肉收缩运动、关节活动，并辅以肌肉按摩及关节的被动活动促进血液循环。

2. 外固定架的护理

（1）功能位　术后将患者置于功能位，抬高30°，以利静脉回流，减轻肿胀。术后要注意观察患肢末梢的血运情况。

（2）预防针眼处感染　针道周围用辅料轻轻遮挡，以防污物流入；若填塞过紧，分泌物排泄不畅，反易感染。针道后期可用75%乙醇滴针孔，2~3日，同时密切观察针孔有无红、肿、分泌物及发热等，如发现上述情况，应加强局部换药。遇有严重针道感染的患者，要立即报告主治医师，加强局部护理，保持引流通畅，加强全身支持及抗感染治疗。

（3）注意观察外固定架是否有松动的情况　术后患者需进行功能锻炼，由于部分患者运动量过大或者骨质疏松容易造成钢针松动，故应定时检查螺丝情况，及时拧紧螺母，以保证外固定支架对骨折端的牢固固定。

（六）功能锻炼

骨折的愈合分为3个阶段：血肿机化演进期、原始骨痂形成期和骨痂改造塑型期。骨折后，肢体在相当一段时间内暂时丧失了功能。随着损伤的痊愈，肢体的使用功能才日渐恢复。但功能的恢复必须在医务人员的指导下，通过患者的自主锻炼才能取得，任何治疗都无法代替自主锻炼而只能促进或辅助它。应充分发挥患者的积极性，遵循动静结合、主动与被动运动相结合、循序渐进的原则，鼓励患者早期进行功能锻炼，促进骨折愈合和功能恢复，防止一些并发症发生。

1. 早期阶段　骨折后1~2周内，此期功能锻炼的目的是促进患肢血液循环，消除肿胀，防止肌萎缩。由于患肢肿胀、疼痛、易发生骨折再移位，功能锻炼应以患肢肌主动舒缩活动为主，绝对禁忌暴力牵拉。但同时必须积极地进行未固定关节的功能锻炼，和涉及固定关节的肌肉的等长收缩。

2. 中期阶段　骨折两周以后，患肢肿胀已消退，局部疼痛减轻，有关的软组织已愈合，骨折处已有纤维连接，日趋稳定。立即开始固定关节的功能锻炼，肌肉无力带动关节运动时，可在开始时给予被动力量作为启动，以弥补肌力不足。而在主动活动达到当时的最大限度时，为了扩大运动范围，也可给予有限的外力作为加强。应根据骨折的稳定程度，其活动强度和范围逐渐缓慢增加，并在医务人员指导和健肢的帮助下进行，以防止肌肉萎缩和关节粘连僵硬。

3. 晚期阶段　骨折已达临床愈合标准，外固定已拆除。此时是功能锻炼的关键时期，特别是早、中期功能锻炼不足的患者，肢体部分肿胀和关节僵硬应通过锻炼，尽早使之消除。从非使用性的活动到肢体的正常运用之间有一个过程，如肌力或关节的条件不足时，则应首先加强肌力并扩大关节的活动范围作为过渡，然后转入练习负重。转换运动的方式、时间间隔以及每次锻炼时间持续的久暂，当然要随着效果的进展而不断调整。这些最好由患者根据锻炼中的自我感觉和体会自行掌握，而不需作硬性规定。

预定的锻炼计划并不一定达到理想的效果，而患者的实际锻炼也不一定完全符合要求。因此，经常检验锻炼的效果，以作必要的调整或纠正是十分重要的。

(七)骨折并发症及预防

1. 早期并发症　骨折常由较严重的创伤所致。在一些复杂的损伤中,有时骨折本身并不重要,重要的是骨折伴有或所致重要组织或重要器官损伤,常引起严重的全身反应,甚至危及患者的生命。骨折治疗过程中出现的一些并发症,将严重地影响骨折的治疗效果,应特别注意以预防并及时正确予以处理。

（1）休克　多见于并发头、胸、腹部伤,多发伤,严重和大的开放骨折,多处骨折,如股骨、脊柱、骨盆骨折,广泛软组织撕裂伤,皮肤剥脱,并发脊髓、大血管损伤等。如已发生休克,要积极及时抢救,使休克适当纠正后再妥善护送,否则可能加重休克,后果严重。

① 诊断:主要依据: ⅰ.临床特点:出现"5P"征,即皮肤苍白(pallor)、冷汗(perspiration)、神情冷漠(prostation)、脉搏微弱(pulselessness)、呼吸急促(pulmonary deficiency); ⅱ.收缩压降低:一般在13.3kPa以下; ⅲ.脉压差减小:一般小于4kPa; ⅳ.尿量:每小时可少于25ml; ⅴ.中心静脉压偏低; ⅵ血气分析:呈代谢性酸中毒改变。

② 预防和治疗:

ⅰ.保持呼吸道通畅,持续给氧; ⅱ.迅速建立静脉通道,给予补液,力求最快速度恢复血容量; ⅲ.各种监测:定时对血压、中心静脉压、尿量、心电图、电解质、动脉血氧饱和度及凝血状态进行监测; ⅳ.控制出血; ⅴ.骨折固定; ⅵ.体位:平卧位,头略低; ⅶ.减少活动; ⅷ消除休克病因; ⅸ.其他:还应根据感染程度及分期选择有效的抗感染措施,包括使用抗生素、支持疗法及对症处理等。

（2）脂肪栓塞综合征　通常发生在严重创伤,主要见于脂肪含量丰富的长骨骨折,尤以股骨干为主的多发骨折及骨盆骨折多见。多发生于创伤后12~48h,个别可达一周左右。因骨折处髓腔内血肿张力过大,骨髓被破坏,脂肪滴进入破裂的静脉窦内,继而进入血液循环,可引起肺、脑脂肪栓塞。表现为心动过速、吸氧后无法改善的呼吸困难,胸部拍片有广泛性肺实变。肩、颈、胸部和眼结膜下出血及不同程度的意识障碍。预防感染及防治休克对预防脂肪栓塞的发生均很重要。创伤后发生休克者,特别是休克时间长,程度重者,发生脂肪栓塞时症状严重。应注意纠正低血容量,输血应以新鲜血为主。骨折部位如果固定不良,搬动患者容易诱发本病。对骨折进行固定时,手法粗暴,用力过猛,均可使血内栓子增加,当脂肪栓塞症状发作时,随意搬动患者,可以加重症状。另外患肢抬高也有预防作用。

（3）创伤后急性呼吸衰竭　严重创伤或骨折、大出血、感染、输液过量、脂肪栓塞、手术后的弥散性血管内凝血、氧中毒等均可发生急性呼吸衰竭。

（4）骨筋膜间室综合征　由骨、骨间膜、肌间隔和深筋膜形成的骨筋膜间室内肌肉和神经因急性缺血而产生的一系列早期症候群。最多见于前臂和小腿,常由创伤骨折的血肿和组织水肿使其室内内容物体积增加或外包扎过紧、局部压迫使骨筋膜室容积减小而导致骨筋膜室内压力增高所致。临床症状早期为疼痛(pain)、苍白(pallor)、脉搏减弱(pulseless)和麻痹(paralysis),因其英文字首均为P,故可以4P表示。压力增高的骨筋膜室内的肌肉由于缺血,其主动活动无力,而被动活动时则可引起疼痛。如在胫前肌综合征时,被动屈曲足趾,可引起胫前肌及伸趾肌肌腹部位的剧烈疼痛,对于早期诊断骨筋膜室综合征有很大帮助。早期彻底切开受累骨筋膜室的筋膜,是防止肌肉和神经发生坏死及永久性功能损害的唯一有效方法。把患肢放平,因为抬高患肢后,会降低肢体内动脉的血压,在组织压力增大的情况下,动脉压的下降会导致小动脉的关闭,加重组织的缺血。在组织压高于动脉压的情况下,抬高患肢也达不到促进静脉回流的作用。任何抬高患肢,从外面加压及观察等待,只能加重肌肉坏死。

（5）挤压综合征　通常指四肢或躯干肌肉丰富的部位，受外部重物、重力的长时间压榨，或长期固定体位的自压，造成的肌肉组织的缺血性坏死，出现以肢体肿胀、肌红蛋白尿及高血钾为特点的急性肾功能衰竭。询问致伤原因和方式，肢体受压和肿胀时间、伤后有无"红棕色"、"深褐色"或"茶色"尿的历史，伤后尿量情况，相应的全身症状等。挤压综合征患者多有合并伤，而有时合并伤需紧急处理，且要注意合并伤能掩盖挤压综合征。因此，既要注意急救处理的伤情，也不能忽视严重的挤压综合征。

（6）重要内脏器官损伤　①肝、脾破裂：严重的下胸壁损伤，除可致肋骨骨折外，还可能引起左侧的脾和右侧的肝破裂出血，导致休克；②肺损伤：肋骨骨折时，骨折端可使肋间血管及肺组织损伤，而出现气胸、血胸或血气胸，引起严重的呼吸困难；③膀胱和尿道损伤：由骨盆骨折所致，引起尿液外渗所致的下腹部、会阴疼痛、肿胀以及血尿、排尿困难；④直肠损伤：可由骶尾骨骨折所致，出现下腹部疼痛和直肠内出血。

（7）重要周围组织损伤　①重要血管损伤：常见的由股骨髁上骨折，远侧骨折端可致腘动脉损伤；胫骨上段骨折致胫前或胫后动脉损伤；伸直型肱骨髁上骨折，近侧骨折端易造成肱动脉损伤；②周围神经损伤：特别是在神经与其骨紧密相邻的部位，如肱骨中、下1/3交界处骨折，极易损伤紧贴肱骨行走的桡神经；腓骨颈骨折易致腓总神经损伤；③脊髓损伤：为脊柱骨折和脱位的严重并发症，多见于脊柱颈段和胸腰段，出现损伤平面以下的截瘫。

2. 后期并发症

（1）坠积性肺炎　主要发生于骨折长期卧床不起的患者，特别是老年、体弱和伴有慢性病的患者，有时可因此而危及患者的生命。应鼓励患者有效地咳嗽、咳痰；进行深呼吸训练；注意保暖，保持内衣及被单地干燥，避免着凉而诱发呼吸道感染；做好口腔护理，防止口腔粘膜干燥；给予雾化吸入，使黏稠痰液易于咳出。

（2）褥疮　严重创伤骨折，长期卧床不起，身体骨突起处受压，局部血循环障碍，易形成褥疮。常见部位有骶尾部、髋部、足跟部。特别是截瘫患者，由于失神经支配，缺乏感觉和局部血循环更差，不仅更易发生褥疮，而且发生后难以治愈，常成为全身感染的来源。为患者更换床单、衣裤、使用便盆时，动作轻柔，避免拖、拉、拽等形成摩擦力而损伤皮肤。保持床铺的平整、清洁、松软、干燥、无皱折、无渣屑，使患者舒适。将骨隆突处、受压部位衬垫气圈气垫、棉圈棉垫等，定时给患者翻身，有条件时可使用特制翻身床、气垫床等器具，以减轻局部组织长期受压。注意皮肤清洁干燥，对瘫痪的肢体及部位禁用刺激性强的清洁剂，对易出汗的部位（腋窝、腘窝、腹股沟）用爽身粉或滑石粉，也可在皮肤表面涂凡士林软膏，以保护、润滑皮肤。但严禁在破溃的皮肤上涂抹。患者变换体位后，对受压部位按摩，以改善该部位血液循环，已出现反应性充血的皮肤组织则不主张按摩，以免加重损伤。鼓励患者进食高蛋白、高热量、高维生素饮食，以增强全身抵抗力。

（3）泌尿系结石和感染　鼓励患者多饮水，每次尽量排尽膀胱内残余尿。保持会阴部清洁，尽量不插导尿管。如长期留置尿管，需每周更换尿管一次，尿袋则每天更换，注意无菌操作。导尿管放置和引流时，如患者仰卧，引流管不可高于患者耻骨的水平；侧卧时，引流管从两腿之间通过，不可从身上跨过；每4~6h开放导尿管引流尿液1次，便于训练膀胱反射或自律性收缩机能。经常变换体位，进行力所能及的主动、被动锻炼。

（4）感染　开放性骨折，特别是污染较重或伴有较严重的软组织损伤者，若清创不彻底，坏死组织残留或软组织覆盖不佳，可能发生感染，处理不当可致化脓性骨髓炎。

（5）下肢深静脉血栓形成　多见于骨盆骨折或下肢骨折，下肢长时间制动，静脉血回流缓慢，加之创伤所致血液高凝状态,易发生血栓形成。应加强活动锻炼,预防其发生。

(6)损伤性骨化 又称骨化性肌炎。由于关节扭伤、脱位或关节附近骨折,骨膜剥离形成骨膜下血肿,处理不当使血肿扩大、机化并在关节附近软组织内广泛骨化,造成严重关节活动功能障碍。

(7)创伤性关节炎 关节内骨折,关节面遭到破坏,又未能准确复位,骨愈合后使关节面不平整,长期磨损易引起创伤性关节炎,致使关节活动时出现疼痛。

(8)关节僵硬 患肢长时间固定,静脉和淋巴回流不畅,关节周围组织中浆液纤维性渗出和纤维蛋白沉积,发生纤维粘连,并伴有关节囊和周围肌挛缩,致使关节活动障碍。这是骨折和关节损伤最为常见的并发症。及时拆除固定和积极进行功能锻炼是预防和治疗关节僵硬的有效方法。

(9)急性骨萎缩 即损伤所致关节附近的痛性骨质疏松,亦称反射性交感神经性骨营养不良。好发于手、足骨折后,典型症状是疼痛和血管舒缩紊乱。骨折后早期应抬高患肢、积极进行主动功能锻炼,促进肿胀消退,预防其发生。

(10)缺血性骨坏死 骨折使某一骨折段的血液供应被破坏,而发生该骨折段缺血性坏死。

(11)缺血性肌挛缩 是骨折最严重的并发症之一,是骨筋膜室综合征处理不当的严重后果。它可由骨折和软组织损伤直接所致,更常见的是骨折处理不当所造成,特别是外固定过紧。提高对骨筋膜室综合征的认识并及时予以正确处理是防止缺血性肌挛缩发生的关键。一旦发生则难以治疗,效果极差,常致严重残疾。典型的畸形是爪形手。

第二节 脊柱手术患者围手术期护理

一、颈椎伤病的围手术期护理

颈椎外科近年来进展迅速,新的手术方法、器械日益增多,手术效果好,各种并发症发生率较低,手术风险已减少。越来越多的骨科医师掌握了颈椎手术技巧,并在临床得以广泛应用。

(一)颈椎手术简介

颈椎手术根据其手术路径不同分为颈椎前路、颈椎后路和颈椎侧路手术三大类。每一类手术又有许多不同的术式。概括起来主要有颈椎植骨融合术、颈椎椎间盘切除术、颈椎骨折开放复位内固定术、颈椎椎管减压术、颈椎人工假体植入术、颈椎椎管内病灶清除或肿瘤切除术等。通过手术治疗,达到恢复颈椎的稳定性、减轻脊髓或神经根的压迫、减轻患者痛苦和清除病灶的目的。

(二)颈椎伤病围手术期护理

1. 术前护理

(1)一般护理 按常规手术护理要求进行。

(2)健康教育与心理护理 颈椎手术的风险高,患者心理负担重,可能出现紧张、焦虑、恐惧、悲观、绝望等心理反应。因此,护士应以诚恳的态度、柔和的语言与患者进行交流与沟通,根据患者的文化程度用恰当的语言向患者解释病情、讲解手术意义、大致过程、术前准备和术前术后注意事项,以取得患者的配合。同时作好家属的工作,介绍治疗成功的病例,对患者形成有力的精神支持,解除后顾之忧,能够安心接受治疗。

（3）术前训练　无论是颈前路或颈后路手术，由于术中和术后对患者体位等特殊要求，必须在术前认真加强训练，使其适应，避免因此而影响手术的正常进行与术后康复，内容包括以下几点。

① 床上肢体功能锻炼：主要为上、下肢的伸屈、持重上举与手、足活动。这既有利于手术后患者的功能恢复，又可增加心搏量而提高患者术中对失血的耐受能力。

② 床上大、小便训练：应于手术前在护士督促下进行适应性训练，以减少术后因不能适应卧床排便需插导管的几率。

③ 深呼吸、有效咳嗽、咳痰的训练：以防术后发生肺部感染。术前应戒烟，如有呼吸道炎症者应给予止咳祛痰、抗感染治疗。

④ 俯卧位卧床训练：由于颈后路手术患者在术中作俯卧位的时间较长，且易引起呼吸道受阻，术前必须加以训练以使其适应。开始时可每次 10~30min，每日 2~3 次，逐渐增加至每次 2~4h。对涉及高位脊髓手术者，为防止术中呼吸骤停，应给患者分别预制背侧及腹侧石膏床各一个，术前应让其试卧适应。

⑤ 气管、食管推移训练：主要用于颈前路手术。因颈前路手术的入路系经内脏鞘（包在甲状腺、气管与食管三者外面）与血管神经鞘间隙抵达椎体前方，故术中需将内脏鞘牵向对侧，以显露椎体前方（或侧前方）。术前应嘱患者用自己的 2~4 指在皮外插入切口侧的内脏鞘与血管神经鞘间隙处，持续的向非手术侧推移，或是用另一手牵拉，必须将气管推过中线（图气管推移训练示意图）。开始时，每次持续 10~20min，逐渐增加至 30~60min，每日 2~3 次，持续 3~5 天，体胖颈短者应适当延长训练时间。患者自己不能完成时，可由护士或家属协助完成。这种动作易刺激气管引起反射性干咳等症状，因此，必须向患者及家属反复交代其重要性，如牵拉不合要求，不仅术中损伤大，出血多，且可因无法牵开气管而被迫中止手术，如勉强进行，则有可能引起气管或食道损伤，甚至破裂。

2. 术中护理　术中应协助患者摆好手术体位，尽可能地让患者保持舒适，注意安慰患者，加强生命体征的观察，防止术中发生睡眠性窒息并注意观察麻醉药的不良反应。

3. 术后护理　颈椎手术死亡病例以术后为多见，尤其多发生于术后 24h 内，因此必须高度重视，加强术后的观察与护理。

（1）物品准备　颈椎手术患者床边需常规备置沙袋 3 只、氧气、气管切开包及吸引装置。

（2）体位护理　由于颈椎手术的解剖特殊性，护士在接患者时应特别注意保持患者颈部适当体位，稍有不慎，即可引起意外，尤其是上颈椎减压术后及内固定不确实者。颈椎手术患者应注意以下情况。

① 注意体位搬运患者时：体位应保持颈部自然中立位，切忌扭转、过屈或过伸，特别是有植骨块及人工关节者。有石膏床者，应让患者卧于石膏床上搬动。有颅骨牵引者，搬动时仍应维持牵引。

② 局部制动：不仅可减少出血，而且可以防止骨块或人工关节的滑出。头颈部制动，术后尤其在术后 24h 内，头颈部应尽可能减少活动次数及幅度，颈部两侧各放置沙袋一只，后路手术患者应去枕平卧。前路手术患者可枕薄枕，枕头高度以 3~5cm 为宜，以减轻伤口张力及疼痛。24h 后可改用颈围加以固定与制动。主张平卧 6h 后再更换体位（全麻初醒防止呕吐窒息，颈后路术后压迫止血），搬动患者和给患者翻身时，头须和躯干保持轴线位置，维持颈部相对稳定。

③ 下床前准备：术后不宜过早下床活动，以免致植骨块移位影响骨性融合。在医生允许的情况下，根据病情及手术情况，患者下床活动前，颈部要戴石膏颈围、塑料颈围或颌—胸石膏、头—颈—胸石膏。先坐起，渐移至床边，双足下垂，适应片刻，无头晕眼花感觉时再站立行走，以免因长时间卧床突然站立发生体位性低血压而摔倒。同时避免剧烈咳嗽或打喷嚏导致颈部体位骤变，

发生并发症。

（3）病情观察　术后给予心电监护仪监测血压、脉搏、呼吸、血氧饱和度及心电变化。

① 注意血压脉搏：颈椎手术患者因失血量多，可致血容量不足，应注意血压、脉搏的改变，并视情况调节输血、输液速度。

② 密切注意呼吸：观察呼吸的节律、频率、方式（胸式呼吸或腹式呼吸）及有无呼吸困难等。颈前路术后呼吸困难并伴有颈部增粗者，多为颈深部血肿压迫气管所致，应立即采取紧急措施。颈后路出现呼吸困难者，则多为局部血肿压迫或水肿反应所致，不伴有颈部肿胀的呼吸困难，多为喉头水肿引起，与术中牵拉刺激气管有关，应给予雾化吸入（常用0.9%生理盐水20~50ml加入庆大霉素8万单位、α-糜蛋白酶、地塞米松5mg）每日两次，可以减轻水肿。当发生严重的喉头水肿，痉挛而窒息的患者，应给予气管切开。

③ 观察肢体感觉运动：注意观察患者的意识程度、定向力，每小时检测患者四肢的运动情况和感觉平面的变化以及肌力恢复情况，做好记录并与术前情况进行比较。若患者术后感觉平面上升，提示颈髓水肿严重或椎管内有活动性出血，应立即报告医生进行处理。

④ 观察伤口局部渗血、渗液：术后妥善固定引流管，保持引流管通常，防止扭曲、受压、脱落。仔细观察并详细记录引流液的色、质、量，如果24h超过200ml者，提示有活动性出血，应及时与医生联系。还要注意观察有无脑脊液漏，如引流液为淡红色，则提示脑脊液外漏。应适时查看切口渗出情况，有较多渗出时及时更换敷料。

⑤ 观察患者吞咽与进食情况：颈前路手术24~48h后，咽喉部水肿反应逐渐消退，疼痛减轻，其吞咽与进食情况应逐渐改善。如疼痛反而加重，则有植骨块滑脱的可能，应及时采取相应措施。

（4）饮食护理　术后6h内禁食，之后少量冷开水润滑，颈前路术后24~48h内以冷流质饮食为宜，以后从流质→半流质→普食，逐步过渡，不必等肠蠕动恢复或肛门排气（无感觉），但禁忌食牛奶、豆浆等一些甜的易产气食物，以免肠胀气。亦不可进油腻食物，以免引起腹泻（失禁）污染伤口，过几天逐步添加。

（5）并发症预防及护理　应注意褥疮、肺部感染和尿路感染的预防和护理。颈后路手术者，尤应注意切口部位的皮肤压迫坏死，可定时将颈部轻轻托起按摩，保持局部的清洁、干燥。睡石膏床的患者，石膏床内骨突出部位都应衬以棉花，定时检查、按摩。

（6）功能锻炼　术后功能的恢复和重建，与其锻炼情况有直接关系，术后早期以床上的肢体活动为主，包括已瘫痪与未瘫痪的肌肉和关节的活动。对瘫痪肢体做关节的被动活动和肌肉向心性按摩，每天2~3次，每次30~60min。鼓励患者在病情允许下，做未瘫痪肌肉的主动锻炼，如上肢外展，扩胸运动，两手做捏橡皮球或毛巾的训练以及手指的各种运动，腹肌锻炼，膝关节屈伸运动，足踝、足趾活动。对颈椎广泛减压者，尤其是手术涉及颈1~2者，在做肢体功能锻炼时，切勿使颈部震动或扭曲，以免发生意外。病情稳定后尽早开始起床、离床。

（三）颈椎手术常见术后并发症的观察与处理

1. <u>颈深部血肿</u>　颈深部血肿是颈椎手术易发生的并发症，除结扎血管的线头脱落外，由于骨质创面难以止血，以及手术伤及血管丰富的颈长肌等原因，均可因术后渗血而形成深部血肿。多见于手术后当天，尤以12h内为多见。颈前路术后的颈深部血肿危险性大，严重者可因压迫气管引起窒息而死亡，为此，颈前路手术后患者必须加强护理与观察，必要时术后24h内伤口压沙袋。血肿患者常常表现为颈部增粗，发音改变，严重时可出现呼吸困难、口唇紫绀、鼻翼煽动等窒息症状。在紧急情况下，必须在床边立即拆除缝线，取出血块（或积血），待呼吸情况稍有改善后再送往手术室作进一步处理。颈后路的深部血肿,如无神经压迫症状,一般不宜作切口开放(除较大血肿外),多可自行吸收。

2. 植骨块滑脱　颈椎植骨融合术的患者可因术中固定不确实、术后护理不当等原因引起植骨块滑脱,如骨块压迫食管、气管,可引起吞咽或呼吸困难,需手术取出;如滑脱的骨块压迫脊髓,则可引起瘫痪或死亡(高位者),应特别注意预防。术中确实固定,术后睡石膏床或用颈托,进行翻身时特别注意颈部的制动,将颈部活动量降到最低程度。

3. 睡眠性窒息　是一种十分容易造成严重后果的并发症,可见于术前,更易发生于术后,多见于颈3~4水平以上脊髓创伤时。其主要症状为直立性低血压(或体位性低血压)、心动过缓和呼吸功能不稳。如能及时发现,减少药物刺激,并采取相应有效措施,大多可以恢复,否则易引起死亡。颈椎手术后,尤其是高位颈椎术后必须加强对患者生命体征的监护,若发现异常变化,应及时处理。

4. 喉头痉挛　颈前路手术由于手术对咽、喉以及食管、气管的牵拉,术后几乎所有的病例都伴有短暂的声音嘶哑与吞咽困难,约于3~5天后自行消失。严重的喉头水肿与痉挛虽不多见,但一旦发现,可引起窒息甚至死亡,必须提高警惕,尤其是术后早期(24h以内)易因各种刺激诱发。

5. 脑脊液漏　以颈后路术后多见,尤其是切开蛛网膜下腔探查者,约有5%的病例可出现这一症状。其预防措施除了术中按规定仔细缝合蛛网膜,切口部位防止明胶海绵或用肌肉组织遮盖外,术后局部的加压包扎和取仰卧位也是必要的措施。脑脊液漏多在术后3~4天时发生,一旦发生,应加大抗生素用量,局部加压包扎,保持切口敷料清洁,预防感染发生。

6. 切口感染　颈后路较颈前路易发生,主要原因为术后长时间仰卧、局部潮湿不透气、切口渗血多或血肿等为细菌繁殖提供了有利条件。术后应加强伤口周围的护理,及时更换敷料保持局部清洁、干燥。注意观察患者的体温变化,局部疼痛的性质(有跳痛者可疑),颈部活动严重受限者必须重视,如发生感染,应加大抗生素用量,可拆除几针缝线,以利引流,必要时,视具体情况作进一步处理。

(四)颈椎伤病的康复

1. 心理治疗　对于颈椎病患者,往往存在心理障碍,注意消除患者悲观心理。鼓励患者以积极、乐观的态度对待伤病及可能遗留的残疾,对颈椎疾患者,因病程长、显效慢,还应克服急躁情绪。

2. 个人生活自理与家务劳动训练　对颈椎伤病重型患者或治疗未能取得应有的疗效者,肢体已失去正常的功能,则应让患者起码做到个人生活自理,有可能适当参加家务劳动,这不仅对个人精神状态,而且对家庭和社会都有益处。

3. 肌肉训练　对功能减退或萎缩的肌群进行测定,在有潜力的情况下应进行锻炼,以便恢复相应的肌力和耐力,尤应着重手术部肌力的恢复,在有条件的单位,亦可在四肢关节运动训练仪上作肌力训练,既更有效又可防止损伤。

(1)按摩治疗

① 按摩目的:i.防止肌肉萎缩和关节僵直;ii.改善肢体血循环,促进淋病回流,减少受伤肢体肿胀;iii.腹部按摩可增加和促进肠蠕动,有助于消化,促进排便;iv.骨突出部位按摩,可改善局部血液循环,防止褥疮发生。

② 按摩方法:用双手鱼际肌对按摩部位施以较轻的压力,反复滑动,由远端至近端,每次20~30min,每日2~3次,依据不同部位灵活掌握。

(2)关节被动活动

① 作用:i.预防关节萎缩和关节内粘连,为重建关节功能创造条件;ii.增加肌力和改善肌肉血液循环;iii.对已挛缩和畸形的关节作被动训练,可增加和恢复关节活动范围,减轻畸形的程度。

②操作方法：先由足趾开始，依次踝、膝和髋关节，上肢依次为肩、肘、腕、掌指和指间关节。伸屈动作，要尽可能使关节最大限度地伸展和屈曲。内收外展的动作依不同关节不同操作，如髋关节，一手托股后部，一手握踝关节作内收和外展、屈髋和旋转运动，手部和腕部诸关节按生理运动范围活动，尤其注意手指的伸屈、握拳、捏、握等动作。肢体挛缩患者在被动活动时忌用粗暴手法，以免造成与挛缩相对抗方向运动，引起骨折或软组织损伤。

4. 辅助器械的使用　各种辅助器械的正确选择和应用，将有助于患者功能锻炼的启动与正常力线的维持。

（1）轮椅的使用　可根据患者的具体情况，选择一种使用方便、安全性好并有助于改善功能的轮椅，在指导下操作训练。

（2）步行锻炼　有能力站立步行者应先从训练下肢肌力开始，包括直腿抬高、下肢负重抬举、伸屈活动等，而后训练其站立，可借助各种支架及电子装置，迈步并逐步过渡到行走。

5. 职业训练　可根据脊髓损伤情况，尤其是根据上肢残留的功能情况，制定职业训练计划，并根据伤者志向、爱好和可能学习某种特殊技术，为重返社会做好准备。

6. 并发症预防和治疗

（1）褥疮　让患者主动或被动每2h翻身一次，并运用海绵垫、气垫床、翻身床等来预防并减少褥疮的发生，一旦发生褥疮，不仅要加强护理，还要局部或全身使用抗生素预防感染，必要时手术切除坏死物。

（2）便秘　训练定时排便，可按摩下腹部、刺激肛门诱发排便。

（3）尿路感染　脊髓损伤后，排尿功能障碍成为突发要解决的问题，亦是截瘫患者死亡的主要原因，因此，从脊椎损伤开始就应注意这个问题。

①尿路管理原则：采用各种有效措施保护肾功能；预防尿路感染；导尿后早期拔管，尽早利用生理尿路排尿，晚期患者积极训练排尿功能。

②排尿功能训练方法：导尿管引流、间歇导尿、手法排尿。手法排尿操作方法：操作者的一只手由内向外按摩下腹，手法轻柔用力均匀，使尿液集中膀胱呈球形；一手按压膀胱向前向下，尿液排出后，将双手互叠加压，尿流中止后放松。重复上述方法，力求排尽尿液。

二、腰椎伤病的围手术期护理

（一）腰椎手术简介

腰椎手术根据手术路径可以分为腰椎前路和腰椎后路手术，包括椎管减压、椎间盘、髓核摘除、钢板螺丝钉固定等。

（二）腰椎伤病的围手术期护理

1. 手术前护理

（1）心理护理　一般来讲，脊柱手术对患者及其家属是个比较大的手术，患者与家属在决定手术时顾虑较重。护士应积极联系经管医生，为患者及家属详细介绍拟行手术的目的、方法、麻醉及可能出现的情况、术前术后的配合等，消除患者的疑虑，增强患者的信心。

（2）术前训练　腰椎手术前常规的训练，包括俯卧位、床上排便和肢体活动训练。其训练的目的和具体方法同颈椎手术。

（3）腰椎前路手术患者术前饮食管理　为了预防术后胃肠道反应，如肠麻痹、肠胀气、呕吐等，术前3天开始进半流饮食，术前一天流质，术前晚上灌肠，清除肠道内的粪便。

2. 术中护理　基本同颈椎手术。

3. 手术后护理

（1）病情观察　术后平卧6h，并禁食禁水，定时观察患者的血压、脉搏、体温、呼吸等，直至病情平稳，一般每一小时观察一次，连续6h。给予持续吸氧3L/min。术后由于机体对于手术创伤的反应，患者体温可略升高，临床称之为外科吸收热,一般不超过38℃,若持续不退或3天后出现发热,应考虑其他问题。术后尤其注意患者排尿情况,尽量鼓励患者床上排尿,对于膀胱胀满又不能自行排尿的患者,应及时导尿。前路手术患者,还应注意观察患者的排气排便情况,有胃肠减压者,做好胃肠减压护理,肠蠕动恢复,肛门排气后停止胃肠减压。饮食从流质、半流质到普食逐渐过渡。

(2)体位 腰椎手术后患者多采用仰卧位,对于后路手术的患者仰卧位对伤口局部能够起到压迫作用,可以预防和减轻局部渗血和渗液。术后6h后,如无特殊禁忌,可以翻身,侧卧位背后垫枕头予以支撑。

(3)观察肢体感觉运动 可了解脊髓受压恢复情况,特别是术后24~48h内,一般第一个24h每小时观察一次,以后改为每两小时观察一次,发现异常及时通知医生。由于手术创伤的刺激,脊髓本身及周围组织易出现反应性水肿,特别是术后24h内,可给予地塞米松注射液20mg、呋塞米注射液20mg静脉滴注,或者20%甘露醇250ml静滴,以减轻其反应程度。术后预防性应用甲基强的松龙500mg或1000mg对减轻脊髓水肿、改善术后脊髓功能恢复有一定帮助。

(4)伤口护理 除了应用抗生素外,对伤口的保护更为重要。保持伤口局部清洁干燥,渗血渗液多时,及时更换辅料。留置引流管者,保持管道通畅,观察引流的色、量、质,做好记录。术后引流血性液较多时应注意排除活动性出血,监测血压血容量,必要时应用止血敏、止血芳酸或立止血等促进止血。术后24~72h,引流量少于50ml即可拔管。

(5)制动与活动 腰椎手术以后需要卧床休息,下床活动时必须戴腰围,以固定腰部,限制腰椎活动,减轻疼痛。拆线后,一般采用腰围或石膏腰围固定3个月。

(6)肢体功能训练 腰椎手术后,应鼓励患者早期进行床上肢体功能锻炼。术后24h即可在医生指导下进行直腿抬高训练,抬腿由低到高,次数由少到多,每日2~3次,每次20~30min。既可以防止肌肉废用性萎缩,又可以预防神经根粘连。

(7)腰背肌锻炼 根据患者具体情况,选择合适的腰背肌锻炼方法,术后5~6天开始,一直坚持到离床活动以后,对于改善腰背肌力量,提高腰椎稳定性有很好的作用。

(三)腰椎手术常见术后并发症的观察和护理

1. 感染 伤口感染的临床观察与护理与颈椎术后相似。当患者术后腰部颈椎痉挛样疼痛,并伴有体温升高,血常规改变时,要高度怀疑是否有椎间隙的感染。

2. 渗血和血肿 腰椎手术后应注意观察伤口渗血和引流情况,注意性质和量,并结合患者的生命体征变化综合判断。对于一些大手术,如Ⅲ、Ⅳ度腰椎滑脱内固定、脊柱侧弯矫正术等,因手术创伤大,伤口出血多,易损伤大血管,应严格观察生命体征和渗血、出血情况,注意倾听患者主诉,发现异常,及时报告医生处理。

3. 脑脊液漏 临床观察处理与颈椎术后相同。

4. 植骨块滑脱 根据压迫部位和程度,多表现为下肢麻木、疼痛等。术后翻身应注意保持脊柱轴线,防止腰部扭曲。起床活动前,一定按医嘱佩戴腰围。

(四)腰椎伤病的康复

1. 腰背肌的训练

(1)作用 腰背肌锻炼的作用归纳起来有以下几点。

① 增加腰背肌激励和耐力,稳定和保护腰椎;

② 缓解肌肉紧张痉挛,减轻疼痛,降低腰椎负荷;

③ 改善局部血液循环,降低炎性产物和代谢产物的堆积;

④ 预防或缓解神经根、硬脊膜粘连；

⑤ 改善腰椎功能，纠正腰椎畸形。

（2）方法：

① 仰卧位或侧卧位下四肢关节运动：仰卧位或侧卧位下进行肘、肩、踝、膝、髋等关节的伸屈、内收及外展运动。

② 仰卧位下抬肩、抬头运动：仰卧位下双下肢伸直不动，双手十指交叉于枕部抱头，肩和头抬起，腰部保持不动，此姿势保持3~10s。

③ 仰卧位下抬臀运动：仰卧位下双上肢放于身体两侧，双侧髋、膝屈曲，做腹式呼吸，吸气时腹腔同时扩张，使腰椎自然靠近床面，腰部保持不动，将臀部抬起，进而使骨盆倾斜，保持最后体位姿势3~10s。

④ 仰卧位下挺腰抬臀运动：仰卧位下双上肢伸直放于身体两侧，双侧髋、膝屈曲，双足、双前臂支撑体重，挺腰抬臀，形似架桥，保持最后姿势3~10s。

⑤ 俯卧位下后伸运动：俯卧位下双下肢伸直，双上肢保持外展90°，抬头挺胸，双上肢抬起离开床面，同时双下肢也伸直抬起，整个身体形似飞燕，保持最后体位姿势3~10s。

⑥ 站立位下多关节旋转复合运动：站立位下双手护腰，由下到上，作双膝、双髋、骶、骶椎和腰椎关节的节律柔和的旋转复合运动。

⑦ 站立位下伸展后仰运动：站立位下将双足踮起，双上肢平直抬起尽量向上伸展，同时带动腰背轻度后仰，保持最后体位姿势3~10s。

（3）注意事项：

① 加强健康教育，鼓励患者克服顾虑，尽早开始康复锻炼。

② 腰背肌肉训练应选择合适的方法，注意动作的准确性，严格掌握循序渐进的原则，持之以恒。

③ 详细交代锻炼方法以及注意事项，锻炼前嘱患者做好充分的准备活动，锻炼中加强对患者的指导和保护，注意观察患者的反应，发现异常，及时处理，并及时与有关人员沟通交流患者情况。

④ 指导患者选择合适、舒适的运动鞋、运动服，避免因鞋子、衣服不合适而增加腰椎负担或引起损伤。

2. 正确佩戴腰围　腰围对腰椎有制动和保护作用，有些药物腰围和磁疗腰围还有一定的治疗作用，应根据病情正确选用。要注意以下几点。

（1）腰围的佩戴和使用要根据病情灵活掌握　当患者经大重量牵引长期卧床或术后早期，应严格遵医嘱佩戴腰围下地活动；而病情稳定，症状减轻或消失后，应及时取下腰围，避免对腰围产生依赖，导致腰背肌肉废用性萎缩，关节僵直。

（2）指导患者选择合适的腰围　规格与患者的体型相适应，一般上至肋弓，下至髂嵴，后侧不宜过分前凸，前方也不宜包扎过紧，保持腰椎良好的生理曲度。

第三节　人工关节置换术的围手术期护理

骨关节炎是很常见的骨关节疾病，以老年人尤其多见。当今已是老龄化社会，骨关节的发病极其广泛。1998年4月，在瑞典的隆德，50多个国际性医学组织及学术团体聚会，提议下一个10年为"骨与关节的十年"。其主要目标，是发动全球的医学专家通过基础及临床研究来改善骨关节患者的生活质量。随着社会的进步，人们生活水平的提高，当疼痛和活动不便影响生活质量并且不能忍受时,人工关节成为减负的首选也是最终的治疗方案,它不仅能有效地解除患者关节的疼痛,而且能够极大地恢复患者关节的正常功能,从而使患者重新走上没有痛苦、具有较高生活质量的正常生活。

一、人工全髋关节置换术围手术期护理

人们从19世纪中叶就开始了人工关节置换的探索。20世纪40年代起,人工关节的研究得到了迅速的发展。自1963年英国的John Charnely医生首次报道全髋关节置换术(total hip replace, THR)成功治疗风湿性髋关节炎以来,该手术已在世界各地广泛推广和应用。我国人工关节置换大约在20世纪60年代后期逐渐开展,并在近20年内全面开展了人工关节的研制及临床应用。目前,人工髋关节置换术已成为治疗髋关节疾病的一种可靠手段。在临床上治疗髋关节骨关节炎、类风湿关节炎、强直性脊柱炎、股骨头坏死、陈旧性股骨颈骨折等方面取得了可喜的成果。对于严重的髋关节创伤、创伤后远期严重并发症的治疗,髋关节置换术已逐渐被公认为金标准的治疗方法之一。对于骨质量很差,需要尽早下地、恢复行走功能,治疗依从性差,需减少他人护理帮助的股骨颈骨折首选髋关节置换。人工全髋关节置换术可以解除髋部疼痛、保持关节稳定、纠正畸形、调节双下肢长度及恢复关节功能。

(一)人工全髋关节置换术的术前护理

1. 一般护理 按常规手术护理要求进行。

2. 术前评估与健康教育 术前评估患者对手术知识的了解程度、对住院和手术的焦虑程度以及心理状况。让患者及家属参与术前的各项准备及措施,会产生一种参与感觉,有助于平静患者紧张的心态,加速患者的恢复。利用各种宣传资料和模型图片向患者讲解人工全髋关节置换术的目的,介绍手术方法、体位、手术时间及术后康复计划,消除患者的恐惧心理。

3. 患者术前准备

(1)减轻体重 过重的患者容易导致出血增加、术后脱位、关节磨损及异位骨化等问题。所以,让体重在术前尽可能地减轻,这样可以减轻新换的关节负担,并保证康复期既快又安全。但太瘦的患者需要储备一定的能量。

(2)戒烟 至少术前两周戒烟。

(3)停用抗炎药 术前大约10天不要再服用抗炎药。这类(如阿司匹林)药会使血液变稀。在术中和康复期,都会使患者容易出血。有些女性服用可能影响激素水平的药(如避孕药或接受激素替代治疗),在术前几周也要停服。

(4)排除感染的隐患 局部感染或者全身感染是人工关节手术的绝对禁忌证。如果有脚癣、下肢溃疡及慢性感染、体内的慢性感染(如慢性副鼻窦炎、牙齿的慢性炎症等),都需要在术前治疗好。

(5)术前锻炼 锻炼肌肉、关节,学会使用步行器、拐杖。练习深呼吸及有效咳嗽,加强心血管功能的耗氧锻炼、受累关节附近肌肉的力量性训练、以及关节活动范围的训练。加强腹部和手臂力量的锻炼,利用床上的吊环练习抬臀动作。

(6)体位训练 髋关节置换手术一般采取侧卧位,所以患者在术前可进行侧卧训练,在腋下垫软枕。手术时间一般为1~2h。

(7)练习在床上大小便,以适应术后的情况。

4. 术前备血 髋关节置换术中和术后的一段时间,通常失血约1000~2000ml。绝大多数患者均不需输血。有些老年人术前有一定的贫血及手术的不可预知性,术前备血很必要。建议术前备800~1200ml自体血,必要时回输自体血,可以避免输血反应、输血传播疾病,还可以为患者节省费用。

5. 家庭环境准备

(1)床 患者术后的床必须高于45cm,并加

一块床板或一块特别硬的床垫,以防止术后下床时髋关节屈曲超过90°。

(2)椅子 髋关节置换术后,座位的高低尤为重要。应准备带硬坐垫的舒适的椅子(40~45cm高),有牢固的靠背,两个扶手,一个供间歇放脚的脚凳(图1-2-8-3-1)。

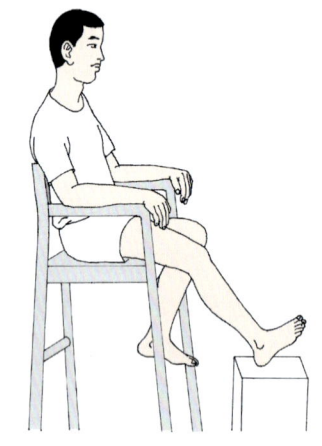

图1-2-8-3-1 髋关节置换术后座椅示意图

(3)卫生间和浴室 坐便器要升高至患者坐位时髋关节屈曲小于90°,要安装扶手(图1-2-8-3-2)。进出浴盆,甚至在里面淋浴也要安装把手,地上铺防滑垫,在淋浴处装防滑带。

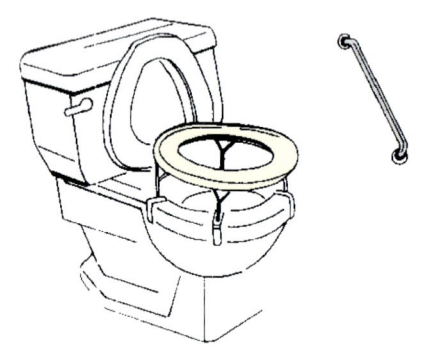

图1-2-8-3-2 升高的座便器与扶手示意图

(4)步行器与拐杖 患者垂手站立时,拐杖的顶部达到患者的腰部,重量最好是轻一些的可调节的金属拐杖。对于术后最初的一段时间,步行器比拐杖更适合患者使用,尤其对年老、虚弱的患者,易于保持身体平衡,不易跌倒(图1-2-8-3-3)。

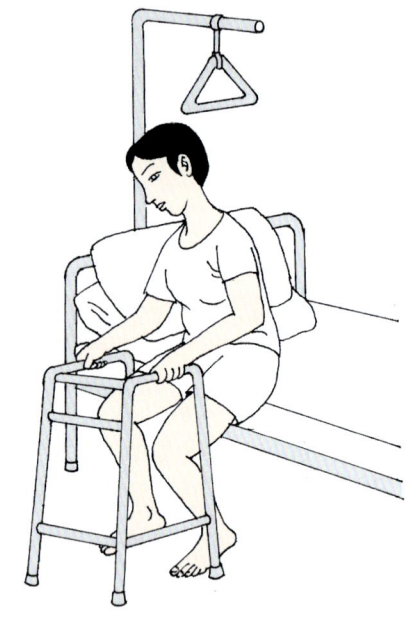

图1-2-8-3-3 步行器示意图

(5)室内外环境 拆除栅栏,确保过道宽敞明亮,移走所有的杂物、电线,以防绊倒。楼梯要有扶手,确保安全牢固。把日常用的东西放在随手可及的地方,在肩与腰之间较为适合的位置,免弯腰捡东西;不要坐在低矮的凳子上。

(二)人工全髋关节置换术的术后护理

1. **老年患者术后护理特点** 髋关节人工关节置换术大多是老年患者,老年患者全身免疫系统功能低下,临床上以心肺功能低下尤为明显,长期卧床易发生心肺疾患。手术中接受了相当多量的输血和补液,所以术后要严密观察患者的血压、脉搏、尿量、中心静脉压,严格控制输液量和滴速。为预防肺部并发症,麻醉清醒后就可以给予头高位45°,使患者有较好的通气量。定期协助患者抬臀、叩背,帮助搬动患肢,并鼓励患者做深呼吸和咳嗽排痰,预防肺部感染。

2. **基础护理** 预防褥疮,保护骨突部位,用海绵、软枕垫臀部和下肢,使其卧位舒适,同时鼓励患者多吃蔬菜、水果,多喝水,预防便秘。

3. **体位的护理** 后路手术患者术后患肢置

于外展中立位,用T形枕固定在两下肢之间(图1-2-8-3-4),以避免患者在苏醒过程中发生髋关节极度屈曲、内收、内旋,而造成髋关节脱位。T形枕可固定5~14日,患肢膝关节和小腿下放置棉垫,以避免皮肤和神经干的不必要的压迫。向健侧翻身时,两腿之间放置普通枕或T形枕以保持患肢外展。搬运患者及使用便盆时要特别注意,应将骨盆整个托起,切忌屈髋动作,防止脱位。术后2天可以坐起,后路手术患者采用半坐位而不是正常坐位,不超过30°,一周内髋关节屈曲不能超过70°,起身时避免向前弯曲。如果患者发生剧烈的髋关节疼痛,肢体变得内旋或外旋位及短缩时,应立刻报告医生,进一步明确有无脱位的可能。

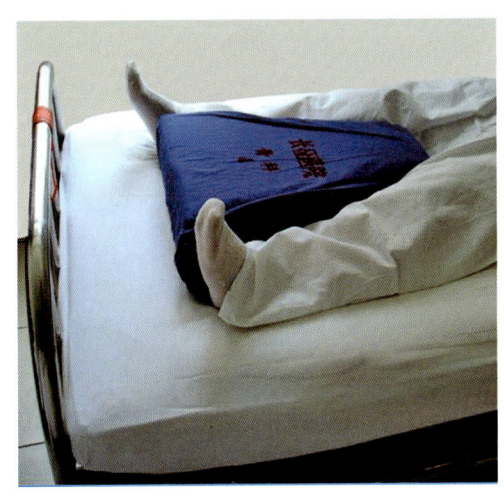

图1-2-8-3-4　外展中立位

4. **伤口及引流管的护理**　根据伤口护理常规更换敷料,保持敷料的干燥和固定。切口处有1或2个引流管,严格无菌操作,保持引流管负压状态和通畅,防止引流管脱落。观察引流液的量、颜色和性质,并做好记录。术后1~3天内有引流液是正常现象;伤口引流管24h液体量少于50ml,可拔管。注意观察有无切口、呼吸道、泌尿道和其他部位皮肤感染的症状和体征。

5. **疼痛的护理**　鼓励患者在术后最初24~48h使用静脉滴注止痛药或自控止痛(patient control anaesthesia, PCA),大多数患者需要使用PCA。不应等到患者提出止痛要求后再给予止痛。抬高患肢,指导患者利用秋千拉环抬臀、早期功能锻炼,促进静脉血液回流,或切口冷敷消除患肢肿胀导致的疼痛。

6. **心理护理**　关心理解患者,及时给予安慰、鼓励,使患者获得心理支持。

7. **观察患肢感觉运动情况**　嘱患者自主运动脚趾,观察有无神经损伤感觉障碍,注意皮肤颜色、温度、肿胀情况。

8. **功能锻炼与康复**

(1)利用秋千拉手,2h抬臀一次;

(2)术后第2天开始练习大小腿肌肉,活动踝关节。指导患者加强髋、膝部周围肌群的力量锻炼,防止肌肉萎缩,增加肌动力,降低脱位的发生率。

① 股四头肌训练:仰卧位,主动下压膝关节保持大腿肌肉收缩状态(图1-2-8-3-5)。

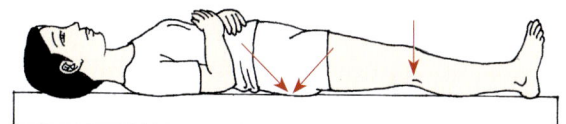

图1-2-8-3-5　床上股四头肌运动示意图

② 踝关节踝泵运动:仰卧位主动最大限度的伸双踝关节及抗阻力训练(图1-2-8-3-6)。

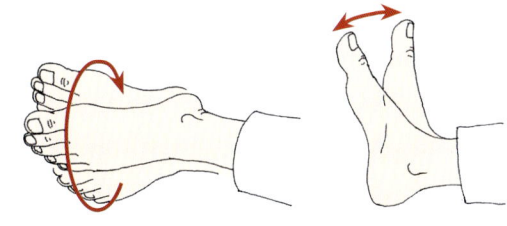

图1-2-8-3-6　踝关节运动示意图

③ 抬臀练习:以双肘部、健侧下肢做支撑点保持抬臀动作。

④ 髋部屈曲练习:术后在患者可忍耐的情况下,增加髋部屈曲练习。

锻炼以主动为主,范围由小到大。仰卧位伸腿,护士双手分别扶起患肢腘窝及足跟部,缓慢将患者足跟向臀部移动,足尖向前,使髋屈曲,屈曲角度由小至大。

(三)人工全髋关节置换术后常见并发症的观察与预防

1. 循环血量不足　全髋关节置换术中患者出血过多未能维持有效血容量,或心功能异常、术中未给与输血,或受损组织细胞外液丢失过多,导致患者循环血量不足。表现为面色苍白、收缩压偏低、脉搏细速、皮肤湿冷、尿量减少等休克症状。应立即给予输血输液,密切观察生命体征、面色、四肢温度、末梢循环和尿量。术后必须监测中心静脉压,尤其老年人,还要防止水负荷过多。

2. 髋关节脱位　术后关节囊尚未完全愈合,早期功能锻炼不当或不正确的翻身和体位,或在患者麻醉药物作用尚未完全消失前因患者对疼痛不敏感,肌肉处于松弛状态,髋关节周围的肌肉很薄弱,粗暴搬动患者容易造成髋关节脱位。脱位时常伴有沉闷的声音,关节不能转动,或运动时疼痛加剧,同时两侧肢体不等长、不对称。如果发现以上情况,应立即报告医生。防止髋关节脱位,患者重点注意以下几点。

(1)屈髋不超过90°　即遵守90°原则(图1-2-8-3-7),一般来说,70°以内为安全范围。不能交叉双腿、过度外旋或屈髋超过90°。不能俯身从地面或低处捡东西,坐椅子时要使膝关节低于髋关节。不要坐在低于45cm或过分松软的椅子上,椅子应该有能撑起身体的把手。

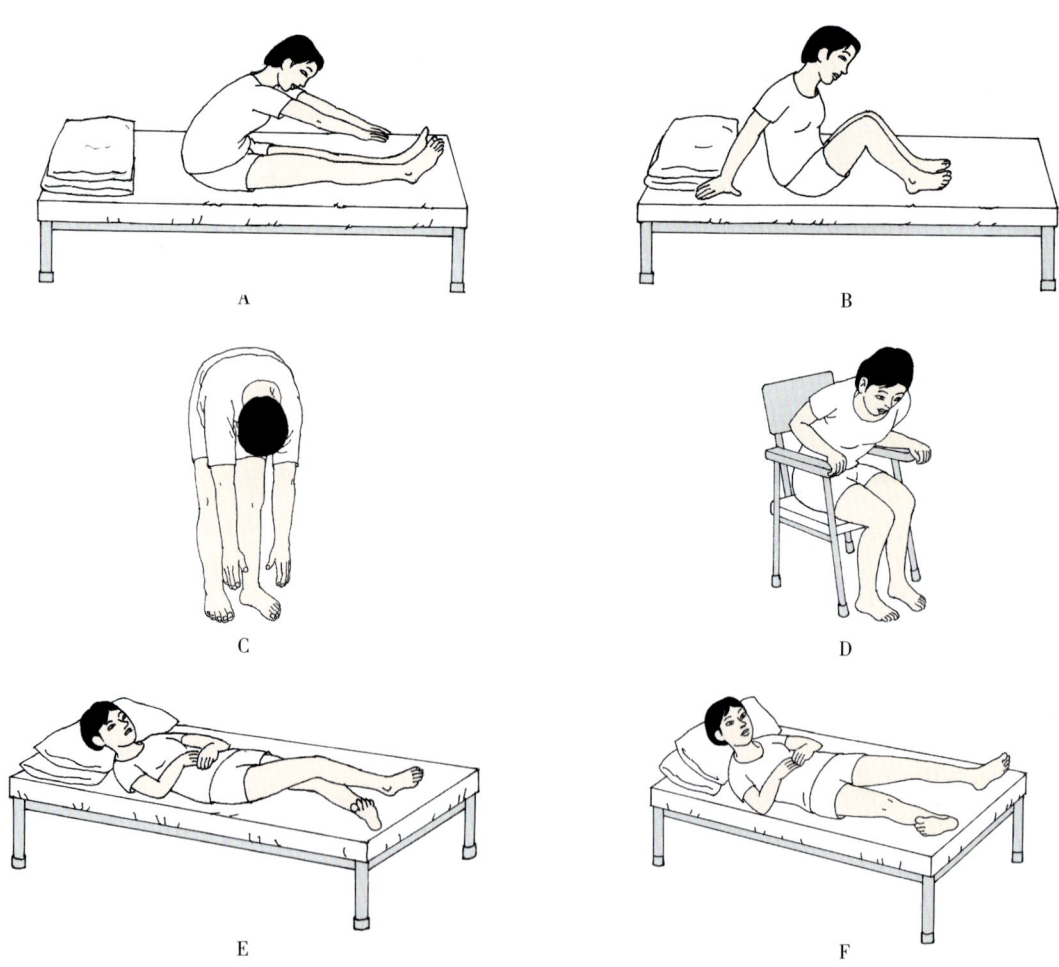

图1-2-8-3-7　屈髋训练(A~F)示意图
A. 遵守90°原则;B. 坐起时身体弯曲不可超过90°;C. 弯腰时不超过90°;D. 起身时不可过度屈曲身体;
E. 不交叉下肢;F. 不过度外旋下肢

（2）不要跷二郎腿（图1-2-8-3-8） 睡觉时两腿之间夹一泡沫垫，至少坚持到医生认为安全为止。当坐着时，两脚要放在地面上，同时两膝分开15~45cm。

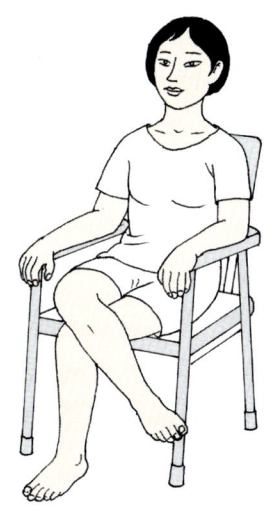

图1-2-8-3-8　不翘二郎腿示意图

（3）稳定髌骨　不要把患肢的膝盖放在容易移动的位置，保持膝盖向前或轻微向外。

（4）稳定体位　如果必须通过移动身体才能拿到东西的话，要把整个身体都旋转过来。使用抬高的厕所坐位或者适合厕所的便桶。

3. 深静脉血栓（deep venous thrombus, DVT）　全髋关节置换术中出血、血液成分的改变使血液处于高凝状态；卧床制动使血流速度减慢后，血液中的成分停滞于血管壁；静脉壁的损伤促使凝血激活酶形成和血小板聚集，都可能会导致DVT的发生。DVT可发生于术后数天内，高峰在术后1~3天内。术后密切观察下肢血运、肿胀、疼痛情况。如患者患肢肿胀、疼痛、浅静脉曲张，体温不超过38.5℃，伴有轻度全身性反应时，应警惕深静脉栓塞的可能。应嘱患者患肢制动并报告医生给予处理。使用外科长筒袜、宽弹力绷带和早期的床上功能训练，静脉输注一些抗凝药或血液稀释剂可在一定程度上预防血栓的形成。

4. 感染　手术或麻醉可对人体免疫系统产生不良影响，术后一周内患者白细胞降低，免疫力下降，假体上磨损下来的碎片，特别是钴、铬等合金，损害机体的防卫机制，骨水泥单体的释放影响细胞的吞噬作用，出现排异反应，可造成感染；术后局部伤口脂肪液化，伤口引流管不畅及伤口处理不当，都可能导致感染的发生。如患者术后出现超乎寻常的疼痛，或者关节持续疼痛，提示已发生早期急性感染。护士要注意观察伤口敷料是否干燥及其完整性。有时可能需要翻转患者以观察身体下方伤口敷料情况，尤其是后外侧口术后的患者。保持敷料固定，发现出血过多应立即向医师报告。

（四）人工全髋关节置换术后康复的注意事项

1. 术后第2天即可半坐于床上；

2. 术后2天至2周起床，并开始使用步行器或者双拐行走；

3. 术后初始3天要躺着大小便；

4. 根据具体病情，在医师指导下，可于术后2天至2周起床，并开始使用步行器或者双拐；

5. 弃杖行走时间按照具体情况而定，一般先双杖再完全弃杖；

6. 一般情况，术后3~6周可恢复正常行走；

7. 术后避免侧卧3个月；

8. 患者要注意，手术侧的下肢在任何情况下一定要向外侧展开约15°~30°，不可向内收拢，尤其严禁在向内收拢时再屈曲，这样非常容易导致脱位，可在两大腿之间安放一个枕头以保持双下肢分开，此习惯可维持3个月；

9. 术后最初6个月要避免下肢内收、内旋；不要将您手术过的髋关节的这一侧下肢架在另一条上（翘"二郎腿"）；

10. 卧床期间应多做以下练习：踝关节主动屈伸，股四头肌、臀大肌、臀中肌的等长收缩，以促进下肢血液回流，保持肌肉张力。

（五）出院指导及随访

1. 注意个人卫生　日常个人卫生，如上厕所、洗澡等，应避免髋关节过度屈曲，不坐低凳，若有胸痛、小腿肿胀、髋部红肿或切开部位出血或流脓，或尿路感染等应及时就医。

2. 预防感染　手术后因肺炎、龋齿、尿路感染等引起菌血症，从而导致髋关节晚期感染的发生，因此全髋术后患者如需拔牙或泌尿生殖系统手术等任何可能引起菌血症的情况，均应给予预防性服用抗生素治疗，并要严密观察髋关节有无任何感染症状。

3. 定期复查　定期到医院进行体格检查及X线复查。对人工关节作严密的观察，以便早期发现人工关节松动等不良倾向。随访安排术后1个月、3个月、6个月、12个月，以后每年一次。术后4~6周复查X片，如果患者情况良好，应鼓励患者增加活动量，特别加强髋关节外展肌、屈髋、屈膝肌的操练。但必须避免髋关节遭受应力，如爬梯、跳、跑、提重物等。如术后一年人工关节无松动等问题，常预示该人工关节可使用较长时间，有望疗效优异。

二、人工膝关节置换围手术期护理

膝关节是人体最大与最重要的关节之一，膝关节的病损将严重影响患者的活动功能，降低其生活质量。随着我国人口平均寿命的延长及中心城市的人口老龄化趋势，膝关节骨关节炎的发病率在老龄人群中呈明显增加的趋势。既往治疗此类疾病主要依赖于各种非甾体类抗炎药，但此类药物仅仅能部分的改善疼痛症状，对严重的病例往往不能奏效，甚至需要使用甾体类药物，而此类药物的长期应用又不可避免的会导致许多严重并发症。传统的外科治疗方法包括关节清理术、滑膜切除术、截骨术以及融合术等在适应证选择恰当的前提下，可取得一定的效果，但由于这些方法并不能逆转关节的病理改变，对病损的关节面不可能得以重建，因而对严重的病例其疗效有限。对于严重病变的膝关节而言，诸如重度膝关节骨性关节炎、类风湿膝关节炎晚期病变、严重的创伤后膝关节功能障碍、涉及关节面的膝关节骨软骨坏死、肿瘤等，保守的物理和药物疗法以及除关节置换以外的传统方法往往不能奏效，而这样的病例并非少数。如何最大限度地重建膝关节功能，提高患者的生活质量，这是骨科医护人员面临的重大课题。全膝关节成形术（total knee arthroplasty，TKA）正是这样一种关节功能的重建手术。尽管膝关节成形术已有100多年的历史，但真正成为骨科领域及其重要的手段则是在20世纪70年代以后，由Gunstonm，Townly，Freeman，Swonson，Insall等众多骨科医师及工程技术人员大量的卓有成效的理论研究和临床工作，现代膝关节置换术的概念得以形成。尤其是以Insall全髁膝关节为代表的一系列膝关节假体设计与膝关节置换理论与技术，标志着人工全膝关节置换术（Total knee replacement，TKR）的发展和成熟。

今天，在发达国家，膝关节置换术已经成为对严重的膝关节病变实施外科重建的常规手术方法。仅美国每年施行的TKA数量就达30万例以上。同样，在欧洲和亚洲的发达国家和地区，全膝关节置换术的数量也已经超多全髋关节置换术的数量而成为第一位的人工关节手术。

美国国立卫生院（NIH）有关全膝关节置换术（TKR）的共识声明（2003年12月8~10日），指出全膝关节置换术（TKR）对于经非手术治疗无效的膝关节来说，不失为一种安全、经济、有效的缓解疼痛、重建功能的方法。手术的成功与患者的健康状况、使用假体类型、手术医师以及外科手术设施等诸多因素关联。总体来说，TKR是一种临床手术风险较低、成功非常率非常高的手术，手术禁忌证很少。围手术期的医学处置和康复措施可以提高TKR患者术后疗效，以减少患者术后疼痛、提高膝关节功能、减少深部如伤口感染、DVT、术后软组织以及肺部感染等术后并发症。

(一)全膝关节置换术术前护理

1. 一般护理　同常规手术护理要求。但皮肤准备要求高于髋关节,膝关节皮下组织少,一旦感染难于愈合,处理十分棘手。术前严格备皮,患者术前一日沐浴,局部皮肤反复擦洗,减去趾甲。如关节周围有皮肤破损、虫咬搔痕、化脓性感染病灶等需治愈后才能手术。足癣患者在术前3日从大腿中部至足部应用3%碘酒外涂,3次/日。

2. 术前评估与健康教育　同全髋关节置换术。

3. 患者术前准备　术前加强膝关节周围的肌肉伸展性的锻炼,可以促进术后膝关节的恢复。锻炼内容有股四头肌运动、踝关节活动、膝关节屈伸、直腿抬高运动和侧身抬腿运动(图1-2-8-3-9、10)。其余同全髋关节置换术。

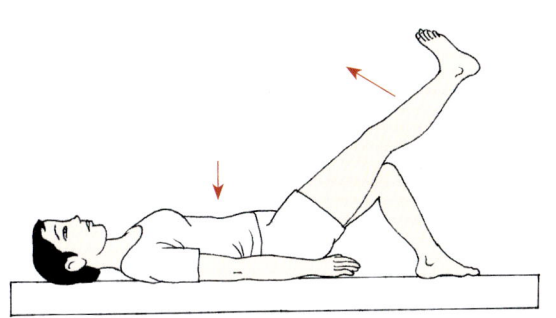

图1-2-8-3-10　抬腿练习示意图

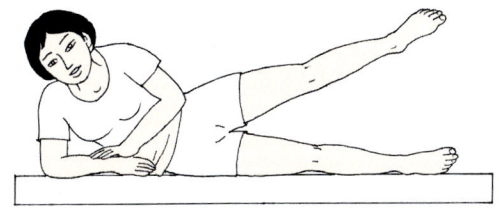

图1-2-8-3-10　侧身抬腿练习示意图

(二)全膝关节置换术后护理

1. 病情观察和基础护理　与髋关节置换术相同。

2. 石膏护理　术后患肢可用石膏筒或托固定,须抬高患肢高于心脏20cm,冬天用护架撑被,避免重物压迫足趾,严密观察伤口渗血及足趾血循环,如有紫绀、苍白、皮温降低、按压后回血缓慢等血循环障碍,石膏压迫过紧的表现时,应及时放松绷带,石膏筒正中切开或给予局部开窗减压等措施,要认真听取患者的主诉,不随便给镇痛剂。

3. 引流管的护理　严格灭菌,保持引流管通畅是防止膝关节感染的重要因素之一,术后可采用负压引流,为防止引流管滑脱和曲折,用别针将引流管固定在床单上,保持有效的引流通畅,注意观察引流液的色、质、量并记录,一般24h拔除引流管。由于目前手术技术的改进,术后出血量并不多,已逐步取消引流管的放置,从而也减少了术后感染的途径。

4. 疼痛的护理　同髋关节置换术。

5. 功能锻炼与康复

(1)术后6h　即可在床上进行股四头肌等长收缩练习,通过肌肉的收缩和舒张活动,促进肢体的血液循环,以利于肿胀的消退和积液的排出,并为抬腿运动做好准备。

(2)从术后第2天　开始每天进行直腿抬高运动,具体做法是:先用力使脚背向上勾,再用力将膝关节绷直,然后整条腿抬高到与床面成45°角,维持这个姿势10~30s,最后将腿放下,并完全放松。练习应分组进行,每组5~10次,每天3~5组,并逐渐增加。如果一开始运动量过大,出现膝关节后部和小腿肌肉疼痛时,应适当减少运动量。如果关节腔内积液消退,可做膝关节的屈膝锻炼和压腿运动。

① 屈膝锻炼可在床侧进行,先用健侧托住手术一侧的腿,使身体坐起并转到床旁,膝关节凭借重力垂到床下,即能达到90°。然后再用好腿放到患侧小腿的前方,轻轻用力向后压,即可增加屈膝角度。用力的大小以能够忍受为度。如果能在一定的屈膝角度上维持用力10min或更长一些时间,则效果更好。

② 压腿运动的目的是恢复膝关节的伸直和

超伸功能。方法是将腿放于病床上，踝下垫软枕，患者自己用手持续在膝部加压。压力应恒定持久，不应使用冲击动作。如由他人帮助按压，左右手应分别放于大腿和小腿上，不应将压力直接作用于髌骨，以免引起不适。

③ 每天的屈伸活动不仅要保证数量，而且要注意质量。要尽量伸直和屈曲关节，达到一定的程度，使每天都有进步。如果活动次数过多会出现关节水肿和积液，此时必须减少屈伸活动次数，并注意暂时不能热敷。

（3）术后第 2 周　康复重点为关节活动范围，应常规进行直腿抬高锻炼和逐步增加活动范围。如果活动范围和肌张力得到恢复，可以进行有限制的活动，包括行走。

（4）术后第 3、4 周　鼓励患者进行比较强烈的锻炼，逐步增加踝部的阻力，使患者恢复到正常活动。

（5）术后第 2 个月　恢复正常的体育锻炼，鼓励患者逐步增加锻炼的阻力，为了保持肌力，患者可骑自行车、游泳、打太极拳、慢跑或步行等。但是，任何一种锻炼都应在愉快轻松的条件下进行，这样才能更好地发挥作用。

6. 注意事项

（1）循序渐进　术后康复及功能锻炼是一个缓慢而且比较辛苦的阶段，应向患者讲明其重要意义，鼓励患者坚持锻炼，不能急于求成，要得到最大功能康复，必须循序渐进地进行行之有效的、严格的膝关节功能锻炼。

（2）术后防止感染　要全身或局部应用抗生素。

（3）每日训练前询问患者情况　包括有无局部不适、运动量的大小、浮髌试验的结果，如浮髌试验阳性则抽液减压。

三、全膝关节置换术后并发症的观察与预防

1. 关节挛缩　术后膝关节不能有效伸展、长期处于屈曲状态可导致膝关节挛缩。预防措施：

（1）体位　患者术后回病房后抬高手术肢体保持中立位，使用膝关节固定器使膝关节处于伸展位置，或使用后部夹板。膝关节固定器必须每天 24h 使用（除了锻炼外），持续 3 天，以后仅在夜间或步行时使用。

（2）翻身　最好选择健侧卧位。翻身时要确定床头已被降低，护士应支托整个手术的腿，不可扭转。翻身后在手术腿的下方垫 1 或 2 只枕头，确保肢体处于正确的轴线位置。

（3）运动　术后当天患者就可进行运动。术前必须指导患者运动的方法且已能掌握。通常患者进行股四头肌和臀肌锻炼、踝关节环绕运动和屈曲运动、直腿抬高。

2. 感染　术后感染是膝关节置换术最严重的并发症之一，可直接导致手术失败，多发生于术后早期。表现为膝关节持续性疼痛，活动时加剧，体温持续升高，关节肿胀、充血等。预防措施：

（1）留置负压引流管　术后伤口留置负压吸引管使积血及时排出，是预防人工关节置换术后感染的重要措施。负压吸引器要低于伤口 30cm，倒取引流液时要严格无菌操作，防止引流管脱离打折，注意引流液的性质和量。负压引流管一般保留 3 天，24h 引流量少于 50ml 可拔管。

（2）注意体温的变化　体温是反映早期感染的一个重要征象。术后每天测体温 4 次，连续观察一周。人工关节置换术后疼痛逐渐缓解，一段时间后再出现关节剧痛，或术后体温已正常，再度体温升高出现的"双峰"现象，应怀疑关节置换术后感染。

（3）伤口渗液　持续渗液者应谨慎对待。伤口周围皮肤必须经常消毒，保持清洁，如渗出物湿透外层纱布时，应及时更换纱布，以防空气中的细菌透过外层湿纱布直接进入伤口。

3. 下肢深静脉血栓和肺栓塞　在没有进行任何预防干预下，单侧人工膝关节置换术后 DVT 的发生率高于 50%，而同期双侧人工膝关节置换

术后DVT的发生率高于75%。膝关节置换术后DVT主要发生在小腿静脉内，少有近端孤立的静脉血栓，很少形成危及生命的近端栓子。小腿内静脉血栓于术后24h内形成，但近侧静脉血栓大部分来源于小腿内静脉血栓的堆积，这个过程需要3~4周，这时候肺栓塞的危险性增高，甚至一些已出院的患者在家中突然死亡。预防措施同髋关节置换术。

4.关节僵硬　假体安装不当，软组织紧张、粘连，术后疼痛、感染，下肢肿胀，患者对手术效果期望值过高，训练热情不高，对疼痛耐受性差等均可导致关节僵硬。表现为术后膝关节屈曲小于90°。预防措施：

（1）术前做好患者的心理准备工作，使其术后配合锻炼。

（2）术后在镇痛效果下使用持续被动运动（continual passive movement，CPM）锻炼（图1-2-8-3-11），方能达到满意的效果。角度从0°~40°开始，逐日增加角度5°~10°，有助于肢体静脉血液和淋巴液回流，减轻患肢肿胀，防止粘连，缩短术后恢复时间。一般在术后2~3天患者引流管拔除或辅料去除后，可进行仰卧屈膝运动，让患者使用膝关节吊带进行屈膝运动。

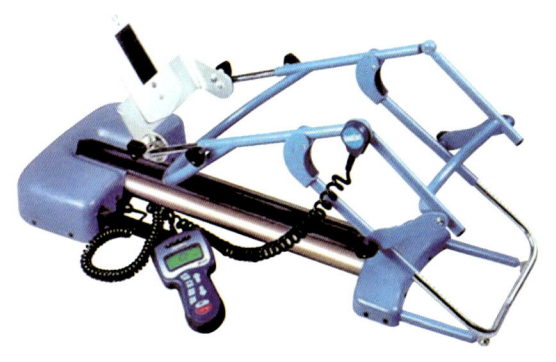 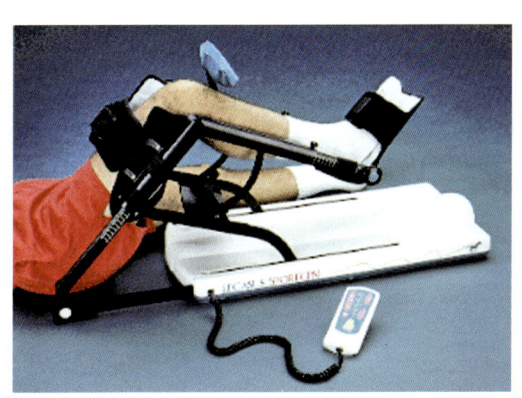

A　　　　　　　　　　　　　　　　B

图1-2-8-3-11　CPM机（A、B）

A.CPM机样品；B.患者在CPM机上做右下肢运动

（徐　燕　李　娟　季伟琴）

参 考 文 献

1. 李明芬，朱成敏，王璐等.脊柱外科手术俯卧位并发症的预防与护理.护士进修杂志.2007，（22）12：1120-1121
2. 庞清江.脊柱手术常见并发症的防治.现代实用医学.2006，（18）：3：139-144
3. 邱贵兴.脊柱外科学骨科核心知识.北京：人民卫生出版社，2006
4. 任海燕，何伟方，姚伟红.脊柱手术后患者引流管的观察和并发症预防.中华临床医药与护理.2007，（5）2：13-14
5. 石桂贤.急性创伤病人的护理.中华临床医学研究杂志，2007，（13）9：1196-1197
6. 孙翠华.双侧髋关节同期置换术围手术期的康复护理.中华中西医学杂志，2007，（5）7：91-92
7. 吴海山.人工膝关节外科学–从初次置换到翻修手术.北京：人民军医出版社，2005.
8. 肖德明，李伟，江捍平.骨科创伤流行病学研究.中国矫形外科杂志，2007，（15）6：438-440
9. 肖欢.高龄患者全髋关节置换术后的康复指导.当代护士：综合版，2007，7：40-41.
10. 徐卫东，毕霞，裴福兴.人工关节手术与康复.北京：人民军医出版社，2007

11. 张长杰. 全髋、膝关节置换术后的康复.中华物理医学与康复杂志，2007，（29）6：426-429
12. 赵定麟，李增春，刘大雄，王新伟. 骨科临床诊疗手册.上海，北京：世界图书出版公司，2008
13. 赵定麟. 现代脊柱外科学. 上海：上海兴界图书出版公司，2006
14. 朱建英，叶文琴. 现代创伤骨科护理学.北京：人民军医出版社，2007
15. 诸葛继美. 整体护理在骨科手术室的实施与体会，职业与健康 2005年21卷11期
16. Bergeron SG, Kardash KJ, Huk OL, et al. Perioperative dexamethasone does not affect functional outcome in total hip arthroplasty. Clin Orthop Relat Res. 2009 Jun；467（6）：1463-7. Epub 2009 Feb 18.
17. Borgwardt L, Zerahn B, Bliddal H, et al. Similar clinical outcome after unicompartmental knee arthroplasty using a conventional or accelerated care program: a randomized, controlled study of 40 patients. Acta Orthop. 2009 Jun；80（3）：334-7.
18. Brown FM Jr. Nursing care after a shoulder arthroplasty. Orthop Nurs. 2008 Jan-Feb；27（1）：3-9；quiz 10-1.
19. McQueen CP, Gay KJ. Retrospective audit of triage of acute traumatic shoulder dislocation by emergency nurses. J Emerg Nurs. 2010 Jan；36（1）：21-5.
20. Niemi-Murola L, Pöyhiä R, Onkinen K, et al. Patient satisfaction with postoperative pain management--effect of preoperative factors. Pain Manag Nurs. 2007 Sep；8（3）：122-9.
21. Olsson LE, Karlsson J, Ekman I. Effects of nursing interventions within an integrated care pathway for patients with hip fracture. J Adv Nurs. 2007 Apr；58（2）：116-25.
22. Tong-Sheng Liu, Di Wang, Lian-Sheng Li.Evaluation of the risks and pre-operative management of the aged orthopaedic patients. SICOT Shanghai Congress 2007
23. Walker JA. What is the effect of preoperative information on patient satisfaction? Br J Nurs. 2007 Jan 11-24；16（1）：27-32.

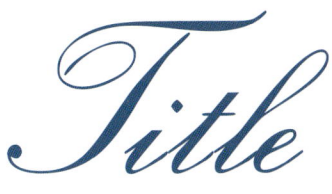

第三篇 骨科伤患治疗的基本技术与相关问题

- 第一章 石膏绷带技术 /218
  - 第一节 石膏绷带技术概述 /218
  - 第二节 石膏技术实施 /224
- 第二章 现代支具技术 /237
  - 第一节 支具的基本概念 /237
  - 第二节 支具技师的工作模式与支具处方 /243
  - 第三节 四肢关节常用支具 /244
  - 第四节 脊柱支具的应用及支具使用不当 /249
- 第三章 骨科牵引术 /254
  - 第一节 牵引疗法的原理、用具与分类 /254
  - 第二节 皮肤牵引 /258
  - 第三节 骨骼牵引 /262
  - 第四节 其他牵引方式 /267
  - 第五节 牵引患者的观察、护理及功能锻炼 /270
- 第四章 四肢主要关节穿刺术 /274
  - 第一节 关节穿刺术基本概念、适应证与注意事项 /274
  - 第二节 四肢主要关节穿刺途径及穿刺法 /275
- 第五章 四肢清创术及大面积剥脱伤的处理 /280
  - 第一节 清创术概述、创口分区及相关的基本问题 /280
  - 第二节 清创术的实施及要求 /282
  - 第三节 几种特殊清创术创口的处理 /286
  - 第四节 特殊部位的清创术之一——血管伤的处理 /289
  - 第五节 特殊部位的清创术之二——神经和肌腱的处理 /295
  - 第六节 大面积剥脱性损伤的处理 /299
- 第六章 骨科关节镜外科技术 /313
  - 第一节 关节镜外科概况及基本设备 /313
  - 第二节 关节镜施术的器械、要求与保养 /320
  - 第三节 膝关节镜外科的基本知识与应用解剖 /327
  - 第四节 关节镜手术的病例选择、特点、并发症及技术培训 /331
- 第七章 与骨科手术相关的技术 /339
  - 第一节 骨科植皮术 /339
  - 第二节 显微外科技术 /345
  - 第三节 外固定架的应用 /351
  - 第四节 骨科应急性（类）手术 /358
- 第八章 骨科伤患与消化道应激性溃疡 /368
  - 第一节 概述与流行病学 /368
  - 第二节 应激性溃疡的发病机制 /370
  - 第三节 病理改变特点与临床表现 /372
  - 第四节 诊断与治疗 /374
  - 第五节 与脊柱骨折相关的应激性溃疡 /376
  - 第六节 护理与预防 /378
- 第九章 神经电生理检查 /382
  - 第一节 诱发电位 /382
  - 第二节 肌电位 /388
  - 第三节 神经传导速度测定 /391

第一章　石膏绷带技术

尽管内固定器材已广泛应用,但至今仍无法取代石膏技术。近年来发现内固定治疗中存在许多并发症有待解决,从而又使临床医师重新评价传统治疗技术的优越性,当前石膏技术仍然成为骨科临床医师的基本功之一,应予以重视。

第一节　石膏绷带技术概述

目前临床上选用的石膏系脱水硫酸钙,用天然石膏,即含水硫酸钙,经捣碎、加热达100℃~200℃,使其失水煅制而成。后与每平方厘米有12根细纱的浆性纱带制成,当前已由工厂机械化加工成密封之成品备用。宽度一般分为8cm、10cm及15cm 3种,长约5m,可根据患者伤情、部位及年龄等酌情况选用。

一、石膏术的临床疗效及优点

石膏技术已沿用二百余年,至今仍为骨科临床治疗骨折及各种矫形疾患的基本方法之一。尽管手术疗法与内固定技术日臻完善,也仍然无法取代这一传统技术。现将其临床疗效学原理及优点阐述如下。

1. **可塑性强、易通过3点加压纠正骨折畸形**　由于医用石膏为熟石膏,当其接触水分后重新结晶而硬化时,需数分钟至20min左右。利用这一间隔期可以有充裕时间将骨折端加压与塑形到复位所要求的位置,这是其他技术难以具备的(图1-3-1-1-1)。由于此特点,其可以较容易地完成骨折复位与制动所需要的3点加压与塑形,从而保证了骨折复位后的稳定性。加之,3点塑形是通过手掌的大鱼际加压完成,其与肢体的接触面积大,因而不易造成皮肤压迫疮。

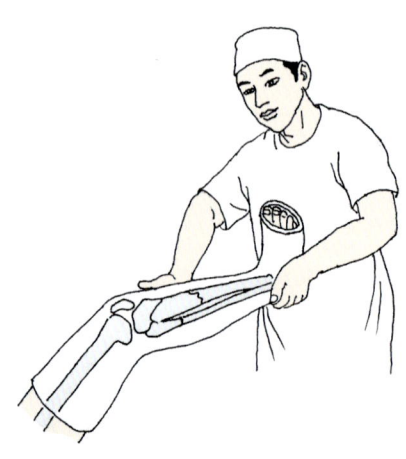

图1-3-1-1-1　加压塑形示意图
在石膏凝固前用手掌加压塑形,维持骨折复位后的对位,必要时助手可在上方加压

2. 固定确实可使患者早日离床活动　石膏是直接缠绕于肢体或躯干之体表，并与其外形相一致，凝固后十分坚硬，从而起到确实的固定作用。而确实的固定又是各种伤患康复的基本条件。与牵引疗法相比，石膏固定的患者，除某些大型石膏，如髋人字石膏等外，一般均可早日下床活动，不仅可改善患者的精神状态，且更有利于肢体的康复与功能重建。

3. 易于校正骨折固定后的畸形　在肢体制动过程中如果发现断端有成角或旋转畸形，可以通过对石膏的楔形切开或环形切开等较容易地加以矫正。

4. 其他

（1）便于转移、后送　在战争与灾害情况下，骨折伤员常大批发生。由于客观环境不允许患者在该地区滞留，多需及早转移后方。因此，将患肢快速石膏固定，干燥后即可较容易地向安全地区转运。

（2）便于观察创面　对开放性损伤可通过石膏上开窗达到观察及处理创面的目的。

（3）其他　石膏价格便宜，来源丰富，加工容易，上石膏后的患者也便于门诊观察，减少住院时间。

二、适应证与禁忌证

（一）适应证

在临床上主要用于以下几个方面。

1. 主要用于稳定性骨折复位后　脊柱压缩性骨折、关节脱位复位后、骨折开放复位与内固定后及关节扭伤、韧带撕裂和撕脱等。

2. 术后促进愈合及防止病理骨折　如神经吻合、肌腱移植、韧带缝合、关节融合固定、截骨术、骨移植、关节移植、显微外科、骨髓炎等术后。

3. 纠正先天性畸形　如先天性髋关节脱位、先天性马蹄内翻足的畸形矫正等。

4. 骨病　对慢性骨关节病、骨关节感染及颈椎病等的治疗和手术前后，包括脊柱手术前、后石膏床等。

（二）禁忌证

主要指全身情况差，尤其心肺功能不全的年迈者，以及肢体严重创面需观察换药者。

三、准备工作

（一）一般准备

1. 物品　适当规格的石膏绷带；温水（35℃~40℃）、石膏刀、撑开器、电锯、剪刀、针、线、衬垫物（棉垫、棉纸、袜套）、红蓝色铅笔等；

2. 交代事项　向患者交代包扎时注意事项，并向家属和患者说明石膏固定的必要性；

3. 清洁肢体　非急诊情况下，应用肥皂水清洗患肢，有创口者应先换药。

（二）患者石膏前准备

1. 搬运　对一般病例勿需特别注意，唯对在牵引中的病例必须小心搬动，尽量连同小型牵引装置，例如带牵引滑轮的勃朗氏架等，一并搬至石膏床上；或是有专人负责持续牵引，对小儿肱骨髁上骨折伴有尺骨鹰嘴牵引者可由助手负责牵引，并与患儿一同坐在推车上送至石膏室，以防骨折移位。

2. 体位　除在骨科石膏（牵引）床上按制式操作的石膏外，均应根据骨折的特点置于相应的体位，一般病例多为功能位。

3. 保护　无论有衬垫石膏或无衬垫石膏，均应在骨隆突处，妥善放置衬垫，以防皮肤受压。将肢体置于所需的位置并予保持，用器械固定或专人扶持，直到石膏包扎完毕硬化定型为止。扶托石膏时应用手掌，禁用手指。

四、石膏技术操作的分类

当前石膏技术操作主要分为以下两大类。

（一）无衬垫石膏

即除在骨突起部及石膏的上下两端以棉纸或纱套保护外，其他部位直接被石膏绷带绕缠。其优缺点及适用范围如下。

1. 固定确实　由于石膏绷带直接与肢体接触，十分服贴，因此其对骨折局部的制动作用较为确实，故适用于要求严格对位的骨折类型，而对各种炎症等进行性病变则不适用。

2. 技术要求高　既有困难的一面，又可促使医师加强责任心及对技术精益求精的追求，从而有利于患者。

3. 需密切观察　因其包绕较紧，肢体远端有可能出现血循回流不畅，除交代注意事项、要求其抬高患肢及加强功能活动外，尚需密切观察，如此则更有利患者的治疗。

（二）有衬垫石膏

其对骨折复位后制动功能较差，但其具有以下特点。

1. 固定舒适　因石膏有棉卷等作衬，故较前者松动及舒适感。适用于勿需严格维持对位的骨折及各种炎性疾患。

2. 易于掌握　因有衬垫，在技术操作上较易于掌握，适用于非专科人员的培训。

3. 勿需密切观察　因其对血循障碍的作用较小，除仍需交代注意事项外，一般勿需经常随访；但包扎技术不佳者除外。

五、石膏包绕患肢的类型

根据石膏是否将肢体全部环状包绕而分为3种。

1. 石膏管型　以石膏托为基础，再用石膏绷带环形缠绕呈管状，主要用于需确实固定的患者。

2. 石膏管型剖开　将已定型的石膏管型，自相对不需确实固定的一侧全层（一丝不留）纵形剖开。主要用于既需确实固定，而又易引起进行性肿胀并有可能出现血循环障碍危险的骨折早期病例。

3. 石膏托　即将石膏绷带做成 6~10 层之条状，敷于肢体的一侧，再用纱布绷带包扎使之固定与成型，适用于轻型损伤，或肢体明显肿胀、有血循障碍危险，或开放性骨折手术后以及各种急性炎症和骨关节手术后等病例。

六、石膏固定部位的分类

根据被石膏固定的部位及范围不同，而又可分为前臂石膏、上肢石膏、小腿石膏、下肢石膏、下肢石膏管型、石膏床、石膏背心、石膏裤、髋人字石膏等。

七、包扎石膏的注意事项

包扎石膏过程中及包扎后，均应注意以下各种事项。

1. 滚动手法　缠绕石膏要按一定方向沿肢体表面滚动，切忌用力牵拉石膏卷，并随时用手掌塑形，使其均匀、平滑、符合体形（内壁更为重要）。

2. 修剪　石膏包扎完毕或待石膏定形后（一般需 5~8min），应将其边缘修理整齐，并修去妨碍关节活动的部分。髋人字石膏及石膏背心包扎后，应在腹部"开窗"，以免影响呼吸。反褶露出的衬垫物边沿，用窄石膏绷带固定。

3. 防止断裂　在易于折断部位，如关节处，应用石膏条带加强。移上床时应防止石膏被折断，以枕头或沙袋垫好。石膏未干固以前，注意勿使骨突处受压。

4. 标注　上石膏后应用红蓝铅笔分别注

明日期和诊断,并在石膏上划出骨折的部位及形状,使随访观察者一目了然,便于处理(图1-3-1-1-2)。

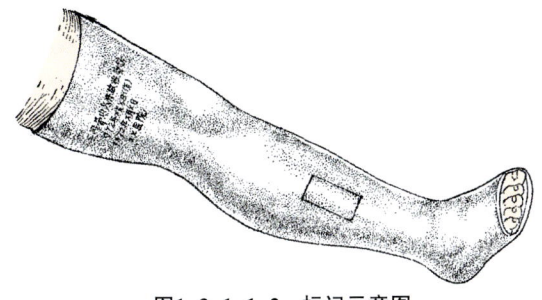

图1-3-1-1-2 标记示意图
为便于计算治疗时间和判断治疗情况,在石膏上写明诊断、受伤日期(或手术日期)、石膏固定日期和医院名称等,以利术后观察

5.烘舱 石膏定型后,可用电烤架,或其他方法烘干。但须注意防止漏电和灼伤皮肤。对髋人字形石膏则需翻身烘烤后面。

6.密切观察病情 有下列情况应立即劈开石膏进行检查

(1)血循不良 患者肢体苍白或青紫、明显肿胀或剧痛及有循环障碍者;

(2)石膏压迫 疑有石膏压疮或神经受压者;

(3)感染可疑者 手术后或开放伤患者有原因不明的高热,疑有感染可能之病例;

(4)有肠系膜上动脉综合征者 主指上石膏背心或石膏腰围的患者有可能出现此种意外。

7.更换石膏 如因肿胀消退或肌肉萎缩致使石膏松动时,应立即更换石膏。

8.功能活动 经常改变体位,并鼓励患者活动未固定的关节。

9.位置及范围要求 各长管骨及关节应按功能位置要求,并掌握其固定范围、时间(表1-3-1-1-1、2)。

表1-3-1-1-1 各部骨折石膏固定范围和固定时间(成人)

骨折部位	手指	手掌	腕关节	前臂	肘关节	上臂	肩关节	胸部	腹部	骨盆	髋关节	大腿	膝关节	小腿	踝关节	足部	足趾	固定时间(周)
手 指	△	—	⋯															4~5
手 掌	—	△																4~5
腕关节	—	—	△	⋯														
前 臂	—	—	—	△	—													8~12
肘关节			—	—	△	⋯												
上 臂			—	—	—	△	⋯											8~12
肩关节			—	—	—	—	△	⋯										
胸 椎								△										10~12
骨 盆								—	△									6~8
髋关节								—	—	△								
大 腿									—	—	△	—						10~12
膝关节										⋯	—	△	—					
小 腿											—	—	△	—				10~12
踝关节												—	—	△	—			6~8
足 部													⋯	—	△	—		6~8
足 趾														⋯	—	△		6~8

注:"△"代表骨折部位;"——"代表固定范围;"⋯⋯"代表必要时增加固定范围的部分

表1-3-1-1-2　全身各大关节功能位要求

关　节	功　能　位　要　求
肩关节	外展 50°~60°，前屈 30°~45°
肘关节	屈曲 90°，前臂在旋前旋后中间位
腕关节	背屈 30°，尺侧偏 5°~10°
拇指关节	对掌位
指间关节	掌指关节 150°，近侧指间关节 130°，远侧指间关节 150°
髋关节	外展 15°，前屈 20°
膝关节	屈曲 5°~15°
踝关节	保持 90° 左右

八、石膏固定患者的护理

1. **注意保护**　在石膏未干前搬动患者时，注意勿使石膏折断或变形；需用手掌托住石膏，忌用手指捏压。患者放于病床上时必须将石膏用软枕垫好。

2. **密切观察**　抬高患肢，注意有无受压症状，随时观察指或趾端血运、皮肤颜色、温度、肿胀、感觉及运动情况，遇有变化，立即报告医师并协助处理。

3. **石膏干燥**　应设法促使石膏尽早干燥，可用电热器烘烤或通风方法，但不应对肢体远端烘烤，以防引起意外。

4. **注意创口处理**　手术后及有创口的患者，如发现石膏被血或脓液浸透，应及时处理，并注意病室卫生，消灭蚊蝇，严防创口生蛆。

5. **生活护理**　生活上给予帮助，防止粪、尿浸湿石膏，经常保持被褥平整、清洁及干燥，防止发生褥疮。每天用温水或乙醇按摩骨突出部位，并用手指蘸乙醇，伸入石膏边缘按摩皮肤。

6. **功能活动**　患者未能下床前，帮助翻身每天至少 4 次，并提醒或指导患者作石膏内的肌肉收缩活动。情况许可时，鼓励下床活动。

7. **注意保温**　冬季应对肢体远端外露部位（指、趾等）用棉花包扎保温，但切忌直接烘烤，尤其在血循环不佳情况下。

九、石膏绷带的一般包扎方法

（一）包扎准备

1. **人员安排**　小型石膏 1~2 人，大型石膏，如髋人字形石膏、石膏背心等，则不应少于 3 人。

2. **病员准备**　除向病员交代上石膏时的注意事项外，尚应清洗肢体（急诊可免去），投予麻醉前用药（指需复位者）。有创口者，作好换药准备或先换药。涉及胸腹部的石膏，不宜空腹或过饱。

3. **石膏及工具准备**　根据石膏的大小，范围与方式等不同而准备相应规格与数量的石膏绷带卷。并准备相应的工具，以免临时找不到而延误时间，甚至影响石膏质量。

（二）操作步骤

1. **体位**　将肢体（或躯干）置于功能位（或特殊要求的体位）。如患者无法持久维持这一体位，则需采用相应的器具，如上肢牵引架、下肢牵引架、万能石膏床等，或可由专人扶持，或者采用简单的支架悬吊牵引固定。

2. **保护骨突部**　迅速在骨骼隆起部垫上棉纸或棉垫，以免因石膏直接压迫而引起皮肤坏死。如范围较大，亦可在垫好棉纸后再浸泡石膏卷（图 1-3-1-1-3）。

3. **浸泡石膏卷**　将适量石膏绷带卷按顺序轻轻放入水桶底部，先放入者先用。一般一次不宜超过 3 卷，以免在水中浸泡过久结块。

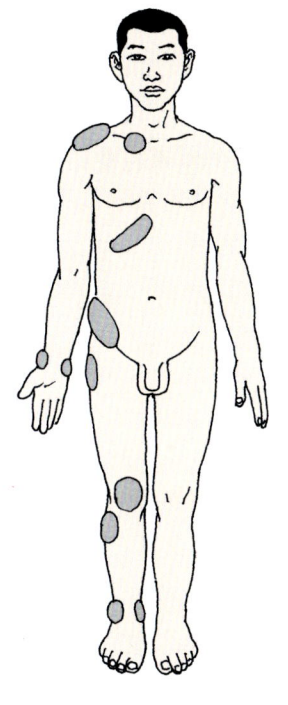
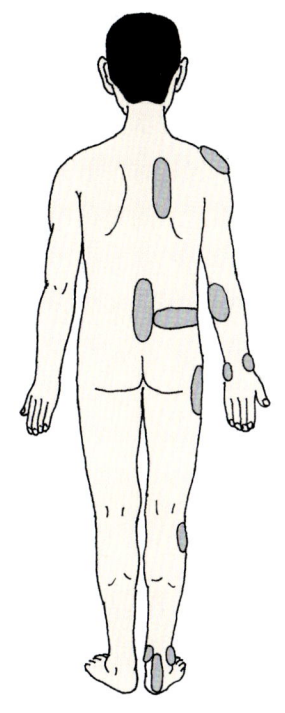

图 1-3-1-1-3　保护骨隆突处示意图
石膏固定前在骨骼隆起部位垫棉纸或棉垫，以免皮肤受压形成压迫疮

4. **取出石膏卷**　按顺序先将放入的石膏卷取出，双手持住两端轻轻向中央挤压，以除去多余的水分，但不宜过干（图 1-3-1-1-4）。

压平，一般为 6 层。如单纯用石膏托固定，可加厚至 10~12 层。超过膝或肘关节石膏托，上端应相应加宽与加厚（图 1-3-1-1-5）。

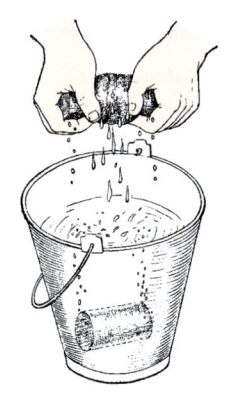

图 1-3-1-1-4　浸石膏卷示意图
石膏绷带卷要轻轻地放到水桶底部，待气泡出完，两手握住石膏卷的两端取出，除去多余的水分即可使用

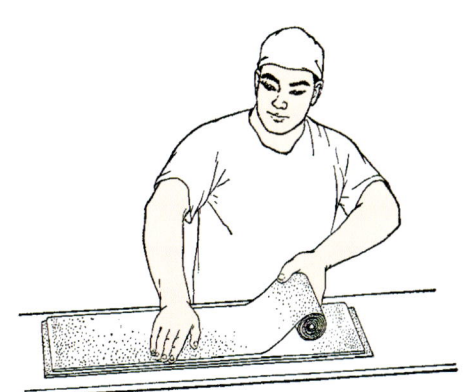

图 1-3-1-1-5　制石膏条示意图
将浸透的石膏绷带卷迅速在木板或玻璃板上摊开，按所需长度来回折叠、抹平，作为石膏托，一般为 5~6 层

5. **做石膏条**　石膏卷的第 1~2 圈因石膏粉较少需剪除，之后快速将石膏绷带在石膏台上按所需长度铺开，并折叠成长条状；边铺边用左手

6. **放置石膏托**　将石膏托置于需要固定的部位，于关节部为避免石膏皱褶，可将其横向剪开一半或 1/3，呈重叠状，而后迅速用手掌将石膏托

抹平，挤出中间的空气，使其紧贴皮肤。对单纯石膏托固定者，上下端翻转呈双层状，并按体形加以塑形。此时，内层需用浸过水的纱布绷带包扎，外层则用干纱布绷带。包扎时一般先在肢体近端缠绕两层，而后再一圈压一圈地依序达肢体远端。于关节弯曲部切勿过紧，必要时应横向将绷带剪开适当宽度，以免边缘部的条索状绷带造成压迫。对需双石膏托固定者，依前法再做一石膏托，置于前者相对之部位。纱布绷带缠绕于两者之外，缠绕要求同前。

7. 石膏固定　对采用石膏固定者，当石膏托放妥后，再取另一石膏绷带卷挤去水分，剪除石膏粉较少的一段后，按纱布绷带的缠包方法，将肢体由近端向远端全部缠绕，并边缠边用手掌（切忌用手指）将石膏中残存的空气压出，并使每层之间紧贴在一起。于石膏的上下端、关节以及骨折部位适当加厚（一般 2~4 层）。

8. 石膏表面处理　包扎完毕后，术者将双手洗干净，迅速将石膏外层抹平，使其光滑，并按肢体外形或按骨折复位要求加压塑形。因石膏易于成形，必须在成形前数分钟内完成，否则不仅达不到目的，反而易使石膏损坏。

9. 修整石膏　对超过固定范围的部位，并影响关节活动的部分（指不需固定的关节），及趾（指）端等石膏应修削。边缘部如石膏嵌压过紧，可用钝剥离器将石膏内层托起。对髋人字形石膏或蛙式石膏及石膏背心等，在会阴和肛门部应当留有较大空隙。

10. 标志　最后在石膏显眼部位用红蓝铅笔注明诊断、石膏固定日期及施术者等。

第二节　石膏技术实施

一、常用的石膏技术

（一）前臂石膏

用于手腕部骨关节损伤等。其包扎范围为自肘关节以下，一横指处至掌指关节（背侧超过掌骨头 0.5cm，掌侧在掌横纹远处 0.5cm 处）；腕关节背屈 30°，前臂中间位（图 1-3-1-2-1）。包扎时先将石膏托置于前臂背侧，自肘关节下 1~1.5cm 处，到指缝处两头反褶。用 10cm 宽石膏卷从肘下棉纸处缠包，每一层覆盖上一层的 1/2，边包边抚抹，使之服帖。在缠包最后一层前，应将棉纸边缘向外翻于石膏型上，另在前臂远端尺侧，掌侧的掌横纹上方至虎口处放一条湿纱布带，以便固定掌腕部及防止手掌下垂。待石膏硬化后作修削，使肘关节伸屈活动不受限制，手指能握拳，拇指能外展活动。一般成人用 1.5~2 卷 10cm 宽石膏绷带。

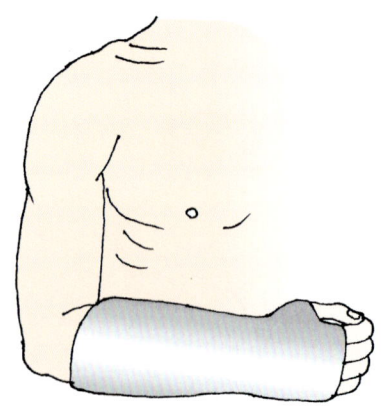

图1-3-1-2-1　前臂石膏示意图

（二）上肢石膏

用于前臂中、下 1/3 以上到上臂的伤患处。其包扎范围为从肩峰下 8~10cm 处到掌指关节（同前臂石膏）。肘关节屈曲 90°，腕关节背伸 30°，前臂中间位,或根据病情需要置于某种特殊位置(图1-3-1-2-2)。包扎方法基本同前,石膏托贴敷于上臂的外侧及前臂的背侧处,于肘部转弯处将石膏条从内侧剪开2/3,使之上下重叠,并与肢体贴服,手部多余石膏条反褶于手掌背部。用泡透的10cm石膏绷带,从上臂近端棉纸处开始,肘部采用8字形松松缠包,皱褶应在石膏条上,边包边塑形,肘、腕部石膏要适当加固。一般用3~4卷10cm石膏绷带。

(三)小腿石膏

用于踝部以下(包括踝关节、跖、跗、趾骨)的伤患。包扎范围从胫骨结节到趾端,跖侧过趾尖,背侧到跖趾关节,足趾背侧外露,以便于观察及功能活动(图1-3-1-2-3)。包扎技术与前者相似,石膏托贴敷于小腿后侧,达足底,多余石膏条搭至足趾尖处。后将跟部石膏托两侧剪开,并重叠,用手掌抹平,使之与肢体服帖。石膏绷带缠包技术同前。每一圈压盖上一圈的1/2,当第一卷石膏缠包到足部时,右手持石膏卷操作,左手拇指在肢体后侧将松离的石膏绷带折回、抹平,使之平整坚实贴在肢体上,并保持石膏绷带经纬线垂直。回折石膏绷带需在小腿后侧石膏条托上,并顺手将它抹平、抹光,保持全部石膏的坚实。在踝关节处可采用8字形缠包,以加强石膏牢度。如某处绷带太紧,可酌情用剪刀剪开。足跖部石膏要加厚,需作几次来回折转,以增强其牢度,并有利于足弓的塑形(用两手拇指塑出足底的横弓,用手掌大鱼际塑出足底的纵弓)(图1-3-1-2-4~7)。

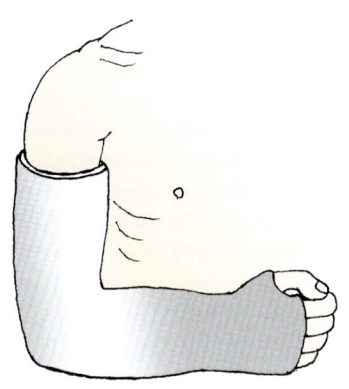

图1-3-1-2-2 上肢石膏示意图
固定范围从肩关节下到掌指关节,肘关节屈曲90°,腕关节背伸30°,前臂为中间位

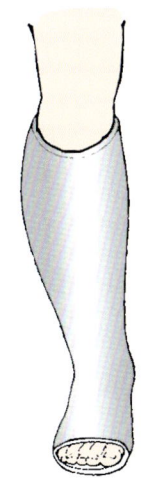

图1-3-1-2-3 小腿石膏示意图
固定范围从胫骨结节到趾端,跖侧过趾尖,背侧到跖趾关节,不包括足趾背侧,使足趾能背伸活动,并便于术后观察

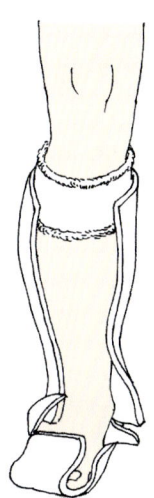

图1-3-1-2-4 小腿石膏固定步骤示意图
备石膏托,先将踝关节置于90°,在胫骨结节以下包两层棉纸或棉卷,将刚制成的石膏托放在小腿后侧,上端从棉纸缘下1cm处开始,绕过跟部到足的跖侧,多余部分可暂时翻搭在足背上。剪开踝关节两侧的皱褶部分,并随即将它重叠抹平

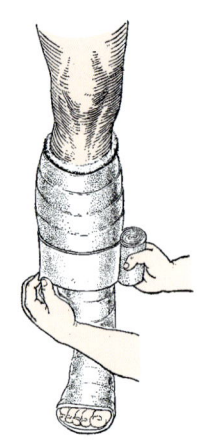

图1-3-1-2-5 石膏卷缠绕示意图

用泡透的石膏绷带卷,由近端向远端缠绕。先在肢体近端缠绕两圈,以后逐步向下缠绕,每一圈都应压住前一圈的一半,待第一卷缠包到足部时,将搭在足背上的石膏托从趾尖外0.5~1cm处再翻转加厚到趾侧,使足趾背侧外露(从跖趾关节开始)。缠绕时手持石膏绷带卷,在肢体上以滚动的形式向下缠绕,不要拉紧或扭转,并随即将石膏绷带抹平,使之平整坚实地贴在肢体上。关节部位多缠绕2~3层。在肢体粗细不等的部位,可将石膏绷带"折叠"至后侧石膏托上,并顺手将它抹平,保持全部石膏的坚实、光洁

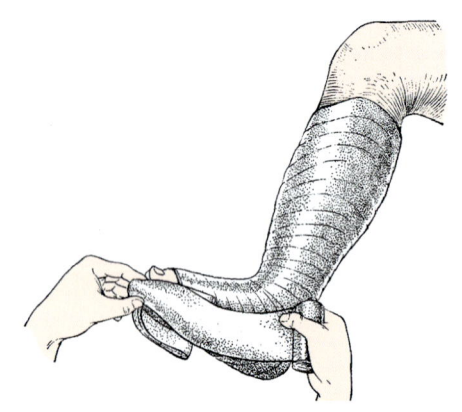

图1-3-1-2-6 加强足底示意图

用石膏绷带带将足跟部石膏加厚,增强其坚固程度,以有利于足底塑型

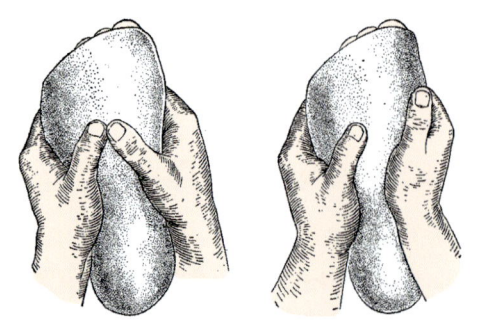

图1-3-1-2-7 足底塑形示意图

用两手拇指塑出足底的横弓,用手掌大鱼际塑出足底的纵弓,足底的塑型可以保持足弓

(四)下肢石膏

主要用于小腿中、下1/3以上至股骨髁部骨折及膝部伤患。包扎范围从大腿根部到趾端,膝以下部位同小腿石膏包扎法(图1-3-1-2-8)。患者平卧于石膏床上,助手用手掌托住患肢膝关节和踝关节,使膝关节屈曲15°、踝关节成90°状,包扎顺序与前者相似。用10cm宽的石膏托(上宽下窄),贴敷于下肢后侧达足趾,远端多余的石膏条可翻搭在足背上。剪开踝部两侧皱褶并将其重叠抹平。用15cm宽石膏绷带由大腿根部向远端逐层缠包,于小腿下1/3处再改用两卷10cm石膏卷。在操作过程中应注意加固膝关节,并将膝部髌骨四周塑型。

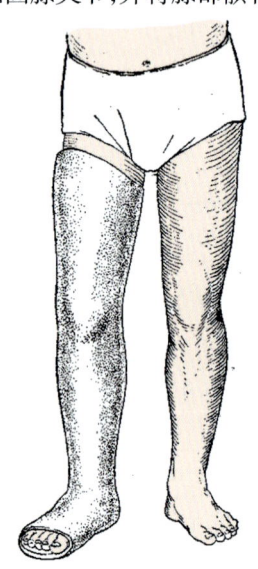

图1-3-1-2-8 下肢石膏示意图

固定范围从大腿上端到趾尖(不包括趾骨背侧)。膝关节屈曲10°~15°,踝关节保持90°

(五)下肢石膏筒(管形)

主要用于单纯性髌骨骨折或其他膝部伤患。因形似筒状,故名石膏筒。其包扎范围自大腿根部至踝上处,膝关节取功能位,屈曲15°~20°。其包扎方法与前者相似,唯不包括踝关节及足部,使患者可下地步行更为方便。

(六)手指石膏夹板

用于掌(跖)、指(趾)骨骨折及脱位等。有两

种方法。

1. 制作法　采用18号铁丝,折成与手指宽度相似的条状,长度为24~28cm,两端向外翻转呈弧形。于铅丝外方用石膏绷带缠包一层,待干固后即为石膏铁丝夹板。可分为单指(趾)或多指(趾)数种。

2. 包扎法　一般是在前臂石膏托基础上再把石膏铁丝夹板置于两层石膏托之间。此法固定较确实,可于夹板的尖端作手指牵引及复位。在使用时是将手指用胶布固定至铁丝夹板上,并根据要求屈曲至功能位(对掌位),或通过由伸直到屈曲来达到骨折牵引复位的目的。

二、特殊类型石膏

指专科使用、操作较复杂的石膏技术,临床上较为常用的有以下数种。

(一)颌-颈石膏(石膏围领)

用于一般颈椎伤病或作为术后辅助治疗,较塑料制品疗效更佳。其包扎范围从前方自下唇下方达胸骨柄中部,后方自枕骨粗隆部至第4胸椎棘突处,两侧上端使双耳外露,下端使肩关节活动自如(图1-3-1-2-9)。包扎时患者取坐位,挺胸,两眼向前平视,在牵引下行石膏固定。

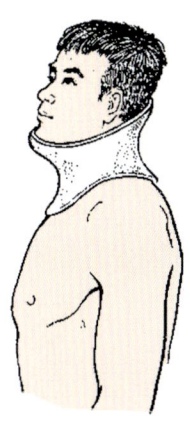

图1-3-1-2-9　石膏领示意图
前方从下颌到胸骨柄和锁骨内1/3处,后面从枕部到肩胛冈上方

1. 准备　先在患者头颈及胸部套上一段中号棉纱套,并在纱套下端靠两侧肩部剪开(约25cm长),将胸部与背部纱套片分别用胶布作暂时固定于皮肤上。再用一条长80cm、宽度为10m布绷带,在中间部作1/2纵形剪开20~25cm的长口,套于患者的下颌骨部和枕骨下部,作为临时牵引吊带用,并钩挂于小滑轮上,将头颈部稍向后倾斜牵引,重量为1~1.5kg,两侧肩部各放一条厚4层、长40~60cm的棉纸,前后把棉纸重叠于剑突部和两肩胛骨中。

2. 包扎　先备一条宽10cm、长120cm的石膏条,剪成3段,其中约45cm长两段,各放两侧肩部棉纸上,30cm长的一段纵形,放于枕骨粗隆部至两肩胛骨中间处。备宽10cm、长120cm石膏条,剪成两段,各为60cm,一条的中点位于下唇部,绕过两侧颌下与枕骨粗隆部的石膏条重叠之。另一条由下颌向颈后部作环形包扎,并重叠于颈后部的石膏条上。此时喉部稍许放松,切勿过紧。再备15cm宽、60cm长的石膏条两段,呈燕尾状(人形)置于下唇和枕骨粗隆部,用以加固。最后用10cm宽的石膏绷带将颌、颈、前胸和肩背部表面缠包之,待石膏硬化后即解除牵引带。

3. 修削　两耳外露,后侧上端位于枕骨粗隆,下端修至第4胸椎棘突处,呈椭圆形。前面上方露出下唇,下方达剑突处,并修成鸡心状。两侧肩部于锁骨外缘处修整。喉部开一长方形小窗。

(二)头-颈-胸石膏

适用于颈椎骨折脱位患者。其固定作用较前者确实,与头-环技术相似。包扎范围自前额部达胸部肋弓缘处(图1-3-1-2-10)。患者体位基本同前;亦可根据病情需要选择相应体位。

1. 准备　所用物品与颈-颌石膏相似,唯纱套长于前者。

2. 包扎　具体方法分为两步。

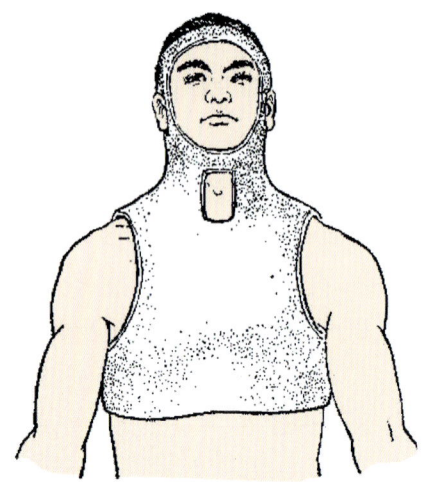
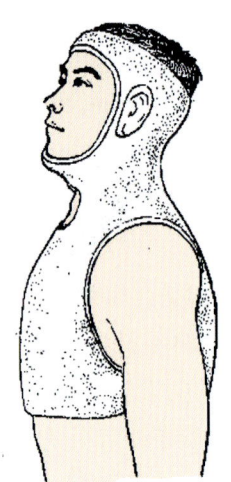

图1-3-1-2-10　头-颈-胸石膏示意图
固定范围从头部到胸部肋缘下

（1）第一步　先包颈-胸石膏。取两条15cm宽,比胸廓周径略长的石膏条作胸部环形包扎,两端重叠于前胸。颈-胸段石膏与前者相同。于颈胸连接处要加固,以防折断。

（2）第二步　石膏稍硬化后即除去牵引,用5cm宽、30cm长的石膏条贴敷与两侧颌面部(耳廓前方),下端与颈部石膏相连,上方与石膏条所做成的头环相接。

3. 修削　按包扎范围进行修削,使脸部正中及两耳外露,两侧肩关节能自由活动,喉结部开一个2cm×4cm纵形小窗。

(三)石膏背心

适用于胸腰段骨折脱位及其他伤患等。对胸腰段新鲜骨折亦可于复位后再行石膏背心固定术,疗效均满意(图1-3-1-2-11)。

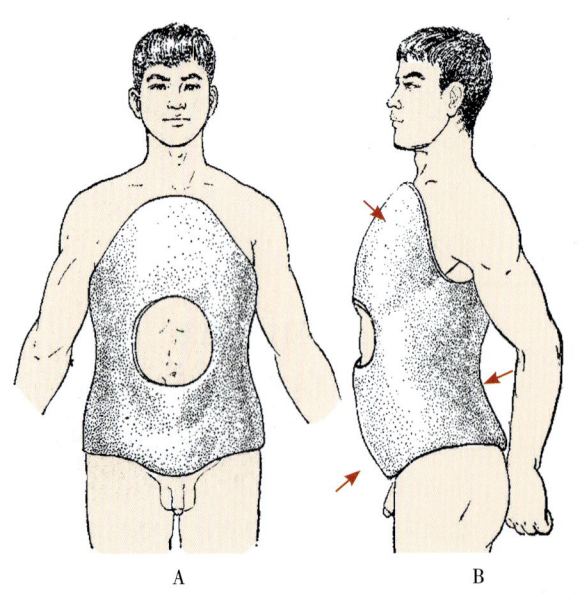
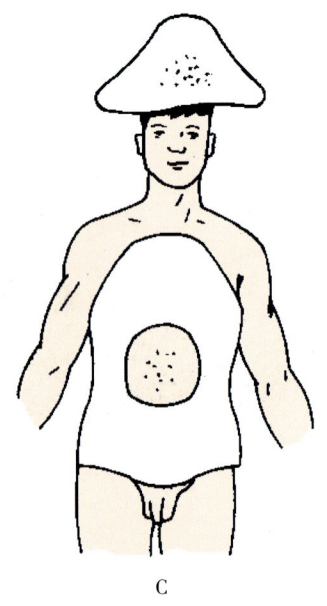

图1-3-1-2-11　石膏背心示意图（A~C）
脊柱保持伸展位,前面从胸骨柄到耻骨联合,背部从肩胛冈下到骶部,使胸骨柄、耻骨联合和腰部构成3个压力点。腋窝和腹股沟部的边缘应加修整,上腹部开窗以利呼吸（A、B）。石膏背心干固后,可以头顶沙袋方式做腰背肌锻炼（C）

1. 物品准备

（1）悬吊复位器　1套，包括悬吊铁弓1个，8字形铁环一副，80cm×10cm长帆布复位带1条。复位前将帆布带的两端缝制固定于8字形铁环上。

（2）辅助用品　备100cm×12cm长薄棉垫1条放置于腰部，14cm×10cm棉垫3块，缝于两髂前上嵴及尾骶部。20cm×5cm棉垫2块，用胶布固定于两肋弓缘。此外，尚应准备大号棉纱套1段（全躯干）及常用物品。

（3）X-线机　一般为30mAX-线机（拍片用）或C-臂透视机。

2. 悬吊复位　先将纱套套于躯干部，将两肩部及会阴部缝合固定，于两髂前上嵴及尾骶部用棉垫保护。在骨折部放置预先准备好的长棉垫与复位帆布带，将石膏床升高到顶点后即拉紧吊绳，再将石膏床缓慢地降至原位，以达到使胸腰段悬空20~25cm的目的。此时患者头部紧贴床面，骨折部成超伸展位，以有利于胸腰椎骨折的复位。骨折复位情况下悬吊时间一般为10~20min，可从X线照片或透视判定骨折复位情况。

3. 包扎方法　先用1~2卷15cm宽的石膏绷带作全躯干的缠包，用以固定衬垫物。再连续用15cm宽，较胸围或腹围略长的石膏条，由上至下对躯干部做环形包扎，共两层。每条覆盖上一条宽度的1/2，石膏条两端于前胸或腹部重叠10~15cm。再用加长的石膏条自胸骨柄处开始，绕过腰部，抵达耻骨联合处作S形包扎，两条石膏在腰部呈交叉状，并于胸骨柄或耻骨联合处相互重叠，以增强其牢度。最后再用1~2卷石膏绷带作全躯干缠包、塑形。尤应注意在髂前上嵴部塑形，以防患者起立时石膏背心向下滑动。待石膏硬化后于腰部垫上合适的枕头，将床再次升高，解除悬吊牵引勾环及两踝固定带，然后再将床降低到原位。

4. 修削石膏　将靠近帆布吊带周围多余石膏修削去一部分，使之有抽带的空隙，但不能过大，然后慢慢地抽出帆布带，剪去外露的棉垫，用石膏条封闭洞口。待石膏硬化后进行修削，将上下两端之纱套翻至石膏表面，并用1~2卷石膏绷带固定之。于腹部开一个18cm×15cm纵椭圆形洞口（上缘位于两侧季肋部，下缘在脐下两横指处）。抽出肋弓处棉垫，使腹部有一定空隙。待石膏全干后，可酌情做腰背肌功能锻炼，包括头顶沙袋等活动。

（四）石膏床

用于脊柱结核等慢性伤患。自颈椎至骶髂关节视其部位不同，石膏床的长度及范围各异，一般分为带头石膏床、躯干石膏床和带腿石膏床等（图1-3-1-2-12）。

1. 操作体位　患者一般取卧位，并用软垫及沙袋保持脊柱的生理曲度，双下肢一般外展30°。

2. 操作步骤

（1）纱布覆盖　用一块大纱布覆盖整个需上石膏的部位。

（2）具体操作　取15cm宽的长石膏条，长度视身长及部位而定，纵向置于患者背部中央，再于中央旁两侧连续3~4条，每条重叠1/2，使整个背部都被石膏条覆盖；且两侧要超过腋中线，此为第一层。然后取两条较前者为长且厚的石膏条成斜形交叉放置背部，再用短条石膏横向排列一层。最后在石膏模型外层用1~2卷石膏绷带作半环形来回覆盖，使表面光滑。待石膏硬化，把整个石膏模型掀离患者背部。按范围要求把石膏床边缘修削整齐，使患者的两肩活动不受妨碍。对带腿石膏床要能使患者卧床大小便，不沾污石膏床为宜。

（3）包扎　待完全干固后，在石膏床凹面及骨隆突部铺上一层棉花，外方再用一纱套覆盖，缝牢即可使用。

（五）蛙式石膏

用于小儿先天性髋关节脱位等。其包扎技术如下。

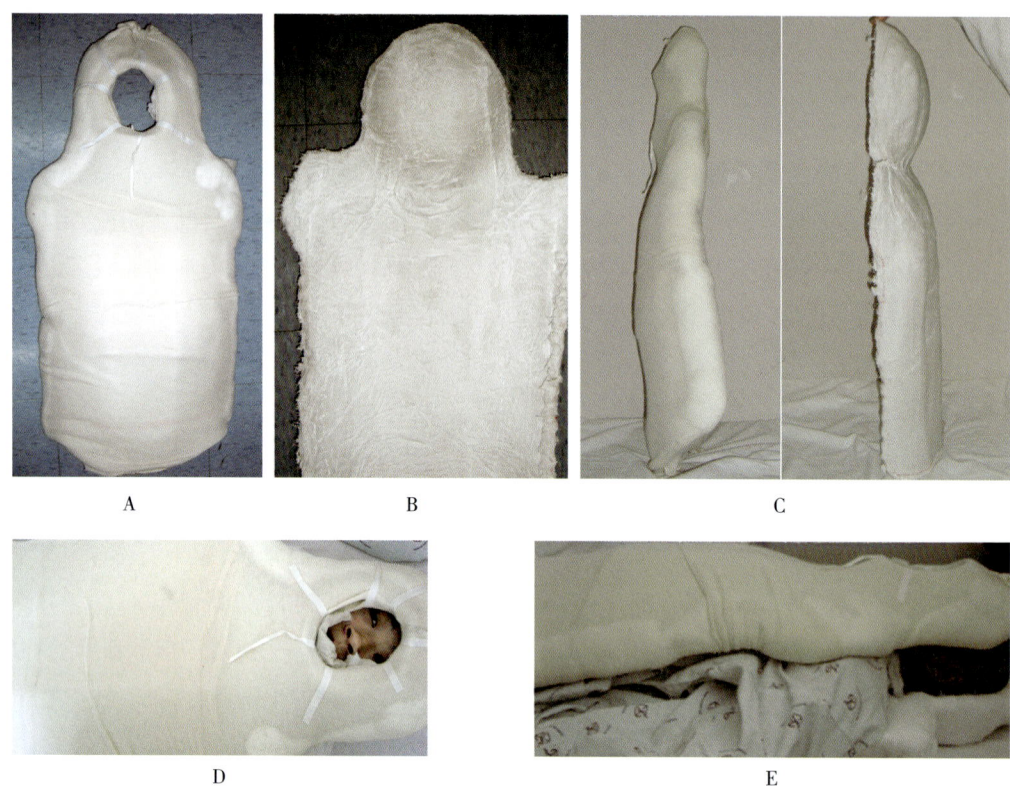

图1-3-1-2-12 双合式石膏床（A~E）
A.石膏床上盖；B.下盖；C.上、下盖侧方观；D.临床使用中,上方观；E.同前,侧方观

1. 物品准备 小儿臀托架、小木凳、升降台、棉纱套及其他一般物品。

2. 包扎范围 上起自胸部乳突线,通过髋关节达踝上2cm处,会阴及肛门外露。

3. 体位 双髋外展屈曲90°,膝、踝关节屈曲呈90°状(呈蛙式),将患儿置于臀托架上,头及上胸背放于小木凳上。助手两手分别持住及固定患儿踝部。

4. 包扎步骤

（1）放置衬垫 用棉纸缠绕躯干、双髋和两侧下肢。

（2）第一层 先用15cm宽石膏条环形包扎腹部,两端重叠10cm左右。

（3）第二层 再用10cm宽长石膏条经骶部对双侧髋与膝关节包扎,两端于耻骨联合处重叠。

（4）第三层 用10cm宽2条较长的石膏条对双髋作8字形包扎。

（5）第四层 再用2~4卷10cm宽的石膏绷带作双侧下肢缠绕。

（6）石膏修削 待石膏硬化后进行修削,并把纱套外翻于石膏型上,用1~2卷石膏绷带包绕,抹光(图1-3-1-2-13)。

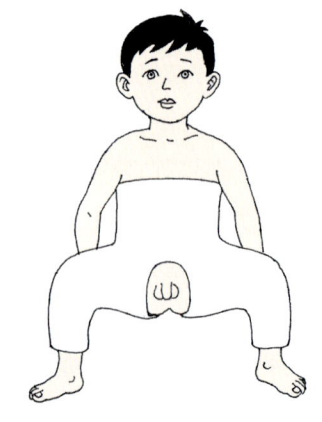

图1-3-1-2-13 小儿蛙式石膏示意图
蛙式石膏主用于先天性髋脱位及小儿髋部伤患

（7）石膏条固定 用木棍横形放置于两小腿中部前侧,用石膏条将其固定,以增强牢度。

（8）放回推车 将患儿搬到推车上，腰部及双膝用软枕垫好。

（六）下肢髋人字形石膏

用于髋关节及股骨干各种伤患（图1-3-1-2-14）。其包扎技术如下。

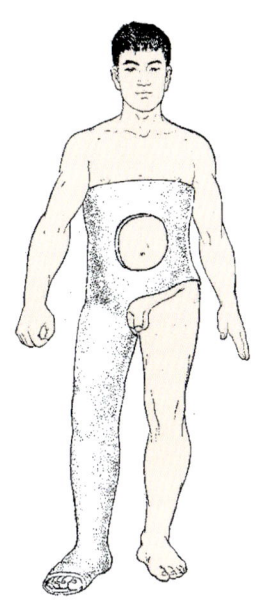

图1-3-1-2-14　髋人字型石膏示意图

髋人字石膏的固定范围从乳头平面以下（包括躯干和患侧髋关节）到趾端。髋关节屈曲20°左右，膝关节屈曲10°~15°，踝关节保持90°

1. 物品准备　大号棉纱套及棉垫（置于两侧髂前上棘、骶尾部、肋缘部及患肢大粗隆上端）。

2. 范围　上起自胸部乳突处，下至足趾尖（与小腿石膏型相同）。如系单侧者，健侧仅至腹股沟上缘，使髋关节能正常活动，使会阴、肛门外露。

3. 体位　患者平卧固定于石膏牵引床上，两下肢根据需要可适当外展，前屈15°~20°。膝关节屈曲15°~20°，踝关节直角位。亦可根据病情需要下肢外展内旋位固定。小儿则需放置于专用的小儿臀托架和木凳上进行，此时双下肢由助手外展牵引固定。

4. 操作步骤

（1）固定纱套　将棉纱套套于躯干及骨盆部，在骨隆突部位分别固定棉垫。

（2）第一层　用15cm宽石膏绷带沿包扎范围缠绕1~2层，固定各部衬垫物。

（3）第二层　用15cm宽的石膏条包扎躯干部及患肢，其长度大于胸围或腹围10~20cm。操作时由术者及助手两人分别拉住石膏条的两端，紧贴腰背作环形缠绕，并于胸、腹部重叠，其松紧度正好与患者吸气时胸围相等，依次由躯干的上端向下，逐段缠绕抵会阴部。

（4）第三层　再取4条石膏条，分别置于自髂腰部至小腿下端处（顺序是大腿前侧、外侧、后侧及内侧），再用15cm宽石膏卷将其固定及加固。

（5）第四层　用2条加长石膏条对髋关节作8字形包扎，以防其断折。

（6）第五层　再用4~5条石膏条对躯干部作第二层环形缠绕，使每条石膏的两端在患者背部重叠。

（7）第六层　为加固患侧髋部的牢度，再用3条石膏条分别纵形置于髋关节的前侧、外侧及尾骶部。

（8）石膏修削　待石膏硬化后进行修削，并把纱套外翻于石膏型上，再用1~2卷石膏绷带包绕、抹光。

（9）平稳放回推车上　解除牵引，将患者搬到推车上，腰部及膝部用软枕垫好，防止折断。最后将足部石膏补上。

（10）上腹部开窗　即在上腹部开一直径18~20cm圆洞，上缘在剑突下，下缘于脐下两横指处。

（七）上肢外展架

用于肱骨髁上至肩关节处之损伤、手术后及该处的各种疾患，能有利于肩关节功能康复。包扎技术如下。

1. 准备　主要是制备一个大小合适的铁丝外展架及准备相应物品等。

2. 放置外展架　患者端坐于凳子上，用一条状棉垫，置于健侧肩部斜向患侧髂前上嵴处，另加

2 条平行状棉垫,置于外展架内侧,环状固定于胸腰部。此时患肩外展 90°状,肩关节前屈 45°左右,肘关节 90°,前臂为中间位,并由助手扶住,上肢固定在外展架上(图 1-3-1-2-15)。如患者因手术麻醉尚未清醒,而又需立即包外展架时,可使患者于仰卧位包扎(用枕头将颈部和臀部垫高 15cm)。

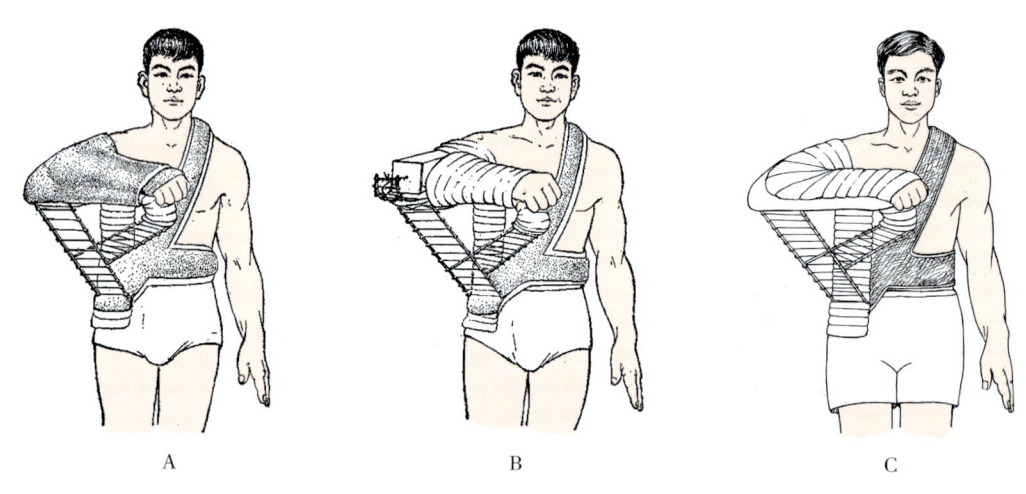

图1-3-1-2-15　上肢外展架示意图

肩关节外展 80°~90°,前屈 30°~45°,肘关节屈曲 90°。外展架贴在肢体、腋窝和胸廓的部分都应垫好棉垫。用石膏绷带将外展架固定在胸廓上,抵住、并托起腋窝、上臂和前臂(A~C);A.石膏固定上肢;B.附加上臂(肱骨以上)牵引;C.去除牵引或石膏后患肢可在外展架上活动

3. 包扎顺序　包扎石膏顺序是先取一条 10cm 宽的长石膏条,斜放于健侧肩部的棉垫上,须拉紧固定于患侧外展架下端的铁丝夹板上,再用石膏绷带加固。用 10cm 宽石膏绷带沿胸腰平行两条夹板上作环形包扎,相应抽紧。如此固定,既坚固又不影响其呼吸。上肢部再用石膏绷带固定于外展架上。

三、其他石膏操作

石膏开窗、下肢上下石膏托、石膏剖开、楔形切开、更换、封闭、加固与拆除(包括部分拆除)。

(一)开窗

有下下列情况之一时需行开窗。

1. 创口需换药及观察者　于石膏术毕即用石膏刀按创面的大小、部位,在石膏上作一四边形(或其他形状)全层切开,待其稍干固后(一般在术后第 2 天)将其取出,换药完毕后再放归原处。外面再用绷布包扎。

2. 剧痛者　石膏术后局部,尤其是骨骼隆突处有持续性疼痛者,可在局部按前法开一小窗检查皮肤有无受压现象,并作相应的处理。此时由于其下方不像前者有纱布或棉纸,切开时必须小心,切勿割破皮肤。

3. 病情需要　某些手术,如脊柱侧弯矫正术等,需在大型石膏确实固定下施术。此时应根据手术要求开窗。由于窗口较大,为不影响石膏的牢度,必须在不开窗的部位另行加固。

(二)下肢上下石膏托

对术后或创伤反应较重的肢体,如果不宜行下肢石膏固定,可暂以下肢双石膏托取代,待病情稳定后再更换下肢石膏。先做上托,再做下托,并用浸水之绷带包扎(图 1-3-1-2-16)。

(三)石膏剖开

用于以下两种情况:

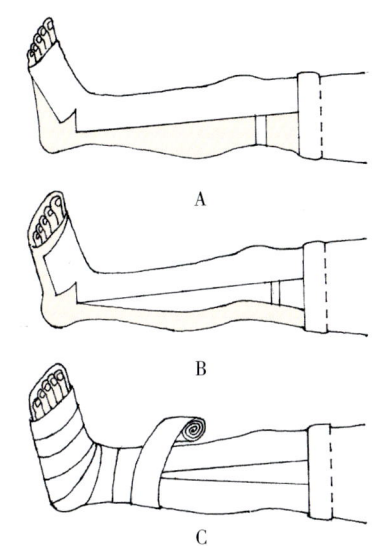

图1-3-1-2-16 下肢双石膏托固定示意图（A~C）
A.放置纱套及上托；B.放置下方石膏托；
C.用湿绷带依序滚动缠绕

1. **计划性石膏剖开** 对急性损伤，估计在石膏固定期中（特别在早期），肿胀有可能继续加重，并造成缺血性障碍时，应在包石膏绷带之前，选择不影响骨折对位，且石膏较薄的一侧预先留置一纱条，于石膏管型包扎后再沿着此纱条处将石膏全层剖开。但必须注意不要损坏石膏管型，更不能割破皮肤。剖开的裂隙填入棉纸，外用绷带包扎，以防裂隙处的皮肤发生肿胀或水泡（图1-3-1-2-17）。

2. **急诊石膏剖开** 急诊石膏管型包扎后，若在第1~3天内发现患肢末梢有明显肿胀或血循障碍时，应立即将石膏型的侧方（不影响骨折对位）作纵形全层剖开（一丝不留）。剖开后填入棉纸，用绷带包扎，将患肢抬高3~5天，待肿胀消退后即封闭或更换石膏。

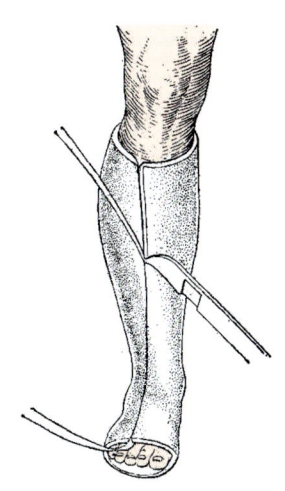

图1-3-1-2-17 计划性石膏剖开示意图
在包石膏前，将一条绷带贴在预定剖开的轴线上，包括石膏绷带后，在尚未干固之前提起并沿着绷带剖开石膏

（三）其他石膏技术

1. **楔形切开** 即在石膏管型上作周径约60%~80%环形切开，用以矫正骨折的成角畸形。一般在石膏管型完全干固后施行（图1-3-1-2-18）。

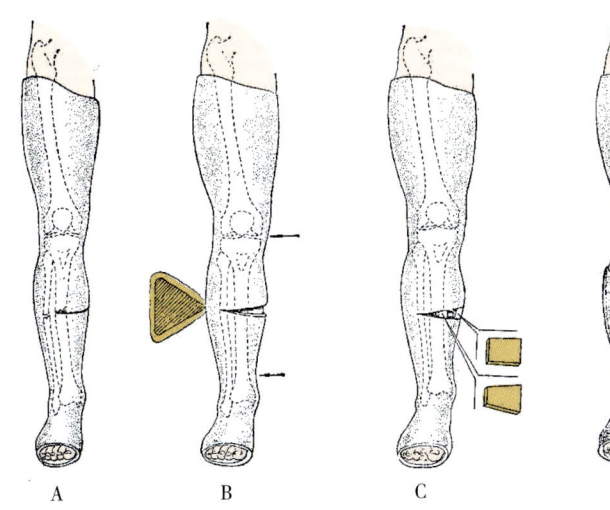

图1-3-1-2-18 楔形切开矫正术示意图
A.当石膏绷带固定后未能完全纠正骨折的成角移位时，待石膏干固后在骨折成角移位"开口"的一侧；B.横行锯开石膏绷带周径的3/5~2/3，将骨折成角移位角尖侧的石膏放在三角木上，作为支点，用手握住石膏的两端缓缓用力下压，使锯开石膏的裂缝逐渐呈楔形状裂开；C.选用大小适当的木楔支撑石膏裂缝，再用棉花填塞剩余的空隙；D.用石膏包绕

2. 更换石膏　因肢体在伤后局部易出现瘀血及肿胀，早期骨折经手法复位后多采用石膏托固定。7~10天后，当局部血肿吸收、肿胀消退，以致石膏托松动，需要更换一个适合现状的石膏管型。如骨折有移位，应再作1次复位，并用无衬垫石膏固定。

3. 封闭石膏　当根据计划把石膏剖开后，经3~7天临床观察，未发现患肢肿胀，石膏型起到确实固定，可在剖开中垫入棉纸，然后用石膏绷带卷缠绕几层，又成为完整的石膏型。

4. 加固石膏　在石膏型薄弱部位再用石膏条或膏绷带缠绕几层，以加固牢度，使其不易折断。

5. 拆除石膏　肢体经足够时间的固定，估计已痊愈，则需拆除石膏。因石膏有相当的坚硬度，为拆除石膏设计了多种器械，如石膏剪、石膏锯、石膏撑开器、石膏钳及电动石膏锯等。任何一位外科医师必须首先学会拆石膏，以免遇到因石膏过紧，有发生肢体缺血性坏死前兆者，能够迅速拆除，以挽救肢体（图1-3-1-2-19、20）。

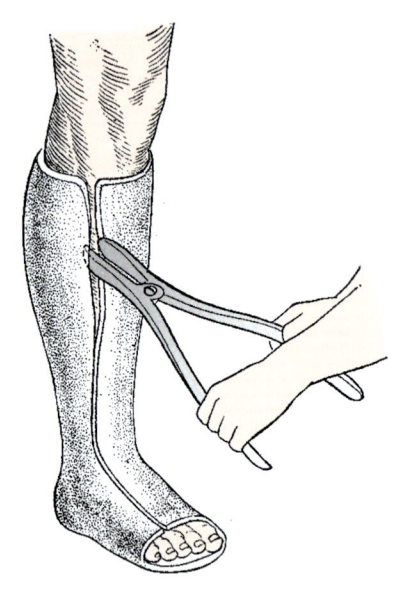

图1-3-1-2-20　石膏分开及取出示意图

当石膏剪开或锯开成一条缝隙后，用石膏分开器伸入裂缝分开石膏，使裂缝扩大，之后用手掰开，即可将石膏去除

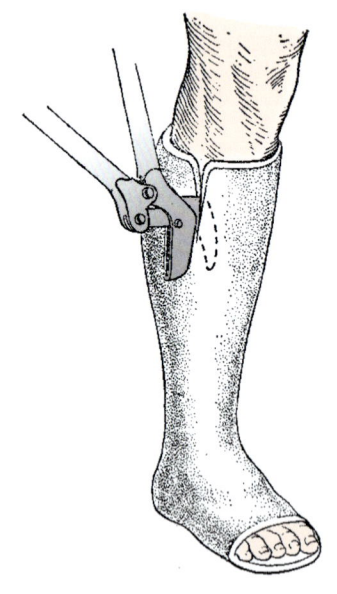

图1-3-1-2-19　石膏拆除示意图

用石膏剪从石膏近端外侧边缘纵行剪开，也可用石膏锯或电锯锯开。石膏剪向前推进时，剪的两叶应与肢体的长轴平行，以防剪伤皮肤。关节部位的石膏可改用石膏锯锯开，以免损伤皮肤

四、石膏代用品及新型石膏

（一）小夹板技术

小夹板为民间应用的骨科治疗技术之一，能对骨折或软组织损伤等起到积极治疗作用，并具有一定的维持对位及缓慢复位作用。但由于种种原因，引起肢体缺血性改变的发生率很高。因此在应用时须严格掌握适应证，对不适宜应用、不能密切观察随访及未掌握操作要领者切勿滥用，以防发生无法挽回的严重后果。在笔者40余年的临床经历中，曾收治过20余例前臂缺血性坏死晚期病例，其中因石膏所致者仅两例，其余90%的患者系小夹板所致，对此应引起高度重视。

1. 适应证　小夹板技术仅适用于四肢长管骨闭合性骨折，特别是在复位后能用小夹板固定、维持对位及有条件进行随访的患者。

2. 禁忌证

（1）错位明显的不稳定性骨折；

（2）伴有软组织开放性损伤、感染及血循环

障碍者；

（3）脊柱骨盆骨折等难以确实固定部位者；

（4）昏迷或肢体失去感觉功能者。

3. 准备

（1）根据骨折的具体情况，选好适当的夹板、纸压垫、绷带、纸棉垫和束带等；

（2）向患者及其家属交代小夹板固定后的注意事项；

（3）清洁患肢，皮肤有擦伤、水泡者，应先换药或抽空水泡。

4. 方法及注意点

（1）放置纸垫　纸压垫要准确地放在适当位置上，并用胶布固定，以免滑动；

（2）捆扎束带　捆绑束带时用力要均匀，其松紧度应使束带在夹板上可以不费力地上下推移1cm为宜；

（3）小心搬动　在麻醉未失效时，搬动患者应注意防止骨折再移位；

（4）肢体抬高　抬高患肢，密切观察患肢血运，如发现肢端严重肿胀、青紫、麻木、剧痛等，应及时处理；

（5）调整束带　骨折复位后4天以内，可根据肢体肿胀和夹板的松紧程度，每天适当放松一些，但仍应以能上下推移1cm为宜；4天后如果夹板松动，可适当捆紧；

（6）拍片观察　开始每周酌情透视或拍片1~2次，如骨折变位，应及时纠正或重新复位，必要时改作石膏固定；

（7）调整固定　2~3周后，如骨折已有纤维连接，可重新固定，以后每周在门诊复查1次，直至骨折临床愈合；

（8）功能锻炼　及时指导患者功能锻炼。

5. 护理

（1）常规护理　抬高患肢，密切观察患肢血运。如有剧痛、严重肿胀、青紫、麻木、水泡等，应随时报告医师及时处理；

（2）体疗护理　按医嘱及时指导和帮助患者，有步骤地进行功能锻炼。

（二）新型石膏简介

聚氨酯绷带（Durolite）是20世纪80年代始应用于临床的一种新型骨科外固定材料，系由人造纤维织品用聚氨酯浸泡而成，它与水接触后即开始硬化，10~15min固定成型，30min后基本干固。尽管其价格较高，但优点亦较明确，主要为以下3点。

1. 快　干固快，仅需30min至数h，能早期负重；

2. 轻　重量轻，且模型牢度较高；

3. 透　不仅透气性、抗水性较好，一旦硬化，再次浸泡或受潮并无影响，此外，其对X线透过性亦好。

五、交代石膏固定后注意事项

凡上石膏，包括石膏托者，在其离开医院前均应认真交代相关之注意事项，其内容如下。

附：患者石膏固定后注意事项

石膏注意事项

一、石膏固定后，伤肢必须抬高（高于心脏水平）5~7天，以减轻肢体肿胀。肿胀消退后，伤肢即可自由活动。

二、石膏固定后，要密切观察伤肢的手指或足趾血循环、感觉和运动情况。如发现手指或足趾肿胀明显、疼痛剧烈、颜色变紫、变青、变白、感觉麻木或有运动障碍时，应立即紧急处理，切勿延误时间，以免造成不可挽救的残废。

三、如有疼痛、不适，应到医院检查。切勿随意挖、拆或破坏石膏绷带，以免引起不良后果。

四、天冷季节，对石膏绷带的肢体要注意保暖，但不能加热，更不可火烤，以免引起肢体远端肿胀而造成血循环障碍。

五、石膏如有松动或破坏，失去固定作用时，要及时更换石膏或改用其他固定。

六、石膏固定后的注意事项已及时向伤、病员和其家属交代清楚，并请家属签名以示其重要性，此单交给伤、病员或家属保管，以便随时阅读，并引起重视。

年　　月　　日
午　　时　　分

让患者及其家属认真、仔细阅读上述内容，并解释各种问题无误解后，嘱其在医院保管之登记本（或其他文书上）签字，并注明年、月、日时间，以示重视。

（卢旭华　钱齐荣　赵定麟）

参 考 文 献

1. 赵定麟，李增春，刘大雄，王新伟. 骨科临床诊疗手册. 上海，北京：世界图书出版公司，2008
2. 赵定麟，赵杰，王义生. 骨与关节损伤. 北京：科学出版社，2007
3. 赵定麟. 现代骨科学，北京：科学出版社，2004
4. 赵定麟. 现代脊柱外科学，上海：上海世界图书出版社公司，2006
5. Bakody E. Orthopaedic plaster casting: nurse and patient education. Nurs Stand. 2009 Aug 26-Sep 1；23（51）：49-56.
6. Dean BJ, Hinsley DE, Mackay B, et al. The advantages gained by the use of modern materials in the post operative casting procedure for foot and ankle surgery. Foot Ankle Surg. 2009；15（2）：62-4.
7. Hall P. Orthopaedic plaster casting. Nurs Stand. 2010 Jan 27-Feb 2；24（21）：59.
8. Ng BK, Lam TP, Cheng JC. Treatment of severe clubfoot with manipulation using synthetic cast material and a foam-casting platform: a preliminary report. J Pediatr Orthop B. 2010 Mar；19（2）：164-70.

第二章 现代支具技术

第一节 支具的基本概念

一、定义与概述

(一)定义

支具(brace)又称矫形器(orthoses),出自美国的Vernon nikcl(1953),是希腊语"ortho"与"Statikos"两词组合的缩写。加仓井周一认为支具是一种以减轻四肢、脊柱、骨骼肌系统功能障碍的体外支撑装置。康复支具是指医学治疗或肢体创伤及其手术后为提高肢体功能而使用的体外支撑装置。

(二)概述

现代支具的应用是骨创伤学、运动创伤学、康复学近年发展的临床新业务。骨、关节创伤和运动创伤患者术后,尤其是近关节和关节损伤后,一般需石膏固定数周或更长的时间,在此期间,患肢及关节不能活动,待拆除石膏后再进行功能训练时,患肢已出现不同程度的关节粘连或僵硬,遗留功能障碍。此时再开始做康复训练,患者疼痛明显,康复难度大,效果不理想,而及早使用支具有利于患肢的运动和功能训练。支具对矫正肢体畸形、促进疾病恢复及改善功能活动的作用已在临床治疗上充分体现出来。随着骨外科的不断发展,早期修复重建手术成为关节创伤和运动创伤的主要治疗手段,治疗目的从解剖学的组织愈合发展至关节功能的恢复,经历了一个较高水平的飞跃。支具技术作为配合治疗,是完成术后康复的重要辅助手段之一,已日益显示其先进性,并得到越来越多临床医生的重视。但由于大部分医院专业科室尚未成立专门的工作室,有的仍沿用传统的石膏室,兼管支具工作,使这一科技含量很高的治疗工具未能发挥应有的作用。因此,相关理论的研究,新技术的普及、推广日显重要。

二、支具的历史及国内应用概况

(一)支具的历史

最早的支具是用作骨折部位的夹板,首次是在Nechian沙漠被发现的一具公元前二千七百年的木乃伊,在葬服里有完好无损的肢体夹板。公元前370年Hippocrates详细论述了各部位闭合骨折使用夹板的方法,并指出夹板的压力部位不能在骨突起部。第一个用动力支具治疗脊柱侧凸的是希腊医师Galen(公元131~201),他设计一种背夹来控制胸部扩张的方向,以纠正脊柱侧凸。

之后一千年间,支具虽一直被应用,但始终是笨重和不很有效的。到12世纪Bologna的医学校设计制作了脊柱和四肢的标准化支具,包括本制和金属支具,趋向于简单化和轻便化,推进了支具的发展。文艺复兴时代的法国医生 Ambroise Pare（1510~1590）出版了一本有关支具的专著，详述了脊柱矫形支具、四肢骨折支具、髋部负重支具及限制足部畸形的矫形鞋（图1-3-2-1-1）。

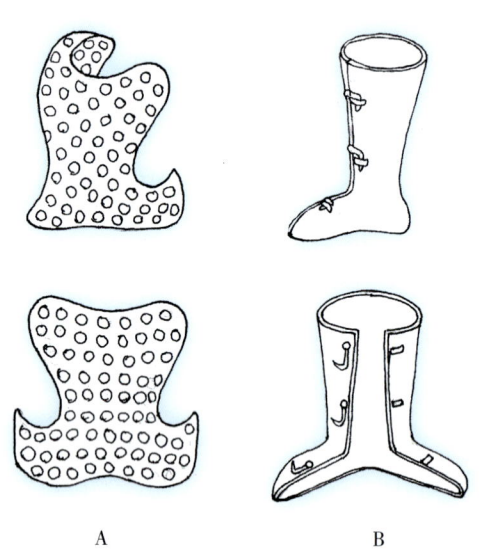

图1-3-2-1-1 Ambrose Pare（1575）支具示意图（A、B）
A.矫正躯干弯曲的腰围；B.矫正足部畸形的护靴

17世纪许多著名的医学家都对支具的发展作出了贡献。剑桥大学的 Gelsson（1597~1677）使用支具矫正佝偻病的膝外翻畸形，日内瓦的 Venel 于1790年创立了第一家运动系统疾病医院并广泛使用支具，特别对脊柱侧凸和足部畸形的治疗有较深入的研究；同一时期的 Levacher 和 Portal 创用了有头部悬吊系统的脊柱支具，被认为是现代 Halo 支具的先驱。

18世纪中叶巴黎大学医学院的 Andry.N 教授致力于畸形的预防，用在突起部位加垫的办法矫正脊柱侧凸，并倡用动力支具治疗脊柱前凸，他还在有关著作中阐述了支具矫形的生物力学原理。

19世纪，外科医生和支具设计制作者（Orthopedist,矫形师）密切合作，使支具配制成为每个骨科诊所的一部分。以骨折夹板而闻名的利物浦的 Thomas.H.O（1834~1891）设计了几乎所有关节部位的支具，他设计的长髋部夹板很像目前使用的坐骨负重支具。

20世纪支具的应用有了长足的进步。1940年美国密尔沃基市（milwaukee）的 Blount 和 Sohmiat 研制的脊柱矫形支具问世，被称为密尔沃基支具（图1-3-2-1-2）。开始是用作儿麻后遗症脊柱畸形术后的控制，但很快被发现这是一种脊柱侧凸非手术治疗的有效方法。此类带有颈圈或颈托及上部金属结构的支具被统称为 CTLSO（cervscothoracic lumbarsacral orthosis），使矫治脊柱侧凸的范围可达颈椎。60年代一些低于腋下的脊柱支具在欧洲问世，其中以法国的色努式支具最为有效，并较易被患者所接受。70年代的波士顿支具（Boston Brace）以其显著的效果而被各地的矫形外科医师广泛应用。此外还有 Newington 支具、miani 支具、Pasadena 支具等，这类不带颈圈高只及腋下的支具被统称为 TLSO（thoracolumbarsacral orthosis），对矫正侧弯中心在胸7以下的脊柱侧凸最为有效。

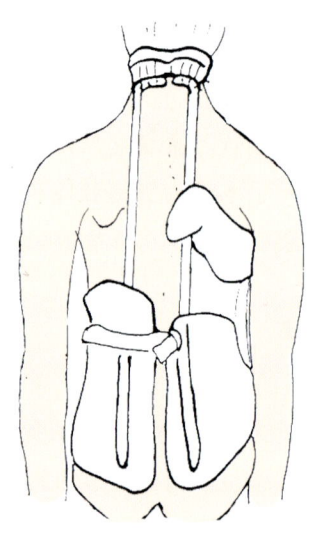

图1-3-2-1-2 密尔沃基（1940）支具示意图

（二）我国支具应用概况

我国传统医学在骨折治疗中应用夹板支具有着悠久的历史。公元4世纪葛洪首倡的不超关节的小夹板固定治疗四肢骨折，沿用了十几个世纪。14世纪的骨科大师危亦林在《世医得效方》中记述了用夹板对脊柱骨折作伸展位固定，类似于现代的腰围支具。17世纪初，王肯堂总结了历代治疗骨折的经验,设计了多种外固定夹板。18世纪在吴谦等编著的《医宗金鉴》中出现不少治疗骨折的器具图谱。19世纪初胡延光等编著的《伤科汇纂》介绍了超关节的夹板治疗腕部骨折,及带关节的夹板用于固定关节部位骨折。

20世纪50年代以后,以天津医院为代表的小夹板治疗四肢骨折,在总结历代名医经验的基础上得到了重大的发展,1966年出版的《中西医结合治疗骨折》对四肢各部位夹板的设计与应用作了详尽的介绍,并在全国范围得到普及推广。此段时期的小夹板多为木制材料,价格低廉,虽然在治疗上有一定局限性,也出现过因使用不当所致的一些并发症,但作为一个年代骨折治疗的主要手段,使数以万计的伤病员得到了治疗和康复。

除治疗骨折之外,20世纪80年代以前,国内较少开展对骨病、矫形的支具治疗,仅有各地的假肢工厂为部分小儿麻痹症、脑性瘫痪等患者制作过矫形支具,但由于材料和工艺的限制,这些支具比较笨重,疗效也不大确切,故没有得到矫形外科医师的普遍认同和推荐。

20世纪80年代初吴之康等著名骨科专家注意并介绍了国外各种新型支具的开发与临床应用的良好效果。1986年初北京协和医院应加拿大国际发展中心(I.D.R.C)的邀请,派员赴加进修支具矫形技术。在著名骨科教授戈登.阿姆斯特朗(Dr.GordonArmstrong)和著名矫形专家金.默莱尔(Mr.Gene Morell)的指导和帮助下,于1987年在北京开设了国内第一家应用现代技术的支具矫形治疗中心。在IDRC和国内诸多骨科专家的支持帮助下,至今已在上海、天津、济南等地开设了支具中心,治疗了大批患者并取得了良好疗效。

近年来由于材料、工艺等相关学科的快速发展,一些新型优质支具在不断出现,逐步取代了传统的金属支架等矫形器,并在很多情况下取代了石膏固定。一些大医院的骨科都附设支具室,聘用有经验的支具制作师与临床医师一起工作,支具已成为矫形外科的一种重要治疗手段。目前在先进国家,除了使用可塑、快干材料随时制成定形支具外,同时利用气压原理及记忆合金材料等正在研发各种新颖、实用的支具,尤其多用于颈、胸、腰段的制动与固定。

三、支具的基本作用

1. 固定和矫正　通过固定病变部位来矫正肢体已出现的畸形,预防畸形的发生和发展。

2. 稳定和支持作用　通过限制肢体或躯干关节的异常活动,维持骨和关节的稳定性,减轻疼痛或恢复其承重功能。

3. 保护和免负荷作用　通过对病变肢体的固定和保护,促进炎症和水肿吸收,保持肢体和关节的正常对线。对某些承重的关节,可以减轻或免除肢体或躯干的长轴承重,从而促进病变愈合。

4. 代偿和助动作用　通过支具的外力源装置(如橡皮筋、弹簧等),代偿已瘫痪肌肉的功能,对肌力较弱者予以助力,使其维持正常运动。

四、支具的分类

1. 按支具治疗部位分　可分上肢支具、下肢支具和脊柱支具。

2. 按支具治疗目的分　可分为:①保护性支具;②固定性支具;③免负荷性支具;④矫正性支具;⑤功能性支具;⑥站立用支具;⑦步行用支具;⑧牵引用支具;⑨功能性骨折治疗用支具等。

3. 按主要制作材料分　可分为石膏支具、塑料支具、皮革支具、金属支具及混合支具等。

五、支具的命名

支具有称为矫形器、护具、夹板等。1972年美国科学院假肢支具教育委员会提出了支具的统一命名方案。该方案按支具安装部位的英文缩写命名,即将支具作用于人体相应各关节英文名称的第1个字母连在一起,再取支具英文名称的第1个字母,构成支具的名称。1992年国际标准组织将上述方案确认为国际标准,并在各国推广普及(表1-3-2-1-1)。

六、支具室的基本设施

(一)支具室内设施及用具

1. 成品柜　摆放于支具室四周,选用可视度较好的多层玻璃柜,陈列各种支具、护具,便于取用(图1-3-2-1-3)。

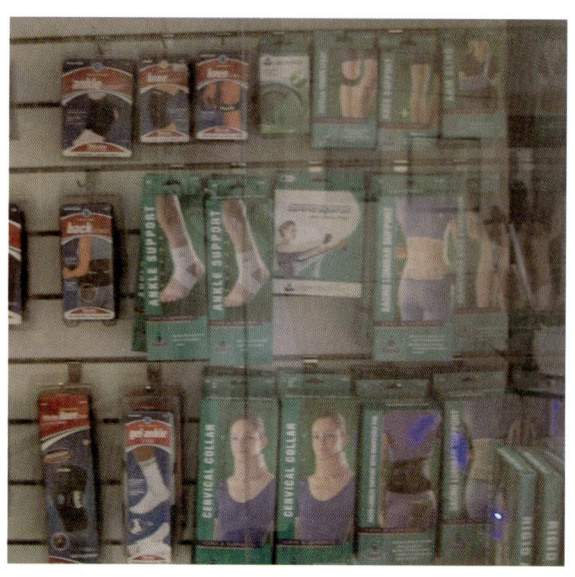

图1-3-2-1-3　支具成品柜

表1-3-2-1-1　支具的命名

中文名称	英文缩写	英文全称
颈支具	CO	cervical orthoses
颈胸支具	CTO	cervico-thoracic orthose
胸支具	TO	thorax orthoses
胸腰骶支具	TLSO	thorax lumbus sacrum orthoses
腰骶支具	LSO	lumbus sacrum orthoses
骶髂支具	SIO	sacro-iliac orthoses
手支具	HO	hand orthoses
腕支具	WO	wrist orthoses
腕手支具	WHO	wrist-hand orthoses
肘支具	EO	elbow orthoses
肘腕支具	EWO	elbow-wrist orthoses
肩支具	SO	shoulder orthoses
肩肘支具	SEO	shoulder-elbow orthoses
肩肘腕支具	SEWO	shoulder-elbow-wrist orthoses
肩肘腕手支具	SEWHO	shoulder-elbow-wrist-hand
足支具	FO	foot orthoses
踝足支具	AFO	ankle-foot orthoses
膝支具	KO	knee orthoses
膝踝足支具	KAFO	knee-ankle-foot orthoses
髋支具	HO	hip orthoses
髋膝踝足支具	HKAFO	hip-knee-ankle-foot orthoses

2. X线片观察灯 用于观察各种影像学图片。

3. 材料储存箱 用于存储低温板、树脂等材料。

4. 操作台 用于热塑材料等的裁剪、成形等处理。

5. 冷热水源 为取水方便，室内设置冷热水源。

6. 恒温水箱 用于低温热塑板材的软化处理。

（二）操作器械

随着康复医学的普及及低温、高温热塑性板材和树脂材料的不断问世，应用生物力学设计理论的各类支具不断被开发。低温热塑板材料和树脂材料凭借其操作简便、可塑性强等优点被广泛应用于临床。支持操作低温热塑板材料和树脂材料的设备和工具主要有：

（1）恒温水箱 设有水温可恒定调节器（0°~100°），用以处理热塑性材料（图1-3-2-1-4）；

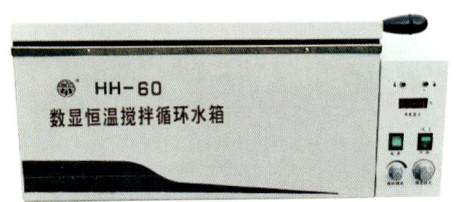

图1-3-2-1-4 恒温水箱

（2）石膏刀、剪、锯、绷带剪等作为修整和拆除用具；

（3）包扎衬垫用的材料 棉花、棉卷、管状丝质内衬、棉垫、绷带、胶布等；

（4）其他 钢尺、卷尺等备用；

（5）油性标记笔、铅笔、相交单、剪刀、三角巾、臂吊等；

（6）吹风机或风扇 加速石膏干燥速度和低温热塑板的免水重塑。

（三）支具的成品、半成品

包括热塑性材料，石膏、树脂固定材料等（图1-3-2-1-5）。

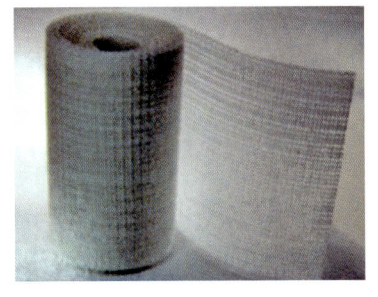

A

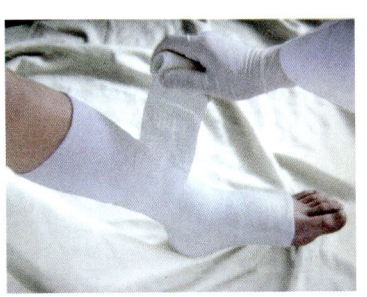

B

图1-3-2-1-5 热塑性固定材料，石膏及树脂（A、B）
A. 石膏卷；B. 树脂材料使用中

（四）支具制作室需要的基本设备

需要自行制作支具时，由于支具由金属材料、塑料（聚丙烯板材等高分子材料）、木材和皮革等加工制作而成。为了有效地完成支具的制作，需要测量工具、加工打磨工具和抽真空设备等。

1. 测量和划线工具 测量和划线工具包括直角尺、直钢尺或折尺、量角器、游标卡尺等。

（1）直角尺 直角尺上没有度量尺寸的刻度，用于检验平面或直边的平直程度、两垂直平面的垂直程度的，也可用作导向工具划平行线或直线。

（2）直钢尺和折尺 直钢尺和折尺上都刻有精确度为1mm的确定尺寸的刻度线。

（3）量角器 量角器是用来确定两条直线（边）或两个平面间的夹角的，它可以任意地调整角度。

（4）游标卡尺　是用来测量精度要求较高的工件尺寸的，不能用来测量表面粗糙的工件。游标卡尺常用的精确度有 0.01mm、0.02mm、0.05mm 3 种可供选择。它可以直接测量出工件的外尺寸、内尺寸、长度、深度，还可以间接地测量出孔距。

2. 加工打磨工具

（1）工作台　工作台是存放材料、工具、量具、刀具、工件并安装台虎钳以及进行各种手工操作的场所。一般要求台面高度在 80cm 左右。

（2）台虎钳　台虎钳是安装在工作台上用来夹持工件的一种平口钳。

（3）锉刀　是锉削加工的主要工具，常用碳素工具钢 T10 或 T12 制成，用于实体材料的锉削。

（4）扳手　包括马口扳手和扭矩扳手等。

① 马口扳手：也叫弯头扳手，用于弯制箍板和支条厚度方向的圆弧；

② 扭矩扳手：是一种用来拧紧螺纹连接并使其达到一定量的力矩从而实现一定量的预紧压力的工具，常用于一些要求较高的能承受一定载荷的螺纹连接的紧固，如普通螺栓、螺钉、双头螺柱的紧连接且只受横向外载荷或只受轴向外载荷的情况，或紧定螺钉的紧固等。

（5）曲线锯和振动锯：

① 曲线锯：是一种手持式电动工具，主要用来修剪工件的边缘，可以安装不同类型的锯条，用于锯木板、塑料板、铝板等。

② 振动锯：既可用于切开石膏绷带，又可用于将热塑成形后的塑料板材或树脂材料从石膏模型上分离切开。

（6）钻床和钻头　钻床是用来在工件上进行钻削加工的机器，常用的钻床有台式钻床、立式钻床和摇式钻床 3 种。钻床配合不同的钻头在实体材料上切削出不同的圆孔。钻床配以不同的刀具并选择相应的切削用量，可完成钻孔、扩孔、铰孔、攻丝等各种加工。

（7）打磨机　常用的打磨机有砂轮型砂带打磨机、平面砂带打磨机和铣磨床磨头打磨机。

① 砂轮型砂带打磨机：用来抛光加工余量较小而形状、尺寸要求一般但表面粗糙度要求较高的金属工件。

② 铣磨床磨头打磨机：配以粒度或粗或细的砂带打磨头，用于打磨或抛光非金属工件内外的各种形状的表面。

（8）烘箱　烘箱是用来加热、烘烤板材、坯料、半成品等的设备。烘箱有立式和卧式两种。

① 立式烘箱：可用于加热金属工件、热塑性塑料接受腔坯料等，还可用于烘烤潮湿的石膏模型以及在石膏模型上盔制的潮湿的待定型的皮革制品等。

② 卧式烘箱：可用于加热金属工件、热塑性塑料板材、泡沫板材以及潮湿的石膏模型、盔皮制品等。

（9）热风枪　是一种用于对支具进行局部加热变形的电加热工具。热风枪一般配有不同的喷嘴以供更换。口径大的喷嘴加热范围大；口径小的喷嘴热量比较集中，加热范围较小，适于小区域的加热。

（10）抽真空设备　抽真空设备主要为真空泵，是用来进行热塑性塑料板材抽真空成形和合成树脂成形的抽真空的设备。抽真空的真空度可根据需要通过调节真空度控制器上的指针来控制。

第二节 支具技师的工作模式与支具处方

一、支具处方

支具的使用是一种医疗、康复行为,应有文字形式,体现其科学性、服务性,以及医师、康复师的支具技师间的技术责任。支具处方是医师、康复师和支具技师间工作关系的重要凭证,也是康复治疗计划中的重要组成部,应当根据总体治疗方案的需要制定。在康复医师对患者进行检查评定后,根据患者的评定结果、治疗目的、支具的结构原理和适应证开出支具处方,由支具制作技师承担佩戴或制作任务。支具处方包括患者的一般情况、诊断、支具名称、使用部位、使用要求、使用目的、患者的特殊要求和注意事项。支具处方由医师、康复师根据患者病情开出,支具室核实后执行。以下是支具处方的范例(表1-3-2-2-1)。

二、支具技师的工作模式

支具技术是一门医工结合的边缘学科,故支具技师应熟知人体解剖学,了解运动创伤、骨创伤、关节外科的基本知识,掌握各类支具基本工作原理和适应证,能制作支具,具备独立工作能力,善于与医师、患者沟通,有较强责任心。

表1-3-2-2-1 支具处方

支 具 专 用 处 方

姓名_____ 性别_____ 年龄_____ 科别_____ 病室_____ 床号_____ 住院号_____
地址_____电话_____
诊断:

使用部位: 左   右
         肩 肘 腕 掌指 髋 膝 踝 跗 颈 胸 腰
使用要求:
功能位:
特殊位置:伸展   屈曲   内旋   外旋   内收   外展   内翻   外翻
使用目的:固定   康复   矫形   治疗   其他
支具名称型号:
注意事项:1. 请严格按医生要求佩戴支具,如违反要求,后果由本人负责。
        2. 支具佩戴中出现不适,请速来就诊或与我科联系。
        3. 试戴支具时患者应与医生配合,注意型号匹配,松紧适度。
              医师: 技师:
                                    _____年_____月_____日

支具的使用由医师、康复师、支具技术共同组成康复协作治疗组，以患者为中心，支具处方为纽带，各行其责、各尽其职，相互协作。支具技术随医师定期查房，观察支具佩戴情况和患者配合支具使用情况，每日查房1~2次，对支具佩戴不当引起的松动、滑脱、压疮、皮肤发红等症状，应立即进行处理。对于体质衰弱、缺乏支具使用主动性的患者，支具技师要通过沟通向患者说明支具使用的必要性，取得患者的同意，提高其使用的信心，主动配合治疗。除此以外，技师还应接待门诊患者，参加全科医师业务学习，了解医师诊断治疗技术上的新进展，结合本职工作，积极提出治疗方案，完成科室日常工作。

支具技师接到支具处方后，应做如下工作。

（1）了解患者全身一般情况和支具使用部位的情况，有无支具使用禁忌证，如伤口、皮肤病、皮肤破溃等，确定患者一般及局部肢体情况良好，方可执行使用。由于同一类型、功能的支具价位不同，还应充分了解患者的使用要求（功能、外观、舒适感、质量等），选择最佳方案予以治疗。

（2）佩戴支具时应注意支具型号的选择，需要辅助材料时，取型并现场制作。

（3）特殊要求的支具，应与医师协商制作、佩戴。

（4）佩戴支具后，支具技师应严密观察每日佩戴情况，如支具是否符合处方医师要求，与人体轴位的适配性，患者穿着的舒适感、功能性及取下支具时肢体的状态。

（5）使用训练：因患者康复情况决定支具佩戴的时间，故支具技师应对患者进行佩戴使用的训练，协助患者尽快习惯佩戴支具产生的不便，术前3天应嘱患者佩戴支具完成各项日常生活动作，为术后康复治疗提供最大限度的配合。

（6）交付使用时，技师应向患者（小儿向其监护人）说明支具的使用目的、使用方法、使用时间（日间用、夜间用、昼夜用、综合治疗使用周期）。对住院患者应每天查房，密切观察有无支具佩戴并发症。门诊患者应向其详细讲明支具佩戴后可能发生的情况及处理方法，如佩戴不适，应及时与医师联系或到医院就诊。

第三节　四肢关节常用支具

一、上肢支具

上肢支具主要用于保持不稳定的肢体于功能位，提供牵引力，以防止挛缩，预防或矫正肢体畸形以及补偿失去的肌力，帮助无力的肢体运动等。按其功能分为固定性（静止性）和功能性（可动性）两大类。前者没有运动装置，用于固定、支持、制动。后者有运动装置，可允许机体活动或能控制、帮助肢体运动，促进运动功能的恢复。

1. 手支具　手支具分为手指固定性支具、手指活动性支具等。由低温热塑板材或铝合金、皮革制成，可辅以弹簧圈和橡皮筋等。用于限制、固定或辅助手指活动，矫正或预防手部畸形。前者适用于外伤后指间关节的变形和肌腱损伤后的固定，后者适用于外伤后指间关节屈曲或伸展受限、指伸韧带损伤、神经损伤等疾患（图1-3-2-3-1）。

2. 腕手支具　腕手支具分为腕手固定性支具和腕手活动性支具。由低温热塑板材或铝合

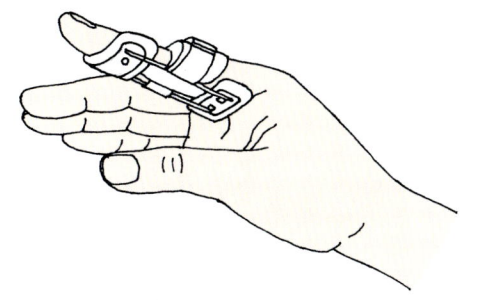

图1-3-2-3-1 伸指支具示意图

损伤后的腕伸支具、腕部骨折后的固定性支具等（图1-3-2-3-2）。腕护具近年应用较多，腕周韧带损伤、三角软骨损伤或微创手术后用于保护腕部，促使损伤组织愈合（图1-3-2-3-3）。

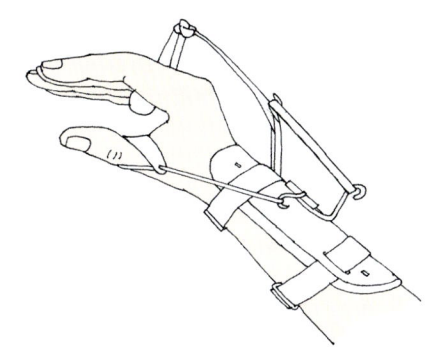

图1-3-2-3-2 腕手活动性支具示意图

金、皮革等制成，可辅以支条、弹簧圈和橡皮筋。用于固定或提高腕手关节的伸展和屈曲能力，预防或矫正腕手的关节挛缩畸形。适用于手腕部骨折、韧带损伤术后和尺桡神经损伤，如桡神经

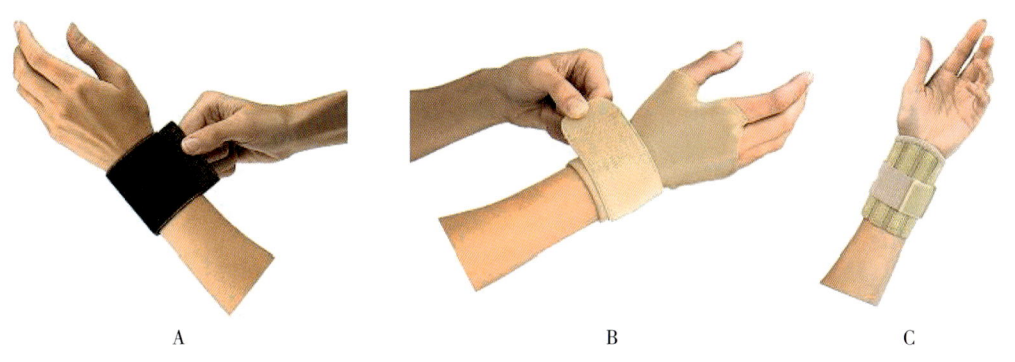

图1-3-2-3-3 腕护具用于保护腕部（A~C）

3.**肘支具** 分为固定性肘支具和活动性肘支具。通常由热塑板材、金属支条等制作，包括上臂托、前臂托和环带等。用于限制、保护和代偿肘关节屈伸功能。适用于肘关节骨折及术后、肘部烧伤后的固定等。对于合并有腕关节、手功能障碍的患者，可以将肘支具向下延长，制成肘腕支具或肘腕手支具。肘软支具主要用于肘骨性关节炎、剥脱性骨软骨炎镜下清理术后、顽固性网球肘等术后制动（图1-3-2-3-4）。

4.**肩支具** 分为肩外展固定性支具和功能性上肢支具等。肩外展支具通常由热塑板材和轻金属制成，包括腋下三角支撑架、胸腰板、腰带、上臂托、前臂托和斜肩带等（图1-3-2-3-5）。

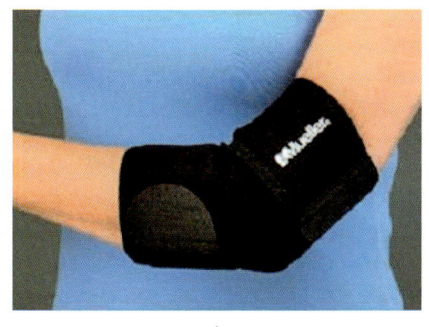
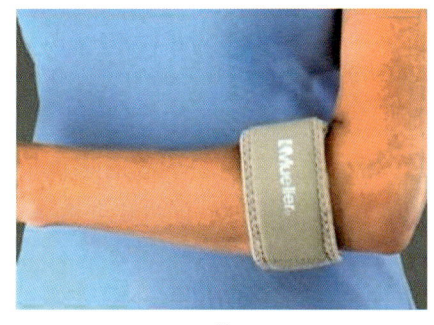

图1-3-2-3-4 肘部软支具（A、B）

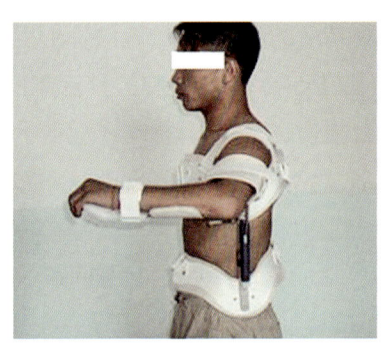
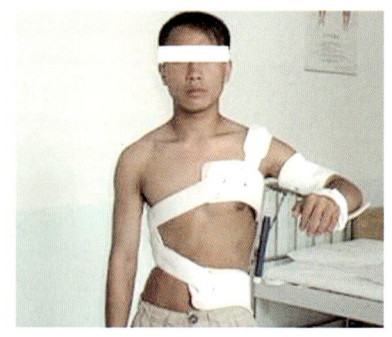

图1-3-2-3-5　肩外展支具（A、B）
A.侧方观；B.正面观

肩关节外展支具固定肩关节于外展45°~80°、前屈15°~30°、内旋15°、屈肘90°、伸腕30°的功能位,用以减轻肩关节周围肌肉韧带负荷,保护肩关节。主要用于腋神经麻痹、臂丛神经损伤、肩袖断裂、肩关节处骨折、肩关节脱位整复术后等疾病。

上肢吊带在肩、肘微创手术后经常使用（图1-3-2-3-6）。上肢吊带不仅能用于术后早期肩、肘关节制动,还允许一定范围的关节活动,利于改善肢体循环,促进损伤组织的愈合。

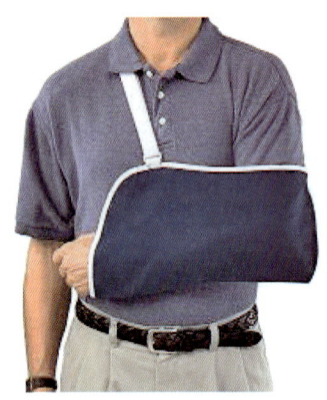

图1-3-2-3-6　上肢吊带

二、下肢支具

下肢的主要功能是站立和行走。应用下肢支具的主要的目的是保护和稳定下肢骨骼与关节、限制关节运动,减轻或完全免除下肢的承重负荷,改善下肢的运动功能和步态,促进病变愈合,预防和矫正畸形,减轻疼痛等。下肢支具包括踝足支具、膝支具、膝踝足支具、截瘫行走器和髋关节支具等。

1. **踝足支具**　踝足支具是下肢支具中使用最普遍的品种,包括塑料踝足支具、金属踝足支具和免负荷式踝足支具。其基本功能是对足和踝关节的异常对线关系及关节运动加以控制,包括在步行支撑期保持踝关节的侧向稳定。在步行摆动期帮助患者抬起足趾,避免拖曳于地面。在支撑后期可对蹬离地间的动作加以帮助,使步态有所改善,同时可减少能量的消耗。

（1）塑料踝足支具　通常由高强韧性的聚丙烯热塑板材在阳模上模塑而成,并根据热塑板包容和支撑小腿的情况分为后支条式、前支条式、侧支条式和螺旋式。该类踝足支具的特点为强度高、韧性好、使用轻便、通常可穿入鞋内使用。适用于周围神经损伤等引起的足内翻、足外翻或足下垂、踝部血管神经、肌腱断裂吻合术后、稳定性胫腓骨远端骨折、足踝部骨折脱位、踝部扭伤、韧带损伤、距下关节及踝关节炎症等（图1-3-2-3-7）。

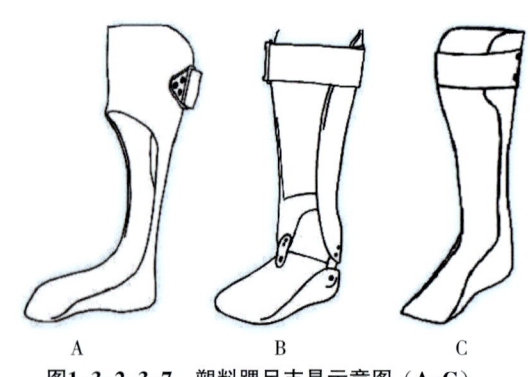

图1-3-2-3-7　塑料踝足支具示意图（A~C）

（2）金属踝足支具　是由金属半月箍、不锈钢支条、踝铰链和足板等构成。用于预防和矫正关节畸形、限制关节活动范围、减免负荷，纠正异常步态。适用于损伤引起的足内翻、足外翻或足下垂，胫腓骨远端骨折、踝部骨折脱位等。

（3）免负荷式踝足支具 分为部分免负荷和完全免负荷两种。部分免负荷是患肢承受部分体重；完全免负荷是足部完全离开地面，体重从髌韧带通过两侧的金属支条传到足蹬，整个小腿和足不承受体重（图1-3-2-3-8）。用于小腿骨折和踝关节损伤。

近年研制的真空行走踝支具采用现代硬塑材料和真空固定技术制作，患者佩戴舒适，可以早期行走和功能康复训练（图1-3-2-3-9）。踝关节固定支具用于踝周韧带损伤治疗或修复、重建术后的固定，该支具佩戴轻便，患者可穿鞋行走（图1-3-2-3-10）。

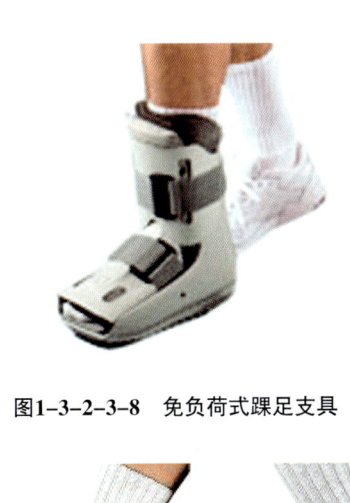

图1-3-2-3-8 免负荷式踝足支具

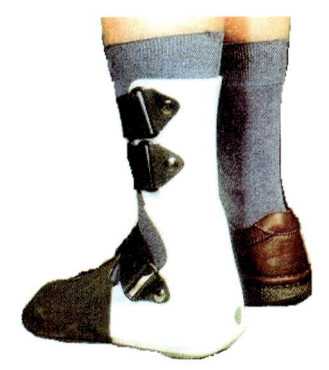

图1-3-2-3-9 真空行走踝支具

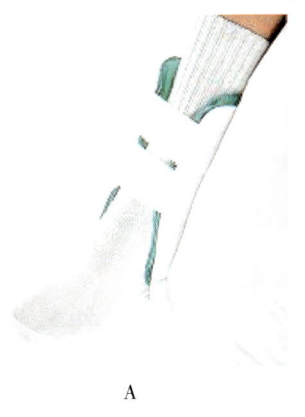 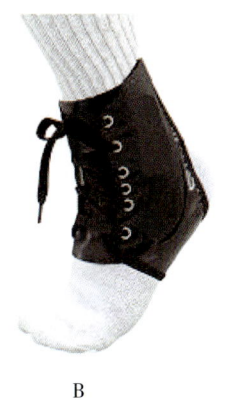 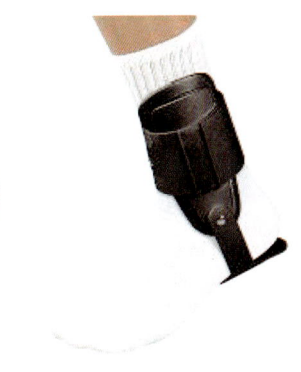 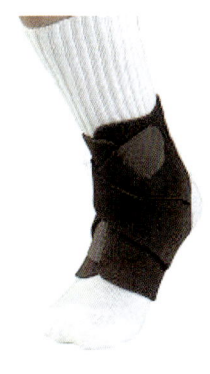

A B C D

图1-3-2-3-10 各种踝关节固定支具（A~D）

2. 膝支具 作用于膝关节，可限制膝关节屈伸，防止膝关节内翻和外翻。膝支具由热塑板材制成或由金属材料制成，分为可调节和不可调节两种。

（1）金属膝支具 由金属膝铰链和关节两侧的支条制成，有大腿、小腿两个半箍。适用于膝关节伸展不良、膝反屈、膝关节不稳、膝关节制动、膝韧带和半月板损伤等，如膝伸展支具。

（2）塑料膝支具 由聚丙烯热塑板材在阳模上模塑而成，用弹性胶带或布带固定在腿上，适用于膝关节不稳、膝关节反屈、膝韧带和半月板损伤。

数字卡盘调节式膝关节支具 是应用较广泛的膝微创手术后支具，可用于膝关节半月板修复术后，前、后交叉韧带修复或重建术后，骨性关节炎清理术后等（图1-3-2-3-11）。

数字卡盘调节式关节支具由大腿固定件、小腿固定件和数字调节卡盘组成，是目前临床膝关节微创手术后最常用的支具。大腿固定件和小腿固定件包括内、外侧轻型铝合金钢架，大腿固

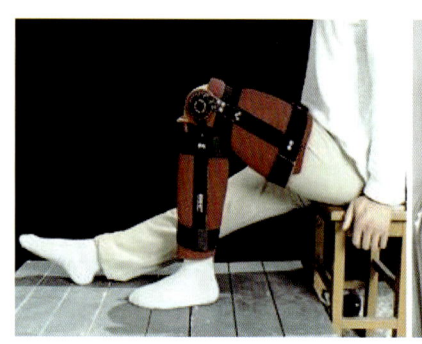 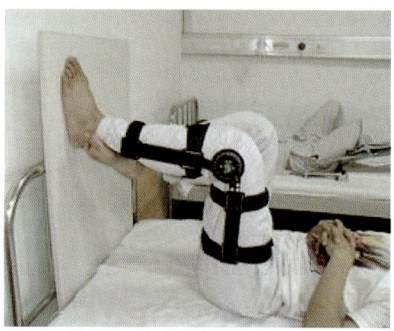 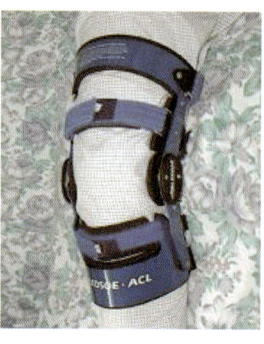

图1-3-2-3-11　数字卡盘调节式膝支具（A~C）
A.B. 可用于半月板修复术后；C. 用于交叉韧带重建术后

定尼龙扣带和小腿固定尼龙扣带。数字调节卡盘包括关节活动底盘、调节盘和关节度数控制钮（图1-3-2-3-12）。

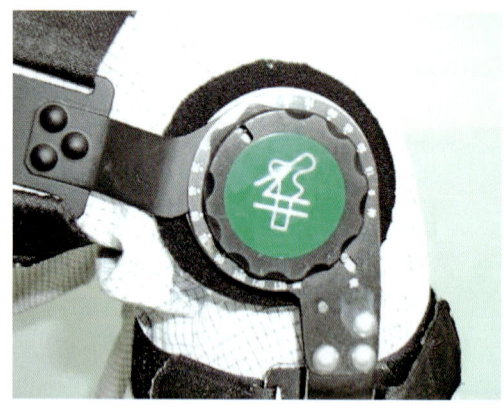

图1-3-2-3-12　数字调节卡盘
数字卡盘调节式膝支具关节活动底盘调节盘和关节度数控制钮外观

关节活动底盘标有伸直、屈曲度数。伸直可调节范围0°~90°，屈曲可调节范围0°~135°。关节度数控制钮与卡盘内弹簧固定栓相连。当调节盘旋至所需的伸直或者屈曲度数时，按下关节度数控制钮，固定栓即将关节活动底盘伸直或者屈曲固定在该活动范围内。佩戴支具时，先将衬垫海绵平整包裹肢体，衬垫海绵应长于大腿、小腿合金钢架，避免合金钢架压迫皮肤。将内、外侧合金钢架分别放于大小腿两侧正中，数字调节卡盘正对关节线，束紧固定尼龙扣带。数字卡盘调节膝关节支具使用时，根据膝部损伤或者膝部手术治疗的情况，将数字调节卡盘调至伸直屈曲同一度数，一般为10°~30°，使膝关节固定。治疗师根据康复计划的要求，每日康复训练时，调节支具卡盘的伸直、屈曲度，实施包括关节屈伸活动、髌骨活动、股四头肌、腘绳肌肌力训练、阶梯负荷等康复计划。治疗师要教会患者使用调节卡盘，便于按康复计划要求、自行在病房或者家里实施康复训练。每日康复训练结束后，将卡盘调回原伸直、屈曲度数，固定关节。

3.膝踝足支具　主要作用大腿、膝关节、小腿和踝关节，可限制膝关节和踝关节的异常运动，促进损伤修复，改善站立和行走功能。

（1）金属膝踝足支具　是在金属踝足支具的基础上，增加了膝关节铰链、大腿支条和半月箍。膝铰链分为带锁膝铰链和不带锁膝铰链。

①带锁膝铰链：在步行时可以锁住膝关节，坐下时打开，装上膝垫后起到矫正作用（图1-3-2-3-13）。适用于膝关节变形、关节不稳、肌

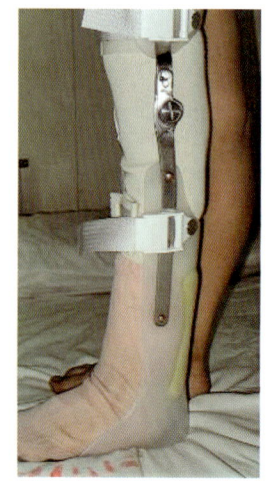 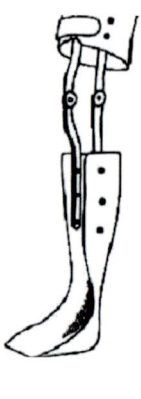

图1-3-2-3-13　带锁膝踝足支具及示意图（左）

肉无力等。如小儿麻痹后遗症、膝内翻和膝外翻。

②不带锁膝铰链：可以控制膝关节侧方运动，允许膝关节自由铰链屈伸，但不允许膝关节过伸，适用于控制膝关节在站立和步行中的过伸和侧方运动。

（2）免负荷式膝踝足支具 在金属膝踝足支具的基础上，增加了与双侧支条连接的足蹬或足托，实现了由足蹬、两侧支条、膝铰链到坐骨结节的承重，可分为部分免负荷和完全免负荷。完全免负荷膝踝足支具在站立时锁住膝关节，下肢完全离开地面，髋关节、膝关节和大小腿骨骼完全不承重，适用于下肢骨折、关节与韧带损伤、肌肉无力、青少年或成人股骨头无菌性缺血性坏死等患者（图1-3-2-3-14）。

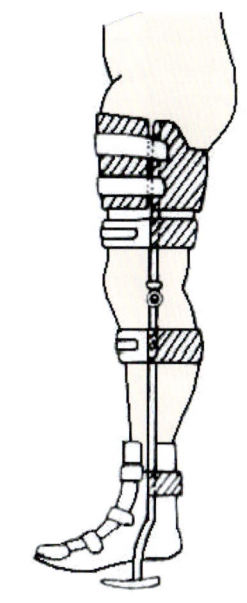

图1-3-2-3-14　免负荷式膝踝足支具示意图

第四节　脊柱支具的应用及支具使用不当

一、脊柱支具

（一）颈围及颈托

适用于颈椎病患者、颈椎外伤及颈椎手术后的固定。颈部制动的目的一是使颈部肌肉休息。二是将颈椎适当固定制动后，可限制颈部的过度活动，减少颈椎退行性变以及已经形成的压迫物与神经根、交感神经、椎动脉及颈脊髓之间的相对摩擦，减少椎间关节的创伤性反应，缓解和改善椎间隙的压力状态，增加颈部的支撑作用，减少继续损伤及劳损，有利于组织水肿的消退及损伤的修复，还可以起到巩固疗效、防止复发的作用；此外还有其他各种设计（图1-3-2-4-1~3）。

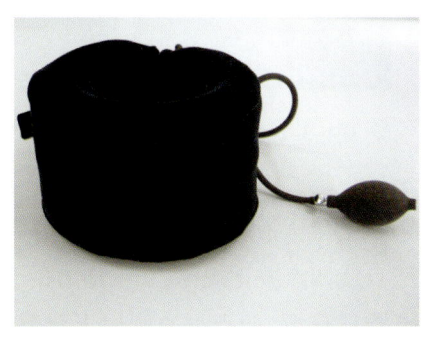

图1-3-2-4-1　充气式颈围

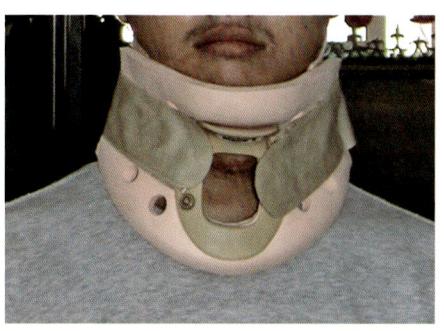

图1-3-2-4-2　颈托

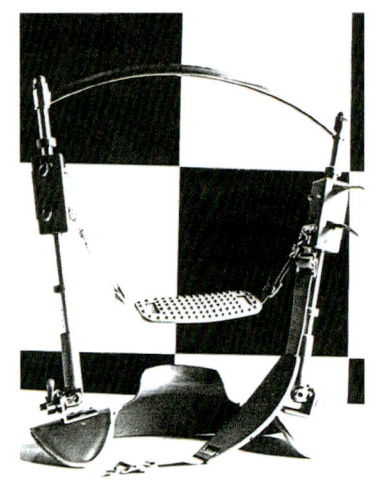

图1-3-2-4-3 复合材料制成的多功能颈椎支具

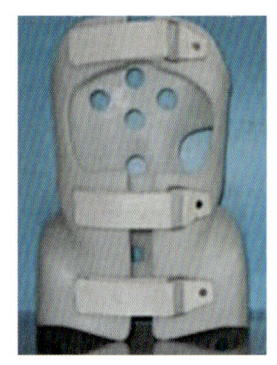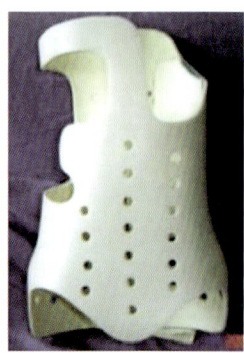

图1-3-2-4-5 Boston支具

（二）先天性脊柱侧弯治疗支具

支具治疗脊柱侧凸的基本原理是通过使骨盆前倾来控制腰椎前凸，通过在平直的腰椎前凸部分施加外力，以及通过衬垫施加外力作用于椎旁肌或者与椎体相连的肋骨，通过上述外力对脊柱施加负荷。包括 Milwaukee 支具及臂下支具（TLSOs）包括 Boston 支具和 Wilmington 塑料背心（图 1-3-2-4-4~6）。应该说对特发性脊柱侧凸的矫形治疗是支具应用比较成功的例子。目前对脊柱侧凸保守治疗公认有效的方法为支具和电刺激疗法。Nachemson 发表了由脊柱侧凸研究会资助的多中心前瞻性调查结果,证实支具治疗的成功率（74%）远高于电刺激治疗（34%）。Boston 型支具（图1-3-2-4-7）的有效率高达87.1%。文献资料统计应用支具后的侧凸纠正率为 32%~70%。

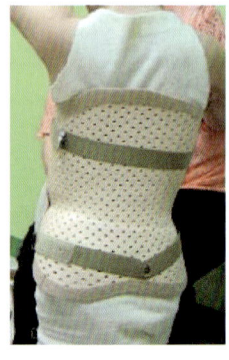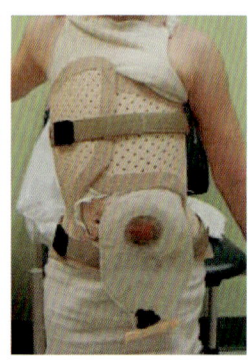

图1-3-2-4-6 Wilmington 塑料背心

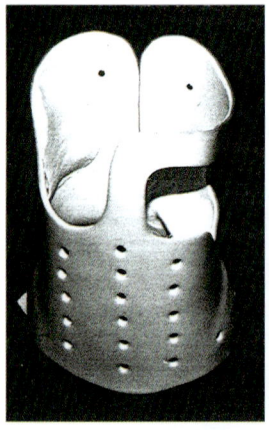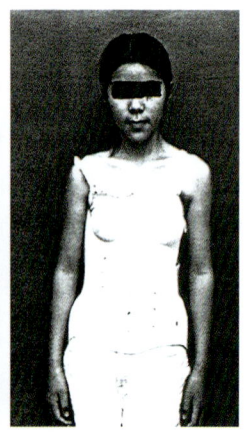

图1-3-2-4-7 Boston 型支具及患者佩戴情况

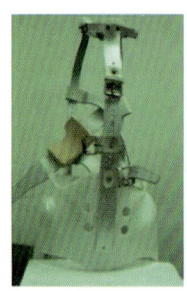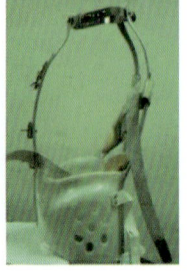

图1-3-2-4-4 Milwaukee 支具

支具矫治脊柱侧凸的原理是根据生物力学三点或四点矫正规律，三点加力用于单纯胸腰段或腰段侧弯，四点加力则用于双侧弯，并在合适位置加垫以对抗旋转力。同时由于患者本能地避开压垫,成为纠正侧凸的一个主动因素。根据经验,支具治疗适用于生长发育期脊柱柔软性较好,Cobb 角在 40° 以下的患儿。Cobb 角达 45° 或以上者一般应作手术治疗,但对低龄患儿亦可先用支具控制,以推迟手术时间。支具一般应穿戴到身体发育停止再逐渐去掉支具,这个过程大约可持续 6 个月至 2 年,此时取下支具 2~4h 后的站立位脊柱 X 片所示侧凸角度应与穿戴支具的角度相同。目前国内各支具室较多采用 Boston 型支具(属 TLSO),对侧凸顶点在胸 9 以下者效果较好,顶点在 T_9 以上者,应使用 CTLSO 支具。

(三)用于胸腰椎伤患的支具

胸腰椎伤患应用支具的适应征比较广泛,包括胸腰椎骨折脱位、腰椎间盘突出症、腰椎不稳症、结核、肿瘤等。但在某些情况下佩戴支具过早下床活动是有害的。比如对稳定性胸腰段骨折,应在卧床 1 个月左右再戴支具下床;脊柱结核患者应在病灶比较稳定,或病灶清除和植骨融合术后 6 周左右再使用支具。由于热塑支具的可脱卸,此类患者可在卧床休息时不用支具,而在起床站立行走时再佩带支具。在骨折愈合或病灶痊愈后也不宜继续长期使用支具,以免腰背肌萎缩无力导致脊柱的不稳定。

(四)用于截瘫的支具

截瘫患者使用支具的目的是借助机械外力支持体重,控制关节稳定,以利站立和行走。T_{10} 以上平面损伤的患者由于腰部肌肉全瘫,双下肢完全失去自控能力,支具较难发挥作用,仍以轮椅代步为好。T_{10} 至 L_2 平面损伤的患者往往可以屈髋和提动骨盆,可根据下肢肌力和诸关节稳定程度设计相应支具,这类支具的关节部位在站立时锁定在伸直位,坐下休息时髋、膝可以屈曲。但此类患者佩戴支具后往往仍需扶拐才能行走。L_2 以下平面的损伤往往是不完全截瘫,而且主要是踝部不能自控、足下垂等,仅需配置小腿支具或矫形鞋,在踝部加设拉簧或在足底设电刺激装置。

(五)用于小儿麻痹后遗症的支具

小儿麻痹的恢复期使用支具主要是为了使肢体保持功能位,以免发生挛缩畸形。在后遗症期用支具的目的是为了代偿部分肢体功能,主要是稳定关节,支持体重,技术原则与截瘫支具相同。另外,对短肢畸形可使用高鞋跟,以进一步改善步态。

二、其他支具

对于小儿骨科某些先天畸形疾病早期可以行支具治疗,一部分较轻病例可以治愈,另外可以防止软组织挛缩畸形加重,有助于后期进一步治疗。如先天性髋关节脱位、先天性马蹄内翻足等(图 1-3-2-4-8、9)。

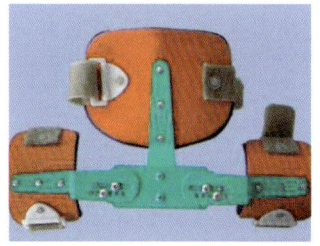
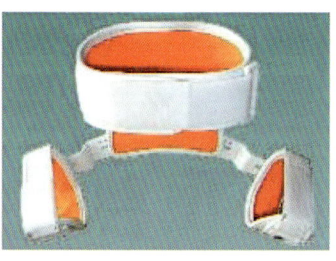
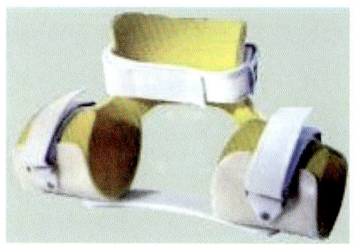

图 1-3-2-4-8　蛙形先髋矫形器

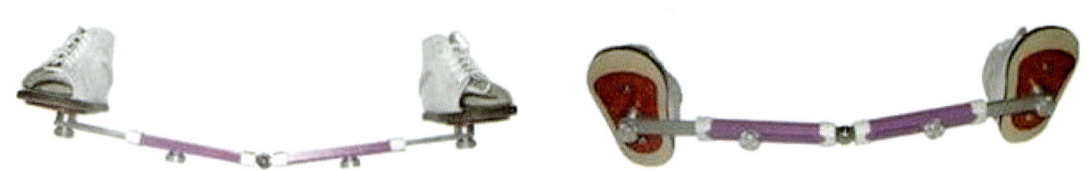

图1-3-2-4-9 足外展矫形鞋

三、支具佩戴的常见问题及处理

(一)支具型号不符

成品康复支具的型号选择很重要,过大、过小都会影响治疗效果,故使用前严格按照佩戴操作步骤执行。佩戴后确认其达到支具处方所提出的使用目的时,方完成其佩戴过程。需要取型、制作的支具,应在其皮肤破溃处及骨粗隆处、重要神经血管分部的部位做特殊医疗处理后方可佩戴。另外儿童运用支具治疗应根据畸形矫正情况及儿童生长情况及时调整或更换支具。

(二)支具相关并发症

1. 支具故障　在支具的使用过程中应竭力杜绝这种情况的出现,适配时及时仔细检查,若有器械部分松动、脱落、辅助扣带破损等均不可交付使用。检查故障应作为每日查房及随访内容之一,发现问题,及时解决。

2. 患者自行拆除支具　由于关节微创手术创伤很小,术后反应轻,患者有时认为损伤已经痊愈,自行拆除支具,往往会导致手术失败或出现严重的关节反应(如肿胀、疼痛等)。因此,支具技师在佩戴支具前应进行详细的介绍,说明支具应用的重要性和佩戴要求,取得患者配合治疗,支持支具技师的医疗工作。如果患者自行拆除支具,可能导致术前症状复发,必要时需实施二次手术,增加患者身体、精神等负担,造成不必要的损失。

附:一般常见术后并发症

支具技师还应熟练掌握四肢、脊柱手术后可能发生的并发症,以便及时调整支具的使用。

1. 深静脉血栓(DVT)　好发于40岁以上的肥胖患者,60岁以上最为常见。故技师应详细了解患者既往手术史,有无深静脉血栓病史、血液高凝状态、较高的血栓形成倾向,是否患有恶性肿瘤、结肠炎、静脉曲张,是否口服避孕药等激素类药物等。产后1个月内的患者可早期进行术肢康复训练,以促进患肢血液循环。患者如出现浮肿、疼痛、皮肤颜色改变时应请医师做医疗处理。微创手术后即刻进行踝泵训练和直腿抬高训练等主动下肢肌力训练,这都是防止DVT发生的有效措施。

2. 切口感染　非常少见。在微创手术和切开手术同时进行时,要特别注意无菌操作,避免关节内灌注液污染手术野和手术医师,导致切开手术切口的感染。微创术后感染一般都是皮肤表浅感染,保持引流通畅,常规抗菌处理即可。

3. 关节液渗出　术后患者可选用弹力袜等加压包扎防止关节冲洗液或渗出液的渗出。手术反应性关节肿胀、疼痛、发热,大多为局部出血和炎性渗出所致。通常在术后 24~48h 内出现,若发生,可适当松解支具,避免局部压迫并及时请医师处理,若术后因肢体局部情况需要去除支具,必须与医师联系,必要时改用临时制动。在进行前后交叉韧带重建时,由于要钻骨隧道,如果初学者手术时间较长,可能使关节灌注液渗入小腿深筋膜浅层,导致术后小腿肿胀,应注意观察,与切口感染区别。

(王予彬　战　峰　郝跃东　刘大雄)

参 考 文 献

1. 赵定麟,李增春,刘大雄,王新伟. 骨科临床诊疗手册. 上海,北京:世界图书出版公司,2008
2. 赵定麟. 现代脊柱外科学,上海:上海世界图书出版社公司,2006
3. Danielsson AJ, Hasserius R, Ohlin A, Nachemson AL. Health-related quality of life in untreated versus brace-treated patients with adolescent idiopathic scoliosis: a long-term follow-up. Spine (Phila Pa 1976). 2010 Jan 15; 35(2): 199-205.
4. Decomas A, Kaye J. Risk factors associated with failure of treatment of humeral diaphyseal fractures after functional bracing. J La State Med Soc. 2010 Jan-Feb; 162(1): 33-5.
5. Heary RF, Karimi RJ. Correction of lumbar coronal plane deformity using unilateral cage placement. Neurosurg Focus. 2010 Mar; 28(3): E10.
6. Hundozi-Hysenaj H, Dallku IB, Murtezani A, et al. Treatment of the idiopathic scoliosis with brace and physiotherapy. Niger J Med. 2009 Jul-Sep; 18(3): 256-9.
7. Negrini S, Minozzi S, Bettany-Saltikov J, et al. Braces for idiopathic scoliosis in adolescents. Cochrane Database Syst Rev. 2010 Jan 20; (1): CD006850.

第三章 骨科牵引术

到目前为止,骨科牵引术仍是创伤骨科及矫形外科治疗学中的一种传统、行之有效、且无法用其他技术完全代替的疗法。因此,对每位从事临床骨科工作的医生来说,都必须重视,并熟练地掌握它,尤其是对年轻医师。

第一节 牵引疗法的原理、用具与分类

一、牵引疗法的原理

目前,牵引疗法仍为骨科的基本治疗技术之一,经多个世纪沿用至今仍不失其临床价值,尤其是对骨与关节损伤和多种慢性疾患,应视为首选及有效的治疗手段之一。其主要原理如下。

(一)具有促进骨折断端复位的作用

分析骨折断端的移位方向,基本上不外乎以下4种。

1. 短缩移位　主要由于纵向肌群的收缩所致。在牵引状态下,如果纵向的牵引力与肌群的纵向收缩力平衡,则此种短缩必然随之消失。压缩性短缩者亦具有同样效应。

2. 成角移位　除与暴力的作用方向有关外,大多由于周围肌群的收缩力不对称所致。牵引不仅可纠正因暴力作用方向所致的成角,且由于使周围肌肉得到休息与松弛,加之对牵引角度的调整,以使肌肉作用较强的一侧放松,从而可以获得纠正角度畸形的目的。

3. 旋转畸形　除肌肉作用外,大多因肢体的体位所致。因此,通过正常体位情况下的牵引,首先可以纠正因肢体姿势不当等所引起的旋转畸形。根据肌肉作用特点,按骨折远端对近端这一原则来调整牵引的角度,也可矫正此种畸形。

4. 侧向移位　这是骨折最常见的畸形,较多见于四肢长管骨骨折。通过牵引,可以使肢体的纵向肌群的肌张力增加,从而迫使向侧方移位的骨折端回归原位。

(二)使伤患局部得以休息、消除反应性水肿及制定作用

实验与临床研究结果表明,在任何创伤情况下,局部的制动与固定是其痊愈的基本条件之

一。为此,采用持续牵引的方式,可使伤患局部获得较长时间的"静",使早期的创伤反应迅速消退,并促进后期的修复。对于慢性疾患,例如颈椎病,在其发作时局部组织大多伴有反应性水肿;在牵引与制动状态下易于消退,从而达到治疗目的。

(三)预防及矫正畸形

各种伤患,尤其是四肢邻近关节的伤患,因关节的挛缩、肌肉的废用、组织液渗出及粘连的形成等而引起或促使畸形的形成。通过牵引以及牵引状态下的功能锻炼,既有利于创伤的康复,又可避免因长期固定而引起的畸形与关节僵硬等不良后果。

(四)便于开放性创面的观察与处理

对伴有创面的骨关节损伤,一般多可采取闭合创面的疗法。但对某些感染性创面,以及需要观察局部皮肤、皮瓣等有血供障碍的患者,则应使创面呈暴露状。对于此种病例,牵引疗法具有显而易见的优越性,可选用相应的牵引方式。

二、牵引所需用具

根据患者的伤情和所处环境不同(和平时期、战争时期与自然灾害时期等均有差异),医生本人的习惯与学派不同,以及其他各种不同的因素,对牵引术的选择、使用与掌握也难以统一;因此,其所选择的牵引用具也随之而异。现将临床上常用的器具阐述如下。

(一)牵引床

除定型的骨科牵引床外,一般医院大多采用普通的医用床垫以木板再配备相应的牵引装置组合而成(图1-3-3-1-1)。

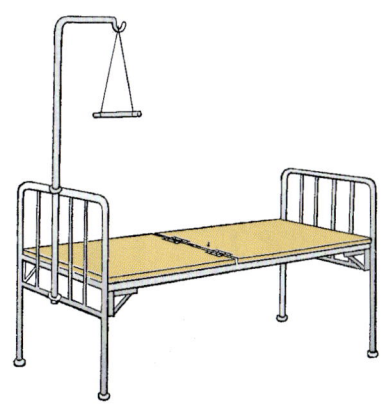

图1-3-3-1-1　牵引床基本结构示意图
包括床、床板(折叠式)及拉手,可用于牵引和固定及功能活动

1. 木架式牵引床　是由牵引木架、勃朗(Brown)氏架、三级梯、靠背架、牵引锤和脚蹬箱等组成。除勃朗氏架、牵引滑轮及重量外,全系木制品,便于拆卸、调换和增补,且价格合理,较为实用(图1-3-3-1-2~5)。

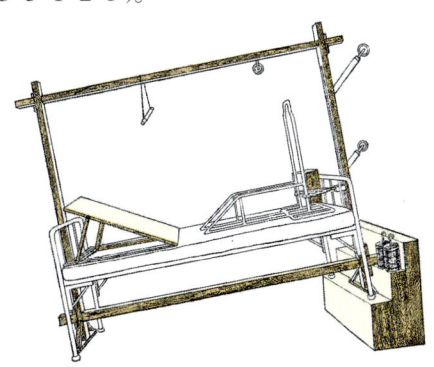

图1-3-3-1-2　木质标准骨科牵引床示意图
包括牵引木架;另备有勃郎氏(Braun)或托马氏(Thomas)牵引支架、健侧脚踏箱(存放牵引用具)和靠背架;尾端有抬高床脚的三级梯和牵引用的重量(锤)等

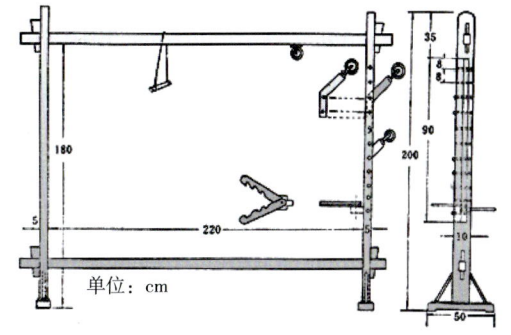

图1-3-3-1-3　木制牵引支架及规格示意图
装有滑轮木撑、滑轮、固定勃郎氏牵引支架的剪形夹等

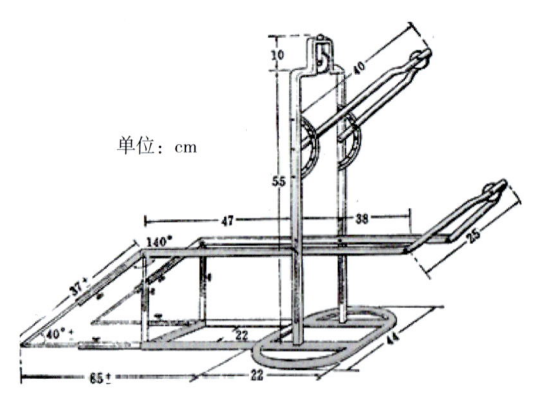

图1-3-3-1-4 勃朗氏牵引架示意图

适用于下肢长管骨骨折、骨盆骨折、髋关节脱位和下肢骨、关节化脓性炎症的牵引。该架可根据肢体的长度和抬高的角度进行适当的调整。在勃郎牵引支架分为放置大腿和放置小腿两部分，分别包好布托带或绷带即可托起下肢进行牵引

2. 钢架式牵引床 为工厂成品，购置方便。牵引床系组合式，易于拆换、组合及调整。视其结构不同，功能也异，目前多引进国外产品或仿国外设计，在选时应结合国情及国内治疗方法及习惯上的差异酌情考虑(图1-3-3-1-6)。

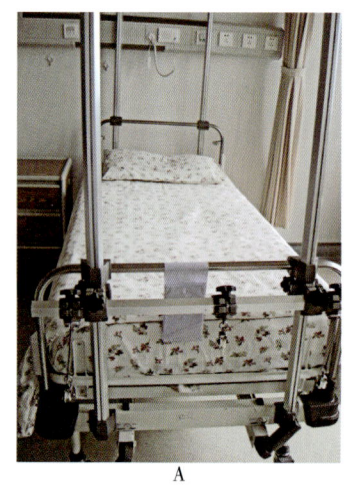

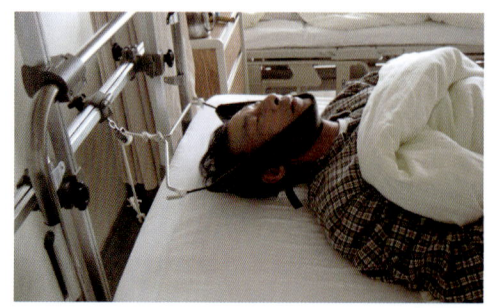

图1-3-3-1-6 钢架式牵引床（A、B）
A.纵向观；B.使用中

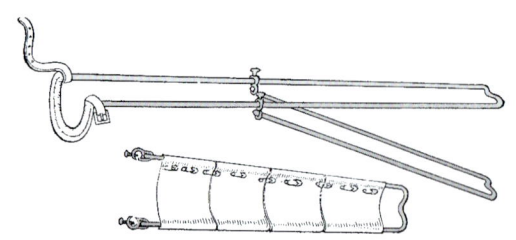

图1-3-3-1-5 托马氏牵引支架示意图

适用范围与勃郎牵引支架相同。是由会阴半环附有扣带和一根弯成近乎平行的粗铁条制成。铁条与半环构成活动关节，可向上、下翻转，以便左右肢体都能应用。铁条直径为0.9cm左右，支架长度约为100~110cm。另有一个凸形的小腿附件，用绞链螺旋固定在托马牵引支架中部（正对腘窝部位），在放置大腿和小腿处包布托带（或绷带），并用安全别针扣牢，即可用于牵引，由于携带方便，更适用于战争情况下

3. 电动牵引床 为近年来发展较快，且已商品化的制式产品，主要用于脊柱伤患(图1-3-3-1-7)，目前已成为理疗科及康复中心的常备用具。

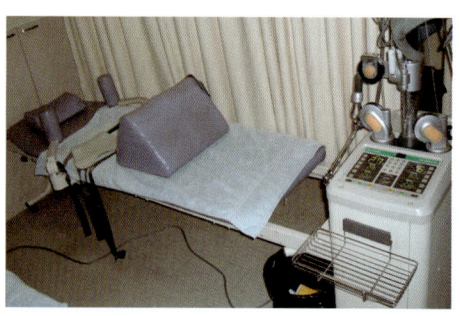

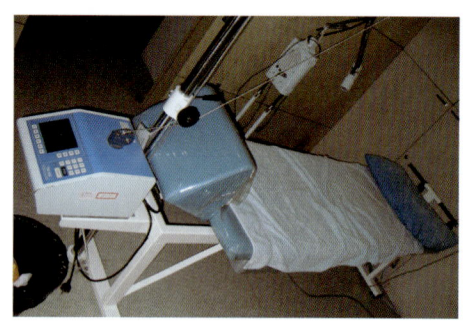

图1-3-3-1-7 电动牵引床（A、B）
A.腰椎电动牵引床；B.颈椎电动牵引床

（二）牵引支架

常用的有以下两种。

1. 勃朗氏架 多用于下肢和骨盆骨折或其他损伤时的牵引与固定，较为舒适、安全和方便，

尤适用于平时使用。在战时则由于体积较大、搬运及运输不便而难以广泛使用。此外有许多改良设计，例如村田式、毕洛式等，即将支架的远端延长，并装配滑轮等装置。对一般的下肢骨折可直接进行牵引，从而减少了复杂的大型框架结构。但由于其稳定性较差，对牵引时间长、且体重较重的患者则不理想，难以单独选用（见图1-3-3-1-4）。

2.托马氏架　其结构简单、轻便，尤适用于战时或自然灾害情况下（图1-3-3-1-5）。由于属于固定牵引方式，即依靠上端皮环抵于坐骨结节作为反牵引力，易压迫皮肤引起并发症，故平时不宜多用。

（三）牵引附件

在制式牵引床上，一般都配备完整，勿需另外准备。但对一般骨科床或传统模式者，仍需准备以下用品：

1.三级梯　外形与大小如图1-3-3-1-8所示。主要用于使床脚抬高，其目的是利用患者身体重量来达到对抗牵引的作用，从而有利于骨折端的复位与稳定。当牵引重量超过体重1/7时，一般将床脚置于50cm高度。牵引重量为体重1/14~1/8时，床脚置于30cm处。而一般维持牵引重量时，则床脚不应超过10cm。

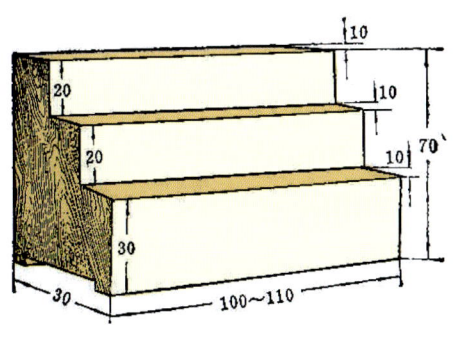

图1-3-3-1-8　三级梯示意图

2.三高度床脚垫　因三级梯所占面积较大，且存放不便，故目前多采用3种不同高度的木制床脚木垫取代之（图1-3-3-1-9）。其长、高、宽分别为50、30和20cm，两个为一套。可根据牵引重量不同而选用相应高度的一面。各面的中央部均有一凹槽，以使床脚嵌入，不易滑出。

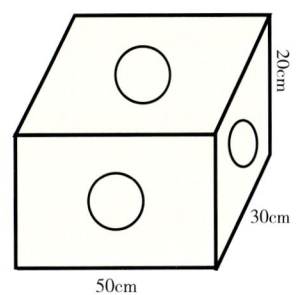

图1-3-3-1-9　三高度床脚垫示意图

3.靠背架　呈合页状，两侧有撑脚以便选择不同的高度，并可完全合拢，呈平板状（图1-3-3-1-10）。

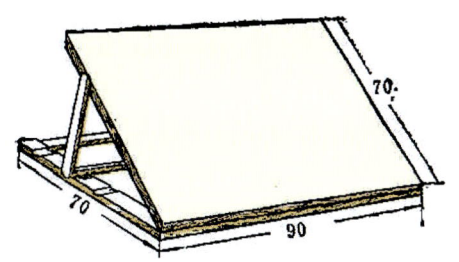

图1-3-3-1-10　背靠架示意图

4.其他附件

（1）脚蹬箱　置于健侧足底部，以防止患者功能锻炼时身体下滑（图1-3-3-1-11）。

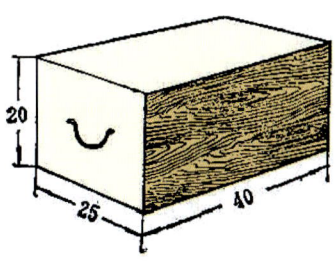

图1-3-3-1-11　健侧脚踏箱示意图

（2）拉手　悬于牵引架上，视患者身高而加以调节。

（3）牵引滑轮　指牵引架上所配备的牵引滑轮。一般分别置于大腿、小腿及足三者牵引力线所需的部位。大腿与小腿的牵引滑轮多安装于角状木板上,而后再嵌于牵引架的竖档中,以防牵引重量受阻。使用时应经常检查,尤其应注意牵引绳的磨损情况,以防突然断裂。

(4)牵引绳 应选择无弹性的蜡绳,以减少牵引时的摩擦力及阻力。

(5)牵引重量 除牵引座(一般为500g)外,再配备若干500g、1000g和2500g重量的牵引锤,以便于选择和调整(图1-3-3-1-12)。

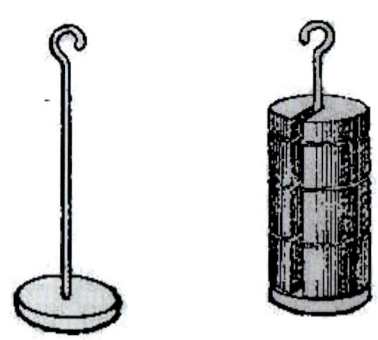

图1-3-3-1-12 牵引重锤示意图

(6)折叠式饭桌 目前已有成品供应,多呈折叠状,翻开后可置于胸前,以便患者用餐。目前新的病床设计已附有此种附件,可酌情选择使用。

三、牵引的分类

牵引一般分为以下三大类。

(一)皮肤牵引

凡牵引力通过皮肤阻力作用进行牵拉而使其作用力传达到伤患处,并得以复位、固定与制动目的之技术,称皮肤牵引。由于皮肤本身所受的阻力有限,一般不超过2.5kg,故其适用范围有其局限性。

(二)骨骼牵引

骨骼牵引又称直接牵引,即将牵引器械穿入骨内,牵引力直接通过骨骼而抵达损伤部分,并起到复位、固定与休息之目的。此种牵引力的作用点虽小,但因其力量集中,故较之皮肤牵引作用更明显。因其损伤骨质,非必要时不应滥用,尤其对处于骨骺发育阶段的儿童及青少年应尽可能地少用或不用。

(三)其他牵引

指前两者之外的牵引方式。包括头颅吊带牵引、骨盆带牵引、手指牵引及指(趾)甲牵引等。

第二节 皮肤牵引

一、适应证与禁忌证

(一)皮肤牵引适应证

1. 小儿股骨干骨折、牵引重量不超过3000g者,主要用于学龄前儿童及骨折移位不明显的学龄儿童;

2. 老年人股骨骨折(包括粗隆间骨折等)无明显移位者或作为术前准备者;

3. 成人下肢骨折经骨牵引后已临床愈合或纤维性连接,仅需维持牵引者;

4. 成年人轻度或小儿关节挛缩者;

5. 锁骨、肩胛盂或肱骨骨折(在合并胸、颅等开放伤时)需卧床休息时,可用皮肤牵引复位与固定。

(二)皮肤牵引禁忌证

有下列情况之一者不宜采用:

1. 牵引处皮肤有损伤、炎症或对胶布过敏者;
2. 婴幼儿以及皮肤娇嫩者不宜选用;
3. 牵引重量需在2.5kg以上者;

4. 肢体有静脉曲张、血管栓塞以及慢性溃疡者。

二、牵引的实施

(一) 牵引前的准备

除对患者的精神外,主要作好以下两方面准备:

1. **用具** 除定型的牵引床及附属装备外,尚应准备以下物品。

(1) 宽胶布 一般用原筒装,根据需要酌情裁取,注意切勿使用过期产品,以免影响黏合力。如采取皮肤阻力牵引,则需准备制式牵引带,按大腿、小腿及上肢规格备用。

(2) 绷带 成人用10cm,小儿则用5cm或8cm。

(3) 扩张板 根据部位不同分为6cm×6cm、7cm×7cm、8cm×8cm与10cm×10cm 4种(多用五夹板制成),中部钻一个0.3~0.5cm直径的圆孔,以备牵引绳穿入(图1-3-3-2-1)。

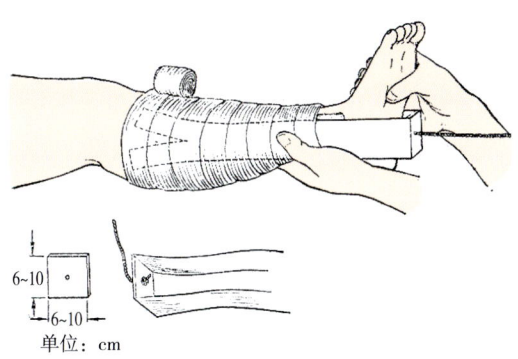

图1-3-3-2-1 小腿牵引示意图
按肢体周径粗细撕成适当宽度的胶布条,将扩张板黏在胶布条的中部。在扩张板孔处将胶布钻孔,穿绳打结,在黏胶布的皮肤处涂复方安息香酊,助手将扩张板放在距足跟下方二横指(约3~4cm)不和足跟随接触处,胶布两端沿中线纵形剪开长约10cm的裂口,在安息香酊未干之前将胶布贴在肢体内、外两侧皮肤上,胶布要贴得平整无皱。肢体悬空下包扎绷带使胶布固定。外侧胶布应低于腓骨小头,以免压迫腓总神经。两踝部应垫棉片以防压迫产生疼痛

(4) 安息香酊 具有保护皮肤及增加胶布黏度之功效,但目前缺货,不易得到。

(5) 脱脂棉或棉纸 用以保护骨骼隆突处。

(6) 其他 包括剪刀、牵引绳、棉签等用具,一般集中放置在一个小篮中。

2. **患者的皮肤准备** 除非十分紧急的情况下,对患肢(双侧牵引时尚应包括健侧)先用肥皂水(必要时用乙醚)擦拭,除去油污,再用清水洗净、剃毛,俟干燥后在拟贴胶布处涂以安息香酊。

(二) 操作过程

1. **胶布准备** 按肢体粗细不同,将胶布剪成相应宽度(一般与扩张板宽度一致),并撕成长条,其长度=(大腿、小腿或足的长度×2)+(扩张板的长度×2)。

2. **装足底扩张板** 将扩张板黏于胶布的中央,稍偏向内侧2~3cm,并在扩张板中央圆孔处将胶布钻孔,穿入牵引绳,于内侧面打结以阻止其滑出。

3. **剪开胶布** 请助手执胶布的一端,术者将另一端按3等份或2等份剪或撕成分叉状,其长度为一侧胶布全长的1/2。如同时需对大腿、小腿及足牵引者,则按前述方法同样取材。

4. **贴胶布** 在助手协助下,术者可先持较长的一端,将其平整地贴于大腿或小腿的外侧(或足的跖侧),并使扩张板与胶布或足跟(或足尖)保持二横指距离。按此标准,再将胶布的另一端贴至内侧(或足背)。应注意两端的长度相一致,以保持扩张板处于平衡位置。

5. **绷带固定胶布** 用绷带将胶布固定及缠缚时,应注意平整,平均用力,切勿过紧而对血管或神经造成压迫(见图1-3-3-2-1)。

6. **消除黏合面** 凡不需与皮肤黏合的胶布内侧面,用棉纸或脱脂棉贴附,以防粘连。在骨骼隆突部应将棉纸加厚,以免压迫。

7. **实施牵引** 将肢体置于牵引架上,根据骨折对位的要求调整滑车位置,穿入牵引绳,按所需重量进行牵引(图1-3-3-2-2)。亦可选用托马氏架牵引(图1-3-3-2-3)。

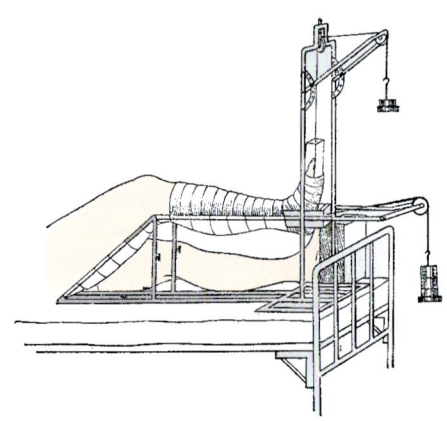

图1-3-3-2-2　下肢牵引实施示意图

下肢放在勃郎氏架上牵引,重量2~4.5kg,床脚抬高10cm;为防足下垂,足底和足背按上述方法用胶布向上牵引固定,重量0.5kg,保持踝关节在90°牵引3~4天后,由于患肢肿胀消退,周径变小,绷带松动,影响牵引胶布粘敷的紧密度,易于引起胶布松脱或发生水泡,因此,必须经常检查并纠正绷带松脱情况

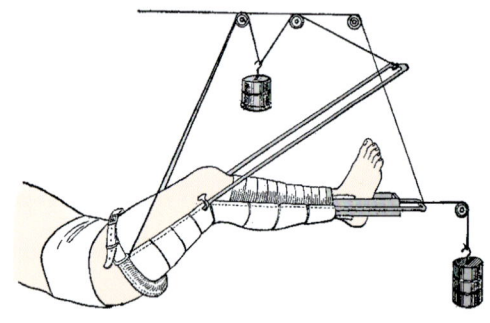

图1-3-3-2-3　托马牵引支架下肢牵引示意图

8. 放置棉垫　在腘窝及跟腱部应垫以棉垫,切勿悬空。

9. 全面检查牵引情况　包括牵引架的位置、角度、高度及牵引绳有无阻力等,并加以调整。

10. 制式皮肤阻力牵引带　如选用此项技术操作,则按各厂家产品说明书进行操作。

(三)牵引疗法注意事项

1. 避免损伤腓总神经　小腿牵引时,胶布及绷带应避开腓总神经起点处,以防形成压迫。

2. 密切观察　在牵引过程中务必每日检查,除按骨折对位要求检查角度、重量及力线等外,尚应注意胶布有无滑脱,皮肤有无反应及绷带是否松动等,并及时加以纠正。

3. 双侧均衡　双侧牵引时,应力争使两侧的角度、长度等保持平衡。

4. 功能锻炼　督促与检查功能锻炼情况。

三、特殊的皮肤牵引

(一)小儿下肢悬吊牵引

又称为Bryant牵引,仅适用于4周岁以下的小儿股骨干骨折。主要优点是易于护理,无需住院并便于随访。

1. 牵引用具　除前述一般的牵引用具外,主要为小儿悬吊牵引板架一副,多由各医院木工房制备。

2. 操作程序

(1)备皮　双下肢备皮,按前法准备。

(2)健侧牵引　用牵引胶布先将健侧下肢牵引,胶布上方起自大腿中上1/3处,外侧较内侧长2~3cm。

(3)患侧牵引　按同法再将患肢施以牵引,操作时为避免或减轻骨折断端移位所引起的疼痛,应在持续徒手牵引下操作。

(4)悬挂牵引　将双腿呈分叉状牵引,双侧内踝间距约25~35cm。牵引重量约2kg左右,使患儿臀部升起(距牵引板)10cm为宜,以便于大小便的处理及护理(图1-3-3-2-4)。

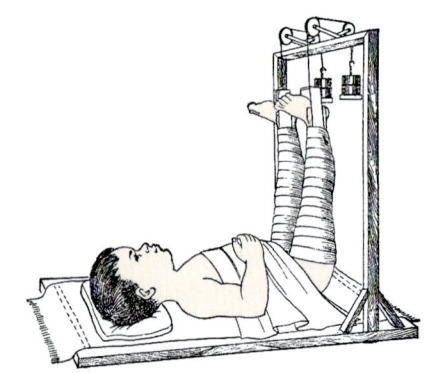

图1-3-3-2-4　小儿双下肢悬吊牵引术示意图

其操作步骤为:一侧骨折需双下肢同时牵引。髋关节屈曲90°向上垂直悬吊皮牵引,重量以使臀部离开床面10cm左右为度。一般伤肢为1.5~2.5kg,健肢为1.5~2kg;在牵引过程中,要经常注意肢体远端血循环状况(检查足背动脉和牵引情况),如发现血循环障碍时应立即停止牵引,将下肢放平,积极进行进一步处理。本牵引仅用于4岁以下幼儿,超过4岁者禁用

3. 注意事项

（1）超过4周岁的儿童禁用　由于年长幼儿有可能因心搏量达不到足趾而引起足尖坏死，因此切勿选用；

（2）心脏机能不佳者禁用　亦可因心搏量不足而造成足端坏死；

（3）注意观察　尤应注意绷带有无过紧及足端血供情况，并定期测量双下肢长度，及时调整牵引重量；

（4）定期拍片复查　一般于牵引后3~5天摄片观察骨折复位情况；

（5）避免外伤　主要是注意牵引重量，切勿脱落砸伤患儿。

（二）锌氧胶膏牵引

主要用于对胶布过敏而又不宜用骨骼牵引的患者，或适用于骨折后期的病例。笔者发现，此种疗法对患者的功能恢复及对皮肤的保护十分有利，可惜近年来有失传之趋势，应设法补救。

1. 锌氧胶膏的配制　由1份甘油、2份氧化锌和3份水加热调匀成糊状，冷却后则成膏状，再用时需用加热溶化，但温度不可过高，以防引起烫伤。

2. 操作步骤

（1）患肢抬高　用纱布绷带将跚趾松松打结悬吊于输液架上。

（2）涂布锌氧胶膏　即将50℃左右锌氧胶膏均匀地涂布于需要牵引的小腿和大腿四周皮肤。

（3）分节包敷绷带　一般选用10cm宽的绷带，由远端向近端呈环状缠绕，每圈边缘处重叠2~3cm后剪断。两圈之间重叠1~1.5cm。如此连续绕缠3层，在第二与第三层之间，可根据病情需要于大腿或小腿处，按照皮肤牵引的要求留置牵引带，便于牵引。最后于第三层绷带外方重叠处，再涂以少量锌氧胶膏使其黏合，并撒以滑石粉，再用纱布绷带连续包扎1~2层。

（4）实施牵引　一般于24h后，俟锌氧胶膏稍干燥时，按胶布牵引要求进行牵引，其重量最大可承受4kg左右。

此种牵引较胶布皮牵引者为佳，主要是对皮肤的刺激较小，且对下肢的静脉回流具有促进作用。

（三）Russell牵引

为胶布皮牵引的又一形式，亦可用锌氧胶膏进行。

1. 原理　系通过膝部向上的牵引力与小腿纵向之牵引力两者所构成的合力（与股骨纵轴相一致），达到对股骨干骨折的复位与固定作用。

2. 适应证　主要用于股骨干中下1/3下以上的骨折，亦包括髋关节脱位及髋臼骨折等。

3. 操作实施　先将小腿胶布牵引，然后用宽布带置于膝下处，使牵引绳通过上方的滑轮，再斜向足端经过两个等角等距之滑轮而成（图1-3-3-2-5）。如此可使牵引重量增值一倍，即悬挂重量为5kg，而对股骨干所产生的牵引力则可达10kg。此种牵引方式的优点是简便、省力，勿需牵引床架等。

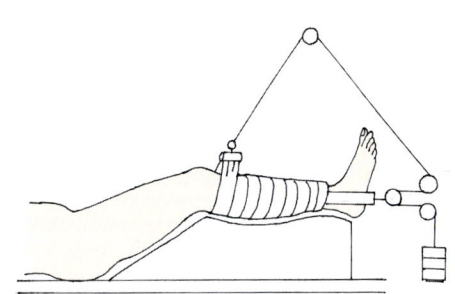

图1-3-3-2-5　Russell牵引示意图

（四）其他皮肤牵引

如Dunlop牵引，其基本原则结构与方法均相同，可据病情灵活选用（图1-3-3-2-6）。

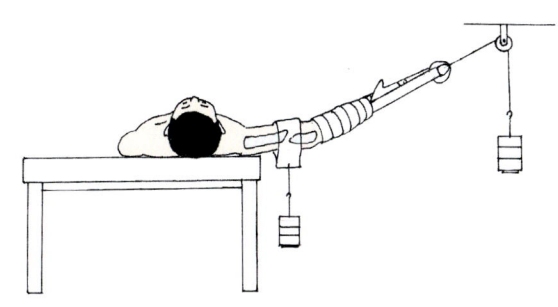

图1-3-3-2-6　Dunlop牵引示意图

第三节　骨骼牵引

多年来一直被视为骨科临床治疗过程中最为常用的技术之一，尤其是四肢骨折等，每位骨科医师均需熟练地掌握。

一、适应证与禁忌证

（一）适应证

1. 成年人下肢不稳定型骨折者；
2. 骨盆环（主指后环）完全断及移位者；
3. 学龄儿童股骨不稳定型骨折者；
4. 小儿肘部骨折（髁部）不能立即复位而需牵引下观察、消肿与维持对位者；
5. 皮肤牵引无法实施的短小管骨骨折者，如掌骨、指（趾）骨等；
6. 髋臼中心性脱位、错位严重者；
7. 其他需牵引治疗而又不适于皮肤牵引者；包括全身大面积烧伤（作者曾对一例烧伤面积达101％患者行四肢悬吊式骨牵引，以便于对烧伤创面处理）。

（二）禁忌证

1. 牵引处有炎症或开放性创伤污染严重者；
2. 牵引局部骨骼有病变及严重骨质疏松者；
3. 牵引局部需切开复位者。

二、牵引的实施

（一）牵引前的用具准备

主要包括：

1. 骨牵引器械包　一般分为史氏钉与克氏针两种；
2. 牵引弓　主要有克氏针牵引弓和史氏钉牵引弓两种；
3. 局麻用品　包括：10~20ml 空针筒 1~2 付及 0.5~1.0% 奴夫卡因 10~20ml；
4. 皮肤消毒剂　一般用2%碘酊及75%酒精；
5. 其他包括　2%龙胆紫（或镁蓝）及棉签等。

（二）史氏钉牵引器械包

史氏（Steinman's）钉牵引器械包由手术室准备，并进行高压灭菌消毒后备用（保留5天，5天后应再次高压灭菌），其内容包括：

治疗巾	4 块
消毒海绵钳	1 把
大、中、小 3 种史氏钉	各 1~2 根
钢锤	1 把
手巾钳	4 把
纱布	4~6 块

（三）克氏针牵引器械包

克氏（Kirschner's）针牵引器械包的消毒、保存方法与史氏钉牵引器械包相同，包内如治疗巾、消毒钳、手巾钳及纱布等均与其相同外，尚有克氏针，包括粗、中、细各两根，克氏针手摇钻 1 把。

（四）术前准备

1. 精神准备　向患者说明情况，打消顾虑；
2. 过敏试验　主要是奴夫卡因过敏试验；
3. 肢体皮肤准备　同皮牵引；

4. 术前投予安眠药 术前半小时肌注鲁米那钠 0.1g；

5. 施术场所选择 原则上应将患者推至手术室或石膏室操作，如病情不允许过多搬动，也可在病房进行，但应用屏风围起；

6. 肢体体位 将患肢置于勃朗氏架上，或选择适当体位。

（五）操作过程

1. 选择穿针（钉）部位及定位 根据骨折的部位、患者年龄及其他具体情况等不同，穿针部位亦有所差异。以骨折而论，肱骨髁部以上骨折，多选择尺骨鹰嘴部骨牵引。股骨髁部以上损伤（包括骨盆及髋臼等），则早期选择胫骨结节、后期为股骨髁部。小腿不稳定性骨折则行跟骨牵引。以年龄而论，青壮年者进针部位多偏向干骺端；老年者则稍远离干骺端；骨骺未愈者则应避开骨骺。

（1）尺骨鹰嘴 肘关节屈曲90°，前臂取中间位，先沿尺骨嵴用龙胆紫划一平行线，再找出上臂的中点向远端延长与尺骨嵴平行线相交，以此交点为中心，呈垂直状向内、外各 1.5~2.5cm 处，分别划一交线，此即为穿针的入口与出口。因内侧有尺神经，为防止钢针偏斜误伤，一般均自内侧进针（图 1-3-3-3-1、2）。

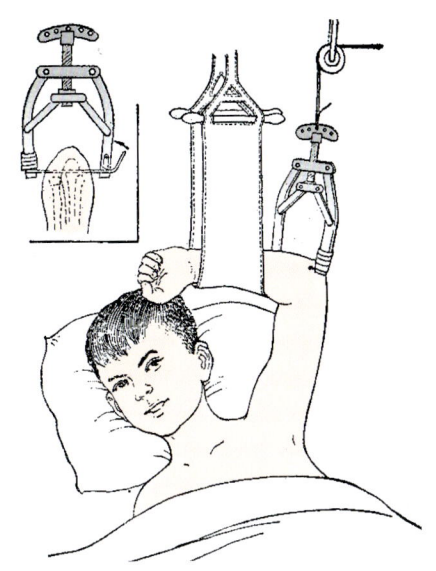

图1-3-3-3-2 尺骨鹰嘴牵引实施示意图
用手牵引将上肢提起，消毒麻醉后将克氏针从内侧刺入尺骨，转动摇钻穿过鹰嘴钻向外侧，切勿损伤尺神经。牵引针两端外露部分应等长，安装牵引弓，把针的两端弯向牵引弓，用胶布固定，以免松动、滑脱，然后拧紧螺旋将牵引针拉紧，系上牵引绳，在与上臂成直线的方向进行牵引，伤肢前臂用帆布吊带吊起，保持肘关节90°，牵引重量以肩部抬高一拳为准

（2）胫骨结节 沿胫骨嵴划一平行线，再于胫骨结节下方 1~1.5cm 处划一垂直交线（青壮年者偏上，老人偏下，儿童则应避开骨骺）。以此交点为中心，向内外两侧各 2~3cm 处划一交线，即为穿针部位。为避免误伤腓总神经，一般自外向内穿针成水平位与胫骨垂直用锤锤击穿入骨内，从内侧标记点穿出，将凹陷的皮肤用巾钳拉出，安装牵引弓，钉的两端用抗生素空瓶套上，以防刺破健腿或衣被。钉长一般 14~16cm，直径 0.4~0.45cm（图 1-3-3-3-3~6）。

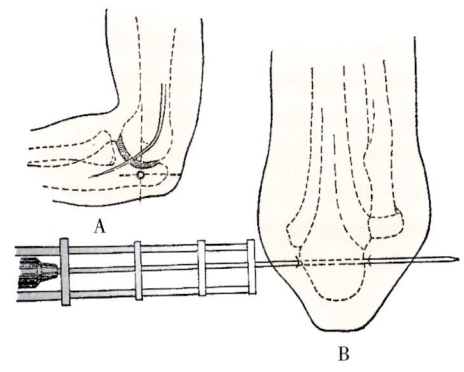

图1-3-3-3-1 尺骨鹰嘴克氏针牵引示意图（A、B）
A. 肘关节屈曲90°，在肱骨内侧缘的延长线（即沿尺骨鹰嘴顶点下3cm左右处），画一条与尺骨背侧缘平行的直线，相交两点即牵引针的进、出点；B. 操作中

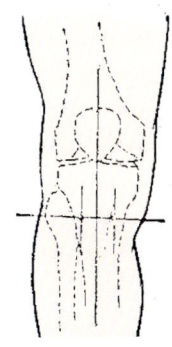

图1-3-3-3-3 胫骨结节牵引术示意图
画线：自胫骨结节向下1cm，画一条与胫骨纵轴垂直的横线，在纵轴两侧各3cm左右画两条纵线与横线相交，此两点即为史氏钉进、出点（老人向下移，青年人向上移，儿童改用克氏针，并避开骨骺），膝部皮肤略向上拉

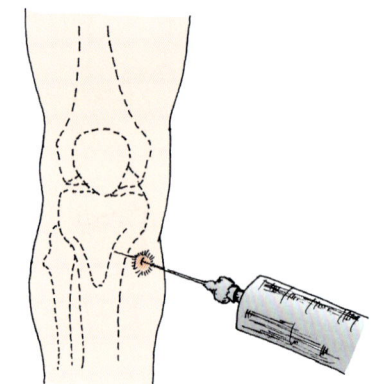

图1-3-3-3-4 局部浸润麻醉内侧刺入点示意图

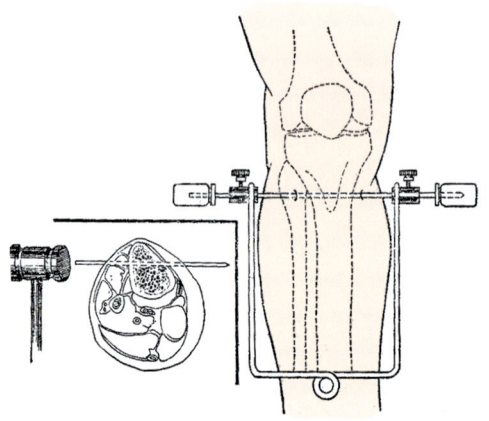

图1-3-3-3-5 进钉示意图

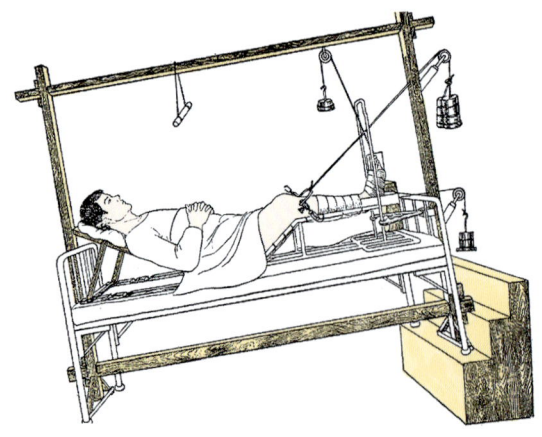

图1-3-3-3-6 胫骨结节牵引的实施示意图

牵引弓系上牵引绳，通过牵引架进行牵引。小腿和足部用胶布辅助牵引，以防肢体旋转和足下垂。床脚抬高30~50cm作为对抗牵引。牵引总重量应根据伤员体重和损伤情况决定，如骨盆骨折、股骨骨折和髋关节脱位的牵引总重量级按体重的1/7或1/8计算，年老体弱、肌肉损伤过多或有病理性骨折者则按体重的1/9重量。小腿辅助牵引的重量为1.5~2.5kg，足部皮肤牵引为0.25~0.5kg

（3）跟骨 踝关节功能位90°状，取自足底向上、后跟向前各2.5~3.0cm交点处为出入口。一般自内向外进钉，以防误伤内侧血管神经。钉长一般12~14cm，直径0.4cm（图1-3-3-3-7）。

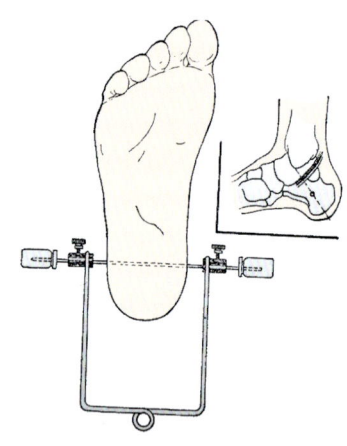

图1-3-3-3-7 跟骨牵引术进针点示意图

踝关节中间位，内踝下端到足跟后下缘联线的中点即为进钉点；先从内侧点刺入跟骨；水平位锤击钉尾从外侧皮肤穿出，钉两端外露部分等长；用巾钳拉平进钉处凹陷的皮肤，安装牵引弓，在勃郎架上进行牵引

（4）股骨髁部 膝关节取功能位，先于髌骨正中划一纵线，再于髌骨上缘1cm处划一横线，而后沿腓骨小头前缘向上作一平行线，使其与横线相交，并测量此交点与髌骨上正中交点的距离，再以此距离于内髁处划一交线，此即为进针的入口与出口。均自内侧打入，以防史氏钉偏斜，误伤内收肌管内的血管与神经。钉长一般16~18cm，直径0.45~0.5cm。

2. 消毒 术者应按外科无菌操作要求洗手、戴消毒手套、用无菌治疗巾保护术野，并作手巾钳固定。

3. 麻醉 均选用局部浸润麻醉，先于入口处用1%Novocain 3~5ml由浅入深呈伞状直达骨膜。在出口处，由于钉子易偏斜，故麻醉浸润范围应稍大，亦呈伞状。

4. 进钉（针） 首先选择粗细、长短相宜的斯氏针（或克氏针），术者用消毒纱布包绕其外并持于手中，另一手将入口处皮肤稍许牵向与牵引相反方面，而后自入口点将钉尖呈水平方向刺入皮肤，并

经皮下达骨质。先用钢锤轻轻叩击钉尾，使钉尖进入骨皮质 0.2~0.3cm，此时在助手协助下校正方向（一般钉尾比出口点稍低 2~3mm），并继续将钉子打穿骨质。在此过程中，术者从上方注意针的水平方向有无偏斜变位，而助手则从侧方注意观察上下方向。当抵达对侧皮下时，助手将出口处皮肤也稍许牵向与牵引相反方面，并将钉子打穿，直至两端外露部分长度相等为止。而后用手巾钳将入口内陷的皮肤牵出。克氏针的操作过程与此相似，唯其进钉时，需借助于克氏钉手摇钻（图 1-3-3-3-8）。

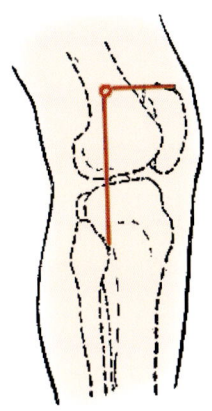

图 1-3-3-3-8　股骨髁上牵引技术定点示意图

定点画线：将下肢放在勃郎氏架上，在髌骨上缘画一横线（老年人骨质较松，可高一些），再沿腓骨小头前缘与股骨内髁粗隆的最高点作一条与髌骨上缘横线相交的垂直线，相交两点即史氏钉的进、出点

5. 安装牵引弓　将其固定确实，克氏针牵引弓需将其撑开（图 1-3-3-3-9）。

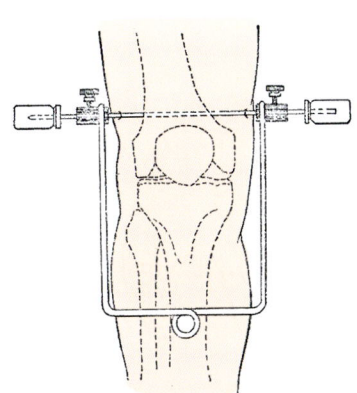

图 1-3-3-3-9　股骨髁上牵引实施外观示意图

从大腿内侧点刺入，与股骨垂直锤击钉尾，穿出外侧点后用巾钳将进钉处凹陷的皮肤拉平，安装牵引弓，在牵引架上进行牵引

6. 牵引　按损伤要求立即予以放置重量，调整牵引线进行牵引。

7. 保护钉尖　史氏针两端易伤及人体及被褥，应立即套以软木塞或抗生素瓶等以防其误伤。

8. 检查　完成以上过程后，应对整个牵引装置加以全面检查，并校正之。

（六）注意事项

1. 避免阻挡　注意克氏针及克氏钉两侧有无阻挡，以免降低牵引力量。

2. 钉口暴露　钉（或针）的出入口处皮肤以敞开为宜，每日检查，如钉眼处有发红及渗出性改变，可涂以碘酒等药物。

3. 克氏针不易牵引过久　史氏钉系通过叩击作用将牵引物挤入骨质，而克氏针则为钻入骨质，因此后者较松，易滑出。除应经常检查与校正外，不宜牵引过久（一般不超过 5~7 天，如需较长时间牵引者，应选择史氏钉）。

4. 钉眼处感染　如钉眼有明显感染而又无法控制者，应将其拔除，并根据病情换其他牵引或更换牵引部位。

5. 加强功能锻炼　鼓励患者自动练习肌肉运动及足趾或手指的功能锻炼。

6. 骨折或脱位病例注意事项　以下几点应予注意。

（1）测量　每天测量两侧肢体的长度，并作记录。

（2）透视　在牵引最初数日内可用 X 线透视，必要时摄片，以便及时了解骨折对位情况，进行调整。

（3）牵引重量　初次应加到适宜的最大量，以矫正骨折的重叠移位。如系关节挛缩，则牵引力需逐渐增加。牵引重量的大小，应根据部位、骨折错位、受伤时间和损伤程度等情况而定，一般牵引重量为体重的 1/12~1/7。

（4）肢体观察　注意周围循环及有无神经损伤现象。

（5）恢复对位　根据骨折近端移位方向，纠正与调整牵引力线，并应注意床尾抬高，以达到反牵引作用。

三、特殊的骨牵引

（一）颅骨牵引术

用于颈椎骨折脱位者，尤其是需通过牵引获得复位，或其中的不稳定型者等，亦可作为某些颈部手术前后的辅助与安全保障措施。

1. **用具**　除一般骨骼牵引用具外，应准备颅骨牵引弓一副，手摇钻一套及安全钻头 2~3 个，此钻头刃部上方 0.4cm 处有一台阶，可阻止钻头穿过颅骨内板。该套器械置于消毒包内，高压灭菌后备用。

2. **术前准备**　将患者头发全部剃光，用肥皂及清水轻拭头部，取仰卧位，两侧用沙袋固定。

3. **画线定位**　先于头顶正中画一矢状线，再沿两侧乳突向上画一冠状线，使两线相交，于此中心点沿冠状线向两侧 4cm 处各划一交线，即为牵引弓入口部位。

4. **钻孔牵引**　局麻下分别将两侧入口部皮肤各切开 1cm，直达骨膜。用安全钻头与颅骨的弧度成垂直方向钻穿颅骨外板（成人 4mm，儿童 3mm）。然后将颅骨牵引弓的钉钩插入，并稍许拧紧，使其固定（图 1-3-3-3-10）。

5. **调整松紧度**　在牵引过程中，常因尖端的压迫及骨质的吸收作用而使牵引弓松动，甚至滑出。因此，于牵引的次日起，即应再稍许拧紧（约 0.5~1 圈），此后每 3~5 天重复 1 次，但切勿用力，以防穿过颅骨的内板而损伤脑组织（图 1-3-3-3-11）。

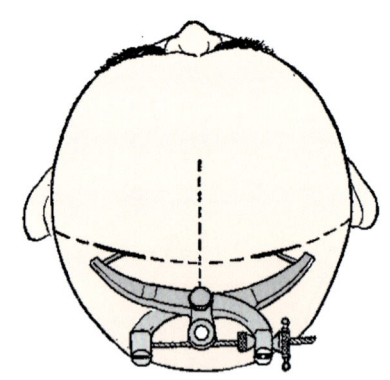

图 1-3-3-3-11　颅骨牵引弓已放置示意图

安装颅骨牵引弓，旋紧牵引弓上固定螺旋，以防松脱、或向内挤紧刺入颅内

6. **脱落处理**　在牵引过程中，牵引弓万一滑出脱落，可煮沸消毒后重新放上。

（二）肋骨手巾钳牵引术

用于多发性肋骨骨折，尤以引起胸壁反常呼吸，并造成呼吸困难及发绀者。可在局麻下用手巾钳，将折断的肋骨（一般在引起反常呼吸的中心点处）呈横向撑住进行悬吊牵引（图 1-3-3-3-12）。

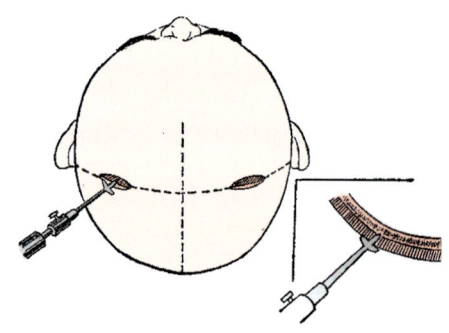

图 1-3-3-3-10　颅骨牵引术示意图

定点画线：仰卧平位，剃光头，在两侧乳突之间画一冠状线，再沿鼻尖到枕外粗隆画一矢状线。将牵引两端钩尖放在横线上作切口标志；依序在两标志点各作一切口，达骨膜，用带深度控制的颅骨钻钻孔，方向与牵引弓钩尖方向一致，仅钻入颅骨外板（成人约4mm，小儿约3mm）

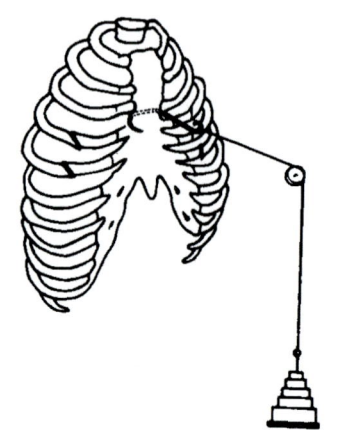

图 1-3-3-3-12　肋骨骨折胸骨牵引术示意图

(三)其他骨牵引术

包括跖骨头骨牵引、尺桡骨下端骨牵引及指(趾)骨牵引等,其基本原则与方法均相同,可根据病情灵活掌握。

第四节　其他牵引方式

一、指(趾)甲牵引

对于伴有移位的不稳定性掌(跖)骨或指(趾)骨骨折脱位者,亦可于石膏固定加手指夹板的同时,附加指(趾)甲牵引,同样可达到复位及固定的目的。

(一)用具

三角直针,细钢丝,橡皮筋。

(二)操作

先将骨折肢体以石膏托功能位固定,并用一中粗铁丝弯成弓状固定于指(趾)端的石膏内(即手指夹板)。然后用三角直针在指(趾)甲的自由缘基底穿一小孔(或左右各穿一个),注意勿伤及甲体,将细钢丝穿入、引出、打结。最后将橡皮筋穿入、拉紧挂在铁丝弓上,使其保持一定弹性,但不宜张力过大,否则易将甲缘拉破或引起甲根部疼痛。一般可维持2~3周,使骨折部呈纤维状愈合后,即可拆除(图1-3-3-4-1)。

此种牵引简便易行,且复位固定较为满意;但错位严重需牵引重量大者不宜采用。术后应密切观察。

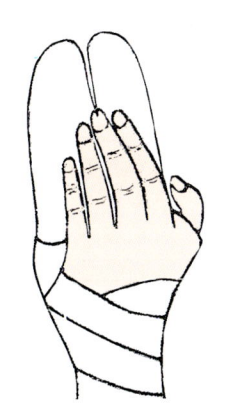

图1-3-3-4-1　指甲牵引示意图

二、藤网手指牵引

较为简单,藤网与手指尺寸相一致,套至指端,借助藤条网孔从方形变成长形而使其直径变小而对手指起挟(握)持作用。主要用于手部损伤,以掌骨或腕骨骨折为多用。因其简便,适用于旅途或行军条件下(图1-3-3-4-2)。

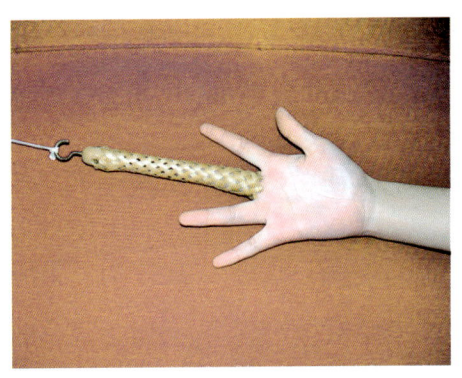

图1-3-3-4-2　藤网手指牵引

三、吊带牵引

(一)头部吊带牵引

1. 适应证　用于一般较稳定、不伴有脊髓损伤的颈椎骨折脱位、颈椎病和某些不适合头颅骨牵引的颈部损伤。

2. 用具　布制悬吊牵引带(亦可用布绷带自做)、牵引架、牵引锤及撑开弓。

3. **操作** 将牵引带的长端置于下颌部、短端贴于枕后,再将双侧牵引带挂至顶端的牵引弓上,该弓之间距应等于头颅宽度的一倍。然后即沿颈椎的纵轴方向持续牵引,重量视伤患病情而定。一般病例牵引重量1.5~2.0kg;用于复位的骨折病例重量较大,多为3~4kg(图1-3-3-4-3)。

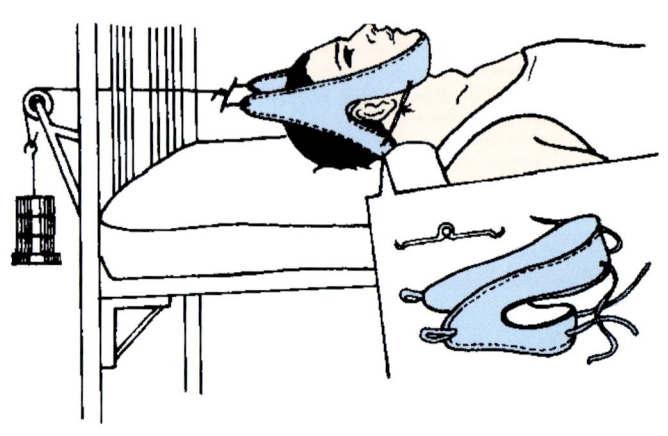

图1-3-3-4-3 头部吊带牵引示意图
右下图为牵引带细部及牵引扩张弓

4. **注意事项**
(1)牵引重量 不可过重(如病情需要可改颅骨牵引),否则下颌部皮肤有压迫坏死的危险;
(2)压力分散 颌部可放一泡沫海绵,以缓解局部压力,使其分散;
(3)牵引力线 视伤情而定,一般以维持颈椎生理弧度为宜;
(4)功能活动 牵引过程中应鼓励患者功能锻炼;
(5)后续治疗 骨折在复位后,可酌情改用石膏或其他方法固定。

(二)胸腰椎悬吊牵引

1. **适应证** 胸腰椎压缩型骨折不合并神经压迫与刺激症状者。椎板及后结构骨折者忌用。

2. **用具** 除牵引床及滑轮等物外,另备帆布制的悬吊牵引带一副,该带由1~2层帆布制成,宽15~20cm,长60~70cm,两端穿以木圆棍,再于木棍的两端与较粗的牵引用蜡绳相连。

3. **操作** 患者仰卧,将牵引带中点对准骨折节段之棘突,并于牵引带与皮肤之间垫一宽棉垫。为减少患者疼痛可先用1%Novocain10ml分别在上下棘间封闭。然后将牵引绳悬吊挂于同侧牵引架上,间距以略大于身体宽度为准。牵引重量视患者体重而定,一般每侧约6~10kg。要求腰部升起,在身体与床铺之间以能放入一拳为准。一般持续3~5天,俟X线拍片证明复位满意后,改换石膏背心固定,亦可在牵引下敷以石膏,而后再抽出牵引带(图1-3-3-4-4)。

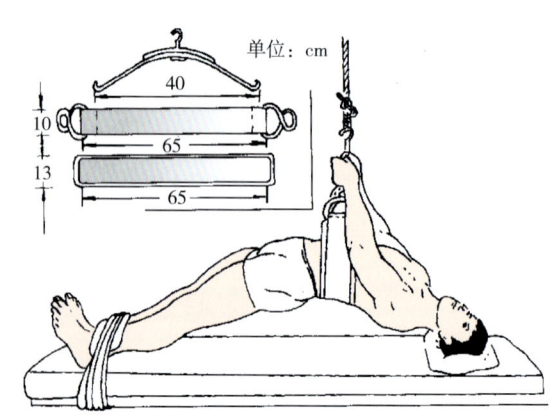

图1-3-3-4-4 腰椎悬吊牵引示意图
用于胸腰椎骨折复位及石膏背心实施过程中,视体形不同选用不同宽度吊带

(三)骨盆悬吊牵引

1. **适应证** 骨盆环完全断裂且伴有明显侧向分离者,仅靠胫骨结节牵引难以消除侧向移位。因此,应在首先纠正纵向移位的基础上,再配合以悬吊牵引复位。

2. **方法** 所用牵引带与前者相似,但宽度约 25~30cm。先将牵引带置于臀部将其悬吊(图 1-3-3-4-5),牵引重量亦以臀部抬起并能以放入一拳为度。开始作垂直状悬吊,当 X 线片证实纵轴复位后(一般应于骨折后一周内完成),改为向对侧交叉悬吊,利用其挤压作用纠正侧向移位。一般需持续 3~7 天,根据 X 线拍片所见再改用石膏短裤固定。

盘脱出症等。

2. **用具** 除一般牵引物品外,主要是骨盆牵引吊带。亦为布制成,前方正中开口,两边各有 3~4 对细带用作打结及扎紧。侧方各有一根用于牵引的长带。

3. **方法** 将牵引带扎于骨盆部(贴身可穿薄裤),并于骨突处垫以海绵或棉垫,通过双侧牵引带再连接牵引绳及滑轮实施牵引。持续时间视病情而定,自数天至月余不等(图 1-3-3-4-6)。

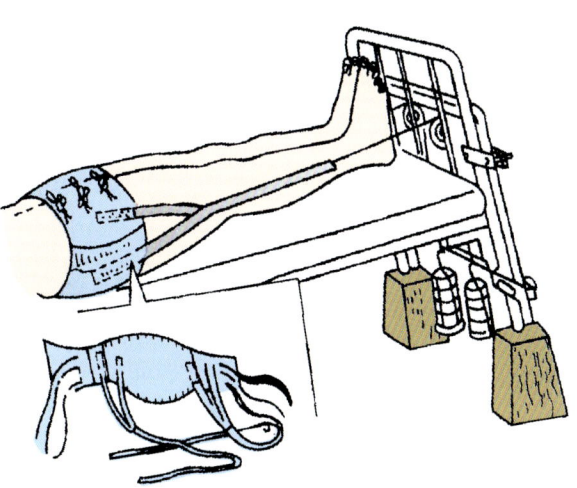

图1-3-3-4-5 骨盆带牵引示意图

(四)骨盆吊带牵引

1. **适应证** 用于腰骶部一般性损伤及腰椎间

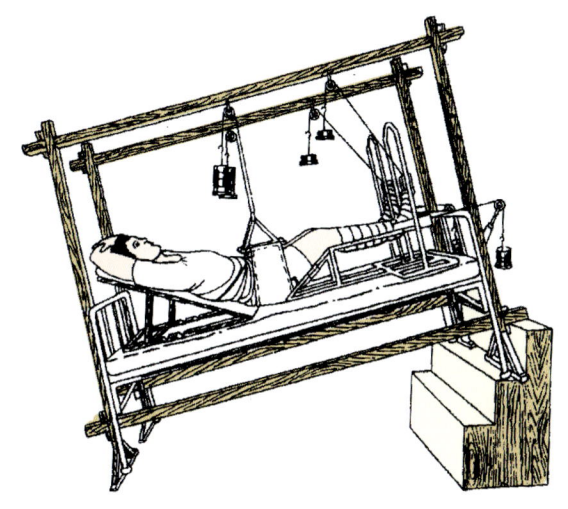

图1-3-3-4-6 骨盆悬吊牵引示意图
主用于骨盆骨折,双侧悬吊绳可平行(一般骨折)或交叉悬吊(有骨盆分离者),重量以臀部悬空一拳为准

(五)Thomas 架 +Pearson 附加装置牵引

一种特殊的牵引装置,可用于股骨骨折患者的牵引,在此装置上对股骨实施牵引,如(图 1-3-3-4-7)所示。

第五节　牵引患者的观察、护理及功能锻炼

一、对牵引患者的观察

在牵引过程中,特别对牵引时间较长者,必须注意观察以下问题。

(一)对牵引的反应

指各种牵引方式可能出现的不良反应,临床上多见于作皮肤牵引及骨牵引的患者,现分述如下。

1. 皮肤牵引者　如包扎松紧不当,胶布刺激性太大(胶布质量不佳时极易发生,尤其是在诸原料中缺少安息香酸酐成分的)或皮肤过敏等,均可在贴敷胶布的局部及周边出现皮疹、潮红,甚至形成水泡。早期水泡多较小,可将其中液体抽出,涂以外用消毒剂,仍可继续牵引。如水泡较大,或已引起明显的感染时,则应除去胶布,更换其他治疗方式,并予以换药及全身应用抗生素。

2. 骨牵引者　金属物在体内易因刺激作用而出现各种反应,甚至在钉眼处易引起感染,尤其是在肌肉的部位,由于肌肉纤维的频繁舒缩,穿钉处更易发生,例如股骨髁部、掌骨头及跖骨头等部位。此外易滑动的克氏针更促进了感染的形成。早期,仅钉眼处发红及有少许分泌物,如涂以碘酒或滴注青、链霉素溶液(过敏试验阴性者使用)多可使感染消退。但如分泌物较多,炎症反应已形成时,则需全身应用抗生素,并密切观察。如仍不能控制,则应将钉拔出,局部换药引流。对已有脓肿形成或引流不畅者,则应尽早切开排脓,以防继发骨髓炎,并对骨折局部更换其他治疗方法。

(二)牵引重量的掌握

牵引重量不仅是骨折本身的需要,尚应考虑其他因素。

1. 初期牵引重量　骨折、脱位的初期牵引重量一般较大,如股骨干骨折牵引重量需为体重的1/7,胫腓骨不稳定性骨折需体重的1/13。但在掌握时必须考虑到患者的肌肉状态、年龄、骨折类型和移位程度等。

2. 后期维持重量　当通过肢体测量或X线片观察,证明骨折纵向已达复位时,则应采取维持重量。股骨干骨折约为体重的1/10,胫腓骨骨折为1/20。重量的减少不应一次完成,应分批递减。若已出现因牵引过度而致骨折断端分离者,则初次减去重量要大。

3. 皮肤牵引的牵引重量　由于胶布的黏着力有限,一般为2kg,最大牵引重量不应超过2.5kg,否则易出现反应或胶布撕脱。

4. 对颈椎及腰椎椎间盘脱出者　应以维持牵引为佳,牵引重量与骨折复位患者相反,在牵引初期重量较轻,3天后则逐渐加重。以患者能够承受而又无不良反应为宜。颈椎不应超过3kg,腰椎不超过15kg。

5. 特殊牵引　对小儿悬吊牵引、胸腰椎骨折悬吊牵引及骨盆悬吊牵引等,重量均以臀下或腰下放入一拳为度。

(三)牵引力线的掌握

应注意以下几点。

1. 牵引力线　基本上应与肢体的轴线相一

致,即将患肢置于功能位上,并按肢体的长轴方向牵引。

2. **对某些受肌肉张力较大的骨折** 主要指股骨髁上及股骨上端等骨折,由于局部肌肉的作用,易使股骨上端在骨折后,近端出现外展外旋与前屈位移,而股骨远端呈现后屈位。在此情况下,前者牵引力线应较一般病例升高和偏外,后者则应降低,尤其是早期,至少俟局部纤维连接后再逐渐恢复正常力线。

3. **某些特殊牵引方式** 如 Russell 氏牵引,则是利用膝部与小腿分力所组成的合力来达到复位与维持固定目的。此种牵引的力线则取分力所要求的垂直与平行两种力线。对颈椎病患者的牵引其力线要求是:从开始的平行位,逐渐修正为仰伸状功能位。

4. **消除阻力** 在整个牵引过程中,绳索所途径的各处不应有阻力,并将滑轮的摩擦力降到最低限度。

(四)反牵引力的要求

1. **牵引力与反牵引力必须平衡** 当牵引力超过人体重量与床单之间的阻力时,可将人体向下方牵去,从而降低了牵引力的作用。为此,必须以床脚抬高的方式,利用人体的重量而形成反牵引力,其大小与人体的倾斜度成正比。

2. **牵引力与床脚升高之关系** 大量的临床实践表明,当牵引力超过自身体重的 1/7 时,床脚升高 50cm;1/7~1/10 时,升高 30cm;1/10~1/15 时,升高 20cm;小于 1/15 时,升高 10cm 即可。因此,床脚抬高的距离随着牵引力量的增减而升降。

3. **减少体位性不适** 床脚抬得过高会使患者出现头、胸、腹部等各种不适和异常反应。为此,可利用靠背架让患者上身呈半卧位姿势,以减少反应,且便于看书、写字等。

(五)牵引时间的掌握

1. **一般原则** 根据骨折本身的要求不同,其牵引时间亦长短不一,单纯作为术前复位及等待手术者,多在数天之内牵引。而同时兼顾复位及固定者,则牵引时间多在4周以上,最多可达两月之久,罕有超过3月者。颈椎病牵引时间一般持续3~4周。

2. **克氏针牵引者** 由于其易左右滑动,牵引时间应控制在 3~5 天之间,最多不应超过 7 天,否则宜改用细号史氏钉。

3. **史氏钉牵引者** 其虽无滑动,但牵引时间过长,势必引起上方关节的僵硬,尤其是胫骨结节的史氏钉牵引时。如需长期牵引,胫骨结节处以4周为宜,最多不应超过6周,然后再更换股骨髁部牵引。髁部因肌肉丰富,易感染,一般也不超过3周。最后可再更换锌氧胶膏牵引。

4. **颅骨牵引者** 牵引时间不宜超过4周,以防局部感染或引起颅骨内板的破裂损伤。

5. **胶布牵引者** 一般多在3周之内,如超过此期限,因胶布的黏性失效,需予以更换。

(六)对牵引肢体的观察与测量

1. **保温** 对牵引肢体应注意保温,尤应注意趾(指)端,每天早晚2次检查肢端的皮肤色泽、温度、有无肿胀和脉搏的搏动等,以防并发症。

2. **测量** 牵引前测量双侧肢体的长度,并加以记录,以后酌情每间隔1~5天重复检查,以便根据复位情况而调整牵引力。但所测部位、肢体的体位及角度等,应双侧对称。同时对肢体的周径亦可根据需要加以测量,主要用于观察肢体肿胀的消退情况及肌肉萎缩的发展或康复等,并与健侧对比。

3. **摄片观察** 均应定期床边摄 X 片,以验证测量数据及观察骨折对位愈合情况。如采取床边透视观察,切勿时间过久,以免放射线损伤,以使用带有影像增强装置的 C-臂 X 光机为佳。

(七)积极预防各种并发症

1. **密切观察** 尤其高龄者,由于各种因素,欧洲人长期卧床后并发症特别多,甚至有 1/3 左右的患者死于并发症。国内虽无此种现象,但对各种并发症应注意观察与预防,高龄患者尤应特别注意。

2. 床上功能锻炼　床上牵引下的功能锻炼是预防并发症最有效的方法,而且有利于患者的功能重建。

3. 长期卧床牵引容易出现的并发症　主要为坠积性肺炎、尿路感染及尿路结石形成、下肢静脉栓塞、褥疮、肢体废用性萎缩和骨质疏松等,因此必须采取相应的预防与观察措施,防患于未然。

4. 出现并发症的对策　必须尽早采取积极治疗措施控制其发展,若与牵引疗法矛盾时,应权衡矛盾的主次,以不影响患者生命和保留肢体为重。

二、功能锻炼

对任何牵引患者,尤其是长期牵引的患者,只要无禁忌证,都必须嘱其每天定期功能锻炼,开始时应由医护人员指导。首先让患者认识到,在牵引状态下肢体的功能活动不仅不会影响骨折端的稳定性,且有利于骨折的复位。另一方面,临床医师也必须明确,指导患者进行功能锻炼是其本职工作的一部分。功能锻炼的方式主要有以下内容。

(一)全身活动

主要为引体向上,可以使四肢、胸及头颈等同时得到较充分的活动。每天至少 3~4 次,每次 20~50 下。该活动不仅有助于防止关节僵硬,预防各种并发症,且可增进食欲,培养乐观情绪及改善全身的代谢状态。

(二)局部活动

这是指被牵引肢体本身的功能锻炼,尤其是手、足等远端部分,每 1~2h 活动 1 次,每次 20~30下,以增进患肢的血循环及功能恢复。

(三)被动活动

对年老体弱或神经支配障碍者,应由专人负责对全身诸关节进行生理范围内的功能锻炼。一般每天 3~4 次,每个部位 20 下,并鼓励与协助患者翻身或坐起,拍击后背部,以预防肺不张。

(四)有下列情况之一者,功能锻炼应慎重,或酌情减少活动量

1. 心肺功能不佳者　对代偿能力差者尤应避免;

2. 下肢静脉栓塞形成者　应减少下肢活动量,以防血栓脱落引起意外;

3. 脊柱,尤其颈椎不稳定性骨折脱位者　不宜做引体向上锻炼,以免引起与加重脊髓的损伤,但四肢功能锻炼(或被动活动)仍应进行;

4. 合并有颅脑与脏器损伤者　需根据伤情而定,原则上应鼓励患者适当活动。

三、护理

(一)为保持牵引的有效性,应注意以下几点

1. 牵引的重锤　应悬空,不可着地或靠于床架上,滑轮应灵活。

2. 不能随便改变牵引重量　作临床护理时,不可随意去掉重量或放松绳索。

3. 牵引绳　应与被牵引的肢体长轴形成一直线。铺床时注意不可将被褥等压在绳索上,以免影响牵引力量。

4. 保持反牵引力量　行下肢牵引时应垫高床尾,颅骨牵引时抬高床头,不应随便改变患者的位置。如向床头搬移患者,需有人拉住牵引绳,方可取下重量。

5. 注意皮肤　应注意牵引部皮肤有无炎症或水疱,检查胶布是否滑脱,扩张板是否与床架接触。

6. 预防感染　骨牵引时应保持钉或针眼处的

清洁与干燥,以防感染。

(二)一般护理要点

1. **保持患者舒适** 腰下可垫小枕,以免发生腰痛。头部稍垫高,注意保暖,冬季可穿棉袜套。

2. **牵引床架上设秋千式拉手** 以便患者练习上身起卧动作,并可在排便或作臀部皮肤护理时抬起上身。

3. **防止关节强直及肌肉萎缩** 自牵引日起,即应按医嘱教会患者作有规律的功能锻炼,如手指、足趾、踝关节及股四头肌运动等。

4. **防止足下垂** 可用托脚板托起。

5. **防止褥疮** 凡骨突出部位,如肩胛部、骶尾部、足后跟、踝关节等处,每天至少用温水擦洗两次,然后用50%乙醇按摩,保持局部皮肤干燥。受压部位应用棉垫、软枕或棉圈等衬垫。

6. **防止并发症** 长期卧床不动及头低脚高位,易发生以下并发症:

(1)坠积性肺炎 年老体弱患者易发生,应鼓励患者利用拉手作上身运动,每天定时协助起坐,叩击背部,鼓励咳嗽;

(2)泌尿系感染及结石 每天定时协助患者改变卧位、多饮水及积极控制感染;

(3)便秘 调节饮食,多吃高纤维素食物。每天做腹部按摩,必要时用开塞露、灌肠或服缓泻剂;

(4)血栓性静脉炎 老年者尤易发生静脉炎,嘱定时活动肢体,以促进静脉血回流。

(姜 宏 钱齐荣 卢旭华)

参 考 文 献

1. 赵定麟,李增春,刘大雄,王新伟. 骨科临床诊疗手册. 上海,北京:世界图书出版公司,2008
2. 赵定麟,赵杰,王义生. 骨与关节损伤. 北京:科学出版社,2007
3. 赵定麟. 现代骨科学,北京:科学出版社,2004
4. Boyd MC, Mountain AJ, Clasper JC. Improvised skeletal traction in the management of ballistic femoral fractures. J R Army Med Corps. 2009 Sep; 155(3): 194-6.
5. Ekere AU. Skin traction kit cervical collar hybrid appliance: a treatment option in cervical injuries. West Afr J Med. 2009 Sep-Oct; 28(5): 347.
6. Franssen BB, Schuurman AH, Van der Molen AM, et al. One century of Kirschner wires and Kirschner wire insertion techniques: a historical review. Acta Orthop Belg. 2010 Feb; 76(1): 1-6.
7. Kwon JY, Johnson CE, Appleton P, Rodriguez EK. Lateral femoral traction pin entry: risk to the femoral artery and other medial neurovascular structures. J Orthop Surg Res. 2010 Jan 22; 5: 4.
8. Scannell BP, Waldrop NE, Sasser HC, et al. Skeletal traction versus external fixation in the initial temporization of femoral shaft fractures in severely injured patients. J Trauma. 2010 Mar; 68(3): 633-40.

第四章　四肢主要关节穿刺术

第一节　关节穿刺术基本概念、适应证与注意事项

一、关节穿刺术基本概念

众所周知，在临床上有许多关节病变常以关节内积液为其主要表现，不同的关节疾病又有不同性质的关节积液，例如血性、脓性和其他性质之关节液等，均代表不同的病理改变。为了解关节积液的性质和取得相关数据，就必须行关节穿刺，并抽吸关节液进行检查，以求及早得到正确诊断。其中某些关节液通过肉眼观察就可以确定其性质，尤其是创伤后病例，而另外一些则需通过化验检查方可明确诊断。另一方面，关节穿刺也可用于治疗，尤其是感染性病变，通过关节穿刺既可抽出脓液，又可注入有效药物而有利于尽早控制和缩短疗程。

二、关节穿刺术适应证

（一）疑有化脓性细菌感染的关节炎

主要是在病变早期，关节穿刺不仅可确定诊断，尽早排出脓液获得治疗，且可将抽出液作细菌培养和药敏试验，从而有利于作为进一步治疗的依据；同时，也可在必要时向关节内注入抗生素等药物进行治疗。

（二）外伤后关节积液

外伤性积液和积血在临床上较多见，除影响关节功能活动外，大多伴发局部胀痛，从而加剧活动障碍；因此可通过关节穿刺抽取积血或积液，达到减轻疼痛及改善关节功能之目的，并有利于预防关节内感染及后期的关节粘连，如此则可避免更多地影响关节功能。

（三）关节病的鉴别

引起关节的积液的疾患较不同病变其积液内容物有所差别，因此当患者其他症状不典型时，亦可抽取关节液加以区别，此种诊断性穿刺抽出物除肉眼观察外，亦可通过化验进行鉴别。

（四）关节内骨折的诊断

对关节内骨折，大多可经影像学确诊，但个别病例如图像不清，也可通过关节穿刺内容物提供参考意见。经关节穿刺抽出物中如果有脂肪球漂浮在血性液体之上，则有助于关节内骨折的诊断。

（五）关节镜入路

当前关节镜技术已广泛开展，从膝关节开始已逐渐遍及四肢各主要关节，其操作第一步是通过关节穿刺技术进入关节，之后方可引入关节

镜,并作进一步操作。

三、麻醉方法

一般多选用局麻,以 1%Novocain 5～10ml 作皮内、皮下及关节囊浸润麻醉。对 Novocain 过敏者可用利多卡因。除幼儿外,少有选用其他麻醉者,一般不需全身麻醉。

四、注意事项

(一)严防感染

除本身已是化脓性关节炎外,对每例关节穿刺者都不应发生关节内感染。术者必须严格遵守无菌操作原则,穿刺应在注射室或手术室内进行。局部用碘酒、酒精严格消毒,其范围要足够大,并敷以消毒巾,术者戴消毒手套后方可穿刺,穿刺时针头以采取梯形刺入方式为妥。

(二)针头不可太粗

一般用 18~20 号注射针头穿刺,针头过粗易损伤关节,太细又不易抽出关节液。穿刺时若针头碰到骨质,应使针头后退,并改变再进针方向,切忌强行进针。否则易损伤关节面或将针头折断。

(三)切勿损伤关节软骨

由于用于穿刺的针头较粗,在操作过程中如过深、过快、过偏等,均有可能误伤关节面软骨而引发不良后果,因此在操作中务必细心和耐心。

(四)关节液应送检

抽出的关节液,除作培养、药敏试验或动物接种外,尚应作常规检查。对送化验的标本应先放入抗凝剂,以免凝结,尤其有血性或伴有血丝时。

(五)其他

在关节穿刺时,应尽量抽尽关节积液,并根据积液性质酌情注入抗生素(需选择过敏试验阴性病例方可注入同种抗生素)。术后应对局部进行加压包扎,以减少关节肿胀及疼痛,同时亦可减少再渗出。

第二节　四肢主要关节穿刺途径及穿刺法

一、肩关节穿刺术

(一)解剖复习

肩关节系由肱骨头和肩胛骨的关节盂组成,关节盂小而浅,肱骨头面积为关节盂面积的3~4倍,呈半球形。关节囊壁较为薄弱而松弛,患者关节周围肌肉力量在上肢最强,且其活动范围最大,由于活动范围大,在进针时易使肩关节面受损伤。

(二)穿刺方法

1. 前侧途径　患者平卧,肩部后方稍垫高;亦可取坐位。使上臂轻度外展及外旋。在喙突和肱骨小结节间隙(三角肌前缘)垂直向后进针(图 1-3-4-2-1)。本穿刺点浅在易找,临床上较为常用。

2. 后侧途径　患者取坐位。使上臂外展内旋位,在肩峰下方,于三角肌和冈下肌之间垂直进针。本法精确率不如前者,尤其较肥胖者,选择进针点十分困难,故临床上较少选用(图 1-3-4-2-2)。

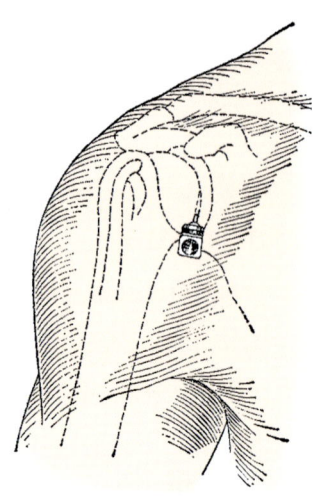

图1-3-4-2-1　肩关节前侧途径穿刺示意图

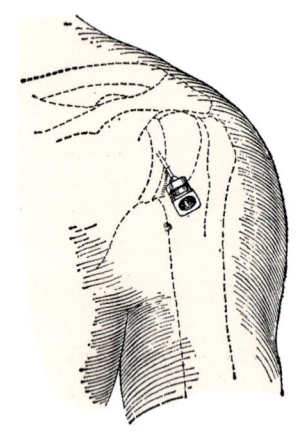

图1-3-4-2-2　肩关节后侧途径穿刺示意图

二、肘关节穿刺术

（一）解剖复习

肘关节系由肱骨滑车、尺骨半月切迹、肱骨小头和桡骨小头组成。肱二头肌远端止于桡骨结节的前方，肱肌止于尺骨冠状突下部，肱三头肌远端止于尺骨鹰嘴。上述肌群对肘关节屈伸起主要作用。肘关节周围并无韧带加强，肘关节后部肌肉也欠丰满，因此易于从后方关节间隙处进针实施穿刺。

（二）穿刺方法

1. 前侧途径　将前臂被动旋转，可触及桡骨小头，肘关节屈曲90°之后在其近端、桡骨小头外侧间隙刺入，靠近尺骨鹰嘴进行穿刺；对肌肉丰满者，操作时常感困难，可选择后侧入路（图1-3-4-2-3）。

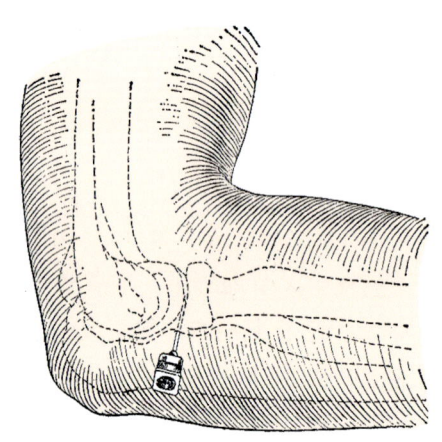

图1-3-4-2-3　肘关节外侧穿刺示意图

2. 后侧途径　将肘关节屈曲45°~60°，于肘后尺骨鹰嘴突顶点和肱骨外上髁之间隙处刺入靠近鹰嘴进行穿刺，此法简便，易于操作，但在进针时，应注意切勿伤及关节面软骨（图1-3-4-2-4）。

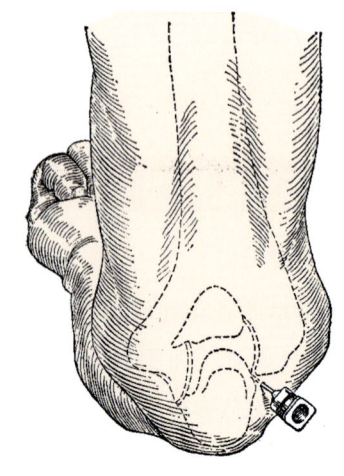

图1-3-4-2-4　肘关节后侧穿刺示意图

三、腕关节穿刺术

(一)解剖复习

腕关节系由桡骨远端凹面、尺骨远端以及近排腕骨中的舟骨、月骨和三角骨形成的凸面所组成。各骨之间的韧带均参与,并组成腕关节。掌侧有腕横韧带,其深面有 9 条屈指肌腱及正中神经通过。背侧有伸指肌腱通过。一旦有病变,腕关节即可出现弥漫性肿胀,外观呈饱满状。

(二)穿刺方法

可经两处进针。

1. 腕背部 在腕关节背侧,伸拇肌腱与示指固有伸肌腱之间刺入(图 1-3-4-2-5),此处进针点较浅在,易定位,多被选用。

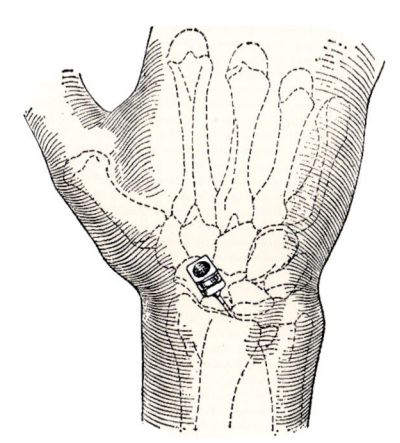

图1-3-4-2-5　腕关节桡背侧穿刺示意图

2. 尺骨茎突处 一般在尺骨茎突的外侧处横行刺入,因操作空间有限,穿刺前需认真定位。

四、髋关节穿刺术

(一)解剖复习

髋关节为人体最大关节,其由髋臼和股骨头组成的杵臼关节。髋臼深而大,能容纳股骨头的大部分。关节囊及周围韧带较坚强,关节周围肌肉丰满。由于其深在,当关节内积液时,外观上局部肿胀多不明显,难以发现。除可以从 X 线平片关节囊阴影增宽加以判定外,大多需要作关节穿刺来确定。

(二)穿刺方法

1. 前侧途径 临床上较为多用,患者取平卧位,在腹股沟韧带中点向下 2~2.5cm 处,与股动脉外侧 2cm 所形成的交点处垂直进针。当针头触及骨质后,针头需先稍向后退 2~3cm,之后再抽吸。穿刺时术者务必用示指触及股动脉搏动,以免损伤(图 1-3-4-2-6)。

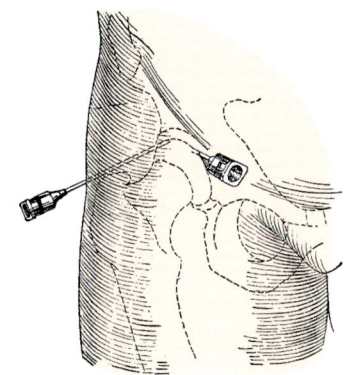

图1-3-4-2-6　髋关节穿刺示意图

2. 外侧途径 亦为平卧位,在大腿外侧,大转子的上方,沿股骨颈平行方向进针约 8~10cm,即可进入关节腔;成人操作困难;但对瘦小及儿童病例因此较浅,一般深度仅 4~5cm,可酌情选择。

五、膝关节穿刺术

(一)解剖复习

膝关节是由股骨下端、髁部与胫骨上端平台和髌骨构成。胎生时有 3 个关节腔,即股骨内髁与胫骨内侧平台之间、股骨外髁与胫骨外侧平台之间和髌骨和股骨髁之间,共 3 个腔隙,但于出生后合并为一个关节腔。在股骨内髁及外髁与胫骨内外侧平台之间分别有内侧半月板和外侧半月板。于中央处则有前后交叉（十字）韧带。膝关节两侧则有内、外侧副韧带。以上结构维持膝关节的稳定性。膝关节既是活动关节，又是人体负重的主要关节，因此在劳动生活及运动中易受损伤。关节内滑膜分布十分广泛，也是滑膜病变之多发部位。当关节内积液时，肿胀明显，且呈弥漫性，髌骨四周凹陷之象眼消失，浮髌试验一般均为阳性。

（二）穿刺方法

因膝关节表浅，为诸关节中最易穿刺的部位。穿刺时嘱患者取平卧位，患侧膝关节微屈或腘窝部垫高20°。在髌骨的内侧、外侧之上、下方均可进针，但临床上以髌骨上缘的切线与外缘的切线交点处进针最多选用。在穿刺时，针头直向下内方，使针头刺至髌骨关节面与股骨之间，回抽有液体流出即可，如无液体流出，可调整针头方向，但针头切勿过深，以3~4cm为宜，操作中千万不可伤及软骨面（图1-3-4-2-7）。

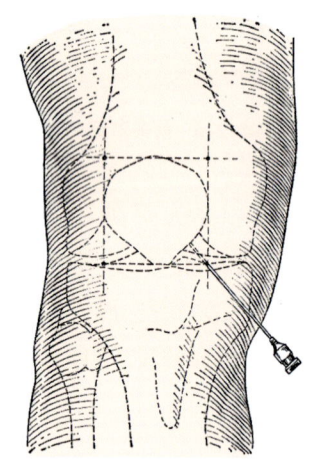

图1-3-4-2-7　膝关节穿刺示意图

六、踝关节穿刺术

（一）解剖复习

踝关节解剖较为复杂，其由胫骨与腓骨远端和距骨上方形成关节。在胫骨下端内侧处，骨骼向下延伸成内踝，腓骨远端延伸部为外踝。两者从内外两侧握持住踝关节。在踝关节后方有跟腱，两侧则有侧副韧带及三角韧带等加强关节之稳定性。当关节积液时，其肿胀均较明显，内、外踝处的凹陷消失。

（二）穿刺方法

内外踝处均可，两者相比，外踝处进针较为简便。先让患者平卧，使足内翻；在外踝顶端上方2cm处，并向前1~1.5cm处进针。进针方向一般从上方斜向下内方（图1-3-4-2-8）。当外踝处有病变及皮肤缺损时，则从内踝前下方进针穿刺即可。

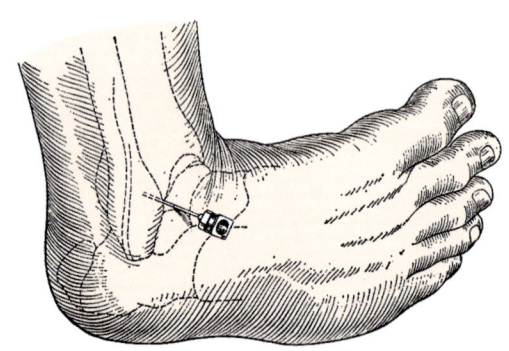

图1-3-4-2-8　踝关节穿刺示意图

（李　悦　卢旭华　赵定麟）

参 考 文 献

1. 赵定麟.现代骨科学，北京：科学出版社，2004
2. 赵定麟，李增春，刘大雄，王新伟.骨科临床诊疗手册.上海，北京：世界图书出版公司，2008
3. Chalès G. Importance of synovial fluid analysis. Rev Prat. 2009 Nov 20；59（9）：1226.
4. Freeman K, Dewitz A, Baker WE. Ultrasound-guided hip arthrocentesis in the ED. Am J Emerg Med. 2007 Jan；25（1）：80-6.
5. Lohman M, Vasenius J, Nieminen O. Ultrasound guidance for puncture and injection in the radiocarpal joint. Acta Radiol. 2007 Sep；48（7）：744-7.
6. Pascual E, Doherty M. Aspiration of normal or asymptomatic pathological joints for diagnosis and research: indications, technique and success rate. Ann Rheum Dis. 2009 Jan；68（1）：3-7.
7. Schuh A, Hönle W. Synovitis and synovialitis of the knee joint: when to puncture? MMW Fortschr Med. 2009 Apr 16；151（16）：41-4
8. Soh E, Bearcroft PW, Graves MJ, Black R, Lomas DJ. MR-guided direct arthrography of the glenohumeral joint. Clin Radiol. 2008 Dec；63（12）：1336-41

第五章　四肢清创术及大面积剥脱伤的处理

第一节　清创术概述、创口分区及相关的基本问题

一、概述

在骨科专业中，清创术为骨科医师的基本功之一，尤其由于高速公路的发展，行驶车辆的疾速增加和车速提高，交通意外所引发的开放性损伤与日俱增，再加上当前建筑业以及工业、尤其是乡镇工业和运输业的高速发展，尽管采取各种预防措施，创伤患者仍占据急诊病例的相当数量，特别是四肢损伤。此外在遇到重大自然灾害，诸如唐山地震、营口地震、邢台地震和汶川大地震等，其中开放性损伤占很大比例。在战争情况下，开放性火器损伤的发生率更高，这就对外科医生提出了一个实际问题，即什么样的清创术才是正确的，因为只有在具体条件下选择正确的清创术，才能在挽救生命与肢体的前提下降低感染率，使患者创口尽早愈合，恢复功能，早日投身到正常的工作和生活中去。目前虽有各种新型抗生素，许多年轻医生往往忽视严格的清创技术，而是采取加大抗生素用量和品种更换，殊不知细菌的抗药性也在增加，以致清创后感染者仍较多见。这对骨科医生来说都是一个现实的问题。即使是第三代抗生素大力推广的今天，也仍不能取代清创术，因此必须重视清创术，而且这也是创伤愈合及发挥抗生素最大效应的基本条件。

二、开放性伤口的分区及其特点

受损组织与外界空气交通，谓之开放性创口（伤）。无论何种原因致伤，根据损伤局部的组织学改变特点进行分区，既有利于伤情判定，又可对预后评估和治疗方式的选择有所帮助。在临床上一般将其分为以下三区。

（一）中心区

又称第一区，该区的组织直接与外界相接触并会有各种异物，如各种马路垃圾、泥土、布片及弹片等存留，这也就意味着受损伤后与外界直接交通的各种组织已沾染了大量细菌及异物。此区属最重灾区，在治疗时应优先处理。

（二）周边区

即中心区的边缘部分，又称为第二区，主要是肌肉、肌腱等各种组织的挫灭、挤压和坏死，其不仅构成异物，且由于局部缺血而成为细菌良好的培养基，以致易招至细菌的侵入、存留和繁殖。此区亦较严重，且范围较广，在处理上对受损严重的组织大多需要进行清除。

（三）震荡区

又称第三区，指伤口最外面的组织反应区。

此区在外伤时由于局部组织遭受剧烈震荡暴力，而局部细胞出现水肿、渗出、变性和血管痉挛等病理生理改变，以致其生活能力降低，容易使感染蔓延。此区范围较前者更大。由于该区组织大多处于可逆转状态，因此在处理上应积极保留，以求致伤部位之功能获得最佳恢复。

上述开放性伤口分区仅属一般性观念，视致伤原因及程度不同而有所差异；在锐性损伤时，第二区和第三区一般范围较小，钝性暴力时则范围较大，而火器伤最为严重。因骨折断端刺破所引起的创口损伤则更轻。

根据上述分区特点，临床医师必须设法将第一区内的各种异物清除；切除第二区的失活组织，以消除造成感染的原因及条件。对第三区组织应予以保护，切勿任意切除或切开检查，尤其是在邻近主要血管、神经及脏器的部位。

三、清创的时机

目前仍认为清创时间在伤后 6~8h 以内为宜。但如果患者是掉在污染严重的下水道或河流里，即便是 1~2h，创口就可以呈灰色，说明有毒性强的细菌侵入，尤其在炎热的夏季，这时，只能清创，而不能缝合。反之，若在伤后初期已经得到处理，污染较重者，在 24h 以后创口基本上呈鲜红色者，仍可在细致地清创后，并在密切的观察下将创口闭合。同时应配合广谱抗生素的应用。但对于手掌拇指和小指腱鞘破裂者，在伤后超过 6~8h 则不应缝合，以防引起蜂窝组织炎。总之，清创术的时机应视患者伤情、创口的具体情况及处理条件等不同酌情而定。

四、清创术的术前准备

（一）施术人员准备

不应把清创术看成一般性手术，尤其是对于创面较大、伤情严重和全身状态危笃的开放性损伤，包括汽车挤压伤、车碾伤等，往往需要有临床经验的中年医师亲临现场处理。因为不同原因所造成的开放性损伤差别巨大，而且创口情况千变万化，各不相同，属于不定性的手术。稍许较大或部位重要的（头、面、颈及关节等部位）清创术需要有临床经验丰富的外科医生主持或指导手术，因此在人员安排上需要适当地调整和加强。

（二）对患者全身及创口局部伤情应认真了解与准备

术前必须确定患者的全身状态，尤应注意有无伴发伤及休克等，并尽快确定伤口的范围、深度以及损伤的组织，并让患者手指或足趾进行自主活动及对肢体的感觉功能进行检查，判定有无神经、肌腱损伤。此外，尚应注意桡动脉或足背动脉有无搏动，以此来判定是否合并有血管损伤。对创口污染严重者，可酌情选用肥皂液、汽油、酒精及生理盐水等将创口周围皮肤加以清拭，或冲洗（图 1-3-5-1-1），除去明显的污物，剃除毛发，再以消毒敷料遮盖等待施术。

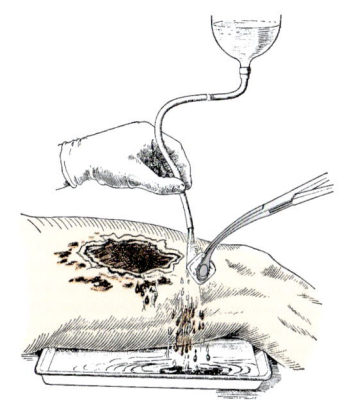

图1-3-5-1-1　清洗创口示意图
清洗创口周边皮肤、并剃除毛发

（三）预防感染

由于创口与空气交通，必然有数量、种类不同的细菌浸入，引起污染，因此必须注意预防感染，包括一般广谱抗生素的投予，破伤风抗毒素的常规应用，并酌情备血、输液及输血，以求增强全身抵抗力和抗感染能力。

第二节 清创术的实施及要求

一、麻醉与止血带备用

（一）麻醉的选择

根据伤势的程度及部位等不同，可酌情选用硬膜外、臂丛麻醉。范围较小或是患者情况不好时，则应选择局部浸润麻醉。局麻应从远离创口边缘2~4cm健康皮肤处进针，呈环状封闭，创口深在的可逐层进行。对创面较大、躁动不安、伴有多处损伤者，则可选用全身麻醉，一般以气管内插管为安全。

（二）止血带的备用

在对肢体清创时，除非有动脉性大出血，或手术时间过久及手部手术，一般不宜扎止血带，以防影响对坏死组织的判断，并防止促使第三区组织由于中断血供，引起缺氧而降低其生活机能，甚至造成坏死。对创口内有出血，一般多采用纱布充填的方式止血，必要时外缚以绷带，并稍许加压。但止血带必须准备，以防万一有大血时应用。

二、局部消毒

伤口周围皮肤按常规选用碘伏或用2.5%碘酒酊剂及75%酒精消毒，其他如洁尔灭等消毒液亦可酌情选用，但在操作过程中注意不要使药液流入伤口而伤及正常组织。然后覆盖单巾，准备手术。对创口大出血者，可在消毒后再松开绷带等肢体包扎物。

三、切除创口皮缘及已坏死的组织

清创术术式的选择与具体情况关系密切，在群发性事件或战争情况下，因伤员多，为保证多数人的生命和肢体，清创术大多选择快速的"冲洗"方式，而在伤员少、医护人员充裕的情况下，为保证理想疗效，大多选用"干扩"术式。

"干扩"清创术 第一步是皮肤切除，即将创口边缘呈细条状切除1~2mm（图1-3-5-2-1）。切除皮缘不应太宽，尤其是手指及面颌部，更不能太宽（原则上勿需切除，仅用刀片刮除污染物，或切去薄薄一片）。对大创口的每一侧创缘，在切除后应更换一把清洁的刀片，并在切除皮缘后以治疗巾保护，以减少再污染的机会。术中对坏死、污染、不出血的皮下组织都要切除干净，直到健康（出血）部位为止。剥脱伤的皮瓣上的皮下组织要彻底切除，仅保留皮肤作全厚植皮用。皮瓣创缘的皮下组织必须切除到出血处。全部皮缘切除后，更换手套及刀柄、刀片、镊子和血管钳等，并重新用治疗巾保护创口，以便对深部组织进行清创。

此时需要检查皮下有无囊性空腔，如有，则将其纵向切开，并清除异物（图1-3-5-2-2）。对因大面积严重挫伤缺乏生机的皮肤亦需切除，特别是基底位于肢体远端的逆行皮瓣，应将其分层切除，直至出血为止。切不可盲目地将其直接缝合回原处，这样组织既难以成活，又易产生组织液化，并且会促进感染。对创口深部有损伤或下方张力过大时，可将深筋膜作纵形或十字切开进行探查及减压（图1-3-5-2-3），以防引起肌间隔综合征。

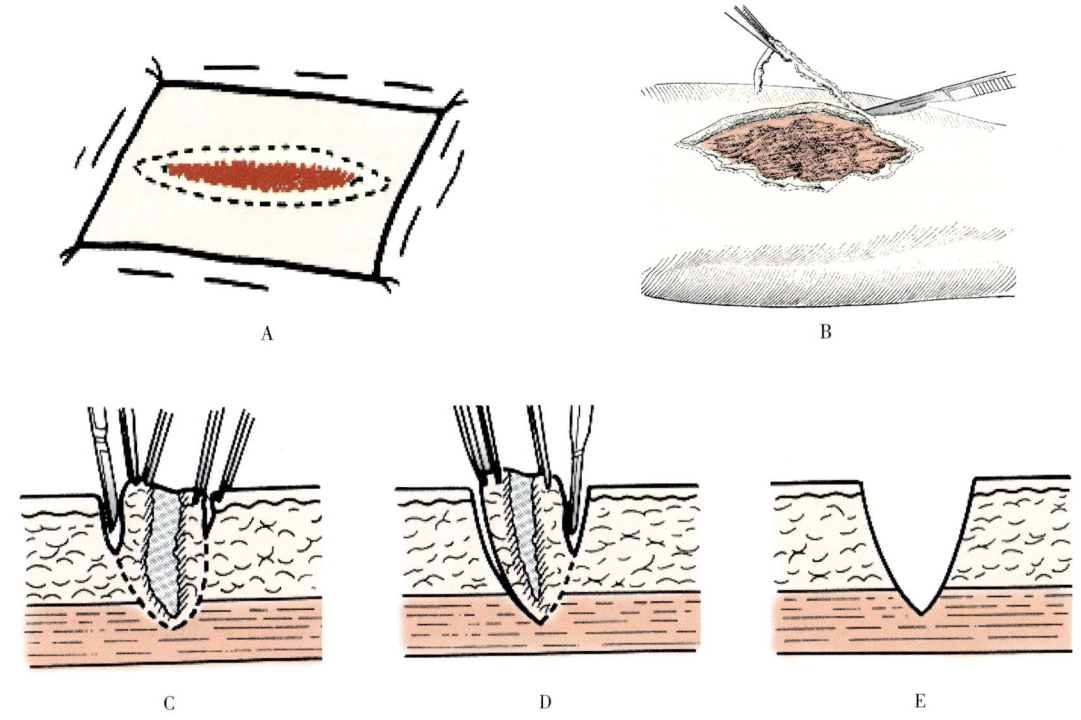

图1-3-5-2-1　用锐刀对挫伤之皮缘切除示意图

一般为1~2mm，除非已坏死组织，一般切勿过度切除（A~E）。A. 消毒、铺单后切除范围（虚线表示）；B. 切除正面观；C.D. 切除剖面观；E. 干性清创术后剖面观

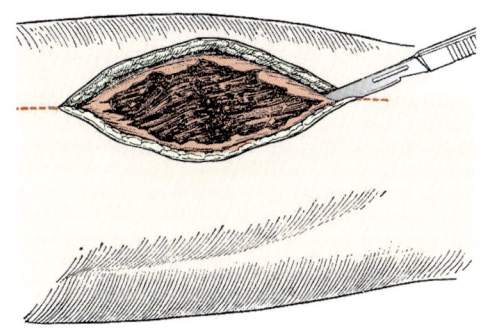

图1-3-5-2-2　扩大创口示意图

对需进行深层组织探查时，可沿创口纵形切开

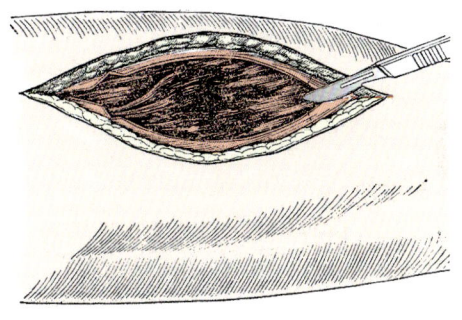

图1-3-5-2-3　切开深筋膜示意图

酌情对深筋膜作纵形（或"+"字形）切开

"冲洗"清创术，又称"湿扩"；即在批量伤员抵达，医务人员人力不足时，为了挽救多数人的生命和肢体，采取快速的冲洗清创术。操作时，先清洗创口周围皮肤，之后用生理盐水从污染最重的中心区向周边部冲洗，并清除异物及坏死组织，直至"干净"为止。

四、清除深部失活组织

对深部组织的清创，主要是将坏死的肌肉进行切除，直到出血及钳挟肌组织时有收缩反应为止（图1-3-5-2-4）。对坏死的肌肉组织切勿姑息，这不仅是一般化脓性细菌，而且是厌氧性细菌的良好培养基。对肌腱、神经和血管应尽可能地保留。手术至此应再次更换治疗巾、手套和手术常规器械后继续进行。

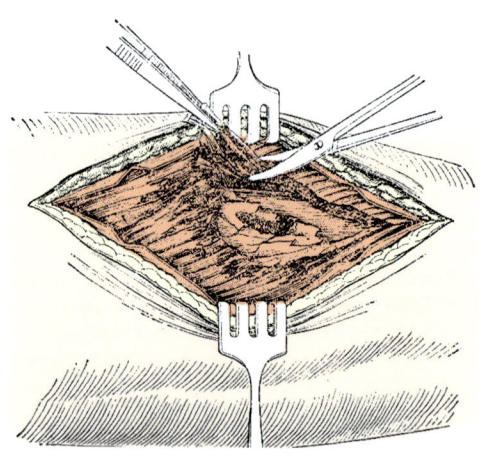

图1-3-5-2-4 切除坏死及失去活力的肌肉示意图

五、对特殊组织的清创

指血管、神经干、肌腱及骨折断端的清创（图1-3-5-2-5），现分述如下。

（一）血管清创

主要血管如污染明显，可将其外膜切除。如果部分断裂、且裂口不大者，可直接缝合或修补缝合。完全断裂、挫灭、血栓闭塞者，则需将其切除后吻合或移植，以保证肢体的血供。血管吻合方式不外乎端-端吻合、端-侧吻合和血管移植等。术后必须密切观察肢体的血循状态，必要时作进一步处理。对一般小血管损伤，如属终末血管，并直接影响组织血供，在条件许可情况下仍应争取将其缝合（细小血管可在手术显微镜下进行）。

（二）神经清创

对污染轻者，可用低温生理盐水纱布小心轻拭。污染严重者，则应细心切除神经鞘外的薄膜，并尽可能地保留其分支。神经断裂者，争取在清创彻底的前提下将其缝合，有缺损者，则需移植缝合，或是缩短肢体后行神经端端吻合（参阅有关章节）。

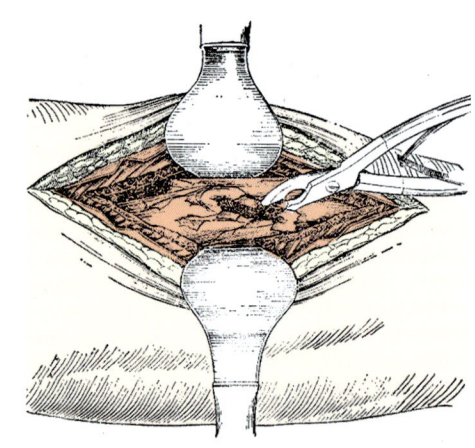

图1-3-5-2-5 用刀片或咬骨钳清除污染组织示意图

（三）骨折断端的清创

污染明显者可用刀片刮除，或是用咬骨钳、骨凿等将表面切除；污染进入髓腔内者，用刮匙刮除。与周围组织失去联系的骨片，尽可能地清除污染后放归原处。严重污染的小碎骨片可酌情将其摘除，但不可过多，以免形成骨不连接（见图1-3-5-2-5）。对骨折端的复位可在直视下进行，横断骨折多需在牵引下用骨钩或大手巾牵拉复位。斜形、粉碎型者，牵引肢体远端即可获得，而后根据骨折特点及创口污染情况等不同选用卧床牵引疗法、石膏固定或外固定支架等，使骨折端获得确实制动。在能够控制感染的前提下，亦可选用相应的内固定物，包括钢板、髓内钉及钢丝等图（1-3-5-2-6）。

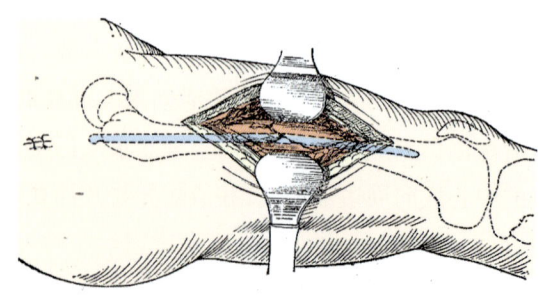

图1-3-5-2-6 选择内固定示意图
术中酌情选用内固定（以股骨髓内钉固定术为例）

（四）肌腱组织清创

对断离的肌腱一般不作初期缝合或移植，仅修剪其不整齐部分，清创后利用附近软组织加以覆盖，以备日后选择性重建。但对手部外伤应按手部外伤处理要求进行（参阅手部外伤一节）。

（五）关节囊清创

凡波及关节的清创术应高度重视，因关节内腔的污染随着关节液的弥散可扩延至整个关节腔，因此在清创时务必彻底，术中可用含有抗生素的液体冲洗。对关节囊壁、韧带等重要组织应尽力保留，如有缺损可用邻近组织修复或取代，尽可能保持关节囊的完整和闭合状态。

六、清创术毕处理

（一）酌情冲洗创口

清创完毕后，如局部较干净，可用低温（5℃~10℃）灭菌瓶装生理盐水冲洗局部，以清除不易为肉眼发现的异物和凝血块等（图1-3-5-2-7）。

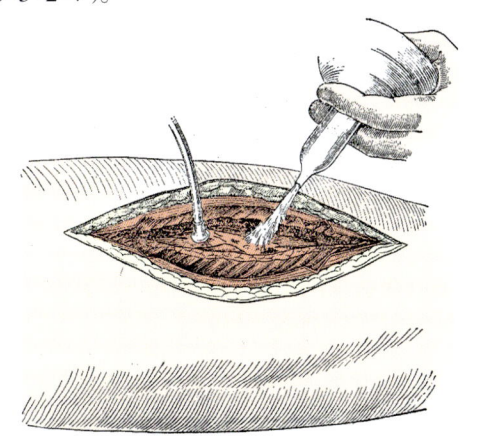

图1-3-5-2-7　冲洗创口示意图
清创术毕，可用灭菌冰盐水冲洗术野，切勿加压使污染扩散

（二）创口留置引流条

清创术毕，除手指外，一般均应留置橡皮管（或片）引流，但应避免直接放在缝合的裂口之中，可在健康皮肤及肢体最低的部位另做1~2个切口。如此，不仅避免因创口张力过高而使创口崩裂，又可防止血肿形成而增加张力及感染。对贯通伤，在出入口处均应作引流，盲管伤酌情在相对应部位引流。

（三）缝合创口

在彻底清除坏死、挫灭组织和异物后，对6~8h以内的创口，应在无张力的情况下将其缝合。超过8h或已形成感染趋势者，则不宜缝合，以防张力过大和引流不畅而引起严重的蜂窝组织炎。对火器伤伤口清创后一般均不作初期缝合，但颜面、眼睑及头皮等部位除外。肌腱或神经外露的手部伤，需用皮肤覆盖并尽量缝合，或酌情选用游离植皮闭合伤口。外阴部做缝合或定位缝合。

（四）肢体包扎固定

多选用吸水性强的厚纱布垫覆盖于伤口上，并用胶布固定，切勿贴成环形。绷带包扎时不要过紧，以防组织肿胀和血循环不畅。对无骨折的广泛软组织伤亦需固定，以减轻肢体疼痛和防止感染扩散。一般采用石膏托或制式夹板，外加绷带包扎，搬运时患肢需抬高，并经常注意观察末梢血循环状况（应将手指和足趾露出）。发现有循环障碍时，应及时拆开检查后重新固定。对创面大，需经常换药并伴有骨折者，亦可选用支架固定技术，此为近年来大家所乐意接受的肢体固定方式。

第三节 几种特殊清创术创口的处理

一、深在创口的处理

如创口深在，一般对创口的深部不做缝合；但如深处有神经、血管、骨骼等组织，最好将邻近的肌肉稍加转移覆盖其上缝合即可（图1-3-5-3-1）；主要根据伤员全身情况、局部污染程度、伤后时间、清创彻底程度及术后医疗条件等决定清创后是否进行初期缝合；时间因素较为恒定，其他因素多有较大变动，因此在其他因素允许时，伤后8h内得到清创处理的可作初期缝合；8~24h以定位缝合加引流或仅作引流、争取延期缝合较为适当；24h后清创的仅作引流，争取延期愈合；但手部伤除外，创口内有神经、血管、肌腱、骨骼暴露时，即使不作初期缝合，也要用邻近肌瓣将其覆盖，并作简单的定位缝合，以防暴露及感染造成不良后果；如局部张力过大，则需酌情作正式的肌瓣转移手术。

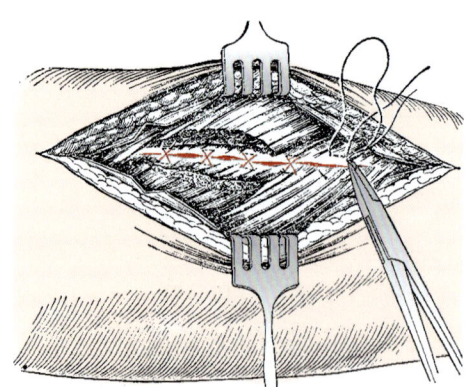

图1-3-5-3-1　闭合切口示意图
如深部有重要神经、血管或骨骼外露，
可用邻近肌组织缝合遮盖

二、已感染伤口的处理

对来院时已经感染的创口，原则上应切开皮肤和深筋膜以扩大伤口，并充分减压引流、清除异物、凝血块和游离的坏死组织，一般不作组织清创处理，以防炎症扩散。肢体应以石膏托或开窗石膏管型制动。

三、皮肤缺损的修复

当皮肤缺损时，不应强行缝合，以防压迫第三区组织而引起坏死，增加局部张力和促进感染。尤以小腿处创口，易缺损，且肢体肿胀后局部张力剧增难以闭合时，但让创面敞开亦有感染的可能，因此可根据患者全身状态、局部缺损大小及部位等情况，进行减张缝合、皮瓣转移、肌瓣转移，或是采取游离植皮等措施来覆盖创面（图1-3-5-3-2）。此种术式主要用于皮肤缺损较多不能直接缝合或勉强缝合后张力过大时，可在距原伤口一侧或两侧5~6cm处作等长的减张伤口，减张切口可酌情直接缝合或进行中厚皮片植皮。本手术的操作较为复杂，费时较多，术前充分准备，术中认真操作，切不可草率行事而引起不良后果，包括局部感染、皮肤坏死等。对不能作初期缝合的创口，可用湿纱布覆盖、引流，引流物要深入到创腔各个死角，切不要起填塞作用。长伤口可在两端缝合2~3针，使伤口缩小，争取延期缝合（图1-3-5-3-3）。对软组织深厚的大腿开放伤，清创术后应在伤肢背面低位作对口引流，即从股二头肌和股外侧肌间隙用长止血钳将其分开直到皮下，切开皮肤、皮下组织和深筋膜，将引流条放到原伤口底部进行引流（图1-3-5-3-4）。

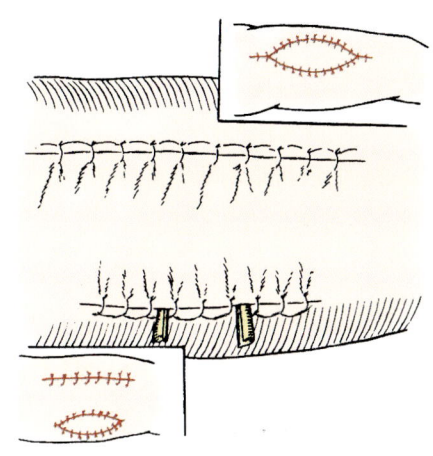

图1-3-5-3-2　减张缝合示意图
皮肤缺损时，可酌情选用植皮或减张切开等来修复创面

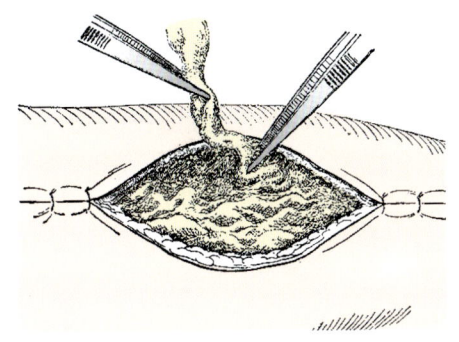

图1-3-5-3-3　充分引流、争取延期缝合示意图

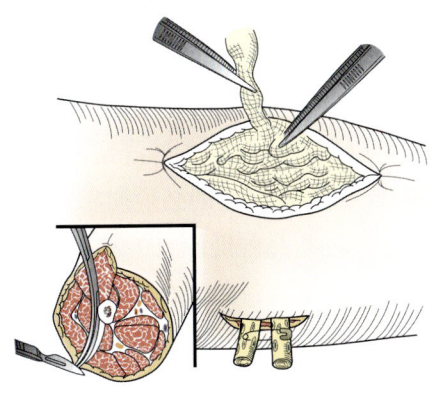

图1-3-5-3-4　对口引流示意图

四、开放性骨折的治疗

开放性骨折应通过清创术将其变成闭合性骨折，之后，按闭合性骨折进行治疗。因此，其治疗方法与闭合性骨折者相类同。根据骨折的部位、类型等情况不同而酌情选用牵引、手法、石膏、持续牵引等方法。目前主张采用骨外固定架治疗，不仅有利于骨折端的复位与固定，且便于护理及对创口的观察，同时可使局部的血管与神经组织得到松弛，并有利于创口内死腔的缩小。对肢体软组织缺损过多者，骨外固定架的牵引力不应过大，以防缝合处紧张而引起不良后果。骨外固定架亦有利于成角畸形及旋转畸形的矫正。

五、创口的延期缝合与二期缝合

（一）延期缝合

一般多指清创后4~7日，此时伤口已有少量肉芽组织形成。如肉芽清洁、新鲜，无明显渗液、周围组织无明显炎症及创口对合时无张力，方可缝合伤口，此种缝合称延期缝合。其方式之一是清创后3~7天，全身情况良好，伤口分泌物少，创面新鲜、平整，创缘无肿胀、硬结或压痛，在创壁张力不大的情况下可以对合，此即延迟的初期缝合。为使缝合可靠，一般先用细钢丝或钛缆进行减张缝合，使创缘和创壁靠拢再缝合创缘。缝合时松紧适度，既不留死腔，又使创腔分泌物可以顺利排出，必要时加橡皮条引流。此时钢丝从一侧创缘外方2~3cm处穿入，绕过创底从对侧创缘外等距离部位穿出，穿过纽扣或绕过小纱布卷缝合。为使缝合可靠，一般先用细钢丝或钛缆进行减张缝合，使创缘和创壁靠拢再缝合创缘。缝合时松紧适度，既不留死腔，又使创腔分泌物可以顺利排出，必要时加橡皮条引流；用同法，每隔3~4cm缝合一条，最后，适度收紧结扎（图1-3-5-3-5）。其方式之二是对创缘皮肤和皮下组织用丝线作间断缝合，针距1cm左右，线间裂隙通畅允许排液（图1-3-5-3-6），如果创面大而浅，不易缝合，可用中厚皮片植皮。

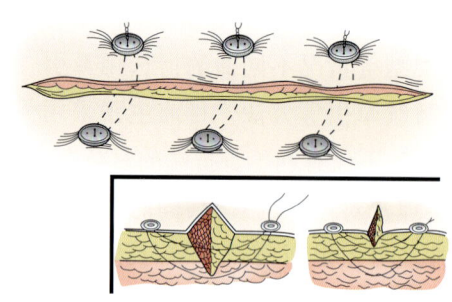

图1-3-5-3-5 延期缝合之一示意图
先用钛丝（钢丝）减张缝合（钢丝要穿过创底）

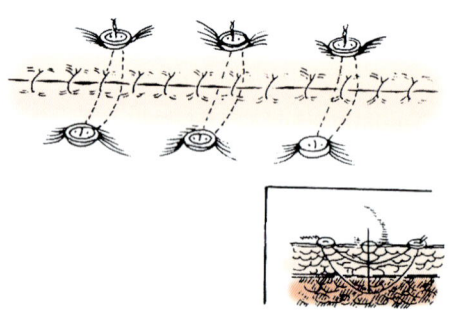

图1-3-5-3-6 延期缝合之二示意图
用丝线缝合皮肤及皮下，最后将钢丝收紧打结

在缝合时，对伤口皮肤尽量少切，以减少缝合时的张力。新鲜的肉芽面，缝合前可用等渗盐水纱布轻蘸，避免擦拭，以防出血。缝合时不要留死腔，必要时增加穿过伤口底部的减张缝合。为防止积血积液，可在缝合口两端放置引流物2~3天，无感染表现时即可拔除。缝合后如伤口有化脓等急性炎症征，应立即拆线引流，并及时给予抗生素和其他对症及支持疗法。

（二）二期缝合

指清创后超过一周的缝合称为二期缝合，适用于因感染或后送延误了缝合时机的伤口。其中在1~2周之间缝合的称为早二期缝合，超过两周者，称之晚二期缝合。

1. 早二期缝合 因感染等原因错过了延期缝合的时机，应争取在清创后10~14天内二期缝合，促进伤口愈合，减少疤痕，恢复其功能。方法与延期缝合类同，如果创壁已有疤痕形成或肉芽老化，颜色灰白而无光泽，创缘硬化不易对合时，应将疤痕组织切除再缝合（图1-3-5-3-7）。如张力较大或创面较大，亦可先作部分缝合，先使创面比原来缩小1/2~2/3，而后再采用薄层游离植皮使其闭合。对创面对合不可能者可考虑中厚皮片植皮。

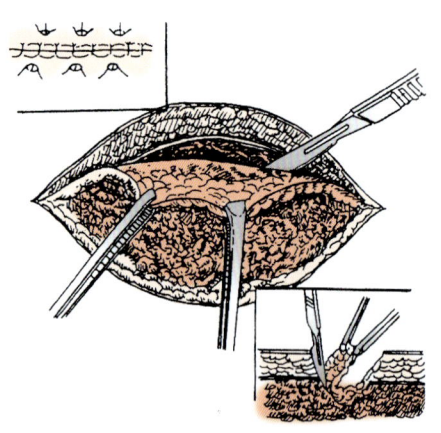

图1-3-5-3-7 早二期缝合示意图
先将底部瘢痕化组织切除，再按前法缝合

2. 晚二期缝合 指在清创14日后进行。此时肉芽组织较多，常填充大部分伤口，但底部的纤维组织增生也多，血供较差，肉芽苍白或灰黄色。因此，应先将肉芽组织连同其底部纤维硬结一并切除（尽可能地彻底，否则易失败），露出健康组织，再修整皮缘，彻底止血后缝合伤口。如创口张力较大，可先作减张缝合或施行减张切开，而后再使伤口对合，亦可用转移皮瓣或游离植皮法闭合伤口。

以上是以平时创伤为主的清创术操作程序与注意要点，主要强调清创必须彻底，对所有坏死组织、异物和失去血供的组织都必须全部清除。这不仅有利于创口的愈合，而且对于一般感染，甚至气性坏疽和破伤风的预防都是有益的。虽然清创术的方法很多，但通过实践发现，采用切除、不冲洗的方法较之冲洗的方法为好。但涉及的人力、物力及时间较多，仅适用于平时有条件的情况下使用，遇有大批伤员或是战争情况下，笔者认为应仍以冲洗法为宜，可使更多的伤员迅速得救。当然其中也有技术问题及设备问题等，尚应因地制宜，全盘权衡。

第四节 特殊部位的清创术之———血管伤的处理

一、血管伤处理的基本原则

对于较大血管或伤后影响远端肢体循环的血管伤,在保障伤员生命安全的前提下,应彻底清创,进行血管修复、血管吻合或血管移植等手术,恢复伤部远端肢体的血液供应。

对于不致造成伤部远端循环障碍的血管伤,可以结扎或切断结扎;伤后栓塞的血管可以切除结扎,都不需要特殊手术。

二、血管伤修复的手术方式

共有 7 种,现分述于后。

1. 血管壁小穿孔伤　可在清创后酌情作横行缝合,术式如下(图 1-3-5-4-1)。

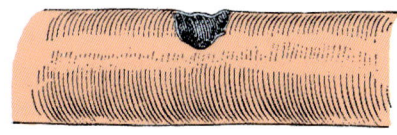

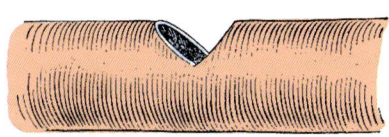

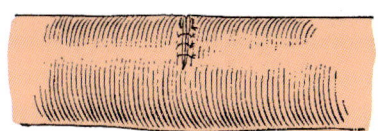

图1-3-5-4-1　血管小孔伤横行缝合示意图

2. 血管的狭长裂伤　清创后可作纵行缝合(图 1-3-5-4-2)。

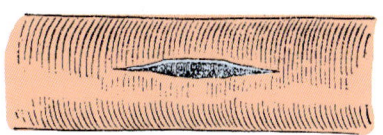

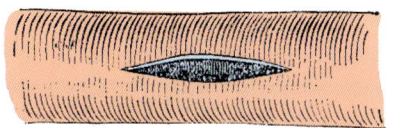

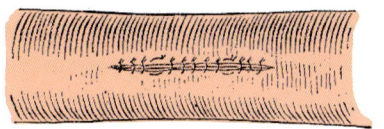

图1-3-5-4-2　血管纵形裂口纵形缝合示意图

3. 血管破裂或缺损　对一个较大的洞不适于缝合,或缝合后会造成狭窄时,可在清创后用一段静脉剪成适当大小的片修补动脉缺损部(图 1-3-5-4-3)。

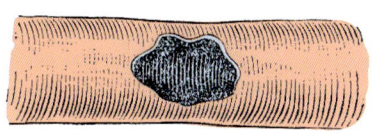

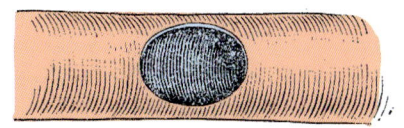

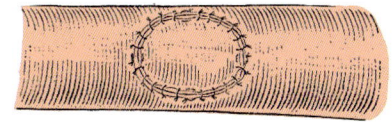

图1-3-5-4-3　用静脉壁修补血管缺损示意图

4. 血管大部离断或完全离断者 可在无张力下对合时,应于清创后作血管吻合术(图1-3-5-4-4)。

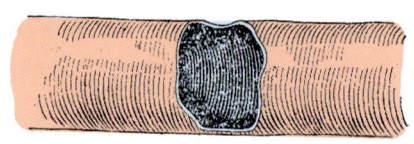
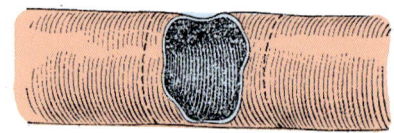
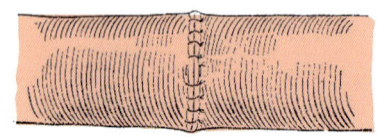

图1-3-5-4-4 血管离断后吻合术示意图

5. 血管大部离断缺损较多者 因不能对合或对合后张力较大时,清创后可行自体静脉移植术(图1-3-5-4-5)。

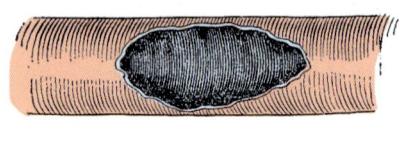
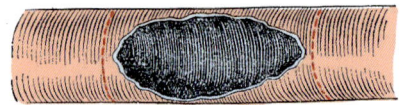
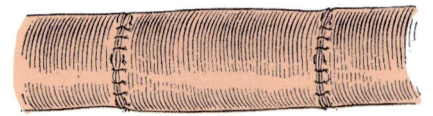

图1-3-5-4-5 血管缺损时行静脉移植术示意图

6. 血管在主要分支部位断裂 可在清创后将近端与主要分支吻合。为使吻合部口径一致,可用血管近端的横断面与远端的斜断面吻合,次要分支予以结扎(图1-3-5-4-6)。

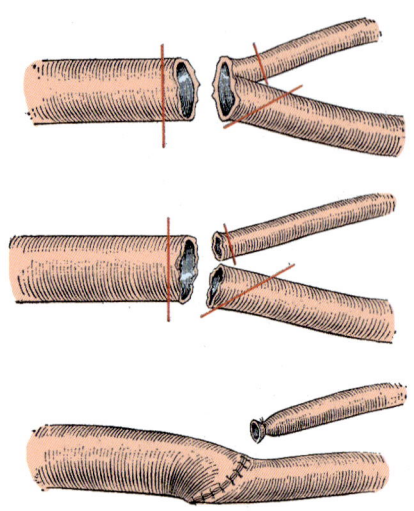

图1-3-5-4-6 分支伤吻合方式示意图
血管在主要分支处断裂的端吻合术式举例

7. 特殊部位血管的断裂伤 缺损较多不能直接作对端吻合时,可用邻近的血管转移吻合,恢复重要部位的血液供应,例如髂外动脉断裂缺损较多,可用髂内动脉转移吻合,颈内动脉断裂损伤较多,亦可用颈外动脉转移修复(图1-3-5-4-7)。

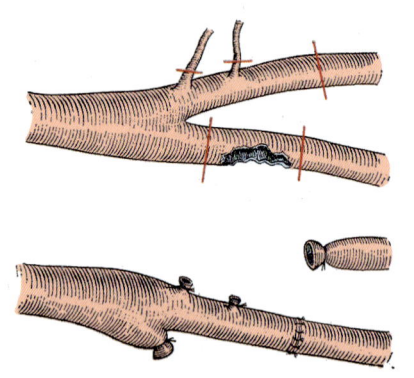

图1-3-5-4-7 以次要部位动脉修复主干动脉术式示意图

三、对血管伤手术的要求

1. 前提 应进行彻底清创,清创中认真分离伤部血管,对裂口两端用血管夹在相同方向夹住,以防血管扭转,并对手术方式作出大体计划。

2. 清创要求 对暴露于伤口较久、血管挫伤明显、外膜下瘀血、内膜破裂或内膜下出血的断端及加压注入液体时血管壁的膨出部分应予切除，决不可为了保留血管长度而切除不彻底，将挫伤的血管勉强缝合，导致术后血管栓塞或出血而失败。此外，还应将血管断端的外膜剥去0.5~1.0cm，使吻合后不致发生血管栓塞。

3. 解痉　为解除血管痉挛，可用1%~2%普鲁卡因或3%罂粟碱溶液浸泡血管断端5~10min，或用10%氯丙嗪溶液湿敷血管壁。手术的全过程都要用1%普鲁卡因或0.1%肝素不断冲洗血管腔，以防血管痉挛。

4. 扩张　口径较大的动脉，可用蚊式止血钳插入血管断端，轻柔地扩张，使断端口径扩大，便于操作和减少术后血管痉挛的发生机会。对于静脉，可用平头针插入断端内，加压注入0.1%肝素，用闭合性扩张的方法解除痉挛。

5. 缝合技术　单针缝合口径小的血管时，最好从内膜向外进针，以免将管壁组织带进血管内，导致血栓形成。对较大血管作连续缝合时，因为不可能全从内膜向外进针，从外向内进针缝合时，要使管腔内的缝线与血管口垂直，使管腔内露出的缝线越短越好，以减少血栓形成的机会。血管吻合的连续缝线不宜过紧，以防造成吻合口撕裂或狭窄；靠近定点牵引线的缝线针距应较近（小于0.6mm），以防造成皱褶，使吻合后出血。

四、血管吻合技术

（一）缝合法血管吻合术

1. **褥式两定点连续缝合法**

（1）适应证　①管径3mm以上的动脉；②不同管径的动脉吻合时。

（2）手术步骤　①先在动脉两断端血管夹的尖端一侧，缝一针褥式缝线，针距0.6~1mm，缘距0.5mm；再用同样方法在血管夹的柄端一侧，缝另一针褥式缝线。对合血管夹，结扎褥式缝线，作为定点牵引线（图1-3-5-4-8）；②用血管夹柄端一侧定点牵引线中的一条线作牵引，另一条线按上述的针距和缘距连续缝合血管口的一侧，到另一定点牵引线处，与其中一条线打结，并留作牵引用（图1-3-5-4-9）；③血管夹翻转180°，用作牵引线中的一条线，按同样方法连续缝合血管口的另一侧，最后与牵引线打结。缝合完毕，剪除牵引线，放松血管夹（先放松动脉远端，后放松近端），恢复血流（图1-3-5-4-10）。

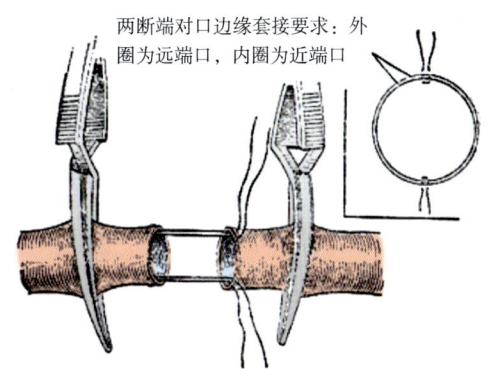

图1-3-5-4-8　褥式两定点吻合技术示意图

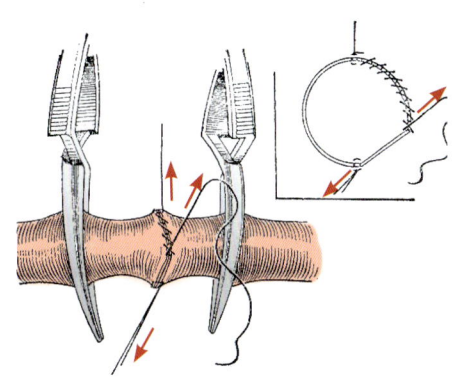

图1-3-5-4-9　两定点间连续缝合正面管壁示意图

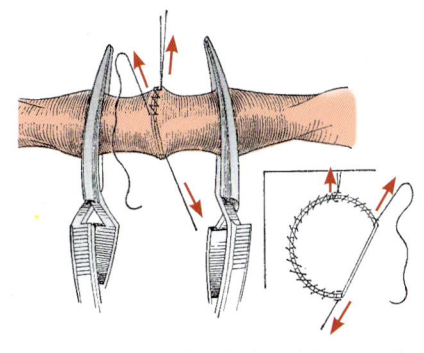

图1-3-5-4-10　再180°翻转血管夹，缝合另侧血管示意图

2. 褥式四定点连续褥式缝合术

（1）适应证　管径 3mm 以上的静脉。

（2）手术步骤　①先在血管两断端相对应的 180°处，缝两针褥式定点牵引线，再在两者中间缝一针褥式定点牵引（图 1-3-5-4-11）；②将断端对合并结扎缝线，然后将三定点缝线分别牵开，用血管夹柄端一侧牵引线中的一条线作牵引，另一条线作血管壁的连续外翻褥式缝合。针距约 1mm，缘距约 0.5mm，到中间的褥式牵引线处，与其中一条线打结，但打结不宜过紧，以防吻合口出现皱褶。结扎线留作牵引，用另一条线继续作连续外翻褥式缝合，到同第三条牵引线中的一条线打结（图 1-3-5-4-12）；③将血管夹翻转 180°，用同样方法缝合血管的另一侧。吻合完毕，放松血管夹（先放松静脉近端，后放松远端），恢复血流（图 1-3-5-4-13）。

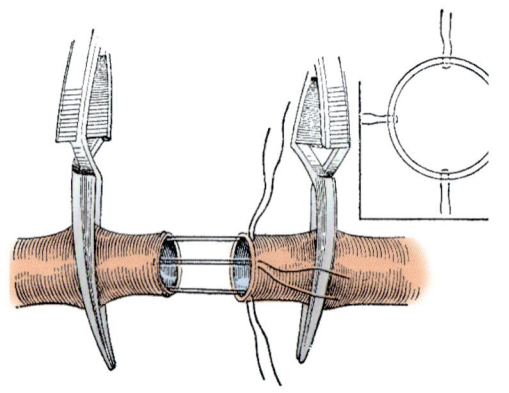

图 1-3-5-4-11　褥式4点缝合示意图

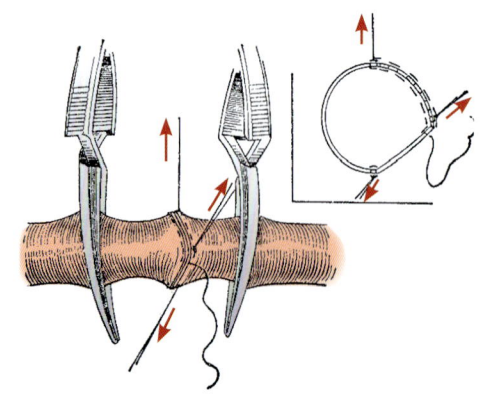

图 1-3-5-4-12　先在正面两点间连续缝合管壁示意图

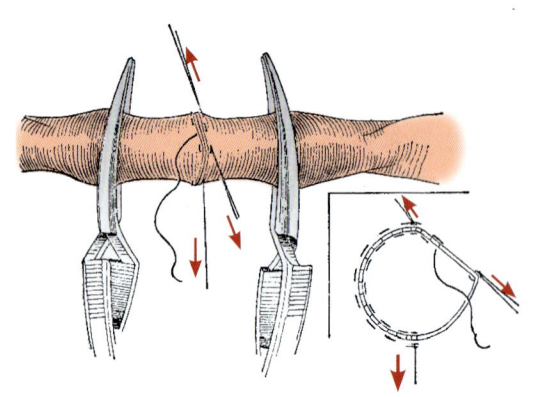

图 1-3-5-4-13　再180°翻转血管夹，缝合背面血管壁示意图

3. 单针四定点间断缝合法

（1）适应证　管径在 1.5~3mm 的动脉或静脉。

（2）手术步骤　①先在血管夹尖端和柄端的血管断端，各缝一针单针定点牵引线，再在两定点中间缝一针定点牵引线（图 1-3-5-4-14）；②牵引三定点，使血管一侧的断端成为等腰三角形，在三点间进行间断缝合。针距 0.5~1.0mm，缘距 0.5mm 左右。吻合动脉时针距应略小些，缘距可略大些，以减少吻合口出血；静脉吻合时针距可略大些，缘距应略小些，以减少血管吻合后的血栓形成（图 1-3-5-4-15）；③一侧血管口缝合完毕后，将血管夹翻转 180°，用同样方法缝合另一侧血管口（图 1-3-5-4-16）。

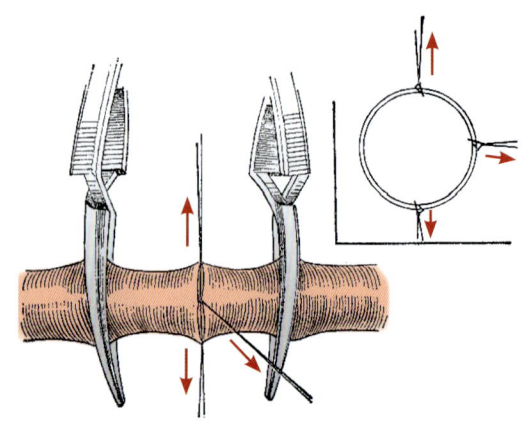

图 1-3-5-4-14　单针4定点间断缝合法示意图

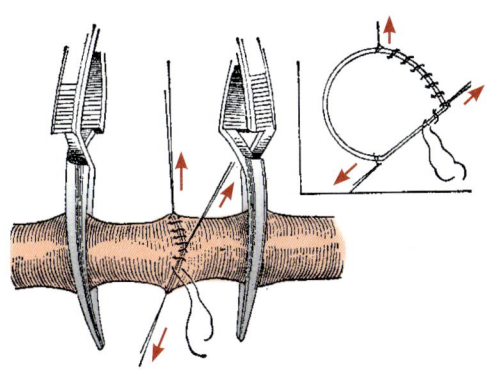

图1-3-5-4-15 同前，连续缝合示意图

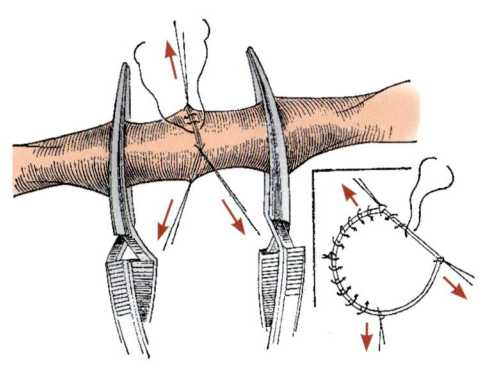

图1-3-5-4-16 同前，180°翻转血管夹缝合另侧血管示意图

4. 单针三定点间断缝合法

（1）适应证 管径在1.5cm以内的血管吻合。

（2）手术步骤 ①先在血管夹尖端一侧血管断端缝第一针单针牵引线，再在前层管壁中、上1/3交界处缝第二针牵引线。两线都暂不打结（图1-3-5-4-17）；②将血管夹翻转180°，显露血管后壁，在后面断端中、上1/3交界处再缝第三针牵引线。对合血管夹，结扎三条牵引线，牵开成等距三定点，进行间断缝合（图1-3-5-4-18）。

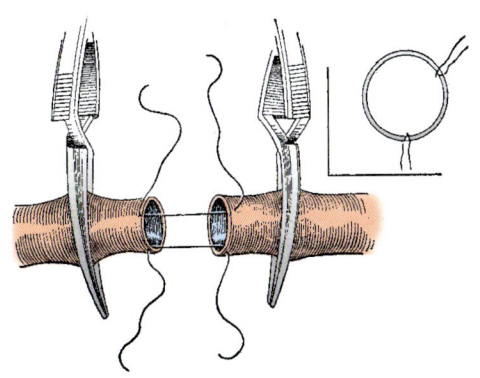

图1-3-5-4-17 单针3定点间断缝合示意图

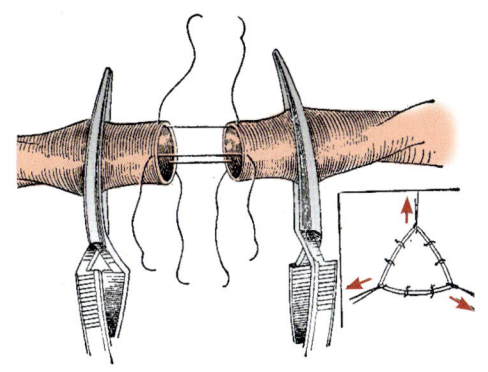

图1-3-5-4-18 180°翻转血管夹，先缝合后壁血管示意图

重要动脉断裂时，在紧急情况下，为争取时间尽快恢复血流，可在血管清创后，用软塑料管在肝素液中浸泡后插入血管的两断端内，用橡皮条扎住，使暂时恢复血流，然后再作血管吻合术。待吻合即将结束前（尚余2~3针缝线时），抽出塑料管，完成吻合术（图1-3-5-4-19）。

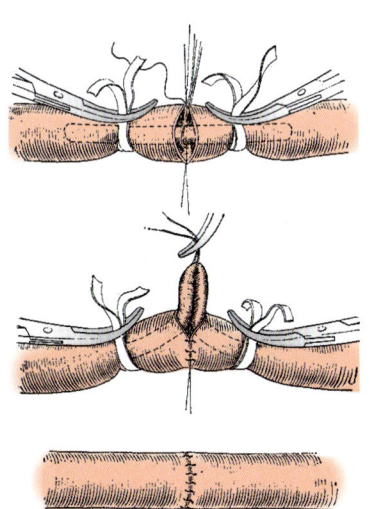

图1-3-5-4-19 同前，抽出塑料管完成吻合术示意图

（二）套接法血管吻合术

通常用2.0~4.5mm口径的钛钢套管，每号相差0.5mm，适用于相应口径的血管套接。操作时应顺血流方向套接，即动脉先翻套近端，再套接远端。静脉先翻套远端，再套接近端。套管有环纹式和倒刺式两种，用法相同。

手术步骤 ①先将血管口径选择适当口径的套管，用套管钳夹住，套在动脉的近侧断端上，留出略短于套管的一段动脉（图 1-3-5-4-20）；②用无齿镊将动脉断端翻套在套管上（图 1-3-5-4-21）；③用 5/0 号丝线将翻套的动脉壁在套管上结扎两道。再将动脉的远侧断端边缘，用三根牵引线牵开，套在近侧断端套管外面，使内膜与内膜接触，再用 5/0 号丝线结扎两道，剪除牵引线，完成吻合术（倒刺套管不需要结扎）（图 1-3-5-4-22）。

（三）自体静脉移植术

口径大于 2mm、缺损超过 2cm 的血管，吻合时张力过大，应考虑自体静脉移植。移植静脉以口径相似、无血管病变、分支较少为宜。上肢常用头静脉，下肢常用大隐静脉或小隐静脉。移植到动脉时，应将静脉倒转移植，以免静脉瓣影响血流。

手术步骤　①切取静脉时，要与周围组织分离清楚，靠近静脉壁结扎和切断分支，切取静脉的长度应长于动脉缺损部 1~2cm，并不断用 1% 普鲁卡因冲洗，以防断端静脉闭合，不利于操作（图 1-3-5-4-23）；②用褥式四定点连续褥式缝合法或褥式两定点连续缝合法，将动脉的两个断端相继与移植静脉吻合。也可用套管套接法吻合（图 1-3-5-4-24）。

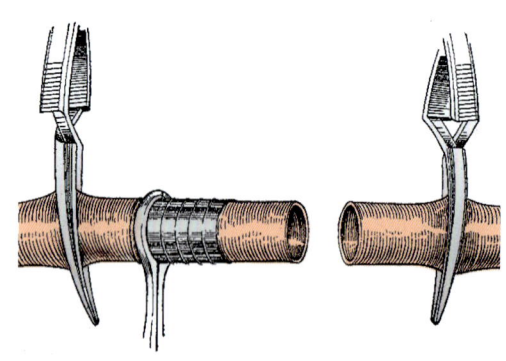

图1-3-5-4-20　血管套接吻合法，先在一端套上套管示意图

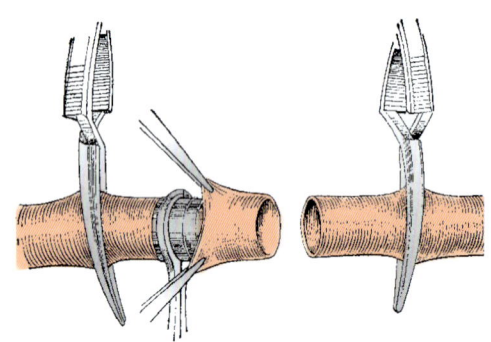

图1-3-5-4-21　同前，翻转血管壁套在套管外方示意图

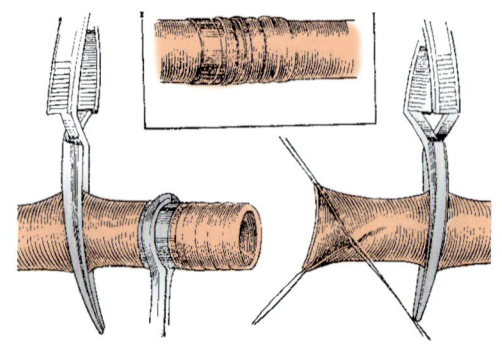

图1-3-5-4-22　同前，将另侧血管套上套管对接示意图

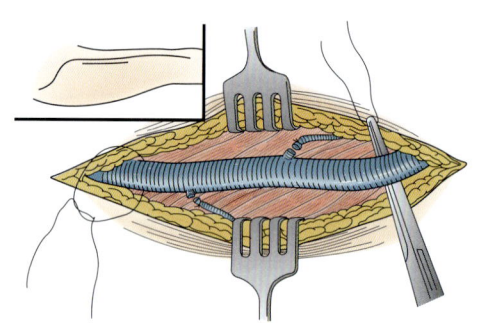

图1-3-5-4-23　切取静脉示意图

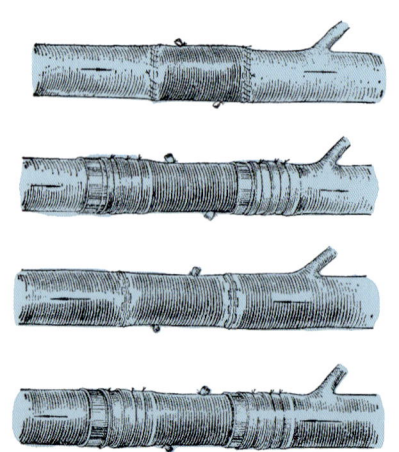

图1-3-5-4-24　自体静脉移植技术示意图

五、术后处理

1. 石膏托固定伤肢；

2. 抬高伤肢，仔细观察肢体远端血循环、活动和感觉情况，如发现肢端有血循环障碍，应积极处理；

3. 如在术后使用抗凝剂，应注意观察伤员出血倾向并及时检查出血、凝血时间；

4. 根据伤情给予适当的抗感染治疗。

第五节 特殊部位的清创术之二——神经和肌腱的处理

一、神经伤的清创及手术治疗

（一）基本原则

不明显的神经挫伤或神经鞘膜的损伤一般不需要外科处理，必要时可清除污物或切除污染的神经鞘膜即可。但清创后要用肌肉或其他软组织覆盖神经，进行妥善保护不能暴露。

神经的部分离断或完全离断，如果伤部污染不重，清创进行较早，可以考虑初期修复。但如污染较重或清创较晚，一般不考虑初期修复，但应将神经两断端的鞘膜缝扎一针，并固定在邻近软组织部，以防短缩或扭转，留待二期修复。

（二）神经修复术

不论初期修复或二期修复，神经两断端都必须切齐，才能使断面完整对合，有利于再生和功能恢复。初期修复时必须切除断端碎裂部分，二期修复时必须切除断端的变性部分，直到露出健康的神经组织为止。既要尽可能保存神经长度，又要不留损伤或变性的组织，以免妨碍轴突的生长，影响功能恢复。其手术步骤如下。

1. **游离断端** 先用手捏住神经干及其断端，固定在硬橡皮板上，用锐利的刀片切除损伤或变性部分，且需切得整齐；切时从断端的端侧开始，如切面不健康，应每隔1mm切除一次，直到切面的神经组织正常为止，即切面的神经束全都有粒状突出（图1-3-5-5-1）。

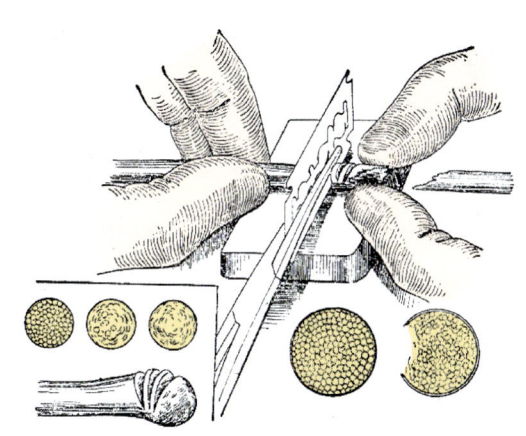

图1-3-5-5-1 游离断端示意图

2. **断端吻合** 神经断端切平后，缺损的距离不大时（5~6cm内），应尽可能缝合修复，如因缺损过多，造成缝合困难时，可将神经两端游离一段，屈曲关节或改变神经途径，使之减少张力，争取缝合修复，以求得最大限度的功能恢复。缝合前将神经两断端在无扭转的情况下对合，用5/0~9/0号丝线，在切面相对两侧的神经鞘膜上缝合两针牵引线，使两断端的切面靠拢。在两牵引线间，间断缝合两端神经鞘膜（不可缝合神经束组织），缝线松紧要适度，使神经束断面恰好对合。然后在距吻合处两侧1cm处的神经鞘膜上，各用细钢丝缝合固定一针作为标记，以便术后用X线摄片检查神经吻合处有无撕脱情况（图1-3-5-5-2）。

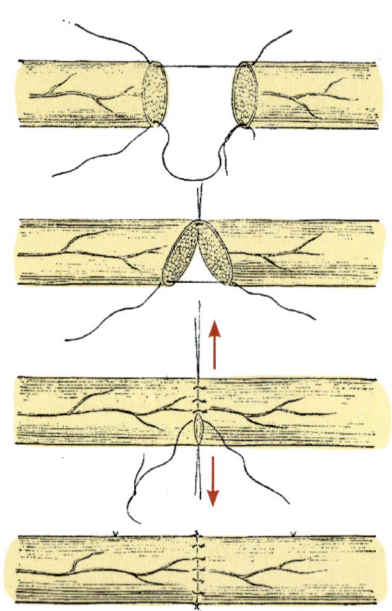

图1-3-5-5-2　断端吻合示意图

3.部分离断神经的吻合　在清创后应将离断部分的神经束分离、切齐,然后缝合,但决不要伤及健康神经束(图1-3-5-5-3)。

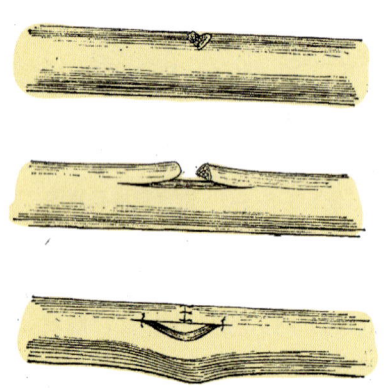

图1-3-5-5-3　部分断端吻合示意图

(三)神经移植术

神经缺损的长度超过8~10cm,缝合修复困难时,可考虑神经移植术。其手术步骤如下。

1.选择移植神经　移植神经以直径2~3mm的皮神经为适用,常用影响功能不大的前臂皮神经的上臂部分、股外侧皮神经、小腿皮神经等的无分支部分。切取移植神经的长度应比缺损部长15%,使移植后无张力(图1-3-5-5-4)。

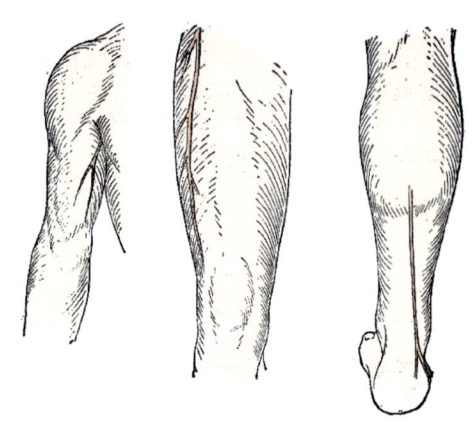

图1-3-5-5-4　常用于移植的神经示意图

2.切取皮神经　按伤部神经的直径和缺损部长度,将数段移植神经的鞘膜缝合成束。

3.神经移植缝合　将成束的移植神经,先与近侧神经断端的鞘膜缝合,再将另一端与远端缝合。然后用肌肉或其他软组织覆盖保护(图1-3-5-5-5)。

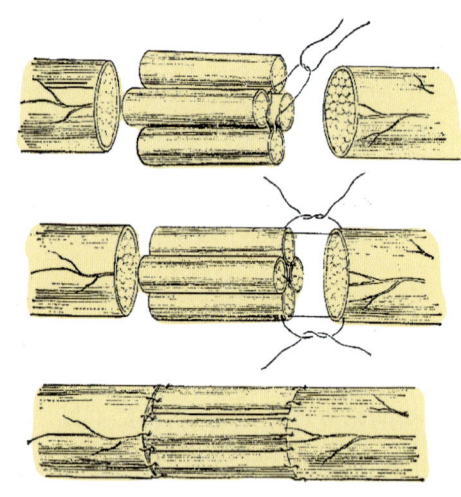

图1-3-5-5-5　神经移植示意图

4.术后处理

(1)用石膏将关节固定于屈曲位,保证修复的神经没有张力,避免缝合处撕脱。3~4周后解除固定,逐步练习关节伸展活动。

(2)经常检查神经功能恢复情况。必要时可拍X线照片检查神经断端有无撕脱情况,以便进一步处理。

二、肌腱伤的清创及手术治疗

(一)基本原则

肌腱伤要将破损、坏死、污染的部分切除。如果清创及时彻底,离断的肌腱可作初期修复。修复时对功能重要的肌腱应优先处理,必要时也可用功能次要的肌腱修复功能重要的肌腱,使肢体功能最大限度地恢复。不能进行初期修复的,要用丝线将肌腱断端固定在附近肌肉上,防止短缩,为二期修复做好准备。

肌腱缝合的要点,是将缝线埋藏在肌腱内部,不影响肌腱表面的光滑度,减少粘连和摩擦。不同部位肌腱的缝合可以采取不同的方法。

(二)8字形缝合修复法

此法多用于手部肌腱的修复。其手术步骤如下。①先用直止血钳固定肌腱的断端,在距断端1~1.5cm处,用两端穿针的细不锈钢丝或丝线穿过肌腱按8字形缝合法缝合肌腱。然后用利刀切去断端肌腱的粗糙部分(图1-3-5-5-6),将两针缝线从肌腱切面斜行穿出,穿出点应安排适当,在两断端上大体一致,以便于断端对合(图1-3-5-5-7);②再用同法切去另一端肌腱的粗糙部分,将缝针斜行穿入另一断端的切面内,从侧面穿出,拉紧缝线,使两个切断面紧密对合。然后在肌腱的另一断端,再作一次8字形缝法,拉紧打结。

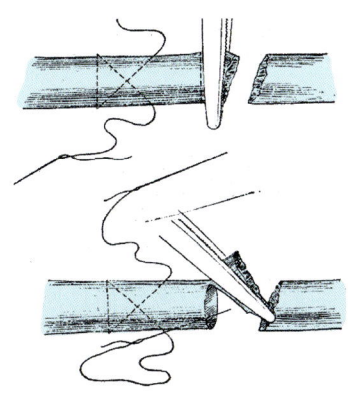

图1-3-5-5-6　8字缝合开始及修整腱端示意图

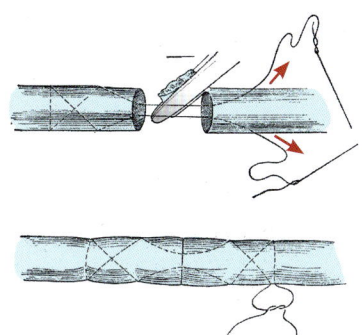

图1-3-5-5-7　完成8字缝合示意图

(三)钢丝抽出缝合法

用于容易发生粘连的肌腱缝合,如手部第三区指屈肌腱的缝合。其手术步骤如下。①先用细钢丝在近侧肌腱断端作两次8字形缝合,然后穿出断面,再从远侧肌腱断面穿入,从其侧面穿出,使肌腱断端对齐。最后将钢丝穿到指蹼处皮外,并固定在纽扣上,维持一定的张力。另取一细钢丝穿过近侧肌腱"8"字缝合的钢丝上,从掌面尺侧穿出皮外(图1-3-5-5-8);②肌腱愈合后,剪断纽扣处的钢丝,从尺侧外露的钢丝将缝在肌腱上的钢丝抽出。

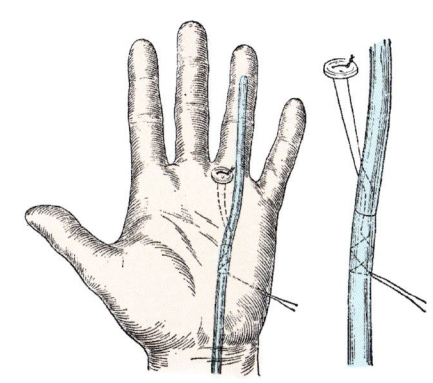

图1-3-5-5-8　钢丝抽出缝合法示意图

(四)双直角缝合法

此法暴露缝线较多,易于造成粘连,但缝法简单,适用于张力不大的及单肌腱损伤时的缝合。

先将肌腱两断端进行一次直角缝合,使两断

端紧密对合,用止血钳夹住缝线;再进行另一直角缝合,使两次缝线成直角相交,拉紧打结(图1-3-5-5-9)。

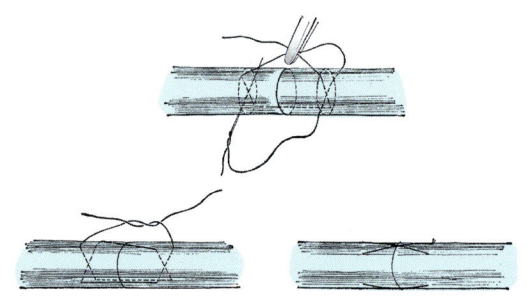

图1-3-5-5-9 双直角肌腱缝合法示意图

(五)端侧缝合法

此法多用于肌腱转移术,以儿麻症为多用。

先在固定腱上用尖刀按肌腱纤维方向戳成小孔,穿入止血钳,将转移腱的断端引入。再在固定腱远侧再戳一小孔,将转移腱的断端引进并拉紧。穿过的部分用间断褥式缝合法将两肌腱缝合固定。切除断端多余部分,并将断端与固定腱的侧壁缝合固定(图1-3-5-5-10)。

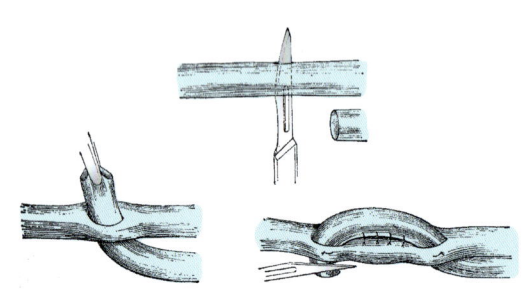

图1-3-5-5-10 端侧肌腱缝合法示意图

(六)鱼口式缝合法

此法适用于粗细不等的肌腱缝合。

先将粗肌腱断端剪开成鱼口形,并从其侧方戳两孔,将细腱从鱼口中穿入,从粗肌腱的侧壁穿出;再穿入另一孔,并缝合固定(图1-3-5-5-11)。

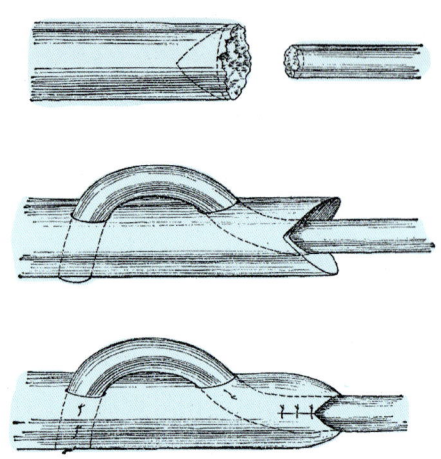

图1-3-5-5-11 鱼口肌腱缝合法示意图

(七)交瓣式缝合法

适用于肌腱转移或肌腱移植,且两断端较长者。

先将肌腱两断端拉直重叠,在距断端约6倍于肌腱横径的长度处各戳一孔,再在离此孔约两倍于肌腱横径的长度处各戳一孔,而两孔的方向应互相垂直,然后将肌腱两断端互相穿过对侧肌腱的两个孔,并缝合固定(图1-3-5-5-12)。

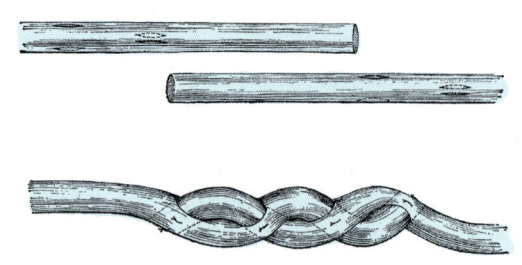

图1-3-5-5-12 交瓣式肌腱缝合示意图

(八)肌腱与肌肉连接缝合法

适用于肌腱从肌肉上撕脱而作肌腱与肌肉的缝合法,使肌腱与肌肉恢复解剖结构和功能。以跟腱撕裂伤为多见。

在肌腱的断端作两针横行缝合,将肌腱断端与肌肉断面重叠1~2cm,并把两线用褥式缝合法固定于肌肉上;再在肌肉上作间断缝合,使肌腱断端包埋在肌肉内(图1-3-5-5-13)。

需注意的是间断缝合的缝线应穿过部分肌腱,以加固肌肉与肌腱的连接。

术后处理:伤肢必须用石膏固定,3~4周后拆除石膏,进行功能活动并辅以理疗。

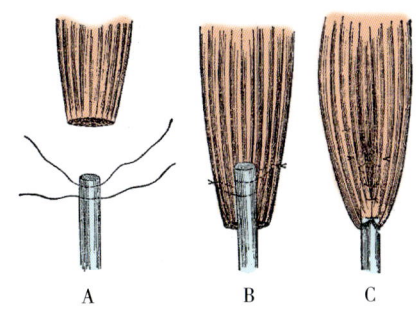

图1-3-5-5-13　肌腱缝合示意图(A~C)
A. 穿线;B. 缝合;C. 包埋缝合

(卢旭华　姜宏　沈海敏　赵定麟)

第六节　大面积剥脱性损伤的处理

一、大面积剥脱伤的特点及全身处理

因恶性交通事故等所引起的大面积剥脱挤压伤较之20世纪50年代中期已明显减少,但随着高速公路的发展,车辆数量急剧增加,车速提高和城镇人口密度的增大,此种损伤又有增多的趋势。且这种损伤的伤势严重,如处理不当,轻者会失去肢体,重者则危及生命,因此必须尽快、合理地采取积极措施,以挽救生命及保存肢体,并尽全力使其功能重建。

(一)大面积剥脱伤的特点

1. **面积大**　所谓大面积剥脱,系指受损部位的面积超过5%以上,即接近一条小腿范围(一侧小腿占体表面积的6.5%)的皮肤及其下方组织从肢体和(或)躯干上撕脱下来。

2. **污染重**　由于此种损伤大多发生在公路上,因此污染较其他一般场合为重,且在发生机转上,多系机动车从肢体上碾过,使撕脱的皮瓣内层可能在地上辗转,以致使马路上各种垃圾贴附到皮下及肌层组织上。而因机床误伤引起的撕裂伤,其创面污染程度相对为轻,但油垢较多,不易清理。

3. **损伤重**　由于撕脱的皮瓣大多经过严重挤压,除广泛撕裂外,其皮肤及皮下组织等多伴有严重挫伤,包括局部粉碎性骨折等,且创口马路垃圾污染较重,甚至出现广泛坏死性改变,因此用其(皮瓣)再植,成活率较正常皮肤为低(图1-3-5-6-1)。

4. **失血多**　由于撕裂伤不仅本身面积大,且由于被撕下之肌皮瓣和肢体(躯体)侧均有创面,也就是说,5%大小的撕裂伤,其出血创面为10%;因此,失血量较之其他损伤为多。如果剥脱伤处失血量与患者全身状态不符,则应予以全面检查,找出更为严重的出血点,为此,建议按图1-3-5-6-2所示对全身重要部位加以检查。

5. **并发伤多**　由于造成大面积撕裂伤的致伤暴力大多十分剧烈,尤以交通事故居多,因此,除被撕裂的局部可能伴有骨折及血管神经损伤外,远隔部位也可同时受累,以颅脑伤及胸腹脏器伤多发。

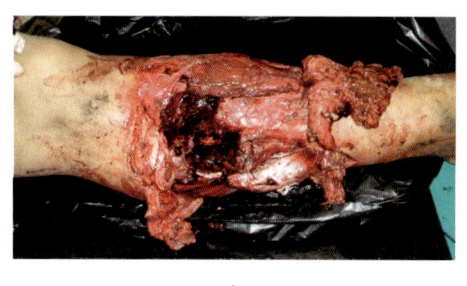
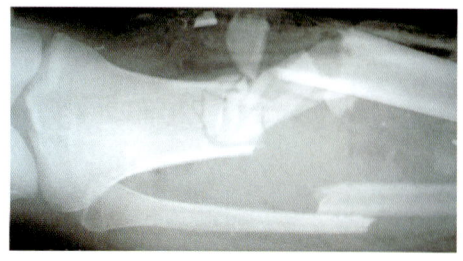

图1-3-5-6-1 临床举例（A、B）

患者，男性，18岁。自10米高处坠落于马路上，致左小腿开放性骨折，大面积软组织广泛撕脱，受伤后10h入院。软组织严重损伤，骨折端外露 A.伤肢创面外观；B.X线显示胫腓骨骨折状况

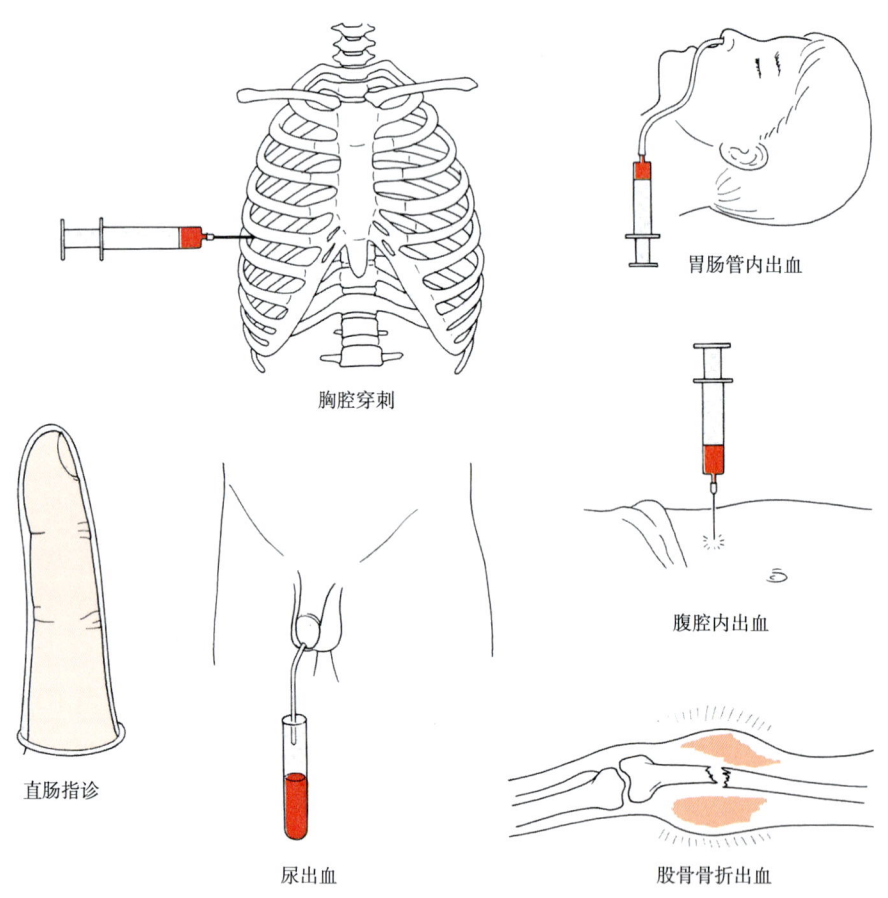

图1-3-5-6-2 对全身各位位出血检查示意图（摘自Akamatsu）

（二）大面积撕脱伤的全身处理

除注意保持呼吸道通畅和积极防治休克外，应迅速判定全身有无更为重要的脏器损伤，并权衡其危险程度，酌情排列处理先后顺序；或在清创同时进行处理，也可在观察后处理，但应注意切勿延误病情及失去治疗的最佳时机。此外应同时投予大剂量广谱抗生素、破伤风抗毒血清、输液及备血等。必要时进行心肺监护及中心静脉压观测。失血多者应立即输血，并对出血处加压包扎或临时性血管结扎。

二、创面局部及肢体处理

(一)创面局部处理

1. 创面处理中的主要特点

（1）麻醉 多需全身麻醉，以减少突发的精神刺激和创面刺激，并便于对全身情况的观察与控制。也可酌情选用硬膜外或臂丛麻醉，但局部浸润麻醉不宜选用。

（2）消毒 应快速将创缘污物清除及擦拭干净，并将肉眼可见、易摘取的异物清除。然后再按前述之方法行消毒及铺单。

（3）创口冲洗 视创口局部污染情况、来院时间及全身情况等不同酌情而定。凡有下列情况时，可用生理盐水或特制消毒液冲洗。常用的冲洗液除灭菌生理盐水外，另有0.1%的新洁尔、0.1%的洗必泰或抗生素溶液（需先作药敏试验）等可供选用。

2. 处理 针对不同情况对其处理。

（1）创口污染极为严重者 多系交通事故，尤以雨天道路泥泞时容易发生，因创口内有大量"马路垃圾"难以清除，此时可选择先冲洗的方式，但水压不宜过高，在用冲洗吊瓶冲洗情况下，吊瓶高度距伤口1m左右即可。

（2）伤后时间较长者 指伤后6h以上、创面已出现早期炎性反应、组织显示水肿、变性及渗出改变的患者。应将污染源冲洗、稀释，并在局部使用消毒液，以求尽早控制感染。

（3）全身情况危重者 在此种情况下，如手术时间持续过久，势必使病情进一步恶化，甚至增加死亡的机会，故应予以快速的清创方式闭合创面，以求挽救生命。

（4）大批伤员时 在人力、物力难以全面开展情况下，应力争快速将大多数伤员在清创最佳时限以内完成。此时如采用"干扰"则难以完成，而冲洗法因其简便快速，可在最短时间内使全部伤员获得相似的初期处理，从而保证了绝大多数伤者的疗效。

（5）在医疗条件不稳定情况下 指地震灾区及战争情况下，医疗单位随时有可能转移或疏散到其他地区可能时，应选择冲洗处理。

（6）其他 包括敷料的备用不足，处理批量伤员时后勤保障困难及医生的手术习惯等，均属考虑范围之内。

3. 清创术 其基本方法、要求及操作步骤等与前者一致，但在对大块皮瓣或袜套式剥脱者的具体步骤上，应特别强调下面方面。

（1）倒置皮瓣清创的基本要求 倒置皮瓣的边缘，实际上是肢体的近侧端，由于血管逆行，该处血供最差。在此情况下，对生活能力较强的皮肤应尽量保留，除皮缘及已坏死者外，不应任意切除。对失去血供的皮下脂肪组织则由边缘至蒂部逐段切除，直达有出血处为止，切勿存留过多，以致术后组织液化坏死而影响皮肤的存活。在切除皮下脂肪时，尽可能地使用刀片切除，不宜用剪刀切除，因后者会降低皮瓣的存活率。从功能上来讲，全层皮肤最佳；但从存活角度要求，皮层愈薄，越易存活。因此在切除皮下脂肪时，需全面考虑皮肤存留的厚度。

（2）倒置皮瓣的缝回 原则上应尽可能地将清创后的原皮瓣缝归原处，甚至整个下肢剥脱、像脱长筒袜子似剥脱情况下。作者曾遇到数十例（多发生于1958年前后），开始十分担心，如原位缝回会否引起大片皮瓣坏死，但作者严格手术操作，愈是倒置皮瓣的边缘，皮片修的愈薄，而基底部尽可能地保存血供。最后，其中85%以上的病例皮瓣获得存活，仅少数病例发生皮瓣部分坏死。因此，应最大限度地争取利用原来的皮瓣组织修复创面，不仅可行，而且远期疗效总能令人满意。

（3）皮片切开 切除皮下脂肪后的皮片缝回原位时正如植皮术一般，皮片愈薄愈容易存活，尤其是当创面基底部血供不佳时，植入修薄后的皮片大多或全部存活。但同样厚度的皮片，同样的创面，如果在皮片基底部下方有血肿时，不仅降低皮片的存活率，而且亦易引起皮片坏死。为此，对较大皮片不妨采取每间隔一定距离作一切口，或呈网眼状切开，以便于引流。后者尤适用于同时伴有皮肤缺损者，可增加10%~20%的皮片面积。

（4）创面包扎　这是一个重要但易被忽视的临床问题，其重要性不亚于手术本身。如果对缝合回去的皮瓣包扎过紧，则易引起缺血坏死，而包扎过松，可因创面下方出血而出现愈合不良。因此，在创面区最好先敷以大片纱布，再于其上方均匀地放置消毒废纱丝，而后再包以脱脂棉纸。在此过程中切不可有环状纱条缠绕影响肢体血供。而后，用湿透的绷带对创面稍许加压包扎，肢体外方再用石膏托固定之，趾（指）端显露在外，以便观察。

4. 皮肤缺损时的处理　原则上尽量利用原来皮肤清除创面，并利用减张切开或前述的网眼技术来解决部分缺损问题。缺损过多时，一般需采取自身皮肤；某些特殊部位，例如关节、手部或下方有重要血管、神经暴露时，亦可酌情选用游离片瓣（或肌皮瓣）移植进行修复。但对全身情况不佳或创面状态不适于植皮或皮瓣转移者，可用盐水湿敷，俟全身或局部情况改善后再行处理。

5. 对皮下潜形剥离的处理　此种情况并非少见，尤多发于大腿、小腿后方及躯干等皮下脂肪较多的部位，在处理上视其剥离范围及部位有无创口等不同区别对待。

（1）局限性皮下剥离者　可在引流部位较低处切开，并放置引流条1或2根，然后将肢体加压包扎，并注意观察。如分泌物甚多，显示皮下脂肪组织广泛液化、坏死时，可将引流口扩大切开，并清除已丧失生机的皮下脂肪组织等。如分泌物不多，皮肤亦无坏死征象时，可酌情拔除引流，让其自然愈合。加压包扎需7~10天以上。

（2）广泛性皮下潜行剥离者　一般多需于肢体相对应部位各作一纵形切口，长度视潜行剥离范围而定；然后将切口翻开，尽可能多地显露皮下组织及深部肌肉，通过肉眼观察，刺激肌纤维有无收缩反应及切开皮下脂肪等，来判定各层组织有无失去血供及是否已坏死。对无血供的失活组织应按前述方法及要求将其彻底清除，并根据手术需要延长切口，或将深部创面完全敞开，按前述方法加以处理，切忌姑息而造成不良后果。

（3）开放性潜行剥离者　指在潜行剥离的同时伴有皮肤破裂，以致潜行剥离处不仅与外界交通，且多有污染。在处理上，对仅与外界交通而无污染者，原则上按前述之方法处理；对有污染者则应行清创术，其具体要求及操作与皮瓣剥脱伤相类同，但切除范围不宜过大，亦不应过深，应视具体伤情而定；由于局部皮肤缺损较多，剥离的皮肤尽可能在清创基础上予以保留、缝回原处，并酌情行戳孔引流；图1-3-5-6-3、图1-3-5-6-1为同一病例，急诊予以清创后，结扎止血；将脱套皮肤去除皮下脂肪后原位缝合，皮肤戳孔引流，外固定支架固定骨折端，恢复下肢长度以及力线。

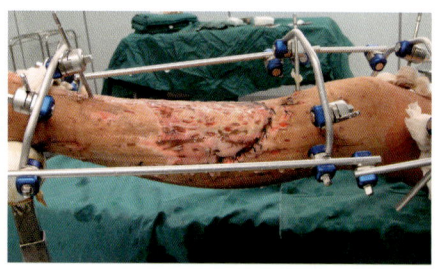

A

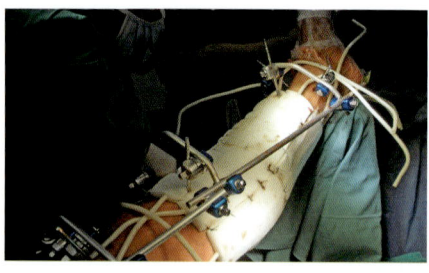

B

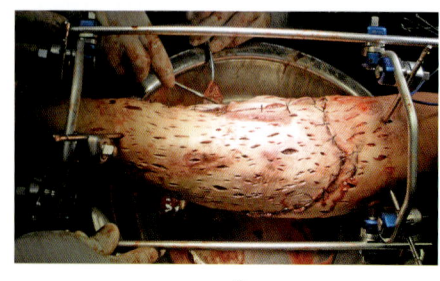

C

图1-3-5-6-3　临床举例（A~C）

A. 术后外观；B. 用含聚乙烯酒精水化海藻盐泡沫的多孔引流材料（VSD）闭合创面引流；C. 两周后皮肤全部存活，无感染及坏死，外固定支架固定确实

(二)肢体的固定与制动

视具体情况不同而采取相应的固定与制动方式。

1. **无骨折脱位**　以上下两个石膏托或下方宽石膏托(环肢体 2/3 以上)固定最佳,既保证肢体的制动,又有利于创伤的康复及便于敷料的更换和创面观察。

2. **有骨折**　可酌情选用下述方式之一。

(1)骨牵引疗法　简便易行,亦可与石膏托并用;

(2)骨外固定框架技术　以 Hoffmann 外固定架为多用,尤其适用于要求复位、需经常更换敷料及需要长时间观察骨折的病例(见图 1-3-5-6-2);

(3)内固定　仅适用于创面较干净、基本上可以控制感染的病例。

(三)术后处理

1. **对骨折定期拍片复查**　对有骨折者除复位及石膏固定后立即常规拍摄正、侧位 X 线片,并对复位欠佳者力争在 2h 内重新复位(如已超过 2h,则对创口愈合不利,一般需等到创口愈合、皮肤恢复正常后进行)外,应酌情定期拍片复查,以观察骨折对位情况,并及时加以矫正。对成角畸形者宜在 3~4 周时以楔形切开石膏矫正为佳;对伴有其他畸形者,可通过手法或持续牵引改变牵引方向或重量等方式来矫正。

2. **注意肢体的体位及保温**　术后肢体一般应放置在高于心脏的位置,但肢体动脉损伤及血循不佳时,应酌情处理,并让未固定的手指或足趾充分活动,以促进静脉回流。冬天可用消毒棉花包扎保温,切忌突然快速加热,以致肢体代谢增加,有导致坏死的危险,此种事例临床上并不鲜见。

3. **石膏开窗及引流条的拔出**　清创后的肢体凡采用石膏固定者,应在创口局部及放置引流管处将石膏开窗,并在窗口处垫以无菌敷料,以防由于压力降低而引起水泡或血肿形成。引流条一般于术后 24~48h 取出,再用无菌敷料遮盖并包扎。

4. **注意对创口的观察**　在一般情况下,于清创后 3~5 天内体温可高达 39℃左右,尤其是创面较大的皮瓣撕脱或皮下广泛潜行剥离者。此时如全身情况良好,创口无跳痛及淋巴结肿大,则勿需特殊处理。如发现创口张力较大,可拆去一至数针缝线,以减轻张力。创口有明显的红、肿、热及跳痛等征象,则表示有感染情况,应拆除大部或全部缝线,使其敞开引流。创口有鲜血流出、渗液过多、闻之有恶臭或有捻发音者,亦应立即打开伤口检查,并采取相应措施。

5. **拆线**　如创口愈合良好,不必急于拆线,一般在 2~3 周之间,使创口边缘正常愈合后(或是腐肉自行脱落)再行拆线,过早拆线(8 天左右)有使创口裂开的危险。污染的创口愈合时间较长,大多在 3 周左右。

6. **抗生素的使用**　一般是在清创前肌肉注射广谱抗生素,当前仍多选用青霉素(80~200 万 U)和链霉素(0.5g)以使创口内形成保护性凝块,此对预防感染有一定疗效。清创时间超过 4h 者,则需重复注射一次。术后亦应根据伤情及创面细菌培养及药物敏感试验选用有效的抗生素。但需要强调的是,任何抗生素都不能代替严格的清创术及术后创口的引流,也不能因为有了抗生素而放弃观察及马虎行事。

7. **加强营养**　对创面较大,尤其是肢体剥脱性损伤者,应根据其血色素及血浆蛋白的测定采取相应的措施,以保证不出现负氮平衡。必要时可采取输血或血浆输入等措施,后者适用于血浆蛋白定量低于 6g/L 的患者。

三、多发性创伤的临床特点及急救

多发性创伤系指在同一机械力作用下,人体同时或相继遭受两个以上解剖部位的创伤,而这些创伤即使单独存在,也是属于病理生理变化较严重并危及生命的损伤,患者多因休克、大出血、呼吸障碍等而死亡。多发伤应与复合伤相区别,复合伤虽也可伤及各个部位和脏器,但系两种以上致伤因素作用的结果。多发伤尚应与多处伤相区别,后者是指在同一解剖部位或脏器有两处以上损伤,例如同一肢体多发骨折或小肠多处损伤等。随着航空、高速公路和工农业的发展,交通事故和工伤经常发生,多发伤的发生率也显著提高。

(一)多发伤的临床特点

1. 创伤后周身反应严重,死亡率高 伤后往往发生一系列复杂的全身反应,其反应程度除与创伤的严重性有关外,尚受创伤的性质、部位与受伤时的情况所影响。创伤后,急性血容量减少,组织低灌注状态和缺氧等一系列危及组织生存的病理生理变化,可能长时间难以得到改善,因此易发生急性肾衰、急性呼吸功能衰竭或心衰等,重者甚至迅速死亡。Faist 报道 526 例多发伤,到达医院 2h 内死亡率达 18%。

2. 创伤后伤情复杂,漏诊率高 多发伤极易发生漏诊。Chan 报道 387 例多发伤,早期漏诊率为 12%。其中以胸腹部创伤漏诊最为多见。造成漏诊的原因有:

(1)多发伤患者常伴有意识障碍,对病史及受伤机理了解不清;

(2)临床医生的专业局限,仅注意本专业创伤,而忽视了对其他部位的创伤的检查;

(3)被一些易于察出的伤情所左右,而疏忽了隐蔽或深在的甚至更严重创伤;

(4)仅注意到创伤局部而未注意到局部创伤可能造成的全身并发症,患者常可由于全身并发症处理不当而最终导致死亡。

3. 创伤处理的顺序易发生矛盾 多发伤患者往往需要手术处理。但是,由于各个创伤的严重程度、部位和累及的脏器或深部组织不同,故对危及生命的创伤的处理重点和先后次序也不一样,如处理不当,往往把非严重创伤的部位优先处理,而忽略了外表不严重但实质上是威胁生命的创伤,例如严重的开放性创伤,有大的创面和活动性出血,就容易引起临床医生的重视,并作及早的治疗,而可能使临床医生忽略了腹内实质脏器损伤的处理。加之长期从事专科工作的医生,在处理多发伤时,易于局限注意本专科的创伤,而遗漏了危重而又隐蔽的其他专科的创伤,这就更易给多发伤患者带来严重的不良后果。因此,在创伤急救的加强治疗单位,最好有多种的专业医生或专门从事多发伤患者诊治的急救科医师参加,遇有多发伤,即可在统一的指挥下,积极而全面地进行抢救工作。

(二)多发伤的院前急救与急诊处理

1. 概述 现场急救是创伤急救的开始。急救的好坏直接影响到伤员的进一步处理。为了提高严重创伤的救治效率,很多国家均有专门的急救组织和创伤中心。全国有分布合理的救护网和中心救护站,各大医院有人员、设施齐全的急救科。有的国家把急救组织与警察和消防队统一建制。一旦发生重大事故,可以统一调度,在短期内把大量人力、物力和现代化的交通工具投入到急救工作中去。用无线电遥控指挥,迅速开始抢救工作。例如美国急救卫生勤务系统(emergency medical service system, EMSS)将全国划分为 304 个区,各区有独立的后送计划,同时又互相协作,联成全国性的救护网,使轻、中、重伤员得到合理分流及即时治疗。我国北京、上海等各大都市均有急救救护中心,重型工业单位有三级救护组织,要求事故发生后 2min 内开始出动,10min 内到达现场,开始现场抢救。但实际操作中因受到通讯设施、交通工具限制,尤其是那些发生于城市外围高速公路上的重大恶性交通事故,伤员的及时救治常不能如愿。故不少人主张救护组织要有军队形式的建制,使能机动灵活和统一指挥,保持最大限度的工作效能。上级医院有责任对基层救护人员进行定期培训。基层救护人员每年应到救护中心或上级医院,接受一定时期的短期训练。使基层与医院的救护工作协调一致、密切配合。

2.现场急救　现场急救情况紧急,不允许拖延时间。对明显威胁生命的严重创伤必须立即采取针对性较强的生命支持疗法,为进一步救治赢得时间。

救护人员到达现场后,首先应在专人统一指挥、协调下将惊慌而混乱的人群隔离开来,迅速排除可以继续造成伤害的原因和搬运伤员时的障碍物,使伤员能迅速脱离现场。抢救的重点为:

(1)维持呼吸道的通畅;

(2)心跳、呼吸骤停的急救;

(3)止住大的活动性出血;

(4)作好伤肢的外固定。

救护人员应熟练掌握舌钳、吸引器、给氧和人工呼吸、环甲膜穿刺术、体外及心脏按压、加压包扎止血、伤肢外固定及静脉补液等技术。搬动伤员时,切忌硬性拖拉,以防继发性损伤。一般外出血,加压包扎多可达到止血目的,不可盲目应用止血带。对失血不十分严重,且能在半小时左右到达治疗单位的伤员,不一定在现场输液,以免耽误更多时间。如果输液,则必须固定好针头和肢体,以防在输送途中发生故障和意外。

窒息是现场和输送途中伤员死亡的主要原因,多因咽部被血液、黏液和呕吐物阻塞及昏迷伤员的舌下坠等引起。如能用手或吸引器将分泌物掏出或吸出,头转向一侧,将舌拉出,窒息多半可以缓解。若无效,应于现场行气管插管术或气管切开术。因此不少急救专家呼吁,急救人员应把注意力从传统的止血带转移到舌钳上来。

现场抢救的另一重要任务是做好现场观察,了解伤因和外力情况,受伤的确切时间,初发伤时,伤员的体位,神志清醒程度和场地被血迹污染范围的大小,以及呼吸、脉搏变化等。这些情况对进一步确定治疗方案都是最宝贵的第一手资料。

3.输送途中的抢救　救护人员的责任不单纯是将伤员送到医院,更重要的是做好救护车中的抢救,使在现场已经开始的抢救工作不致中断。一旦伤情恶化,在救护车中必须及时处理。因此要求救护车内应有完善的急救设备,并能通过通讯设备与治疗中心随时联系,保证抢救工作顺利进行。

4.急诊室抢救　伤员到达急诊室后的抢救效率如何,在很大程度上取决于抢救是否立即开始和针对性是否很强,而不是依靠某一个专科。因为不论哪个部位伤和伤情多么复杂,可以立即危及生命的主要是呼吸道阻塞或张力性气胸致呼吸功能紊乱引起的呼吸功能衰竭和大出血造成的循环功能衰竭。因此,早期急救的重点仍然是清理呼吸道、给氧、止住活动性大出血、紧急闭合开放性胸部伤、补液、输血等。这些措施是急诊医生应具备的知识,只要及时处理,多半可使伤情缓解,赢得进一步治疗的时间。否则,短短几分钟的耽误,都可能使伤情迅速恶化,甚至导致死亡。所以,首先接触伤员的医护人员,都必须毫不犹豫地进行抢救,不能使在现场和救护车中开始的抢救中断。至于有关专科的处理,应在抢救的同时,组织人力,协同进行。急诊室的抢救重点归纳为:

(1)立即做到　①清理呼吸道、给氧;②闭合胸部吮吸性开放伤;③止住明显的活动性出血。

(2)数分钟做到　①脱去衣服;②将伤员转移至治疗台上;③建立有效静脉通道,并予输液;④取血,做血型鉴定及交叉试验。

(3)10min内做到　①对伤员进行重点检查,明确损伤部位,了解已经进行了哪些处理;②组织有关专科医师会诊。

(4)30min内做到　①复苏、抗休克;②做好术前准备,并明确哪些部位必须立即手术,哪些部位可暂缓处理,哪些可延期处理。

四、多发伤的检查与诊断

多发伤的特点是损伤部位多,开放伤和闭合伤同时存在,明确外伤和隐蔽损伤同时存在,不同系统伤的症状和体征互相混杂。又因伤员多半不能自诉伤情,在紧急情况下,医护人员很容易把注意力集中在开放伤,漏诊和误诊其他伤的机会极多,因此开放伤的检查应做到以下几方面。

(一) 对重危伤员的初步观察

重危伤员初到急诊室,注意观察神志、面色、呼吸情况、外出血、伤肢姿势、衣服撕裂和污染程度等明显体征,对立即应该进行哪些急救处理,可以提供十分重要的依据。因此,急诊人员千万不能只注意明显的开放伤,而忽略其他极有价值的创伤征象。

(二) 紧急情况下的重点检查

紧急情况下,全面细致的检查既不可能也不需要。但在急救开始或伤情稳定之后,当明显外伤已有初步诊断并已作了优先处理后,必须采用轻柔的手法,迅速进行一次有重点的系统检查,以免漏诊与误诊。为了便于记忆,使急诊医生不致遗漏伤情,有多种帮助记忆的方法。如ABCDEF 程序、CRASHPLAN(撞击诊断计划)等。

检查时,对正常部位和明显外伤,不需浪费时间,对可疑部位和复杂的合并伤,则应特别重视。例如颈椎骨折合并颅脑、颌面伤,颈椎骨折容易漏诊,同时不易确定颅脑伤的程度。骨盆骨折容易合并膀胱、尿道伤。股骨近端骨折可能合并髋脱位等。检查者应把重点放在这些可疑部位。如一时无法确诊,应持续观察,以减少漏诊和误诊。

应避免目的性不强的X线检查,必要时可在推车或手术台上进行。B超检查对明确腹内实质性脏器损伤非常重要,必要时亦可在床旁进行。

重危伤员的化验检查,如血红蛋白、血细胞比容、血气分析等,对观察伤情变化有重要价值,应及时进行。

(三) 伤情稳定后的系统检查

经过早期的重点检查,外伤多已确诊,但不十分明显的隐蔽伤仍有漏诊可能,因此应在伤情稳定后,或伤后数日内,再进行一次全面系统的检查,以纠正争论阶段诊断和治疗上的缺点和错误。

(四) 严重创伤的分类和创伤严重性的判断

长期以来有关学者在探讨一种对创伤严重程度的分级标准,用以判断创伤的严重性和对医疗质量及数量的评价,但至今还没有一个公认的估计方法,因为任何一种分类法都不能准确反映创伤刺激的复杂性。

1. **创伤指数** Kirkpatrick 提出用创伤指数来估计损伤的严重性。笔者分别通过病史、性别、年龄、种族、症状和体征以及X线和化验检查等,初步收集了60个不同参数,除去那些意义不大和不可靠的因素后,最终记录收集了25个参数,然后分别按5个组别以1、3、5、6、4个数值记录来判断它的严重性。

2. **院内评分** 伤员到达医院确立诊断后,根据其损伤诊断(即解剖指标)评定伤员伤情的评分方案统称为院内评分。在已经建立的许多院内评分方案以 AIS-ISS 应用最广,TRISS 和 ASCOT 最为新颖。

(1) AIS-ISS 评分 早期由美国医学会汽车安全委员会制定的简略损伤标准(the abbreviated injury scale, AIS),本用于车祸,主要是根据医生对其严重度作主观的判断,根据记分标准:

1分——轻度创伤;

2分——中度创伤;

3分——重度创伤,无生命危害;

4分——危害生命的重度创伤;

5分——危重创伤,是否存活,不能肯定。

如在胸部创伤,疼痛或胸壁强硬为1分;单

纯的胸骨或肋骨骨折为2分；多发性肋骨骨折不伴呼吸障碍为3分；胸壁软化为4分；主动脉裂伤为5分等。此标准分别根据各个损伤部位，如头颈、胸腹创伤、四肢骨盆等创伤的严重性，分别给予评分。Baker等人曾提出AIS最高值的平分，则与死亡率的关系更密切。基于这些结论，设计了创伤严重度评分(the injury severity score, ISS)，方法是取患者的3个AIS最高值的平方，然后相加，那么其上限即为$3 \times 5^2 = 75$。ISS是从AIS计算而来的，它与死亡率的相关较AIS为密切。

文献资料表明，对单一部位伤员可用AIS说明其损伤严重程度，而多部位，多发伤者必须用ISS评分；AIS-ISS评分确能反映伤员伤情，是一个较好的院内评分方案，有实用价值，目前已广泛应用于创伤临床和研究工作。许多作者常以ISS<16者为轻伤，ISS≥16者为重伤，ISS≥25为严重伤。Bull指出，除ISS外，年龄有决定伤员预后的作用，并提出不同年龄组半数死亡(LD50)的ISS分值，即15~44岁LD50的ISS为40，45~60岁为29，≥65为20。研究工作表明，AIS-ISS评分能反映出ISS相同的伤员不同病理生理反应的差别；同一部位多处伤对伤员伤情的影响，不同年龄的差异，对伤情影响不同的部位分值无差异等。针对上述缺陷，而设计了TRISS评分。

(2) TRISS评分 Champion(1984)等用北美80个创伤中心的2.4万个创伤病历资料进行严重创伤结局研究(major trauma outcome study, MTOS)。作者用TS、ISS和年龄3项数学计算出严重创伤者生存概率(probability of surival, PS)，并以此作为当代严重创伤救治质量的准绳。作者指出，PS>0.50的伤员如已死亡，即应查明其致死原因；PS<0.50而实际存活者，则应总结其救治经验。这种兼用生理指标(TS或RTS)，解剖指标(ISS)和年龄，以MTOS为准绳的伤员生存概率计算方法称之为TRISS法。

3.TRISS方法简介

TRISS法包括临床资料的搜集和数学模型计算。并按PS值及M和Z统计学检验3个步骤进行。

(1) 临床资料收集：

① 生理指标：包括GCS昏迷分级、收缩压(S)、呼吸频率(R)。这些值均应在急诊室测得。然后，将这3个值对照表1-3-5-6-1确定各自的评分，把所得的分值代入公式，计算得出能反映伤后生理紊乱的RTS值为：

表1-3-5-6-1 修正创伤评分（RTS）

GCS昏迷分级	收缩压（S）	呼吸频率（R）	积分（CV）
13~15	>11.9	10~29	4
9~12	8~11.9	>29	3
6~8	6.7~7.9	6~9	2
4~5	0.1~6.6	1~5	1
3	0	0	0

$RTS = 0.9368 \times GCS + 0.7326 \times S + 0.2908 \times R$

② 解剖指标：解剖指标评分以简略损伤分级(AIS)为标准，求ISS值。即ISS等于不同解剖部位的3个最大AIS值的平方和。

③ 年龄：年龄用A来表示，当A<55岁时，那么A=0；当A≥55岁时，A=1。

④ 损伤类型：分钝伤(B)和穿透伤(P)，两者各有其权重，详见表1-3-5-6-2。

表1-3-5-6-2　损伤类型权重表

伤　情	b0	B1	b2	b3
钝　伤	−1.2470	0.9544	−0.768	−1.9052
穿透伤	−0.6029	1.1430	−0.1516	−2.6676

（2）数学模型运算：

TRISS 计算法的数学模型为：

$PS=1/(1+e^{-b})$　$e=2.718282$

$b=b_0+b_1(RTS)+b_2(ISS)+b_3(A)$

式中 e 是常数，b 应据伤员的伤型按表取值，A 应据年龄的不同范围取 0 或 1，只要将所求得的 RTS 和 ISS 值代入公式即可求出 PS 值。医生可依此值来判断伤情，推测预后。

（3）M 和 Z 统计学检验：

① M 检验：此法能确认 Z 检验的结果是否具有临床意义，它以 MTOS 为标准，将所研究的资料与其对比得出 M 值（表 1-3-5-6-3），当 $M \geq 0.88$ 时，说明实验组的资料与 MTOS 组的匹配度高，此结论可确认 Z 检验结果具有临床意义，反则，当 $M<0.88$ 时，其结论相反。

表1-3-5-6-3　求 M 值

PS 分组	研究组	MTO 组	较小值（S）
0.96~1.00	0.342	0.828	0.828
0.91~0.95	0.053	0.045	0.045
0.76~0.90	0.052	0.044	0.044
0.51~0.75	0.000	0.029	0.000
0.26~0.50	0.043	0.017	0.017
0.00~0.25	0.010	0.036	0.010

注：$M=S1+S2+S3+S4+S5+S6$

$M=0.8282+0.045+0.044+0.000+0.017+0.016$

$M=0.944$

② Z 检验：Z 统计学检验首先由 Flora 提出。它是一种检验 TRISS 法整体救治水平高低的方法（以 MTOS 为标准）。该检验分 3 个步骤。

$$Z = \frac{D - \sum Qi}{\sqrt{\sum PiQi}}$$

a. 通过公式求 Z 值

$D=$ 实际死亡数

$Qi=(1-Pi)$ 为每个患者的预测死亡概率

$\sum Qi=$ 预测死亡数

$Pi=$ 为每个患者的预测存活概率

b. 根据 Z 值的大小来确定实验组与 MTOS 组的救治结果是否具有显著意义；

当 Z 的绝对值 ≥ 1.96 时，$P \leq 0.05$；说明有显著意义；

当 Z 的绝对值 ≤ 1.96 时，$P \geq 0.05$；说明无显著意义；

c. 将具有显著意义的 Z 的绝对值再根据 Z 值的正负确定实验组的救治水平高于或低于 MTOS 组；

当 Z 值为负时，说明实验组的救治水平高于 MTOS 组；

当 Z 值为正时，说明实验组的救治水平低于 MTOS 组。

五、对伴有多发伤者的治疗

(一) 概述

处理多发伤的首要任务是保全患者的生命，防止伤情恶化，并最大限度减少伤残。经全面检查后，要对各部位的创伤及其严重性迅速作出判断，找出当时对患者生命威胁最大的创伤，安排好各部位创伤处理的顺序，使需要优先处理的创伤确实获得优先。

在解除当时对患者的生命威胁最大的伤情后，原本处于次要地位的伤情，就可能上升为主要地位。例如解除了窒息的威胁，休克就成为必须立即处理的情况。尤应注意的是一种情况可以掩盖或转变为另一种情况，如果事先毫无预见，而处理不及时，也可造成很严重的后果。例如历时较久的休克虽被纠正，以后可能发生创伤后呼吸窘迫综合征或肾功能衰竭。因此要及早注意并采取适当的防治措施，争取这类严重并发症不发生或即使发生，病情也较轻，易于被控制。

(二) 创伤性休克的救治

创伤性休克是在剧烈暴力打击后，重要脏器损伤和大出血的基础上附加疼痛、精神刺激等因素而造成的。急救时应把失血量、创伤对机体的影响（受伤部位、程度）、伤员的生理条件（年龄、健康状况）及受伤时的生理状态（劳动强度、疲劳程度、环境及气温高低、有无饥饿、出汗等）等有关因素作综合分析，才能正确的评价，绝不能把血压变化作为唯一的观察指标。

补液、输血是抢救休克的有效手段，在紧急情况下，可先用平衡盐液，但总量不应超过1500~2000ml。小儿按每千克体重70ml计算补液量。如输液后反应良好，伤情稳定，表示失血量少于20%，不需输血或少量输血即可。如输液后无反应或暂时好转，不久血压又迅速下降，表示失血量在40%以上，或有严重的继续出血，需立即输血或手术止血。

重危伤员输血最容易发生的错误是输血量不足、输血不及时和速度不够快，而不是输血过多。因此，严重失血者不但要用足够的血量，而且给血速度和时间均十分重要。紧急情况下，早期输血500ml的价值胜过晚期1000ml乃至数千毫升。5min内加压输血200~300ml的效果较12h内输入500ml的效果更明显。因此，有明显失血的伤员应毫不犹豫地进行快速输血。

此外，根据创伤部位，采用合理的体位、吸氧、止痛、镇静、保暖、保持安静的环境、适当应用升压药物、纠正酸中毒等，对抢救休克均有重要价值。

严重的脏器伤、大出血和开放伤，只有手术才能起到决定性的治疗作用，必要时应在抢救休克的同时紧急进行。在急诊室手术的优点是速度快，能达到快速止血，解除心包填塞等目的，但环境条件差，秩序混乱，无菌条件差。对经过积极抢救、血压平稳、不致因搬动而加重伤情者，则应到手术室进行手术。

(三) 多发伤的手术治疗

1. **基本原则** 经过急救处理，立即威胁伤员生命安全的紧急伤情缓解之后，必须及时修复损伤组织，才能使伤情最后趋于稳定。据统计，多发伤中约有半数以上需要手术治疗。

急诊阶段由于不能进行详细的系统检查，常常只能根据有限的体征来作出决定，绝不能因为缺少某些诊断依据而妨碍体征明显部位的手术紧急进行。

2. **手术次序** 关于手术次序问题，按照对生命威胁的程度不同可分为：

(1) 立即威胁生命的严重创伤 如开放性胸部伤、大出血、颈部伤和有明显脑受压征象的严重脑外伤，只有手术才能使伤情好转，应在抢救休克的同时进行紧急处理。

(2) 不致立即威胁生命的严重伤 如休克不严重的闭合性胸腹伤、四肢开放伤等，可待生命体征平稳后有计划地处理。

(3)一般外伤 如闭合性骨折,可待伤情稳定后择期手术。

对手术部位多的伤员,只要不影响严重脏器伤的治疗,可分组同时进行。因为在良好的麻醉监护下,不但可以缩短手术时间,而且可以避免由于重要脏器手术后的伤情变化,失去继续手术的时机。

呼吸道阻塞、呼吸骤停是常见的致死原因,必须注意及时清理呼吸道、给氧,有时需要做气管切开术。急诊医生应掌握使用喉镜、气管插管、气管切开等技术。

3. 不同部位伤的手术次序

(1)颈部伤 颈部的特点是在狭小的范围内,有很多重要器官(如食管、气管、颈动静脉、甲状腺、臂丛、脊髓等)密集存在。在颈部穿刺伤时,上述器官均有可能发生严重损伤,但因被肌肉及深筋膜覆盖,初步检查时,极易忽视。行X线拍片,观察气管与食管有无移位,有无皮下气肿及异物等,可帮助诊断。但多数情况下,术前无法作详细检查,而需紧急手术。

(2)胸部伤 呼吸功能是否良好,取决于呼吸系统和大脑的功能。呼吸系统功能包括呼吸道有无阻塞、肺实质弹性如何、膈肌和胸廓是否完整。上述任何部位损伤都可影响呼吸功能。此外,大脑功能受到抑制时,呼吸机能也必然会受影响。因此,多部位伤时的呼吸功能紊乱,应明确哪些伤对呼吸功能影响最大。严重的胸部伤,呼吸功能紊乱十分明显,除非其他部位大出血需立即止血外,均应予以优先处理。

(3)颅脑伤 颅脑伤员神志清醒或昏迷是伤情严重与否的重要指标,应特别重视。对伤情变化应注意:

① 来院时清醒的伤员,如果伤后有昏迷史,则应检查有无脑神经的病理反应,更应注意颅内损伤体征的继续出现。

② 如果伤后清醒,来院后昏迷或伤后立即昏迷,并持续加重,则有颅内出血的可能。

③ 如果伤后出现昏迷,症状持续不变,则有脑干挫伤的可能。

④ 如果一侧瞳孔扩大,对侧肢体软瘫或痉挛,脉搏沉而慢,表示颅内压增高已到危险程度,有紧急开颅的指征。

颅脑伤的诊断除神志变化和脑神经体征外,CT检查是较理想的方法,能发现很多颅脑病变。

最常见的颅脑伤为脑震荡,不需手术治疗。关于手术治疗,除指征十分明显者外,均应在术前给予一定时间的观察,注意神志、瞳孔、血压、脉搏和呼吸等的变化,以此作为诊断和手术依据,不应过早手术。

可根据眼、鼻、耳及咽部检查判定颅底骨折的概况(图1-3-5-6-4)。

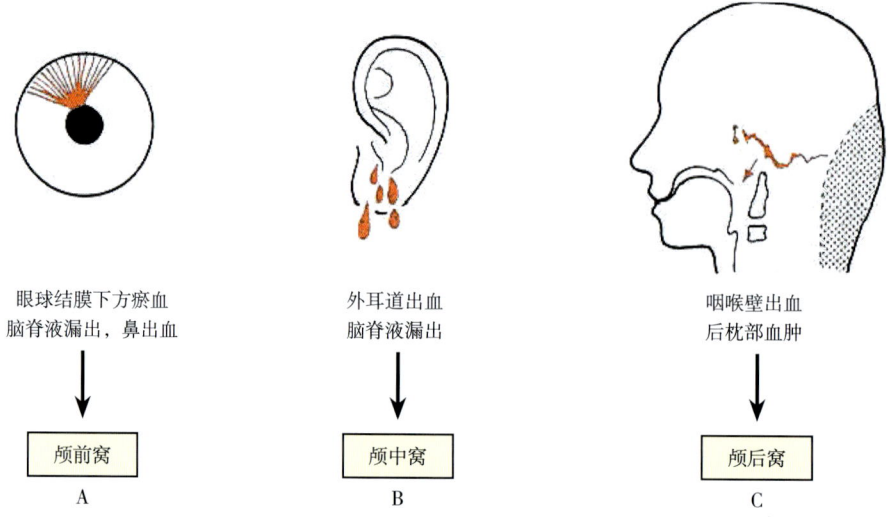

图1-3-5-6-4 判定颅底骨折示意图可依据A、B、C

（4）腹部伤　多发伤中,腹部伤的特点是发生率高,文献报道其发生率为29%~63.9%,故任何部位伤都要考虑有腹部伤的可能。腹部伤如处理及时,多数伤员可获得救治。

做腹部伤检查时,应注意不同部位伤的症状可以互相影响,极易发生诊断错误。如腹肌紧张、压痛、反跳痛等,对诊断腹腔脏器伤帮助很大,但在肋骨、脊柱、尤其是骨盆骨折时,同样可出现上述症状,应注意鉴别。检查时更应注意腹腔3个隐蔽部位的脏器,即胸廓覆盖的肝、脾、胃、横膈;骨盆腔内的结肠、膀胱、尿道和腹膜后的胰腺、十二指肠、肾、输尿管、大血管等。这些脏器和组织由于解剖部位深,检查受到一定限制。此外,休克伤员应常规放入留置导尿管,这对指导输液和诊断尿路损伤都有很大价值。

如果临床检查未能确诊,又怀疑有腹腔脏器伤,或有明显的内出血征象,则腹腔内出血的可能性最大,只要情况允许,即可考虑剖腹探查,对严重怀疑而不能确诊的肝、脾、胃、肠伤,仍有探查价值。因腹腔脏器伤和大出血,只有早期手术,才能使伤员得救。

腹膜后血肿,一般多主张采取保守疗法。因在广泛损伤的组织内,结扎腹腔后血管较为困难,且有加大出血的危险。肾脏损伤也以保守疗法为主。

关于剖腹探查时机问题,血压提高到11kPa左右就可以手术。如果经过抢救,血压仍不能提高,应在抗休克的同时,紧急手术。

（5）多发性骨折　当前对多发伤时多发长骨骨折处理的观点是应积极争取时间,尽早施行骨折复位内固定。Burri报道1529例多发伤中有137例四肢骨折,早期施行复位及内固定均取得了良好效果,且认为多发骨折早期内固定在重症多发伤患者的处理中尤具以下优点:①易于保持正常呼吸功能及肢体早期活动;②可明显降低ARDS和脂肪栓塞综合征的发生及易手术后护理。手术时应在良好的麻醉及监护管理下分组同时进行,手术方式要尽可能简单,手术时间尽可能缩短。手术过程中必须有效地维持各重要脏器血流灌注。

多发伤时的骨盆骨折,虽有人主张早期结扎髂内动脉,但有合并大出血的危险,因此多采用保守疗法。

（四）多发伤的手术后监测与处理

多发伤经过急救处理之后,从整个伤情演变过程来看,不是治疗的结束,而是系统性治疗的开始。因为由于创伤休克,重要脏器功能紊乱及多次手术造成的组织破坏、失血、缺氧等使机体功能遭受严重损害,如不及时纠正,可能使伤情再度恶化。所以,严重创伤在早期处理之后,内科问题较外科问题更为重要。在整个治疗过程中,既要考虑多发伤对每个创伤部位的影响,也要考虑每个创伤对整个机体的影响。对可能发生的并发症,如感染、急性肾功能衰竭、ARDS、多器官功能衰竭、肝功能损害等,从抢救开始就要有预见性,重在采取确实有效的预防和治疗措施,使可能发生的并发症及时得到控制。

总之,多发伤救治中必须强调整体观念。如果认为某一个单一外伤,急诊时已经处理,就可以放弃必要的术后观察和治疗,就很可能使一处不太重要的创伤成为多发伤治疗失败的一个重要原因。再则,必须强调预防观念。从应激性溃疡,到急性肾功能衰竭,都应从治疗的每一个环节上加以预防,这是多发伤急救处理之后治疗的关键。

（沈海敏　朱炯　赵杰　赵定麟）

参 考 文 献

1. 赵定麟,李增春,刘大雄,王新伟.骨科临床诊疗手册.上海,北京:世界图书出版公司,2008
2. 赵定麟,王义生.疑难骨科学.北京:科学技术文献出版社,2008
3. Hollevoet N, Vanhove W, Verdonk R. Treatment of chronic wounds at the olecranon.Acta Orthop Belg. 2010 Feb; 76(1): 22-6.
4. Mehta S, Mirza AJ, Dunbar RP.A staged treatment plan for the management of Type II and Type IIIA open calcaneus fractures.J Orthop Trauma. 2010 Mar; 24(3): 142-7.
5. Pollak AN, Jones AL, Castillo RC, Bosse MJ, MacKenzie EJ; LEAP Study Group. The relationship between time to surgical debridement and incidence of infection after open high-energy lower extremity trauma. J Bone Joint Surg Am. 2010 Jan; 92(1): 7-15.
6. Pollak AN, McCarthy ML, Burgess AR. Short-term wound complications after application of flaps for coverage of traumatic soft-tissue defects about the tibia. The Lower Extremity Assessment Project(LEAP)Study Group. J Bone Joint Surg Am. 2000 Dec; 82-A(12): 1681-91.
7. Pollak AN, Powell ET, Fang R. Use of negative pressure wound therapy during aeromedical evacuation of patients with combat-related blast injuries. J Surg Orthop Adv. 2010 Spring; 19(1): 44-8.
8. Ramanujam CL, Capobianco CM, Zgonis T. Using a bilayer matrix wound dressing for closure of complicated diabetic foot wounds.J Wound Care. 2010 Feb; 19(2): 56-60.
9. Tintle SM, Keeling JJ, Shawen SB. Combat foot and ankle trauma. J Surg Orthop Adv. 2010 Spring; 19(1): 70-6.

第六章 骨科关节镜外科技术

第一节 关节镜外科概况及基本设备

一、关节镜外科历史

关节镜外科是一门既古老又年轻的科学。其历史可以追溯到19世纪初叶。但真正成为现代关节镜外科则是最近30年来的发展结果。

关节镜本身作为一种内窥镜并非新的发明。1805年德国人Philip Bozzini以蜡烛为光源，用"光梯"作为内窥镜，通过烛光的反射观察阴道和直肠。其后相继有Desormanx、Andrews、Bruck、Nitze等设计了各种不同类型的内窥镜用来观察直肠和膀胱。直至本世纪初，电灯的发明才使得小型电灯泡被用作光源应用于膀胱镜，使之成为泌尿外科的重要检查工具。但在此一个世纪中，内窥镜始终是通过人体的自然开口进入体腔进行检查。直到1918年日本的Takagi首先应用7.3mm膀胱镜对尸体膝关节进行检查，由此开创了以内窥镜通过非自然孔道而经手术入口检查体内结构的先河，因而，Takagi也被公认为是关节镜历史的开山第一人。

由于受到器械本身的限制，关节镜的应用并未体现其优越价值。直到1931年，Takagi教授用3.5mm内窥镜以液体扩张的方法对膝关节进行了检查，才使得关节镜真正可能用于临床诊断。同年，Burman等报道了采用关节镜在膝关节内进行观察和活检的经验，并且描述了关节镜检查在其他关节上的操作经验和步骤。关节镜发展史中最重要的人物之一是日本的Watanable，他继承和发展了Takagi的关节镜理论和技术，并且改进了关节镜及操作系统，积累了一定的关节镜检查经验，从而使在关节镜下施行手术成为可能。1957年，Watanable出版了第一部关节镜图谱，继而在1969年进一步修订再版。1968年，加拿大医生Robert Jackson和美国医生Richard O'Corner将Watanabal的关节镜技术从日本传入北美，并将关节镜技术运用于膝关节手术，自此，关节镜手术在北美得到了发展。关节镜手术这一新技术以其独到的优势迅速为广大的病员和骨科医生所接受。因而，可以说现代关节镜外科的发展开始于20世纪70年代。1971年，Casscells在美国首先发表了150例膝关节镜检查与手术的分析论文。与此同时，O'Corner、Jackson、Johnson、McGinty等一大批关节镜外科的先驱者通过大量的创造性的临床实践和卓有见地的论文发表，奠定了从关节镜检查到关节镜手术并最终形成关节镜外科体系的坚实基础。

经过一个多世纪的艰苦探索，至20世纪70年代，随着关节镜技术的广泛开展，以及光学、电子学和图像技术的发展，关节镜及其操作系统不断获得改进，也使得关节镜的应用领域不断拓展，而经验的积累和认识的提高又促进了关节镜技术的发展，这种良性循环终于使关节镜外科登上了一个新的台阶。今天，关节镜以不再仅是一种辅助的关节检查手段，而是关节外科和运动医学领域中一个不可或缺的重要组成部分。关节镜术或关节镜辅助下的关节手术不仅可以用于大多数的膝关节内紊乱的诊治，而且已越来越多地应用于肩、肘、腕、踝、椎间盘等关节疾患的诊治。在现代骨科中，关节镜技术已是不可缺少的部分。

随着关节镜外科临床与实验研究的深入以及关节镜技术的发展，可以预言，关节镜外科作为显微无侵袭外科，必然会继续得到重视和发展。

二、关节镜外科在中国的发展

20世纪70年代末至80年代初，关节镜外科技术被介绍到国内。作为一项骨科新技术的开展，老一辈专家们为此付出了极大的热情和艰苦的努力。当时仅有少数大医院引进关节镜设备。由于进口设备价格昂贵，为此，老一辈医生们与国内的光学仪器厂家合作研制开发了第一代国产关节镜。但受到关节镜设备性能和配套器械的限制，当时的关节镜应用较多地局限于膝关节检查，而关节镜下手术在全国范围内的推广却进展缓慢。关节镜外科在中国的真正发展起自于20世纪80年代初期。我国关节镜外科的先驱们在学习国外关节镜技术和在各自的医院开展关节镜检查与手术的基础上于1983年在沈阳举办了第一次全国关节镜学习班。同年，美国关节镜专家Carson医生来华做手术演示及技术训练。此后，全国各地包括北京、上海、湖南、天津、广州等许多医院都相继开展了关节镜手术。至此，关节镜外科才逐步在全国展开。至20世纪80年代末，全国已有百余所医院开展了关节镜外科，自1982~1990年，共有约80篇关节镜外科论文在各类杂志发表。同期，中国医生的关节镜方面的研究论文也在国际关节镜杂志上发表并获奖。

进入20世纪90年代以来，通过大量国外先进的关节镜设备和新技术的引进，以及老一辈和一批在国内外进修学习关节镜外科的专业医师的不懈努力，使关节镜外科在我国获得了进一步的发展。每年都有相当数量的关节镜及相关的研究论文在各级专业刊物上发表。1991年，中华医学会骨科学会关节镜外科学组正式成立，使全国关节镜外科事业得到了强有力的推动，也是我国关节镜外科工作的一个里程碑。1991、1993、1995年分别在上海、北京、郑州召开的第3、第4、第5届全国关节镜外科学术会议上，都有大量高质量的基础与临床科研论文报道，表明我国的关节镜外科已经走上了一个新的台阶。随着对外学术交流的广泛开展，我国关节镜外科医生与国际同行的交流、互访、进修等学术活动日益频繁，使得关节镜领域的新技术、新进展不断引入我们的关节镜临床工作，并取得了可喜的成绩。

但应该看到，我国的关节镜外科的发展水平与国际先进水平相比还有一定的距离，而且各地区间的发展也不平衡，尤其在除膝关节以外的其他关节的关节镜手术方面的水平还很低。作为一个亚洲大国，我们的关节镜外科在国际上没有占据应有的地位，究其原因，一是在今天关节镜系统与器械日新月异的时代，我们的设备器械日渐老化而硬件更新落伍；二是新理论新技术的研究应用明显滞后；三是专业化程度不高，造成设备的闲置与浪费，也限制了关节镜外科技术的提高。所有这些都已成为制约我国关节镜外科发展的羁绊。因而，更新必要的设备、学习研究新的理论与技术以及提高关节镜外科的专业化程度是提高我国关节镜外科水平的关键所在。有理由相信，通过广大关节镜医师的共同努力，我国的关节镜外科事业一定会得到更进一步的发展。

三、关节镜外科的学术组织与出版物

中华医学会骨科学会关节镜外科学组成立于1991年,是全国性的关节镜外科的学术组织,致力于全国范围内的关节镜外科技术的推广和学术交流,在我国关节镜外科的发展中起着重要作用。由该学组举办的每两年一届的全国关节镜外科学术会议是我国关节镜外科领域重要的关节镜专业学术交流活动。

随着关节镜外科在世界范围内的蓬勃发展,我国关节镜外科医生与国际关节镜领域的学术组织的联系与交往也更加活跃。这里介绍的是一些在国际上较有影响的学术组织。

国际关节镜协会(International arthroscopy association, IAA)于1974年由John Joyce医生倡导成立于美国费城。现代关节镜外科的先驱Wantanabe和Robert Jackson分别当选第一及第二任主席。这一学术组织的建立,标志着关节镜外科已由区域性走向了全球性。该组织每两年召开一次国际性关节镜外科学术大会,旨在交流关节镜外科领域的最新进展和研究动态,总结该领域的经验,推广新技术新成果,为关节镜外科在世界范围内的发展和交流起到了巨大的推动作用。目前,IAA拥有包括中国关节镜医生在内的世界各地的数千名会员,学术活动日趋活跃,并且,也注意到了关节镜外科在发展中国家的开展。近年来,我国的关节镜外科医生与该组织也建立了密切的联系。IAA在美国的总部地址是:6300 North River Road, Suit 727, Rosement. IL 60018-4226 USA。现在,IAA与ISK(国际膝关节外科协会)已联合成立国际关节镜、膝关节与运动医学联合会(ISAKOS)。

在世界各地的关节镜外科的学术组织中,特别值得一提的是北美关节镜协会(Arthroscopy association of the north ameracan, AANA)。该组织由John McGinty在IAA北美协会的基础上于1982年组建。自组建以来,AANA始终活跃在关节镜外科领域的最前沿,为这一领域的发展做出了很大的贡献。此外,AANA始终与IAA保持着最密切的联系与合作,从某种意义上说,北美关节镜外科的发展水平代表着国际关节镜外科的水平。

国际膝关节协会(International society of knee, ISK)、国际运动医学联合会(International federation of sports medicine, FIMS)、欧洲运动创伤、膝关节外科及关节镜外科协会(European society of sports traumatology, knee surgery and arthroscopy, ESSKA)等虽然并非关节镜外科的专业组织,但都是国际上较有影响的与关节镜外科密切相关的学术组织。在这些学术组织的国际性学术会议的论文中,关节镜外科均占有很大的比例。

1984年,AANA和IAA联合出版的《Arthroscopy: The Journal of Arthroscopic and Related Surgery》创刊,成为国际关节镜外科的权威性的专业杂志;1993年,该刊物由季刊改为双月刊,更丰富了刊物的信息量。《Artroscopy》作为AANA/IAA的官方出版物不仅反映了该领域的最新发展动态,也起着引导关节镜外科发展的作用。新近创刊的《Knee Surgery Sports Traumatology Arthroscopy》作为ESSKA的官方刊物,是欧洲关节镜外科的专业杂志。除此之外,在许多国际著名的骨科和运动医学杂志诸如《J Bone Joint Surg》、《Am J Sports Med》、《Clin Orthop》等综合性刊物中均有相当数量的关节镜外科的相关文献发表。从Medical Silver CD-ROM中收集的文献检索中可以非常方便地查阅到国际主要刊物中的关节镜外科文献。此外,通过计算机交互网和电子信箱还可以更方便地进行网上通讯和资料查询。

国内关节镜外科文献较为分散,《中华骨科杂志》、《中华外科杂志》及其他专业杂志上均有一定数量的关节镜研究论文发表,根据国内检索资料统计,自20世纪80年代至1995年,全国各类杂志共发表有关关节镜的论文近 200 篇。

四、关节镜外科领域的进展

近十年来,关节镜外科的进展非常迅速,这一点从国际关节镜协会的学术大会及其刊物《Arthroscopy》中可略见一斑。其进展主要表现在以下几个方面。

1. 关节镜外科理论的发展　随着 MIS 理论的提出,人们越来越希望以最小的创伤对复杂的伤病获得有效的治疗。而关节镜外科的优势恰恰迎合了这种希望,这使得关节镜的应用领域更为拓展。而研究方向则朝向以关节镜技术完成或更多地替代过去的开放手术的外科操作。此外,外科手术的模式由切除病灶向修复重建转变使得关节镜医生更强调尽可能少地切除组织而转向各种修复、移植、重建等关节镜下手术的理论与技术的研究。近年来,膝关节镜外科中最活跃的研究课题便是半月板修复与移植、ACL/PCL 重建、关节软骨缺损的修补与再生、异体组织移植等。

2. 关节镜外科技术的发展　伴随关节镜外科理论发展而带来的是关节镜技术的发展。在世界各地的多处关节镜中心,关节镜外科的专业化程度非常高,大量的病例及手术经验的积累,使得关节镜专科医生在技术上有机会获得进一步的提高,许多新的手术方法和过去在镜下或开放手术中均难以完成的手术在文献中已见有大量报道。

3. 关节镜及其操作系统的发展　随着工程技术及光学、电子学、影像学及激光科学等领域的发展,关节镜及其操作系统不断获得改进,高新技术在关节镜外科领域的应用使得关节镜系统的性能比过去有了进一步的提高。操作器械更加专业化,电切割器械、关节镜激光系统的引入使操作更精确和更简化。各种专门设计的特殊手术的专用器械更节约了手术时间并提高了手术的质量。

4. 关节镜外科更多地应用　除膝关节以外的其他骨科领域,目前研究较为深入及临床应用较为广泛的有肩关节镜(包括肩峰撞击综合征、肩袖损伤、肩盂破裂、二头肌腱断裂、肩关节不稳及脱位等)、肘关节镜、踝关节镜、髋关节镜、手外科关节镜(包括腕管综合征、腕关节、指关节等)、脊柱外科关节镜等。近几年来,《Arthroscopy》杂志中膝关节以外的关节镜研究的文献已超过 50%。可以预见,关节镜外科作为一种 MIS 模式,会在骨科领域中占据越来越重要的地位。并有走出关节外科向骨科的其他领域发展的趋向。

五、关节镜的基本设备

(一)关节镜的大体结构

关节镜是整个关节镜系统中最重要的组成部分,是获得关节内高品质图像的关键因素。关节镜是一种光学器械,根据内部透镜系统结构的不同,可分为三种基本光学系统:

1. 经典薄片状透镜系统　该系统如同传统的照相机镜头由数片一组的透镜组成,目前已很少用。

2. Hopkins 棒状透镜系统(Hopkins Rod Lens System)　这是一种先进的透镜系统结构,由于 Hopkins 系统透镜间隙小,光通性强,能获得更清晰的图像。目前多数牌号的关节镜都是基于这一光学系统。事实上,关节镜头的光学系统结构是非常精密和复杂的,它包括镜头前端的广角镜、物镜、镜体的棒镜系统以及镜头近端的目镜系统。

3. 分级指数(GRIN)系统　该系统由微细玻璃棒构成,较小口径的针状镜多基于此系统(图 1-3-6-1-1)。

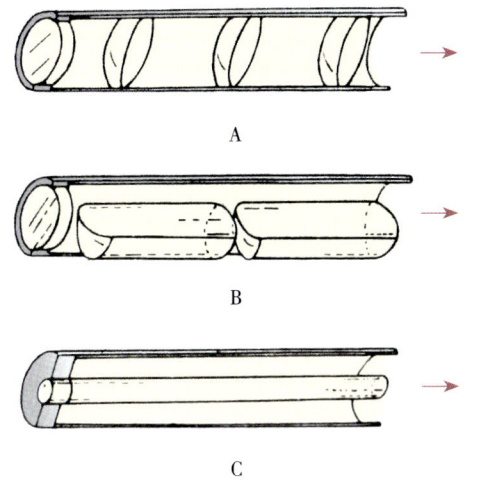

图1-3-6-1-1 基本光学系统示意图（A~C）
A.经典透镜系统；B.Hopkins镜棒系统；C.分级指数系数

标准的关节镜由透镜系统、环绕透镜的光导纤维、金属鞘、光缆接口以及目镜或摄像头接口五个部分组成（图1-3-6-1-2）。

许多因素可以影响关节镜的光学特性，其中最为重要的是视向与视角。视向即关节镜观察的方向，由镜头前端的斜面决定，关节镜前端的镜片斜面通常有0°、10°、30°、70°等，其中以30°前斜视向镜最多被关节镜医师所使用；因为当旋转30°镜时可明显扩大视场面，并且不出现盲区。但在某些特殊场合，70°镜也有其不可替代的作用。因而，关节镜医师最常选用的关节镜是30°和70°镜（图1-3-6-1-3）。

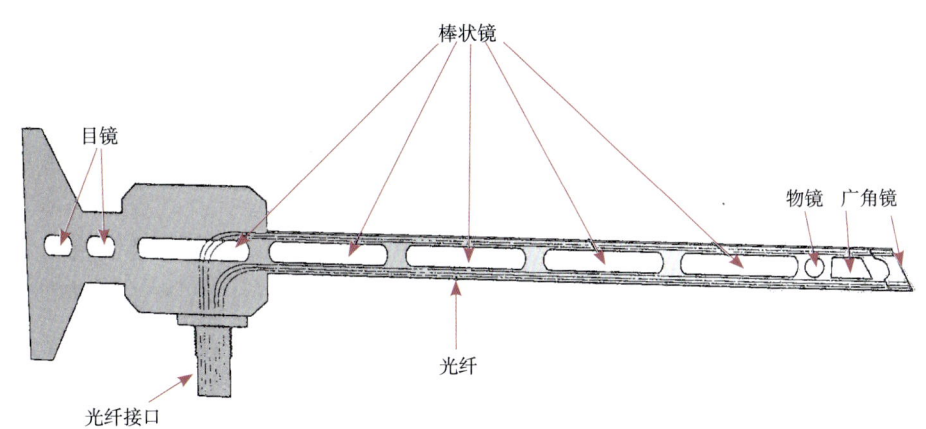

图1-3-6-1-2 关节镜镜头基本结构示意图

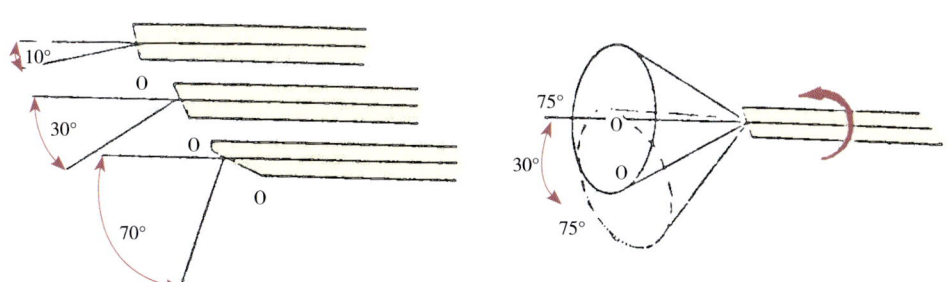

图1-3-6-1-3 关节镜的视向、视角与视野示意图

关节镜视角由透镜系统本身的特性所决定，从制造工艺上来说，镜头越细，其视角越难以加大，一般标准的广角关节镜（φ4.0mm）的视角可达70°~120°，视角较大的广角关节镜能扩大视野，便于全面观察。故而选购镜头时，对膝关节镜外科而言，直径4.0mm、视向为30°的广角关节镜（>90°）是最基本的配置。自20世纪70年代以后，Watanabe不断改进其关节镜系统，各专业厂家也纷纷在技术上进行改进，镜头直径向纤细化发展，Watanabe24号镜直径已达1.7mm，欧美许多厂家也生产出相似直径的针状镜，但在实践中发现，小口径镜头也许更适合于小关节的检查，

对于膝关节而言,太细的直径并不能表现更多的优点。相反,视角较小,容易折断等缺陷使针形镜在膝关节镜手术中应用受到限制。目前,多数专业医生仍推荐以 Hopkins 棒镜系统的 4mm 直径的 30° 前斜视向的广角关节镜作为标准关节镜,而以 4mm、70° 广角关节镜及直径 2.7mm 的关节镜为辅助用关节镜。

关节镜镜头根据其近端接口的不同可分为目镜接口和摄像专用接口两种。目镜接口关节镜(eyecup arthroscopes)既可以直接通过镜头观察,也可通过与之适配的摄像卡口构成电视监视的关节镜系统。多数厂家生产的目镜接口关节镜的接口规格一致,使得不同牌号的关节镜可以互换使用。摄像专用接口关节镜(vedio arthroscopes)由于专门设计了关节镜与摄像头的接口,在密封性能、调焦精度以及成像质量等方面优于目镜式接口,但各厂家设计不同,通用性差(图 1-3-6-1-4)。

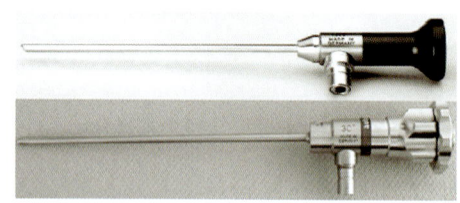

图 1-3-6-1-4 关节镜镜头

此外,关节镜的另一系列是一次性使用的关节镜,concept arthroscope system 是一次性关节镜的首创者,其工作套管中包含了导光系统,可重复使用。而镜头同样是根据 Hopkins 棒镜系统制造的。它提供了手术的方便和安全及高质量的影像。为避免镜头磨损造成的影像不清和连续手术时镜头消毒的问题,一次性镜头系统无疑是最好的选择。但手术成本费用的增加则是问题的另一个方面。如操作谨慎,一次性的镜头也可使用多次,且可降低成本。

关节镜套管与穿刺器是与关节镜相匹配的部件,套管既作为关节镜保护鞘,又作为关节灌注系统的进/出水装置,通过套管与镜头之间的环形空隙注入或引流关节灌注液。在套管的后端设计有 1 个或者 2 个进/出水开关,新型的套管设计使进/出水接口能自由旋转而不影响镜鞘和镜头的方向。钝性和锐性穿刺器作为套管的管芯用于关节穿刺,一般以锐性穿刺器穿破皮肤或皮下组织,再以钝性穿刺器穿透滑膜,以避免损伤关节内结构。多数医师主张以尖刀做皮肤切口,穿透皮下及关节囊后直接用钝性穿刺器作关节穿刺,而不使用锐性关节穿刺器,以免伤及软骨、半月板等关节内结构。

(二)关节镜的光源系统

光源系统也是关节镜系统中最基本的组成部分。早期的 Watanable 关节镜在镜头前端装有小灯泡,其缺点是不言而喻的。直到冷光源与光导纤维的出现,才较为成功地解决了关节镜的光源问题。由于现代关节镜都是在电视监视下进行操作,已经很少有人以目镜观察法进行关节镜手术,而电视摄像对于光源的强度,色温以及两者在不同环境下的变化与调节均有很高的要求,以保证图像及色彩还原的真实与清晰。因而,冷光源技术的发展也是日新月异的,厂家可能有多种型号规格的冷光源可供选择,价格也相差悬殊,推荐大家选用具有自动调光系统(auto light system)冷光源。具有自动调节系统的冷光源能与摄录系统联动,其光源灯前方的机械光圈由马达控制,而马达接受来自摄录系统的信号控制,当摄像的图像变暗时,马达自动开大光圈,图像过亮时,则自动缩小光圈,从而保持图像亮度与色彩的稳定。光源通过光缆与关节镜连接,再通过与镜头平行走向的光导纤维导向镜头前方,照亮视野。具有自动调光系统的冷光源尚需以视频线与摄像机连接以传递和反馈图像信号。

冷光源对成像质量的另一个影响因素是色温,接近日光的色温是 5500~6000K,这一色温下色彩的还原最为真实。早期冷光源一般采用卤素灯泡,其色温多在 3000~3200K,灯泡寿命也较短。

近年来多数牌号的冷光源采用卤化金属灯,色温可达5000~5500K,寿命也较长。而新一代的冷光源如上述LIS8430等已采用氙灯光源,色温可高达6000K,灯泡寿命长达500h以上,并且大都具有使用时间与寿命的自检、记忆与显示功能。这种新型光源的出现使关节镜医生能够由此而获得更高质量的彩色图像,并且避免了在手术中出现更换灯泡等不必要的操作。当然,低色温时通过调节摄像机的白色平衡也可获得一定程度的补偿和纠正。但光源中灯泡的色温及使用寿命仍是选择光源的重要参考指标(图1-3-6-1-5)。

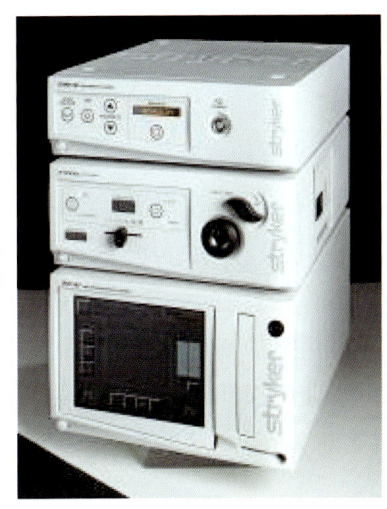

图1-3-6-1-5 光源系统

(三)摄录及监视系统

摄像机的微型化使关节镜摆脱了通过肉眼经目镜观察的困境,几乎所有的关节镜外科操作都可以在电视监视下进行,这不仅使操作者从强迫体位中解放出来,以更自由的方式施行手术,还由于能更清晰地观察,并且可以用录像、拍照等形式将图像记录,为资料的积累和临床研究提供了依据,同时,也更有利于助手的配合及参观者的学习。

一套完整的摄录监视系统应包括摄像头、摄像主机、监视器及可选配的录像机、图像打印机、视频照相机、字幕机、多媒体电脑等附属设备。其中摄像头、摄像主机及监视器是摄像系统最基本的配置。如果把光源和镜头系统称为光学图像系统的话,摄像系统就是电子图像系统。

当关节内的图像通过关节镜的透镜系统再经摄像头接口后方的透镜成像于摄像头内的光感元件后,光能被转化为电能,其电信号传入摄像机主体,经分析处理后经监视器转化为可视的电视图像。

影响图像质量的电子图像系统中的因素很多,其中包括摄像头中光感元件的结构与敏感度、摄像制式选择和功能以及监视器的分辨率。而这一切都是现代科技发展的结晶。摄像头中的关键元件是固态图像传感器(charge coupled device,CCD)。此外,摄像头的设计更融入了人体生物工程技术,不仅使摄像头更加小型化,而且使操作更方便,并可通过手柄上的特别设计的按钮进行录像、拍照等遥控操作(图1-3-6-1-6)。

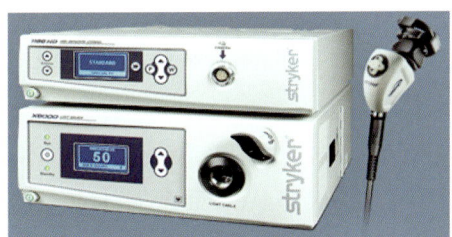

图1-3-6-1-6 高清摄录系统

第二节 关节镜施术的器械、要求与保养

一、概述

关节镜手术是经小切口或套管进行操作的，这一特点决定了关节镜的辅助器械在外形上必须适应这一特点。关节镜外科专用的手术器械在设计上都具有细长的柄与较小的操作尖端，由于这一特殊要求，故而其对材料质量与加工工艺的精度要求均较高，因此，价格也十分昂贵，一把普通篮钳可能需要近千美元，这也有待于国内医师与厂家共同合作，以制造我国自己的关节镜器械。

关节镜手工器械大致可分为五类。

第一类，穿刺器械，用于关节穿刺以导入镜头或器械；

第二类，探针，用于探查关节内结构，是关节镜外科医生最应熟悉的基本工具；

第三类，切割器械，包括手术剪、篮钳以及各种手术用切割刀具，是关节镜手术操作中最重要的手工器械；

第四类，持物钳，用于夹持关节内组织和取出游离体；

第五类，各种专用特殊器械，如瞄准器、缝合针等，用于关节镜下 ACL 重建、半月板缝合等特殊手术操作。

二、各种常用器械

（一）穿刺器械

关节镜穿刺器械是手术中导入关节镜或手术器械所必须的。一般由套管和穿刺器（钝性/锐性）组成。除非是为取出大块状的游离体或半月板组织需要较大的皮肤切口，一般的穿刺器械的直径为 3~6mm，过大的穿刺口易造成灌注液的溢出而妨碍观察与手术。穿刺的步骤一般是先以 #12 刀片纵向切开皮肤，继以锐性穿刺器穿破滑膜外组织，再以钝性穿刺器进入关节腔。也可以刀片穿透关节囊后直接使用钝性穿刺器进入关节腔。

（二）探针

探针是关节镜检查和诊断中最重要的工具。如同术者的手指，通过使用探针，将手术者的视觉和触觉结合起来，以更好地完成诊断和手术操作。探针最好选择前端标有刻度且具有一定韧性的，通过其远端的刻度可以判断关节内病变的大小和深度，使用探针还可以发现某些隐蔽的病理情况并判断关节内结构的质地。

（三）切割器械

常用的切割器械包括手术剪、篮钳、髓核钳以及手术刀具。

关节镜手术剪主要用于关节内滑膜皱襞以及半月板的切割，有时也可用于外侧支持带的松解手术。手术剪的直径一般为 3~4mm，有直柄和左/右弧形柄以及钩状剪刀头等不同设计，可以适应不同部位的手术需要。

篮钳是关节镜手术尤其是半月板手术中最常用的手术器械。其种类繁多，有不同直径、弧度、开口方向以及切割刃口等多种设计。这些专门设计的篮钳对关节内不同部位的手术操作提供了方便。所有的篮钳都具有相同的切割原理，即每一次切割的组织都经篮钳的底部脱落于关节腔内，再通过关节冲洗或吸引排出关

节腔,以在关节内连续操作。一般说来,较粗直径(3.4mm)的直钳可用于大部分的关节内切割操作,但对于半月板体部的前部和半月板前角则需要向左/右开口或向后开口的篮钳;对常见的内侧半月板后角的手术操作,由于其操作空间的限制,往往需要使用较细直径(2.7mm)前端带有向上弧度的篮钳(图1-3-6-2-1、2)。

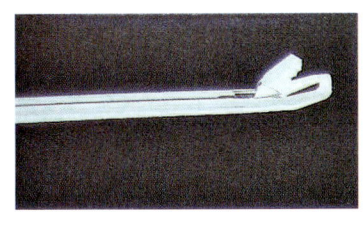 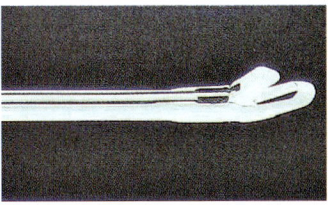 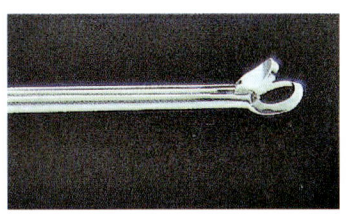

A B C

图1-3-6-2-1　常用的篮钳(A~C)
A.鸭嘴篮钳；B.半月板后角篮钳；C.卵圆篮钳

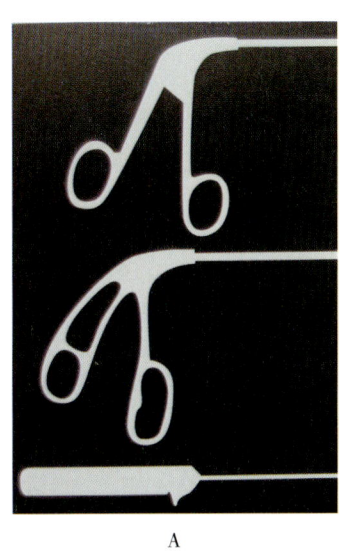 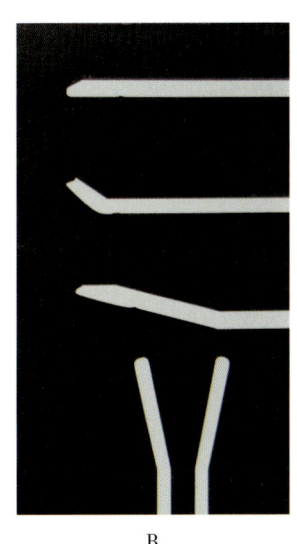

A B

图1-3-6-2-2　不同手柄及工作角度的篮钳(A、B)
A.不同手柄；B.不同角度篮钳

髓核钳和小型椎板冲击式咬骨钳(kerrison咬骨钳)虽然并非关节镜专用手术器械,但由于其具备了关节镜手术器械的特点,许多关节镜医生都能使用髓核钳进行诸如滑膜活检、半月板切割等部分关节内手术操作。

各种不同设计的手术刀包括外侧松解刀、半月板刀以及各种可装卸式刀片和可回缩刀具等为关节内手术操作提供了更多的便利,但是应该指出的是,刀具的使用需要足够的操作经验和手术技巧,否则,极易损伤关节内组织和造成刀片断裂等不良后果。在膝关节镜外科操作中,最有用的刀具是双刃香蕉刀和钩刀,除去经济上的因素以外,一次性的刀具是最理想的选择。

(四)持物钳

持物钳的头端为齿状结构,可牢固地夹咬住半月板等关节内组织,通过另一入路的切割器械进行手术操作,也可抓住并取出关节内游离体(图1-3-6-2-3)。

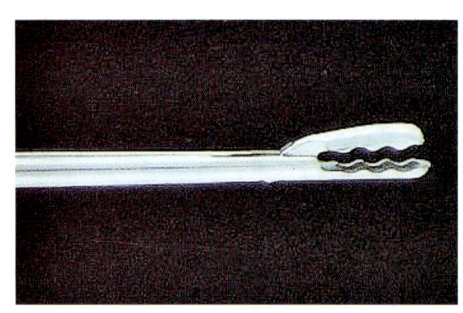

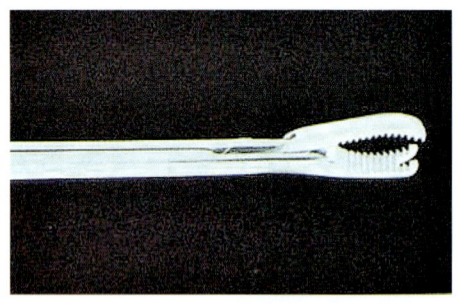

图1-3-6-2-3　常用的持物钳子（A、B）

A. 无创抓钳；B. 游离体抓钳

（五）专用特殊器械

这类器械主要指交叉韧带重建、半月板缝合等手术操作中所需要的特种手术器械。如关节瞄准器、空心钻头、半月板清创器械、半月板缝合针及持针器等。不同的手术方式需要不同的手术器械的配合（图1-3-6-2-4）。

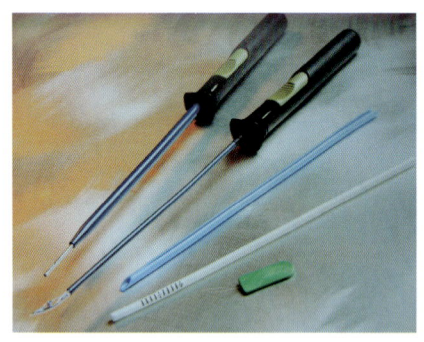

图1-3-6-2-4　关节镜缝合系统

在以上繁杂的手工器械中，探针、篮钳、持物钳及手术刀具是施行关节镜手术必备的器械，应依医生本人的习惯和经验，选择不同类型的工具而不必盲目求全。

三、电动刨削、电切割及激光操作系统

（一）概述

电动刨削系统应用于关节镜外科始于1975~1976年，Lanny Johnson医生和Leonard Bounell工程师的合作。起初的目的是希望通过动力切削系统完成关节镜下的半月板切除操作。其操作原理是通过固定的外套管和旋转的内芯在尖端的窗口起切削作用，通过吸引器将碎屑吸出并将组织吸入刀刃口，以达到切削目的。1979年Lanny Johnson与Robert Brissette进一步发展了刨削及磨削系统，并通过Dyonics公司将其推向市场，称为Dyonics Artshroscopic Surgical System，从而使动力刨削系统成为关节外科中重要的操作工具。随后，众多厂家都生产了各种品牌的动力切削系统，但仍遵循上述原理。

关节内动力切削系统由主机、操作手柄、可替换刨削/磨削头、脚踏控制器及吸引系统所组成（图1-3-6-2-5）。

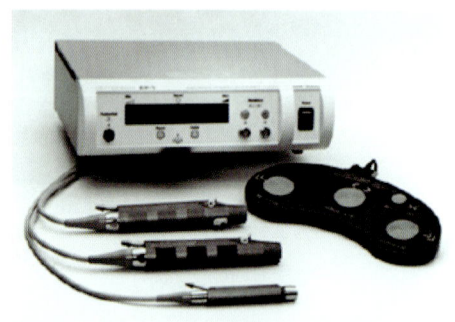

图1-3-6-2-5　电动刨削系统

关节内动力切削系统是提高关节镜手术效率与质量的重要工具。其工作刀具分为重复使用与一次性使用两种类型，多数关节镜外科医生使用的是一次性使用的消毒包装的刀具。目前的一次性刀具一般也可重复使用数次。根据其工作刀具的功能又可分为关节内刨削切割系列和关节磨削成形系列。

(二)关节内刨削切割系列(shaver blades)

1. **半月板刨削刀(meniscus cutter)** 刃口的齿状设计使切割更为快捷。不同的齿状设计使刀具的切削力有强弱之分,以适应不同的切割需要。主要用于半月板的切割、交叉韧带残端的清除和关节内清理。

2. **全半径刨削刀(Full-Radius resector)** 无齿的刃口设计,可用于滑膜切除、关节面成形、半月板切割缘修整等一般性的手术操作。

3. **修整刨削刀(trimmer)** 安全的刃口设计可在盲视下操作。用于滑膜绒毛的切除、软化和纤维化的软骨清理和半月板边缘修整。

4. **前端刨削刀(end cutter)** 通过前端的开口可以直接将需要切割的组织吸入切除,用于关节清理。

5. **清理刨削刀(whisker)** 类似于吸引器头的外套管设计,使软骨或滑膜绒毛以及关节内组织碎屑通过孔眼吸入并清除。也用于关节清理。

(三)关节磨削系列(arthroscopy burrs)

关节磨削系统是一系列不同形状与不同设计的钻头或打磨头。主要用于软骨或骨性结构的切除和磨削,如前交叉韧带重建时的髁间窝成形、骨赘切除、关节软骨成形以及软骨下骨磨削等手术操作。

动力切削系统的使用给关节镜医师带来了极大的便利,也提高了关节镜手术的效率和手术效果。但熟悉切削系统的工作原理,针对不同的切割对象,选择合适的刀具、以及适当的转速等仍是成功地使用该器械所必须具备的常识。许多医生认为刀刃越锋利,转速越快,切削效果越好,其实并不准确。一般说来,越是坚韧的组织,如半月板、软骨,越需要较低的转速,以使窗口打开的时间足以使组织进入,但磨削硬化骨则需要较高的转速,滑膜的切割也可使用较高的转速。但2000rpm以上的转速并无实际意义。

某些型号的电动切削系统能自动识别安装的切削刀头并设置合适的转速,从而获得最佳的切削效果,如linvatec刨削系统。此外,其可折弯刀具(merlin arthroscopy blades for intra arc drive system)也为手术者在空间受限的情况下使用动力切削系统提供了方便。同时,也应该看到,动力切削系统的使用也增加了关节内组织创伤和关节镜头受损的机会。因而,强调轻柔的和准确的手术操作和在直视下使用刨削器是非常重要的。

应该指出的是,更强的动力、更锐利的刀具以及更高的转速并不一定能更快地完成手术,切削器的效果好坏更多地决定于操作者的使用经验(图1-3-6-2-6)。

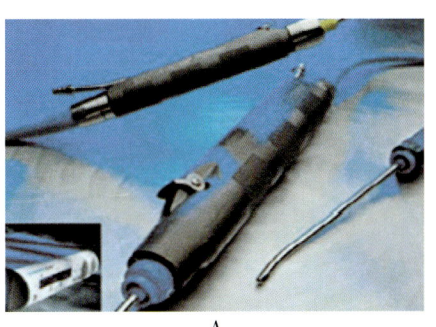

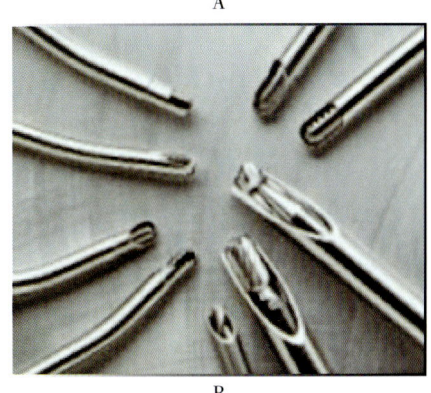

图1-3-6-2-6 动力切削系统(A、B)

高频电刀是外科手术中的常用器械,但其在关节镜外科中的应用则有其特殊性。由于关节镜手术时大多使用导电的生理盐水或林格氏溶液作为关节扩张灌注液,通常使用的高频电刀不能在此液体环境中使用。在用气体扩张或蒸馏水等非导电介质中才可使用普通电刀。此外,电刀头必须重新设计。近年来，一些专业厂家为关节镜外科专门设计了高频电刀系统，如 Linvatec 的电动外科关节镜系统（Electrosurgical Arthroscopy, ESA）。它不仅可以在蒸馏水或甘氨酸等非离子环境中工作，而且同样可以在生理盐水和林格氏液环境中安全地使用。各种不同设计的专业化电刀头适应了关节镜下各种手术操作的需要，和手工切割与动力切削相比，电外科操作在易出血的部位更显示其优越性（图1-3-6-2-7）。

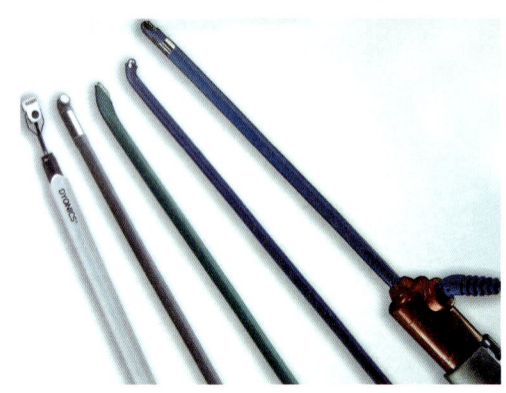

图1-3-6-2-7　高频电刀

在手工操作、动力切削和电外科关节镜手术之后，激光系统在关节镜外科的应用使关节镜外科更迈上了一个新台阶。从早期的 CO_2 激光、到 Nd-YAG 激光，直至今天的钬激光外科操作系统（Holmium:YAG Laser surgical system），激光关节镜外科系统从理论到临床实践都得到了很大的发展。与传统的手术操作相比，激光可以通过能量释放和频率的控制达到手术者所期望的切割、凝血或气化的目的。由于专业化设计的各种纤细的光导纤维探头较常规的手术器械更容易进入关节的各个部位，从而使激光外科操作比传统的手术操作更简单和更准确。新一代的钬激光系统在组织的损伤效应方面较之早期的激光系统是微小的，因而，只要谨慎地控制激光的能量释放，激光外科操作仍是安全可靠的。除了经济因素，激光技术在关节镜外科中应用具有广阔的前景。

四、关节镜手术的配套设施、环境要求和保养

（一）概述

尽管从一般意义上说，在任何一所医院或是具备一定条件的骨科诊所都可以开展关节镜外科。但严格说来建立关节镜外科应该看做是一个系统工程。因为拥有一套关节镜系统并不等于建立了关节镜外科。关节镜外科作为现代骨科的一个亚专业，首先应该依附于骨科或关节外科。从事关节镜专业的医生也同样首先应该是骨科医生，并且应该具备较全面的骨科知识与技术，尤其必须具备关节外科的基本知识和基本操作技能。同时，开展关节镜外科的医院或诊所至少应该具备开展关节手术的基本设施以及放射和影像诊断、必要的化验和病理诊断及康复性理疗的条件。总之，关节镜外科只有建立在能够对关节伤患进行正确诊断和处理的基础之上，才能高屋建瓴，通过引入关节镜技术使关节外科水平更上一个台阶。在开展关节镜外科之前，应该注意到一些与关节镜手术相配套的基本设施，有条件的单位可以尽可能地配置更完善的设备与环境。

（二）关节镜手术的配套设施

1. 稳压电源与多用插座　1000W 功率的稳压电源足以保证提供关节镜系统的供电，且可避免高压和欠压对昂贵设备可能造成的损害，由于关节镜系统的电源电缆多数是美国或德国等不同标准的三相或两相插头，因而配备一个带有保险丝的多用插座是必须的。此外，整个系统应有妥善的接地，以防操作过程中的漏电。

2. 关节扩张灌注系统　施行关节镜术必须使关节囊扩张。而扩张的方法主要是灌注冲洗法。此法不仅能扩张关节腔，更重要的是能够将手术中切割的碎片通过引流管排出关节腔。关节镜专用的灌注泵是最理想的选择，通过加压泵的作

用可以调节灌注的压力,并可以调节吸引器的压力,以使关节镜手术获得最佳的关节扩张条件。但由于专门的加压灌注设备价格昂贵,因而多数术者均采用重力灌注法。常用的灌注液为复方林格氏液或生理盐水。但许多作者的研究认为其并非最合乎关节内的生理环境,因而,其他类型的灌注液诸如甘氨酸、PVP等也可作为关节扩张的选择。在使用高频电刀(电凝)进行手术操作时,应使用非离子灌注液。为达到足够的压力使关节囊充分扩张,必须保证3000ml以上的容量且液体应悬挂在手术台平面以上至少1m。可采用两个1500ml的标准吊瓶以Y形管并联,以达到足够的容量。此外,进、出水软管应有足够的口径,一般使用5~7mm内径的硅胶管。而进出水途径的选择也直接影响灌注效果,多数操作者用较粗的专用灌注套管插入髌上囊或髌股间隙进水,通过关节镜金属鞘的灌洗系统出水,此法可获得较高的灌注压,达到良好的关节扩张。但此法易导致滑膜或手术切削碎片遮挡镜头而影响观察。目前较新型号的关节镜套管的灌注系统的液体流量均有所增加,通过镜头鞘进水也可以获得满意的关节扩张,并且避免了镜头遮挡的弊端。除液体扩张以外,也可采用气腹机以气体扩张法扩张关节腔,如二氧化碳或氮气。其优点是图像清晰,无漂浮,特别适合于取游离体或高频电刀操作,但无法引流,且容易造成切口周围的皮下气肿,故很少使用。一般不必作常规配置。笔者在实践中曾使用手术室壁式氧气作关节扩张取除关节内游离体也获得同样的效果。

3. 收集瓶 在吸引瓶和引流瓶中放置一张滤网或纱布以收集切削的组织碎片和小游离体等以做病理检查。

4. 止血带 并非所有的膝关节镜手术都必须在止血带下操作,半月板以及软骨的手术很少出血,而滑膜切除、关节面成形等操作则有较明显的关节内出血。尽管驱血和使用止血带将额外增加手术时间和有可能增加下肢静脉栓塞的发生率,但止血带下操作的确更方便更清晰。通常于术前在股部绑扎气囊止血带而暂不充气,在做诸如外侧支持带切开或滑膜切除等手术时需抬高患肢后充气止血。

5. 大腿固定器 在进行膝关节内侧腔室手术时大腿固定器是非常有用的,当大腿固定器与气囊止血带联合使用时可以获得更好的效果。在没有固定器的情况下,一个置于患膝外侧的阻挡装置也可起到相似的作用。

6. 图像记录设备 为了保存关节镜手术资料,录像机可以和摄录系统相连接记录动态图像资料,视频图像打印机或视频照相机可以记录电视监视器上显现的任何静态画面。带有专门设计的闪光灯的光学照相机与专用的镜头匹配可以通过关节镜目镜拍摄到更清晰的光学照片。图像资料的记录有助于更进一步的研究与总结,有条件的单位应该作为常规配备。此外,计算机多媒体系统在关节镜手术资料的保存与分析中的应用可能是未来关节镜外科资料管理的方向,利用微机将动态图像资料、文字与绘图资料、录音资料等信息以计算机数字化存储,将极大地方便关节镜资料的自动化管理。对临床科研与随访以及资料复习与交流将是大有裨益的。

7. 关节镜手术的特殊设备 有条件的单位可以配备电切割系统和激光操作系统。

8. "C"臂X线透视机 手术室如能有此设备对于某些膝关节镜的特殊手术的定位会很有帮助。

9. 下肢持续被动活动(CPM)装置 CPM是许多膝关节手术后早期康复的重要手段,应作为常规配备。

(三)手术室环境与管理

尽管关节镜手术可以作为门诊手术开展,国外也有相当数量的门诊关节镜术(office arthroscopy)的经验,但仍建议开展关节镜外科的初期,最好将患者收住入院,且无论是住院患者或是门诊患者,其手术均应在正规手术室施行。

关节镜手术和其他关节手术一样,需要一个严格的无菌环境。此外,还应根据关节镜手术的特点设计和配置手术室环境。

一个高净化度适于无菌手术的手术室是开展关节镜手术的基本条件。由于关节镜及其附属设备需要占据较大空间,建议手术室面积至少应该大于 $20m^2$。门窗有遮光板,以避免强光直射电视监视器而影响图像观察。手术室应配置有多用电源插孔,最好能够配备两套独立的电源系统,以保证在一条线路中断的情况下不至中断手术。此外,壁式或电动吸引系统、给氧系统、高频电切电凝系统及气囊止血带等也是手术室必备的条件。

手术台可以是通用型或是电动液压型,但必须保证能将患者小腿放下使之与台面垂直。手术台边有活动插孔可安装大腿固定器。手术台一般置于手术室中央,其旁应有地漏以免关节灌注液流出淤积。由于关节镜手术需要大量的液体作灌注和关节扩张,液体从关节穿刺口溢出极易浸湿无菌敷料,因而建议关节镜手术应采用防水铺巾。

关节镜手术以术者一人操作为主,台上配备一名助手协助操作和管理器械。台下巡回护士则负责各种管线与设备的连接和管理。室内尽量减少参观人数并避免走动,以防碰落连接管线。

关节镜手术室的配置与安排可根据不同条件灵活设置,并无一定标准。

(四)关节镜及专用手术器械的消毒与保养

由于关节镜及其专用手术器械构造精细,镜头、光缆及切削器械等材料特殊,消毒不慎或是保养不良均可造成昂贵器材的损毁和损坏。大多数关节镜专用手术器械,如各种工作套管和管芯、关节镜手术刀、手术剪、篮钳等金属器械以及耐热硅胶管等均可使用高压蒸汽消毒,某些品牌的关节镜镜头与刨削器手柄也可耐受高温高压。尽管高压消毒快捷、彻底,但消毒过程中器械之间的碰撞和反复的高温高压条件对镜头、刨削器以及锐利刀具都有一定的不良影响,也直接关系到器械的使用寿命。因而,关节镜及专用手术器械在消毒过程中应妥善包装,最好使用专用的器械盒,以避免碰撞。对镜头、光缆、刨削器及刨削头(重复使用时)而言,最好的消毒方法是通过化学气体进行消毒。最安全有效的方法是通过环氧乙烷气体消毒,福尔马林气体消毒法也是常用的消毒方法。此外,对于连续手术需要重复使用上一手术的手术器械时,强化戊二醛液体浸泡消毒也同样是安全方便的消毒方法。许多关节镜医生为了避免其他消毒方法可能对关节镜及专用手术器械的损坏,以液体浸泡法作为关节镜的常规消毒措施,但值得注意的是,应根据器械可能的污染情况确定足够的浸泡时间。尽管关节镜摄像头及连接缆具有密封与防水设计,可以通过气体熏蒸或液体浸泡消毒,但实际使用中,一般均采用一次性消毒薄膜护套,以避免消毒对摄像头的不良影响。

关节镜及专用手术器械的保养是否完善直接关系到其使用寿命。对光缆、摄像缆应避免小半径弯折,以防光导纤维及电缆折断;对关节镜及摄像头的光学镜片要小心保护,防止碰撞与摩擦。在手术中准备消毒的柔软拭镜纸以擦拭镜头,切忌以粗糙纤维织物直接揩擦镜头以免导致镜片磨损而直接影响观察的清晰度。手术后将所有器械以清水冲洗后拭干,并以液状石蜡油擦拭以防止锈蚀,由于关节镜手术中灌注液多为林格氏液或生理盐水,未经清洗的刨削器手机、刨削头、灌注管等可因盐晶析出而导致锈蚀,刨削器手机也常因未冲洗干净导致组织碎屑干痂堵塞吸引通道。因而,确定专人对关节镜系统及专用手术器械的保养对维持关节镜的最佳工作状态、延长其使用寿命是非常重要的环节。

第三节 膝关节镜外科的基本知识与应用解剖

一、概述

首先应该明确的是关节镜外科绝不等同于关节镜技术。一个优秀的关节镜外科医生应该把关节外科知识与关节外科技术（包括关节镜技术）放在同等重要的位置。这是提高关节镜外科水平的关键所在。尽管不能要求所有的骨科医生都通晓关节镜技术，但关节镜医生必须非常熟悉骨科专业知识，尤其是关节外科知识，甚至应该包括运动医学知识。否则，关节镜技术将成为无本之木。同时，从事关节外科和运动损伤外科的骨科医生也应该尽可能掌握关节镜的基本知识和技术，否则也会像泌尿外科医生不懂得膀胱镜技术一样尴尬。对学习膝关节镜外科的医生而言，除应该具备一般骨科知识和技术基础，能够对常见的膝关节伤病进行常规诊治外，还应该具有一定水平的膝关节开放手术经验和对膝关节内的解剖和病理有初步的感性知识。

关节镜技术是与开放手术技术完全不同的操作模式，但其理论基础是一致的。对膝关节外科解剖学、膝关节生物力学、膝关节诊断学知识的掌握是进一步学习膝关节镜外科学的基础。关节镜有助于明确诊断，但也不应忽略常规的诊断手段。因而，具备系统的解剖与病理解剖知识、掌握正规的物理操作检查手法、培养对病史资料及辅助检查结果的综合分析能力，以及对手术适应证的正确掌握和对并发症的处理能力（包括对膝关节伤病的内科处理和理疗康复方面的知识）仍然是开展膝关节镜手术的基础。

在具备了关节外科的基础知识之后，就应该进一步掌握关节镜外科本身的原理和特点。只有在真正了解所从事的专业和使用关节镜系统的原理和特点之后，才可能做到得心应手。

二、膝关节镜外科应用解剖

（一）膝关节的构成

膝关节由股骨远端、胫骨近端和髌骨共同组成，其中髌骨与股骨滑车组成髌股关节，股骨内、外髁与胫骨内、外髁分别组成内、外侧胫股关节。在关节分类上，膝关节是滑膜关节（synovial joint）。

髌骨是人体内最大的籽骨，它与股四头肌、髌腱共同组成伸肌装置（extensor apparatus）。髌骨厚度约 2~3cm，其中关节软骨最厚处可达 5mm。髌骨后表面的上 3/4 为关节面，由纵向的中央嵴、内侧嵴分为外侧关节面、内侧关节面和奇面或称第 3 面（the odd facet, third facet）。内、外侧关节面又被两条横嵴划分为上、中、下三部分，故共计有 7 个关节面。髌骨后表面的下 1/4 位于关节外，是髌腱的附着点。

股骨远端的前部称为滑车（trochlea），其正中有一前后方向的切迹将其分为内、外两部分，滑车切迹向后延伸为髁间切迹（intercondylar notch, ICN），向前上延伸止于滑车上隐窝。股骨远端的后部为股骨髁（femoral condylars），由 ICN 分为股骨内髁和股骨外髁，分别与内、外滑车相延续，构成凸起的股骨关节面。从侧面观，股骨外髁弧度大于内髁且较内髁更突前，而内髁比外髁更加向后延伸。

参与构成膝关节的胫骨平台并非绝对水平，而是在一定程度上成由前向后逐渐下降的趋势。

胫骨平台中央有一前一后两个髁间棘,其周围为半月板和交叉韧带的附着处。外侧胫骨关节面的前 1/3 为一逐渐上升的凹面,而后 2/3 则成逐渐下降的凹面;内侧胫骨关节面则呈一种碗形的凹陷。如此,凸起的股骨关节面和凹陷的胫骨关节面彼此吻合,使膝关节得以在矢状面上作伸屈活动。然而外侧胫骨关节面的特征性凹陷结构又使得外侧胫股关节面并非完全吻合,从而允许膝关节在水平面上有一定的旋转活动。因此,在结构上膝关节是一个不完全的绞链式关节(incongruent or modified hinge joint),正常的膝关节具有约 135° 的屈曲和 5°~10° 的过伸活动范围,在水平轴面上向内、外有约 3° 的旋转活动范围,此外,尚存在前后和侧向的小范围活动(图 1-3-6-3-1)。

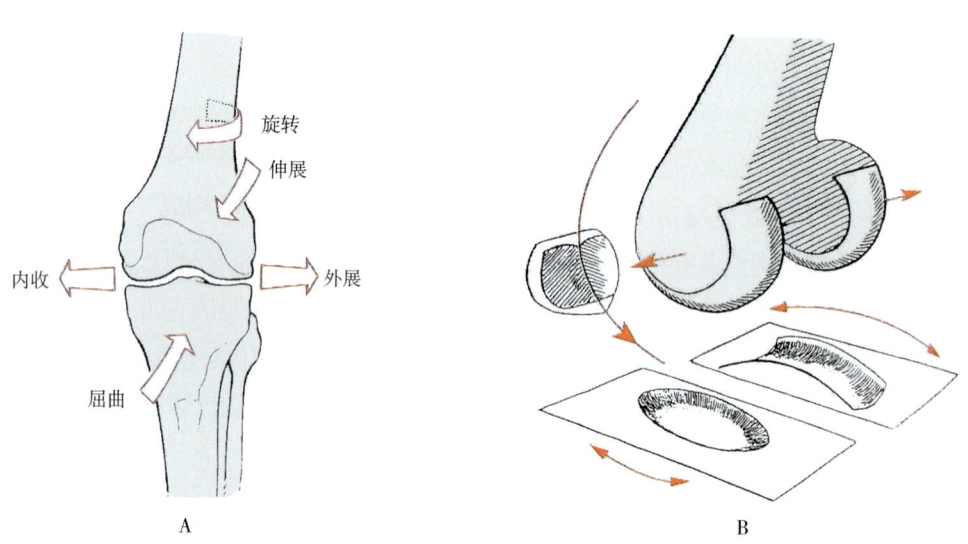

图 1-3-6-3-1　膝关节多自由度活动模式图（A、B）
A. 活动方向；B. 活动模式

（二）半月板解剖

半月板是关节内唯一没有滑膜覆盖的组织,其冠状断面呈三角形结构,可概括为"三面一缘",即与股骨髁相关的上表面,与胫骨平台相关的下表面,借冠状韧带与关节囊、胫骨平台相连的周围面(又称半月板壁或半月板边缘)及关节腔内凹形的游离缘。除冠状韧带外,半月板的前后角借纤维组织连接固定于髁间嵴周围。不仅如此,在前部半月板借半月板髌韧带与髌骨相连,故伸肌装置可借此调节半月板在关节前部的活动;在后部半月板分别借纤维组织与半膜肌、腘肌相连,使两者得以调节内、外侧半月板在关节后部的活动。

在组织学上半月板是一种纤维软骨组织,由三组纤维交织构成,水平纤维成前后走行构成半月板的主体,直纤维与斜纤维连接上下表面,放射状纤维连接半月板壁与游离缘。因此半月板撕裂的形式有多种多样。

外侧半月板为一 2/3 环形。前角后角大小相当。半月板周围面与关节囊的紧密结合在后部为腘肌腱所打断,并在后关节囊上形成腘肌裂孔(popliteal hiatus)。外侧半月板后角的稳定和活动由半月板股骨后韧带和腘肌提供。半月板股骨后韧带即板股后韧带(posterior meniscal femoral ligment, PMFL),又称第三十字韧带,从外侧半月板后角发出,经后交叉韧带前面或后面,止于股骨内髁外侧面。位于前面的又称 Humphrey 韧带,位于后面的又称为 Wrisberg 韧带。板股韧带的出现率在不同文献中报道不一,其解剖变异可导致半月板的过度活动。腘肌则起于胫骨后面,其向前、外、上方走行,穿腘肌裂孔变成腘肌腱,止于股骨外上髁的下前方。腘肌裂孔也是关节内游离体易停留之处。

内侧半月板呈半月形,其前角小而薄,后角则厚而重。内侧半月板与关节囊的结合紧密无中断。其后角借纤维组织与半膜肌直头相连,故有一定的活动度(图1-3-6-3-2、3)。

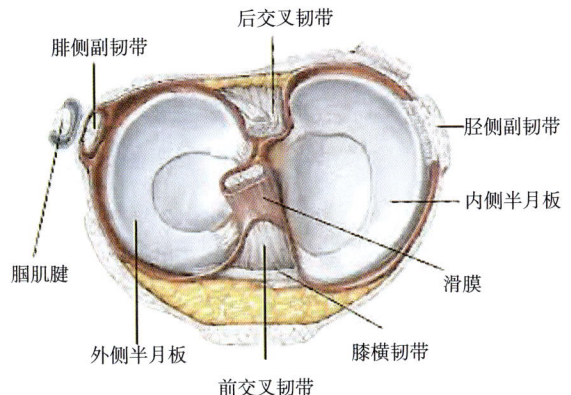

图1-3-6-3-2　半月板解剖示意图

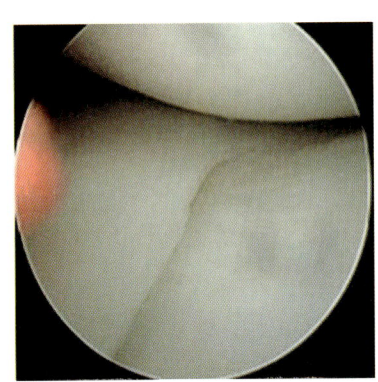

A

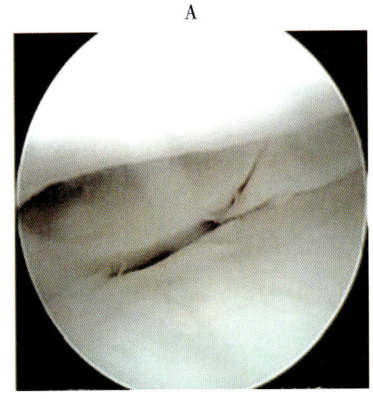

B

图1-3-6-3-3　关节镜下半月板(A、B)
A.正常半月板;B.损伤半月板

(三)交叉韧带解剖

在膝关节中心,股骨内、外髁与胫骨之间的前、后交叉韧带是维持膝关节稳定的最重要和最坚强的韧带结构。前交叉韧带(ACL)在膝关节完全伸直时紧张而于关节屈曲时松弛,其作用在于防止股骨向后脱位、胫骨向前脱位及膝关节的过度伸直和过度旋转。后交叉韧带(PCL)则随着膝关节的屈曲而逐渐紧张,有利于防止股骨向前脱位、胫骨向后脱位以及膝关节的过度屈曲。前交叉韧带起于胫骨平台内侧髁间嵴前方、近内侧半月板前角附近关节面,向外、上、后走行,止于股骨外髁的内侧面。前交叉韧带由多组纤维束组成,走行过程中有一定程度的扭转,胫骨附着点处位于前方的纤维在股骨附着点处转为内侧纤维。成人前交叉韧带的长度约38mm,宽度约11mm;后交叉韧带的长度与前交叉韧带相似,宽度约13mm,是膝关节内最强大的韧带结构。

后交叉韧带起于胫骨平台髁间区后部近胫骨骺线处,其向内、上、前方延伸,止于股骨内髁外侧骨面前部。与前交叉韧带相似,其走行过程中也有一定程度的扭转,位于胫骨附着点后部的纤维在股骨附着点处转为外侧纤维(图1-3-6-3-4)。

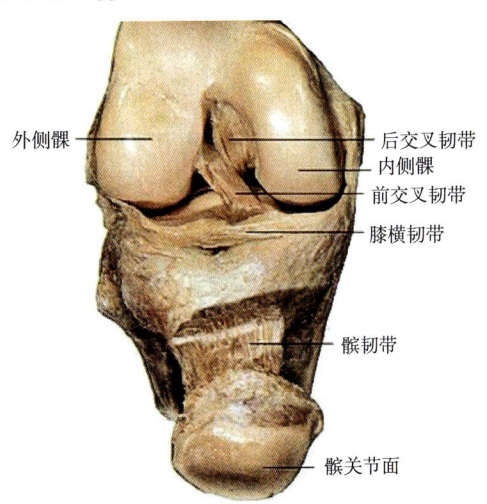

图1-3-6-3-4　交叉韧带前方观

(四)侧副韧带解剖

膝关节的内侧、外侧分别有内侧副韧带和外侧副韧带,又称胫侧副韧带和腓侧副韧带。

内侧副韧带分为浅深两层,浅层由前部的平行纤维和后部的斜行纤维组成。它上起股骨内髁,向下向前止于股骨内侧,平行纤维宽约 1.5cm,向后与半膜肌直头交织延伸为内侧副韧带浅层的斜行纤维。内侧膝关节囊走行于内侧副韧带浅层深面时增厚成为深层内侧副韧带,并与浅层之间形成滑囊以利于活动。充分伸膝时,内侧副韧带浅层的平行纤维、斜行纤维紧张而利于关节的稳定;屈膝时,浅层的斜行韧带形成一松弛囊带而平行纤维紧张,并在深层韧带表面向后推移盖过深层韧带从而保持关节的稳定。内侧副韧带的作用还在于能控制胫骨在股骨上的外旋。

外侧副韧带位于膝关节外侧的后 1/3,可分为长、短二头,长头起自股骨外上髁,短头起自豆状体(fabella),同止于腓骨茎突。充分伸膝时外侧副韧带绷紧,屈曲时则有松弛的趋势。在膝关节伸屈活动中,伴随着胫骨旋转而引起的外侧副韧带的松弛主要通过股二头肌环绕于其周围的腱纤维保持连续性张力,从而维持关节的稳定性。外侧结构的稳定由外侧副韧带、股二头肌、髂胫束共同维持(图 1-3-6-3-5)。

(五)脂肪垫

脂肪垫,即髌下脂肪垫,是一团局限于髌骨下方、髌韧带后方、胫骨平台前部之间的脂肪组织,其表面被滑膜覆盖而与关节腔隔离。脂肪垫在髌骨下半边缘处始向两侧延伸形成翼状皱襞或翼状韧带(alar fold, alar ligament)。脂肪垫还由正中部向后延伸至髁间切迹,形成条索状的髌下皱襞(infrapatellar fold),有时可达前交叉韧带的股骨止点附近,矢状面观成斜向后上走行(图 1-3-6-3-6)。

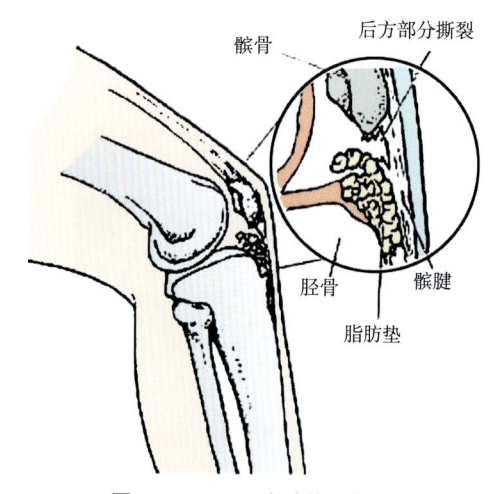

图1-3-6-3-6 脂肪垫示意图

(六)滑膜、滑膜皱襞与滑膜囊

膝关节滑膜腔是人体最大的滑膜腔,关节内多数的无血管组织依赖关节滑膜分泌的滑液获得营养。滑膜腔的上方延伸至髌骨上约 5cm,形成髌上囊,向下延伸至股四头肌腱膜后,周围覆盖在股骨髁表面,向两侧形成内、外侧沟或内、外侧隐窝,向远侧延伸与半月板连接,再向下覆盖胫骨平台缘,直到关节软骨,在前下方滑膜覆盖髌下脂肪垫并于两侧向中央延伸至髁间窝,形成翼状皱襞,即所谓黏膜韧带。前、后交叉韧带均被滑膜包裹,而且外侧半月板外后方的腘肌腱和腘肌裂孔也被滑膜所覆盖。在正常的膝关节内,可以存在若干

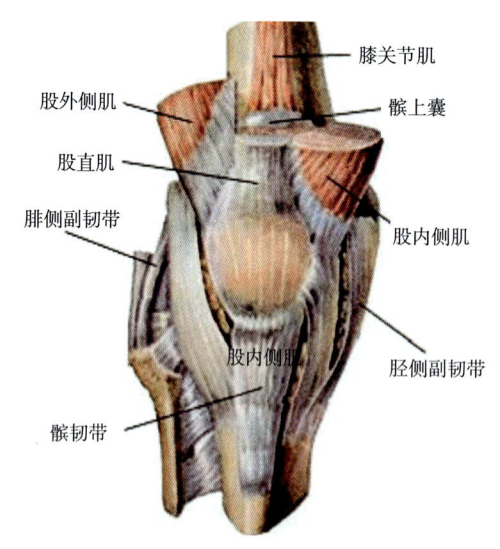

图 1-3-6-3-5 膝关节剖面前面观

发育残留的滑膜皱襞(Plica)，常见的有髌上内侧或外侧滑膜皱襞，另一有重要临床意义的滑膜皱襞是由髌内上滑膜皱襞向下延伸至髌下脂肪垫滑膜上方的滑膜皱襞，即所谓髌内侧皱襞或棚架(Shelf)，此皱襞可占正常膝关节的20%或更多。膝关节周围还有着大大小小许多滑膜囊，其中主要包括位于髌骨上方、股四头肌与股骨滑车陷窝之间的髌上囊，位于皮肤与髌骨前面之间的髌前滑囊及皮肤与胫骨结节之间的髌下滑囊。这些滑囊各有其特定的临床意义。髌上囊是游离体易贮留处；髌前滑囊于活动频繁时可导致炎症改变，又称"主妇膝"(housemaid's knee)；在经常作屈曲下跪姿势时，髌下滑囊也可发生滑膜炎改变(图1-3-6-3-7)。

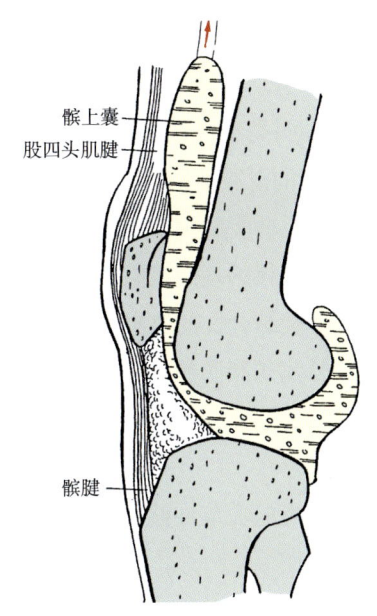

图1-3-6-3-7　膝关节滑膜腔示意图

第四节　关节镜手术的病例选择、特点、并发症及技术培训

一、关节镜手术适应证

(一)概述

在膝关节外科领域，只有少数手术如关节置换、肿瘤切除等关节镜不能胜任，大多数的膝关节伤病都可以用关节镜外科手段进行诊治。但对大多数膝关节手术而言，关节镜并非是唯一的手段，骨科医师可能更喜欢简单而直接的开放手术。因此，关节镜并无绝对的适应证。诊断性关节镜术可以适用于任何诊断不明确的膝关节紊乱，也可作为关节切开手术前的检查，证实或明确关节内结构的损伤和病变，以指导手术设计，避免不必要的关节切开。评价类风湿性关节炎和骨关节炎的关节软骨侵犯或退变程度，可能对选择截骨术、关节置换术或其他术式有帮助，也可以通过对关节内病理状况的综合评价估计到患膝手术的预后。诊断性关节镜还可以作为关节手术后的随访检查，甚至对关节置换后的假体关节做出评价，从而提高膝关节随访评价的水平。但笔者认为把关节镜作为膝关节伤病的常规检查手段是不可取的，只有在通过常规的无侵袭性的检查手段仍不能明确诊断的病例才是单纯诊断性关节镜术的适应证。

(二)临床病例选择

对于关节镜手术而言，笔者认为，在有条件和能力的情况下，能够以关节镜操作完成的手术应该尽量避免行切开关节的手术。能够在镜下比较成功完成的膝关节镜手术包括以下下情况。

(1)膝关节诊断性检查术　包括对临床诊断不明确的膝关节紊乱的检查、关节内病变的活检、开放手术前的诊断证实、全膝关节置换或单腔室骨关节炎、胫骨高位截骨手术的术前评价等，以获取直观的病情资料。

（2）半月板或盘状软骨损伤和退变的全切除、次全切除、部分切除、缝合和盘状软骨成形。

（3）各种不同类型滑膜炎，包括类风湿性关节炎等滑膜病变的滑膜活检与滑膜切除。

（4）化脓性关节炎的关节清创与冲洗引流。

（5）膝关节结核的病灶清除。

（6）滑膜皱襞综合征的皱襞切除。

（7）Hoffa's病的脂肪垫切除。

（8）滑膜软骨瘤病及其他原因引起的关节内游离体摘除。

（9）骨关节炎的关节冲洗和关节清理及软骨搔刮、钻孔成形术。

（10）剥脱性骨软骨炎或关节内骨折的复位与内固定。

（11）交叉韧带损伤后的修复或重建手术。

（12）因外位髌骨引起的髌股痛患者的髌外侧支持带松解及内侧支持带紧缩缝合术。

（13）膝关节痛风的结晶体清除。

（14）在关节镜辅助下进行开放–镜下联合手术，诸如PCL重建、半月板移植、半月板囊肿切除与病变半月板的处理等。

二、关节镜的禁忌证

很少。对于患膝局部（关节外）或全身有明显感染灶，可能引起关节感染的病例，应视为关节镜的禁忌证。对于关节间隙接近消失的膝关节也无法获得满意的检查更无足够的空间施行关节镜手术。很少有禁忌证并不意味着滥用关节镜，手术者必须根据病情需要、手术能力、经济条件等多方面因素决定关节镜术的合理应用。

三、关节镜手术的特点

（一）优点

关节镜外科本身的优点是显而易见的，作为MIS（minimal invasive surgery）的典型代表，其30年来迅猛发展的历史已经很好地说明了关节镜外科的优势，与传统的关节切开手术相比，它至少具有以下一些优点。

1. 切口损伤小　关节镜手术可以通过几个5mm左右的皮肤切口完成，可采用黏合法而不必缝合，能明显减少手术疤痕而不致影响膝部的美观，易被患者所接受。

2. 对关节内的干扰小、反应轻　由于关节镜通过小的孔道直接进入关节内病变部位，避免了关节切开，使得手术造成的创伤和对正常组织结构的干扰减少到最低，因而术后的创伤反应也大为减轻，术后的疼痛轻微，功能影响较小。

3. 诊断更趋完善　在临床诊断的基础上施行关节镜检查，能使骨科医生更全面、更直观地了解关节内的生理解剖与病理改变，从而获得更准确和更完善的诊断。由于关节镜可以进入开放手术时由于切口限制而不能到达的区域且可以获得动态观察，因而能够发现一些临床难以诊断的病理改变。事实上，像滑膜皱襞综合征、Wrisberg型盘状软骨和过度活动型半月板等只有通过关节镜才能得到确切的诊断。关节镜在膝关节外科中的应用还大大提高了我们对膝关节本身的认识。

4. 操作更精确和合理　关节镜手术可以完成一些在开放手术下由于观察和操作空间的限制所不能完成的手术操作。如某些部位的半月板部分切除术和缝合术、盘状软骨的半月状成形术等只有在关节镜下才能完成。而开放手术势必要将半月板切除，这已被许多作者认为是并不合理的手术，因为半月板全切除不可避免地会导致关节不稳定和关节退变。

5. 并发症少　对经过专门训练的关节镜医师而言，关节镜手术本身的并发症是非常少的，因为他本人对自己的患者的随访结果可能已经证明并无或很少有并发症。这也给从事关节镜外科的医生以鼓励和信心。

6. 恢复快、功能好　由于关节镜手术没有象关节切开手术所造成的继发性影响，如关节内或关节外粘连等。而且绝大多数手术都无需石膏固定或严格制动，可以较早地进行康复训练，明显地缩短了住院时间和功能恢复时间。许多手术数日后即可获得较满意的恢复。

（二）缺点

相对于关节镜手术的优点而言，其缺点是较少的。关节镜手术对设备器械的要求较高，对于国内医院来说，完整齐备的关节镜系统设备仍然是昂贵的。关节镜手术的费用可能要明显高于切开手术的费用，但从患者可以获得更快更好的功能恢复的意义上看，其经济上的效益是十分明显的。此外，关节镜技术需要专门的训练，而真正熟练地掌握关节镜外科的理论和操作技术也是十分困难的。缺乏经验的医生在检查和手术操作中可能会遗漏诊断或造成关节损伤、器械断裂等问题。

同时，应该承认，即使在膝关节外科领域，关节镜也不是万能的。传统的膝关节切开手术仍然是有价值的，两者应该相辅相成，而不应该厚此薄彼或是各自独立。

四、关节镜术的并发症及其预防

关节镜检查与手术操作过程中及手术后所导致的并发症是很少的，这也正是关节镜外科的优势所在。但是，和所有的手术一样，关节镜手术也同样不可避免地会有某些并发症的发生。熟练的技术、丰富的经验、详尽周到的手术计划以及对关节镜手术原则的深刻认识会大大降低并发症的发生率，可以说，绝大多数并发症是可以预防或避免的。膝关节镜手术可能导致的并发症主要包括：

（一）关节外组织损伤

1. 血管损伤　这是关节镜手术中极少见但也是最严重的损伤之一。在膝关节镜操作中，最危险的是腘血管的损伤。常发生在分离半月板后角髁间附着、进行后腔室结构如后叉韧带探查的粗暴操作及后内/后外手术入路的选择不当时。此外，当施行半月板后角的缝合手术时，没有对腘血管进行标记，也可能造成误伤。腘血管尤其是腘动脉的损伤可造成严重的后果，因而，手术中对腘血管的保护意识是非常重要的。

2. 神经损伤　在关节穿刺的过程中，膝关节周围的皮神经分支的损伤有时是难以避免的。因为它们的分布并不恒定，最常见的是股神经的髌下支及隐神经。皮神经的损伤一般只造成局部的感觉减退，但极少数病例可能出现疼痛性神经瘤。在外侧半月板后1/3部分的缝合手术中，则有损伤腓总神经的可能，应尽量避免。

3. 韧带和肌腱损伤　由于麻醉状态下肢体失去自我保护，在应用大腿固定器施行手术时，为获得更大的操作空间，过度地使用外/内翻力量，可以导致内/外侧副韧带的撕裂伤，这在国外文献中的报道并非罕见。

（二）关节内组织损伤

1. 关节软骨面损伤　这是膝关节镜手术中最常见也是最重要的损伤。在初学者中更是如此。膝关节腔是一个极不规则的狭窄空间，缺乏经验的医生在移动镜头和在镜下移动探针或手术器械时总会觉得空间过于狭小，为达到关节内某些较难观察的区域如内侧半月板后角等处，不得不用暴力，这是造成关节软骨损伤的重要原因。此外，锐性器械包括电动刨削器的不恰当操作对关节软骨面的损伤也较常见。表浅的软骨损伤可以获得满意修复，但常可导致关节镜术后恢复时间的延长，而深大的软骨损伤则有可能导致关节的退变。因而，良好的关节充盈、轻柔而准确的操作技术以及根据不同的手术需要选择合适的手术器械是避免关节软骨损伤的重要因素。

2. 半月板损伤　在膝关节镜的手术操作中，

如入口点选择时定位太低,则手术刀和穿刺器械可以对半月板前角造成明显损伤。这不仅对半月板本身造成损害,而且也影响关节镜观察与手术的器械操作。因此,术前与术中的准确定位(见第四章第一节)是非常重要的。作入路切口时,选用 11 号尖刀片,刀刃朝向上方作垂直穿刺,以避免向下损伤半月板。当关节镜检查或手术操作中需要使用辅助入路时,应在关节镜直视下定位选点。

3. 髌下脂肪垫损伤 膝前方入路选择不当或器械插入方向不妥都可能造成脂肪垫的损伤。脂肪垫的损伤可以导致其出血、增生或纤维化,甚至导致发生 Hoffa's 病而成为新的膝前疼痛的原因。除经髌腱正中入路无法避开脂肪垫以外,其他入路选择时在旁开髌腱缘 1~1.5 cm 处作切口可以避免脂肪垫的损伤。

4. 交叉韧带与周边肌腱损伤 在髁间的手术操作如滑膜刨削、半月板前角切除等过程中,当切刀或剪刀的方向错误以及刨削刀头过于靠近交叉韧带时,可以损伤交叉韧带尤其是前交叉韧带的胫骨附着部。初学者对关节内结构不熟悉而盲目剪切与刨削导致交叉韧带或周边肌腱损伤等,在专门的并发症的统计中并不鲜见。只要始终保持在关节镜视野下进行手术操作,避免盲视下对髁间区和后外侧间室的刨削操作,交叉韧带与周边肌腱的手术损伤是完全可以避免的。

5. 损伤性滑膜瘘 在膝关节内外侧的滑膜和关节囊的撕裂或手术损伤在少数病例中可导致滑膜瘘的形成。

(三)关节血肿和皮下瘀血

关节内血肿是膝关节镜手术的常见并发症。多见于外侧支持带松解术、大面积滑膜切除术、外侧半月板全切除术以及发生在凝血机制不良的患者当中。在外侧松解手术时膝上外动脉支常被切断,而外侧半月板全切除手术时膝外下动脉支可在腘肌裂孔的前方被撕裂。因而,在上述两种手术时应尽可能采用电切割或激光切割法。

没有高频电刀和激光刀条件时,采用术后关节内保留少量含 1mg/% 肾上腺素溶液并配合关节加压包扎及冷敷的方法也可获得良好的止血效果。由于外侧支持带松解手术要求切割至皮下,有少数病例可出现较大面积的皮下瘀血,一般可于两周内吸收,不需特殊处理。

(四)关节感染

膝关节镜术由于其创面暴露少、手术损伤小且始终在灌洗过程中操作,其感染机会较开放手术大为减少。Lanny Johnson 报道在 12500 例中有 5 例感染,感染率为 0.04%。国内尚无感染率的报道。尽管如此,关节镜手术的无菌操作原则仍然是必须遵循的,因为膝关节的感染常可导致关节的病废甚至是截肢的后果。

(五)器械断裂

尽管器械断裂在膝关节镜手术中非常少见,但仍然是每一个关节镜医生必须注意的问题。由于关节镜手术的特殊性,其专用手术器械的设计追求精巧,粗暴的操作很容易造成断裂,这不仅增加了手术时间,而且由于昂贵器械的损坏在经济上也带来不必要的损失。轻柔准确的操作和合理地选用手术器械是避免断裂的唯一办法。一旦发生器械断裂,当其断裂在关节腔内时,应关出 / 入水开关,按照游离体寻找和取出的方法,争取在关节镜视野中找到并将其取出,有时当断裂的金属碎片离开视野后再要找到是相当困难的,由于受到金属重力的影响,断片可以移动到关节内 / 外侧隐窝或半月板下方,需要耐心仔细地寻找。当断片仍无法找到,则必须借助 X 线透视或摄片定位。如断裂发生在关节入路中,可通过扩大切口的方法在直视下取出,盲目的探寻往往会事倍功半。

(六)其他

膝关节镜手术还可能导致其他一些并发

症，如滑膜疝与滑膜瘘、止血带引起的神经麻痹、灌注液外渗造成局部水肿等，一般不会引致严重后果。

与开放手术相比，膝关节镜导致的并发症是非常少见的，随着技术的成熟和经验的积累，其发生率会进一步降低。

五、膝关节镜技术的培训

（一）基本培训及体外训练

很多人认为既然开放手术能达到目的，为什么一定要舍简趋繁，正如可以打开门进入房间却为何一定要从钥匙孔窥视和操作呢？近年来关节镜诊断与手术的实践回答了这一问题。关节镜手术之所以被医生和患者广泛接受的主要原因是其具有创伤小、诊断率高、手术操作精确、恢复时间短等优点。因此，在开展关节镜外科手术时，无论是器械选择、手术设计和操作等方面均应体现上述特点。所有的训练与技术改进也应该围绕这一主题。

建议初学者在购置关节镜设备之前先进行一些简单的关节镜原理学习和基本操作技术训练．阅读一些关节镜外科的入门教材，参加短期培训或进修，参观关节镜手术操作，向行家请教各种关节镜设备的性能特点等，能有助于你用有限的投资购置最需要的设备和器械，也同样能使你更快地进入关节镜外科这一看似神秘的领域。跟从本科室的熟悉关节镜操作技术的老师学习自然是最简捷的途径，但关节镜技术的提高只能是来自于自己的反复的操作训练与经验积累。在关节镜技术的学习过程中最困难的是入门训练。笔者结合自己在学习过程中的体验提出下列训练教程，以供参考。

熟悉你所拥有的关节镜系统及配套器械与设备。仔细阅读所有能提供的说明书，并通过经销商充分了解其工作原理，设备之间的接口与联结方法以及如何调校至最佳状态，掌握调焦、白平衡、更换冷光源灯泡以及简单故障的排除方法。有关关节镜系统的一般介绍可参见本书第二章。

体外操作训练。对于未经训练的骨科医师而言，尽管可能具有丰富的膝关节开放手术操作的经验，但直接在患者膝关节上作操作训练对患者和昂贵的镜头来说都是危险的。最好的体外训练方法当然是在专为学习关节镜而设计的仿真膝关节模型，但遗憾的是国内尚无此类产品，购买进口模型又十分昂贵。在新鲜尸体或下肢高位截肢的膝关节上进行操作训练也是较好的方法，但新鲜尸体既难以得到又难以保存。因而，建议以自制的"黑匣子"来代替模型训练。制作一个20cm×20cm×20cm、顶部有盖的暗盒，四周开有数个直径1cm的窗口，在其中可置放膝关节骨骼、以硬纸片或其他材料依照实体大小制作的半月板、游离体等。也可利用相似大小的诸如粉笔盒、小蛋糕盒等制作简易暗盒．在盒中尽量模仿关节内环境。初学关节镜技术的关键是掌握镜头的方向、空间定位和眼、脑、手的协调配合，而这些技术完全可以通过上述的体外训练获得。

尽管带有电视监视系统的关节镜已经是关节镜设备的常规配置，但在训练中仍应按步就班进行。

第一步 应该学会以一枚30°前斜视镜直接观察，通过移动和旋转镜头去争取看到暗盒内所放置的物体。因为在真正的手术操作中的某些特殊情况下，直接观察或是通过目镜照相等依然是相当有用的技术。由于关节镜始终只能看到某一局部而并非整体，因而在这一步骤中，训练的重点应该是掌握局部–整体的关系以及如何通过镜头移动和旋转去观察全体，初学者应尽量缓慢地移动镜头，避免大幅度动作而使观察失去连续性。

第二步 将关节镜与电视监视系统相连接，通过显示屏观察暗盒内的物体，尽管电视系统只是将镜下所见通过光电转换转移到监视器上，但这一转移事实上造成了操作者的眼手分离。对大多数医生来说通过镜头的直接观察其方向感都比较明确,但连接电视系统之后却往往会失去方向感。与直接观察不同的是当你观看电视画面时,正在操作的双手处于你的视野之外,此外,当旋转镜头时你会发现画面也发生了旋转,这是由于摄像头上的光感器在方向上与监视器具有对应关系,操作熟练的关节镜医师可以在任何方向的画面上判断出正常的解剖位置和方向,但对初学者而言却很容易造成判断上的失误,一个简单的方法是当你移动或旋转镜头造成画面旋转或颠倒时,随时通过旋转摄像头和关节镜头的接口使图像保持正常的方向,但这无疑会增加操作时间。在电视系统下操作的技术关键是眼-脑-手的协调一致,训练其协调的唯一方法是反复的练习。

  第三步 练习关节镜下物体形态和大小的判断。经常有初学者问关节镜的放大倍率是多少,这实际上是对关节镜成像与放大原理的一个误解。因为关节镜是单目镜,与之联结的摄像头也有一定的焦距,距离镜头越近,物体的放大倍率越大,距离镜头越远,图像就越小。此外,要确定所看到的物体或结构的大小,必须有同一距离上的参照物作为评定标准。在关节镜手术的实际操作中,探针、手术器械及关节内的某些正常结构可作为测量的参照系。同时,应该认识到通过关节镜获得的应是二维图像而并非是真正的三维立体图象,判断镜下结构的形态和大小还有赖于对正常膝关节解剖的认识和关节镜观察的经验。在你的暗盒模型中放置一把毫米刻度尺,通过镜头在不同距离上的观察将有助于对镜头下结构大小尺寸的判断。让助手在暗盒中放置一个较大的特殊形态的物体,通过对其每一个局部的连续观察,能够描述其大致准确的形态。

  第四步 练习探针的使用和双手同时操作的方法。一把有钝钩并带有刻度标尺的探针是关节镜操作中最简单、最基本同时也是最重要的工具。从某种意义上说,探针就如同你的手指,你需要通过这个"手指"去感知关节内的结构的质地、形态和发现隐藏的问题。熟练地使用探针是掌握关节镜外科操作技术的基础。同时,双手协同操作也是关节镜手技的关键。初学者在学习探针使用时碰到的第一个问题往往是探针不能在镜头视野中出现,或是不能到达想要到达的位置。在体外操作训练时,要想使探针出现在视野中的一个简单的方法是当你将探针从另一个入口伸入暗盒时,首先触及关节镜套管,在沿套管下滑至镜头前方。初学者在练习探针操作时,可先将暗盒顶部的盖子打开,在观察电视的同时可以通过直视调整自己的双手操作,待较熟练后就可以通过双手的协同操作将视野或探针引向任何位置。应该强调的是,不管你在习惯上是左利或是右利,关节镜操作必须是双手都能灵活而协调地配合动作通过更换入口交替使用左/右手操作镜头和探针,以此来训练自己的双手协调能力。

  第五步 镜下定位、持物和切割训练。镜下定位是进行关节镜手术的一项基本技术。体外训练时可以通过在暗盒内放置一个标记物,先通过关节镜检查找到并且将其清晰地显示在关节镜视野内,确定其方位,再在其对应的位置用长针头插入并将其固定。同样,在暗盒内放置一些小片状和颗粒状物体如纽扣、黄豆等,在关节镜下用持物钳将其取出。切割训练可以先用探针练习,在探针尖端蘸上墨水,在暗盒内的纸片上画上你所设计的标记。再用刀、剪、篮钳等工具练习切割,以熟悉工具的特性和训练操作的准确性。

  上述的体外操作作为关节镜技术的入门训练为开展关节镜术打下了基础,有了这一基础,再在临床实践中学习会更安全也更容易掌握和提高操作技术。有关人体膝关节镜的操作技术将在下一章节叙述。

(二)通过临床实践进一步学习

在掌握了关节镜外科的基础理论并且熟悉了关节镜系统之后，通过一段时间的体外操作训练，可以在某些膝关节开放手术之前进行简单的膝关节镜检查。对初学者而言，应该注意的是，不能依赖关节镜系统完成真正完整而全面的关节镜检查并得出确切而客观的诊断，也不能依赖其完成所有的即使是简单的关节内手术操作。而这一点往往会成为学习关节镜技术的一个重要的心理障碍，从而使许多愿意从事关节镜外科的骨科医生丧失对关节镜技术的信心，甚至放弃这一先进的外科技术，转向骨科医生所熟悉的切开手术方式。

在关节镜外科实践中学习和提高关节镜技术无疑是每一个关节镜外科医生的必由之路。但前提是你已经熟悉了膝关节的解剖、关节镜的基本原理、经过了体外操作训练并且具备了以切开手术处理膝关节疾病的能力。对初学者来说，任何对膝关节镜技术的轻视和对关节镜能力的过高估计将会使其和患者付出代价，或是遗漏诊断，或是不能正确地处理关节内病变，或是导致手术时间过长，甚至会造成关节内损伤与器械折断等严重并发症。因而，关节镜技术的训练应该是循序渐进的过程。几乎所有的关节镜外科专家都认为关节镜外科的实践应该从膝关节镜检查开始，只有熟练掌握了关节镜的检查并对关节内生理与病理改变有了充分的认识，才有可能正确地处理关节内病变。因此，学习关节镜需要耐心和具有持久的精神，这是一种不同于其他矫形外科手术的技巧。

能够用15~30min的时间完成一个膝关节的常规关节镜检查(至少检查了关节内结构的90%以上)并能够使用探针对关节内结构的生理或病理情况作出准确的判断时，表明该医师关节镜检查和诊断技术已经熟练，这通常需要50例以上手术的经验。此时，可以根据自己的情况，进行关节镜手术操作。Metcalf 建议施行膝关节镜手术应按由易而难顺序逐步的进行。

1. 滑膜皱襞切除术
2. 髌上游离体摘除术
3. 以电动刨削器进行髌骨面清理术
4. 内侧半月板撕裂瓣切除术
5. 篮柄状半月板撕裂瓣切除术
6. 外侧支持带松解术
7. 外侧半月板撕裂瓣切除术
8. 后内侧间室游离体摘除术
9. 软骨缺损的刮除与钻孔
10. 内侧半月板后角撕裂切除术
11. 滑膜切除术
12. 外侧半月板后角水平撕裂切除术
13. 半月板全切除术
14. 剥脱性骨软骨炎的治疗
15. 半月板缝合
16. 移植和重建 ACL

这只是 Metcalf 推荐的学习顺序，在临床实践中，不必拘泥于这一顺序的规定。事实上，在大量的临床实践中发现，手术操作的难易往往取决于多方面的因素，包括患者膝关节的间隙、滑膜炎症情况、麻醉与止血带效果、关节镜入口的选择以及器械的配备等。一般来说，较大的儿童和青壮年患者单纯的半月板损伤，其关节内结构清晰，病理改变较少，手术操作比较简单。而半月板前角的部分切除、某些特殊部位的游离体摘除、过于狭窄的关节间隙的骨关节炎清理以及诸如ACL重建、半月板缝合等特殊手术操作往往是难度较高的手术，需要比较丰富的经验方能胜任。

对于已经开展关节镜手术并具备一定经验的医生而言，总结自己的手术经验、定期复习所处理的病例并分析术前术后的诊断与手术疗效，对提高自己的关节镜外科水平将大有益处。但是，无论是初学者还是关节镜外科专家，继续训练和接受再教育也是至关重要的，同行之间的交流、观摩关节镜外科专家的手术、专门进修和参加培训班与关节镜学术会议及参考最新的关节镜外科文献等都是继续学习的必要途径。

北美关节镜协会（AANA）拟订的"关节镜外科实践的有关指导"中对关节镜外科医生的培训与学习条款对我国关节镜外科医生或许有所借鉴。

我国关节镜外科正处在发展期，尚缺乏关节镜外科的系统培训，且国内的关节镜文献与书籍资料也不多见。而关节镜技术和理论的学习不论对于初学者或是已从事此项工作多年的关节镜外科医生都是至关重要的，这正需要同行的共同努力，不断总结工作经验，在实践中发现问题，解决问题，以期把我国的关节镜外科事业向前推进。

（赵 辉 祝云利）

参 考 文 献

1. 蔡明，陶坤，李少华等. 复合镇痛方案在膝关节镜术后镇痛中的应用[J].同济大学学报（医学版），2010, 31（2）
2. Boileau P, Old J, Gastaud O, Brassart N, Roussanne Y. All-arthroscopic Weaver-Dunn-Chuinard procedure with double-button fixation for chronic acromioclavicular joint dislocation. Arthroscopy. 2010 Feb；26（2）：149-60. Epub 2009 Dec 30.
3. DeBerardino TM, Pensak MJ, Ferreira J, Mazzocca AD. Arthroscopic stabilization of acromioclavicular joint dislocation using the AC graftrope system. J Shoulder Elbow Surg. 2010 Mar；19（2 Suppl）：47-52.
4. Grumet RC, Bach BR Jr, Provencher MT. Arthroscopic stabilization for first-time versus recurrent shoulder instability. Arthroscopy. 2010 Feb；26（2）：239-48. Epub 2009 Dec 6.
5. Macmull S, Skinner JA, Bentley G, Carrington RW, Briggs TW. Treating articular cartilage injuries of the knee in young people. BMJ. 2010 Mar 5；340：c998.
6. Savoie FH 3rd, VanSice W, O'Brien MJ. Arthroscopic tennis elbow release. J Shoulder Elbow Surg. 2010 Mar；19（2 Suppl）：31-6.
7. Singh PJ, O'Donnell JM. The outcome of hip arthroscopy in Australian football league players：a review of 27 hips. Arthroscopy. 2010 Jun；26（6）：743-9.
8. Van Zeeland NL, Yamaguchi K. Arthroscopic capsular release of the elbow. J Shoulder Elbow Surg. 2010 Mar；19（2 Suppl）：13-9.
9. Yavarikia A, Davoudpour K, Amjad GG. A study of the long-term effects of anatomical open reduction of patella on patellofemoral articular cartilage in follow up arthroscopy. Pak J Biol Sci. 2010 Mar 1；13（5）：235-9.

第七章 与骨科手术相关的技术

第一节 骨科植皮术

皮肤移植术简称植皮术,是临床骨科医师常用的治疗技术之一,尤其是在处理急诊骨关节创伤时较多使用,因此,每位骨科临床医师均应较熟练地掌握。

一、解剖复习

皮肤一般分为表皮和真皮两层,在其下方系皮下组织。

(一)表皮层

表皮层分为基底细胞层、棘层、颗粒层和角质层,共有4层,其主要是由上皮细胞组成,本层厚度约为 0.1mm~0.25mm。

(二)真皮层

真皮层是由胶原纤维、弹力纤维和网状纤维所组成的,本层又可分为以下两层,即浅部的乳突层和深部的网状层。本层含有毛发、毛囊、皮脂腺及汗腺等结构,本层的厚度约为 0.4mm~1.2mm。

皮肤的厚度因个体、年龄、性别及部位不同而异。男性较厚,女性则薄;臀部和背部皮肤较厚,约为 2.3mm,上臂内侧皮肤较薄,约为 0.5mm;一般肢体的外侧皮肤厚约 1.15mm,内侧皮肤约 0.95mm。国人男性皮肤平均厚度约为 1.15mm。

二、植皮术分类

植皮术一般分为两大类。

(一)游离植皮术

即切断某处皮肤与四周的联系,包括基底部的血管、神经与淋巴等一切组织,将皮肤游离取下(取下的皮肤称为皮片),再移植到身体他处的创面上,以促进创面愈合。

(二)带蒂植皮术

移植的皮肤带有 1~2 个蒂,并在与身体保持有神经、血管和淋巴管的联系的情况下,移植到身体的其他部位,用以修复缺损、畸形及恢复功能。其移植部称为皮瓣。

植皮术是封闭伤口和创面的一个简单而有效的方法。多数开放性损伤,当皮肤缺损时,多采用植皮术将创面封闭,使开放性损伤变为闭合性损伤,使复杂的创伤变为简单的创伤。不仅使伤处降低了遭受感染的机会,且提高了疗效,施术者较不植皮者可以早期开始活动,从而有利于肢体功能的恢复。带蒂植皮术将另列专章介绍,本节仅阐述游离植皮术。

三、皮片的种类

临床上主要依据切取皮肤的厚度将其分为 4 种（图 1-3-7-1-1）。

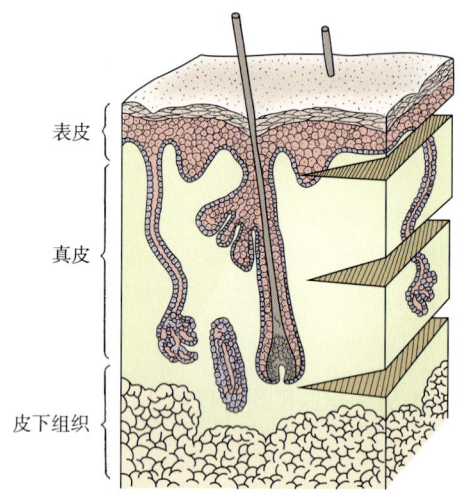

图 1-3-7-1-1　游离皮片厚薄分层示意图

（一）表层皮片

厚度一般约为 0.2~0.28mm，主要是皮肤的表皮层，并包含少许真皮乳突层，皮片极薄，容易生长。但功能相对较差，因此适用非关节部位，主要为修复肉芽创面。

（二）中厚皮片

厚度平均为 0.3~0.7mm，含表皮及真皮的一部分，又分为：

1. **薄中厚皮片**　其厚度约为真皮的 1/2 左右；
2. **厚中厚皮片**　其厚度可达真皮层厚度的 3/4。

（三）全厚皮片

又称全层皮片，厚度约 0.75~1.0mm，为皮肤全层。

（四）带真皮皮下组织的全层皮片

包括全层皮肤和皮下脂肪及真皮下血管网，后者厚度为 1~2mm。

四、各类皮片临床应用的优缺点及适应证

以上 4 种皮片各有优缺点，主要是依据创面情况而酌情选择适合于该病例的皮片进行修复。

现将四者加以对比，详见表 1-3-7-1-2。

表 1-3-7-1-2　四种皮片的优缺点及适应证

皮片种类	适应证	优点	缺点
表层皮	感染肉芽创面；大面积皮肤缺损，非重要功能之部位	容易成活，切取容易；抗感染力较强。供皮区易愈合（10 天左右），不留疤痕，可再次取皮	愈合后常有挛缩，弹性低，似瘢痕组织，不美观；皮片薄，不耐摩擦易破溃；在关节部位将影响功能
中厚皮	创伤性皮肤缺损的修复，含关节等功能部位；肉芽创面健康，要求功能与外观之部位	切取较易，较易存活，供皮区可自行愈合（25 天左右）	供区易有疤痕；皮片易收缩，耐磨性较差；存活后颜色稍暗
全厚皮	多用于面、颈及手足等磨损和负重的部位	切取多无困难，皮片耐磨，易回缩，皮质地较好	肉芽创面难生长；供区须缝合或另行植皮
带真皮下血管网全层皮	较前者要求更高的部位，包括凹陷创面的修复等	成活后皮质及功能优于前者，功能近于皮瓣	受皮区创缘要求高，固定时间长；易有表皮或真皮浅层坏死而影响疗效

五、操作技术

(一)供皮区的选择

供皮区以选择衣服容易掩盖、取皮局部宽阔和平坦及毛发稀少的部位为佳。全厚皮片一般多从大腿及上臂内侧,或前臂上方内侧及季肋部切取;供区可直接缝合。儿童则多取自腹部。大块中厚皮片多选大腿外侧或背部。对面颌部植皮宜选择毛发稀少、皮肤薄、色素浅的部位,以上臂内侧及腋胸部为多用。

(二)术前准备

1. 供区　于术前应对供区用软毛刷及无刺激之肥皂液刷洗4~6min。一般勿需剃毛,以免损伤表皮而降低皮片活力。擦干后用硫柳汞、酒精或1‰新洁尔灭消毒两遍即可。如以含碘消毒剂常规消毒皮肤后,在取皮前应以95%酒精涂擦一遍脱碘处理,以免影响皮片活力。

2. 受区　新鲜创面要彻底清创、止血。对于肉芽组织创面,要求受区创面新鲜无水肿。当肉芽有水肿时,应先采用高渗盐水湿敷,或用刀片刮除水肿的肉芽,并压迫止血后再施术。

(三)皮片切取技术

1. 刀片徒手切取法　采用此种技术切取的皮片一般较小,适用于各种肉芽创面,其切取技术主有以下两种。

(1) 片状取皮操作技术　用纸片在创面印样,并将其面积略放大后于供皮区画线标记。供区用一小圆刀片划出切口痕迹,切开皮肤至所需厚度,一般达真皮层;先将切开之皮片用缝线牵引,术者用左手示指将皮片提起,并用刀片切取中厚皮片(图1-3-7-1-2)。亦可直至皮下组织,将切下之皮片再进一步修剪成全厚或中厚皮片。如仅需切取邮票样小皮片时,可在大腿前内侧将皮肤绷紧,术者用保险刀片或取皮刀,平贴于皮肤上切取表层皮片,每块皮片大小约2cm×2cm。将取下皮片贴附在生理盐水纱布上,用无损伤镊子将皮片展开铺平。每块皮片间距要小,最后将邮票式皮片连同盐水纱布贴附到肉芽创面上。亦可将皮片直接平铺在肉芽创面上,表面覆盖大网眼纱布后进行包扎。

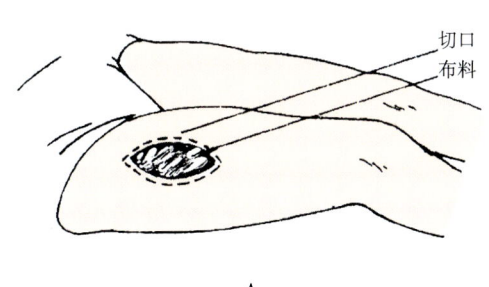

A

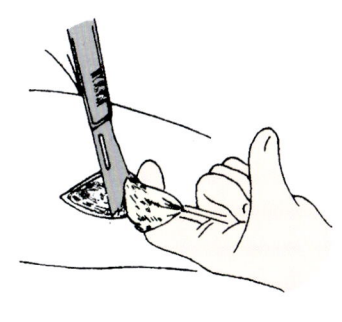

B

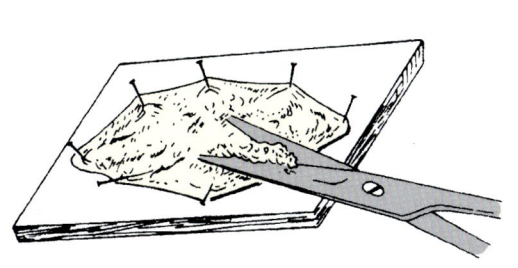

C

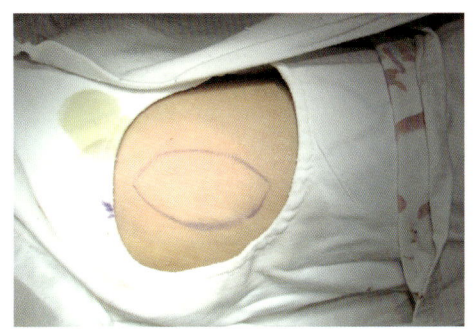

D

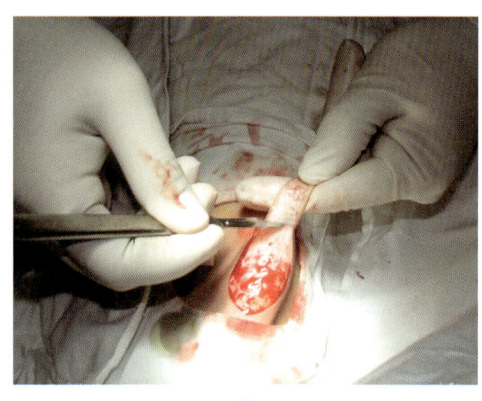
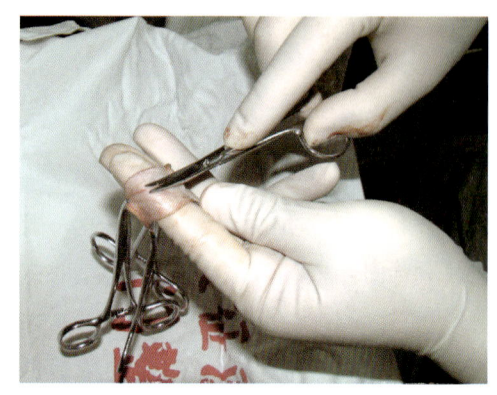

图1-3-7-1-2 临床举例（A~F）
徒手切取游离皮片移植术　A~C.示意图：A.切口按布料放大；B.切取中厚皮片；C.剪薄皮片；D~F.手术中：D.取皮切口画线标记；E.切取中厚皮片；F.术中剪薄皮片

（2）点状皮片切取技术　切取点状皮片时，多在局麻下施术。先用注射针头刺入皮肤真皮层，将其挑起，然后用手术刀在针尖下切取点状皮片，之后将其直接覆盖在肉芽创面上，外方用凡士林纱布或盐水纱布覆盖。

2. 滚轴式取皮刀切取法　本法适用于切取中厚皮片或表层皮片。取皮刀的刻度，每小格为0.1mm，但实际切取时容易放大。此外，其皮片厚度还与刀片的角度和压力轻重有关。所以切取时先推进1~2cm，再根据其厚度适当地调整压力和角度。切取时最好一气呵成，中间如有停顿，则皮片常不规则，甚至断裂。

取皮时助手以两块木板或以手掌虎口将供皮区绷紧皮肤，使取皮区保持平坦。术者右手持滚轴式取皮刀压下，以20°~30°斜面拉锯式向近端移动切下。皮片宽度约为6~10cm（图1-3-7-1-3）。

3. 鼓式取皮机切取法　为较为正规、难度较大、多需经过训练的取皮技术，每位骨科医师均应设法掌握。其操作步骤如下。

（1）调节与确定刻度　根据需要，术前应先调节鼓式取皮机刀片与鼓面的距离。在刻度盘上共有20大格，每一大格为0.05mm，再划分为4小格，每一小格为0.0125mm。

（2）切取前准备　先将鼓面朝上，95%酒精纱布擦拭鼓面促进黏附，在皮肤和取皮机的鼓面上分别涂抹胶水，现在多直接将双面胶纸黏贴于取皮机的鼓面上，最后将刀片固定在机架上。

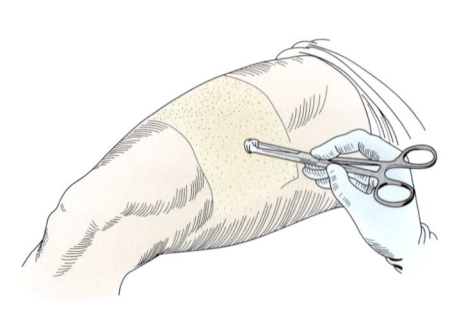
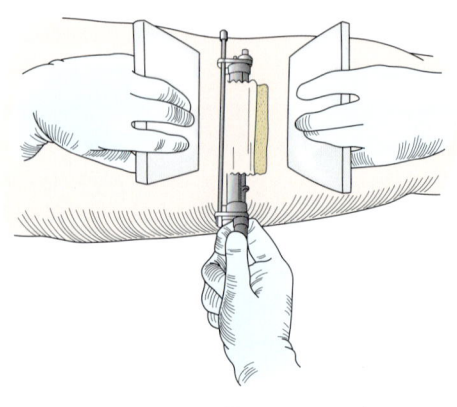

图1-3-7-1-3 H型取皮刀切皮示意图（A、B）
A.取皮区涂抹胶水；B.切取术中实况

（3）切取皮片　术者左手屈腕握持机柄，右手扶持刀把，将鼓面前缘紧压贴在取皮区，约1~2min，将鼓面轻轻翘起，见皮肤随鼓面黏起，即可落刀取皮。随着左腕逐渐背伸，在鼓面向上翻转的同时，右手拉锯式顺鼓面切取皮肤，至达所需长度，在取皮过程中助手随时以事先准备好的肾上腺素生理盐水纱布（每1ml生理盐水中加肾上腺素1mg）外敷取皮创面进行止血。最后取皮完毕，可将鼓面提起稍加旋转，右手继续切割，即可将皮片离断（图1-3-7-1-4）。以盐水纱布覆盖皮片，并将皮片从鼓面上卷下备用。供区创面敷以凡士林纱布，用纱布垫盖于其上加压包扎之。此法可切取面积为10cm×20cm的皮片。

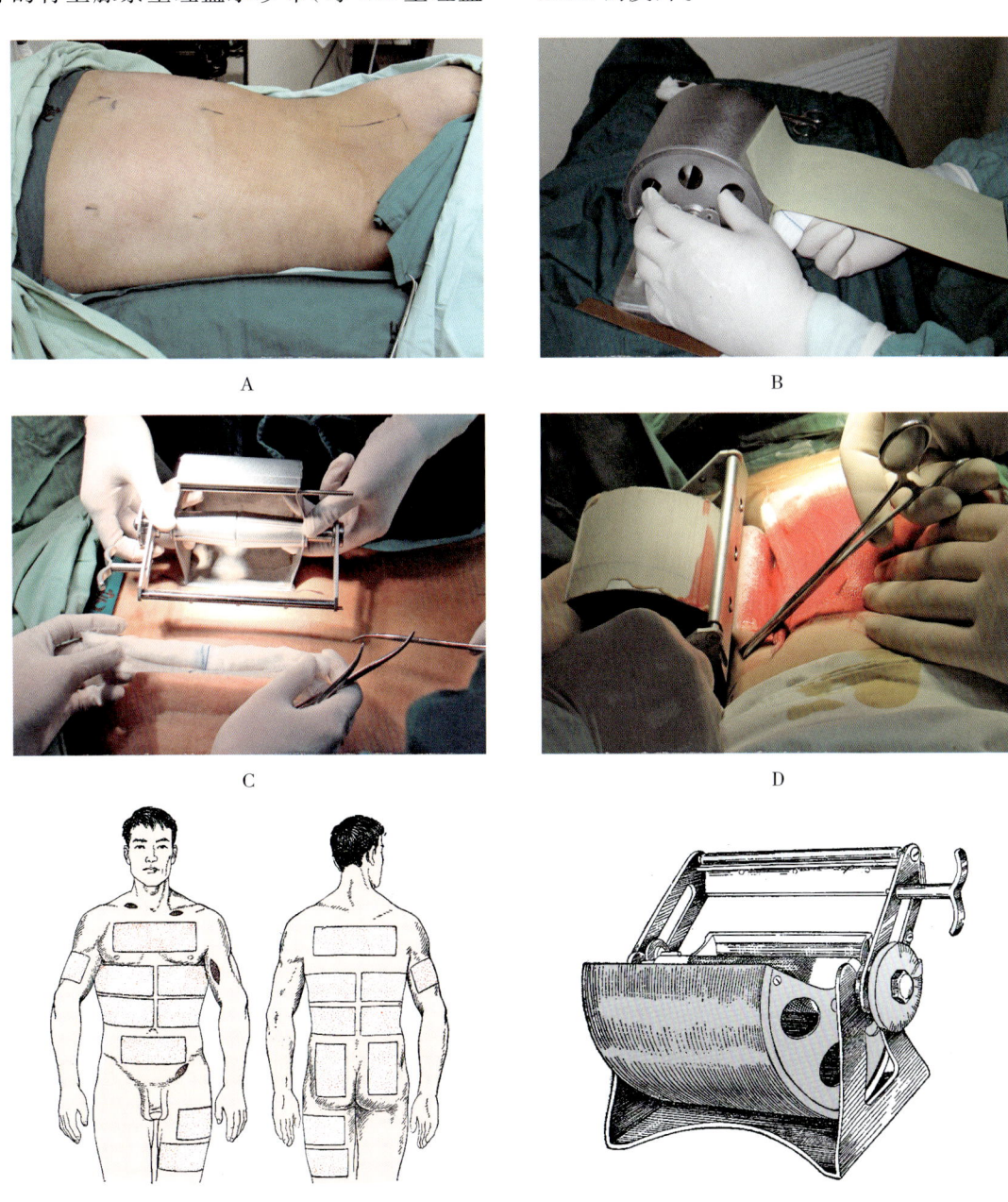

图1-3-7-1-4　临床举例（A~F）

鼓式切皮机取皮法　A~D. 手术中：A. 供皮区消毒脱碘后面线标记，鼓面消毒黏贴取皮双须胶纸；B. 取皮鼓与皮肤充分黏合后将鼓轻轻提起；C. 待皮肤被鼓的前缘黏起时，切开皮肤；D. 边切边将鼓向后转，直至取皮结束；E.F. 示意图：E. 全身常用供皮区；F. 鼓式取皮机外形

本法的优点是皮片边缘整齐，厚薄较为均匀。但需要一定的经验和技巧。应注意胶纸与鼓面之间不可留有气泡（包括小气泡），否则效果不佳，易失败。

4. 电动式及气动式取皮机取皮法　电动或气动取皮机类似理发电剪，它们分别用微型电动机或高压氮气带动取皮刀片。目前所用的电动式及气动式取皮机切取皮片的宽度为7.8~10cm，长度可随意，厚度根据需要调节，操作方便，较易掌握。其优点是取下的皮片厚度均匀，取皮创面边缘整齐，不必额外缝合处理（图1-3-7-1-5），但缺点是此类取皮机价格昂贵，难于推广。

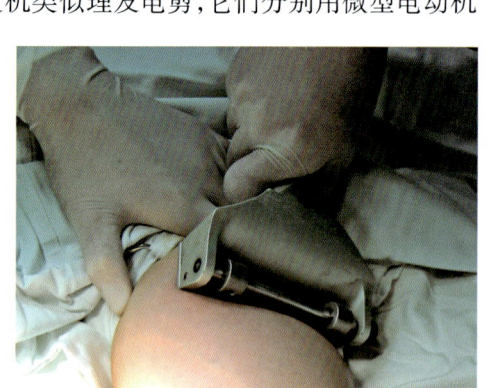 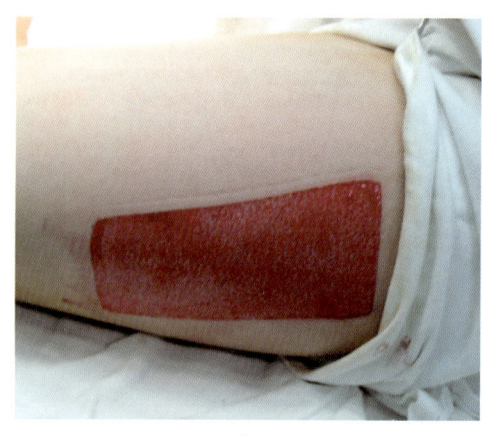

图1-3-7-1-5　气动取皮机取皮法（A~B）
A.以气动取皮机取皮术中；B.气动取皮机取皮后创面厚度均匀、边缘整齐

六、供皮区创面的处理

（一）表层与中厚皮片供区

供皮创面首先宜用肾上腺素生理盐水纱布（每1ml生理盐水中加肾上腺素1mg）外敷止血，5min后取一块大小相当的消毒凡士林纱布覆盖，外再敷以消毒纱布和棉垫加压包扎。7~10天后解除包扎，亦可在加压包扎48h后除去外层敷料，仅留紧贴创面的凡士林纱布。使创面自然干燥，或局部用红外线烘烤。

（二）全厚皮片供区

对面积较小的切口可以直接拉拢缝合，而面积大者则多需移植中厚皮片修复。

七、皮片固定及术后处理

（一）皮片固定技术要求

1. 无缝合植皮者　将取下的中厚皮的皮片直接贴敷于已消毒之玻璃纸上，可使皮片不会卷缩。然后根据需要将皮片剪成1cm×1cm或2×2cm大小的方块敷于肉芽创面上。皮片间距一般为0.1~0.2cm。皮片贴敷后可将玻璃纸自皮片上取下，用一层凡士林纱布覆盖固定皮片，外面再以无菌纱布绵垫加压包扎。对面积大或难以包扎的部位，亦可采用暴露法。即皮片贴敷后不覆盖任何敷料，每日仔细观察，并注意清除创面分泌物。暴露需要患者合作，并应保持病室恒温、通风和无菌隔离等。

2. 缝合固定植皮法　将全厚或中厚皮片移植到受区，并与受区创口皮缘作间断缝合，每隔2~3针保留一根长线头。缝合完毕可用一层凡士林纱布覆盖创面，再将消毒之废纱堆放其上，用缝合时留下的长线头分组打结（图1-3-7-1-6）。不仅柔软、且压力均匀一致，可使皮片与植皮床紧密相贴，有利于皮片的成活；此外，废纱的虹吸作用能吸出术后的小量渗血及渗液，从而可有效地防止皮片下的积血与积液。

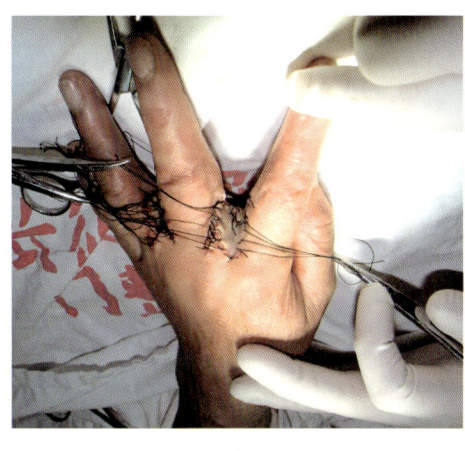 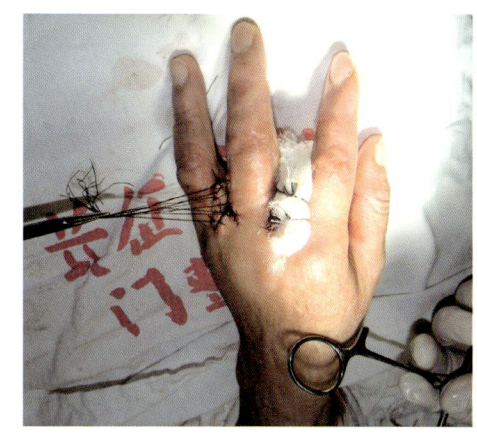

图1-3-7-1-6 缝合固定植皮法
A.指间创面缝合固定植皮后留打包线；B.指间创面缝合固定植皮后打包固定

（二）术后处理

术后如果压包处干燥，临床无感染迹象者，可在1周左右除去压包，并观察皮片生长情况。

术后若渗血较多，压包已被血液浸透，则应及时去除压包。因其已失去虹吸作用，且易在渗血停止后，压包变硬而对皮片造成过大压力，反而不利于皮片的成活。

在解除压包时要防止将皮片从植皮床上掀起。若皮片局部有膨隆，说明其下方有积血或积液，应予以剪开，清除血肿，使皮片再贴附在植皮床上。术后24h内能将皮片重新贴附原处，大多可以成活。但超过24h者，其成活率将明显降低。去除压包后，继续用纱布加压包扎，术后10~14天拆除缝线。带真皮下血管网之游离皮片应在术后3周才拆除压包，同时拆除缝线。

邮票式或点状植皮用凡士林纱布覆盖者，术后2天即可更换敷料。关节部位的植皮，需辅加外固定2~3周。

第二节 显微外科技术

手术显微外科有两种概念，一是借助光学显微镜，在镜下完成精细的手术操作。另一种则是通过具有放大作用的眼镜对需细致操作者施术，主要是椎管内病变及涉及细小血管吻接之手术。由于后者涉及的问题较为简单，本文不赘述，仅对前者加以介绍。

一、显微外科的基本器械

（一）显微镜

主要是手术显微镜，其由光学系统、照明系统和支架等各种附属设备组成。

1. 光学系统　由于手术显微镜的种类很多，

使用时应加以选择。主要依据同时参加手术人数的多少,有单人双目式、双人双目式、三人双目式或四人双目式等多种。显微镜的放大率为6~40倍不等,术中可按需要,并通过脚踏电动开关可作粗调、细调、注目等调节放大率,以适应手术时各步骤要求。工作距离一般在40cm之间。

2. 照明系统　手术显微镜与一般显微镜不同之处是手术显微镜的照明光线由镜头直接射出,此对术野中深在而狭窄的部位均可获得光线。照射光线需要经过红外线滤过器或导光纤维处理后,属冷光源,不会对术野组织引起灼烧性伤害。

3. 支架系统　其种类较多,大多选择电动升降式,底座多呈T形或Y型,可以移动及制动。底座上有一立柱,用以升降来调节焦距。立柱上有一横臂,横臂之间有关节相连,用作水平方向的调节。横臂上设有固定手枪,可将横臂固定在需要的位置上,便于术者操作。

此以上三大基本构造以外,可酌情增加附属设备,照相机、电视摄像机或电影的连接装置等。

(二)显微镜的使用

1. 放置显微镜　术者将手术显微镜置于手术台旁,调节物镜对准术野,横臂伸出不应过长,以防引起不稳。术者入座后,调节手术显微镜的高低及偏转角度,并将底座刹车及各个关节的手轮刹紧,以保证稳固。

2. 调整光源　目镜和焦距

(1)调整光源　由施术者亲自调节光源的亮度,使之适应术中施术时要求。

(2)调整目镜　视手术显微镜之性能不同而酌情,带有橡皮眼罩的"高眼点"目镜,戴眼镜需将眼罩翻下。将目镜上的视度调节圈调至0。未戴眼镜之屈光不正视眼者,可按所相差的屈光度将视度调节圈调至相应的刻度处(其标准每100度),按远视或近视分"+"或"-"。术中视参加手术人员瞳孔距离,调节目镜的距离,使多人所见影像重合成一个。

(3)调节焦距　可先用大幅度的调节焦距后,再用细调使影像清晰。主要通过调整立柱的高低及然后使用电动升降踏板等,先粗调、后细调。术中亦可选用注目调节,以使影像放大,便于精细的观察及操作。如术中需调节视野,应由别人协助,亦可由术者用灭菌手轮套套在手轮上加以调节。

(三)显微外科器械

1. 镊子　其是显微外科的首要器械,用于术中挟取组织,摘除凝血块,剥离外膜,扩大血管腔,做血管通畅试验及辅助缝合等。显微外科手术镊子为特制品,其要求高。长度一般在10cm以上,柄部较宽而头尖细齿,尖端对合严密,且有适度的弹性,有5~10mm的接触面。分为直镊与弯镊两种(图1-3-7-2-1)。

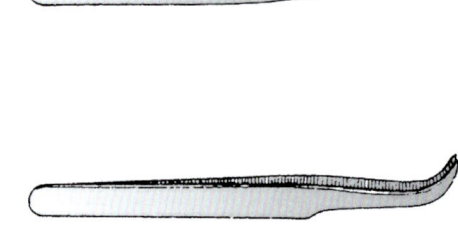

图1-3-7-2-1　直镊与弯镊示意图

2. 剪刀　显微外科所用剪刀系在尾部有弹性,而尖端细而锋利。弯剪刀尖端呈小圆形,分离组织较安全。剪刀分为弯、直两种(图1-3-7-2-2)。

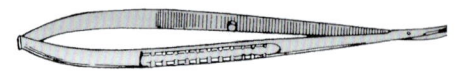

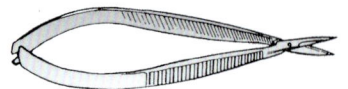

图1-3-7-2-2　直剪刀与弯剪刀示意图

3. 小型血管夹　主用于阻断血流。有多种设计,目前常用的为弹性钢丝所制成的止血夹;或是用滑动棒将两小血管止血夹连接成为对合器,可使血管断端对合。小血管止血夹要求小巧、轻便、无创伤及便于调节,且压力适中(图1-3-7-2-3)。

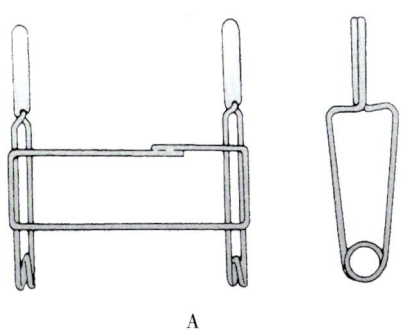 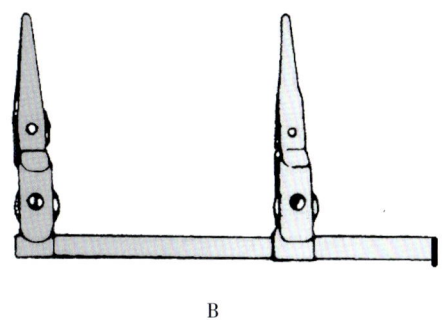

图1-3-7-2-3　示意图钢丝小血管夹(A)与可调节式止血夹(B)

4. 持针器　用于显微外科的持针器,其柄部应有弹性,夹针或松针时只用手指轻捏轻放,勿需改变手指方向。持针器的长度多为8~15cm,夹针部分应对合良好,持针部分有直、弯两种。

5. 无损伤缝合针与缝合线　目前市场上所供应之无创性缝合针均呈制式,其横断面呈圆形,弧度为3/8。线为尼龙单丝线,与针联为一体。其规格见表1-3-7-2-1,可酌情选用。

表1-3-7-2-1　缝合针、线规格及其选用

型号	缝针		缝线		适用缝合血管之部位	
	直径(μm)	长度(mm)	直径(μm)	长度(mm)	口径(mm)	部位
7-0	200	6	50	50	4~5	上臂、大腿、及小腿动脉
8-0	150	6	38	50	3~4	前臂、上臂及小腿动脉
9-0	100	5	25	25	2~3	手掌、上臂及足部动脉
11-0	70	5	18	10	0.3~1.5	指、趾等小动静脉

二、显微外科技术的训练

显微外科技术的训练可分为3个阶段。

(一)第一阶段——基本功熟悉阶段

本阶段主要是:

1. 了解与熟悉手术显微镜　包括各部分结构原理及功能,并逐渐掌握手术显微镜的基本使用方法及维修保养。

2. 显微镜下试操作阶段　主要是训练显微下外科操作时的正确姿势,调整高度,双手及双足的体位,上半身保持直立,双前臂及腕与小鱼际应避免悬空,并予以垫好。习惯用拇指、中指握住器械练习,并适应镜下将硅胶管固定在小血管夹上操作。

3. 镜下练习　主要是用双手持镊子交换夹持硅胶管。练习扩张及冲洗管腔之操作,并学会用持针器或镊子练习夹取及松开缝针的操作。

4. 镜下缝合的练习　取细硅胶管(直径1mm),用细缝线(一般从8-0开始),从垂直进针,弧形出针、引线、打结、剪线等练习,双手协调,一般直径1mm之硅胶管可缝合6~10针。

(二)第二阶段——缝合离体血管

1. 在操作时,应按血管正规操作。一般先剥离血管外膜,测量血管口径,并对血管管腔扩张等。

2. 按以下要求进行缝合,并加以检查。

(1) 方向　应与血管纵轴平行缝线;

(2) 全层　缝线贯穿血管壁,内膜没有撕裂,缝线露于管腔内;

(3) 边距　缝线的边距与针距一致;

(4) 整齐　吻合口对合后无空隙,亦无内翻;

(5) 松紧　缝线松紧适宜,无松脱,针孔无撕裂。

(三)第三阶段——动物实验

1. 狗腿再植练习　此属一步,即将狗大腿断肢,然后行再植术,属于综合性训练,血管吻合均无困难。

2. 兔耳缝合　在前者基础上,对较细的兔耳动脉与静脉进行离断后再植术。此前主要锻炼细微血管显微镜下吻合技术。

三、显微血管修复术

(一)明确显微外科血管修复的基本原则

1. 彻底清创术　此是保证血管吻合成功的前提,因为所需缝接的血管必须是血管壁与血流均正常,可行血管修复术。因此,应在显微镜下检查,凡管腔内有血凝块堵塞以及血管壁、内膜有纤维组织沉着、撕裂、皱褶及血肿者,均应进一步清创直至管壁正常。其标准是动脉近心端有较强的搏动性出血,远端没有血凝块及其阻塞因素;静脉近心端注入肝素盐水无阻力,而远心端有静脉血回流。

2. 吻合血管口径需一致　缝接之血管其两侧口径大小应一致,至少要相似。如口径不一致时,口径较小的血管可做加压扩张或沿其纵轴做45°斜度切断以增大口径。或是采取静脉移植的方式来解决血管口径不对称的问题。

3. 针距与边距　缝合血管各针的间距等于针距,对口径大、壁厚、管腔内压较低者,针距可稍大,而口径小、壁薄、腔内血压高者,则针距应小些。直径1mm的小动脉,通常缝合8针,其针距约为0.4mm,边距为0.2mm。1mm的小静脉,缝合6针即可,因其壁薄,边距应稍大些。

4. 缝合口张力适度　缝合口张力过大易使血管壁坏死或撕裂,而张力太低,血管又易扭曲而造成吻合口梗阻。因此,在缝合时,吻合口对合张力适度,主要是打结张力适中。结扎过紧易造成管壁的绞窄。

5. 无创伤技术　要求操作轻柔、准确。操作中应禁止用锐器钳夹血管内膜,或用塑料管插入血管腔内用力冲洗。每个操作要准确无误,特别是缝合时,应一次完成,避免反复穿刺血管壁。

6. 软组织及骨骼的处理　血管的吻合处及其周围应该有一个良好的血管床及用健康的组织加以覆盖,局部止血要彻底,软组织缝合张力不能过大。对骨折应妥善固定,必要时缩短处理。

(二)血管修复之显微技术

1. 缝合前的准备

(1) 显露血管　将准备缝合的一段血管先行显露,对周围挡住视线或影响操作的组织牵开或用缝线作临时牵开缝合。

(2) 放置背衬与血管夹　阻断血流后,血管夹与血管垂直置于距血管断端4~5mm处,并将止血夹固定在联合臂上,使血管断端对合在最小的张力下一片约$1cm^2$硅胶薄膜或纱布置于血管深面作为背景。

(3) 修剪血管外膜　为避免在缝合时血管外膜卷入管腔内,缝接前应将其修剪。可用镊子夹住血管断端的外膜,沿纵轴向断端牵拉之同时,用剪刀在血管断端同一水平处剪断。外膜迅速回缩,此时恰好使血管中层及内膜外露便于缝合。

(4) 冲洗管腔　用肝素盐水经注射器平头针或硅胶管对管腔冲洗,并清除管腔中的血液、血块。如果采取加压注射,则可扩张管腔。

2. **血管吻合方法** 小血管吻合有以下两种方法。

(1) 套管吻合法 多用钛质或已用不锈钢制成的环形或刺式套管,其操作简便,吻合时阻断血流的时间短,适用于急诊情况下。但对口径小的血管易引起管腔撕裂,故1.5mm以下的小血管吻合很少采用此法。

(2) 缝合法 对各种口径之血管均可选用,特别是对1mm以下小口径血管缝接时,本法较佳。但操作较慢,且要求术者平日有良好的训练。

3. **血管吻合方式**

(1) 端-端吻合 先在血管断端两侧180°位缝合两条牵引线(图1-3-7-2-4)。在牵引下行端-端吻合,此时应先缝合血管的前壁,之后将血管夹翻转180°,再缝合后壁。缝合时,针距应分布均匀。静脉吻合方法与动脉吻合相似,但因静脉壁薄而软,管腔易塌陷状态,故较动脉困难。缝合后除去血管夹子,如吻合口处有少量出血,可用盐水棉球轻轻压迫1~2min,即能停止,如仍出血不止,可在漏血处补1~2针。之后进行通畅试验,用两把镊子在吻合口的一侧(动脉在近心侧,静脉在远心侧)轻轻压瘪血管,将靠近吻合口的镊子移动,越过吻合口,将两把镊子之间的血液排空。检查动脉,可将近心端把镊子松开(静脉则相反),观察血液通过吻合口时充盈情况。立即充盈为吻合通畅,充盈迟缓为部分梗阻,不充盈者表示吻合梗阻,需重新做吻合。

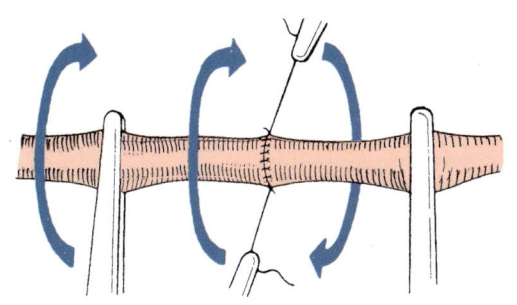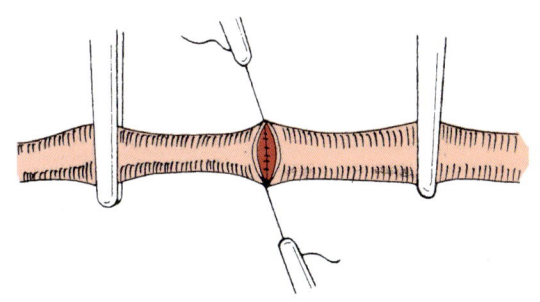

图1-3-7-2-4 血管端吻合示意图

(2) 端-侧吻合 当两条血管口径超过其直径1/2,或两条血管口径虽相同,因其中一条必须保留连续性者,可做端-侧吻合。其吻合方法有3种:即单纯管壁切开的端侧吻合(图1-3-7-2-5)、血管壁瓣状切开端侧吻合(图1-3-7-2-6)和血管壁开孔端侧吻合(图1-3-7-2-7)。其中以血管壁开孔法通畅率最高。其具体操作是先沿血管的纵轴,在拟行开孔的两个极点处缝两针牵引线,通过牵引线将吻合口分成两个半周。在一侧半周的中点上缝合一针,再在中点至牵引线之间各缝一针。按同法缝合对侧半周即可,其缝合后处理同前。

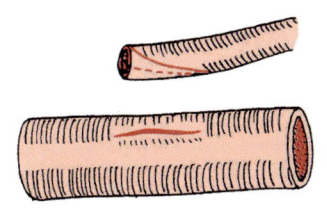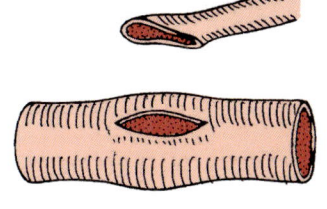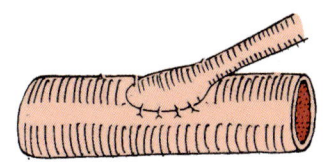

图1-3-7-2-5 单纯血管壁切开端-侧吻合示意图

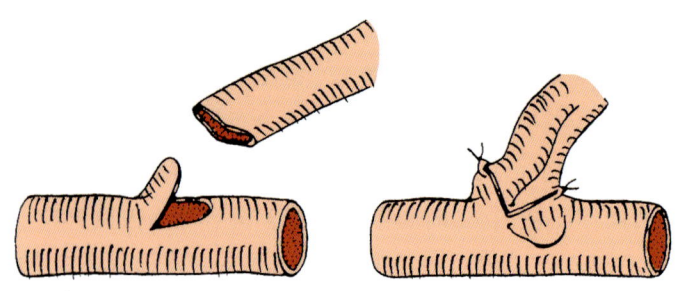

图1-3-7-2-6　血管壁瓣状切开端-侧吻合示意图

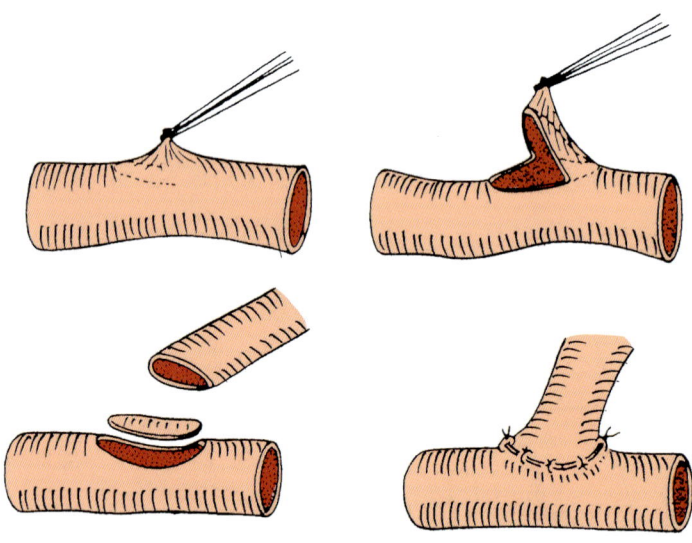

图1-3-7-2-7　血管壁开孔端-侧吻合示意图

（3）小血管移植术　如遇有血管缺损,可做自体小血管移植。一般多用小静脉移植术,大多按需要从大隐静脉、小隐静脉及足背、前臂远端及腕的掌面等处切取不同口径的静脉。之后,切取的小静脉分支结扎或电凝止血。用于修复动脉时,切取的静脉长度应较动脉缺损稍短,以防移植静脉过长,充血后引起血管扭曲。在修复动脉时,应将移植静脉的远端与近端倒转后行吻合,以防静脉瓣阻止血流。但修复静脉切勿倒转。亦可采取小动脉移植。此时动脉来源主要是从废用的肢(指)上切取,当用于修复动脉时,其长度应较缺损的长度略短。修复静脉时,移植动脉的长度与口径应略长和略粗于缺损的静脉。术中应注意对切取的动脉用肝素盐水或2% Novocain作管腔扩张,以解除痉挛,然后方可用于移植。

第三节　外固定架的应用

已有百余年历史的骨外固定是在骨折复位后利用外固定器进行制动的一种疗法。尤其对于开放性骨折或骨缺损及合并感染需对创面观察之病例。

外固定主要特点是其可在远离手术和损伤区外将骨折端稳定，其对软组织创伤较小，感染的危险性也比其他内固定小。加之近年来其在设计、制造和应用的技术方面不断地完善，目前已被骨科界更多的临床医师用来治疗骨折及肢体矫形等。

一、骨外固定架的组成与分类

（一）骨外固定架的组成

骨外固定架由三大部件所构成，即钢针（或螺钉）、固定持钳和连接杆。当固定钢针穿过骨骼达到固定骨折的目的，因此其组成包括钢针，需具有一定强度，不易变形，也可用螺钉取代，固定持钳与钢针衔接，并将钢针牵持住、持紧。连接杆为具有强度的金属部件，应较轻。

（二）分类

目前临床上应用较多的有线形外固定架（Linear external fixator, LEF），环形外固定架（Circular external fixator, CEF）及混合外固定架（Hybrid external fixator, HEF）等。一般主张根据骨折类型和外固定架的机械特点来选用合适的固定方法。LEF 在轴向刚度上强于 CEF，而 CEF 在抗弯曲和扭转方面与 LEF 相似，但与环数相关，HEF 与带 4 环的 CEF 在轴向压力、抗弯曲、抗扭转强度上表现相似，但减少了穿针固定操作，可考虑作为 CEF 的替代。

依据骨外固定架的功能、构型及力学结构可分成三大类。但从外固定架的力学结构及其稳定性上来看，目前在国内外将其分为 4 种类型。

1. 单平面型　即在一个平面上，以半针、单侧固定之方式，故又称单平面-单支架半针固定型。

此型结构简单，灵活性较大，且具有固定长管状骨骨折不穿透肢体的优点。固定针多选用 Schanz 螺钉，其只穿透骨干的对侧皮质而不超过对侧软组织。但由于固定杆在一侧，使骨折端呈现偏心受力，因此其抗旋转和侧弯的能力较差，且固定钢针易变形，除非在骨折的上下两端增加固定针的根数。

2. 双平面型　即在前者基础上增加一个平面，其为目前最为常用的一种，钢针（或 Schanz 螺钉）同样不穿过骨干对侧，但增加了一个平面。操作时，于两组半针固定之间形成 60°~80° 的夹角，之后用 2 组纵向连杆（必要时可辅加横杆）将两组外固定的连接杆相连而达到牢固之目的。

3. 单平面双侧支架型　此型固定是将钢针贯穿骨与对侧软组织，肢体两侧用两套连接杆将钢针两端固定。两侧骨折端之受力较均匀，但抗骨折前后成角及旋转能力仍较差，由于固定钢针贯穿肌肉组织，必将影响肌肉的收缩和邻近关节的活动。这一缺点对于邻近关节的粉碎性骨折来说，又是其良好的适应证。

4. 双平面双支架全针型半针型　此型是用全针贯穿肢体，再加半针固定，因此更为牢固，亦也可用多根针在不同平面交叉构成多平面固定。但对其调整较为复杂。

二、骨外固定架的应用范围、适应证及禁忌证

(一)骨外固定适应病例

1. 四肢长管状骨开放性骨折　特别适用于伴有严重软组织损伤、且伤口污染及皮肤缺损严重的小腿开放骨折；

2. 粉碎性骨折　难以采用内固定的开放性粉碎性骨折；

3. 合并感染或骨折不愈合时　此种情况下，由于不能应用内固定治疗，可选用此项技术；

4. 烧伤合并骨折者　外固定将骨折固定后，便于对烧伤创面进行治疗与护理；

5. 双段或多段骨折者　对不适宜行内固定者，可选用外固定架；

6. 肢体延长　需应用此项技术将肢体不断延长；

7. 其他　包括骨缺损而又无法早期植骨者，需多次搬动（运送）和分期处理的战伤，需对肢体血运和伤口进行观察者，开放性或闭合性骨盆骨折和由于骨盆环破坏移位严重者及其他病例。

(二)不宜选择外固定的病例

1. 整个长骨感染　此种情况下因无穿针部位而不适用；

2. 伤肢皮肤病变者　广泛性皮肤病，特别是伴有破溃的皮肤疾患；

3. 严重骨质疏松者　因穿针后易引起松动或切割而不应选用；

4. 不合作者　对因精神病或其他原因引起躁动不合作的病例，亦不应选用。

目前使用的外固定器种类很多，但使用中均有其共同点。骨外固定手术也同其他外科手术一样，需要进行术前设计，术中严格的无菌操作，术后护理和功能锻炼。

三、术前准备

1. 器械准备　除选择相应的骨外固定架外，术者应充分了解该型号外固定器的结构、性能，并在术前加以演示，以求熟悉每个部件组装技术。此外，尚应结合患者情况加以全面考虑。

2. 局部准备　术前应充分了解穿针部位的局部解剖，穿针经路上需要避开的重要血管与神经等。

3. 其他准备　包括麻醉的选择，患者全身状态的准备及其他相关问题等。

四、外固定架的具体操作

(一)术前准备

包括最基本的专用器械，例如配套使用的套管针，钻袖，长钻头，T形固定针拧入器，长钻头（直径多为3.5mm），扳手，电钻或低速气动钻等。

(二)具体操作

1. 切口　按预定穿针部位用11号刀片在皮肤上切一小口，再用止血钳分开深部软组织。

2. 钻孔　放入钻袖，抽出钻心，用直径3.5mm的钻头钻孔，钻透两侧皮质后，用测深尺测量深度，按所测深度（从骨干对侧孔至钻孔处皮肤表面的距离），记住测尺上读数。

3. 拧入固定针　用1枚同等长度的固定针作为标准，竖着放在皮肤上，与拧入的固定针相平行。固定针留在皮外的部分加上测深尺所测得的深度，如等于或稍短于对比针的全长，则此深度较为合适（图1-3-7-3-1）。

4. 装外固定架　即按每套固定架之要求将该固定架通过持钳与固定钉连接。并确认牢固稳妥为止。

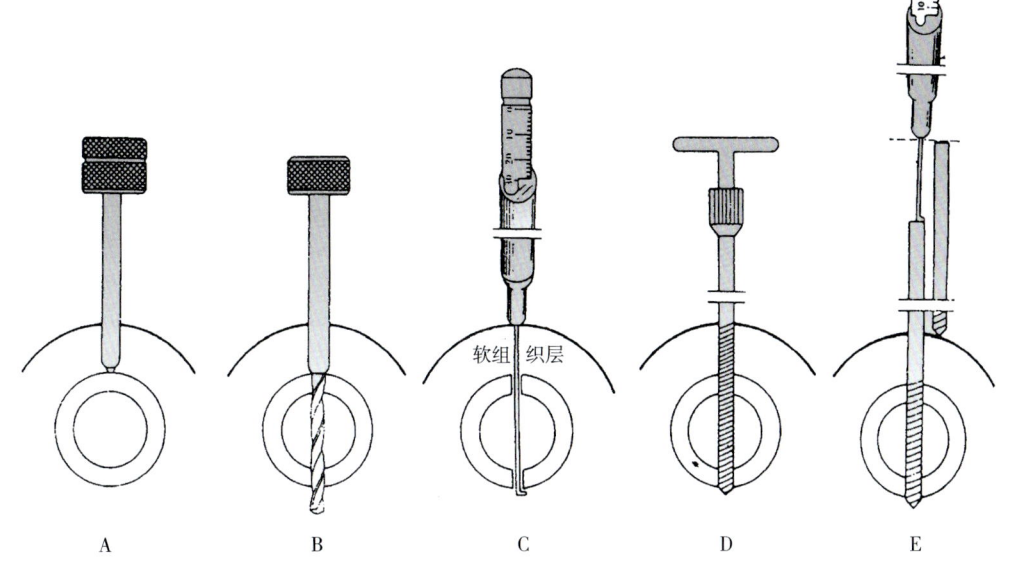

图1-3-7-3-1 外固定器械的应用示意图（A~E）
A.皮肤切开后，用止血钳分开，放入钻头；B.去除套管针，选用直径3.5mm的钻头钻孔；C.用测深钩针测量深度（包括软组织层）；D.拧入固定针（钉）；E.用一枚同等长的固定针作为标准，对比进针的深度

（三）基本要求

1. 无菌操作 应严格执行，切勿大意；

2. 注意穿针部位 穿针应在血肿区，特别是在可疑感染病灶区以外至少2~3cm，应避免血肿区经钢针与外界相通；

3. 注意距离 同一平面穿针时，为增强固定的牢固性，钢针的间距要尽可能大些，最低不少于4cm；

4. 多平面固定 半针与全针或半针与半针之间的穿针夹角应在60°~80°之间左右；

5. C-臂X机下操作 穿针复位等操作应在X线机的监视下进行为安全稳妥；

6. 操作步骤 采用外固定器治疗骨折必须遵循解剖复位或基本解剖复位后穿针、固定及调整。

（四）术后处理

1. 按时更换敷料 一般术后2~3天更换针孔处敷料，如渗出多，应及时更换或每日更换，为保持针孔干燥，每日应在针孔处滴以75%酒精；

2. 术后预防骨感染抗生素 应常规应用5~7天，患肢抬高，注意观察肢端的血运与反应；

3. 关节活动 应尽早开始，并根据外固定的牢固性允许患肢部分负重；

4. 注意调整 术后及时调紧固定持钳之螺母，并经常检查其有无松动；

5. 检查局部 注意皮肤与钢针接触部有无张力，如因肿胀等原因使钢针处皮肤张力增加，可予以切开减压，以免针孔皮肤坏死。

（五）去除外固定的时机

1. 骨折已达临床愈合 于X线平片上显示骨折端有明显的骨痂生长，骨折线已模糊，局部无压痛及叩痛；放松外固定后骨折端无异常活动及疼痛。一般需3~4个月。

2. 改用其他疗法 对术后不能继续用外固定器或改用其他方式固定更为适宜时，应在局部无炎症情况下取出外固定器，并酌情行内固定。

五、骨外固定架的并发症及其防治

（一）针孔感染

较多见，其主要原因大多是钢针松动，其次

是由于针孔周围皮肤受牵拉之故。

1. 轻度感染 居多，其表现在针孔周围的皮肤红、肿及疼痛，可有少许渗出。此时加强针孔护理，减少患肢活动并抬高患肢，再配合全身抗生素的应用，大多于数日内炎症即可消退。

2. 严重感染 表现为针孔流脓，周围皮肤糜烂，可有炎性肉芽组织生长，可有体温升高。此时则应去除钢针并给予换药保持针孔引流通畅。并酌情改用其他治疗。

（二）慢性针孔骨髓炎

此种并发症少见。主要表现为除去感染针孔之钢针后针孔久治不愈，并有脓流出。X线平片显示有环形骨坏死区，周围骨皮质密度增高。诊断明确者可采取扩创术，将骨孔内的炎性肉芽组织刮除，直至骨面有鲜血渗出，再经换药保持引流通畅，一般3~4周多可愈合。

（三）固定针折断

少见，主要由于金属疲劳所致。多出现在固定持钳与钢针之结合处。具体原因主要是骨折复位不佳，断端存在间隙、骨缺损或成角畸形等。如负重过早，以致重力完全通过钢针传导，而易造成钢针折断。保持骨折断端良好的接触和早期植骨，是防止断针的最佳方法。

（四）针孔处骨折

多发生在去除外固定之后，特别是针孔感染之针孔扩大减压的病例。当除去外固定器后易引起骨折。因此拔针后之病例应注意保护，在骨折愈合良好之前尽可能少地负重，并应避免给患肢过大的成角应力。

（五）血管神经损伤

其发生率虽很低，但后果严重，必须十分注意，特别是上肢的桡神经、下肢的股动静脉、股神经、胫前动脉、腓深神经都是很容易损伤的组织。千万不能盲目穿针，应详细了解与掌握穿针的局部解剖。

六、骨外固定架的优点

骨外固定架虽是一种十分有效的治疗方法，但亦有其一定的不足之处，在应用时应注意选择。

（一）骨外固定架主要优点

1. 勿需手术 绝大多数外固定者不需切开复位。因此，创伤及出血少，操作简便易行，为患者欢迎。

2. 便于对软组织处理 在对骨折有效复位固定的情况下，亦便于对软组织创面的处理，尤其是伴有严重的软组织损伤、烧伤之骨折病例。

3. 易于调整骨折对位 因其具有灵活的可调性，因而其可随时调整骨折端受力的大小和受力方向。包括对骨折端加压，或骨延长，及成角和旋转畸形的纠正等。

4. 可早期进行功能锻炼 此有助于促进肢体血循环的改善，以利消肿及防止肌肉萎缩，并可促进骨愈合。

（二）骨外固定不足之处

1. 不方便 因外固定器占有一定空间以致穿脱衣服不便，且患肢不易保暖，尤其是在北方的冬季尤为突出。

2. 影响关节功能 由于部分固定针需穿过肌肉，因而影响肌肉的收缩活动，从而使邻近关节活动受限。

3. 其他 主要是针道感染或固定针松动，不得不中途除去外固定，难以及时采用内固定来补救，以致影响疗效。此外，由于外固定针穿过皮肤外露，可使部分患者有恐惧感，不易接受。

七、长管状骨骨折的骨外固定架应用概况

（一）股骨干骨折

1. 适应证

（1）开放性骨折伴软组织严重损伤者；

（2）粉碎性骨折采用内固定困难者；

（3）合并有骨缺损的多段骨折者；

（4）内固定因感染、折断等原因失败者可酌情选用，但炎症者应慎重应用。

2. 手术方法

（1）麻醉　多采用持续硬膜外麻醉或腰麻。

（2）常规消毒皮肤，铺无菌单。

（3）选择可应用的骨外固定架　大多选用单平面单臂式半针固定，固定架置于大腿外侧。多选用一端带有自攻螺纹的固定针、Schanz螺钉，骨折远近端各需3枚以上固定针（图1-3-7-3-2），固定针要穿透股骨干两侧皮质，并以尖端穿出对侧皮质1~2mm为准。

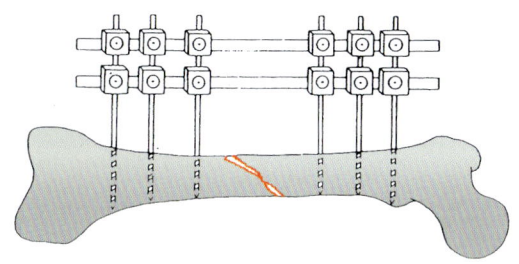

图1-3-7-3-2　股骨干骨折外固定架示意图

（4）复位及安装　先将股骨干复位，然后按前述之方法在股骨外侧选择入点、刺一小口，分开肌肉，适用直径3.5mm的钻头在骨中央部钻孔。拧入固定钢针（Schanz螺钉），安装带有全部固定持钳的外固定架。透视下纠正旋转、成角及侧方移位，尽可能达到解剖复位，再次调整支架及各固定针持钳之间关系，使骨折获得满意而坚强的固定。对骨折端夹有软组织嵌夹难以复位者，亦可行小切口切开复位后再行骨外固定，亦可除外固定改用内固定治疗。

（二）胫腓骨骨折

1. 病例选择

（1）较为严重的小腿开放骨折，特别是污染严重的粉碎性骨折无法行内固定者；

（2）胫腓骨多段骨折而又不宜内固定术；

（3）骨缺损而又需要保持肢体长度者；

（4）皮肤软组织挫伤污染严重而又超过切开复位时机者；

（5）因感染等致内固定失败、将其取出后亦可改用骨外固定。

2. 手术方法

多在硬膜外麻醉或腰麻下施术。常规消毒，双下肢置于同一位置上，以便在纠正成角或旋转移位的同时与健侧对比。骨外固定架有以下两种方式。

（1）小腿单平面双支架全针固定式　其适用于小腿远端或近端胫腓骨双骨粉碎性骨折。骨折远近端的钢针应穿过小腿两侧的软组织和两侧的骨皮质（图1-3-7-3-3）。其操作步骤原则与要求同前述。

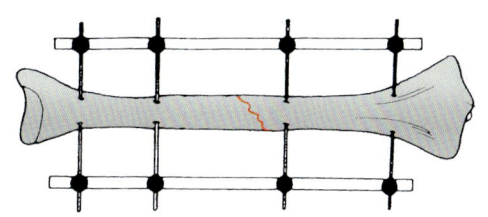

图1-3-7-3-3　小腿单平面双支架全针固定示意图

（2）小腿单平面、双平面单支架半针固定式　固定针不通过肌肉组织、对踝关节活动不受影响，因而功能恢复快等优点，由于本法可以较长时间固定胫腓骨骨折，且局部反应小，因此，其更适用于胫腓骨多段骨折。其操作步骤及顺序同前，可参阅图示（图1-3-7-3-4）。

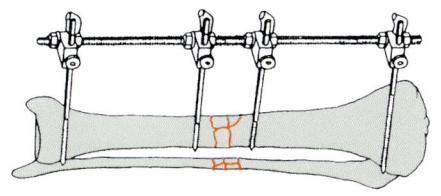

图1-3-7-3-4　小腿单平面单支架半针固定示意图

（3）双平面单支架半针固定式　其在单平面单支架半针固定的基础上，与胫前固定架呈60°~80°角，在胫骨前内面处再附加一组固定架。两组固定架之间用固定杆连接固定；因外形呈V形，又称小腿V型固定架（图1-3-7-3-5）。

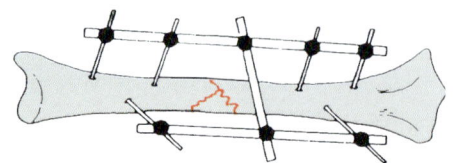

图1-3-7-3-5　V型固定示意图

近年来，应用有限内固定结合外固定治疗胫腓骨骨折越来越受到临床医生的重视，外固定架结合有限内固定，可增加骨折复位的稳定性，特别对合并冠状面骨折的患者，可减少复位失败。有限内固定操作简单，切口小、软组织剥离少，基本不剥离骨膜，对骨折断端附近血液循环破坏较少，可将骨折处变为一体，恢复关节面完整，防止骨块移位和骨折端分离，提高骨折断端及关节面稳定性，减少复位失败及延迟愈合、不愈合等并发症发生。

有限内固定可选用螺钉、张力带钢丝等内固定方法，而且只要适应证掌握适当，即获显效。可吸收螺钉也能取得和金属固定装置相当的固定复位效果，且其不干扰放射学及其他影像学检查，能避免二次手术，缩短骨折治疗时间，减少患者的痛苦和经济负担（图1-3-7-3-6）。

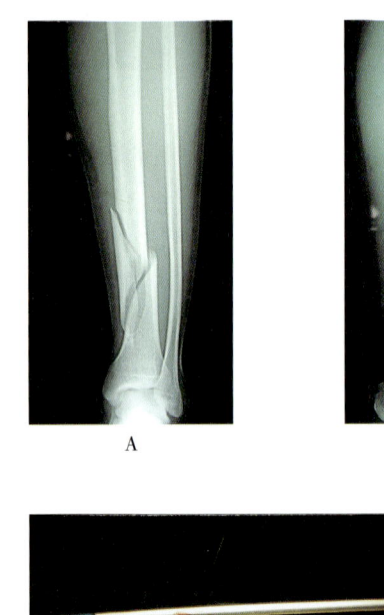
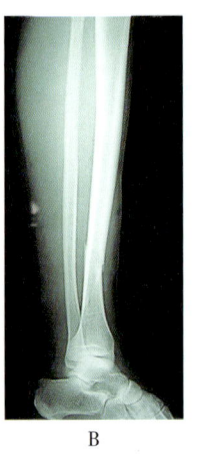
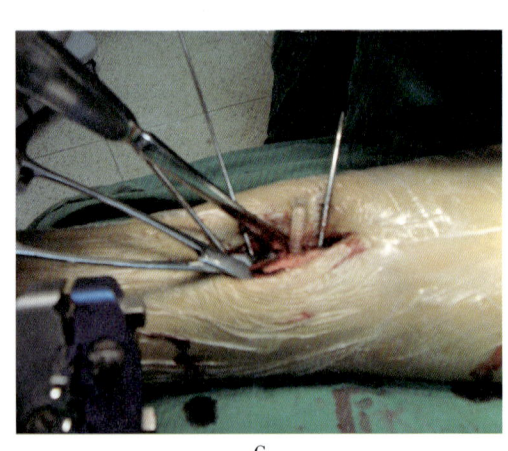
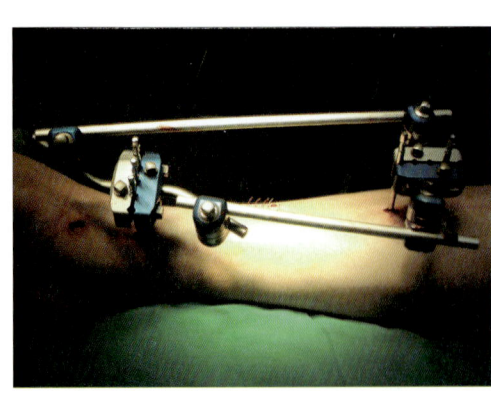
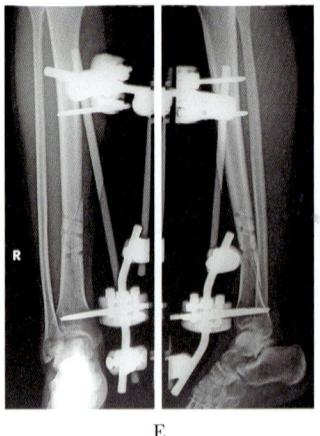
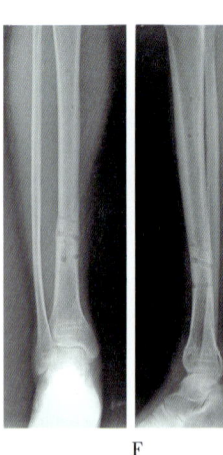
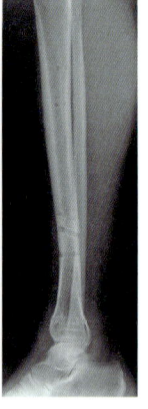

图1-3-7-3-6　临床举例（A~F）

患者，男，19岁，摔伤致右胫骨中下段螺旋形骨折外固定疗法　A. 术前X线正位片；B. 术前X线侧位片；C. 术中骨折端小切口切开复位后克氏针临时固定，钻孔打入可吸收螺钉；D. 外固定支具外观；E. 术后X线正侧位片；F. 一年后去除外固定支架复查X线正侧位片

(三)肱骨干骨折

因肱骨干骨折不愈合率较高,手术切开及内固定疗法并发症又多,因此多采取保守疗法,其中骨外固定架是一种切实有效的固定方式。

1. 病例选择

(1)肱骨干粉碎骨折,骨折端复位后仍不稳定者。

(2)肱骨干中上1/3骨折,复位后不易用石膏或夹板维持对位者。

(3)伴有骨缺损的肱骨干骨折,尤其是开放性、软组织严重挫伤不能行内固定者。

2. 手术方法　多在臂丛麻醉下施术。先将骨折复位,按骨折远近端分别固定的方法安放固定针,安装短杆固定架等。术中为避免损伤桡神经,骨折远端的固定针应从肱骨干的后侧旋入。同样,为避免桡神经损伤,骨折远近端两组固定针在肱骨纵轴线的夹角以90°为宜(图1-3-7-3-7)。

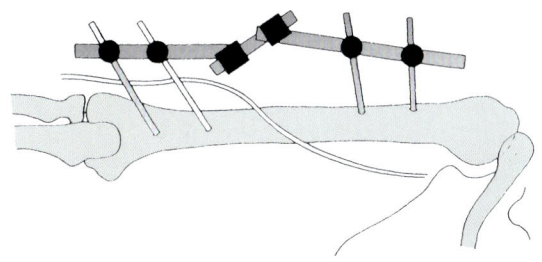

图1-3-7-3-7　两组外固定架在肱骨干纵轴上保持不同角度夹角示意图

(四)桡骨远端粉碎性骨折

临床上对桡骨远端粉碎性骨折,尤其是开放性骨折者,于选用骨外固定治疗,因其可以克服短缩移位之难题,效果较为理想。

1. 病例选择　主要是桡骨远端粉碎性骨折,经整复后仍有短缩趋势者,或是桡骨远端开放骨折,伴有皮肤缺损者。此外,其他各型桡骨远端不稳定的骨折亦可酌情选用,包括巴顿骨折及Smith骨折的Ⅱ~Ⅲ型等。

2. 手术方法　多在臂丛麻醉下完成,也可选用局部麻醉。操作时必须严格循序进行,即骨折复位→穿针固定→调整外固定架,并使骨折获得理想复位。开放性者应先行彻底清创而后再行骨折复位和穿针固定。

术后腕关节为功能位或屈曲位固定,后者应在术后10天改为中立位固定(调整时应在牵引下进行)。固定时间单纯桡骨骨折一般4~5周,粉碎性骨折或骨缺损者应适当延长(图1-3-7-3-8)。

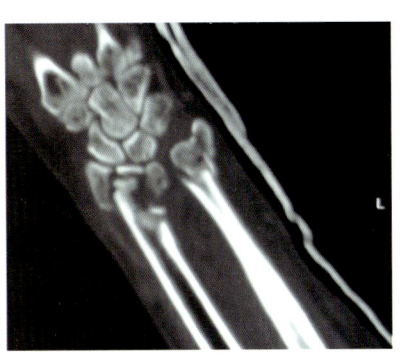

A

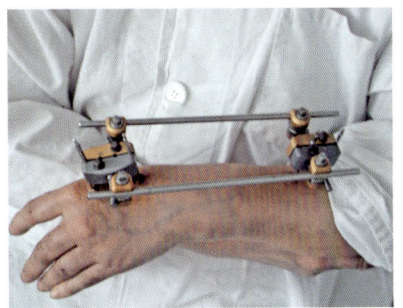

B

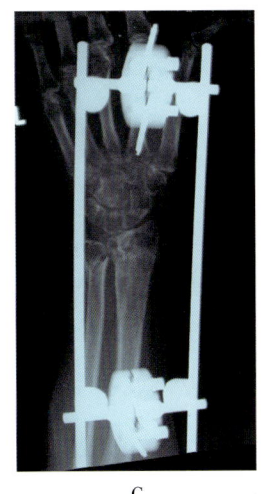

C　　　　　　D

图1-3-7-3-8　临床举例(A~D)

患者,女,65岁,摔伤致左尺桡骨远端粉碎性骨折外固定疗法　A. 术前CT三维重建示左尺桡骨远端粉碎骨折;B. 行透视下手法复位及外固定支架固定;C.D. 术后两个月复查X线正、侧位片

(卢旭华　张盈帆　江　华

陈爱民　赵定麟)

第四节 骨科应急性(类)手术

在战争、地震等特殊情况下,骨科医师大多被直接派往现场一线或在基层医疗机构处理伤员。在人手不够或配套不全情况下,骨科医师必然要面临各项工作去救治伤员。此时,一专多能或全面掌握各项应急性手术将成为每位骨科医师的基本功,为此应对此类应急性手术有一全面了解,并应通过实践逐渐掌握,以备急需。

一、静脉切开术

1. 适应证

（1）凡伤病情危重急需输血、输液而静脉穿刺有困难或难以保持通路通畅者。

（2）为保证手术中输血、输液通道的通畅,预先作静脉切开。

（3）保证麻醉及急救用药补液通道。

2. 麻醉
多用 0.5%~1.0% 利多卡因局部浸润麻醉或其他麻醉。

3. 手术步骤
四肢表浅静脉均可选用,通常多选用内踝前或卵圆窝处大隐静脉。现以内踝前大隐静脉切开术为代表描述。

（1）切口　在内踝前与静脉垂直切开皮肤,长约 2~2.5cm。用蚊式止血钳将皮下组织分开,找出静脉,并轻轻将其挑起（图 1-3-7-4-1）。

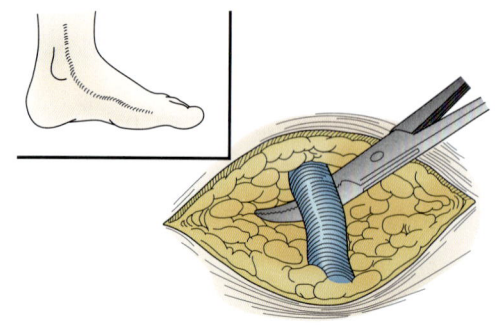

图1-3-7-4-1　静脉切开切口及显露示意图

（2）切开静脉　在静脉上、下端,各穿过一根中号丝线,远端丝线结扎,近端提起。在两线之间用尖头小剪刀（或尖刀片）将静脉斜行剪开一小口（图 1-3-7-4-2）。

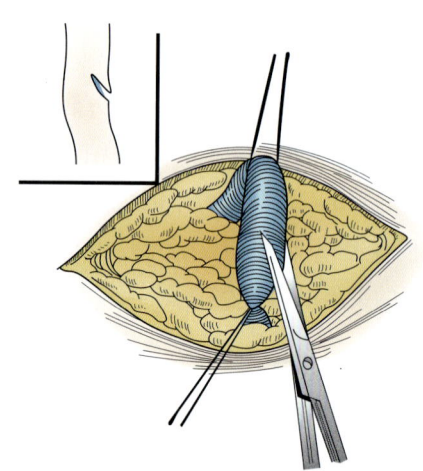

图1-3-7-4-2　切开静脉示意图

（3）插入输液管　从静脉切口插入口径相应的静脉输液导管（或塑料管）约 3~4cm 深。输液管应先用生理盐水冲洗干净,并充满注射液,以防空气进入形成气栓（图 1-3-7-4-3）。

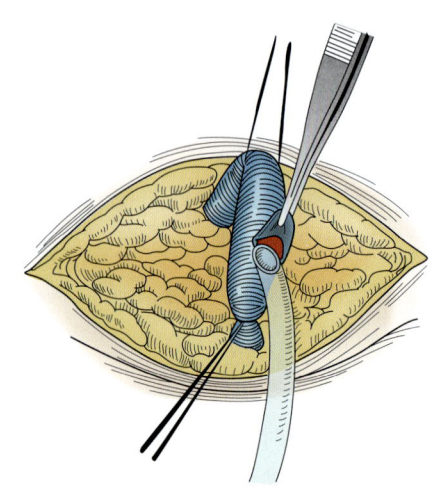

图1-3-7-4-3　导入输液管示意图

（4）观察是否通畅 结扎固定插管后，当静脉内血液有回流，表明通畅，即将近端用丝线结扎，使静脉固定在管壁上。缝合皮肤，并将输液管固定在皮肤缝线上，以防滑脱（图1-3-7-4-4）。

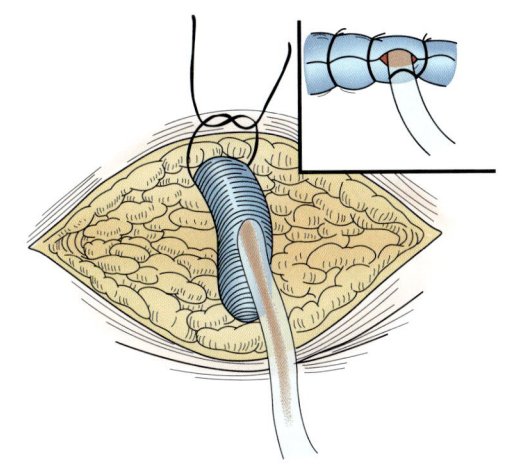

图1-3-7-4-4 结扎固定输液管示意图

二、中心静脉压测定

1. 适应证

（1）主要对休克或其他重大手术的伤病员，包括在手术中及手术后需大量输血、输液者，需用中心静脉压测定来指导输血、输液的容量和速度。

（2）对原因不明的循环衰竭，可用以鉴别是由于血容量不足或心脏功能障碍所致。

2. 麻醉 多用1%利多卡因局部浸润麻醉。

3. 手术步骤

（1）选择静脉 上肢大多选用肘前贵要静脉或头静脉，下肢首选卵圆窝处的大隐静脉。用制式中心静脉压测定导管或长约50~60cm的塑料管，按事先测量好从肘前静脉切口至胸骨切迹，或从大隐静脉切口至剑突处的长度，用线缚好标记，以便明确管的尖端到达上腔或下腔静脉近右心房水平的距离。管内用生理盐水冲洗后充满注射用液，并排尽空气。按静脉切开术步骤切开静脉，并将导管插入（图1-3-7-4-5）。

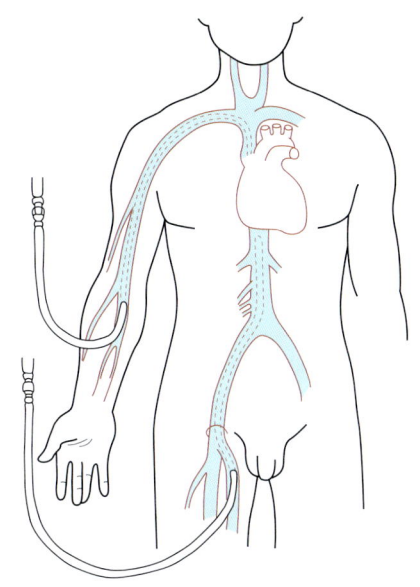

图1-3-7-4-5 中心静脉压测定静脉选择示意图

（2）导管远端接上"Y"型管 此时应分别连接输液吊瓶和测压管。测压管旁附有从0到30cm的标尺。注意必须把0点放在与心脏同样高的位置。仰卧时，以腋中线为准，当体位改变时，应注意调整。

测量中心静脉压时，扭紧开关1，放松开关2、3，使输液瓶内液体充满测压管。然后关闭2，开放1，则测压管内液体下降至一定水平不再下降时，即为所测的中心静脉压（水柱）（图1-3-7-4-6）。

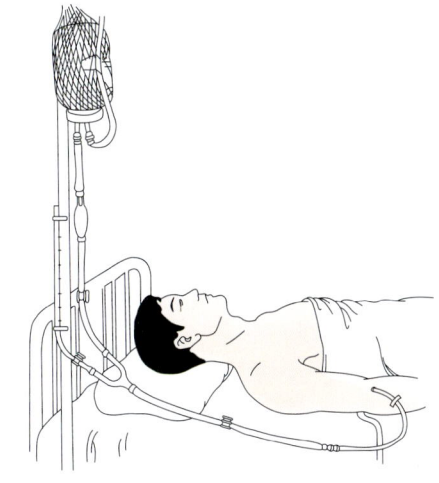

图1-3-7-4-6 Y形管示意图
中心静脉压测定时塑料管远端接Y形管

（3）判定　正常中心静脉压为 0.78~1.18kPa（8~12cmH$_2$O）。低于 0.49kPa（5 cmH$_2$O），为血容量不足之征。到达 0.78kPa（8 cmH$_2$O）左右，应减慢输液速度。超过 1.18kPa（12 cmH$_2$O），应停止输液。但在使用时必须反复测量，并结合动脉血压、肺动脉压、尿量、乳酸含量等临床表现，作全面的客观分析。

导管留置时间一般不超过 5 天，否则容易发生静脉炎或血栓形成。

三、动脉输血

1. **适应证**　对严重休克或复苏急救的伤病员，经静脉快速输血后情况无改善，可考虑动脉输血。临床上多选择桡动脉为入路，其次是肱动脉及股动脉。

2. **麻醉**　多用麻醉。在复苏术中可无麻醉。

3. **手术步骤**

（1）切口　在左(或右)腕部桡侧，沿桡动脉方向作一长约 2~3cm 的平行切口。切开皮肤、皮下组织，在肱桡肌腱和桡侧腕屈肌腱之间，即可剥离出桡动脉。注意与动脉伴行之静脉相区分，如有搏动，则更易辨认(图 1-3-7-4-7)。

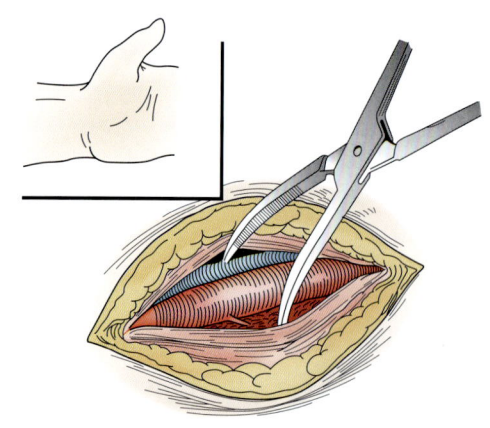

图 1-3-7-4-7　显露桡动脉示意图
动脉输血时桡动脉切口及选择游离动脉

（2）输血　在紧急情况下，未准备或缺乏动脉加压输血装置，可取两副 50 或 100ml 针筒，用枸橼酸钠溶液蘸湿，将吸满血液的针筒，按向心方向直接刺入动脉内，快速推入；并接上另一针筒交替进行(图 1-3-7-4-8)。

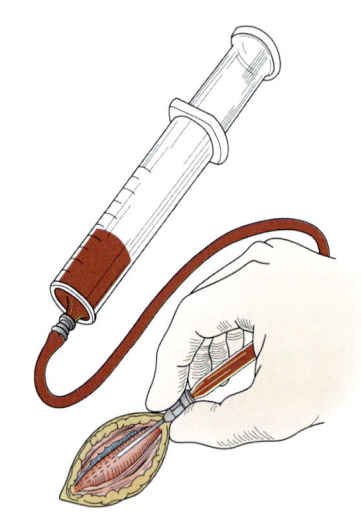

图 1-3-7-4-8　紧急时针筒动脉输血示意图

输血完毕，拔出针头，在动脉穿刺部压迫止血数分钟，必要时用细丝线缝补 1~2 针，然后缝合切口皮肤。

（3）酌情选择其他血管　在危急情况下，由于桡动脉较细，不易触知搏动或发生动脉痉挛，输血效果有时不太理想，故也可采用肱动脉或股动脉输血。待完成输血后，用细丝线缝补 2~3 针。

（4）肱动脉切口　在肘窝上方沿肱二头肌内侧缘作纵切口，长 3~4cm。切开深筋膜，从肱二头肌内侧缘将其向外侧牵开，即可见到肱动脉和位于其内侧的正中神经(图 1-3-7-4-9)。

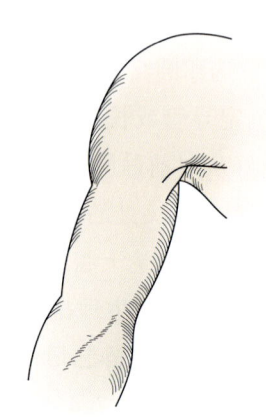

图 1-3-7-4-9　肱动脉切口示意图

（5）股动脉切口 腹股沟韧带下卵圆窝处，作 3~4cm 长的斜切口，沿着大隐静脉进入股静脉的外侧，即可找到股动脉（图 1-3-7-4-10）。

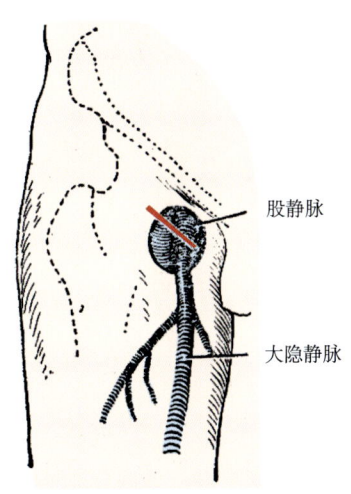

图 1-3-7-4-10 股动脉位置示意图

（6）动脉输血装置（图 1-3-7-4-11），可采用 ①气囊加压输血，即将贮血瓶的通气橡皮管接上血压计皮球，连续打气加压至 21.3~26.7kPa（160~200mmHg），血液即可快速输入。②用 Y 型管代替动脉输血针筒，使用时交替开关橡皮管上的夹子即可。③如用塑料输血袋，可在塑料袋外直接挤压输血，或利用输液加压装置。

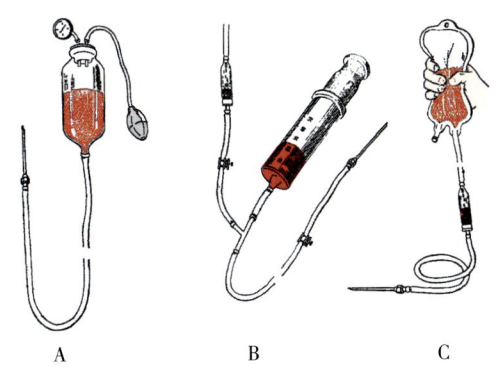

图 1-3-7-4-11 动脉输血装置示意图（A~C）
A.气囊加压输血；B.Y形管输血，可代替针筒；C.塑料袋挤压（手压、充气袋加压等）输血

3. 注意事项

（1）动脉输血量，一般在 200~400ml 左右，如血压回升，即可改用静脉输入。

（2）为防治动脉痉挛，可用 0.5%~1% 普鲁卡因溶液 5~10ml，经动脉推入。

（3）紧急情况下，来不及配血，亦可用 50% 葡萄糖液 60~100ml 快速推入动脉内。但绝对禁忌在动脉内加用去甲肾上腺素等升压药物，以免发生严重的动脉痉挛。

（4）在加压输血时，用力要均匀，不可过猛。针筒芯经常用枸橼酸钠生理盐水淋湿，防止血液黏着，推拉困难。

四、气管切开术

颈段气管自环状软骨到胸骨上切迹大约有 6~7 个气管环，上部位置较浅，下部位置较深。甲状腺峡部一般位于第 2~4 气管环的前面，其下方有甲状腺下静脉与无名静脉相连，左右构成一静脉丛。气管两侧有颈动脉鞘，包绕颈总动脉、颈内静脉和迷走神经（图 1-3-7-4-12）。

颈部筋膜的层次和筋膜间隙对气管手术有重要意义。颈部正中从皮肤到气管间一般分为颈浅筋膜、颈深筋膜浅层、胸骨舌骨肌胸骨甲状肌筋膜、甲状腺前筋膜和气管前筋膜。气管前间隙与前纵隔间隙相通。手术时如过多地分离软组织，在切开气管后，易使空气自气管切口逸入皮下组织，引起颈部广泛的皮下气肿，甚至沿气管前筋膜进入纵隔引起纵隔气肿。

1. 适应证

（1）解除喉源性呼吸困难 如喉及喉以上炎症，异物或外伤引起的呼吸道阻塞。

（2）减少呼吸道死腔和便于排除呼吸道分泌物 如面颈部灼伤和机械伤累及咽、喉、颈段气管及食管而影响呼吸道通畅者；颅脑伤、高位颈椎伤病（颈 4 以上脊髓伤病者）或其他疾病引起昏迷和胸部外伤或胸部大手术后等造成咳嗽困难、分泌物潴留或肺功能受严重影响者。

（3）面颌部手术 为便于麻醉和防止血液及唾液流入气管，可考虑先作气管切开术。

2. 麻醉 多用局部麻醉，上自甲状软骨，下

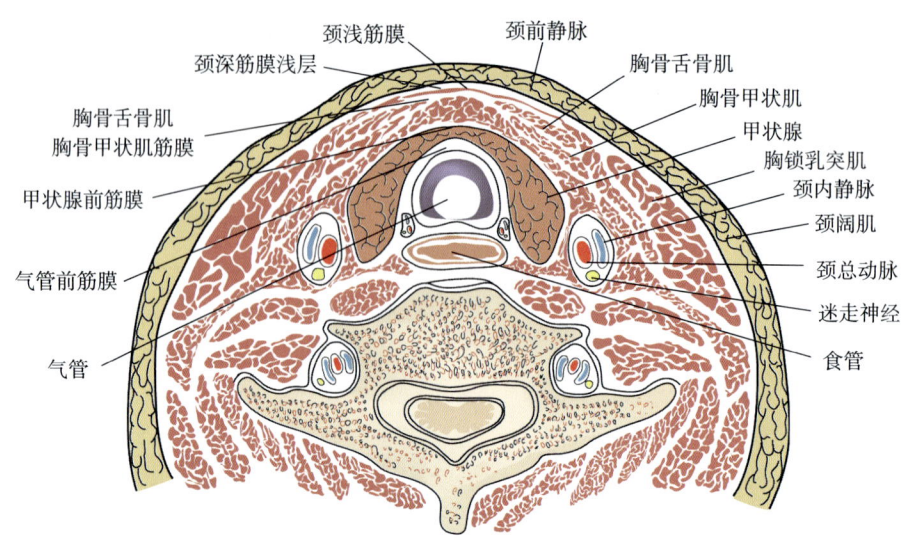

图1-3-7-4-12　颈段气管周围解剖示意图

至胸骨切迹,用1%普鲁卡因在皮下作菱形浸润麻醉,正中切口部位再加作皮内注射麻醉(图1-3-7-4-13)。

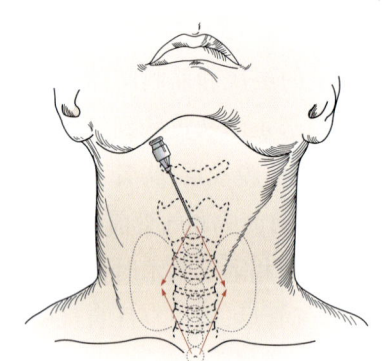

图1-3-7-4-13　局部浸润麻醉范围示意图

3. 手术步骤

(1) 仰颈　多取仰卧位,肩下垫枕,头后仰,使颈部处于过伸位;头部必须保持正中位,使颏尖、喉结及胸骨切迹三点在一条直线上。对颈椎伤患不可过度仰伸以防发生意外(图1-3-7-4-14)。

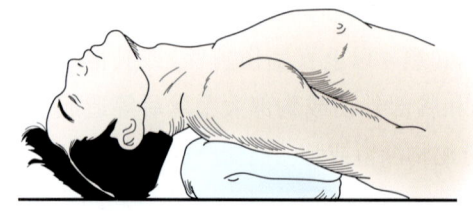

图1-3-7-4-14　仰颈位示意图
气管切开时仰颈体位(有颈椎伤患者切勿过仰)

(2) 切口　术者用左手拇指和中指在环状软骨两侧固定喉部和气管,右手持刀在颈前正中线自环状软骨下缘至胸骨切迹间纵行切开皮肤及皮下组织(图1-3-7-4-15)。

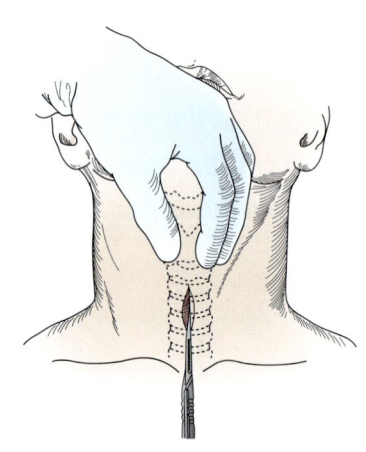

图1-3-7-4-15　气管切开切口示意图

(3) 显露气管　沿正中线切开颈前筋膜,再用直止血钳沿切口方向纵形分开甲状腺前肌群(胸骨舌骨肌和胸骨甲状肌),然后用拉钩将其向两侧拉开,显露甲状腺峡部及其下方的气管环。注意分离时应严守中线,必须在气管切开三角区内进行,并随时用手指触摸气管位置,始终沿正中线操作,两侧拉钩用力必须均衡,不可将气管拉向一侧,以免损伤颈侧大血管(图1-3-7-4-16)。

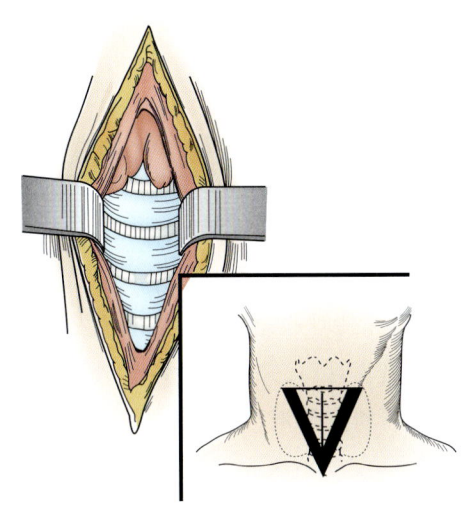

图1-3-7-4-16 显露气管,侧方为危险区示意图

（4）切开气管软骨　将甲状腺峡部稍向上推，拉钩将其牵向上方,充分显露气管环(如甲状腺峡部较宽,妨碍气管环的显露,也可用两把止血钳夹住甲状腺峡部,切断并缝合结扎)。然后用尖刀在气管前壁刺入,刀刃从下向上挑开第2~5气管环中的任何两个软骨环。注意刀尖不可插入过深,以免损伤气管后壁(图1-3-7-4-17)。

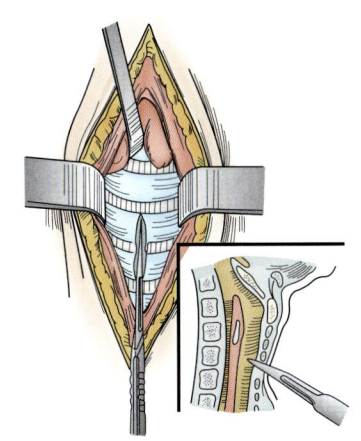

图1-3-7-4-17 切开气管软骨示意图

（5）插入气管导管　切开气管后,立即用小弯止血钳夹住气管切口两侧的软骨间组织,并向两侧提起,吸除气管内血液和分泌物,插入适当的气管套管,立即拔出管芯(图1-3-7-4-18)。

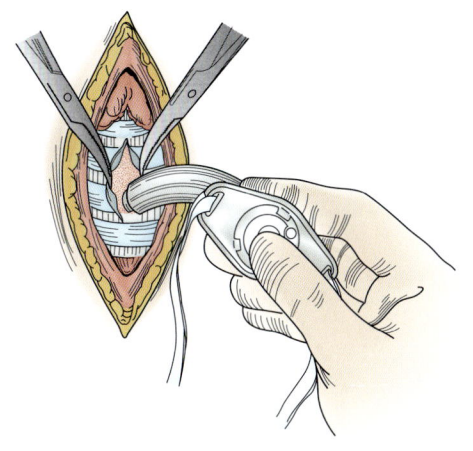

图1-3-7-4-18 插入气管导管示意图

（6）固定套管　皮肤切口一般不必缝合,以防发生皮下气肿。如切口较长,可在切口上部缝合1~2针。切口用一块剪开的纱布覆盖,套管系带在颈侧缚紧(图1-3-7-4-19)。

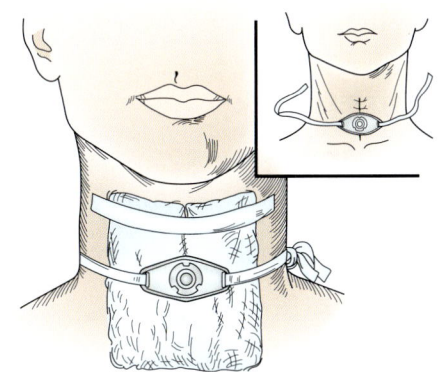

图1-3-7-4-19 固定气管套管示意图

五、特种情况下的气管切开术

指在战场、野外或车船上缺乏气管切开的条件时为救命而实施的手术,主要有以下两种急救手术。

（一）紧急气管切开术

伤、病员仰卧,用衣物垫在肩下,使颈部显露;或将伤、病员肩部置于手术者坐位时的右膝上。用左手拇指和中指固定气管,右手持小刀按上述方法切开皮肤和皮下组织,然后边用左手示指探触气管边向下切开,直到气管前筋膜。确认气管后,用刀尖挑开 2~3 个气管环,用刀柄插入气管切口内并加以转动,张开切口,立即插入一段硬橡皮管或其他短管。最后将通气管固定在颈部上(图1-3-7-4-20)。

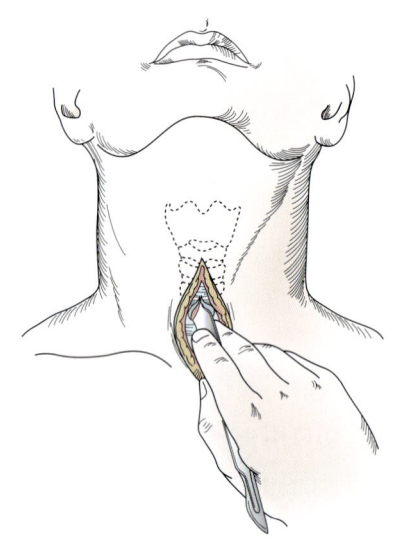

图1-3-7-4-20　紧急气管切开术示意图

(二)环甲膜切开术

体位同紧急气管切开术。在环甲膜处作横切口,长约 3cm,深达喉腔,用刀柄插入切口并转动 90° 以扩张切口,立即插入气管套管或其他短管,并固定在颈部上(图 1-3-7-4-21)。

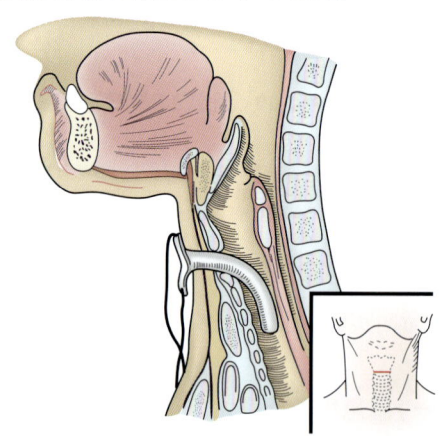

图1-3-7-4-21　切开环甲膜术式示意图

本手术只在伤病员已出现窒息十分危急的情况下方可施行。因环甲膜处插管过久,可能引起喉狭窄,故一般应在伤病员脱离危险后即行正规气管切开术,并将环甲膜处切口逐层缝合。

(三)术后处理

(1)密切观察伤病员的呼吸和切口情况。

(2)保持内套管清洁通畅。根据分泌物的情况,定时取出清洗消毒后,再行插入。

(3)为保持呼吸道内一定的湿度,可用薄层湿纱布覆盖套管口,并在套管内滴入 5% 碘化钾或 1:1000 青霉素溶液,室内保持适宜的温度和湿度,必要时可给蒸汽吸入。

(4)待病情好转后即可试行堵管,经连续堵管 24h 以上而无呼吸困难,即可拔管。拔管后,切口用蝶形胶布黏合,数日后即可愈合。

六、胸内心脏按摩术

1. 要领与要求

(1)挤压心脏时要急骤有力,使产生冲击性血流,有利于末梢的血液灌注;

(2)挤压心脏时,要手掌、大鱼际和指节用力,切不可指尖用力,因易损伤心肌,甚至穿破心室壁;

(3)拇指在每次按摩时,应来回更换位置,不可固定在一点,避免该处的心肌受损伤;

(4)应有节律地进行按摩,每分钟约 80 次;

(5)在心脏按摩过程中应触到颈动脉或股动脉的搏动。

2. 适应证
凡心搏骤停或心室纤维颤动,均适用。

3. 手术步骤

(1)切开胸壁　仰卧时,头部放低 5°~10°,左臂外展,左胸背部略垫高。术者站在伤病员左侧,在助手一面继续进行胸外按摩情况下,一面快速用 75% 酒精消毒手术区。一般在左前胸第 4 或第 5 肋间,快速切开胸壁肌层及肋间肌,进入胸腔内。切口可从胸骨左缘至腋中线,女性应沿乳房下皮肤皱褶作弧形切开(图 1-3-7-4-22)。

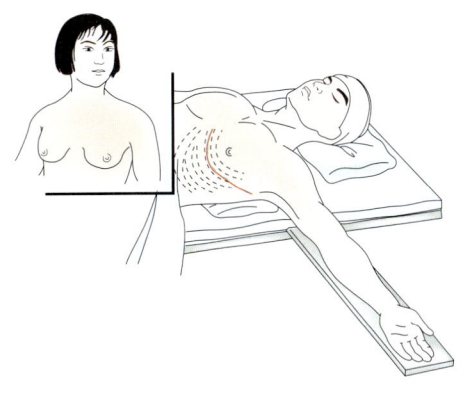

图1-3-7-4-22　胸内心脏按压体位及切口示意图

（2）显露胸腔　用肋骨牵开器撑开肋间隙，如无牵开器，应在胸骨旁胸廓内血管外侧切断该肋间隙上、下的肋软骨，用两手分别拉开肋间隙，推开肺脏，快速入胸腔内，显露心脏。注意勿损伤胸廓内血管（图1-3-7-4-23）。

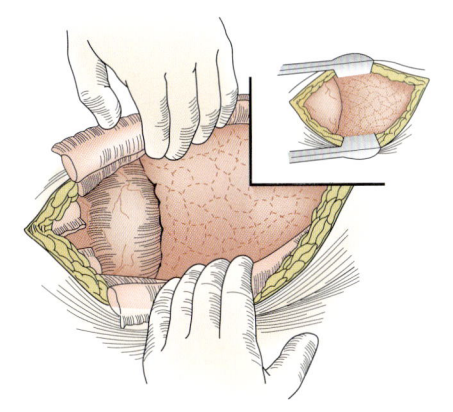

图1-3-7-4-23　显露胸腔示意图

（3）直接按摩　开胸后，右手立即伸入胸腔内，捏住心脏，拇指在前其余四指在后，挤压心脏。如心脏较大，可做心包外压向胸骨法按摩心脏。方法是用右手从心脏后面向前压向胸骨，左手平置于胸骨外，压住胸骨，使胸廓不因受压而发生移动，影响按摩效果（图1-3-7-4-24）。

以上按摩是切开心包显露心脏作直接按摩前，为脑、心、肾等提供血运的必要步骤。

（4）切开心包　经心包外按摩约数分钟后，如要切开心包作直接按摩，可用止血钳在心尖部

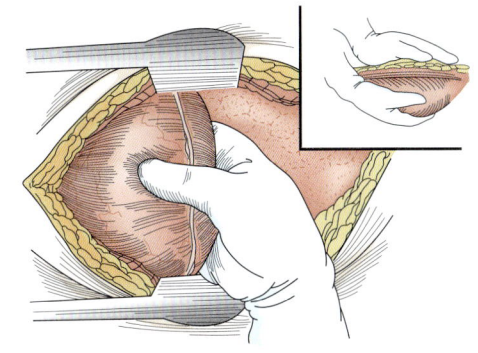

图1-3-7-4-24　直接按压心脏示意图

膈神经的前侧夹起心包，快速纵行剪开心包。注意不可损伤膈神经（图1-3-7-4-25）。

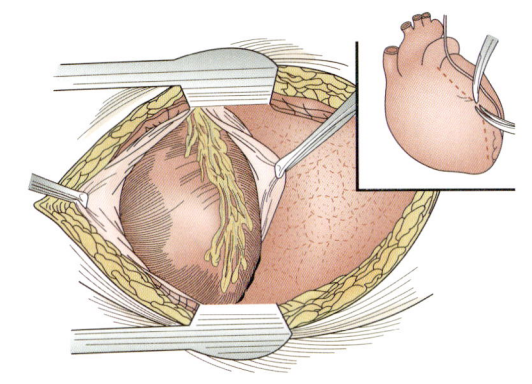

图1-3-7-4-25　切开心包示意图

（5）心包内按摩　用右手伸入心包腔内，将心脏托出心包外，进行直接按摩。直接心脏按摩方法有四种：

① 右手心脏按摩法：右手四指放在左心室后面，拇指和大鱼际放在右心室前面，心尖置于掌心（图1-3-7-4-26）。

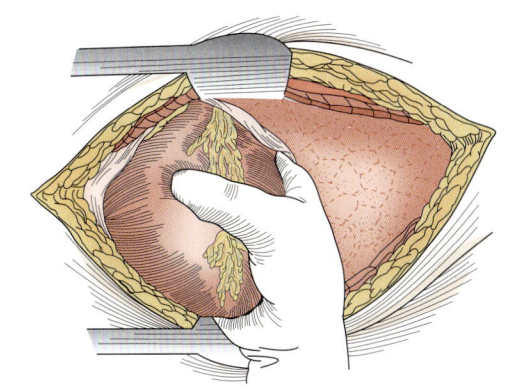

图1-3-7-4-26　右手按摩法示意图

② 左手心脏按摩法：心尖置于掌心，拇指和大鱼际放在右心室前面，注意切勿置于右心室流出道口，其余4指放在左心室后面（图1-3-7-4-27）。

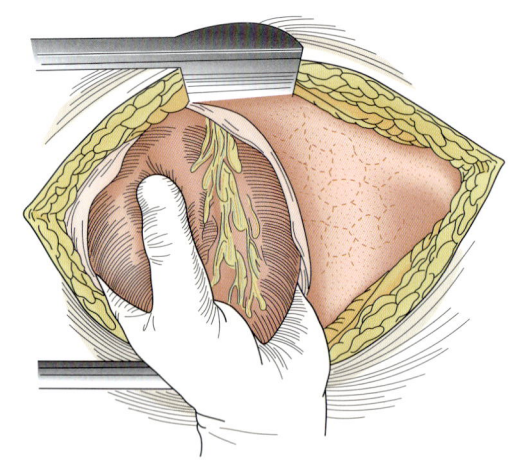

图1-3-7-4-27　左手按摩法示意图

③ 双手心脏按摩法：适用于扩大的心脏，右手掌置于左心室后面，左手掌在右心室前面（图1-3-7-4-28）。

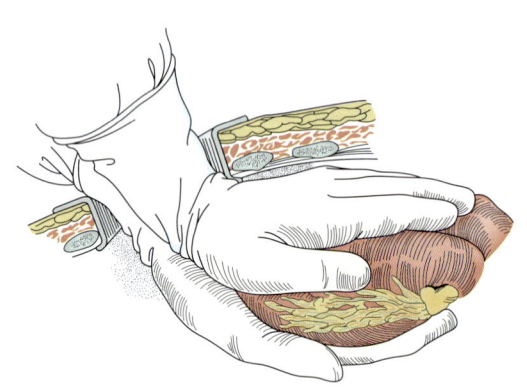

图1-3-7-4-28　双手心脏按摩法示意图

④ 压向胸骨法：同心包外压向胸骨法。

⑤ 除颤：如心脏出现心室纤维颤动，不必急于除颤，应继续按摩及人工呼吸供氧，待纤维颤动变粗颤后，用除颤器电击除颤。除颤器两极需裹以盐水纱布，一极置于心尖后，一极置于心底前方，稍加压于心脏上即行除颤。成人一般用200~450V电压（可逐渐增至750V），儿童150~250V，时间一般为0.15~0.25秒（图1-3-7-4-29）。

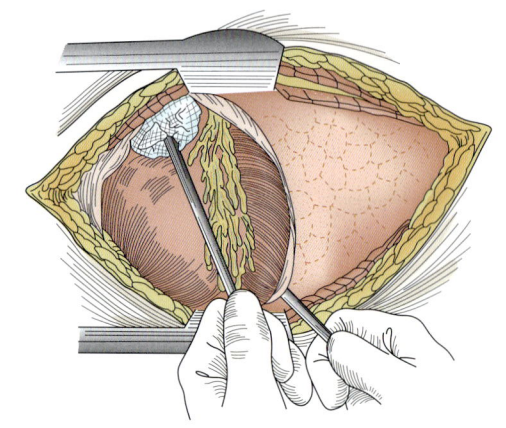

图1-3-7-4-29　心脏除颤示意图

⑥ 缝合诸层　心脏复苏后，小心清除心包内的积血。心包切口边缘要仔细止血，必要时做缝合结扎止血。然后在心包切口靠心尖部切除一块心包，使成一较大缺口，做心包腔引流。胸膜腔用湿盐水冲洗后，缝合心包切口。腋中线第6~7肋间放置闭式引流管，胸壁按层缝合。胸膜腔内注入青霉素20万单位和链霉素0.5g（图1-3-7-4-30）。

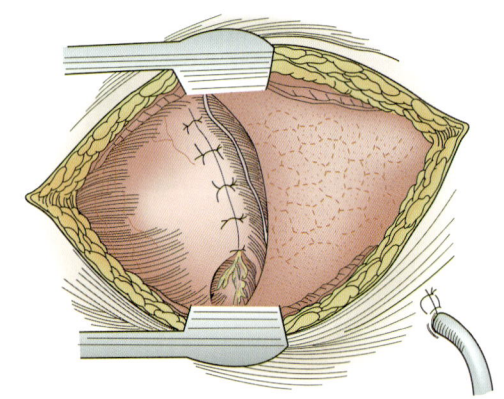

图1-3-7-4-30　缝合心包等诸层示意图

4. 术后处理

（1）注意保持引流管通畅。

（2）如水封瓶内引流出较多血性液，应及时按丢失量给予输血。

（3）全身应用抗生素。

（4）一般在术后第2~3天拔除引流管。

（5）心脏恢复节律性跳动后，其他急救处理按不同情况针对性处理。

（刘忠汉　张　振　马　敏
　刘　林　卢旭华　赵定麟）

参 考 文 献

1. 赵定麟,李增春,刘大雄,王新伟. 骨科临床诊疗手册. 上海,北京:世界图书出版公司,2008
2. 赵定麟,赵杰,王义生. 骨与关节损伤.北京:科学出版社,2007
3. Ali AM, Abdelkhalek M, El-Ganiney A.External fixation of intertrochanteric fractures in elderly high-risk patients.Acta Orthop Belg. 2009 Dec;75(6):748-53.
4. Baechler MF, Groth AT, Nesti LJ, Martin BD. Soft tissue management of war wounds to the foot and ankle. Foot Ankle Clin. 2010 Mar;15(1):113-38.
5. Donato MC, Novicki DC, Blume PA. Skin grafting. Historic and practical approaches. Clin Podiatr Med Surg. 2000 Oct;17(4):561-98.
6. Giotakis N, Panchani SK, Narayan B, Larkin JJ, Al Maskari S, Nayagam S. Segmental fractures of the tibia treated by circular external fixation. J Bone Joint Surg Br. 2010 May;92(5):687-92.
7. Landau AG, Hudson DA, Adams K, Geldenhuys S, Pienaar C. Full-thickness skin grafts: maximizing graft take using negative pressure dressings to prepare the graft bed. Ann Plast Surg. 2008 Jun;60(6):661-6.
8. Ming-Jie Yang, Qi-Lin Shi, Yu-Dong Gu.Treatment of cubital tunnel syndrome with ulnar nerve olisthe by minimal medial epicondylectomy combined with decompression with endoscope. SICOT Shanghai Congress 2007
9. Ming-Jie Yang, Qi-Lin Shi, Yu-Dong Gu.The clinical experience of endoscopic carpal tunnel release (ECTR) and the prophylactic methods to avoid the complication of ECTR. SICOT Shanghai Congress 2007
10. Parekh AA, Smith WR, Silva S, Agudelo JF, Williams AE, Hak D, Morgan SJ. Treatment of distal femur and proximal tibia fractures with external fixation followed by planned conversion to internal fixation. J Trauma. 2008 Mar;64(3):736-9.
11. Serletti JM, Moran SL. Soft tissue coverage options for dorsal foot wounds. Foot Ankle Clin. 2001 Dec;6(4):839-51.
12. Teli M, Lovi A, Brayda-Bruno M. Higher risk of dural tears and recurrent herniation with lumbar micro-endoscopic discectomy. Eur Spine J. 2010 Mar;19(3):443-50. Epub 2010 Feb 3.

第八章 骨科伤患与消化道应激性溃疡

第一节 概述与流行病学

一、概述

应激性溃疡(stress ulcer,SU)是指机体在各类严重创伤、危重疾病或严重心理应激状态下所引起的食管、胃或十二指肠等部位急性糜烂、溃疡。严重者可并发消化道出血,甚至穿孔,使原有病变恶化。

内科应激性溃疡主要与患者本身疾病的严重状态及应用一些胃黏膜刺激性药物有关,而外科应激性溃疡主要发生于严重创伤、大手术等情况下,临床上多见于颅脑损伤、手术、大面积烧伤、骨折及骨科大手术,尤以脊柱手术。

随着纤维胃镜的广泛应用,研究发现,80%以上的严重创伤和大手术后患者均可能有急性胃黏膜病变,但多数并不发展成溃疡出血及大出血。但如果在不能控制原发病变的情况下机体遭受第二次打击,急性胃黏膜病变将迅速发展成应激性溃疡出血,甚至发展成大出血。

应激性溃疡是骨折及骨科手术后最严重的并发症之一,尤多发于脊柱损伤及术后。由于创伤后机体处于应激状态以及镇痛药物和糖皮质激素的使用,更加重了胃黏膜损伤的发生。轻者呕血和解柏油样便,重者可因失血性休克而危及患者的生命。对于老年患者而言,由于血管弹性差、凝血功能下降、应激功能减退等因素,骨折或骨科手术后更易出现胃黏膜损伤。如果术前病情不稳定、未能预防治疗,经受手术创伤后比其他年龄段骨折患者更容易出现消化道才出血,进一步发展为多器官功能衰竭,导致较高的死亡率。

应激性溃疡现多以更为合理的应激性黏膜病变(stress-related mucosal disease,SRMD)命名。统计资料表明,应激性溃疡是仅次于消化性溃疡所致上消化道出血的病因。

二、流行病学

(一)概述

目前国内外尚没有完整的骨折及骨科手术后应激性溃疡的流行病学资料。朱建良等随机选择2000年10月到2007年5月收治的高龄骨折行相应手术患者280例,男173例,女107例,年龄56~83岁,平均62岁,术后并发应激性溃疡出血15例,发生率为5.4%。穆卫东等收集自1995年至2002治疗的急性脊髓损伤215例,其中8例患者并发消化道大出血,发生率为3.7%。一般认为,骨折后或骨科各种大手术后应激性溃疡出血的发生率在3%~15%之间。随着对骨科应激性溃疡发病的认识的提高及预防性药物的应用,极大地减少了与骨科伤患与手术后相关的胃黏膜病变的发生率,提高了诊治效果。

（二）骨科伤患治疗后应激性溃疡的发病因素

应激性溃疡可发生在骨折或骨科手术后2~7天，也可发生骨折术后。一般认为，骨折创伤越重、手术越大、激素用量越高等，并发应激性胃黏膜损害的几率越高。各种原因（如外伤、坠落伤、车祸）所致的肋骨骨折、骨盆骨折、股骨颈骨折、腰椎骨折、胫腓骨骨折、多发性骨折等，无论是闭合性骨折或是开放性骨折，在骨折后均有并发急性胃黏膜损伤的危险。一部分患者骨折后早期无消化道出血表现，但在行骨折手术如骨折切开复位内固定术后出现黑便或呕血症状。蓝旭等收集了1980~1999之间的骨折和骨折术后应激性溃疡16例，年龄45~86岁，致伤原因为坠落伤和车祸事故，其中多发性骨折10例，骨盆骨折3例，股骨颈骨折2例，腰椎骨折合并不全截瘫1例。13例应激性溃疡由骨折引起，3例为骨折内固定术引起。多数患者经内科保守治疗出血停止，少数患者内科治疗无效，而需行内镜下止血治疗，或改行胃大部切除术，极少数患者出血量大，短时间内出现失血性休克，进而呼吸循环衰竭而死亡。骨折及骨科手术后发生应激性胃黏膜病变的程度及预后与患者的年龄、骨折的严重程度、全身性疾病情况及进食情况等有密切关联。

骨折及骨科手术后诱发影响应激性溃疡出血发生的主要因素有以下几方面。

1. 年龄　骨折及骨科手术后并发应激性溃疡出血的几率随着年龄增加而上升。与年轻人相比，老年人（年龄≥65岁）由于全身器官衰退，各脏器的功能储备相应减少，机体对外环境的适应能力下降，对各种应激因素（如感染、创伤等）的抵御能力大幅降低，一旦遇到突发的紧急情况，可动员的内在潜能明显不足，相反还会使原本不多的储备功能很快耗尽，易较早出现主要脏器功能衰竭，使病情迅速恶化。其次，老年人常合并高血压、冠心病、糖尿病等系统性疾病，由于存在血管硬化、凝血功能差等，在骨折及骨科手术后等应激状态下更易并发急性胃黏膜病变，其消化道出血程度更甚于年轻人，治疗效果不佳，预后更差。此外，骨折及手术后后由于血容量下降，人体重要脏器血供降低，也使原有的系统性疾病加重，使病情进一步恶化。原有胃炎、消化性溃疡的患者，骨折及手术后并发消化道出血的几率更高，更易发生大出血。

2. 骨折严重程度　骨质血供丰富，急性创伤如股骨骨折时失血多，且骨折修复手术通常较其他手术更易并发出血，出血量也较大。严重骨折造成的损伤，对全身的伤害主要为失血引起的血容量下降，甚至出现低血容量性休克，骨折越严重，缺血和低血容量持续时间更长。机体在此种应激状态下，通过交感-肾上腺髓质系统和下丘脑-垂体-肾上腺糖皮质激素系统，增加心、肺、肾等主要器官的负荷以维持内环境的相对稳定，而腹腔内脏血管收缩，血供减少。胃壁血管长时间收缩致胃黏膜缺血性损害。此外，迷走神经系统兴奋使胃酸分泌增加，胃液中氢离子经损伤的黏膜逆弥进入胃壁。而氢离子又可激活胃蛋白酶原引起自身消化，进一步加重黏膜损伤，致使出血几率增大。由于应激性溃疡大出血发生突然，又多无自觉症状，所以骨科临床医师对于严重骨折创伤，特别是伴有休克、严重感染、胸腹部损伤的患者更应高度警惕。

3. 合并系统性疾病

（1）心肺疾病　有心、肺等慢性基础疾病的患者，骨折及骨科手术后并发应激性溃疡出血的几率明显增加。如前所述，应激时机体优先增加心、肺、肾等主要器官的血供，以维持内环境的相对稳定。但慢性心肺疾病患者心肺功能本身已有明显下降，势必降低其对机体调控指令的反应能力，致使整体对创伤的应激能力下降，同样延长了胃肠道处于应激状态的时间，加重了胃肠黏膜的缺血性损害。

（2）高血压病　通常高血压已使患者心脏处于高负荷状态，而该病后期也是通过损害中、小动脉使心脏、脑、肾等全身主要脏器功能受损,一旦发生应激反应,因无法维持内环境的稳定,使得胃肠道黏膜极易损伤出血。有研究显示,合并高血压患者应激性溃疡出血发生率高于无高血压组。

(3)糖尿病 糖尿病对机体构成的最大威胁是引发心血管病变,而对全身血管,特别是中小血管的损害,又直接影响到机体各重要脏器的功能,并通过后者减弱了机体对创伤的应激能力。

4. 进食状况 理论上讲,进食后受伤或伤后过早进食似与应激性溃疡出血有关。创伤性应激可通过交感-肾上腺髓质系统的兴奋,分流减少胃肠道的血流对消化系统发生影响,表现为食欲减退、胃肠蠕动减弱、消化液分泌减少,食物在胃肠道内停留时间长,消化不完全。如伤后过早进食,不但达不到为机体补充能量的目的,反而干扰了机体为应对创伤所进行的调整。未消化吸收的食物长时间停留在消化道不但有利于细菌的繁殖,而且会损伤胃肠道黏膜。

5. 其他

(1)激素药物 慢性骨关节疼痛患者长期口服非甾体抗炎药(NSAIDs)或激素控制疼痛。NSAIDs抑制胃黏膜分泌,使胃肠黏膜屏障处于受损状态,增加了应激性溃疡风险。

(2)抗凝治疗 某些骨科手术为预防深静脉血栓形成,需使用抗凝治疗。抗凝药物使出凝血时间延长,不利于胃黏膜表面血栓形成止血,溃疡愈合困难。

(3)术中麻醉的影响及血流动力学改变 由于麻醉诱导,同样可使机体处于应激状态,发生一系列神经内分泌系统的变化,在神经系统和体液因素的作用下,血流再分布,胃黏膜血流明显减少,使胃肠道黏膜的氧供相对或绝对减少。严重的胃肠道缺氧可造成胃肠黏膜的损伤。

第二节 应激性溃疡的发病机制

骨折及骨科大手术对于机体是一种创伤性事件,骨折及骨科手术后引起应激性溃疡的发病机制较为复杂,迄今尚未完全阐明。目前认为是多种因素综合作用的结果。主要的发病机制包括神经-内分泌失调,胃黏膜血流量减少导致胃黏膜微循环障碍,胃腔内 H^+ 向黏膜内反向弥散,氧自由基大量生成,体液因子如内皮素、一氧化氮、前列腺素等失衡,胃肠平滑肌的电生理活动紊乱等。

一、神经-内分泌失调

在胃应激性溃疡的形成过程中,应激刺激首先引起中枢神经系统的功能性改变,通过中枢神经系统引起胃黏膜的变化,因此,中枢神经系统对胃应激性溃疡的形成起着重要作用。

应激状态下机体神经-内分泌失调涉及到神经中枢、神经肽、传导途径、递质释放和受体等一系列问题。目前认为,下丘脑等神经中枢在应激性溃疡的发生中具有重要意义。中枢神经系统(CNS)及神经肽主要是通过自主神经系统及下丘脑-垂体-肾上腺轴作用于靶器官胃肠,引起胃肠黏膜的改变,导致应激性溃疡的发生。促甲状腺激素释放激素(TRH)、多巴胺、5-HT、儿茶酚胺、生长抑素、B-内啡肽等在SU发生中有重要意义。

二、胃黏膜微循环障碍

胃黏膜微循环障碍被认为是应激性溃疡

发生最基本的病理生理过程。胃黏膜血流不仅可以向黏膜上皮细胞提供营养物质和氧，同时还带走组织中多余的 H^+ 和送来临时不足的 HCO_3^-，对细胞内的代谢和维持酸碱平衡起重要作用。骨折等创伤性损伤后机体处于休克、缺氧、低血容量的状态下，在神经-内分泌系统的作用下，血液重新分配，优先供应心脑等所谓的"生命器官"，而使胃肠等内脏器官处于缺氧状态。此外，在应激状态下，外周交感-肾上腺髓质系统强烈兴奋，儿茶酚胺释放增多，从而引起胃肠黏膜血管痉挛，导致胃黏膜缺血、缺氧。同时，迷走神经纤维兴奋及逆向弥散入黏膜组织内的 H^+ 刺激肥大细胞脱颗粒，释放组胺、白三烯等炎性物质。组胺兴奋胃黏膜下小动脉 H_1 和 H_2 受体，使毛细血管前括约扩张、微血管收缩，最终引起胃黏膜充血、微血管通透性增加，并造成胃黏膜水肿、黏膜有效灌注压下降进而加重胃黏膜缺血。此外，其他炎性介质如内皮素（ET）、血小板活化因子（PAF）等也与胃黏膜的微循环障碍有关。如拮抗这些介质的产生及其作用，可改善微循环，减轻或预防应激性溃疡的发生。

三、胃黏液-碳酸氢根屏障受损

胃黏膜屏障是由胃黏液和上皮细胞组成。胃黏液是由胃黏膜上皮细胞分泌的一种黏稠度很大、不溶性的冻胶状黏液，分泌后形成连续的黏液覆盖在胃黏膜表面并形成黏液层，此层将胃腔与胃黏膜上皮细胞顶面（胃腔面）隔开。与取自血流的或来自细胞内代谢产生的 HCO_3^- 一道，构成屏障作用。应激状态时，逆流入胃内的胆汁含量增加，胆盐可直接或间接抑制黏液、HCO_3^- 分泌；此外应激状态下胃黏膜微循环障碍，正常细胞生理功能受损，导致 H^+ 在组织中积蓄，黏膜酸化，黏膜缺血后再灌注，因黏膜屏障功能减弱，促使了溃疡的发生。

四、胃腔内 H^+ 向黏膜内反向弥散

正常情况下，空腹胃液的 pH 值为 1.0，胃壁组织间 pH 值为 7.4；两者之间的 H^+ 浓度梯度差超过 100 0000∶1，如此巨大的浓度差是由完整健康的胃黏膜屏障阻隔而实现的，而此屏障的存在则依赖于胃黏膜细胞功能的正常。实验证实，胃腔内 H^+ 浓度越高，黏膜病变越严重。若将胃腔内 pH 值维持在 3.5 以上，可不形成应激性溃疡。多数应激状态下胃酸的分泌受抑制，但因黏膜屏障功能减弱，H^+ 常反向弥散或是因血流下降不能及时运走反流的 H^+，使得胃黏膜内的 H^+ 浓度增加，参与了应激性溃疡的发生。

五、组织内保护性物质含量减少

前列腺素（PGs）也是影响胃黏膜屏障的主要因素，并与应激性溃疡有密切的相关性。很多动物实验证实前列腺素对各种原因引起的急性胃黏膜病变包括应激性溃疡具有防治作用。前列腺素的细胞保护作用机制可归纳为以下 6 个方面。

1. 促进胃黏液分泌。

2. 激活腺苷酸环化酶，使 CAMP 合成增加，作为第二信使的 CAMP 能维持 Na^+ 的功能。

3. 改善胃黏膜的血流量。PGE1、PGE2 为血管扩张剂，可以增加黏膜血流量。但是前列腺素是否通过改善黏膜血流量来预防应激性溃疡的发生仍有争论。

4. 保护胃黏膜屏障。前列腺素防止某些致坏死物质对黏膜的破坏，PGE2 能使已遭破坏的胃黏膜屏障恢复正常。

5. 促进胃黏膜上皮细胞再生。

6. 稳定溶酶体膜。总之，PGs 具有抑制胃酸分泌、胃运动，促进胃黏液、HCO_3^- 分泌的作用。

应激状态下胃黏膜易受损伤与内源性前列腺素减少有关。

六、氧自由基的作用

应激时，儿茶酚胺的升高可通过多种途径激活并产生大量的活性氧，如 O_2^-、OH^-、H_2O_2 等，它们有非常强的氧化性，可使膜脂质过氧化。大量实验证明，应激性溃疡发生时，血液及胃黏膜的 SOD 活性下降，MDA 含量上升，这可能是氧自由基的作用，消耗了体内的 SOD，并引起膜磷脂大量降解，结果胃、十二指肠黏膜上皮细胞被破坏，同时生成了大量的有细胞毒性的 MDA，MDA 又可以攻击胃黏膜上皮细胞，加重溃疡的产生。

七、其他体液因子的作用

有研究报道 SU 的发生与内皮素（ET）、一氧化氮（NO）、血管紧张素Ⅱ等有关。ET 和 NO 是近年发现的一对相互拮抗的血管活性物质，在胃黏膜的保护及平滑肌功能的调节中起重要作用。ET-1 与平滑肌细胞的 ET 受体结合主要通过增加细胞内钙离子浓度发挥其收缩血管作用。引起胃黏膜血流显著下降，造成胃黏膜缺血、糜烂与溃疡的发生。它还可以通过激活磷脂酶 D，使胞内二酰基甘油升高，激活蛋白激酶 C（PKC），后者使肌球蛋白轻链磷酸化，导致平滑肌收缩。NOS 广泛分布于胃肠道，它对胃肠道功能起着十分重要的调节作用。NO 具有高度脂溶性，极易扩散通过生物膜。有研究表明，NO 对胃黏膜的保护作用主要与其增加胃黏膜血流、调节 HCO_3^- 的分泌有关。另外还抑制血小板（BPC）在内皮细胞表面的黏附和 BPC 的聚集，减少受损胃黏膜内中性粒细胞浸润、促进溃疡边缘的血管增生等。甚至还有报道 NO 可抑制应激导致的胃肠运动的亢进。如纠正内源性 ET-NO 失调，则可改善胃黏膜血流，减轻胃黏膜的损伤。

八、上消化道运动功能障碍

应激时，胃肠平滑肌基本电节律活动明显紊乱，表现为自发慢波幅度和峰电位发放率显著增加。因为基本电节律和峰电位发放是平滑肌运动的生物电基础，平滑肌强烈收缩将导致胃黏膜缺血缺氧、能量代谢障碍和屏障功能下降，促进溃疡发生。

第三节 病理改变特点与临床表现

一、病理特点

应激状态下，胃黏膜形态上的变化为早期胃黏膜散在点状苍白区，有散在的红色瘀点局限于胃底。显微镜检查可见黏膜水肿，黏膜下血管充血，很少炎症细胞浸润。电镜检查多处上皮细胞膜破坏，有的地方整片上皮细胞脱落，暴露其下的黏膜固有层。24~36h 后苍白区变为红色圆形直径约 1~2 mm 的浅表充血、糜烂，显微镜下可见黏膜有局限性出血和凝固性坏死。3~4 天后，糜烂面颜色转暗或发展为浅表溃疡，多伴有渗血。若应激状态无法缓解，胃肠道缺血仍不能有效改善则病情进一步发展，H^+ 经受损的胃黏膜屏障不断反渗入胃壁内，并与激活的胃蛋白酶共同作用使溃疡扩大加深，深达黏膜肌层及黏膜下层，暴露其营养血管。当侵及黏膜下层血管时，即可引发较大的出血，甚至大出血。

应激性溃疡在内窥镜下观察，呈多发性糜烂

或浅表溃疡的特征性表现，病灶大小不等，直径由几毫米至1cm以上，溃疡面伴有出血或覆盖有暗红色血凝块，其边界清楚，周围水肿不明显，或无水肿，有时呈弥漫性糜烂出血，可与消化性溃疡区别。

二、临床症状特点

应激性溃疡多发生于骨折及骨科手术后的3~5天内，少数可延至两周。骨折程度越重，年龄越大，合并的基础疾病越多，应激性溃疡的发生率越高，病情越凶险，死亡率越高。临床主要表现为上消化道出血，如呕血或黑粪，出血量大可导致失血性休克。其消化道出血的临床特征与一般消化性溃疡有相似之处，也有所差别。

1. 呕血与黑粪　是应激性溃疡最主要的临床表现。呕血或黑粪为主，取决于出血的量及速度。小量而缓慢的消化道出血，一般无明显症状，有的仅在作粪便的潜血试验检查才被发现。如血液贮留胃内，与胃酸接触后转变为酸性血红蛋白，使呕出的血液呈棕褐色或咖啡样；如血液停留在肠内较长时间，血液中血红蛋白的铁与肠内硫化物经细菌作用结合成硫化铁，致使粪便变黑如沥青，又称柏油样便。如出血量大，速度快，呕出的血液呈紫红色或鲜红色，而过快的肠蠕动致使出现暗红色甚或鲜红色的血便，易与下消化道出血相混淆。留置胃管的患者可从胃管内引流出咖啡色或鲜红色液体。

据研究，成人每日消化道出血量超过5~10ml，粪便隐血试验出现阳性，每日出血量50~100ml可出现黑粪。胃内储积血量在250~300ml可引起呕血。一次出血量不超过400ml，机体尚能代偿，可不引起全身症状，而出血量超过400~500ml，可出现全身症状，如头晕、心慌、乏力等。短时间内出血量超过800~1000ml，可出现周围循环衰竭表现。

2. 失血性周围循环衰竭　急性大量出血或出血持续不止，则出现心悸、冷汗、烦躁、面色苍白、皮肤湿凉、心率加快、血压下降以及昏厥等循环衰竭现象，若短期内失血量超过总循环血量的1/3，可危及生命。

3. 贫血和氮质血症　在出血后数小时内，血红蛋白、红细胞数和红细胞压积可能变化不大，不能用以评估出血的严重性。出血后3~4h到数日内，组织液进入循环血内以补偿其血容量，即使出血已停止，可见血红蛋白、红细胞数和红细胞压积继续下降，并见骨髓刺激征象，表现为晚幼红细胞、嗜多染色性红细胞和网织红细胞增多。后者在出血后4~5天可达5%~15%。如在出血后两周，网织红细胞持续增多，提示有继续出血。大出血后数小时白细胞数增高，约在3~4天后恢复正常。

血尿素氮增高，可达40mg/dl，这是肠内血液蛋白消化产物的吸收、以及休克后肾血流量和肾小球滤过率的降低所致。出血停止，血尿素氮在2~3日内降至正常。如患者无呕吐或失水，肾功能良好，血尿素氮不断增高则常提示有继续出血。

4. 应激性溃疡出血的临床特点　与一般的胃或十二指肠溃疡相比，应激性溃疡出血有以下特点。

（1）应激性溃疡多数起病隐匿，无明显前驱症状；

（2）一般为无痛性消化道出血。一部分患者也可出现上腹痛、腹胀、恶心、呕吐、反酸等消化系统症状，但较一般胃、十二指肠溃疡病为轻。

（3）容易复发。

（4）胃溃疡发生率高，多为胃内多发性溃疡。病变多见于胃体及胃底，胃窦部甚为少见，仅在病情发展或恶化时才偶尔累及胃窦部。胃镜下可见胃黏膜充血、水肿、点片状糜烂、出血，大小不一的多发性溃疡。

（5）由于合并严重的骨折或其他器质性疾病，病死率高，可达30%~50%以上，尤其是老年人。

（6）急性应激性溃疡如出现大出血或穿孔，常需要外科手术治疗以挽救生命。

第四节 诊断与治疗

一、诊断

急性应激性溃疡的诊断主要靠病史和临床表现。但应激性溃疡的临床表现常被严重的原发疾病所掩盖,难以早期诊断。因此,骨科患者在住院期间,若出现上腹痛、呕血、黑便、不明原因血红蛋白浓度下降,急腹症等临床表现时,应高度怀疑应激性溃疡。

(一)内镜检查

胃镜检查是确诊应激性溃疡和明确出血来源的首要手段。由于本病胃黏膜病损表浅,愈合快,因此,凡怀疑应激性溃疡或应激性溃疡并发出血者,应在出血后24~48h内进行急诊胃镜检查,否则,病灶愈合,胃镜检查呈阴性结果。大量实践证明,在急性出血期内进行内窥镜检查是安全的,检查距出血时间愈近,诊断阳性率愈高,只要操作熟练,应用得当,不会加重出血。应激性溃疡的内镜特点为多发糜烂、浅表溃疡、点状或片状出血灶,以胃体大弯侧最多见,单纯累及胃窦者少见,少数可累及食管、十二指肠及空肠。按时间顺序,可将内镜下应激性溃疡的表现分为缺血苍白型、充血水肿型、出血糜烂型、表浅溃疡型和坏死剥脱型5种类型,各型在内镜检查时可同时存在,但往往以某型损害为主。

(二)其他辅助检查

对活动性、持续性隐性出血以及内镜检查无法确定出血原因和部位者,可行选择性腹腔动脉及分支胃左动脉造影,可检测出0.1 ml/min的出血,是胃镜检查的有效补充方法,但应激性溃疡出血多为黏膜病变处渗血,其临床诊断价值有限。X线钡餐检查不适于应激状态下的危重患者,更由于应激性溃疡黏膜病变表浅,钡餐检查多不能显示,诊断价值小,现已很少应用。

二、治疗

应激性溃疡出血通常病情急,变化快,严重时可危及生命,应采取积极措施进行抢救,抗休克、迅速补充血容量应放在一切治疗的首位。

(一)一般急救措施

患者应卧床休息,保持呼吸道通畅,避免呕血时血液吸入引起窒息。活动性出血的患者应禁食,让胃肠道得到休息,避免食物刺激造成创面出血难以控制,等病情稳定后再考虑逐步开放饮食。

应严密监测患者的生命体征,包括血压、呼吸、脉搏、尿量及神志变化。密切观察患者的呕血及黑便情况。对生命体征不稳定的患者,或合并有心、肺、脑等器质性疾病的患者,应予心电监护,开放深静脉通路,监测中心静脉压。

应置入较粗的胃管,既可观察出血情况,又可局部用药。可先以冷盐水冲洗去除胃内血液和凝血块,继而用去甲肾上腺素或肾上腺素冲洗(使局部血管收缩)。凝血酶胃管注入止血效果较好,且无任何不良反应。凝血酶是猪血中注入提取的凝血酶原经激活而得凝血酶无菌制剂,它在接触出血病灶后形成条索状凝固膜,同时它能直接作用于溶胶状态的纤维蛋白原,使之迅速形成不溶性纤维蛋白,填塞出血点,且能促进上皮细胞的有丝分裂而加速创伤愈合；凝血酶还可促进血小板发生不可逆聚集并使其释放活性因子，促使疏松纤维蛋白凝块变成紧密纤维蛋白块，起加固凝血作用。

（二）积极补充血容量

应尽快建立有效的静脉输液通路，尽快补充血容量。输血量需根据患者周围循环动力学及贫血情况而定。在配血过程中，可先输注平衡液或葡萄糖盐水，或先代用右旋糖酐或其他血浆代用品。老年患者，尤其是原有心功能不全者，应避免输液、输血过快、过多而引起肺水肿或心力衰竭，最好是根据中心静脉压调整输入量。

（三）抑酸治疗

通常认为应激状态下三大因素对溃疡致病起主要作用，即①黏膜缺血；②黏膜屏障受损；③胃酸分泌升高。

机体因急性强烈应激而引发的攻击因子增强和防御因子削弱，致使平衡被破坏而导致应激性溃疡的发生。许多攻击因子导致胃黏膜损伤的程度取决于胃液的酸度，这是制酸剂防治应激性溃疡的依据。研究表明，将胃内的 pH 值提高到 3.5 可显著降低胃出血的发生率，提高到 4.5 可使胃蛋白酶失活，提高到 5 以上则能够中和 99.9% 的胃酸。这主要是通过影响血小板解聚而发挥作用的，当胃内 pH≥7.0 时止血反应正常进行，pH 值小于 6.8 时，开始出现异常止血反应，当 pH<6.0 时，血小板解聚，凝血时间延长，pH 值小于 4.0 时，纤维蛋白血检溶解。因此，抑酸治疗的目标是保持胃内 pH>4，延长 pH>4 的持续时间，显著降低应激性溃疡的严重程度和出血并发症事件。

抑酸药物主要包括质子泵抑制剂（PPIs）和 H_2 受体拮抗剂（H_2RAs）。H_2 受体拮抗剂可拮抗壁细胞膜上的 H_2 受体，抑制基础胃酸分泌，也抑制由组胺、胰岛素、胃泌素、咖啡因等刺激引起的胃酸分泌；并可通过组胺作用的干扰，间接影响垂体激素的分泌和释放，从而起到控制应激性溃疡出血的作用。常用的药物包括第三代 H_2RAs 法莫替丁、第二代 H_2RAs 雷尼替丁、第一代 H_2RAs 西咪替丁等。质子泵抑制剂特异性作用于胃黏膜上皮壁细胞，可抑制壁细胞 H^+-K^+-ATP 酶的活性，减少基础胃酸分泌与各种刺激引起的胃酸分泌，能显著降低胃酸，保护胃黏膜；并能缓解胃肠血管痉挛状态，增加胃黏膜血流，对应激状态下胃黏膜血流的减少具有保护作用。常用的药物包括奥美拉唑、兰索拉唑、潘托拉唑和埃索美拉唑等。

朱建良等随机选择 2000 年 10 月到 2007 年 5 月收治的高龄骨折行相应手术患者 280 例，早期行应激性溃疡预防治疗 187 例（包括病因治疗、ICU 监护治疗、改善微循环及抑酸、保护胃黏膜治疗），发生应激性溃疡 3 例，只进行相应对症治疗 93 例，发生应激性溃疡 12 例，两者相比有统计学意义。

（四）胃黏膜保护剂

1. 胃黏膜保护剂 硫酸铝具有细胞保护作用，可使胃黏膜免受致病因子的攻击，并可增加前列腺素 E_2 的释放。维生素 A 能增强胃黏膜细胞的再生能力。

2. 前列腺素及其衍生物 前列腺素及其衍生物可增加胃肠道黏膜的血流量，保护胃黏膜，对受损细胞具有促进再生的功能。在动物及人体试验中已证实，其具有强大的抑制胃酸分泌的作用。

3. 麦滋林-S 是近年来应用较广的一种新型黏膜防御因子增强剂，在 SU 动物实验中证实其具有较好的黏膜保护作用。麦滋林-S 的主要成分是 L-谷氨酰胺及水溶性菌，其保护胃黏膜的机制可能是降低胃蛋白酶原的生成和胃酸的分泌，具有增加葡萄糖胺、氨基己糖、黏蛋白的生物合成和促进组织修复的作用。在临床上，与 H_2 受体拮抗剂联合应用具有较好的效果。

（五）内镜下治疗

应激性溃疡并发出血者可行内镜下治疗，方法包括出血局部喷洒止血剂、注射止血剂、高频电凝止血、激光止血、微波止血、热凝止血和局部上止血夹等。对于广泛渗血或出血者，可在内镜直视下局部喷洒5%的Monsell液（碱式硫酸铁溶液）或1%肾上腺素溶液及500~1000U凝血酶。对于血管性出血者，可局部注射止血剂，如无水酒精等；clip止血夹在内镜直视下止血效果直观可靠，临床已广泛应用。还可在内镜直视下高频点灼血管止血。内镜下氩激光（Argon）治疗适宜于组织浅表的应激性溃疡并发出血者，较安全。Nd-YAG治疗穿透性强，适宜于较大较深血管的止血治疗。

（六）手术治疗

如经过积极非手术治疗出血仍不能止住，或暂时止血又复发者，应迅速采用手术疗法。术前内镜检查对选择何种术式有很大帮助。选择术式原则是达到止血和防止再出血，患者又可耐受。溃疡位于胃近侧或十二指肠，可选用缝合止血后作迷走神经切断加胃空肠吻合术。溃疡位于胃远侧，可选用迷走神经切断加胃窦切除术，也可用胃大部切除术。全胃切除术仅限于大片黏膜的广泛出血，而第一次手术又未能止血者。

溃疡穿孔者也需手术，可以采取单纯缝合手术、次全胃切除，同时充分引流腹腔内感染性液体。

第五节　与脊柱骨折相关的应激性溃疡

脊柱骨折伴脊髓损伤，通常引起截瘫、全瘫、昏迷等，对个体而言是极为严重的创伤性事件。此外，脊髓损伤患者通常需行急诊手术，以解除脊髓的压迫，机体在受到重大创伤和手术的双重打击下，通过神经-内分泌系统调节，血液重新分布，使包括胃肠在内的内脏器官处于缺氧状态而遭到破坏，故容易并发急性胃黏膜病变。此外，对于脊髓损伤的患者，为缓解脊髓水肿，术后都给予皮质类醇药物治疗，这在很大程度上，也促使溃疡的发生。其主要的临床表现为上消化道出血或急性胃肠穿孔。

一、发病情况

菊地臣一等于1989年对1181名脊柱、脊髓损伤患者进行了研究。所选病例中颈髓损伤290例（胸段损伤63例，腰段损伤828）例。住院患者中有16例（1.4%）合并应激性溃疡，其中颈髓损伤5例（5/290,1.7%），胸髓损伤5例（5/63,8%）。腰椎损伤6例（6/828,0.7%），以胸髓损伤组并发应激性溃疡发生率最高，其次为颈髓损伤和腰椎损伤组。葛双雷等于1996年2月至2002年12月期间收治颈椎骨折脱位伴颈髓损伤患者279例，发生消化道应激性溃疡9例，其中完全性脊髓损伤患者6例，不完全性脊髓损伤患者3例。显示完全性脊髓损伤组应激性溃疡发生率（6.2%）高于不完全性脊髓损伤组（1.7%）（$P < 0.05$），这与多数学者提出的创伤越重并发症发生率越高的结论是一致的。

二、发病机制

脊柱和脊髓损伤后患者术后出现应激性溃

疡，主要是由于创伤引起神经、内分泌系统的应激反应所致。

1. **脊髓神经受损因素** 急性脊柱脊髓损伤后，脊髓组织出血、水肿、变性、坏死等病理改变均可导致脊髓神经功能损害，其中支配胃的交感神经受损，阻断了高级中枢对胃的交感神经支配。导致副交感神经相对兴奋，使胃肠蠕动增强。胃液分泌增多，促进应激性溃疡的发生。

2. **迷走神经活跃因素** 急性脊柱脊髓损伤后，迷走神经兴奋致肥大细胞脱颗粒，释放出组织胺、白三烯等炎性介质。这两种介质可明显收缩胃黏膜下微血管，导致黏膜充血、血浆外渗、血流淤滞和血流量下降，进而引起胃黏膜缺血性坏死。

3. **交感神经抑制因素** 急性脊柱脊髓损伤后。由于损伤平面以下的交感神经活动性降低，外周血管舒张，导致患者发生直立性低血压、静息性低血压、昼夜血压波动幅度降低，致血流重新分布，胃黏膜血流减少。

4. **情绪因素** 脊柱脊髓损伤多发生完全瘫、重度不完全瘫。患者情绪低落、精神过度紧张等，增加了发生应激性溃疡的机会。

5. **伴发伤因素** 急性脊髓损伤同时伴有颅脑损伤、胸腹外伤、四肢骨折、多发软组织挫伤等多发伤或者存在酸碱失衡、肺部感染等并发症，均是应激性溃疡的危险因素，且合并伤越重，危险性越大。

从整体上说，急性脊髓损伤(ASCI)的部位越高，应激性溃疡的发生率明显增加，其机制可能为：①脊髓损伤的部位越高，交感神经及副交感神经功能失衡越严重。当脊柱骨折致脊髓损伤后，交感神经和副交感神经失去平衡，交感神经受到损伤或抑制，而副交感神经兴奋性则提高，造成乙酰胆碱的释放增加，从而使胃酸分泌增加。②脊髓损伤的部位越高，患者的截瘫平面越高，越易影响患者的呼吸功能，导致低氧血症，从而使胃肠黏膜缺血越严重。

ASCI 并应激性溃疡的发生率与脊髓损伤的严重程度亦有关，本组显示：完全性急性脊髓损伤即 Frankel A 级发生率最高，其次为 B、C、D 级，E 级最少。其机制可能与下列因素有关，① ASCI 越严重，胃泌素分泌越高，导致胃酸分泌越多；②脊髓损伤越严重，胃肠黏膜防御机制破坏越重；③脊髓损伤越严重，凝血功能破坏越重。

三、临床特点及诊断

由于急性脊柱脊髓损伤后，损伤平面以下的躯体和四肢存在感觉、运动障碍，发生应激性溃疡后患者常无明显的上腹部疼痛，仅表现为上腹部不适、腹胀，无明确的上腹部压痛等体征，溃疡的症状和体征隐匿。且由于急性脊髓损伤患者禁忌在脊椎稳定之前行胃镜检查，这些均影响了应激性溃疡的早期诊断。因此在损伤数日内应注意观察患者是否有消化道症状，注意呕吐物和排泄物的颜色、数量，大便潜血及血红蛋白的变化，可置胃管动态观察出血情况，监测全身生命体征的变化。

四、预防措施

应激性溃疡是脊柱脊髓损伤的危重并发症，易并发上消化道出血，因此对应激性溃疡应予早期预防。预防措施包括：

1. **早期进食** 可中和胃酸、促进黏液分泌。对不能进食者可行鼻饲。

2. **内脏血管扩张剂或微循环改善剂** 可改善胃黏膜微循环，升高黏膜内 pH 值，降低应激性溃疡的发生。

3. **质子泵抑制剂(如奥美拉唑)或 H_2 受体拮抗剂(甲氰咪呱)等抑酸剂或抗酸剂** 预防应激性溃疡效果确实。胃黏膜保护剂预防应激性溃疡效果同 H_2 受体拮抗剂相当，且无明显副作用。

4. **糖皮质激素** 对缓解脊髓水肿有一定作

用,但激素使用不当也可加重胃黏膜损害。建议减量使用并缩短使用时间。

5. 积极治疗原发伤　对脊椎骨折有脊髓损伤的患者,有适应证应尽早手术解除脊髓的压迫,但术后应注意对消化系统的管理。

五、糖皮质激素在急性脊髓损伤中的应用

随着人们对于脂质过氧化反应损伤作用及机制认识的逐步深入,发现糖皮质激素具有较强抗氧化作用,能防止脂质过氧化反应对脊髓组织的损伤,同时糖皮质激素对胃黏膜的影响亦有利有弊。学者报道300例颈椎外伤中,37例伤后72h给予类固醇者,15例发生胃肠道出血,而97例未给予者,仅9例有胃肠道出血。一般认为,小剂量激素可改善胃黏膜微循环,促进黏液分泌,稳定细胞膜,预防应激性溃疡的发生,大剂量激素的应用可诱发应激性溃疡的发生。因此,对于ASCI患者,只要使用激素得当(短程疗法),应激性溃疡的危险性是可控的。对于有高危因素的患者要注意及时纠正,既往有溃疡病史者忌用较大剂量激素,可有效地降低应激性溃疡的发生。

总之,应激性溃疡是颈髓损伤治疗中不可忽视的并发症,由于脊髓损伤患者是否会出现应激性溃疡不可预测,因此对脊髓损伤者,应在积极治疗原发脊髓损伤的基础上,重点加强各脏器功能的支持治疗,可在入院及术后常规应用H2受体拮抗剂及胃黏膜保护剂,以预防应激性溃疡的发生。尤其对伤后有低血压、代谢性酸中毒、完全性ASCI以及颈髓损伤者应视为发生应激性溃疡的高危因素,并针对相关病因积极防治,以减少应激性溃疡的发生。对出现应激性溃疡者应积极治疗。

第六节　护理与预防

一、护理

(一)基本概念

临床上对应激性溃疡的护理是针对性的观察和预防。近年来提倡预见性护理。骨折及骨科手术后这类患者存在一些引起应激性溃疡的潜在性因素,如由于患者疼痛加重引起的心理压力增加、由于机体免疫力降低所致的保护能力降低、由于患者意识障碍、丧失主动摄食能力、骨科伤患或手术创伤应激反应引起分解代谢加快所致的营养失调等,针对这些因素,进行预见性护理是很有意义的,可减少应激性溃疡的发生,早期发现应激性溃疡出血并及时得到诊治。

(二)具体措施

1. 加强病情观察

应激性溃疡出血的临床表现主要是呕血及黑便,一般出血在伤后2天至1周内发生,多数患者无前驱症状,部分患者出血早期可有腹胀、腹部隐痛、恶心或顽固性呃逆等。在护理中,除严密观察入院患者的生命体征变化和骨折部位的血循环外,还要观察有无恶心、呕吐、腹胀、腹痛的情况,严密观察呕吐物及排泄物的量、色、质,定期做大便潜血试验,早期置胃管观察胃内液体的颜色及量变化,以便及早发现病情及早处理,以防患于未然。如患者出现烦躁不安、脉搏

细速、血压下降,伴红细胞、血红蛋白及红细胞比容降低时或有顽固性呃逆,提示有出血的可能,应及时处理。

2. 心理护理　骨折及骨科手术后患者早期由于局部肿胀,伤肢功能障碍,担心骨折整复不好,终生残疾而丧失劳动力,一部分患者则担心经济负担重,精神压力大,导致迷走神经兴奋性增加,胃黏膜环境改变,致消化性溃疡出血。因此,应做好心理护理,做好解释工作,多开导,使患者处于尽可能好的心理状态。床旁心理护理可缩短护患之间的距离,消除心理应激引起应激性溃疡等不利因素。

3. 疼痛护理　疼痛是骨折患者的主要症状,往往表现为烦躁、恐惧的心理。因此,应针对病因施护,及时手法复位,矫正畸形,辅以具有活血通络止痛的中草药;认真检查牵引位置及伤肢放置是否正确、石膏托外固定及夹板外固定的松紧度是否适宜,避免因位置不当影响血运而致疼痛,必要时可肌肉注射杜冷丁。

4. 胃管护理　骨折患者因疼痛、昏迷或进食障碍,有时需要留置胃管,但骨折患者因机体处于强烈应激状态,胃黏膜血液供应减少,局部黏膜水肿,因此插胃管时动作要轻柔,避免反复插管。留置胃管成功后,应保持胃管通畅,防止堵塞。避免过频更换胃管,防止造成胃黏膜机械性损伤出血。

留置胃管后,应抽取胃液测定 pH 值,临床上采用连续胃腔内 pH 及黏膜内 pH 监测。一般认为胃腔内 pH < 3.5~4.0 或黏膜内 pH < 7.35 时需采取预防措施,即做到早发现、早预防、早治疗。充分引流冲洗,直至反流液清晰,其目的是清除胃内潴留胃液,减少逆弥散的氢离子;清除胃内血凝块,防止胃扩张;去除十二指肠内容物反流而致胆盐和胰液对胃黏膜的损害;注入胃管内的药物可不被稀释及不与胃黏膜直接接触。

5. 饮食护理　骨折及骨科手术后早期饮食以清淡宜消化的半流质和软食为主,忌酸、冷、油腻之品,更不可暴饮暴食。意识清楚者协助进食如牛奶、瘦肉、鸡蛋、水果蔬菜汁等。昏迷者尽早置入胃管,给予鼻饲流质,一般为牛奶、米汤,必要时给予要素饮食。在鼻饲时应给予半卧位或头部抬高 30°~45°,并观察胃液性质、颜色。鼻饲时要调整好"三度",即鼻饲液的浓度、温度、输注速度,一般温度以 35℃ ~37℃ 为宜,过热可导致黏膜烫伤,引起出血,过冷则易致腹泻。开始输注速度宜慢(40~50ml/h),剂量宜小(500ml/d),发现腹泻应随时调整"三度",直到患者适应耐受。鼻饲前应吸痰 1 次,鼻饲后 30min 内一般不要吸痰,防止诱发呕吐及误吸。在喂养混合奶或要素饮食时,应注意补充水分及膳食纤维,防止便秘而诱发 SU 出血。

4. 预防新增的应激因素

保持呼吸道通畅,及时有效地吸痰,防止肺部感染。口腔护理,每天 2 次;做好皮肤护理,防止皮肤破溃。避免使用诱发或加重溃疡的药物,及时纠正和维持水、电解质、酸碱平衡。

总之,在骨科创伤应激性溃疡的发生率虽少见,但一旦发生可导致严重的后果。因此,在护理工作中护士应高度重视,做好预见性护理,做到早预防、勤观察、早处理,这是防止该并发症发生的关键。

二、预防

(一)概述

骨折及骨科手术后并发急性应激性溃疡,在原有疾病的基础上,更加重了对机体的创伤,若不能早期发现,及时有效诊治,病情进展可严重威胁患者生命。因此预防非常重要。

下列情况列为 SU 的高危人群,即①高龄(年龄≥ 65 岁);②严重骨折创伤(如颅脑外伤、脊髓损伤、股骨颈骨折、多发性骨折等);③ 合并休克或持续低血压;④严重全身感染;⑤并发 MODS、机械通气超过 3 天;⑥重度黄疸;⑦合并凝血机制障碍。

预防首先在于积极对骨折进行恰当的处理，同时纠正低血容量，纠正凝血机制紊乱，输新鲜血，抽空胃液和反流的胆汁，应用抗酸药以中和胃酸。以 H_2 受体阻滞剂或质子泵抑制剂来抑制胃酸分泌，避免服用可诱发应激性溃疡的药物如阿司匹林、肾上腺皮质激素，以及应用大量的维生素 A、生长抑素和静脉高营养等，都可以减少应激性溃疡的发生。

应激性溃疡出血的预防效果直接影响原发病的预后，因而预防应激性溃疡出血的发生尤为重要。目前国内外对危重患者应采取措施预防应激性溃疡已达成共识，但对预防用药种类、方法、时机以及停药指征均有分歧。应激性溃疡出血的预防措施主要包括药物预防和胃肠道内营养。

（二）药物预防

药物预防应激性溃疡的热点主要集中在质子泵抑制剂（PPI）、H_2 受体拮抗剂（H_2RA）、硫糖铝、M_1 受体阻滞剂等。20 世纪 70 年代后，临床广泛使用制酸药物来提高胃内 pH 值，其中最常用的 H_2RA 可抑制胃酸、胃蛋白酶的分泌，有一定的黏膜细胞保护作用。H_2RA 有引起神经精神症状，限制免疫功能及免疫调节，升高转氨酶等副作用。一般认为对高危人群预防应激性溃疡出血应控制胃液 pH＞4，但有人认为胃酸减少后将降低胃肠道的防御功能，利于 G- 杆菌的生长，导致医源性肺炎发生率增高。

1. 抑酸剂　对于合并心肺疾患有出血倾向的患者，或本身有消化性溃疡或出血史的患者，或骨折后拟行手术的患者估计术后有并发胃黏膜损伤的患者，可在骨折发生后或术前应用抑酸药或抗酸药，以提高胃内 pH 值。常用药物有奥美拉唑、H_2 受体阻滞剂，如法莫替丁、雷尼替丁等。

2. 黏膜保护剂　目前临床应用最多为达喜或硫糖铝。有研究表明，硫糖铝不影响胃肠液 pH 值，无细菌过度繁殖现象，医源性肺炎发生率低。预防应激性溃疡使用混悬液，剂量 6g/d，分 3 次口服或胃管注入。

3. 其他　微循环改善剂（前列腺素、硝酸甘油、多巴胺、莨菪碱类）、抗自由基药物（如还原型谷胱甘肽）、热休克蛋白诱导剂等均已证实有预防应激性溃疡的作用。

4. 中医中药　近年来，中医药在防治应激性溃疡方面积累了一定的经验，取得了较好的疗效。在临床中治疗应激性溃疡的中药多集中在以下几类：即活血止血药、益气健脾药、补肾药、调肝药等，其中活血止血药物包括大黄、川芎、丹参、三七、当归等，益气健脾药物包括黄芪、人参、绞股蓝等。

（三）肠内营养

严重骨折患者，机体处于高代谢状态，进食少更加重了全身代谢紊乱，或昏迷患者无法进食，为不加重胃的负担，有时需要进行肠内营养。肠内营养可阻断营养不良与免疫功能低下的恶性循环，避免因肠道细菌移位所致的严重感染及多脏器功能障碍的发生，并有助于改善胃黏膜的结构和功能，维持胃肠道完整性，预防应激性溃疡的发生。

1. 肠内营养时机　在疾病早期，机体会有呕吐和胃排空延迟等胃肠功能抑制现象，此时若给予胃肠营养，不但不能吸收，反而会因加重恶心和呕吐等造成误吸和肺部感染。危重患者什么时间实施肠内营养研究报道不一。有人认为，伤后 48~72h 是开始肠内营养的有利时机。在临床实际工作中应根据病情，待血流动力学稳定，无肠内营养禁忌证时方可安全使用。

2. 肠内营养方式　通常采用间隔注入营养液的鼻饲模式，也有采用持续灌注模式，两者孰优孰劣，更能有效地中和胃酸，保护胃黏膜，防止应激性溃疡的发生，目前尚无定论。

（刘　菲　刘雁冰）

参 考 文 献

1. 陈灏珠. 实用内科学[M], 第11版。人民卫生出版社。2001, 218~223
2. 葛双雷, 朱庆三. 颈髓损伤并发消化道应激性溃疡出血的临床分析。中国脊柱脊髓杂志, 2004, l4（5）: 275~277
3. 郝振海, 周东生等. 急性脊髓损伤并应激性溃疡的高危因素分析。临床骨科杂志, 2006, 9（4）: 298~300
4. 蓝旭, 葛宝丰. 骨折和骨折术后应激性溃疡。世界华人消化杂志。2000, 4
5. 李明杰, 郑英健. 对应激性溃疡的再认识[J]. 中国普通外科杂志, 2006, 15（9）: 702~704.
6. 刘楠, 许赞峰. 影响创伤后应激性溃疡出血的因素。中国普通外科杂志, 2008, 17（9）: 911~913
7. 穆卫东、周东生等. 急性脊髓损伤后应激性溃疡大出血的手术治疗。中国急救医学。2004, 24（9）: 647~648
8. 彭国林, 李兆申. H2受体拮抗剂在应激性溃疡防治中的作用。国外医学: 消化系疾病分册, 2005, 25（3）: 152~154.
9. 张晓红, 李筠. 危重病人早期肠内营养临床应用与护理。护理研究, 2005, 19（11B）: 2353~2355
10. 朱建良, 闫铭. 高龄骨折患者术后并发应激性溃疡出血15例分析。河北医药。2008, 30（4）: 574.
11. Hurlbert RJ. Methylprednisolone for acute spinal cord injury: an inappropriate standard of care. J Neurosurg, 2000, 93: 1~7
12. Lu WY, Rhoney DH, Boling WB, Johnson JD, Smith TC. A review of stress ulcer prophylaxis in the neurosurgical intensive care unit. Neurosurgery. 1997 Aug; 41（2）: 416-25
13. Nwadinigwe CU, Ugezu AI.Management of penetrating spinal cord injuries in a non spinal centre: experience at Enugu, Nigeria.Niger J Med. 2008 Apr-Jun; 17（2）: 205-9.
14. Quenot JP, Thiery N, Barbar S. When should stress ulcer prophylaxis be used in the ICU? Curr Opin Crit Care. 2009 Apr; 15（2）: 139-43.
15. Simons RK, Hoyt DB, Winchell RJ, Holbrook T, Eastman AB. A risk analysis of stress ulceration after trauma. J Trauma. 1995 Aug; 39（2）: 289-93
16. Spier W. Stress ulcers in traumatic paraplegia. Fortschr Med. 1972 Oct 12; 90（28）: 1009.
17. Stollman N, Metz DC. Pathophysiology and prophylaxis of stress ulcer in intensive care unit patients. J Crit Care. 2005 Mar; 20（1）: 35-45.

第九章 神经电生理检查

第一节 诱发电位

一、概述

诱发电位是根据检查需要,设计和应用各类刺激作用于神经系统,经平均、叠加后记录的诱发电位波,是同一神经动作电位在容积传导中的电流发放。脑诱发电位与刺激脉冲具有锁时关系。临床常规的诱发电位检查根据采用刺激方式不同,分为躯体感觉诱发电位、脑干听觉诱发电位及视觉诱发电位。

二、躯体感觉诱发电位

(一)基本概念

躯体感觉诱发电位是神经系统对电刺激的特殊反应。与常规记录感觉和运动神经传导速度相似,可以在周围和中枢神经多个部位记录,通过刺激较大的混合神经及肌皮神经,应用平均叠加技术,记录波幅为 1~50μV 的周围神经、神经丛、脊髓和皮层诱发电位,并可重复记录。

(二)上肢躯体感觉诱发电位

在刺激正中神经时,它反映的是 C_6 到 T_1 节段的脊髓功能状态;当刺激尺神经时,记录的 N_{11} 电位反映的为 C_8 而获得的神经反应电位。在颈部最常用的方法是在 C_5 或 C_7 安放记录电极来记录脊髓和脑干动作电位。一般可以记录到三个负相波 N_{11}、N_{13} 和 N_{14}。N_{11} 是产生于神经后根进入脊髓后角的突触前电位。刺激上肢正中神经及尺神经后,可以在肘部、Erb's 点、颈部、颅顶记录到神经动作电位。应用双极电极在肘部记录的为 N_5 波,可作为测定周围混合神经传导速度。在 Erb's 点(锁骨中点上 2cm)记录的 N_9 波,是顺向传导的感觉纤维和逆向传导的运动纤维经过臂丛的电活动,而在颈 $_5$ 记录的 N_{13} 电位反映相应节段感觉上行纤维在脊髓后角的突触电位。当电极位于兴奋点后方时,记录的波形为负相,记录点在兴奋点前方时,记录的波形为正相。病理状态下 N_{13} 波幅可能降低,但由于在颈段的信号放大效应,仍可记录到正常的脑干和皮层电位。N_{14} 电位是在颈延连接部位内侧纵束或楔束核记录的动作电位。从颈前记录,可以使 N_{13} 和 N_{14} 清晰分开,在颅顶采用非头皮参考电极记录远场电位时,波形反转为 P_{13} 和 P_{14}。颅顶记录的远场电位 N_{19}/P_{25} 是产生于皮质躯体感觉神经元与传入丘脑-皮质束的同步突触后电位,分别产生于皮层的顶叶和额叶。当怀疑皮层病变时,采用非头皮参考电极,在 $C_{3'}$、$C_{4'}$ 记录,在额叶可以记录到一个阳性波 P_{22},随后是一个大的负相波 N_{30}(图 1-3-9-1-1)。

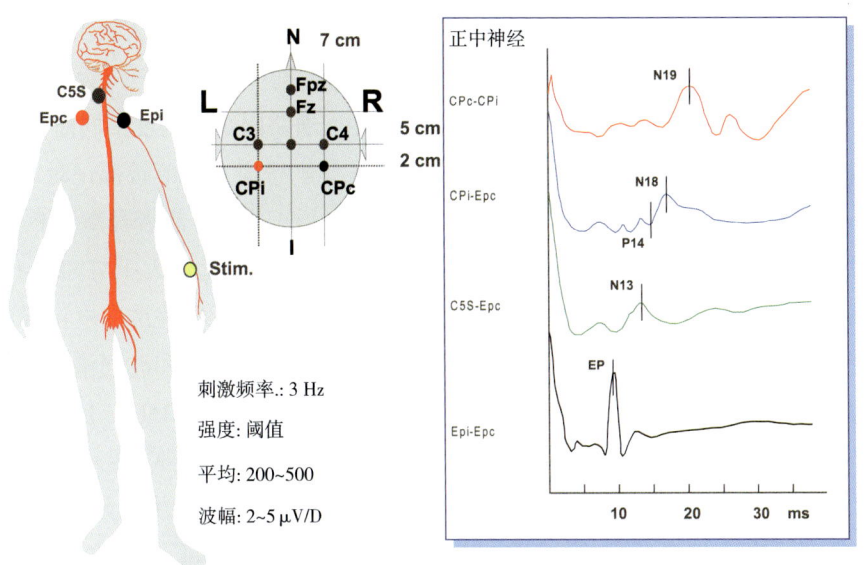

图1-3-9-1-1　正常上肢躯体感觉诱发电位示意图

（三）下肢躯体感觉诱发电位

刺激胫神经后，在腘窝、L_1脊椎、头皮分别记录到体感诱发电位N_8、N_{18}、N_{22}、P_{31}、N_{34}及P_{37}波。N_8是产生于周围神经的动作电位，N_{18}是通过在腰骶部马尾和后柱的传导反应波；另一个重要的波形成分是N_{22}，为脊髓后角的突触电活动，类似于颈段的N_{13}；在颈段记录的N_{33}电位则反应了脊髓小脑通路和薄束核的电活动。正常情况下，由于后柱上行性传导冲动的分散和肌肉伪差，记录P_{31}比较困难。下肢体感诱发电位的皮层投射点位于大脑内侧裂深部感觉皮层区，采用Cz—Fz连接首先记录到N_{34}，随后是P_{37}。在踝部刺激腓神经后，可以记录到类似于腰髓的短潜伏期电位N_{11}，脊髓N_{19}电位，及皮层的P_{37}电位（图1-3-9-1-2）。

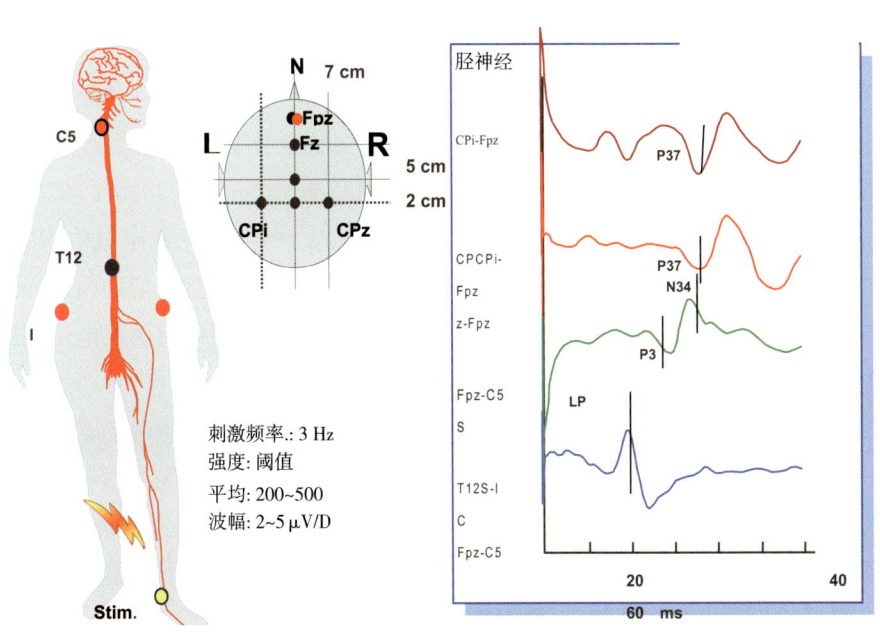

图1-3-9-1-2　正常下肢躯体感觉诱发电位示意图

(四)诱发电位的临床应用

1. 主要用途 随着电子计算机技术发展,诱发电位技术得到了广泛普及和应用。它的主要用途是:

(1)用于周围及中枢神经系统疾病或损伤的鉴别诊断,如脱髓鞘疾病、脊髓或颅内占位性疾病、外伤导致神经损伤的部位;

(2)对一些先天性及退行性疾病进行神经功能评价及预后判断;

(3)正常能力的客观评价,如听力、视力及躯体感觉,也用于功能性与器质性病变的鉴别诊断;

(4)神经外科、骨科、心脏外科及麻醉深度的术中监测;

(5)术后及危重病人的监护及脑死亡的判定;

(6)诱发电位检查:事件相关电位,用于高级心理功能的研究。

体感诱发电位的波幅因个体差异变化较大,临床主要根据潜伏期变化来分析检查结果。

2. 分析标准 根据国际脑电图协会制定的诱发电位波形分析标准,上肢体感诱发电位必须记录 N_9、N_{13}、P_{14}、P_{18} 和 N_{20} 波,测量 N_9-N_{20}、N_9-P_{14} 及 P_{14}-N_{20} 波间潜伏期。N_9-P_{14} 波间潜伏期反映了从臂丛到下脑干的神经传导功能,P_{14}-N_{20} 反映了从下脑干及皮层主要感觉区的神经传导功能,N_9-N_{20} 反映的是从臂丛到皮层主要感觉区传导功能,N_{13} 波反映的是颈髓下段的活动状态。与波间潜伏期比较,由于 N_9 潜伏期受到手臂长度影响,绝对潜伏期缺少实际应用的价值。对于刺激胫后神经记录体感诱发电位,国际脑电图协会规定至少应记录腰部固有电位和皮层主要感觉区的波形成分 P_{37},测量各波潜伏期和腰部固有波到 P_{37} 的波间潜伏期。后者接近于腰髓至皮层主要感觉区的传导时间。因此,应测量 P_{31}、腰固有波至 P_{31} 及 P_{31}-P_{37} 波间潜伏期,分别评价从腰髓至脑干及从脑干至皮层主要感觉区的传导时间。对于下肢体感诱发电位的周围和脊髓传入通路因个体高度不同而各异,有些实验室依据身体高度来调节腰部记录的体感诱发电位结果分析正常值。患者身高与 P_{37} 绝对潜伏期的相关性意义,要远远大于与 SLP-P_{37} 波间潜伏期的相关性。判断体感诱发电位异常的主要指标是波形成分的消失和波间潜伏期延长。通常限定波间潜伏期大于 2SD。上肢体感诱发电位 N_9 到 N_{13} 波间潜伏期延长,提示神经根或颈髓损害。当 N_{13} 到 N_{20} 波间潜伏期延长时,提示损害在颈髓与大脑皮层之间。N_{13} 波幅降低或消失,则提示病变部位在颈髓。下肢体感诱发电位记录时,如果 N_8 正常,而腰部电位消失,提示病变的部位在腰部脊髓或马尾。N_{22} 到 P_{37} 或 N_{22} 到 P_{31} 波间潜伏期延长,提示病变在腰髓或胸、腰髓。体感诱发电位是一种客观的神经功能评定方法,反应的仅是本体感觉神经传导通路的功能状态。当体感诱发电位异常时,则提示病变的部位。

(五)神经系统病变的体感诱发电位

1. 周围神经病变 周围神经病变时,在周围和中枢记录的体感诱发电位波幅均降低,绝对潜伏期延长,而波间潜期正常。在脊髓小脑变性、脑白质营养不良、感染性神经病、B_{12} 缺乏所导致的亚急性联合变性及脊髓神经根压迫时,周围感觉神经动作电位消失。此时,体感诱发电位由于中枢放大作用,可见残余电位,利用其来测定周围感觉神经传导速度,帮助明确诊断。在一些遗传性神经病时,用体感诱发电位测定周围神经近端节段传导速度,有助于疾病的诊断。另外,在周围神经外伤后,体感诱发电位可以先于感觉神经动作电位出现来判断神经轴索的再生。

2. 臂丛神经损伤 体感诱发电位与常规肌电图、神经传导速度的测定,可以确定臂丛损伤的部位和判断预后。体感诱发电位的异常包括 N_9 波幅降低或消失,肘部、鹰嘴的所有反应波减低，N_9 到 N_{13} 波间潜伏期的延长。皮层体感诱发电位波形的存在，并见有异常的感觉神经传导速度，提示在周围和中枢神经系统之间有部分联系。相反，感觉神经传导速度和体感诱发电位的 Erb'点电位正常，而颈部和头皮电位消失，提示神经根完全撕脱。由于外伤后，同时伴有神经丛节前和节后几个节段的损伤，所以很难作出精确的定位判断。当仅有一或两个神经根损伤时，进入到脊髓的混合神经是经过多个神经根传入，因此刺激正中神经或尺神经记录的诱发电位可以正常。虽然通过单个节段刺激可以解决上述问题，但必须与对侧记录的结果相对照，同时正常人有时记录 N_9 和 N_{13} 电位也比较困难。

3. **神经根病变** 在诊断颈神经根病变方面，刺激正中神经、尺神经、桡神经记录体感诱发电位的灵敏性低于肌电图检查。采用指端刺激记录体感诱发电位具有高灵敏性、低特异性。在患有脊椎病所导致的颈神经根病及脊髓病变者，80%~90% 刺激胫神经和尺神经记录体感诱发电位异常。表现为刺激胫神经记录的 N_{22}、P_{38} 波幅降低，波间潜伏期延长；刺激尺神经记录的 N_{13} 消失，N_{20} 波幅降低及 N_9-N_{13}、N_9-N_{20} 波间潜伏期延长。在患有胸腔出口综合症的病人，临床检查、肌电图和神经传导速度测定可以是正常，体感诱发电位检查有异常发现。一般表现为低波幅的 N_9 电位，伴有 N_9-N_{13} 波间潜伏期延长；也可以是 N_9 波幅正常，N_{13} 波幅降低，同时 N_9-N_{13} 波间潜伏期延长。刺激尺神经时记录的异常结果多于正中神经。由于体感诱发电位是由多个混合神经所产生的，采用肌皮神经刺激记录的脊髓和皮层诱发电位对诊断神经根病变较肌电图更为灵敏。

4. **中枢神经系统疾病** 许多中枢神经系统的疾病可以导致体感诱发电位异常。脊髓病变时，表现为潜伏期的异常变化；轴索损害时，首先表现为中枢波幅的变化。由于神经重叠支配，体感诱发电位的结果并不能明确提示病理状态，具有一定局限性。但在各种外科手术中，仍可作为监测脊髓、脑干及大脑皮层功能状态的方法手段。

5. **脱髓鞘疾病** 体感诱发电位可以帮助确定临床怀疑而无症状的多发性硬化。大约三分之二多发性硬化患者刺激正中神经记录的体感诱发电位为异常，而这些患者的一半临床无症状或感觉受累的体征。在下肢白质传导通路较长，体感诱发电位对多发性硬化的诊断灵敏性高于上肢，对患有脑白质不良患者，体感诱发电位异常主要表现为中枢传导时延长。

6. **压迫性病变** 由于脊椎病变导致的颈段脊髓压迫，采用刺激尺神经和胫神经记录体感诱发电位较刺激正中神经敏感。在临床检查缺少客观体征时，体感诱发电位表现异常，通常为 N_{13} 波幅降低或消失。而在枕大孔病变（Arnold-Chiari 畸形或肿瘤）时，体感诱发电位 N_{13} 存在，N_{13}-N_{20} 波间潜伏期延长。在脊髓外伤后早期，诱发电位的变化可以帮助判断临床预后。

7. **脊髓内病变** 在脊髓内缓慢生长的肿瘤不影响到感觉神经传导通路，体感诱发电位可以正常。在动静脉畸形时，体感诱发电位可以帮助确定重要的侧枝循环来选择栓塞和手术切入点。在脊髓空洞症患者，胫神经体感诱发电位常为异常。

三、视觉诱发电位

（一）概述

视觉诱发电位是由视觉刺激后在枕部记录的诱发反应电位。视觉诱发电位可由闪光刺激、半视野图形及全视野图形翻转。闪光刺激用于患者不能配合固定注视全视野图形翻转刺激者。由于闪光刺激的潜伏期变异较大，因此，仅作为视觉传导通路的评价。由于全视野刺激是采用单眼分开刺激，适用于前视路病变检测，半视野刺激适用于视交叉旁病变的定位诊断。

闪光刺激应用常规脑电图的光刺激器放置在患者前面，让患者闭上眼睛，使强光通过眼睑作用于视网膜。完整闪光刺激记录的视觉诱发电位反映了从视网膜到外侧膝状体的神经传导通路。如果采用图形翻转可重复记录到视觉诱发电位,并不采用闪光刺激。图形翻转刺激是让患者坐在黑白翻转的中等大小的棋盘格刺激器前,在枕部记录诱发电位。但诱发电位反应受到下列因素影响:棋盘格大小影响视觉诱发电位潜伏期;刺激视野大小影响诱发反应灵敏度;棋盘格翻转的频率影响诱发电位主波潜伏期;刺激器的亮度降低可导致诱发电位波幅降低;刺激器的对比度过低将导致 P_{100} 波幅降低,潜伏期延长;患者视点固定不好,也可导致波幅降低。

(二)正常视觉诱发电位波形

正常视觉诱发电位检查一般显示三个稳定波形,即: N_{75}、P_{100}、N_{145}。临床常规分析大约在100ms左右出现的正相波,而 N_{75}、N_{140} 并不作为常规分析指标(图1-3-9-1-3)。

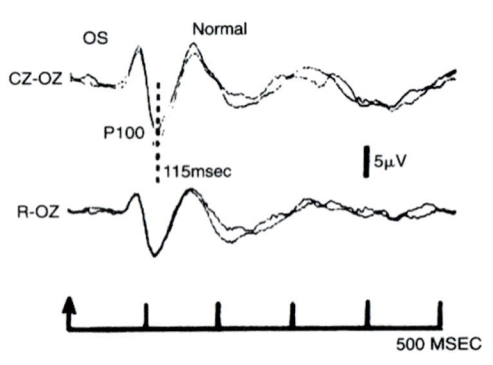

图1-3-9-1-3 视觉诱发电位示意图

(三)波形变异

在视觉诱发电位有两种常见波形变异,即波形分裂和波形翻转。两种变异产生的原因,都是由于视觉皮层及视放射的解剖变异,如果波形分裂较窄,而潜伏期正常,则视觉诱发电位为正常。视觉诱发电位主要用于评价视觉通路前部的功能状态,当单眼视觉诱发电位的 P_{100} 潜伏期延长时,一般提示为视交叉前病变。如果双侧 P_{100} 潜伏期均延长,则提示病变可为视神经或视交叉及广泛性视交叉后病变,采用半视野刺激,可以对这些不同部位的病变进行鉴别。当 P_{100} 绝对潜伏期超过117ms时,则考虑 P_{100} 潜伏期延长。两眼间的潜伏期差对临床诊断的意义比绝对潜伏期更大。如果两眼之间的差值超过13ms,尽管绝对潜伏期值正常,仍考虑为异常。

(四)视觉诱发电位异常的临床意义

1. **视神经炎** 视神经炎的视觉诱发电位典型异常变化是 P_{100} 潜伏期延长,单侧视神经炎仅表现为单眼 P_{100} 潜伏期延长,如果在无症状的眼睛记录到 P_{100} 潜伏期延长,提示存在亚临床视神经炎。视神经炎急性期后视觉诱发电位转为正常的较少。

2. **多发性硬化** 大约有15%视神经炎患者最终出现其他多发性硬化的症状。对患有视神经炎患者,进行体感诱发电位检查,可以发现亚临床病灶。当临床出现中枢神经系统其他部位损害,提示多发性硬化诊断时,应进行视觉诱发电位的检查,以检测出亚临床性损害病灶。约40%多发性硬化患者视觉诱发电位 P_{100} 潜伏期延长,但并没有视神经炎的病史。事实上所有患视神经炎的患者,其患侧的 P_{100} 潜伏期均延长,即使绝对潜伏期正常,两侧波间潜伏期差是异常的。

3. **肿瘤** 影响到视觉通路的肿瘤通常是由于对视神经和视交叉的压迫。视野障碍在各眼之间可以不同,但视觉诱发电位始终是异常的,视敏度与视觉诱发电位之间没有相关性。视觉诱发电位的异常可以是绝对潜伏期或相对潜伏期延长,也可以表现为波形或波幅变化。潜伏期的变化较波形和波幅的变化更可靠。肿瘤影响到后视路时,很少出现视觉诱发电位异常。在患有偏盲的患者,全视野棋盘格翻转刺激通常是正常的。

4. **假性脑瘤** 假性脑瘤患者可出现颅内压增高,但脑结构并没受到损害。如肿块或阻塞性脑积水,如果高颅压没有得到及时有效治疗,可造成视神经损害;如果治疗有效,视觉缺失症状可以得到改善,如果颅内压持续增高,可导致视神经持续性损害。大多数患有假性脑瘤患者的视觉诱发电位正常,少数在视觉损害早期出现诱发电位异常。但诱发电位并不作为颅内压的监测手段。

5. 功能性疾病　在怀疑功能性视觉缺失时,可以用视觉诱发电位作出评价。正常视觉诱发电位可以反映视觉通路的完整性,闪光刺激的正常视觉诱发电位仅提示到外侧膝状体的视觉传导通路正常,但并不能排除皮质盲,应采用半视野刺激可确定功能性视觉障碍。

四、脑干听觉诱发电位

(一)概述

脑干听觉诱发电位是由脑和听神经对声音刺激后产生的复合性电位,波形主要成分起始于脑干。脑干听觉诱发电位主要用于评价患者患有听力降低或怀疑脑干病变时,尤其对听神经瘤检测,是一种灵敏和经济的检查方法(图1-3-9-1-4)。

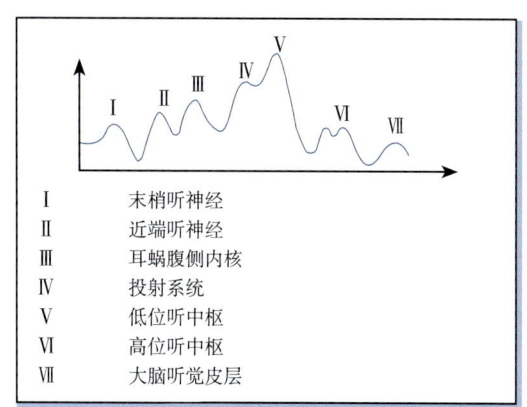

图1-3-9-1-4　脑干听觉诱发电位示意图

(二)脑干听觉诱发电位临床应用

在听觉诱发电位,主要分析Ⅰ波至Ⅴ波的波形及潜伏期、波间期。因此,应首先确定Ⅰ波和Ⅴ波。Ⅰ波是由听神经远端部分所产生,一般在刺激后2ms左右出现,Ⅲ波是由上橄榄核至外侧膝状体的投射纤维所产生。Ⅴ波是产生于桥脑至中脑的投射纤维,一般出现在刺激后6ms左右,随着刺激强度降低,Ⅴ波最后消失。各波潜伏期较波幅更为重要。主要测量Ⅰ波、Ⅲ波、Ⅴ波潜伏期及Ⅰ~Ⅲ波和Ⅲ~Ⅴ波的波间潜伏期。Ⅰ波潜伏期延长多见于听神经远端损害,但并不多见于听神经瘤。Ⅲ波潜伏期延长提示听神经近端至桥脑内侧受累,病变可能为听神经或脑干病变,但常见于听神经瘤。Ⅲ~Ⅴ波间潜伏期延长,提示病变位于桥脑至中脑之间。Ⅰ~Ⅲ波和Ⅲ~Ⅴ波间潜伏期延长,提示病变影响到双侧脑干、桥脑末端以上或桥脑末端及听神经,多见于桥脑病变。Ⅰ波消失,Ⅲ波、Ⅴ波正常,提示周围听力损害,不作为桥脑末端听力传导损害的评价。Ⅰ波消失,伴有Ⅲ波、Ⅴ波潜伏期延长或波形消失,提示病变部位在听神经至桥脑末端的传导性损害,但是由于缺少Ⅰ~Ⅲ波间潜伏期,对客观听力评价比较困难。如果Ⅲ波消失,Ⅰ波、Ⅴ波正常,Ⅰ~Ⅴ波间潜伏期延长,损害可存在于听神经至中脑的任何部位。Ⅴ波消失,Ⅰ波、Ⅲ波正常的情况并不常见,但如果出现,则提示病变位于桥脑以上的听觉传导通路,同时应伴有Ⅲ~Ⅴ波间潜伏期延长。

(三)特殊疾病的听觉诱发电位的改变

1. 听神经瘤　脑干听觉诱发电位对大多数听神经瘤诊断是非常敏感的。在早期,听觉诱发电位可以正常,当肿瘤较大时,Ⅰ波后的各波形可完全消失。

2. 脑干肿瘤、脑梗塞　大多数脑干内肿瘤患者的脑干听觉诱发电位均为异常,特别是当桥脑受累时,通常为Ⅲ波、Ⅴ波消失和Ⅰ~Ⅴ和Ⅲ~Ⅴ波间潜伏期延长。在脑干梗死时,大多脑干听觉诱发电位异常,少数病例的脑干听觉诱发电位可正常,但诱发电位波幅降低。50%影响到后循环的短暂性脑缺血,脑干听觉诱发电位潜伏期可以正常,约50%脑干血供恢复后,听觉诱发电位可恢复正常。

3. 多发性硬化　对临床怀疑患有多发性硬

化的患者,脑干听觉诱发电位没有视觉诱发电位和体感诱发电位敏感,脑干听觉诱发电位的异常表现为V波波幅降低及Ⅲ~V波间潜伏期延长。大多异常为单侧。脑干听觉诱发电位不能区别脱髓鞘疾病与肿瘤及脑梗死。

4. 昏迷和脑死亡　如果脑干听觉诱发电位Ⅰ波后的波形完全消失,则可判断为脑死亡。大约10%脑死亡患者可记录到完整的Ⅱ波,因为Ⅱ波是由听神经颅内段所产生,当Ⅱ波存在时,评价脑死亡应结合临床其他体征及脑干诱发电位其他波形的变化。

5. 其他各种疾病　脑膜炎、维生素B_{12}缺乏、癫痫、酒精中毒及糖尿病时,脑干听觉诱发电位可以出现各自不同的异常改变。

第二节　肌电位

一、概述

肌电图是记录运动单位电位的一种方法。根据记录结果,可以鉴别疾病时不同失神经支配状态,用于区别神经性疾病与肌源性疾病及肌病的分型。肌电图检查常用的电极有表面电极和针电极。针电极又包括单极针电极、同芯针电极和单纤维针电极等(图1-3-9-2-1)。

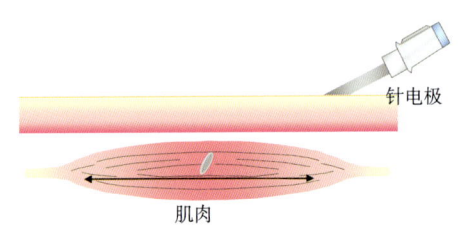

图1-3-9-2-1　同芯针电极记录肌电图示意图

单极针电极除针尖裸露外,其余均绝缘隔离。绝缘物质通常采用聚合塑料,针电极的尾端与多股导线连接到信号放大器。单极针电极记录时需要一个参考电极,因此,要将一个盘状或金属电极安放在所记录肌肉的皮肤表面。同时在记录电极的上端安置接地电极。

同芯针电极是由一根细线芯与一个套管组成的皮下针电极。线芯被完全绝缘,与套管壁完全分离。在记录针电极斜面暴露出的针芯由环氧树脂固定,针芯和套管分别与导线连接,套管作为记录电极的参考电极。检查时需要安放患者接地电极。

肌电图信号通常由视觉和听觉观察来分析。临床检查时,必须实时观察屏幕上显示的肌电图信号,并通过扬声器监测声音信号。有经验的临床医生常常在观察到信号以前首先听到异常信号。信号音量对于记录电位电压频率变化是非常好的提示。

二、肌电图记录分析

主要包括下列参数指标:
1. 插入电活动;
2. 静息电位;
3. 单个运动单位电位;
4. 大力收缩时运动单位募集状态。

在患者完全放松状态下记录插入电位和静息电位。记录单个运动单位电位时,让患者做轻度自主收缩,检查者的手应放置在患者主动肌对侧,判断患者用力方式和程度,并防止针电极移动。最大用力收缩时观察运动单位募集状态,应将病人肢体固定,避免由于移动产生伪差。

三、正常肌电图

1. **插入电位** 正常插入电位活动是由多个肌纤维的动作电位发放所组成。持续时间一般少于500ms，爆发后立即终止。有时出现类似于纤颤和正相波的电位活动，多为单个肌纤维的活动电位，通常随着电极移动停止而消失，并不是异常电位发放。

2. **静息电位** 正常肌肉在放松时并不出现自发电位。持续性的运动单位活动有时会被误作为自发电位活动。在确定为异常自发电位活动之前应观察病人是否完全放松，有时肌肉的静息状态会被拮抗肌收缩所激化。

3. **运动单位电位** 让患者做轻微收缩，激活少量运动单位，每次记录一个运动单位电位。运动单位电位的波幅高低，与运动神经轴突所支配的肌纤维数量和记录电极与肌纤维的距离有直接关系。正常单个运动单位电位的波幅应在200mV以上。大多数运动单位电位为双相或三相，如果多相电位超过15%，则可考虑异常。运动电位电位时限一般少于10ms，个别肌肉稍长，但不超过15ms（图1-3-9-2-2）。

4. **募集状态** 当随意肌收缩增加，收缩力加大，运动单位快速发放，所有运动单位被激活，扫描基线消失，此时的状态称之为完全募集（图1-3-9-2-3）。

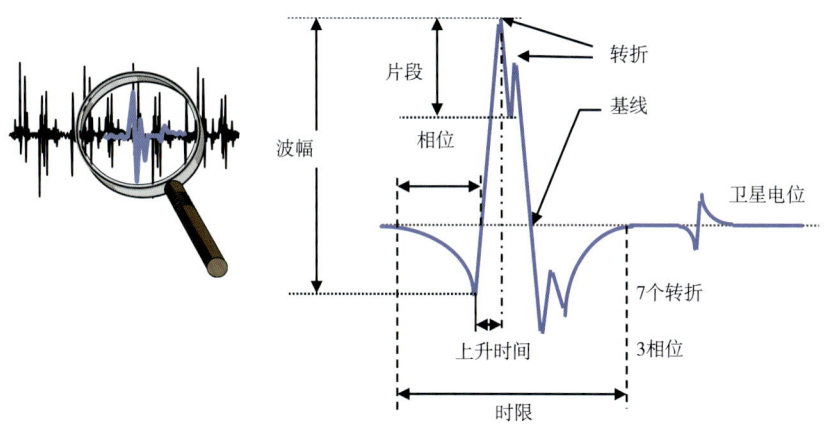

图1-3-9-2-2 单个运动单位电位示意图

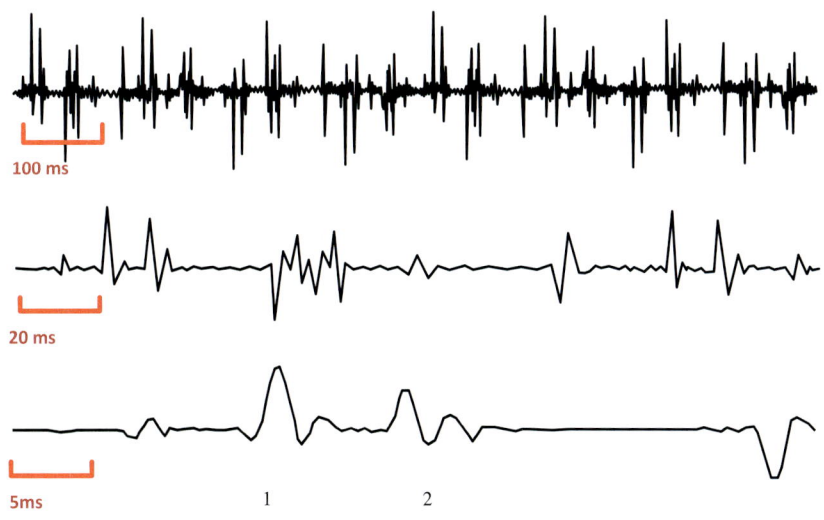

图1-3-9-2-3 肌电图的募集状态及不同分析时间示意图

四、异常肌电图

(一)插入电位

1. **插入电位活动增加** 当针电极移动停止后,电位发放持续存在。提示电位过度发放,同时常伴有时限延长。

2. **插入电位活动消失** 针电极插入移动时,所有电活动减少,常见于肌纤维的功能丧失。在周期性麻痹患者,由于肌纤维兴奋性降低,可以出现插入电位减弱,但更多见的是由于记录电极的性能不佳所造成。

(二)自发电位活动

1. **纤颤电位** 是因单个肌纤维膜电位不稳定而去极化所产生的肌纤维动作电位,电位发放频率具有随机性。

2. **正相波** 正相波是不同于纤颤电位的单个肌纤维动作电位,电位起始点首先是一个正相波,然后回返至基线。有时在正相波之后跟随一个较小负相波,但主波是正相波。与纤颤电位一样,发放频率具有随机性。正相电位与纤颤电位相同,同为肌病时出现的失神经电位活动。对于产生机理,认为与记录电极的位置有关。双相纤颤电位的产生,是由于肌纤维动作电位通过细胞外的负相成分增加所致。

3. **束颤电位** 束颤电位是单个运动单位的自发性电活动。束颤电位的发放频率是各异的,可见于正常人和慢性失神经支配,更多见于运动神经元疾病。如果没有其他慢性失神经电位表现,束颤电位并不作为异常诊断指标。病理性束颤通常表现为多相和不规则发放,一般发放频率间隔为3.5s,而非病理性发放,其间隔为0.8s(图1-3-9-2-4)。

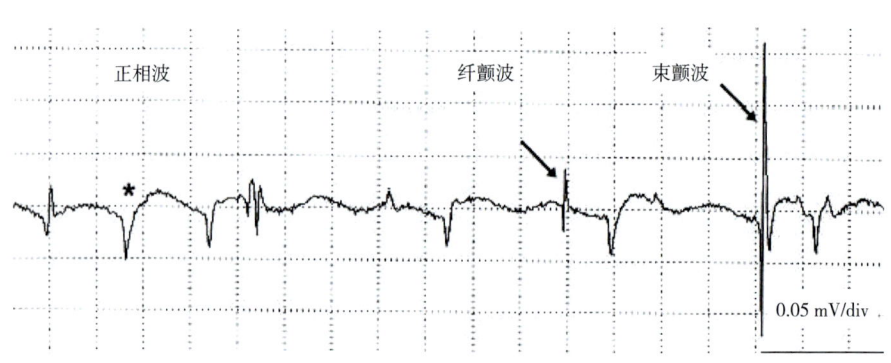

图1-3-9-2-4 纤颤波、正相波和束颤波示意图

4. **肌强直发放** 肌强直发放是单个运动单位不自主重复高频发放,通常发放频率为30~40次/s。检查时,可见皮下肌肉颤抖和高低起伏。肌强直电位可见于多种失神经病变,但常见于多发性硬化、脑干胶质瘤、放射性神经丛病变、Guillain-Barré综合征、多发性神经病。

5. **肌强直样发放** 肌强直样发放是肌纤维的重复性发放。可由针电极移动、膜结构异常和联合去极化所触发。发放频率的衰减变化声音类似于轰炸机俯冲"投弹"声。肌强直性发放产生的机制,可能是由于氯离子传导异常。氯离子主要存在于细胞外液,在动作电位结束时,钾通道开放和钠通道的关闭使膜电位复极化。钾外流是对动作电位短暂性超极化的反应。当钾恢复到基线时,膜电位为正常去极化。正常情况下,氯离子浓度维持膜电位正常阈值。当氯离子浓度降低时,去极化导致钾通道失活,再一次产生动作电位。肌强直性发放常见于强直性肌营养不良、先天性肌强直、先天性副肌强直及高钾型周期性麻痹。在患有炎性肌病或代谢性酸中毒病人,尽管临床没有肌强直症状,但肌电图检查可以见到肌强直样发放。

(三) 异常运动单位电位

1. **神经性病变的运动单位电位** 见于急性失神经支配、神经再生前及运动单位减少。残存的运动单位具有基本正常功能。因此，除非是完全性失神经支配，否则运动单位电位常表现为正常。通常失神经支配的肌纤维由临近残存的神经轴突芽生来支配，由于残存的运动单位轴突支配的肌纤维数量增加，记录的运动单位电位较常规记录的电位波幅要大。代偿支配的肌纤维与原始支配的肌纤维并没有激活同步，所以运动单位电位表现为多相电位和时限的增加。高波幅、长时限、多相电位增加是慢性失神经支配的主要特点。

2. **肌病性运动单位电位** 在患有肌肉疾病时，肌细胞膜电位不稳定，导致运动单位电位变化。一些肌纤维发生不可逆性去极化及神经肌肉传导活性减少，导致运动单位电位波幅降低。同时，由于在肌肉病变时，肌纤维数量减少和残存受损肌纤维同步活动产生了运动单位的短时限多相电位，为肌肉疾病时常见的病理性运动单位电位。肌病性运动单位电位有时称之为短棘波、低波幅群多相电位。相似的运动单位表现有时也出现于一些失神经支配的患者，特别在早期神经末梢传导的不同步。

3. **异常募集状态** 募集状态减少提示功能单位的降低。单个运动单位的快速发放构成了运动单位募集状态，募集状态减少多见于轴突和脱髓鞘性神经病变所导致的运动轴突传导降低。

4. **病理干扰相** 病理干扰相是由众多低水平运动单位收缩所产生，见于典型肌肉病变时。这些单位产生的募集状态虽然是低波幅，但仍无法分辨基线。

第三节　神经传导速度测定

一、概述

神经传导速度是指冲动在单位时间内通过神经的距离，以米/秒表示。神经传导时间，又称之为潜伏期，是指从刺激开始到动作电位出现的起始时间，它包括神经-肌肉接头传递耽搁时间及肌膜冲动传导时间。由于冲动经过神经全长时，在近中枢端的神经纤维较粗，传导速度较快，在神经远端纤维变细，传导速度较慢。因此，其传导速度不同。在神经干近端和远端两点刺激，去神经-肌肉接头传递延搁影响，可以精确测定运动神经传导速度。常规神经传导速度测定，是应用各种不同方波脉冲刺激神经后记录神经传导速度。采用标准的方波脉冲，时限为0.1ms~0.2ms。有时也应用长时限宽脉冲或短时限脉冲。长时限宽脉冲刺激可能产生过强电流强度，激活作用电极附近几毫米范围的神经轴突，因而导致对正常反应波的辨认缺少精确性。所以长时限宽脉冲仅用于当最大刺激后，记录不到最大反应时才考虑采用，但对所得到的结果应作出谨慎判断。刺激最大输出电压因仪器不同而各异，通常为250V。短暂的直流电脉冲并不损伤神经组织和皮肤。

二、运动神经传导速度测定

(一) 基本概念

记录电极放置在被检查神经所支配肌肉的中点，

参考电极放置在远端。刺激神经后,在肌肉记录到一个复合性肌肉动作电位(CMAP),它是多个肌纤维的总合电位,有时称之为M反应。如果记录电极放置的位置不正确,记录的复合性动作电位主负相波倾斜之前产生一个正相电位,使潜伏期的测量比较困难。刺激电极同样是由作用和参考电极组成,一般放置在所检查神经的表面皮肤,在负极下面的去极化最大,通常朝向远端的记录电极。病人接地放置在同侧肢体刺激与记录电极之间。电极安放好后,开始进行重复刺激,采用1Hz脉冲;刺激强度从0开始,逐渐增加刺激强度,直到CMAP波幅不再增加时,再增加刺激强度25%,获得最大CMAP波幅(图1-3-9-3-1)。

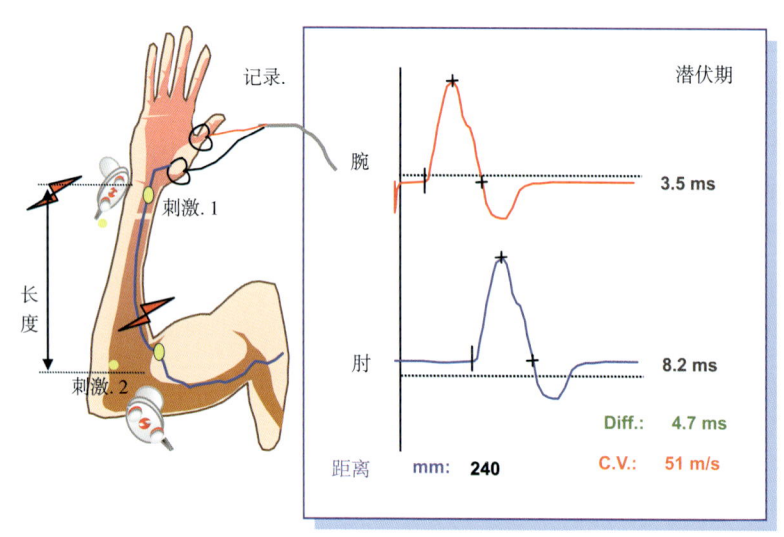

图1-3-9-3-1 运动神经传导速度的测定示意图

(二) 潜伏期测量

起始点或从刺激到M波的波峰;并测量M波的峰值电压。然后将刺激电极上移到神经近端,不需要逐渐增加刺激强度,一般刺激1~2次,记录结果与远端刺激记录的波形相同。如果记录的波形发生衰减或波形变化,应增加刺激的强度,以确信波形变化并不是由于刺激激活的不完全。测量近端M波反应的潜伏期与波幅,并测量远端刺激点与近端刺激点之间距离,根据下列公式计算出神经传导速度:

$$神经传导速度(CV) = \frac{距离(D)}{远端潜伏期(PL) - 近端潜伏期(DL)}$$

三、感觉神经传导速度测定

感觉神经传导速度较运动神经传导速度的测定更为方便。由于感觉神经并不像运动神经存在神经传递的突触耽搁,因此,只需要一个刺激点。采用指环电极刺激正中神经和尺神经,刺激和记录电极都放置在感觉神经部分,在手指分布的是这两个神经的纯感觉分枝。感觉神经传导速度可以采用顺向性或逆向性传导测定。两种方法记录的感觉神经传导速度,由于容积传导在几何上的不同而略有差异。一般建议采用顺向性传导记录,因为只需刺激兴奋少量神经纤维,所产生的刺激伪差小。在顺向性刺激记录不到的情况下,才考虑应用逆向性刺激记录(图1-3-9-3-2)。

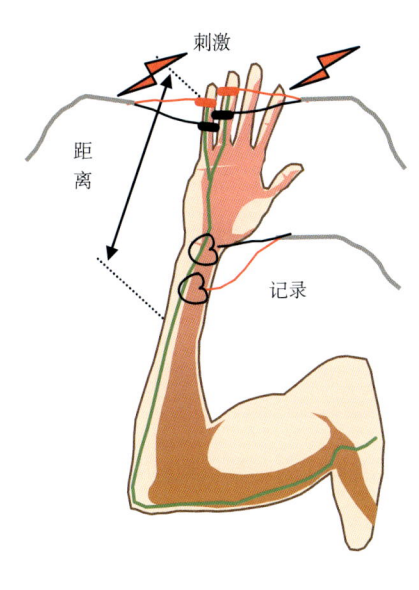 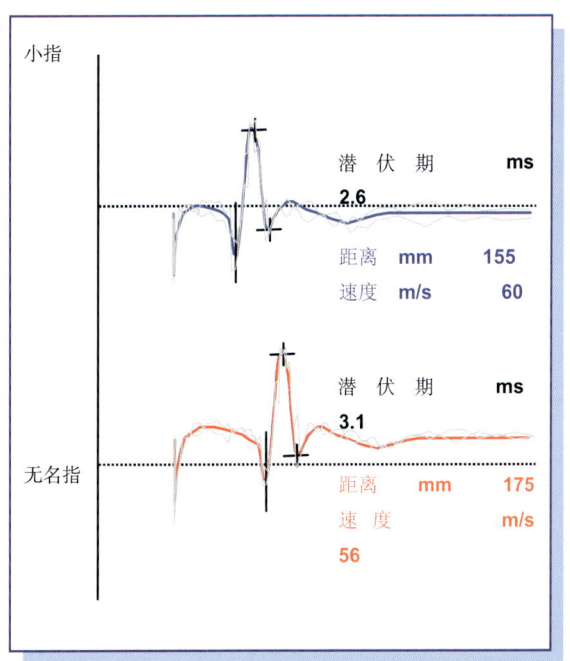

图1-3-9-3-2 感觉神经传导速度的测定示意图

感觉神经传导速度测定,由于记录的复合神经动作电位(CNAP)波幅低,并且不规则,必须采用平均技术将其从背景噪声电活动中分离出来。尤其是老年患者和患有周围神经病变时,如果没有平均叠加技术,无法确定感觉神经电位。刺激时逐渐增加刺激电压强度,直到感觉神经电位(CNAP)出现。当刺激强度逐渐增加,而波幅不再变化时,锁定并测量电位潜伏期和波幅,同时测量由刺激点与记录点之间距离,依据下列公式计算出传导速度:

$$神经传导速度(CV)= \frac{距离(D)}{潜伏期(L)}$$

感觉神经电位的起始潜伏期和峰潜伏期均可作为计算传导速度的参数,对快纤维传导的测定,采用起始潜伏期更为精确,因此作为首选方法。在近端神经根损害性疾病,感觉神经传导速度有时可以是正常的,特别在撕脱伤时,由于神经纤维损伤是在神经根节和脊髓之间,而神经节与周围神经之间的连接是完好的,周围神经的感觉传导速度并不受影响。

四、神经传导速度异常

(一)传导速度减慢

无论运动或感觉神经,传导速度低于正常值的3SD,则提示传导速度异常,多见于周围神经的脱髓鞘病变。轴突性神经病变也可以导致神经传导速度减慢,但一般不超过正常限5m/s。多发性神经病可出现神经传导速度减慢,特别是在神经远端,单个神经病变出现神经传导速度减慢仅见于单神经的个别节段。传导阻滞是选择性神经节段传导速度减慢。多节段神经传导阻滞可见于Guillain-Barré综合症、慢性炎性脱髓鞘多发性神经病及多灶性运动神经病。

(二)远端潜伏期延长

远端潜伏期延长多见于脱髓鞘性神经病、神经肌肉传递障碍及肌纤维的膜功能丧失。实际上最多见的是脱髓鞘病变和神经远端压迫性损害。

(三)电位波幅降低

CMAP降低,提示功能性肌纤维数量减少,运动单位数量减少或肌纤维兴奋性受到损害。常见于运动神经病、轴突变性和肌病。感觉神经电位波幅降低则提示感觉神经轴突减少。在正常人感觉神经电位波幅有很大差异。因此,感觉神经反应电位的波幅变化并不单独作为疾病诊断指标。如果病变明显影响到波幅,通常感觉神经传导速度也减慢。

(四)波形离散

波形离散常见于神经脱髓鞘病变。在患有脱髓鞘病变时,并不是所有神经轴突传导速度都减慢,但神经冲动发放同步减少可产生波形离散。轴突变性时,由于继发性脱髓鞘而导致波形离散。

五、脊神经刺激

直接刺激脊神经用于评价神经近端周围神经节段传导功能。采用针电极直接刺激不仅可以测定 C_8 节段脊神经传导速度,也可以刺激其他神经根及马尾神经来测定周围神经传导功能。应用电刺激器或磁刺激器在神经根表面进行刺激,更多的是采用针电极直接刺激神经根,避免病人对高压电刺激的不舒服感,同时与磁刺激相比较,对深部神经刺激得到的结果更可靠。刺激 C_8 神经根后,可在其所支配的任何一块肌肉记录到 CMAP 动作电位。常规选择由下臂丛及尺神经组成部分所支配的小指展肌记录,对诊断近端嵌压综合征非常有意义。当刺激脊神经记录的反应异常时,应对所有神经节段进行检测,以确定确切病变损害部位。

六、F- 波

F- 波是测定由刺激点到近端运动轴突传导功能的一种方法。常规刺激运动神经时,产生的动作电位不仅顺向传导到肌肉,同时也逆向传导至运动神经元。逆向传导的电位抵达躯体使树突去极化,并传回到轴丘,使其去极化。由此,一个新动作电位产生并返回至肌肉,动作电位激活运动终板,产生肌纤维动作电位,这个反应波,即为 F- 波。记录 F- 波的电极位置与记录运动神经传导速度相同,刺激电极的位置可以放在神经远端或近端,但刺激电极的负向应朝向脊髓。主要分析 F- 波潜伏期和确定反应波的存在与消失(图 1-3-9-3-3)。

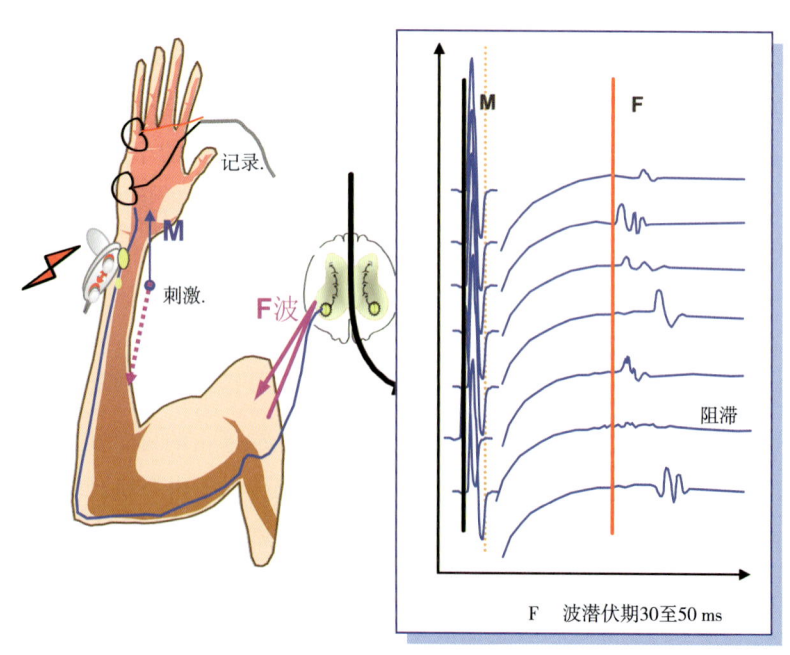

图 1-3-9-3-3　F 波的测定示意图

F-波潜伏期是神经冲动传导到脊髓和反馈到肌肉的传导时间总和,因此,近端神经传导速度可以通过下列公式计算得出:

$$神经传导速度 = \frac{2 \times 距离}{F潜伏期 - M潜伏期}$$

怀疑周围神经病变时,应用F-波检查,对照近端和远端传导状态,尤其是近端的神经病变,如Guillain-Barré综合症、慢性感染性多发性脱髓鞘神经病等周围神经脱髓鞘病变时,远端和近端F-波波潜伏期均延长。在Guillain-Barré综合征早期,F-波的异常最为明显。在神经轴索、神经根和神经丛病变时,F-波潜伏期大多正常。严重轴索病变时,由于继发性脱髓鞘病变,可以导致F-波潜伏期延长。在脱髓鞘性神经病时,由于传入和传出动作电位离散,F-波可消失。

七、H-反射

H-反射是牵张反射的电生理表现方式。当牵张肌肉叩击肌腱时,肌梭被激活,并传递冲动到脊髓,H-反射部分是由脊髓的单突触连接所产生,而大部分是由相应节段和高节段的多突触传导通路所产生。H-反射通常在下肢腘窝刺激神经,由腓肠肌记录。当逐渐增加刺激强度,大约在30ms首先出现一个反应波,即H波。随着刺激强度增加,H波潜伏期逐渐缩短,同时M波出现,并逐渐增高。进一步增加刺激强度,H-反射则消失。正常H-反射潜伏期不应超过35ms,两侧相差不大于1.4ms。H-反射潜伏期延长或消失,多见于脱髓鞘和神经轴突病变,也可用于S_1神经根病变的诊断。

(周 晖)

参 考 文 献

1. 江澜. 外周神经损伤康复治疗及肌电图分析[J]. 中国康复, 2010, 25(4): 288-289.
2. 沈宁江, 黄世敏, 林庆彪. 颈椎手术中皮层体感诱发电位(CSEP)监护的临床研究[J]. 中国矫形外科杂志, 2007, 10(9): 866-868.
3. Sala F, Bricolo A, Faccioli F, et a1. Surgery for in intramedullary spinal cord tumors: the role of intraoperative (neuro—physiological) monitoring[J]. Eur Spine J, 2007, 16(Supp2): S130—Sl39.
4. Tamaki T, Kubota S.History of the development of intraoperative spinal cord monitoring[J]. Eur Spine J, 2007, 16(Suppl2): S140—S146.
5. Podnar S. Sacral neurophysiologic study in patients with chronic spinal cord injury.Neurourol Urodyn. 2011 Jan 20. doi: 10.1002 / nau.21030. [Epub ahead of print]
6. Franceschi F, Dubuc M, Guerra PG, etal.Diaphragmatic electromyography during cryoballoon ablation: a novel concept in the prevention of phrenic nerve palsy.Heart Rhythm. 2011 Jan 20. [Epub ahead of print]
7. Fagundes-Pereyra WJ, Teixeira MJ, Reyns N, etal.Motor cortex electric stimulation for the treatment of neuropathic pain.Arq Neuropsiquiatr. 2010 Dec; 68(6): 923-9.
8. Guo L, Gelb AW.False Negatives, Muscle Relaxants, and Motor-evoked Potentials.J Neurosurg Anesthesiol. 2011 Jan; 23(1): 64.
9. Bruno MA, Gosseries O, Ledoux D, Hustinx R, Laureys S.Assessment of consciousness with electrophysiological and neurological imaging techniques.Curr Opin Crit Care. 2011 Jan 3. [Epub ahead of print]
10. Qu QW, Zhu SM, Zheng JB, etal.Electrophysiolgial evaluation of ozone in treating of lumbar disc herniation with curving sheath-needle multi-direction rotating injection.Zhongguo Gu Shang. 2010 Oct; 23(10): 765-8. Chinese.

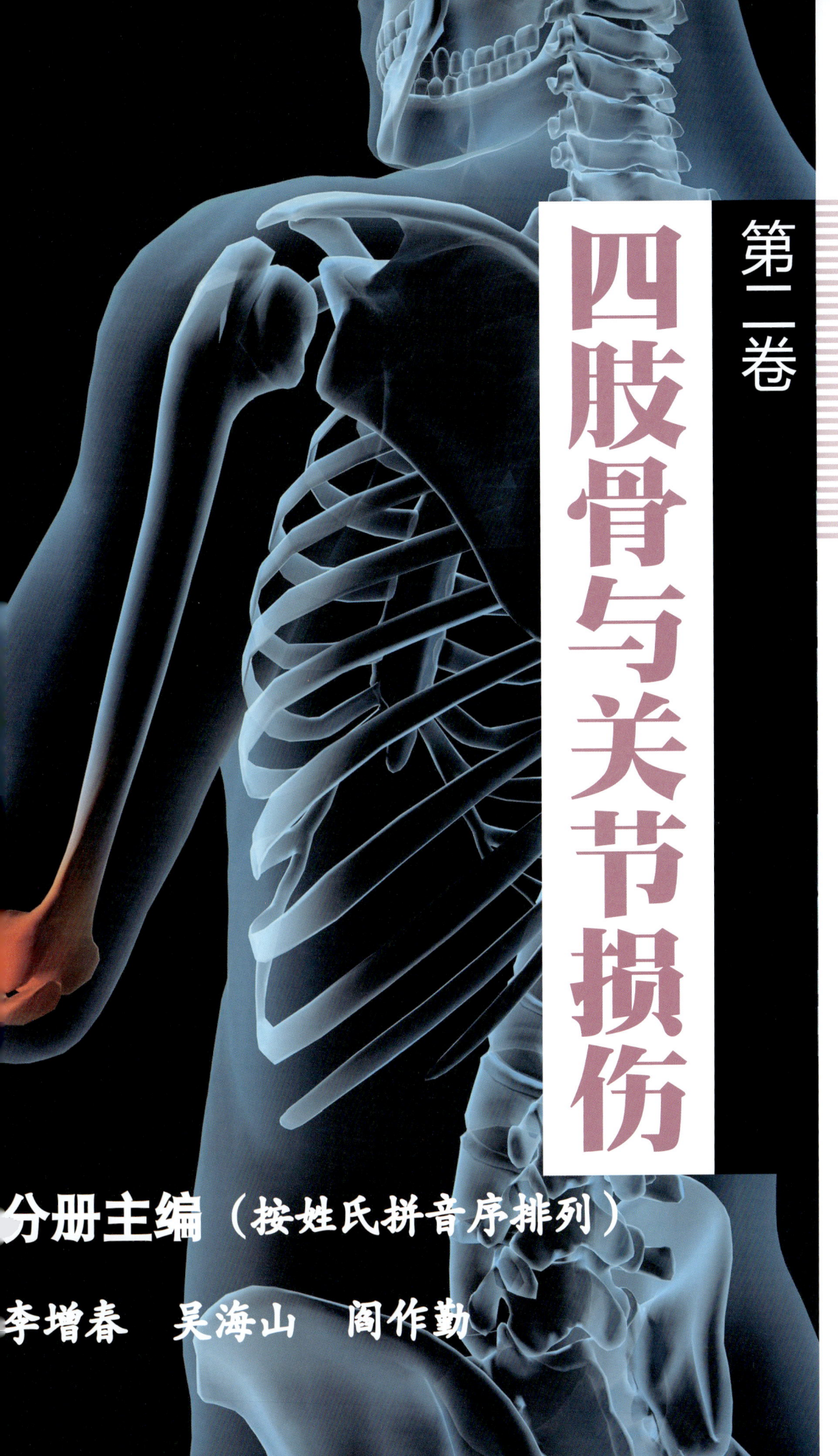

第二卷

四肢骨与关节损伤

分册主编（按姓氏拼音序排列）

李增春　吴海山　阎作勤

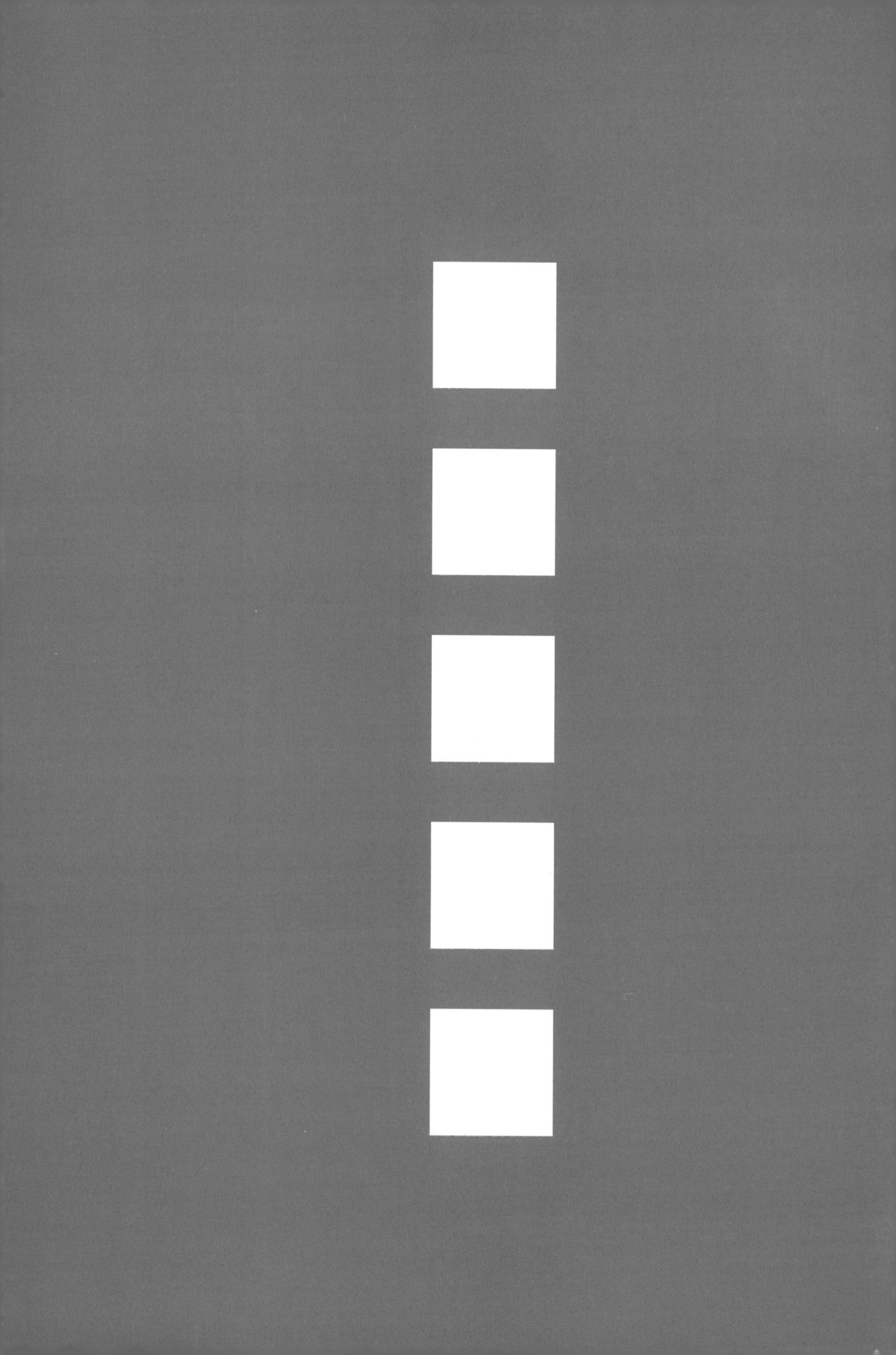

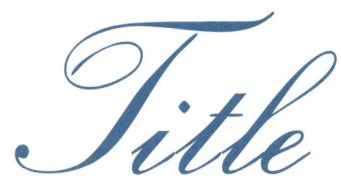

第一篇 骨折的基本概念与上肢骨折

- 第一章 骨折之基本概念 /400
  - 第一节 骨折的定义、致伤机制与分类 /400
  - 第二节 骨折的临床表现与诊断 /407
  - 第三节 骨折治疗的基本原则与要求 /412
  - 第四节 骨折的愈合与康复（功能恢复）/428
- 第二章 肩部骨折 /439
  - 第一节 肩部解剖及肩胛骨骨折 /439
  - 第二节 锁骨骨折与肩锁、胸锁关节脱位 /444
  - 第三节 肱骨上端骨折 /452
  - 第四节 肩关节脱位 /461
- 第三章 肱骨干骨折及肘部损伤 /475
  - 第一节 肱骨干骨折的概述、发生机制、分型、诊断及治疗概况 /475
  - 第二节 肱骨干骨折的手术疗法 /479
  - 第三节 肘关节解剖特点与肘部关节脱位 /486
  - 第四节 肘部骨折 /490
  - 第五节 肘关节损伤后遗症的手术治疗 /506
- 第四章 前臂骨折 /512
  - 第一节 解剖复习及尺桡骨上端骨折 /512
  - 第二节 尺桡骨骨干骨折 /516
  - 第三节 尺桡骨远端骨折概况 /523
  - 第四节 桡骨远端骨折的处理 /535
- 第五章 手腕部外伤 /546
  - 第一节 手腕部骨折脱位 /546
  - 第二节 拇指掌指关节侧副韧带损伤的手术 /568
  - 第三节 手部肌腱损伤的手术 /570
  - 第四节 手部皮肤损伤的手术 /586

第一章 骨折之基本概念

矫形外科最早是从处理骨折开始,因此骨折是构成骨科学的一个主要组成部分。随着高速公路及交通工具的快速发展及工矿业、建筑业的蒸蒸日上,其发生率逐年增多。因此对骨折的基本概念骨科医师应倍加重视,尤其是正确的诊断与合理及时的治疗。

第一节 骨折的定义、致伤机制与分类

一、骨折的定义

骨或软骨组织遭受暴力作用引起骨组织或软骨组织连续性部分或全部中断者谓之骨折。

骨折在生物力学特性上表现为在外力作用下,骨组织某一区域的应力超过骨组织所能承受的极限强度而导致的骨骼的断裂。多次重复性外力引起的骨折谓之"应力性骨折"(或疲劳性骨折)。如果骨骼本身伴有病变、在遭到外力时发生骨折者,则称之病理性骨折。

二、骨折的致伤机制

引起骨折的暴力主要有以下4种。

(一)直接暴力

直接作用于骨骼局部,并引起骨折的外力,属直接暴力。其中以工矿交通事故、斗殴及战伤为多见。因暴力直接作用于局部,致使软组织损伤较重,易引起开放性骨折,尤其表浅的胫骨中下段为多见(图2-1-1-1-1)。骨折如发生在前臂或小腿时,两骨折线常在同一水平面上,此时骨折端多呈横形或粉碎性。

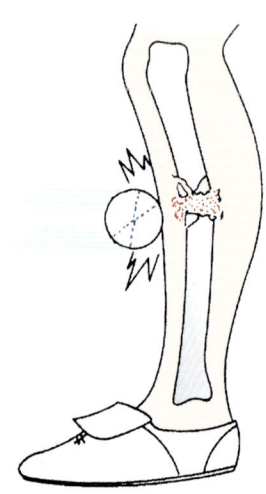

图2-1-1-1-1 造成骨折常见的直接暴力示意图

(二)间接暴力

指通过传导、杠杆或旋转等作用,间接引

起骨折的外力,以四肢及脊柱为常见。骨折多发于骨骼结构薄弱处,软组织损伤一般较轻,骨折线以斜形及螺旋形为多见,在脊柱上则多表现为楔形压缩或爆裂状。如发生在小腿或前臂时,双骨的骨折线多不在同一平面(图2-1-1-1-2)。

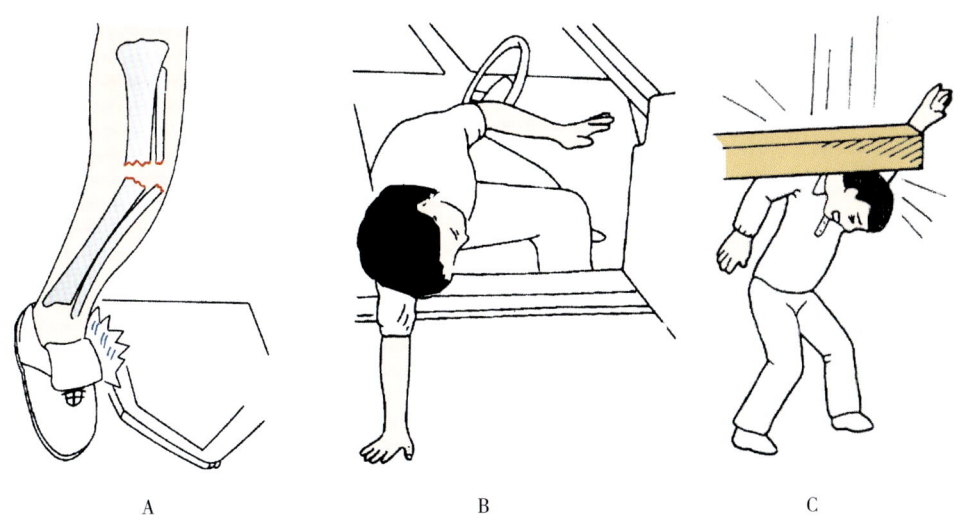

图2-1-1-1-2　常见的间接暴力示意图（A~C）
A.滑倒或跌倒；B.交通事故；C.高处重物落下

（三）肌肉拉力

当肌肉突然猛烈收缩时,可间接产生强大的拉应力,以致引起附着点处骨折,以撕脱骨折多见。临床上常见的有股四头肌所引起的髌骨骨折（多为横断骨折,而跪下跌倒所引起的髌骨骨折则多为粉碎性）,肱三头肌所致的尺骨鹰嘴骨折或肱骨干骨折,缝匠肌引起的髂前上嵴骨折,股直肌所造成的髂前下嵴骨折,以及腰部肌群所引起的横突骨折等。此种骨折多较单纯,少有血管神经损伤。

以上3种暴力可见于同一意外过程中,例如平地跌倒,手掌着地,可由于直接暴力、间接暴力及肌肉拉力而引起各个部位不同类型损伤中之一种或多种损伤,以前者多见(图2-1-1-1-3)。

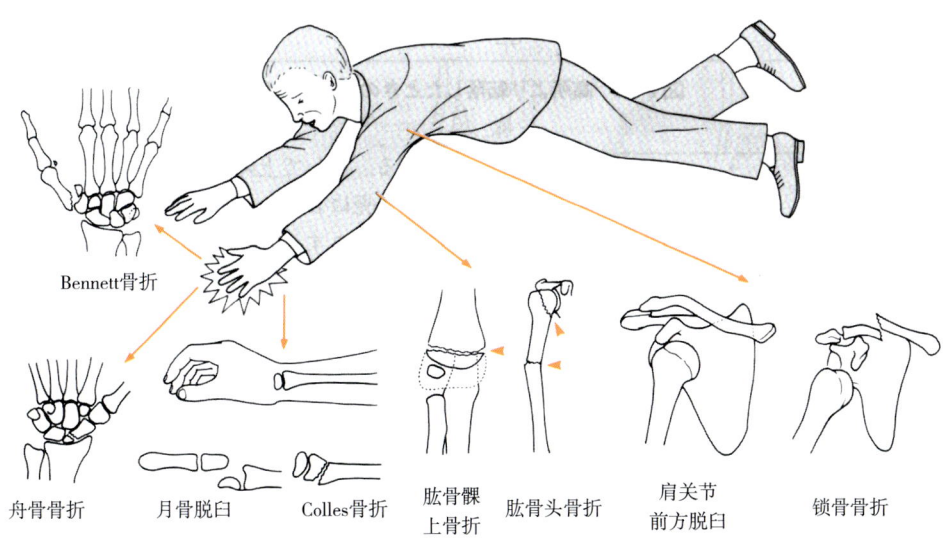

Bennett骨折　　舟骨骨折　　月骨脱白　　Colles骨折　　肱骨髁上骨折　　肱骨头骨折　　肩关节前方脱白　　锁骨骨折

图2-1-1-1-3　外伤后不同部位、不同类型的损伤示意图

(四)慢性压应力

由于骨骼长期处于超限负荷,以致局部压应力增加而产生骨骼疲劳,渐而骨小梁不停地断裂(可同时伴有修复过程),以致形成骨折。其中以篮球、足球运动员和长途行军者所致的胫骨、跖骨应力骨折,以及风镐手的前臂骨折等较为多见(图2-1-1-1-4)。

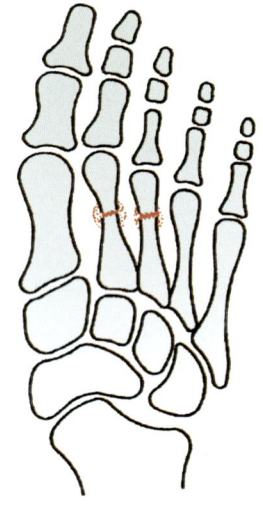

图2-1-1-1-4 行军骨折示意图

除上述外力致伤机制外,尚与骨骼本身的解剖特点、年龄差异、健康状态及骨骼本身有无病变等密切相关。

三、骨折的分类

根据分类的角度不同,其名称及种类各异,现将临床上常用的分类归述如下。

(一)因致伤原因不同

可分为以下3型。

1. 外伤性骨折 指因外界暴力或肌肉拉力作用而引起骨骼连续性中断者。

2. 病理性骨折 系骨组织本身已存在病变,当遇到轻微外力,甚至无明显外伤情况下引起骨折者(图2-1-1-1-5)。

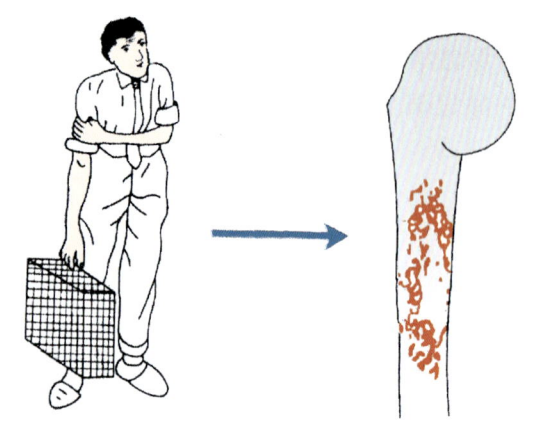

图2-1-1-1-5 骨肿瘤易引起骨折示意图

3. 应力性骨折 又称疲劳性骨折,由于骨组织长期承受过度的压应力,逐渐引起受力最大一侧的骨膜及骨小梁断裂,并渐扩大而波及整个断面者。

(二)视骨折程度的不同

可分为以下两种。

1. 不完全性骨折 指骨骼断面上骨小梁部分断裂,骨骼仅部分失去连续性者,可无移位或仅有轻度成角移位,以儿童为多见。其又可分为以下5种类型。

(1)青枝骨折:多发生在小儿长管骨,因其骨膜较厚,当遭受的外力突然中止,则可引起仅一侧骨膜及骨皮质断裂,而另侧完整、似柳枝被折断状,故又称柳枝骨折或青枝骨折。此种骨折常在骨折端出现三角形骨块,其底边位于受力侧。

(2)裂缝骨折:以成年人为多见,仅在骨皮质上出现一个裂隙征,骨骼的连续性大部分仍存在。

(3)楔形骨折:见于脊椎骨,尤以胸腰段受屈曲暴力影响而出现前方压缩、后方完整或基本完整的楔状外观。

(4)穿孔骨折:多见于枪伤时,弹丸仅仅穿过骨骼一部分,而整个骨骼并未完全折断。

(5)凹陷骨折:指扁平骨,如颅骨及骨盆等,外板受外力作用后呈塌陷状,而内板完整。

2. 完全骨折　指骨骼完全断裂并分成两块或多块者,此型临床上最为多见。

(三) 依照骨折线走行方向的不同

可分为以下数种(图 2-1-1-1-6)。

1. 横形骨折　指骨折线与骨骼长轴呈垂直状者;

2. 斜形骨折　骨折线与骨骼纵轴呈斜形走向者;

3. 螺旋形骨折　多因旋转暴力致骨折线与骨骼纵轴呈螺旋状外观者;

4. 压缩形骨折　块状松质骨呈纵向或横向压缩、体积变小及密度增加者;

5. 撕脱骨折　指因肌肉或韧带突然收缩而将附着点之骨骼撕裂者,骨折片多伴有移位;

6. 柳枝骨折　如前所述,呈柳枝受折状,并出现三角形骨块之不完全性骨折;

7. 粉碎骨折　指骨骼在同一部位断裂、骨折块在 3 块以上者;

8. 脱位骨折　关节处骨折合并脱位者;

9. 星状骨折　骨折线呈星芒状向四周辐射,也可视为粉碎骨折之一种,多见于髌骨或颅骨等扁平骨处;

10. 纵形骨折　指骨折线沿骨骼纵轴方向延伸者;

11. 蝶形骨折　指骨盆双侧坐骨枝与耻骨枝同时骨折者,因其形状似蝶状而名;

12. T 型、Y 型及 V 型骨折　指股骨与肱骨下端的骨折线似"T"型(髁上 + 髁间骨折)、"Y"型(内、外髁 + 髁间)及"V"型(内外髁骨折)者;

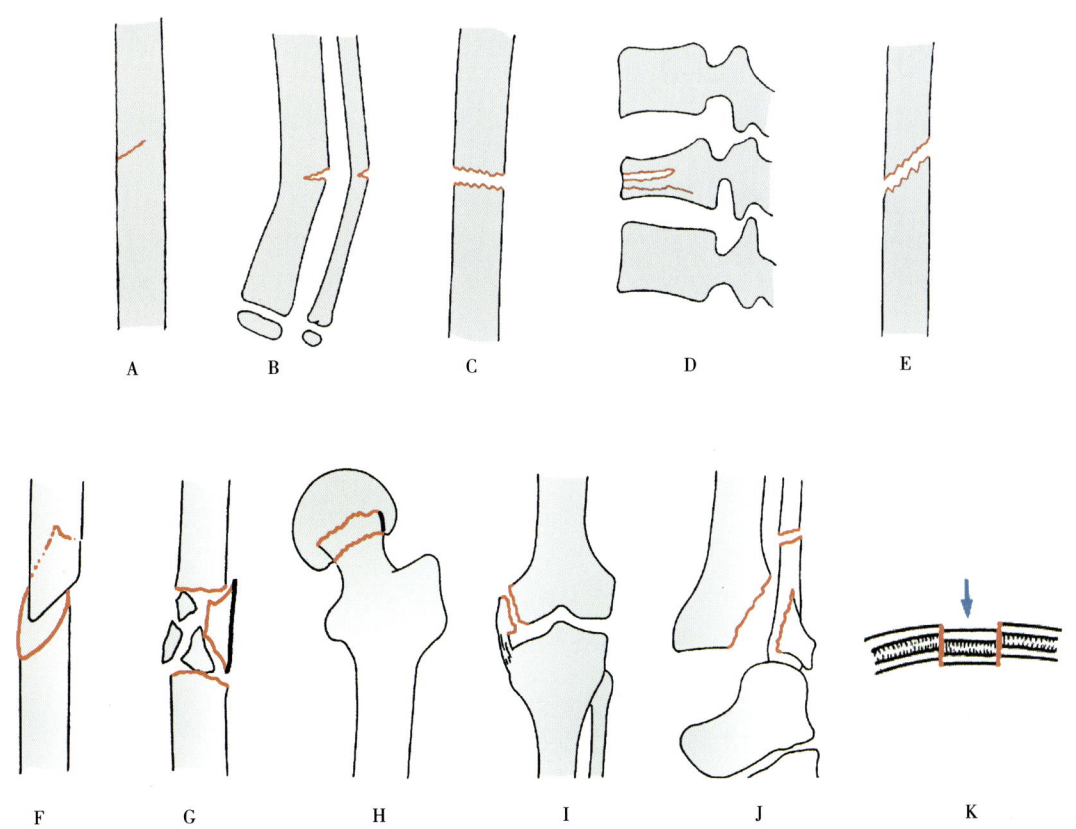

图 2-1-1-1-6　骨折的分类与类型示意图 (A~K)
A.裂隙骨折; B.柳枝骨折; C.横形骨折; D.压缩骨折; E.斜形骨折;
F.螺旋形骨折; G.粉碎性骨折; H.嵌入骨折; I.撕脱骨折; J.骨折脱位; K.塌陷骨折

13. **爆裂性骨折** 指松质骨骨折时,其骨折块向四周移位者,多见于椎体及跟骨。前者易引起脊髓损伤。

(四)视骨折后局部稳定程度不同

可分为下面两种。

1. **稳定性骨折** 指复位后不易发生再移位者,多见于长管骨的横形(股骨干横形骨折除外)、嵌入性及不完全性骨折,椎体的压缩性骨折及扁平骨骨折者。

2. **不稳定性骨折** 指复位后不易或无法持续维持对位者。治疗较复杂,常需牵引、外固定或手术疗法。多见于长管骨的斜形、粉碎性及螺旋形骨折,以及伴有脱位的脊柱骨折等,大多为不稳定性骨折。

(五)按照骨折在骨骼上的解剖部位不同

可分为以下几种(图2-1-1-1-7)。

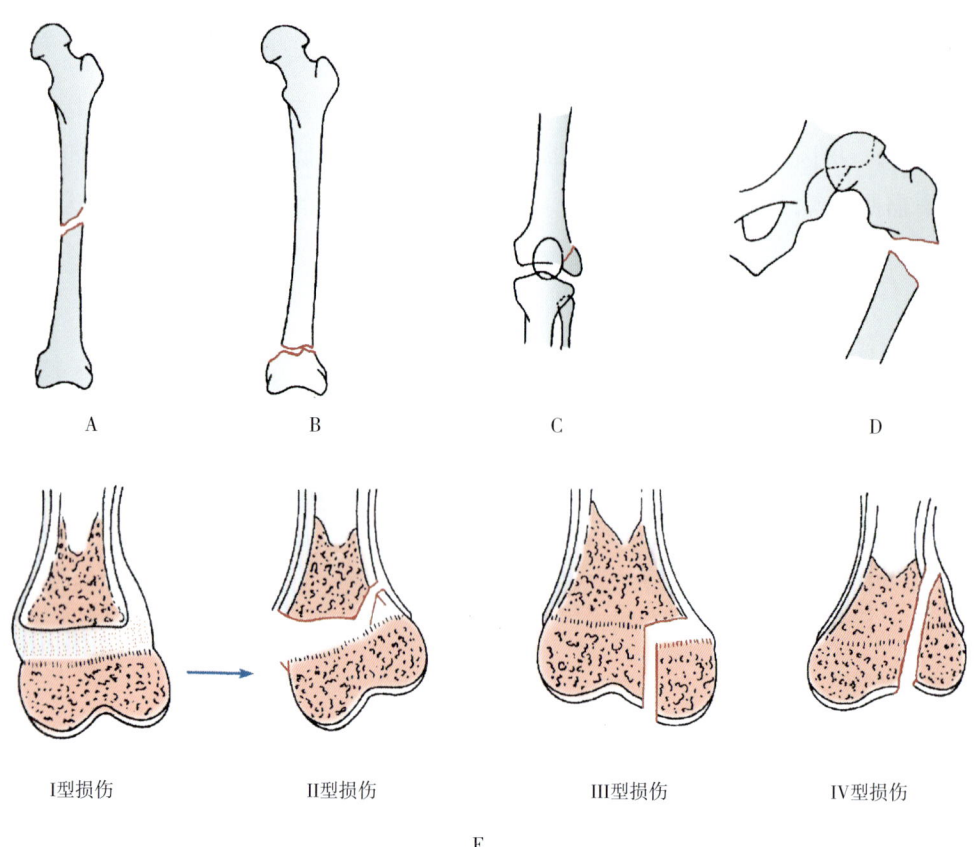

图2-1-1-1-7 骨折按部位分型示意图(A~E)
A.骨干部骨折;B.干骺端骨折;C.关节内骨折;D.骨折合并关节脱位;E.骨骺损伤

1. **骨干骨折** 指长管骨骨干部骨折者,其又可分为上1/3、中1/3及下1/3等,也可再延伸分出中、上1/3及中、下1/3等;

2. **关节内骨折** 凡骨折线波及关节表面(囊内)之骨折统称关节内骨折,需要解剖对位,治疗较为复杂;

3. **干骺端骨折** 长骨两端的干骺部骨折者(骨折线波及关节面时,则属关节内骨折);

4. **骨骺损伤** 指儿童骨骺部受累者,临床上分为骨骺分离、骨骺分离伴干骺端骨折、骨骺骨

折、骨骺和干骺端骨折、骨骺板挤压性损伤等5型,以骨骺分离多见,此时可伴有骨折片撕脱;

5. **脱位骨折** 即骨折与邻近关节脱位并存者;

6. **软骨骨折** 系关节内骨折的特殊类型,多需要借助关节镜或MR等进行确诊。

(六)依据骨折端是否与外界交通

可分为下面两种。

1. **闭合性骨折** 骨折处皮肤完整、骨折端与外界无交通者(图2-1-1-1-8)。

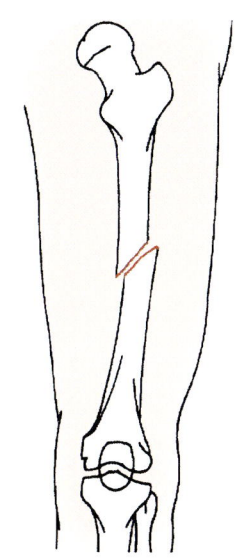

图2-1-1-1-8 闭合性骨折示意图

2. **开放性骨折** 凡骨折端刺穿皮肤或黏膜,或外来暴力先引起皮肤破损,再伤及骨骼,引起骨折并与外界相交通者,即为开放性骨折。因暴力往往较大,易伤及软组织并伴有血管神经损伤,诊断时应注意。又因骨折局部多受污染,故感染的机会较大,治疗时应注意抗感染(图2-1-1-1-9)。

(七)按骨折是否伴有邻近神经血管损伤

分为下面两类。

1. **单纯性骨折** 指不伴有邻近神经、血管或脏器损伤者;

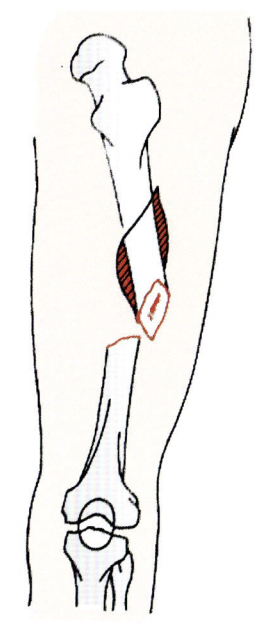

图2-1-1-1-9 开放性骨折示意图

2. **复杂性骨折** 除骨折外,尚伴有邻近神经、血管或脏器损伤者,多为高能量损伤所致。

(八)用人名命名的骨折

很多骨折是用首先描述该骨折的作者名字命名的,临床上常遇到的有以下数种。

1. **科利斯(Colles)骨折** 指骨折线位于桡骨下端2.5cm以内,且其骨折远端向桡侧及背侧移位者;

2. **斯密史(Smith)骨折** 骨折线亦位于桡骨下端2.5cm以内,但其远端移位方向则与科利斯骨折者相反;

3. **巴顿(Barton)骨折** 指桡骨远端背侧缘或掌侧缘骨折(后者又称反巴顿骨折)合并腕关节半脱位者;

4. **孟特杰(Monteggia)骨折** 指尺骨上1/3骨折合并桡骨小头脱位者;

5. **加莱滋(Galeazzi)骨折** 系桡骨下1/3骨折合并下尺桡关节脱位者;

6. **苯乃特(Bennett)骨折** 即第一掌骨近端纵形骨折、伴有第一掌腕关节脱位者;

7. 波提斯（Pott's）骨折 为踝部骨折的一种。

总之骨折的种类甚多，难以以某一种分类完全概括，而且临床上所遇到的骨折大多为非典型病例，因此在诊断与治疗上应依据实际情况全面考虑。

图 2-1-1-1-10 为临床上最为多见的骨折类型。

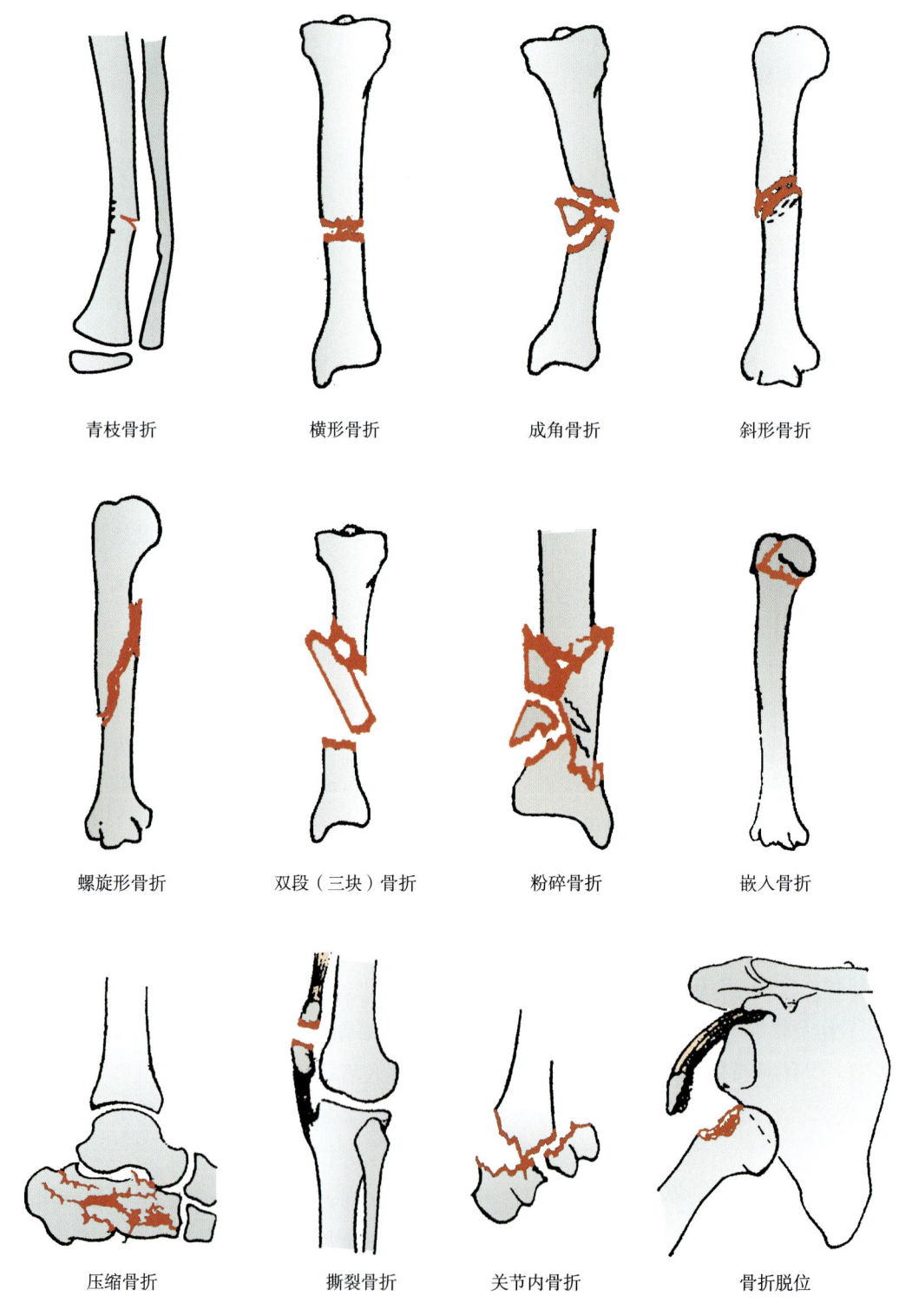

图2-1-1-1-10　各种骨折类型示意图

第二节　骨折的临床表现与诊断

一、骨折的临床特点

（一）外伤史

除病理性骨折外，一般均有明确的外伤史，应详细了解患者年龄、所从事的职业及受伤的时间、致伤暴力的机制、外力的大小、作用方向及持续时间、受伤时周围的环境（尤其是污染情况）、有无畸形发生及伤后处理情况等。

（二）主诉与症状

1. 疼痛　为骨折患者的首发症状，且较剧烈，尤其在移动骨折局部时疼痛更甚。主要由于受伤局部、尤其是骨折处的骨膜感觉神经遭受刺激所致。

2. 异常活动　四肢长管骨完全骨折时，患者可突然发现肢体有异常活动出现，并伴有难以忍受的剧痛。但在不完全性骨折或周围肌肉处于持续痉挛状态的患者，肢体异常活动可不出现或不明显。

3. 功能障碍　由于骨骼连续性中断，任何波及骨折局部的活动均可引起剧痛，以致出现明显的功能障碍。上肢骨折者表现为持物困难，下肢骨折者则无法站立，更不能行走。脊柱骨折除表现为脊柱活动障碍外，若有脊髓损伤，尚可表现为损伤平面以下的神经功能缺失。但对某些不全性骨折、嵌入性骨折或感觉迟钝的高龄患者，功能障碍可不明显，仍可勉强步行、骑车等，此在临床检查时应注意，切勿漏诊。

（三）体征

视骨折之部位、类型、数量及伤后时间等不同，其体征差别较大，在检查时应区别对待。

1. 全身症状　包括以下 5 点。

（1）休克　是否出现视严重程度及伤情而定。严重、多发性骨折或伴有内脏等损伤者容易出现。依据损伤程度、持续时间及其他因素不同，休克的程度差别亦较大。

（2）体温升高　骨折后全身反应表现的一种，骨折断端的血肿吸收而出现反应性全身体温升高，其程度及持续时间与血肿的容量成正比。一般于伤后 24h 出现。

（3）白细胞增多　多于伤后 2~3 天出现白细胞数略有增高。此外，红细胞沉降率亦稍许增快。

（4）伴发伤　凡致伤机制复杂，或身体多处负伤者，易伴发其他损伤。也可由骨折端再损伤其他组织，并出现相应的症状，在检查时应力求全面，以防漏诊。

（5）并发症　主要指骨折所引起的并发症。除早期休克及脂肪栓塞综合征外，中、后期易发生坠积性肺炎、泌尿系统感染、褥疮等，均需注意观察，尽早发现。

2. 局部症状　根据骨折的部位，受损局部解剖状态及骨骼本身的特点等差异，其所表现的症状轻重不一，差别较大。

（1）肿胀　骨折断端出血、软组织损伤及局部外伤性反应等所致。四肢骨折肿胀出现较早，部位深在的椎体骨折等则难以显露。

（2）瘀斑、血肿及水泡　除不完全性骨折外，一般四肢骨折均有明显的血肿可见。当积血渗至皮下，则出现瘀斑，其大小及面积与局部出血量成正比，并与肢体的体位有关。由于局部肿胀组织液渗出，当压力达到一定程度后则形成水泡，以肘、踝及腕部等为多见。

（3）畸形　骨折畸形主要包括以下几种。

①成角畸形　指骨折远端偏离原来纵轴者；

②短缩畸形　指骨折在纵轴方向缩短者；

③旋转畸形　指骨折远端向内或向外旋转移位者，并分别称为内旋畸形或外旋畸形；

④内、外翻畸形　指关节部骨折端向内或向外成角变位者。

除上述常见畸形外，不同部位尚可出现诸如餐叉样畸形（桡骨远端骨折）、驼背畸形（胸腰椎骨折）等。畸形的程度除了与损伤程度及暴力方向等有关外，还与骨折端的重力作用及附近肌肉的舒缩方向等关系密切（图2-1-1-2-1）。

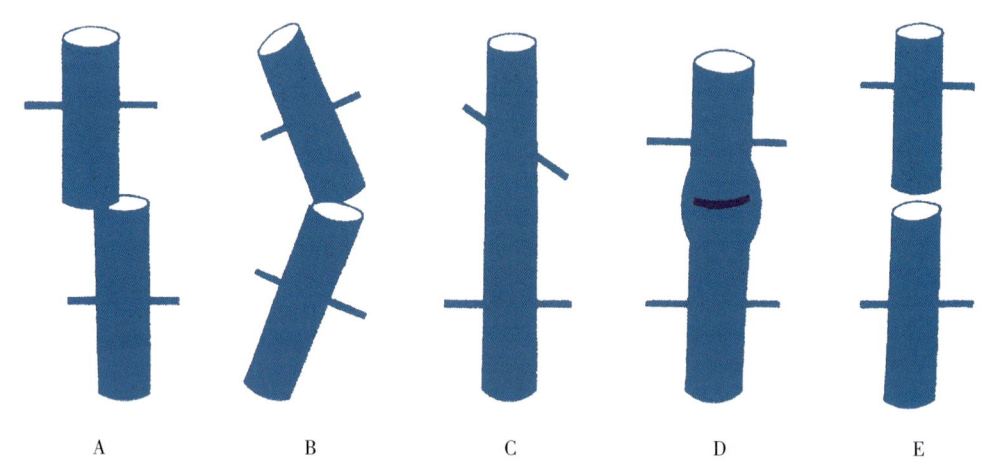

图2-1-1-2-1　骨折移位示意图（A~E）
A.侧方移位；B.成角移位；C.旋转移位；D.压缩（短缩及嵌合）移位；E.分离移位

（4）压痛　为各种骨折所共有的基本症状。四肢骨干骨折时，其压痛部位呈环状，此征可与软组织损伤进行鉴别。

（5）传导叩痛　当轻轻叩击骨折远端，如下肢叩击足跟，上肢叩手掌或鹰嘴，脊柱则叩击头顶等，患者主诉受损处疼痛剧烈，多系骨折。此项检查对部位深在，或不完全性骨折的判定甚为重要，也是与软组织损伤进行临床鉴别诊断的主要依据之一。

（6）异常活动　四肢上、下两个关节之间的骨干处出现活动者谓之异常活动，此征可作为骨折诊断的依据。一般仅在搬动患者时无意中发现，不宜专门检查，以防增加患者痛苦，甚至会引起休克。

（7）骨摩擦音　即骨折两断端相抵，发生摩擦时所发出的吱吱声。可作为确定骨折诊断的依据。骨摩擦音可在搬运患者过程中偶尔发现，应切忌专门检查获取。

（8）骨传导音　即将听诊器置于胸骨柄或耻骨联合处后，分别叩击双侧上肢或下肢的骨突部，对比测听双侧骨传导音的高低。传导音低或消失的一侧则疑有骨折。因检查不便，故已很少使用。

二、骨折的诊断

一般骨折的诊断并无困难，尤其四肢长管骨骨干骨折，易于诊断，甚至患者本人也可判定。但波及关节或关节内骨折，或是患者处于昏迷、失神经支配等状态下，尤其是骨骺未闭合的骨折，如临床经验不足，则极易漏诊或误诊，尤以关节部位，其中髋关节处漏诊率最高，其次为肘部及枕颈关节等。

由于暴力的强度及机体反应性等不同，不仅骨折的轻重不一，其并发症亦可有可无，程度亦相差悬殊。

骨折的诊断主要依据外伤史、症状、体征及X线检查。个别难以确诊的关节内骨折，波及椎管的骨折等，尚需依据CT、CTM扫描或MR成像技术。

(一)病史

主要包括以下3个方面。

1. 外伤史 除对遭受暴力的时间、方向及患者身体(或肢体)的姿势等详细询问外,尚应了解致伤物的种类、场所及外力作用形式等,以求能较全面地掌握致伤时的全过程。这对伤情的判定、诊断及治疗方法选择均至关重要。尤其是脊柱损伤的诊断与治疗,例如颈椎在过屈或过伸状态下所造成损伤,不仅诊断有别,且其治疗原则亦完全不同。

2. 急救或治疗史 指在现场及从现场转运到医院前的急救及其治疗过程,其中尤应了解伤肢的感觉与运动改变,止血带的使用情况,脊柱骨折患者搬动时的姿势,途中失血及补液情况,用过何种药物等。

3. 既往史 主要了解与骨折有关的病史,包括有无骨关节疾患,有无骨质疏松或内分泌紊乱症,以及心、肺、肝、肾功能等,不仅对某些骨折的判定关系密切,且常影响到治疗方法的选择及预后。

(二)症状与体征

1. 全身症状 一般骨折全身反应并不严重,但遇到股骨、骨盆或多发性骨折者,则由于失血量大,常出现不同程度的休克征,尤其是合并颅脑、胸腹及盆腔脏器损伤者,其休克发生率可高达80%以上,甚至出现危及生命的重度休克。全身体温升高一般出现在伤后2~3天以后。除非合并感染,一般不超过38.5℃。此主要是由于损伤组织渗出物及血肿被吸收所致,因此也称之谓"吸收热"。

2. 局部体征

(1)确诊体征 凡在搬动过程中发现肢体有异常活动,听到骨摩擦音及在伤口出血中发现有脂肪滴者,基本上可确诊骨折。

(2)重要体征 肢体伤后突然出现明显的成角、旋转及短缩畸形等,均对骨折的诊断具有重要价值。此外,肢体的环状压痛及传导叩痛,对四肢骨折的诊断及与软组织损伤的鉴别诊断,亦具有重要意义。

(3)参考体征 其他局部症状,如肿胀、血肿、功能障碍及瘀斑等,难以与软组织损伤进行鉴别,故仅可作为骨折诊断时的参考。

3. 神经血管检查

(1)周围神经损伤 无论是脊柱或四肢骨折,均应对受伤部位以下肢体的运动和感觉功能进行检查,以判定有无神经损伤及其受损的程度与范围等。临床上以肱骨干骨折后桡神经受累机会较多,应注意(图2-1-1-2-2)。

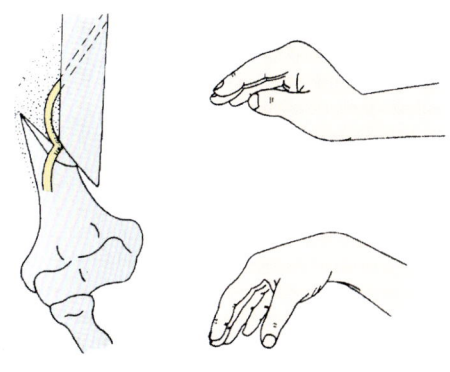

图2-1-1-2-2 桡神经损伤示意图(A~C)
A.肱骨干骨折致桡神经损伤;B.桡神经低位损伤的表现;
C.桡神经高位损伤的表现

(2)四肢血管损伤 凡四肢腕、踝部以上骨折,均应同时检查桡动脉或足背动脉有无搏动及其是否减弱等,以除外四肢血管伤。在临床上易发生血管损伤的骨折包括肱骨髁上骨折(图2-1-1-2-3)、股骨干骨折(图2-1-1-2-4)、股骨髁上骨折(图2-1-1-2-5)及胫骨上1/3骨折等。血管损伤分为完全断裂、不完全性断裂、挫伤及血管痉挛4个基本类型(图2-1-1-2-6)。但近年来亦有学者(Akamatsu等)将血栓形成、血管瘤及动静脉瘘列入(图2-1-1-2-7)。

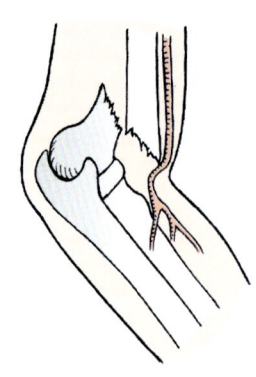
图2-1-1-2-3
肱骨髁上骨折易损伤肱动脉示意图

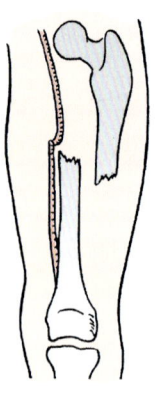
图2-1-1-2-4
股骨干骨折有可能伤及股动脉示意图

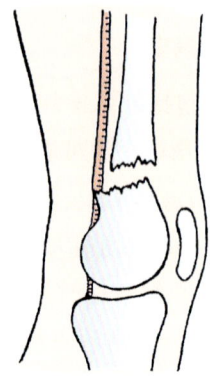
图2-1-1-2-5
股骨髁上骨折易损伤腘动脉示意图

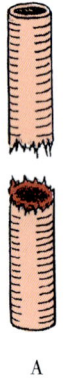
A

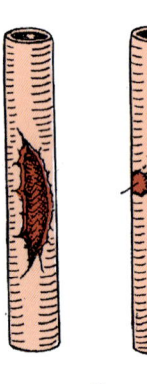
B

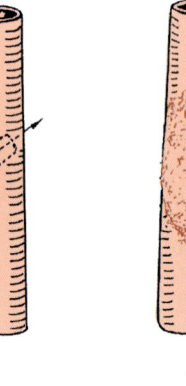
C

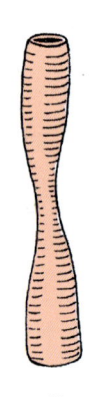
D

图2-1-1-2-6　周围血管损伤分类示意图（A~D）
A.完全断裂；B.不全性断裂；C.血管挫伤；D.血管痉挛

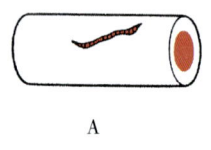
A

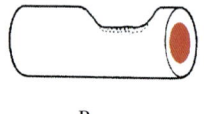
B

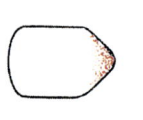
C

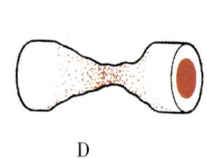
D

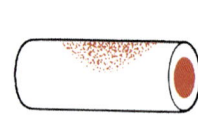
E

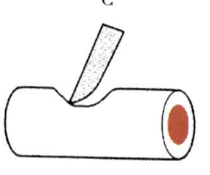
F

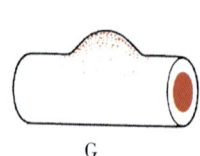
G

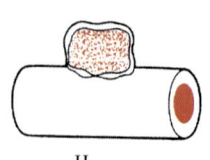
H

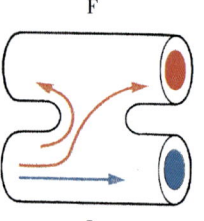
I

图2-1-1-2-7　周围血管损伤分类示意图（A~I）
A.撕裂伤；B.不全断裂；C.完全断裂；D.血管痉挛；E.挫伤及血栓形成；F.挫压伤；G.血管瘤形成；H.假性血管瘤；I.动静脉瘘

（三）实验室检查

一般无特殊改变，但在 24h 后，视骨折的程度不同可出现白细胞计数升高或略有增加；红细胞沉降率也可稍许加快。

（四）影像学检查

1. 普通 X 线平片检查 绝大多数骨折可通过摄 X 片进行确诊，并成为分型及治疗方法选择的主要依据。但检查时应注意：

（1）投照位置 至少包括正位（前后位）及侧位两个方向，个别病例尚需加照左、右斜位或切线位，这不仅对不完全骨折的诊断帮助较大，且能以此来判定骨折的移位、类型及骨骼本身的状态等。

（2）摄片范围 四肢伤投照范围应包括上、下两个关节，以防漏诊，且可判定关节是否同时受累；骨盆损伤应用大号底片，以便同时显示全骨盆及双侧骶髂关节和髋关节，并酌情加拍双侧骶髂关节斜位；对脊柱伤则应以压痛及传导叩痛处为中心，上下各包括 4~6 个椎节，同时应注意相距较远的多个关节节段损伤。

（3）摄片清晰度 不仅要求能分辨出肌肉与骨骼组织之间的界限，而且应尽可能地显示出关节囊壁阴影，以有利于对关节内骨折的判定或推断。对椎体则要求能显示椎体内的骨小梁纹理。

（4）对比摄片 对儿童关节部位损伤，尤其是骨骺部，为便于判定，可将双侧肢体置于同一体位，在同一张片子上摄片对比观察。

（5）摄片技巧 对特殊部位摄片，例如齿状突开口位及下颈椎侧位片等均有特殊摄片技术要求，应注意认真操作。

（6）追踪摄片 对初次拍片难以显示骨折线的腕部或其他部位骨折（以舟状骨多见），除了改变角度重复摄片外，亦可于 2~3 周后再次摄片。此时骨折端边缘骨质被吸收而易于显示骨折线。

（7）透视 无十分必要，无需直接在透视下观察骨折。C-臂 X 线机由于影像增强在千倍以上，清晰度高、辐射量低，便于观察骨折的复位及对位情况，大多在术中进行，但仍应作好防护工作。

2. CT 与 CTM 一般病例无需采用，主要用于以下情况。

（1）脊柱骨折 CT 判定椎体骨折的特征、骨折线走行及骨折片移位方向，尤其是突向椎管内的程度等，对小关节、颈椎的横突以及骶骨的状态等也显示良好。

（2）关节内骨折 CT 扫描对部位深在的关节内骨折、微小的骨折片或一般 X 线平片上无法发现骨折线的不完全性骨折等，均有利于判定。

（3）其他 对骨折后期如股骨头、舟状骨、距骨等骨骼无菌性坏死的早期发现，关节周围软组织损伤的判定，以及对椎管的重建等均可选用 CT 扫描。

3. 核磁共振 因价格较高，除非需同时判定软组织情况，比如脊髓损伤的程度及其与椎骨骨折的关系，肩、髋及膝关节内韧带的损伤情况，以及关节囊的状态等，一般病例无需此种检查。

4. 造影 包括脊髓造影、关节内造影及血管造影等。除少数伴有其他损伤的特殊病例酌情选用外，一般较少使用。

第三节 骨折治疗的基本原则与要求

对骨折的治疗,一直存在着不同的观点和方法,尤其近年来,随着外科技术的广泛开展,治疗方法更是五花八门、意见不一;加之骨折患者的个体特性及骨折特点不同,从而更增加了选择治疗方法的难度,尤其是初学者。为此,临床医生对骨折患者确诊后,都必须选择最佳治疗方案。为此,平时先从掌握基本理论开始,从 AO 到 BO,均需全面了解,以求使患者获得最佳疗效。

一、骨折治疗的基本原则

骨折治疗的基本原则是急救、复位、固定及功能锻炼,4 句话、10 个字。除急救与现场救治相关内容需专门讨论外,现将住院患者的处理原则与要求分述于后。

二、骨折的复位

对有移位的骨折均应争取尽早复位,在保证功能复位的基础上,力争解剖复位,尤其是涉及关节内的骨折,现对有关问题分述如下。

(一)复位的 10 条基本原则

对任何骨折均应遵循以下 10 条基本原则。

1. **早期复位** 早期复位不仅使患者减少痛苦,且易于获得满意的复位效果。尤其是在伤后 1~2h 内,由于局部创伤性反应刚开始,肿胀及出血较轻,易于使骨折端还纳。因此,对任何骨折均应在可能范围内,力争早期进行。

2. **无痛** 疼痛可增加患者痛苦,易诱发或加重休克,又能引起局部肌肉痉挛而直接影响复位的效果,难以达到解剖对位。因此,除非青枝骨折等不需用外力行手法操作外,对一般病例均应选用相应的麻醉措施,确保在无痛情况下施以复位术。

3. **肢体中间位** 指作用方向不同的肌肉均处于放松状态的适中体位。对周围肌肉丰富的长管骨,如股骨上 1/3,股骨髁上,尺桡骨骨干及肱骨上端等处骨折,试图将妨碍骨折复位的肌肉置于松弛、均衡的理想位置并非易事。

4. **牵引与对抗牵引** 通过牵引可以纠正各种常见的骨折错位,包括断端的成角移位、侧向移位、短缩重叠及旋转等。但在牵引的同时,必须具有相应的反牵引力作用,否则无法使骨折远、近端达到复位效果。

5. **远端对近端** 近端为身体躯干侧,其既作为反牵引力的重量,又是远侧骨折端趋向对合的目标。因此,任何骨骼复位均应依此原则,四肢更是如此。近侧端多伴有强大肌群附着,也只有让远端去对近端才是合理、省力及有效的做法。

6. **手法操作轻柔** 这是任何外科技术教范的基本要求之一,既可避免造成对周围软组织,尤其是神经血管的损伤,又可使复位顺利进行。在操作时,一般按骨折损伤机制的相反方向逐渐复位,这样对周围组织的损伤才最小。

7. **首选闭合复位** 原则上能用闭合复位达到解剖或功能对位者,切勿随意行手术复位。这不仅是由于开放复位可能引起各种并发症,且局部过多的损伤,尤其是对骨膜的过多剥离,将明显影响骨折的愈合过程。

8. **力争解剖对位并保证功能对位** 众所周知,良好的解剖对位方能获得满意的生理功能。因此,对各种骨折,尤其是关节内骨折,应设法力争解剖对位。对关节功能影响不大的骨折,至少要求达到功能对位。当肌肉、韧带或关节囊嵌顿无法还纳时,则应选择最佳时机进行开放复位,以保证其功能恢复。

9. **小儿骨折要求**　应以闭合复位为主,因其可塑性甚强,只要不是对位严重不良者,均可获得满意的结果。但对骨骺分离仍应坚持解剖对位。

10. **肢体严重肿胀**　应先采用石膏托临时固定、患肢抬高及牵引等措施,让肿胀消退后再行手法复位。否则,在肿胀情况下所获得的对位,一旦肿胀消退,便迅速回复到原位。且在肿胀情况下操作甚易引起皮肤破损、水泡及外固定选择上的困难。

(二)复位方法的分类

骨折的复位主要有以下两大类。

1. **闭合复位**　即通过无血技术达到骨折端复位目的,临床上常用以下方法。

(1) 徒手复位　即利用术者或助手双手的手法操作使骨折断端恢复到原位者。

病例选择:

① 稳定性骨折:指复位后不会或难以再移位者。一般多为横形骨折或青枝骨折伴有成角移位者;

② 复位后易采用外固定者:可选用四肢骨骼周围软组织较少,易被一般石膏、肢体牵引等固定者;

③ 年龄:一般无限制,年迈者及幼童均可选用;

④ 全身情况:以能忍受麻醉而对全身无明显影响者为标准。

复位手法操作:

① 麻醉:以局麻为多用,即将1%普鲁卡因10~20ml推注至血肿内。或采用神经阻滞麻醉,但全麻很少使用;

② 体位:视骨折之部位、类型及具体要求不同而异,临床多采用仰卧位及坐位;

③ 手法:可根据骨折的致伤机制及移位特点等不同而酌情选择。操作时除术者外,多由1~2名助手参加固定肢体或协助牵引。主要手法有以下3种。

按骨折机制复位法——以长管骨骨折为例。术者将双手分别握住骨折端之远侧端和近侧端,将其拉紧,并在牵引状态下将骨折远侧端还原到骨折发生时的终点状态;再在持续牵引下,向骨折前原始状态还原,在达到原解剖对位后再超过少许。术者松开双手,但肢体仍由助手维持牵引。此后再用双手掌部向骨折四周进行加压,以促使碎骨片还纳。以上系对单向移位者的操作要领。对双向移位者(既有前后移位,又有侧向移位),则可分两次进行,每次矫正一个方向的移位。对临床经验丰富者,亦可一次操作兼顾两个方向的移位。即根据双向移位的特点与程度,灵活施展手上功夫,使两者同时获得满意的复位。

徒手牵引复位法——在持续牵引状态下,短缩及成角移位将自然纠正。此乃由于骨折周围的肌肉、韧带等均被拉紧,侧向移位的骨折端亦被局部处于紧张状态的软组织的压应力所复位,将肢体置于功能位或中间位时,旋转移位亦被自然纠正;因此,牵引是获得骨折复位最为有效而又最简便易行的方法。徒手牵引复位一般由术者及助手1~2人操作。助手主要将肢体固定,并协助维持持续牵引。视骨折的部位不同可酌情利用牵引器或牵引带进行反牵引和(或)牵引。术者在施行牵引时,应持续、逐渐加大牵引力,当牵引力已达骨折端呈分离状态时,可让助手继续维持牵引。骨折断端牵开间距2~5mm即可,勿需过多,术者在骨折端的四周,按骨折移位的相反方向将移位的骨折端还纳。当达到理想对位时,稳定型骨折则可逐渐放松牵引。如为不稳定型骨折,则应在此牵引对位状态下行石膏多管型、石膏托或夹板等外固定术(图2-1-1-3-1)。

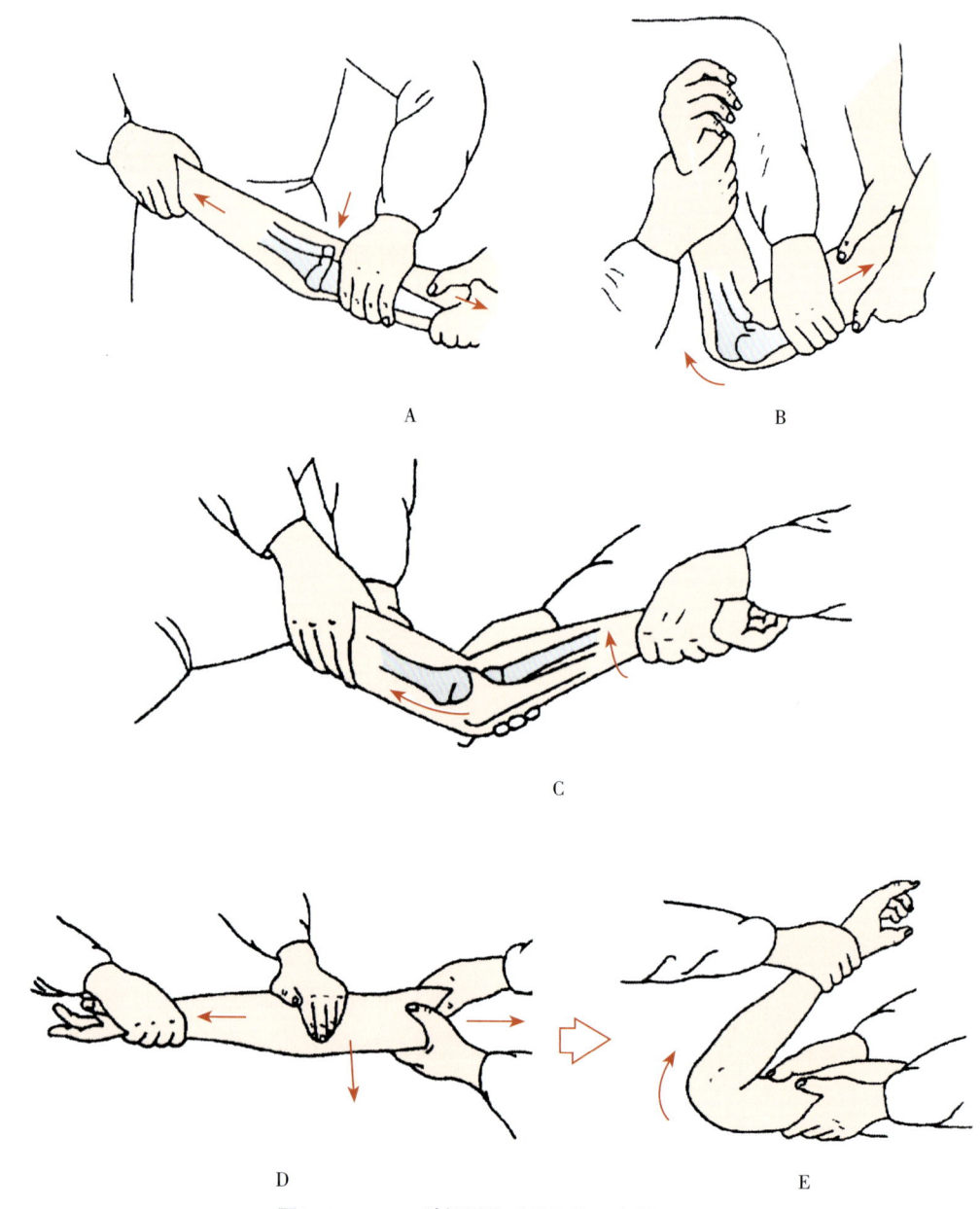

图2-1-1-3-1　肘部损伤手法复位示意图（A~E）
注意：手法操作应在牵引下进行

折角复位法——患者对骨折的损伤机制并非都能阐明，因此对移位明显需行手法复位而又无法论证其致伤机制者，多采用"折角复位法"，此法主要用于四肢长管骨骨折。

操作要领及基本要求与前述两种方法大致相似。术者及助手将患肢置于中间位先行牵引，数秒至数分钟后，将肢体远端在牵引下折曲，再加大牵引力，使骨折远端端面一侧的骨皮质与近端端面的同一侧骨皮质相抵，而后再减小折曲角度，并逐渐恢复到解剖状态即可获得复位。操作时切勿用力过猛，并避免对神经血管拉力过大。折曲角度一般多在30°以内，勿需超过45°。

以上3种为临床上较常用的手技复位技术，可根据不同经验，灵活掌握，但切忌粗暴，以免引起神经血管损伤。

④ 外固定：完成徒手复位后，患肢仍在助手维持牵引状态下采用相应的外固定方式，临床上多选取石膏管型、石膏托、皮肤牵引或夹板等来

持续保持肢体的对位。至此,助手方可停止牵引及对肢体的固定作用。如系石膏制动,应注意塑型,以防错位。

(2)器械复位 指采用某些器械,如上肢用螺旋牵引架、尺桡骨复位牵引装置及跟骨复位器等,协助术者对骨折进行复位。

病例选择:多系难以复位之骨折。

① 非稳定性尺桡骨双骨折:一般徒手复位难以操作,更难以在维持对位情况下行外固定术,因此多需协助复位器进行;

② 跟骨骨折:此种松质骨骨折后多呈粉碎状,因而难以复位,一般需采用可恢复跟骨形态的跟骨复位器进行,对轻型者亦可以采用史氏钉进行复位固定(图2-1-1-3-2);

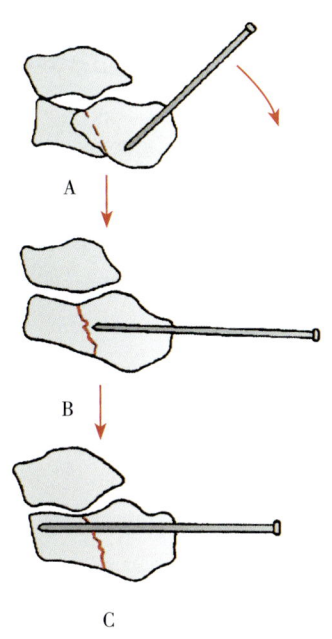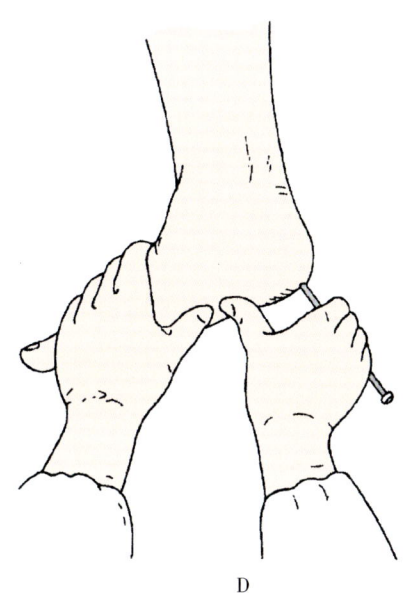

图2-1-1-3-2 跟骨骨折斯氏钉复位固定示意图(A~D)
A.插入斯氏钉;B.复位;C.斯氏钉穿过骨折线;D.再复位,并用石膏固定

③ 大骨骼骨折:下肢骨折行徒手复位时难以达到所需要的牵引力量,故多需在下肢螺旋牵引架上进行;

④ 年龄:主要用于肌力较强的成年人,幼儿及高龄者一般不用;

⑤ 全身情况:适合身体状况较佳、无全身性严重疾患者。

具体操作:

① 麻醉:上肢多采用臂丛阻滞麻醉,下肢则多采用单次硬膜外麻醉或腰麻;

② 体位:视骨折部位而定,一般以平卧位多用;

③ 操作步骤:视所采用器具不同而异,现分述如下:

尺桡骨复位器——此为骨科万能手术牵引床之配套器具。使用时,先将患者仰卧于牵引床上,将上臂牵引带套至髁上处,使肩关节外展90°,并屈肘至85°~90°,再将患侧5个手指分别夹于手指固定牵引装置上。根据骨折的特点及要求拧紧牵引螺旋,以使尺骨及桡骨分别获得各自所需要的牵引力。此时,术者可在C臂X光机下再加以调整牵引力的大小、方向及肢体位置等，并进行手法复位。最后使其维持于理想对位进行外固定术。

上肢螺旋牵引器——此装置主要用于肱骨干、肱骨颈及成人髁上骨折。使用前一般先在尺骨鹰嘴处施以骨牵引，或用布质牵引带套于前臂上方。将上肢螺旋牵引架固定于手术床上，使患肢腋部抵于牵引架上端，并用较厚的棉垫保护，以防损伤腋丛。再将鹰嘴牵引弓或牵引带挂至牵引架下端的牵引螺旋钩上，屈肘达85°~90°。然后逐渐拧紧牵引螺旋，实施牵引，并可从弹簧秤上的标尺看出牵引力的大小。一般骨折牵引重量为8~12kg，难以复位者可达20kg。术者可根据透视结果来判定牵引力是否足以复位。在对位满意的情况下行上肢石膏外固定，一般多辅加外展架。

下肢螺旋牵引器——其结构原理及使用情况与前者相似。主要用于不稳定的胫腓骨双骨折的复位。使用前多先行跟骨史氏钉牵引，随后将患肢置于下肢螺旋架上进行牵引复位。此时髋关节、膝关节及踝关节均呈90°。骨盆用宽带固定在手术台上，腘窝处垫以厚棉垫。牵引力均超过15kg，一般可达20~30kg。术者需根据透视结果来调整牵引力，并同时进行手法复位。最后患肢在良好对位情况下行石膏管型外固定术。

跟骨复位器——由两块依据跟骨内、外侧骨骼表面外形设计的金属制品，被固定在螺旋加压装置的弓形架上。使用前，先将跟骨复位器套于健侧跟部，测量健侧跟骨的左右径，并用胶布作一标记。将跟骨复位器间距放宽，置于患侧足跟处。确定位置无误后，术者迅速拧紧螺旋，使双侧金属块向心性加压，达到与健侧跟骨同一宽度后，立即放松螺旋，不然会引起皮肤坏死。最后以小腿石膏管型固定，并注意塑形，个别病例可选用小腿石膏托，但仍需塑形（图2-1-1-3-3）。

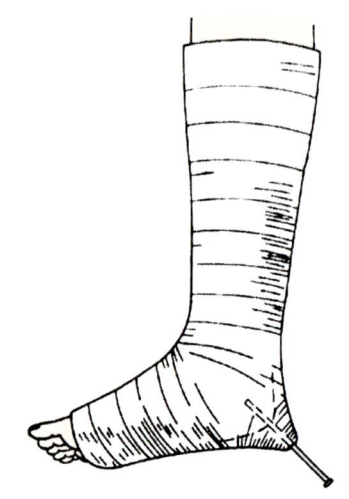

图2-1-1-3-3　跟骨骨折小腿石膏管形示意图

（3）牵引复位　指利用皮肤或骨骼或兜带牵引达到骨折复位的目的，一般兼具固定作用。

病例选择：

① 不稳定型骨干骨折：因其复位后难以维持对位，尤其是不适合手术的病例；

② 颈椎骨折脱位：一般多需牵引方能达到复位目的，牵引无效者则需开放复位；

③ 幼儿股骨干骨折：指4周岁以下者，一般均采用双下肢悬吊牵引，既能治疗又便于护理；

④ 年迈者：有些年迈患者既不适合手术、又不能忍受长期石膏固定，通常以股骨粗隆间骨折等为多见；

⑤ 其他：例如作为器械复位的辅助措施等。

牵引方式：包括骨牵引、皮肤牵引及兜带牵引3种方式。此种复位是持续地使骨折逐渐达到复位，具有固定与制动作用（图2-1-1-3-4）。

操作方法、要领及注意事项：均需按常规要求进行。

2. 开放复位　又名切开复位，指通过外科手术达到骨折还纳原位。一般多与内固定同时完成。

（1）手术适应证：

① 手法复位失败者：多因软组织嵌顿或其他原因无法获得功能对位者；

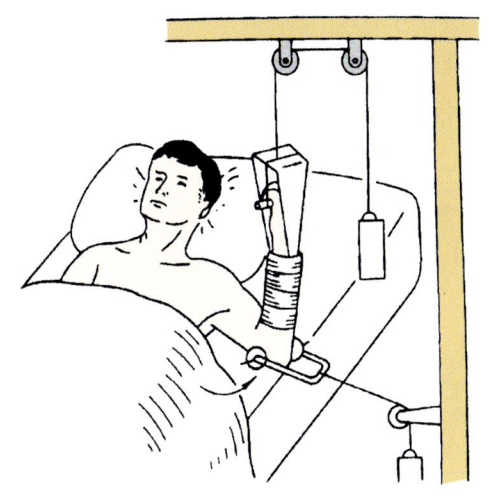

图2-1-1-3-4 上臂骨折牵引复位示意图

② 关节内骨折：使用一般手法复位难以达到复位目的者；

③ 手法复位后外固定不能维持对位者：例如髌骨骨折、尺骨鹰嘴骨折（亦属关节内骨折）、胫骨结节骨折及髂前上嵴骨折等；

④ 合并血管神经伤：多需同时进行手术探查或处理者；

⑤ 多发骨折：尤其适用于同一肢体多处骨折，或同一骨骼多段骨折，用闭合复位及外固定手法有困难者；

⑥ 某些部位骨折：例如股骨干中 1/3、中上 1/3、中下 1/3 的闭合性横形骨折，适合用髓内钉固定术，故多同时行开放复位；

⑦ 陈旧性骨折：因局部血肿已机化，一般闭合复位难以达到复位者；

⑧ 其他：指因外观需要进行解剖对位的骨折，如女演员之锁骨骨折或肩锁关节脱位，或因职业需要行内固定早期活动的骨折等，均可酌情选择开放复位。

（2）术前准备：

① 按一般术前常规：包括皮肤准备及使用抗生素等；

② 器械准备：除开放复位所需的器械外，因多同时行内固定术，故应一并准备；

③ 其他：包括备血、患者精神准备等。

（3）术中注意点 除各种骨折有各自不同要求外，均应注意：① 严格无菌操作；② 尽量减少对周围软组织损伤，尤其应避免对骨膜过多剥离；③ 操作轻柔，切忌粗暴，尽量利用杠杆力学的原理对骨折端复位；④ 出血多者，应及时补充血容量；⑤ 避免对血管、神经的损伤；⑥ 对直视下难以判定复位情况的可术中摄片。

（4）术后处理 同一般手术后常规。定期摄片观察骨折的对位情况，及时更换已松动的外固定，尤其是内固定不确实者。

三、骨折的固定

骨折固定是维持骨折对位和获得愈合的基本保证，因此必须妥善处理。目前，对前几年广泛开展的内固定技术，由于发现其存在难以克服的缺点，大家已采取更为谨慎的态度。

（一）固定的十条基本原则

1. **功能位** 必须将肢体固定于功能位，或是治疗要求的体位，以使肢体最大限度地发挥其活动范围及其有效功能。

2. **固定确实** 对骨折局部的固定应确实。一般情况下均应包括骨折上、下两个关节，如骨折线距关节面少于 2cm 时，则可不包括骨折线的远处关节。

3. **时间恰当** 固定时间应以临床愈合为标准，切勿过早拆除，亦不宜过长而影响关节功能的恢复。

4. **功能活动** 未行固定的关节应让其充分活动，以防止出现"医源性"关节僵硬症。

5. **检查对位** 固定后即应通过 X 线摄片或透视，以检查骨折对位情况，牵引者可在 3~5 天后进行。对复位未达要求者，应立即拆除固定物，再次复位及固定。

6. **及时调整固定** 于患肢固定期间，如遇肿胀消退、肌肉萎缩或因肢体本身的重力作用等导致骨折端移位时,应及时更换或调整固定;对使用石膏管型固定中骨折端出现成角畸形者,应采用楔形切开术矫正。

7. 能用外固定者不用内固定 凡可以外固定达到治疗目的者,不应使用内固定,以防止因切开操作所引起的各种并发症。

8. 血循环不佳者禁用小夹板 由于小夹板对肢体的包缚较紧,易加剧或引起血循环障碍。凡是血循环不良者均不应使用小夹板固定,一般采用有衬垫石膏托或牵引制动等措施。

9. 酌情下地负重 下肢稳定性骨折可根据固定方式不同而于伤后数日至4周下地活动。但不稳定者,切勿过早负重,以防移位。

10. 拆除外固定后加强功能活动 应及早使患肢充分地进行功能锻炼,以恢复其正常功能。必要时可配合理疗、体疗及其他康复措施。

(二)固定的分类

主要分为外固定、框架固定和骨内固定3大类。

1. 外固定 为临床上最常用的固定方式,包括以下数种。

(1)石膏固定 此法已有200多年历史,不仅具有确实的固定作用,且具有良好的塑形性能,对维持复位后骨折端的稳定性具有独特的作用,同时也便于患者活动及后送,对复位后骨折断端稳定的病例尤宜选用(图2-1-1-3-5)。

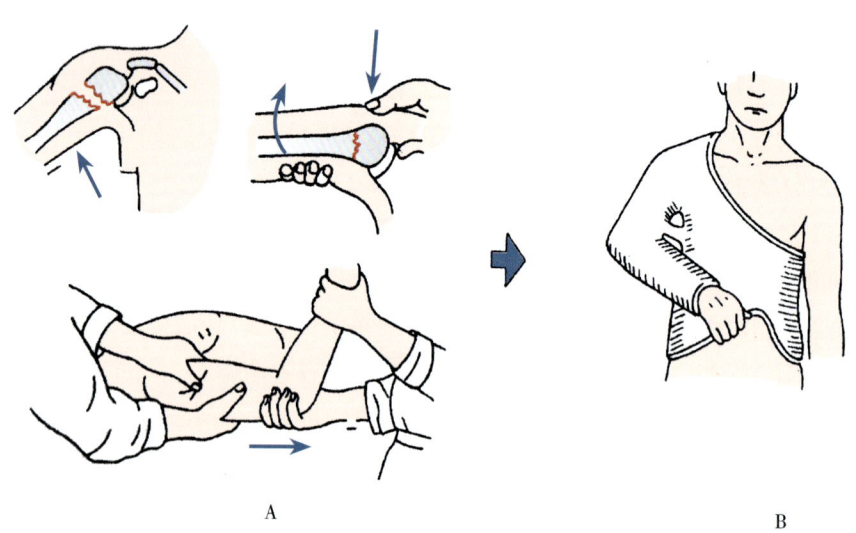

图2-1-1-3-5 复位后石膏固定示意图(A、B)
肩部骨折复位后以肩胸外展石膏固定 A.手法复位;B.肩胸石膏固定

适应证:
① 稳定性或不稳定骨折复位后;
② 脊柱压缩性骨折;
③ 骨折开放复位内固定后;
④ 关节脱位复位后;
⑤ 其他:如骨折延迟愈合、畸形愈合纠正术后及各种骨折牵引术后等。

禁忌证:

① 全身情况差,特别是心肺功能不全之年迈者,不可在胸腹部包扎石膏绷带;
② 孕妇及进行性腹水者,忌做胸腹部石膏固定;
③ 石膏固定后妨碍病情观察时,忌做石膏固定。

准备工作:
① 物品:适当规格的石膏绷带或新型防水石

膏，温水（温度为 35℃~40℃）、石膏刀、撑开器、电锯、剪刀、针、线、衬垫物（棉垫、棉纸、袜套）及红蓝色铅笔等。

② 交代：向患者交代包扎石膏时注意事项，并向家属和患者说明石膏固定的必要性。

③ 创口预处理　非急诊情况下，应用肥皂清洗患肢，有创口者应先换药。

方法及注意点：

① 防止压迫疮：在骨隆突处应妥善衬垫，以防皮肤受压。将肢体置于并保持在所需的位置（用器械固定或专人扶持），直到石膏包扎完毕、硬化定型为止。扶托石膏时应用手掌，禁用手指。

② 滚动法：缠绕石膏要按一定方向沿肢体表面滚动，切忌用力牵拉石膏卷，并随时用手掌塑形，使其均匀、平滑、符合体形。

③ 修整：石膏包括完毕或待石膏定形后（一般需 5~8min），应将其边缘修理整齐，并修去妨碍关节活动的部分。髋人字石膏及石膏背心包扎后，应在腹部"开窗"，以免影响呼吸。反折露出的衬垫物边沿，宜用窄石膏绷带固定。

④ 注意保护：在易于折断部位，如关节处，应用石膏条加强。患者移动上床时应防止石膏被折断，用枕头或沙袋垫好，石膏未干固以前勿使骨突处受压。

⑤ 标志：上石膏后应注明日期和诊断，并在石膏上画出骨折的部位及形态。

⑥ 烘干：石膏定型后，可用电烤架或其他方法烘干。但须注意防止漏电和灼伤皮肤。对髋人字形石膏则需定时翻身烘烤后面。

⑦ 密切观察病情：如有下列情况应立即劈开石膏进行检查。

ⅰ 患肢苍白或青紫、明显肿胀或剧痛，并伴有循环障碍者；ⅱ 疑有石膏压迫疮或神经受压者；ⅲ 手术后或开放伤的患者有原因不明的高热、疑发生感染者；ⅳ 有肠系膜上动脉综合征者。

⑧ 及时更换石膏：若患肢肿胀消退或肌肉萎缩致使石膏松动时，应及早更换石膏。

⑨ 其他：经常改变体位，并鼓励患者活动未固定的关节。

石膏包扎后观察注意事项：

① 注意保护：在石膏未干前搬运患者时，注意勿使石膏折断或变形。需用手掌托住石膏，忌用手指捏压。患者放于病床时必须将石膏用软枕垫好。

② 密切观察：抬高患肢，注意有无受压症状。随时观察指或趾端血运、皮肤颜色、温度、肿胀、感觉及运动情况；如有变化，立即报告医生并协助处理。

③ 有创口者：手术后及有创口的患者，如发现石膏被血或脓浸透，应及时处理。注意病室卫生，消灭蚊蝇，严防创口生蛆。

④ 注意护理：生活上给予帮助，以免粪、尿浸湿石膏。经常保持被褥平整、清洁及干燥，防止发生褥疮。每日用温水或乙醇按摩骨突出部位，并用手指伸入石膏边缘按摩皮肤。

⑤ 鼓励活动：患者未能下床前，需帮助翻身，每日至少 4 次，并提醒或指导患者作石膏内的肌肉收缩活动。情况许可时，鼓励其下床活动。

⑥ 保温：冬季应对肢体远端外露部位（指、趾等）用棉花包扎保温，但切忌直接烘烤，尤其在血循环不佳情况下。

有关石膏绷带技术的具体内容，请参阅本书第一卷，第三篇，第一章相关内容。

（2）牵引固定　牵引既具有复位作用又是骨折固定的有效措施之一，已广泛用于临床，尤适用于需要继续复位而又应同时固定的病例，临床上多用于肱骨干骨折（图 2-1-1-3-6）。

病例选择：

① 不稳定性损伤：骨干骨折或关节脱位复位后不稳定而需保持对位者；

② 需牵引复位者：骨折脱位需要持续牵引方能复位者，如颈椎骨折脱位等；

③ 便于排便护理者：4 周岁以内小儿股骨干骨折宜用双下肢悬吊（Bryant）牵引；

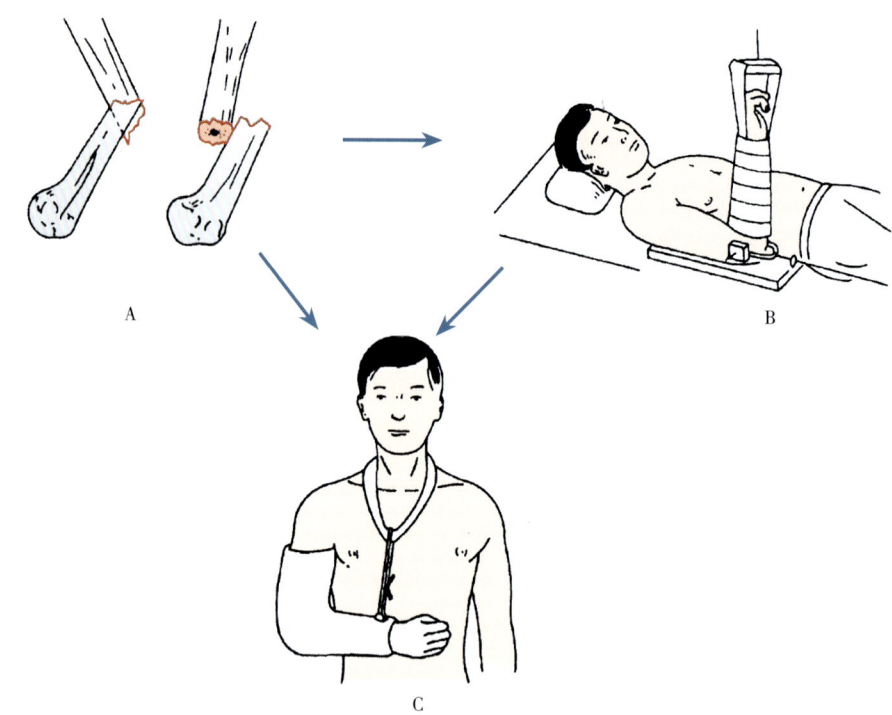

图2-1-1-3-6　肱骨干骨折牵引固定示意图（A~C）
A.肱骨干骨折；B.尺骨鹰嘴牵引；C.上肢石膏管型悬吊牵引

④ 具体病例选择时注意点：小儿骨骺易受损，穿针时应避开骨骺线或选用皮牵引。皮肤破损、炎症及对胶布过敏者不宜用皮牵引。穿针部位有炎症又无法避开者，不应用骨牵引。老年、神志不清者忌用头带牵引。

牵引方法：按常规操作。

一般病例牵引注意事项：

① 注意胶布有无松脱，胶布条远端的扩张板是否保持在正确的位置上；

② 注意贴胶布处皮肤有无水疱或皮炎，如有大水疱，应及时除去胶布，在无菌技术操作下用注射器抽吸，并换药；

③ 经常检查托马斯架或勃郎架的位置，如有错位或松动，应及时纠正；

④ 踝关节应保持中间位，防止足下垂及肢体外旋。冷天应注意患肢保暖；

⑤ 注意牵引重量是否合适，牵引绳有无受阻，牵引绳的方向一般应与肢体纵轴保持一致；

⑥ 注意骨牵引针的出入口处有无感染，对局部略有红肿者可涂以2%碘酊，有明显感染者应终止牵引，或更换其他部位进针再行牵引；

⑦ 鼓励患者自主练习肌肉运动及足趾或手指的功能锻炼。

骨折脱位病例的注意事项：

① 每日测量两侧肢体的长度，并作记录；

② 在牵引最初数日内可用X线透视，必要时摄片，以便及时了解骨折对位情况，进行调整；

③ 牵引重量的大小应根据部位、肢体发育、骨折错位、受伤时间和损伤程度等情况而定，一般牵引重量为体重的1/12~1/7。牵引重量应一次加到需要的最大重量，以矫正骨折的重叠移位。如系关节挛缩，则牵引力应逐渐增加；

④ 注意远端血液循环及有无神经损伤现象；

⑤ 根据骨折近端移位方向，纠正与调整牵引力线，并应抬高床尾，以达到反牵引作用；

⑥ 为保持牵引的有效性，应注意：

i 牵引锤：牵引的重锤应悬空，不可着地或靠于床架上，滑轮应灵活；ii 牵引重量：不能随便改变牵引重量,作临时护理时,不可随意去掉重量或放松绳索;iii 牵引力线:牵引绳与被牵引的肢体长轴应成一直线。铺床时注意不可将被单压在绳索上,以免影响牵引力量;iv 颅骨牵引:抬高床头,不应随便改变患者的位置。当患者向床头搬移时,需有一人拉住牵引绳,取下重量后再移动;v 皮肤牵引:应注意牵引部皮肤有无炎症或水疱,检查胶布是否滑脱,扩张板是否与床架接触;vi 注意对牵引针眼护理:骨牵引时应保持或针眼处的清洁与干燥,以防感染。

⑦ 防止并发症:患者长期卧床不动及头低脚高位,易发生以下并发症:i 坠积性肺炎:年老体弱患者易发生,应鼓励患者利用拉手作上身运动,每天定时协助患者坐起,拍击背部(自下而上拍击),并鼓励咳嗽;ii 泌尿系统感染及结石:每天定时协助患者改变卧位,多饮水及积极控制感染;iii 便秘:调节饮食,多吃高纤维素食物。每日作腹部按摩,必要时用开塞露润肛、灌肠或服缓泻剂;iv 血栓性静脉炎:老年者尤易发生,嘱定时主动活动肢体以促进静脉血回流。

有关骨科专业牵引技术的具体内容请参阅本书第一卷第三篇第四章相关内容。

(3)小夹板技术

适应证:因内固定范围较小,易松动。一般仅用于以下情况:

① 不全骨折:指无明显移位而又不需确实固定者;

② 稳定性骨折:复位后不再移位或难以移位和骨折,如桡骨远端骨折等;

③ 骨折后期:局部已纤维性愈合或已开始软骨愈合者,可以缩小固定范围的措施来代替石膏固定。

禁忌证:

① 错位明显的不稳定性骨折;

② 伴有软组织开放性损伤、感染及血循环障碍者;

③ 躯干部位的骨折等难以确实固定者;

④ 昏迷或肢体失去感觉功能者。

准备:

① 根据骨折的具体情况,选好适当的夹板、纸压垫、绷带、棉垫和束带等物品;② 向患者及其家属交代小夹板固定后的注意事项;③ 清洁患肢,皮肤有擦伤、水疱者,应先换药或抽吸水疱。

方法及注意点

① 纸压垫要准确地放在适当位置上,并用胶布固定,以免滑动;

② 捆绑束带时用力要均匀,其松紧度应使束带在夹板上可以不费力地上下推移 1cm 为宜;

③ 在麻醉未失效时,搬动患者应注意防止骨折再移位;

④ 抬高患肢,密切观察患肢血运,如发现肢端严重肿胀、青紫、麻木、剧痛等,应及时处理;

⑤ 骨折复位后 4 天以内,可根据肢体肿胀和夹板的松紧程度,每天适当放松一些,以能上下推移 1cm 为宜,4 天后如果夹板松动,可适当捆紧;

⑥ 开始每周酌情透视或拍片 1~2 次。如骨折变位,应及时纠正或重新复位,必要时改作石膏固定;

⑦ 2~3 周后,如骨折已有纤维连接,可重新固定,以后每周在门诊复查 1 次,直至骨折临床愈合;

⑧ 尽早指导患者功能锻炼。

2. 内固定(图 2-1-1-3-7) 即通过外科手术在开放复位后或闭合复位后,采用金属或生物材料维持骨折端对位的技术。

(1)手术适应证 基本上与开放复位的病例选择相似,唯对小儿骨折,特别在波及骨骺处的骨折应严格控制。

① 关节内骨折:凡有移位而又难以通过手法复法达到解剖对位者,以肘、膝、踝部为多见;

② 外固定无法维持对位的骨折:多系因强大肌群牵拉之故,如髌骨骨折、尺骨鹰嘴骨折及胫骨结节撕脱骨折等;

③ 骨折端软组织嵌顿:多系长管骨骨干骨折

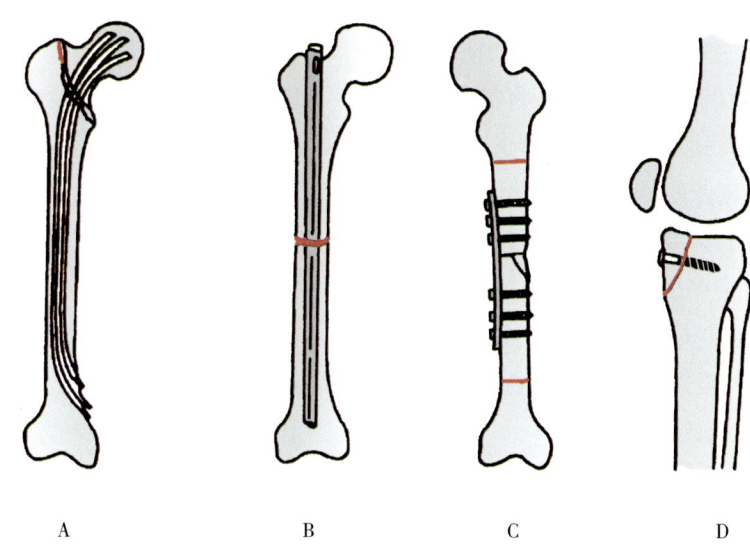

图2-1-1-3-7 常用固定方式示意图（A~D）
A. Ender钉固定；B. Kuntscher钉固定；C. 钛板螺钉固定；D. 骨松质螺钉固定

或邻近关节之骨折，由于肌肉、肌腱或关节囊嵌入骨折两端之间而需行开放复位，并同时行内固定术者；

④ 开放性骨折：在6~8h以内清创，创口污染较轻者，在复位后也可酌情选用内固定；

⑤ 多段骨折：包括一骨数折或一肢数折者，多需开放复位及内固定；

⑥ 畸形愈合：骨折畸形愈合矫正术后也多选用内固定；

⑦ 延迟愈合或不愈合：内固定也可与植骨术并用或单独应用（如对骨折端的加压疗法等）；

⑧ 其他：凡有开放复位手术适应证者，一般多可同时行内固定术。

2. 手术禁忌证 以下情况不宜选用。

（1）全身情况不佳 指伴有心、肺、肝、肾功能不全而不能承受手术及麻醉者。

（2）局部条件不适宜手术者 包括局部感染、皮肤缺损而又不能手术修补或局部血运不佳，以及创口污染严重者等。

（3）内固定的种类 基本方式分为骨内固定、骨外固定及复合式固定3类。

① 骨(髓)内固定：指内固定物通过髓内腔纵轴对骨折端起控制作用达到固定目的。提倡这一入路的学者认为外骨膜在骨折愈合过程中起主要作用，内骨膜起次要作用，髓内钉固定技术对骨折的正常愈合过程影响不大。

适应证：主要用于以下长管骨骨折。

i 股骨干骨折：尤以中段、中上1/3或中下1/3闭合性、横形骨折者为最佳病例。微斜者亦可，斜面超过45°，如并用钢丝等（同种金属材料）能使骨折稳定的，亦可选用。

ii 多发骨折 一般指同一肢体两处以上骨骼骨折，或同一骨干多段骨折，其骨折线仍以横形或微斜形为佳。

iii 畸形愈合：长管骨畸形愈合，其骨折线位于中上1/3~中下1/3之间者，可将其截断后插入髓内钉，既简便又可获得早期愈合。

iv 延迟愈合或不愈合：尤以下肢多见，切除断端处影响愈合的疤痕、嵌入的软组织及硬化骨等，再插入髓内钉，即可让其早日下地，并酌情适当负重（必要时辅以植骨），则有利于局部愈合。

v 开放性骨折：在创口清创彻底、创面污染轻和感染机会较少的情况下，亦可酌情选用。

vi 其他：长管骨延长或缩短矫正术，也可使用。

禁忌证：常用于以下骨折。

ⅰ 小儿骨折：凡需将髓内钉穿过骨骺线者均禁止使用；

ⅱ 粉碎性骨折：因难以将碎骨片还纳而不宜采用；

ⅲ 长斜形或螺旋形骨折：因局部难以获得确实固定，且该处剪切力较大，髓内钉易折弯、断裂，因而不宜选用。

髓内钉的种类：目前较多用的有以下数种。

ⅰ Küntscher 钉：使用历史较久，为股骨干骨折最常用的内固定物，亦可用于小腿骨折。目前仍在使用的孔氏钉其横断面为梅花型，此外，又出现带栓髓骨钉及大直径髓内钉等。前者具有"锁住"作用，有利于骨折的愈合，但如使用不当反会延迟愈合，甚至形成假关节，尤其上下端双锁定者。笔者曾收治多例此种骨不愈合者，因此不主张锁定，尤其是上、下双锁者。关于对髓腔使用髓腔扩大器，使髓内端钉与骨髓腔内骨皮质广泛接触，达到确实固定和早日下地负重之目的，但其破坏了髓内正常血供，反会延迟愈合或不愈合。此种 AO 的理念已有许多产生再骨折病例，因此近代已采用 BO 的理念和技术取代前者。

ⅱ V 形钉：其横断面呈 V 形。以往使用较多，其缺点是强度差，尤其是对股骨干难以达到确实制动的目的。目前仅用于肱骨干骨折或胫腓骨骨折等，但其强度仍不足以防止再移位，故选择时应慎重。

ⅲ Ender 钉：由 Ender 发明，主要用于四肢长管骨中管腔较大者，如股骨干、股骨粗隆间、胫骨及肱骨骨折等。其原理是依据骨骼本身的生物力学特点，以 3 点固定作用来获得对骨折局部制动的目的。该钉具有一定的弹性，其所产生的微动正好有利于骨折端的愈合。此种 10 年前风靡一时的技术现已逐渐降温，主要是由于钉眼的入口处大多位于临近关节的部位，易感染和影响关节功能的恢复，且其制动作用并不理想，尤其是对骨干两端骨折的固定作用较差。

ⅳ 矩形弹性髓内钉：由上海长海医院设计的扁形实体钉。主要适用于胫骨骨折，具有操作方便、固定确实等优点。

ⅴ 其他钉：包括用于粗隆部的 PFN 钉及 Gammar 钉；用于尺桡骨骨折的 Rush 钉（三角形实体）；横断面为带翼方形的 Schneider 钉及用于胫骨骨折的 Lotter 钉（三叶形实体，并有与胫骨相似的弯度）等各有其优点，在使用时可酌情选择。各种设计均有其优缺点及使用技术，将在各章节中阐述。

手术实施及注意事项

ⅰ 术前准备：除一般术前准备外，还应注意术野局部，包括钉子出口处皮肤的检查与准备。

ⅱ 髓内钉选择：根据肢体长度及 X 线片测量数据挑选长短、粗细相当的髓内钉；如系 Küntscher 钉，尚需将其置于患肢或健侧骨骼同一水平位处，一般是在肢体两侧各放置一根直径不一的髓内钉；拍摄正侧位 X 线平片，以判定其直径与髓腔直径是否一致。

ⅲ 麻醉：上肢多为臂丛麻醉（图2-1-1-3-8），下肢常用硬膜外麻醉。因术中要求肌肉松弛，麻醉必须确实有效。

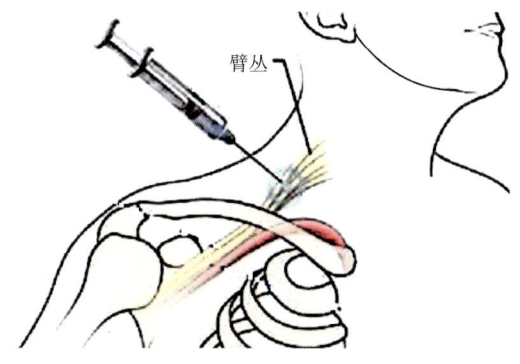

图2-1-1-3-8　臂丛麻醉进针点示意图

ⅳ 插钉技术：分两种方式：a 闭合式：指不暴露骨折断端的插钉技术。一般在 C 臂 X 线装置透视下，由骨干的一端插入髓内钉，当钉头达骨折端时，透视下使两断端复位，再将髓内钉通过断端继续向前插至远侧端骨髓腔内。此时如在荧光屏上显示对位良好，即将其全长叩入髓腔，留约 1.5cm 钉尾于骨外，以备日后拔出。b 开放式：按一般开放复位技术先切开局部，暴露骨折端，在直视下将导针插入近侧端骨髓腔内并叩击之，使其尖部于皮肤上穿出。用尖刀将钉眼扩大至 1.5cm 左右，再将预选好的髓内钉顺着导针叩入。在髓内钉插入的同时，不断地将导针拔出。当髓内钉头部抵达骨折端外露 0.5cm 时，可于牵引下使双侧骨折断端呈折曲状，并让骨折远端髓腔套至髓内钉头部，再用持骨器维持对位，并继续叩击钉尾使其进入骨折远端，当抵达预定长度时终止。钉尾亦留于骨外 1.5cm 左右，切勿过长，否则会影响关节活动。更不可过短，以免难以拔出。

以上是 Küntscher 类髓内钉的基本操作要领。对其他特殊类型的，包括记忆合金材料等，尚应依据不同的设计要求灵活掌握。扩大髓腔的术式虽有固定坚强、可早期下地等优点，但对髓腔的破坏亦大，且易诱发脂肪栓塞，在选择时应加以注意。

术中遇到难题的处理对策：在髓内钉插入术中常会遇到各种意想不到的难题，往往十分被动。因此，术前应充分加以估计，以免临时措手不及。临床上常遇到的问题主要有以下几种情况。

i 进钉困难：钉子进入髓腔中段后，即使重锤叩击也无法继续进入。其主要原因是由于髓内钉过粗等选择不当，对髓腔的直径及弯曲度估计不足或是由于钉头偏歪而插入骨皮质。如用力叩击针尾，必然引起骨干劈裂或髓内钉穿出骨皮质，导致骨折。对上述情况处理对策：a 尽早将钉退出，此为上策。先复查 X 线片上股骨的髓腔直径（减去 10%~15% 的放大系数），之后更换稍细的髓内钉打入。如因髓内钉头部插入骨皮质内，则需变更钉头插入方向；b 骨皮质旁开槽：施术中一旦髓内钉既打不进又拔不出时，则需在骨干之一侧开一长槽，暴露钉尖，再向相反方向叩击将其退出，取下骨片保存备用，并按前法处理。取下的骨片原位嵌入，必要时辅以钢丝固定；c 截断髓内钉：依前法仍不能取出髓内钉时，则只好于尾端将其截断，然后再依据钉尖是否超过骨折线而采取不同处理措施。

钉尖已过骨折线者，如骨折端牢固，侧向或成角加压后无移位者，仍按原计划处理，肢体外放置石膏托或管型石膏固定。如断端仍移动变位时，则应附加超过上下关节的坚强外固定，如髋人字形石膏等。

钉尖未过骨折线者可于术中更换其他内固定方式，包括钛镢（钢丝）、钛（钢）板、加压钛（钢）板等。但切记，无确实内固定者，必须要有确实的外固定。

ii 骨折断端髓腔消失：主要见于陈旧性骨折假关节形成者。此时骨折端为缺乏血供的硬化骨所充填。为此，可在手术中将其切除，骨端中央的骨髓腔凿通，此后再按开放式髓内钉插入术进行。

iii 粉碎骨折的处理：术前由于拍片角度不对或阅片不仔细，以致在 X 线片上未能发现无移位的骨折碎片。当术中发现有碎片存在时，原则上仍应按原计划行髓内钉固定术，并对碎骨片酌情附加钛镢（钢丝）内固定等，以防移位及影响骨折端的稳定性。

iv 骨质缺损：有骨质缺损者原则上不行髓内钉固定术。在对开放性骨折者施行髓内钉插入的同时行植骨术；有感染可能者，先行髓内钉固定术，俟伤口愈合后再行植骨处理。

（2）骨（皮质）外固定　指内固定物位于骨皮质外方，借助骨自身或是通过附加固定物将骨折端持住并维持对位之技术。

骨外固定之种类较多，一般常用的有钛（钢）板螺丝钉、螺钉、钛镢（钢）丝、加压钛（钢）板、骨栓钉、特殊形态钛（钢）板及张力带固定装置等，现分述如下。

ⅰ 钛(钢)板、加压钛(钢)板及特殊形态钛(钢)板：为临床上较为常用的骨外固定方式之一，虽已有100多年历史，但仅在近20年来发展较快。在一般钛(钢)板基础上，又出现了加压钛(钢)板及各种特殊形态钛(钢)板等，以后并两者使用较多。

病例选择：多适用于需内固定的病例。从疗效来看，更适合以下骨折类型：

a. 非稳定型长管骨骨折：此种骨折不适用髓内钉之病例，以钛(钢)板或加压钛(钢)板内固定较佳，尤其是需早日下地负重或持重者。

b. 近干骺端骨折：可依据骨折线类型的不同选用相应规格、形状的特殊钛(钢)板将断端固定。由于骨折线多邻近关节，其形状设计个性化也较明显。例如肘上处的Y形、V形钛(钢)板，股骨上端及踝上的L形钛(钢)板等，均需根据骨折特点而灵活掌握。

c. 开放性骨折：骨端外露会造成局部污染及感染扩散，故不适宜作髓内钉固定。

d. 其他各种类型骨折：均可根据具体情况酌情选用。一般钛(钢)板由于其负载力量较小，仅用于剪力不大的骨干骨折，如手部、前臂骨折等。加压钛(钢)板虽可加压，但其厚度较大，不适用于软组织覆盖较少的部位；且压应力过大，对骨骼血运不佳之部位亦应慎重选择。

手术原理及注意事项：

a. 一般钛(钢)板：根据钛(钢)板质量及其长度、厚度及形态设计，在单位截断面上的力学强度必须大于骨折局部静止状态下剪应力值的数倍以上。在此前提下，要求钛(钢)板的长度应超过固定骨干直径的4倍，宽度不少于周径的1/6，厚度多在1~2.5mm之间。手术时，应将钢板置于骨折的张力侧，起固定作用的螺丝钉必须恰好穿过内外两侧的骨皮质，并不宜过长。诸钉之间一般呈平行状，并以左右交错为佳。

b. 加压钛(钢)板：指厚度在3.5mm以上之加厚钛(钢)板，用于大骨骼之钛(钢)板厚度可达4.5mm以上，根据其加压机制不同又可分为：①自动加压型：当螺丝钉拧紧时，利用钛(钢)板上钉孔之斜坡，使骨折端自动向骨折线处靠拢；向中线靠拢的压应力可促进骨折的愈合。这种术式较为简便，但其加压作用亦有一定限度。②加压器收缩(缩紧)型：即利用特制的加压钛(钢)板加压器使骨折端靠拢，并产生有利于骨折愈合的压应力。

加压钛(钢)板自10余年前风靡全国之后，由于发现此种高强度内固定物的应力遮挡作用，即宽而厚的钛(钢)板阻塞了骨骼的正常血循环通路，易引起骨折局部的骨质疏松及血循环障碍，以致在拆除钛(钢)板后局部易再度出现骨折而带来新的治疗困难。尽管对AO系统为代表的加压钛(钢)板作了某些改进，例如将钛(钢)板的骨侧接触面开槽，以改善局部的血循环；选择最佳拆除钛(钢)板时机，拆除后对肢体附加保护等，均未获得根本解决。因此使用时，应全面加以考虑，这也是许多骨科医生乐于采用髓内钉的原因之一。此项技术在操作方法上，除仍应遵循一般钛(钢)板的基本技术要求外，为防止钛(钢)板对侧骨折处分离，应首先从最靠近骨折线的钉孔处钻孔加压，各螺丝钉必须与骨干纵轴完全垂直。

c. 特殊形态钛(钢)板：临床上常见的L形、Y形、T形及V形钛(钢)板，主要用于肱骨髁上、股骨髁上及胫骨上端的T形骨折、Y形骨折、V形骨折、横形骨折以及粉碎性骨折等。目的是利用不同形态的钛(钢)板设法将不同类型骨折的大骨折片或骨块加以固定，以有利于早期功能活动。在使用时尽可能地避免将内固定物包括螺栓钉等刺入关节腔内，亦不可刺入肌肉组织中。注意避免误伤周围神经及血管。

ⅱ 螺丝钉：为使用较广的内固定方式之一。视其螺纹间距及用途等不同而又可分为皮质骨螺丝钉与松质骨螺丝钉两种。目前引进的AO系统螺丝钉较一般螺钉为粗，其螺柱直径为3.0mm，而螺纹直径为 4.5mm。使用时需先用螺丝钻在骨骼上钻孔,再将 AO 螺丝钉导入。此种方式由于可以使螺丝钉对骨质的控制更为牢固,而一般螺丝钉是自动旋入,螺纹与骨质的接触面较小,因而控制作用亦小于前者。

螺丝钉主要用于骨端的撕脱性骨折,如内、外踝,内、外髁,桡骨茎突和尺骨鹰嘴等处,以及长管骨的斜形骨折及胫腓下关节分离等。

iii 其他:

a. 钛镊(钢丝):亦为常用的内固定材料,因使用时易在打结处折断,故一般多用作其他内固定的附加措施,或是用于一般的长管骨斜形骨折及髌骨横形骨折等。对于稳定性脊柱骨折,亦可用于作棘突结扎固定术的材料。

b. 骨栓钉:主要用于胫骨平台骨折。术中将其复位后,酌情在塌陷之平台下方放置植骨块。为防止再移位,多选用骨栓钉固定。

c. 张力带固定:即利用内固定物对骨折断端的张应力维持骨折对位者。特别适用于撕脱性骨折,如鹰嘴撕脱骨折、内外踝部骨折、髌骨骨折及肩峰骨折等。

d. 鲁克(Luque)与哈氏(Harington)棒技术:亦属于骨外固定的一种形式,但更多用于脊柱侧弯病例。

(3)复合式固定 用于脊柱骨折时的脊柱椎弓根螺丝钉复位固定技术及用于股骨上端骨折的鹅头钉等技术均属此项。

3. 框架固定 指用一金属框架将多根穿入骨骼中的钢针连结成一整体结构并对骨折断端起固定作用的设计。一般情况其亦兼具复位作用。

此种框架结构经过数十年临床应用和改进,目前被认为是最佳的骨外固定框架结构。此外,东欧、前苏联及意大利等国亦有新的设计。国内近年来此项技术正在兴起,尤其是中西医结合的伤骨科医生做了大量工作。由于它兼具内外固定之优点,且可调整骨折对位,能早期负重与活动,从而显示出其优越性,但此种装置之钢针大多要穿过骨骼外方的肌群,易引起感染,且可能误伤骨旁神经、血管,因此在选择时应慎重考虑。

其操作技术视设计不同而要求各异。基本方法是史氏钉贯穿技术,对骨科医生一般多无困难,但必须避开神经、血管、骨骺线及关节囊(图 2-1-1-3-9)。

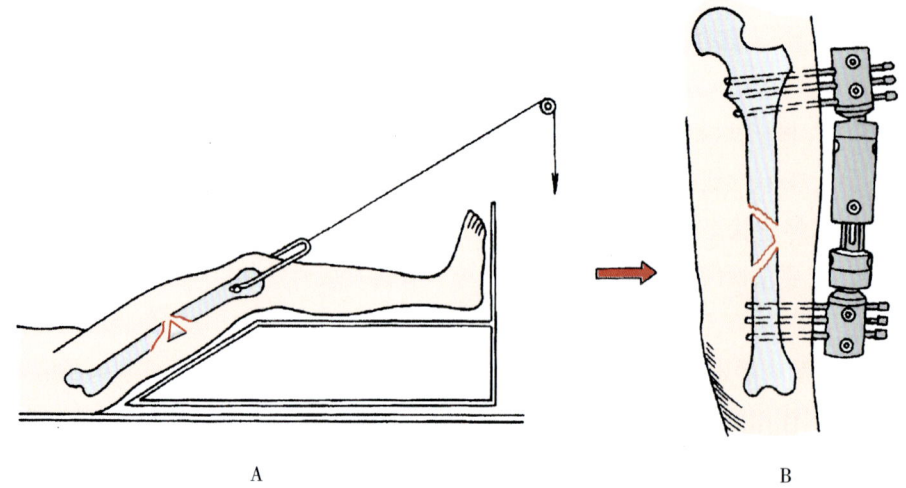

图2-1-1-3-9 框架固定示意图(A、B)
A.牵引整复;B.已完成框架固定

4. **其他固定方法** 随着人工关节的开展，对近关节部的骨折，一旦发现其复位困难或固定过久影响功能或年迈体弱不能长期卧床者，亦可予以人工关节置换。临床上多用的是人工股骨头置换术（图2-1-1-3-10）。

对伴有合并伤或合并症者，在治疗时需全面考虑，尤其是选择手术疗法时，应分清轻重缓急，凡危及生命及引起残废者，应优先处理，或两者兼顾同时处理，例如伴有颈椎伤的四肢骨关节损伤者，如果颈椎不需急诊处理时，为防止万一，在颅骨牵引下（或卧于头-颈-胸石膏床上）施术较为安全（图2-1-1-3-11）。

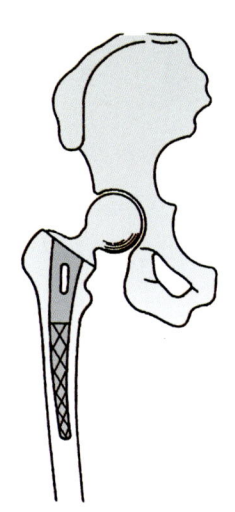

图2-1-1-3-10 人工股骨头置换示意图

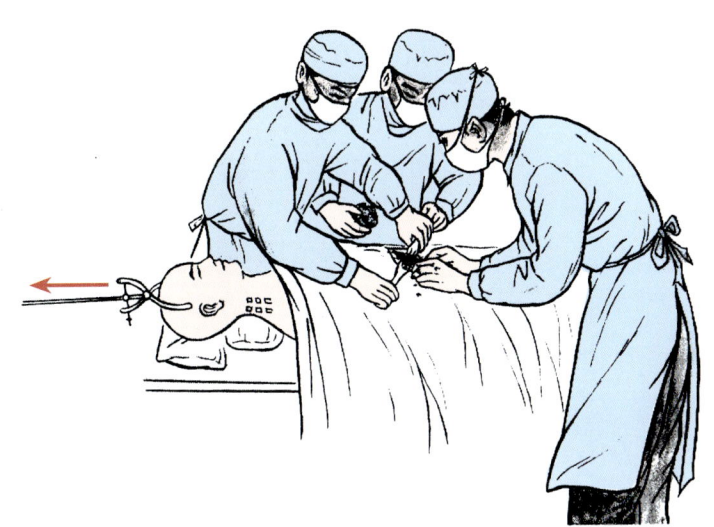

图2-1-1-3-11 颅骨牵引下施术示意图

四、四肢骨关节火器损伤

火器损伤属开放性损伤中的一种，包括火器骨关节损伤。原则上按开发性损伤处理，即在严格清创术基础上，将其变成闭合性骨折，再按一般骨折处理。

但火器损伤视致伤物不同，伤情差别较大，尤其是创口大小、深度、受损程度及范围等均不相同，需视具体情况酌情处理。对于创面较复杂、异物残留较多者，外固定支架具有相对的优越性，包括对创口的换药、观察等，尤其是血运欠佳的病例，俟病情稳定后再行内固定术更为安全（图2-1-1-3-12）。

对创口内弹片等金属异物，除表浅的可摘除或用冰盐水冲洗时冲出外，急诊时无需取出，以免延误时间和增加损伤，待伤情稳定后再作进一步处理。

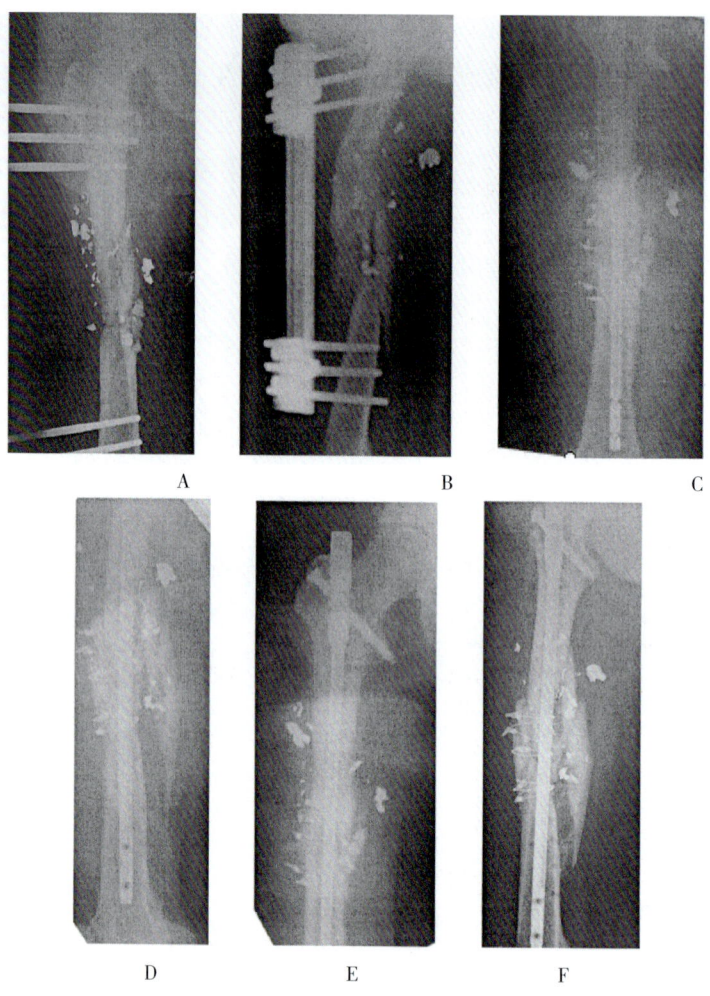

图2-1-1-3-12　火器性损伤（A~F）

男性，28岁，右股骨干火器性损伤　A.B. 右股骨干中1/3枪伤所致开放性、粉碎性骨折，行外固定架牵引+固定，术后正侧位X线片；C.D. 经创面换药及广谱抗生素等治疗后创面逐渐愈合，一月后行股骨髓内钉固定术，正侧位X线片显示骨折对位尚可；E.F. 半年后正侧位X线摄片显示骨折端已呈愈合状

第四节　骨折的愈合与康复（功能恢复）

一、骨折的愈合

（一）概述

当骨折断端获得良好复位、坚强牢靠固定和积极有效的功能练习后，断端以哈弗系统骨内膜造骨的方式直接修复，无明显骨吸收。同时，通过膜内化骨形成少量连续外骨痂。这样骨折愈合快，功能恢复好，愈合后的骨强度与刚度高，可避免或减少骨不连和再骨折等并发症。

骨折愈合是一个复杂的过程。虽然过去对骨折愈合无论从宏观或微观上都进行了大量的研究工作，在钙-磷代谢和骨生长因子的研究已进入到细胞分子生物学水平。但有关骨折愈合机制和促进骨折愈合方面的研究仍然进展不大。骨科医生的作用只能为骨折的修复创造一个良好的条件,使骨折能按其自然修复的规律顺利愈合。因此,骨科医生必须了解骨折愈合的基本过程、不同愈合方式及其影响因素,用以指导骨折的治疗。

从组织解剖学的观察来看,骨折是活着的骨组织及其邻近组织的破裂,骨折愈合过程则系骨折断端之间组织的修复反应。其他几乎所有的组织修复都是以瘢痕形成的方式完成,唯有骨折的愈合修复过程不同于其他的组织,骨折的愈合与修复由非常类似骨的原有模式之骨组织来完成。近年来国内外学者已对骨愈合的形态学、组织学、组织化学、生物学、生物化学及生物物理学等进行了全面而深入的研究,比较详细地阐明了骨折愈合的含义、时间及部位等,但至今仍不能确切表明骨折愈合的详细过程。

(二)有关骨折修复活动的最新研究

1. 核运动 早于40年前,Tonna和Cronkile即用氚化-脱氧嘧啶标记细胞核,在免疫放射荧光显微镜下观察到小鼠股骨干骨折DNA的合成,其中核运动大于有丝分裂,低龄鼠的反应大于高龄鼠,定量变化大于定性改变。

当机体骨折、软组织损伤和内出血后,骨髓和胸腺内呈现有丝分裂增加。在损伤初期骨折局部及周围广泛的核运动可视为这些反应的一部分。骨折后骨膜反应一般持续1~2天,是非常短暂的。注射缓激肽可引起胸腺和骨髓短暂的有丝分裂,并释放有丝分裂的物质进入周围环境。有丝分裂激素可能是反应性的。甲状旁腺素量的增加也属于对出血的一种反应。邻近骨的骨膜核运动,其明显是为修复增生所作的准备,尤其是促进骨痂的形成。

2. 肥大细胞的浸润 正常情况下,在没有骨化的骨组织内有少量肥大细胞,其在骨髓内难以区分单核细胞和干细胞。在骨折早期,肥大细胞浸润至骨折断端,此时用特殊的固定和染色方法可以区分颗粒细胞的来源。观察肥大细胞在骨膜骨痂中的分布,从未在骨和骨骺中发现肥大细胞,但在纤维骨痂中却发现其存在。当鼠骨形成时被可的松阻滞,肥大细胞数目则增加。当生长激素和甲状腺素加快修复时,肥大细胞出现早于正常,肥大细胞数目相对平衡。肥大细胞的聚集并不是骨折修复的特点和成骨细胞出现的征兆。相反,当未成熟鼠喂养缺乏钙、维生素D食谱时,骨生长停止数周后,则有大量肥大细胞聚集,特别是在骨骺第二发生中心内层。此时投予维生素D,则恢复生长,肥大细胞分散和数目减少,颗粒也减少。在钙缺乏鼠的骨折修复中,肥大细胞聚集骨内层和骨髓中,并且以后只聚集在骨膜的骨痂内。肥大细胞的颗粒含有肝素、组织胺和5-羟色胺,它们可能释放一种和多种物质进入骨折部位。肥大细胞脱颗粒和释放活性物质与骨折区域的炎症反应直接相关。

3. 创伤性无菌炎症 骨折后跟随组织损伤和出血而来的炎症反应,包括局部肿胀、富含蛋白质之渗出液中性粒细胞的转移和肥大细胞的聚集。开始之炎症反应与继发性骨愈合,可能与热、电位差和化学因素、甚至细菌性骨髓炎等有关。实验证明:每天给予消炎痛喂养股骨骨折的实验鼠,其骨折愈合的定性、定量和机械强度均减少,且骨痂也少,骨折区域之桥接亦差。

4. 反馈机制 在生理状态下,骨成分就像恒温器一样,仅在小范围内有规律变化,此过程由神经系统、内分泌及局部状态所调节,维持在相当狭窄的范围内。在激素作用下可以影响骨的钙化或脱钙。局部的反馈机制可能控制骨折愈合,早期具有创伤特征,以后则循序渐进。此种反馈机制可以解释长骨制动可抑制骨痂的形成。当骨折端有骨痂连续生长后,多余的骨痂和废用的骨质可以根据需要而清除。反馈机制是固有的,当功能发生改变时,骨的结构也随之改变。机械应力可保持和改变骨的结构。既往对此种调节机制的认识相当模糊,直到生物电位被发现。

5. 骨的电能 根据Yasuda和Fukada的研究

发现:①在机械应力下骨质可以出现电位变化,压力侧带负电,张力侧带正电;②长管骨承受外来应力时,压缩侧可有新骨形成;③正负极之差异:电极的负极作用处有新骨形成,而正极作用处则有骨吸收现象。

根据骨电位学的深入研究,证明活骨、死骨、脱钙骨都存在 Piezo 电。Piezo 电可能关系到骨的结构和结晶。胶原具有 Piezo 电特征。它可以根据电位的改变而改变它的伸展度和形态。Piezo 电在骨折愈合过程中不是恒定的,然而骨可以从其他来源中接受电位差。内在性电位由血流、代谢活动及周围肌肉而来。

研究证明长管状骨正常情况下有一种恒定电位。干骺端为负值、骨骺端为正值,骨干为正电位或零电位。骨折后整根骨为负电位,干骺端电位更低,骨折端电位低于干骺端。骨折愈合电位恢复正常。

6. 骨折愈合新概念与骨折的治疗

（1）骨折愈合的形式　骨折有Ⅰ期愈合与Ⅱ期愈合之分。Ⅰ期愈合是毛细血管和哈氏系统直接连接起来。根据连接程度,又可分为接触愈合和间隙愈合,X线片上不显示外骨痂。Ⅱ期愈合经过炎症、修复反应,以外骨痂形式改建连接起来,X线片上可以见到外骨痂。通常的骨折愈合是Ⅱ期愈合形式。

（2）骨痂形成的必要条件　骨痂形成的必须条件是微动、血运和应力。骨痂的数量与活动及血供平方成正比($c=mv^2$)。

（3）应力遮挡保护作用对于骨折的影响　坚强内固定必然减少骨折部位生理应力传导,即所谓应力遮挡效应,从而导致骨折部位的骨质发生废用性萎缩。以致在取出内固定后,有可能发生再骨折。此外,骨折愈合的强度与内固定的强度成反比。

(三) 骨折愈合的分期

骨折愈合为一个延续过程,不同的阶段有其不同特点。其全程分期意见不一,基本上分为炎症期、修复期和改建期三期（图 2-1-1-4-1）和四期（图 2-1-1-4-2）两种。后者较为公认。

1. 肉芽组织修复期　骨折后由于骨与软组织及其伴行血管断裂,早期出现创伤性炎症反应。骨断端形成由血液、渗出物及组织细胞侵入的血肿。此时骨折端表面处血供断绝,以致断端部分吸收。血块可逐渐分解,周围有毛细血管中的白细胞及吞噬细胞游走,血肿周围之毛细血管增生,在血管周围产生成纤维母细胞,这些细胞和毛细血管从四周侵入血肿和坏死组织中,并将其分割包围。血肿被吞噬细胞清除后而演变为肉芽组织,凝结在两骨断端之间及其周围,使断

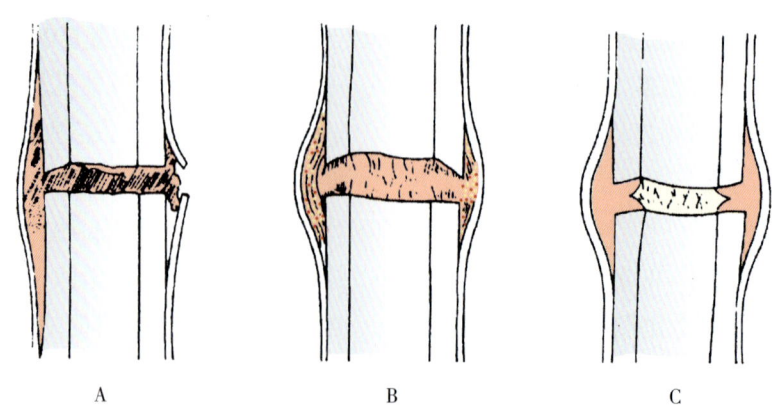

图2-1-1-4-1　骨折愈合过程三期示意图（A~C）
A. 肉芽组织修复期；B. 原始骨痂形成期；C. 骨性愈合期

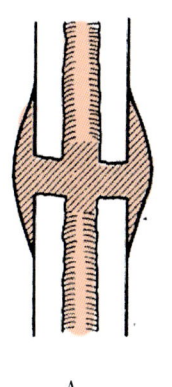 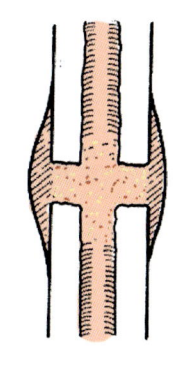 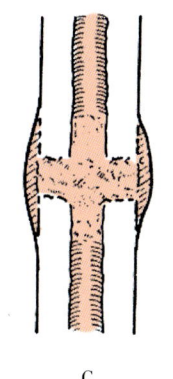 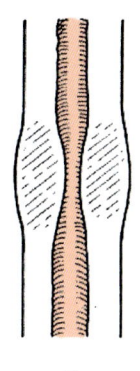

图2-1-1-4-2　骨折愈合过程四期示意图（A~D）
A.血肿期；B.肉芽形成区；C.骨痂形成期；D.硬化及塑型期

骨得到初步连接，逐渐形成纤维性愈着（合）。此种肉芽组织大多较脆弱，易出血。骨断端仍可活动，X线片上不显影，本阶段持续2~3周，或更长时间。

2. 原始骨痂形成期　骨痂系骨断端新生的骨组织，其来源有三方面。

（1）血肿机化　血肿机化早期为肉芽组织，随着钙盐的沉积，再由软骨骨痂阶段逐渐转化为骨性骨痂，此称为软骨内化骨。

（2）骨外膜成骨　在骨折后24h以内骨外膜逐渐增厚，有骨母细胞增生，新生血管长入骨膜深层，一周后即形成骨样组织，并可将骨折端连接起来。最后有钙盐沉积，并形成新骨，此即骨膜外化骨。

（3）骨内膜成骨　与前者相似，为骨髓腔的骨内膜在骨折后与骨外膜同样方式形成骨化。

此外，亦可根据骨痂在骨折端的位置不同而分为以下3种。

① 外骨痂：指包绕于骨折端外围之骨痂，其与骨皮质密切结合，越靠近两断端中部越厚，使整个骨断端形成梭形外观。

② 内骨痂　指填充于骨髓腔内的骨痂，数量不多，但质量大多较优，实际上其是以膜下化骨为主。

③ 桥梁骨痂：位于骨折端皮质骨之间，直接连接骨折端皮质。其质量更优于前者两种，但时间较久。

当内外骨痂和桥梁骨痂完全融合，其强度能够抵抗肌肉收缩引起的成角、旋转和剪力时，即达临床愈合。

3. 骨性愈合期　在骨折临床愈合后，骨痂密度及质量逐渐增加，骨小梁数量增多，排列渐趋规则，新骨已完成爬行代替过程。并将死骨清除。原始骨痂被改造成板状骨，从而达到较为坚强的骨性连接，骨髓腔多为骨痂封闭。此期一般需8~16周完成。

4. 塑形期　本期是对新生骨组织，按照力学原则重新塑造之过程。由于成骨细胞和破骨细胞继续作用，将多余的骨痂吸收，力学强度不足之处通过骨膜内化骨加以补充。同时，髓腔再通，最后使骨折痕迹在组织学和影像学上逐渐淡化、消退直至完全消失。这段时间幼儿及青少年需8月至2年（图2-1-1-4-3），成年人则需2~5年。

（四）影响骨折愈合诸因素

影响骨折愈合的因素甚多，归纳起来主要是全身因素和局部因素两大类。在骨折处理中应当保护和发挥有利因素，消除不利因素，促进骨折更好地愈合。

1. 全身主要因素

（1）年龄　儿童骨折愈合迅速，愈小愈快，青年人愈合稍慢，成年人更慢，尤其老年人可为青

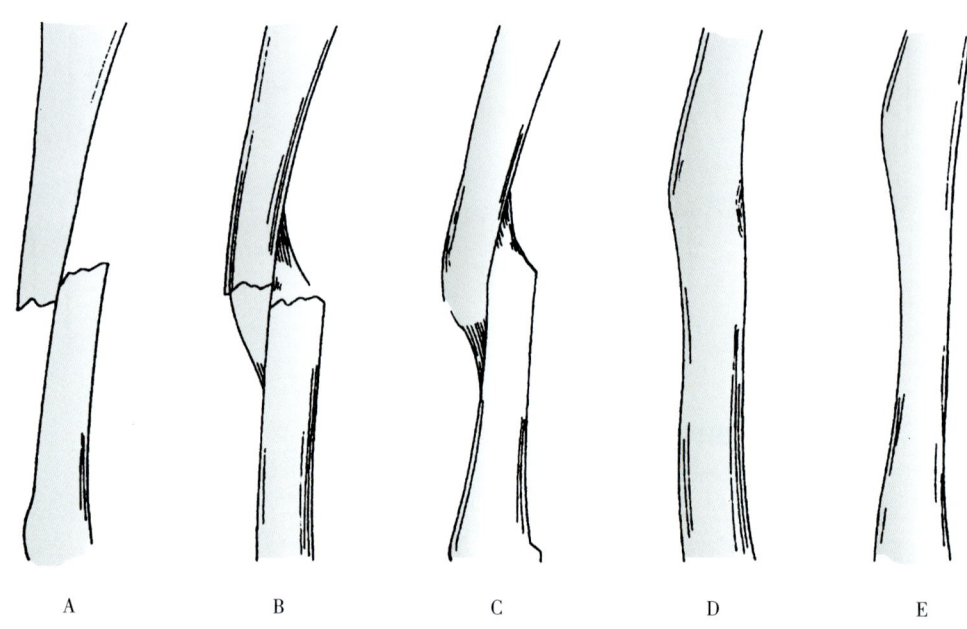

图2-1-1-4-3 3岁儿童骨折愈合过程示意图（A~E）
A.受伤时；B.4周后；C.12周后；D.19周后；E.45周后

少年的一倍以上，因此不同年龄之间，骨折愈合速度差别甚大，应予注意。

（2）健康状况 凡全身状态不佳者，包括营养不良、严重的肝肾疾病、恶液质、老年性骨萎缩及骨软化等状况下，骨折愈合缓慢。

2. 局部因素

（1）局部血液供应 骨折局部血液供应状况是骨折愈合的根本条件。血供不佳者必然影响骨折愈合。骨的正常血供来自骨的主要营养血管及关节囊、韧带和肌肉附着处。长骨粉碎性骨折由于断裂的骨片失去血供，其愈合过程必然十分缓慢。

（2）骨折类型 闭合骨折较开放骨折愈合快。长斜面骨折较短斜面骨折愈合快。严重粉碎骨折不利于愈合，骨缺损时则易形成骨不连。

（3）软组织损伤情况 严重软组织损伤或缺损时，由于骨折局部血供受限而不利于骨折愈合。

（4）骨膜完整性受损 骨折端骨膜剥离部分越广泛，骨折端局部缺血程度越严重，并直接影响膜下成骨，进而影响骨愈合的进程。

（5）骨断端的接触和稳定 在骨折断端间应充分接触，无软组织嵌入或分离则愈合快，此时局部有一定生物力学压力有利于骨折愈合。

（6）感染的影响 开放骨折若发生感染则影响骨折愈合，尤其是骨愈合质量；内固定手术后感染亦不利于骨折愈合。

（7）其他影响 包括骨折的部位不同、治疗及时与否及手术时对骨膜损伤情况等均影响骨折的愈合。

（五）骨折愈合标准

1. 临床愈合标准
临床愈合的标准主要有以下表现。

（1）骨折局部无压痛及纵向叩击痛；

（2）局部无反常活动；

（3）X线片显示骨折线模糊，有连续的骨痂通过骨折线；

（4）外固定解除后肢体能满足以下要求：上肢能向前平举1kg达1min；下肢能不扶拐在平地连续行走3min，且不少于30步（注意切勿提前测试，以免造成再骨折而影响愈合）；

（5）连续观察两周骨折不变形。

从观察开始之日推算到最后一次复位的日期，为临床愈合所需时间。

2. **骨性愈合** 在前者基础上,骨痂的范围、密度及质量进一步优化,骨折断端爬行代替完成,骨髓腔为骨痂充填,骨折块之间已形成骨性连接,并足以抵抗较大外力而不变形。X线片显示骨痂与骨质界线已分不清,骨折线完全消失,骨痂边缘清、体积小而致密时,即为骨性愈合。

现将临床上骨折愈合时间以下图表示(图2-1-1-4-4、5)。

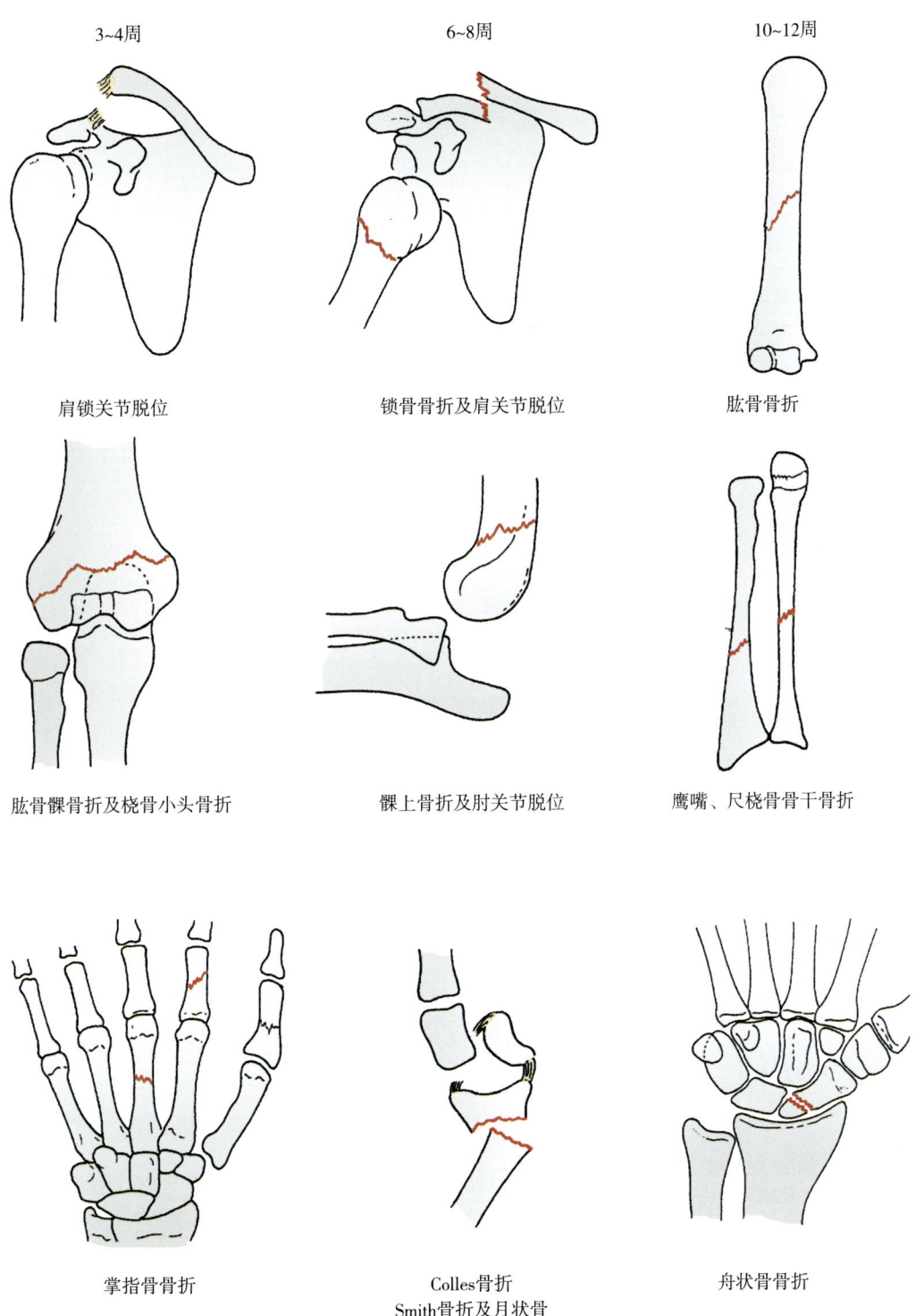

图2-1-1-4-4 上肢骨折及脱位愈合时间临床判定示意图

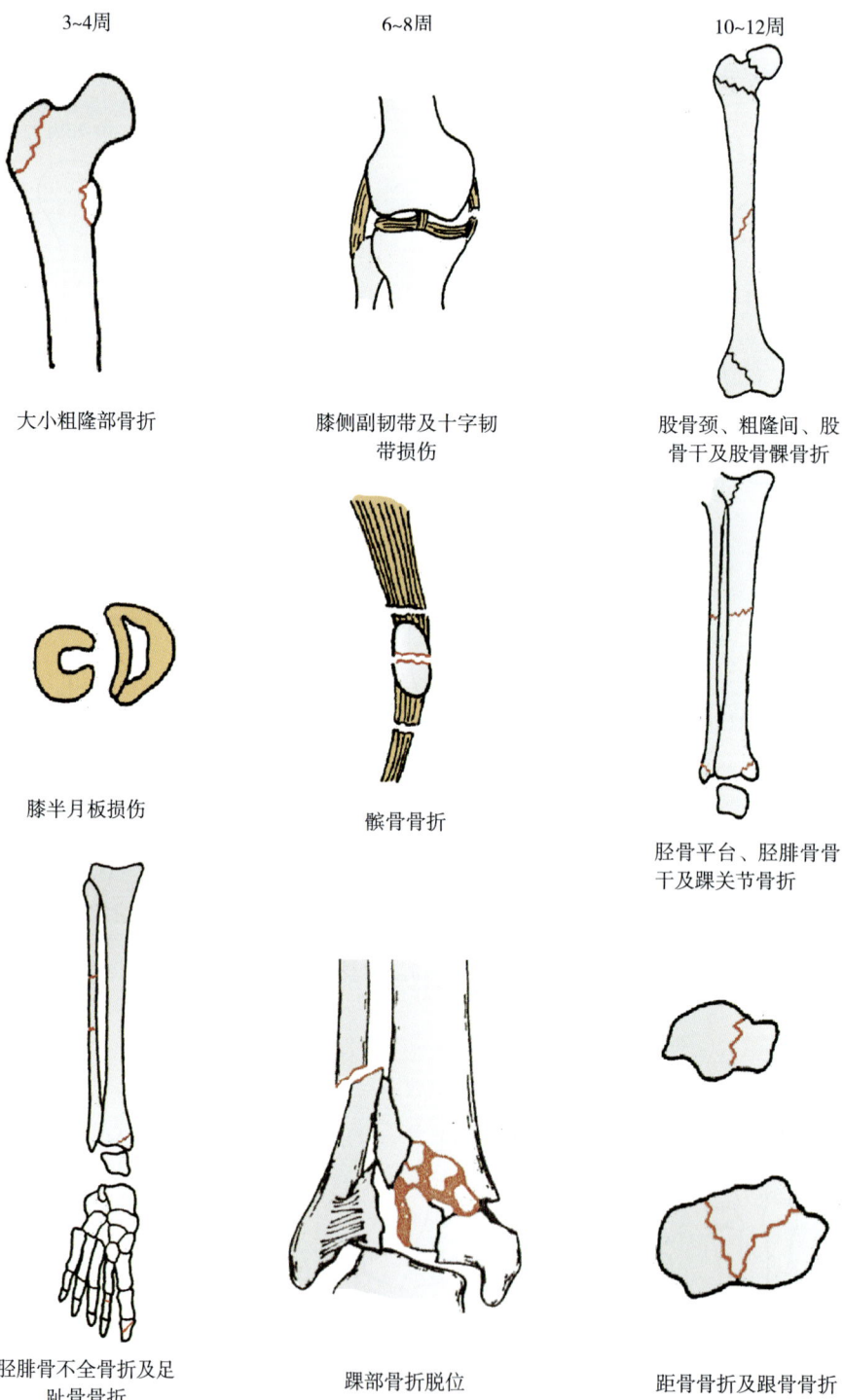

图2-1-1-4-5 下肢骨折及脱位愈合时间临床判定示意图

二、骨折患者的康复（功能锻炼）

在骨折固定期间及拆除固定后，功能锻炼是骨折治疗全过程中的最后一道程序，不仅关系到肢体的功能恢复，且直接影响患者本人的职业延续与日常生活等。因此，必须通过早期、及时与正确的功能锻炼，促使患部功能良好康复。

（一）功能锻炼的目的

功能锻炼的目的是多方面的，主要有以下5个方面。

1. 防止关节僵硬 关节僵硬的成因很多，其中最主要的是由于关节腔内、关节周围软组织之间及软组织与骨骼之间的粘连和瘢痕化。此种病理改变的形成，早期起始于局部创伤反应及血循环障碍所引起的组织水肿，渐而渗出，以致浆液纤维蛋白停留在组织间隙，成为粘连物的基本组成成分。此后随着粘连物的收缩、瘢痕形成，及由此而进一步引起血供障碍的恶性循环，构成了关节僵硬的病理生理与病理解剖学基础，临床上呈现关节活动明显受限。

功能锻炼可避免或减轻关节僵硬的发生，其机制主要如下。

（1）促进血液回流，改善局部血循环 尤其是在肢体固定与制动的早期，无论是肌肉的自主收缩，或是肢体的伸屈抬举活动，均有利于静脉血液的回流，并增加动脉的供血量，其对减轻局部的水肿与组织液的渗出至关重要。

（2）防止与减轻粘连的形成 在前者基础上，尽管仍有纤维蛋白样物质析出，但由于关节处于动的状态，未等到纤维性粘连完全形成即被撕断，无法形成粘连性束带。

（3）增强肌力 在骨折处的肌肉舒缩过程中，避免或减轻了肌肉的萎缩，增强了肌力，使局部的创伤反应降低到最低限度，从而有利于防止粘连的形成。且坚强的肌力对已经形成限制关节活动的粘连物具有破坏作用，能防止其进一步发展。

（4）防止关节囊皱襞长期处于闭合状态 早期粘连最易在关节囊皱襞和滑膜的反折处形成，尤其是当其持续处于闭合状态时更易形成粘连。由于功能锻炼势必将闭合状的皱襞舒展开来，从而避免或减轻了粘连的发生。

2. 防止或减轻肌肉萎缩 固定后的肢体如不进行功能活动与锻炼，数小时后即开始出现萎缩，尤其是三角肌、肱三头肌、肱二头肌、股四头肌及腓肠肌等肌群，48h后即可从对肢体周径的测量中获知，3~4天后肉眼观已很明显。为此，伤后的功能锻炼愈早开始，对减轻或防止肌萎缩的效果愈佳。但由于伤情关系，并不是每个病例都允许早期、高频率、高强度锻炼。在此情况下，临床医生应根据患者全身与局部状态，选择适当的方式进行锻炼。

3. 有利于局部肿胀的消退 创伤反应及局部出血所引起的肿胀，不仅妨碍对骨折端对位的维持，也是引起早期局部疼痛和后期关节僵硬的重要原因。正确的、强度适宜的功能锻炼活动，通过以下机制可达到消肿目的。

（1）促进静脉回流 伤后局部的疼痛必然引起肌肉的痉挛，继而"唧筒"作用消失，以致静脉淋巴回流障碍，形成淤滞而回流受限。早期进行功能锻炼，使肌肉的"唧筒"作用恢复，则可迅速改善局部的肿胀。

（2）增加肌张力 锻炼后肌组织的肌张力随之增加，形成对局部细小血管的持续性压应力，也减少局部液体的渗出，从而消除了产生肿胀的起因。

（3）促进渗出物的吸收 在肌肉组织的舒缩过程中，淤滞于纤维周围的渗出液逐渐被纤维间的毛细血管网所吸收，尤其在创伤早期阶段。当然，如渗出物中的纤维蛋白一旦相互连接成细小的条索状，则无法消除。

4. 有利于骨折对位的维持 骨折的错位主要有侧向、短缩、旋转及成角。复位后的骨折端多具有走向原位的倾向；加强功能锻炼后，肌肉的收缩及肌张力增加，不仅使周围肌群起到"内夹板"作用，有利于维持骨折对位，且具有迫使骨折端进一步复位之功效。

5. 有利于骨折的愈合　正确的功能活动由于以下因素对骨折端的愈合起到促进作用：

（1）增加骨折端的纵向压应力　由于肌肉收缩，骨折端可出现向中线的压力效应，使骨折端获得更为紧密的接触，从而有利于骨折愈合过程的缩短。

（2）可增加局部血循环　不仅肌肉在运动时血流量增加，可促使毛细血管扩张及血管增生性反应；而且肌肉静止状态时，由于肌肉组织所产生的酸性代谢产物亦增加血管的增生与扩张，两者交替改善了局部的血循环，从而促进了局部的愈合过程。

（3）加速了骨折的改造过程　骨折后期，依据肢体生物力学改造过程的需要，均应通过局部的功能锻炼方能达到骨痂的塑形与改造。

（二）功能锻炼的基本要求

1. 锻炼的主动性　除失神经支配或处于昏迷状态者以外，均应主动地进行功能活动。其目的是通过患者神经系统支配下的肌肉舒缩，以达到增加肌力和防止肌肉萎缩，也可避免关节僵硬的发生。

2. 锻炼的适应性　伤后的患者，尤其是伤情较重而复杂者，其精神与体力状态均不同于正常人。因此，在安排功能锻炼时，应考虑到伤情的特殊性，酌情安排该患者体力及精神状态能够承受的训练项目，切勿要求过高、过急和过快。

3. 锻炼的计划性　正规的骨科病房，一般均有专人负责对骨折患者功能锻炼的指导与督促，很多医院由理疗科医生或由康复病房的护士兼任。患者按不同骨折、不同年龄、不同特点进行不同的功能锻炼。每天分数次按预定计划进行。在无上述条件时，主治医生应加以指导。

4. 锻炼的科学性　各种关节具有不同的活动范围，不同的固定方式对各关节及其邻近组织的功能锻炼，具有不同的要求。这些要求均是从运动生理学的基本原则出发，按照各部位的生理特征，科学制定和合理安排实施训练计划。

（三）功能锻炼的基本方法

由于骨折的部位、患者年龄、治疗方法及全身状态等各不相同，功能锻炼方法也不相同，但基本方法不外乎以下几种（图 2-1-1-4-6）：

1. 上肢　主要是使手部功能得到最大限度的恢复，其方法亦围绕这一目的进行。具体要求如下。

（1）肩关节　患者将肘关节维持于 90° 状，而后作对肩、上举手部过头顶至枕部及后伸将手放置腰部等 3 个基本动作。每日 3 次，每次 50 下。

（2）肘关节　以主动为主，可辅助被动活动来锻炼肘关节的屈伸，次数及频率等要求同前。

（3）前臂　可让患者双手持筷，作内旋及外旋训练。次数及频率较前者增加一倍，一般情况下不宜做被动训练。

（4）腕关节　腕关节进行伸、屈、尺偏及桡偏等活动，需主动与被动相结合，要求同前。

（5）手部　以对掌功能的训练与康复为主，兼顾手指的并拢、分开及其他各种类似动作等。

2. 下肢　不同于上肢，而是以负重为主。因此在功能锻炼上的要求是站立及行走，其次才是诸关节生理活动范围的恢复。

（1）站立　稳定性骨折者可在骨折治疗过程中逐渐开始。不稳定性者，则至少要在骨折临床愈合后进行。个别病例，例如股骨颈内收型骨折、中心性髋脱位及距骨骨折等，需在骨折愈合后酌情开始，否则易出现无菌性坏死等并发症。肢体的负重应循序渐进，逐渐增加负载；开始时应借助于健肢或拐杖等支具，患肢少负重，而后逐渐增加患肢的负载，使其有一个适应及被观察的过程，切勿操之过急。

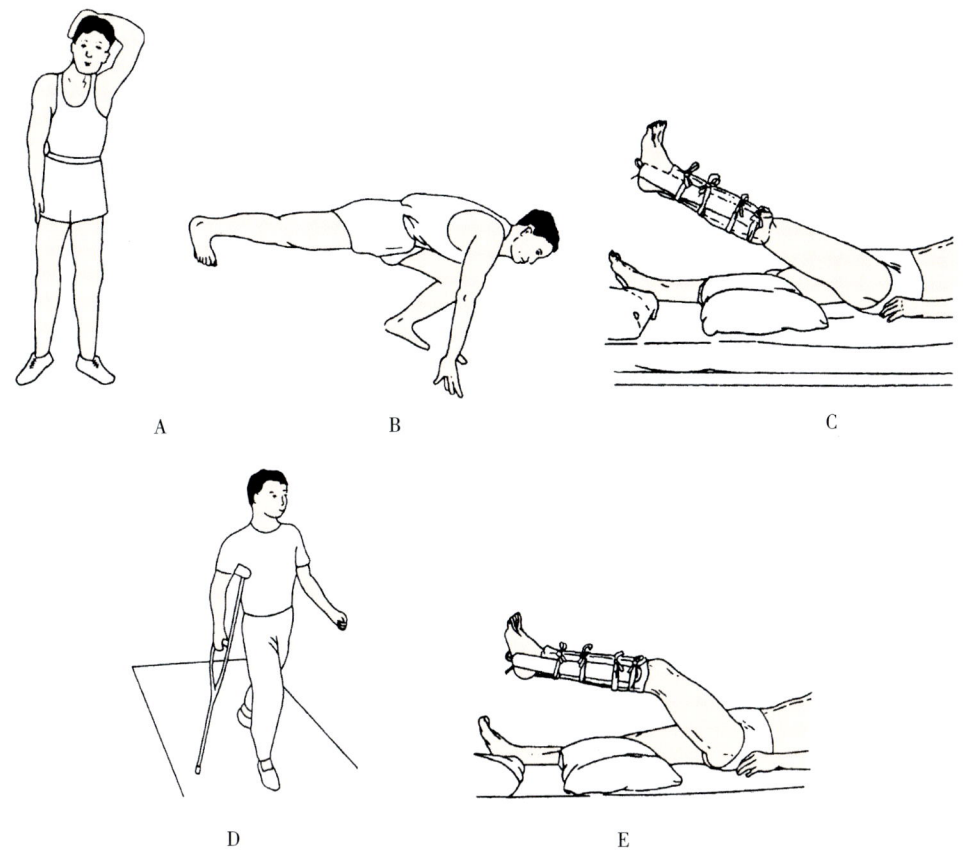

图2-1-1-4-6 常见的功能锻炼示意图（A~E）
A.过颈摸耳；B.弓步压腿；C.抬腿练习；D.扶拐练习行走；E.屈膝练习

（2）行走 在前者基础上可让患肢逐渐迈步行走，亦应循序渐进。具体方式与前者相似。

（3）关节功能恢复 在主动锻炼的前提下，可借助于功能锻炼器具（电动为宜），先从小活动范围开始，逐渐增大活动幅度及增加活动频率，并按各关节的生理要求不断调整，以求早日恢复到正常范围。

（赵 杰　严力生　卢旭华
陈德玉　赵定麟）

参 考 文 献

1. 赵定麟，李增春，刘大雄，王新伟. 骨科临床诊疗手册. 上海，北京：世界图书出版公司，2008
2. 赵定麟，赵杰，王义生. 骨与关节损伤. 北京：科学出版社，2007
3. 赵定麟. 现代骨科学，北京：科学出版社，2004
4. Beuerlein MJ, McKee MD. Calcium sulfates: what is the evidence? J Orthop Trauma. 2010 Mar; 24 Suppl 1: S46-51.
5. Burr DB. Cortical bone: a target for fracture prevention? Lancet. 2010 May 15; 375（9727）: 1672-3.
6. Dijkman BG, Sprague S, Schemitsch EH.When is a fracture healed? Radiographic and clinical criteria revisited. J Orthop Trauma. 2010 Mar; 24 Suppl 1: S76-80. Review.
7. Kinney RC, Ziran BH, Hirshorn K, Demineralized bone matrix for fracture healing: fact or fiction? J Orthop Trauma.

2010 Mar; 24 Suppl 1: S52-5.

8. Kooistra BW, Sprague S, Bhandari M, .Outcomes assessment in fracture healing trials: a primer.J Orthop Trauma. 2010 Mar; 24 Suppl 1: S71-5.

9. Krestan C, Hojreh A. Imaging of insufficiency fractures. Eur J Radiol. 2009 Sep; 71（3）: 398-405.

10. Sloan A, Hussain I, Maqsood M, Eremin O, El-Sheemy M. The effects of smoking on fracture healing.Surgeon. 2010 Apr; 8（2）: 111-6.

11. Walsh M, Davidovitch RI, Egol KA. Ethnic disparities in recovery following distal radial fracture. J Bone Joint Surg Am. 2010 May; 92（5）: 1082-7.

12. Watanabe Y, Matsushita T, Bhandari M, Ultrasound for fracture healing: current evidence. J Orthop Trauma. 2010 Mar; 24 Suppl 1: S56-61.

13. Watanabe Y, Matsushita T, Bhandari M, Zdero R, Schemitsch EH. Ultrasound for fracture healing: current evidence. J Orthop Trauma. 2010 Mar; 24 Suppl 1: S56-61.

14. Wei Hou, Shi-Qing Feng, Yong-Fa Zheng, et al.The clinical study on the treatment of limb fractures using minimally invasive plate osteosynthesis. SICOT Shanghai Congress 2007

15. Zebaze RM, Ghasem-Zadeh A, Bohte A, Iuliano-Burns S, Mirams M, Price RI, Mackie EJ, Seeman E. Intracortical remodelling and porosity in the distal radius and post-mortem femurs of women: a cross-sectional study. Lancet. 2010 May 15; 375（9727）: 1729-36.

16. Zelle BA, Gollwitzer H, Zlowodzki M. Extracorporeal shock wave therapy: current evidence.J Orthop Trauma. 2010 Mar; 24 Suppl 1: S66-70.

第二章　肩部骨折

第一节　肩部解剖及肩胛骨骨折

一、解剖复习

肩部为上肢与躯干的连接部位,又称肩胛带。其包括肩胛骨、锁骨、肱骨上端及其所构成的肩关节,并有关节囊、周围的肌腱和韧带及肌肉与之相互连接,通过肌肉的舒缩来完成肩部的运动。此种结构特点是,使肩部具有较大的活动范围,并赋予上肢高度的灵活性(图2-1-2-1-1~3)。

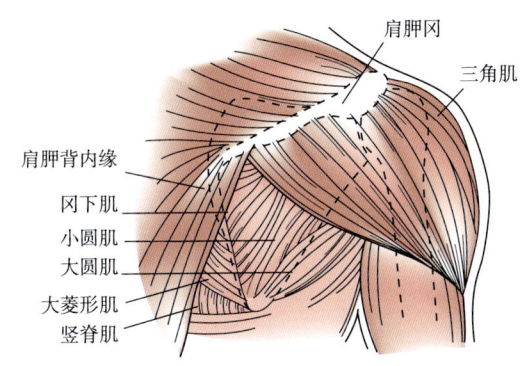

图2-1-2-1-1　肩部表层肌肉及骨骼投影示意图

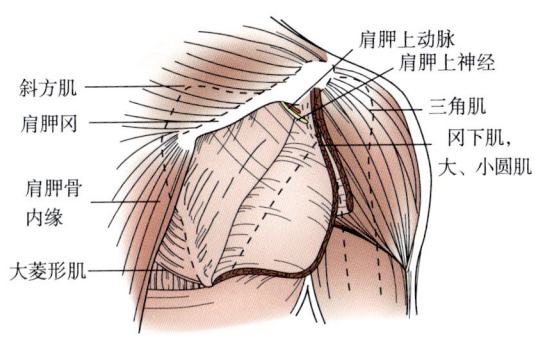

图2-1-2-1-2　肩部深层肌肉及骨骼投影示意图

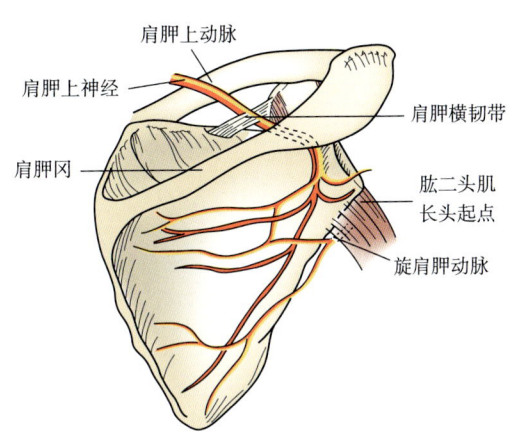

图2-1-2-1-3　肩胛骨的血供示意图

(一)肩部骨骼

肩部骨骼包括锁骨、肩胛骨及肱骨上端。

1. 锁骨　为一S形长管状骨,内侧棱形,中1/3较细,中外侧1/3交界处较薄弱而易于骨折(图2-1-2-1-4)。

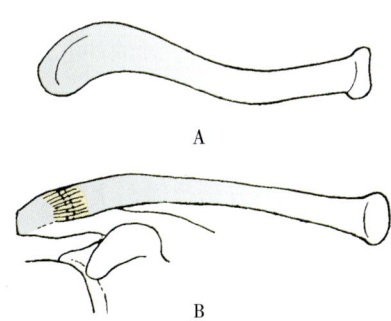

图2-1-2-1-4　锁骨解剖示意图(A、B)
A.上面观；B.前面观

2. 肩胛骨 形似底朝上的三角形扁平骨,覆盖于胸廓后外侧第 2 肋至第 7 肋骨之间。它有上、内、外 3 个缘,上、下、外 3 个角和前后两个面。内侧缘薄长,与脊柱平行,又名脊柱缘。上缘的外侧有一切迹,名肩胛切迹,其外侧有一向前弯曲的指状突起,名喙突。肩胛骨上、下角较薄,外侧角肥厚,末端有一个面向外的梨形关节面,称为肩胛盂,与肱骨形成盂肱关节。肩胛骨前面朝向肋骨,与胸壁形成可活动的假关节。肩胛骨后面的上 1/3 有一横行的骨嵴,即肩胛冈。其将肩胛骨后面分为上部的冈上窝及下部的冈下窝,肩胛冈的外端为肩峰与锁骨连成肩锁关节(图 2-1-2-1-5)。

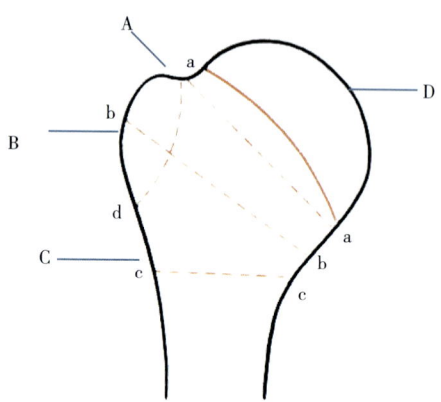

图 2-1-2-1-6 肱骨上端解剖及骨折命名示意图

A.解剖颈;B.大结节;C.外科颈;D.肱骨头;a-a、解剖颈骨折;b-b、结节贯通骨折;c-c、外科颈骨折;a-d、大结节骨折

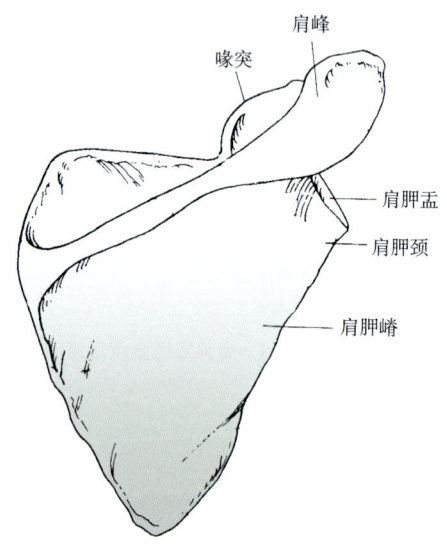

图 2-1-2-1-5 肩胛骨解剖示意图

3. 肱骨上端 可分为头、颈及大小结节 4 个部分。肱骨头呈半球形,与肩胛盂相关节。肱骨头以下略缩窄,为解剖颈。颈的外方及前方各有一骨性隆起,分别为大结节和小结节,均为肌肉附着点。两者之间为结节间沟,有肱二头肌长头腱通过。肱骨头关节面边缘与大小结节间有一较宽的沟,称为外科颈,为肱骨上端最薄弱处(图 2-1-2-1-6)。

(二)肩部关节囊和韧带

肩部有盂肱关节、肩锁关节、胸锁关节及肩胛骨与胸壁形成的假关节,具有广泛的活动范围。

1. 盂肱关节 由肱骨头与肩胛盂构成,呈球窝状,为多轴关节,可做各向运动。肱骨头大,肩胛盂小,仅以肱骨头部分关节面与肩胛盂保持接触,关节囊较松弛,故容易发生脱位。肩胛盂周围有纤维软骨构成的盂唇围绕,连同喙肱韧带、盂肱韧带和周围之肌肉共同增强其稳定性(图 2-1-2-1-7)。

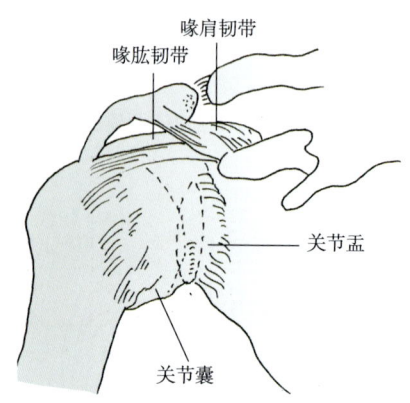

图 2-1-2-1-7 肱盂关节解剖示意图

2. 肩锁关节　是由肩峰内侧缘和锁骨的肩峰端构成的一个凹面微动关节。关节囊薄弱，除有肩锁韧带加强外，喙肩及喙锁韧带以及周围肌群对肩锁关节的稳定具有作用（图2-1-2-1-8）。

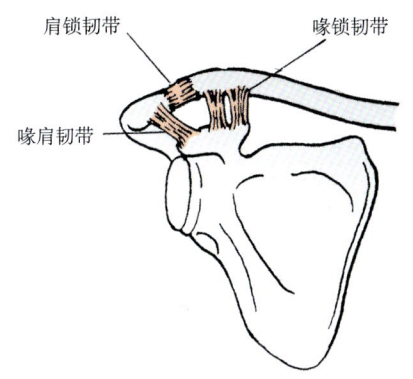

图2-1-2-1-8　肩锁关节解剖示意图

3. 胸锁关节　由锁骨的胸骨端与胸骨的锁骨切迹构成，呈鞍状，为球窝状关节。胸锁关节内有一纤维软骨盘，关节囊坚韧，并有胸锁前后韧带和肋锁韧带加强。整个锁骨可以其自身的长轴为轴作少许旋转运动。

4. 肩胸关节　由肩胛骨与胸廓后壁之间形成的无关节结构的假关节。仅有丰富的肌肉组织联系，使肩胛骨通过胸锁关节和肩锁关节在胸壁上作旋转活动。其活动范围相当于上述两关节之和。

5. 肩袖　又称旋转袖，系由冈上肌腱、冈下肌腱、小圆肌腱、肩胛下肌腱等联合组成，其肌纤维组织与关节囊紧密交织在一起，难以分割，并共同包绕肱骨头的前方和上方，另一头则止于肱骨解剖颈的上半部。其作用是把持肱骨头，使其抵住肩盂而成为肩关节活动的支点。如肩袖受损，将影响肩的外展运动（图2-1-2-1-9）。

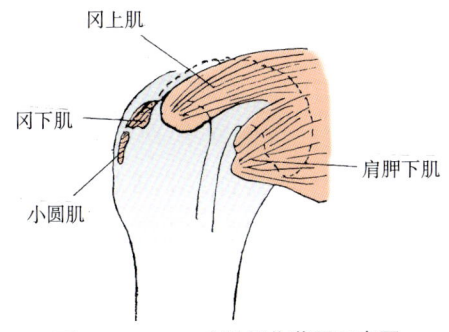

图2-1-2-1-9　肩袖损伤范围示意图

二、肩胛骨骨折概况

肩胛骨为一扁而宽的不规则骨，周围有较厚的肌肉包裹而不易骨折，骨折发生率约占全身的0.2%左右。如其发生骨折，易同时伴发肋骨骨折，甚至血气胸等严重损伤，在诊治时需注意，并按病情的轻重缓急进行处理。按骨折部位不同，一般分为以下5种类型（图2-1-2-1-10）。

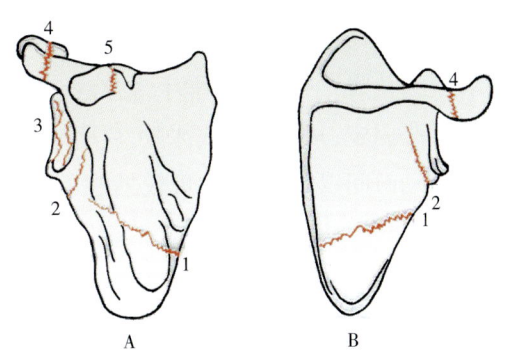

图2-1-2-1-10　肩胛骨骨折分类示意图（A、B）
（A. 前方观；B. 后方观）　注解：1. 肩胛体骨折；2. 肩胛颈骨折；3. 肩胛盂骨折；4. 肩峰骨折；5. 喙突骨折

三、肩胛体骨折

（一）致伤机制、临床表现及诊断

1. 致伤机制　多由仰位跌倒或来自侧后方的直接暴力所致。暴力多较强，以肩胛体下部多见，可合并有肋骨骨折，甚至伴有胸部并发症。

2. 临床表现

（1）疼痛　限于肩胛部，肩关节活动时尤为明显。其压痛部位与骨折线多相一致。

（2）肿胀　需双侧对比方可发现，其程度视骨折类型而定。粉碎骨折者因出血多，肿胀明显易见，甚至皮下可有瘀斑出现。而一般的裂缝骨折则多无肿胀。

（3）关节活动受限　患侧肩关节活动范围受限，尤以外展为甚，并伴有剧痛而拒绝活动。

（4）肌肉痉挛　包括冈上肌、冈下肌及肩胛下肌等因骨折及血肿刺激而出现持续性收缩样改变，甚至可因此而显示出假性肩袖损伤的症状。

3. 诊断

（1）外伤史　主要了解暴力的方向及强度。

（2）X线平片　一般拍摄前后位、侧位及切线位片。如能在拍片时将患肢外展，则可获得更为清晰的影像。

（3）其他　诊断困难者可借助于CT扫描并注意有无胸部伴发伤。

（二）治疗

1. 无移位者　一般采用非手术疗法，包括患侧上肢吊带固定，早期冷敷或冰敷，后期热敷、理疗等。制动时间以3周为宜，可较早地开始肩部功能活动。

2. 有移位者　利用上肢的外展或内收来观察骨折端的对位情况，多采用外展架或卧床牵引将肢体置于理想对位状态固定。需要手术复位及固定者仅为个别病例。

3. 预后　一般均良好，即使骨块有明显移位而畸形愈合亦多无影响。除非错位骨压迫胸廓引起症状时方考虑手术。

四、肩胛颈骨折

（一）致伤机制、临床表现及诊断

1. 致伤机制　主要为作用于手掌、肘部的传导暴力所引起，但亦可见于外力撞击肩部的直接暴力所致，前者的远端骨片多呈一完整之块状，明显移位者少见；后者多伴有肩胛盂骨折，且骨折块可呈粉碎状（图2-1-2-1-11）。

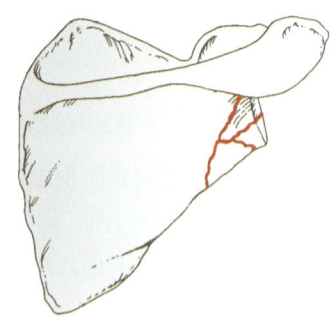

图2-1-2-1-11　肩胛颈骨折亦可呈粉碎性示意图

2. 临床表现

（1）疼痛　局限于肩部，肩关节活动时，疼痛更甚。压痛点多呈环状，并与骨折线相一致。

（2）肿胀　见于有移位之骨折，显示"方肩"样外形，锁骨下窝可完全消失。无移位的骨折则变形不明显。

（3）活动受限　一般均较明显，尤以有移位的骨折活动受限更甚。如将肩胛骨下角固定活动肩关节时，除剧痛外，尚可闻及骨擦音。对一般病例无需此种检查。

3. 诊断

（1）外伤史　一般均较明确。

（2）临床症状特点　以肩部症状为主。

（3）X线平片　较容易地显示骨折线及其移位情况。伴有胸部伤或X线显示不清者，可行CT扫描检查。

（二）治疗

1. 无移位者　上肢悬吊固定3~5周。待X线片证明骨折已临床愈合时，可逐渐开始功能锻炼。

2. 有移位者　闭合复位后行外展架固定。年龄超过55岁者，可卧床牵引，以维持骨折对位，一般不需手术治疗。

五、肩胛盂骨折

（一）致伤机制、临床表现及诊断

1. 致伤机制　多来自肩部的直接传导暴力，通过肱骨头作用于肩胛盂所致。视暴力的强度与方向不同，骨折片的形态及移位程度有显著差异。可能伴有肩关节脱位（多为一过性）及肱骨颈骨折等。骨折形态以盂缘撕脱及压缩为多见，亦可遇到粉碎性骨折（图2-1-2-1-12）。

2. 临床表现　由于骨折之程度及类型不同，症状差别较大，基本症状与肩胛颈骨折相似。

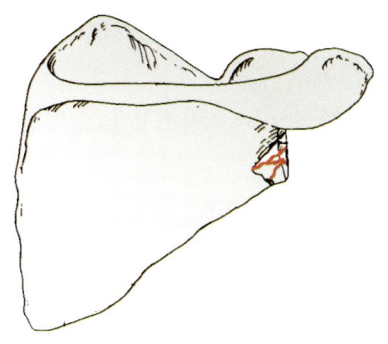

图2-1-2-1-12　肩胛盂粉碎骨折示意图

3. 诊断　除外伤史及临床症状外,主要依据X线片进行诊断及鉴别诊断。X线投照方向除常规的前后位及侧位外,应加拍腋窝位,以判定肩盂的前、后缘有无撕脱性骨折。

(二)治疗

为肩胛骨骨折中在处理上最为复杂的一种。依据骨折类型的不同,治疗方法有明显的差异,现分述如下。

1. 一般病例　以高龄者多见,可行牵引疗法,并在牵引下进行关节活动。牵引持续时间一般为3~5周,不宜超过6周。

2. 严重移位者　先施以牵引复位,失败者可行手术切开复位及内固定术(图2-1-2-1-13);关节内不可遗留任何骨片,以防继发损伤性关节炎。关节囊撕裂者应进行修复。术后患肢以外展架固定。

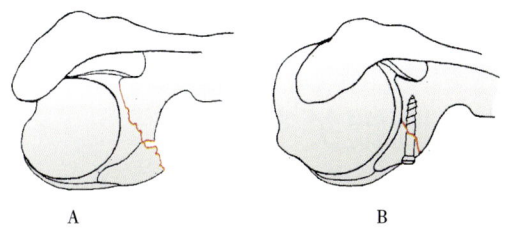

图2-1-2-1-13　严重移位者需内固定示意图(A、B)
严重移位的肩胛盂骨折需行切开复位及内固定
A.术前外观;B.内固后外观

3. 畸形愈合者　以功能锻炼疗法为主。畸形严重已影响关节功能及疼痛明显者,可行关节盂修整术或假体置换术。

4. 预后　一般较佳,唯关节面恢复不良而影响肩关节活动者,多需采取手术等补救性措施。

六、肩峰骨折

因该骨块坚强且骨突短而不易骨折,故较少见。

(一)致伤机制、临床表现及诊断

1. 致伤机制　主要为以下两种机制。

(1)直接暴力　来自肩峰上方垂直向下的外力,其骨折线多位于肩锁关节外侧;

(2)间接传导暴力　当肩外展或内收位时跌倒,因肱骨大结节的杠杆顶撬作用而引起骨折。其骨折线多位于肩峰基底部。

2. 临床表现

(1)疼痛　局部疼痛明显;

(2)肿胀　其解剖部位浅表,故局部肿胀显而易见,多伴有皮下瘀血或血肿形成;

(3)活动受限　外展及上举动作受限,无移位骨折者较轻,合并肩锁关节脱位或锁骨骨折者则较明显;

(4)其他　除注意有无伴发骨折外,尚应注意有无臂丛神经损伤。

3. 诊断依据

(1)外伤史　注意外力的方向;

(2)临床表现　以肩峰局部为明显;

(3)X线平片　均应拍摄前后位、斜位及腋窝位,如此可较全面地了解骨折的类型及特点,在阅片时应注意与不闭合的肩峰骨骺相区别。

(二)治疗

1. 非手术疗法为主　视骨折类型及并发伤不同而酌情采取相应措施,大多选择非手术疗法。

(1)无移位者　将患肢用三角巾或一般吊带

制动即可。

（2）可手法复位者　指通过将患肢屈肘、贴胸后，由肘部向上加压可达复位目的者，可采用肩-肘-胸石膏固定，一般持续固定4~6周。

2. 手术疗法　手法复位失败者，可行开放复位+张力带固定。一般情况下不宜采用单纯克氏针固定，以防其滑动移位至其他部位（图2-1-2-1-14）。

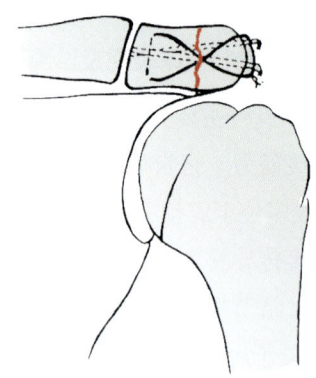

图2-1-2-1-14　张力带固定示意图
肩峰骨折切开复位后行张力带内固定

（三）预后

一般后果良好，但如复位不良可引起肩关节外展受限及肩关节周围炎等后果。

七、喙突骨折

相当少见，主因其位置深在，且易漏诊。

（一）致伤机制、临床表现及诊断

1. 致伤机制

（1）直接暴力　多因严重暴力所致，一般与其他损伤伴发；

（2）间接暴力　当肩关节前脱位时，因肱骨头撞击及杠杆作用所致；

（3）肌肉韧带撕脱暴力　指肩锁关节脱位时，喙肱肌和肱二头肌短头猛烈收缩或喙锁韧带牵拉，可引起喙突撕脱性骨折，此时骨折片多伴有明显移位。

2. 临床表现　因解剖部位深在，主要表现为局部的疼痛和屈肘、肩内收及深呼吸时肌肉收缩的牵拉痛。个别病例可合并臂丛神经受压症状。

3. 诊断　除外伤史及临床表现外，主要依据X线平片检查，拍摄前后位、斜位及腋窝位。

（二）治疗

无移位及可复位者，可行非手术疗法。移位明显或伴有臂丛神经症状者，宜行探查术、开放复位及内固定术。晚期病例有症状者，可行喙突切除及联合肌腱固定术。

八、肩胛冈骨折

肩胛冈骨折多与肩胛体部骨折同时发生，少有单发。诊断及治疗与体部骨折相似。

第二节　锁骨骨折与肩锁、胸锁关节脱位

一、锁骨骨折

锁骨为长管状骨，呈S形架于胸骨柄与肩胛骨之间，成为连接上肢与躯干之间唯一的骨性支架。因其较细及其所处解剖地位特殊，易受外力作用而引起骨折，为门、急诊常见的损伤之一，约占全身骨折的5%左右，尤以幼儿更为多见。

（一）致伤机制、临床表现及诊断

1. 致伤机制　多见于平地跌倒手掌或肩肘

部着地的间接传导暴力所致,直接撞击等暴力则较少见(图2-1-2-2-1A)。骨折部位好发于锁骨的中、外1/3处,斜形多见。直接暴力所致者,多属粉碎型骨折,其部位偏中段。幼儿骨折时,因暴力多较轻,且小儿骨膜较厚,以无移位或轻度成角畸形者为多见。产伤所致锁骨骨折亦可遇到,多无明显移位。成人锁骨骨折的典型移位(图2-1-2-2-1B)所示,内侧断端因受胸锁乳突肌作用向上后方移位,外侧端则因骨折断端本身的重力影响而向下移位。由于胸大肌的收缩,断端同时出现短缩重叠移位。个别病例骨折端可刺破皮肤形成开放性骨折,并有可能伴有血管神经损伤(图2-1-2-2-1C),主要是下方的臂丛神经及锁骨下动、静脉,应注意检查以防引起严重后果。直接暴力所致者尚应注意有无肋骨骨折及其他胸部伤。

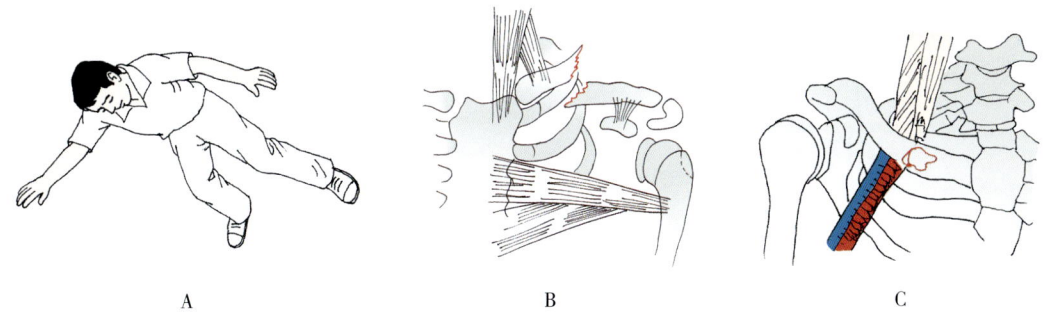

图2-1-2-2-1　锁骨骨折示意图（A~C）
A.受伤机制；B.典型移位；C.易引起血管、神经损伤

2. 临床表现

（1）疼痛　多较明显,幼儿跌倒后啼哭不止,患肢惧动。切勿忘记脱衣检查肩部,否则颇易漏诊,年轻医师在冬夜值班时尤应注意。

（2）肿胀与畸形　除不完全骨折外,畸形及肿胀多较明显。因其浅在,易于检查发现及判定。

（3）压痛及传导叩痛　对小儿青枝骨折,可以通过对锁骨触诊压痛的部位来判定之,并结合传导叩痛的部位加以对照。

（4）功能受限　骨折后患侧上肢运动明显受限,尤以上举及外展时因骨折端的疼痛而中止。

（5）其他　注意上肢神经功能及桡动脉搏动,异常者应与健侧对比观察,以判定有无神经血管损伤。对直接暴力所致者,应对胸部认真检查,以除外肋骨骨折及胸腔损伤。

3. 锁骨骨折的诊断

（1）外伤史　多较明确。

（2）临床表现　如前所述,应注意明确有无伴发伤。

（3）X线平片　不仅可明确诊断,且有利于对骨折类型及移位程度的判定。有伴发伤者,可酌情行MR或CT检查。

（二）治疗

视骨折类型、移位程度酌情选择相应的疗法。

1. 青枝骨折　无移位者以8字绷带固定即可,有成角畸形者,复位后仍以8字绷带维持对位。有再移位倾向的儿童,则以8字石膏固定为宜。

2. 成年人无移位的骨折　以8字石膏绷带固定6~8周,并注意对石膏的塑形,以防发生移位。

3. 有移位的骨折　均应在局麻下先行手法复位,之后再施以8字石膏固定,其操作要领是让患者端坐,双手叉腰挺胸、仰首及双肩后伸。术者立于患者后方,双手持住患者双肩前外侧处(或双肘外侧)朝上后方用力,使其仰伸挺胸。同时用膝前部抵于患者下胸段后方形成支点(图2-1-2-2-2A),

如此可使骨折获得较理想的复位。在此基础上可用制式8字固定带固定（图2-1-2-2-2B）或是行8字石膏绷带固定（图2-1-2-2-3A、图2-1-2-2-3B）。为避免腋部血管及神经受压，于绕缠石膏绷带全过程中，助手应在蹲位状态下用双手中、示指呈交叉状置于患者双侧腋窝处。石膏绷带通过助手双手中、示指绕缠，并持续至石膏绷带成形为止（图2-1-2-2-3C、D）。在一般情况下，锁骨骨折并不要求完全达到解剖对位，只要不是非常严重的移位，骨折愈合后均可获得良好的功能；对闭合复位失效者可改行开放复位+锁骨钛板+螺钉内固定术（图2-1-2-2-4）。

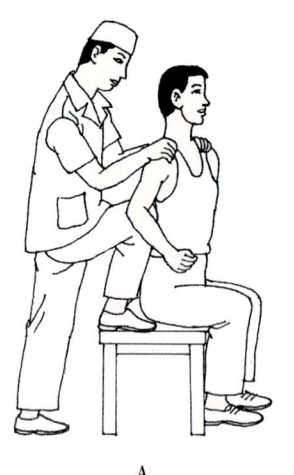
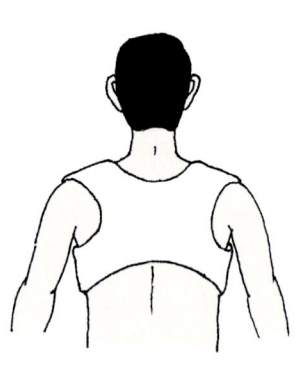

图2-1-2-2-2　复位+固定示意图（A、B）
A. 锁骨骨折手法复位；B. 制式8字固定带固定

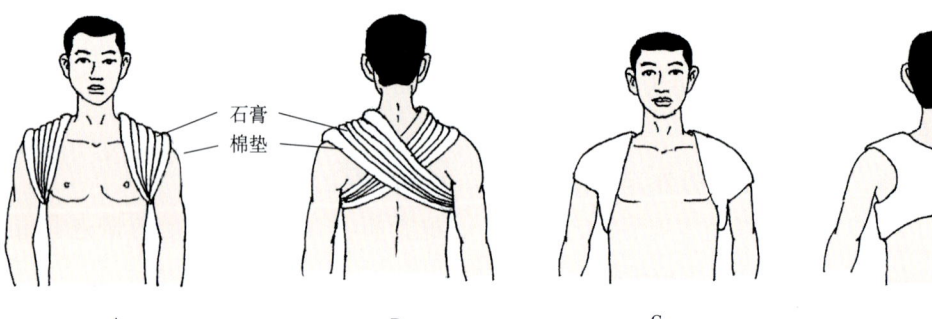

图2-1-2-2-3　8字形石膏示意图（A~D）
锁骨骨折复位后8字形石膏固定　A.B. 为8字形石膏外形；C.D. 为成形后双腋部呈中空状外观

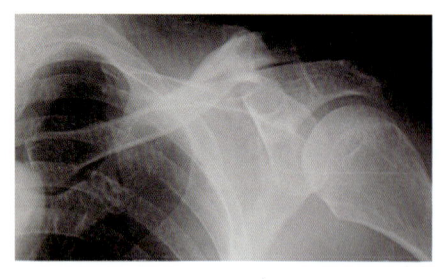
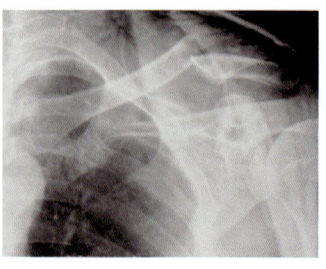
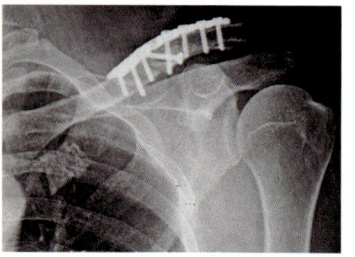

图2-1-2-2-4　临床举例（A~C）
18岁男性左锁骨骨折手术术前X线片　A. 先行闭合复位+8字形石膏固定；
B.C. 因复位不理想改为锁骨钛板+螺钉内固定术（自卢旭华）

4. 开放复位及内固定

（1）病例的选择　主要用于以下几种病例。

① 有神经血管受压症状，经一般处理无明显改善或加重者。

② 手法复位失败的严重畸形者。

③ 因为职业关系（如演员、模特儿及其他舞台表演者）需双肩外形对称美观者，可放宽施术标准。

④ 其他病例，包括合并胸部损伤、骨折端不愈合或晚期畸形等影响功能或职业者。

（2）手术选择　视骨折的部位及类型等不同，在开放复位后可酌情选择钛缆结扎术（斜形骨折），克氏针＋张力带固定或钛板螺钉固定等术式如图所示（图2-1-2-2-5、6）。克氏针的针尾必须折弯，以防止滑移。即便如此，亦有发生意外的情况，文献上曾有克氏针术后位移刺伤脊髓神经的报道。因此，此种术式非万不得已，切勿选用。目前有锁骨钩钛板设计，亦可酌情选用，如图所示（图2-1-2-2-7）。对合并伤的手术依其伤情而定。

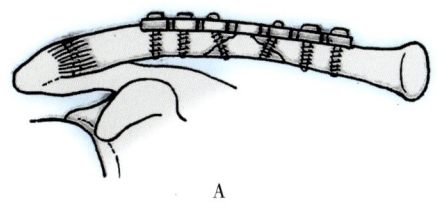

A

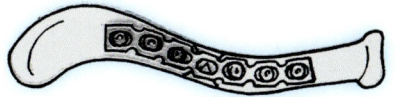

B

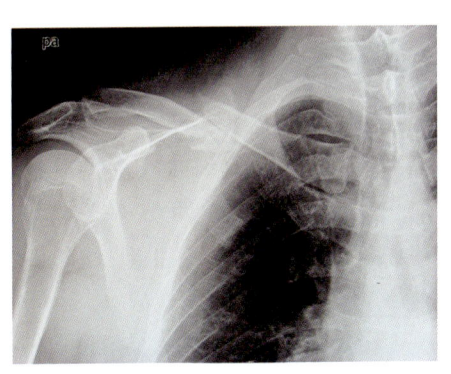

C

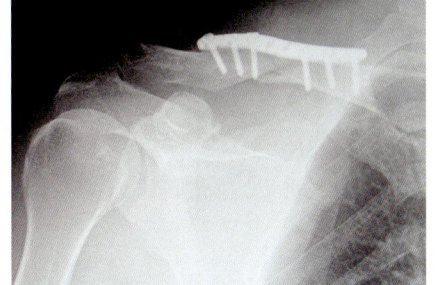

D

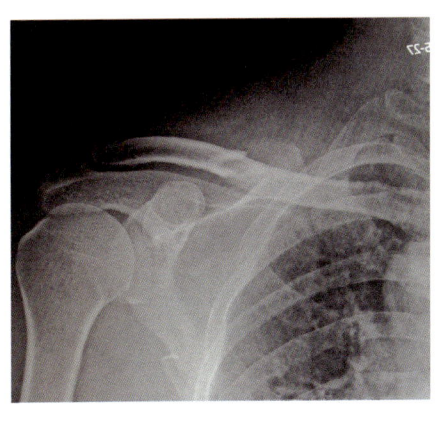

E

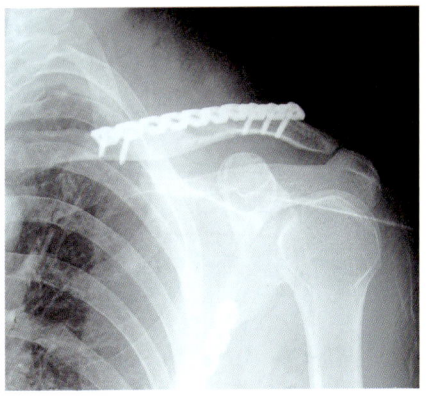

F

图2-1-1-2-5　临床举例（A~F）

锁骨中段骨折钛板螺钉内固定　A. B. 示意图正面及上面观。C. 病例1，术前锁骨中部骨折X线片；D. 同前，开放复位+内固定后线片；E. 病例2，术前锁骨骨折X线片；F. 同前，开放复位+钛板固定后X线片（自沈 彬、张 振）

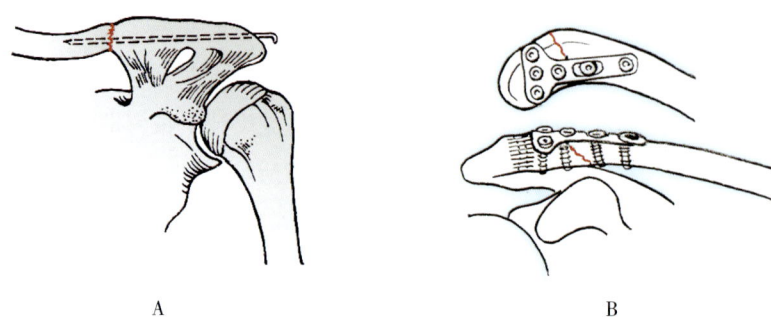

图2-1-2-2-6 锁骨外端骨折内固定示意图（A、B）
A.锁骨外1/3骨折采取克氏针固定；B.亦可选用钛板螺钉固定

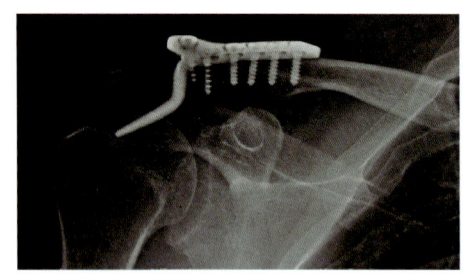

图2-1-2-2-7 临床举例
采用锁骨钩钛板螺钉固定锁骨远端骨折

（3）术后 患肩以三角巾或外展架（用于固定时间长者）制动，并加强功能锻炼。

5.锁骨骨折的预后 除波及肩锁或胸锁关节及神经血管或胸腔受损者，绝大多数病例预后均佳。一般畸形及新生的骨痂多可自行改造。

二、肩锁关节脱位

肩锁关节脱位并非少见，在肩部损伤中占4%~6%左右，手法复位后制动较为困难，因此手术率较高。

（一）致伤机制、分型、临床表现及诊断

1.致伤机制、分型 多系直接暴力所致，少数为间接传导暴力。前者常见于平地跌倒肩部着地（上臂多在内收位），外力沿肩及锁骨向内传导，迫使锁骨向内下方位移，并与第一肋骨相撞击。此时有可能引起锁骨或第一肋骨骨折。也可因受制约于肩锁韧带与喙锁韧带而维持肩部的完整。如出现肩锁韧带扭伤或稍许松弛时，在分类上称为肩锁关节损伤第Ⅰ型。如外力继续增大，会引起肩锁韧带断裂，则称为第Ⅱ型，此时肩锁关节明显不稳，锁骨可出现前后移位，或向上稍许位移。如暴力再继续加剧，则可造成喙锁韧带断裂。此时三角肌及斜方肌多自肩峰及锁骨附着点处撕裂，并构成肩锁关节的完全脱位，称为第Ⅲ型（图2-1-2-2-8）。

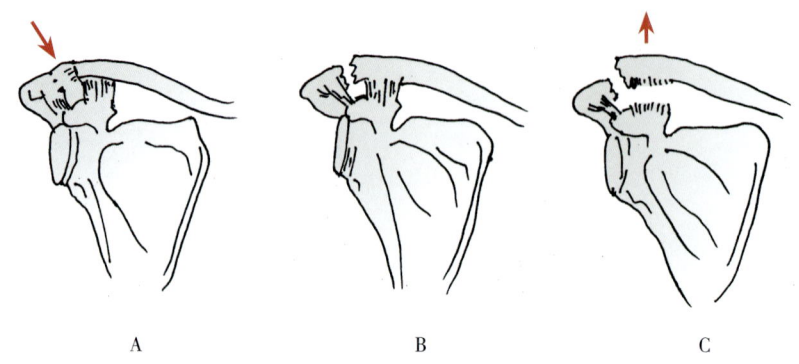

图2-1-2-2-8 肩锁关节脱位分型示意图（A~C）
A.Ⅰ型：肩锁关节损伤；B.Ⅱ型：肩锁韧带断裂；C.Ⅲ型：喙锁韧带断裂，肩锁关节完全脱位

通过上肢传导间接暴力所致者仅占10%左右,其机制与前者大致相似。

2. 临床表现

(1) 疼痛　多局限于肩锁关节局部,尤以肩关节外展及上举时为明显,且伴有压痛。

(2) 肿胀及畸形　第Ⅰ型者仅有轻度肿胀,Ⅱ、Ⅲ型者则多显示肩锁关节处错位外观,可呈梯形状,锁骨外端高于肩峰端,于肩关节外展位时压迫锁骨则有浮动感。此时局部肿胀亦较明显。

(3) 活动受限　因疼痛而影响肩关节活动,患者喜采取以健手将患肢肘部上托的保护性姿势,以减少肩部活动。

3. 诊断

(1) 外伤史　均较明显。

(2) 临床症状　多局限于肩锁关节局部。

(3) X线拍片　Ⅱ、Ⅲ型可于双肩对比摄片上显示肩锁关节脱位征。双上肢持重牵引拍片如见喙锁间隙明显增宽者,则属Ⅲ型。Ⅱ型患者一般不增宽。Ⅰ型患者主要显示软组织肿胀阴影,而肩锁关节间隙多无明显改变。

(二) 治疗

以非手术疗法为主,无效者可施开放复位术。

1. 非手术疗法
Ⅰ型者可将患侧上肢悬吊制动7~14天,待症状消退后开始功能锻炼。Ⅱ、Ⅲ型者则应先予以局麻下手法复位(图2-1-2-2-9),而后采用肩-肱-胸石膏固定,如图(2-1-2-2-10)所示。在对石膏塑形时,应尽量通过对肘部向上抬举及使锁骨向下加压的合力,达到维持肩锁关节对位的目的。由于此型损伤复位后难以维持原位,在固定期间如发现松动,应及早更换,以免恢复原位。此外,视患者具体情况、年龄及各个医院传统习惯不同,尚可酌情选择垫圈加压包扎、8字绷带、肩肘吊带、胶布固定及肩胸石膏等方式。

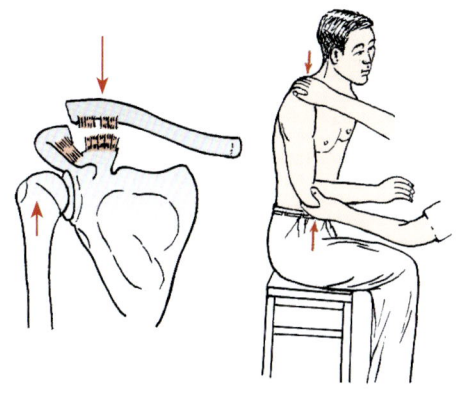

图2-1-2-2-9　肩锁关节脱位手法复位示意图

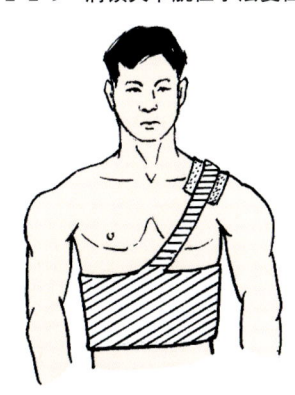

图2-1-2-2-10　用肩胸石膏治疗肩锁关节脱位示意图

2. 手术疗法
对手法复位失败者,复位后无法持续维持对位及陈旧性损伤已失去闭合复位时机者,则需行开放复位及修复性手术。对合并有肩锁关节损伤性关节炎者,应按后节所述处理。现将常用手术方法简介如下。

(1) 开放复位+关节囊修复术　用于初发病例。术中清除关节间隙内之软组织及软骨碎片后,先将脱位之锁骨外侧端还纳,后让助手维持对位,并依序对关节囊、肩锁韧带及喙锁韧带进行缝合修复。修复术后关节仍不稳者,则需辅加内固定术。可酌情选用阔筋膜张肌对肩锁关节行8字形穿孔缝合术,或用带钩克氏针内固定术。

(2) 开放复位+内固定术　对关节囊及韧带无法修复的陈旧性损伤,或是修复后关节仍不稳定者,则需开放复位后辅加内固定术。常用的内固定物以克氏针最为方便,但易滑,因此在使用时,针尾部必须变成钩状。当然,如能采取张力带方式则更为理想,在操作时切勿进针太深,以3cm为宜,并注意避免损伤锁骨下血管神经。亦可采用螺钉-钛缆复位固定术;也可以用松质骨螺钉将锁骨固定于喙突之术式(图2-1-1-2-11~13)。对伴有锁骨骨折的肩锁关节不稳定(半脱位)者,可在锁骨复位+钛板螺钉内固定的同时,用长螺钉行锁骨-喙突固定术(图2-1-2-2-14)。

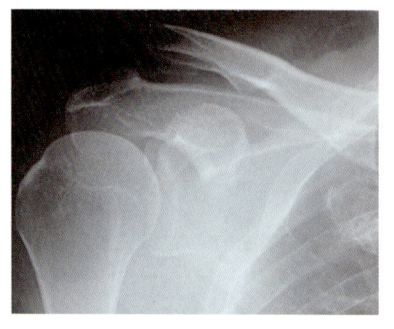

A

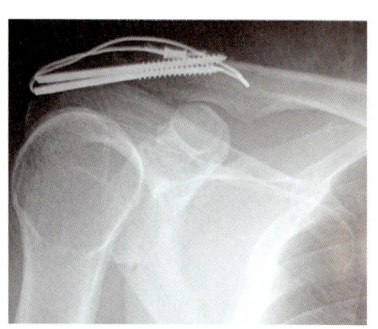

B

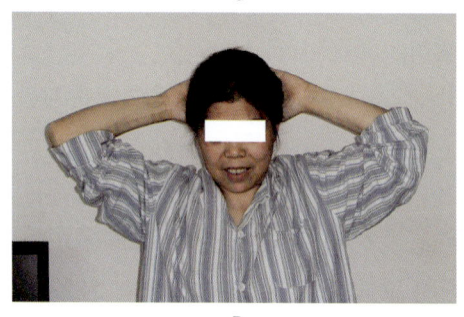

C

D

图2-1-2-2-11 临床举例(A~D)

女性,56岁,左肩锁关节脱位,钛缆-螺钉肩锁关节固定术
A. 术前正位X线片;B. 术后正位X线片;C.D. 患肢外展、后伸功能近于正常(自彭 庄)

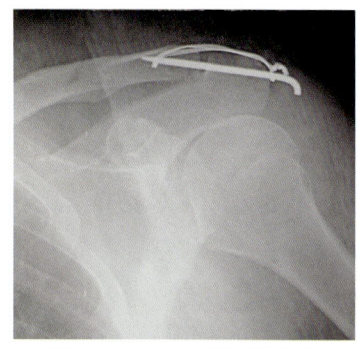

图2-1-2-2-12 选用张力带固定肩锁关节脱位

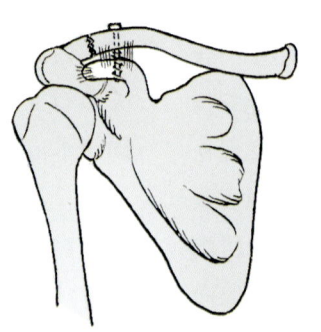

图2-1-2-2-13 用松质骨螺钉将锁骨固定至喙突上示意图

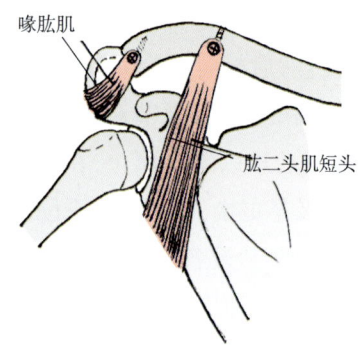

图2-1-2-2-14 用肌肉转移术治疗陈旧性肩锁关节脱位示意图

（3）肩锁关节成形术　用于关节面破损欠完整者,已引起创伤性关节炎者亦可酌情选用。其术式是将受损的关节面软骨切除,修平骨面。取阔筋膜张肌置于关节隙处,再用阔筋膜张肌(条索状),对关节两端行8字缝合固定之。

（4）肌肉移位性手术　多选用肱二头肌短头腱和喙肱肌,将其自起点处切断后移位缝合至锁骨端处(多采用钛缆或螺钉固定,图2-1-2-2-15)。此种手术以陈旧性者更为适合,初发者一般勿需选用。

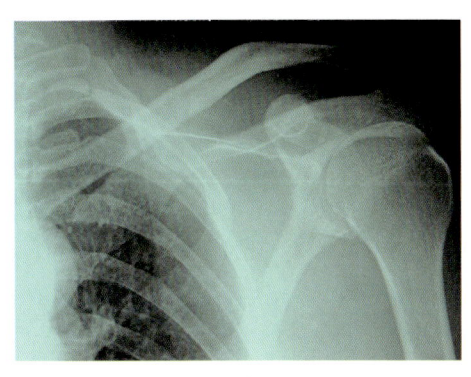
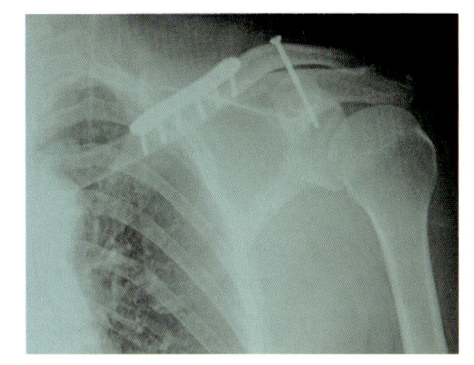

图2-1-2-2-15　临床举例（A、B）
同时伴有锁骨骨折的肩锁关节不稳者可采用锁骨钛板螺钉+锁骨-喙突螺钉内固定术
A.术前X线正位片；B.术后显示锁骨钛板螺钉固定及锁骨-喙突螺钉内固定术,复位满意（自蔡俊丰）

（5）锁骨外侧端切除术　指单纯将锁骨外侧端切除的术式。用于陈旧性病例或伴有严重创伤性关节炎者,切除范围不宜超过2cm。但此手术属非生理性术式,术后易引起锁骨外侧端上撬变位,并影响局部功能,为此,非不得已一般不宜选用。手术时应修复肩锁韧带及喙锁韧带,并将三角肌及斜方肌重叠缝合。

（6）其他　如关节融合术等,但其疗效评价不一。

（五）预后

视类型、就诊时间的早晚以及治疗方法的选择等不同情况,疗效差别会较大。Ⅰ型患者以及Ⅱ型患者大多较佳,Ⅲ型患者约有10%~15%的病例会留有局部后遗症,以疼痛及活动受限较为多见。

三、胸锁关节脱位

临床上较为少见,因受较强的直接暴力所致,易合并前纵隔脏器受损症状。本病在诊治上属胸外科范围。

（彭　庄　蔡俊丰　马　敏　赵定麟）

第三节 肱骨上端骨折

一、肱骨大结节骨折

根据骨折移位情况可分3种类型，即无移位型、移位型及伴肩关节脱位型（图2-1-2-3-1），少数为单独发生，大多系肩关节前脱位时并发，故对其诊断应从关节脱位角度加以注意。

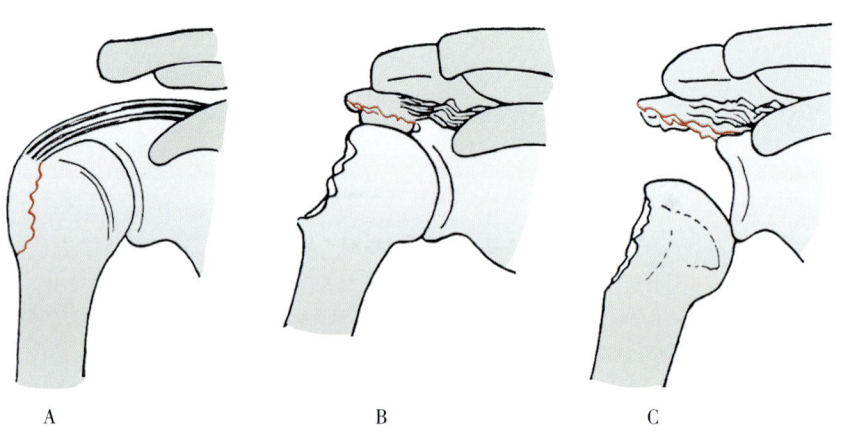

图2-1-2-3-1 肱骨大结节骨折分型示意图（A~C）
A.Ⅰ型：无移位型；B.Ⅱ型：有移位型；C.Ⅲ型：伴有肩关节脱位的大结节骨折

（一）致伤机制、临床表现及诊断

1. 致伤机制

（1）直接暴力 指平地跌倒肩部着地，或重物直接撞击，或肩关节前脱位时大结节碰击肩峰等所致者。骨折以粉碎型居多，但少有移位者；

（2）间接暴力 跌倒时由于上肢处于外展外旋位，致使冈上肌和冈下肌突然收缩，以致大结节被撕脱形成伴有移位之骨折。当暴力较小时，骨折可无明显移位。

2. 临床表现 如伴有肩关节脱位、尚未复位者，则主要表现为肩关节脱位症状与体征，可参看有关章节。已复位或未发生过肩关节脱位者，则主要有以下表现。

（1）疼痛 于肩峰下方有痛感及压痛，但无明显传导叩痛；

（2）肿胀 由于骨折局部出血及创伤性反应，显示肩峰下方肿胀；

（3）活动受限 肩关节活动受限，尤以外展外旋时最为明显。

3. 诊断 主要依据：

（1）外伤史；

（2）临床表现；

（3）X线平片 可显示骨折线及移位情况。

（二）治疗

视损伤机制及骨折移位情况不同，其治疗方法可酌情掌握。

1. 无移位者 上肢悬吊制动3~4周，而后逐渐功能锻炼。

2. 有移位者 先施以手法复位，在局麻下将患肢外展，压迫骨折片还纳至原位，而后在此外展位上用外展架固定之。固定 4 周后，患肢在外展架上功能活动 7~10 天，再拆除外展架让肩关节充分活动。手法复位失败，且骨折片移位明显者，可于臂丛神经麻醉下行开放复位 + 内固定术（图 2-1-2-3-2）。

3. 预后　一般预后良好。

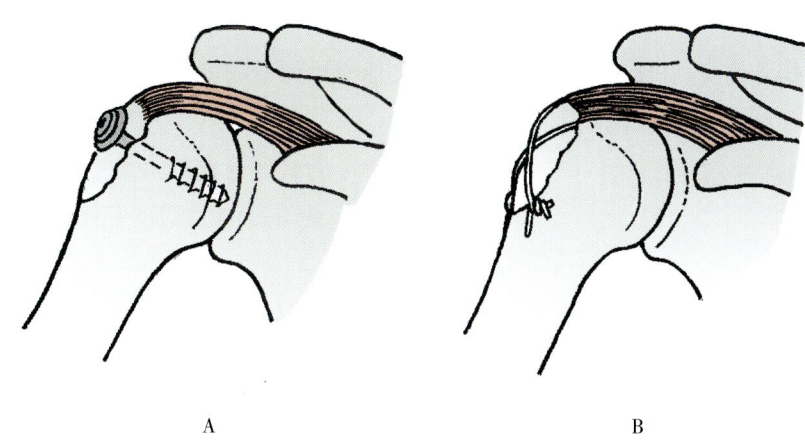

图2-1-2-3-2　肱骨大结节骨折常用内固定方法示意图（A、B）
A. 螺钉内固定；B. 张力带内固定

二、肱骨小结节撕脱骨折

除与肩关节脱位及肱骨上端粉碎性骨折伴发外，单独发生者罕见。

（一）发生机制、临床表现及诊断

1. 发生机制　由于肩胛下肌突然猛烈收缩牵拉所致，并向喙突下方移位；

2. 临床表现　主要表现为局部疼痛、压痛、肿胀及上肢外旋活动受限等，移位明显者可于喙突下方触及骨折片；

3. 诊断　除外伤史及临床症状外，主要依据 X 线片所见进行诊断。

（二）治疗

1. 无移位者　上肢悬吊固定 3~4 周后即开始功能锻炼。

2. 有移位者　将上肢内收、内旋位制动多可自行复位，然后用三角巾及绷带固定 4 周左右。复位失败、且移位严重者，可行开放复位及内固定术。

3. 合并其他骨折及脱位者　将原骨折或脱位复位后，多可随之自行复位。

三、肱骨头骨折

临床上较为少见，但其治疗甚为复杂。

（一）发生机制、临床表现及诊断

1. 发生机制　与肱骨大结节骨折直接暴力所致的发生机制相似，即来自侧方的暴力太猛，可同时引起大结节及肱骨头骨折。或是此暴力未造成大结节骨折，而是继续向内传导以致引起肱骨头骨折。前者骨折多属粉碎状，而后者则以嵌压型多见。

2. 临床表现　因属于关节内骨折，临床症状与前两者略有不同。

（1）肿胀　为肩关节弥漫性肿胀，范围较大。主要由于局部创伤反应及骨折端出血积于肩关节腔内所致。嵌入型者则出血少，因而局部肿胀亦轻。

（2）疼痛及传导叩痛　除局部疼痛及压痛外,叩击肘部可出现肩部的传导痛。

（3）活动受限　其活动范围明显受限,尤以粉碎型者受限更甚。骨折嵌入较多者,骨折端相对较为稳定,受限则较轻。

3. 诊断　依据外伤史、临床症状及X线平片多无困难。所摄X线片应包括正侧位,以判定骨折端的移位情况。

（二）治疗

视骨折类型及年龄等因素不同对其治疗要求亦有所差异。

1. 嵌入型　无移位者仅以三角巾悬吊固定4周左右。有成角移位者应先行复位,青壮年者以固定于外展架上为宜。

2. 粉碎型　手法复位后外展架固定4~5周。手法复位失败者可将患肢置于外展位牵引3~4周,并及早开始功能活动。亦可行开放复位及内固定术,内固定物切勿突出到关节腔内,以防继发创伤性关节炎（图2-1-2-3-3）。开放复位后仍无法维持对位或关节面严重缺损（缺损面积超过50%）者,可采取人工肱骨头置换术,尤适用于60岁以上的老年患者。

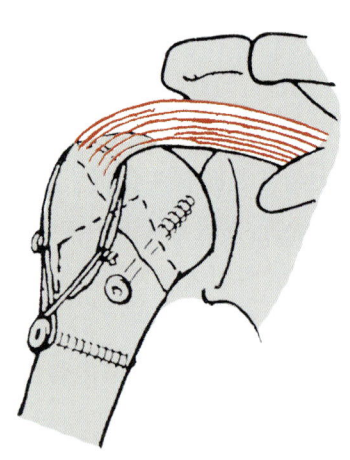

图2-1-2-3-3　肱骨头骨折开放复位内固定示意图

3. 游离骨片者　手法复位一般难以还纳,可行开放复位,对难以还纳者,可将其摘除之。

4. 晚期病例　以补救性手术为主,包括关节面修整术,肱二头肌腱的腱沟修整术,关节内游离体摘除术,肩关节成形术及人工关节置换术等。

四、肱骨上端骨骺分离

骨骺闭合前均可发生,但以10~14岁学龄儿童多见,易影响肱骨的发育,应引起重视。

（一）致伤机制、临床表现及诊断

1. 致伤机制　肱骨上端骨骺一般于18岁前后闭合,在闭合前该处解剖学结构较为薄弱,可因作用于肩部的直接暴力,或通过肘、手部向上传导的间接暴力而使骨骺分离。外力作用较小时,仅使骨骺线损伤,断端并无移位。作用力大时,则骨骺呈分离状,且常有一个三角形骨片撕下。视骨骺端的错位情况可分为稳定型与不稳定型。前者则指骨骺端无移位或移位程度较轻者。后者指向前成角大于30°,且前后移位超过横断面1/4者,此多见于年龄较大的青少年（图2-1-2-3-4）。

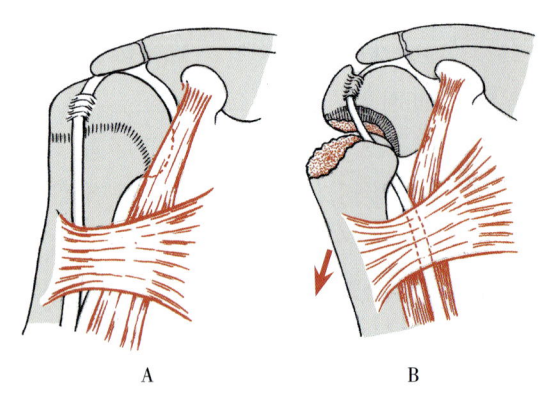

图2-1-2-3-4　肱骨上端骨骺示意图（A、B）
A.正常骨骺；B.骨骺分离

2. 临床表现　与一般肱骨外科颈骨折相似,仅患者年龄为骨骺发育期,多在18岁以下,个别病例可达20岁。

3. 诊断 主要根据外伤史、患者年龄、临床症状及 X 线片所见等进行诊断。无移位者则依据于骨骺线处的环状压痛、传导叩痛及软组织肿胀阴影等。

（二）治疗

视骨骺移位及复位情况而酌情灵活掌握。

1. 无移位者 一般悬吊固定 3~4 周即可。

2. 有移位者 先行手法复位。多需在外展、外旋及前屈位状态下将骨骺远折端还纳原位，而后以外展架固定 4~6 周。手法复位失败而骨骺端移位明显（横向移位超过该处直径 1/4 时），且为不稳定型者则需开放复位，而后用损伤较小的克氏针 2~3 根交叉固定（图 2-1-2-3-5），并辅助上肢外展架固定，术后 3 周拔除。

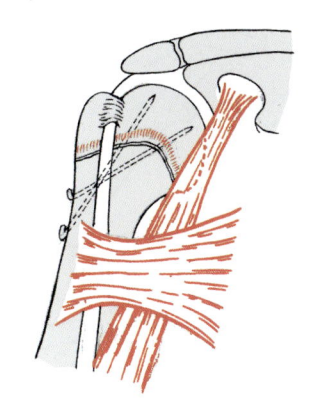

图 2-1-2-3-5 骨骺分离用克氏针交叉固定示意图

3. 预后 一般良好。错位明显或外伤时骨骺损伤严重者，则有可能出现骨骺发育性畸形，主要表现为上臂缩短（多在 3cm 以内）及肱骨内翻畸形（图 2-1-2-3-6），但发育至成人后大多被塑形改造而消逝。

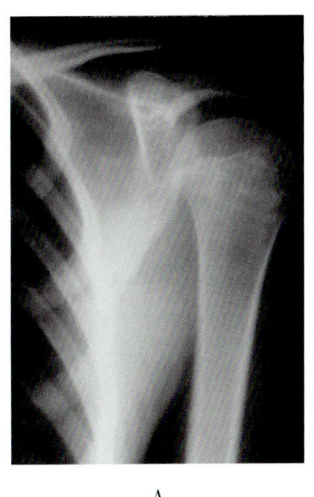
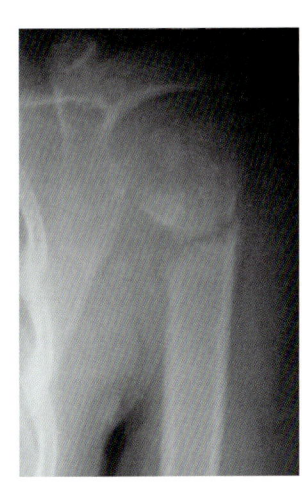
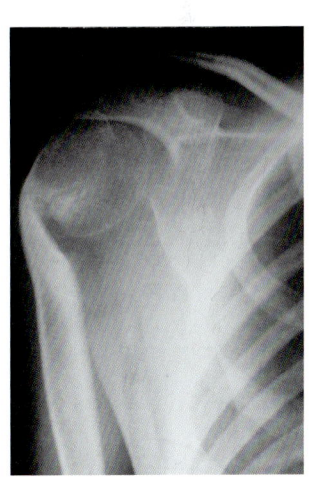

A B C

图 2-1-2-3-6 临床举例（A~C）

肱骨骨骺分离畸形愈合 A、B. 伤时正侧位X线片，显示肱骨上端骨折分离；C. 未行有效治疗，5年后呈畸形状愈合

五、肱骨外科颈骨折

较为多见，占全身骨折的 1% 左右，尤多发于中老年患者，此年龄的患者该处骨质大多较为疏松、脆弱，易因轻微外力而引起骨折。

（一）致伤机制、分型、临床表现及诊断

1. 致伤机制、分型 因该处骨质较薄，甚易发生骨折。视外伤时机制不同，所造成的骨折类型各异。临床上多将其分为外展型及内收型两类，实际上尚有其他类型，如粉碎型等。

（1）外展型 跌倒时患肢呈外展状着地，由于应力作用于骨质较疏松的外科颈部而引起骨折。骨折远侧端全部、大部或部分骨质嵌插于骨折的近侧端内（图 2-1-2-3-7）。多伴有骨折端向内成角畸形，临床上最为多见。

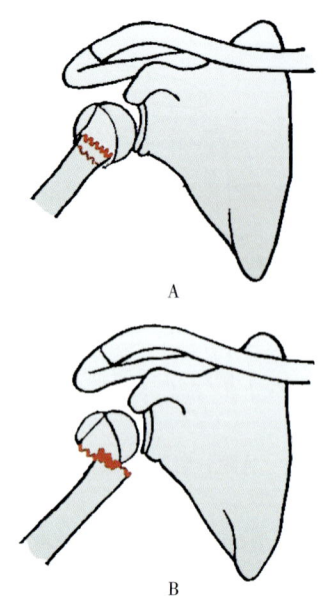

图2-1-2-3-7 肱骨外科颈骨折外展型示意图（A、B）

（2）内收型 指跌倒时上肢在内收位着地所发生的骨折，在日常生活中此种现象较少遇到。在发生机制上，患者多处于前进状态下跌倒，以致手掌或肘部由开始的外展变成内收状着地，且身体多向患侧倾斜，患侧肩部随之着地。因此，其在手掌及肘部着地，或肩部着地的任何一种外伤机制中发生骨折。此时骨折远端呈内收状，而肱骨近端则呈外展外旋状，以致形成向前、向外的成角畸形（图2-1-2-3-8）。了解这一特点，将有助于骨折的复位。

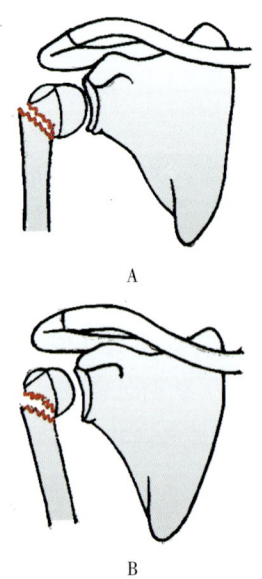

图2-1-2-3-8 肱骨外科颈骨折内收型示意图（A、B）

（3）粉碎型 更为少见，为外来暴力直接打击所致，其移位方向主要取决于暴力方向及肌肉的牵拉力。此型在治疗上多较复杂，且预后不如前两者佳。

2. 临床表现 与其他肩部骨折大致相似，但其症状多较严重。

（1）肿胀 因骨折位于关节外，局部肿胀较为明显，尤以内收型及粉碎型为甚，可有皮下瘀血等；

（2）疼痛 外展型者较轻，其余两型多较明显，尤以活动上肢时为甚，同时伴有环状压痛及传导叩痛；

（3）活动受限 以后两型为最严重；

（4）其他 应注意有无神经血管受压或受刺激症状，错位明显者患肢可出现短缩、成角畸形。

3. 诊断

（1）外伤史 多较明确，且好发于老年患者；

（2）临床表现 均较明显，易于检查；

（3）X线检查 需拍摄正位及侧位片，并以此决定分型及治疗方法的选择。

(二)治疗

1. 外展型 多属稳定性，成角畸形可在固定的同时予以矫正，一般多无需另行复位。

（1）中老年患者 指60~65岁以上的年迈者，可用三角巾悬吊固定4周左右，待骨折端临床愈合后，早期功能活动；

（2）青壮年 指全身情况较好之青壮年患者，应予以外展架固定，并在石膏塑形时注意纠正其成角畸形。

2. 内收型 在治疗上多较困难，尤以移位明显的高龄者，常成为临床治疗中的难题。现将本型有关治疗原则分述如下。

（1）年迈、体弱及全身情况欠佳者 局麻下手法复位，而后以三角巾制动，或对肩位宽胶布及绷带固定之。此类病例以预防肺部并发症及早期功能活动为主。

（2）骨折端移位轻度者　局麻后将患肢外展、外旋位置于外展架上（外展60°~90°，前屈45°），在上肢石膏塑形时或塑形前施以手法复位，主要纠正向外及向前的成角畸形。操作时可让助手稍许牵引患肢，术者一手在骨折端的前上方向后下方加压，另一手掌置于肘后部向前加压，如此多可获得较理想的复位。X线拍片或透视证实对位满意后，将患肢再固定于外展架上。

（3）骨折端移位明显者　将患肢置于上肢螺旋牵引架上，一般多采取鹰嘴骨牵引，或牵引带牵引，在臂丛麻醉或全麻下先行手法复位，即将上肢置于外展、外旋位（图2-1-2-3-9），并以上肢过肩石膏固定，其方法与前述相似。X拍片证明对位满意后再以外展架固定，并注意石膏塑形。

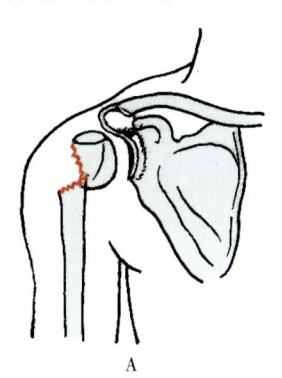 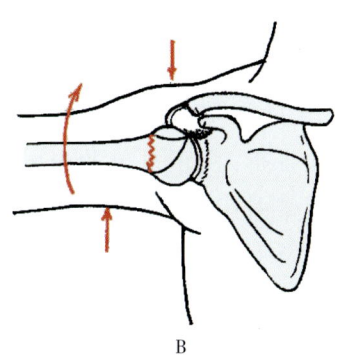

图2-1-2-3-9　肱骨外科颈骨折移位明显者，可将远端外旋外展对合示意图（A、B）

（4）手法复位失败者　可酌情采取以下方法。

① 牵引疗法：即尺骨鹰嘴克氏针牵引，将患肢置于外展60°~90°，前屈30°~45°位持续牵引3~5天。之后，拍片显示已复位者，可行非手术疗法，以外展架为主，早期予以牵引。复位欠佳者，可再次手法复位及外展架固定。由于此时局部肿胀已消退，复位一般较为容易。对位仍不佳者，则行开放复位+内固定术。

② 开放复位+内固定术：用于复位不佳的青壮年及对上肢功能要求较高者，可行切开复位及内固定术，一般选用多根克氏针交叉内固定、骑缝钉及钛（钢）板螺钉内固定术等（图2-1-2-3-10、11）。操作时尽量不让内固定物进入关节。内固定不确实者应辅加外展架外固定。

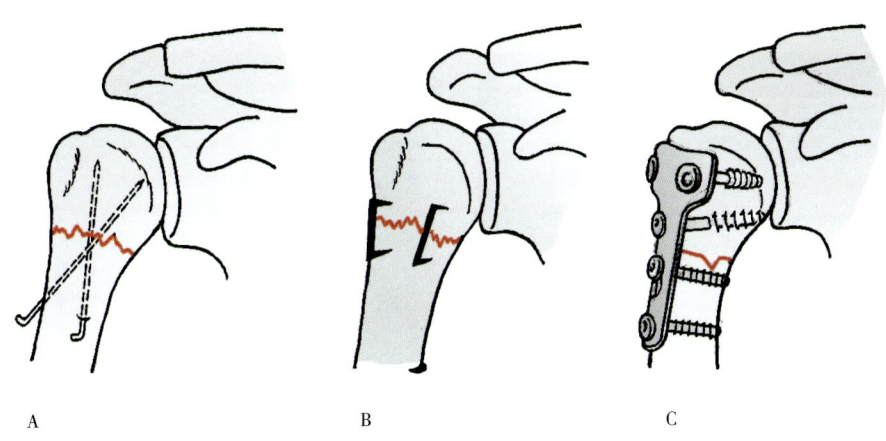

图2-1-2-3-10　肱骨外科颈骨折常用内固定示意图（A~C）
A.克氏针交叉固定；B.骑缝钉（骨塔钉）固定；C.钛板螺钉固定

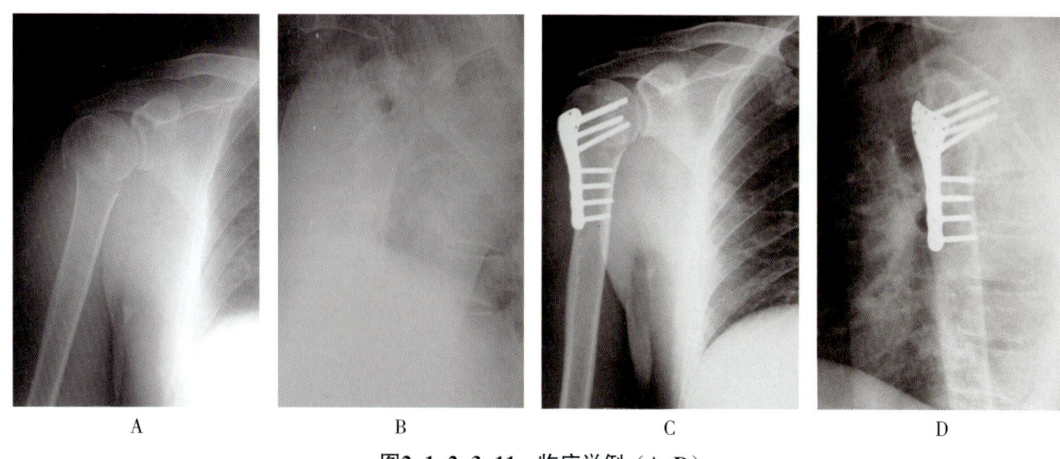

图2-1-2-3-11 临床举例（A~D）

男，52岁，右侧肱骨外科颈骨折 A. B. 术前X线正位及穿胸位片；C. D. 术后X线正位及穿胸位片（自卢旭华）

③ 肱骨颈粉碎性骨折：由于复位及内固定均较困难，因此宜行牵引疗法。在尺骨鹰嘴克氏针牵引下，肩外展及上臂中立位持续牵引3~4周，而后更换三角巾或外展架固定，并逐渐开始功能活动。牵引重量以2~3kg为宜，切勿过重。在牵引过程中可拍片观察。对身体状态较好者，亦可行开放复位+内固定术（图2-1-2-3-12~14）。

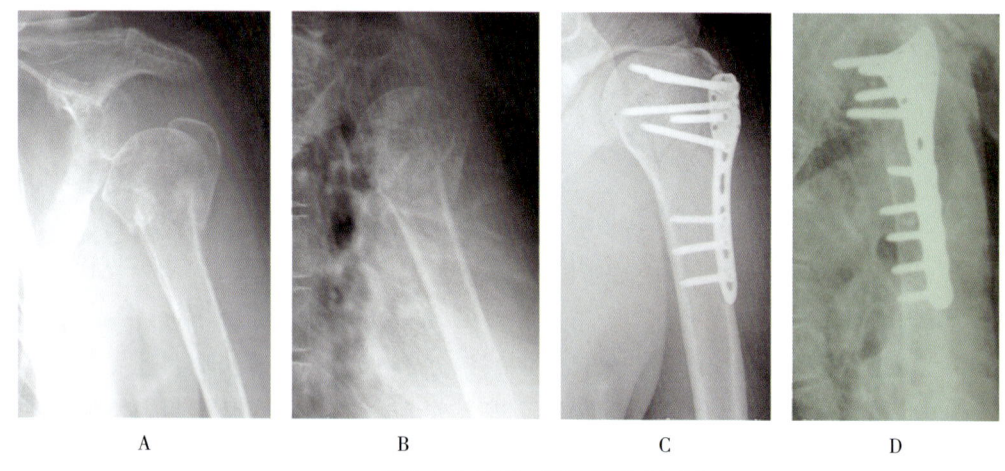

图2-1-2-3-12 临床举例（A~D）

男性，49岁，右侧肱骨外科颈粉碎性骨折 A. B. 术前X线正位及穿胸位片；C. D. 术后X线正位及穿胸位片（自卢旭华）

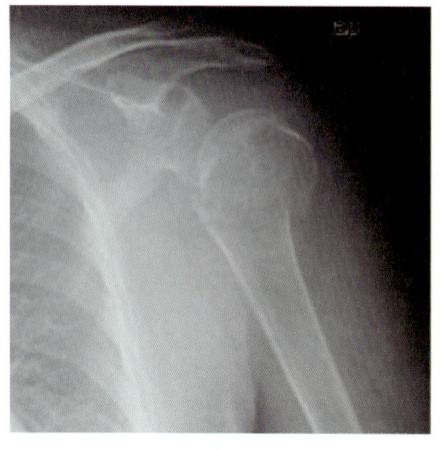
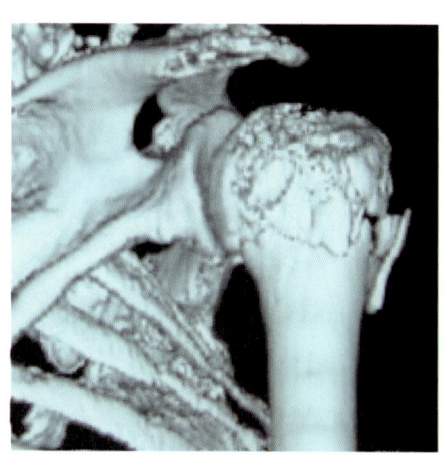

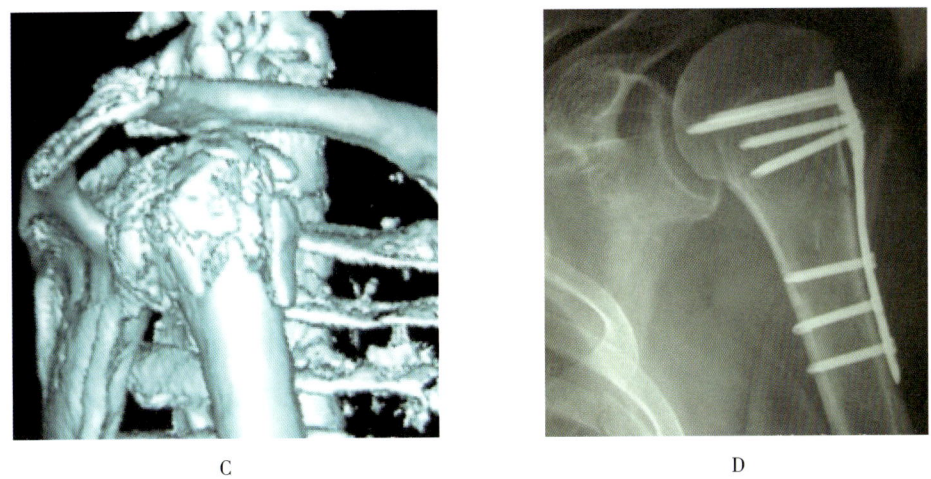

图2-1-2-3-13 临床举例（A~D）
粉碎性肱骨头骨折开放复位+钛板螺钉内固定术　A. 术前X线正位片；B. C. CT扫描正位及穿胸位三维重建；
D. 内固定术后X线正位片（自蔡俊丰）

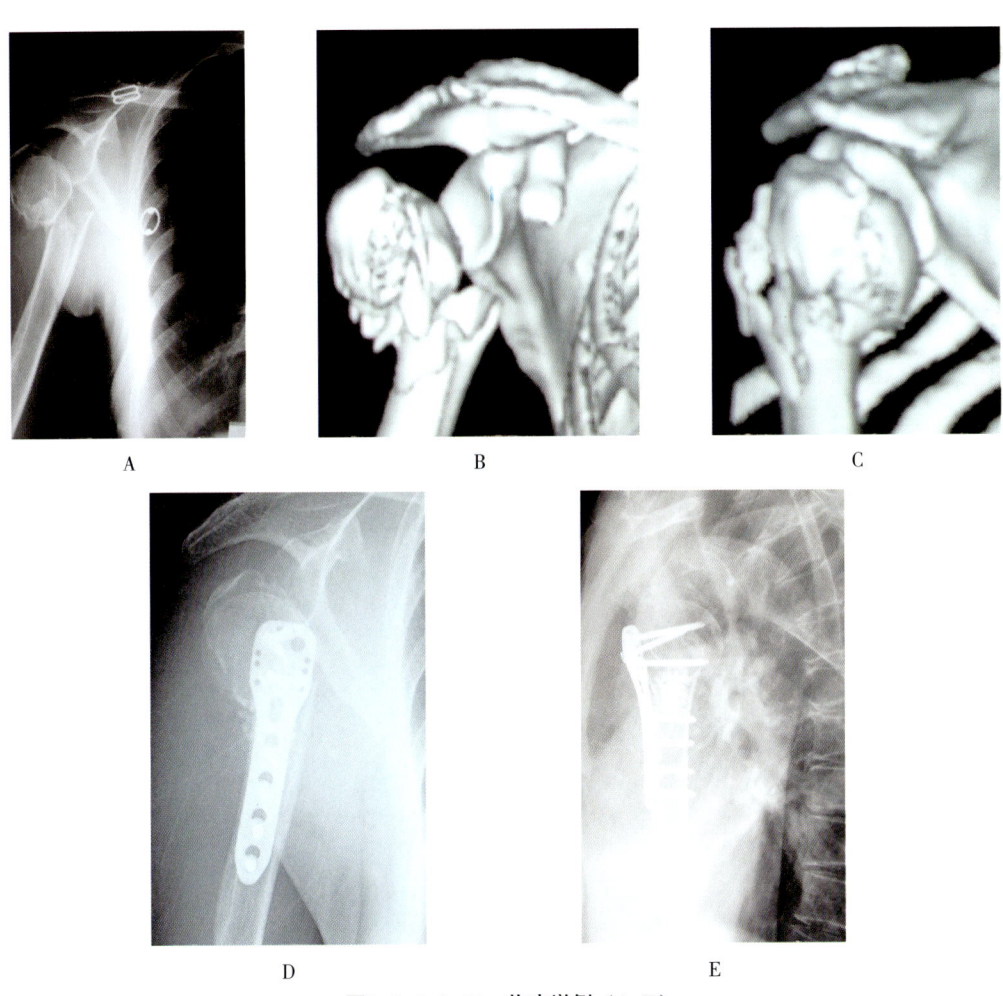

图2-1-2-3-14 临床举例（A~E）
女性，53岁，肱骨头粉碎性骨折，手法复位失败改行手术疗法　A. 伤后正位片；
B. C. CTM所见；D. E. 开放复位+钛板内固定后正位及穿胸位X线片

④ 合并大结节撕脱者：在按前述诸法治疗过程中多可自行复位，一般无需特殊处理。不能复位者可行钛缆（钢丝）及螺钉内固定术（图2-1-2-3-15）。

⑤ 有畸形愈合陈旧性病例：可采取肱骨上端、外科颈处行截骨术，矫正对位后予以钛板固定，再辅以外展架或肩人字形石膏（图2-1-2-3-16）。

（五）预后

一般良好，肩关节大部功能可获恢复。老年粉碎型、有肱骨头缺血坏死及严重移位而又复位不佳者，则预后欠佳。

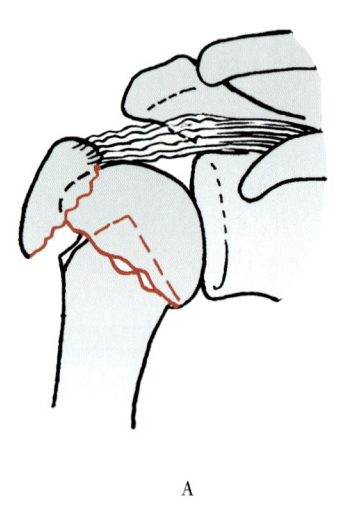 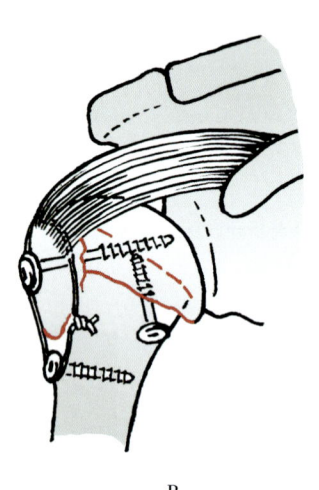

图2-1-2-3-15　伴大结节撕脱治疗示意图（A、B）
肱骨颈骨折合并大结节撕脱者以螺钉或钛缆内固定　A. 术前正位片观；B. 螺钉+钛缆内固定后正位片观

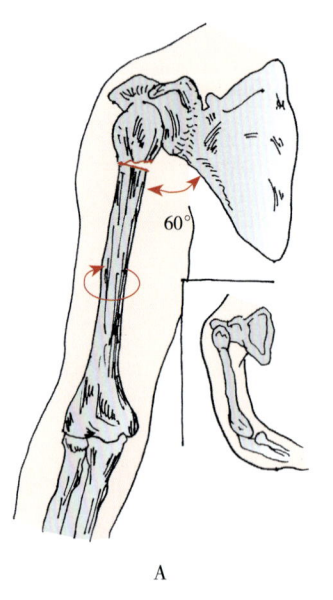 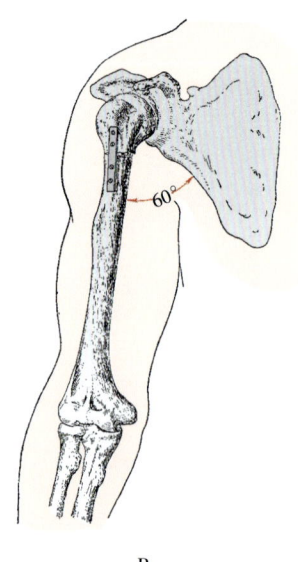

图2-1-2-3-16　肱骨上端截骨矫正术示意图（A、B）
A. 截骨部位；B. 钛板内固定术

第四节 肩关节脱位

肩关节脱位在全身大关节脱位中约占38%~40%，略次于肘关节脱位。多发生在青壮年，男多于女。视脱位后肱骨头所处的部位不同而可分为前脱位、后脱位、上脱位及下脱位，其中95%以上为前脱位，其次为后脱位，而上脱位及下脱位则十分罕见。此外尚有并非少见的习惯性脱位，由于初次脱位处理不当所引起。发育性、先天性肩关节脱位则十分罕见。

一、创伤性肩关节前脱位

（一）致伤机制、解剖特点、分型、临床表现及诊断

1. 致伤机制 主要由于以下三种暴力作用而致。

（1）间接暴力 见于患者跌倒时手掌或肘部着地，上肢明显外展及外旋，则肩关节囊的前下方处于紧张状态。如暴力继续下去，则该处囊壁破裂，而使肱骨头在关节囊的前下方脱出到喙突下。此外，当肩关节极度外展外旋位，并突然出现后伸外力作用时，由于肌肉附着点处的牵拉，形成杠杆作用，以致出现肩关节盂下型脱位。脱位后如上肢仍处于外展位，并继续有外力作用，则可使肱骨头抵达锁骨下部，甚至穿至胸腔，此种现象多见于恶性交通事故中。

（2）直接暴力 指外力直接从肩关节后方撞击肱骨头处，或肩部外后方着地跌倒等，均可引起肩关节前脱位，但较少见。

（3）肌肉拉力 偶可见于破伤风或癫痫发作等情况下。

2. 病理解剖特点及分型

（1）病理改变 主要为关节囊前壁破裂，在此基础上尚可同时出现以下病理变化。

① 骨质损伤：包括关节盂前缘骨折、盂唇软骨撕脱、肱骨大结节撕脱、肱骨头后外侧骨折及喙突骨折等，多系在脱位时双侧骨端撞击所致，其发生率一般在10%左右。

② 肌腱挫伤：因脱位时肱骨头的撞击以致对关节囊相邻的肩胛下肌引起损伤，并有可能致使肱二头肌长头变位，滑向肱骨头的后外侧而成为复位困难的原因之一。个别病例亦可伴有肩袖损伤。

③ 神经血管伤：主要对邻近的臂丛、腋神经干及局部血管造成压迫，而真正断裂者罕见。

（2）分型 主要是依据肱骨头所处的解剖位置不同而分为盂下型、喙突下型、锁骨下型（图2-1-2-4-1）。实际上在复位时，一经牵引，基本上都成为盂下型。合并大结节撕脱者并非少见。

2. 临床表现 凡已形成脱位者，均具有以下特点。

（1）脱位的一般症状 包括肢体的被迫体位、关节功能障碍、弹性固定及关节内空虚感等均易于发现。

（2）方肩 与健侧对比可明显发现患侧肩部呈方形畸形，此有助于与肱骨外科颈骨折鉴别（图2-1-2-4-2）。

（3）直尺试验 即用一直尺测量肩峰、三角肌顶点及肱骨外上髁，如三者在一条直线上，则为直尺试验阳性，此为肩关节脱位所特有的体征（图2-1-2-4-3）。

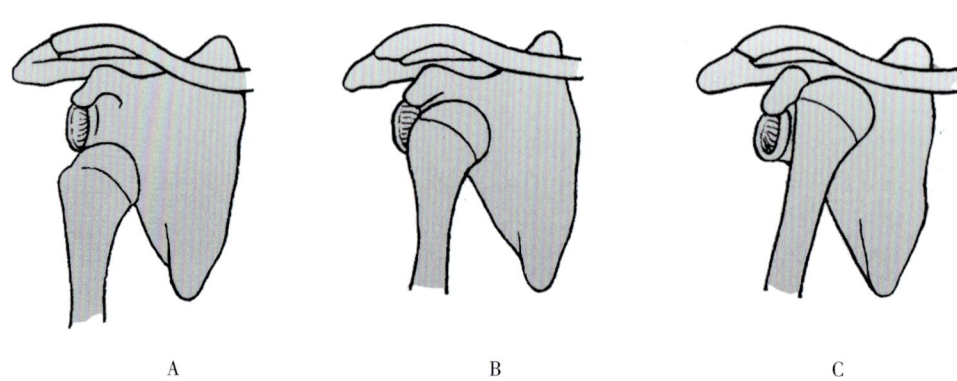

图2-1-2-4-1 肩关节前脱位分型示意图（A~C）
A.肩胛盂下脱位；B.喙突下脱位；C.锁骨下脱位

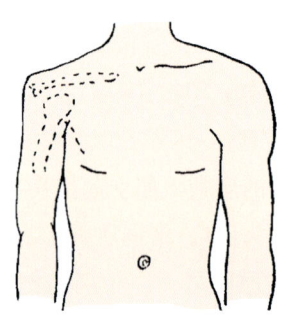

图2-1-2-4-2 肩关节前脱位方肩畸形示意图

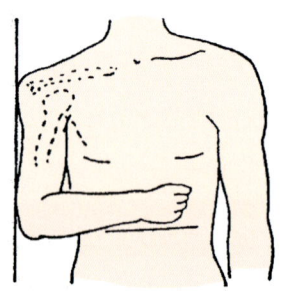

图2-1-2-4-3 直尺试验阳性示意图

（4）对肩试验（Duga's征） 即以患手无法触摸到健侧之肩部者为阳性，亦为肩关节脱位的特点（图2-1-2-4-4）。

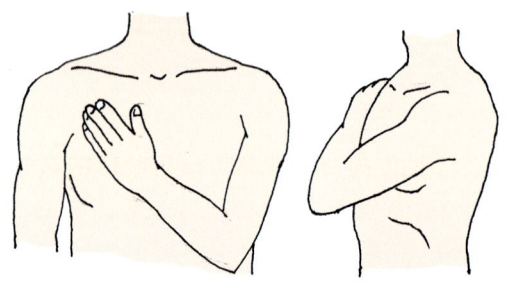

图2-1-2-4-4 Duga's征示意图（A、B）
A.肩关节前脱位Duga's征阳性；B.Duga's征阴性

（5）触及肱骨头 大多数病例均可在肩关节前方、腋下或锁骨下处触及脱位之肱骨头。

3. 诊断 一般多无困难，除依据外伤史、临床症状与体征外，常规拍摄正侧位X线片，既可明确诊断，又可证明是否伴发骨折或其他损伤。其中侧位片，即穿胸位片，在拍摄时有一定难度，应向放射科明确要求（图2-1-2-4-5）。此外尚应注意检查有无血管、神经（大多为腋神经）损伤。

（二）治疗

按脱位治疗原则，在无痛下尽早予以复位。如脱位当时并无疼痛，可立即手法复位（笔者有亲身经验）从而减轻局部创伤反应。根据病例的不同情况分述如下。

1. 一般单纯性急诊病例的复位手法 多选用以下几种手法之一。

（1）Hippocratic's法（又名足蹬法） 由一人操作。患者麻醉后，术者先用双手持住患者手腕部，顺着上肢弹性固定的方向，利用身体后仰之重量逐渐向远侧端牵引，此时肱骨头滑至腋下处。与此同时，术者将足跟置于腋下，并抵住肱骨头内

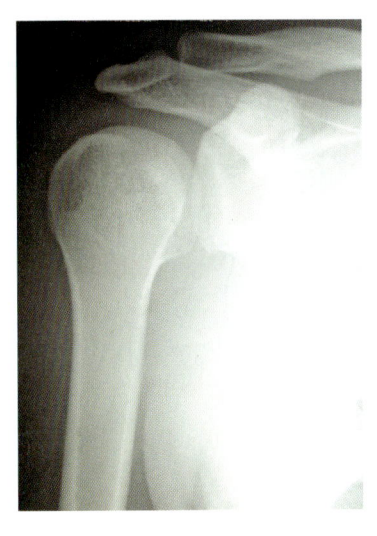 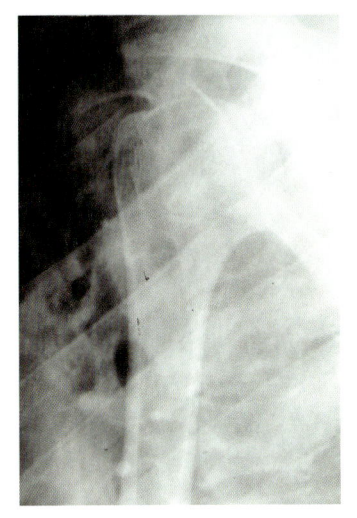

图2-1-2-4-5　肩关节X线正位与穿胸位（A、B）
A. 正位；B. 穿胸位

下方处，在边牵引、边让上肢缓慢内收情况下，使足跟将肱骨头托入盂内。在还纳过程中术者可通过手感发现肱骨头滑入关节内的"振动感"（图2-1-2-4-6）。

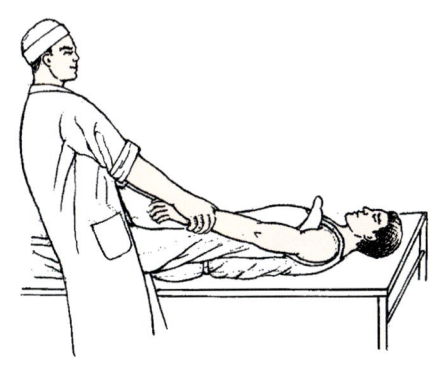

图2-1-2-4-6　手牵足蹬复位法（Hippocratic法）示意图

此法适用于青壮年单纯性脱位。合并有大结节撕脱及年迈者不宜选用，以免引起肱骨颈骨折。操作时必须小心，不可用力过猛，足跟一定要蹬在肱骨头内下方，如误将蹬力集中于肱骨颈处，则甚易招致骨折。此在临床上并非少见，并会引起医疗纠纷，必须注意。

（2）Kocher法　此法亦适用于青壮年。操作手法貌似轻柔，实际上由于杠杆力学原理使传递至肱骨头颈部的作用力集中，易使有潜在骨折因素的病例引起肱骨颈骨折，因此对有骨质疏松、大结节撕脱等患者不宜选用。操作要领如下（图2-1-2-4-7）。

①屈肘牵引：患者仰卧于手术台上，术者一手持住肘部，并将其置于90°屈曲位状态下持续向上臂远端牵引（另手固定腕部），约数分钟后肱骨头即被牵至盂下部。

②外展外旋：在持续牵引的同时，术者缓慢地将患肢外旋，并同时外展，以使脱出的肱骨头向关节囊裂口处靠近。

③内收：逐渐使上肢在牵引下内收（仍处于外旋位），此时肱骨头的位置同前。

④内旋还纳：在前者内收位及牵引状态下，术者通过握持手腕部的手，使患肢逐渐内旋，并使患者的手指达对侧肩部。在此过程中术者可有肱骨头滑入落空感，表明其已复位。同时Duga's征及直尺试验立即变为阴性。

本法的优点是简便易行，仅需一人操作。但切忌用力过猛、速度过快的粗暴手法，以免引起肱骨颈骨折。

（3）双手托升法　此法简便易行，且十分安全，尤适合于老年及有骨折倾向的病例。但操作需两人合作进行，步骤如下：

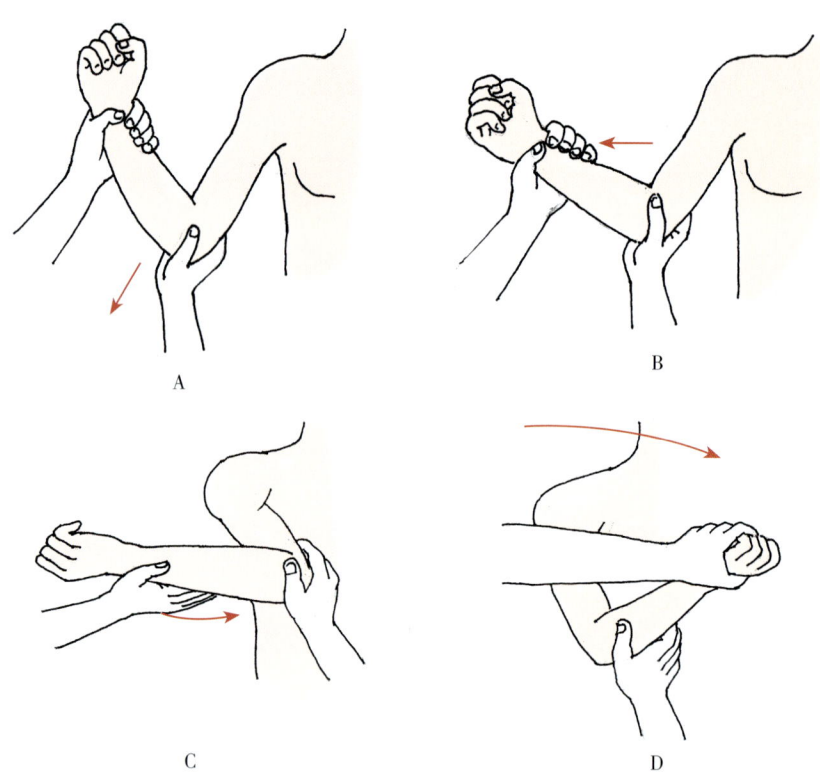

图2-1-2-4-7 牵引回旋复位法（Kocher法）示意图（A~D）
A.屈肘牵引；B.外展外旋；C.内收；D.内旋还纳

① 牵引：助手将患肢轻轻向下方牵引，一般勿需用力，如患者全身情况不佳，亦可不用麻醉。

② 复位：术者立于健侧，双手放到患侧腋下，分别用左右手中指置于肱骨头内下方，并将其轻轻向上方托起；此时助手将患肢稍许内收内旋（仍在牵引下），肱骨头则立即回纳原位（图2-1-2-4-8）。

此法经笔者多年应用，发现十分安全、有效，最适用于年迈及全身情况不佳的患者。

③ 其他复位法：除上述3种方法外，尚有其他多种方法，如宽兜带复位法、梯子复位法、桌缘下垂复位法（图2-1-2-4-9）等，大多相类同。

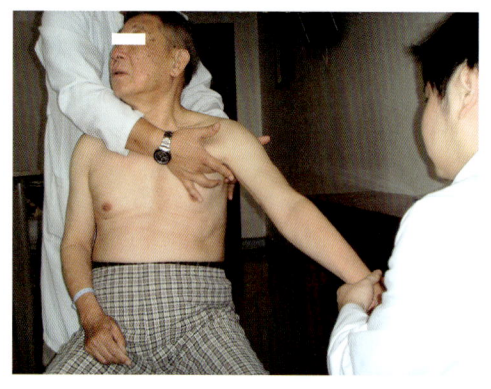

图2-1-2-4-8 肩关节脱位，手指抬升肱骨头复位法

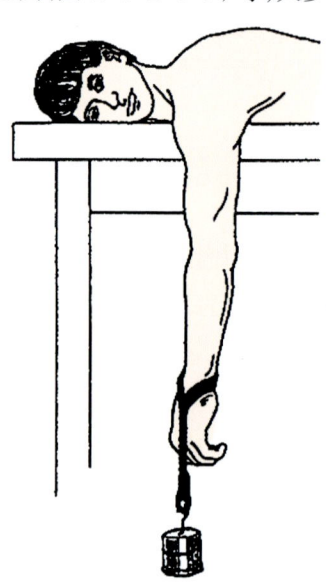

图2-1-2-4-9 肩关节前脱位桌缘下垂复位示意图

无论何种方法复位，复位后除理学检查外，应常规拍摄正位与穿胸位X线片，证实已完全复位方可（图2-1-2-4-10）。

复位后患肩均需制动，以利于关节囊的愈合，预防骨化性肌炎及习惯性肩脱位的发生。制动方式可视患者具体情况而定，老年及体弱者可选用对肩位绷带或胶布固定法；青壮年，尤其是活动量较大者，则以外展架为佳（见图1-3-1-2-14），石膏塑形时应在关节囊前方加压。有胸肺并发症或心肺疾患者用一般吊带（三角巾）将患肢悬吊亦可。制动时间一般为3周。

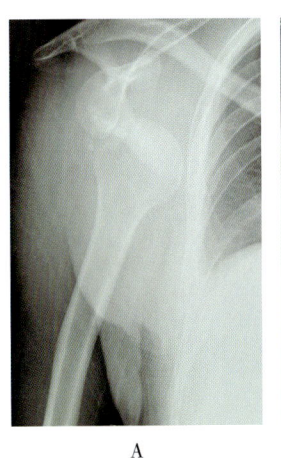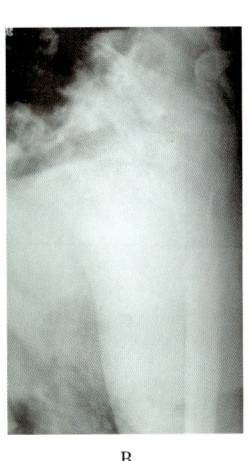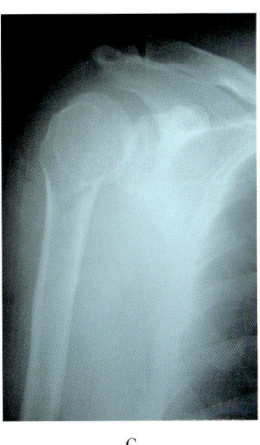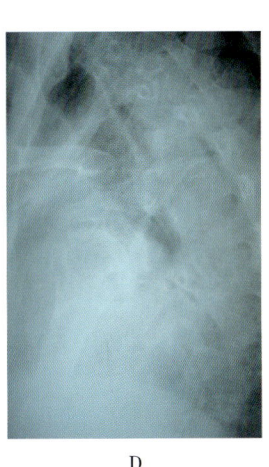

A　　　　　　　B　　　　　　　C　　　　　　　D

图2-1-2-4-10　临床举例（A~D）

肩关节前下脱位（锁骨下型）A.B.肩关节盂下脱位正位及穿胸位X线片；C.D.手法复位后正位及穿胸位X线片（自刘希胜）

2. 合并大结节撕脱之脱位复位法　此种病例甚易引起肱骨外科颈骨折，或已经伴有不全性外科颈骨折，在进行复位时不宜选用剪切力较大的足蹬法及Kocher法，而以双手托升法最为安全、有效。复位完成后，患肩以外展架制动较为有利，但应注意对关节囊前方的加压塑形，以防肱骨头再滑出。

3. 合并肱骨外科颈骨折的处理　除非有手术禁忌证，一般多需开放复位+内固定术。术中除将脱出的肱骨头还纳及对关节囊壁修复缝合外，可视患者具体情况选用骨搭钉、克氏针或钛缆等内固定之。对年迈病例或伴有粉碎性骨折者，亦可用人工肱骨头取代之（图2-1-2-4-11）。

4. 合并其他骨折之复位法　在肩关节脱位时，各邻近部位骨骼均可同时出现骨折，其中包括肱骨小结节撕脱、锁骨骨折、肱骨干骨折、喙突骨折、肩峰骨折、肩盂骨折、肱骨头骨折以及肋骨骨折等。遇有此种情况，除开放性骨折患者外，一般仍应按脱位的一般治疗原则，采取闭合手法复位。在肩关节复位的同时，力求兼顾骨折一并复位，至少不应加重骨折的移位程度。在完成肩关节复位后，应再次拍片以判定骨折是否同时达到功能复位标准，如骨折已经复位，则在将肩关节固定时，应兼顾骨折的制动。例如，合并肱骨头骨折者，应选用外展架制动，并注意对上臂石膏的塑形。合并锁骨骨折者则加用8字石膏绷带固定。如脱位已还纳而骨折复位不满意时，应针对骨折再行手法复位1~2次；仍未达功能对位者，则需手术切开复位，并酌情选择相适应的内固定物。对于肱骨头骨折合并关节内骨块脱落形成嵌顿时，则无需再施以手法复位，应尽早手术摘除或复位后+螺丝钉内固定术，注意钉尾应埋于软骨下方。

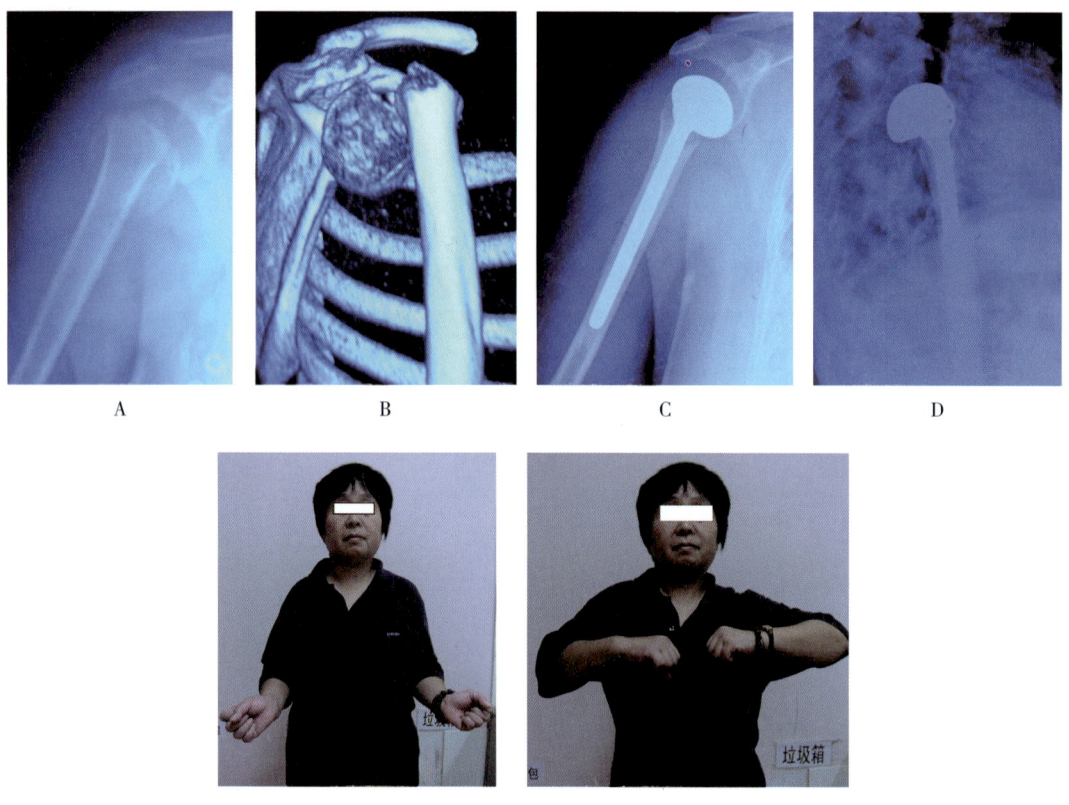

图2-1-2-4-11 临床举例（A~E）

女，57岁，右肩关节前脱位合并外科颈骨折，行开放复位及人工肱骨头置换术 A.术前X线正位片；B.术前CT三维重建；C.D.右侧人工肱骨头置换后X线正位及穿胸位片；E.患者术后右肩功能恢复满意（自马 敏）

5. 陈旧性肩关节脱位的复位法 凡创伤性脱位超过3周者谓之陈旧性脱位。此时由于原关节盂内已为血肿机化之纤维组织充填，周围肌肉的渗出物继发粘连或疤痕形成等，而使复位困难。为对其复位亦应采取相应措施。其具体原则及处理方法如下。

（1）不超过6周者 仍应先试以手法复位还纳，失败者方考虑施行开放复位。在操作时应按以下顺序进行。

① 松弛周围软组织：利用热敷、按摩，继之采用推拿手法等，将肩部周围软组织（主要是肌肉组织）放松。

② 松解肩关节粘连：在麻醉下，利用缓慢牵引，并从小范围开始，使患侧上肢逐渐前屈、后伸、外展、外旋、内收及内旋等向各个方向活动。如此则有利于将已粘连、但尚未疤痕化之细小束带松解。在不会引起骨折的情况下，循序渐进地增大活动范围，以求尽可能多地使肱骨头周围的粘连解脱，一般约20~30 min完成。

③ 缓慢复位：在前者基础上，第一助手双手持住患者腕部，缓慢、轻轻地向下牵引；第二助手用中单折叠成10cm宽的兜带，置于腋下肱骨头之内下方，并轻轻向对侧牵引。然后让第一助手轻轻摇动上肢，术者用双手拇指于肱骨头前方，将其朝关节盂方向推挤，与此同时让第一助手将患肢稍许内收及内旋，此时多可发现肱骨头向盂内滑动的弹跳感，如此则表示脱位之肱骨头已还纳。检查对肩试验及Duga's征阴性后，固定3周。如一次未获成功，可再重复一次，但切勿勉强，以防引起骨折或损伤周围血管神经而产生不良后果。

④ 复位失败者：改用开放复位。

（2）6周以上者　因局部多已广泛粘连及疤痕化,应考虑切开复位。肩关节较浅者,按常用的 Kocher 切口,翻开三角肌锁骨附着部,即显露肱骨头及关节囊前壁。清除周围粘连及疤痕组织后,较易找见裂口,并将肱骨头放归盂内,加强缝合关节囊前壁,以防再滑出。

6. 合并神经血管损伤者　除非已明确有神经血管断裂或严重撕裂伤需立即行探查术外,一般均应先行闭合手法复位,俟后观察症状变化,按周围神经血管伤再作进一步处理。

（六）预后

一般预后均较好。复位后未固定或固定时间少于两周者,易出现再发性脱位。合并局部骨折及肩袖损伤者,部分病例可能残留疼痛及活动受限等症状。年迈及晚期病例亦多影响疗效。

二、创伤性肩关节后脱位

肩关节后脱位较少见,原因之一是肩关节后方有坚强的肌群保护,难以向后脱出;即便出现后脱位,亦易因后方肌群的张应力而还纳,因而临床上极少见。

（一）致伤机制与诊断

1. 致伤机制　多因以下两种暴力所致。

（1）直接暴力　指来自关节囊前方的外力直接作用于肱骨头而引起的后脱位。以房屋倒塌时多见,且多合并肱骨颈骨折。笔者之一在邢台地震所遇数例均属此种情况,此可能与当地房屋多采取木梁平顶建筑形式有关。

（2）间接暴力　当肩关节呈内旋位手部撑地跌倒时,肱骨头可突向后方,并穿破关节囊后壁而脱出。

2. 诊断　全脱位者易于诊断,半脱位者较为困难。

（1）外伤史　注意致伤机制。

（2）一般症状　局部疼痛、活动受限,尤以外旋障碍为明显。

（3）前方空虚症　从肩关节前方触不到肱骨头。但半脱位者则不明显。

（4）肩后部饱满　双肩对比显示患侧后部饱满,且可在肩峰后下方或肩胛冈下方触及肱骨头。

（5）X线平片　可拍双肩正侧位对比片,显示肱骨头在肩盂后方,此时在正位片上显示肱骨头影像与肩关节盂影像相重叠（图2-1-2-4-12）。对半脱位者则需拍穿胸位片或采用 CT 扫描判定。

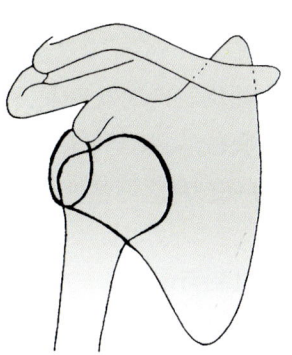

图2-1-2-4-12　肩关节后脱位X线正位片示意图
肩关节后脱位时正位X线示肱骨头影像与
肩关节盂影像呈相重叠状

（二）治疗及预后

1. 单纯后脱位　闭合复位即可。助手牵引患肢,并逐渐外旋。术者由后向前推挤肱骨头即获复位,而后将上肢以外展外旋位固定3周。

2. 合并肱骨外科颈骨折　一般多需从后方入路行开放复位,并行关节囊修补+内固定术（图2-1-2-4-13）。年迈者亦可考虑人工肱骨头置换术。术后肩关节制动时间以骨折临床愈合时间为标准,一般为6周左右。

3. 陈旧性后脱位　除非伤后时间较短可施以手法复位外,均需开放复位及关节囊修补术。

4. 预后　单纯性者预后良好,合并肱骨外科颈骨折者,需视骨折具体情况及全身状态而定,一般亦多较满意,罕有再发者。

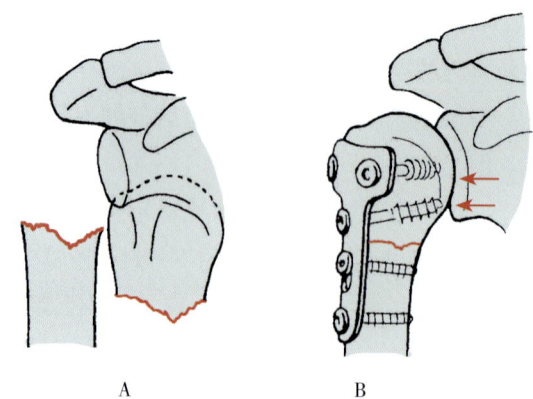

图2-1-2-4-13 开放复位+内固定示意图（A、B）
肩关节后脱位合并外科颈骨折行关节囊修补+内固定术
A. 术前；B. 术后

三、复发性（习惯性）肩关节前脱位

首次脱位复位后再次发生者，称之为复发性肩脱位。多次脱位后，甚至可在无明显外力下也引起脱位，此种病例称之习惯性脱位。

（一）致伤机制与诊断

1. 致伤机制 造成复发性脱位的主要因素有以下4个方面。

（1）复位后未固定 肩关节脱位复位后如关节未被固定或固定时间较短，则由于受损的囊壁，尤其是破裂处未能获得一期愈合而成为薄弱环节，此时易因一般外伤或肩关节活动过度而再次被撕裂，并出现脱位。破裂处甚易变得松弛或愈合不良，从而构成习惯性脱位的病理解剖学基础。

（2）盂唇损伤 又称为Bankart损伤，即肩关节在脱位时将关节盂唇边缘骨质撕脱，以致失去对肱骨头的阻挡作用。

（3）肱骨头缺损 可因外伤当时或脱位后肱骨头的外后方与肩盂前方骨质嵌压受损所致，后者亦可称为Hill-Sachs损伤。

（4）重复暴力 因某些职业特点或患者患有癫痫疾患等，以致每次复位后，可再次出现同样暴力，这是造成关节囊难以痊愈的病理因素。

2. 诊断

（1）病史 有再次或多次脱位病史，但其中至少有一次为X线平片所证实。

（2）体征 肩关节前方可有轻度压痛，患者惧怕外展外旋动作。

（3）X线平片 常规正位、侧位及外展内旋（60°）位拍片，如发现有骨质异常，则可提供相应的诊断依据。

（二）治疗

再次脱位者可施以非手术疗法，并强调复位后制动4周以上。多次发作者，则应酌情考虑手术疗法。有关手术方法较多，其中以Bankart及Nicola两种术式较佳。根据笔者多年临床经验，此两种术式术后少有再发者。单纯的关节囊重叠缝合术仅适用于年龄较大及活动量不多的女性患者。现将有关术式介绍如下：

1. Bankart术式 该术式疗效佳，再发率低。但操作困难，实际上如能掌握要领，并不难完成。其手术操作步骤如下。

（1）切口 以肩部"7"字形切口为佳（图2-1-2-4-14）。一般多从肩锁关节前下方开始作弧形或7字形切口，长约12~16mm，显露三角肌和胸大肌。

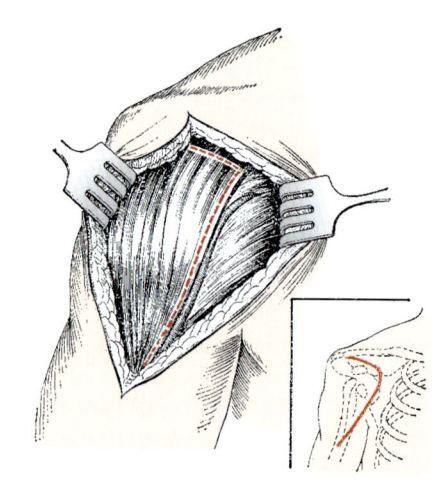

图2-1-2-4-14 切口及入路示意图

（2）暴露肩关节囊 沿三角肌与胸大肌的间隙将两肌分开，切断附着于锁骨部分的三角肌，向外侧翻开，再向内牵开胸大肌，显露附着于喙突的喙肱肌腱、肱二头肌的短头腱和经过结节间沟的肱二头肌的长头腱；靠近喙突切断肱二头肌短头腱和喙肱肌腱，向下翻开（注意不可用力牵拉，以免损伤血管、神经），显露附着于肱骨小结节的肩胛下肌；再使上臂外旋，靠近小结节处切断肩胛下肌，显露关节囊前面，注意不要损伤旋肱前动脉（图2-1-2-4-15~17）。肱二头肌短头肌腱如妨碍操作亦可将其切断，术毕再缝合。

（3）切开关节囊，暴露关节盂及肱骨头　在距盂唇0.8cm处纵向切开关节囊，即显露关节盂及肱骨头。如有纤维粘连物等可一并切断之（图2-1-2-4-18）。

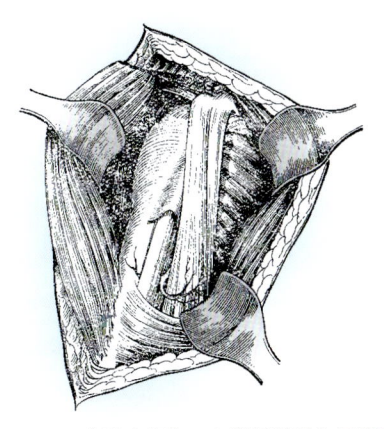

图2-1-2-4-15　自胸大肌与三角肌间隙进入深部示意图

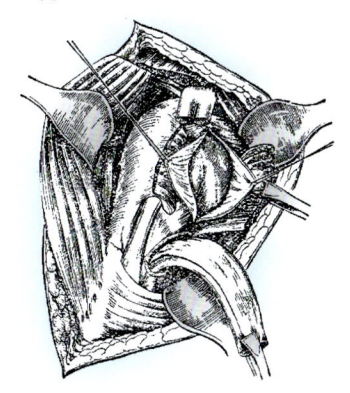

图2-1-2-4-18　切开关节囊示意图
在关节前侧距小结节约2cm处，弧形切开关节囊，显露肱骨头

（4）唇缘钻孔　如为新鲜肩关节脱位，清除关节内积血，在牵引肱骨的情况下，外旋肱骨，用骨膜剥离器插入关节盂与肱骨头之间，将肱骨头向外上方轻轻撬动，使之复位。复位后，要注意检查冈上及冈下肌腱有无损伤，如有断裂，应予修复。之后，对需唇缘需钻孔之病例，可用手巾钳（用一种头尖、钩粗的小型号最为理想），在盂唇边缘3~4mm处钻3~4个小孔。操作时切勿急躁，钳头对挟时不宜用力过猛，应逐渐加压，使钻孔顺利进行，之后可用小蚊氏弯钳或短粗针贯穿，如此重复数次，以扩大孔眼内径（图2-1-2-4-19）。

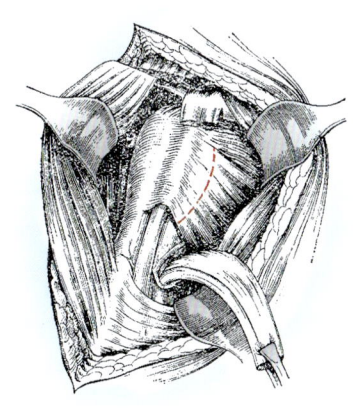

图2-1-2-4-16　切断肱二头肌短头及喙肱肌腱，翻开示意图

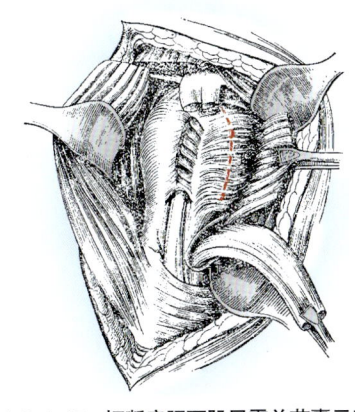

图2-1-2-4-17　切断肩胛下肌显露关节囊示意图

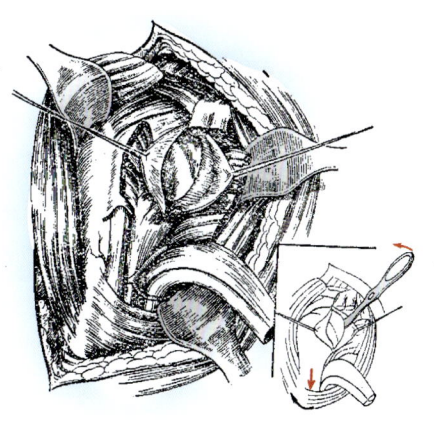

图2-1-2-4-19　显露唇缘示意图

（5）重叠缝合　用短粗针、10号线，于内侧囊壁深部，将内侧关节壁切开后，缝合固定至盂唇缘之骨孔上（先不打结，俟全部缝完后再一并结扎）。之后再将关节囊内侧切开缘重叠缝合至外侧关节囊囊壁上，使关节囊前壁获得双重加强。再将切开诸层肌组依序缝归原位，闭合切口。具体操作如下：对肩关节陈旧性脱位，应先轻轻分离肩胛下肌、胸大肌和肱骨上端周围的粘连组织，清除关节囊内的瘢痕组织和游骨离片。复位后试行关节活动，观察关节复位后是否稳定。由于陈旧性脱位的关节囊常已挛缩，关节复位后的稳定性也较差，应先将关节囊重叠缝合（即先将肱骨小结节侧的关节囊缝合于内侧关节唇，再把内侧关节囊重叠缝合），然后将肩胛下肌重叠缝合，增强复位后关节囊前壁的稳定性，以防脱位复发，或形成习惯性关节脱位。如果关节复位后不稳定，可以暂用两根克氏针，经肱骨大结节贯穿肱骨头和关节盂进行固定，以防再脱位。克氏针应在皮肢外0.5cm处。然后逐层缝合切口。术后用外展架将肩关节固定于外展60°，前屈30°~45°的功能位。术后3周拆除外展架，如用克氏针固定，也应将其拔除，并开始肩关节活动，同时进行理疗，以辅助功能恢复（图2-1-2-4-20、21）。

（6）术后　按常规处理，并辅以外固定制动4~5周（图2-1-2-4-22）。临床病例：患者女性，27岁，左肩关节习惯性脱位，行Bankart手术后肩关节外形（A）、肩外展（B）、上举（C）功能，恢复正常；随访20年余，未再复发。

2. Nicola 术式　此种术式较为简便，易于操作，如能熟练掌握，疗效亦佳，罕有再发者。但如术者经验不足，则可能影响后果。其操作步骤及要点如下：

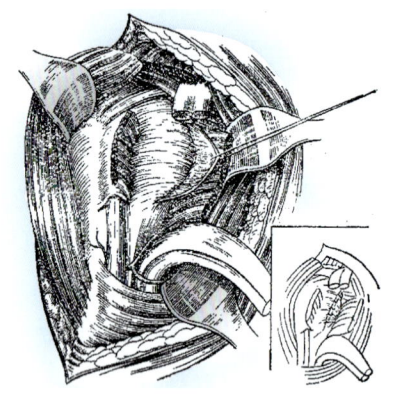

图2-1-1-4-20　将肩胛下肌重叠缝合示意图

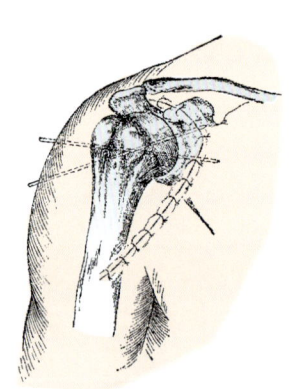

图2-1-2-4-21　克氏针加强固定示意图

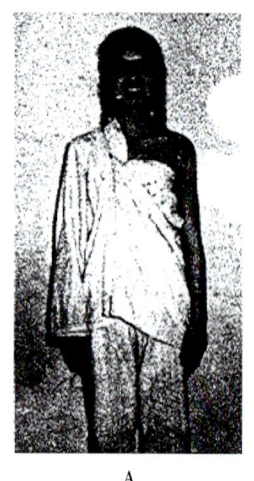
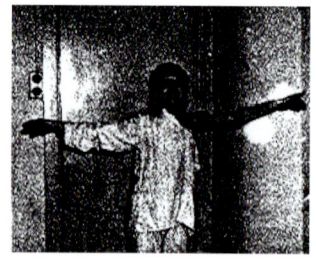
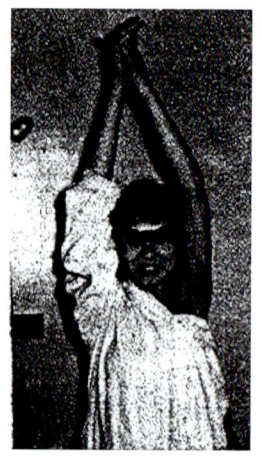

A　　　　　　　　　B　　　　　　　　　C

图2-1-2-4-22　临床施术20年病例（A~C）

A.外形；B.外展；C.上举

(1）切口及显露关节囊　与前法相似（图2-1-2-4-23）。

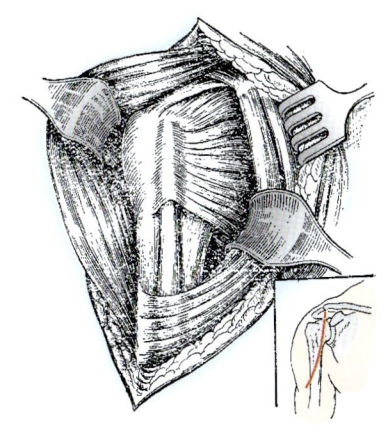

图2-1-2-4-23　Nicola术式入路示意图
切口及显露肱骨大小结节、肱二头肌长头腱和肩胛下肌

（2）定位及切断肱二头肌长头　先根据肱骨头外下方大小结节确定结节间沟，再确认肱二头肌肌长头腱，于间沟下缘2~3cm处切断，并用黑丝线标记备用。

（3）建立隧道　自关节囊下方切开沿肌腱走行的肩关节囊前壁显露肱骨头后，于肱骨头外前方至结节间沟下缘，钻一直径0.5cm左右的骨性隧道，并使其周壁光滑；具体操作如下：将喙肱韧带在靠近大结节处切断、分离。再将肱二头肌长头腱在肱骨大、小结节下方切断，远端向下牵拉。提起肱二头肌长头腱近侧端，并沿它的走向切开关节囊，直到找出肱二头肌长头腱近端附着点。将喙肱韧带缝合在肱二头肌长头腱近侧端的外面，加强其牢固程度，以免后来磨损或撕裂。二头肌长头腱的两断端，各用粗丝线做双重的腱内"8"字形缝合，从腱的断面引出丝线备用。然后将肱骨略内收，用骨钻从肱骨结节间沟的大、小结节下方对准肱二头肌长头腱近侧端附着点钻一骨孔（图2-1-1-4-24）。

（4）导入二头肌腱缝合　用有孔探针通过骨孔，将二头肌长头腱近端和包绕它的喙肱韧带，以粗丝线或钢丝引导器，使其潜形穿过隧道，再将肱二头肌长头腱的远、近两断端缝合在一起，二者重叠0.5~0.8cm，以8字形缝合；再缝合关节囊。然后逐层缝合肌肉、皮下组织和皮肤切口。用上肢外展架将患肢固定在功能位置（图2-1-2-4-25、26）。

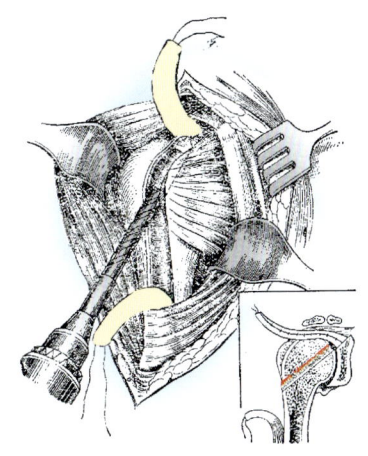

图2-1-2-4-24　建立隧道示意图

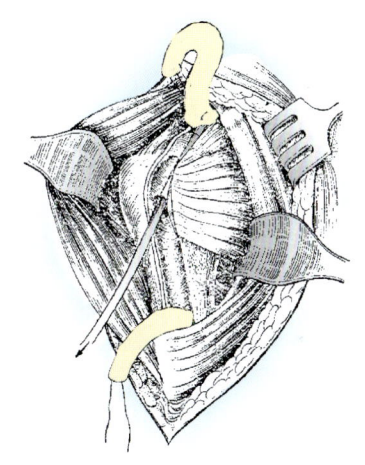

图2-1-2-4-25　导入二头肌腱示意图

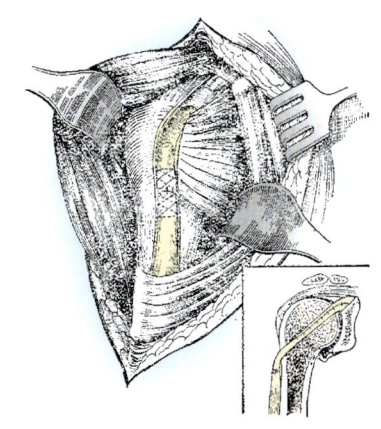

图2-1-2-4-26　缝合二头肌腱示意图

（5）缝合关节囊　对切开的关节囊重叠0.5~1.0cm缝合之。再依序缝合切开的诸层。

（6）术后　同前。

3. 关节囊重叠法　又名 Putti-Platt 手术，其原理是对关节囊作重叠紧缩的同时，利用肩胛下肌加强肩关节囊前壁。其要点如下（图2-1-2-4-27）。

（1）切口及显露关节囊　同前。

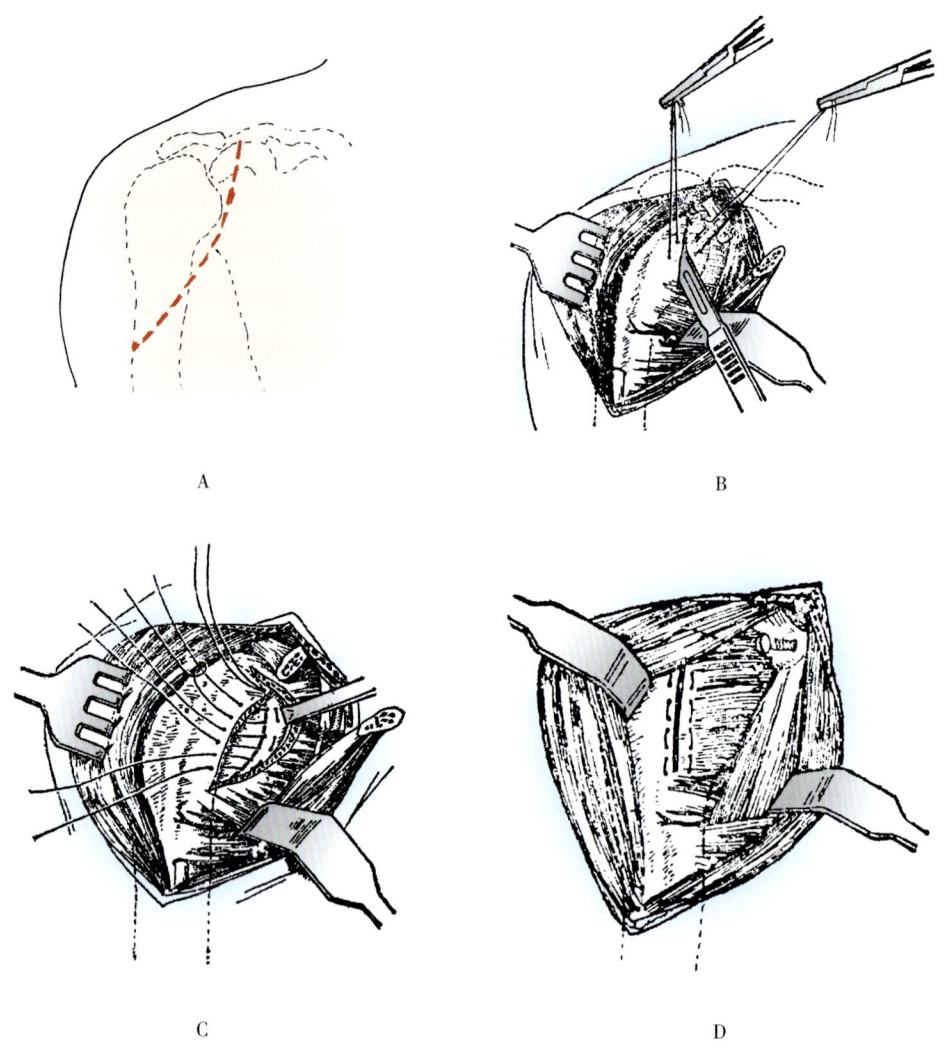

图2-1-2-4-27　肩关节脱位Putti-Platt手术示意图（A~D）
A.切口；B.离断喙突后，切断肩胛下肌；
C.将肩胛下肌外侧瓣缝合于肩关节前缘盂唇上；D.肩胛下肌内侧瓣重叠缝合于肱骨大结节

（2）游离并切断肩胛下肌　首先将肩胛下肌附着部进行游离，而后在其肩部止点2.5cm处横形切断，并同时显露关节囊破裂处。

（3）加强前壁　将肩胛下肌外侧头重叠缝合、固定于肩胛颈前方之深部关节囊壁上，以使其紧缩及加强，后再将肩胛下肌内侧头重叠缝合至肱骨小结节处，以达双重加强前壁的目的。

（4）闭合切口　依序缝合切开的诸层。

（5）术后　以将患肢置于内旋位制动为佳。

本手术疗效虽不及前面两种术式，但简便易行，对一般女性及活动量不大的患者较为合适。

4. 其他术式　视各家医院习惯及病情不同，肩关节修补性手术尚有多种，包括肩胛下肌止点移位重叠缝合固定术（Putti-Plant 手术）、关节盂骨阻挡术、喙突延长术、Bristow 术及其他各种设计。但一般以前3种术式疗效稳定可靠。

四、复发性肩关节后脱位

后脱位较少见，诊断标准与初发者基本一致，主要依据病史及 X 线阳性所见加以诊断。治疗多需手术，方法与前者恰巧相反，例如，反 Bankart 手术、反 Putti-Platt 手术、肩关节后盂唇骨阻滞术等。

五、其他类型肩关节脱位

（一）肩关节下脱位

为罕见的一种脱位，即当患者将上肢过度外展上举时突然遭受暴力，肱骨颈与肩峰相顶撞，并促使后者成为支点，以致肱骨头自关节囊下方穿出，或是被锁于盂窝下。此时上臂被固定于上举位置。由于这一特殊体位，加之肩关节脱位的一般症状及 X 线片所见，故易于诊断。复位时应在麻醉下术者先顺上肢被动固定方向缓慢牵引，并以双手中指在从腋窝向上推挤肱骨头的同时，将上臂逐渐内收，即可顺利复位。复位后予以对肩位固定。复位失败或合并腋部神经血管症状者，则应酌情行开放复位，预后一般均好。有合并伤者，视具体伤情而定。

（二）肩关节上方脱位

多在仰卧位时（上臂内收、略有前伸），于肘部突然遭受强烈暴力致使肱骨头向上脱位，此时多伴有肩锁关节、锁骨、喙突以及周围软组织包括肩袖等损伤。临床上出现上臂成内收位、变短，并可在肩部触及肱骨头，故诊断一般多无困难。X 线平片（上胸片为佳）可显示其损伤全貌。对其治疗与前者相似，唯手法施展方向相反。合并骨折者应一并处理，必要时酌情手术治疗。预后一般较好。

（彭 庄　蔡俊丰　马 敏　赵定麟）

参 考 文 献

1. 卢旭华，陈爱民，侯春林等. 钛缆重建喙锁韧带术治疗肩锁关节全脱位[J]. 中华创伤骨科杂志，2007，9（9）
2. 卢旭华，陈爱民，侯春林等. 钛缆重建喙锁韧带术治疗肩锁关节全脱位[J]. 中华创伤骨科杂志，2007，9（9）
3. 王诗波，侯春林，骆宇春等. 肩锁钩钢板内固定治疗 RockwoodⅢ～Ⅴ型肩锁关节脱位[J].中华手外科杂志，2006，22（4）
4. 王诗波，侯春林，张伟等. 浮肩损伤的临床特征和治疗[J].中华创伤杂志，2006，22（3）
5. 杨述华，邵增务，肖宝钧等. 肱骨头置换治疗肱骨近端粉碎性骨折中期疗效分折[J]. 中华创伤骨科杂志，2007，9（9）
6. 赵定麟，李增春，刘大雄，王新伟. 骨科临床诊疗手册. 上海，北京：世界图书出版公司，2008
7. 赵定麟，赵杰，王义生. 骨与关节损伤. 北京：科学出版社，2007
8. Al-Khateeb H, Goldie B. A novel technique for humeral head retrieval. Ann R Coll Surg Engl. 2009 Sep; 91（6）: 517-18.
9. Boileau P, Old J, Gastaud O, Brassart N, Roussanne Y. All-arthroscopic Weaver-Dunn-Chuinard procedure with double-button fixation for chronic acromioclavicular joint dislocation. Arthroscopy. 2010 Feb; 26（2）: 149-60. Epub 2009 Dec 30.
10. Cazeneuve JF, Cristofari DJ. The reverse shoulder prosthesis in the treatment of fractures of the proximal humerus in the elderly. J Bone Joint Surg Br. 2010 Apr; 92（4）: 535-9.
11. Cazeneuve JF, Cristofari DJ. The reverse shoulder prosthesis in the treatment of fractures of the proximal humerus in the elderly. J Bone Joint Surg Br. 2010 Apr; 92（4）: 535-9.

12. Cîrstoiu C, Rădulescu R, Popescu D, Ene R, Circotă G, Bădiceanu C. Acroplate--a modern solution for the treatment of acromioclavicular joint dislocation. J Med Life. 2009 Apr-Jun; 2（2）: 173-5.
13. Gruber G, Zacherl M, Giessauf C, Glehr M, Fuerst F, Liebmann W, Gruber K, Bernhardt GA. Quality of life after volar plate fixation of articular fractures of the distal part of the radius. J Bone Joint Surg Am. 2010 May; 92（5）: 1170-8.
14. Grumet RC, Bach BR Jr, Provencher MT. Arthroscopic stabilization for first-time versus recurrent shoulder instability. Arthroscopy. 2010 Feb; 26（2）: 239-48. Epub 2009 Dec 6.
15. Hettrich CM, Boraiah S, Dyke JP, Neviaser A, Helfet DL, Lorich DG. Quantitative assessment of the vascularity of the proximal part of the humerus. J Bone Joint Surg Am. 2010 Apr; 92（4）: 943-8.
16. Jun-Feng Cai, Jian-Guang Zhu.Minimal surgical incision of clavicle fracture with reconstructive plate. SICOT Shanghai Congress 2007
17. Konrad G, Bayer J, Hepp P, Voigt C, Oestern H, Kääb M, Luo C, Plecko M, Wendt K, Köstler W, Südkamp N. Open reduction and internal fixation of proximal humeral fractures with use of the locking proximal humerus plate. Surgical technique. J Bone Joint Surg Am. 2010 Mar; 92 Suppl 1 Pt 1: 85-95.
18. Konrad G, Bayer J, Hepp P, Voigt C, Oestern H, Kääb M, Luo C, Plecko M, Wendt K, Köstler W, Südkamp N. Open reduction and internal fixation of proximal humeral fractures with use of the locking proximal humerus plate. Surgical technique. J Bone Joint Surg Am. 2010 Mar; 92 Suppl 1 Pt 1: 85-95.
19. Lenza M, Belloti JC, Gomes Dos Santos JB, Matsumoto MH, Faloppa F. Surgical interventions for treating acute fractures or non-union of the middle third of the clavicle. Cochrane Database Syst Rev. 2009 Oct 7; （4）: CD007428.
20. McQueen CP, Gay KJ. Retrospective audit of triage of acute traumatic shoulder dislocation by emergency nurses. J Emerg Nurs. 2010 Jan; 36（1）: 21-5. Epub 2009 May 19.
21. Ricchetti ET, Warrender WJ, Abboud JA. Use of locking plates in the treatment of proximal humerus fractures. J Shoulder Elbow Surg. 2010 Mar; 19（2 Suppl）: 66-75.
22. Ricchetti ET, Warrender WJ, Abboud JA. Use of locking plates in the treatment of proximal humerus fractures. J Shoulder Elbow Surg. 2010 Mar; 19（2 Suppl）: 66-75.
23. Slobogean GP, Noonan VK, O'Brien PJ. The reliability and validity of the Disabilities of Arm, Shoulder, and Hand, EuroQol-5D, Health Utilities Index, and Short Form-6D outcome instruments in patients with proximal humeral fractures. J Shoulder Elbow Surg. 2010 Apr; 19（3）: 342-8.
24. Srinivas S, Kasis A. Co-existing fractures of the proximal humerus and humeral shaft without shoulder dislocation--a rare injury. Ann R Coll Surg Engl. 2010 Mar; 92（2）: W25-8.
25. Xu-Hua Lu, Ai-Min Chen, Chun-Lin Hou, etal.Dislocation of acromino—clavicular joint treated with titanium cable. SICOT Shanghai Congress 2007
26. Yamamoto N, Sano H, Itoi E. Conservative treatment of first-time shoulder dislocation with the arm in external rotation. J Shoulder Elbow Surg. 2010 Mar; 19（2 Suppl）: 98-103.
27. Zacchilli MA, Owens BD. Epidemiology of shoulder dislocations presenting to emergency departments in the United States. J Bone Joint Surg Am. 2010 Mar; 92（3）: 542-9.
28. Ziegert A, Ziegert I, Irlenbusch U. Improved range of motion after medial-based T capsular shift for recurrent post-traumatic anterior shoulder dislocation. Acta Orthop Belg. 2009 Dec; 75（6）: 727-35.

第三章 肱骨干骨折及肘部损伤

第一节 肱骨干骨折的概述、发生机制、分型、诊断及治疗概况

一、概述

(一)解剖特点

其上方为圆柱状,中段以下则近似三角形,近髁上部又呈扁形。于肱骨中上1/3、三角肌附着点以下,为桡神经沟部位,有桡神经和肱深动脉绕过该沟向下走行(图2-1-3-1-1)。

肱骨干骨折时骨折端移位有关的肌群主要有胸大肌、三角肌、肱二头肌、肱三头肌、背阔肌、大圆肌和喙肱肌等。因此,在主要肌群附着点之上或之下的骨折,其移位方向可以截然不同,此对手技复位的成败至关重要。

(二)发生率

肱骨干骨折多见于青壮年患者,发生率占全身骨折的1%~1.5%。除交通、工矿事故外,以运动训练伤为多见。

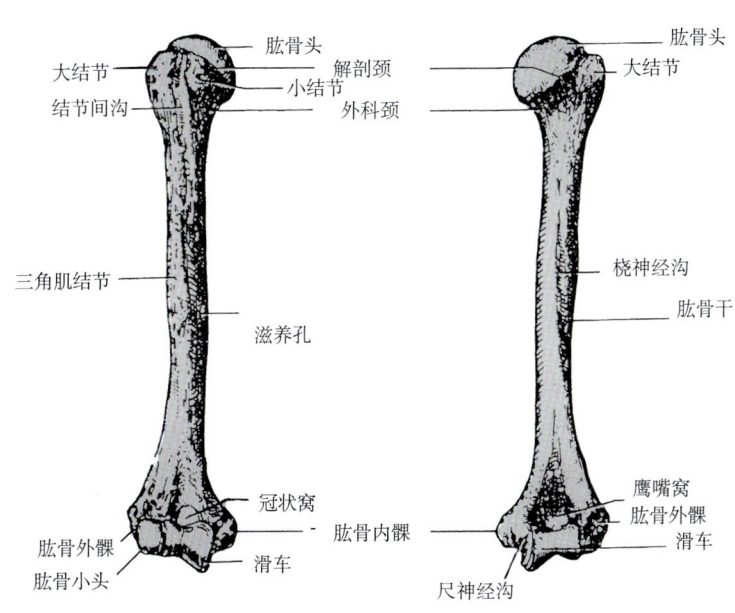

图2-1-3-1-1 肱骨解剖示意图

(三)骨折范围

肱骨干的解剖范围指肱骨外科颈远端 1cm 以下,相当于胸大肌起点上方,下端至肱骨髁部上方 2cm 以上的骨干。

二、致伤机制

主要由以下 3 种暴力所致。

(一)直接暴力

常发生于交通及工矿(伤)事故。由外来暴力直接作用于肱骨干局部,包括重物撞击、压砸等,以致在受力处常见有一个三角形骨块(底部在受力侧,尖部在对应处)。在战争情况下则以火器伤所致的开放性骨折为多见。此时,骨折多呈粉碎状。

(二)间接暴力

跌倒时因手掌或肘部着地所致。由于身体多伴有旋转或因附着肌肉的不对称收缩,骨折线多呈螺旋形或斜形。多系生活伤,以家庭、学校为多发场所。

(三)旋转暴力

主因肌肉收缩所致,故又称为肌肉收缩暴力,以军事或体育训练的投掷骨折及掰手腕所引起的骨折最为典型。常发于肱骨干的中、下 1/3 处,其主要由于肌肉突然收缩,引起肱骨轴向受力,因此其骨折线多呈螺旋形,并伴有程度不同的移位。

三、骨折断端的移位

除取决于暴力方向及骨骼本身的重力外,肌肉的收缩更具有直接关系。因此,在骨折复位时必须全面了解,并注意有无桡神经损伤。

(一)骨折线位于三角肌附着点以上

近端受胸大肌、背阔肌及大圆肌之作用而向内移位,呈内收状。远端则因三角肌收缩而向外上方移位,同时受纵向肌群作用而出现短缩的情况(图 2-1-3-1-2)。

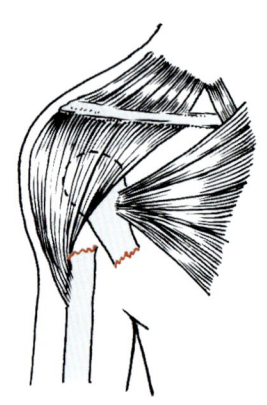

图 2-1-3-1-2 骨折线位于三角肌附着点以上时骨折端移位示意图

(二)骨折线位于三角肌附着点以下

骨折近端受三角肌及喙肱肌的作用而向前、向外移位,远端因纵向肌群作用而产生向上的移位(图 2-1-3-1-3)。

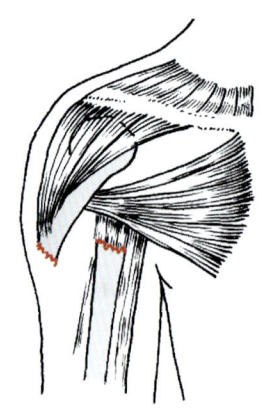

图 2-1-3-1-3 骨折线位于三角肌附着点以下时骨折端移位示意图

(三)骨折线位于肱骨干下 1/3

两端肌肉拉力基本平衡,其移位方向及程度主要取决于外力方向、强度、肢体所处位置及骨骼的重力等。但受上臂纵向肌群收缩作用，一般均有短缩移位（图2-1-3-1-4）。此处骨折最易合并桡神经损伤，尤其是投掷骨折者，或在复位时牵引时间和力度不够，桡神经更易被嵌夹于骨折断端之间，但真正完全断裂者十分少见。

以上是典型移位情况，但大型机器损伤所引起的碾轧伤，由于肌肉组织的毁灭、断裂，其骨折端移位多不典型，甚至可无移位。

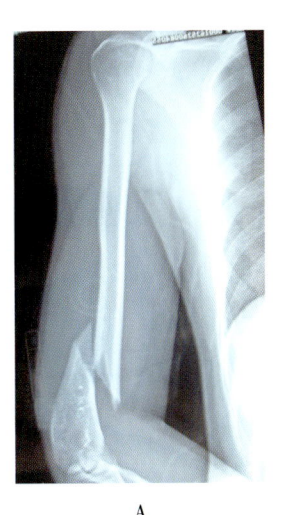
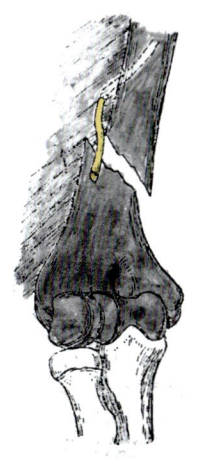
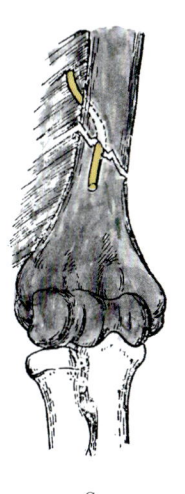

图2-1-3-1-4　下1/3骨折易伤及桡神经（A~C）

A.肱骨下1/3骨折X线侧位片观，其主要产生纵向短缩移位，并易引起桡神经嵌压致伤；B.C.示意图

四、分类及分型

视分类要求不同，可有多种分类及分型。

（一）按骨折部位分类

一般分为肱骨干上1/3骨折，中、上1/3骨折，中1/3骨折，中、下1/3骨折及下1/3骨折5种。

（二）按骨折部位是否与外界交通

可分为开放性骨折及闭合性骨折两大类。

（三）按骨折线状态

一般分为横形、斜形、螺旋形及粉碎型4种。

（四）Müller分类

一般将其分为以下几类（图2-1-3-1-5）。

1. 简单骨折　包括螺旋形、斜形和横形3种亚型；

2. 楔形骨折　亦包括螺旋楔形骨折、斜形楔形骨折和横形、碎裂楔形骨折3种亚型；

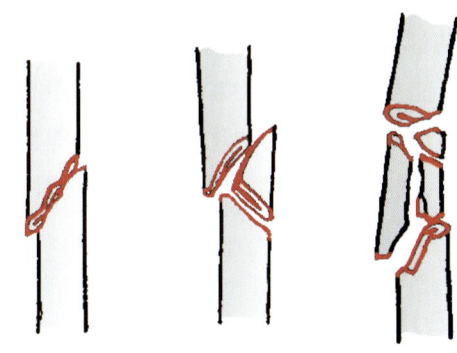

图2-1-3-1-5　肱骨干骨折Müller分类示意图（A~C）

A.斜形；B.楔形；C.粉碎形

3. 复杂骨折　又分螺旋粉碎骨折、多段骨折及不规则骨折3种。

此种分类便于钛板内固定的选择。但从疗效来看，选择髓内钉对肱骨干骨折更为适用。

五、诊断

肱骨干骨折诊断一般均无困难，主要依据两方面。

（一）外伤史

均较明确。

（二）临床表现

1. 疼痛　表现为局部疼痛、环状压痛及传导叩痛等，一般均较明显。

2. 肿胀　完全骨折，尤以粉碎型者局部出血可多达 200ml 以上，加之创伤性反应，局部肿胀明显。

3. 畸形　创伤后，患者多先发现上臂出现成角及短缩畸形，除不完全骨折外，一般多较明显。

4. 异常活动　亦于伤后立即出现，患者可听到骨摩擦音。就诊检查时无需重复检查，以避免增加患者痛苦。

5. 功能受限　较明显，且患者多采取用健手扶托患肢的被迫体位。

6. 并发伤　骨折线多波及桡神经沟。桡神经干紧贴骨面走行，甚易被挤压或刺伤；周围血管亦有可能被损伤，因此在临床检查及诊断时务必对肢体远端的感觉、运动及桡动脉搏动等加以检查，并与对侧对比观察。凡有此合并症时，应在诊断时注明。

（三）影像学检查

正侧位 X 线平片即可明确显示骨折的确切部位及骨折特点，必要时可行 CT 或 CTM 扫描检查。

六、治疗

视骨折部位、类型及患者全身具体情况等不同，可酌情灵活掌握。

（一）青枝骨折及不完全骨折

仅用上肢石膏托或中医夹板 + 三角巾或充气性夹板固定即可。

（二）一般移位的骨折

指小于 30° 成角、不超过横断面 1/3 的侧向移位及斜形或螺旋形骨折、短缩移位在 2cm 以内者，可按以下程序处理。

1. 复位　局麻或臂丛神经麻醉下，采取徒手操作即可，无需特殊设备或骨牵引。

2. 固定　以上肢悬垂石膏固定为方便、易行（图 2-1-3-1-6）。固定 5 天左右，当石膏松动时，可更换石膏，而后持续 4~6 周后酌情拆除。在基层单位，包括地震现场等，也可采取夹板 + 悬吊的方式（图 2-1-3-1-7）。

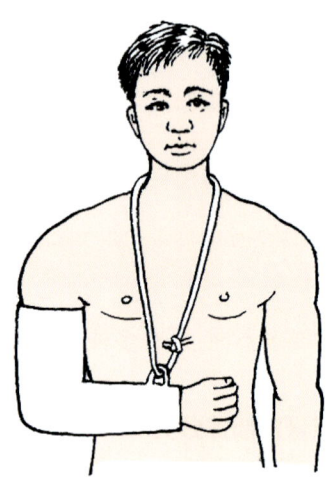

图 2-1-3-1-6　悬垂石膏示意图

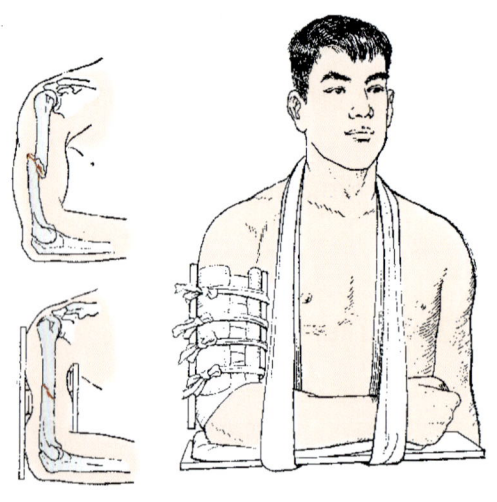

图 2-1-3-1-7　夹板悬吊固定示意图

3. **功能锻炼** 在石膏固定期间即开始作肩及手部的功能活动,拆除石膏后应加强肘部功能锻炼,以防僵硬。

(三)明显移位的骨折

指骨折端移位程度超过前者,骨折大多发生在肱骨中、上 1/3 者。可酌情选择以下疗法。

1. **鹰嘴牵引 + 外固定** 对移位明显的年迈者,可通过鹰嘴克氏针,患肢在 0° 外展位持续骨牵引,使骨折端达到复位。如此持续 2~3 周,俟局部较为稳定后再更换上肢悬吊石膏固定,并开始肩、手部早期功能活动。

2. **手技复位 + 外展架固定** 对青壮年,尤其骨折线位于三角肌附着点以下者,可利用上肢螺旋牵引架及尺骨鹰嘴骨牵引施以手法复位,并以上肢石膏加压塑形,经 X 线检查复位满意后行上肢外展架固定。4~5 周后酌情拆除上肢石膏,先在外展架上活动,1~2 周后再拆除外展架。复位失败者,可行开放复位 + 内固定术,术后亦可在外展架上持续牵引。

3. **骨外固定架复位及固定** 多用于开放性骨折伴有明显移位者,可于清创术后采用 Hoffmann 架或其他形式外固定架进行复位及固定。在穿针时应避开神经及血管,一般多在上臂的前外侧处进针,以免误伤。

4. **切开复位 + 内固定** 对闭合复位失败者,原则上均应考虑切开复位及内固定术,尤其是年龄较轻及伴有桡神经受压症状需作神经探查术者。复位后可视骨折端的形态、部位及术者的习惯等不同来选用相应的内固定物。一般以 V 形钉及 Ender 钉等髓内固定方式为多选(不宜用钛板类固定,既不利于骨折愈合,又易造成桡神经受压)。

第二节 肱骨干骨折的手术疗法

一、手术适应证与术前准备

(一)病例选择

1. 手术复位失败的肱骨干骨折;
2. 有桡神经损伤需行手术探查者;
3. 开放性损伤,因骨折端刺伤、创口较为干净、无明显污染者。

(二)术前准备,麻醉与体位

1. **术前准备** 除一般准备外,主要是根据肱骨髓腔之粗细选择及准备相应规格的髓内钉或其他内固定物;
2. **麻醉** 臂丛神经麻醉较为多见,亦可选用全麻;
3. **体位** 仰卧位,将患肢置于胸前即可。

二、手术步骤

(一)切口与显露

1. **切口** 一般以骨折部位为中心作上臂前外侧切口,长度 6~8cm;
2. **显露骨折端** 沿肱二头肌与肱肌间隙纵形分开,即可显露骨折断端(图 2-1-3-2-1、2),保护桡神经干,清除局部凝血块及嵌压坏之死软组织,将骨折复位(或试复位)。

(二)内固定术材料的选择与应用

酌情选用相应之内固定物。

1. **一般髓内钉** 多选用钛质 V 形钉或 Ender 钉,其操作步骤如下。

(1)**肩部切口** 将上臂内收内旋,在肩峰下

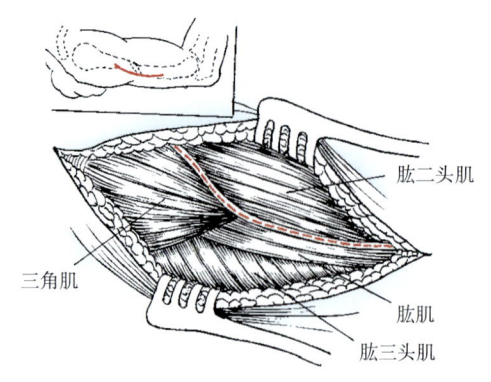

图2-1-3-2-1 肱骨干骨折开放复位切口及入路示意图

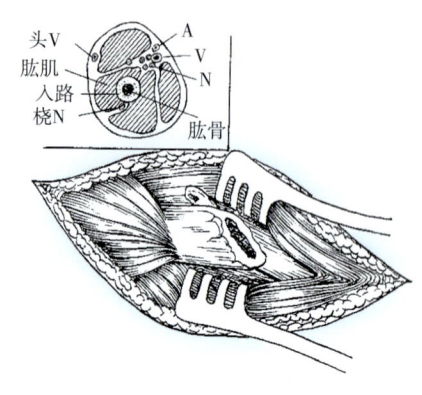

图2-1-3-2-2 同前,暴露骨折断端示意图

缘肱骨大结节部的皮肤上作一纵形小切口,分开三角肌,显露大结节,并在大结节部凿一小骨孔(图2-1-3-2-3)。

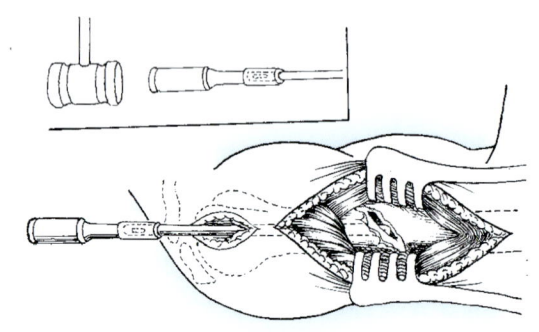

图2-1-3-2-3 从肩峰切口沿大结节部骨孔插(打)入髓内钉示意图

(2)打入髓内钉 将选好的髓内钉沿肱骨干的纵轴方向,从骨孔打入近侧骨折端,使露出骨折端外的钉尖不超过0.5cm,以利复位。

(3)将髓内钉穿过骨折端并固定 在前者基础上,用手法或用持骨器使骨折端准确对位,继续将髓内钉逐渐打入远侧骨折端内,直到仅有钉眼部分露在骨孔外为止。髓内钉固定后必须使骨折端紧密接触,以利愈合(图2-1-3-2-4)。但钉尾切勿在关节处外露过长,否则术后患者不仅活动受限,且有剧痛(图2-1-3-2-5)。

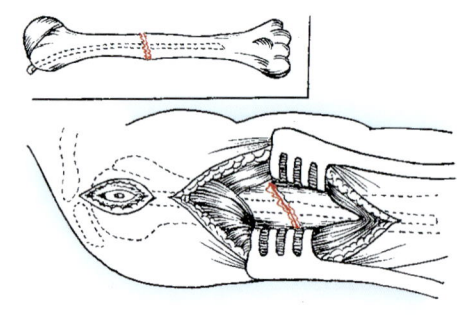

图2-1-3-2-4 髓内钉插入到位示意图

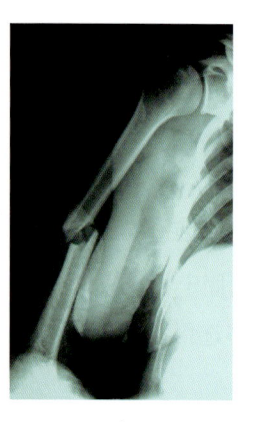
A

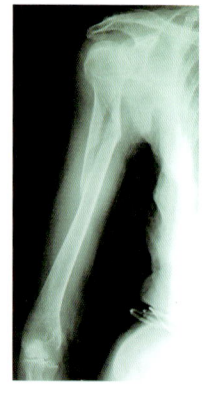
B

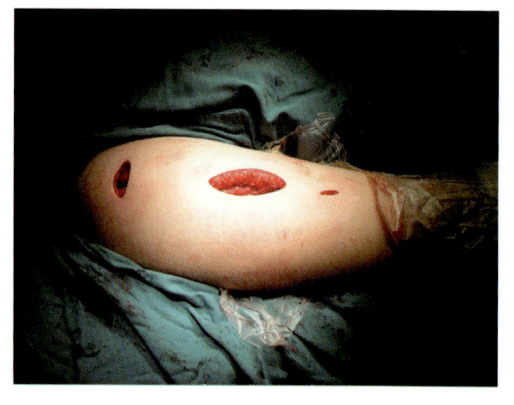
C

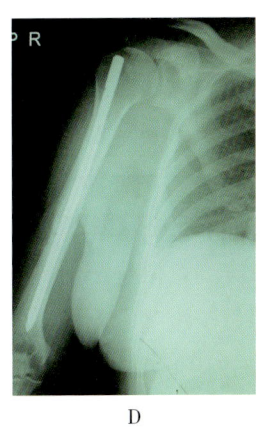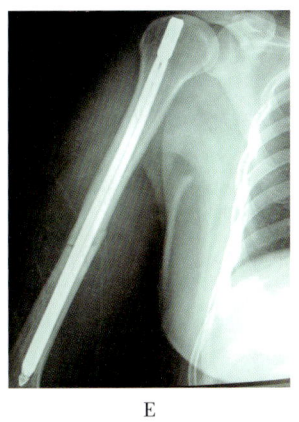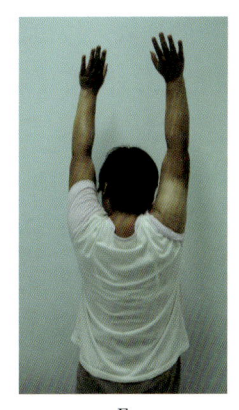

图2-1-3-2-5　临床病例 例1（A~F）
A. B. 伤后X线正位及斜位片；C. 切口；D. E. 术后正斜位X线片；F. 术后半年功能恢复满意（自蔡俊丰）

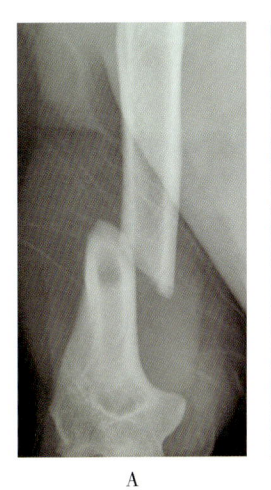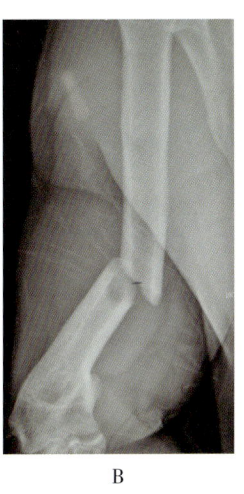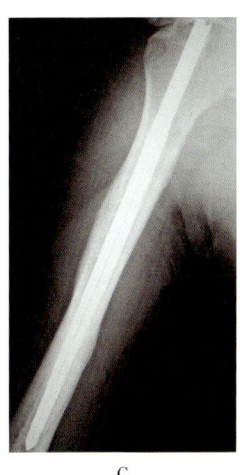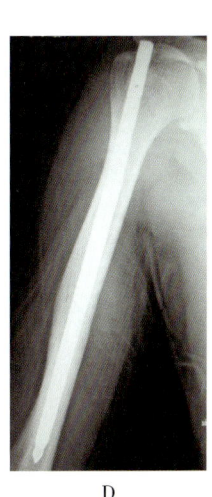

图2-1-3-2-6　临床举例 例2（A~D）
肱骨髓内钉固定钉尾过长，影响外展功能　A. B. 术前正侧位X线片；
C. D. 术后显示肩关节内有钉尾残留，正位X线片上更为明显，且已触及肩峰，外展明显受限。

2. **交锁髓内钉**　可按前法相似操作。但闭合操作法则要求在C-臂X线机透视下，直接从肩峰切口，通过大结节插入。目前所用为R-T型肱骨髓内钉，其直径为7~9mm，近端直径为9mm；其中7mm直径为实心髓内钉，另两种为空心髓内钉。髓内钉的近端和远端均使用4mm全螺纹自攻型螺钉交锁。要求螺钉穿透对侧皮质，以防止髓内钉旋转。此外，R-T肱骨交锁髓内钉配有一独特的近端交锁螺钉导向器（近端瞄准器及引导器），使近端交锁螺钉能够准确锁定髓内钉。由于具备以上设计特点，R-T肱骨髓内钉可适用于肱骨干横型或粉碎型骨折、骨不连及病理性骨折。

3. **髓内钉规格的选择**　根据患者健侧肱骨正侧位摄片，选择相应直径和长度的髓内钉。

4. **插入髓内钉**　以大结节顶部内侧为髓内钉插入口，将曲柄锥准确插入至肱骨外科颈内（图2-1-3-2-7），并经透视定位证实。

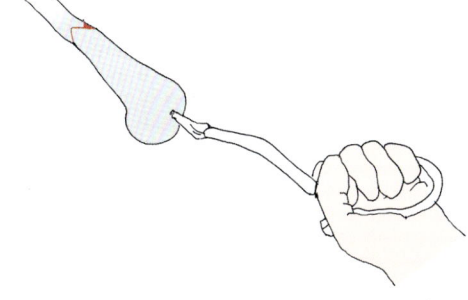

图2-1-3-2-7　肱骨髓内钉近端插入口示意图

（1）导针的插入　拔出曲柄锥，插入2.0mm直径球型髓腔锉导针，使导针通过骨折近、远端髓腔直至鹰嘴窝上1~2cm，经透视证实导针位于肱骨髓腔内。

（2）扩髓　沿导针插入球型髓腔锉，其直径为6~11mm。首先采用6mm直径球型髓腔锉开始扩髓，每次递增0.5mm直径，直至理想直径（图2-1-3-2-8A），即大于所选髓内钉直径0.5~1mm，切忌将大于髓腔锉直径的髓内钉插入髓腔内。

（3）髓内钉插入　将近端瞄准器及引导器连接于髓内钉近端，在引导器近端套入髓内钉敲打器。沿导针缓慢插入8mm或9mm直径髓内钉（7mm直径髓内钉系实心髓内钉，需拔出导针后方可插入）。术中应注意保持髓内钉近端弧朝向外侧，髓内钉远端位于鹰嘴窝上方1.5~2cm，髓内钉近端置于大结节皮质下0.5mm（图2-1-3-2-8B）。

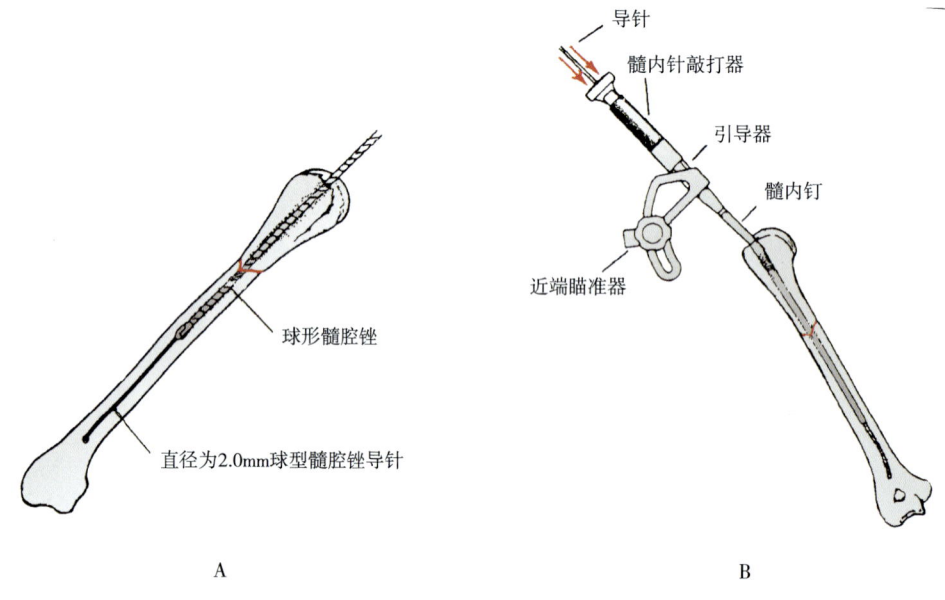

图2-1-3-2-8　肱骨髓腔扩髓及髓内钉插入示意图（A、B）
A.扩髓；B.插入髓内钉

（4）近端交锁　髓内钉近端椭圆形槽孔成内外方向，通常使用4.0mm直径自攻型交锁螺钉，2.7mm直径钻头，8mm直径钻头套筒，钻头经近端瞄准器及椭圆形槽孔穿透至对侧皮质，可在20°角度范围内调整钻头方向，沿钻孔攻入交锁螺钉（图2-1-3-2-9）。

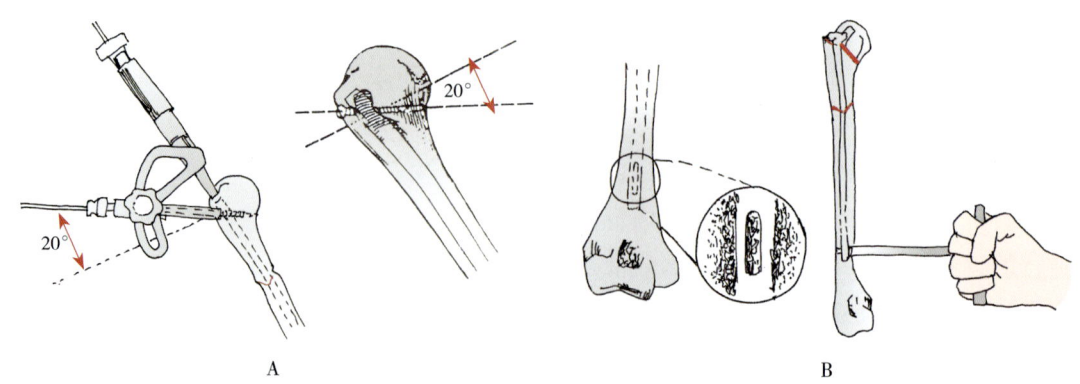

图2-1-3-2-9　肱骨髓内钉近端与远端交锁示意图（A、B）
A.近端进钉；B.远端交锁

（5）远端交锁　髓内钉远端椭圆形槽孔成前后方向,需在透视下寻找髓内钉远端椭圆形槽孔,使用2.7mm钻头经远端椭圆形槽孔穿透至对侧皮质,沿钻孔攻入交锁螺钉(见图2-1-3-2-9)。

5. **膨胀髓内钉**　为近年来开展较多的一种内固定器,因上方有膨胀装置而相对稳定、牢固,其操作技术与前者相似(图2-1-3-2-10)。

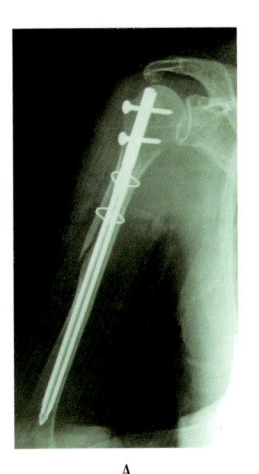
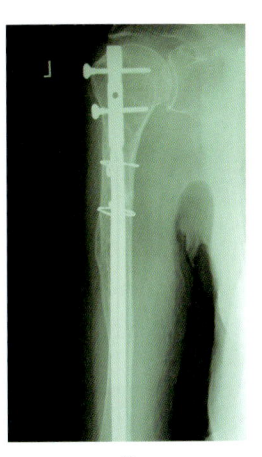

图2-1-3-2-10　肱骨膨胀钉技术示意图
A.术后X线正位片；B.4个月后患处已愈合（自蔡俊丰）

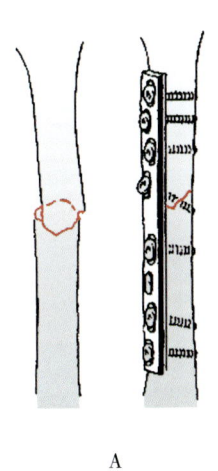
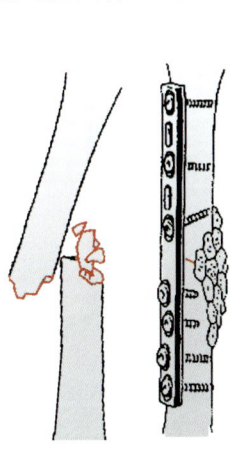
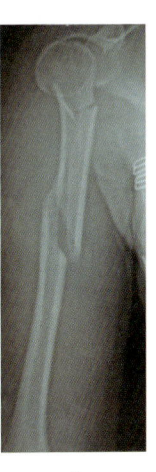
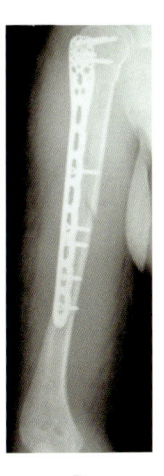

图2-1-3-2-11　肱骨钛（钢）板内固定术（A~D）
A.B.示意图：A.横形骨折；B.粉碎性骨折；C.D.临床举例：C.肱骨外科颈及肱骨中上1/3螺旋型骨折,术前正位X线片；D.术后正位X线片（自蔡俊丰　尹　峰）

6. **条形钛(钢)板**　一般情况下不宜选用,如仅此一种别无选择时,以可滑动的加压钛板为宜,包括当前应用较多的钛板(图2-1-3-2-11、12)。在钛板放置位置选择上一定要避开桡神经及掌侧的神经血管,一般多置于肱骨的背侧面。

7. **闭合切口和石膏及外展架固定**　术毕依序缝合切开的诸层,闭合创口。术后一般需用上肢石膏托制动,并置于外展架上,3~5天后进行功能活动(图2-1-3-2-13)具体操作见本书第一卷,第三篇,第一章内容)。

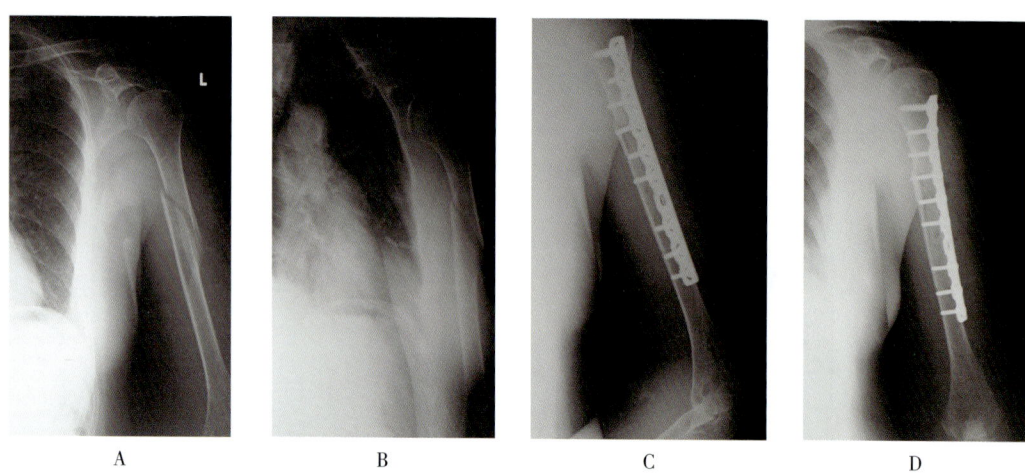

图2-1-3-2-12 肱骨干螺旋型骨折钛板螺钉固定术（A~D）
A. B. 术前X线正侧位片；C. D. 术后X线正侧位片（自卢旭华）

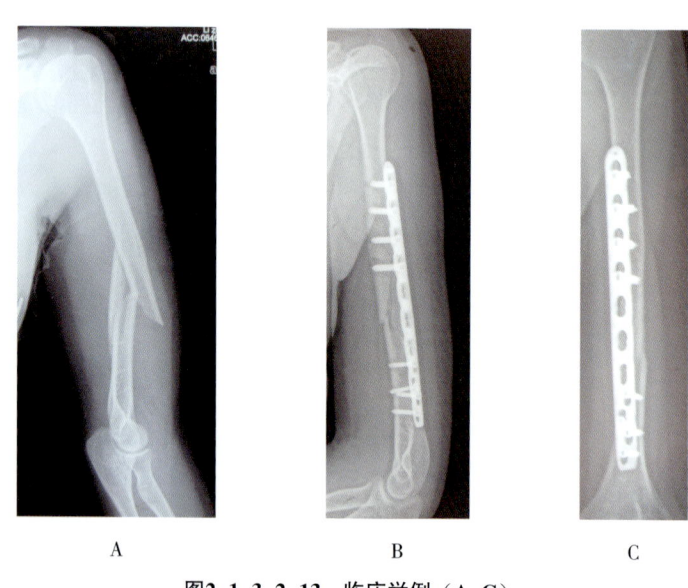

图2-1-3-2-13 临床举例（A~C）
女性，66岁，肱骨干中段粉碎性骨折钛板螺钉固定 A. 术前X线正位片；B. C. 钛板螺钉固定后正侧位X线片

三、并发症的治疗

（一）桡神经损伤

约占肱骨干骨折的8%左右，以肱骨中、下1/3为多发。处理原则如下。

1. 对仅有一般桡神经刺激症状者 依据骨折移位情况按前述原则进行处理，对桡神经症状进行观察，大多可自行恢复。

2. 对有桡神经损伤症状者 应尽早行手术探查。术中显示断裂者，予以吻合，包括鞘内断裂之病例。有神经干挫伤者，可酌情切开外膜及束膜进行减压。

3. 疑有桡神经嵌于骨折端者 在手技复位时必须小心，应尽量利用牵引使骨折复位，桡神经也随之回归原位；切忌粗暴手法，因骨折端十分锐利，易加重桡神经损伤。

4. 陈旧性桡神经损伤 对完全性损伤仍应行探查+松解吻合术。失败者可行腕部肌肉转移术来改善手腕部功能，效果亦多满意。不完全性损伤者，可行探查+松解性手术，术中显示部分断裂者,亦应行吻合术。

(二)血管损伤

骨折合并血管损伤是创伤外科的一种紧急情况,必须进行急救,以便迅速恢复血液供应,在止血的同时应准备手术。对开放骨折行内固定后对血管损伤予以修复。

血管造影对于判断肱骨骨折损伤血管的部位及程度是一种有价值的辅助诊断手段。动脉损伤修复的方法可根据损伤的部位和类型选择,洁净而裂口较小的动脉壁裂伤可行侧壁缝合术,完全断裂者则需吻合或行血管移植(参阅血管损伤章)。

(三)延迟愈合或不愈合

肱骨干骨折的正常修复过程因各种因素受到影响遭受破坏时,骨折正常的愈合时间则被延长,甚至完全停止,从而引起骨折延迟愈合或不愈合(图 2-1-3-2-14)。其影响因素如下。

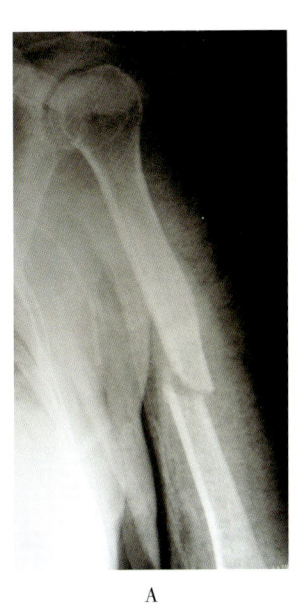
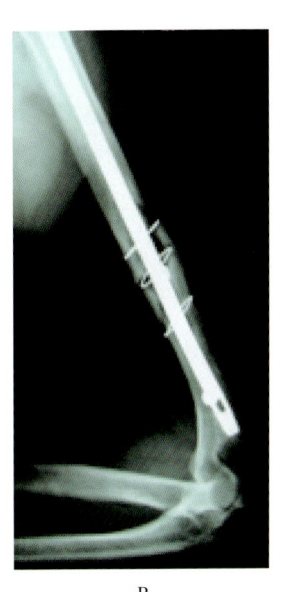

图 2-1-3-2-14　临床举例（A、B）
肱骨干骨折延迟愈合　A. 术前；B. 内固定术后半年余骨折端仍未愈合（自卢旭华）

1. **骨折节段的血供**　肱骨干骨折以中段最多,又以中、下 1/3 骨折不愈合率为最高。主要是由于肱骨中、下 1/3 交界处骨折时易招致骨营养动脉的损伤,该动脉大多数只有一支,直接由肱动脉分出,通常在肱骨中、下 1/3 交界处或中点附近的前内侧进入骨内,并在骨皮质内下行,至髓腔内分出上行支和下行支,一旦损伤,易导致延迟愈合或不愈合。

2. **骨折特点**
（1）骨折类型　粉碎型骨折易发生延迟愈合或不愈合,此因碎骨块缺乏血供所致。
（2）开放骨折　除骨折断端由内刺出者外,开放骨折多为直接暴力致伤,软组织损伤严重,骨折类型也多为粉碎型,易发生感染而影响骨折的正常愈合。

3. **手术治疗的干扰**　骨折本身有损伤骨营养动脉的可能性,而手术切开复位又进一步增加了可能损伤的机会。术中骨膜剥离使本来已缺血的骨端又失去了由骨膜而来的血运。手术内固定的结果,虽有使骨端达到良好复位及稳定的作用,但也同时破坏了骨端的正常血液循环而影响愈合。

4. **内固定不确实**　无论何种内固定器材都必须具有确实内固定的作用,但如选用不当,例如使用钢板螺丝钉内固定时,四孔钢板就不易达到牢固效果,应选用六孔及六孔以上钢板,否则不利于骨折的愈合。

5. 其他　开放性创伤的感染、重复复位及治疗方法不当等,均影响骨折的正常愈合。

此外,对骨不连及延迟愈合的病例,如非手术疗法无效,则应从病因角度酌情选择相应术式治疗。

(四)晚期并发症

在骨折后期,骨折已达愈合,特别是合并肘部损伤情况下可发生骨化性肌炎,致使肘关节僵直和功能丧失。肱骨骨折患者治疗期间还应向患者强调的是避免发生肩关节僵硬。特别是老年患者发生率更高。无论上述的哪种情况,预防是首要的,因此应在医师指导下早期进行功能锻炼。

第三节　肘关节解剖特点与肘部关节脱位

一、肘关节解剖特点

肘关节由肱骨下端及尺、桡骨上端组成。它包括3个关节,即肱尺关节、肱桡关节和桡尺近侧关节;具有两种不同的功能,即发生在上尺桡关节的旋后运动和发生在肱桡和肱尺关节的屈曲伸直运动。肘关节是连接前臂和上臂的复合关节,一方面协助腕关节及手的活动,另一方面起杠杆作用,减轻肩关节运动时的负担。

(一)骨性结构

1. 肱骨远端　肱骨远端扁而宽,前有冠状窝,后有鹰嘴窝,两窝之间骨质菲薄,故髁上部位容易发生骨折。肱骨的关节端,内侧为滑车,外侧为肱骨小头,内、外髁与肱骨长轴形成30°~50°的前倾角。在冠状窝和鹰嘴窝两侧的突出部分,内侧为内上髁,为前臂屈肌腱附着部;外侧为外上髁,为前臂伸肌腱附着部。由于肱骨滑车低于肱骨小头5~6mm,故肘关节伸直时前臂与上臂不在一条直线上,形成外翻角,即提携角,男性5°~10°,女性10°~15°(图2-1-3-3-1)。

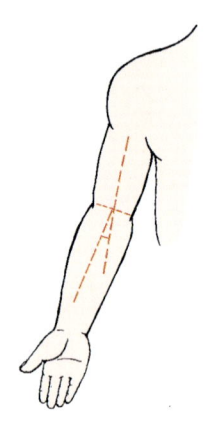

图2-1-3-3-1　肘提携角示意图

2. 尺骨的滑车切迹　与肱骨滑车相关节,称肱尺关节,是肘关节的主要部分。滑车切迹似半圆形,中间有一纵形的嵴,起于鹰嘴突,止于冠状突,将关节面分隔,与滑车中央沟形态一致。

3. 桡骨小头　桡骨小头近侧关节面呈浅凹形,与肱骨小头关节面形成肱桡关节,该关节的主要功能是协助桡尺近侧关节的运动,防止桡骨头的脱位。

桡骨头的环状关节面与尺骨的桡骨切迹借环状韧带形成上尺桡关节。该关节主司旋转活动,即桡骨小头在环状韧带与尺骨的桡骨切迹共同形成的圆弧内作旋前旋后运动。

4.骨性标志 肱骨下端内、外上髁及鹰嘴容易触及。肘关节伸直时,3点在一条直线上,肘关节屈曲90°时,3点组成三角形,称肘后三角。此对肘部创伤的诊断具有意义(图2-1-3-3-2)。

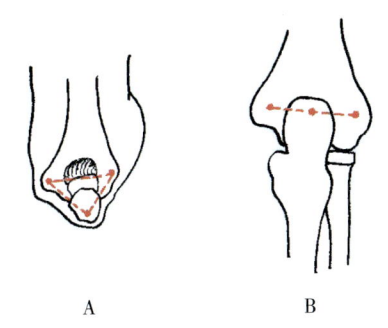

图2-1-3-3-2 肘后三角示意图(A、B)
A.屈肘位内上髁、外上髁及尺骨鹰嘴呈三角形排列;
B.伸肘位时三点成一线

(二)肘关节囊及其周围韧带

1. 关节囊 肘关节囊前面近侧附着于冠状窝上缘,远侧附着于环状韧带和尺骨冠状突前面。两侧附着于肱骨内、外上髁的下方及半月切迹两侧。后面附着于鹰嘴窝上缘,尺骨半月切迹两侧及环状韧带。其前后方较薄弱,又称为肘关节前、后韧带,分别由肱二头肌和肱三头肌加强。两侧有侧副韧带加强(图2-1-3-3-3)。

2. 尺侧副韧带 尺侧副韧带呈扇形,行于肱骨内上髁、尺骨冠状突和鹰嘴之间。该韧带可稳定肘关节内侧,防止肘关节外翻,尤其是当肘关节屈曲30°以上时(见图2-1-3-3-3)。

3. 桡侧副韧带 该韧带起于肱骨外上髁下部,止于环状韧带,其作用为稳定肘关节外侧,并防止桡骨小头向外脱位(见图2-1-3-3-3)。

4. 环状韧带 环状韧带围绕桡骨颈,前后两端分别附着于尺骨的桡骨切迹前后缘,形成3/4~4/5环。环的上口大而下口小,容纳桡骨小头,可防止桡骨小头脱出(见图2-1-3-3-3)。

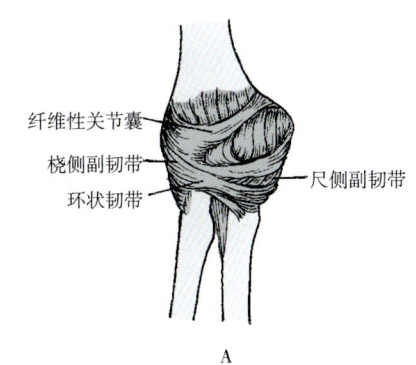 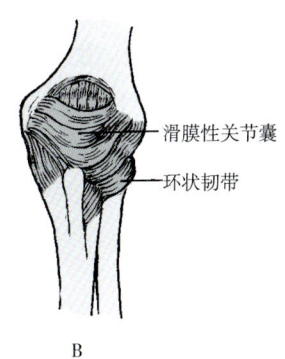

图2-1-3-3-3 肘关节囊及韧带示意图(A,B)
A.前方观;B.后方观

(三)肘关节的稳定性

肘关节的稳定性取决于以下条件。

1. 关节的构型 即肱骨与尺、桡骨间的关节,另外桡骨小头对外翻的稳定起到30%作用。

2. 关节周围韧带 包括尺侧、桡侧副韧带、以及环状韧带和骨间膜。

3. 关节周围的肌肉 涉及肌群较多,除肘肌外,来自近远端的肱二头肌、肱三头肌、肱肌、肱桡肌、旋转肌群等均可保证肘关节的稳定性。

二、肘关节脱位

肘关节脱位是最常见的关节脱位,占全身大关节脱位的首位。多发生于青少年,常合并肘部其他结构损伤。

(一)损伤机制及类型、临床表现及诊断

1. 致伤机制与分型

(1)致伤机制 肘关节脱位主要由间接暴力

所致（见图2-1-3-3-4）。

（2）分型　肘关节脱位主要有以下4型：

① 肘关节后脱位：最多见，以青少年为主要发生对象。当跌倒时，肘关节过伸，前臂旋后，由于人体重力和地面反作用力引起脱位。如有侧方暴力存在引起侧后方脱位，则易发生内上髁、外髁撕脱骨折。

② 肘关节前脱位：较少见，多由直接暴力作用于肘后方所致。常合并有尺骨鹰嘴骨折，软组织损伤常较严重。

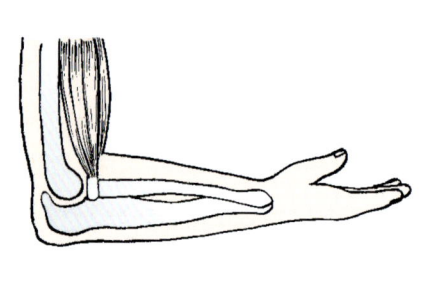
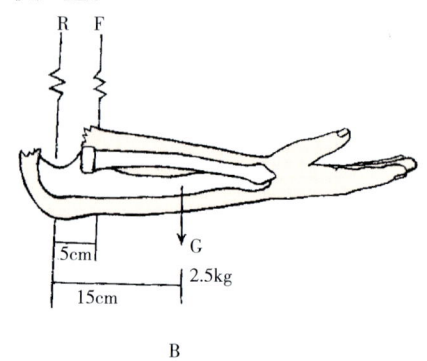

图2-1-3-3-4　肘关节受力示意图（A，B）
A.正常状态；B.力学关系

③ 肘关节侧方脱位：系由肘内翻或肘外翻应力引起侧副韧带及关节囊损伤所致，有时可合并内外髁骨折。

④ 尺桡骨分离性肘关节脱位：极少见。由于前臂过度旋前，传导暴力作用集中于肘关节，至环状韧带和尺桡骨近侧骨间膜劈裂，引起桡骨小头向前方脱位或外侧脱位，而尺骨近端向后侧脱位或内侧脱位。

2. 临床表现及诊断　有明显外伤史，肘关节肿痛，半屈曲位畸形。后脱位时则肘后方空虚，鹰嘴向后突出；侧方脱位则有肘内、外翻畸形，肘窝饱满，肘后三角关系改变。X线检查可明确诊断，判别关节脱位类型，以及是否合并骨折及移位情况（见图2-1-3-3-5）。

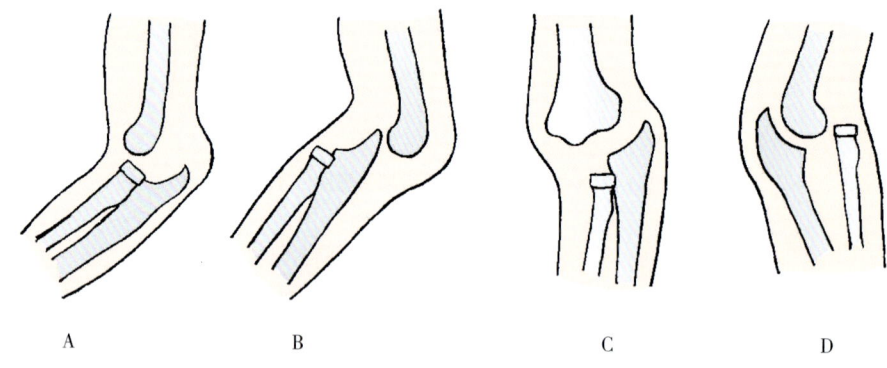

图2-1-3-3-5　肘关节脱位及分型示意图（A~D）
A.后脱位；B.前脱位；C.侧方脱位；D.分离脱位

（二）治疗

1. 非手术疗法　主要选择手法复位，尤其是对新鲜肘关节脱位均应以手法治疗为主。有侧方移位者应先矫正。对伴有肱骨内上髁骨折者，一般肘关节复位同时，内上髁通常可以复位。如有骨折片夹在关节内时，外翻肘关节牵引可使其复位。复位后石膏固定3周（图2-1-3-3-6）。

2. 手术疗法　对以下几种情况主要选择手术切开复位。

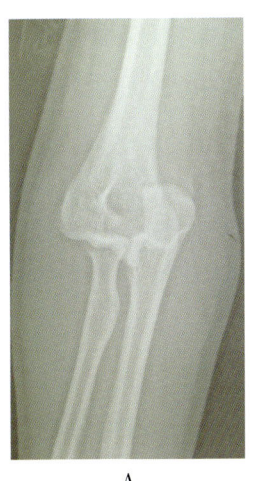 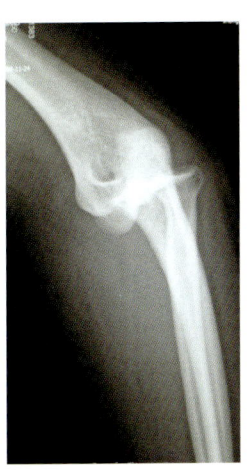 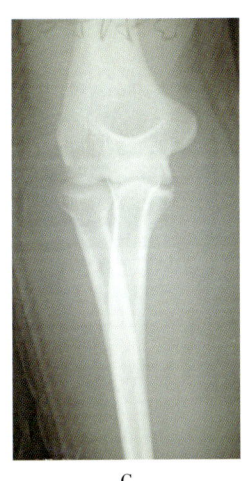 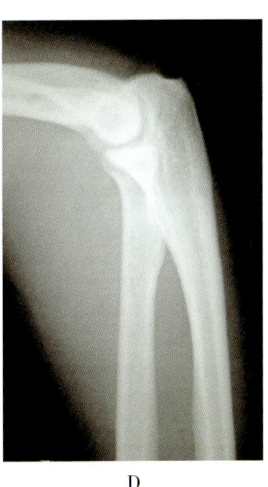

图2-1-3-3-6 临床举例（A~D）

男性，16岁，肘关节后脱位 A.B.肘关节侧、后脱位X线正侧位片；C.D.复位后X线正侧位片（自刘忠汉）

（1）闭合复位失败者；

（2）肘关节脱位合并内上髁或外髁骨折，手法不能复位者；

（3）陈旧性肘关节脱位（脱位超过3周）者；

（4）不适合于闭合复位者；

（5）习惯性肘关节脱位者。

三、桡骨（小）头半脱位

桡骨（小）头半脱位又称牵拉肘（Pulled elbow）。多发生在4岁以下的幼儿。多由于手腕和前臂被牵拉所致。

（一）损伤机制、临床表现及诊断

1. 致伤机制 幼儿期桡骨头较小，与桡骨颈直径基本相同，环状韧带相对较松弛，当肘关节伸直、前臂旋前时，手腕或前臂突然受到纵向牵拉，桡骨小头即可自环状韧带内向下滑出而发生半脱位。

2. 临床表现及诊断 桡骨小头半脱位后，患儿哭闹不止，拒绝伤肢的活动和使用，前臂旋前位，肘关节伸直或略屈。X线照片检查常无异常发现。有明确的牵拉伤史，加上上述表现，诊断较容易。

（二）治疗

手法复位效果满意。复位方法是一手握住患儿前臂及腕部轻屈肘，另一手握位肱骨下端及肘关节，拇指压住桡骨头，将前臂迅速旋至旋后位，即可感觉到桡骨（小）头复位的弹响。患儿马上停止哭闹，并开始使用患肢接拿东西。复位后用三角巾悬吊上肢1周。

四、桡骨头脱位

单纯桡骨头脱位罕见，较多见的为尺骨近1/3骨折并桡骨头脱位（Monteggia骨折）。

（一）发生机制、临床表现与诊断

1. 发生机制 可能是因为桡骨头短小，环状韧带松弛，在前臂过度旋前或过度旋后时，强力肘内翻至桡骨头脱出环状韧带，环状韧带可因此撕裂。脱位方向多在前外侧。

2. 临床表现及诊断 有外伤史，多数前臂旋前位，肘前可触及隆起脱位的桡骨头，部分病例有桡神经损伤表现。

(二)治疗

1. 手法复位 多数新鲜桡骨小头脱位通过手法复位能成功。

2. 切开复位 适用于手法复位失败和陈旧性脱位者;对于环状韧带撕裂严重或桡骨小头骨折者,亦常需手术修复环状韧带或行环状韧带重建术。必要时可切除桡骨小头。

第四节 肘部骨折

一、肱骨髁上骨折

常发生在5~12岁小儿,约占小儿肘部骨折中的50%~60%。骨折后预后较好,但常容易合并血管神经损伤及肘内翻畸形,诊治时应注意。

(一)损伤机制、骨折类型、临床表现及诊断

1. 致伤机制与分型

(1)伸展型 占95%。跌倒时肘关节呈半屈状手掌着地,间接暴力作用于肘关节,引起肱骨髁上部骨折,骨折近侧端向前下移位,远折端向后上移位,骨折线由后上方至前下方(图2-1-3-4-1),严重时可压迫或损伤正中神经和肱动脉。按骨折的侧方移位情况,又可分为伸展尺偏型和伸展桡偏型骨折;其中伸展尺偏型骨折,易引起肘内翻畸形,可高达74%。

(2)屈曲型 约占5%。由于跌倒时肘关节屈曲,肘后着地所致,骨折远侧段向前移位,近侧段向后移位,骨折线从前上方斜向后下方(图2-1-3-4-2)。

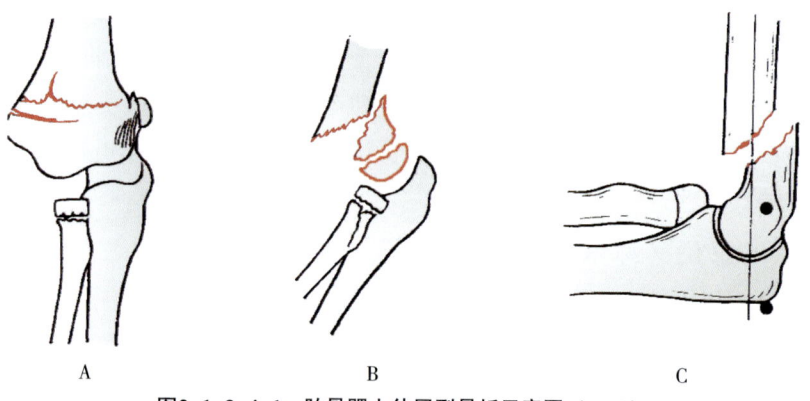

图2-1-3-4-1 肱骨髁上伸展型骨折示意图(A~C)
A.正位观;B.侧位观;C.典型移位

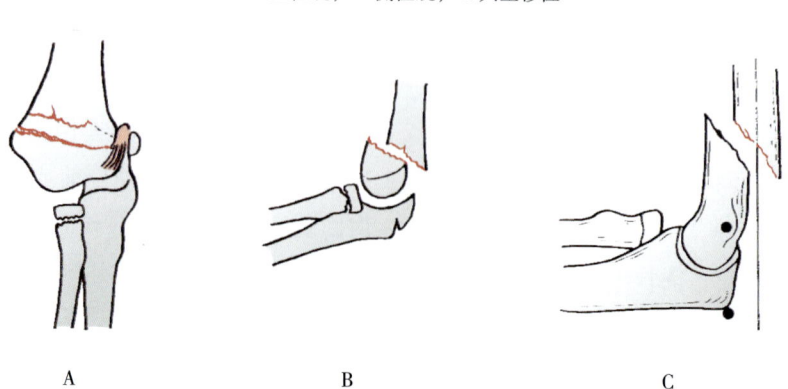

图2-1-3-4-2 肱骨髁上屈曲型骨折示意图(A~C)
A.正位观;B.侧位观;C.典型移位

2. 临床表现及诊断　肘关节肿胀、压痛、功能障碍，有向后突出及半屈位畸形，与肘关节后脱位相似，但可从骨擦音、反常活动、触及骨折端及正常的肘后三角等体征与脱位鉴别。检查患者应注意有无合并神经血管损伤。约15%的患者合并神经损伤，其中正中神经最常见。应特别注意有无血运障碍，血管损伤大多是损伤或压迫后发生血管痉挛。血管损伤的早期症状为剧痛（Pain）、桡动脉搏动消失（Pulselessness）、皮肤苍白（Pallor）、麻木（Paralysis）及感觉异常（Paraesthesia）等5"P"症，若处理不及时，可发生前臂肌肉缺血性坏死，至晚期缺血性肌挛缩，造成严重残废。

（二）治疗

1. 手法复位外固定　绝大部分肱骨髁上骨折手法复位均可成功，据统计达90%以上。手法复位应有良好麻醉，力争伤后4~6h进行早期手法复位，以免肿胀严重，甚至发生水泡。复位时对桡侧移位可不必完全复位，对尺侧方向的移位要矫枉过正，以避免发生肘内翻畸形。二次手法复位不成功则改行开放复位，因反复多次手法复位可加重损伤和出血，诱发骨化性肌炎。伸直型骨折复位后用小夹板或石膏固定患肢于90°屈肘功能位4~6周；屈曲型则固定于肘关节伸直位。

2. 骨牵引复位　适用于骨折时间较久、软组织肿胀严重或有水泡形成，不能进行手法复位或不稳定性骨折患者。采用上肢悬吊牵引（图2-1-3-4-3），牵引重量1~3kg，牵引5~7天后再手法复位，必要时可牵引两周。

3. 手术治疗　手术治疗包括以下两个方面。

（1）血管损伤探查　合并血管损伤必须早期探查。探查的指征是骨折复位解除压迫因素后仍有5"P"征（症）。探查血管的同时可行骨折复位及内固定。

（2）开放复位内固定　适应用两次手法复位失败者。多选用加压螺钉、克氏针、薄型钛板等。

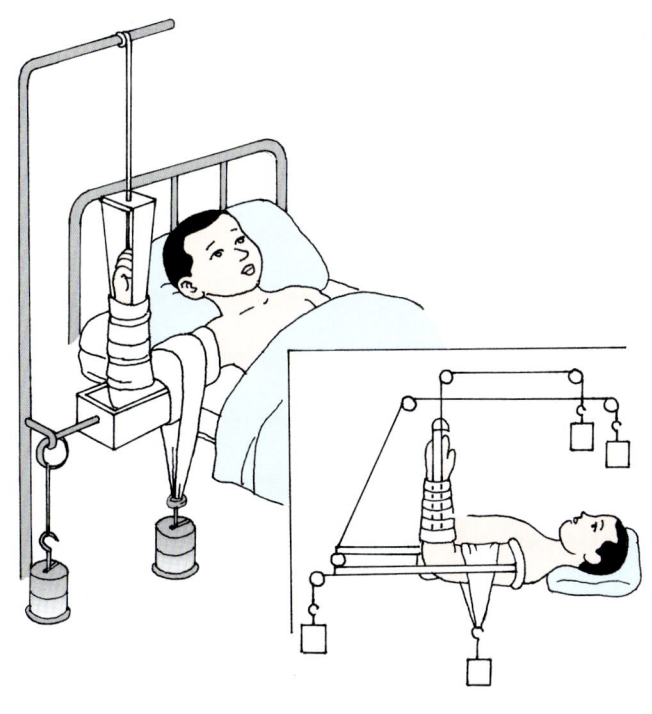

图2-1-3-4-3　肱骨髁上骨折悬吊牵引示意图

二、肱骨髁间骨折

肱骨髁间骨折是青壮年严重的肘部损伤,常呈粉碎性,复位较困难,固定后容易发生再移位及关节粘连,影响肘关节功能。该骨折较少见。

(一)损伤机制、分类、临床表现及诊断

1. 致伤机制及分类 肱骨髁间骨折的损伤机理与肱骨髁上骨折相似,亦分为屈曲型和伸直型两类。按骨折线可分为T形和Y形。肱骨髁部分裂成3块以上即属粉碎性骨折。

2. 分类(度) Riseborough根据骨折的移位程度,将其分为4度。

Ⅰ度 骨折无移位或轻度移位,关节面平整;

Ⅱ度 骨折块有移位,但两髁无分离及旋转;

Ⅲ度 骨折块有分离,内外髁有旋转,关节面破坏;

Ⅳ度 肱骨髁部粉碎成三块以上,关节面严重破坏(图2-1-3-4-4)。

3. 临床表现 外伤后肘关节明显肿胀,疼痛剧烈,肘关节位于半屈位,各方向活动受限。检查时注意有无血管神经损伤。

4. 诊断 除外伤史及临床表现外,主要是X线平片,不仅可明确诊断,而且对骨折类型及移位程度的判断有重要意义。

(二)治疗

治疗的原则是良好的骨折复位和早期功能锻炼,促进功能恢复。目前尚无统一的治疗方法。

1. 非手术疗法

(1)手法复位外固定 麻醉后先行牵引,再于内外两侧加压,整复分离及旋转移位,用石膏屈肘90°位固定5周。

(2)尺骨鹰嘴牵引复位后+外固定 适用于骨折端明显重叠、骨折分离、旋转移位、关节面不平、开放性或严重粉碎性骨折手法复位失败或骨折不稳定者。牵引重量1.5~2.5kg,时间为3周,再改用石膏或小夹板外固定2~3周(图2-1-3-4-5)。

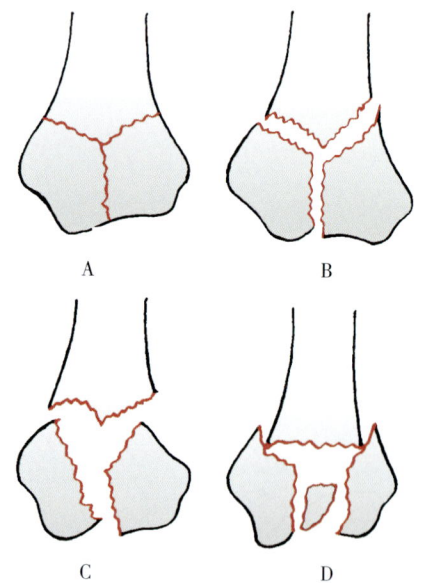

图2-1-3-4-4 肱骨髁间骨折Riseborough分度示意图(A~D)

A. Ⅰ度:无移位;B. Ⅱ度:有移位无旋转;C. Ⅲ度:移位和旋转;D. Ⅳ度:粉碎性骨折

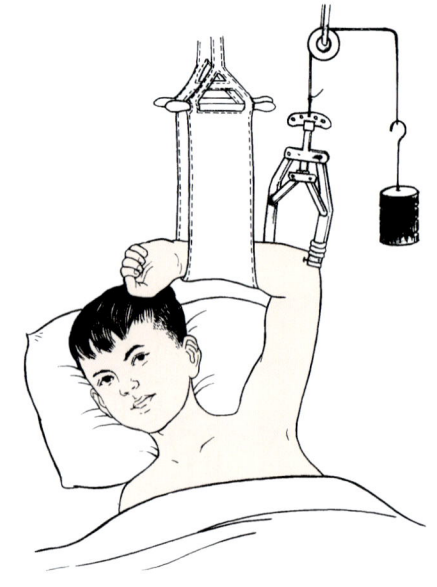

图2-1-3-4-5 尺骨鹰嘴牵引示意图

(3)钢针经皮撬拨复位和克氏针经皮内固定 在X线透视下进行,此法组织损伤小。

2. 开放复位+内固定 开放复位固定主要适用于以下几种情况。

（1）青壮年不稳定性骨折手法复位失败者。

（2）髁间粉碎性骨折不宜手法复位及骨牵引者。

（3）开放性骨折患者，采用肘后侧切口手术，复位后予以内固定，包括拉力螺钉、克氏针交叉固定等。术后石膏固定3~4周后，拆石膏后进行功能锻炼。

三、肱骨外髁骨折

肱骨外髁骨折是常见的儿童肘部骨折之一，约占儿童肘部骨折的6.7%，其发生率仅次于肱骨髁上骨折。常见于5~10岁儿童。骨折块常包括外上髁、肱骨小头骨骺、部分滑车骨骺及干骺端骨质，属于Salter-Harris骨骺损伤的第Ⅳ型。

（一）致伤机制、分类、临床表现及诊断

1. 致伤机制及分类 引起肱骨外髁骨折的暴力与引起肱骨髁上骨折的暴力相似，再加上肘内翻暴力共同所致。

2. 分型 根据骨折块移位程度，分为4型（图2-1-3-4-6）。

Ⅰ型 外髁骨骺骨折无移位；

Ⅱ型 骨折块向外后侧移位，但不旋转；

Ⅲ型 骨折块向外侧移位，同时向后下翻转，严重时可翻转90°~100°，但肱尺关节无变化；

Ⅳ型 骨折块移位伴肘关节脱位。

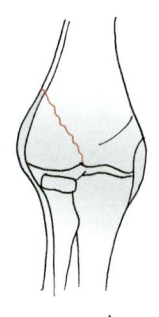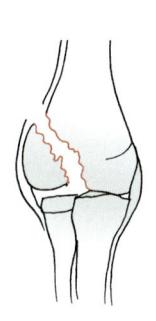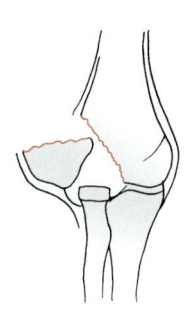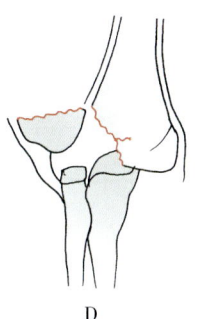

A　　　　　　　　B　　　　　　　　C　　　　　　　　D

图2-1-3-4-6　肱骨外髁骨折及分型示意图（A~D）

A. Ⅰ型：无移位；B. Ⅱ型：外后侧移位；C. Ⅲ型：外侧移位加翻转；D. Ⅳ型：移位伴肘关节脱位

3. 临床表现 骨折后肘关节明显肿胀，以肘外侧明显，肘部疼痛，肘关节呈半屈状，有移位骨折可扪及骨折块活动感或骨擦感，肘后三角关系改变。

4. 诊断 多无困难。成人X线片可清楚显示骨折线，但儿童可能仅显示外髁骨化中心移位，必须加以注意，必要时可拍对侧肘关节X线片对照。

（二）治疗

肱骨外髁骨折属关节内骨折，治疗上要求解剖复位，尤其是儿童病例。

1. 手法复位 多数病例手法复位可获得成功。对Ⅰ型骨折，用石膏屈肘90°位固定患肢4周。对Ⅱ型骨折，宜首选手法复位，复位时不能牵引，以防骨折块翻转。前臂旋前屈曲肘关节，用拇指将骨折块向内上方推按复位。对Ⅲ型骨折可试行手法复位，不成功则改为开放复位。对Ⅳ型骨折则应先推压肱骨端复位肘关节脱位，一般骨折块亦随之复位，但禁止牵引，以防止骨折块旋转。

2. 撬拨复位 在透视条件下用克氏针撬拨骨折复位，术中可将肘关节置于微屈内翻位，以利操作。此法操作简单，损伤小，但应熟悉解剖，避免损伤重要的血管神经。

3. **开放复位** 适用于以下情况。

（1）严重的Ⅲ型骨折移位或旋转移位。

（2）肿胀明显的移位骨折手法复位失败者。

（3）某些陈旧性移位骨折。复位后可用丝线或克氏针或细拉力螺钉等内固定，术后石膏托固定3~4周（图2-1-3-4-7）。

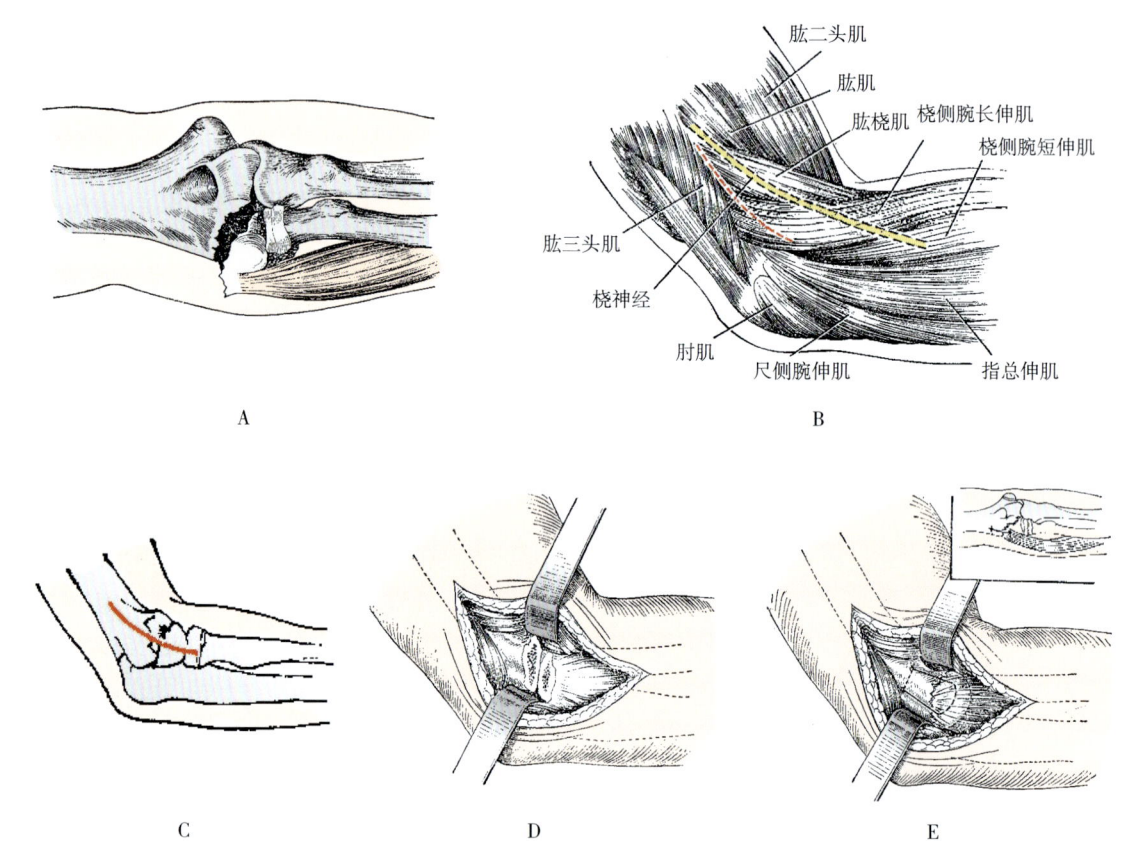

图2-1-3-4-7 肱骨外髁骨折开放复位及内固定术示意图（A~E）
A.术前骨折状态；B.局部大体解剖；C.切口；D.开放复位，还纳撕脱之骨块；
E.复位后用钛缆、10号粗线（双股）或克氏针等固定

四、肱骨外上髁骨折

（一）致伤机制、临床表现及诊断

1. **致伤机制** 多为成人男性患者，约占肱骨远端骨折的7%。患者大多在前臂过度旋前内收时跌倒，由于伸肌剧烈收缩而造成撕脱骨折。骨折片可仅有轻度移位，或发生60°~180°旋转移位（图2-1-3-4-8）。

2. **临床表现及诊断** 有跌倒外伤史。肘关节半屈位，伸肘活动受限。肱骨外上髁部肿胀、压痛，有时可扪及骨折块。结合X线表现，诊断不难。

（二）治疗

1. **非手术疗法**

（1）手法复位 肘关节屈曲60°~90°并旋后，挤压骨折片复位。术后石膏外固定3周。

（2）撬拨复位 适用于手法复位困难或骨折后时间较长难于手法复位者。

2. **手术疗法** 适用于上述方法复位失败和陈旧性骨折病例。骨折端开放复位后用克氏钢针内固定，术后长臂石膏托屈肘90°固定3~4周。

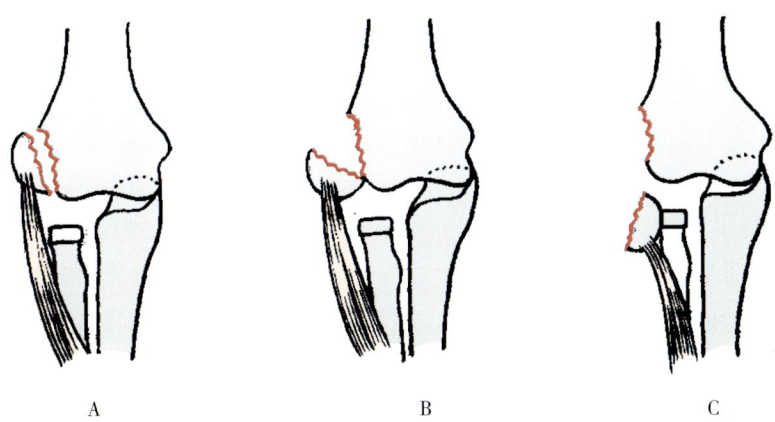

图2-1-3-4-8　肱骨外上髁骨折及分型示意图（A~C）
A. 轻度移位；B. 60°左右旋转移位；C. 180°旋转移位

五、肱骨内髁骨折

（一）致伤机制、分型、临床表现及诊断

1. **致伤机制**　肱骨内髁骨折是指累及肱骨内髁包括肱骨滑车及内上髁的一种少见损伤，好发于儿童。多为间接暴力所致，摔倒后手掌着地，外力传到肘部，尺骨鹰嘴关节面与滑车撞击可导致骨折，而骨折块的移位与屈肌牵拉有关。由于肱骨内髁后方为尺神经，故骨折可引起尺神经损伤。

2. **分型**　根据骨折块移位情况，可将骨折分为3型。

Ⅰ型　骨折无移位，骨折线从内上髁上方斜向外下达滑车关节面；

Ⅱ型　骨折块向尺侧移位；

Ⅲ型　骨折块有明显旋转移位，最常见的为冠状面上的旋转，有时可达180°（图2-1-3-4-9）。

3. **临床表现**　肘关节疼痛、肿胀、压痛，以肘内侧明显。活动受限，肘关节呈半屈状，有时可触及骨折块。

4. **诊断**　除外伤史及临床表现外，X线片对该骨折具有确诊意义。但在儿童肱骨内髁骨化中心未出现前则较难，必要时应拍健侧X线照片对比或做CT扫描检查。

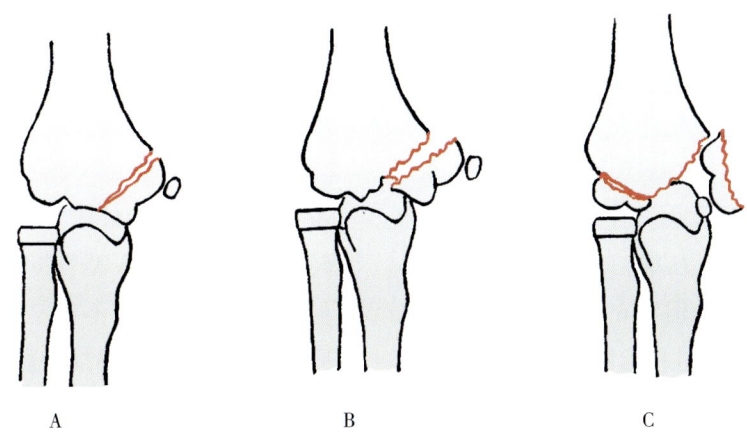

图2-1-3-4-9　肱骨内髁骨折及分型示意图（A~C）
A. Ⅰ型，无移位；B. Ⅱ型，向尺侧移位；C. Ⅲ型，旋转移位

（二）治疗

1. 非手术疗法　大多数病例经手法复位可获得成功。复位后前臂旋前，屈肘 90° 石膏外固定 3~5 周。

2. 开放复位　适用于以下伤情：

（1）旋转移位的Ⅲ型骨折；

（2）手法复位失败的有移位骨折；

（3）肘部肿胀明显，手法复位困难的Ⅱ型骨折；

（4）有明显尺神经损伤者。

复位后用螺钉或克氏针交叉固定；对尺神经损伤者，可将其前移至内上髁前方，术后石膏外固定 4~5 周。

六、肱骨内上髁骨折

肱骨内上髁骨折仅次于肱骨髁上骨折和肱骨外髁骨折，占肘关节骨折的第三位，约 10%。多见于儿童，因儿童内上髁属骨骺，故又称为肱骨内上髁骨骺撕脱骨折。

（一）损伤机制、分型、临床表现及诊断

1. 致伤机制　跌倒时前臂过度外展，屈肌猛烈收缩将肱骨内上髁撕脱，骨折块被拉向前下方。与此同时，维持肘关节稳定的内侧副韧带丧失正常张力，使得内侧关节间隙被拉开或发生肘关节后脱位，撕脱的内上髁被夹在关节内侧或嵌入关节内。

2. 分型　根据骨折块移位及肘关节的变化，可将骨折分为 4 型。

Ⅰ型　肱骨内上髁骨折，轻度移位；

Ⅱ型　撕脱的内上髁向下、向前旋转移位，可达关节水平；

Ⅲ型　骨折块嵌于关节内；

Ⅳ型　骨折块明显移位伴肘关节脱位，该型为内上髁最严重的损伤（图 2-1-3-4-10）。

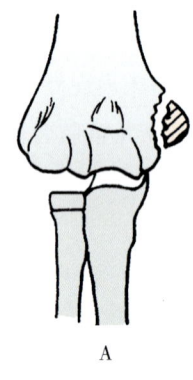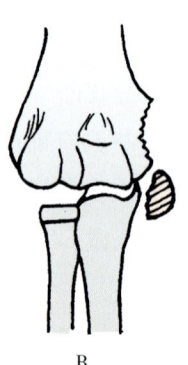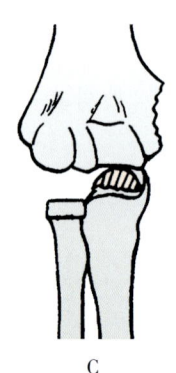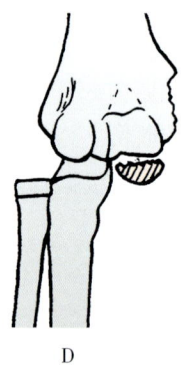

A　　　　　　B　　　　　　C　　　　　　D

图 2-1-3-4-10　肱骨内上髁骨折及分型示意图（A~D）

A. Ⅰ型，轻度移位；B. Ⅱ型，移位达关节面水平；C. Ⅲ型，骨折片嵌于骨折内；D. Ⅳ型，明显移位伴肘关节脱位

3. 临床表现及诊断　肘关节内侧肿胀、疼痛、皮下瘀血及局限性压痛，有时可触及骨折块。X 线检查可确定诊断，但对 6 岁以下儿童骨骺未出现者，要靠临床检查才能诊断。

（二）治疗

1. 手法复位　无移位的肱骨内上髁骨折，不需特殊治疗，直接外固定。有移位的骨折，包括轻度旋转移位和Ⅳ型骨折，均宜首选手法复位，但复位后骨折对位不稳定，易再移位，故石膏外固定时，内上髁部要加压塑形，固定 4~5 周。合并肘关节脱位者，在肘关节复位时内上髁骨折块常可随之复位。

2. 开放复位　适用于以下伤情：

（1）旋转移位的Ⅲ型骨折估计手法复位难成功者；

（2）闭合复位失败者；

（3）合并尺神经损伤者。对儿童肱骨内上髁骨骺，可用粗丝线缝合或细克氏针交叉固定。术后上肢功能位石膏外固定4~6周；

（4）一般均在全麻或臂丛神经麻醉下，肘部内侧弧形切口，显露骨折端，将内上髁复位后以拉力螺钉固定（图2-1-3-4-11），亦可用钛缆或克式针交叉固定。

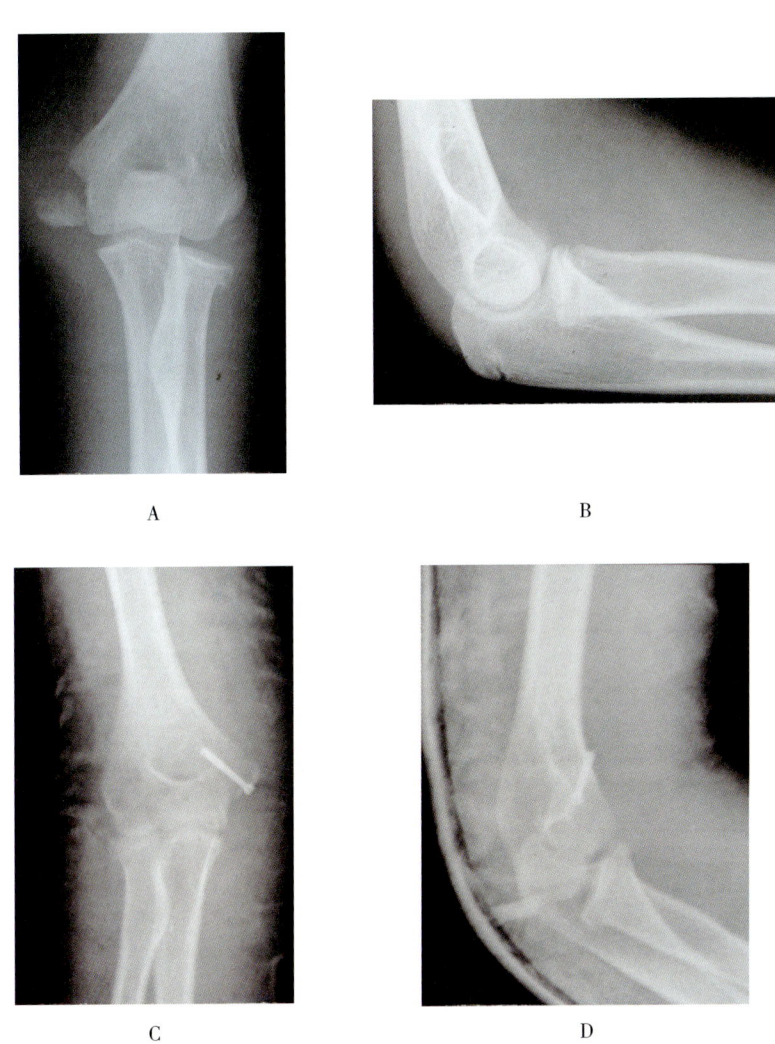

图2-1-3-4-11　临床举例（A~D）

女性，12岁，右肱骨内上髁撕脱骨折开放复位+内固定　A.B. 术前X线正侧位片；C.D. 开放复位+拉力螺钉固定后正侧位片

七、肱骨小头骨折

肱骨小头骨折是少见的肘部损伤，约占肘部骨折的0.5%~1%。成人多发生单纯肱骨小头骨折，儿童则发生有部分外髁的肱骨小头骨折。该骨折易误诊为肱骨外髁或外上髁骨折。

（一）损伤机制、分型、临床表现及诊断

1. 致伤机制与分型

（1）致伤机制　间接暴力经桡骨传至肘部，桡骨头成锐角撞击肱骨小头造成骨折，故凡桡骨头骨折病例均应想到肱骨小头骨折的可能。

（2）分型：临床上分为4型。

Ⅰ型 完全性骨折（Hahn-Steinthal 骨折），骨折块包括肱骨小头及部分滑车；

Ⅱ型 单纯肱骨小头完全骨折（Kocher-Lorenz 骨折），有时因骨折片小而在X线片上很难发现；

Ⅲ型 粉碎性骨折，或肱骨小头与滑车均骨折且两者分离；

Ⅳ型 肱骨小头关节软骨挫伤（图2-1-3-4-12）。

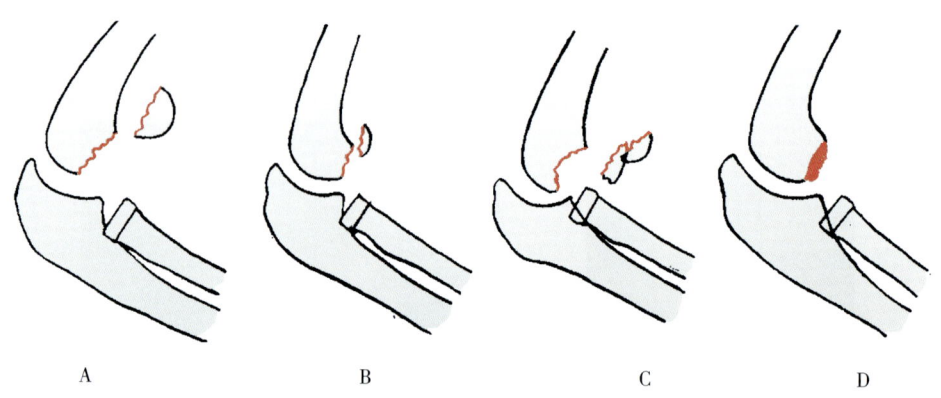

图2-1-3-4-12 肱骨小头骨折分型示意图（A～D）
A. Ⅰ型，Hahn-Steinthal 骨折；B. Ⅱ型，Kocher-Lorenz骨折；C. Ⅲ型，粉碎骨折；D. Ⅳ型，关节软骨损伤

2.临床表现及诊断 肘关节外侧和肘窝部可明显肿胀和疼痛，肘关节活动受限。X线检查可确定诊断。

（二）治疗

治疗上要求解剖复位。多数作者主张先试行闭合复位＋外固定。

1.非手术疗法 主要为手法复位，即先行肘关节牵引，呈完全伸直内翻位，术者用两拇指向下按压骨折片即可复位。复位后用上肢石膏将肘关节固定于90°功能位。

2.手术疗法

（1）开放复位 适用于骨折手法复位失败者；

（2）肱骨小头骨折片切除 适用于骨折片小而游离、肱骨小头粉碎性骨折（Ⅲ型）及老年人肱骨小头移位的Ⅱ型骨折。

八、肱骨远端全骨骺分离

（一）致伤机制、临床表现及诊断

肱骨远端骨骺分离较少见，其临床特点与肱骨髁上骨折相似。由于幼儿肘部骨骺的骨化中心未出现之前发生骨骺分离，易与肱骨外髁骨折和肘关节脱位相混淆，而骨骺的骨化中心出现后的全骨骺分离易诊断为经髁骨折，再加上骨骺之骨折线不能在X线片上显影，肘部损伤时的X线表现相似，故极易误诊。治疗不当易引起肘关节畸形。

1.损伤机制 肱骨远端骨骺包括肱骨小头、滑车和内、外上髁，其分离部位在肱骨远端骨骺线上，分离多属Salter-Harris Ⅱ型骨骺损伤。多由间接暴力所致。损伤时肘关节伸直或微屈手掌着地，肘部承受强大的内旋、内翻与过伸应力，引起全骨骺分离（图2-1-3-4-13）。

2.临床表现 患肘肿胀、疼痛及活动障碍，多为被动体位。

3.诊断 主要依靠外伤史、临床及X线检查。其典型X线片表现为分离的肱骨远端骨骺连同尺骨、桡骨一并向后、内侧移位，而外髁骨骺与桡骨近端始终保持正常的对位关系（见图2-1-3-4-12）。读片时应注意外髁骨骺与肱骨干及桡骨近端的对位关系，有无旋转移位，以及肱骨干与尺桡骨长轴的对位关系。必要时可加摄

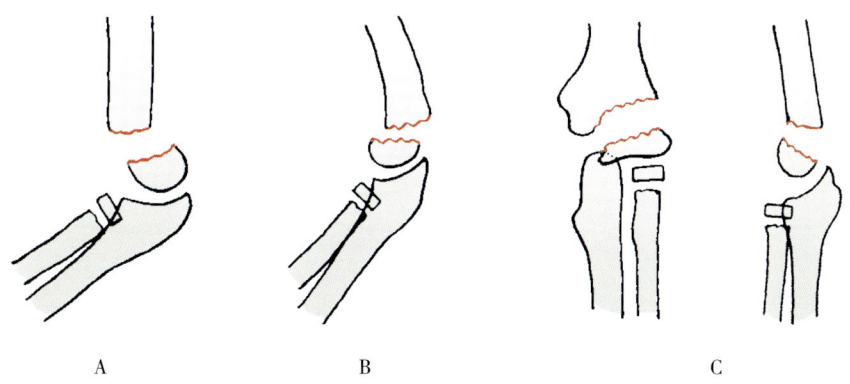

图2-1-3-4-13　肱骨远端全骨骺分离示意图（A~C）
A.向后移位；B.向前移位；C.前外侧移位

对侧肘关节照片对比或 CT 扫描。

（二）治疗

治疗原则为闭合复位外固定。

1. 手法复位　整复方法同肱骨髁上骨折。对尺侧方向移位必须完全矫正，以免发生肘内翻畸形。伤后肘部肿胀明显者，可复位后作尺骨鹰嘴骨牵引，待 3~5 天肿胀消退后再固定，外固定采用屈肘 90° 位石膏固定 2~3 周。

2. 开放复位　适用于手法复位失败的严重分离移位者。复位后用细克氏针内固定，术后屈肘 90° 石膏固定 3 周。

九、尺骨鹰嘴骨折

常发生于成年人。绝大部分骨折波及半月状关节面，属关节内骨折。骨折移位与肌肉收缩有关。治疗上要求解剖复位、牢固固定及早期功能锻炼。

（一）损伤机制、临床表现及诊断

1. 致伤机制　直接暴力与间接暴力均可导致鹰嘴骨折。直接暴力导致粉碎性骨折，间接暴力引起撕脱骨折。骨折移位与肌肉收缩有关。由于肱肌和肱三头肌分别止于尺骨的粗隆和鹰嘴，两者分别为屈伸肘关节的动力，故鹰嘴的关节面侧为压力侧，鹰嘴背侧为张力侧，骨折时以肱骨滑车为支点，骨折背侧张开或分离。骨折可分为 5 种类型（图 2-1-3-4-14）。

2. 临床表现　肘后侧明显肿胀、压痛、皮下淤血。肘关节呈半屈状，活动受限。被动活动可有骨擦感，可扪及骨折线。肘后三角关系破坏。

3. 诊断　除依据外伤史及临床外，X 线检查可明确诊断及骨折移位程度。对儿童骨折及骨骺分离有怀疑者，可拍健侧肘关节 X 线照片对照或 CT 扫描。

（二）治疗

1. 手法复位　对无移位骨折用石膏外固定肘关节于功能位 3~4 周，或先固定肘关节于伸直位 1~2 周，再屈肘功能位固定 1~2 周。对轻度移位者则置肘关节伸直位骨折片按压复位。复位后伸直位固定 2~3 周，再改为屈肘位固定 3 周。

2. 开放复位

（1）手术指征：
① 手法复位后关节面仍不平滑者；
② 复位后骨折裂隙仍大于 3mm 者；
③ 开放性骨折患者；
④ 合并有肌腱、神经损伤者；
⑤ 陈旧性骨折有功能障碍者。

（2）术式　肘后 S 形切口，先行复位，之后用张力带或钛镄交叉固定，必要时辅用上肢石膏功能位外固定（图 2-1-3-2-15、16）。

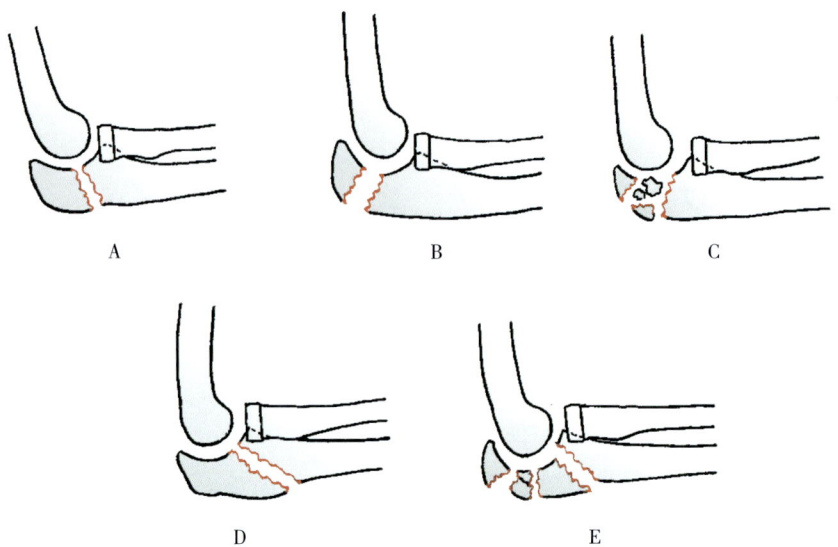

图2-1-3-4-14　尺骨鹰嘴骨折类型示意图（A~E）

A.斜形骨折，轻度移位；B.横形骨折，分离移位；C.粉碎性骨折；D.斜形骨折伴肘关节前脱位；E.粉碎性骨折伴肘关节前脱位

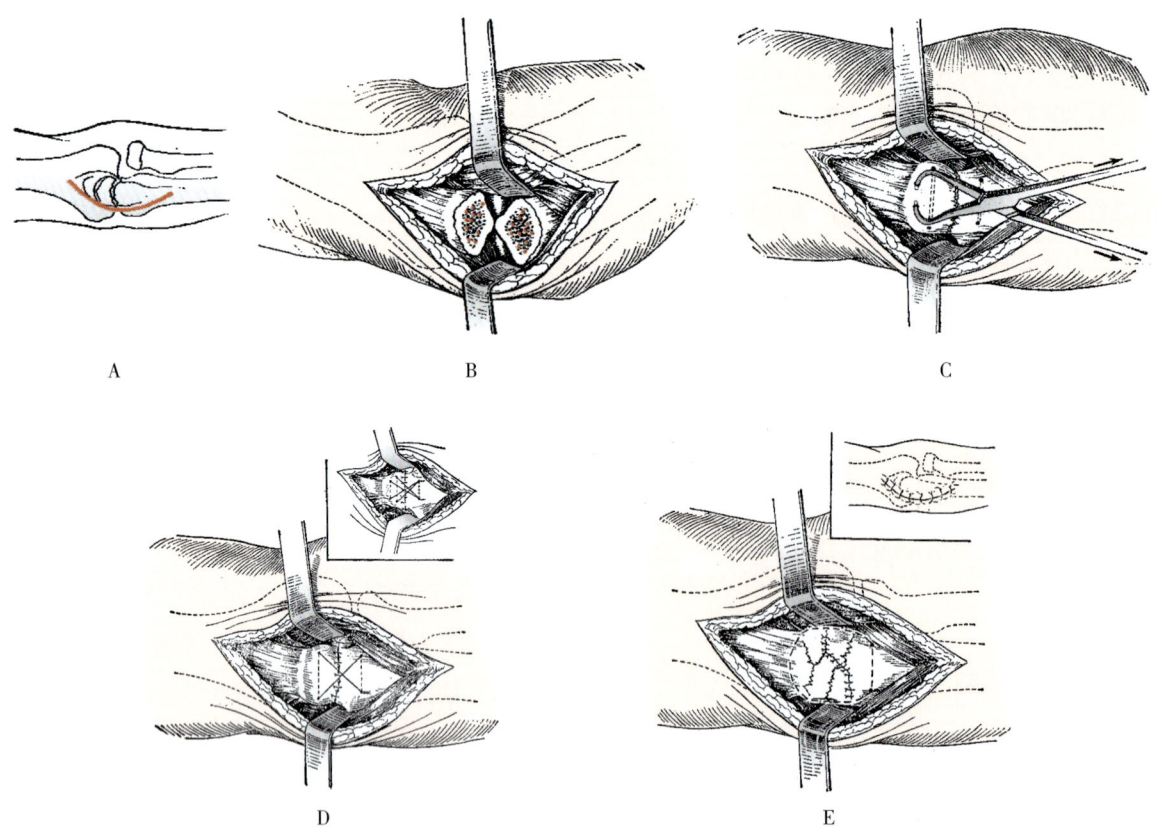

图3-1-3-4-15　尺骨鹰嘴骨折开放复位及内固定示意图（A~E）

A.切口；B.显露关节骨折；C.复位以钛缆固定，或用克氏针+张力带固定；D.亦可以钛缆（或钢缆)"8"字形固定；E.缝合骨膜及筋膜，闭合切口

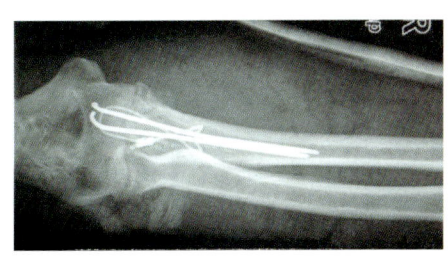
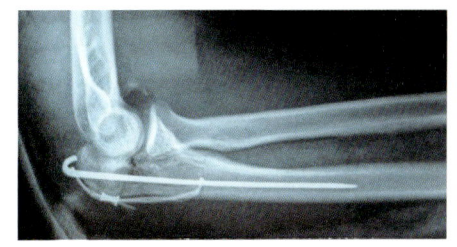

图2-1-3-4-16 临床举例（A、B）

A.尺骨鹰嘴骨折张力带固定术正位线X线片；B.同前，侧位X线片（自马 敏）

十、尺骨冠状突骨折

（一）损伤机制、临床表现及诊断

1. 致伤机制与分型

（1）致伤机制 尺骨冠状突主要作用为稳定肘关节，阻止尺骨后脱位，防止肘关节过度屈曲。该骨折可单独发生，亦可并发肘关节后脱位，骨折后易发生移位。该骨折多为间接暴力所致。

（2）分型 分为3型。

Ⅰ型 撕脱骨折；

Ⅱ型 骨折块小于关节面50%；

Ⅲ型 骨折块大于关节面50%（图2-1-3-4-17）。

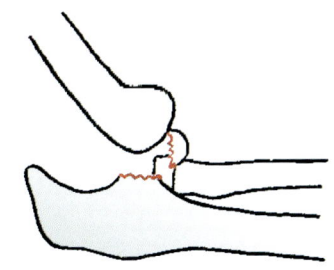

图2-1-3-4-17 尺骨冠状突骨折并肘关节后脱位示意图

2. 临床表现及诊断 肘关节肿胀、疼痛、活动受限。X线检查能确定诊断。

（二）治疗

1. 非手术疗法 多数冠状突骨折仅为小片骨折（Ⅰ型），与无移位的骨折一样，仅需屈肘位90°石膏外固定5~7天后，即改用前臂悬吊2周，同时开始主动肘关节功能锻炼；对分离较明显或Ⅱ型骨折可试行手法复位。亦有人主张牵引。

2. 手术疗法 对Ⅲ型骨折可行开放复位内固定。对骨折片分离大、骨折块游离于关节腔者，亦可考虑缝合或骨折块切除。

十一、桡骨头骨折

桡骨头骨折多见于青壮年，发病率较高，治疗不及时可造成前臂旋转功能障碍。

（一）损伤机制、分型、临床表现及诊断

1. 致伤机制与分型

（1）致伤机制 跌倒时肩关节外展，肘关节伸直并外翻，桡骨头撞击肱骨小头，引起桡骨头颈部骨折。这种骨折常合并肱骨小头骨折或肘内侧损伤。由于桡骨头与其颈干不在一直线上，而是偏向桡侧，故外伤时桡骨头外1/3易骨折。

（2）分型 按Mason和Johnston分类法可分为3型。

Ⅰ型 骨折无移位；

Ⅱ型 骨折有分离移位；

Ⅲ型 粉碎性骨折（图2-1-3-4-18）。

2. 临床表现及诊断 肘关节外侧肿胀、压痛、肘关节屈伸及旋转活动受限，尤以旋后功能受限明显。X线片可明确损伤的类型和移位程度。必要时可加拍对侧肘关节片对比。

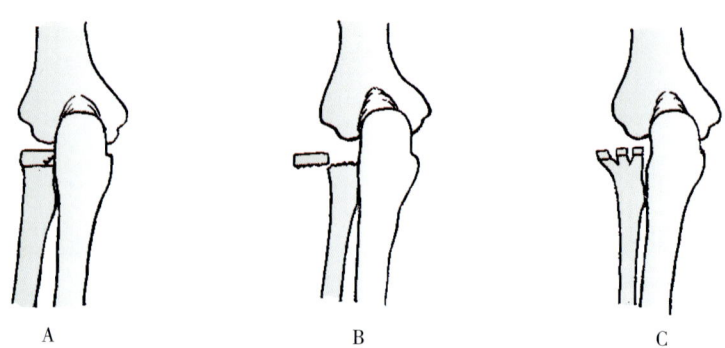

图2-1-3-4-18 桡骨头骨折及分型示意图（A~C）

A. Ⅰ型，无移位；B. Ⅱ型，分离移位；C. 粉碎性骨折

（二）治疗

1. **保守治疗** 对Ⅰ型、Ⅲ型骨折无移位者，用石膏固定肘关节于功能位；对Ⅱ型骨折则采用手法复位，牵引后前臂旋前内翻，挤压桡骨头骨折复位，复位后石膏外固定3~4周。

2. **手术治疗** 包括以下3种术式。

（1）开放复位 用于：关节面损伤较轻、复位后仍可保持良好功能者；复位后稳定、无需内固定者；用拉力螺钉者钉尾应嵌至骨面下方。

（2）桡骨头切除及复位 适用于Ⅱ型骨折超过关节面1/3、对合不良、Ⅲ型骨折分离移位，合并肱骨小头关节面损伤及陈旧性骨折影响功能者。切除范围为距桡骨头颈1~1.5cm左右。但对儿童则不宜行桡骨小头切除（图2-1-3-4-19）。对桡骨头较完整者，亦可予以开放复位＋内固定术（图2-1-3-4-20）。

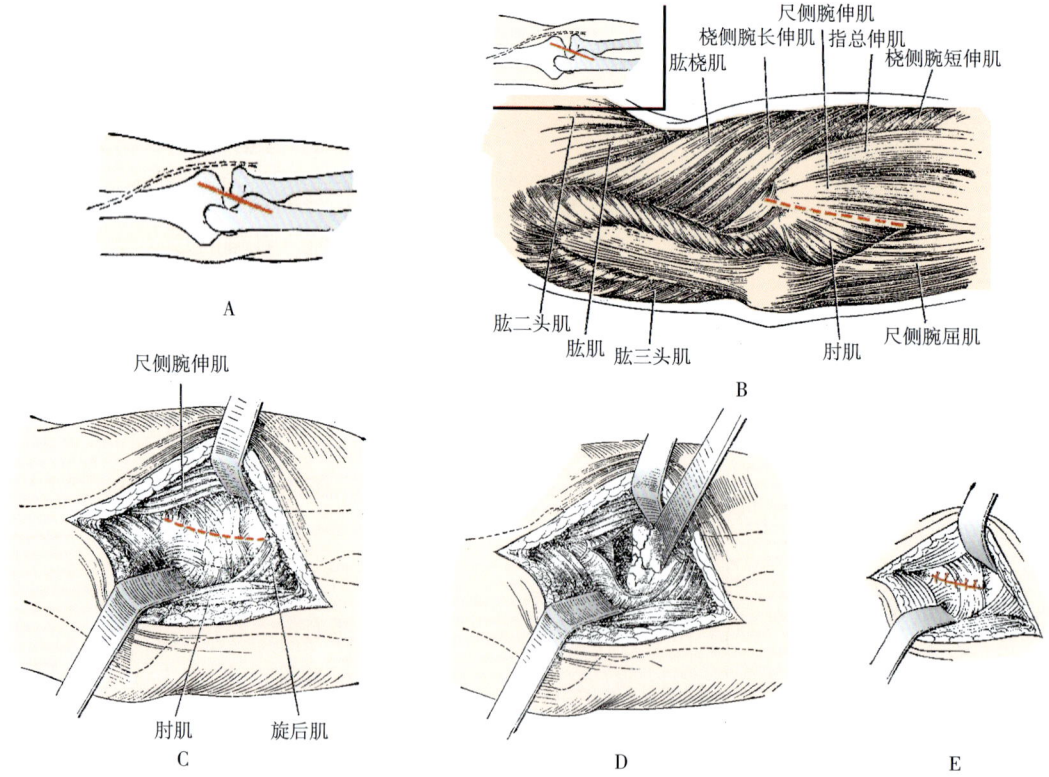

图2-1-3-4-19 桡骨头切除术示意图（A~E）

A. 切口；B. 局部解剖状态；C. 从肘肌与尺侧腕伸肌之间分开，显露关节；
D. 切开关节囊，检查桡骨头损伤情况后，用平骨凿凿除桡骨头；E. 闭合切口

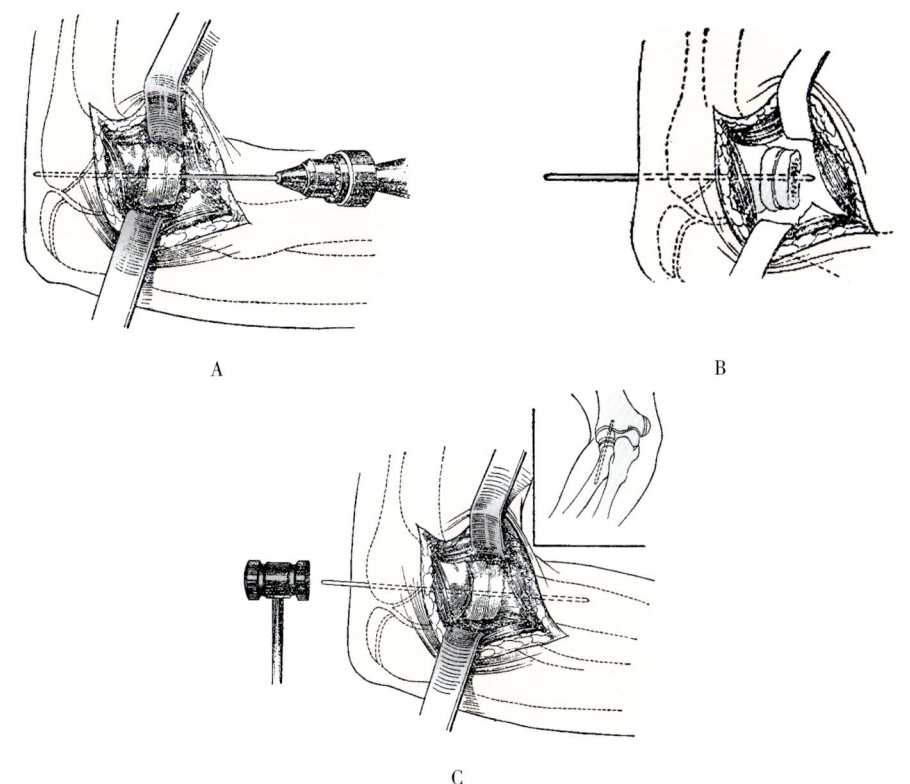

图2-1-3-4-20　桡骨头骨折开放复位内固定术示意图（A~C）

A.将钢针从桡骨颈近侧骨折端断面钻入、穿出皮外；B.将钢针尾端向外拔出，保留0.5cm，以便插入远端复位；
C.骨折复位后，将钢针打入远侧骨折端、达6~8cm处

（3）人工桡骨头置换术　适用于合并有肘内侧损伤或尺骨上端骨折者,因为作人工桡骨头置换可保证肘关节的稳定性,有利于关节功能恢复。术中应注意对环状韧带的修复（图 2-1-3-4-21）。

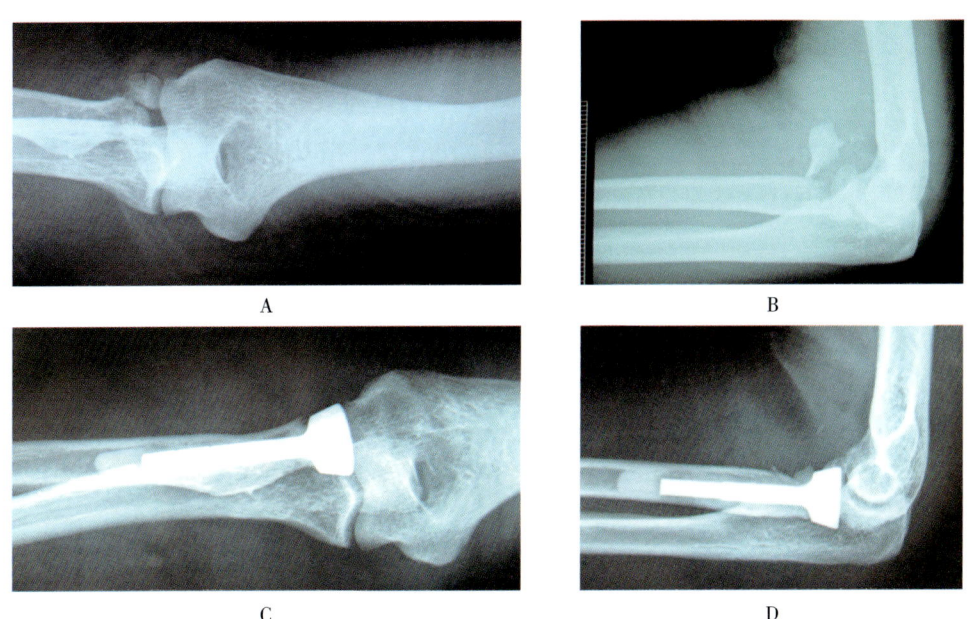

图2-1-3-4-21　临床举例（A~D）

男，56岁，外伤后致桡骨头粉碎性骨折行桡骨头置换术　A.B.术前正侧位X线片；C.D.术后正侧位X线片（自李增春）

十二、桡骨头骨骺分离

在儿童肘部骨关节损伤中常见

（一）损伤机制、分型、临床表现及诊断

1. 致伤机制与分型

（1）致伤机制　与桡骨头骨折相似。多属Salter-Harris Ⅱ型和Ⅰ型损伤。

（2）分型　可分为4型（图2-1-3-4-22）。

Ⅰ型　歪戴帽型，约占50%左右；

Ⅱ型　压缩型；

Ⅲ型　碎裂型；

Ⅳ型　压缩骨折型。

2. 临床表现及诊断
凡肘部受伤后出现肘外侧肿胀、疼痛、压痛及功能障碍者，均应以X线照片检查明确诊断。

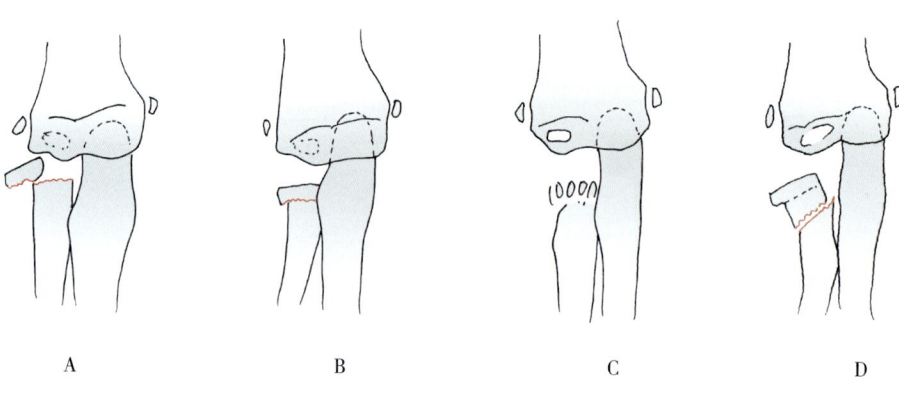

图2-1-3-4-22　桡骨头骨骺分离示意图（A~D）
A. Ⅰ型；B. Ⅱ型；C. Ⅲ型；D. Ⅳ型

（二）治疗

1. 非手术疗法

（1）手法复位　多数病例效果良好，伸肘旋前、内翻肘关节，按压桡骨头可复位，复位后肘屈90°状石膏外固定3周。

（2）撬拨复位　适用于手法复位无效的歪戴帽压缩骨折且分离者。

2. 手术疗法
主要为开放复位+内固定。适用于上述方法复位不满意者。一般复位后不需钢针固定，仅陈旧性骨折复位后要用克氏针内固定，以免术后移位。切记，对发育中的桡骨小头骨骺切勿随意切除，以免影响前臂发育。

十三、肘关节复杂性骨折

在强烈的暴力作用下或是老年骨骼疏松受伤者均可出现全肘关节骨折、脱位及粉碎性骨折，包括肱骨髁部及尺骨鹰嘴等。此种损伤不仅伤情严重，且治疗难度较大，在处理全身状态的前提下，肘部损伤大多需手术治疗。手术前要全面考虑，术中应根据骨折具体情况选择相应的内固定，包括双张力带内固定等，必要时辅以外固定（图 2-1-3-4-23~25）。

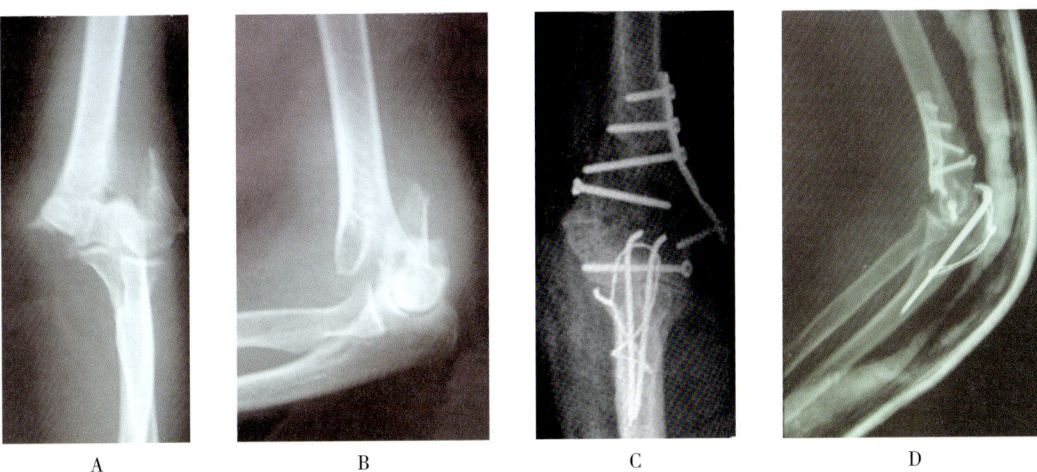

图2-1-3-4-23 女性，60岁，肘关节复杂性骨折（A~D）（李旭供稿）
A.B. 肘部粉碎性骨折后X线正侧位片；C.D. 开放复位及内固定后X线正侧位片

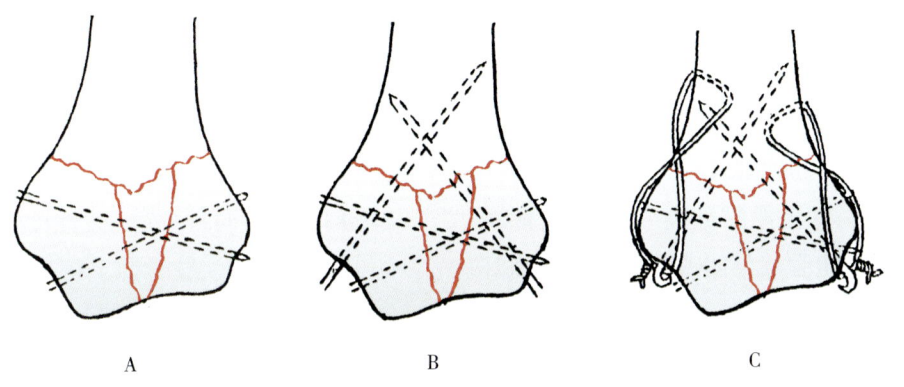

图2-1-3-4-24 双张力带内固定示意图（A~C）
肱骨髁间粉碎性骨折双张力带内固定术 A. 先用交叉克氏针固定髁间骨折块；
B. 再以克氏针固定髁-干骨折；C. 完成张力带固定技术

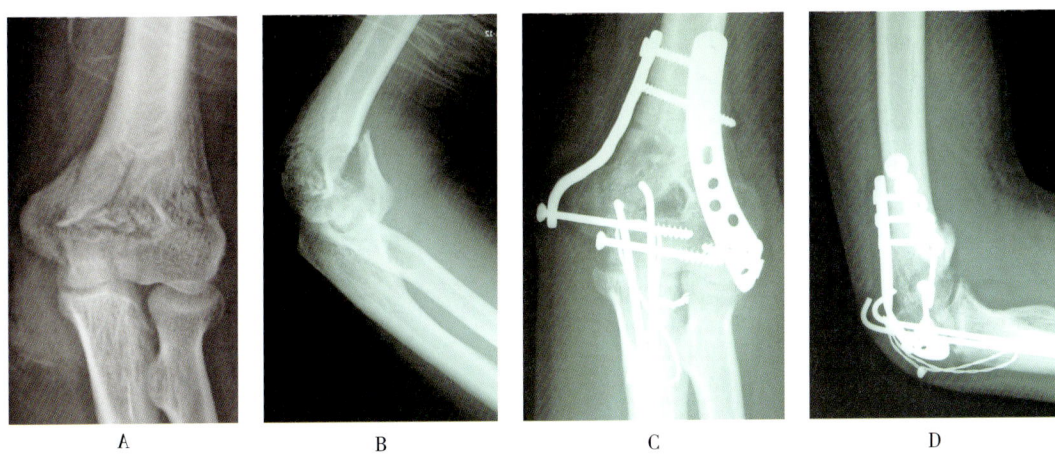

图2-1-3-4-25 临床举例（A~D）
50岁，男性，肘关节粉碎性骨折 A.B. 术前正侧位X线片；C.D. 开放复位及复合内固定术后正侧位X线片（自李 旭）

（马 敏 李 旭 李国风）

第五节　肘关节损伤后遗症的手术治疗

一、肘内翻畸形

（一）病因、机理、临床表现及诊断

1. 病因及机理

（1）肱骨髁上骨折　为最常见的原因，约占整个肘内翻的80%。有人报道肱骨髁上骨折并发肘内翻发生率可达30%~57%。多数学者认为发生原因是由于骨折远端向内侧倾斜所致。研究表明骨折后复位不良、内侧骨质压缩嵌插、骨折外侧端分开及骨折远端内旋扭转是引起骨折远端内侧倾倒的主要原因。

（2）肱骨远端全骨骺分离和内髁骨骺损伤　该损伤易产生骨骺早闭或肱骨内髁缺血坏死，使内髁生长缓慢或停止，导致肘内翻。

（3）其他　①肱骨内髁骨折复位不良；②陈旧性肘关节脱位；③医源性因素：多因治疗失败所致。

本病的关键是预防，对肱骨髁部骨折处理时务必到位、规范。

2. 临床表现及诊断
肘关节伸直位内翻角明显增大，可达15°~35°（图2-1-3-5-1），肘后三角关系改变，外髁与鹰嘴距离加宽；一般肘关节活动正常，但均有不同程度肌力减弱。从X线片上可测量出肘内翻角度。

（二）治疗

治疗的目的是改善功能，矫正畸形。

1. 手术指征
（1）引起功能障碍或屈肘肌力减弱者；
（2）肘关节疼痛尚未形成创伤性关节炎者；
（3）肘内翻大于20°、畸形已固定者（伤后1~2年）；
（4）肘内翻同时并发迟发性尺神经炎者。

2. 手术方法
肱骨髁上楔形截骨及肱骨髁上V形截骨，以前者常用。手术不仅要矫正内翻，同时须矫正内旋、过伸（图2-1-3-5-2），亦可采用肱骨髁上杵臼截骨术矫正（图2-1-3-5-3），但此技术要求施术者临床经验丰富。术后需选用上肢石膏维持对位，并酌情按时更换；必要时需上外展架。临床上不少医师乐于用楔形截骨矫正术（图2-1-3-5-4）。

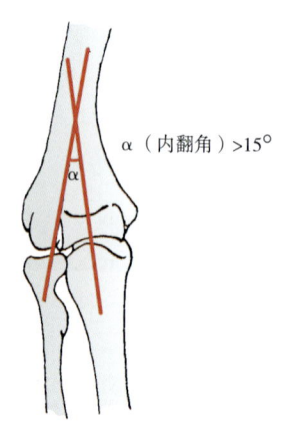

图2-1-3-5-1　肘内翻畸形示意图

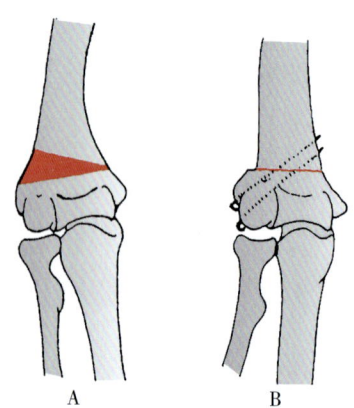

图2-1-3-5-2　楔形截骨术示意图（A、B）
肘内翻畸形楔形截骨矫正术　A.肘内翻畸形截骨线示意图；
B.截骨后拉力螺钉或克氏针固定

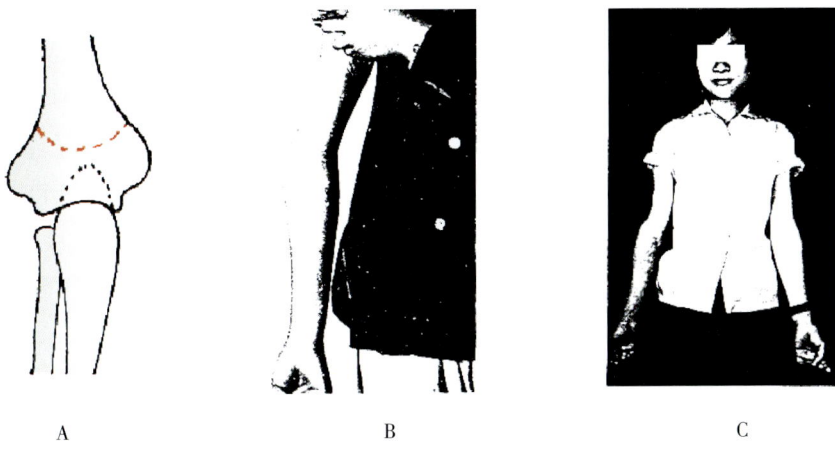

图2-1-3-3-3 临床举例（A~C）
肘内翻畸形杵臼截骨矫正术　A.手术示意图；B.术前外观；C.术后外观

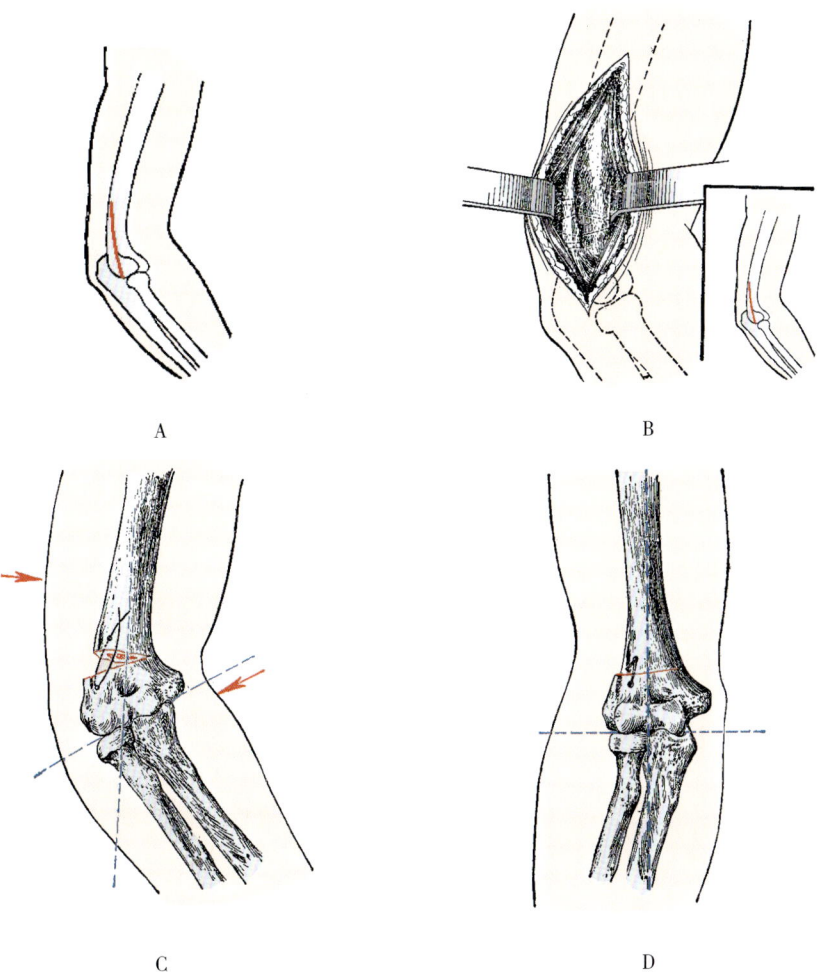

图2-1-3-5-4 肘内翻畸形楔形截骨术示意图（A~D）
A.切口；B.显露肱骨髁上部；C.凿除预定截除的三角形骨块，用钛缆或钢丝穿过两个骨孔；
D.当骨断面靠拢后，扭紧钛缆或钢丝固定

二、肘外翻畸形

(一)病因、机理、临床表现及诊断

1. 病因及机理

(1)未经复位或复位不良的儿童肱骨髁上骨折和肱骨远端骨折是肘外翻畸形发生最常见的原因,其原因是肱骨远端内外侧生长的不均衡,其较肘内翻少见。

(2)儿童肱骨内外髁骨折未能及时复位或复位不良 肱骨外髁骨骺早闭或缺血性坏死可致肘外翻,肱骨内髁骨折引起肘外翻则是由于肱骨内髁过度生长所致。

(3)未经复位或复位不良的肘关节脱位。

(4)桡骨头切除后 其发生肘外翻的原因是由于切除桡骨头后桡骨近端重要的机械阻挡作用消失,使肘关节和前臂生物力学发生异常。

2. 临床表现及诊断
肘关节伸直位时肘部外翻角增大,可达30°以上(图2-1-3-5-5)。肘关节活动一般无明显障碍,晚期肘关节之关节面损伤可引起疼痛。对严重外翻患者,由于尺神经处于高张力牵拉状态,或外伤后因尺神经粘连而经常受到摩擦,可发生迟发性尺神经炎而出现尺神经损伤表现。

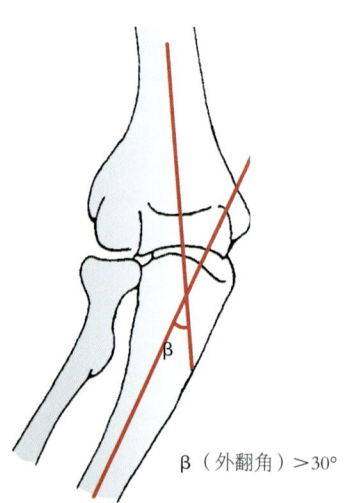

图2-1-3-5-5 肘外翻畸形示意图

(二)治疗

一般对无肘关节功能障碍和疼痛症状的肘外翻可不予治疗。

1. 非手术疗法
适用于早期肘关节骨性关节炎而临床症状轻,且肘关节功能障碍不明显的患者。疼痛是最常见的症状,可进行理疗、按摩等物理治疗或服用阿斯匹林等药物。

2. 手术治疗

(1)手术指征

①严重肘外翻畸形,且畸形稳定两年以上者;

②关节的疼痛和无力症状明显,而影响肘关节功能者;

③伴有创伤性关节炎者;

④伴有迟发性尺神经炎者。

(2)手术方式 多选择肱骨髁上截骨矫正术及尺神经前移术。其目的主要是矫正畸形,稳定关节,减轻尺神经张力及疼痛,改变关节的受力不均和防止关节退变的加重。

三、迟发性尺神经炎

尺神经与肱骨内上髁关系密切,凡肘部损伤及其后遗症很容易波及尺神经。

(一)病因及机理

产生尺神经炎的原因多与肘部骨折及其后遗畸形或骨异常增生有关,如肱骨外髁骨折后的肘外翻畸形,内上髁骨折后复位不佳或瘢痕增生,肘关节骨化性肌炎等,均可使尺神经受到牵拉或压迫而引起损伤。

(二)临床表现及诊断

迟发性尺神经炎引起尺神经麻痹症状,发病缓慢,开始出现手尺侧部麻木、疼痛,病程较久者

则可感觉完全丧失。受尺神经支配肌肉肌力减弱，晚期出现爪形手畸形，小鱼际肌及骨间肌萎缩。可扪及肘部粗大的尺神经，Tinel症阳性。

(三) 治疗

一旦出现尺神经麻痹症状，应尽早手术治疗，治疗越早，效果越好。手术方式为尺神经前移及神经内松解术，病程长、病情严重者可在显微镜下施术。

四、肘关节骨化性肌炎

肘关节骨化性肌炎是肘部创伤严重导致的较常见的并发症，约占肘部骨折与脱位的3%。

(一) 病因及机理

肘部骨折、脱位等严重损伤后，骨膜被剥离、破裂，血肿形成，或局部受到被动牵拉、手术刺激，形成血肿，这些可引起血肿骨化为主的骨化过程，血肿吸收后则逐渐向骨膜下骨化发展。目前对其机理并不十分清楚，可归纳为骨膜生骨学说和纤维组织转化生骨学说。

(二) 骨化性肌炎发生的相关因素

1. 肘关节反复强力被动活动者易患此后遗症；
2. 早期治疗既可得到良好的复位，又减少血肿形成，利于软组织修复，而降低发生概率；
3. 儿童发生骨化肌炎的机会少于青壮年，更少于中年后者。

(三) 临床表现及诊断

有明确外伤史，伤后反复被动屈伸关节，关节肿胀、疼痛持续不消，并伴有局部温度升高。关节活动范围逐渐变小。X线早期无特殊，3~4周后关节周围发现云雾状的骨化团，晚期骨化范围缩小，密度增高，界限清楚。一般于伤后3~6周内有增大趋势，6~8周后趋于稳定。

(四) 治疗

1. **一般治疗** 骨化性肌炎诊断确立后，肘关节应妥善加以保护，是否行主动关节活动锻炼要视情况而定，如局部有肿胀、压痛及温度增高，活动时疼痛加重，则不应过度活动。如上述症状不明显，则应在疼痛可忍受情况下锻炼，以保留一定程度的关节活动和功能。

2. **放射治疗** 有人认为放射治疗能影响炎性反应过程，可防止骨化性肌炎发生。每周2次，4周一个疗程，每次照射剂量200伦琴*。

注：* 伦琴为非法定单位，应使用法定单位库仑，伦琴（R）= 2.58×10^{-4} 库仑（C/kg）

3. **手术治疗** 凡影响肘关节屈伸功能而骨化性肌炎处于静止者，即异位骨化致密硬化、界限清楚者可考虑手术切除。切除的目的是不使任何与骨化块有关的肌、骨组织残留，以防止复发。切除时宜切除骨化块连同一薄层正常肌肉，彻底止血。术后石膏固定1~3周。

五、肘关节强直

各种原因造成肘关节活动丧失，固定于某一特定位置，称为肘关节强直，常可分为纤维性僵硬和骨性强直两种。

(一) 病因

1. 肘关节骨折，特别是关节内骨折后复位不当；
2. 骨化性肌炎；
3. 肌肉、肌腱、韧带、关节囊等损伤引起广泛严重粘连；
4. 肘关节创伤后治疗不当，如长期固定、强力活动、按摩治疗等；
5. 肘关节感染。

(二) 临床表现及诊断

肘关节可强直于任何位置，以屈曲位最多，

约占 2/3；伸直位约 1/3。无论强直于何种体位，均造成肘关节严重功能障碍，X 线检查可帮助分析肘关节强直的原因。

（三）治疗

1. 保守治疗　对纤维性强直可试行体疗，主动锻炼，配合理疗，这对早期关节内粘连者有效。切忌强力被动伸屈。

2. 手术治疗　是治疗肘关节强直可靠的方法。一般在伤后 4~6 月之间进行。过早手术因骨化性肌炎未静止，易再强直。过晚手术则关节周围软组织挛缩、粘连，失去弹性，效果欠佳。手术方法包括：

（1）关节镜或直视下肘关节松解术；

（2）肘关节成形术，如筋膜成形术、肘关节切除成形术，参阅本卷第六篇第三章第一节内容；

（3）肘关节融合术，见本卷第六篇第一章第一节内容；

（4）人工肘关节置换术，见本卷第五篇第三章内容。

六、创伤性肘关节炎

是肘关节创伤后的继发性病变，主要表现为肘关节疼痛和活动受限，其改变主要表现在关节软骨软化、脱落，软骨下骨质增生、硬化，最后关节面大部分消失，关节间隙狭窄。

（一）病因

创伤性肘关节炎主要发生在肘关节骨折、脱位，特别是关节面的损伤后。关节软骨损伤后复位不佳，或粗暴手法加重其损伤，或骨折畸形愈合，关节负重不均，最终都可致创伤性肘关节炎。

（二）临床表现及诊断

肘关节损伤后功能基本恢复者，又重新出现肘关节疼痛和不同程度活动障碍，并逐渐加重，伸屈活动范围越来越小，疼痛也越来越明显。X 线早期表现不明显，晚期可出现软骨下骨质硬化，关节边缘骨质增生，或关节间隙变窄。

（三）治疗

1. 保守治疗　对轻型患者，可作主动肘关节功能锻炼。

2. 手术治疗　适用于重型创伤性关节炎者。手术方法包括关节镜下或直视下肘关节松解、肘关节修整、肘关节成形、人工肘关节置换或肘关节融合术等。

（李国风　李　旭　赵定麟）

参 考 文 献

1. 蔡俊丰，祝建光，李国风. 可膨胀髓内钉治疗肱骨干骨折[J]. 生物骨科材料与临床研究，2008，5（5）
2. 李国风，李增春. 后入路治疗肱骨中下段骨折[J].实用骨科杂志，2007，13（8）
3. 孙荣华. 肱骨投弹骨折的特征和治疗经验. 中国骨与关节损伤杂志 2005 年第 20 卷 4 期
4. 唐家广，王朝阳，张伟佳. 有限内固定结合外固定架治疗肱骨中远端 C 型骨折[J]. 中华创伤骨科杂志，2007，9（2）
5. 杨雷，李彬，潘孝云等. 经皮闭合复位微创固定治疗高龄患者肱骨近端骨质疏松性骨折[J]. 中华外科杂志，2006，44（12）
6. 赵定麟，李增春，刘大雄，王新伟. 骨科临床诊疗手册. 上海、北京：世界图书出版公司，2008
7. 赵定麟，赵杰，王义生. 骨与关节损伤. 北京：科学出版社，2007
8. 祝建光，蔡俊丰，彭庄等. 应用膨胀髓内钉治疗胫骨干骨折的临床疗效分析[J]. 生物骨科材料与临床研究，

2007, 4 (3)

9. Ali A, Shahane S, Stanley D. Total elbow arthroplasty for distal humeral fractures: indications, surgical approach, technical tips, and outcome. J Shoulder Elbow Surg. 2010 Mar; 19 (2 Suppl): 53-8.

10. Beach HD, Valeron N, Yves-Rene Linares M. Twenty-month-old patient with distal humerus fracture and concomitant septic arthritis. Pediatr Emerg Care. 2010 Feb; 26 (2): 132-3.

11. Bernard de Dompsure R, Peter R, Hoffmeyer P. Uninfected nonunion of the humeral diaphyses: review of 21 patients treated with shingling, compression plate, and autologous bone graft. Orthop Traumatol Surg Res. 2010 Apr; 96 (2): 139-46.

12. Cashman JP, Guerin SM, Hemsing M, McCormack D. Effect of deferred treatment of supracondylar humeral fractures. Surgeon. 2010 Apr; 8 (2): 71-3.

13. Deakin DE, Deshmukh SC. The triceps-flexor carpi ulnaris (TRIFCU) approach to the elbow. Ann R Coll Surg Engl. 2010 Apr; 92 (3): 240-2.

14. Decomas A, Kaye J. Risk factors associated with failure of treatment of humeral diaphyseal fractures after functional bracing. J La State Med Soc. 2010 Jan-Feb; 162 (1): 33-5.

15. Decomas A, Kaye J. Risk factors associated with failure of treatment of humeral diaphyseal fractures after functional bracing. J La State Med Soc. 2010 Jan-Feb; 162 (1): 33-5.

16. Giannicola G, Sacchetti FM, Greco A, Gregori G, Postacchini F. Open reduction and internal fixation combined with hinged elbow fixator in capitellum and trochlea fractures. Acta Orthop. 2010 Apr; 81 (2): 230-5.

17. Guo-Feng Li, Zeng-Chun Li, Feng Yin, et al. Treatment of middle and distal humerus fractures with plate fixation by posterior approach. SICOT Shanghai Congress 2007

18. Hamdi A, Poitras P, Louati H, Dagenais S, Masquijo JJ, Kontio K. Biomechanical analysis of lateral pin placements for pediatric supracondylar humerus fractures. J Pediatr Orthop. 2010 Mar; 30 (2): 135-9.

19. Heineman DJ, Poolman RW, Nork Sean SE, Ponsen KJ, Bhandari M. Plate fixation or intramedullary fixation of humeral shaft fractures. Acta Orthop. 2010 Apr; 81 (2): 218-25.

20. Kim KC, Rhee KJ, Shin HD, Kim YM, Kim DK, Lee SR. Trifurcated radial nerve in the spiral groove of the humerus. J Trauma. 2010 Feb; 68 (2): E55-6.

21. Ostojić Z, Prlić J, Juka K, Ljubić B, Roth S, Bekavac J. Results of treatment of displaced supracondylar humeral fractures in children by K-wiring. Coll Antropol. 2010 Mar; 34 Suppl 1: 239-42.

22. Schoots IG, Simons MP, Nork SE. Antegrade locked nailing of open humeral shaft fractures. Orthopedics. 2007 Jan; 30 (1): 49-54.

23. Shimamura Y, Nishida K, Imatani J, Noda T, Hashizume H, Ohtsuka A, Ozaki T. Biomechanical evaluation of the fixation methods for transcondylar fracture of the humerus: ONI plate versus conventional plates and screws. Acta Med Okayama. 2010 Apr; 64 (2): 115-20.

24. Spencer HT, Wong M, Fong YJ, Penman A, Silva M. Prospective longitudinal evaluation of elbow motion following pediatric supracondylar humeral fractures. J Bone Joint Surg Am. 2010 Apr; 92 (4): 904-10.

25. Srinivas S, Kasis A. Co-existing fractures of the proximal humerus and humeral shaft without shoulder dislocation--a rare injury. Ann R Coll Surg Engl. 2010 Mar; 92 (2): W25-8.

26. Wei Wu, Xu Li, Yan Lin, et al. Treatment of humeral shaft fractures with locked intramedullary nails and comparison with plate fixation. SICOT Shanghai Congress 2007

27. Yue-Zheng Hu, Hua Chen, Jun Tang, et al. Treatment of humeral fracture complicated with iatrogenic radial nerve injure after closed reduction. SICOT Shanghai Congress 2007

28. Zeng-Chun Li, Zhen-Ping Wang, Jun-Feng Cai, et al. Treatment of complex proximal humerus fractures with locking plate combined with rehabilitation. SICOT Shanghai Congress 2007

第四章 前臂骨折

第一节 解剖复习及尺桡骨上端骨折

一、概述

前臂由两根形态相似的长管状尺桡骨所组成，中间有结构特殊的骨间膜相连接，两端分别为尺桡上关节和尺桡下关节。前者与肱骨远端构成肘关节，后者则与近排腕骨构成腕关节，成为完成上肢功能活动的重要组成部分。

旋转是前臂最为重要的功能，为手部的灵活动作提供了解剖学基础。这主要与桡骨本身的两个弯曲，即旋转弓直接相关。近侧弯曲为旋后弓，远侧弯曲则为旋前弓，两者分别位于前臂旋转轴的两侧，从而为前臂的旋转活动提供了旋转力臂。旋转弓形状如改变，将影响其旋转活动。其次是骨间膜亦直接参与前臂的旋转功能，此致密的纤维结缔组织为前臂的旋转活动限定了最大范围，如发生病变（瘢痕挛缩等），则将严重影响前臂的旋转功能。当然，前臂的旋转肌群是其活动的动力，波及此组肌群的伤患亦会造成相应的影响。

在日常生活、工作、运动及旅游等活动中，前臂发生损伤的机会甚多，其骨折发生率占全身骨折发生率的15%~18%，且大多集中于尺桡骨上端、尺桡骨下端及尺桡骨骨干等三大部分。越接近手腕部，发生率越高。

尺桡骨上端除自身的尺桡上关节外，通过尺骨鹰嘴与肱骨远端滑车相咬合和肱骨小头与桡骨头相咬合，两者共同构成了可以使上肢屈伸的肘关节，从而使手部功能得以发挥。因此在处理此段骨折时，应以维持肘部正常的屈伸功能为着眼点。尺骨鹰嘴骨折、尺骨喙突骨折、桡骨头骨折、桡骨颈骨折和孟氏骨折占全身骨折的2%~3%，在肘部骨折中约占20%~25%。其中尺骨鹰嘴骨折、尺骨冠状突骨折及桡骨头骨折已在前章中阐述，本节不再重复。

二、前臂的解剖复习

由尺桡骨与软组织组成的前臂，其上方为肘关节，下方为腕关节。尺骨和桡骨以上、下尺桡关节和骨间膜连在一起，外侧为屈肌群和伸肌群等包绕，形成一个运动整体。从正面看尺骨较直，而桡骨以约9.3°的弧度突向桡侧，使其中段远离尺骨。从侧面观尺骨与桡骨均以6.4°之角度突向背侧，便于前臂的旋转运动。当肘关节屈至90°位时，前臂的旋转范围分别为旋后90°、旋前85°。

前臂之骨间膜为一坚韧的纤维膜，连接于桡、尺骨间嵴。前部的纤维斜向内下方，止于尺骨。后部的纤维则斜向内上方,止于尺骨。下部的纤维则横行连接于两骨之间。骨间膜中部略厚,上、下两端则略薄。当前臂处于中立位时,两骨间距最大为1.5~2.0cm。旋后位时,间距变窄,旋前位时更窄,此时骨间膜松弛。通过骨间膜可将腕部受力经桡骨传递至尺骨。此与前臂骨折之致伤机制相关。

前臂除伸肌群和屈肌群外,尚有旋前肌群(包括旋前圆肌和旋前方肌)和旋后肌(包括肱二头肌及旋后肌),两组肌肉协调前臂的旋转运动。

骨折时,因旋肌的附着点不同,骨折端可出现不同形式的移位,纵向移位受伸屈肌群影响,而骨折端的旋转畸形主要由于旋转肌群的牵拉所致(图2-1-4-1-1)。

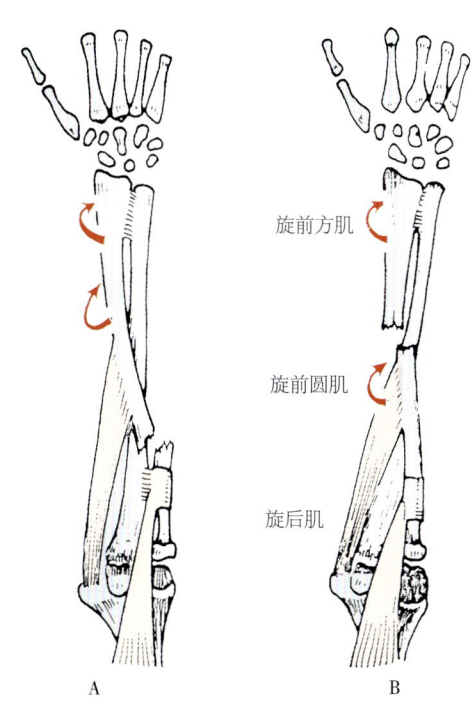

图2-1-4-1-1 前臂骨折旋肌牵拉移位示意图（A、B）
A.桡骨上1/3骨折；B.桡骨中1/3骨折

三、桡骨颈骨折

桡骨颈骨折并不多见,常与桡骨头骨折伴发,亦可单发,两者之致伤机制及诊治要求均相似。

(一)致伤机制、临床症状与诊断

1. **致伤机制** 提携角、肘关节多呈自然外翻状,在跌倒手部撑地时,暴力由远及近沿桡骨向肘部传导,当抵达桡骨上端时,桡骨头与肱骨小头撞击,引起桡骨头、桡骨颈或两者并存之骨折。如暴力再继续下去,亦可能出现尺骨鹰嘴或肱骨外髁骨折及肘关节脱位等。

2. **临床症状** 主要表现为：

（1）疼痛 桡骨头处有明显疼痛感、压痛及前臂旋转痛；

（2）肿胀 较一般骨折轻,且多局限于桡骨头处；

（3）旋转活动受限 除肘关节屈伸受影响外,主要表现为前臂旋转活动明显障碍；

（4）其他 应注意有无桡神经深支损伤。

3. **诊断及分型** 除外伤史及临床症状外,主要依据X线平片确诊及分型。分析影像学所见,一般分为以下4型(图2-1-4-1-2)。

（1）无移位型 指桡骨颈部的裂缝及青枝骨折,此型稳定,一般无需复位。多见于儿童；

（2）嵌顿型 多系桡骨颈骨折时远侧断端嵌入其中,此型亦较稳定；

（3）歪戴帽型 即桡骨颈骨折后,桡骨头部骨折块偏斜向一侧,犹如人戴法兰西帽姿态；

（4）粉碎型 指桡骨颈和(或)头部骨折成3块以上碎裂者。

(二)治疗

1. **无移位及嵌入型** 仅将肘关节用上肢石膏托或石膏功能位固定3~4周。

2. **有移位者** 先施以手法复位,在局麻下由术者一手拇指置于桡骨头处,另一手持住患者腕部在略施牵引的情况下快速向内、外两个方向旋转运动数次,一般多可复位。复位不佳

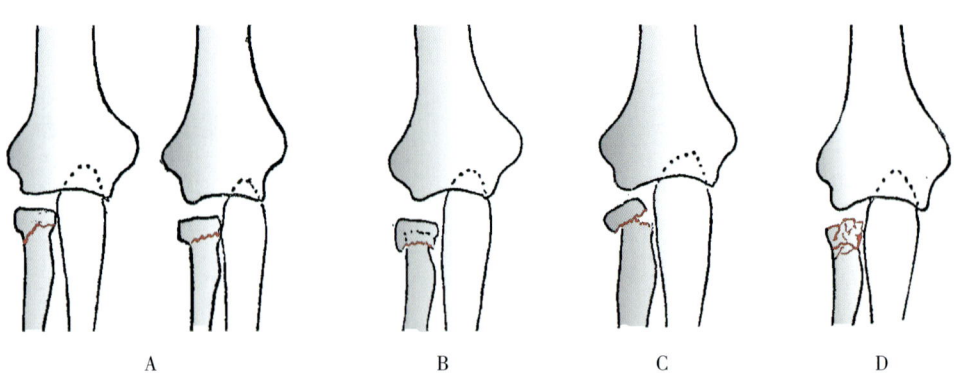

图2-1-4-1-2 桡骨颈骨折之分型示意图（A~D）
A.无移位型；B.嵌顿型；C.歪戴帽型；D.粉碎型

者，可行桡骨头骨折开放复位，必要时可同时行螺钉内固定术（图2-1-4-1-3），钉尾应嵌于骨质表层下方。不稳定及粉碎型者，则需行桡骨头切除术，但骨骺损伤时切勿将骨骺块切除，并要求解剖对位。

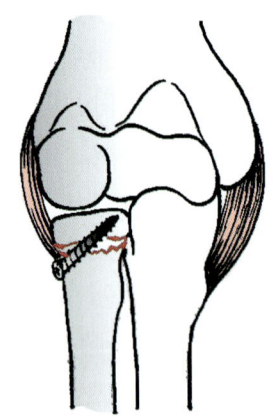

图2-1-4-1-3 桡骨颈骨折开放复位螺钉内固定示意图

（三）预后

一般均良好，个别病例如后期有损伤性肱桡关节炎症状时，可行桡骨头切除术。此外尚有少数病例可引起骨骺早闭、骺坏死及上尺桡关节融合等。前两者对肘部功能影响不大，后者系因手术操作不当所致，应加以预防。

四、孟氏（Monteggia）骨折

Monteggia首次（1814）描述了尺骨上1/3骨折合并桡骨头脱位这一特殊损伤，故名孟氏骨折，并沿用至今。

（一）致伤机制、临床表现及分型

1. 致伤机制 除少数因直接暴力打击所致外，大多数病例是在前臂极度内旋位（旋前）跌倒手部撑地所致。此时由上而下的身体重力及由下而上的反作用力均汇集于尺骨上端及桡骨头部，以致先后出现尺骨上1/3骨折及桡骨头脱位（多为前脱位）。因直接暴力撞击所致者多呈现桡骨头前脱位及尺骨上1/3横折或粉碎性骨折。

2. 临床表现

（1）一般症状 骨折后局部的疼痛、肿胀及活动受限等共性症状均较明显；

（2）畸形 尺骨表浅，易于发现移位，桡骨头脱位亦易被检查出，但肿胀明显者则难以确定；

（3）触及桡骨头 即于肘前方或侧、后方可触及隆突的桡骨头，且伴有旋转痛及活动受限。

3. 分型 各家意见不一，多选用Bado的4类分型（图2-1-4-1-4）。

Ⅰ型 为尺骨任何水平骨折，向掌侧成角及桡骨头前脱位；

Ⅱ型 系尺骨干骨折，向背侧成角及桡骨头后脱位；

Ⅲ型 指尺骨近端骨折伴桡骨头侧方移位；

Ⅳ型 为Ⅰ型+桡骨上1/3骨折。

亦有人按伸直型（相当于前者Ⅰ型，多见于

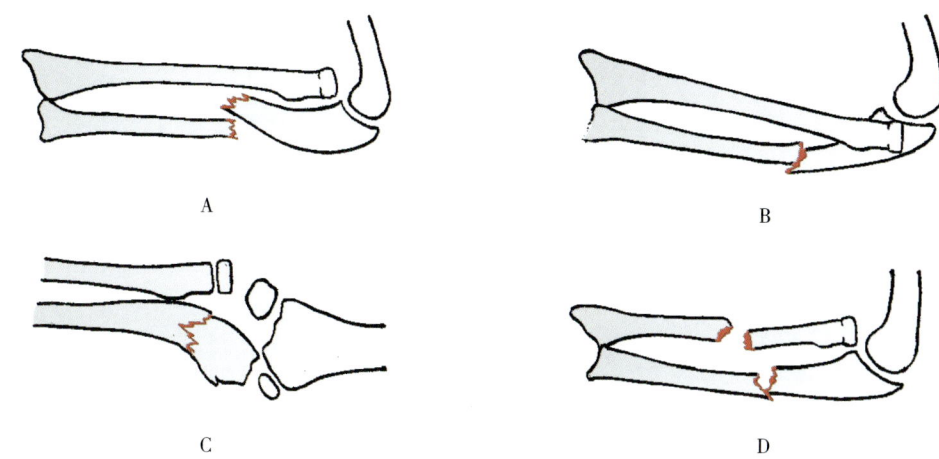

图2-1-4-1-4 孟氏骨折 Bado 分型示意图（A~D）
A. Ⅰ型；B. Ⅱ型；C. Ⅲ型；D. Ⅳ型

儿童）、屈曲型（相当于Ⅱ型，多见于成人）及内收型（Ⅲ型，多见于幼儿）进行分类。

4. 诊断　此种损伤的诊断一般无困难，除外伤史及临床特点外，主要依据正侧位X线平片所见，但初学者在读片时容易将桡骨头脱位忽略，应引起注意。

（二）治疗

1. 概述　由于此种损伤兼有骨折与脱位，治疗较为复杂。如果在具体措施上不能两者兼顾，则预后多不佳，这已成为骨科临床上一大难题。即便手术复位及内固定，其疗效亦往往难以十分满意。因此，治疗时务必加以重视。

需根据患者年龄及骨折情况等不同特点酌情加以处理，具体方法及要求如下：

2. 儿童及幼儿骨折　绝大多数可用闭合复位治疗。麻醉后，将患肢置于上肢螺旋牵引架上，在牵引下术者一手拇指压住桡骨头，另一手持住患儿腕部，在边牵引、边旋转前臂的同时，迫使桡骨头返回原位。当闻及弹响声时，表示已还纳，此时可将患肢肘关节屈曲至70°~80°，如此可减少桡骨头的滑出概率。如桡骨头向后脱出，则应取略伸位，并以上肢石膏托固定。数天后，俟肿胀消退再更换上肢石膏1~2次。此种操作方式的特点是：

（1）复位疗效佳　桡骨头易于复位，且一旦还纳，则起内固定及支撑作用，尺骨亦随之复位；

（2）操作简便　复位手法几乎与单纯桡骨头或颈骨折完全一致，易于操作；

（3）预后佳　根据对此类骨折患儿的远期随访，疗效均较满意。

4. 成人骨折　治疗多较复杂，手术率较高。

（1）尺桡骨双骨折+桡骨头脱位　原则上采取开放复位+内固定，其中包括对环状韧带的修补或重建。尺骨及桡骨骨折宜选用髓内三角钉或加压钛板螺钉等内固定技术，并注意尺桡骨本身的生理弧度。

（2）其他类型者　仍先以手法复位及石膏固定。具体要求：

①麻醉确实；②尽量利用骨科牵引床操作，尺骨鹰嘴以克氏针牵引；③先对桡骨头复位，手法如前述。复位后屈肘至80°~90°（前脱位者），或110°~120°（后脱位者），然后再对尺骨进行复位；④透视或拍片显示骨折端对位满意后，立即行上肢石膏固定，留置绷带条于石膏内层，备石膏剖开时用。注意石膏塑形；⑤再次拍片，至少应达到功能对位，否则需改为开放复位；⑥消肿后应及时（3~5天后）更换石膏并拍片复查，以防变位。如手法失败，应尽早实施开放复位及内固定术（图2-1-4-1-5）。

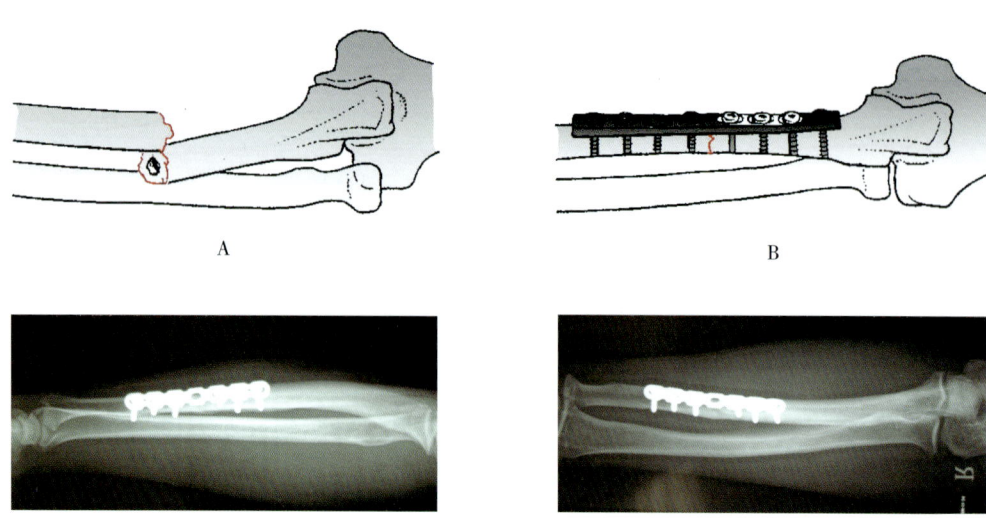

图2-1-4-1-5　尺骨干骨折开放复位钛板螺钉内固定（A~D）
A.B.施术前后示意图；C.D.临床举例，正侧位X线片，显示复位及固定满意

（三）预后

孟氏骨折在前臂骨折中属预后较差的一种。有时即使获得满意的对位，其功能也未必完全恢复。因此在临床处理上，既要力争早期良好的复位，又要重视治疗期间的随访与观察以及肢体的功能康复。16岁以下青少年组的远期疗效较满意，甚至个别桡骨头复位不佳者，其肘部功能及上肢肌力仍可与健侧相似，笔者曾遇到多例。

第二节　尺桡骨骨干骨折

一、概述

尺桡骨骨干骨折在临床上十分多见，约占全身骨折的6%~8%，多见于工伤及交通事故，且青壮年居多。现按桡骨干骨折、尺骨干骨折及尺桡骨骨干双骨折等分述于后。其中合并桡骨头脱位的尺骨上1/3骨折及合并下尺桡关节脱位的桡骨中下1/3骨折，分述于尺桡骨上端及尺桡骨下端骨折两节中，不再赘述。

各方对尺桡骨骨干骨折的分类意见不一，Müller建议将长管骨分为简单骨折、楔形骨折及复杂骨折3型。每型中又有3个亚型，而每个亚型又有3个骨折形态。其虽有规律，但较烦琐，常难以对号入座。因此临床上多采用较为简明、实用的分型，即依据骨折部位分为桡骨干骨折、尺骨干骨折、尺桡双骨折，再依据其形态及稳定性等加以分组，如此较为自然和方便。

二、桡骨干骨折

桡骨干单纯骨折者较为少见，约为尺桡骨干双骨折患者的1/6，且以青少年为多见。

(一)致伤机制

无论是直接暴力或间接暴力,均可引起桡骨干单纯骨折。由于尺骨未骨折,且上下尺桡关节亦无脱位,因而具有内固定作用而不会产生短缩或明显的侧向移位。以横形、短斜形及青枝形为多见,其中约半数伴有移位,由于桡骨干上有三组旋转肌群附着,因而以旋转移位为多见(图2-1-4-2-1)。

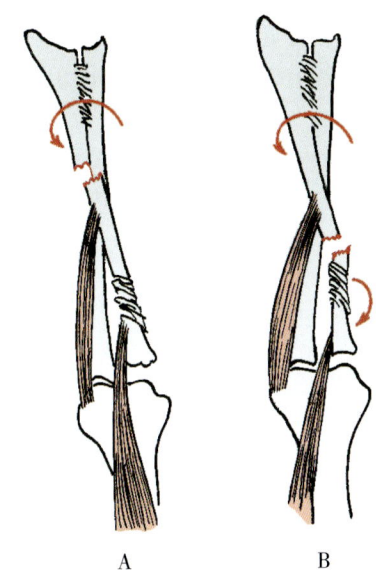

图2-1-4-2-1 桡骨干骨折之移位方向示意图(A、B)
A. 中上1/3骨折近侧端旋后、远侧端旋前
B. 中下1/3骨折近侧端中立位、远侧端旋前

(二)骨端移位

其移位特点如下:

1. **桡骨干中上 1/3 骨折** 近端有旋后肌及肱二头肌附着,致使近侧桡骨呈旋后及前屈位,而远端则由于受中段的旋前圆肌及远侧的旋前方肌作用而呈旋前位。

2. **桡骨干中下 1/3 骨折** 近端因中部旋前圆肌及上端旋后肌的拮抗作用处于中立位,远端则因旋前方肌的作用呈旋前位。

(三)诊断

一般均无困难,但应注意判定上、下尺桡关节有无同时受累,包括脱位等,这与诊断及治疗方法的选择有密切关系。

(四)治疗

依据骨折端移位情况分以下两组。

1. **无移位者** 多为青少年,可视骨折部位不同而将前臂置于旋后屈肘位(中上1/3段骨折)或中间位(中下1/3段骨折),用长臂石膏托或石膏管形固定,并注意按前臂肢体的外形进行塑形,并将骨间膜撑开。消肿后应及时更换石膏,并再次塑形。

2. **有移位者** 先施以手法复位,并按骨折近端的移位方向,以便远端对近端将其复位。要求与方法同前,应注意在石膏塑形时,将骨间膜分开。闭合复位失败的成年患者,多系斜形、螺旋形及粉碎性等不稳定型者,可行开放复位及内固定术。一般自桡骨茎突处插入三角钉或 Ender 钉(图 2-1-4-2-2),并注意纠正旋转及其他移位,俟骨折局部愈合(一般需 4~5 周),无再移位的可能时,应及时拔除内固定物。断端间切不可有间隙存在,否则易造成不愈合。注意功能锻炼。亦可采用动力加压钛板内固定或骨外固定架固定,前者易延迟骨愈合,尤其是加压能力不佳者,后者因影响肢体活动而不易为患者所接受。

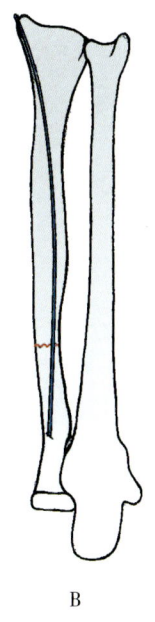

图2-1-4-2-2 单纯桡骨骨折髓内钉固定示意图

三、尺骨干骨折

(一)致伤机制

较前者少见,多发于外力突然袭击,患者举手遮挡头面部时被棍棒直接打击所致。因多发生在路上遇强人情况下,故又名夜盗(杖)骨折(night stick fracture)。此骨折线多呈横形或带有三角形骨块。因有桡骨支撑,加之附着肌群较少,因而移位程度亦多轻微。

(二)诊断

其要领与前者相似,主要依据外伤史,临床表现及X线片所见等予以诊断,但应排除上、下尺桡关节损伤。

(三)治疗

其基本要求与前者一致,以非手术疗法为主,尤其是无移位的稳定型,用长臂石膏管型或石膏托固定即可(图2-1-4-2-3)。闭合复位失败的成年人,可行开放复位加三角钉内固定术,钉尾留置于鹰嘴处的皮下或皮外,6~8周后拔除,再以外固定保护。整个治疗过程中,由于尺骨全长处于皮下,较为浅在,可通过观察尺骨嵴的对线来纠正成角及旋转畸形。少儿成角不大于15°,成年人不大于10°,属允许范围。亦可采用动力加压钛板或外固定支架固定(图2-1-4-2-4)。

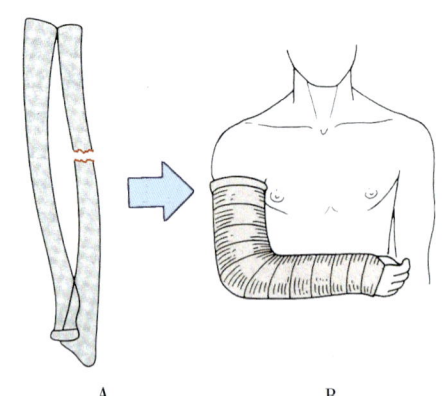

图2-1-4-2-3　稳定型、尺骨单折,石膏托固定示意图(A、B)
A.尺骨稳定型骨折;B.石膏托固定

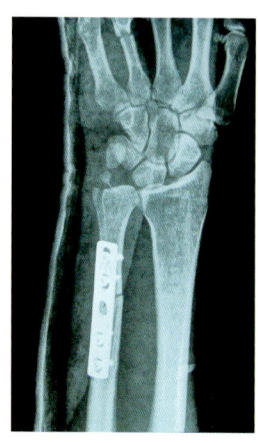

图2-1-4-2-4　临床举例
尺骨干骨折钛板螺钉内固定临床病例X线正位片(自沈　彬)

四、尺桡骨骨干双骨折

此种骨折在前臂骨折中发生率仅次于桡骨远端骨折,且治疗较为复杂,预后差,为临床上的难题之一,应加以重视。

(一)致伤机制

主要由以下两种暴力所致。

1. **直接暴力**　除直接打击、碰撞及前臂着地跌倒外,工伤所引起的机器绞压性损伤亦占相当比例,且后者软组织损伤严重,易引起开放性骨折。且骨折常为多段或粉碎性,从而更增加了治疗上的困难,是构成预后不佳的直接因素。而直接打击者,其骨折线多与外力作用点在同一水平,以横形骨折、楔形骨折为多见,预后较好(图2-1-4-2-5)。

2. **间接暴力**　系跌倒手部着地时外力由下而上传递,从桡骨远端经骨间膜到尺骨,以致形成尺桡骨双骨折,也可由外力扭曲所致。骨间膜纤维走向及应力的传导,系由桡骨的上方斜向尺骨的下端,故桡骨骨干骨折平面一般高于尺骨骨折平面,以斜形、螺旋形及短斜形为多见。

(三)分型

依据骨折的特点及临床治疗上的要求不同,一般分为两种。

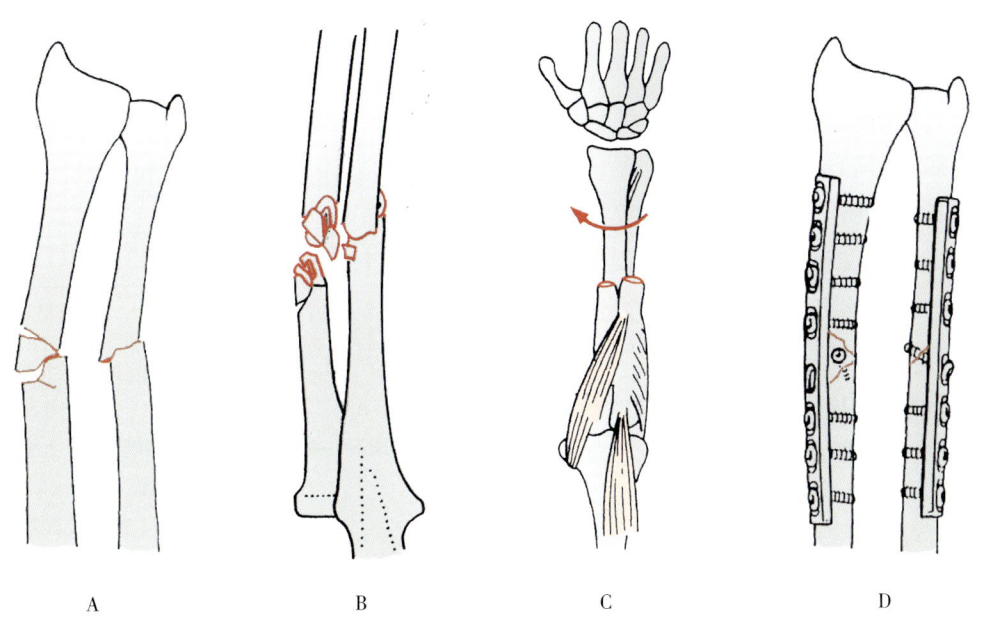

图2-1-4-2-5　直接暴力所致尺桡骨双折特点示意图（A~D）
A.B. 骨折部位多在一个平面上，受力侧可有三角楔形骨块或双骨均呈粉碎骨折状；
C. 受肌力作用移位明显；D. 可选择相应之内固定方式

1. **稳定型**　指复位后骨折断端不易再移位的横形骨折、短斜型以及勿需复位的不完全骨折、青枝骨折和裂缝骨折等，14岁以下儿童多属此型，以非手术疗法为主（图2-1-4-2-6）。但在临床上，除儿童病例外，此种情况甚少，因成年人暴力较强。

2. **不稳定型**　指手法复位后骨折断端对位难以维持者，包括斜形、螺旋形及粉碎性骨折，或上下尺桡关节不稳者及尺桡骨骨干双骨折等。因其不稳定，在治疗上困难较多。

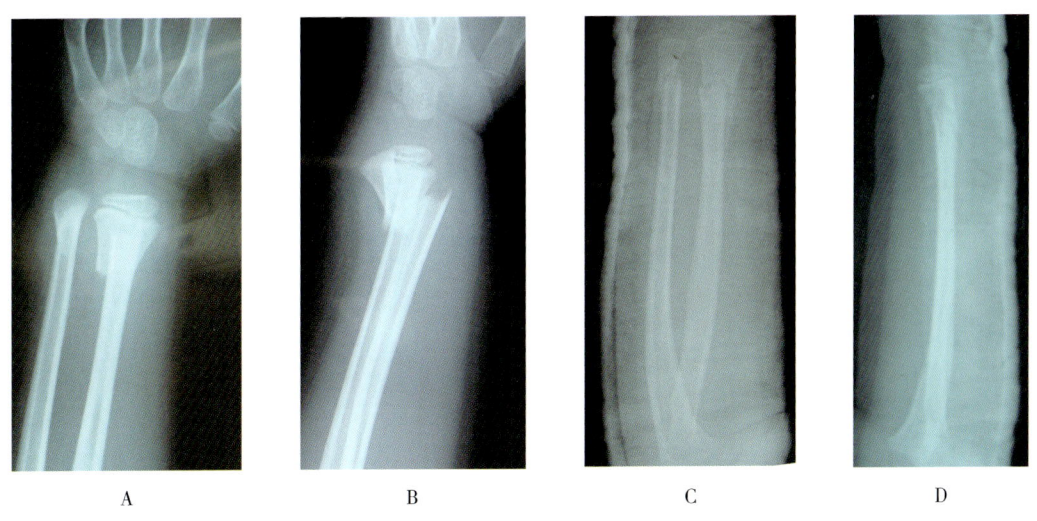

图2-1-4-2-6　临床举例（A~D）
儿童尺桡骨骨折　A. 伤后尺桡骨下1/3双骨折正位X线片；B. 同前，侧位片；C. 同前，复位+石膏固定后4周正位X线片，对位及力线满意，已有骨痂形成；D. 同前，侧位片（自刘希胜）

(四)诊断

尺桡骨双骨折在诊断上多无困难,除注意一般骨折症状外,尚应注意有无血管、神经及肌肉组织的伴发伤。尤其是被机器绞压者,软组织的损伤可能重于骨的损伤,易引起挤压综合征或缺血性挛缩等,在临床检查时必须反复强调。

X 线正侧位平片检查不仅能明确诊断,且有助于分型、随访观察及疗效对比。应常规拍摄,并包括上、下尺桡关节,以防漏诊。

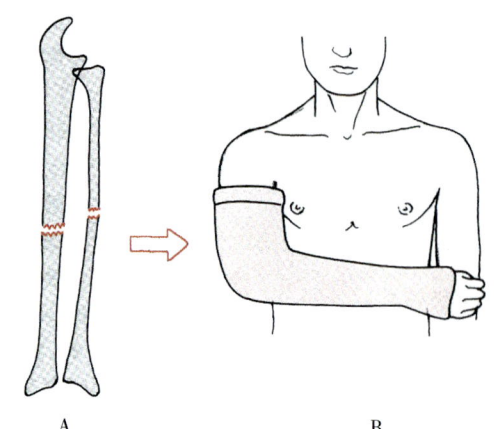

图2-1-4-2-7　稳定型尺桡骨双折上肢石膏固定示意图(A、B)

A. 尺桡骨双折,稳定型;B. 上肢石膏固定

(五)治疗

视骨折分型及具体情况不同而酌情处理。

1. 稳定型　绝大多数可通过非手术疗法达到治疗目的。

(1)无移位者　行上肢石膏托或上肢石膏管型固定,消肿后更换石膏1~2次。注意石膏塑形,尤其是对骨间膜的分离、加压塑形,有利于骨间膜的修复及功能重建。石膏固定时间一般为8~10周,并根据临床愈合程度而决定拆除时间,切勿过早(图 2-1-4-2-7)。

(2)有移位者　一般需在石膏牵引床上操作,先以尺骨鹰嘴骨牵引进行对抗,尤其中上 1/3 及中 1/3 骨折者,如此可使肱二头肌处于松弛状态。根据骨折端的移位方向及肌肉拉力等进行手法复位。当 X 线显示对位满意后,逐渐放松牵引,以使骨折断端相抵住,而后行上肢石膏固定。在石膏定形前按骨折移位相反方向进行塑形,并同时对骨间隙予以分离加压定形(图 2-1-4-2-8)。术后定期观察,消肿后及时更换石膏,有成角畸形者可通过楔形切开矫正之。

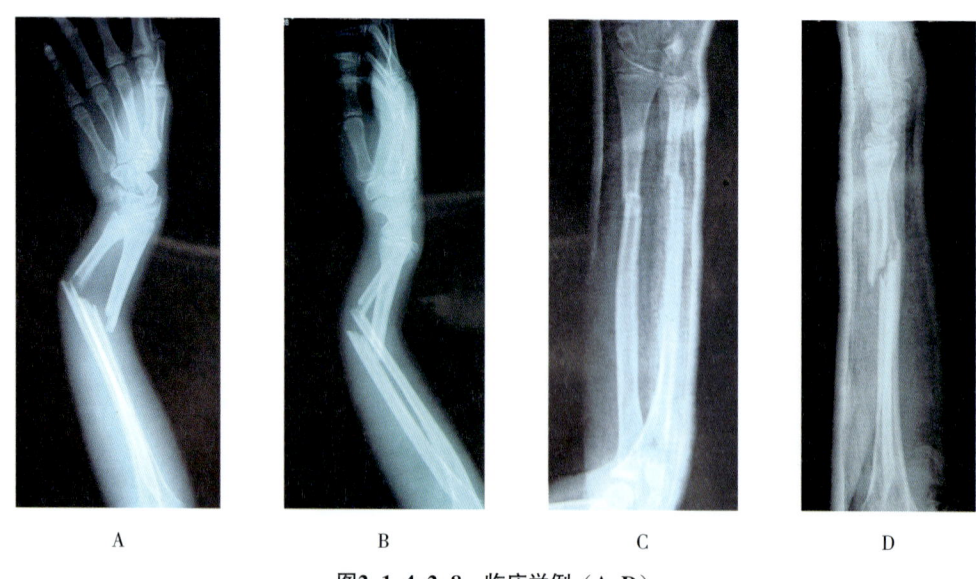

图2-1-4-2-8　临床举例(A~D)

尺桡骨中下1/3双骨折　A. B. 伤后正侧位X线片;C. D. 闭合复位+石膏固定后正侧位X线片(自刘希胜)

2. 不稳定型

（1）一般病例 指新鲜骨折、断端无缺损、粉碎及双段骨折者，应在牵引下，按有移位之稳定型病例先试以闭合复位+上肢石膏固定，并加手指铁丝夹板牵引。X线拍片显示对位满意者按前法处理，复位不佳者则需手术治疗。

（2）严重不稳或手法复位失败者 前者指双段骨折、粉碎性骨折及合并尺桡关节破损者，多需开放复位+内固定术。内固定物可选用髓内钉、钛板，长斜形者可用钢丝或螺钉技术，其中以髓内钉损伤较小，临床多用。操作术式见图2-1-4-2-9。近年微创钛板螺钉技术有进展，损伤小，但操作时切忌对骨膜进行广泛剥离（图2-1-4-2-10）。

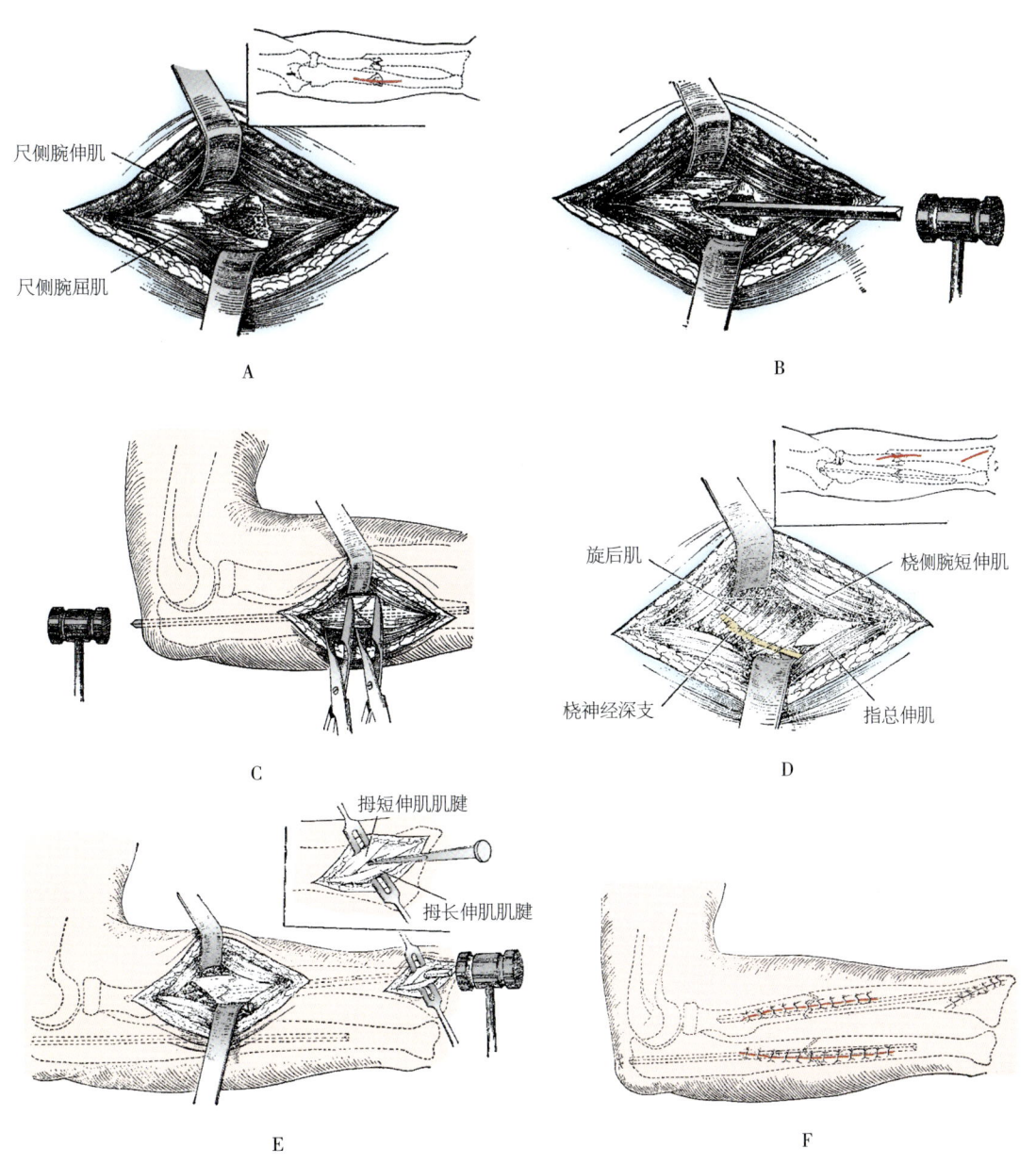

图2-1-4-2-9 尺桡骨双折髓内钉内固定施术步骤示意图（A~F）

A. 切口及显露尺骨断端；B. 由近侧逆向打入髓内钉；C. 再从尺骨鹰嘴处将髓内钉打入远端，尾部留0.2~0.4cm；D. 再作桡侧背部切口；D. 切开旋后肌，显露骨折端，并将其复位；E. 从桡骨远端背侧切口将选好的髓内钉插入，沿桡骨纵轴打入。将骨折端复位，使髓内钉通过骨折端达桡骨颈部为止；F. 确认桡骨骨折端紧密接触后，逐层缝合，用上肢石膏将肘关节和前臂固定于功能位

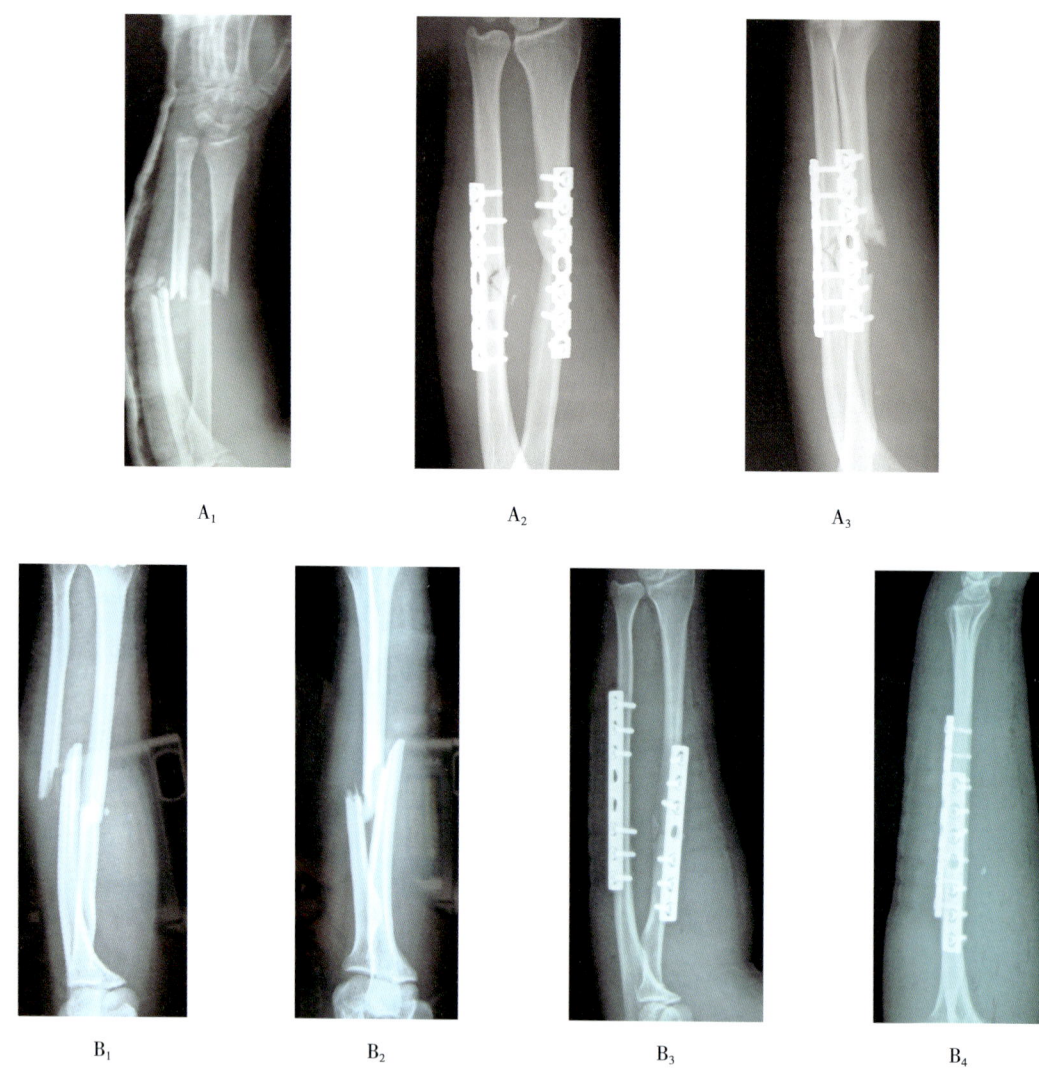

图2-1-4-2-10 临床举例（A、B）

尺桡骨双骨折不稳定型、行开放复位及钛板内固定术 例1：A_1. 闭合复位及石膏固定失败后X线正位片；A_2. A_3. 开放复位+钛板内固定术后正侧位X线片（自卢旭华）；例2：B_1. B_2. 术前正侧位X线片；B_3. B_4. 开放复位+钛板螺钉内固定后正侧位X线片（自沈彬）

3. **晚期病例** 指伤后3周以上就诊者，除非移位较轻的稳定型外，原则上以开放复位＋内固定为主。

4. **开放性骨折** 可根据创口损伤和污染程度及骨折情况等酌情选用闭合复位＋外固定，或开放复位＋内固定，或框架固定。后者适用于创面广泛、需经常换药及观察或植皮处理的病例。

（六）预后

与多种因素有关，18岁以下的青少年、单纯性骨折及稳定型者等预后多较好，以下情况者预后不佳。

1. **软组织广泛性损伤者** 多系机器绞压性损伤，除神经支同时受挫外，多伴有肌肉组织的广泛性挤压挫灭伤，易坏死及瘢痕化；

2. **骨间膜损伤严重者** 即使骨折对位满意，如骨间膜损伤严重，甚至缺损及瘢痕化，前臂旋转功能亦多明显受到影响；

3. **开放性损伤严重者** 软组织受损较多，会影响对骨折端的处理及愈合，故预后多欠佳；

4. **骨质缺损者** 易发生延迟愈合或不愈合而影响疗效。

第三节 尺桡骨远端骨折概况

一、概述

尺桡骨远端骨折类型较多,在临床上主要指盖氏(Galeazzi)骨折、科利斯(Colles)骨折、史密斯(Smith)骨折、巴顿(Barton)骨折、桡骨远端骨骺分离,桡骨茎突骨折及尺骨茎突骨折等。该解剖段的骨折虽不如尺桡骨近端骨折复杂,但如处理不当仍可引起疼痛,以致影响手腕部的功能,应加以重视。

尽管对尺桡骨远端骨折的分类较多,但从临床治疗学角度,一般将其分为关节内骨折与关节外骨折两大类。而关节内骨折视关节受累的程度不同又可分为部分关节内骨折及完全关节内骨折两种,前者治疗较易,预后佳。而关节面完全破坏者,开放复位内固定率明显为高,且预后欠佳。

二、盖氏(Galeazzi)骨折

盖氏骨折系指桡骨中下1/3骨折合并下尺桡关节脱位者(图2-1-4-3-1),在临床上较多见。该损伤又称为反孟氏骨折,自Galeazzi 1934年详加描述后,改称为Galeazzi骨折。其手术选用概率较高。

(一)致伤机制

多因以下两种外力所致。

1. **直接暴力** 指直接撞击或机器皮带卷压伤所致。后者损伤程度多较严重,预后差。

2. **间接暴力** 多在前臂内旋位时手掌撑地跌倒,暴力沿桡骨向上传递,与身体重力相交引起桡骨中下1/3处骨折,随之出现下尺桡关节脱位。

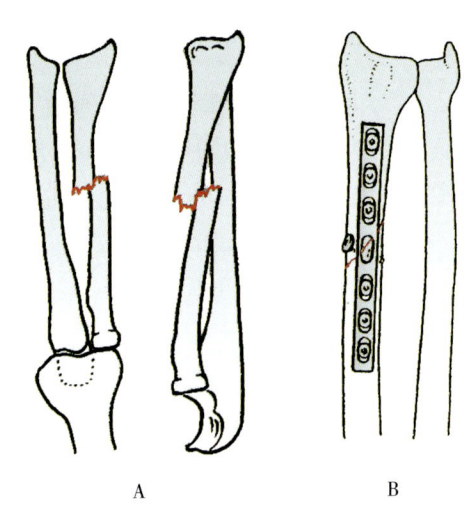

图2-1-4-3-1 盖氏骨折示意图(A、B)
A.正侧位移位示意图;B.切开复位钛板螺钉内固定示意图

(二)分型

此种骨折一般分为以下3型:

1. **青枝型** 发生于儿童,桡骨呈青枝骨折状,尺骨小头或骨骺分离或下尺桡关节呈分离状,此型治疗较易,预后佳。

2. **单纯型** 为桡骨远端骨折,伴有下尺桡关节脱位者。骨折多成横形、斜形或螺旋形,一般均有明显移位。

3. **双骨折型** 除桡骨远端骨折及尺桡下关节脱位外,尺骨干亦多伴有骨折,或由不完全性骨折所致尺骨外伤性弯曲者。后一情况多系机器伤所致,较严重,常为开放性损伤,治疗较复杂。双骨折骨折断端的移位方向,主要取决于以下三组肌肉的作用。

(1)肱桡肌 引起骨折断端的短缩畸形;

(2)旋前方肌　使远端桡骨向内并拢；

(3)伸拇肌及外展拇肌　加强上述两组肌肉的作用。

(三)诊断

一般病例诊断多无困难，但平日如对此种损伤没有认识，则在观察X线平片时易疏忽而将其漏诊。

(四)治疗

按分型不同在治疗方法选择上亦有所差异。

1. 青枝型者　均选用手法复位+上肢石膏托，或管形石膏剖开固定+分骨塑形，以防止桡骨内并。有短缩倾向者，可加用手指铁丝夹板牵引。

2. 单纯型者　先施以手法复位，方法同前。在石膏塑形时应防止尺骨小头脱位及桡骨内并倾向。闭合复位失败多系骨折端不稳定，可行开放复位+内固定术。内固定物可选用能维持尺骨生理弧度的髓内钉或动力加压钛板。由于损伤的关节囊韧带结构的修复需一定时间，应附加上肢石膏托固定前臂于中立位，3~4周后开始主动活动锻炼。对于桡骨骨折固定后仍有半脱位表现者，则应从背侧做切口进入下尺桡关节，缝合三角纤维软骨和撕裂的腕背侧关节囊韧带。

3. 双骨折型者　除个别病例外，此型大多需开放复位+内固定术。创面较大需观察换药及作其他处理者，可用外固定框架技术。

(五)预后

一般较好，如复位不良引起桡骨内并时功能较差。陈旧性病例可酌情行尺骨头切除术或植骨融合术等补救。

三、科利斯(Colles)骨折

科利斯骨折自1814年Colles详加描述后一直沿用至今。系指发生于桡骨远端2.5cm以内、骨折远端向背侧及桡侧移位者。在同一部位骨折，如远端向掌侧及尺侧移位时，则称之为反科利斯骨折，又名史密斯骨折。在诊断时必须分清，以免治疗失误。科利斯骨折在临床上最为多见，约占全身骨折的5%左右。

(一)致伤机制

多为平地跌倒，手掌撑地、腕关节处于背伸及前臂内旋位时，以致暴力集中于桡骨远端松质骨处而引起骨折。在此种状态下，骨折远端必然出现向背侧及桡侧的移位。此时，尺骨茎突可伴有骨折，三角纤维软骨盘亦有可能撕裂。

(二)临床表现

1. 一般骨折之症状　多较明显。

2. 畸形　典型者呈餐叉状畸形(图2-1-4-3-2)，如局部肿胀严重，则此种畸形可能被掩盖而不明显。

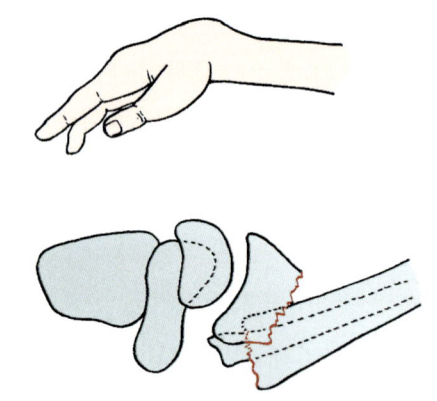

图2-1-4-3-2　Colles骨折的餐叉状畸形示意图

3. 活动受限　腕部及前臂的功能均有障碍，尤以粉碎性骨折者。

(三)分型

科利斯骨折的分型意见不一，笔者建议根据骨折部位、治疗要求及预后等分为以下4型。

1. 关节外无移位型　指骨折线不波及关节面，且远端亦无明显移位者，桡骨远端关节面力线正常(图2-1-4-3-3)。此型较多见。

2. 关节外移位型 指骨折线不侵犯关节面,但骨折端可有程度不同的向背侧及桡侧移位,亦可呈嵌入状。此时关节面力线变形(见图2-1-4-3-3)。尺骨茎突可作有或不伴有骨折,此型最多见。

3. 波及关节型 或称之为单纯关节型,指骨折线波及关节面,但关节对位正常,无明显移位(图2-1-4-3-4)。

4. 关节碎裂型 指关节面的完整性及外形已受破坏者(见图2-1-4-3-4)。此型预后最差,且在治疗上难度亦较大,多需手术或骨外固定架治疗,但其少见。

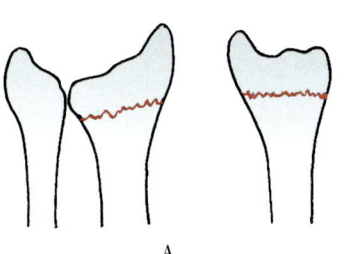 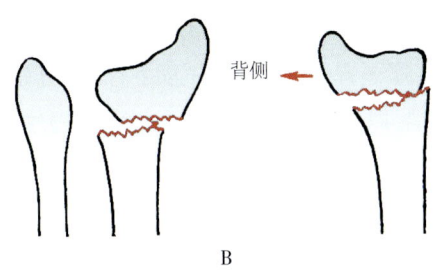

图2-1-4-3-3　Colles 骨折关节外型正侧位示意图(A、B)
A.无移位型；B.典型移位型

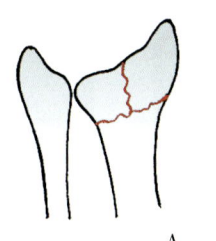 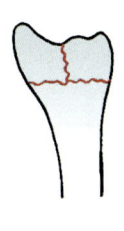 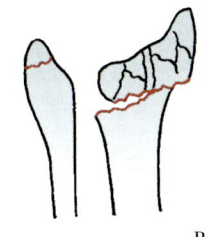 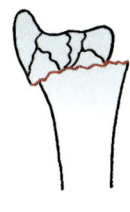

图2-1-4-3-4　Colles骨折关节受累型及粉碎型示意图(A、B)
A.关节受累型；B.粉碎型

此外尚有其他分型,但基本原则大致相似,没有必要将分类搞得过于繁杂,实际上,分型愈多,愈难以为临床医师所接受。

(四)诊断

诊断多无困难,关键是初学者切勿将史密斯氏骨折与此相混淆,否则,易造成治疗(手法复位)错误而出现不良后果。

(五)治疗

视骨折类型、来院时间及患者具体情况等不同,酌情选择相应的疗法,一般按以下原则进行。

1. 无移位者 腕关节置于功能位,行前臂石膏托固定,并于桡骨远端的桡、背侧加压塑形。3~5天俟局部消肿后,更换前臂石膏,并继续固定4~6周。仍取腕关节背伸30°之功能位。

2. 关节外移位型 90%以上病例可通过手法达到复位目的,操作步骤如下。

(1)麻醉　用1% Novocain 10ml 左右注入血肿内,其麻醉效果最佳(图 2-1-4-3-5);臂丛阻滞麻醉适用于血肿已消散之病例。

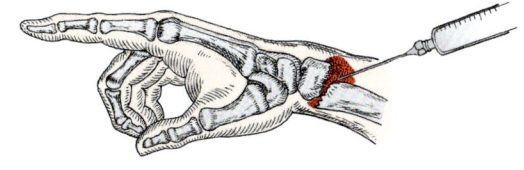

图2-1-4-3-5　骨折血肿内麻醉法示意图

(2)牵引　患者坐于靠背椅上,患肢外展,于肘上部作对抗牵引。助手以左右双手分别对患肢的拇指及另外4指持续牵引3~5min,骨折断端即被牵开。牵引时助手双上肢无需用力,将肌肉放松,仅以双手持住患者手指,利用人体后仰(10°~15°)所产生的重力,即能将骨折端牵开。

(3)复位 术者立于患肢外侧,一足踏在方凳上,使患腕置于术者膝部上方。术者双手分别持在骨折端的两侧,一手向远侧牵引,另一手则增加反牵引力,持续数秒钟后,按照骨折发生机制的相反方向使骨折远端依序背伸、桡偏、掌屈、尺偏,而后将腕部置于功能位,并双手合掌,分别挤压桡骨远端,以使骨折碎片靠拢。经如此操作,一般均可获得理想复位。

(4)固定 助手继续维持牵引,术者行前臂石膏固定(肿胀剧烈者可先采用石膏托),俟石膏成形时,按骨折移位之相反方向予以加压塑形,至此时助手方可逐渐放松牵引。

以上过程除麻醉外,大多数可在5~10min内完成操作。而后拍片观察复位情况并记录存档。复位满意的应显示桡骨远端关节面的角度恢复正常(图2-1-4-3-6)。约3~5天肿胀消退后需更换石膏,制动时间一般为4周左右。

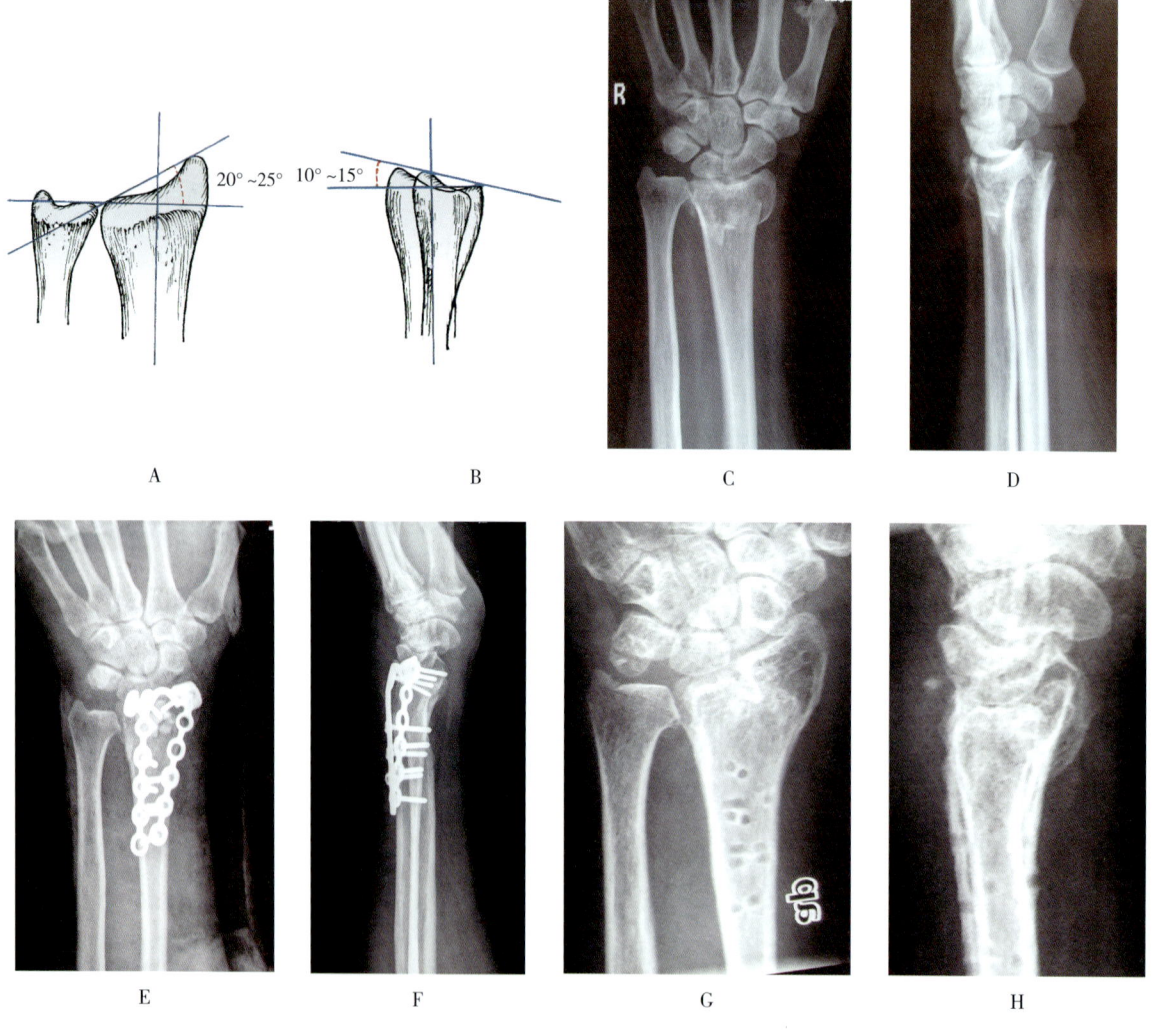

图2-1-4-3-6 临床举例(A~H)

桡骨远端关节面正常角度 A.B.示意图:A. 正位尺偏角20°~25°;B. 侧位掌倾角10°~15°;C~H. 临床举例:C.D. 女性,55岁,伤后X线片,显示腕关节角度变形;E.F. 开放复位+内固定,恢复生理角度;G.H. 一年后拆除内固定,显示腕部角度维持在正常状态

3. **关节受累型及粉碎型** 其处理原则及要求如下：

（1）先施以闭合复位，方法同前，其中80%以上病例可获得满意效果。失败者方考虑开放复位。

（2）骨折端粉碎或骨质疏松者，可于石膏固定的同时，对拇指、示指及中指分别加以铁丝夹板牵引，以达复位及维持对位之目的。

（3）此型以恢复关节面平整为首要目的，对复位后关节面仍不平整者，应尽早行开放复位＋内固定术（钛板螺钉及多根钛针等），多选择掌侧施术较为安全（图2-1-4-3-7~9），或采用框架技术固定（图2-1-4-3-10）。

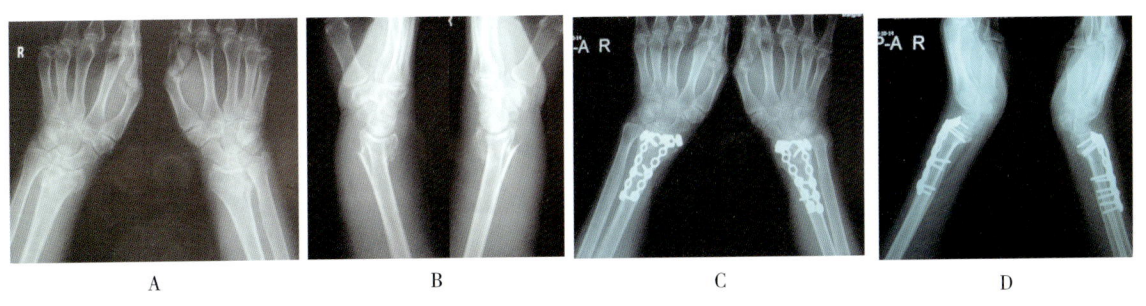

图2-1-4-3-7　临床举例（A~D）

女性，61岁，双侧桡骨远端骨折内固定　A.B. 骨折后正侧位X线片；C.D. 开放复位+内固定后正侧位X线片（自李增春）

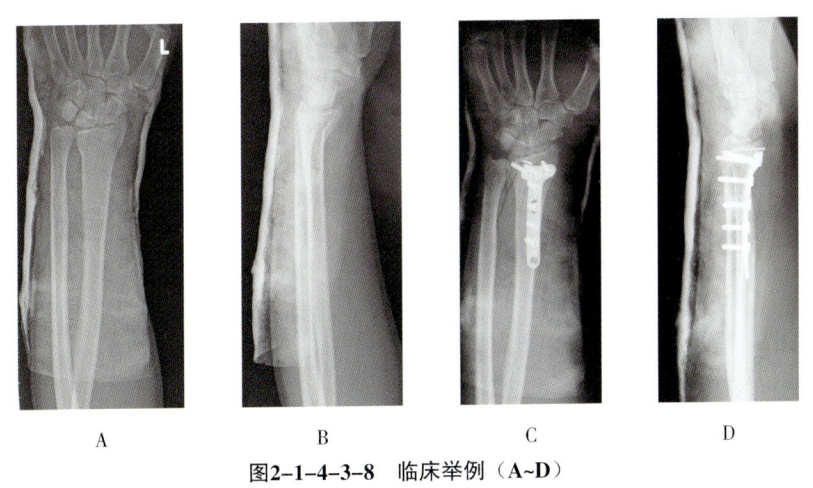

图2-1-4-3-8　临床举例（A~D）

男性，30岁，桡骨远端骨折掌侧钛板内固定　A.B. 桡骨远端骨折闭合复位+石膏固定、对位欠满意，正侧位X线片；C.D. 开放复位+内固定术后X线正侧位片（自卢旭华）

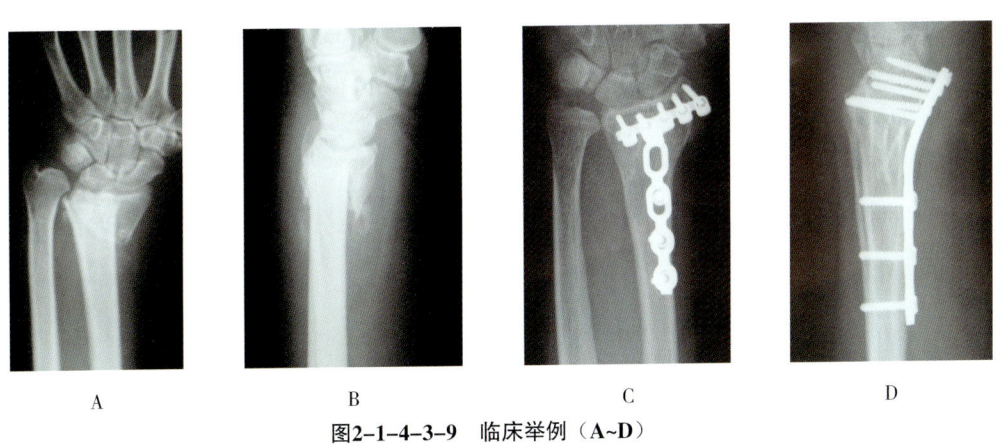

图2-1-4-3-9　临床举例（A~D）

女性，56岁，桡骨远侧骨折掌侧钛板内固定

A.B. 伤后正侧位X线片；C.D. 开放复位后掌侧钛板螺钉内固定（自李　旭　刘忠汉）

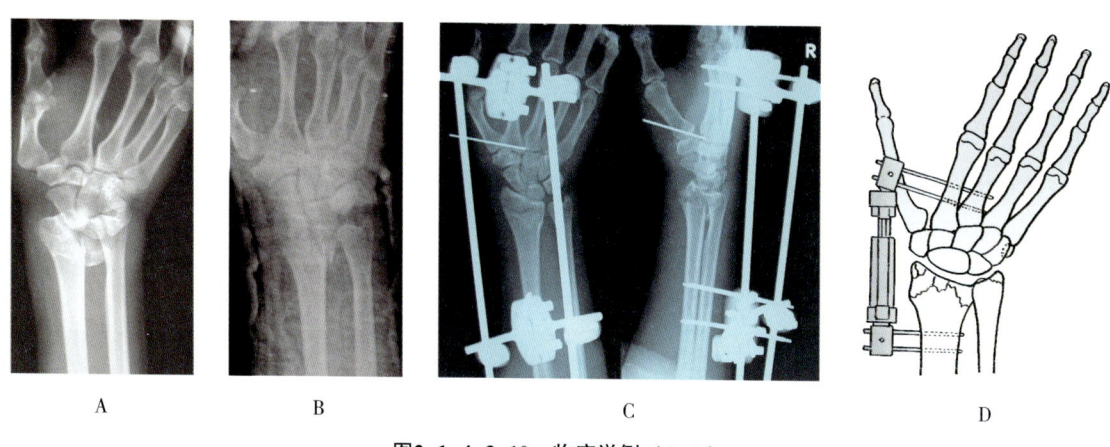

图2-1-4-3-10 临床举例（A~D）

桡骨远端粉碎性骨折外固定架固定　A.伤后正位X线片；B.闭合复位+石膏固定后X线片显示失败；C.复位后骨外固定架固定后正侧位片；D.桡骨远端粉碎骨折外固定架示意图（自卢旭华）

4. 陈旧性骨折　指3周以上已纤维愈合或软骨性愈合者，此时闭合复位无效，多需切开复位+内固定治疗。

（六）并发症

以畸形愈合及损伤性关节炎为多见，尤以曼德隆（Madelung）畸形多见，严重者，影响正常生活及工作的病例则需手术处理，包括畸形矫正或尺骨茎突切除术等（图2-1-4-3-11）；正中神经损伤及伸拇肌腱断裂亦偶可遇见；除注意预防外，一旦发生应积极手术处理。

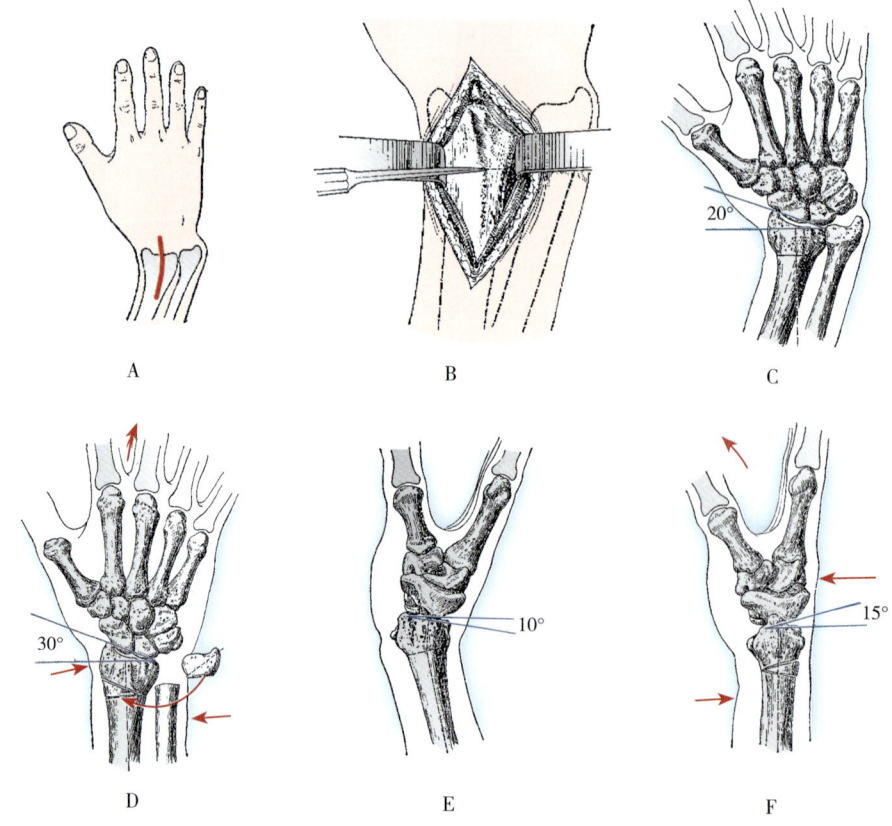

图2-1-4-3-11 桡骨远端畸形愈合行截骨矫正术示意图（A~F）

A.切口；B.显露截骨部；C.依据畸形程度行楔形截骨；D.依正常角度决定楔形切骨大小及角度；E.矫正畸形；F.酌情植骨

(七)预后

此组损伤绝大多数预后良好,可无任何后遗症。年迈者,尤其是粉碎型和骨折线累及关节者,或可残留后遗症,因此对此种类型应以强调功能恢复为主并注重功能锻炼。

四、史密斯(Smith)骨折

史密斯骨折又名反科利斯骨折,是指桡骨远端2.5cm以内骨折、远折端向掌侧及尺侧移位者。由R.W.Smith在1874年首次描述,故名。其较前者明显少见,约为前者的1/30。因少见而易被忽视,或误当科利斯骨折处理,以致延误早期治疗时机或产生相反复位效果,并会由此引起各种并发症。此点务必引起重视。

(一)致伤机制

以往最为常见的原因是汽车司机摇发动机时,如突然松手,被逆转的手柄直接打击所致。目前此种现象已消失,而多见于撞击性外伤(例如骑助动车或摩托车相撞)或腕背部着地跌倒所引起。

(二)分型

在临床上一般可将其分为以下两型:

1. 关节外型　指骨折线不波及关节面者,最为多见。骨折线大多呈横形,少数为斜形。后者复位后维持对位较困难,多需附加手指牵引。

2. 关节受累型　指骨折线波及关节者,包括尺桡关节脱位等,X线片所见易与Barton骨折混淆,有时二者难以区分(图2-1-4-3-12)。由于史密斯骨折在临床上少见,故无必要将此类患者再作更进一步的分型。

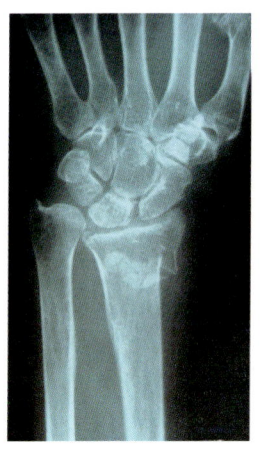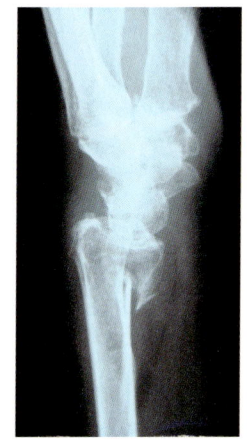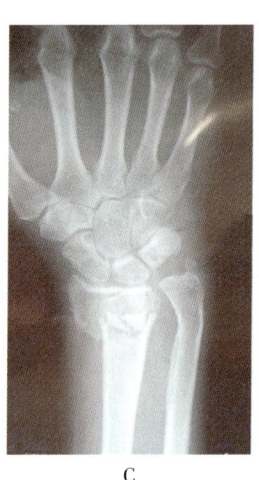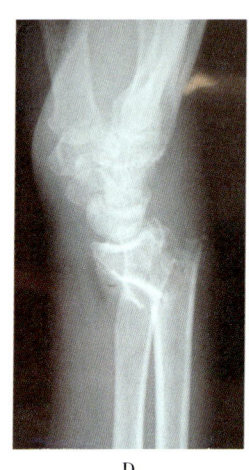

图2-1-4-3-12　Simth骨折伴尺桡关节损伤临床举例(A~D)
例1:A.正位X线片;B.侧位X线片(自刘希胜);例2:C.正位X线片;D.侧位X线片(自黄宇峰　刘忠汉)

(三)诊断

此种损伤的诊断一般均无困难。其临床症状与科利斯骨折相似,仅骨折断端的移位方向相反,故其外形表现为反餐叉畸形。

(四)治疗

基本治疗原则与科利斯骨折相似。

1. 关节外型　按科利斯骨折行手法复位,其具体操作与科利斯骨折相同,唯在复位及石膏塑形时的压力方向与科利斯骨折正好相反。复位后亦应检查关节面角度,要求恢复正常,否则应再次复位。

2. 关节受累型　以维持及恢复关节面的完整、平滑及角度为主,先施以手法复位,失败者可行开放复位及内固定术。

(五)预后

一般病例功能恢复大多比较理想,关节受累型复位不佳者易有后遗症。

五、巴顿(Barton)骨折

桡骨远端关节面纵斜向断裂、伴有腕关节半脱位者称为巴顿骨折,系 J.R.Barton 于 1838 年首次描述,故名。

(一)致伤机制

多系跌倒时手掌或手背着地,以致暴力向上传递,并通过近排腕骨的撞击而引起桡骨关节面断裂,骨折线纵斜向桡骨远端,且大多伴有腕关节的半脱位。

(二)分型

视其发生机制及骨折线特点不同,可分为以下两型(图 2-1-4-3-13)。

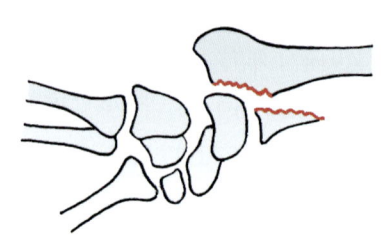
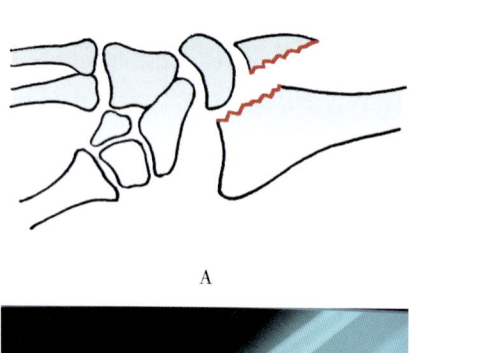
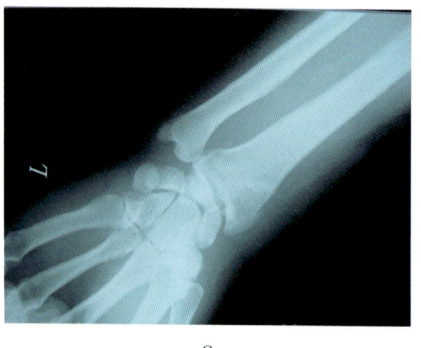
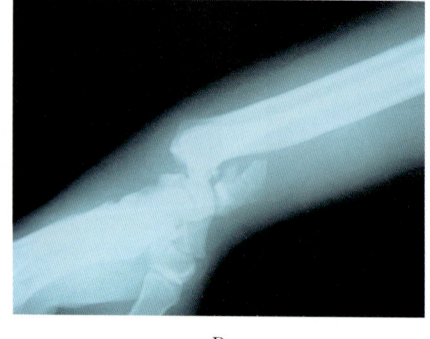

图2-1-4-3-13　巴顿骨折分型示意图及临床举例（A~D）
A.B.示意图：A.背侧型；B.掌侧型；C.D.临床病例：正位及侧位X线片（自刘希胜）

1. **背侧型**　较多见,手掌着地跌倒时,由于手部背伸,以致在桡骨远端背侧缘造成骨折,骨折片多向背侧移位,并伴有腕关节半脱位。

2. **掌侧型**　少见,系手背着地跌倒,以致应力方向沿桡骨远端向掌侧走行,骨折片向掌侧移位,腕关节亦出现半脱位。有人将此型列入史密斯骨折中的一型。

(三)诊断

此型骨折的诊断除依据外伤史及伴有腕关节半脱位的桡骨远端骨折等要点外,主要依据X线平片所见。

(四)治疗

一般病例,尤其新鲜骨折、移位较轻者多以非手术疗法为主,但对关节内骨折复位后关节面达不到解剖复位者,则需手术疗法。在手法复位时应尽量利用牵引作用获得满意复位。必要时再加用手指铁丝夹板牵引,并注意定期观察与更换石膏,纠正与防止移位。遇有对位不佳或移位者,应尽早施术。由于骨折多呈斜形,复位后稳定性较差,一般多需较确实的内固定物。腕部有较多的肌腱通过,应选用精制、薄型和细巧的内固定物,且不允许外露太多,以免影响肌腱活动。一般以薄型钛板、短螺钉或 Rush 钉为宜,钉尾尽量不要外露,并争取于 3 周左右拔除。

六、桡骨远端骨骺分离

众多骨骺损伤中,桡骨远端为最易发生损伤部位,占全身骨骺损伤的 40%~50%。

(一)致伤机制

与桡骨远端科利斯骨折几乎完全相似,个别病例则类似史密斯骨折,多系来自手掌或手背向上传导的暴力。

(二)分型

从 X 片所见分为以下 5 型(图 2-1-4-3-14)。

Ⅰ型 如上图所示,骨折线完全通过骺板的薄弱带。此型较少见,约占 10%。

Ⅱ型 与前者相似,但于骨质边缘处常有一

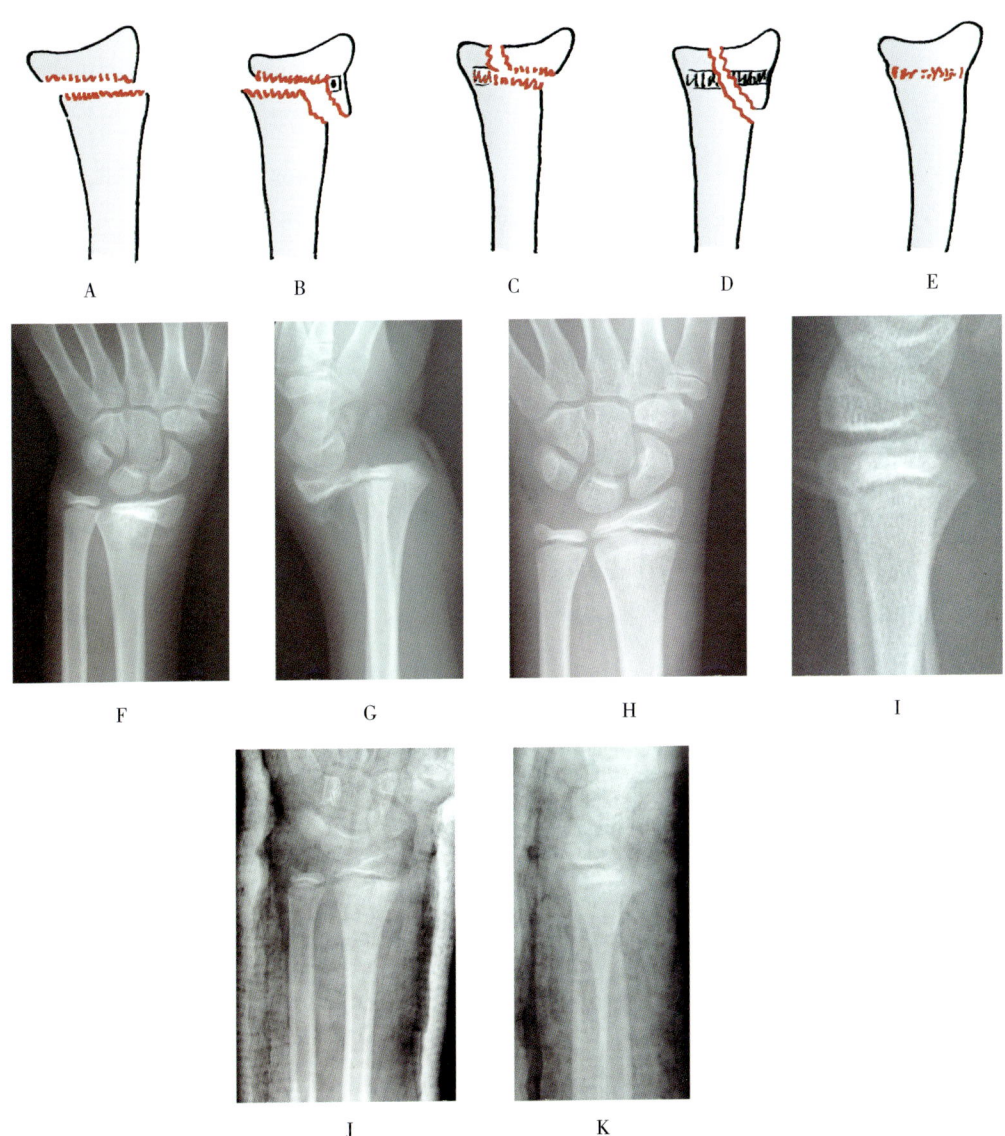

图 2-1-4-3-14 桡骨远端骨骺分离分型(A~K)
A~E.示意图:A. Ⅰ型;B. Ⅱ型;C. Ⅲ型;D. Ⅳ型;E. Ⅴ型;F~K.临床病例:F. G.伤后正、侧位X线片;
H. I. 复位后正、侧位X线片;J. K. 复位后予以石膏固定正侧位X线片

个三角形骨折片被撕下。此型最为多见,约占70%左右。

Ⅲ型 骨折线自关节面进入骨骺达骺板处,再沿一侧薄弱带到骨骺板边缘。此型少见。

Ⅳ型 与前者相似,唯骨折线自关节面进入骺板后,继续向前穿过薄弱带而延伸至骨骺端,形成类似巴顿骨折样移位,且骨折片不稳定,易移位。本型罕见。

Ⅴ型 为压缩型,即骨骺软骨板的压缩性骨折。此型诊断主要依靠医师的临床经验。易漏诊,直至晚期形成骨骺早期闭合、停止发育时才被发现,在临床上必须引以为戒。对腕部外伤后疼痛、沿骨骺线处有环状压痛者,均应想到此类损伤,并予以复位及固定等治疗。

亦有人提出增加骨骺环部无移位伤型,即Ⅵ型,但反对者认为临床难以判定。

(三) 诊断

根据其临床表现与桡骨远端骨折完全一致,包括餐叉状畸形、肿、痛、压痛及活动受限等即可初步诊断。但确诊及分型仍需依据X线平片所见。

(四) 治疗

与桡骨远端骨折治疗方法完全一致,但更应强调如下几点:

1. 早期解剖对位 越早复位,对骨骺的发育影响越小。无论何型骨骺损伤,均应力争解剖对位。由于小儿骨骺小,易获得解剖对位,个别有软组织嵌顿者则需开放复位。

2. 手法复位避免过多损伤 一般均应力争通过手法等非手术疗法达到复位,以免因开放复位操作时对骨骺的损伤。重复多次手法操作,势必加重对骨骺的损伤而引起早闭,以致后期出现曼德隆(Madelung)样畸形。因此在操作时应争取一次到位,切勿多次重复。

3. 骨骺处忌用内固定 任何波及骨骺的内固定物均影响骨骺的正常发育,非用不可者应选择避开骨骺线的骨质处(图2-1-4-3-15)。

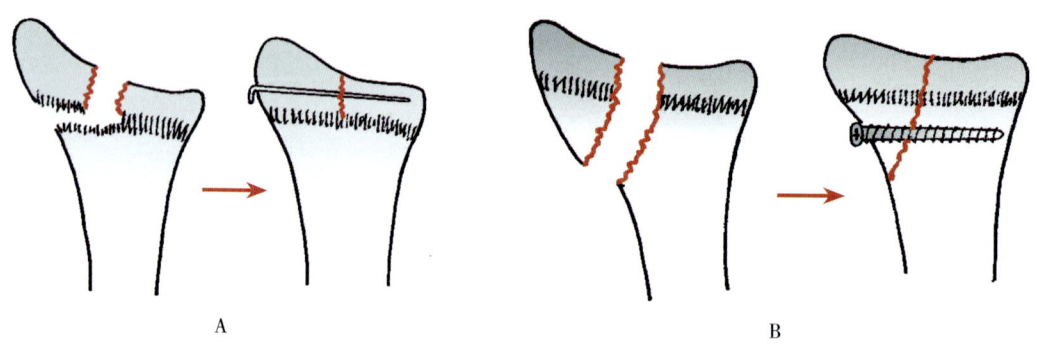

图2-1-4-3-15 桡骨远端面骨骺分离开放复位及内固定示意图(A、B)
A.Ⅲ型,克氏针内固定;B.Ⅳ型,螺钉内固定

(五) 预后

一般病例预后较好,少数损伤较重、且治疗不当而引起骨骺早期闭合者,数年后可出现尺骨长、桡骨短,手腕桡偏的曼德隆样畸形。此种畸形给患者带来不便和痛苦,可行尺骨茎突切除术矫正之。

七、桡骨茎突骨折

临床常可遇到单纯的桡骨茎突骨折,多因跌倒手掌着地,暴力通过舟、月骨传递所致。骨折片多呈横形或微斜形（图2-1-4-3-16），并向远端及桡侧移位。此外，如腕部过度尺偏时，桡侧副韧带的突然牵拉，亦可引起桡骨茎突骨折，外观则呈撕脱状。

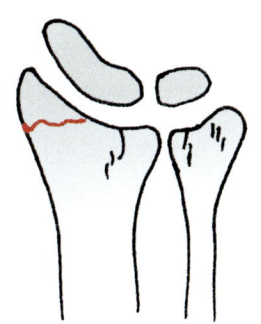

图2-1-4-3-16　桡骨茎突骨折示意图

（一）诊断

此种骨折部位十分表浅，X线能清楚显示骨折线，故易于诊断。若骨折线波及关节面，仍属关节内骨折，故要求尽可能地解剖复位。

（二）治疗

治疗应以非手术疗法为主，局麻后在牵引下使手掌略向尺侧偏斜，术者用拇指由桡侧向尺侧推挤骨折片，当触及骨折处并显示裂缝消失，再将患手放归原位，一般可获得满意的复位。闭合复位失败者，则开放复位，以螺钉或克氏针固定（图2-1-4-3-17）。术后用前臂石膏托保护。

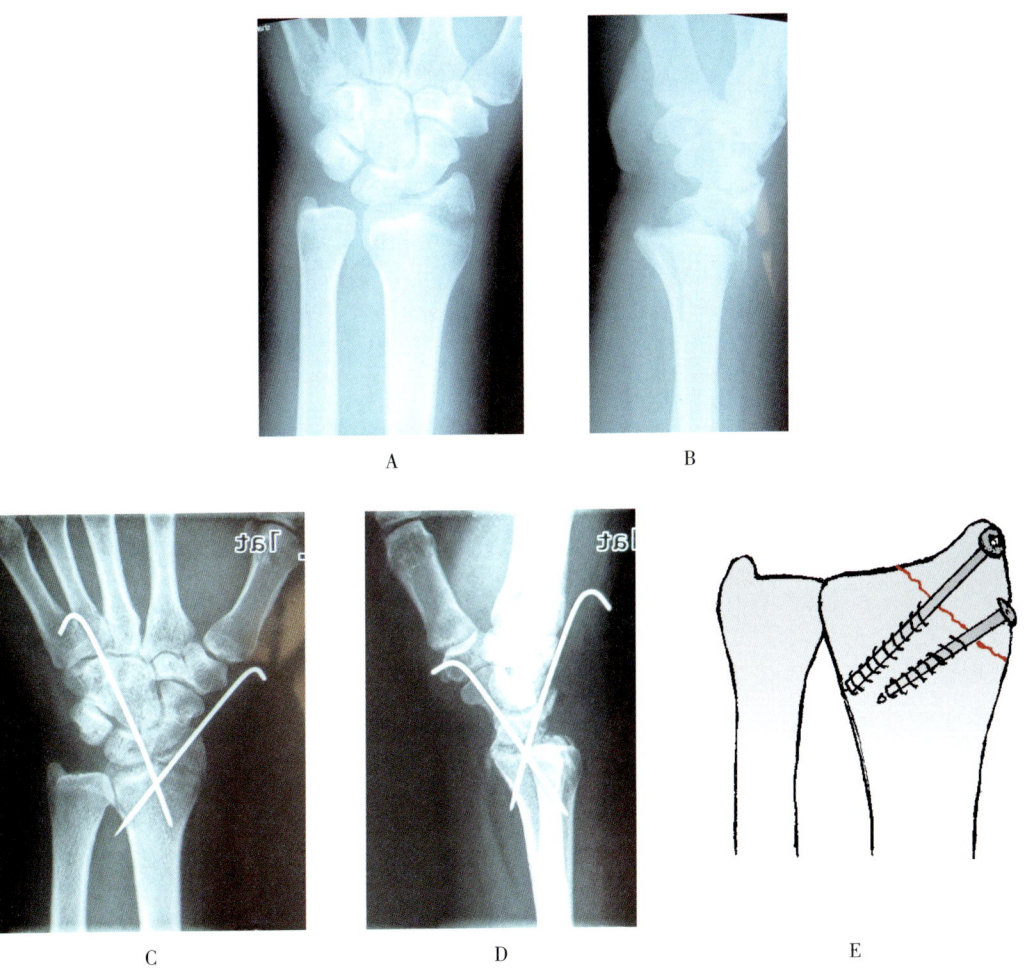

图2-1-4-3-17　临床举例（A~E）

桡骨茎突骨折可用克氏针（亦可用粗纹螺钉）固定　A~D临床病例：A.B. 桡骨茎突骨折正侧位X线片；C.D. 复位+克氏针固定后正侧位X线片；E. 拉力螺钉固定示意图

(三)预后

此种损伤,预后一般良好,因属关节内骨折,有引起创伤性关节炎之可能,应注意预防。尤应注意解剖对位,此为获得良好疗效的关键。

八、尺骨茎突骨折

尺骨茎突骨折多与科利斯骨折伴发,少数情况下也可单发,多系腕关节过度桡偏所致。常伴有三角软骨损伤,后期易残留腕痛及腕部无力等后遗症,应注意。

诊断多无困难,治疗可采用尺偏石膏托固定4~5周,拆石膏后再用护腕保护4~6周。后期疼痛加剧及功能受限者,可将其切除。如系三角软骨损伤(可用造影证实),仅将三角软骨切除即可。

九、恰佛(Ghauffeur)骨折

桡骨远侧关节面的桡侧或尺侧斜形骨折,并伴有尺桡下关节分离者(主要为尺侧型)为恰佛骨折(图2-1-4-3-18)。多由掌部着地、暴力沿腕骨传导所致,视骨折部位不同分为尺侧型及桡侧型。

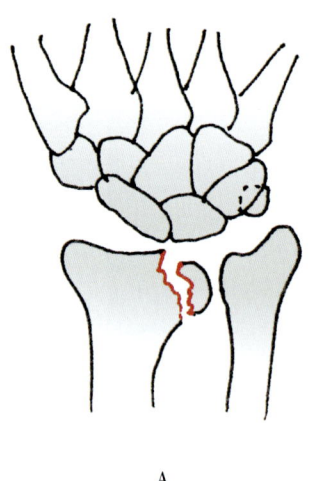 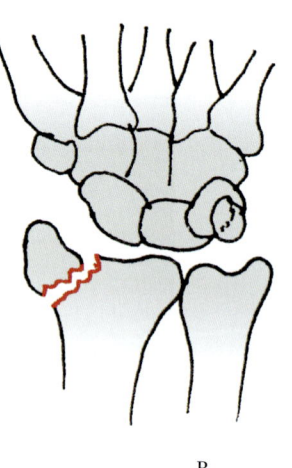

图2-1-4-3-18　恰佛骨折分型示意图（A、B）
A.尺侧型；B.桡侧型

诊断及鉴别诊断主要依据为X线平片。治疗以非手术疗法为主,牵引下用双手掌部对患腕的尺侧与桡侧同时加压,即可获得复位。手法复位失败者可行开放复位+克氏针内固定术。

（卢旭华　张振　李旭　于彬　赵定麟）

第四节　桡骨远端骨折的处理

一、概述

桡骨远端骨折是指距桡骨远端关节面 2.5cm 内的骨折。此类骨折占骨科急诊的 1/6 左右，多见于骨质疏松的中老年女性，其中年轻患者多为高能量损伤，老年人多为低能量损伤。

目前国内，手法复位结合石膏或夹板固定是治疗桡骨远端骨折的主要方式。由于桡骨远端血供丰富，骨折后骨不愈合并不常见，因此，对治疗稳定的桡骨远端骨折时常有着很好的疗效。

研究发现超过 50% 桡骨远端骨折可累及下尺桡关节（DRUJ）、桡腕关节，采用牵引或手法复位恢复桡骨远端的解剖，对于不稳定骨折因手法复位后缺乏可靠支撑，复位后常发生再移位，而最终的功能结果与残留的畸形有直接的关系。

二、解剖复习

正常桡骨远端桡骨茎突顶端至远侧尺骨关节面之间的距离称桡侧长度，平均为 11~12mm，使 X 线正位片上，关节面在额状面上向桡侧倾斜 20°~25°，即尺偏角，关节面向掌侧倾斜，即掌倾角，掌骨与桡骨在一直线上或轻度的偏前侧。桡骨远端的复位标准是基于正常的掌骨的长度和角度进行的（图 2-1-4-4-1）。

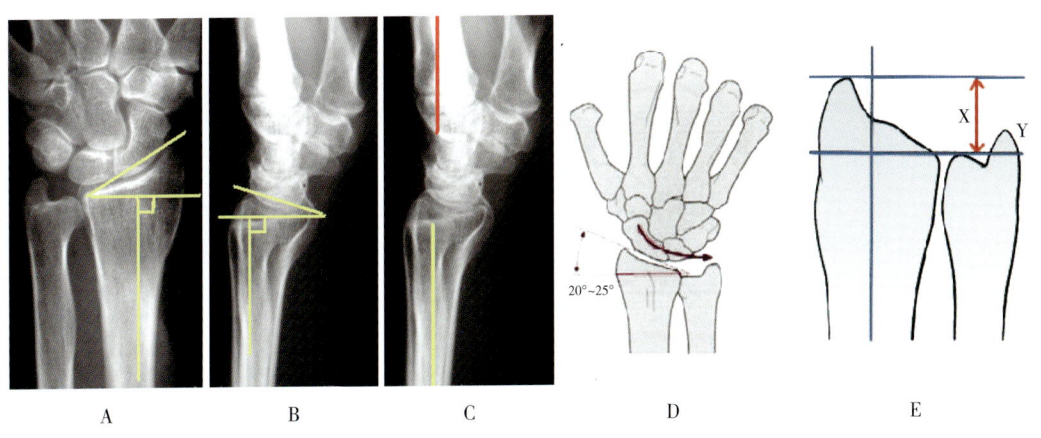

图2-1-4-4-1　腕部相关角度、轴线和高度X线片观及示意图（A~E）
A~C.X线片观：A.尺偏角；B.掌倾角；C.掌骨与桡骨轴线；D、E示意图：D.桡侧倾斜角；E.桡侧长度

三、分型

对骨折及伴随软组织损伤的范围和类型进行分类，可以让医生确定最佳治疗方案，判断预后，方便记忆。常见骨折分型有 Colles、Smith、Barton、Frykman、Cooney、Melone、Mayo、Fernandez 及 AO 分型等。除骨折分型外，认识骨折的不同特征，主要是对稳定和非稳定骨折的鉴别，这有助于治疗方法选择（图 2-1-4-4-2）。具体反映在明确骨折发生在关节内还是关节外；形状是横形、斜形还是粉碎形；畸形是桡侧移位、桡骨短缩还是成角移位所致；对于关节内骨折（关节面台阶是否超过

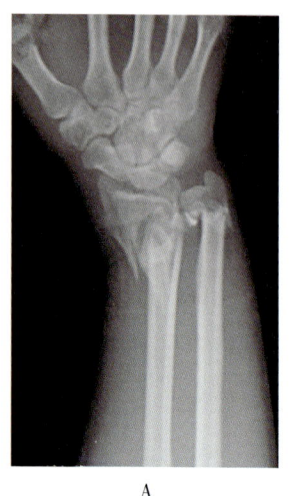 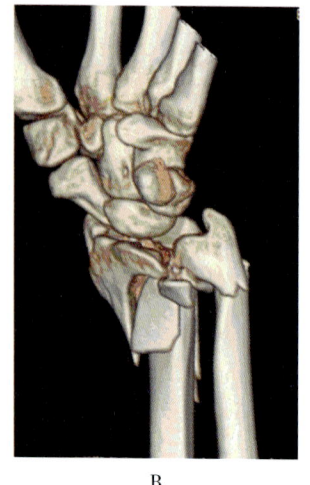 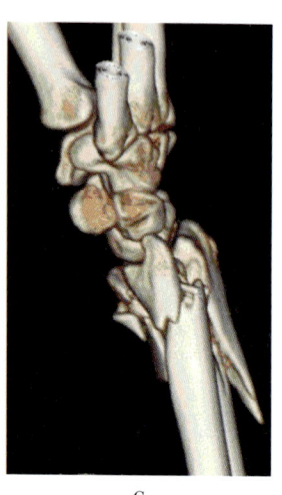

图2-1-4-4-2　不稳定骨折X线平片及CT扫描所见（A~C）

A. 正位X线片；B. 斜位CT扫描片；C. 侧位CT扫描片

2mm）；尺骨茎突骨折出现在尖、中部还是基底部，是否合并DRUJ损伤或不稳定。

对于桡骨远端超过10°的成角骨折、超过5mm的桡骨短缩、超过2mm的关节面台阶、侧位片越过中线的粉碎性骨折、掌侧和背侧皮质骨粉碎性骨折、难以复位的骨折、复位后再丢失及骨质疏松骨折、合并尺骨远端和尺骨茎突基底部骨折、伴DRUJ损伤骨折等，都属于不稳定骨折。

目前观点，对稳定骨折、无移位骨折、背侧成角小于10°、侧方移位小于1mm、关节内台阶小于1mm、无桡骨短缩的骨折可采用保守治疗。对不稳定桡骨远端骨折应该采取手术治疗。

四、辅助检查

正确的X线拍摄位置有助于骨折移位的判断，如①前后位：肩肘腕同高，手背向上，肘关节屈曲90°；②侧位：肩肘腕成一矢状面，拇指向上（图2-1-4-4-3）。如果X光成像不能提供关于桡腕关节面塌陷和间隙移位的足够信息，CT检查是必须的，CT检查可以是平扫或三维重建（图2-1-4-4-4）。当怀疑伴发韧带和三角纤维软骨复合体（TFCC）损伤时，可借助于MR检查。因为这些损伤在常规X线片上不能显示（图2-1-4-4-5）。

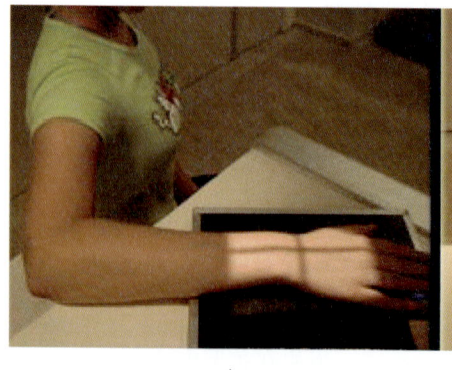 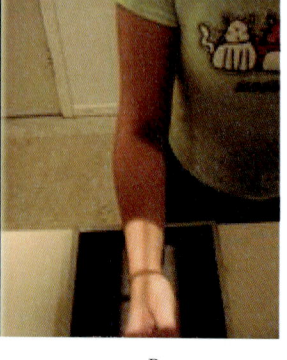

图2-1-4-4-3　腕关节拍照标准体位（A、B）

A. 前后位：肩肘腕同高，手背向上，肘关节屈曲90°；B. 侧位：肩肘腕成一矢状面，拇指向上

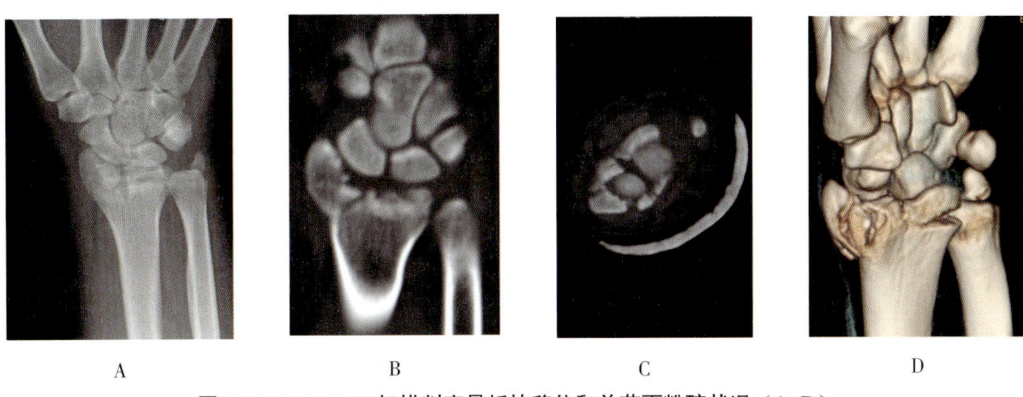

图2-1-4-4-4　CT扫描判定骨折块移位和关节面粉碎状况（A~D）

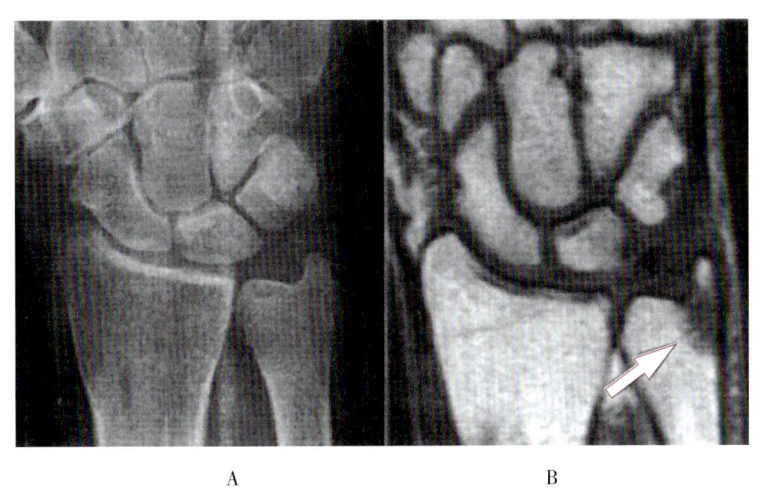

图2-1-4-4-5　X线平片与MR对比检查（A、B）
A.从临床检查及X线平片上怀疑韧带和三角纤维软骨损伤时，因常规X线片上不能显示，需行MR检查；
B.MR片显示三角纤维软骨损伤情况（箭头所指处）

五、治疗的基本要求

治疗原则是恢复桡骨长度，重建关节面，恢复桡骨角度（尺偏、掌倾角），提供并维持骨折部位稳定，早期关节功能训练。治疗目标是腕部无痛，功能完全恢复。

常用的治疗方法有非手术和手术治疗。非手术治疗主要为闭合复位+石膏或夹板固定；手术治疗方法主要有克氏针固定（经皮穿针或切开穿针固定）、切开复位+接骨板固定（掌侧、背侧、三柱）、外固定支架固定（跨关节、非跨关节）及其他固定方式等。

六、闭合复位外固定

对大多数稳定的桡骨远端骨折多选用闭合复位、夹板或石膏外固定仍是主要治疗方法，这类骨折闭合复位固定治疗后的效果较好。具体操作方法是让患者坐位或平卧位，在局部血肿内注入麻醉药物或臂丛神经阻滞麻醉下，行持续对抗牵引、左右摇摆、成角反折、提按等多种手法予以整复。保持尺偏掌屈（背侧移位）或背伸位（掌侧移位）进行固定，1~2周后X线片显示无骨折移位，改中立位固定（图2-1-4-4-6）。目前对复位后外固定的位置还存在争议，大多数学者认为外固定时要

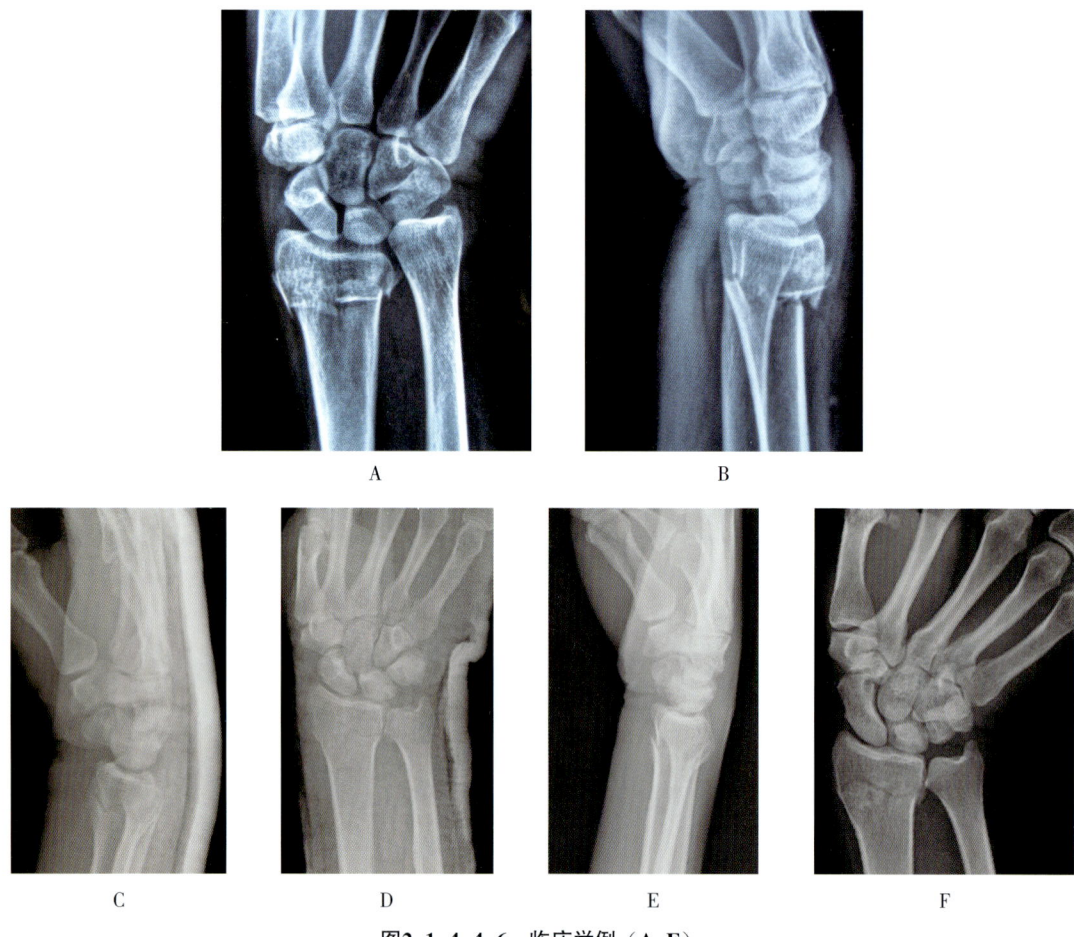

图2-1-4-4-6　临床举例（A~F）

闭合复位+石膏外固定　A. B. 受伤时腕关节X线正侧位片；C. D. 复位后以掌屈（或背伸）石膏固定；E. F. 愈合后状态

确保各掌指关节的自由活动度，并将腕关节固定于中立位。如手法复位失败或复位后骨折难以维持，出现复位再丢失，必须选择手术治疗。

七、经皮穿针术

此方法主要适用于关节外骨折、背侧移位骨块、闭合复位后易早期出现再移位的骨折，以及一些能闭合复位但无法靠外固定维持位置的关节内骨折。也可以作为石膏固定和外固定支架的有效辅助措施。研究发现，无论从复位的位置或是腕关节的功能，石膏固定与经皮穿针固定术相结合的方法都显著优于单用石膏固定组。不同类型的骨折可选用不同的穿针技术，包括桡骨茎突处穿针、尺骨茎突下进针横穿尺桡骨的方法、经过下尺桡关节穿针及经过骨折间隙进针（Kapandji技术）。目前应用比较多的是通过骨折块用1~2枚克氏针进行复位，并直接固定于骨干上（图2-1-4-4-7）。另一种方法为Kapandji技术。

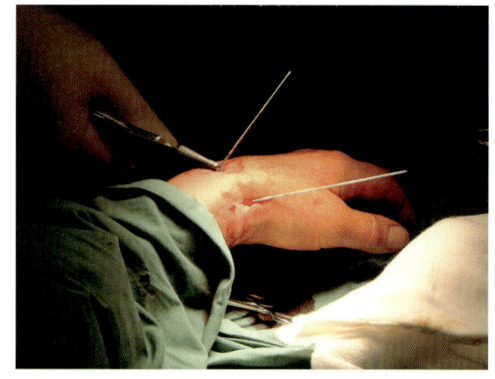

图2-1-4-4-7　经皮克氏针橇拨固定技术

操作步骤：先手法复位骨折，由助手维持骨折复位，术者自桡骨茎突向对侧干骺端皮质钻入两根较粗之克氏针，经C臂确认复位良好后，于皮下剪断克氏针。此法适用于桡侧塌陷和短缩明显的骨折，其可提供足够支撑及固定；内置克氏针可在6周后取出

技术,即所谓的骨折内穿针技术。此方法的特点是克氏针不是直接固定骨折块,而是起到支撑作用。方法是用1~3枚直径为2mm的克氏针分别通过腕背侧第一、二肌腱室,插入骨折间隙后,通过杠杆作用纠正掌倾角、尺偏角畸形,并将针固定在骨折近端皮质上,术后8周拔针。其最常见的并发症是退钉、反射性交感性营养不良、针道浅表感染及正中神经反支的感觉异常。此种治疗方法简单,成本低廉,有着广阔的应用前景。

八、外固定支架治疗

外固定支架的主要作用原理是通过韧带整复提供并维持骨折复位(稳定性),通过支架臂抵消前臂肌肉产生的引起骨折端移位的牵拉力,有效地阻止骨折移位,特别是轴向短缩,适用于粉碎性及软组织严重损伤的桡骨远端骨折,或结合其他内固定材料联合使用。但外固定器不能完全纠正成角畸形,对无韧带附着的骨折块,单用外固定器无法恢复其正常的位置,无法复位关节内骨折的关节面,容易导致关节面不平整,从而影响腕关节的力学或加重三角纤维软骨的负荷。近年有些研究显示腕周韧带的自发整复力不足以维持某些不稳定骨折的解剖复位,特别是关节面的掌倾角,因此现在的观点主要倾向于内、外固定器械(包括克氏针)的联合使用或使用针对特定骨折特别设计的外固定器械,以达到骨折端满意的复位,同时获得更好的稳定性,又减少应用牵引支架的时间。

腕关节外固定支架又可分为跨关节外固定支架和非跨关节外固定支架。非跨关节外固定支架适应于桡骨下端骨折不累及关节面的A型骨折,骨折线距关节面不少于10mm,关节内骨折无移位、移位可复位。跨关节外固定支架适应于涉及关节内的B、C型骨折。

外固定支架治疗的优点是操作简单,损伤小,长轴方向的牵引、调整,固定角度的调整,无骨折部位血运、软组织破坏和干扰(图2-1-4-4-8)。

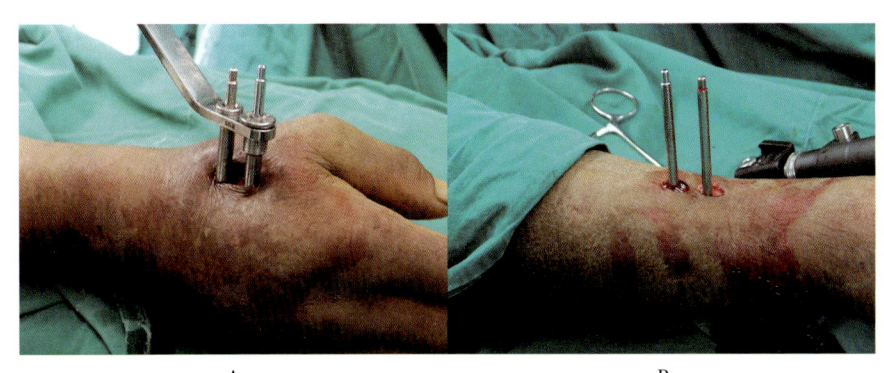
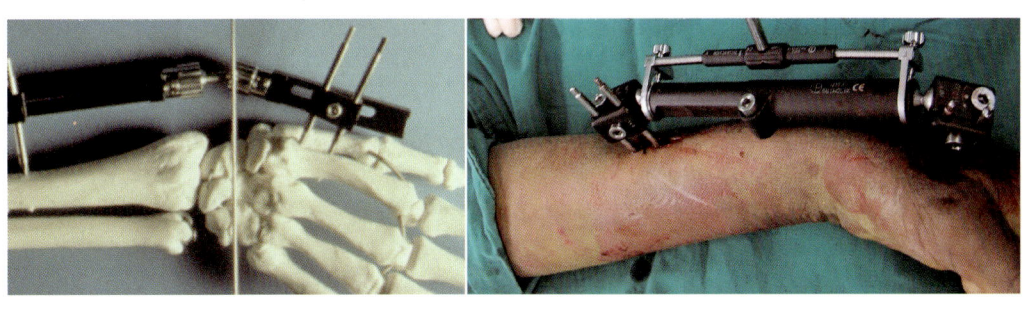

图2-1-4-4-8 外固定支架操作步骤(A~D)

A.B.将单边外固定支架置于桡骨外侧,先切开皮肤、皮下诸层,分别于第二掌骨干近端1/3处和桡骨干远端1/3处各置入两枚固定针,再插入套筒,并将固定针导入,注意避免损伤桡背侧皮神经;C.D.最后安装外固定支架,酌情将腕关节固定于中立位、掌屈位或背伸位,注意诸腕骨的位置,切勿旋转及过度牵引,腕关节功能位应背伸30°(C为标本模型)

外固定支架安置时应将腕关节固定于中立位并确保各掌指关节的自由活动。一般固定6周后拆除并进行腕部的康复训练。使用外固定器可能出现一定的并发症,针道感染最多见,其余还有深部感染、肌腱断裂、复位丢失、骨不连及反射性交感性营养不良等,腕关节及手指的僵硬也可能与外固定支架治疗有关。应用骨外固定器治疗桡骨远端骨折的疗效越来越被认同(图2-1-4-4-9)。

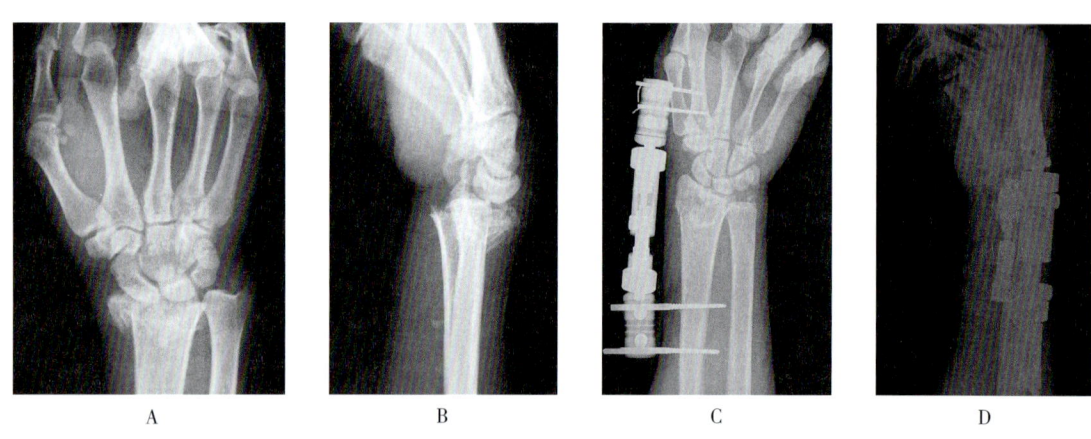

图2-1-4-4-9　临床举例(A~D)

A B.伤后X线正侧位片;C.D.外固定支架放置后正侧位X线片

九、切开复位接骨板内固定术

(一)手术病例选择

存在下列状况时可以考虑手术治疗,即存在不稳定因素的骨折,不稳定的边缘型剪力性骨折,无法复位的关节面骨折,桡腕关节骨折脱位,骨折复位后过早丢失,合并腕管损伤或软组织缺损,合并同侧的前臂或肘关节骨折,严重的Madelung畸形。以下被认为是不稳定因素:显著的粉碎性骨折,骨质疏松,背侧粉碎达50%或超过干骺端直径,关节内粉碎性骨折有移位(图2-1-4-4-10),关节面移位台阶超过2mm,累及桡腕关节,主要骨折块成角大于20°,轴向短缩或嵌插超过4mm;年龄超过60岁,合并尺骨骨折。

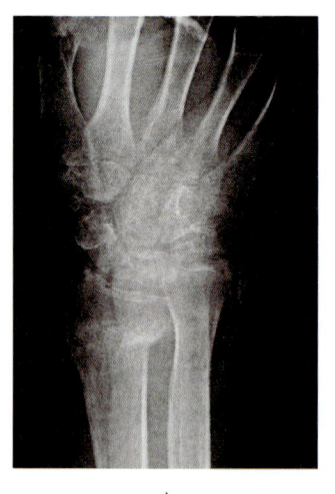
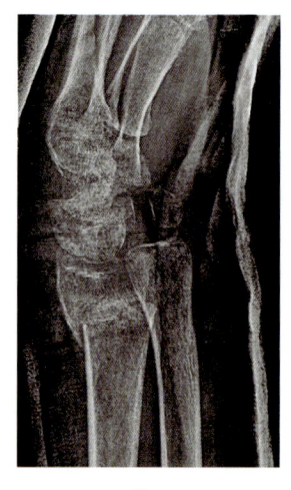

图2-1-4-4-10　临床举例(A、B)

A.跌伤后致桡骨远端粉碎性骨折X线正侧位片;B.经一般疗法(复位+石膏托)后逐渐呈现变位,40天后形成Madelung畸形

大部分桡骨远端骨折可以通过闭合或微创技术得以治疗，但对一些极不稳定的骨折，如复杂的C型关节内骨折、B2及B3剪切骨折等，行切开复位内固定仍是必须的。理想的内植入物要求是满意的内固定长期置放位置，能对骨质疏松进行稳定的固定，微创，技术操作简单，软组织侵袭小，对不同类型骨折的适应性强，能提供早期功能锻炼。

（二）手术入路选择

1. 概述　切开复位常用的手术切口有4种，即掌侧切口、背侧切口、桡骨茎突切口、掌背联合入路。较常用是掌侧切口和背侧切口。在手术入路选择中一般骨折块向哪侧移位就选择哪侧入路。在实际治疗桡骨远端骨折的过程中发现，背侧入路存在的问题很多，主要是骨面不平坦、置入的钉板紧贴肌腱，容易导致术后肌腱粘连，而且拇长伸肌腱常需横跨在固定板上，可能产生磨损甚至断裂，而且腕背侧切口本身也极易损伤桡浅神经或桡动脉的分支，当其向尺侧延长至腕关节尺背侧时，尺神经手背支的分支也极易损伤，骨愈合后需要拆除接骨板固定。

桡骨远端接骨板种类繁多，以部位分有掌侧、背侧、三柱接骨板，从形状分有T形、斜T形、7字形等接骨板，从材料分有不锈钢、钛制接骨板，从功能分有普通、锁定接骨板。可见桡骨远端骨折的治疗存在一定的复杂性和多样性。

锁定接骨板的出现为利用掌侧切口治疗桡骨远端背侧骨折奠定了基础。实验研究表明，掌侧锁定接骨板的生物力学稳定性优于其他T形钢板在掌侧的固定。它的出现实现了大部分桡骨远端骨折的手术治疗都能通过掌侧切口完成，治疗效果得到了医学界广泛的认可。掌侧锁定接骨板在治疗老年骨质疏松、高能量损伤及粉碎性桡骨远端骨折时有着很好的疗效，且并发症少。虽然掌侧固定可减少因钢板固定于背侧而产生的伸肌腱激惹或损伤，但现在发现，掌侧固定物也可能损伤到背侧伸肌腱，特别是拇长伸肌腱。其原因可能是某些钢板的钉孔引导螺钉钉头至第三伸肌间隔，另外加上背侧碎骨片的作用，使拇长伸肌受损，故掌侧固定应注意避免此类情况发生。

2. 背侧入路　可以显露桡骨远端的整个背侧面、桡尺远侧关节、尺骨头以及桡腕关节、尺腕关节和腕骨（图2-1-4-4-11）。入路步骤及注意点如下：

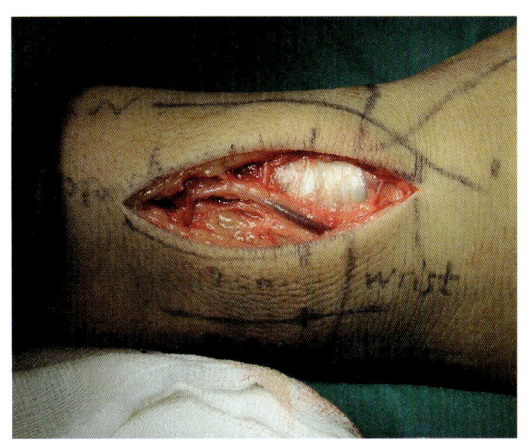

图2-1-4-4-11　背侧入路术中

（1）桡骨干远端和第二掌骨入路切口；

（2）保护桡神经感觉支；

（3）切口远侧找到尺神经背侧感觉支予以保护；

（4）纵行切开伸肌支持带，显露指总伸肌肌腱和示指固有伸肌腱；

（5）向桡侧牵开伸肌腱，显露桡腕关节背侧关节囊；

（6）纵行切开腱下支持带和背侧关节囊，桡骨远端游离全层桡侧和尺侧组织瓣；

（7）暴露骨折端，沿第3掌骨线在桡骨放置接骨板。

由于背侧入路存在较多问题，如骨面不平坦、置入的钉板紧贴肌腱，容易导致术后肌腱粘连甚至断裂，手术剥离较大，易产生关节僵硬等。目前应用没有掌侧接骨板广泛。

3. 掌侧入路　主要应用于桡骨远端和舟状骨骨折、畸形愈合或骨不愈合以及腕管和腕尺管的减压。入路步骤如下：

（1）于前臂远端掌桡侧，做纵形切口，长约5~7cm；

（2）在桡侧腕屈肌与掌长肌之间纵向分离；

（3）将拇长屈肌向桡侧牵拉，将正中神经及其他肌腱向尺侧牵拉；

（4）将旋前方肌于靠近其桡侧起点处切断，显露骨折端；

（5）复位骨折，塑型T形钢板。以便将钢板贴附并固定于近端骨折块上，钢板水平部分可对远端骨折块起到支撑和维持复位的作用；

（6）固定近端骨折块，通常仅需2枚螺钉，且无需用螺钉将远端骨折块固定于T形钢板水平部；

（7）在直视下或经C臂前后位和侧位透视，确认骨折复位及关节面重塑良好；

（8）将旋前方肌覆盖钢板，并修复其桡侧起点。关闭切口。

（三）应用桡骨远端掌侧锁定接骨板治疗背侧移位骨折技术

1. **原理**　如前所述，背侧入路存在的问题很多，主要是骨面不平坦，置入的钉板紧贴肌腱，容易导致术后肌腱粘连，而且拇长伸肌腱常需横跨在固定板上，可能产生磨损甚至断裂。而且腕背切口本身也极易损伤桡浅神经或桡动脉的分支，当其向尺侧延长至腕关节尺背侧时，尺神经手背支的分支也极易损伤，骨愈合后需要拆除接骨板固定。掌侧手术接骨板固定因骨面平整便于安放，钢板有旋前方肌覆盖保护，不需要取出，生物力学稳定性优于背侧，不会磨损肌腱，掌侧关节囊粘连机会少，有利于腕关节的屈曲，因此，利用掌侧接骨板复位、固定背侧骨块是一个很好的选择。

2. **具体操作**　先测量背侧移位骨块需要纠正的角度，手术取掌侧入路，进入、暴露骨折端同前述掌侧手术操作，摆放接骨板时板臂与骨干间预留出要恢复的角度，先固定远端骨折块，再利用卵圆孔，使用普通螺钉加压固定，使板臂压于骨干上，以此恢复背侧骨块成角，并利用螺钉在卵圆孔中的位置改变纠正尺偏（倾）角（桡骨长短），然后再逐一以螺钉固定。

此方法适用于A型（A2、A3）、C2型和C3.1型，对于B2型掌侧皮质完整的剪力型骨折，一般不建议采用该方法。

（四）三柱理论及手术选择

1. **基本概念**　将桡骨远端分为：①桡侧柱：桡骨茎突、舟状关节面。②中间柱：月骨关节面、乙状切迹。③尺侧柱：尺骨远端、三角纤维软骨复合体。

（1）三柱理论基于在腕关节的力传导中存在两个力传导中心　舟状骨与月骨，尺侧的中心位于月骨窝和尺骨处，经桡侧柱传导的力要比先前认为的要大，桡骨茎突处没有力传导，腕背伸时压力区域并没有向背侧移动。

（2）腕部力学传导为：①桡侧柱：提供稳定性、桡侧的骨性支持，具有支持作用的关节囊韧带附着于此；②中间柱：力传导；③尺侧柱：力传导和提供稳定性。

（3）治疗中三柱都需要获得稳定　桡侧柱可通过掌侧或者背侧提供支持。中间柱是桡腕关节的关键，掌尺侧与背尺侧的骨折块需分开各自复位。过度背伸的掌侧骨折块、失去掌侧支持，从掌侧复位；无法通过韧带牵引复位的背尺侧骨折块，从背侧复位。

2. **手术入路**　多选择背侧入路，以Lister结节为中心纵行切开，牵开肌腱同背侧入路并暴露骨折端，从骨膜下剥离，分别显露桡骨远端的下尺桡关节和桡骨茎突处，分别复位和置入三柱接骨板固定。若掌侧移位不易复位，可采用掌背侧联合切口。

（五）其他疗法

1. **髓内钉及其他特殊固定**　近几年国外对

桡骨远端A型骨折采用锁定髓内钉及其他一些复位、固定治疗，并取得了一定的疗效，目前尚无远期随访资料及国内尚未开展，此处不作详介。

2. 关节镜治疗桡骨远端骨折　随着腕关节镜技术的发展，腕部关节镜下手术开展逐渐广泛。桡骨远端骨折的治疗是通过关节镜下进行复位并与克氏针撬拨相结合，同时在镜视辅助下将骨折块复位，以达到关节面平整。由于手术是在关节囊内进行，无法准确复位干骺部骨折，因此主要针对关节内骨折，并作为治疗桡骨远端骨折的一种辅助手段。

（1）优点：

① 在很小的切口内为骨折复位提供优良的视野，避免切口过大所造成的组织损伤或切口过小所造成的显露不清。

② 能比其他方法更准确地判断关节面的平整。腕关节镜可以观察到整个关节面的情况，在镜下将骨折块复位。在X线下不能显影的关节内游离体或有潜在危险的软骨骨折在腕关节镜下通常能被发现，同时予以清除或修整。

③ 能观察关节软骨的损伤程度，有助于对预后的判断。

④ 可以用于早期判断及治疗骨折所造成的腕关节内紊乱征，如舟月韧带、月骨三角骨韧带撕裂等。

（2）不足之处：

① 关节镜检查不宜在急性损伤后的5~7天内进行，因为此时局部血肿尚未吸收，水肿还未消退。

② 由于整个过程需要大量的液体冲洗腕关节来保持视野的清晰，关节镜检查的时间不能过长（一般应短于1h），过度延长手术时间将会导致医源性前臂筋膜间室综合征的发生。

3. 骨与骨替代物移植　对于伴有骨缺损的粉碎性和骨折压缩大于0.5~1.0cm的桡骨远端骨折，植骨有利于对关节面塌陷起到支撑作用，维持关节面的平整，并且可以诱导骨生长，促进骨愈合，为早期功能锻炼创造机会。现今可用的植骨材料有自体骨、异体骨及人工骨。随着科技的发展，人工骨已有了很大的改进。有些选用可吸收材料，并且加有骨形态发生蛋白及某些生长因子的复合物也逐渐运用于临床。另外，磷酸钙也已应用于临床。

十、并发症的治疗与预防

桡骨远端骨折如处理不当往往会发生诸多并发症，常见的桡骨远端骨折并发症有以下几点：正中神经损伤、反射性交感神经性骨萎缩、背侧钢板固定后的伸肌腱激惹及损伤、创伤性关节炎、骨折不愈合。正中神经损伤是桡骨远端骨折后常见的并发症，骨折当时即损伤正中神经非常少见，正中神经损伤多与桡骨远端骨折后出现的血肿、骨折移位、水肿以及固定后腕关节的位置有关。反射性交感神经性骨萎缩也是常见的并发症之一，患者如在骨折愈合过程中出现逐渐加重的肿胀、疼痛、麻木和关节僵硬时，应引起注意。创伤性关节炎较多见。有研究发现：关节内骨折的不良复位，将导致腕关节快速的退行性变，大于2.0mm的关节内骨块的移位，会导致创伤性关节炎。背侧钢板固定后的伸肌腱激惹及损伤是过去较多见的并发症，但随着手术技术和手术材料的发展（背侧钢板变薄、LCP钢板通过掌侧入路固定背侧骨折块），这一并发症的发生率在逐年下降。骨折不愈合较为罕见，其发生可能与抽烟、制动不充分和过度的牵引有关。

随着科学技术的发展，桡骨远端的治疗方法多种多样，要达到桡骨远端的解剖复位已不是难事。但是，仍然没有一种方法可以治疗全部类型的桡骨远端骨折。而且有时一种治疗方法还不能完全解决某些类型的桡骨远端骨折。因此，尽可能选用最合适、对患者创伤最小的治疗方式来治疗此类骨折。而对于某些复杂骨折，可以采用多种治疗方法结合的方式来加以治疗,以达到桡骨远端的解剖复位和维持骨折的稳定。随着科技的发展,将有更多更好的内外固定器械出现,实现桡骨远端骨折治疗后更好的功能恢复及更少的并发症。

(王秋根)

参 考 文 献

1. 宫峰,罗旭耀.锁定加压钢板治疗桡骨远端粉碎性骨折27例疗效观察[J].海军医学杂志,2009,30(4)
2. 侯春林.桡骨远端骨折的治疗现状[J].中华手外科杂志,2006,22(1)
3. 李国风,蔡俊丰,李增春.背侧入路π钢板治疗桡骨远端骨折[J].中国骨伤,2008,21(7)
4. 钮心刚,孔庆义,严力生.前路手术结合微型空心螺钉治疗桡骨小头骨折[J].中国骨与关节损伤杂志,2008,23(11)
5. 钮心刚,孔庆义,严力生.肘前、外侧两种手术入路治疗桡骨头骨折的比较[J].生物骨科材料与临床研究,2009,6(2)
6. 俞秋纬,陈一鸣,沈强等.T形钢板内固定治疗桡骨远端不稳定骨折[J].中国骨伤,2007,20(1)
7. 赵定麟,李增春,刘大雄,王新伟.骨科临床诊疗手册.上海,北京:世界图书出版公司,2008
8. 赵定麟,赵杰,王义生.骨与关节损伤.北京:科学出版社,2007
9. 赵友明,池永龙,徐华梓.桡骨头切除术后的远期疗效分析[J].中华创伤杂志,2006,22(7)
10. Boykin RE, Baskies MA, Harrod CC, Jupiter JB. Intraoperative distraction in the upper extremity. Tech Hand Up Extrem Surg. 2009 Jun; 13(2): 75-81.
11. Dietz SO, Müller LP, Gercek E, Hartmann F, Rommens PM. Volar and dorsal mid-shaft forearm plating using DCP and LC-DCP: interference with the interosseous membrane and forearm-kinematics. Acta Chir Belg. 2010 Jan-Feb; 110(1): 60-5.
12. Guo-Qing Gu, Ren Yu, Yu-Fa Zhang.Volar t-type plate fixation for unstable distal radius fractures in the aged patient. SICOT Shanghai Congress 2007
13. Hua Chen, Ru-Kang Hong, Zhen-Wen Wang, etal. Treatment of the same side humerus and ulna radial fracture (30 cases analyse). SICOT Shanghai Congress 2007
14. Jochymek J, Skvaril J, Stary D, Gal P, Planka L. Use of locking compression plates for deformity correction of the forearm bones in children. Biomed Pap Med Fac Univ Palacky Olomouc Czech Repub. 2009 Mar; 153(1): 75-8.
15. Jun-Wu Huang, Wei-Yang Gao, Xiang-Yang Wang, etal. Comminuted fracture of distal radius managed by external fixation combined with limited internal fixation. SICOT Shanghai Congress 2007
16. Karuppiah SV, Johnstone AJ. Sauvé-Kapandji as a salvage procedure to treat a nonunion of the distal radius. J Trauma. 2010 May; 68(5): E123-5.
17. Kennedy SA, Slobogean GP, Mulpuri K. Does degree of immobilization influence refracture rate in the forearm buckle fracture? J Pediatr Orthop B. 2010 Jan; 19(1): 77-81.
18. Lewis T, Yen D. Percutaneous 3 Kirschner wire fixation including the distal radioulnar joint for treatment of pilon fractures of the distal radius-technical note. J Trauma. 2010 Feb; 68(2): 485-9.
19. Lichtman DM, Bindra RR, Boyer MI, Putnam MD, Ring D, Slutsky DJ, Taras JS, Watters WC 3rd, Goldberg MJ, Keith M, Turkelson CM, Wies JL, Haralson RH 3rd, Boyer KM, Hitchcock K, Raymond L. Treatment of distal radius fractures. J Am Acad Orthop Surg. 2010 Mar; 18(3): 180-9.
20. Mostafa MF, El-Adl G, Enan A. Percutaneous Kirschner-wire fixation for displaced distal forearm fractures in children. Acta Orthop Belg. 2009 Aug; 75(4): 459-66.
21. Nenopoulos SP, Beslikas TA, Gigis JP. Long-term follow-up of combined fractures of the proximal radius and ulna during childhood. J Pediatr Orthop B. 2009 Sep; 18(5): 252-60.
22. Piotrowski M, Pankowski R, Łuczkiewicz P, Samson L, Łabuć A. Possible causes of failure in treatment of forearm bone shaft fractures – own experience. Ortop Traumatol Rehabil. 2009 Mar-Apr; 11(2): 127-37.
23. Qing-You Lu, Bing-Yong Xi, Zhuang Peng.Indications of surgical treatment of unstable distal radius fractures. SICOT Shanghai Congress 2007
24. Qiu-Gen Wang.Treatment of unstable distal radius fractures. SICOT Shanghai Congress 2007

25. Ryan LM, Brandoli C, Freishtat RJ, Wright JL, Tosi L, Chamberlain JM. Prevalence of vitamin D insufficiency in African American children with forearm fractures: a preliminary study. J Pediatr Orthop. 2010 Mar; 30（2）: 106-9.
26. Sammer DM, Shah HM, Shauver MJ, Chung KC. The effect of ulnar styloid fractures on patient-rated outcomes after volar locking plating of distal radius fractures. J Hand Surg Am. 2009 Nov; 34（9）: 1595-602.
27. Wei-Dong Zhao, Yong Rui, Fan Liu, etal.the clinical efficacy of severe osteoporotic fractures of distal radius with π-plate fixation and autografting. SICOT Shanghai Congress 2007
28. Wei Wu, Xian Xu, Xiao-Bo Chang, etal. Locking compression plate fixation for distal radius comminuted fractures. SICOT Shanghai Congress 2007

第五章　手腕部外伤

第一节　手腕部骨折脱位

一、月骨脱位

（一）概述

月骨近端与桡骨下端，远端与头状骨，两侧分别与舟状骨和三角骨形成关节。月骨的四面均为关节面，仅在其掌面和背面有桡月前、后韧带与桡骨相连，其内有月骨背侧动脉和月骨掌侧动脉，为月骨供应血液。

月骨脱位在腕骨脱位中最为常见。跌倒时手掌着地、手腕强烈背伸，受桡骨下端与头状骨的挤压，使月骨向掌侧脱出。由于所受暴力的大小不同，月骨可出现不同程度的脱位（图2-1-5-1-1）。月骨脱位后，常因桡月韧带损伤而影响月骨的血供，严重脱位者，桡月前、后韧带均损伤，月骨完全失去血供，即使立即复位，亦不能避免发生月骨缺血性坏死。

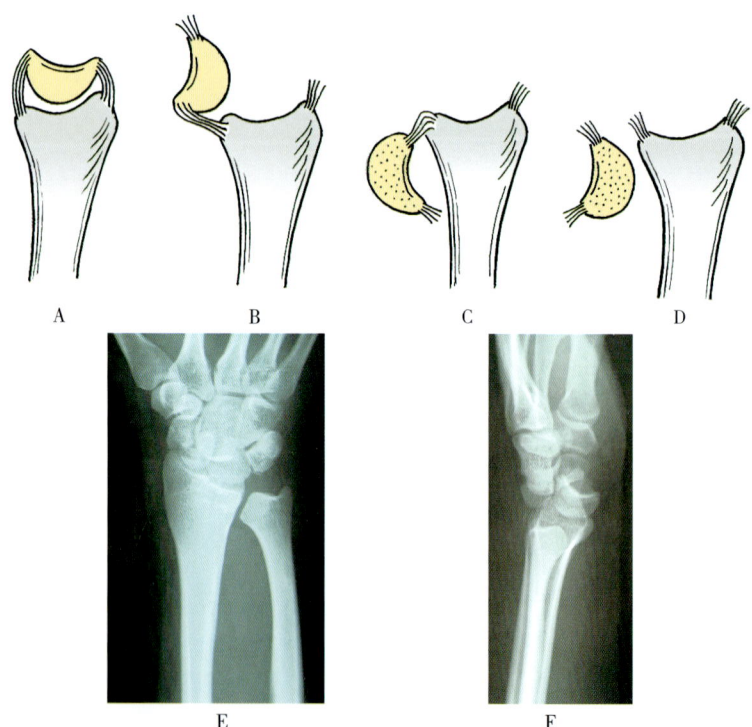

图2-1-5-1-1　月状骨脱位示意图及临床病例（A~F）

A~D. 示意图：A. 正常位置；B. 桡月后韧带断裂，月状骨旋转90°；C. 桡月后韧带断裂，旋转270°以上，影响血供；D. 前、后韧带均断裂，血供中断；E.F. 临床举例：E. 舟状骨骨折伴月骨脱位正位X线片；F. 同前，侧位X线片新鲜的月骨脱位应首先采用手法复位。如手法复位失败,或为陈旧性脱位,或月骨已发生缺血性坏死者,则需手术治疗。

(二)切开复位术

1. 适应证　新鲜月骨脱位伴有明显正中神经压迫症状或手法复位失败者;陈旧性月骨脱位,手法已难以复位者,应行手术切开复位。

2. 麻醉和体位　臂丛神经阻滞麻醉,患肢外展置于手术台旁的手术桌上。

3. 操作步骤

(1)切口　于腕部掌侧,自大鱼际纹近侧横过腕横纹向前臂远端作S形或Z形切口,长约4~6cm(图2-1-5-1-2)。

(2)显露月骨　切开皮肤、皮下组织,显露腕横韧带并于其偏尺侧,从近端向远端逐渐将其切开,特别是在腕横韧带远侧缘应靠近尺侧,注意保护位于腕横韧带远侧缘桡侧的正中神经鱼际支。将掌长肌腱、桡侧腕屈肌腱、正中神经和拇长屈肌向桡侧牵开,将指浅、深屈肌腱牵向尺侧,显露腕关节掌侧关节囊,此时即可见脱位的月骨向腕掌侧突起(见图2-1-5-1-2)。

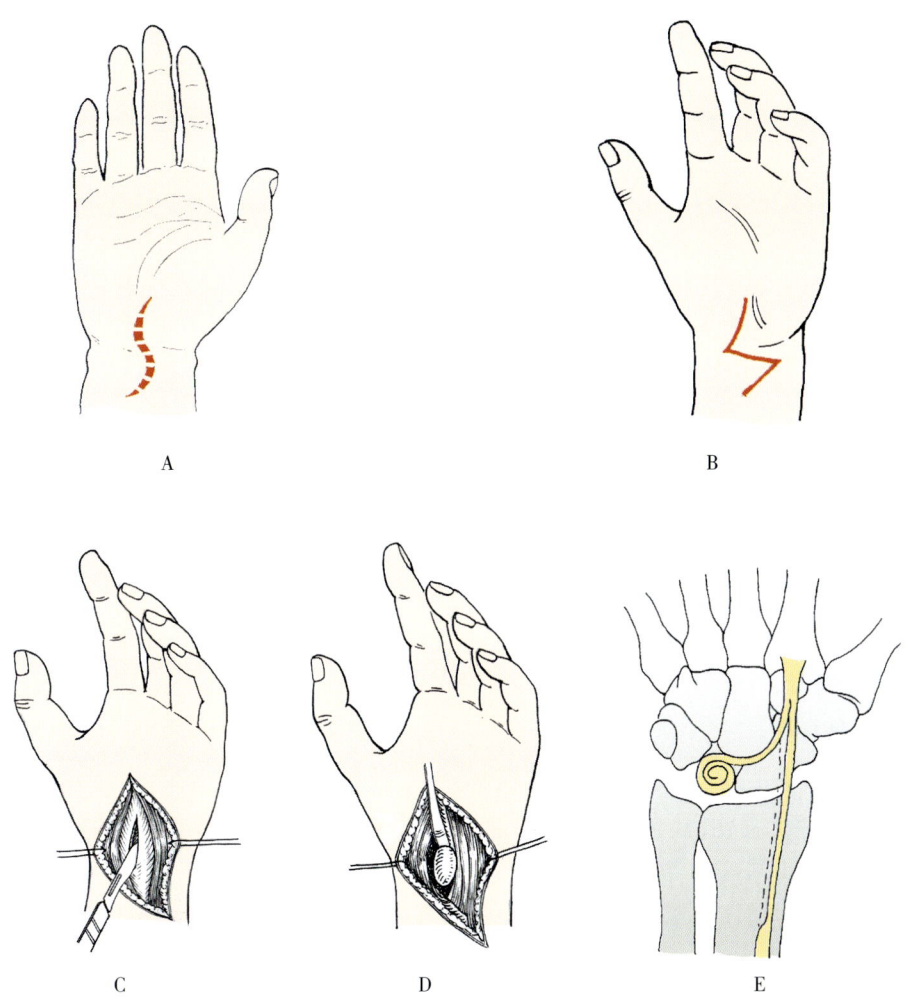

图2-1-5-1-2　月骨脱位切开复位手术切口及显露示意图(A~E)
A. S形切口;B. Z形切口;C. 切断腕横韧带,保护好神经和肌腱,切开关节囊;
D. 直视下将月状骨还纳,或将其摘除;E. 月骨摘除,可用肌腱团植入关节成形(术)

（3）切开关节囊　显露月骨时,应特别注意避免损伤桡月前韧带,以免影响月骨的血液供应,导致月骨缺血性坏死。

（4）脱位月骨的复位　将腕关节背伸,以扩大腕关节间隙。清除关节腔内血肿和机化组织,分离月骨周围的粘连。于腕关节背伸位,用拇指按压月骨远端,使其复位。如有困难,可用骨膜剥离器将头状骨撬起,以利月骨复位（图2-1-5-1-3）。此时,应注意勿损伤月骨的软骨面。

（5）闭合切口　仔细止血,缝合关节囊,将牵开的肌腱和正中神经回复原位。术中注意对正中神经的保护。腕横韧带缝合数针,亦可不予缝合。最后缝合皮肤,关闭切口。

4. 术后处理　用前臂石膏托将患肢腕关节固定于屈曲45°位。1周后将腕关节改为中立位,继续固定两周后拆除石膏托,拆除缝线,进行腕关节屈伸功能锻炼。并辅以物理治疗和中药熏洗。在腕关节固定期间,应鼓励患者主动高举患肢,并进行手指主动屈伸活动。

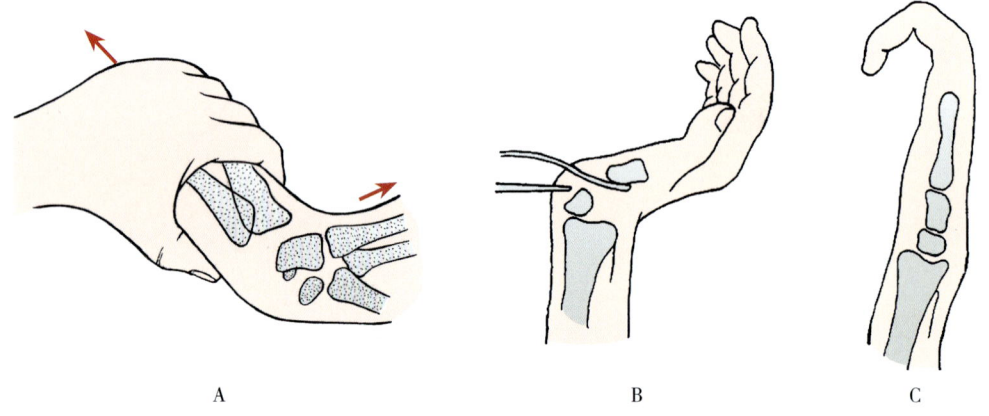

图2-1-5-1-3　月骨复位方法示意图（A~C）
A.先用徒手复位；B.亦可采用神经剥离撬拨复位；C.已复位

(三)月骨摘除术

1. 适应证

（1）新鲜月骨脱位　切开复位时发现桡月前韧带已完全断离者,月骨已完全游离,复位后将发生月骨缺血性坏死。

（2）陈旧性月骨脱位　血运已有一定破坏,加之切开复位时手术损伤,常会加重月骨血液供应障碍,术后效果常不满意,因此亦可考虑行月骨摘除术。

（3）月骨脱位复位后　月骨有明显缺血性坏死、变形或伴有损伤性关节炎者,应行月骨摘除术。

2. 麻醉和体位　臂丛神经阻滞麻醉,患肢外展置于手术台旁的手术桌上。

3. 操作步骤　手术操作步骤与切开复位术相同。切开腕关节关节囊显露月骨后,分离月骨周围的粘连,切断月骨与周围软组织的联系,用有齿血管钳夹住月骨,将其摘除,必要时用骨膜剥离器将其撬出。然后逐层缝合切口。

在陈旧性月骨脱位,特别是月骨缺血性坏死的病例,切除月骨后,可采用肌腱植入关节成形术,即将掌长肌腱或桡侧腕屈肌腱从中剖开一半,切取长约6~8cm的带蒂腱条,将其从近端向远端翻起,并卷成团状,用3/0线缝合固定2~3针,以防卷成团状的肌腱散开。然后置入月骨切除后的腔隙内,与关节囊缝合固定1~2针,防止其退出(见图2-1-5-1-2E)。最后缝合关节囊,逐层关闭切口。

4. 术后处理　月骨摘除或肌腱置入关节成形术后,用前臂掌侧石膏托将患肢腕关节固定于功能位,3周后拆除石膏托,进行腕关节屈伸功能锻炼。对月状骨坏死之后期病例,视坏死程度而酌情处理(图2-1-5-1-4),严重者则需行月骨摘除术。

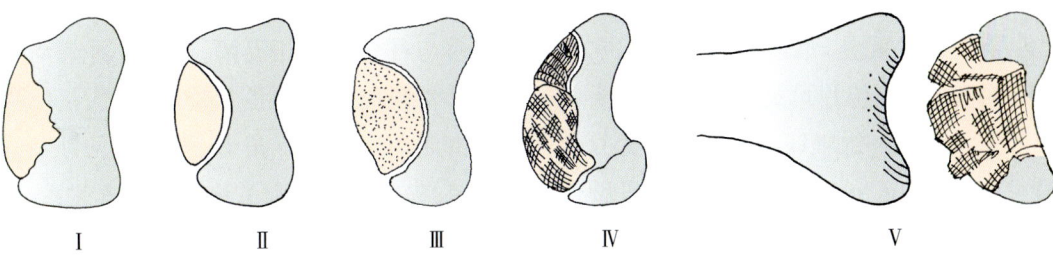

图2-1-5-1-4 月骨坏死分度(I~V)示意图

二、经舟骨月骨周围脱位的手术治疗

(一)概述

月骨周围脱位,即月骨保持与桡骨的正常关系,而其他腕骨一同向腕背侧或掌侧脱位。月骨周围脱位有多种类型,以经舟骨月骨周围脱位最为常见。

经舟骨骨折月骨周围脱位,即腕舟骨骨折、舟骨近侧骨块和月骨保持与桡骨的正常关系,而舟骨远侧骨块和其他腕骨一同向腕背侧或掌侧脱位(图2-1-5-1-5)。大多是跌倒时腕关节过伸位着地受伤所致,因此多为向背侧脱位,

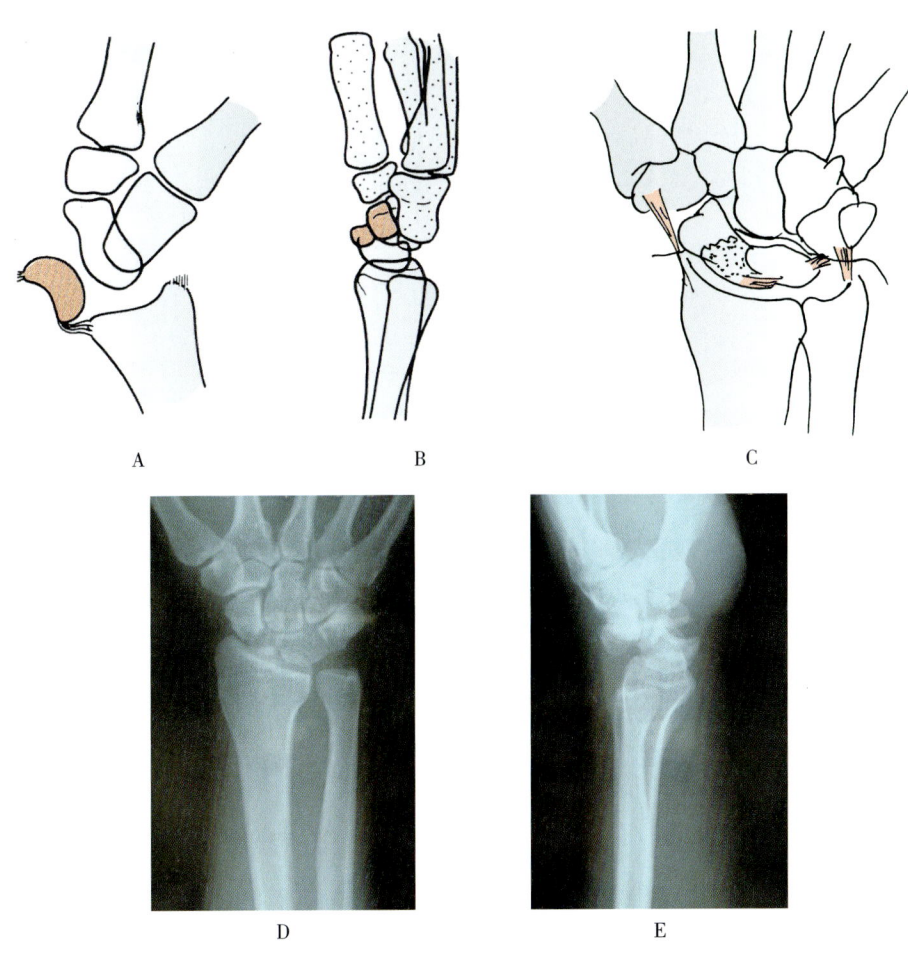

图2-1-5-1-5 月状骨脱位(A~D)
A~C.为示意图,分别为斜位,侧位及正位观;D.E.临床举例正侧位X线片

仅有少数向掌侧脱位者。常由于对其缺乏认识而误诊,正确诊断的关键是正确认识其X线表现的特点。正常腕关节的斜位和侧位X线片,见各腕骨相互重叠,难以辨认。但正常情况下腕平伸位时,侧位片可见桡骨、月骨、头状骨与第三掌骨连成一纵轴线。而在经舟骨月骨周围背侧脱位时,正位X线片显示为舟骨腰部骨折和头状骨向近侧移位,头状骨近端与月骨的阴影部分相重叠;侧位片显示头状骨的位置脱向月骨背侧,而月骨保持它与桡骨的正常关系。由于对这一特征缺乏认识,常易在正位片上仅诊断为舟骨骨折,而在侧位片上则将头状骨向月骨背侧的脱位误诊为月骨半脱位,其主要原因是忽视了月骨与桡骨的关系是正常的;也易与月骨脱位相混淆,经舟骨月骨周围脱位与月骨脱位的区别是月骨脱位时,正位片见月骨由四边形变为三角形,侧位片见月骨向掌侧翻转,失去与桡骨和头状骨的正常关系,而头状骨与桡骨的关系正常(图2-1-5-1-6A)。临床上亦可遇到伴桡骨茎突骨折的腕关节脱位(图2-1-5-1-6B),还有将其他腕骨向背侧的脱位误诊为桡腕关节脱位者。

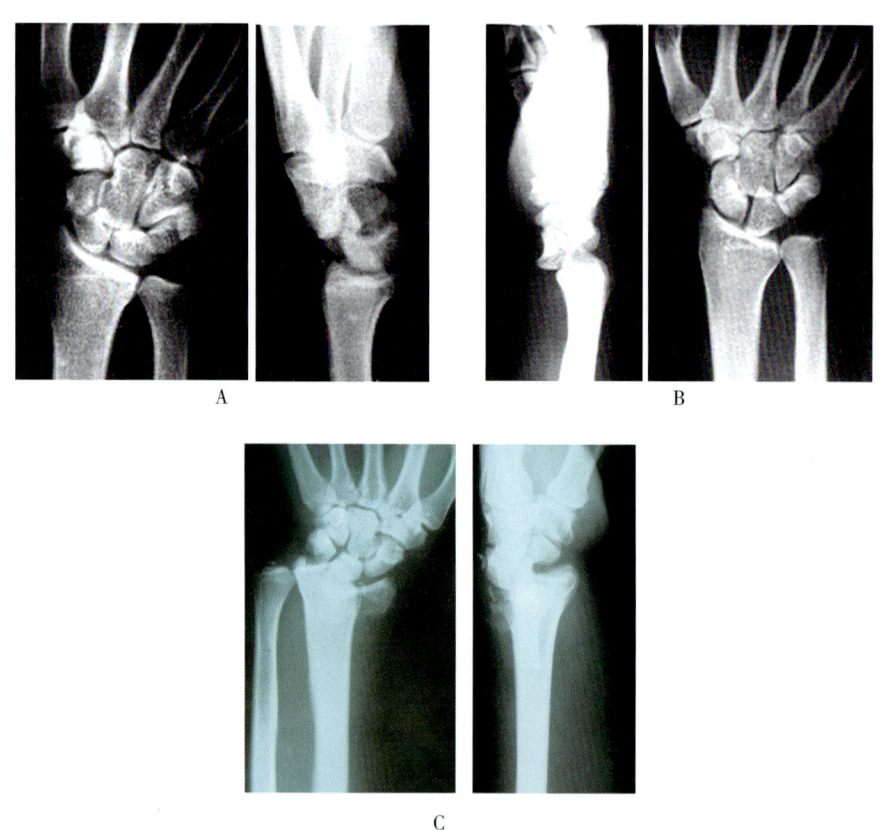

图2-1-5-1-6 临床举例(A~C)

A.经舟骨月骨周围脱位;B.月骨脱位;C.腕关节骨折脱位

新鲜的经舟骨月骨周围脱位,应先采用手法复位,此时不仅要求使各腕骨间的关系恢复正常,而且要求将舟骨骨折尽可能达到解剖复位,以利于骨折愈合,然后用石膏外固定。

(二)切开复位术

1. **适应证** 新鲜经舟骨月骨周围脱位手法复位失败,或手法复位舟骨骨折不能达到解剖复位或复位后不稳定,以及陈旧性经舟骨月骨周围脱位,应行切开复位术。

2. 麻醉和体位　臂丛神经阻滞麻醉,患肢外展置于手术台旁的手术桌上。

3. 操作步骤

(1) 切口　从手背偏桡侧横形经腕背部向前臂远端尺侧延伸,作一S形切口。

(2) 牵开血管　切开皮肤及皮下组织,保护手背及腕背较大的浅静脉,必要时切断结扎其间的吻合支,以便将主要静脉干向两侧牵开。

(3) 切开深部韧带　纵向切开腕背伸肌支持带的远侧部分,将伸指肌腱牵向尺侧,拇长伸肌腱牵向桡侧,显露腕关节背侧关节囊。

(4) 横形切开关节囊,显露腕关节　此时可见脱向背侧的头状骨及其相邻的舟骨远侧骨折块和三角骨。月骨及舟骨近侧骨折块倒向掌侧。

(5) 清除关节腔内的血肿及机化组织　轻度屈伸活动腕关节,使关节周围的粘连松解。借助骨膜剥离器,从远侧方向插于头状骨与月骨之间。在助手将腕关节牵引的情况下,以头状骨为支点,用力将月骨连同桡骨远端向背侧撬起,并将头状骨压向掌侧,使头月关系恢复正常。此时,舟骨骨折也将随之达到复位。

(6) 检查局部　检查桡月和头月关系以及舟骨骨折复位情况,有条件者,术中可用C臂X线机透视,确认达到正确复位。

(7) 闭合切口　复位被牵开的伸肌腱,由于伸肌支持带近侧部分或相连的前臂深筋膜保持完整,切开的部分伸肌支持带可以不予缝合;缝合皮肤,闭合伤口。

4. 术后处理　用石膏托将患肢固定于腕关节轻度背伸位。术后两周拆线后,更换前臂管型石膏继续固定6~8周。拆除石膏行X线拍片,待舟骨骨折愈合后,进行腕关节主动伸屈功能锻炼。

(三) 近排腕骨切除术

1. 适应证　陈旧性经舟骨月骨周围脱位,复位困难者,可采用近排腕骨切除术,即切除舟状骨(包括近、远端骨折块)、月骨和三角骨。使头骨近端的关节头与桡骨远端的月骨关节凹形成新的桡腕关节,可保留部分腕关节的活动功能。

2. 麻醉和体位　臂丛神经阻滞麻醉,患肢外展置于手术台旁的手术桌上。

3. 操作步骤

(1) 切口　手术切口及关节囊切开后显露腕关节的步骤与经舟骨月骨周围脱位切开复位相同。

(2) 切除近排腕骨　清除关节内疤痕组织,显露月骨,在月骨周围背侧脱位时,头骨位于背侧,月骨位于掌侧,部分被头骨覆盖。牵引患手,并且向掌侧屈曲,用骨膜剥离器分离月骨与周围的粘连,离断桡月前韧带和桡月后韧带,逐渐将月骨摘除,如整块切除有困难,可将其分块摘除。然后在腕关节牵引和屈曲位,切除舟骨和三角骨。舟骨可全部切除或于头骨近端平面切除。为避免舟骨远侧保留部分的近侧骨端与桡骨远端桡侧关节面之间引起创伤性关节炎,以将舟骨近、远端骨折块全部切除为宜。

(3) 重建桡腕关节　近排腕骨切除后,放松牵引,远排腕骨的头状骨立即向近侧移动,其近端的关节面与桡骨远端的关节面形成新的桡腕关节(图 2-1-5-1-7)。

(4) 闭合切口　缝合关节囊,放回牵引的伸肌腱,缝合腕背侧韧带,缝合皮肤。

4. 术后处理　用石膏托将患肢腕关节固定于功能位,3周后拆除固定,进行腕关节屈伸功能锻炼。并辅以适当的中药熏洗以及物理治疗,以促进腕关节活动功能恢复。腕关节活动功能恢复情况取决于功能锻炼的程度,一般在术后3个月左右能恢复一定程度的腕关节活动度,并能恢复适当的工作。头骨近端与桡骨远端月骨凹形成新的腕关节,保留了腕关节的部分活动功能,大多数病例腕关节伸屈活动度可以达到正常侧的60%左右。

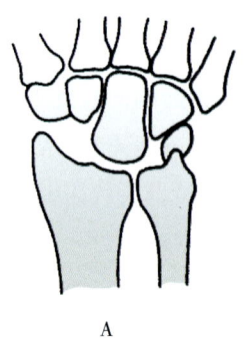 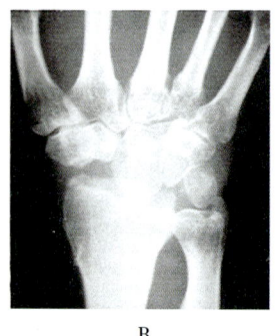 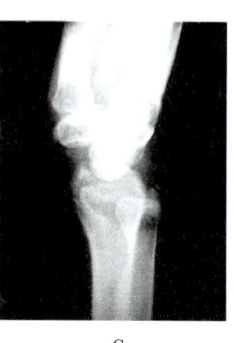

图2-1-5-1-7　近排腕骨切除（A~C）

A.近排腕骨切除范围示意图；B.C.近排腕骨切除后形成新的桡腕关节

5.注意事项

（1）切开皮下组织时,应注意避开和保护桡神经分支,以免造成损伤。

（2）剥离切除舟骨、月骨和三角骨时,应沿着拟切除的骨块剥离,避免损伤头状骨近端和桡骨远端的关节面。如舟骨有骨折,切除舟骨时,应注意将舟骨远侧骨折块也完全切除,以免遗留的骨块日后引起创伤性关节炎。

（3）大多角骨毗邻桡骨茎突,如桡骨茎突影响腕关节桡偏者,则应切除桡骨茎突。在横形切除桡骨茎突时,要避开桡骨月骨凹的桡侧缘。

三、舟骨骨折

（一）概述

舟骨形态不规则,因其似船而得名,其远端凹面与头状骨,近端凸面与桡骨、尺侧与月骨,远侧与大、小多角骨分别形成关节。因此,其表面大部分为关节软骨,仅于腰部和结节部有来自背侧和掌侧桡腕韧带的小血管。当腰部骨折时,可能导致近侧骨块缺血性坏死。舟骨跨越腕中关节,为近、远两排腕骨活动的杠杆,对腕关节的稳定具有重要作用。

（二）致伤机制

腕部骨折中,舟骨骨折最为多见,常为间接暴力所致,即跌到时手掌于旋前、背伸和桡偏位着地,舟骨近极被桡骨远端和桡舟头韧带固定,远极被大、小多角骨及头状骨向背侧推挤而发生骨折。其骨折线可为斜形、横形和竖直形。骨折可发生在不同的部位,但以腰部骨折最多,而该处血供较差,因而愈合时间较长（图2-1-5-1-8）。

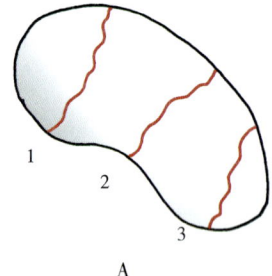 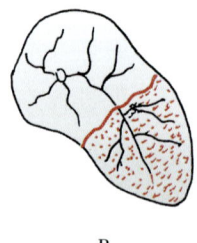 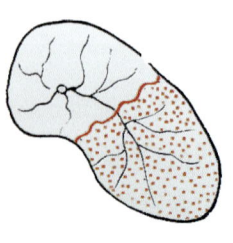 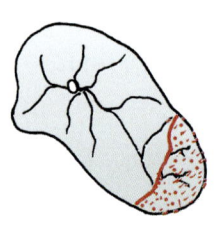

图2-1-5-1-8　骨折部位与血供示意图（A~D）

舟骨骨折常见的骨折类型及舟状骨折部位与血供之关系　A.骨折部位：1.结节部骨折；2.腰部骨折；3.近端骨折；B.结节部骨折预后较好；C.腰部骨折血供较差；D.近端骨折血供最差

(三)临床表现与影像学特点

舟骨骨折多见于青壮年男性,出现腕部肿胀,特别是腕背桡侧。鼻烟窝变浅,舟骨结节处及鼻烟窝有明显压痛,纵向推压拇指可引起疼痛;疑有骨折者应拍摄正位、侧位、舟骨位(图2-1-5-1-9)、前后和后前斜位X线片,大多数骨折可以显示出来。不完全骨折其骨折线可能显示不清或不显示,容易造成漏诊。对于局部症状明显者,应先按骨折处理,用石膏固定两周后再拍片复查,可能会因骨折处骨质吸收,能显示出骨折线。亦可尽早行CT扫描检查。

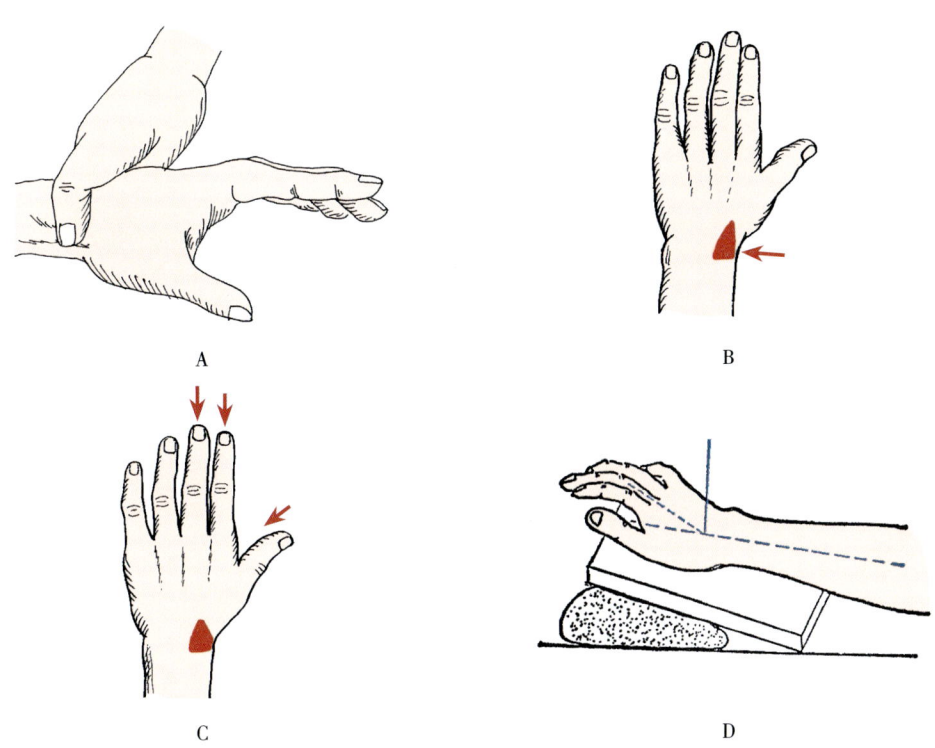

图2-1-5-1-9 舟状骨临床检查及拍片角度示意图(A~D)
A.鼻烟壶处压痛;B.C.为直接及间接手指加压试验压痛痛点;D.尺侧偏斜拍片及拍片角度

(四)治疗

舟骨骨折的治疗视骨折的类型而定。新鲜无移位的稳定性骨折,通常勿需复位,一般以拇人字管型石膏固定即可(图2-1-5-1-10)。即于腕关节背伸30°、拇指对掌位,石膏远端至2~5指的掌指关节,拇指则至指间关节,石膏近端至肘关节下方。固定时间依骨折部位不同而异,舟骨结节及其远端骨折血供较好,约需固定6~8周。舟骨腰部、体部骨折和远侧骨折块血供较差,所需固定时间较长,可能需要固定3个月或更长。

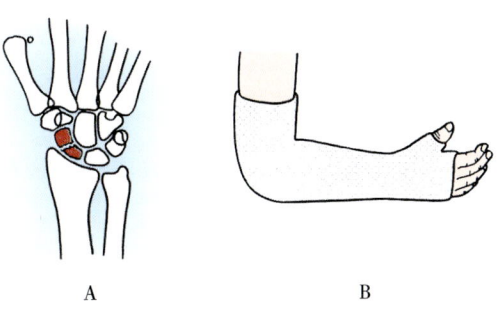

图2-1-5-1-10 舟状骨骨折治疗示意图(A、B)
A.舟状骨骨折;B.以拇人字石膏固定

新鲜不稳定性骨折,即骨折有侧方和成角移位者,应首先采用手法复位。在纵向对抗牵引下,用手指按压骨折远、近端使之复位。应用长臂拇人字管型石膏固定,石膏管型的近端延伸至肘关节上方,以便更好地限制肘部及前臂的活动,减少小关节韧带的张力。固定6周后可更换短臂管型石膏,继续固定直至骨折愈合。对于难以维持其位置稳定者,可考虑手法复位后闭合穿针作内固定,再予以管型石膏固定。闭合复位失败者,可行切开复位内固定。但在术中应尽量减少剥离对骨折端血供的进一步破坏。内固定的方法很多,Herbert钉较为常用(图2-1-5-1-11)。

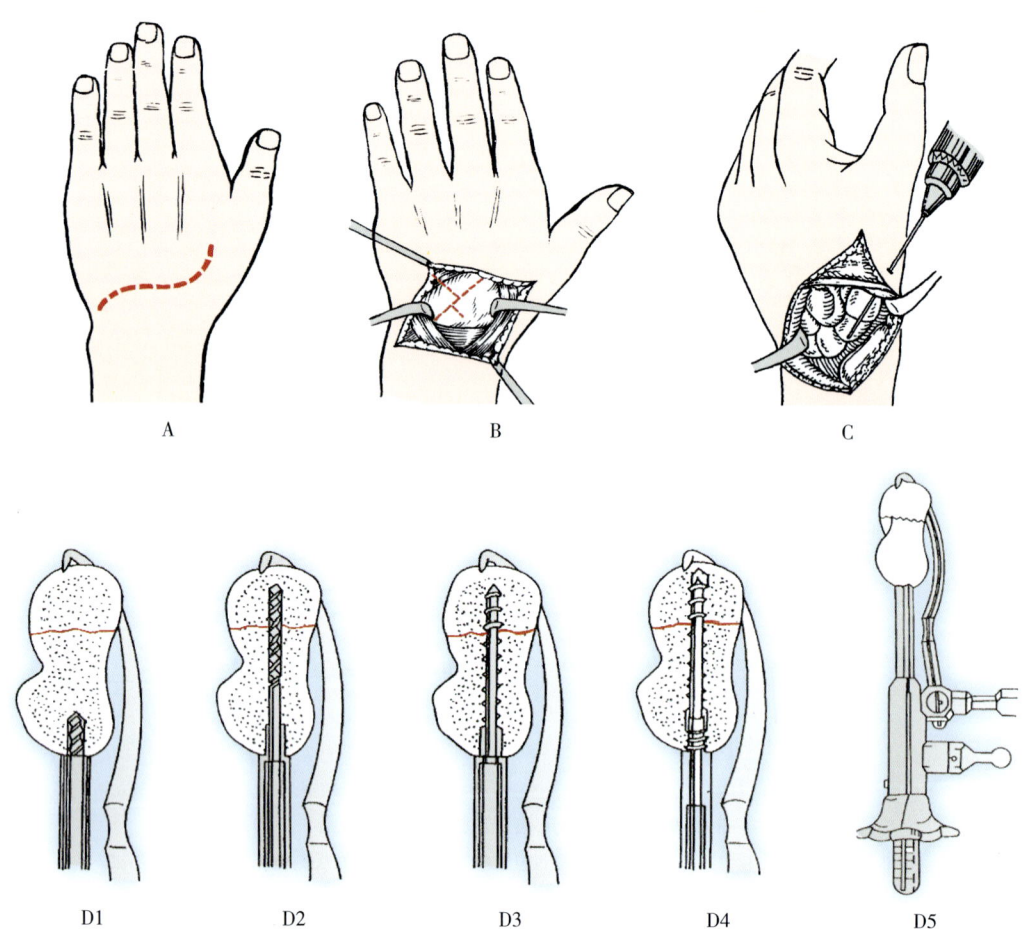

图2-1-5-1-11　舟骨骨折手术疗法及Herbert螺钉固定示意图(A~D)
A. 腕背S形切口;B. 牵开手背部肌肉即显露关节囊;C. 用克氏针将复位之舟状骨及月状骨固定;D. Herbert术式;
D1. 钻孔;D2. 钻过骨折线;D3. 旋入拉力螺钉;D4. 拉力螺钉头部抵达骨皮质内缘;D5. 操作工具示意图

陈旧性舟骨骨折、延迟愈合或不愈合者,可行植骨术。

四、第一掌骨基底部骨折脱位

(一)概述

第一掌骨基底部骨折脱位又称Bennett骨折,是一种极不稳定的骨折。拇指腕掌关节为第一掌骨与大多角骨构成的鞍状关节,活动灵活而稳定。在拇指受到纵轴上的外力作用时,于第一掌骨基底部产生一个骨折线由内上斜向外下方的关节内骨折,于其内侧基底部形成一个三角形的骨块。该骨块由于有掌侧韧带附着而继续保持与大多角骨的位置关系,骨折远段由于拇长展肌的牵引力,则向桡侧和背侧脱位(图2-1-5-1-12)。这种骨折很不稳定,一般复位容易,固定比较困难,可行手法复位经皮穿针固定(图2-1-5-1-13),也常需进行切开复位。若早期

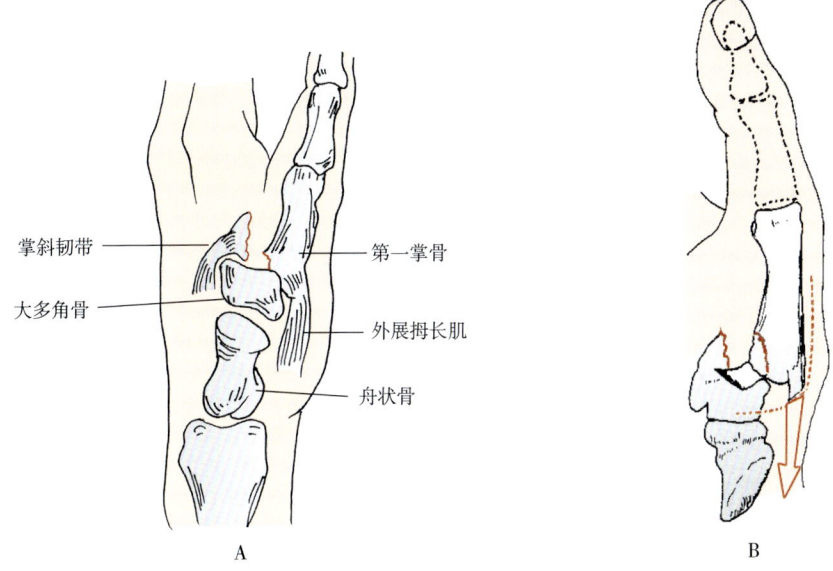

图 2-1-5-1-12　Bennett 骨折脱位及手术切口示意图（A、B）
A. 骨折脱位典型移位；B. 手术切口（虚线）

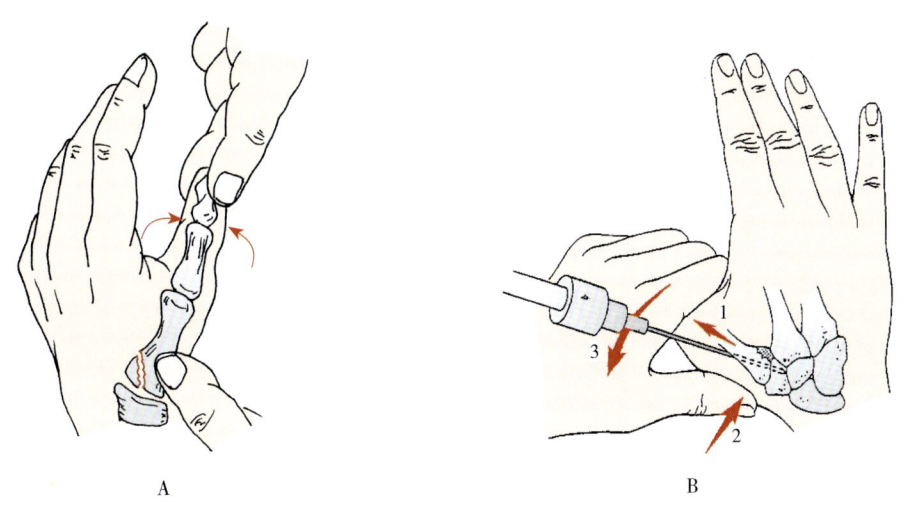

图 2-1-5-1-13　Bennett 骨折复位、固定示意图（A、B）
A. 手法复位；B. 闭合穿针
注解：1. 牵引；2. 复位；3. 钻入克氏针

处理不当，致骨折畸形愈合，导致创伤性关节炎，因疼痛而影响功能者，则可考虑行第一腕掌关节融合术。

（二）切开复位

1. **适应证**　第 1 掌骨基底部骨折脱位，手法复位后外固定不满意者，或陈旧性骨折脱位，可行切开复位术。

2. **麻醉和体位**　臂丛神经阻滞麻醉，患肢外展置于手术台旁的手术桌上。

3. **操作步骤**

（1）切口　切口从第一掌骨中、下 1/3 交界处起，沿掌骨、大鱼际桡侧缘纵行向上，至腕横纹处再转向掌侧，使之呈"L"形，长约 4~5cm（见图 2-1-5-1-12）。

（2）暴露骨折端　切开皮肤、皮下组织及筋膜，注意保护桡神经的分支，在切口偏背侧处可见拇短伸肌腱，将其向背侧牵开。于第一掌骨近端切开骨膜,用骨膜剥离器作骨膜下剥离,显露掌骨近端,并切开第一腕掌关节的关节囊,显露骨折处。

(3)复位 由助手固定伤手,术者握住患者的拇指进行牵引,使拇指及第一掌骨外展、背伸,同时术者用拇指向尺掌侧方向按压第一掌骨基底部,即可使骨折脱位完全复位。由于不稳定,术者松开牵引和按压第一掌骨基底的手指时,骨折容易再脱位。因此,在穿克氏针时应注意骨折是否有移位。

(4)固定 选用直径1mm的克氏针。固定方法根据掌骨基底部三角形骨折块的大小决定。如三角形骨折块很小,不易将掌骨与之钉住,可在保持复位的情况下,于拇指外展、对掌位,用克氏针将第一掌骨与大多角骨固定。若三角形骨折块较大,复位后,用两根克氏针交叉将第一掌骨远端的骨折段与三角形骨折块固定(图2-1-5-1-14)。亦可用克氏针将第一掌骨与第二掌骨予以固定(图2-1-5-1-15)。

(5)闭合切口:仔细止血后,逐层缝合手术切口,将克氏针咬断,使其埋于皮下。

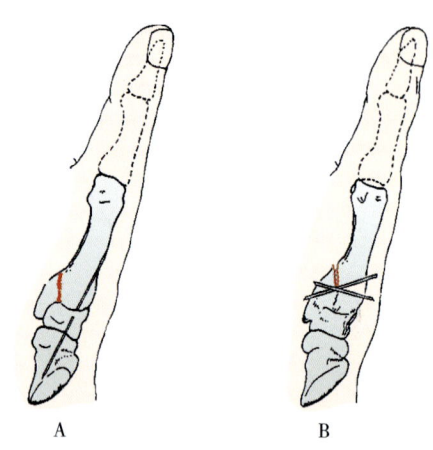

图2-1-5-1-14 第一掌骨基底部骨折克氏针固定示意图(A、B)
A.第一掌骨与大多角骨固定;B.掌骨与三角形骨块固定

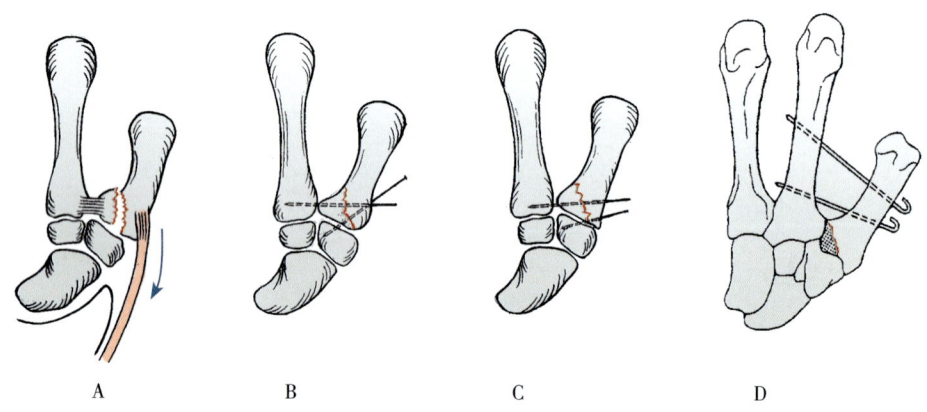

图2-1-5-1-15 第一掌骨基底部骨折克氏针固定示意图(A~D)
A.术前;B.方式一;C.方式二;D.方式三

4.术后处理 用前臂掌侧石膏托将腕关节固定于功能位及拇指充分外展、对掌位。固定部位至拇指指间关节,避免使拇指掌指关节过伸,但应允许指间关节活动。术后两周时拆除缝线,继续石膏固定至骨折愈合,一般约需4~6周。克氏针将拇指腕掌关节作临时固定者,于术后6周骨愈合后立即拔除克氏针,进行腕掌关节主动活动功能锻炼。用两枚交叉克氏针将骨折块固定者,可于术后4~6周拆除石膏,进行腕掌关节功能锻炼。术后2~3月另作小的皮肤切口,取出克氏针。

五、拇指掌指关节脱位

(一)概述

拇指掌指关节脱位较为常见。一般在拇指过度背伸位,受到来自拇指纵轴方向的外力作用而使其脱位。因此,多为掌骨头突破关节囊而脱至掌指关节掌侧皮下。多数患者能自己将其复位,就诊时仅见局部肿胀。

下列因素可影响其复位。

1. 籽骨脱落卡于关节之间,或掌指关节两侧与籽骨之间的韧带将掌骨头卡住;

2. 掌骨头卡于破裂的关节囊和止于近节指骨基底部的拇短屈肌腱的两个头之间;

3. 拇长屈肌腱卡于掌骨头与脱位的近节指骨基底部之间(图2-1-5-1-16)。

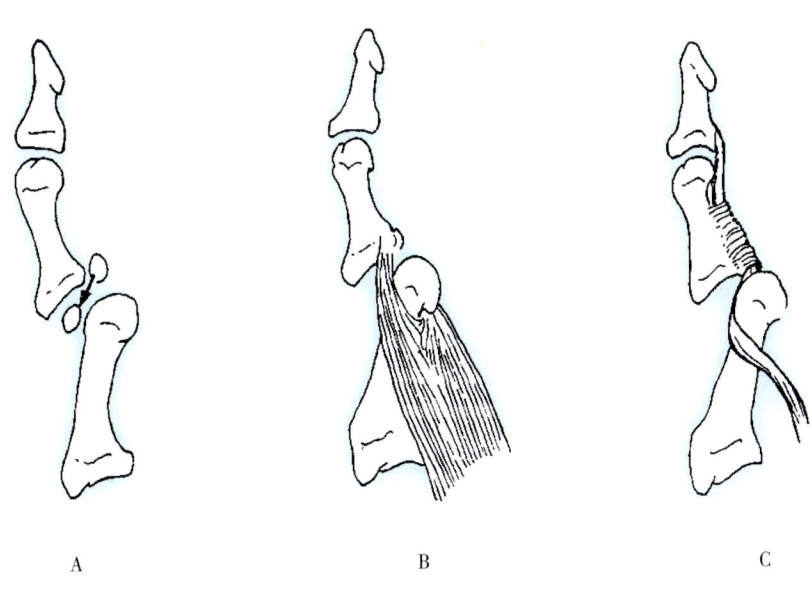

图2-1-5-1-16　影响拇指掌指关节脱位复位的因素示意图(A~C)
A.籽骨滑脱进入关节腔内;B.拇短屈肌腱二头卡住掌骨头;C.拇长屈肌腱卡于关节内

(二)切开复位

1. 适应证　拇指掌指关节脱位手法复位失败或陈旧性拇指掌指关节脱位,均应行切开复位术。但陈旧性脱位手术后常遗留关节僵直和疼痛,以致最后需行关节融合术。因此,陈旧性拇指掌指关节脱位,患者自觉症状严重者,即可考虑直接行掌指关节融合术。

2. 麻醉和体位　臂丛神经阻滞麻醉,患肢外展置于手术台旁的手术桌上。

3. 操作步骤

(1)切口　以拇指掌指关节为中心,于掌面做横切口,长约3cm。切开皮肤、皮下组织。于切口两侧注意勿损伤拇指掌侧的血管神经束。

(2)牵开拇长屈肌腱,即可见脱出的掌骨头。检查影响关节复位的原因,分别予以解除。

① 关节囊与拇短屈肌腱卡住掌骨头,则将关节囊的纤维软骨板纵行切开一小口,并将拇短屈肌的内、外侧头向两侧牵开,即可复位;

② 拇长屈肌腱卡入关节腔者,可将肌腱拨出;

③ 籽骨间韧带卡住掌骨头者,可将其韧带横行切断,待关节复位后,再将切断的韧带缝合(图2-1-5-1-17)。

(3)缝合破裂的关节囊,复位牵开的拇长屈肌腱,缝合手术切口。

4. 术后处理　将拇指掌指关节于功能位用石膏托固定3周,固定期间可允许拇指指间关节活动。拆除固定后进行拇指掌指关节屈伸功能锻炼。

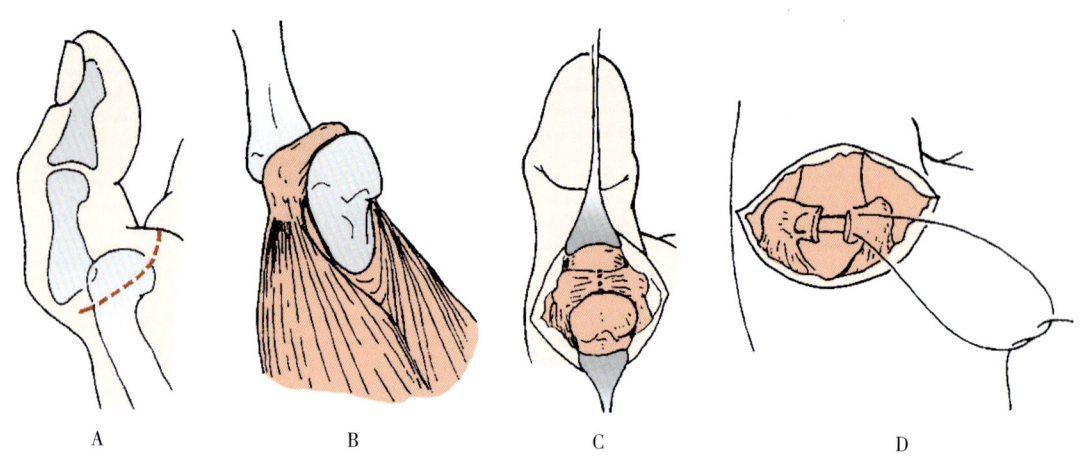

图2-1-5-1-17　拇指掌指关节脱位切开复位示意图（A~D）
A.皮肤切开；B.籽骨卡住掌骨头；C.切断籽骨间韧带；D.关节复位，缝合韧带

六、掌骨骨折

（一）概述

掌骨骨折可发生于掌骨的不同部位，由于其肌肉的牵拉作用，而可产生不同类型的骨折移位。如发生于掌骨颈和掌骨干者，由于其解剖特点，骨折部位往往出现向背侧的成角畸形。由于腕掌关节活动性小，以稳定性为主，因此，发生于掌骨基底部的骨折，如无明显的移位，可采用外固定治疗。临床上多采用前臂石膏托+手指铁丝夹板，疗效多较满意（图2-1-5-1-18）。

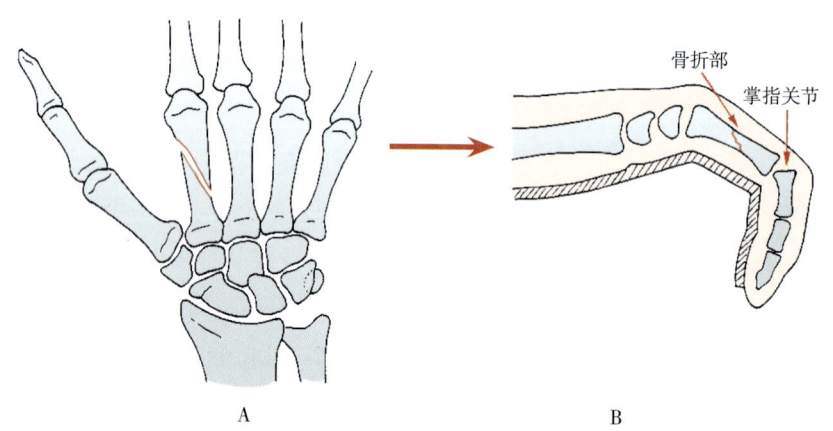

图2-1-5-1-18　掌骨骨折复位固定示意图（A、B）
A.掌骨骨折正位观；B.治疗多采用前臂石膏托+手指夹板伸直位固定、再屈指牵引获得复位及固定效果

（二）复位及内固定术

1. 适应证　掌骨骨折多数均能采用手法复位、小夹板固定治疗。对于多发性掌骨骨折，肿胀明显难以手法复位者或移位明显的斜行或螺旋形等不稳定型骨折及手法复位失败的病例，可行切开复位内固定。

2. 麻醉和体位　臂丛神经阻滞麻醉，患肢外展置于手术台旁的手术桌上。

3. 操作步骤

（1）切口　于手背骨折处，沿掌骨做纵向切口，长约3~4cm。第四掌骨沿其桡侧缘、第五掌骨沿其尺侧缘做纵形切口。

（2）显露骨折端　切开皮肤、皮下组织，注意保护手背较大的静脉和皮神经支，将其游离后牵开。切开筋膜，牵开指伸肌腱，即可暴露骨折端。

（3）骨折复位克氏针内固定。

①首先用骨膜剥离器将骨折远侧端撬出，用手摇钻将粗细适合的克氏针插入远端骨髓腔内。于掌指关节屈曲位，将克氏针从掌骨头的桡侧掌面边缘穿过，经皮肤穿出；

②松去手摇钻，将手摇钻固定到克氏针远端，把克氏针向远端退出，直至近端刚好完全进入骨髓腔内；

③撬出近侧骨折端，使骨折复位。再将克氏针从远端向近端方向插入，并使之从掌骨基底部尺侧背面穿出皮肤外。掌骨骨折后，由于骨间肌的牵拉，骨折处常向背侧成角。因此，在向近端穿针过程中，应用一手指向掌侧按压骨折处，矫正向背侧成角畸形，以保证克氏针的进针方向；

④再将手摇钻换至克氏针近端，使之逐渐向近端退出，至克氏针恰好退入掌骨头内，掌指关节活动自如时为止；

⑤于掌骨基底部咬除过长的克氏针，残端埋于皮下（图2-1-5-1-19）。

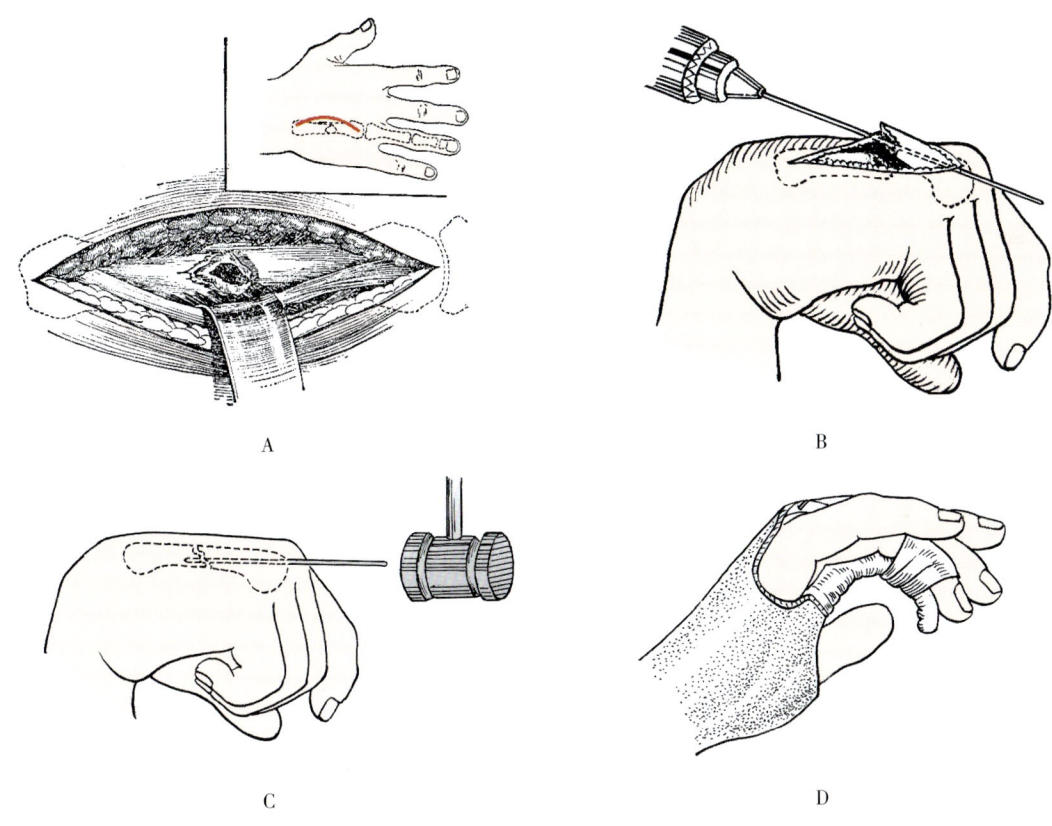

图2-1-5-1-19　掌骨骨折切开复位克氏针固定示意图（A~D）
A.切口及暴露骨折端；B.钻入钛（钢）针；C.逆向打入固定针；D.闭合切口，前臂石膏功能位固定

（4）不稳定型骨折，可在骨折远端横行穿入一根克氏针与邻近掌骨固定。如用微型气动钻或电动钻，则可按骨折固定需要，在掌骨上直接从骨皮质上穿入克氏针。典型的螺旋形骨折可采用横穿克氏针或用螺钉固定。而典型的横形掌骨骨折，则可采用钢丝或钢板固定法（图2-1-5-1-20）。

（5）多发性斜行不稳定性掌骨骨折，可于2~5掌骨头部横形穿入一根克氏针，然后从第一掌骨头向第五掌骨基底部和从第五掌骨头向第一掌骨基底部分别斜行各穿一根克氏针。一根掌骨骨折时，不能将掌骨骨折的近、远段分别与邻近掌骨横行各穿一根克氏针固定，这将影响骨折的对合，妨碍骨折的愈合。横形掌骨骨折也不需行交叉克氏钢针固定（图2-1-5-1-21）。

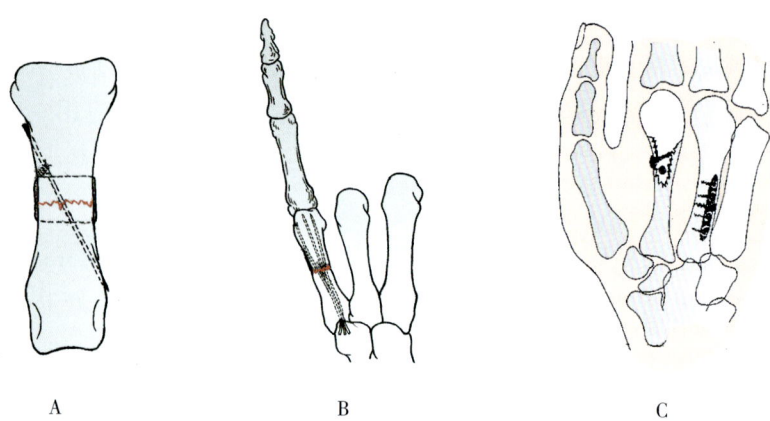

图2-1-5-1-20 掌骨骨折内固定方法举例示意图（A~C）

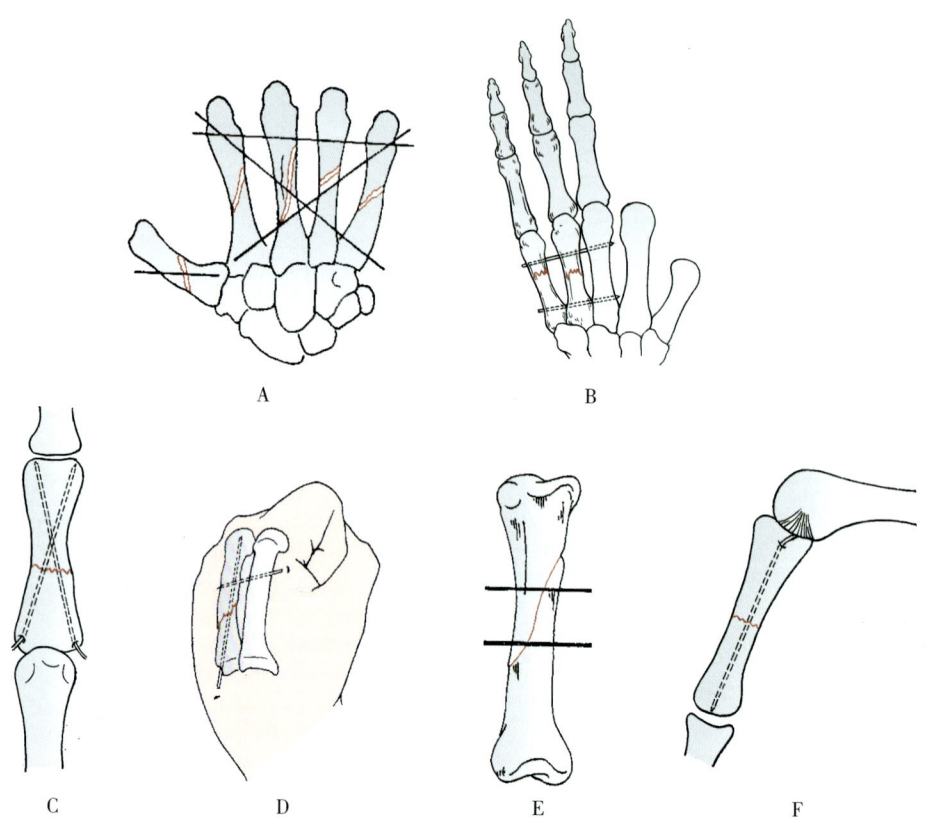

图2-1-5-1-21 掌骨骨折克氏针各种固定方式示意图（A~F）
A.多发性掌骨骨折克氏针固定；B.掌骨双骨折克氏针固定；C.双克氏针交叉固定；
D.水平及纵向克氏针交叉固定；E.斜形单折双针水平位固定；F.稳定型骨折克氏针髓内固定

（6）掌骨颈骨折 因手指呈伸直位时，掌骨头倒向掌侧，骨折向背侧成角。因此，骨折复位克氏针固定后，应将掌指关节和指关节固定于屈曲位。亦可在复位后，用钛板螺钉予以固定（图2-1-5-1-22）。

（7）复位固定完毕，逐层缝合切口。

4. 术后处理 如内固定牢固、稳定，可不加外固定，早期开始手指主动活动功能锻炼。否则需用石膏托将患手固定于功能位。4~6周后拍片复查，拔除克氏针，进行功能锻炼。为了尽早开

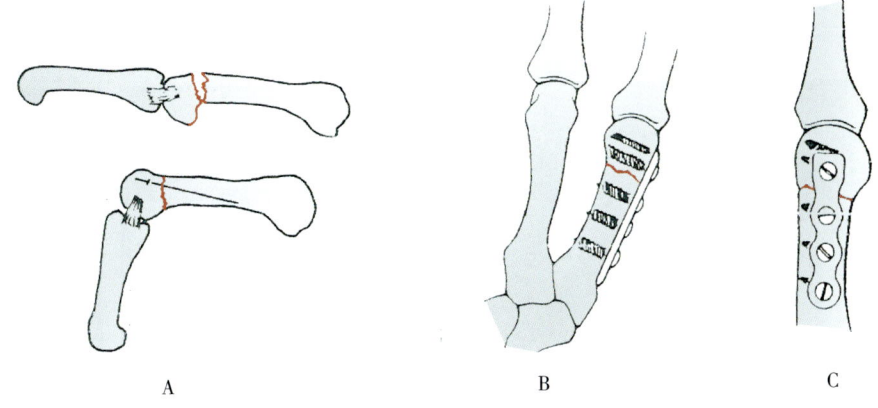

图2-1-5-1-22　掌骨颈骨折示意图（A~C）
A.骨折复位；B.变位后钛板螺钉内固定正位观；C.同前，侧方观

始手指各关节的活动锻炼，特别是掌骨颈骨折，应尽可能达到解剖复位和牢靠的固定，以争取使掌指关节恢复正常的功能。

七、指骨骨折及指间关节脱位

（一）概述

指骨骨折是手部最常见的骨折。骨折的部位不同，由于受不同的肌腱牵拉力量的影响，产生不同方向的移位。掌握这些移位特点，对于指骨骨折的治疗具有重要的意义。指间关节脱位在临床上十分多见，约半数伤者在现场自行复位（当时无痛），并以伤膏固定自愈；来院者相对较少（图2-1-5-1-23~25）。近节指骨基底部关节内骨折分为3型，在处理上应注意（图2-1-5-1-26）。其中较轻、无明显变位之韧带撕裂型则可予以复位、固定，以求获得正常之关节解剖与功能状态（图2-1-5-1-27）；严重者则需手术治疗。

（二）切开复位及内固定术

1. 适应证

（1）开放性指骨骨折合并其他软组织损伤者，多于清创术同时行骨折复位，克氏针内固定。

（2）闭合性指骨骨折手法复位，铝板或小夹板固定治疗失败者。

（3）指骨斜行骨折不稳定者。

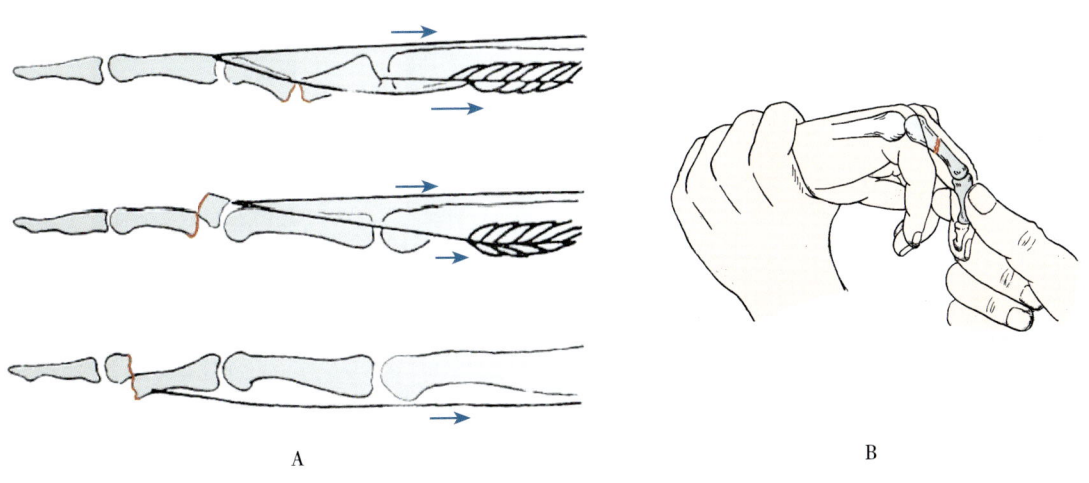

图2-1-5-1-23　指骨骨折移位及手技复位示意图（A、B）
A.骨折移位；B.手法复位时，掌指关节屈曲80°左右，指间关节屈曲约45°

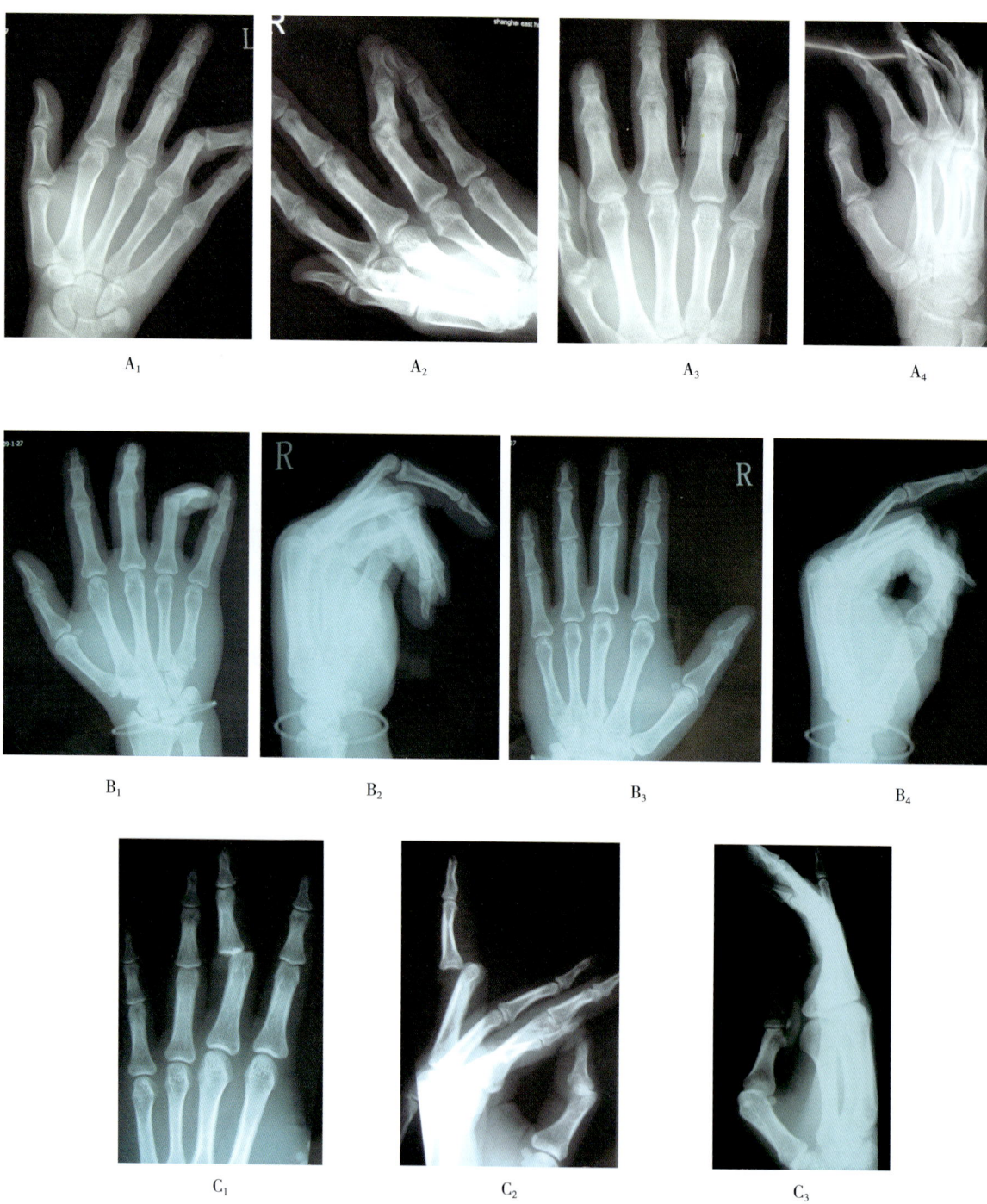

图2-1-5-1-24 指间关节脱位临床举例（A~C）
A. 例1：A_1、A_2环指近侧指间关节侧向脱位后X线正斜位片；A_3、A_4复位后以塑料夹板固定后正斜位X线片（自刘忠汉）
B. 例2：B_1、B_2：环指近节指间关节后方脱位正侧位X线片；B_3、B_4：复位后正侧位片（自马 敏）
C. 例3：C_1、C_2中指近节指间关节后方脱位正侧位X线片；C_3复位后侧位X线片（自刘希胜）

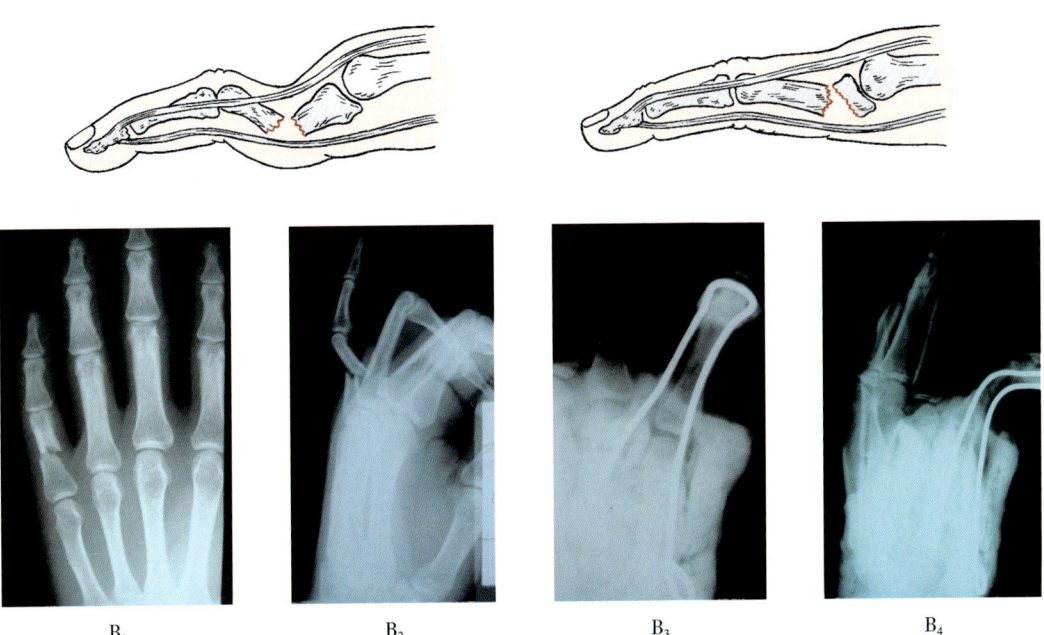

图2-1-5-1-25　小指近节指骨骨折移位及非手术疗法（A、B）
A.骨折移位：指骨中段骨折（A_1）移位较基底部骨折（A_2）更为明显，示意图；
B.临床举例：B_1、B_2小指近节指骨中段骨折后正侧位X线片；B_3、B_4闭合复位+铁丝夹板固定后正侧位X线片（自刘希胜）

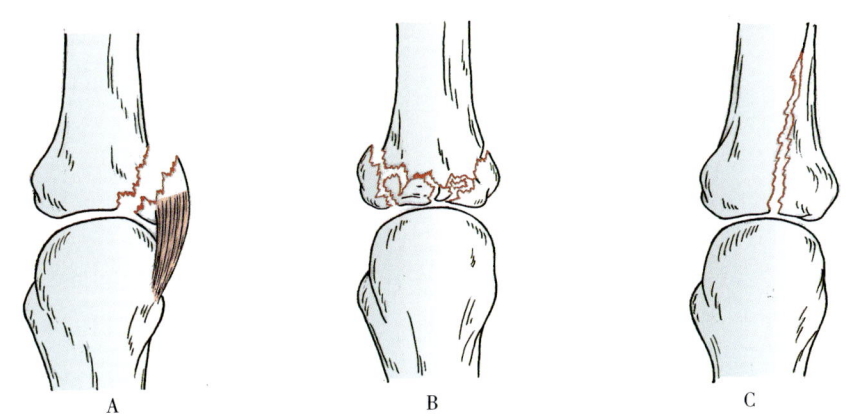

图2-1-5-1-26　近节指骨基底部关节内骨折分类示意图（A~C）
A.副韧带撕裂；B.压缩性骨折；C.纵形劈裂骨折

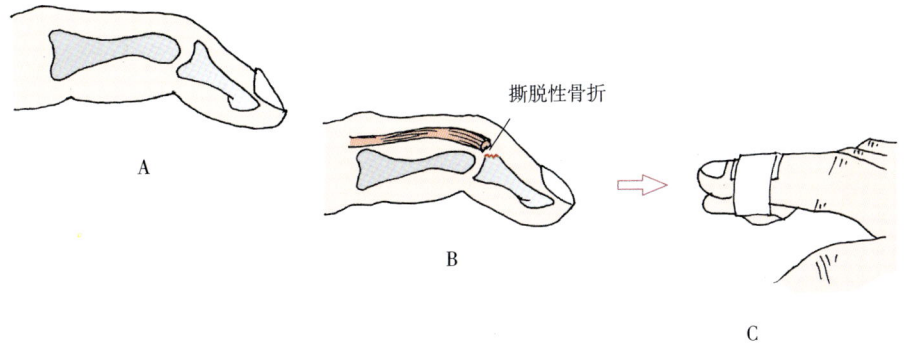

图2-1-5-1-27　末节指骨撕脱性骨折简易复位固定方式示意图（A~C）
A.正常指节；B.撕脱性骨折后；C.短夹板伸直位固定即可

2. 麻醉和体位　臂丛神经阻滞麻醉，患肢外展置于手术台旁的手术桌上。

3. 操作步骤　以中节指骨骨折为例。

（1）切口　于手指中节背侧作弧形切口。

（2）切开皮肤和皮下组织　将指伸肌腱向一侧牵开，即可显露骨折端。为防止手指旋转，用两根克氏针行交叉固定。穿针方法基本上与掌骨骨折穿针相同（见图2-1-5-1-18）。克氏针所留残端反折成钩状埋于皮下。如用微型气动钻或电动钻，则可按骨折固定需要，在指骨上直接从骨皮质上穿入克氏针。

（3）缝合切口　亦可通过手指侧正中切口暴露指骨行内固定。

指骨由于所受外力及受伤部位不同，骨折有多种类型。应根据不同骨折采取不同的内固定（图2-1-5-1-28）。螺旋形指骨骨折与掌骨骨折一样，可采用螺钉或克氏针固定，尤其是基底处骨折，包括Y型骨折等（图2-1-5-1-29）。

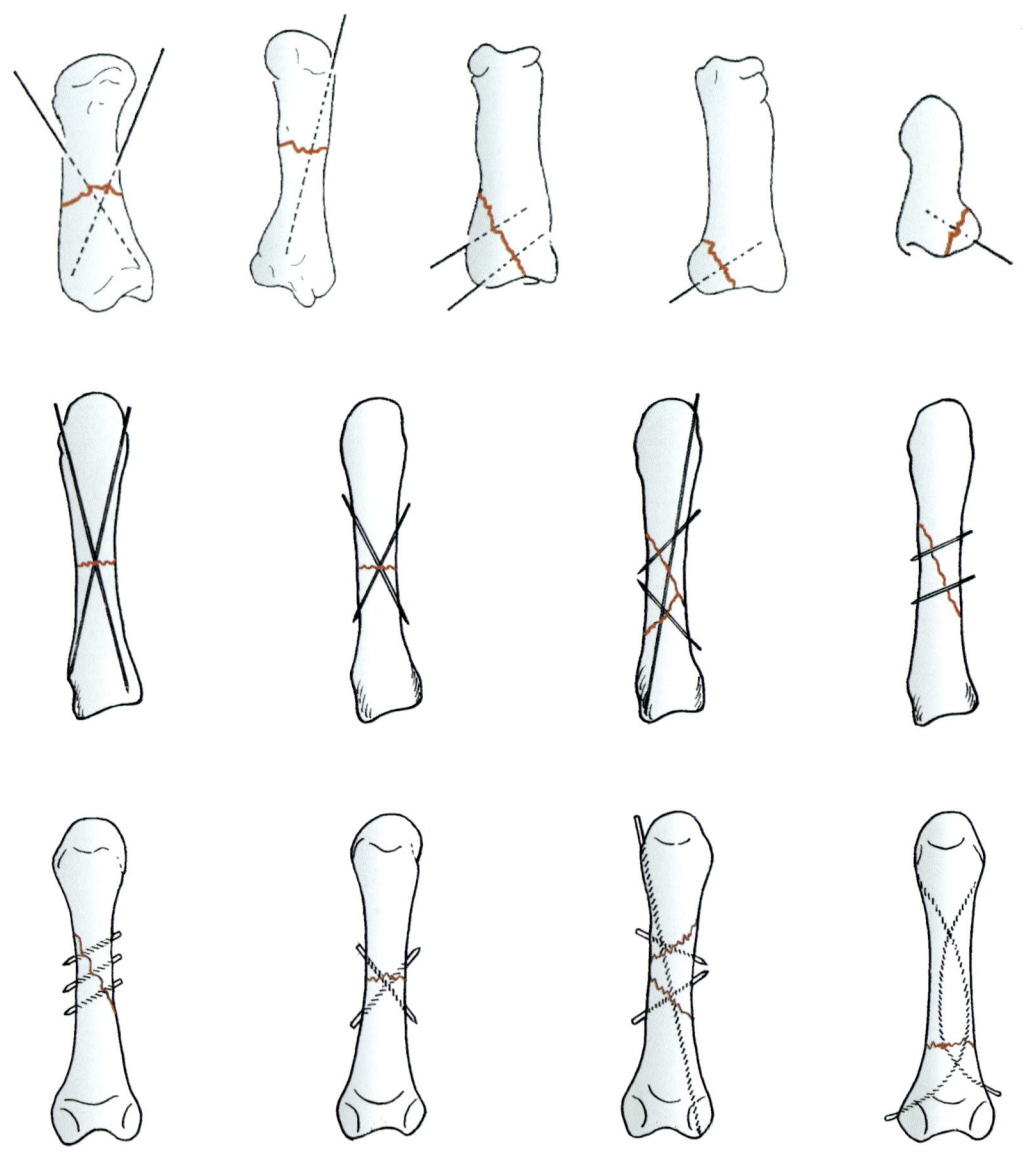

图2-1-5-1-28　各种类型指骨骨折的克氏针固定法方式示意图

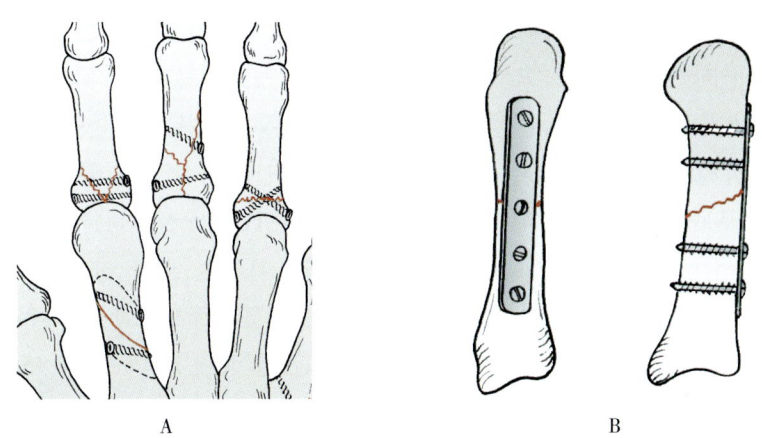

图2-1-5-1-29 掌骨及指骨骨折螺钉或及钛板+螺钉内固定示意图（A、B）

向背侧成角的指骨干横形骨折，如屈侧的骨皮质是完整的，可采用背侧张力带钢丝或钢板固定，对骨折端所产生的压力以抵消屈肌腱的拉力，而使骨折端保持其稳定性（图2-1-5-1-30）；亦可选用张力带方式固定（图2-1-5-1-31）。

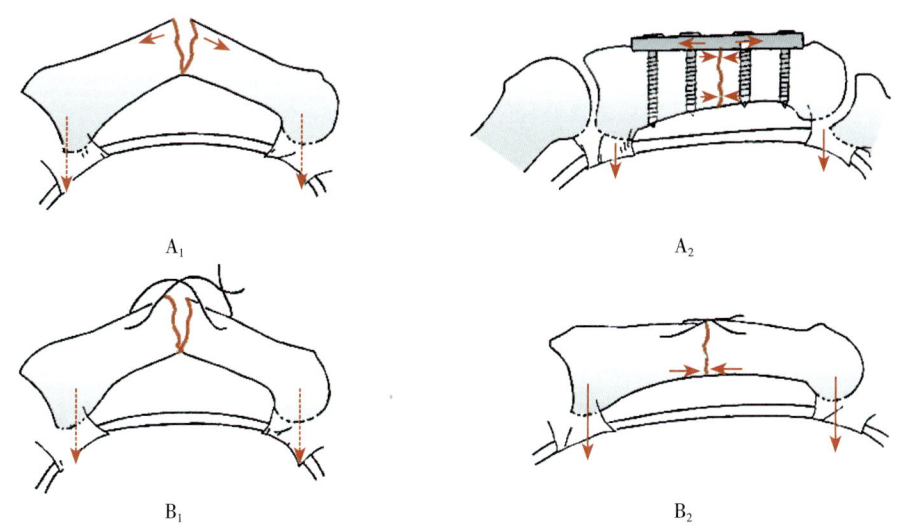

图2-1-5-1-30 指骨横形骨折内固定示意图（A、B）
A. 复位（A_1）及钛板螺钉固定（A_2）；B. 钛缆穿孔（B_1）及复位结扎（B_2）

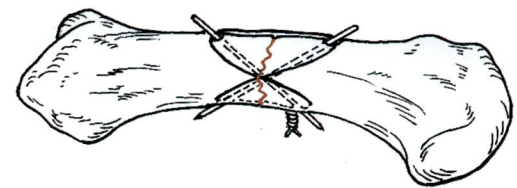

图2-1-5-1-31 指骨或掌骨中段横形骨折交叉克氏针+钛缆（钢丝）固定（张力带方式）示意图

末节指骨骨折临床上十分多见,一般可分为以下 3 类(图 2-1-5-1-32)。在处理上需根据骨折的具体情况,采用不同的固定方法,纵形劈裂骨折,采用横形克氏针固定。横形骨折则采用纵向的克氏针固定,没有特殊必要时,克氏针不应超过关节。末节指骨基底部撕脱骨折,撕脱的近侧骨块背侧与伸肌腱相连,掌侧与指深屈肌腱相连。如被撕脱的骨块很小,则可将其骨折块切除,将肌腱止点用钢丝抽出缝合法固定于末节指骨。如撕脱的骨块较大,则用钢丝抽出缝合法将撕脱的骨块连同相连的肌腱一起固定于末节指骨,并用一克氏针将末节指骨临时固定于伸直位(图 2-1-5-1-33A);亦可采用螺钉或克氏针将撕脱的骨块连同相连的肌腱一起固定于末节指骨,并用一克氏针将末节指骨临时固定于伸直位(图 2-1-5-1-33B)。此外,亦可采用张力带固定原理治疗指骨基底部撕脱骨折(图 2-1-5-1-34),或是采取细钢丝环扎方式(图 2-1-5-1-35)。

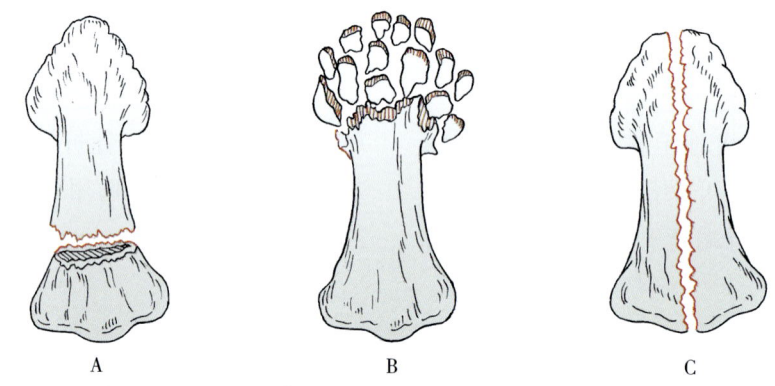

图2-1-5-1-32　远节指骨骨折的Kaplan氏分类示意图（A~C）
A.横断骨折；B.粉碎骨折；C.纵向骨折

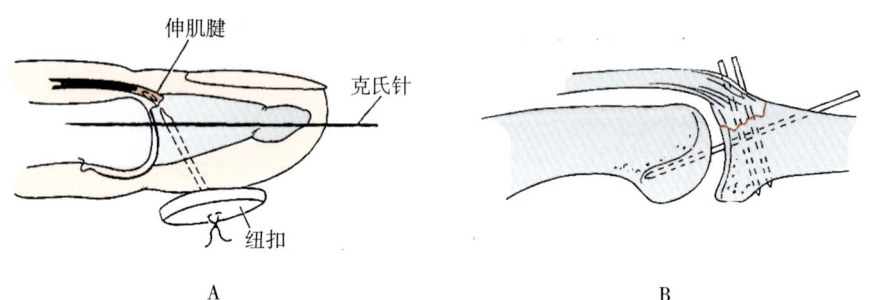

图2-1-5-1-33　末节指骨骨折内固定示意图（A、B）
A.纽扣法；B.克氏针交叉固定法

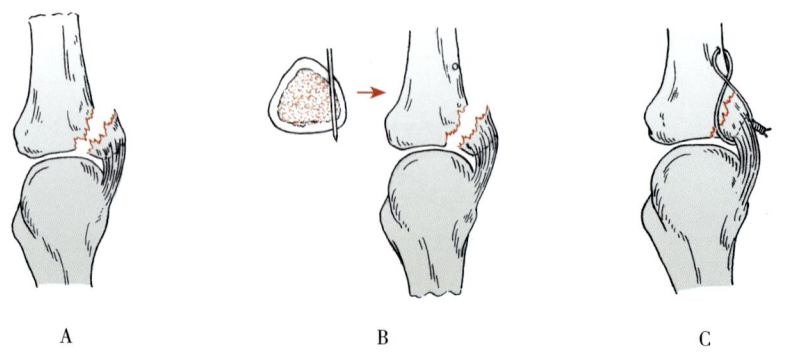

图2-1-5-1-34　指骨基底部撕脱骨折张力带固定示意图（A~C）
A.移位型基底部撕脱骨折；B.距骨折远端1cm处钻孔；C.穿入钛（钢）丝完成张力带固定技术

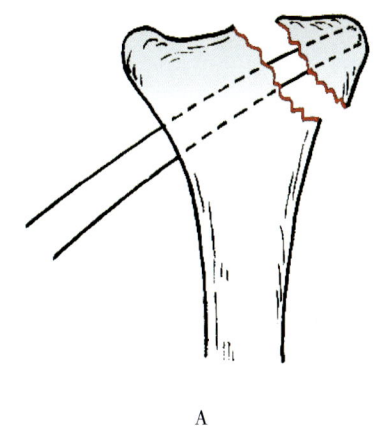
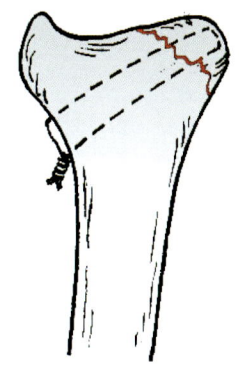

图2-1-5-1-35　指骨骨端撕脱骨折钢丝环扎示意图（A、B）
A.钢丝穿孔部位；B.收紧钢丝使骨折复位

儿童的末节指骨骨骺开放性骨折，甲床破裂，指甲被撕脱至甲后皱襞的背侧。此时，可将骨骺复位，修复甲床。再将指甲复回至甲后皱襞之下，然后用一夹板予以外固定即可（图2-1-5-1-36）。

4. 术后处理　术后用铝板将患指固定于掌指关节屈曲位和指间关节伸直位，以利术后关节功能的恢复。如为关节内骨折，关节面破坏严重，估计术后指间关节或掌指关节将会丧失活动功能时，则应将患指固定在功能位。4~6周后拔除克氏针进行功能锻炼。6周后仍不能拔除克氏针者，应去除外固定，带着克氏针进行手指屈伸功能锻炼，以防关节僵硬。螺钉、钢板或内置的克氏针应于骨折完全愈合后，予以取出。

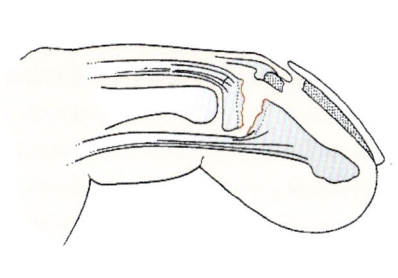
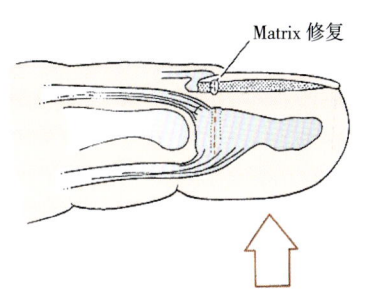

图2-1-5-1-36　儿童末节指骨骺骨折示意图（A、B）
A.骨折后；B.立即予以复位

第二节 拇指掌指关节侧副韧带损伤的手术

一、概述

拇指掌指关节为铰链关节,平均伸屈活动范围为 –10°-0°-60°,关节囊两侧各有侧副韧带加强,即固有侧副韧带和副侧副韧带,以维持关节的被动稳定性。拇指掌指关节侧副韧带损伤多见于关节尺侧,是手部最常见的韧带断裂。易误认为拇指掌指关节扭伤而延误治疗,造成侧方负重时关节不稳定,导致拇指对指力和精细捏指能力丧失。

拇指掌指关节尺侧侧副韧带损伤是由于拇指用力外展、旋转和过伸所致,常发生于跌倒时拇指张开手部着地。由于多发生于滑雪跌倒时损伤所致,故本病又有"滑雪拇指"之称。检查伤手时,对抗按压第一掌骨干时,拇指可向桡侧过度偏斜,并伴有明显的局部疼痛和压痛。

根据其损伤的程度,拇指掌指关节侧副韧带断裂一般可分为 3 种类型:①韧带远侧止点处断裂;②韧带伴远侧小骨片撕脱;③韧带中间断裂(图 2-1-5-2-1)。

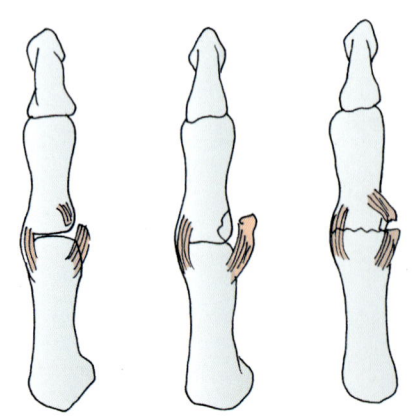

图2-1-5-2-1 拇指掌指关节侧副韧带损伤的类型示意图

二、手术疗法适应证

一经确诊,由于其引起手指功能障碍和疼痛,即应手术治疗。其手术方法的选择应根据韧带损伤的情况而定。

(一)新鲜损伤

如韧带中间断裂,可采用韧带缝合术,而对于韧带远侧止点撕裂可用钢丝抽出缝合法予以修复。带有小骨片的远侧韧带撕裂,还可采用克氏针或微型螺钉固定,并可用克氏针将掌指关节行临时固定,以利韧带愈合(图 2-1-5-2-2)。

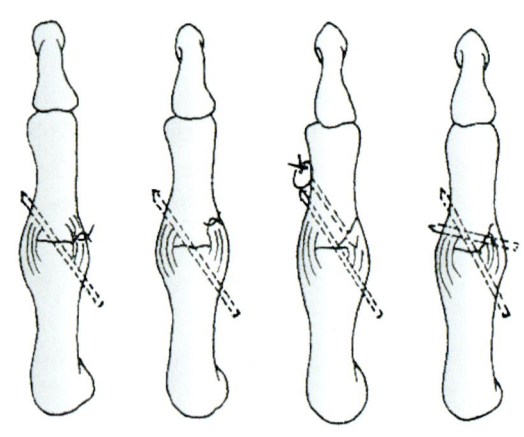

图2-1-5-2-2 拇指掌指关节侧副韧带损伤治疗方法举例示意图

(二)陈旧性损伤

可用自体肌腱移植,于关节内侧行"8"形韧带成形术或用一筋膜片移植修复。而关节进行性、疼痛性、畸形关节炎伴活动时不稳定者,可行关节固定术,将掌指关节固定于屈曲 20° 位。

三、麻醉和体位

臂丛神经阻滞麻醉,患肢外展置于手术台旁的手术桌上。

四、拇指掌指关节侧副韧带损伤修复术

见图 2-1-5-2-3。

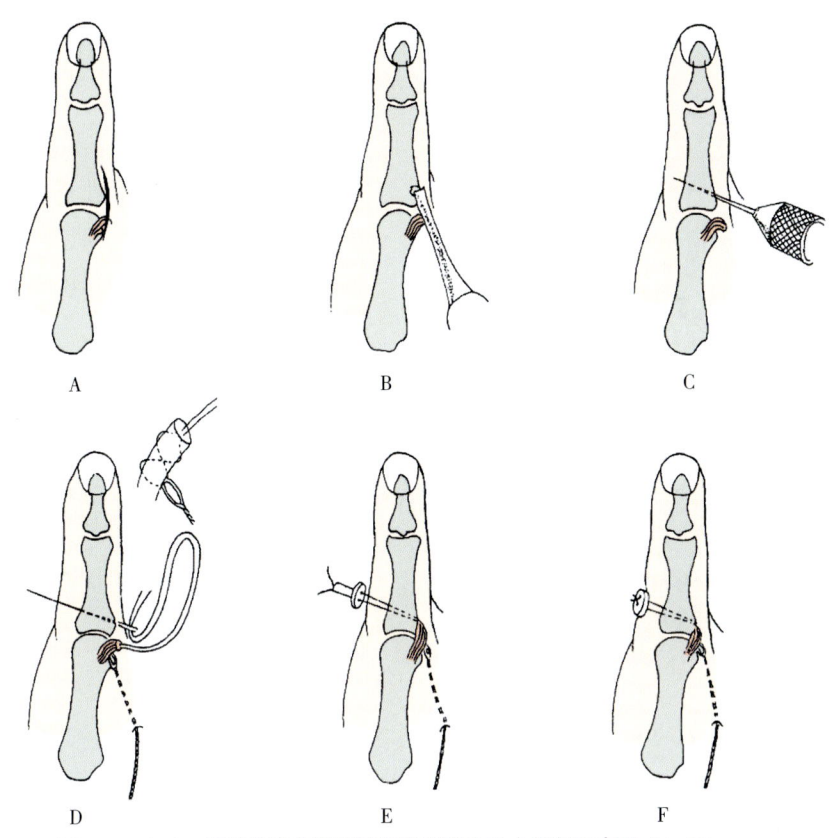

图2-1-5-2-3 拇指掌指关节侧副韧带损伤的手术修复示意图（A~F）
A.切口；B.于近节指骨基底部尺侧剥离骨膜造成一粗糙面；C.用骨钻斜向对侧造一隧道；
D.采用抽出缝合法缝合断裂的韧带,将钢丝从隧道中抽出,穿出皮肤；E.于纽扣上拉紧；F.结扎钢丝

（一）切口与显露

1. 切口　拇指掌指关节尺侧偏背面弧形切口,从近节指骨中部至掌骨头近侧,长约3~4cm。

2. 切开皮肤和皮下组织　保护行走于切口内的桡神经分支。纵向切开拇收肌腱,于其深面显露断裂的侧副韧带,一般多见于韧带的中部和远侧。

（二）钻骨隧道

1. 于近节指骨基底部尺侧剥离其骨膜,用凿子造成一粗糙面。

2. 用骨钻从其尺侧斜向桡侧于近节指骨形成一骨隧道。

（三）钢丝缝合及穿出缝合

1. 采用钢丝抽出缝合法缝合断裂的韧带,并将缝合的钢丝经已钻的骨孔,从尺侧引向近节指骨桡侧,抽出钢丝于切口近侧穿出皮肤。

2. 于一纽扣上拉紧并结扎缝合的钢丝,使撕脱的侧副韧带固定于近节指骨基部的骨粗糙面处。然后缝合拇收肌腱及皮肤。

（四）术后处理

术后用石膏托将拇指于对掌位、掌指关节伸直位固定,可允许拇指指间关节活动。根据韧带修复的方法,固定3~4周。拆除外固定后进行拇指掌指关节伸屈活动功能锻炼。

五、肌腱移植拇指掌指关节侧副韧带重建术操作步骤

见图2-1-5-2-4。

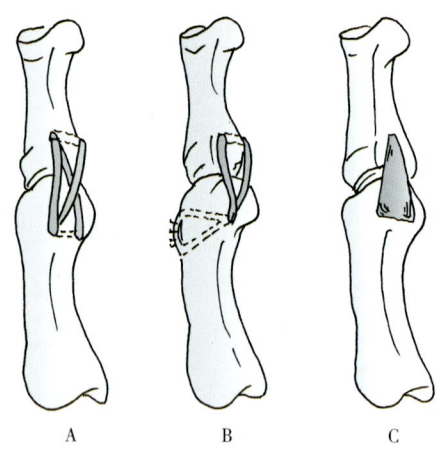

图2-1-5-2-4　肌腱移植拇指掌指关节侧副韧带重建示意图（A~C）

（一）施术步骤

1. 手术切口和韧带的显露同拇指掌指关节侧副韧带修复术。

2. 术中见断裂的韧带已无法直接修复，则可切取掌长肌腱作移植。

3. 显露第一掌骨头和近节指骨基底部，于第一掌骨颈部和近节指骨基底部从背侧向掌侧钻一骨孔，将移植的掌长肌腱穿过骨孔，于掌指关节处予以交叉，再将两端拉紧缝合。

（二）术后处理

术后用前臂石膏托将拇指于内收位固定4~5周，小骨片撕脱用钢丝抽出缝合法或克氏针或微型螺钉行骨固定者，术后固定6周。于拆除石膏托时，拔除抽出钢丝，开始进行拇指功能锻炼。

第三节　手部肌腱损伤的手术

一、概述

及时而正确地修复手部肌腱损伤，对于手的功能恢复十分重要。手部肌腱损伤很常见，除严重手外伤常伴有肌腱损伤外，手部锐器（如小刀、玻璃等）切割伤，皮肤伤口虽然不大而且整齐，却常伴有肌腱损伤，而且易被忽视或漏诊，而仅缝合伤口未行肌腱修复。在某些特殊部位的肌腱损伤，如手指掌侧Ⅱ区（即中节指骨中部至掌横纹，指浅屈肌腱在中节指骨的止点到掌指关节平面的屈肌腱鞘起点。在此区内，指深、浅屈肌腱共同在腱鞘内行走，即所谓"无人区"）的屈肌腱损伤，由于局部解剖结构较复杂，初期修复比较困难，很多非专科医师常仅缝合伤口，肌腱损伤留待二期修复。加之基层单位受技术条件的限制，使一些肌腱损伤失去了初期修复的机会。因此，也有很多肌腱损伤需行晚期修复。

二、屈指肌腱的分区

屈指肌腱分为以下5区。

Ⅰ区　远节指骨的屈肌腱止点至中节指骨中部，长约1.5cm。此区仅有指深屈肌腱通过，损伤时只造成手指末节屈曲功能障碍。晚期修复可行肌腱前移术或肌腱固定术或远侧指间关节固定术。因指浅屈肌腱的功能正常，如行肌腱移植修复指深屈肌腱，术后发生粘连，不仅修复的指深屈肌腱功能难以达到正常，反而会影响正常

的指浅屈肌腱的功能，不宜采用。

Ⅱ区 中节指骨中部至掌横纹，即指浅屈肌腱在中节指骨上的止点到掌指关节平面的屈肌腱鞘的起点，亦称"无人区"。指深、浅屈肌腱共同在此段屈肌腱鞘内行走，指深屈肌腱于其近端位于深面，随后通过指浅屈肌腱的分叉后，走向指浅屈肌腱的浅面。此区内，如为单纯指浅屈肌腱损伤，其功能完全可由指深屈肌腱所代替，而不影响手指屈曲功能，不需要修复。单纯的指深屈肌腱损伤，晚期可行远侧指间关节固定术。若指深、浅屈肌腱均损伤，在局部条件良好，如切割伤，且技术条件许可时，应尽可能行一期修复。如失去了一期修复的机会，应争取在伤后两周行延迟一期修复。切除指浅屈肌腱，直接缝合修复指深屈肌腱，腱鞘根据其完整程度予以缝合或切除。伤后时间较长，肌腱两端不能直接缝合或有肌腱缺损者，采用游离肌腱移植进行修复。

Ⅲ区 掌横纹至腕横韧带远侧缘，即屈指肌腱的掌中部。此区皮下脂肪较多，指浅屈肌腱位于指深屈肌腱浅面，其近端掌浅弓动脉直接位于掌腱膜之下，肌腱在此与神经、血管关系密切，肌腱损伤时常伴有血管、神经损伤。此区内指深、浅屈肌腱同时损伤时，可分别予以修复，亦可仅修复指深屈肌腱。若伴有神经损伤应同时修复。

Ⅳ区 即腕管内。指深、浅屈肌腱和拇长屈肌腱共9条肌腱及正中神经通过其内。正中神经位于最浅层，肌腱损伤常伴有正中神经损伤。此区内多条肌腱同时损伤，可切除指浅屈肌腱，仅修复指深屈肌腱及拇长屈肌腱。

Ⅴ区 腕管近端的前臂区。此区内除9条屈指肌腱外，还有3条腕屈肌腱，并有正中神经、尺神经及尺、桡动脉。肌腱损伤常伴有神经、血管损伤。损伤的肌腱可分别予以修复，但应首先注意修复指深屈肌腱和拇长屈肌腱。有肌腱缺损时，可行肌腱移植或肌腱移位，即将中指或环指的指浅屈肌腱于远端切断，将其近端移位与伤指的指深屈肌腱远端缝合。

三、Ⅱ区屈指肌腱损伤的一期修复

（一）概述

Ⅱ区的屈指肌腱损伤，由于在此区内，指深、浅肌腱共同在屈肌腱鞘内行走，屈指肌腱损伤修复后，修复的肌腱易于与其腱鞘和周围的组织产生粘连。因此，长期以来对此区内的屈指肌腱损伤均不主张行一期修复，而留做二期行肌腱移植，故将此区称为"无人区"。在长期的实践中，人们发现二期游离肌腱移植后，移植肌腱与周围组织的粘连更加广泛，治疗效果并不满意。审视以往的观点，重新考虑对Ⅱ区的屈指肌腱损伤进行一期修复。在上述的肌腱损伤条件下，对Ⅱ区屈指肌腱损伤进行一期修复至少有以下优点：

①断裂的肌腱直接端端缝合，肌腱的张力处于正常状态。而在肌腱移植时，肌腱张力的调整并无客观的量化指标，在很大程度上依赖于术者的经验，是其难点之一。②肌腱移植与肌腱直接端端缝合均会产生肌腱粘连，而肌腱直接端端缝合所产生的肌腱粘连主要集中在缝合处附近，其粘连的范围应该比游离肌腱移植要小，程度也会更轻。因此，近20年来，Ⅱ区屈指肌腱损伤一期修复的观点已被越来越多的手外科医师所接受。

（二）修复术

1. 适应证 伤口比较整齐的Ⅱ区肌腱损伤，在条件允许的情况下，可在清创的同时，立即行肌腱缝合。此时解剖清楚，肌腱组织健康，直接缝合肌腱，肌腱的张力正常。

伤口比较整齐的Ⅱ区屈指肌腱损伤，一期未进行修复者，局部伤口愈合后，可于术后两周行延迟一期肌腱直接缝合术。此时手术的优点是粘连不重，解剖清楚，不需调整肌腱的张力，肌腱断端无明显退行性变。

2. 麻醉和体位 臂丛神经阻滞麻醉。仰卧位,患肢外展置于手术台旁的手术桌上。

3. 操作步骤 见图2-1-5-3-1。

（1）切口 于伤指掌面作Z字形切口或指侧正中切口,掀起皮瓣,显露腱鞘并将其切开或部分切除,找到指深屈肌腱的远侧断端。其近侧断端多向近端回缩,可在切口内,通过腱鞘向近端找到并牵出肌腱近端。

（2）找到断端肌腱 如肌腱近端回缩较远,从切口内无法找到时,可在掌部做一小切口,找到指深屈肌腱近端,用导针将其经腱鞘引入手指切口内。

（3）缝合 用Kessler缝合法将肌腱两端端对端缝合。周围用5~7/0的线缝合数针使其精细对合。

（4）闭合切口 如腱鞘较完整,术中可将腱鞘从侧方切开翻起,肌腱缝合后,再将腱鞘予以缝合。如腱鞘不能缝合,则将肌腱缝合处附近的腱鞘切除。缝合皮肤切口。

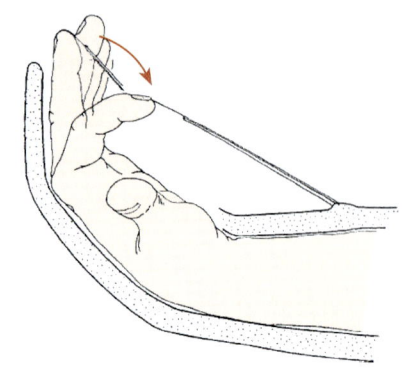

图2-1-5-3-2 屈指肌腱修复术后早期功能锻炼示意图

四、屈指肌腱固定术

（一）适应证

手指部单纯指深屈肌腱损伤,而不需要恢复远侧指间关节活动功能者。术后可使伤指捏物时稳定、有力,克服捏物时手指末节向背侧过伸之弊。

（二）麻醉和体位

臂丛神经阻滞麻醉。仰卧位,患肢外展置于手术台旁的手术桌上。

（三）操作步骤（图2-1-5-3-3）

1. 切口 沿手指中节作侧正中切口,将皮瓣连同指血管神经束一起向掌侧掀起、牵开。

2. 显露中节指骨 于指骨中、远段切开腱鞘,找到断裂的指深屈肌腱远侧断端,然后于中节指骨远段掌面凿一粗糙面,向指骨背侧钻孔。

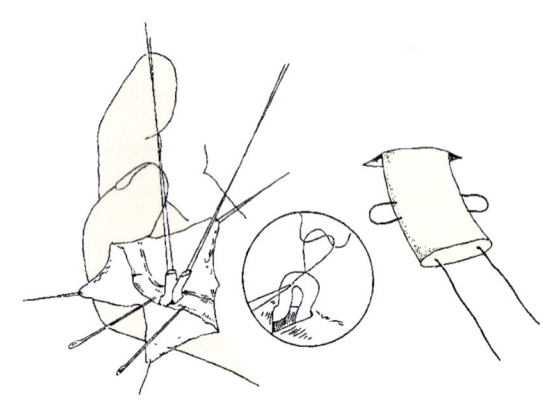

图2-1-5-3-1 Ⅱ区屈旨肌腱一期修复示意图

4. 术后处理 用背侧石膏托于腕关节屈曲20°~30°,掌指关节屈曲40°~50°位固定。术后3~4周拆除石膏托,进行主、被动手指屈伸活动功能锻炼。亦可用指甲尖部的橡皮筋牵引患指处于屈曲位,术后在医师指导下,进行主动伸指、被动屈指的早期活动功能锻炼（图2-1-5-3-2）。

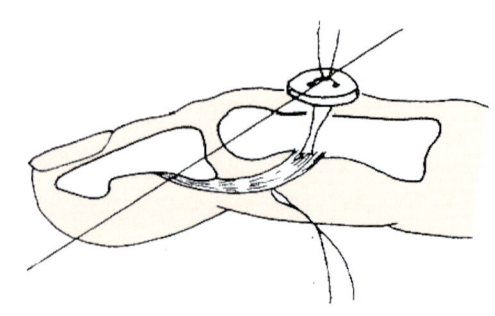

图2-1-5-3-3 屈指肌腱固定术示意图

3. 缝合 用 Bunnell 钛丝抽出缝合法将指深屈肌腱远侧断端固定于中节指骨所形成的创面上,使远侧指间关节处于屈曲约 15°位。用一克氏针将远侧指间关节暂时固定或用外固定维持关节位置。

(四)术后处理

术后 10 天拆除缝线。用克氏针临时固定者,伤口愈合后即可带着克氏针进行功能锻炼。3~4 周后拆除抽出缝合钢丝,拔除克氏针。采用外固定者,术后 3~4 周拆除钢丝的同时拆除外固定,进行手指功能锻炼。

五、游离肌腱移植术

(一)适应证

晚期手指腱鞘内指深、浅屈肌腱或拇长屈肌腱损伤,手指各关节被动活动功能正常或接近正常,手指部皮肤覆盖良好者,适于采用游离肌腱移植术修复。

(二)麻醉和体位

臂丛神经阻滞麻醉。仰卧位,患肢外展置于手术台旁的手术桌上。

(三)操作步骤

以中指腱鞘部指深、浅屈肌腱损伤为例。

1. 切口 手术切口包括手指部的侧正中切口和手掌部与掌横纹平行的横行或弧形切口,拇、示、中、环指的侧正中切口应在该手指桡侧,小指则位于该手指的尺侧。示指和小指的切口,可分别经掌横纹的桡侧缘或尺侧缘与手掌部切口相连。拇指则需加鱼际纹切口和前臂远端桡侧弧形切口。手指屈曲位,于中指桡侧标出指横纹的末端各点,沿其连线作切口,即为手指侧正中切口。切口远端平指甲近端水平,切口近端至近侧指横纹平面。亦可于手指掌侧作锯齿状切口,分别向两侧掀起多个三角形皮瓣,于掌侧正中显露腱鞘及肌腱损伤处。

2. 松解局部 切开皮肤、皮下组织,将中指桡侧血管神经束连同皮瓣一起从屈指肌腱鞘表面向掌侧翻起,显露腱鞘,此时可发现瘢痕化的损伤处。掀起皮瓣时,要尽量准确地在一个平面上用刀或剪刀锐性分离,以减少组织损伤和减轻术后粘连的程度。

3. 切除腱鞘 切除屈指肌腱腱鞘,于中节指骨中部保留约 0.5cm 宽,于近节指骨近端 1/2 处保留约 1cm 宽的腱鞘作为滑车。

4. 重建滑车 若腱鞘损伤严重,无法保留滑车者,则在切除腱鞘后应重建滑车,以免手指屈曲时,屈指肌腱产生弓弦状畸形,影响屈指功能。其方法为取一段掌长肌腱或将切除的一段指浅屈肌腱,将其纵形劈开,用其一半分别在中节指骨中部和近节指骨近端 1/2 处,用滑车钳从手切口一侧沿指骨绕经指背皮下,于伸指肌腱浅面至对侧指骨边缘从切口中穿出,将肌腱拉出。然后将肌腱两端用细丝线缝合成为腱环,形成新的人造滑车(图 2-1-5-3-4)。为了减少粘连,应将腱环缝合处置于手指侧方,并注意勿将指血管、神经束包绕在腱环内,以免造成对血管、神经的压迫。

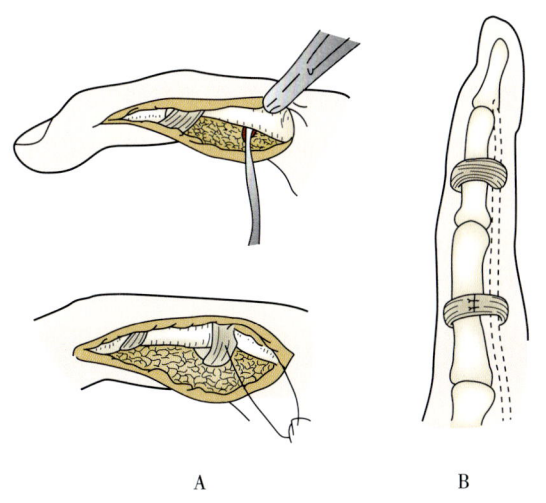

图 2-1-5-3-4 重建滑车示意图(A、B)
A.重建滑车的方法;B.重建滑车的部位

5. 切除损伤肌腱　于远侧指间关节远端切除指深屈肌腱远侧断端，保留其肌腱附着部。如远侧指间关节处指深屈肌腱与关节囊紧密粘连，分离切除时要仔细作锐性分离，不要损伤远侧指间关节掌侧关节囊，以免引起关节囊和掌侧软骨板挛缩而产生手指末节屈曲畸形。

于近侧指间关节囊近端水平切除指浅屈肌腱，远侧端的残端不能过长，也不能太短。如残端过长，术后屈指位固定时，其残端与近节指骨粘连，影响近侧指间关节伸直，出现近侧指间关节屈曲畸形。如其残端太短，则容易出现近侧指间关节过伸畸形（图2-1-5-3-5）。

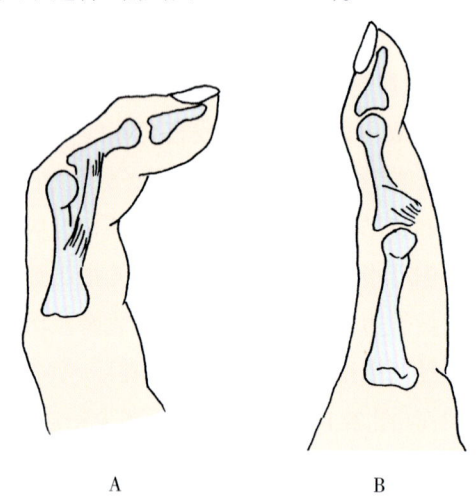

图2-1-5-3-5　切除不当示意图（A、B）
A.指浅屈肌腱残端过长；B.指浅屈肌腱残端过短

6. 显露屈指肌腱近端　沿近侧掌横纹尺侧段作横切口，切开皮肤、皮下组织、掌腱膜。找到中指屈指肌腱及腱鞘起始部，注意保护肌腱两侧的指掌侧总动脉和神经。从手掌切口内，将肌腱近端抽出，指深屈肌腱近侧残端用止血钳夹住作牵引，待移植肌腱缝接时，从蚓状肌附着处远端切除残端。将指浅屈肌腱残端牵出切口后，尽量在靠近端切除。必要时切下的肌腱可留作滑车用（图2-1-5-3-6）。

7. 切取移植肌腱　用作移植的肌腱可取自掌长肌腱或跖肌腱，有时亦可在足背切取趾长伸肌腱。一般以掌长肌腱最为常用，若同时需要移植多条肌腱时，以趾长伸肌腱为宜。

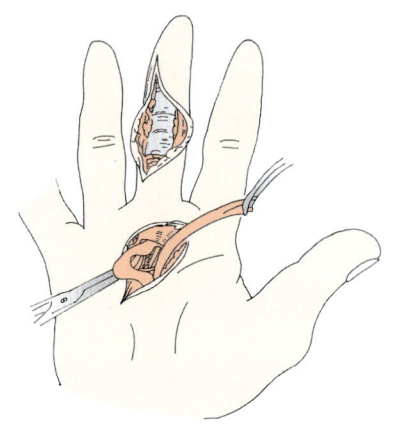

图2-1-5-3-6　抽出指屈肌腱示意图

（1）掌长肌腱切取法　掌长肌腱扁而薄，周围有腱周组织。移植后，若腱周组织与周围软组织粘连，移植肌腱仍可有良好的滑动性，是良好的移植材料。掌长肌腱在用力屈腕时容易看出，但有人报道约有10%的人看不到，术前应注意检查。一般多取自同侧，若取对侧掌长肌腱则需加用局部麻醉。

切取掌长肌腱有下列两种方法。

① 于腕横纹近侧掌长肌腱止点处作一小横切口，分离出掌长肌腱，将其切断。近端用血管钳夹住，轻轻牵拉即可在前臂摸到掌长肌腱活动，沿掌长肌腱近段每相隔5~7cm处，再作2~3个小横切口，于切口内深筋膜下找到掌长肌腱。从这些切口用血管钳或剪刀通过皮下，在掌长肌腱浅面和深面向远端分离，使肌腱与周围组织游离，易于从近端切口内抽出（图2-1-5-3-7）。直到掌长肌腱全长被游离后，于肌腱与肌腹交界处切断。然后分别缝合前臂切口。游离肌腱时，注意保护腱周组织。切取的肌腱以湿盐水纱布包裹，用血管销夹住纱布放于弯盘内备用。

② 用一肌腱剥离器，从腕横纹处切口套入已切断的掌长肌腱远端后，向近侧剥离，方法与切取跖肌腱相同（图2-1-5-3-8）。

（2）跖肌腱切取法　跖肌腱是全身最长的肌腱，位于跟腱内侧，其近端在腓肠肌内侧头的

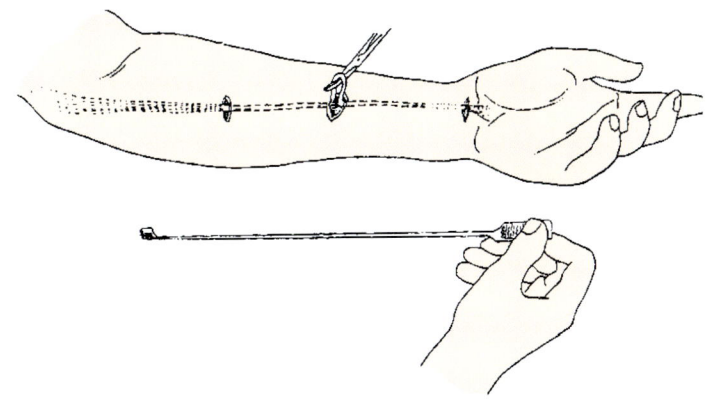

图2-1-5-3-7　掌长肌肌腱切取法示意图

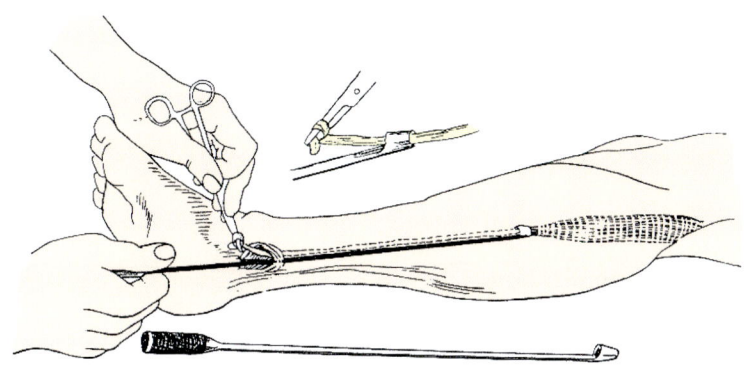

图2-1-5-3-8　跖肌腱切取法示意图

深面。切取时于内踝平面跟腱内侧作一小直切口，找到跖肌腱，将其切断，将近侧断端套入剥离器的管状刀叶内，用血管钳夹住向远侧牵引，同时将剥离器向近端推进。当剥离器穿破腓肠肌筋膜通过周围的腓肠肌时，可感到有点阻力。继续向近端剥离，当剥离器近端的筒部被肌腹充满时，牵拉并旋转剥离器，此时肌肉则被割断，跖肌腱即从踝部伤口滑出（见图2-1-5-3-8）。手术过程中注意将膝关节保持在伸直位，避免剥离器损伤腘部血管、神经。然后缝合切口，切取的肌腱以湿盐水纱布包裹，用血管钳夹住纱布放于弯盘内备用。

（3）趾长伸肌腱切取法　趾长伸肌腱切取后，可由趾短伸肌腱代替其伸趾功能。但小趾无趾短伸肌腱，所以一般只能切取第二至第四趾的3条趾长伸肌腱。因趾长伸肌腱与周围组织关联较密切，需作较长切口。

局部麻醉下于足背作S形切口，切开皮肤、皮下组织，将皮瓣向两侧牵开。但皮瓣不能游离太广，避免皮肤边缘坏死。游离第二至第四趾长伸肌腱后，分别将趾长伸肌腱远端与趾短伸肌腱缝合在一起，然后在缝合处的近侧切断趾长伸肌腱，并将其向近端分离，按所需长度切取肌腱。切取的肌腱以湿盐水纱布包裹保护备用，缝合手术切口（图2-1-5-3-9）。用小腿石膏托将踝关节于背伸约90°及足趾伸直位固定3~4周。

8. 固定移植肌腱远端　一般先固定移植肌腱的远端。劈开指深屈肌腱止点，在末节指骨基底部掌面凿一粗糙面，然后向背侧钻孔，用Bunnell钢丝抽出缝合法，将移植肌腱远端固定于远节指骨掌面。抽出钢丝经注射针头引出皮肤外。在指甲背面用纽扣纱布垫打结（图2-1-5-3-10）。

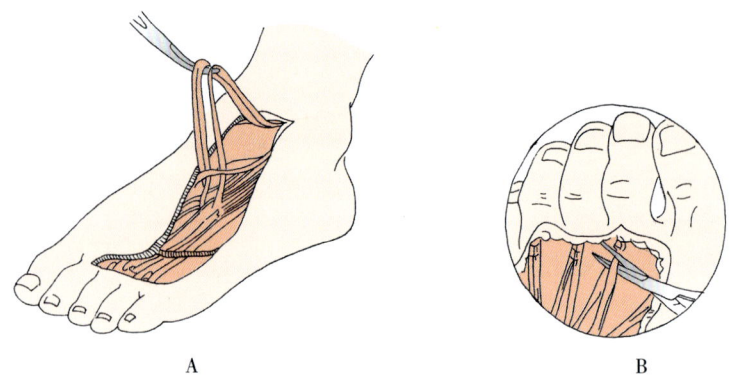

图2-1-5-3-9　趾骨伸肌腱切取法示意图（A、B）

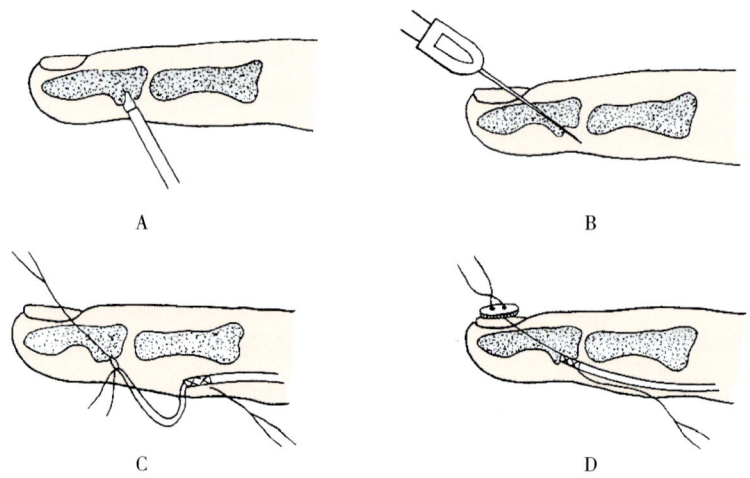

图2-1-5-3-10　移植肌腱远端固定法示意图（A~D）

9. 缝合切口

（1）用导针将移植肌腱近端穿过滑车于手掌部切口中拉出（图2-1-5-3-11）。缝合手指侧正中切口。

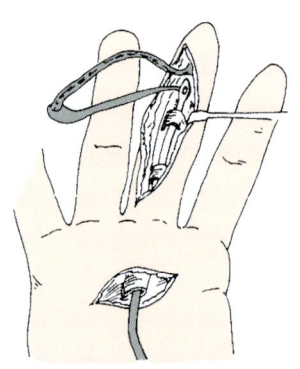

图2-1-5-3-11　用导针将移植肌腱引入手掌切口内示意图

（2）调整肌腱张力　一般情况下在手休息位使伤指略屈于其他手指。将移植肌腱与指深屈肌腱近端在蚓状肌附着处进行编织缝接。用蚓状肌覆盖肌腱缝接处，以减少粘连（图2-1-5-3-12）。但若肌腱断裂时间长，近端肌腱回缩较多，缝接时张力可稍大些；若病程较短，肌腱回缩距离短，缝接时张力应稍小些。

（3）缝合手掌部切口。

（四）术后处理

用前臂背侧石膏托将患手固定于腕关节屈曲和手指半屈位（图2-1-5-3-13）。术后10天拆除缝线，3~4周后拆除石膏托和拆除缝合钢丝，进行功能锻炼，并辅以物理治疗和中药洗。一般术后需3~6个月功能锻炼，以恢复屈指功能。术后半年屈指功能恢复不满意者，应考虑行肌腱松解术，以改善手指的屈曲活动功能（见图2-1-5-3-14）。

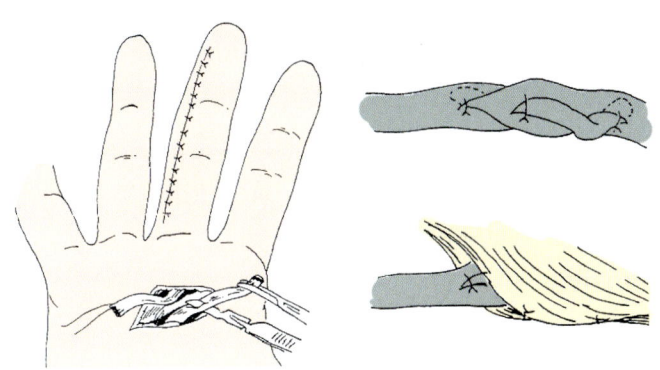

图2-1-5-3-12 移植肌腱近端缝合法示意图

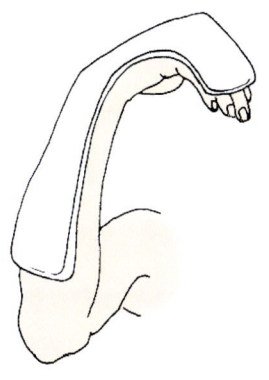

图2-1-5-3-13 游离肌腱移植术后固定法示意图

六、屈指肌腱粘连松解术

（一）概述

屈指肌腱损伤，特别是Ⅱ区的屈指肌腱损伤，肌腱直接缝合或肌腱移植术后，极易与周围组织发生粘连，而严重影响患指的屈曲功能。有相当一部分患者需要进行肌腱粘连松解术。据文献报道，肌腱端端缝合后肌腱松解率为30%，游离肌腱移植的肌腱松解率则高达40%。即使采用控制下的早期活动以减少粘连，其肌腱松解率仍有14%~17%。

（二）松解术

1. 适应证　屈指肌腱损伤，特别是Ⅱ区的屈指肌腱损伤修复术后，经过一段时间功能锻炼，手指屈曲仍明显受限者，可根据具体情况在3~6个月后行肌腱粘连松解术。

2. 麻醉和体位　臂丛神经阻滞麻醉。仰卧位，患肢外展置于手术台旁的手术桌上。

3. 操作步骤（图2-1-5-3-14）

（1）切口　原则上应按原来的手术切口切开，如手指侧正中切口或指掌侧锯齿状切口。

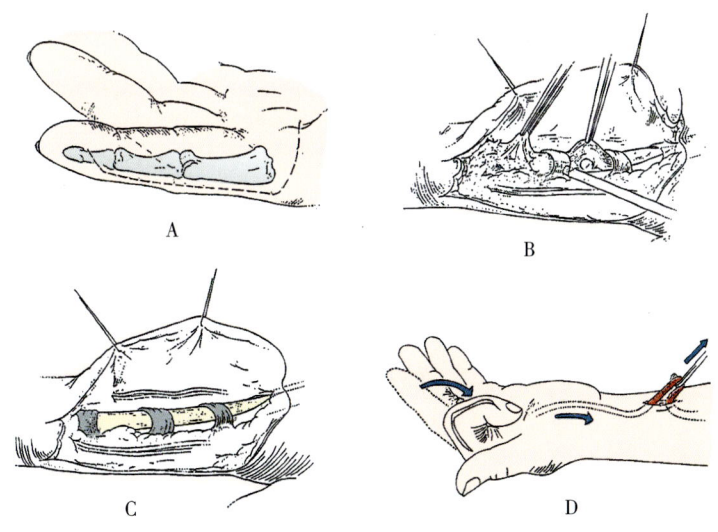

图2-1-5-3-14 屈指肌腱粘连松解术示意图（A~D）

A.手术切口；B.松解肌腱与周围组织及腱鞘的粘连；C.保留滑车；D.检查粘连是否完全松解

（2）松解局部　切开皮肤及皮下组织，显露屈指肌腱，仔细将屈指肌腱从周围的瘢痕组织中分离出来，尽量采用锐性分离。注意保留原已保留的滑车，并注意分离滑车下的粘连肌腱，以保证其粘连完全松解。

（3）检测效果　待肌腱粘连完全松解后，手指可完全伸直。此时应检查松解的效果，即手指是否能完全屈曲。可在前臂作一小切口，找到相应的肌腱，向近端予以牵拉时，手指可完全屈曲，则表明粘连已完全松解。

（4）闭合切口　仔细止血，缝合切口。

4. 术后处理　用石膏托将患手临时固定，第二天起在医生指导下进行手指屈伸功能锻炼。术中止血一定要彻底，以免功能锻炼时因伤口出血而影响手术效果。

七、伸肌腱损伤的8区分区法

Ⅰ区　远侧指间关节背侧　伸肌腱帽的肌腱成分在此会合成一薄的终末腱，其活动范围仅5mm或更小。此区多见为闭合性损伤，致肌腱从止点撕脱或伴有小块撕脱性骨折，导致锤状指畸形，即远侧指间关节屈曲畸形。

Ⅱ区　中节指骨背侧　侧腱束融合形成终末伸肌腱，斜支持带在外侧束的外侧融合，此区伸肌腱损伤，可致锤状指畸形或远侧指间关节屈曲功能丧失。与Ⅰ区相比，其远侧指间关节关节囊完整，远侧指间关节屈曲畸形较轻。

Ⅲ区　近侧指间关节背侧　中央腱束和来自内在肌的侧腱束通过伸肌腱帽的交叉连接，共同伸近侧指间关节。此区损伤，中央腱束断裂或变薄，而侧腱束向掌侧移位，近节指骨头向背侧突出，形成扣眼状畸形。侧腱束变成屈近侧指间关节，并使远侧指间关节过伸。

Ⅳ区　近节指骨背侧　此区中央腱束损伤，引起近侧指间关节屈曲畸形。

Ⅴ区　掌指关节背侧　此区伸肌腱帽将伸指肌腱保持在掌指关节背侧中央，起伸掌指关节的作用。此区伸肌腱损伤，致使掌指关节伸展受限，产生掌指关节屈曲畸形。其特点是由于伸肌腱帽的连接，近端回缩较少，且容易修复。此区的伸肌腱帽损伤，致使伸指肌腱向健侧脱位，也导致掌指关节伸展受限。

Ⅵ区　手背部和掌骨背侧　此区内伸肌腱的特点如下。

（1）示指和小指各有一条指固有伸肌腱，即均有两条伸肌腱，其中之一损伤，可不表现出明显的功能障碍。

（2）指总伸肌腱之间有联合腱，如其损伤在联合腱近端，由于联合腱的作用，伤指的伸展功能仅有部分受限。

（3）肌腱损伤常伴有掌骨骨折和软组织损伤，致使修复的肌腱与之发生粘连，亦可使未受伤的手指发生关节挛缩或僵直。

Ⅶ区　腕部伸肌支持带之下　此区内，拇长伸肌腱可于Lister's结节处发生自发性断裂。修复的肌腱易于产生粘连。因此，修复的肌腱最好不要位于腱鞘内，或将伸肌支持带部分切开。

Ⅷ区　前臂远端　此区内有12条伸肌腱，即拇长短伸肌腱、拇长展肌腱、4条指总伸肌腱、示指和小指指固有伸肌腱和3条腕伸肌腱。

八、拇指伸肌腱的5区分区法

Ⅰ区　拇指指间关节背侧　此区闭合性损伤少见，开放性损伤引起指间关节屈曲畸形。由于拇长伸肌腱止点处肌腱较粗大，容易缝合。

Ⅱ区　拇指近节指骨背侧　此区损伤为拇长伸肌腱，引起指间关节屈曲畸形。但近端回缩较少，较易修复。

Ⅲ区　拇指掌指关节背侧　此区的特点是：

（1）拇长、短伸肌腱均损伤，可导致拇指掌指关节和指间关节伸展功能障碍。

（2）单纯拇短伸肌腱损伤，类似于手指的中央腱束损伤,引起掌指关节屈曲畸形。

（3）腱帽损伤可致拇长伸肌腱向尺侧移位。

Ⅳ区 第一掌骨背侧 此区两条伸拇肌腱相隔一定距离,可能只损伤其中之一。而拇长伸肌腱损伤时,其近端一般回缩较远,肌腹易于失去弹性,直接修复应争取在一个月左右进行,否则宜采用示指固有伸肌腱移位予以修复。

Ⅴ区 拇指腕区

九、伸指肌腱5区分区法

Ⅰ区 末节指骨背侧基底部至中央腱束止点。

Ⅱ区 中央腱束止点至近节指骨中点伸肌腱帽远端。

Ⅲ区 伸肌腱帽至腕背伸肌支持带远侧缘。

Ⅳ区 腕背伸肌支持带下。

Ⅴ区 伸肌支持带近侧缘至伸肌腱起始部。

十、伸指肌腱损伤处理原则

手部伸肌腱结构比较复杂,损伤后手部产生各种畸形,严重影响手的活动功能。手背皮肤薄,弹性大,与伸肌腱之间有一层疏松结缔组织,伸肌腱有腱周组织,无腱鞘,术后不易发生严重粘连。只要皮肤覆盖良好,在条件许可的情况下,伸肌腱损伤均应争取一期修复,效果良好。伸肌腱损伤的晚期修复按其病程和部位不同方法较多,其中有些方法疗效不很满意,因此必须特别强调一期修复的重要性,以提高伸肌腱损伤的手术治疗效果。

十一、锤状指的手术治疗

（一）概述

锤状指是由于近侧指间关节远端伸肌腱损伤所致的手指末节屈曲畸形,伸肌腱止点连同末节指骨背侧骨片撕脱亦出现锤状指畸形。多由于手指伸直位突然受到撞击伤所致,由于所受外力的大小不同,所造成的损伤程度不同。若为不重要的手指(如小指),患者又无明显疼痛和功能方面的需要,可不予以治疗,否则应根据情况酌情处理。

锤状指伴有末节指骨背侧骨片撕脱者,可采用Bunell钢丝抽出缝合法或用铆钉、克氏针将其固定,并用一根克氏针将远侧指间关节临时固定。

（二）肌腱修补术

1. 适应证 伸肌腱损伤所致的锤状指,病程短,远侧指间关节被动活动功能良好,虽然疼痛不显,但对工作和外形有影响者,可行肌腱修补术。

2. 麻醉和体位 指总神经阻滞或臂丛神经阻滞麻醉。仰卧位,患肢外展置于手术台旁的手术桌上。

3. 操作步骤

（1）切口 于远侧指间关节背侧作S形或Y形切口。

（2）牵开切口即可见被瘢痕连接的损伤的指伸肌腱,将其于近止点0.5cm处切断。自近端连同瘢痕组织一起向近侧稍加游离,切勿切除瘢痕,否则将因肌腱缺损而不能缝合。

（3）固定 于手指末节伸直位,将两肌腱断端重叠缝合。可用一克氏针暂时将远侧指间关节固定在过伸位和近侧指间关节屈曲100°位,或用一夹板做外固定(图2-1-5-3-15)。

除直接肌腱缝合修补外,还可用肌腱移植法修复陈旧性锤状指。

4. 术后处理 术后两周拆除伤口缝线。单纯肌腱修补术或肌腱移植修复术后,固定4~5周后拆除固定,积极进行手指主动活动功能锻炼。有小骨片撕脱而用锚钉或用克氏针固定者,至骨折愈合。

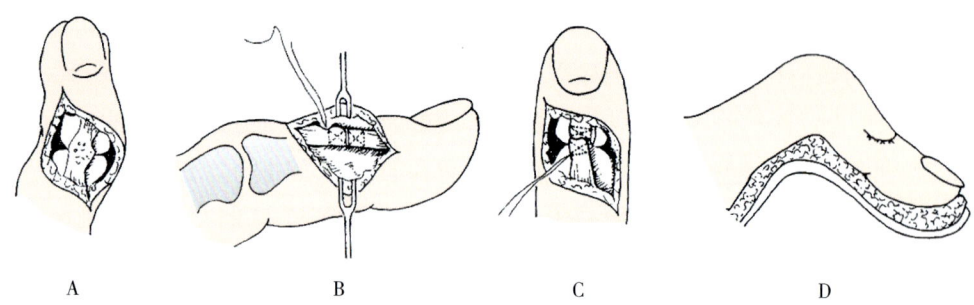

图2-1-5-3-15 陈旧性锤状指肌腱修复法示意图（A~D）

十二、远侧指间关节融合术

（一）适应证

陈旧性锤状指，病程长，疼痛明显的体力劳动者，可行远侧指间关节融合术。

（二）麻醉和体位

指总神经阻滞或臂丛神经阻滞麻醉。仰卧位，患肢外展置于手术台旁的手术桌上。

（三）操作步骤（图2-1-5-3-16）

1. 切口　于远侧指间关节背侧作"S"或Y形切口。切开皮肤，皮下组织，牵开切口，即可见已被瘢痕连接的指伸肌腱远端止点处。

2. 于远侧指间关节背侧切断指伸肌腱，两端分别游离一段各缝牵引线拉开，切开关节囊，显露两指骨关节面。

3. 用小截骨刀分别切除两指骨的关节软骨面。切除中节指骨头关节面时，截骨刀应稍斜向掌面近端，将掌面切除稍多一些，以便固定时使末节手指呈屈曲10°~15°位。将切除的关节面骨质部分用小咬骨钳咬成碎骨片，移植于融合的关节间隙及其周围。

4. 用一细克氏针从远节指骨近端穿入，向远端即指尖部穿出。然后对好两指骨面，将克氏针从远端钻入中节指骨，保持远侧指间关节处于屈曲10°~15°位。有美观要求的患者，可将远侧指间关节固定于平伸位。

5. 将碎骨片植入融合的关节间隙及其周围。

6. 防止末节指骨旋转，可再斜行穿入一根细克氏钢针，并加压使两骨端紧密接触。亦可从中节指骨远端直接向末节指骨钻入两根克氏针，将其残段埋于皮下。

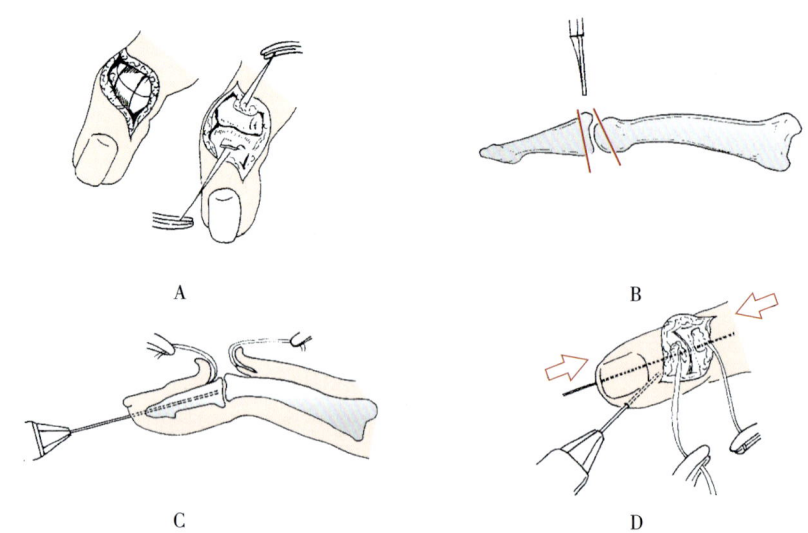

图2-1-5-3-16 远侧指间关节融合术示意图（A~D）

7. 缝合指伸肌腱的两断端和切口。

(四)术后处理

术后两周拆除伤口缝线。可于术后 6 周左右或 X 线片显示关节融合后拔除克氏针。积极进行手指主动活动功能锻炼。

(五)注意事项

切除关节面时亦可用微型摆动锯。如从手指外观考虑,可将远侧指间关节固定于直伸位。

十三、中央腱束损伤的修复

(一)概述

手部掌指关节与近侧指间关节之间伸肌腱损伤,致中央腱束断裂,早期应立即修复,其手术方法简单,疗效也较好。如果早期未能及时修复,随着屈指活动,两个侧腱束即逐渐从关节背侧向两旁滑向掌侧。因此,伸指时通过指伸肌腱收缩,两侧腱束不仅不能伸近侧指间关节,反而能屈曲近侧指间关节并伸远侧指间关节,致使手指出现近侧指间关节屈曲、远侧指间关节过伸畸形,又称为扣眼畸形。

中央腱束损伤早期可采用各种方法进行直接缝合(图 2-1-5-3-17)

中央腱束损伤的晚期修复方法,视近侧指间关节功能而定。如近侧指间关节被动活动功能正常,可利用侧腱束或行肌腱移植来进行修复。若病程长,近侧指间关节关节囊严重挛缩,关节被动活动受限,并处于非功能位,除可考虑行近侧指间关节功能位融合外,亦可试行先作近侧指间关节关节囊松解,如近侧指间关节被动活动能恢复正常,亦可采用下列方法予以修复。

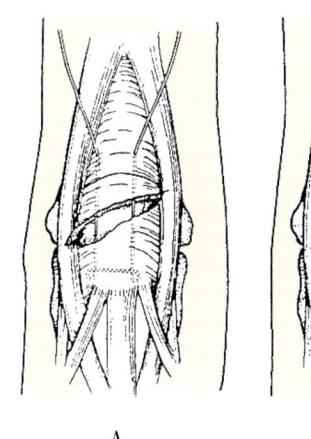 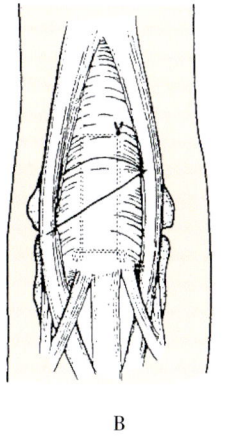 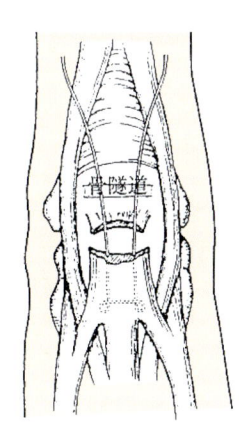 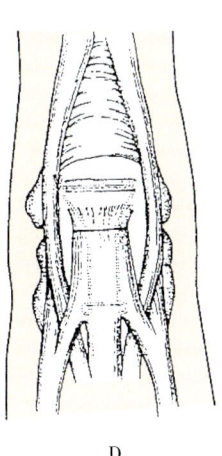

| A | B | C | D |

图2-1-5-3-17 中央腱束断裂缝合法示意图(A~D)
A.B.远离止点处断裂;C.D.近止点处断裂

(二)利用侧腱束修复法

1. 适应证 中央腱束断裂而两个侧腱束完好者,可利用侧腱束移位于近侧指间关节背侧进行修复。

2. 麻醉和体位 指总神经或臂丛神经阻滞麻醉。仰卧位,患肢外展置于手术台旁的手术桌上。

3. 操作步骤

(1)切口 于手指背侧,以近侧指间关节为中心作弧形切口,从中节指骨中部至近节指骨中部。

(2)逐层切开 向一侧掀起牵开皮瓣,显露指背的伸肌结构,可发现断裂的中央腱束为瘢痕组织所连接。探查两侧腱束,如两侧腱束完整,可将其向近、远两端游离,使之能向近侧指间关节背侧靠拢。

（3）缝合侧腱束 在近侧指间关节伸直位，于近侧指间关节背面，将两侧腱束缝在一起，固定2针。或将两侧腱束于近侧指间关节近端切断，将其远侧段于近侧指间关节背面交叉，在近侧指间关节伸直位，再分别与对侧的侧腱束近端缝合（图2-1-5-3-18）。

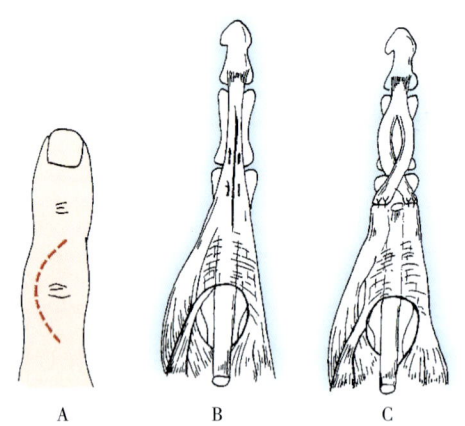

图2-1-5-3-18　中央腱束损伤侧腱束修复法示意图（A~C）
A. 切口；B. 直接缝合侧腱束；C. 切断侧腱束交叉缝合

亦可将两侧腱束于靠远侧切断，一侧近端移位直接用于修复中央腱束，将中央腱束两断端连接。另一侧腱束近端与之交叉缝合，从此保留一侧腱束行使伸远侧指间关节的功能（图2-1-5-3-19）。

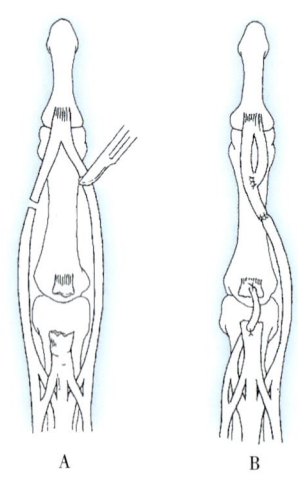

图2-1-5-3-19　中央腱束损伤侧腱束修复法示意图（A、B）

（4）试验缝合张力 局麻下，可让患者轻轻地主动伸屈手指，试验缝合的张力是否适合。张力过大，近侧指间关节不能完全屈曲；张力太小，近侧指间关节仍不能完全伸直。

（5）缝合伤口。

（三）肌腱移植修补术

1. **适应证、麻醉和体位**　中央腱束损伤同时侧腱束亦有损伤者，可行肌腱移植修补术。一般选择臂丛神经阻滞麻醉。取仰卧位，患肢外展置于手术台旁的手术桌上。

2. **操作步骤**　手术切口及显露伸肌结构与侧腱束修复法相同。取长约8cm的掌长肌腱，将其于中节指骨近侧穿过指伸肌腱的深面，两断端在近侧指间关节背面交叉，然后于近侧指间关节伸直位，分别缝到近节指骨近端伸肌腱两侧的侧腱束上（图2-1-5-3-20）。缝合时注意适当的张力。最后缝合切口。

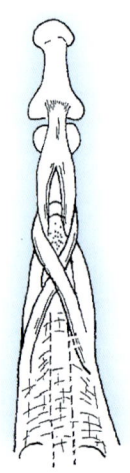

图2-1-5-3-20　中央腱束损伤肌腱移植修复法示意图

3. **术后处理**　用克氏针或铝板或石膏托将患指固定于掌指关节屈曲，近、远指间关节伸直位。3~4周后拆除外固定，进行近侧指间关节屈伸功能锻炼。

十四、伸肌腱帽损伤

（一）概述

指伸肌腱于掌指关节背侧向近节指骨伸延

时,分出横形和斜形纤维向两侧扩展变薄,成为指背腱膜的扩张部,称腱帽。它与两侧的骨间肌和蚓状肌相连,协同完成伸指功能。腱帽近端与掌指关节关节囊和侧副韧带紧密相连,保持指伸肌腱位于掌指关节背侧的中央,保证掌指关节的正常屈伸功能。若腱帽近端一侧横形纤维损伤,则指伸肌腱将向掌指关节的另一侧滑脱。此时除非将伸指肌腱复位,掌指关节将不能伸直,即使用手法使指伸肌腱复位使手指伸直后,一旦屈曲手指,指伸肌腱又将立即再次滑向一侧,严重影响手的功能。新鲜损伤只要将断裂的腱帽相对直接缝合(图2-1-5-3-21),伤指于掌指关节伸直位固定3周后进行功能锻炼,疗效良好。陈旧性腱帽损伤,其修复方法很多,可根据损伤的情况适当加以选择。

(二)修复术

1. **适应证** 伸肌腱帽损伤,若时间不久,腱帽组织尚完整,仍可直接缝合。病程较长的陈旧性损伤,因断裂的腱帽组织已瘢痕化,不能直接缝合,可用多种方法予以修复。

2. **麻醉和体位** 臂丛神经阻滞麻醉。仰卧位,患肢外展置于手术台旁的手术桌上。

3. **操作步骤** 伸指肌腱瓣翻转修复腱帽纠正指伸肌腱的滑脱,手术方法如下。

(1)切口 于伤指掌指关节背面偏患侧作弧形切口。皮瓣向一侧翻起,皮下即为指伸肌腱。可见指伸肌腱向掌指关节健侧滑脱,将其牵拉即可复位。

(2)切取肌腱瓣 于伤侧从指伸肌腱由近端向远端切取一条宽3mm、长3cm的肌腱瓣,肌腱瓣的蒂部刚好在指伸肌腱的腱帽组织近端起始部。为防止肌腱瓣沿肌腱纤维方向继续劈开,在蒂部作一固定缝合。

(3)缝合固定肌腱瓣 分出伤侧掌指关节的侧副韧带,部分游离其近端,然后将指伸肌腱的肌腱瓣向远端翻转,绕过已游离的侧副韧带,再与肌腱瓣蒂部用4/0或5/0的尼龙线作间断缝合,使其成为一个肌腱环,将指伸肌腱重新固定于掌指关节背面中心(Carroll法)(图2-1-5-3-22)。缝合固定肌腱瓣时,应注意适当的张力,应使伤指能在

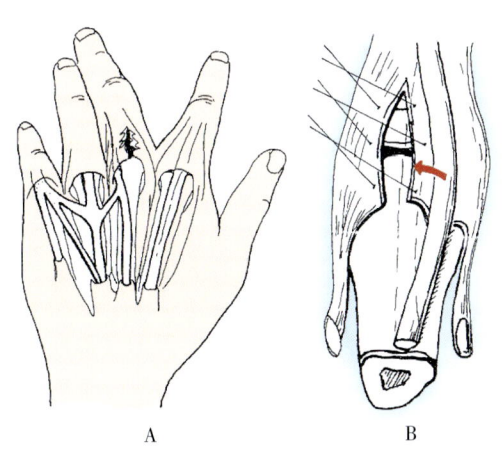

图2-1-5-3-21 伸肌腱帽损伤修复法示意图(A、B)
A.伸肌腱帽损伤所致手指畸形;B.伸肌腱帽直接缝合法

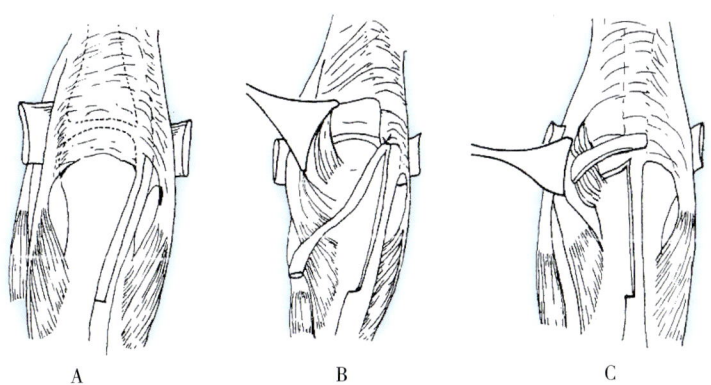

图2-1-5-3-22 伸指肌腱瓣翻转伸指肌腱帽修复法示意图(A~C)
A.显露伸肌腱帽;B.切取伸指肌腱瓣;C.肌腱瓣绕过侧副韧带后缝合

腕关节充分伸展和屈曲时被动活动自如。或让患者试验手指的活动,使掌指关节活动在正常范围。

（4）闭合切口　腱帽损伤的修复方法很多,除上述方法外,还可采用伸肌腱帽自身进行修复(图2-1-5-3-23),或从中央腱束切取指伸肌腱瓣,将其向近端翻转绕过患侧的蚓状肌后,自身缝合成一腱环(McCoy法)(图2-1-5-3-24)。陈旧性伸肌腱帽损伤,还可利用伸肌腱的腱联合进行修复(Wheeldon法),方法为将腱联合于健侧的邻指伸肌腱处切断,然后将其向损伤侧翻转,使伸肌腱保持在掌指关节背侧正中位,将腱联合的断端与损伤的腱帽缝合固定(图2-1-5-3-25)。

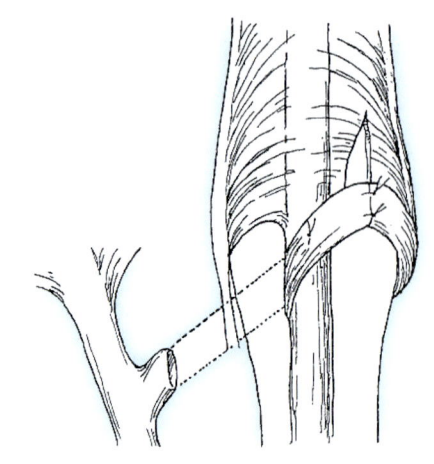

图2-1-5-3-25　伸指肌腱帽联合腱修复法示意图

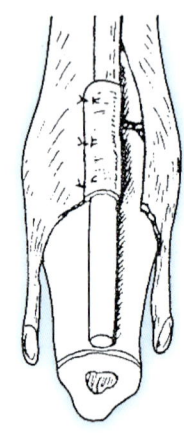

图2-1-5-3-23　伸肌腱帽自身修复法示意图

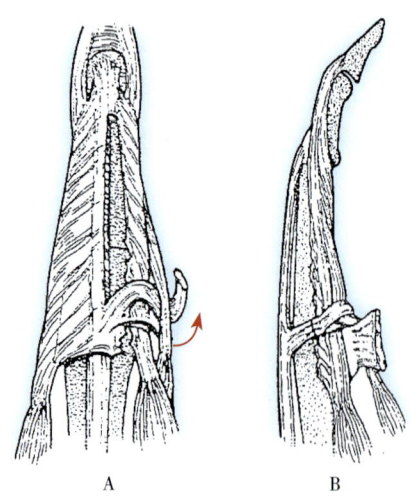

图2-1-5-3-24　McCoy伸指肌腱帽修复法示意图（A、B）

4. 术后处理　术后用石膏托将腕关节置于功能位、掌指关节中度屈曲位固定3~4周,然后拆除石膏固定及伤口缝线,进行掌指关节屈伸活动功能锻炼。

十五、手、腕及前臂伸肌腱损伤的修复

掌指关节近端的伸指肌腱损伤,产生伤指的掌指关节屈曲畸形及掌指关节主动伸展功能障碍。新鲜损伤,只要皮肤覆盖条件良好,伸肌腱一期直接缝合,术后效果良好。陈旧性伸肌腱损伤,如伤后时间较短,无肌腱缺损,二期仍可行肌腱直接缝合。若有肌腱缺损,可行游离肌腱移植修复。或行肌腱移位术,即将示指或小指的指固有伸肌腱从远端切断,然后将其近端移位与伤指伸肌腱远侧断端编织缝合,或将损伤的肌腱与附近未损伤的肌腱缝合固定在一起(图2-1-5-3-26)。

位于腕背侧韧带下的伸肌腱损伤进行肌腱修复术后,应将损伤处附近的腕背侧韧带部分切除,以防在其狭窄的通道粘连,影响术后伸指功能恢复。

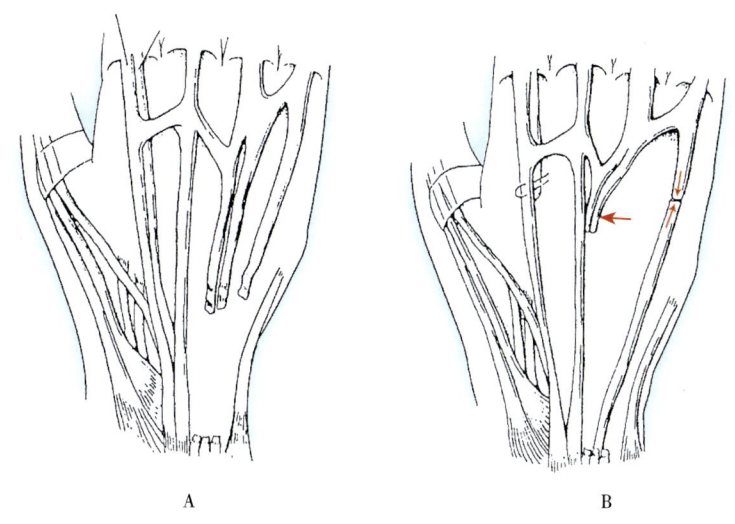

图2-1-5-3-26　手部伸指肌腱损伤的修复示意图（A、B）

十六、拇长伸肌腱损伤的修复

（一）概述

拇长伸肌腱损伤，致拇指指间关节不能伸直，拇指末节呈屈曲畸形。新鲜损伤可在清创时立即直接缝合，陈旧性损伤的晚期修复根据其损伤平面不同而异。拇指掌指关节以远的拇长伸肌腱损伤，其近端回缩不远，二期仍可对端缝合。掌指关节近侧的拇长伸肌腱损伤，如近端因粘连而回缩少，亦可行端端缝合。一般情况下，常因肌腱近端回缩较远，不能直接缝合，通常采用示指固有伸肌腱转位进行修复。

（二）修复术

1. 适应证、麻醉和体位　对陈旧性拇长伸肌腱损伤，无法进行直接缝合者，可采用示指固有伸肌腱转位进行修复。多选用臂丛神经阻滞麻醉。取仰卧位，患肢外展置于手术台旁的手术桌上。

2. 操作步骤（图 2-1-5-3-27）

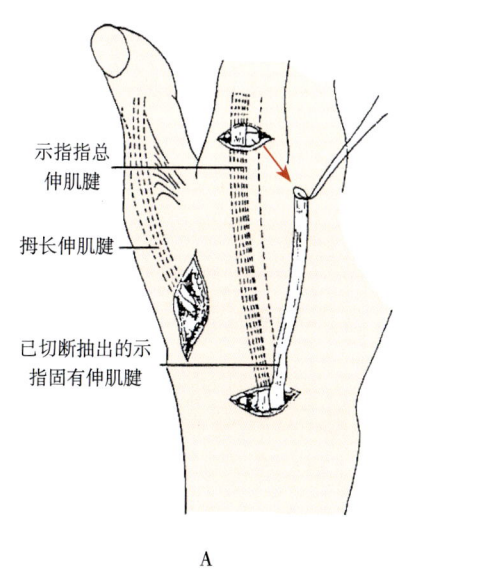
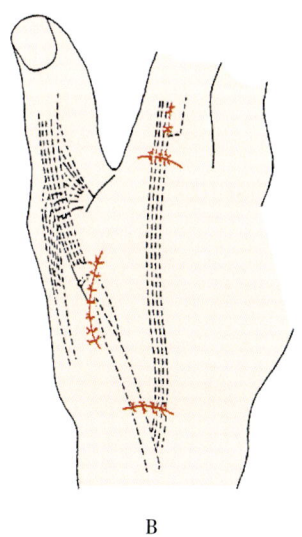

图2-1-5-3-27　拇长伸肌腱损伤，示指固有伸肌腱移位修复法示意图（A、B）
A. 显露损伤的拇长伸肌腱及切断示指固有伸肌腱；
B. 将切断之示指固有伸肌腱通过皮下隧道与损伤之拇长伸肌腱缝合

（1）示指背侧切口　于示指掌指关节背面作一小横切口,找到示指固有伸肌腱止点处。示指固有伸肌腱位于示指指总伸肌腱的尺侧和深面,可让患者主动活动手指加以辨认。确定后,在其近止点处切断,远端缝于示指指总伸肌腱上。

（2）腕背切口　于腕背部偏桡侧作一小横切口,将示指固有伸肌腱近侧断端用止血钳夹住轻轻牵拉,观其肌腱活动,分离出其近端,将示指固有伸肌腱从腕部切口中抽出。

（3）拇指背侧切口　在拇长伸肌腱损伤处附近作一弧形切口,分离出拇长伸肌腱远侧断端。在此切口与腕部切口间打一皮下隧道,将示指固有伸肌腱通过皮下隧道从此切口内拉出。

（4）缝合肌腱　放松止血带止血后,在腕背伸、拇指外展、指间关节伸直位,将示指固有伸肌腱近端与拇长伸肌腱远端作编织缝合。

（5）缝合切口　止血后,依序缝合诸切口。

3. 术后处理　用前臂掌侧石膏托将患肢固定于腕背伸、拇指外展伸直位。术后 3~4 周拆除缝线及石膏托,进行拇指伸屈活动功能锻炼。

第四节　手部皮肤损伤的手术

手部皮肤损伤常见,其损伤的程度不同,所采取的处理方法亦不同。单纯的皮肤损伤,仅修复皮肤即可,伴有深部重要组织损伤者,皮肤损伤的修复是深部组织修复的必要条件,也是皮肤损伤修复方法选择的依据。修复方法种类繁多,本节仅就选择原则和常用方法列举一些例子,供临床使用时参考。

一、皮肤直接缝合术

(一)适应证、麻醉和体位

对手部皮肤裂伤无皮肤缺损者,可直接缝合。对小范围的皮肤裂伤可行局部麻醉。范围较大者则采用臂丛神经阻滞麻醉。术中患肢外展置于手术台旁的手术桌上。

(二)操作步骤

1. 常规消毒、清创,切除创缘的皮肤　手掌部皮瓣弹性和伸缩性小,切除创缘时,应尽可能少,以免缝合时皮肤紧张。

2. 直接缝合皮肤裂伤　应当注意以下部位手部皮肤的裂伤不能直接缝合,而应采用 Z 字成形术予以修复,以免日后瘢痕挛缩影响其功能。如手指掌侧跨过关节的直切口、与指蹼平行的切口和大小鱼际之间的横切口等。

(三)术后处理

一般情况下,仅包扎伤口即可。术后 10~14 天拆除缝线。

二、游离皮肤移植术

(一)适应证

皮肤损伤伴有皮肤缺损,不能直接缝合,但皮下组织良好,无重要深部组织结构(如肌腱、神经、大血管和骨关节)外露者,可行游离皮肤移植修复。

(二)麻醉和体位

手指小面积的皮肤缺损,可行指神经阻滞麻醉。手部较大面积的皮肤缺损,可采用臂丛神经阻滞麻醉。患肢外展置于手术台旁的手术桌上。

(三)操作步骤

1. 清创、选择供区

(1)伤口清创 清洁创面,尽可能保留创面深部的软组织。测量创面所缺损的皮肤面积大小。

(2)选择适当的供皮区 如取中厚皮片,可用取皮刀在大腿内侧取皮;如取全厚皮片,在下腹部,特别是腹股沟部取皮为宜。

(3)手部皮肤缺损的修复 以全厚皮片为宜,可在下腹部或腹股沟部根据受皮区的大小,设计所需皮肤的大小。

2. 细心切取 沿所设计的切口线切开所需皮片的周围皮肤,将其一端的皮片全层掀起,用缝合牵引线或用血管钳牵引。边切割边将皮片向上翻转,直至将皮片全部切下。再用剪刀去除皮片的皮下脂肪组织,注意修剪脂肪组织时不要将皮片剪破,并应使其厚薄一致(图2-1-5-4-1)。

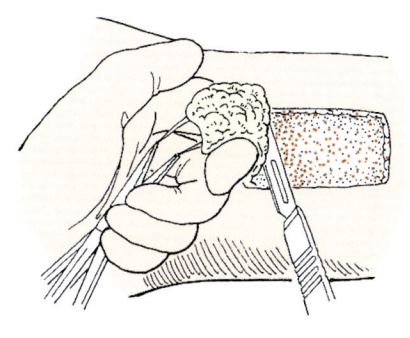
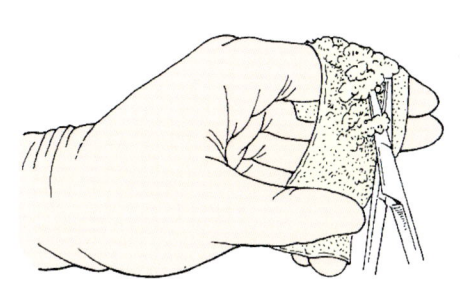

图2-1-5-4-1 全厚皮片切取示意图(A、B)

A.皮片切取;B.皮片修剪

3. 皮片置于创面上、缝合包扎 在适当的张力下将皮片与创面边缘的皮肤行间断缝合。皮片上用一层凡士林纱布覆盖,其上加细纱布均匀加压,再用绷带加压包扎。如植皮在上肢或手部关节附近,为避免植皮区随关节活动而移动,可加用石膏托固定。难以用加压包扎固定的部位,可在皮片上用一层凡士林纱布覆盖,其上加细纱布团均匀加压,再用缝合时预留的长线,以对角方向在纱布团打结加压包扎(图2-1-5-4-2)。

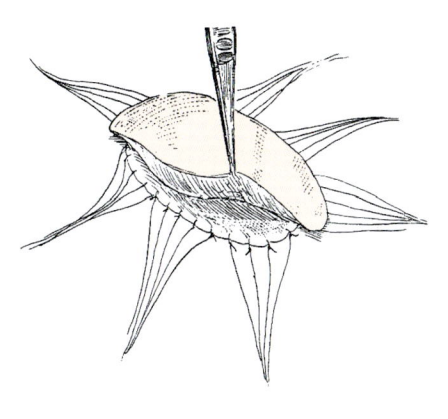
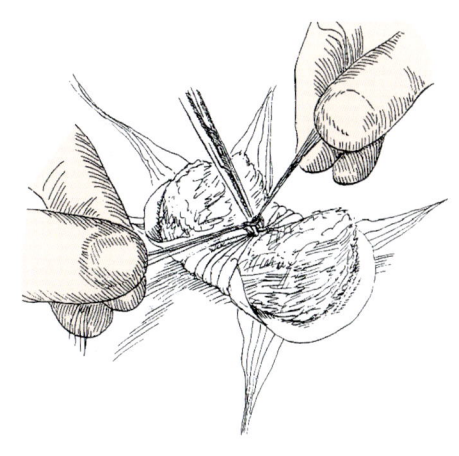

图2-1-5-4-2 皮肤移植及固定示意图(A、B)

A.皮片与创缘缝合、凡士林纱布覆盖;B.细纱布填塞、打包固定

(四)术后处理

1. 一般处理

(1)适当抬高患肢,应用抗生素预防感染。

(2)密切观察全身情况的变化,如有发热、局部疼痛加重、白细胞计数增高,则有感染的可能,应及时更换敷料,观察创面情况,并做分泌物细菌培养,及时调整抗生素。

(3)保持良好的固定 皮片与受皮区紧密接触,以利皮片血液循环的建立,这是移植皮片存活的重要条件。应注意保持术中的良好固定,如有松动应及时调整。

2. 敷料更换 皮片移植后要经过早期的血清吸收期(即血浆营养期)和血管重建期,后者从术后第2天开始,4~5天皮片与其基底已初步愈合,7天皮片血供已较好,皮片与其基底已愈合。12天皮片的血管重建初步完成。因此,在新鲜创面植皮时,术后如无明显感染迹象,不要过早更换敷料,以免破坏皮片与其基底刚建立的血液循环,而导致移植皮片坏死。一般在术后12~14天,移植皮片已存活后,仔细打开包扎的敷料,拆除缝线,然后再加压包扎两周后,去除敷料进行患肢功能锻炼。

三、皮瓣移植术基本概况

(一)概述

皮肤损伤伴有皮肤缺损,不能直接缝合,而有重要深部组织结构如肌腱、神经、大血管或骨与关节外露,不能用游离皮肤移植修复者,则需行皮瓣移植予以修复。皮瓣的种类很多,应根据皮肤损伤的部位、缺损的形状和面积大小、受区对皮瓣的要求来进行适当的选择。

(二)皮瓣移植方法选择原则

皮瓣移植方法的选择应根据创面的具体情况由简到繁,首选局部转移皮瓣,其次为带血管蒂的岛状皮瓣,特别是肢体非主要血管供血的岛状皮瓣。在以上两种方法均不能应用的病例,具有一定技术和设备条件者,可选用吻合血管的皮瓣移植,否则则选用传统的带蒂皮瓣移植。带血管蒂的岛状皮瓣,包含有动、静脉血管蒂,皮瓣血供丰富,所能切取的范围不受皮瓣长、宽比例的限制,转移的范围和距离以及其灵活性均明显优于传统的局部转移皮瓣。而且具有不需吻合血管、手术方法简单、安全、易于推广等优点。因此,带血管蒂的岛状皮瓣临床应用日趋广泛。

皮瓣移植的方法很多,以下几段阐述几种常用的皮瓣移植类型和方法。

四、局部转移皮瓣

(一)概述、病例选择及麻醉等

1. 概述 局部转移皮瓣即将缺损创面附近的皮肤形成皮瓣,旋转覆盖缺损创面,皮瓣切取处形成的新的创面,用周围皮肤游离后直接缝合或用游离皮片移植将其覆盖。

2. 适应证、麻醉和体位 主用于皮肤缺损的面积较小、创面周围的皮肤较为健康、可用来行转移皮瓣者。一般采用臂丛神经阻滞麻醉。术中患肢外展置于手术台旁的手术桌上。

(二)操作步骤

1. 皮瓣设计 为保证设计的皮瓣旋转后能在无张力的情况下覆盖创面,皮瓣弧形切口的长度一般应为皮肤缺损宽度的4倍,皮瓣旋转点至皮瓣最远点的长度应等于或稍大于旋转点至创面最远点的长度。按以上原则,根据创面的具体情况设计所需的皮瓣。

2. 具体操作

(1)按照设计,切开皮瓣的边缘,分离掀起皮瓣。

(2)将形成的皮瓣旋转,覆盖皮肤缺损的创面。

（3）皮瓣供区剩余的创面较小者,可将周围的皮肤适当游离,直接缝合；皮瓣供区剩余的创面较大者,可另取游离皮片移植覆盖,打包加压包扎；亦可选用局部推进皮瓣(图2-1-5-4-3)。

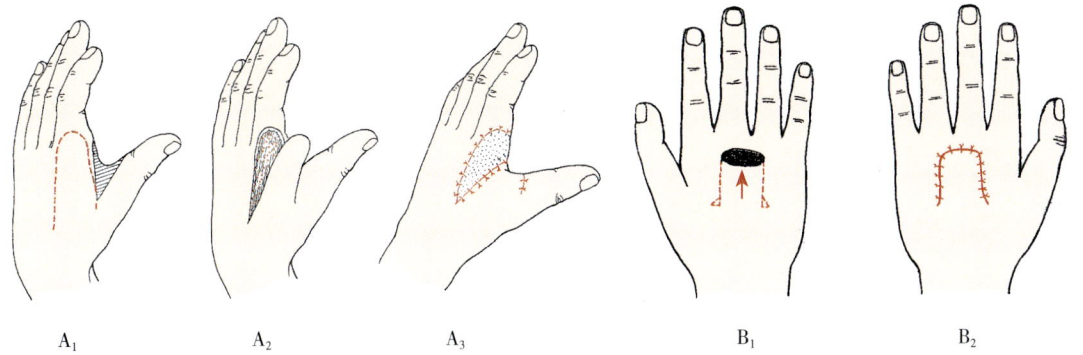

图2-1-5-4-3　局部旋转皮瓣及推进皮瓣示意图（A、B）
A.局部旋转皮瓣；A_1.皮瓣设计；A_2.皮瓣切取；A_3.皮瓣转移；B.局部推进皮瓣：B_1.皮瓣设计；B_2.皮瓣转移

（三）术后处理

注意观察皮瓣的血液循环。伤口直接缝合者,术后10~14天拆线。游离皮片移植覆盖创面者,术后14天拆开打包,观察植皮存活情况,并拆除缝线。

五、邻指皮瓣转移术

（一）适应证、麻醉和体位

用于指端、指腹部或手指掌侧皮肤缺损,伴肌腱或指骨外露者。可采用臂丛神经阻滞麻醉。患肢外展置于手术台旁的手术桌上。

（二）操作步骤

以手指掌侧皮肤缺损的修复为例（图2-1-5-4-4、5）。

1. 在邻近手指中节指骨背侧,根据皮肤缺损的大小,设计一个蒂位于伤指侧侧方的皮瓣；
2. 将皮瓣翻转,覆盖于伤指掌侧清创后的创面,与创缘皮肤缝合；
3. 供区创面用游离植皮覆盖,打包加压固定；
4. 术毕将邻近两指一起固定,避免皮瓣的张力,保证皮瓣蒂部来的血液供应。

（三）术后处理

注意观察皮瓣的血液循环。游离皮片移植覆盖创面者,术后14天拆开、打包,观察植皮存活情况,并拆除缝线。3周后断蒂,闭合两指的伤口。

六、手部带血管蒂的岛状皮瓣

手部可形成多种岛状皮瓣,用于修复手指部的皮肤缺损。如示指背侧岛状皮瓣、指固有动脉蒂的手指逆行岛状皮瓣、掌背动脉蒂的手背逆行岛状皮瓣等。可根据具体情况予以选择应用。

（一）示指背侧岛状皮瓣

1. 适应证　多用于拇指指端、指腹部或拇指掌侧皮肤缺损,伴肌腱或指骨外露者。

2. 麻醉和体位　可采用臂丛神经阻滞麻醉。患肢外展置于手术台旁的手术桌上。

3. 操作步骤

（1）皮瓣可包括整个示指近节背侧的皮肤,两侧不能超过示指的侧正中线,皮瓣远端不超过近侧指间关节,如有必要,皮瓣向近端可达示指掌指关节背侧。示指掌指关节桡背侧交界处与鼻烟窝中点连线为第一掌背动脉的体表投影,以此作为血管蒂的标示。

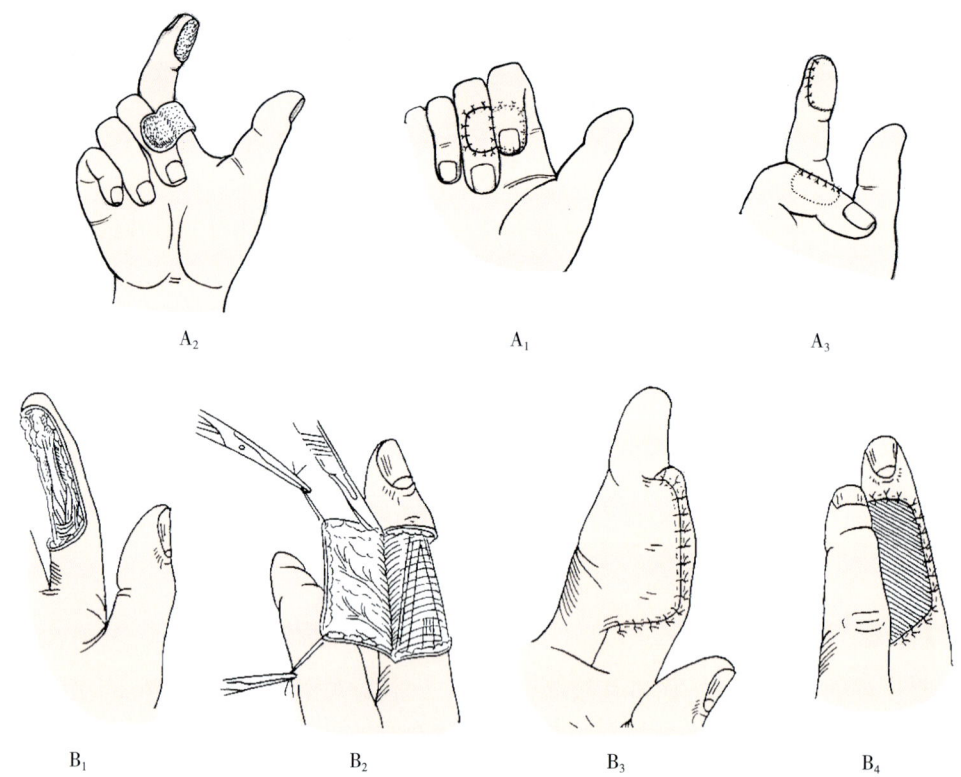

图2-1-5-4-4 邻指皮瓣设计示意图（A、B）
A.手指掌侧小面积缺损可利用邻节手指背侧皮瓣修复：A_1.食指皮肤缺损及中指皮瓣切取；
A_2.皮瓣移植及供区游离皮片缝合；A_3.移植完成；B.示指较大范围皮肤缺损的修复：
B_1.食指掌侧创面；B_2.中指背侧皮瓣设计并掀起皮瓣；B_3.皮瓣覆盖创面；B_4.皮瓣供区游离皮片移植

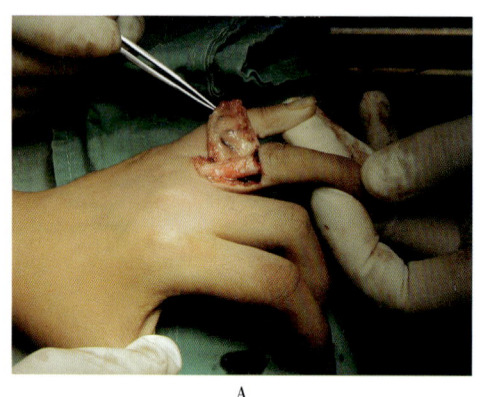
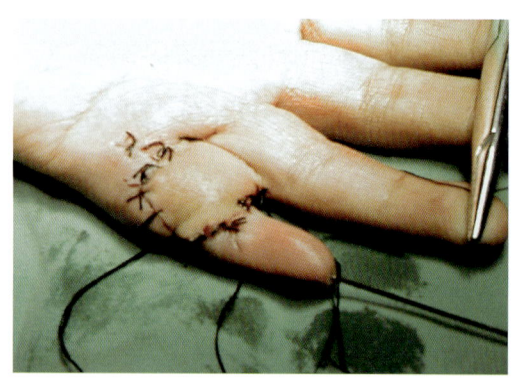

图2-1-5-4-5 小指掌侧皮肤缺损，环指背侧皮瓣修复（A、B）

（2）切开皮瓣蒂部的切口，可见位于第二掌骨背桡侧的浅静脉，以此静脉为中心，于其两侧保留1.5~2.0cm筋膜，可不显露第一掌背动脉，而形成包含有第一掌背动脉、掌背静脉的筋膜血管蒂。

（3）切开皮瓣的切口，于深筋膜下分离，逐渐由远端向近端掀起皮瓣，将示指伸肌腱膜完整地保留在深肌腱上。使皮瓣与其血管蒂相连。向近端游离至近鼻烟窝处。经过皮下隧道或切开的伤口内，将皮瓣带血管蒂转移至经过清创的拇指皮肤缺损的创面，与创缘缝合，修复拇指的皮肤缺损（图2-1-5-4-6）。

（4）示指背侧的供区皮肤缺损创面用游离植皮覆盖，打包加压固定。

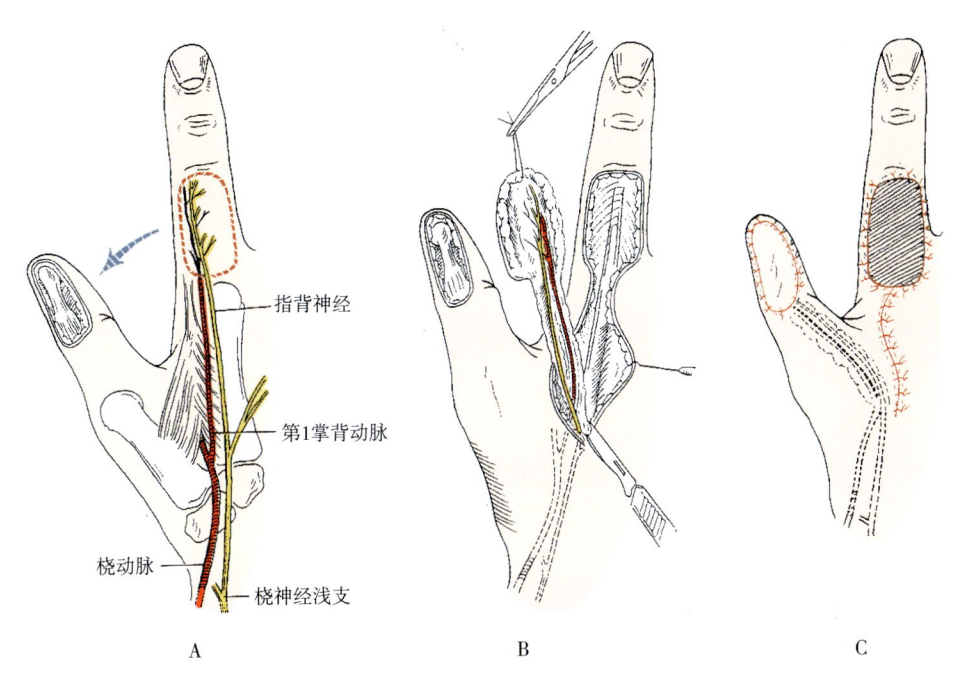

图2-1-5-4-6 食指背侧岛状皮瓣示意图（A~C）
A.皮瓣设计；B.皮瓣游离；C.皮瓣移植

4. 术后处理　注意观察皮瓣的血液循环。游离皮片移植覆盖创面者，术后14天拆开打包，观察植皮存活情况，并拆除缝线。

（二）掌背动脉蒂的手背逆行岛状皮瓣

1. 适应证　用于手指指端、指腹部或拇指掌侧皮肤缺损，伴肌腱或指骨外露者。

2. 麻醉和体位　可采用臂丛神经阻滞麻醉。患肢外展置于手术台旁的手术桌上。

3. 操作步骤（图2-1-5-4-7）

（1）皮瓣设计　以指蹼游离缘中点向手背的垂直线为纵轴，于其两侧在手背根据受区的要求，画出所需皮瓣的形状和大小。皮瓣的旋转点为距指蹼游离缘1.5cm处，即掌背动脉与指掌侧总动脉的吻合处。

（2）切开皮瓣蒂部的切口，可见掌背动静脉，于其周围保留1.0cm宽的深筋膜蒂，形成深筋膜血管蒂，以便更好地保证皮瓣的血液供应。将其向远端分离至距指蹼游离缘1.5cm处的皮瓣的旋转点。

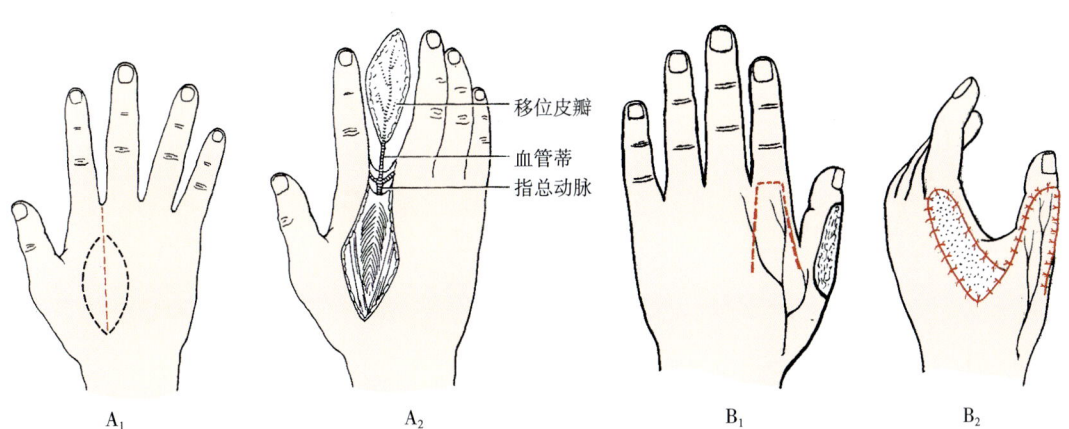

图2-1-5-4-7 局部旋转皮瓣设计示意图（A、B）
A.掌背部皮瓣设计与皮瓣切取（A_1、A_2）；B.近虎口处背侧皮瓣切取与转移（B_1、B_2）

(3）按照设计，切开皮瓣的切口，于深筋膜与伸肌腱腱周组织、背侧骨间肌之间行锐性分离。将皮瓣从近端向远端逐渐掀起，使其除血管蒂外完全游离。

(4）将已游离的皮瓣向远端翻转，覆盖于手指掌侧的创面上，与创缘的皮肤缝合。此时应防止血管蒂扭曲，以免影响皮瓣的血供。

(5）手背供区如能缝合者，则直接缝合。否则，应行游离植皮覆盖，打包加压固定。

4. 术后处理　注意观察皮瓣的血液循环。游离皮片移植覆盖创面者，术后14天拆开打包，观察植皮存活情况，并拆除缝线。

七、骨间背侧动脉逆行岛状皮瓣

（一）概述

前臂逆行岛状皮瓣，如桡动脉逆行岛状皮瓣、尺动脉逆行岛状皮瓣、骨间背侧动脉逆行岛状皮瓣等，均可选择用来修复手掌或手背部皮肤和软组织缺损。其中以骨间背侧动脉逆行岛状皮瓣应用较多，因为该皮瓣由非主要血管供血，可切取的皮瓣范围足以修复手部大多数创面，手术方法简单，已在临床上广泛应用。

（二）适应证、麻醉和体位

主用于手部皮肤缺损伴有肌腱、骨与关节等重要深部组织外露者。亦可用于手部创伤所致的感染创面的修复。多采用臂丛神经阻滞麻醉。术中患肢外展置于手术台旁的手术桌上。

（三）操作步骤

见图2-1-5-4-8。

1. 皮瓣设计　以尺骨茎突近端约2.5cm处为皮瓣的旋转点，以尺骨小头桡侧缘与肱骨外上髁之间的连线为纵轴，于其两侧根据手部创面的需要，设计所需的皮瓣。注意皮瓣的形状和大小及逆行移植所需的血管蒂的长度，应在创面大小的基础上适当放大1~2cm，血管蒂应保证在皮瓣旋转时没有张力。

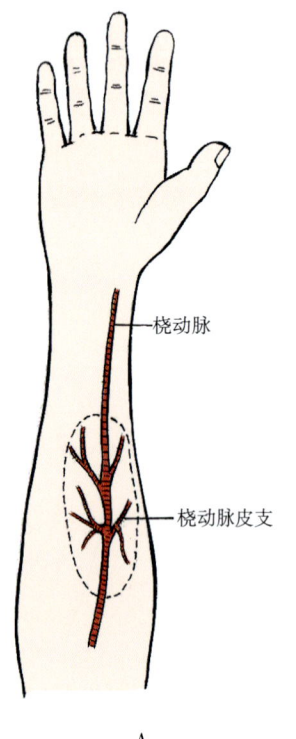

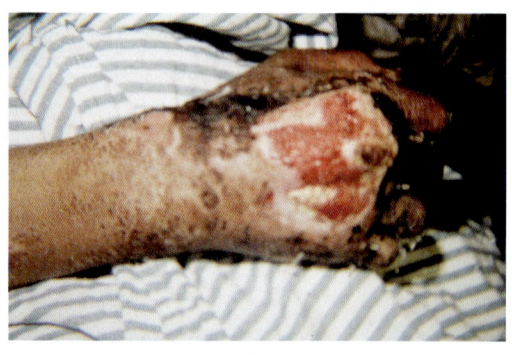

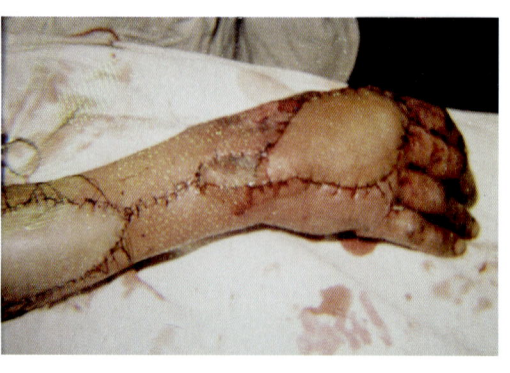

图2-1-5-4-8　前臂逆形岛状皮瓣设计（A）示意图及骨间背侧动脉逆行岛状皮瓣修复手背皮肤缺损（B、C）

2. 具体操作

（1）按照设计的皮瓣，于一侧先切开皮肤及皮下组织，直达深筋膜。于小指伸肌腱与尺侧腕伸肌腱之间可见骨间背侧动脉及其靠远端的骨间背侧动脉与骨间掌侧动脉之间的吻合支。将小指伸肌腱与尺侧腕伸肌腱之间的软组织尽量保留在血管蒂上，并将小指伸肌腱与尺侧腕伸肌腱之间的筋膜组织亦保留在血管蒂上。

（2）切开皮瓣的另一侧切口，于骨间背侧动脉深面游离，将皮瓣连同骨间背侧动脉一起掀起，完成皮瓣的解剖游离。

（3）用血管夹夹住皮瓣近端的血管蒂，观察皮瓣的血液循环状况，如皮瓣的血液循环状况良好，则可将皮瓣近端的血管蒂切断。

（4）将皮瓣向前臂远端旋转，经过皮下隧道或切开的切口，将皮瓣覆盖手部创面。与创缘的皮肤缝合，皮瓣下放置引流。

3. 前臂供区的缺损　面积较小者可直接缝合，面积较大不能直接缝合时，行游离植皮覆盖，打包加压固定。

（四）术后处理

注意观察皮瓣的血液循环。游离皮片移植覆盖创面者，术后14天拆开打包，观察植皮存活情况，并拆除缝线。

八、远位交叉皮瓣

（一）概述

根据手指或手部皮肤缺损的部位、形状和大小，以及皮瓣移植后固定的位置，选择伤手对侧的前臂（图2-1-5-4-9）、上臂、上胸部锁骨下区、胸腹部和腹部（图2-1-5-4-10）作为皮瓣供区，设计一合适的带蒂皮瓣，移植覆盖伤手或伤指的创面，并用适当的方法将伤肢与皮瓣供区以最舒适的位置固定，以保持皮瓣蒂部处于松弛状态，保证皮瓣来自蒂部的血供。术后3~4周断蒂，如皮瓣的面积较大，断蒂前还需作蒂部缺血试验。

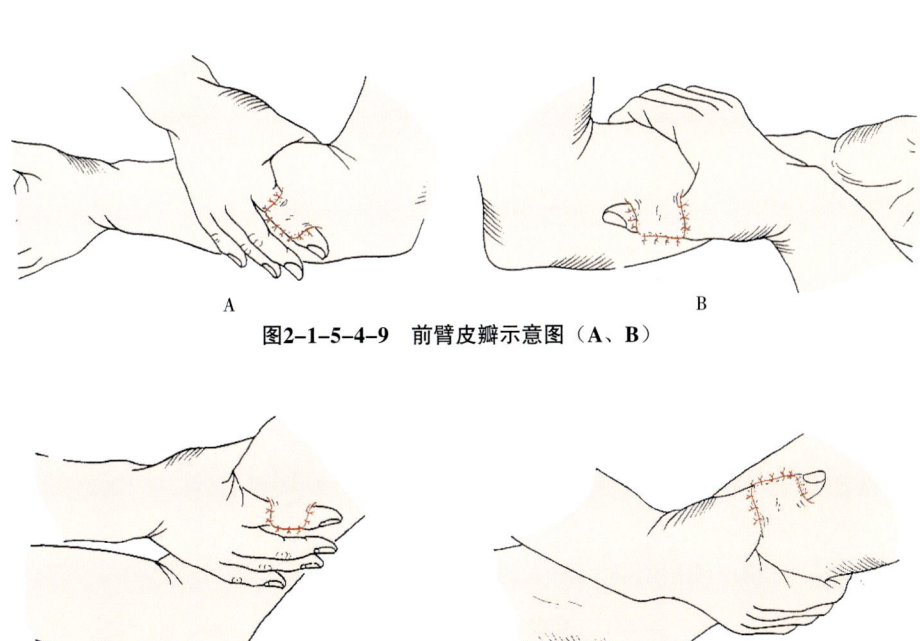

图2-1-5-4-9　前臂皮瓣示意图（A、B）

图2-1-5-4-10　上臂皮瓣示意图（A、B）

(二) 手术方法

主要用于手部皮肤缺损伴有肌腱、骨与关节等重要深部组织外露者。亦可用于手部创伤所致的感染创面的修复。多采用臂丛神经阻滞麻醉。术中患肢外展置于手术台旁的手术桌上。

(三) 操作步骤

1. 皮瓣的设计原则

（1）根据受区的部位、组织缺损的大小和性质（如皮瓣的厚薄、颜色）等，选择合适的供区。由于皮瓣切取后的收缩，其供皮区一般要比受区的缺损面积大 20% 左右，以满足受区的需要，避免皮瓣移植后与受区缝合的张力。

（2）皮瓣的长宽比例　一般情况下，皮瓣的长宽比例以 2∶1 为宜。在手部血供丰富的部位，其长宽比可适当增大；而在下肢和逆血管供应方向切取的皮瓣，其长宽比可适当减小，以 1∶1 及 1∶1.5 更为安全。

（3）皮瓣的设计应尽可能与皮瓣的血供方向一致，如躯干应按肋间血管的方向，肢体则应按由近端向远端的方向，以尽量保证皮瓣有良好的血供。

（4）所取皮瓣不仅要考虑受区组织修复的需要，还要考虑皮瓣移植后患肢固定时体位的舒适，以便患者能耐受较长时间的固定。

2. 手术方法

以下腹部皮瓣修复手背部软组织缺损为例（图 2-1-5-4-11）介绍如下。

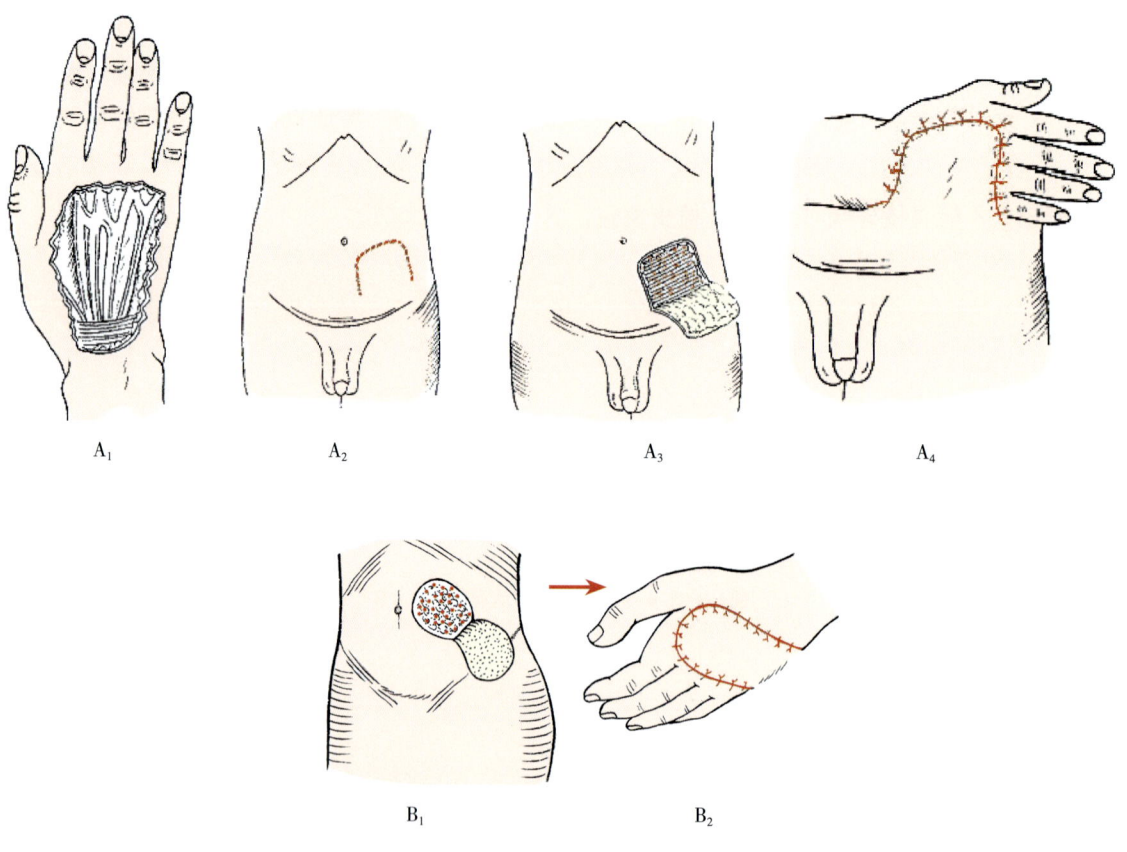

图 2-1-5-4-11　腹部各种皮瓣移植设计示意图（A、B）

A. 下腹部方形皮瓣设计：A_1. 手背部皮肤缺损；A_2. 皮瓣设计；A_3. 腹部皮瓣游离；A_4. 皮瓣移植；
B. 下腹部弧形皮瓣：B_1. 皮瓣设计；B_2. 皮瓣移植

（1）于伤手对侧下腹部按受区所需设计蒂位于外下方的皮瓣，沿设计的皮瓣切口线，切开皮肤及皮下组织，根据所需皮瓣的厚度确定分离皮下组织的层次和厚度。并在同一厚度的层次进行游离，不能深浅不一，更不能使皮瓣的远端厚，近端靠近蒂部薄，而影响皮瓣远端的血液供应。大多数情况下，于深筋膜深面掀起皮瓣。

（2）切开皮瓣远端的切口，缝两针牵引线进行牵引，从远端向近端逐渐分离直至蒂部，完成皮瓣的形成。

（3）待受区准备完毕，将伤手移至皮瓣区，使伤肢处于舒适的位置。将已形成的皮瓣移至受区，调整好皮瓣的位置。将皮瓣的边缘与受区皮肤的边缘予以缝合，皮瓣下放置引流条。

（4）供区的缺损面积较小者可直接缝合，面积较大不能直接缝合时，行游离植皮覆盖，打包加压固定。

（5）患肢于适当的位置予以固定，以保证皮瓣有良好的血供。

（四）术后处理

1. 注意观察皮瓣的血液循环。游离皮片移植覆盖创面者，术后14天拆开打包，观察植皮存活情况，并拆除缝线。

2. 根据皮瓣面积的大小和血供情况，于术后3周断蒂。

九、吻合血管的游离皮瓣

（一）概述

如用游离足背肌腱-皮瓣一期修复腕部皮肤、肌腱软组织缺损；游离拇甲瓣修复拇指皮肤脱套伤；其他各种游离皮瓣，如肩胛皮瓣、股前外侧皮瓣、小腿内侧皮瓣、胸脐皮瓣、背阔肌皮瓣等，均可用来修复手掌或手背大面积皮肤、软组织缺损，且均能取得良好的效果。还可根据所修复组织的需要，采用复合组织瓣和多个组织瓣联合应用的组合组织瓣，如肌皮瓣、骨皮瓣移植同时修复多种组织缺损；足趾与足背皮瓣或其他皮瓣组合，同时修复组织缺损和拇、手指再造等。

（二）手术方法

1. 适应证

（1）手部皮肤缺损伴有肌腱、骨与关节等重要深部组织外露者，亦可用于手部创伤所致的感染创面的修复。

（2）手部及腕部皮肤及肌腱缺损，可采用足背肌腱皮瓣移植，一次修复肌腱和皮肤缺损。

2. 麻醉和体位
可采用臂丛神经阻滞麻醉。患肢外展置于手术台旁的手术桌上。

3. 操作步骤
以足背皮瓣为例（图2-1-5-4-12）介绍如下。

（1）皮瓣设计　足背皮瓣的最大范围为皮瓣远端可达趾蹼近端，近端可至伸肌支持带，内侧于第一跖骨内侧缘，外侧可至第五跖骨外侧缘。可根据手部创面的大小和形状于此范围内设计所需的皮瓣，术前在足部予以标记。

（2）具体操作：

① 首先切开皮瓣远端近趾蹼的切口，直至腱膜表面。切断跖背静脉，分别予以结扎。

② 切开两侧的皮瓣切口，于伸肌腱膜表面，将皮瓣从远端逐渐向近端游离掀起。在第一趾蹼间隙，如将第一跖背动脉，可从其深面解剖，将其保留于皮瓣内。

③ 于𧿹趾短伸肌腱与𧿹趾长伸肌腱交叉处切断𧿹趾短伸肌腱，在第一趾蹼间隙，于𧿹趾短伸肌与骨间肌之间解剖，于其基底部切断结扎足背动脉的足底深支。可将𧿹趾短伸肌包含在皮瓣内。

④ 于皮瓣近端显露足背动脉，于足背动脉深面与跗骨表面进行分离，保持足背动脉及其分支与皮瓣的联系，将皮瓣完全游离。向近端分离足背动脉和大、小隐静脉，至其有足够的长度，以便能与受区相应的血管吻合。

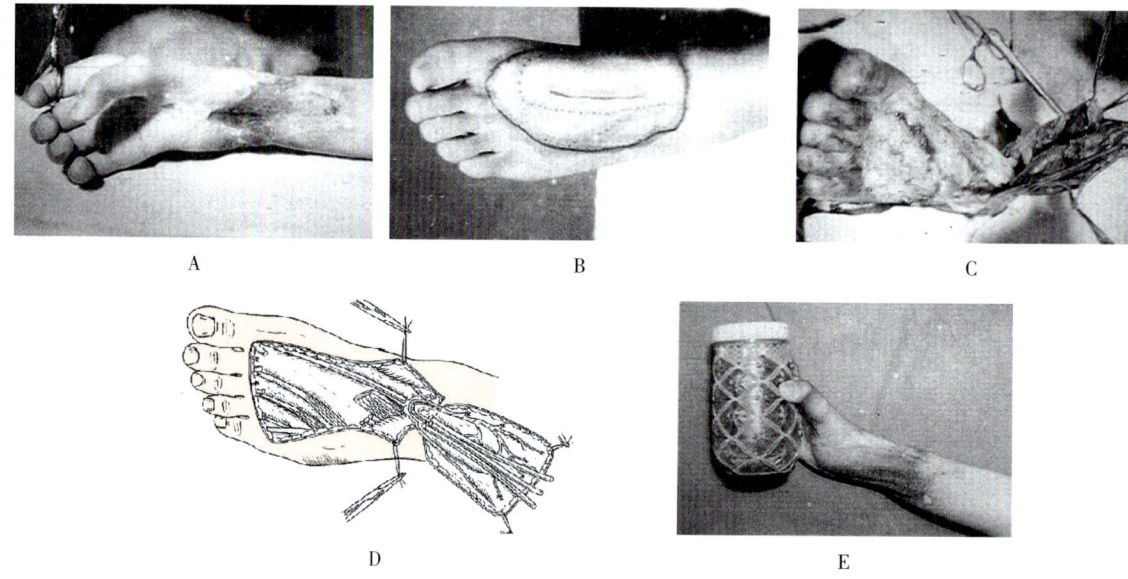

图2-1-5-4-12 临床举例（A~E）
吻合血管的足背肌腱皮瓣，修复腕部肌腱皮肤缺损　A. 右腕掌侧皮肤、肌腱缺损；B. 足背皮瓣设计；
C. 切取足背肌腱皮瓣；D. 示意图；E. 右腕部皮肤、肌腱一期修复术后

⑤ 如需行肌腱皮瓣移植者，则在切开的皮瓣远端近趾蹼切口内，将趾长伸肌腱切断并向近端翻转。其远端的趾长伸肌腱断端与趾短伸肌腱缝合。然后在趾长伸肌腱深面向近端解剖游离，其他方法与上述相同。根据所需肌腱的长度，于近踝部将趾长伸肌腱切断。

⑥ 手部创面清创，并于创面附近解剖出接受的动静脉。将皮瓣的血管蒂切断取下皮瓣，移植于手部。将皮瓣的皮肤与创缘皮肤缝合固定，将皮瓣的动静脉分别与创面的接受动静脉予以吻合，重建皮瓣的血液供应。

（3）闭合创面　皮瓣下放置引流，闭合创面。足部创面另取游离皮片移植覆盖，加压包扎固定。

（三）术后处理

1. 患者卧床10天左右。室温应保持在20℃~25℃，并给予适当的抗凝、解痉药物，以防血管痉挛或栓塞。

2. 注意观察皮瓣的颜色、温度、毛细血管充盈状况和皮瓣是否肿胀等，以判断皮瓣的血液循环状况。如遇有皮瓣血液循环危象出现，应及时予以处理，甚至再次手术探查。

3. 给予抗感染的药物，防止发生感染。

4. 根据引流情况，术后24~48h拔除引流。术后10~14天拆除皮瓣缝线。

5. 游离皮片移植覆盖创面者，术后14天拆开打包，观察植皮存活情况，并拆除缝线。

十、其他修复创面的术式

除前述各种修复创面的术式外，临床上主要视创伤情况而定，尤其是创面的大小、污染程度及周边组织状态等。对于创面较小的病例，尽可能在指神经麻醉下（图2-1-5-4-13）利用局部组织修复，尤其是指端皮肤缺损等（图2-1-5-4-14~16）。当然对于创面过于复杂甚至全手掌皮肤剥（撕）脱者，亦可在彻底清创后将伤手埋至腹部（或胸部）皮下，俟病情稳定后再酌情作进一步处理，笔者既往曾处理多例（图2-1-5-4-17）。

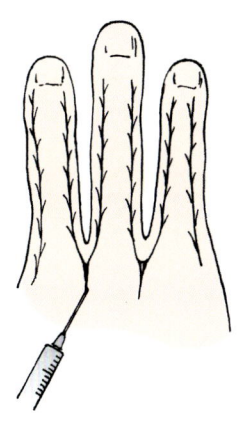

图2-1-5-4-13 指神经麻醉示意图

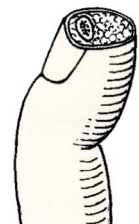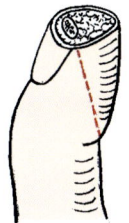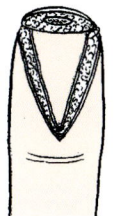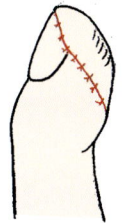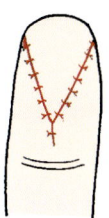

图2-1-5-4-14 手指掌侧推移皮瓣示意图

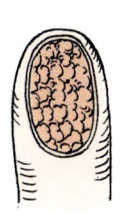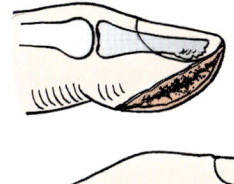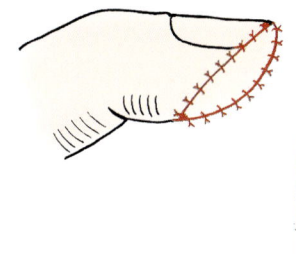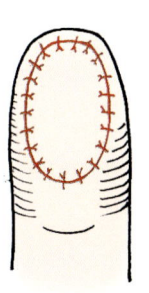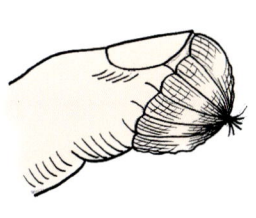

图2-1-5-4-15 指端缺损游离植皮示意图

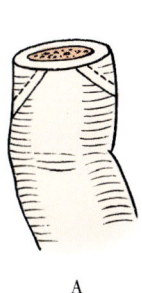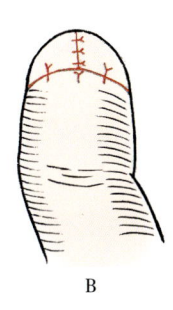

A　　　　B

图2-1-5-4-16 指端缺损V形皮瓣转移术示意图（A、B）

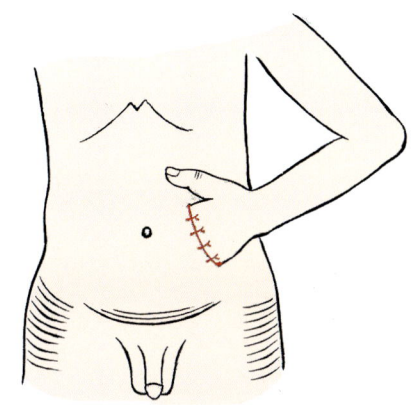

图2-1-5-4-17 手部套脱伤时将患手先埋入腹部（或胸部）皮下示意图

（洪光祥　康皓）

参 考 文 献

1. 顾玉东，王澍寰，侍德. 手外科手术学. 上海：上海医科大学出版社. 1999
2. 侯春林、顾玉东. 皮瓣外科学. 上海：上海科学技术出版社. 2006
3. 梁伟，严力生，苏士乐. 疼痛性副舟骨的手术治疗16例分析[J]. 中国矫形外科杂志，2009，17（17）
4. 路来金，姜永冲. 手背逆行岛状皮瓣的应用解剖. 中国临床解剖学杂志，1991，9：153
5. 邱贵兴，戴尅戎. 骨科手术学. 第三版，北京：人民卫生出版社，2005
6. 沈强，王晓琴，王莉等. 手指末节完全离断伤吻合指掌侧浅静脉断指再植临床研究[J]. 临床误诊误治，2008，21（5）
7. 汤锦波，侍德. 手部无人区的亚分区及其损伤的不同处理方法. 中华外科杂志，1991，29：608
8. 魏欣，孙贵新，陆晴友等. 可吸收钉治疗掌指骨骨折的临床研究[J]. 同济大学学报（医学版），2010，31（2）
9. 杨庆铭. 骨科学. 北京：中国协和医科大学出版社. 2007
10. 赵定麟，李增春，刘大雄，王新伟. 骨科临床诊疗手册.上海，北京：世界图书出版公司，2008
11. 赵定麟，赵杰，王义生. 骨与关节损伤. 北京：科学出版社，2007
12. 赵定麟. 现代骨科学，北京：科学出版社，2004
13. Arora R, Lutz M, Zimmermann R, Krappinger D, Niederwanger C, Gabl M. Free vascularised iliac bone graft for recalcitrant avascular nonunion of the scaphoid. J Bone Joint Surg Br. 2010 Feb; 92（2）：224-9.
14. Masquijo JJ, Willis BR. Scaphoid nonunions in children and adolescents: surgical treatment with bone grafting and internal fixation. J Pediatr Orthop. 2010 Mar; 30（2）：119-24.
15. Mattelaer B, De Smet L. Bilateral pisiform fractures. J Hand Surg Eur Vol. 2010 Mar; 35（3）：242-3.
16. Morizaki Y, Miura T. Unusual pattern of dislocation of the trapeziometacarpal joint with avulsion fracture of the trapezium: case report. Hand Surg. 2009; 14（2-3）：149-52.
17. Pelissier P. Dressing for fingertip. Br J Plast Surg. 2005 Jul; 58（5）：743-4.
18. Pichler W, Windisch G, Schaffler G, Heidari N, Dorr K, Grechenig W. Computer-assisted 3-dimensional anthropometry of the scaphoid. Orthopedics. 2010 Feb 1; 33（2）：85-8.
19. Xing-Long Chen, Wei-Yang Gao, Jian-Jun Hong, etal.Microsurgical technique to repair flexor tendon cutting injuries in zone Ⅱ. SICOT Shanghai Congress 2007

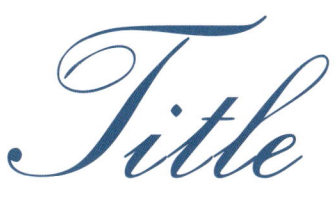

第二篇 下肢骨折

第一章 髋部损伤 /600
  第一节 解剖复习及髋关节脱位 /600
  第二节 髋臼骨折 /608
  第三节 股骨头骨折 /611
  第四节 股骨颈骨折 /614
  第五节 股骨粗隆（转子）间骨折 /623
  第六节 粗隆（转子）下骨折及大小粗隆骨折 /632

第二章 股骨干骨折 /637
  第一节 股骨干骨折的应用解剖、致伤机制、临床表现及诊断 /637
  第二节 股骨干骨折的治疗 /641

第三章 膝部创伤 /654
  第一节 股骨髁部骨折 /654
  第二节 创伤性膝关节脱位、骨折脱位及上胫腓关节脱位 /659
  第三节 髌骨脱位 /662
  第四节 髌骨骨折与伸膝装置损伤 /666
  第五节 膝部韧带、软骨及半月板损伤 /674
  第六节 胫骨平台骨折 /693

第四章 胫腓骨骨干骨折 /703
  第一节 小腿应用解剖及胫腓骨骨折致伤机制、分型和诊断 /703
  第二节 胫腓骨骨干骨折的治疗 /709

  第三节 复杂性胫腓骨骨干骨折的治疗 /716
  第四节 胫骨下端Pilon骨折的治疗 /730
  第五节 小腿创伤的并发症和合并伤 /738

第五章 踝关节损伤 /744
  第一节 踝关节损伤的检查与分类 /744
  第二节 踝关节骨折及胫腓下关节脱位 /751
  第三节 踝关节脱位 /764
  第四节 踝关节三角韧带及外侧副韧带损伤 /769
  第五节 踝关节某些特殊损伤及跟腱断裂 /771
  第六节 陈旧性踝关节骨折脱位及其治疗 /776

第六章 足部损伤 /780
  第一节 足部损伤概述及距骨骨折脱位 /780
  第二节 距下关节脱位及距骨全脱位 /785
  第三节 跟骨骨折 /791
  第四节 跗跖关节脱位 /797
  第五节 跗中关节及跖趾关节脱位 /803
  第六节 足部其他损伤 /810

第一章 髋部损伤

第一节 解剖复习及髋关节脱位

一、髋部骨骼解剖特点

(一)髋臼

由髂骨、耻骨、坐骨构成杯状髋臼,呈倒置状,面向外、下、前方。髋臼上、后方有显著的骨性隆起,以抵抗在髋屈曲和伸展时股骨头相对于髋臼的压力。髋臼被马蹄形软骨覆盖,在无软骨覆盖的髋臼底部,有脂肪垫和韧带附着,并被滑膜覆盖。髋臼边缘有关节盂唇,可加深髋臼而增加髋关节的稳定性,其下方则有横韧带加强。由于髋关节有很大的稳定性,引起髋关节脱位的暴力往往很大,且常伴有髋臼或股骨头骨折。从临床角度还将髋臼划分为前柱和后柱。前柱由髂骨翼前部、整个骨盆上口、髋臼的前壁和耻骨上支构成。后柱则由大、小坐骨切迹的坐骨部分、髋臼的后壁和坐骨结节构成(图2-2-1-1-1)。充分了解前、后柱解剖对理解髋臼骨折的诊断和处理有重要意义。

(二)股骨上端

股骨上端由股骨头、股骨颈、大小转子和转子间区组成。股骨头的2/3部分由关节软骨覆盖,股骨头凹处有股骨头圆韧带附着,此处没有软骨覆盖。从结构上看股骨颈是股骨干近端的延续,颈干之间有110°~140°颈干角。与股骨内外髁后方相切的平面和颈的纵轴构成了股骨颈的前倾角,一般为12°~15°。股骨颈远端与大、小转子及前侧的转子间线、后侧的转子间嵴融合在一起。股骨颈的近端截面为圆形,而中、远段截面呈椭圆形,矢状径小于冠状径。平均颈径约为头径的65%。头径与颈径的差异和关节盂唇的存在,保证了髋关节的活动范围和稳定性。突出的大转子增加了附着于其上的髋外展肌杠杆臂长度,从而加强其外展作用。股骨颈前侧皮质较厚,外侧与大转子相连。后侧骨皮质较薄,有很多短的旋转肌附着,股骨颈骨折时会产生典型的侧向旋转畸形。

股骨头负重时,由于颈干角的存在,使股骨偏心受载。股骨近段内部的应力较大部位相应形成了较坚强的松质骨结构。骨小梁沿主应力方向排列,形成抗压和抗张两个小梁系统,两者在股骨颈部交叉,并留下一段薄弱的三角形区域,称为Ward三角。老年人Ward三

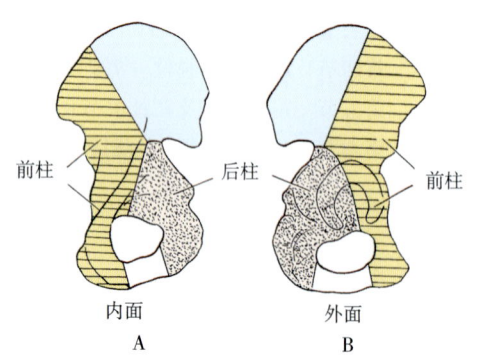

图2-2-1-1-1 髋臼前柱与后柱示意图(A、B)
A.内面观;B.外面观

角内的骨小梁只有骨髓充填。股骨上段骨折的内固定位置与上述内部结构特征密切相关（图2-2-1-1-2）。

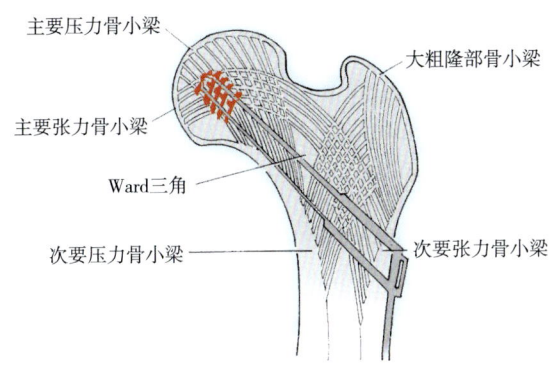

图2-2-1-1-2　骨小梁结构特点示意图
股骨近端的骨小梁分布及理想的内固定钉位置

在股骨颈干连接部后内方的松质骨中，有多层致密纵行骨板构成的股骨距，股骨距所在的位置，是直立负重时压应力最大的部位。股骨距的存在减少了颈干连接部所受的弯矩，增强了该部对压应力和扭转应力的承受能力。此外，股骨颈内侧骨皮质，特别是近基底部，也有一增厚区，以加强股骨颈内侧压应力最大部位的承载能力，称为股骨颈内侧支柱。骨折时如股骨颈干部的内侧支柱和股骨距的完整性受到严重破坏，将明显影响复位后的稳定性，骨折部有明显内翻倾向，内固定器可因受到较大内翻弯矩而松动或折断。

二、髋关节囊

髋关节囊由致密的纤维组织构成，并有髂股韧带、耻股韧带和坐股韧带加强。关节囊的后下方较薄弱，此处仅有闭孔外肌和滑膜覆盖其上，股骨头可从此处脱出。关节囊和韧带不但提供了血供和关节的稳定性，而且有神经末梢纤维分布，可以感受伤害性刺激并可调节肌肉活动。髋部的完全伸展可使关节囊和韧带紧张而迫使股骨头压向髋臼，并限制关节的伸展（图2-2-1-1-3）。在伸展时股骨头可出现在坐股和耻股韧带之间，此处关节腔和腰大肌下滑囊相连。在完全屈曲位，股骨头处于外侧盂唇的后下方。

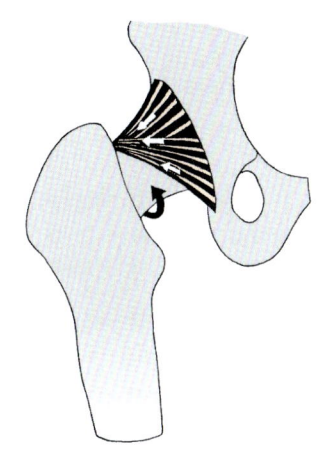

图2-2-1-1-3　髋关节后面观示意图
伸髋时韧带被拧紧而紧张，
可限制过度伸屈和增强股骨头稳定性

内侧关节囊牢固附着于髋臼边缘，髂股韧带起源于髂前下棘。从侧面看，前方关节囊及其滑膜衬里止于股骨结节和转子间线。而颈的后方上2/3被关节囊和滑膜覆盖。坐股韧带呈螺旋样经股骨颈下后方止于转子窝。关节囊滑膜皱襞在股骨颈关节囊远侧缘向上反折，形成上、后下、前三组支持带，内含血管，并与头下的血管环相连。

三、髋部肌肉

髋部肌肉从各个方向包绕髋关节。腰大肌是髋部的主要屈肌，股直肌和缝匠肌也有屈髋作用。伸肌为腘绳肌和臀大肌，由坐骨神经分支支配。内收肌群由闭孔神经支配。主要的外展肌是臀中肌和臀小肌，由臀上神经支配，在屈曲位，这两块肌肉可变成有效的内旋肌（图2-2-1-1-4）。屈肌和伸肌、外展肌和内收肌对髋关节形成的力矩是相互平衡的，6块外旋肌与内旋肌的肌力之比是3∶1，但髋外展肌可加强内旋的力量。

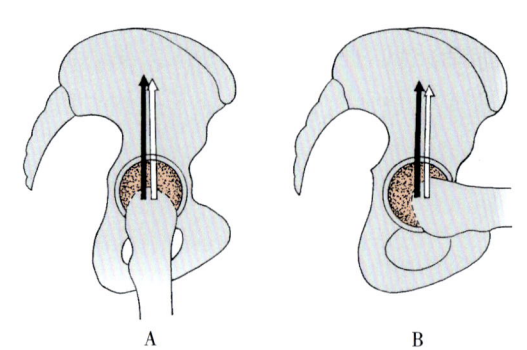

图2-2-1-1-4　臀中肌和臀小肌作用力示意图
A. 在髋伸直位，两者都产生外展作用（以箭头表示，下同）
B. 在髋屈曲位，二者起内旋作用

臀大肌对坐骨神经和关节后方形成保护。臀大肌掀起后可见较多脂肪组织和血管丛，推开或移去脂肪和血管丛后可显露自梨状肌的下缘穿出的坐骨神经，后者经大转子和坐骨结节连线中点处下行。髋部伸展时神经松弛，但在屈曲时紧张，易受到后方关节囊和股骨头的压迫。

四、髋部血液供应

股骨颈和头部的血液供应比较复杂。股骨头的血供主要来自支持带动脉、股骨滋养动脉和圆韧带动脉，其中以支持带动脉最为重要。支持带动脉由旋股内、外侧动脉等组成的股骨颈基底部血管环发出，分为前、后上、后下三组。股骨颈后部的支持带是一层较厚的滑膜皱襞，后上和后下支持带血管通过其内通向骨折头部。当股骨颈骨折时，骨骼内的血管断裂，支持带血管也受压扭曲和痉挛，因此股骨颈骨折后应尽早复位和固定，使未断裂的支持带血管解除压迫，以恢复对股骨头部的血液供应（图2-2-1-1-5）。

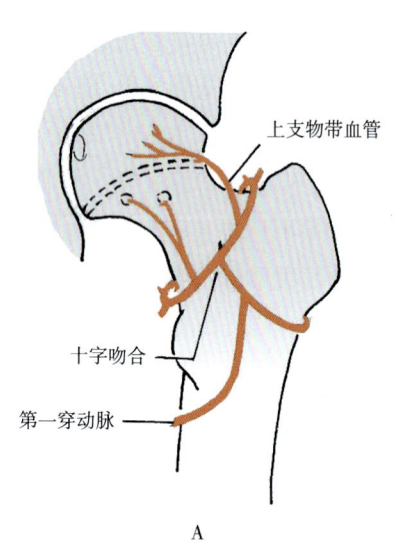
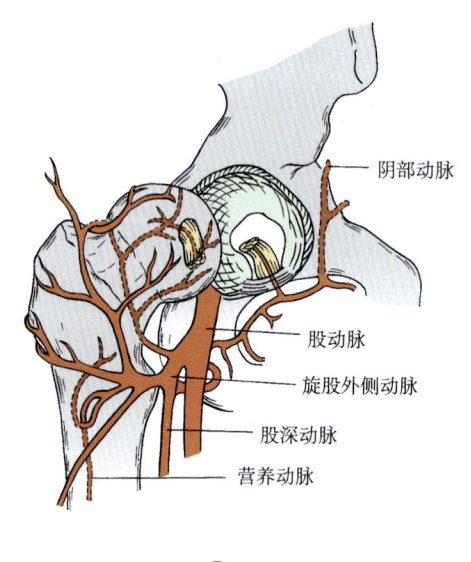

图2-2-1-1-5　股骨头血供示意图（A、B）
A. 前方观；B. 脱位（出）后观

五、髋部损伤因素

髋部损伤主要包括髋部骨折和脱位。导致老年人髋部骨折的外伤暴力常较轻，其诱发及相关因素包括骨质疏松、神经肌肉反应和协调能力下降、居住条件、饮酒、长期服用镇静或抗焦虑药物等。髋关节脱位和年轻人的髋部骨折常因严重暴力引起，并常合并胸、腹、颅脑和四肢等其他部位的损伤。此外，股骨上段为转移性肿瘤的好发部位，易引发病理性骨折。股上段又是受力较大的部位,在日常生活、运动和工作中的重复加载和劳损,均可导致各种疲劳性损伤和组织退变。

六、髋关节脱位概况

髋关节的结构相当稳定,只有强大的暴力才可引起脱位。髋关节脱位常合并髋臼、股骨头或股骨颈骨折,以及其他部位骨骼或重要器官损伤。

(一)损伤机制、诊断及分类

1. 损伤机制　造成髋关节脱位的损伤暴力可作用于大转子部、屈曲的膝关节前方、膝关节伸直时的足部或骨盆后部,而传导至髋关节。当髋关节处于屈曲内收位时,股骨头顶位于髋臼后上缘,上述暴力使股骨头向后,或使骨盆由后向前而造成股骨头向后脱位,并可合并髋臼后缘或股骨头骨折。当髋关节处于过度外展位时,大转子顶端与髋臼上缘相撞形成支点,股骨头便冲破前方关节囊至闭孔或耻骨前方,形成前脱位。当下肢处于轻度外展位,膝部伸直足跟着地时,股骨头直接撞击髋臼底部,引起髋臼底部骨折,使股骨头内陷而向盆腔内移位,形成中心性脱位。

2. 诊断　有典型的外伤史,伤肢剧烈疼痛,活动严重受限。后脱位的患者患髋弹性固定在内收、内旋、屈曲位。前脱位的患者下肢处于外旋、外展、屈曲位。中心性脱位的患者无特殊体位畸形,股骨头移位严重者下肢轻度短缩,并注意观测Bryant三角及Nelaton线有无变位(形)(图2-2-1-1-6、7)。

有时由于并发其他部位如骨盆、脊柱、膝部损伤,可改变脱位后肢体的位置,因此需要详细观察X线片的表现,包括股骨头、髋臼的形状、Shenton线、股骨干的位置、股骨头的大小等,以明确脱位类型和是否并发骨折。应注意检查排除坐骨神经损伤和同侧膝部损伤。复位后应再次摄片,以了解复位情况并再次明确是否合并骨折,必要时应加做CT检查。

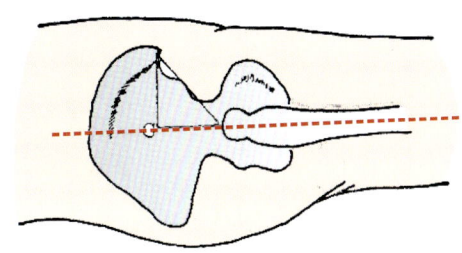

图2-2-1-1-6　Bryant三角示意图

平卧位,设髂前上棘为A点,大粗隆顶点为B点。自A点向下画一垂直线,再自B点向头侧做一延长线,当其与A点之垂直线相交处,即为C点。ABC点构成一直角三角形,即Bryant三角。再按同法做对侧之Bryant三角。如一侧底边(BC)变短,则表示大粗隆上移。常见于髋关节脱位、髋内翻或股骨颈骨折等

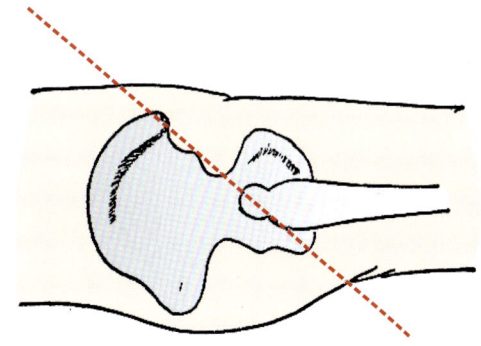

图2-2-1-1-7　Nelton线示意图

检查时患者仰卧,由髂前上棘到坐骨结节画一线,正常者此线能通过大粗隆顶点,如大粗隆上移而位于此线上方,表示股骨头、颈缩短、上移或内翻、记录大粗隆移位的距离

3. 分类

(1)髋关节后脱位(图2-2-1-1-8)　根据Thompson的分类法,又可以分为5型(图2-2-1-1-9)。

Ⅰ型　单纯髋关节后脱位或伴有髋臼缘裂纹骨折;

Ⅱ型　后脱位伴有髋臼后唇单处骨折;

Ⅲ型　后脱位伴有髋臼后唇粉碎骨折;

Ⅳ型　后脱位伴有髋臼后唇和髋臼底骨折。

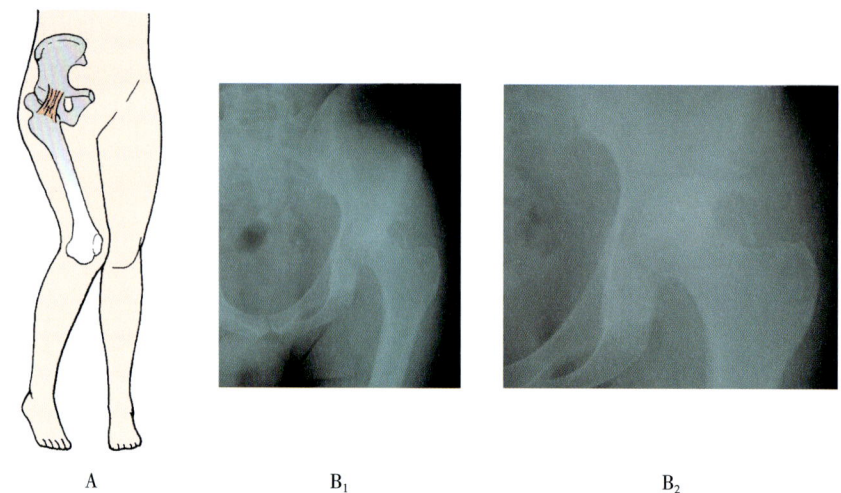

图2-2-1-1-8 髋关节后脱位示意图及临床举例(自刘希胜)
A.示意图；B.临床举例；B_1 正位X线片显示髋关节后脱位及髋臼后上唇粉碎骨折；B_2 同前，局部点片

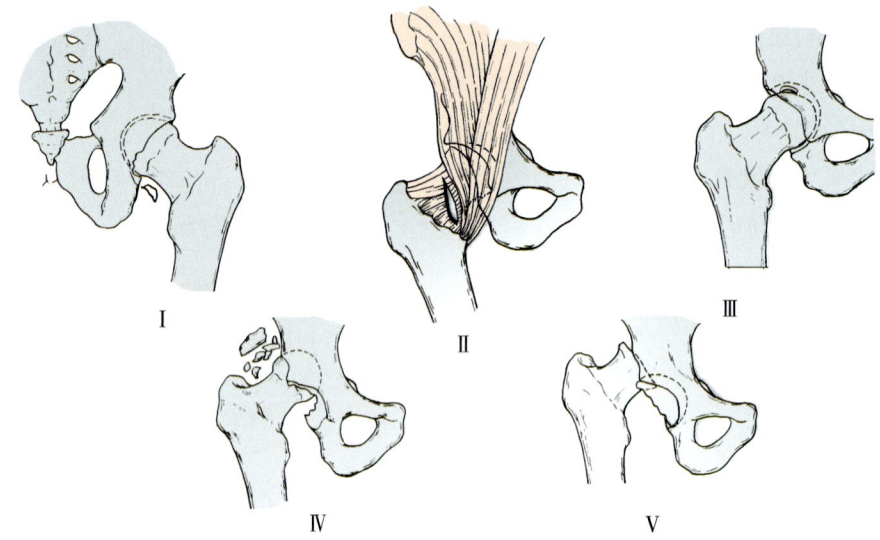

图2-2-1-1-9 髋关节后脱位(Thompson法)分型示意图(Ⅰ~Ⅴ)

Ⅴ型 后脱位伴股骨头骨折。

(2) 髋关节前脱位(图 2-2-1-1-10)较少见。

Ⅰ型 耻骨部脱位

Ⅰ A 单纯脱位,不伴有骨折

Ⅰ B 伴有股骨头骨折

Ⅰ C 伴有髋臼骨折

Ⅱ型 闭孔部脱位

Ⅱ A 单纯脱位,不伴有骨折

Ⅱ B 伴有股骨头骨折

Ⅱ C 伴有髋臼骨折

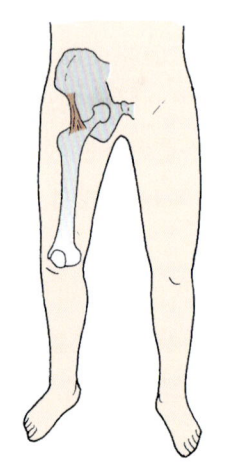

图2-2-1-1-10 髋关节前脱位示意图

（3）髋关节中心脱位合并髋臼底部骨折（图2-2-1-1-11） Carnesale 根据髋臼的分离和移位程度分为3型。

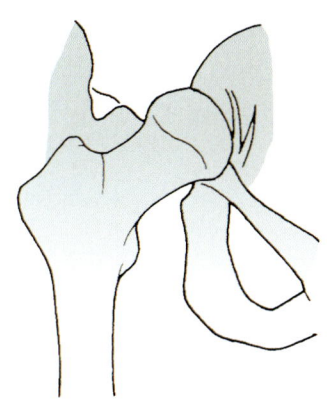

图2-2-1-1-11　髋关节中心脱位伴臼底骨折示意图

Ⅰ型　中央型脱位，但未影响髋臼的负重穹隆部；

Ⅱ型　中央型脱位伴骨折，影响负重的穹隆部；

Ⅲ型　髋臼有分离伴髋关节向后脱位。

七、髋关节脱位治疗

（一）闭合复位

髋关节脱位后应争取在6h内急诊复位。延迟复位将加重股骨头部血供障碍，增加股骨头缺血性坏死的可能。

闭合复位应在使髋部肌肉有效松弛的麻醉下进行。常用Allis法，即屈髋90°拔伸法。后脱位的患者，宜仰卧于地面或矮床上，助手双手固定骨盆，术者一手握住患者踝部，另一前臂屈肘套住腘窝，徐徐将患髋和膝屈曲至90°，并顺股骨干纵轴向上方拔伸牵引，同时用握踝部的手下压患者小腿，以保持膝关节90°屈曲位以有利于拔伸髋部。在牵引的同时，轻轻将股骨头旋转摇晃，听到弹响声后伸直患肢，即可复位（图2-2-1-1-12）。如在保持拔伸的同时，先使伤髋内收、内旋、极度屈曲，然后外展、外旋、伸直，亦有利于复位，称

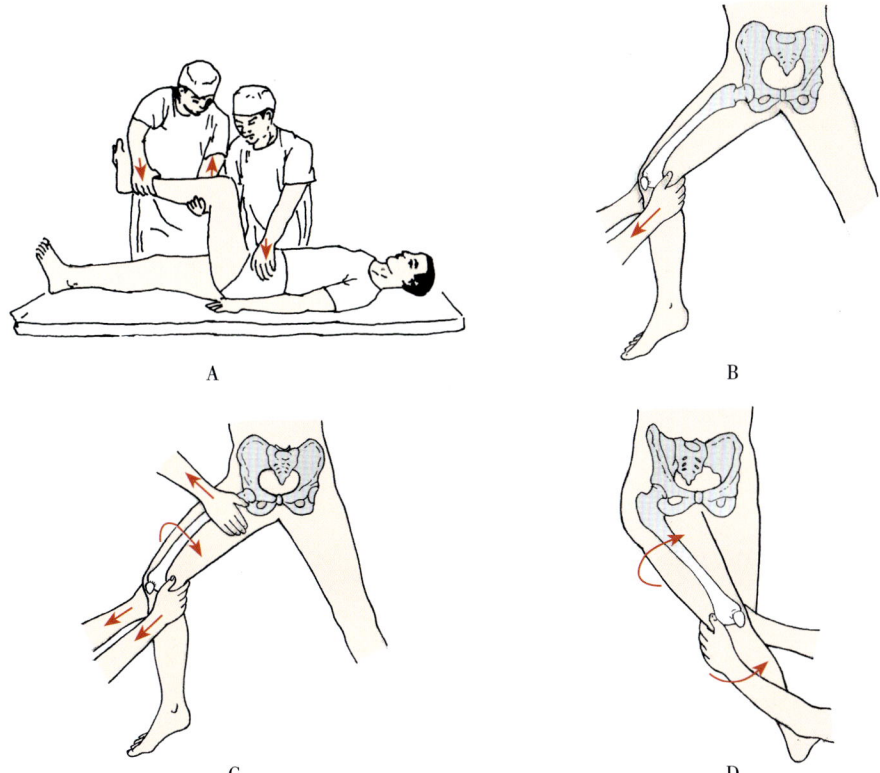

图2-2-1-1-12　髋关节脱位Allis复位法示意图（A~D）

A.固定骨盆，在牵引下操作；B.牵引下轻轻内外旋转髋关节；C.髋关节屈曲位牵引，开始内旋；D.牵引下内旋、内收有助复位

为 Bigelow 法（图 2-2-1-1-13）。赤松功背提法可能更为方便，主要用于常见的后脱位病例（图 2-2-1-1-14）。

对于无多发伤的患者亦可采用 Stimson 重力复位法（图 2-2-1-1-15）。

前脱位的患者亦取仰卧位，助手固定骨盆，另一助手在屈髋屈膝 90°时作患肢外旋外展拔伸牵引，术者双手抱住大腿根部向外扳拉，同时在牵引下内收患肢，感到股骨头弹入髋臼时即已复位。

髋关节中心脱位的患者需作股骨髁上牵引，牵引重量 12kg 左右。另于大腿根部缚以帆布带，向外侧牵引，重量 2~4kg。

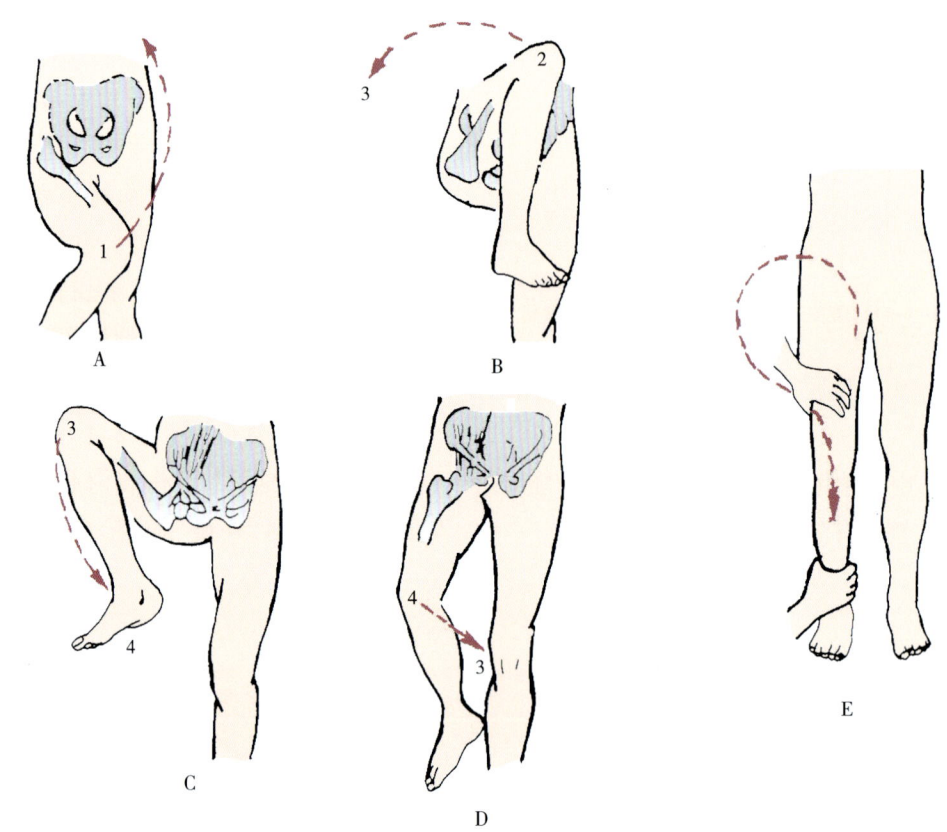

图2-2-1-1-13　髋关节脱位（左）Bigelow复位法示意图（A~E）
A.牵引下内收内屈；B.牵引下屈髋外旋及外展；C.牵引下伸直；D.内旋内收；E.操作全程示意问号或反问号

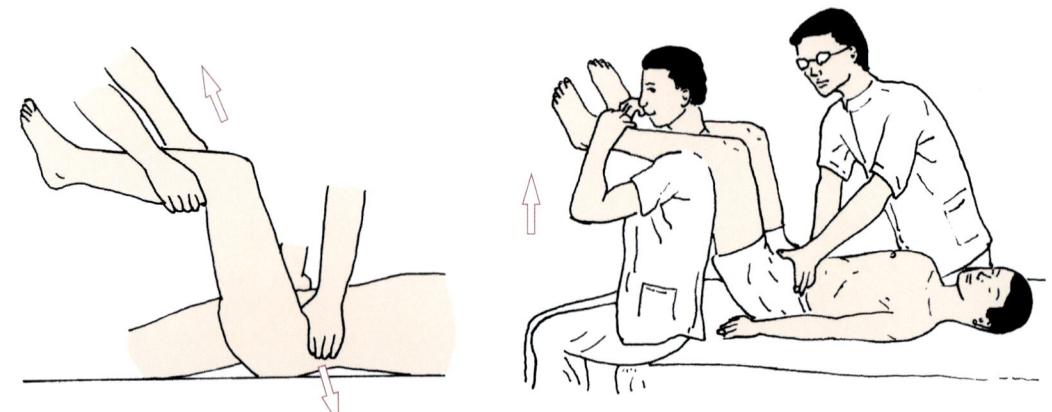

图2-2-1-1-14　赤松功也背提复位法示意图（A、B）
A.固定骨盆下牵引患肢；B.背提双下肢复位

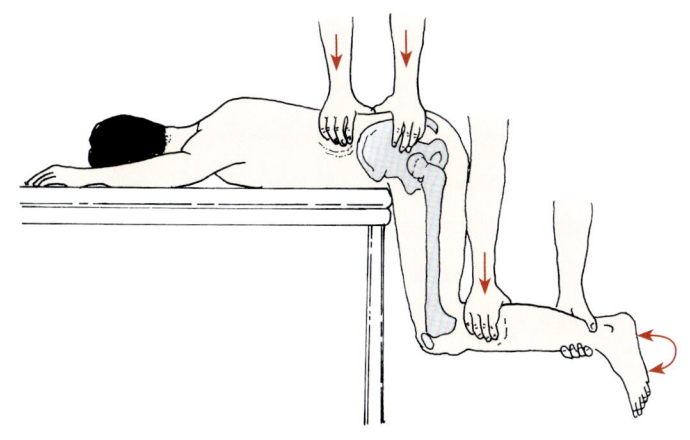

图2-2-1-1-15 Stimson重力复位法示意图（该法不适用于重症及多发伤患者）

（二）切开复位和骨折固定

1. **后脱位** 手法复位失败、合并髋臼骨折的Ⅱ、Ⅲ、Ⅳ型患者以及合并坐骨神经损伤的患者，可行切开复位。合并股骨头骨折的患者，参照本章第五节进行处理。

2. **前脱位** 髋关节前脱位通常可用手法整复，当有软组织或碎骨片嵌入时可行切开复位。合并骨折的患者亦需切开复位和骨折内固定。

3. **中心性脱位** 用闭合方法常不能达到良好的复位。但切开整复创伤较大，且较困难，应由有经验的医师施行。伴有同侧股骨干骨折者亦应作切开复位。合并髋臼骨折的手术方法见后节。

八、髋关节损伤并发症

（一）坐骨神经损伤

坐骨神经从坐骨大孔处出骨盆并经过髋关节后方下行，髋关节后脱位或大块的髋臼后唇骨折时，容易牵拉或压迫坐骨神经。坐骨神经损伤多影响其腓侧部分，可出现足下垂、趾背伸无力和足背外侧感觉障碍等征象。脱位和骨折整复后，即解除对坐骨神经的牵拉或压迫，神经功能有可能逐渐回复。伴有坐骨神经损伤的脱位必须急诊复位，对神经的持久拉伸或压迫将影响神经功能恢复的程度。

（二）股骨头缺血性坏死

髋关节脱位可损害股骨头血供，延迟复位更会加重血循障碍，而导致股骨头缺血性坏死。股骨头坏死的发生率文献报导不一致，一般为10%~20%。股骨头坏死塌陷，并引起明显疼痛和功能障碍时，可行全髋关节置换术。

（三）创伤性关节炎

创伤性关节炎是髋关节脱位最常见的晚期并发症。并发股骨头或髋臼骨折的病例发生率更高，症状严重的患者可作全髋关节置换。

第二节 髋臼骨折

一、概述

既往因高处坠落引起的髋臼骨折好发于年轻人；但随着高速公路的延长，因交通意外所引发的髋臼骨折可见于各年龄段。髋臼骨折外科治疗目的是重建髋臼的正常外形、接触面、负重面和关节内正常压力分布。

二、损伤机制

骨臼上1/3和后1/3较厚，需相当暴力才能引起骨折。髋臼下1/3即内壁则稍薄，造成骨折所需的暴力也较小。髋关节脱位时常可并发髋臼骨折。

三、诊断

借助骨盆正位片发现有骨折后，可再摄骨盆的45°斜位片、CT扫描以及三维重建，以明确骨折的范围和骨折片的移位情况。

骨盆平片上髂耻线和髂坐线分别是前、后柱的放射学标志（图2-2-1-2-1）。45°闭孔斜位是将损伤侧髋臼旋向X线球管，可更好地显示髋臼的前柱和后缘。髂骨斜位是骨折的髋臼旋离X线球管，能显示大、小坐骨切迹和髋臼的前缘（图2-2-1-2-2）。

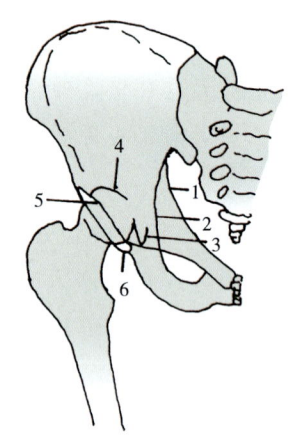

图2-2-1-2-1 骨盆标志示意图

骨盆正位X线片上所见髋臼的正常标志 注解：1.髂耻线；2.髂坐线；3.U形线或泪滴线；4.白顶；5.前缘；6.后缘

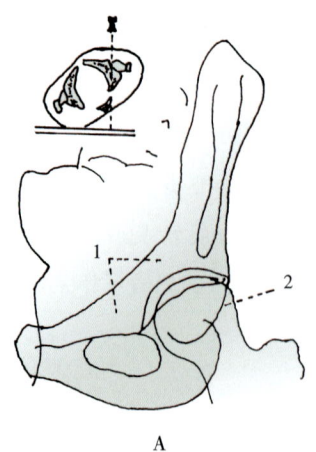

A

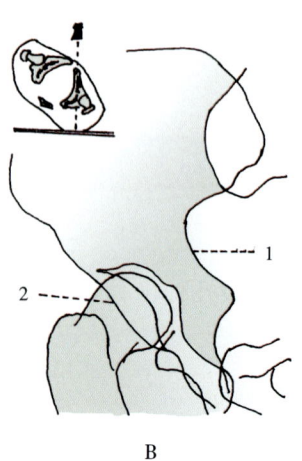

B

图2-2-1-2-2 髋臼标志示意图（A、B）

髋臼斜位X线片投照方法及正常放射学标志　A.髋臼闭孔斜位：1.前柱；2.后柱；B.髋臼髂骨斜位：1.后柱；2.前柱

CT扫描对平片上难以观察到的某些骨折的判定特别有帮助。如通过四边形表面的骨折、髋臼顶骨折等。CT扫描后三维影像重建则可以展示骨折部的全景和精确的移位方向。

四、髋臼骨折的分类

一般按Letournel分类,将髋臼骨折分为5种单纯骨折和复合骨折(图2-2-1-2-3)。

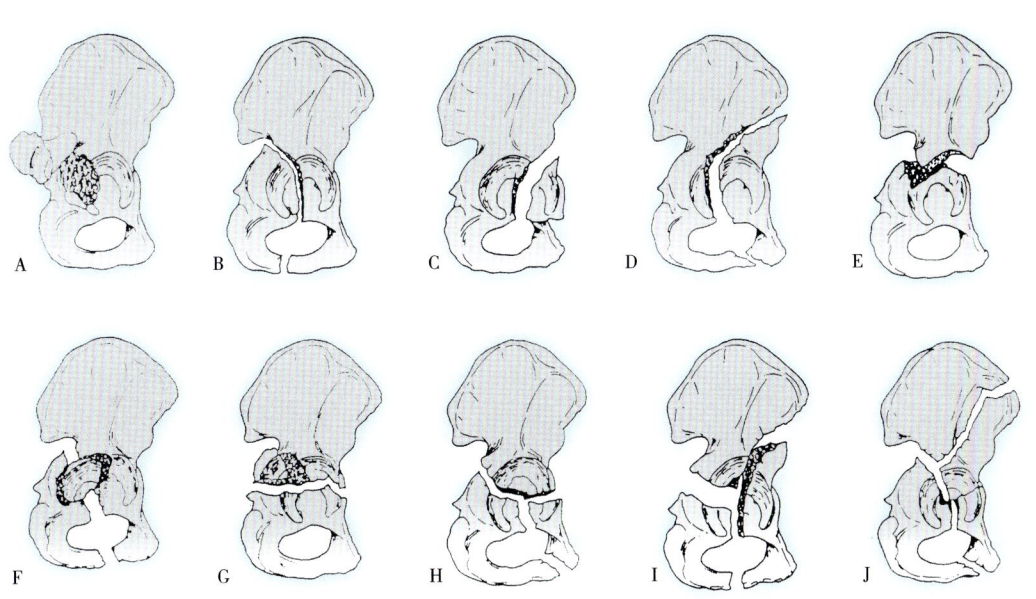

图2-2-1-2-3　髋臼骨折的Letournel分类示意图（A~J）
A.后壁骨折；B.后柱骨折；C.前壁骨折；D.前柱骨折；E.横向骨折；F.后壁后柱联合骨折；G.横向后壁联合骨折；H."T"形骨折；I.前柱和后半横形骨折；J.两柱骨折

（一）髋臼单纯骨折

指髋臼后壁、后柱、前壁、前柱和横向骨折。

（二）髋臼复合骨折

主指：后壁和后柱、横向和后壁、T形、前柱和后半横形、两柱骨折。其中T形骨折类似于横向骨折,只是沿着四方表面和髋臼窝有一垂直的劈裂,将前、后柱分开。有时会伴发耻骨下支骨折。所谓后半横形骨折是指后柱的横形骨折。

五、髋臼骨折的非手术治疗

（一）病例选择

无移位或移位2mm以内的髋臼骨折可采用保守疗法,下列两种情况也可考虑采用。

1. 髋臼大部完整且仍与股骨头匹配。
2. 两柱骨折轻度移位后形成继发性匹配　两柱骨折后所有软骨部分与远骨折片一起与髂骨脱离,股骨头周围的骨折块仍保持一致的外形。

（二）目的及方法

非手术治疗的目的是局部稳定和防止移位加剧,可采用胫骨结节或股骨髁部牵引。牵引重量为体重的$\frac{1}{18} \sim \frac{1}{15}$,不可过大,以免股骨头从髋臼脱出。

六、髋臼骨折的手术治疗

（一）病例选择

因髋臼骨折属关节内骨折,因此凡是移位的

髋臼骨折,均需手术,以求获得较满意的复位和固定,降低创伤后关节炎发生率,并有利于早期功能锻炼。术前需予以胫骨结节牵引,既有利于病情观察,又可使骨折脱位复位及固定。

(二) 时机

手术宜在骨折第 2 至第 7 天内进行。这时局部出血已停止,骨折线仍清晰可见。3 周后由于已有骨痂形成,复位将十分困难。

(三) 术式

可根据骨折类型选择合适的手术入路。一般来说应争取通过一个入路达到完全的复位和固定。采用的入路中,Kocher-Langenbeck 入路适于进入后柱,髂腹股沟入路则适于进入前柱和内侧部分,延伸的髂腹股沟入路适于同时进入前、后柱,但后入路恢复时间长,异位骨化发生率也高。骨折复位后使用钛质接骨板、螺钉或钛缆作内固定(图 2-2-1-2-4、5)。

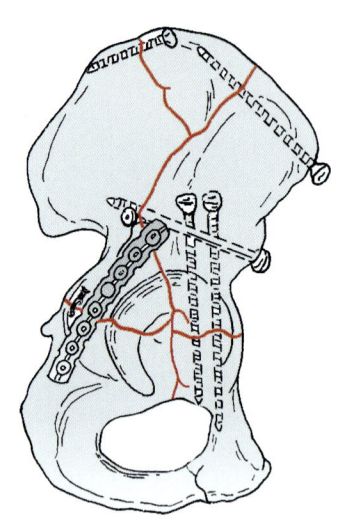

图 2-2-1-2-4　内固定示意图
根据骨折走向选用不同类型螺丝钉、接骨板或钛缆作内固定

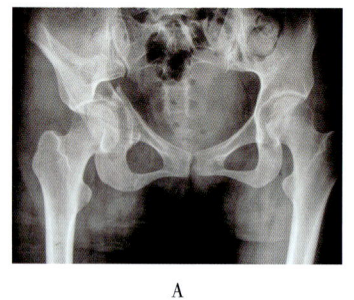 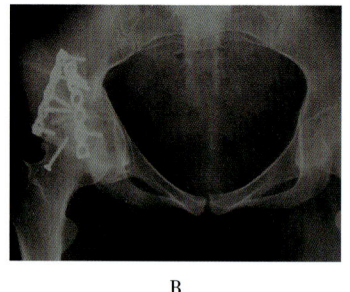 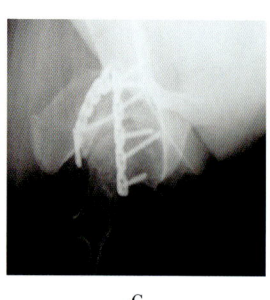

A　　　　　　　　　　B　　　　　　　　　　C

图 2-2-1-2-5　临床举例(A~C)
女性,24 岁,车祸致右髋关节中心性脱位,伴髋臼骨折:A. 受伤后 X 线正位片;
B.C. 经抗休克及患肢骨牵引等措施,俟病情稳定后予以开放复位及钛板、螺钉固定,X 线正侧位片所见

七、髋臼骨折的并发症

(一) 休克

如骨折涉及骨盆其他部位,或髋臼骨折仅为全身多发性骨折的一部分,则可能因疼痛和大量失血导致休克。

(二) 感染

多数髋臼骨折伴有局部严重的软组织损伤或腹部和盆腔内脏器伤,这都会增加感染机会。此外,手术时为了保持骨折片的血供,常尽量保留虽已严重挫伤但仍与骨折相连的软组织蒂,一旦发生感染,这些不健康组织常成为细菌繁殖的温床。

(三) 神经血管损伤

髋关节后面与坐骨神经相邻,此部骨折移位或手术复位时,神经易遭受损伤。采用 Kocher-Langenbeck 入路时主要可能影响坐骨神经的腓侧支。采用延伸的髂腹股沟入路时也有可能发生坐骨神经的牵拉伤。术时应保持伤侧膝关节屈曲至少60°,而髋关节伸展,这有利于减少坐骨神经牵拉。发生神经瘫痪后应使用踝-足支具,有望部分或全部恢复,但需时较长。骨折涉及坐骨大切迹时,术中可能伤及坐骨神经、臀上神经和臀上血管。后者如在坐骨切迹处断裂,可回缩至盆腔内而难以止血。术时显露与整复骨折时应十分谨慎。

(四)异位骨化

Kocher-Langenbeck入路的发生率最高,其次是延伸的髂股入路,而髂腹股沟入路则几乎不发生。手术应尽可能减少肌肉创伤,术前及术后几月内可给予非甾体类抗炎药物,以预防异位骨化的发生和加重。

(五)创伤性关节炎

髋臼骨折后虽经复位,仍可导致股骨头和髋臼面的不完全吻合,降低股骨头和髋臼的接触面积,负重时局部应力增大,最终导致关节软骨的磨损和创伤性关节炎。

第三节 股骨头骨折

一、损伤机制

摔跌时髋关节处于屈曲内收位,膝部着地,外力沿股骨干传向股骨头,可冲破后侧关节囊向后脱位。如冲击时髋关节屈曲仅60°或更少,股骨头更多地与髋臼后上方坚强的骨质碰撞,则将引起髋臼骨折或股骨头部骨折。上述股骨头部骨折系由剪切、压缩暴力引起。此外尚可能是圆韧带撕脱骨折。因此临床上单纯股骨头骨折比较少见,常为髋关节损伤的一部分,常会发生髋关节后脱位并发股骨头骨折。

如膝部着地,股骨处于外展和外旋位,股骨上端犹如一根杠杆,将股骨头向前撬出髋臼窝,并可能并发髋臼前缘或股骨头骨折。

由于致伤机制不同,其骨折类型差别甚大,并可伴有股骨颈骨折,甚至同时有髋臼骨折。临床上一般将其分为以下5型,如图2-2-1-3-1所示,但临床病例却千奇百怪,如图2-2-1-3-1-2显示的股骨头骨折十分罕见,折断的股骨头骨折块在髋臼内180°旋转,此有可能在损伤瞬间因暴力较强,髋关节多伴有一过性脱位之故。

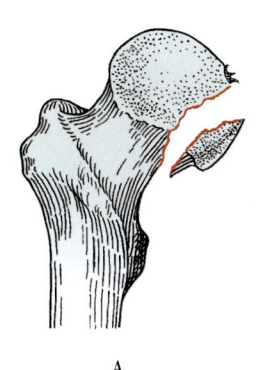

A

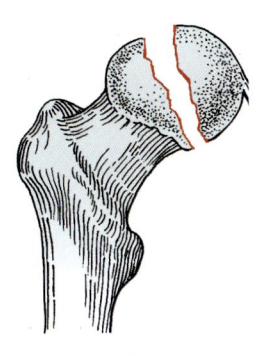

B

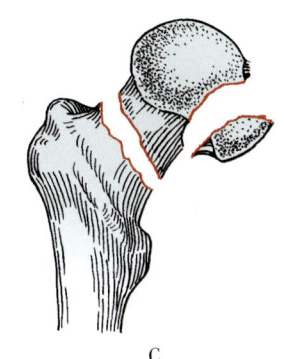

C

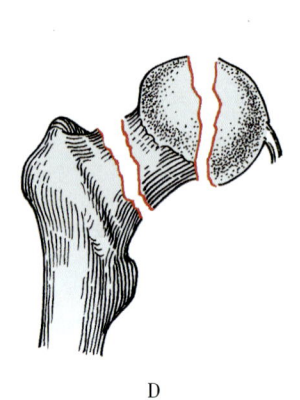
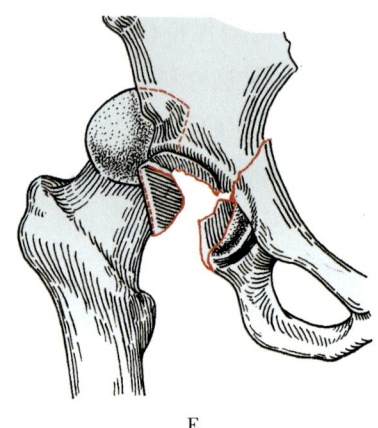

图2-2-1-3-1　常见股骨头骨折类型示意图（A~E）

A.头部纵向骨折；B.头部横向骨折；C.头颈部粉碎骨折；D.头颈部双折；E.髋臼脱位骨折

二、诊断

外伤暴力大且伴典型的受伤姿势有助于诊断。所有髋关节脱位的患者均应考虑到合并股骨头骨折的可能。髋关节正位片有助于明确诊断。侧位片能较好地显示股骨头和髋臼的前后缘，但在髋关节后脱位时常难以拍摄，应在复位后再摄正侧位片，以排除股骨头骨折。必要时，应加做CT及三维图像重建，以明确骨折片的移位情况。

引起股骨头骨折的暴力往往较大，应注意检查有无其他部位的复合伤，以及周围神经和血管情况。

图2-2-1-3-2　右股骨头骨折

骨折块在髋臼内旋转180°（自彭 庄）

三、分类

（一）Pipkin分类法

髋关节后脱位伴股骨头骨折常使用此种分类（图2-2-1-3-3）。

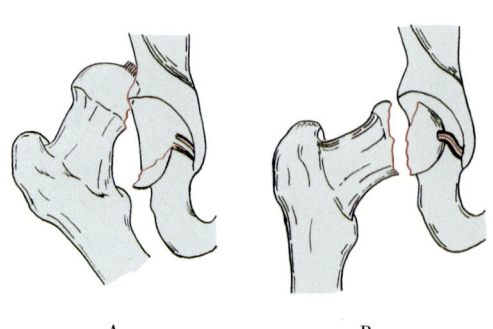
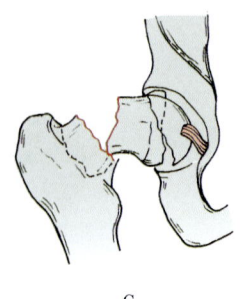
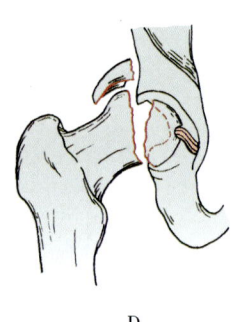

图2-2-1-3-3　Pipkin分类示意图（A~D）

髋关节后脱位合并股骨头骨折的Pipkin分类　A.Ⅰ型；B.Ⅱ型；C.Ⅲ型；D.Ⅳ型

Ⅰ型　股骨头骨折伴后脱位，骨折部位于中央凹的远侧；

Ⅱ型　股骨头骨折伴后脱位，骨折部位于中央凹的近侧；

Ⅲ型　Ⅰ型或Ⅱ型损伤伴股骨颈骨折；

Ⅳ型　Ⅰ型或Ⅱ型损伤伴髋臼边缘骨折。

（二）Giebel 分类法

包括所有的股骨头骨折。

Ⅰ型　骨折不伴脱位。又分① 头部压缩骨折；② 多块或粉碎骨折；

Ⅱ型　骨折伴髋脱位。又分① 骨折伴前脱位；② 骨折伴后脱位（Pipkin Ⅰ～Ⅳ型）。

四、非手术治疗

不伴有髋脱位的骨折患者，若骨折块没有明显移位或压缩，可行非手术治疗。患者卧床休息3周后，用双拐下地，伤肢不负重。Giebel 认为应避免长期牵引，否则易导致关节软骨的缺血性坏死和关节僵硬。伴有脱位的骨折，应立即复位。复位时麻醉应充分，避免使用暴力，力争一次复位成功。如连续两次失败，即应考虑手术。复位后摄片了解复位情况，做 CT 检查以明确骨折块位置、大小和移位情况。

五、手术治疗

骨折块明显塌陷、移位、嵌入关节间隙、伴脱位而手法复位失败或合并神经损伤时，应立即行切开复位。

根据骨折块位置选择前外侧或后外侧入路，显露髋关节并使股骨头脱出髋臼。如骨片较小，可予切除。如骨折块较大，应予复位并作螺钉固定。骨折块较大、较厚时，可经股骨头的关节外部份逆行置入松质骨拉力螺钉。如有困难只能顺行钻入可吸收螺钉，并使螺钉头低于软骨面（图2-2-1-3-4）。骨折部塌陷者，应将其撬起，并以自体松质骨衬垫。如塌陷范围超过关节负重面一半、粉碎骨折难以施行内固定或合并股骨颈骨折时，应考虑关节置换术。术毕缝合前应反复冲洗，避免遗留软骨或骨碎片。留置负压引流24~48h。

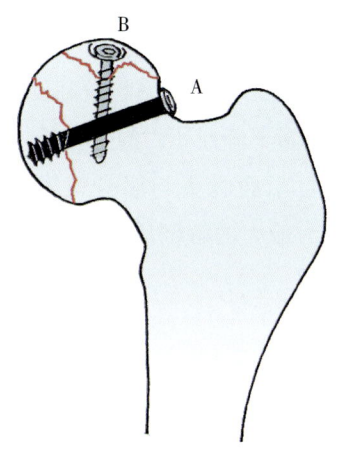

图2-2-1-3-4　股骨头骨折内固定示意图
A.较大碎片，可从关节外以松质骨拉力螺钉固定；
B.较薄碎片，以可吸收螺钉固定，钉头应低于关节软骨面

六、并发症

1.股骨头缺血性坏死；

2.继发性骨关节炎。

上述并发症发生后可作对症处理，如导致明显疼痛或功能障碍，则需考虑全髋关节置换术，年轻的骨关节炎患者可考虑先作股骨头表面置换术。

（李增春　李国风　张振　赵定麟）

第四节　股骨颈骨折

一、概述

各种年龄段均可能发生股骨颈骨折,但以50岁以上的老年人最为多见,女性多于男性。由于常在骨质疏松症的基础上发生,外伤暴力可以较轻。而中青年股骨颈骨折常由较大暴力引起。股骨颈骨折的致残率和致死率均较高,已成为导致老年人生活质量下降或死亡的主要威胁之一。

股骨颈位于股骨头与股骨粗隆部之间,为人体承受剪力最大的解剖段(图2-2-1-4-1)。

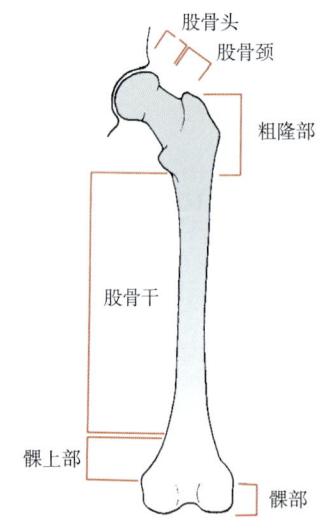

图2-2-1-4-1　股骨各解剖段区分示意图

二、损伤机制

(一)外伤因素

引起股骨颈骨折最常见的外伤机理有二:一是外力从侧面对大转子的直接撞击,二是躯干于倒地时相对于持重下肢旋转,而股骨头则卡在髋臼窝内不能随同旋转,加上股骨颈前方强大的髂腰韧带和后方的髂股韧带挤压股骨颈。正常股骨颈部骨小梁的走向呈狭长卵圆形分布,长轴线与股骨头、颈的轴心线一致,有利于在正常生理情况下承受垂直载荷,但难以对抗上述横向水平应力而易于发生断裂。

(二)年龄因素

绝经后和老年性骨质疏松症可造成骨量下降和松质骨结构异常,最终导致骨的力学强度下降,骨折危险性增加。股骨颈为骨质疏松性骨折的好发部位之一。

(三)超负荷因素

股骨颈如在一段时间内受到反复超负荷外力作用,股骨颈部骨小梁可不断发生显微骨折而未及修复,即使是中青年也可能最终导致疲劳骨折。

三、诊断

老年人摔跌后诉髋部或膝部疼痛者,即应考虑到股骨颈骨折的可能。检查时可发现大转子上移至髂前上棘与坐骨结节连线以上,腹股沟韧带中点下方有压痛,患肢轻度屈曲、内收并有外旋、短缩畸形,但肿胀可不明显,叩击患者足跟时可致髋部疼痛加重。多数患者伤后即不能站立和行走,部分骨折端嵌插的患者症状很轻,甚至可以步行赴医院就诊,下肢畸形也不明显,极易漏诊。正侧位摄片可明确诊断骨折及其类型。疑有骨折而急诊X线检查不能确诊的患者,应嘱卧床休息,两周后再次摄片复查。

四、分类

股骨颈骨折分类方法甚多，常用的有以下几种。

(一)按骨折部位分类

分以下4型(图2-2-1-4-2)。

1. 头下型 骨折线完全在股骨头下；
2. 头颈型 骨折线的一部分在股骨头下，另一部分则经过股骨颈；
3. 经颈型 全部骨折线均通过股骨颈中部；
4. 基底型 骨折线位于股骨颈基底部，其后部已在关节囊外。

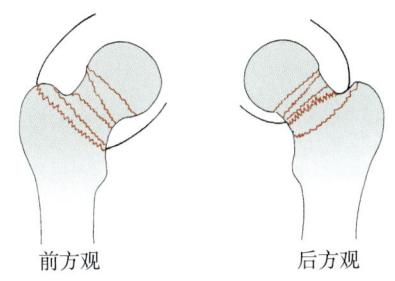

图2-2-1-4-2 股骨颈骨折按骨折显部位之分型示意图
Ⅰ.头下型；Ⅱ.头颈型；Ⅲ.经颈型；Ⅳ.基底型

(二)按骨折移位程度分类(Garden分型)

分以下4型(图2-2-1-4-3)。

Ⅰ型 不全骨折或外翻嵌插骨折；
Ⅱ型 完全骨折无移位；
Ⅲ型 完全骨折部分移位，远侧端轻度上移并外旋；
Ⅳ型 骨折完全错位，远侧端明显上移并外旋。

Garden分类法目前使用较广，但也有不少学者认为在临床实践中实际上很难完全区分这4种类型。因此，可以更简单地按移位情况将股骨颈骨折分为无移位骨折(Garden Ⅰ型，Garden Ⅱ型)和有移位骨折(Garden Ⅲ型，Garden Ⅳ型)，同样能起指导治疗的作用。

(三)按骨折线走向分型(按Linton角分型)

按骨折线与股骨干纵轴垂线交角(Linton角)可分为以下3型(图2-2-1-4-4)。

1. 外展型 最稳定，Linton角小于30°；
2. 中间型 尚稳定，Linton角30°~50°；
3. 内收型 不稳定，Linton角大于50°，骨折部所受剪力最大。

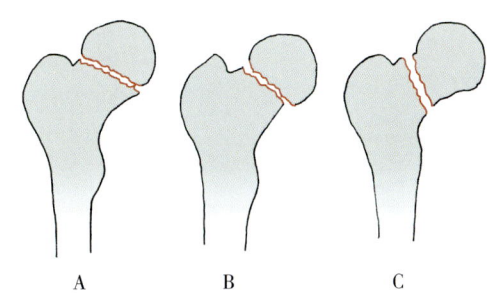

图2-2-1-4-4 按Linton角分型示意图（A~C）
按骨折线走向所形成的Linton角分型
A.外展型；B.中间型；C.内收型

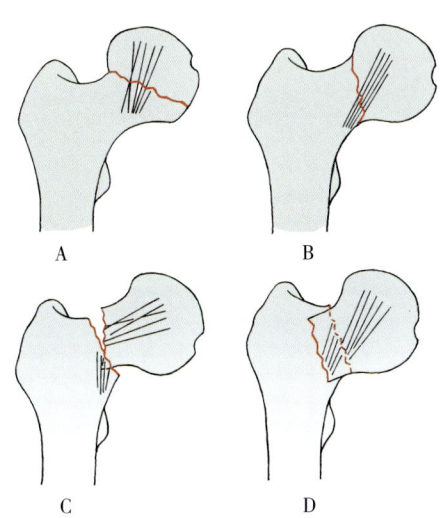

图2-2-1-4-3 股骨颈骨折Garden分型示意图（A~D）
A.Ⅰ型；B.Ⅱ型；C.Ⅲ型；D.Ⅳ型

五、非手术疗法

(一)稳定型者

稳定的嵌插型骨折即Garden Ⅰ、Garden Ⅱ型骨折及Linton角小于30°者，可根据情况给予非手术疗法，如外展位牵引或穿用"⊥"形鞋保持伤肢于外展、旋转中立位等。但由于患者多为老年人，为避免长期卧床所引起的各种并发症，也可考虑作闭合复位内固定。

(二)移位型者

移位型股骨颈骨折的治疗可采用牵引复位,一般多采用胫骨结节骨牵引(1/7体重),在1~2日内使骨折复位。牵引的方向一般为屈曲、外展各30°,如骨折有向后成角,可在髋伸直位作外展牵引。同时应作全身检查排除严重的伴发病和伴发损伤。

经床边摄片证实骨折已复位后可逐渐减轻重量持续牵引8~12周,但一般多选择作内固定术。

六、闭合复位内固定

术前已通过牵引使骨折复位的患者,可在麻醉后以骨科牵引手术床保持伤肢于外展、内旋位,在透视或摄片指导下作内固定。应避免在术时作强力手法复位,以免进一步损伤股骨头血供。股骨颈骨折的内固定方法大致分以下几类。

(一)单钉固定

以三翼钉为代表。三翼钉内固定曾是治疗股骨颈骨折最为常用且历史悠久的术式,但由于安放过程中损失骨量较大,且单钉固定较难同时对抗股骨颈内侧的压应力和外侧的张应力,目前虽较少用,但因方法简便、实用,且十分经济,基层单位亦可酌情选用(图2-2-1-4-5)。有人采用单根较粗大的加压螺钉作内固定,该钉的螺纹部分

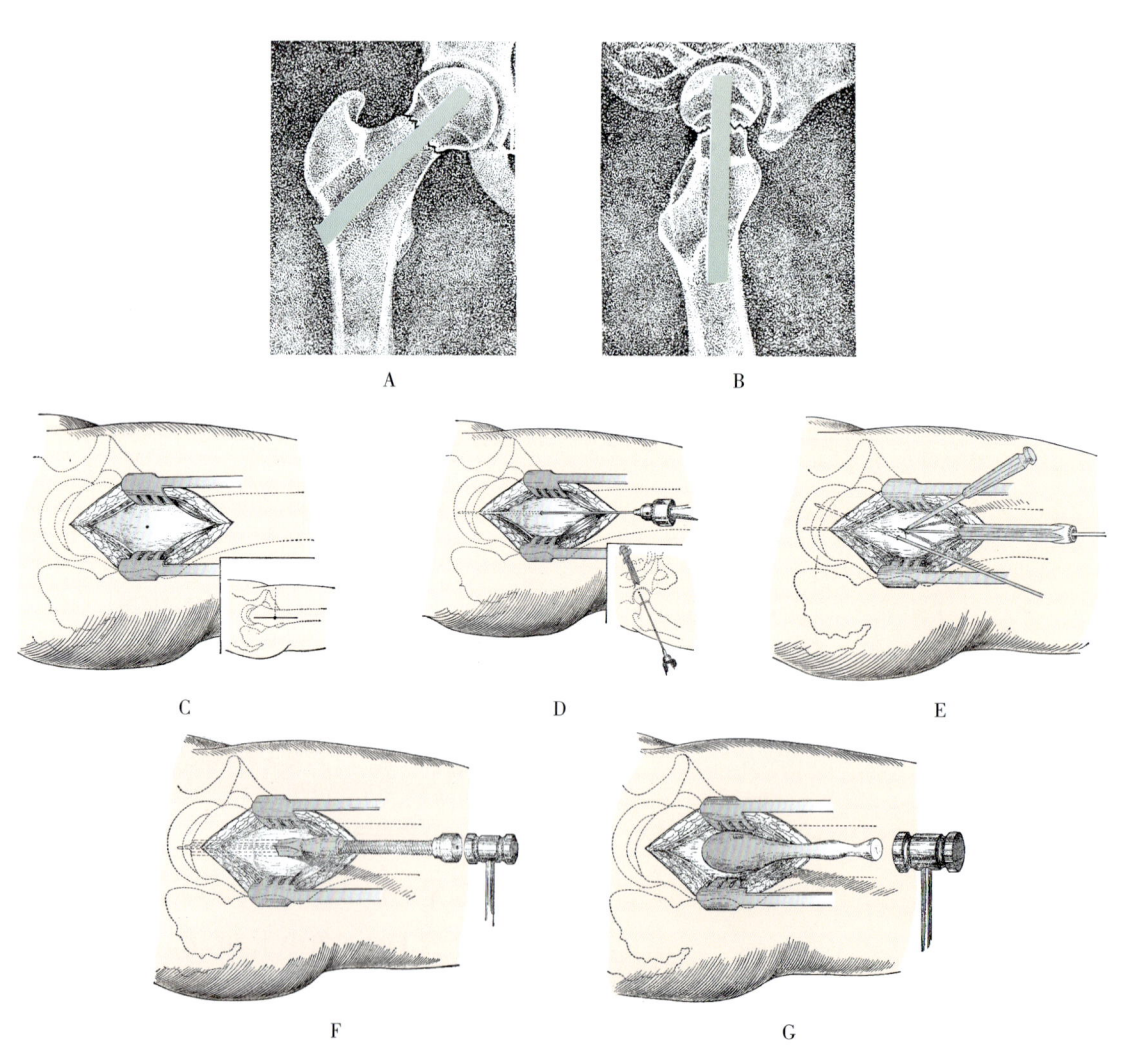

图2-2-1-4-5 三翼钉技术示意图(A~G)

股骨颈三翼钉固定示意图及操作步骤 A.B. 股骨颈骨折三翼钉固定后正侧位X线片投影图;C. 切口及显露大粗隆和下方股骨外侧;D. 按预定位置钻入导针;E.在导针尾部呈三角形凿除骨质;F. 打入三翼钉;G. 用嵌顿器嵌紧

必须全部留在近侧骨折段,不能越过骨折线,否则将失去加压作用。

(二)滑动式钉板固定

由固定钉与侧方的带套筒钢板组成(图2-2-1-4-6)。优点是有利于保持骨折端的紧密接触,更常用于股骨转子间骨折。

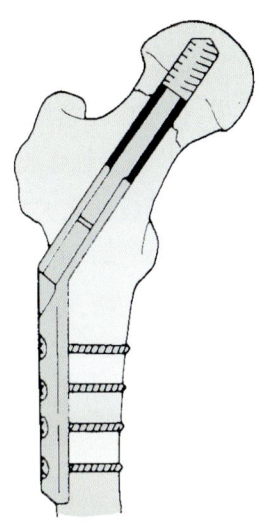

图2-2-1-4-6 股骨颈骨折滑动式钉板固定示意图

(三)多钉固定

一般采用3枚,针径较细,总体积小于单钉,故对骨的损伤较小(图2-2-1-4-7)。多钉固定可以通过合理布局,分别承担不同应力和防止旋转。为防止钉的滑移,以使用表面有螺纹的钢钉为好。亦可采用粗型螺纹钉,该钉表面有螺纹,外径4mm,使用时在套管保护下,用手摇钻经0.5cm的软组织戳孔钻入。套管以不锈钢制成,内径4.2mm,长5~7cm。术时将套管套在钉的前部,仅留钉尖外露,待螺纹钉钻入后,再将套管由尾端退出,以避免螺纹钉钻入时周围的肌肉或筋膜纤维卷缠于钉身。手术在X线监视下进行,第一枚螺纹钉(远侧钉)的进钉点一般在大转子顶点下10cm,钉与股骨干纵轴约呈145°~160°角,紧贴骨折部内侧皮质达到股骨头距关节缘0.5cm处。在该钉近侧每隔1~1.5cm相继钻入第二、三枚螺纹钉,其中一枚偏向股骨颈的外上侧以对抗张应力,另一枚交

叉安放以更好的对抗旋转(图2-2-1-4-8、9)。术后患肢以"丁"字形鞋保持在外展、旋转中立位,术后一周患者即可用双拐下地不负重活动。拔钉时,可用摇钻或特制的小头拔钉器夹住钉尾后旋转拔出。此外,近年来亦有人主张采用空心加压螺纹钉技术,因操作简易,尤适用于年迈病人。

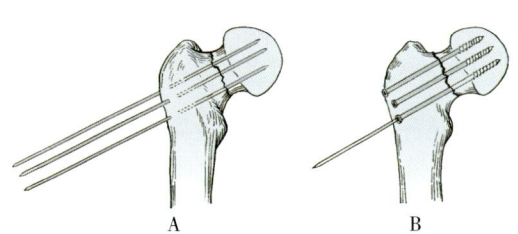

图2-2-1-4-7 股骨颈骨折加压螺钉固定示意图(A、B)

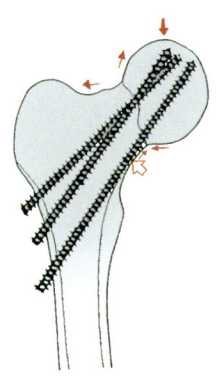

图2-2-1-4-8 股骨颈骨折多根螺钉经皮内固定示意图

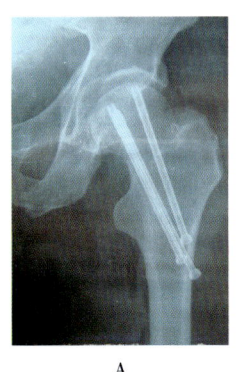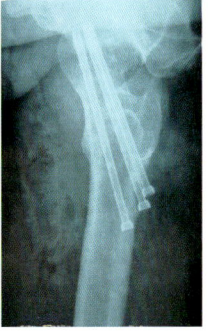

图2-2-1-4-9 临床举例
A.X线正位片;B.X线侧位片,两片均显示螺钉紧贴股骨颈内下方(股骨矩)增强抗弯与抗压能力(自黄宇峰)

七、其他术式

(一)肌蒂或血管蒂骨瓣移植

对中青年新鲜股骨颈骨折、陈旧性股骨颈骨

折不愈合但骨折部尚无明显吸收的患者可选用各种类型的肌骨瓣移植加内固定,常用的如股方肌骨瓣移植、带旋髂血管的髂骨瓣移植等。

(二) 人工股骨头及全髋关节置换术

1. 人工股骨头置换术的病例选择

(1) 老年人不稳定的头下型股骨颈骨折;

(2) 闭合复位内固定失败;

(3) 股骨颈病理骨折;

(4) 陈旧性股骨颈骨折不连或股骨头缺血性坏死;

(5) 股骨颈和股骨头明显骨质疏松,内固定难以保持稳定。

2. 全髋置换术的病例选择

(1) 年龄在65岁以上的患者,全身状态良好,原可步行者;

(2) 如髋臼侧也有病损,如原发或继发性骨关节炎、患者年龄小于65岁且活动度较大者。

3. 注意事项

(1) 严格手术适应证:对最后一种病例行人工股骨头置换术,失败率相当高,此时应选择骨水泥型人工股骨头或全髋置换术。

(2) 手术按要求进行:对年迈体弱者,可选择侧后方髋关节入路,有经验之医师多可在半小时左右完成手术,但术中注意切勿伤及坐骨神经(图2-2-1-4-10~11)。为加强股骨头之稳定性,亦可采用赤松功也所设计之大粗隆钛缆(钢丝)固定加强之术式(图2-2-1-4-12)。但目前也有许多学者采取后外侧入路,亦易脱出股骨头,并按手术要求进行(图2-2-1-4-13)。

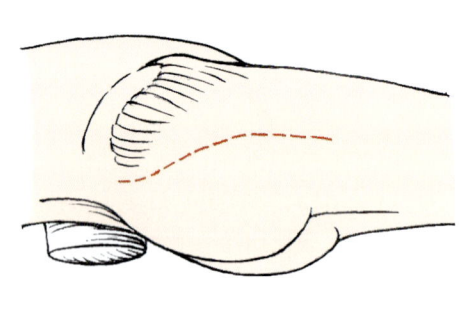

A

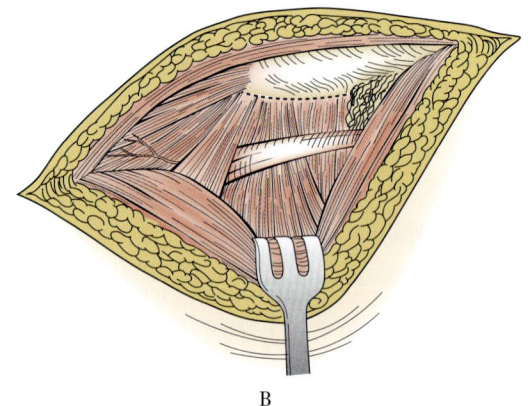

B

图2-2-1-4-10　侧后方入路示意图(A\B)

A. 股骨颈骨折经侧后方手术入路及切口, B. 术中注意保护及避开坐骨神经

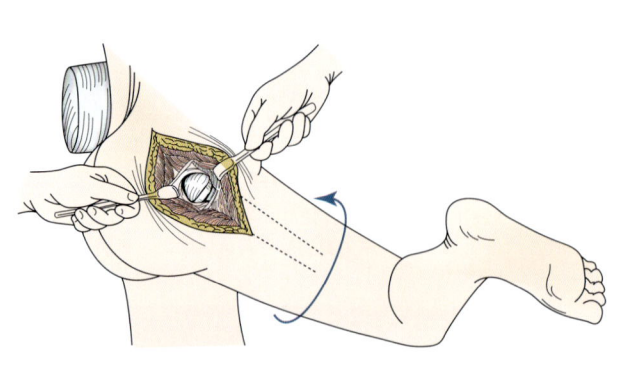

图2-2-1-4-11　显露股骨颈示意图

切开臀中肌及关节囊,显露股骨颈

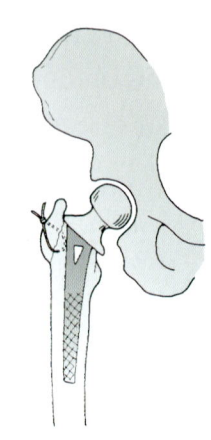

图2-2-1-4-12　加强大粗隆固定示意图

人工股骨头置入同时以钛缆
(钢丝)固定加强大粗隆术式

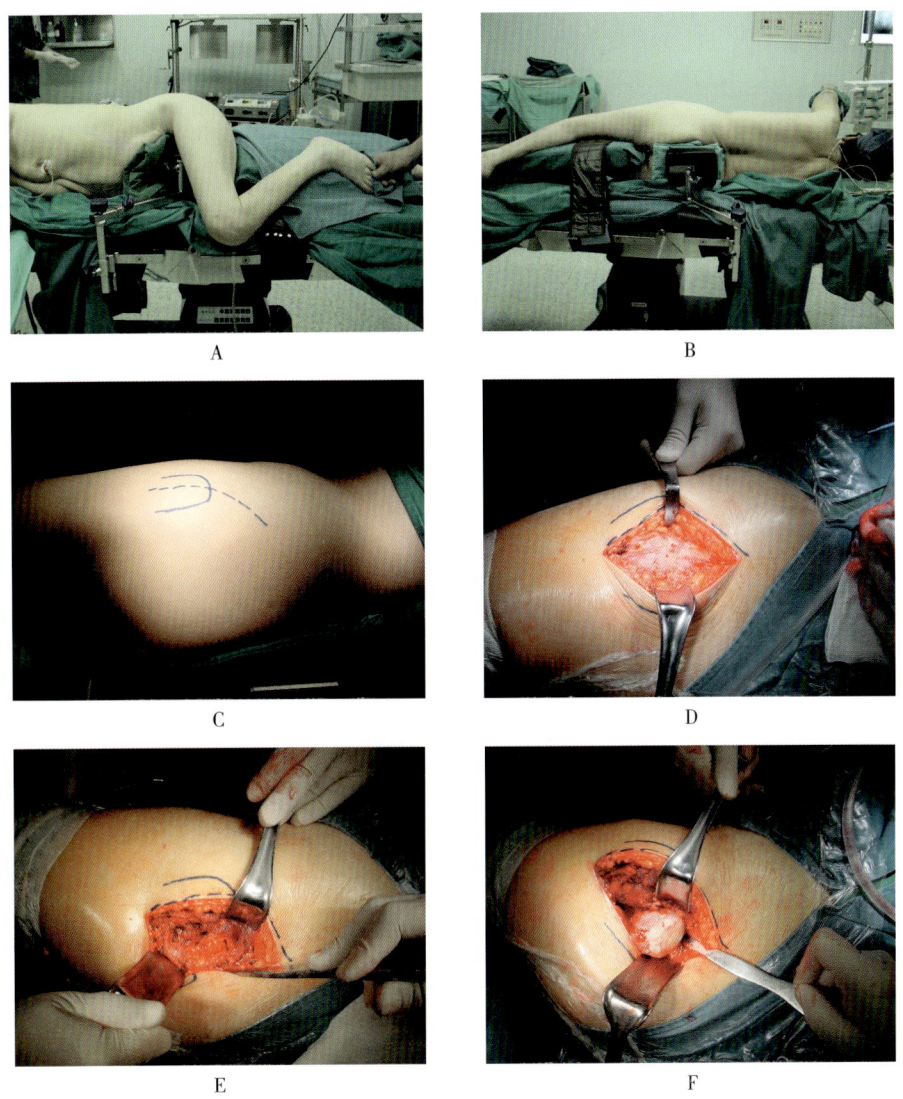

图2-2-1-4-13 临床举例（A~F）

全髋置换术后外侧入路：A. 侧前方观；B. 后方观；C. 手术切口；D. 切开皮肤皮下组织；
E. 显露并切断外旋肌腱；F. 脱出股骨头（自彭 庄）

4. 临床举例

[例1] 图2-2-1-4-14 女性，66岁，外伤后致左股骨颈骨折，内收型（A~D）。

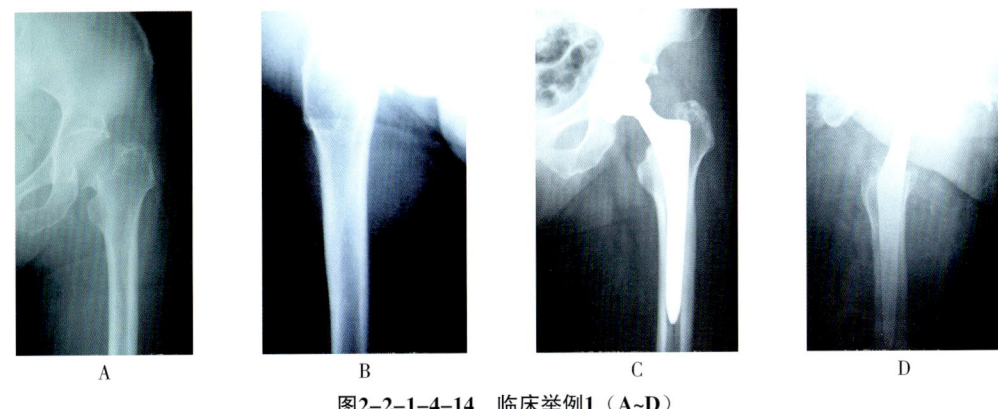

图2-2-1-4-14 临床举例1（A~D）

A.B. 伤后正侧位X线片；C.D. 全髋关节置换术后正侧位X线片。

[例2]图2-2-1-4-15 股骨颈骨折内收型行全髋置换术（A~C）。

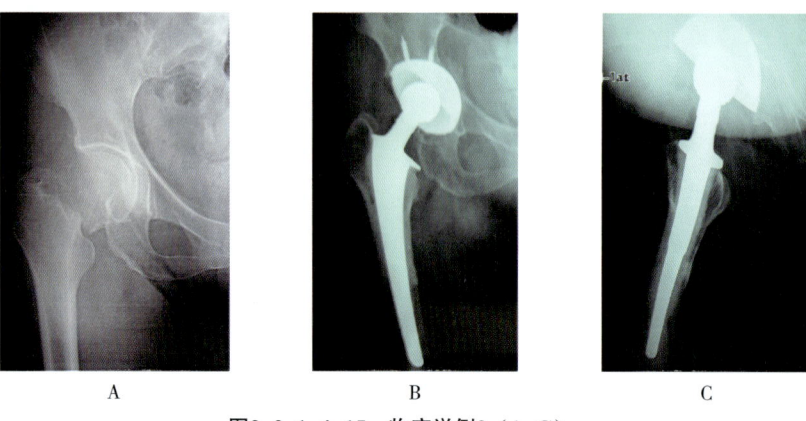

图2-2-1-4-15 临床举例2（A~C）
A.为术前正位X线片；B.C.为术后正侧位X线片（自刘忠汉等）

[例3]图2-2-1-4-16 男性，61岁，右股骨颈骨折全髋置换术（A~D）。

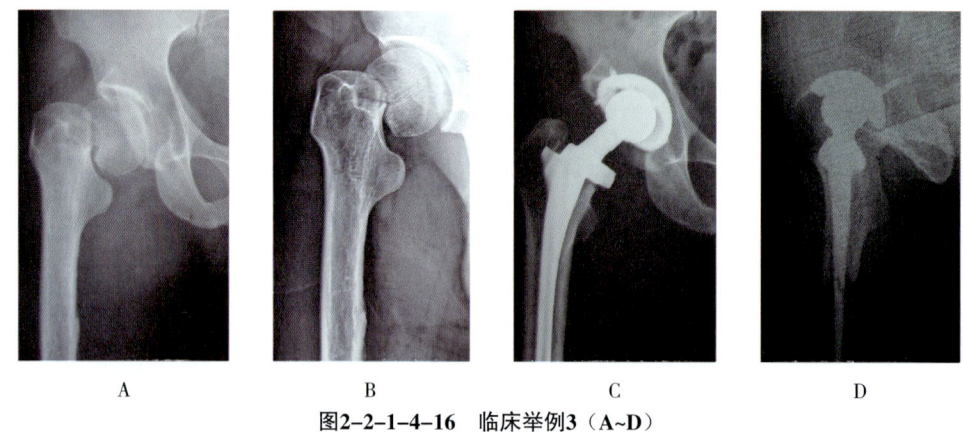

图2-2-1-4-16 临床举例3（A~D）
A.B.为术前正侧位X线片；C.D.为全髋置换术后正侧位X线片。

[例4]图2-2-1-4-17 男性，62岁，陈旧性股骨颈骨折伴髋内翻畸形（A~D）。

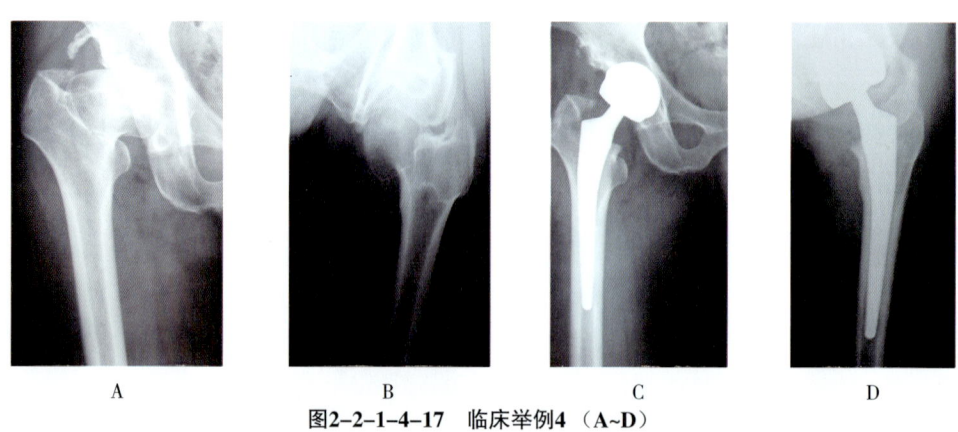

图2-2-1-4-17 临床举例4（A~D）
A.B.为术前正侧位X线片；C.D.为人工股骨头置换术后正侧位X线片

[例5]图2-2-1-4-18　女性,68岁,陈旧性股骨颈头下骨折伴股骨头坏死及髋内翻(A~C)。

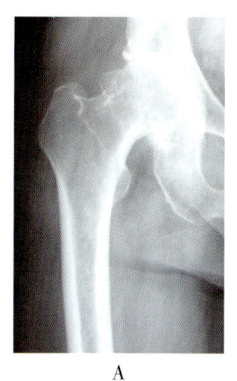
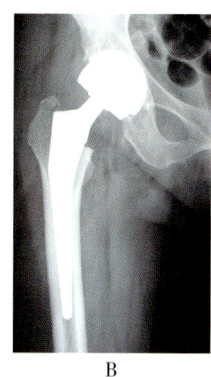
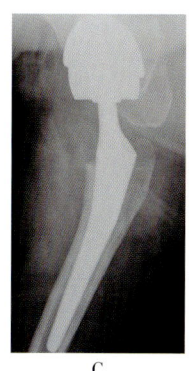

图2-2-1-4-18　临床举例5（A~C）
A. 为术前正位X线片；B.C. 为人工股骨头置换术后正侧位X线片

八、并发症

股骨颈骨折最常见和严重并发症为骨不连和股骨头坏死。

(一)延迟愈合、不愈合和畸形愈合

股骨颈骨折经治疗后6个月内仍未完全愈合,应诊断为延迟愈合。股骨颈骨折后骨不连的发生与年龄、骨折移位程度、骨折线位置和骨质疏松的严重程度等有关,不少患者可因此发生再移位。应根据股骨头存活情况选择作带血供肌骨瓣移植或关节置换术,头坏死或已有移位者应作人工关节置换术。合并畸形愈合者时有发生,主要是髋内翻畸形,以致肢体短缩,步态跛行；短缩超过2cm以上者则需行截骨术(中壮年)或人工股骨头置换术矫正(图2-2-1-4-19~22)。

(二)股骨头缺血性坏死

骨折已愈合、股骨头坏死尚未严重变形及临床症状较轻的患者,不必急于手术。可嘱患者保持正常生活,防止过多负重和运动。不少患者可在股骨头缺血坏死后仍保持多年正常生活和轻体力工作。出现骨关节炎症状的患者,可服用中药或非甾体抗炎药。疼痛与功能障碍明显加重后,需考虑全髋置换术。

(三)假体松动

因多种因素所致,一旦发生则必然影响疗效,应及早行翻修性手术(图2-2-1-4-23)。

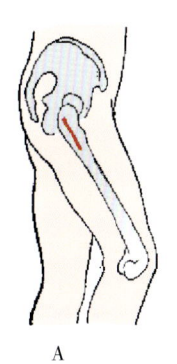
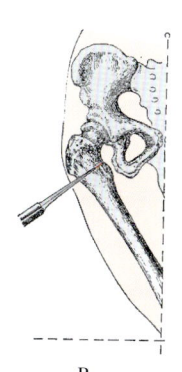
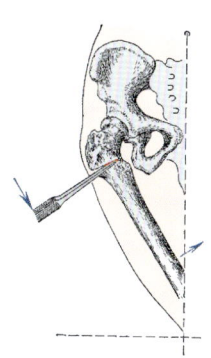
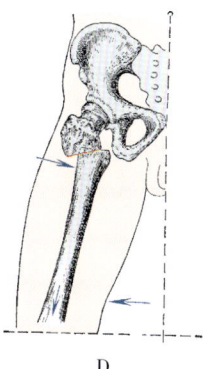
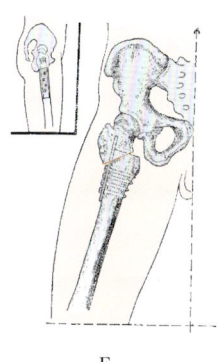

图2-2-1-4-19　股骨粗隆间横形截骨术示意图（A~E）
A. 切口；B. 截骨平面；C. 凿至对侧骨皮质时,骨凿向下推压,使股骨粗隆间完全折断；D. 在牵引下,将远侧骨端向内推移,外展15°~20°或30°~40°；E. 术后可用髋人字石膏固定,或用钛板和螺钉固定。术后在布朗牵引架上皮牵引

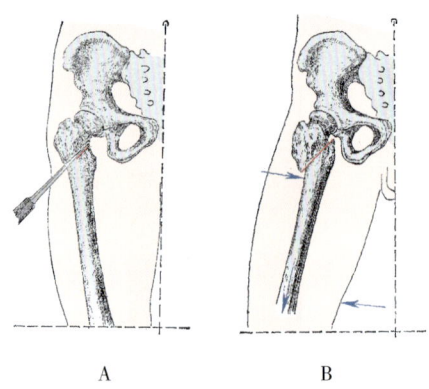

图2-2-1-4-20　股骨粗隆间斜形截骨术示意图（A、B）
A. 按前法显露大粗隆，在摸到小粗隆后，在大粗隆下方1.5~2cm处斜向股骨颈基底部呈斜形凿断粗隆间骨质；B. 将远端内移术后用髋人字石膏固定，亦可用钛板和螺钉固定

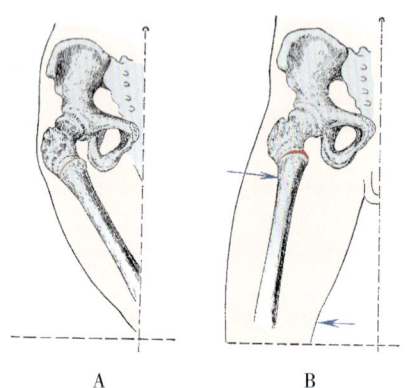

图2-2-1-4-21　股骨粗隆间杵臼截骨术示意图（A、B）
A. 按前法显露股骨粗隆间部，摸到小粗隆后，从大粗隆下方1cm左右和小粗隆上缘，将股骨周围的骨皮质用弧形凿呈臼状凿断，再用髋关节成形术圆凿凿断松质骨，使截骨两断端形成杵臼关系；B. 股骨粗隆间骨质完全凿断后，将患肢牵引下外展旋正。如有内收肌挛缩，可同时或先切断内收肌腱，再将患肢外展

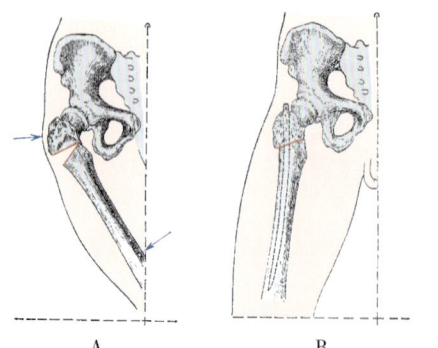

图2-2-1-4-22　股骨粗隆间三角形截骨术示意图（A、B）
A. 用同法显露股骨大粗隆。按术前设计凿除三角形骨块，股骨内侧骨皮质不完全凿断，待患肢外展时形成不全骨折；B. 将患肢外展矫正畸形后，用膨胀钉或其他髓内钉等从大粗隆顶点或梨状窝打入髓腔内固定

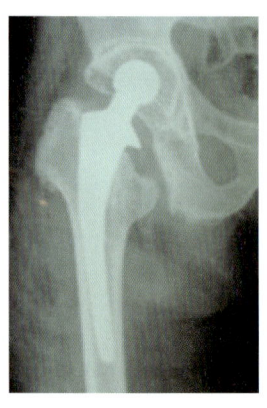

图2-21-4-23　THA术后假体松动（自彭庄）

（四）其他治疗失败因素

此组病例较多，尤以高龄患者居多，除因骨质疏松等因素外，亦与植入物使用过久、装置不当及外伤等相关，临床上应引起注意（图2-2-1-4-24）。此外，全髋置换术后应注意患者体

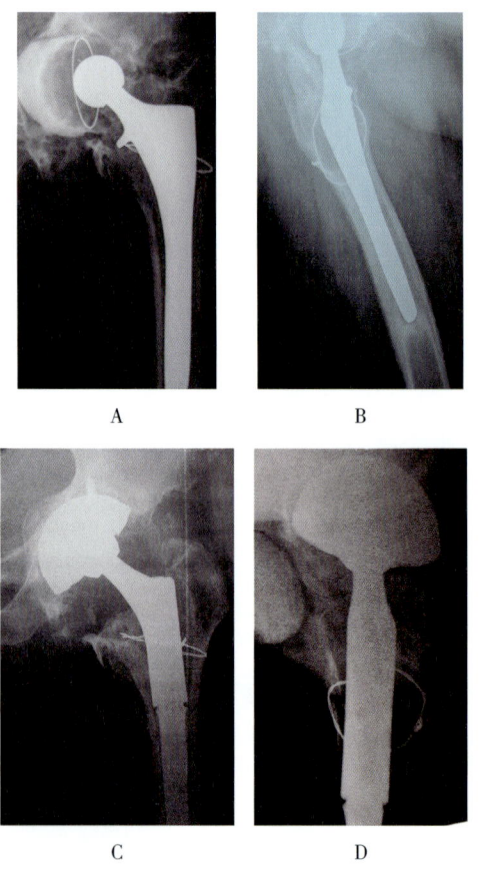

图2-2-1-4-24　临床举例（A~D）
股骨颈骨折全髋置换术后髋臼内陷及变位行翻修术：
A.B. 翻修术前X线正侧位所见；C.D. 翻修术后（自李国风）

位,尤以年迈、肌肉张力较低者,如肢体位置不当,尤其是下肢过度外旋时甚易引起脱位,笔者曾收治多例(图2-2-1-4-25、26)。

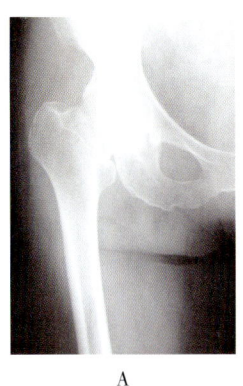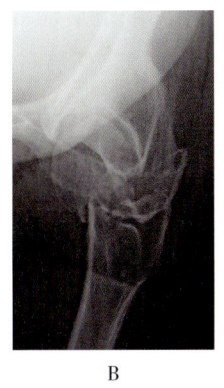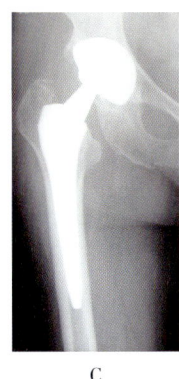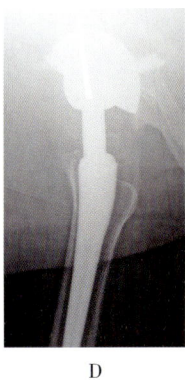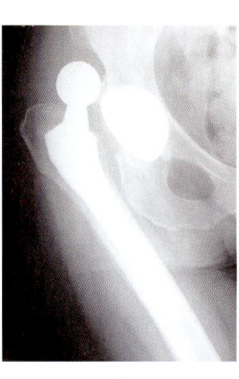

图2-2-1-4-25 临床举例(A~E)
女性,76岁,全髋置换术后脱位 A.B.伤后X线正侧位片,显示股骨颈内收型骨折;
C.D.全髋置换术后X线正侧位片;E.术后肢体位置不当引起髋关节脱位

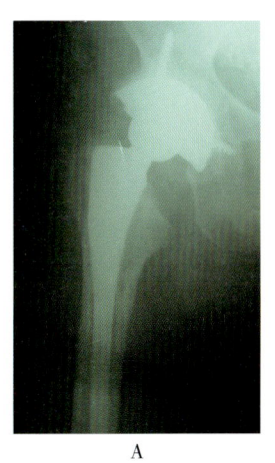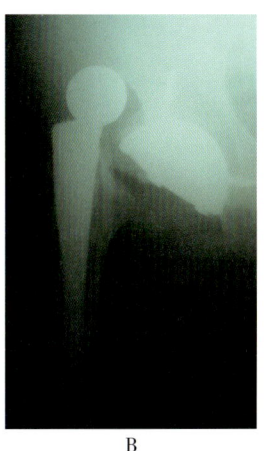

图2-2-1-4-26 临床举例(A、B)
另一例,THA术后引发脱位:A.全髋置换术后正位X线片;B.术后3日翻身不慎引发患髋脱位

(黄宇峰 李国风 刘忠汉 彭 庄)

第五节 股骨粗隆(转子)间骨折

一、概述

股骨粗隆(转子)间骨折是指股骨颈基底以下、小转子下缘水平以上部位的骨折,是老年人的常见损伤,患者平均年龄较股骨颈骨折高。老年人的转子间骨折常在骨质疏松基础上发生,股骨上端的结构变化对骨折的发生与骨折的固定有较大影响;转子部血运丰富,骨折时出血多,但愈合好,很少有骨不连发生。

二、损伤机制

当身体失去平衡而跌倒时,负重侧下肢将承受过度外旋、内旋或内翻的传导暴力,或跌地时大转子直接受力而导致股骨转子间骨折。老年人的股骨上端因骨质疏松而力学强度下降,骨折危险性明显增加。转子部受到内翻及向前成角的复合应力时,往往在小转子部形成高应力区,导致小转子或包括股骨距的蝶形骨折,或该部的压缩骨折(骨折近端嵌入远端),而将远骨折片内侧松质骨压缩,复位后可在远骨折端留下三角形骨缺损。小转子区的蝶形或嵌插骨折,均可显著减弱股骨后内侧支柱的稳定性,复位后有明显的髋内翻倾向。

三、诊断

老年人跌倒后髋部疼痛,不能站立或行走。局部肿胀压痛,伤肢外旋一般较股骨颈骨折明显,可伴短缩内收畸形。由于系囊外骨折且局部血供较丰富,伤后出血较多,加以患者多系老年人,应注意发生创伤性休克的可能。

对股骨粗隆间骨折的诊断一般拍摄正侧位X线片即可,个别情况下,骨折线欠清晰者则需辅加CT扫描技术(图2-2-1-5-1)。

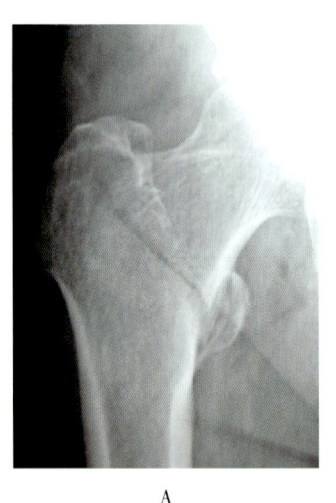 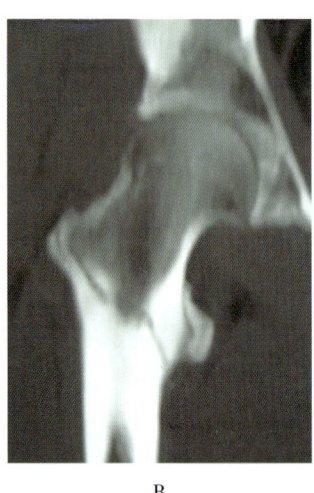 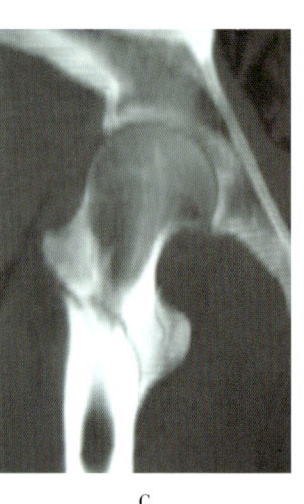

A　　　　　　　　　B　　　　　　　　　C

图2-2-1-5-1　酌情CT扫描（A~C）

股骨粗隆间骨折X线片欠清晰者,可辅以CT扫描：A. X线片所见骨折线与短裤伪影相连接,判定困难；B.C. CT正、斜位扫描,骨折线清晰可见

四、分类

（一）Evans分类法

可分两大类(图2-2-1-5-2)。

1. **第一大类**　指骨折线从股骨大粗隆的外上方斜向内下方者(小粗隆)。该类又分为以下4型。

第Ⅰ型　系通过大小粗隆之间的裂缝骨折,或骨折间移位不超过3mm者。此型不仅稳定,且愈合快、预后好。

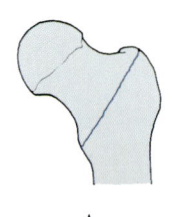 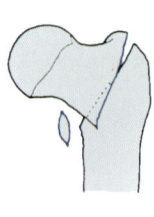 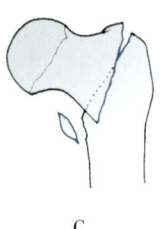 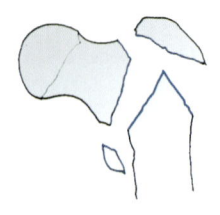 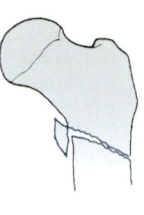 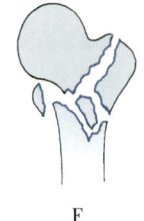

A　　　　B　　　　C　　　　D　　　　E　　　　F

图2-2-1-5-2　Evans股骨粗隆间骨折分类示意图（A~F）

A~D第一大类：A.Ⅰ型；B.Ⅱ型；C.Ⅲ型；D.Ⅳ型；E.F第二大类：E.Ⅰ型；F.Ⅱ型

第Ⅱ型　指大粗隆上方开口,而小粗隆处无嵌顿或稍许嵌顿(不超过5mm)者,伴有轻度髋内翻畸形。此型经牵引后易达到解剖对位,且骨折端稳定,预后亦好。

第Ⅲ型　于小粗隆部有明显嵌顿,多为近侧断端内侧缘嵌插至远侧端松质骨内。不仅髋内翻畸形明显,牵出后,被嵌顿处残留骨缺损,以致甚易再次髋内翻,甚至持续牵引达4个月以上,也仍然无法消除这一缺损。因此,属于不稳定型。此种特点在临床上常不被初学者所注意。

第Ⅳ型　指粉碎型骨折,与前者同样属于不稳定型骨折,主要问题是因小粗隆部骨皮质碎裂、缺损或嵌入等而易继发髋内翻畸形。因此,在治疗上问题较多。

2.第二大类　指骨折线由内上方(小粗隆处)斜向外下方(股骨干上端),此实际上系粗隆下骨折,易引起移位。主要是近侧端外展、外旋及前屈,而远侧端短缩及内收,此型多需手术治疗。本型又可分为两型,即单纯型与粉碎骨折型。

(二)改良Boyd分类法(kyle-Gustilo分类法)

又分4型(图2-2-1-5-3)

Ⅰ型　无移位骨折,稳定。

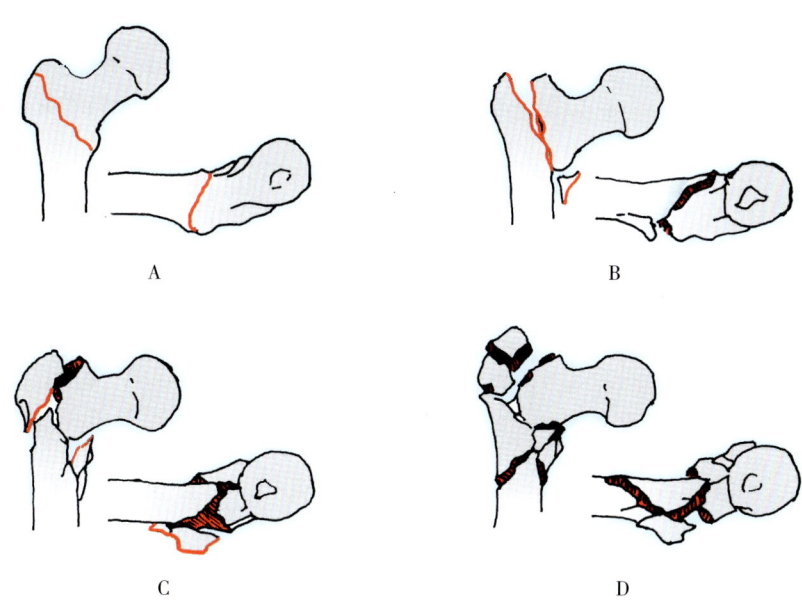

图2-2-1-5-3　Kyle-Gustilo(改良Boyd)分类示意图(A~D)
A.Ⅰ型占21%;B.Ⅱ型占36%;C.Ⅲ型占28%;D.Ⅳ型占15%

Ⅱ型　有移位,伴小转子小块骨折,近骨折段内翻,稳定。

Ⅲ型　有移位,伴后内侧粉碎骨折和大转子骨折,近骨折段内翻,不稳定。

Ⅳ型　转子间及后内侧皮质粉碎骨折,伴转子下骨折,不稳定。

Ⅰ、Ⅱ型骨折的后内侧支柱和股骨距保持较好的整体性,骨折面整复对合后能够支撑股骨上端的偏心载荷而不易发生塌陷。Ⅲ、Ⅳ型骨折后,转子部后内侧支持结构失去完整性,受载时骨折端内后侧易塌陷而内翻。

五、Evans第一类型骨折的治疗

(一)基本原则

治疗的基本要求是充分纠正和防止内翻移位。稳定的转子间骨折可采用牵引治疗。但老年患者可因长期卧床引起较多并发症,甚至导致死亡。因此许多学者建议即使骨折稳定也应采用内固定,使患者能早期坐起和离床活动。不稳定的转子间骨折特别是后内侧支撑结构有严重损伤时,牵引治疗常难以防止髋内翻畸形,应选用较可靠的内固定治疗。

(二)稳定型者

稳定的 Evan Ⅰ 型骨折或 Boyd Ⅰ、Boyd Ⅱ 型骨折,如作内固定治疗可考虑较简单的经皮三枚螺纹钉内固定。方法详见本章第四节股骨颈骨折,但螺纹钉应更加强斜度,最下一枚螺纹钉仍应紧靠股骨距(股骨颈内侧皮质,图 2-2-1-5-4),或采用 V 型钉强斜度固定术(图 2-2-1-5-5),其为风行多年的传统术式,经济、实用、术式简便,且手术创伤很小,尤以前者,进钉的钻入孔无需缝合,手术次日患者可坐起,2~3 周后可用双拐下床作不负重活动。

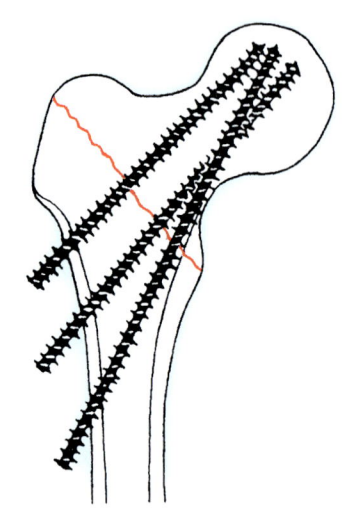

图2-2-1-5-4 强斜度固定示意图
股骨转子间骨折时内固定位置,应加强斜度

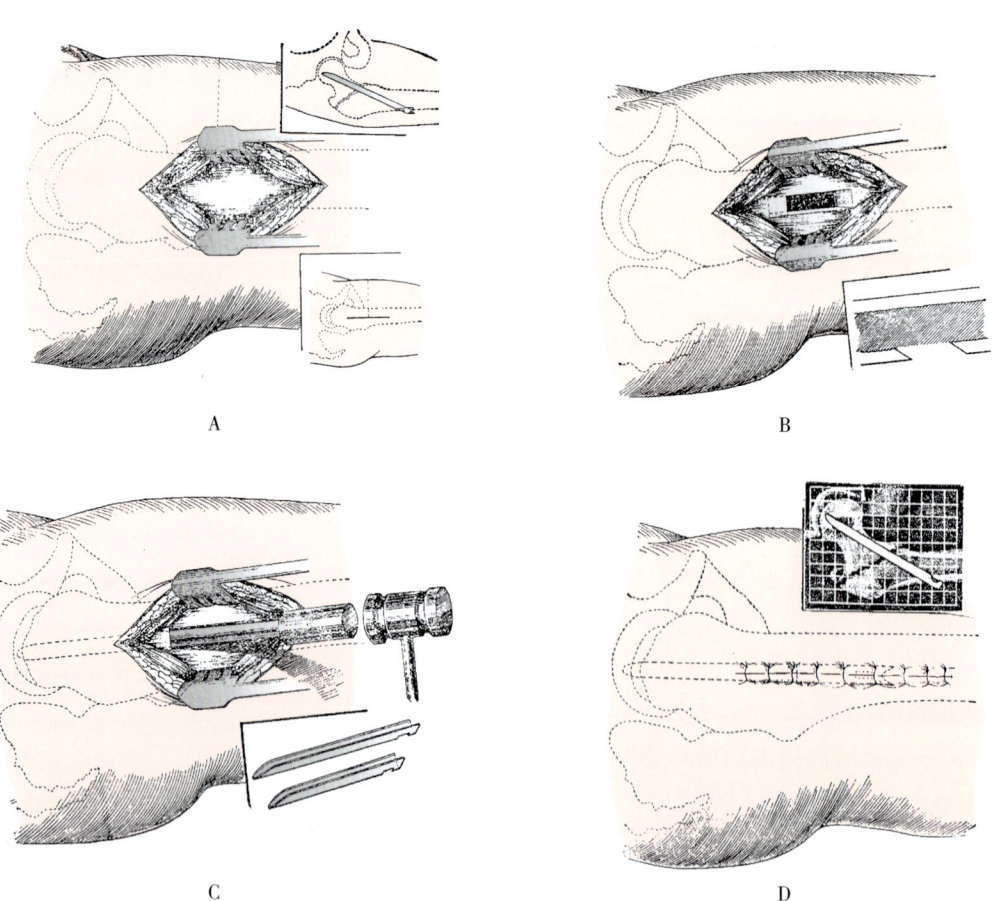

图2-2-1-5-5 V型钉内固定技术示意图(A~D)
股骨粗隆部骨折第一大类可用V型钉强斜度固定:A. 切口;B. 斜形凿骨开窗;C. 打入V型钉;D. 闭合切口

(三)不稳定型者

不稳定的 Evan Ⅰ 型骨折，或 Boyd Ⅲ、Boyd Ⅳ 型骨折，应选用更加坚强的内固定，主要有以下两类。

1. 钉—板类 以动力性髁、髋关节螺钉（DCS、DHS）为代表。动力性髁、髋关节螺钉是专门为股骨转子间骨折设计的内固定装置。贯穿骨折段的螺钉与安放在股骨上段外侧的钢板及套筒相连，加于股骨头上的载荷可分解为促使近骨折段内翻和沿螺钉轴线下压的两个分力，钉—板的特殊连接方式可有效的抵抗内翻分力而保留使骨折线加压的轴向分力，从而保持骨折部的稳定性（图 2-2-1-5-6）。理

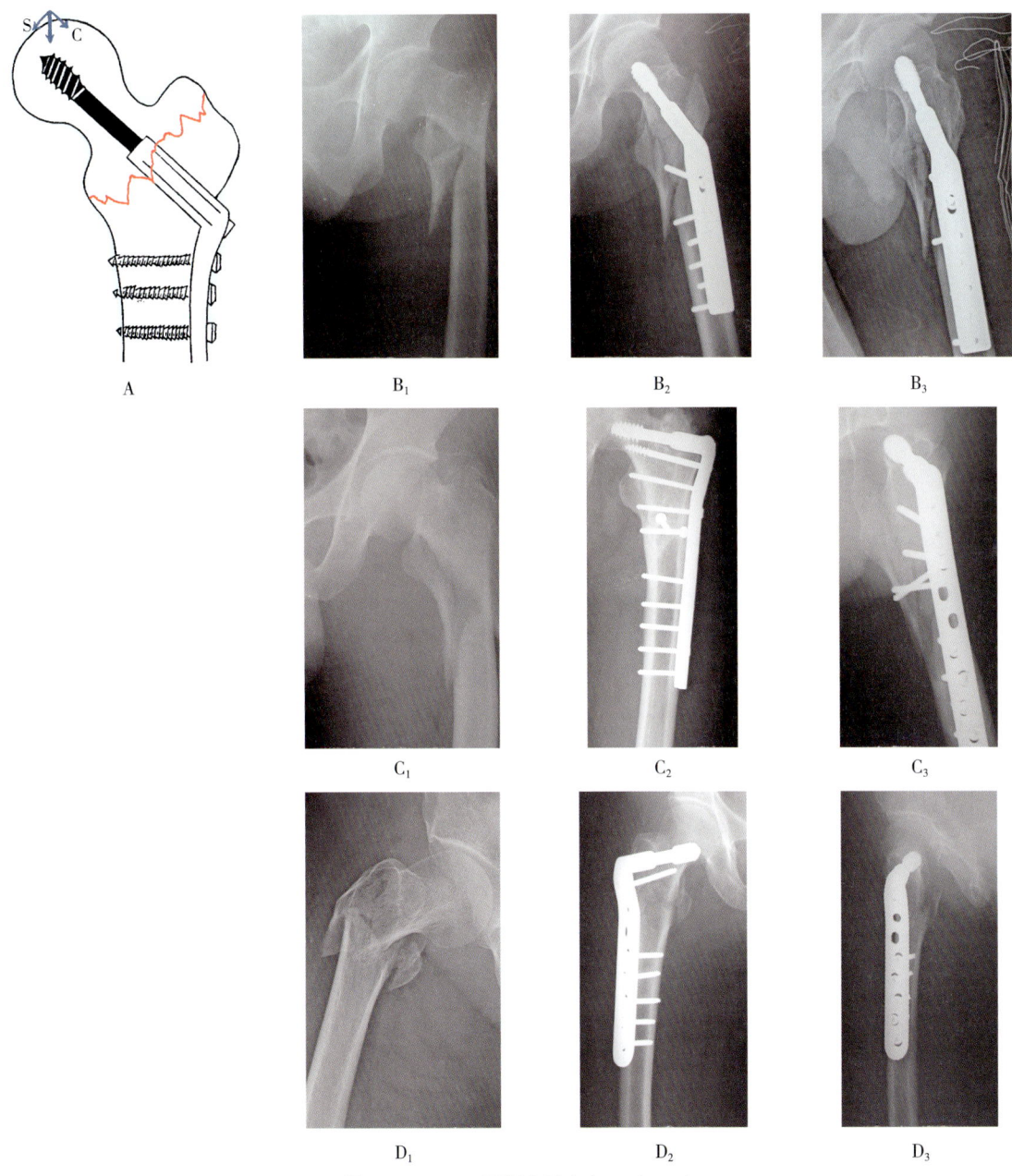

图 2-2-1-5-6　坚强内固定之一（A~D）

动力性髁、髋关节螺钉治疗股骨粗隆间骨折：A. 示意图：示意螺钉可在套管内轴向移动，作用于股骨头的力可分解为使骨折移位和内翻的剪切力（S）和使骨折相嵌稳定的压缩力（C），动力性髋关节螺钉可有效地对抗前者而保留后者；B~D 为临床病例：例1：B_1. 术前正位X线片；B_2. DHS术后正位X线片；B_3. 同前，侧位X线片；例2：C_1. 术前正位X线片；C_2. DCS术后正位X线片；C_3. 同前，侧位X线片；例3：D_1. 术前正位X线片；D_2. DCS术后正位X线片；D_3. 同前，侧位X线片（卢旭华供）

想的螺钉位置应在张力骨小梁和压力骨小梁的交界处,并偏向股骨颈的内侧。如局部有严重骨质疏松,螺钉易于失稳而导致内固定失败。

2.髓内固定装置　如 Ender 钉、Gamma 钉等。髓内固定装置的主要优点是降低了弯曲力臂的长度,因而降低了作用于固定装置上的弯矩(图2-2-1-5-7),提高了装置的稳定性。

骨头部。优点为不需切开骨折部、创伤小、操作比较简便、手术时间短。但 Ender 钉控制旋转的能力不完全可靠。梅花钉亦可用于粗隆下骨折,一般取长短两根呈嵌合状从大粗隆内侧打入股骨上端,其中长的一根可抵股骨中下段(图2-2-1-5-8)。

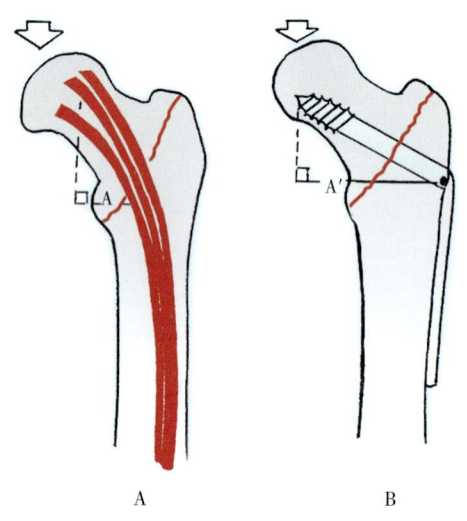

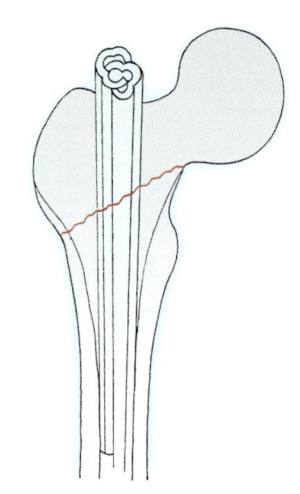

图2-2-1-5-7　坚强内固定之二（A、B）
A.用于髓内固定的Ender钉所受的弯曲力臂明显小于钉-板内固定装置所受的弯曲力臂；B.钉板固定装置

图2-2-1-5-8　坚强内固定之三示意图
长短两枚梅花型髓内钉治疗Evans
第二大类粗隆间骨折示意图亦坚强

（1）Ender 钉及梅花型髓内钉　Ender 钉需在X线透视指引下,将数枚(一般为3枚)可弯曲成弧形的钢针从股骨内髁打入髓腔,穿过骨折线到达股

（2）PFN 及 Gamma 钉　PFN 及 Gamma 钉是由 Zickel 钉演化而来。它由一根近侧粗、远侧细的髓内针和一枚通过髓内针插入股骨颈部的拉力螺钉组成。髓内针远端交锁钉,又可分为动力型和静力型,该钉控制旋转的能力比较强(图2-2-1-5-9~11)。

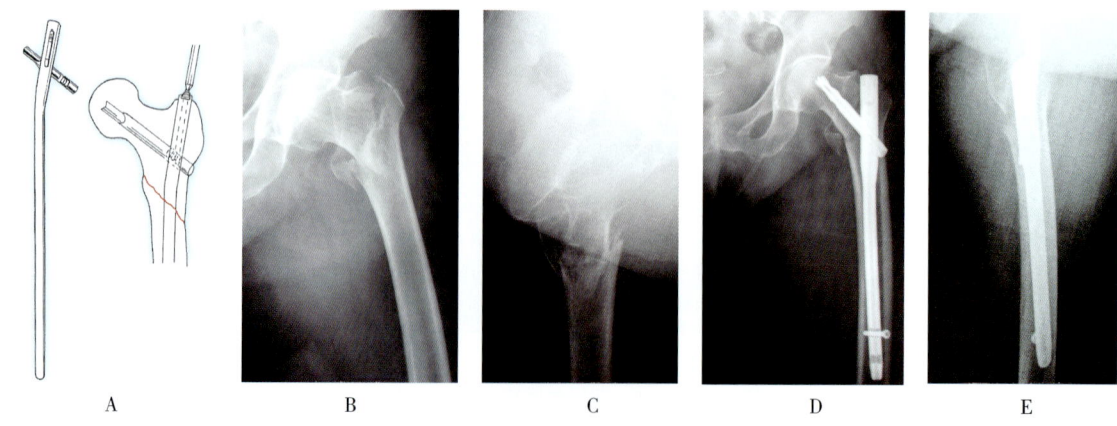

图2-2-1-5-9　Zickel在髓内钉固定（A~E）
A.示意图；B~E.临床举例：B.C. 女性，77岁，左侧股骨粗隆间粉碎骨折入院时正侧位X线片；
D.E. Zickel 钉内固定后正侧位X线片

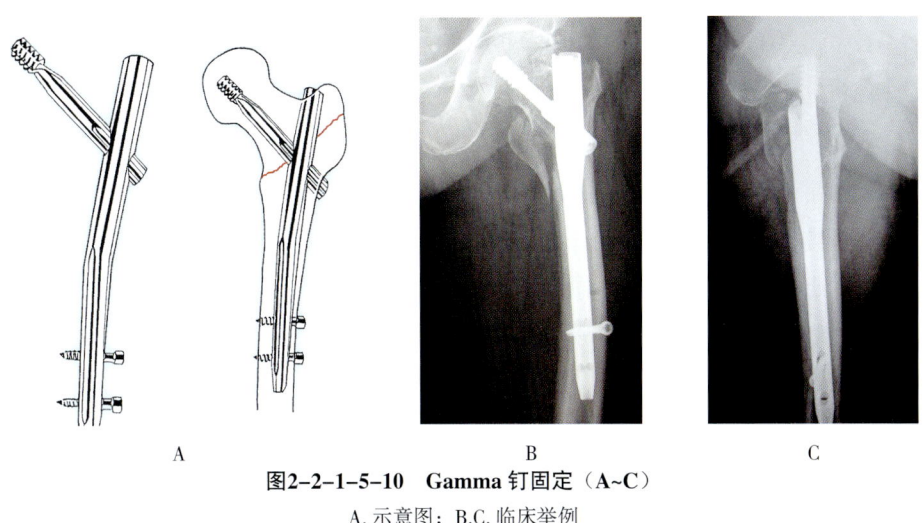

图2-2-1-5-10　Gamma 钉固定（A~C）
A.示意图；B.C.临床举例

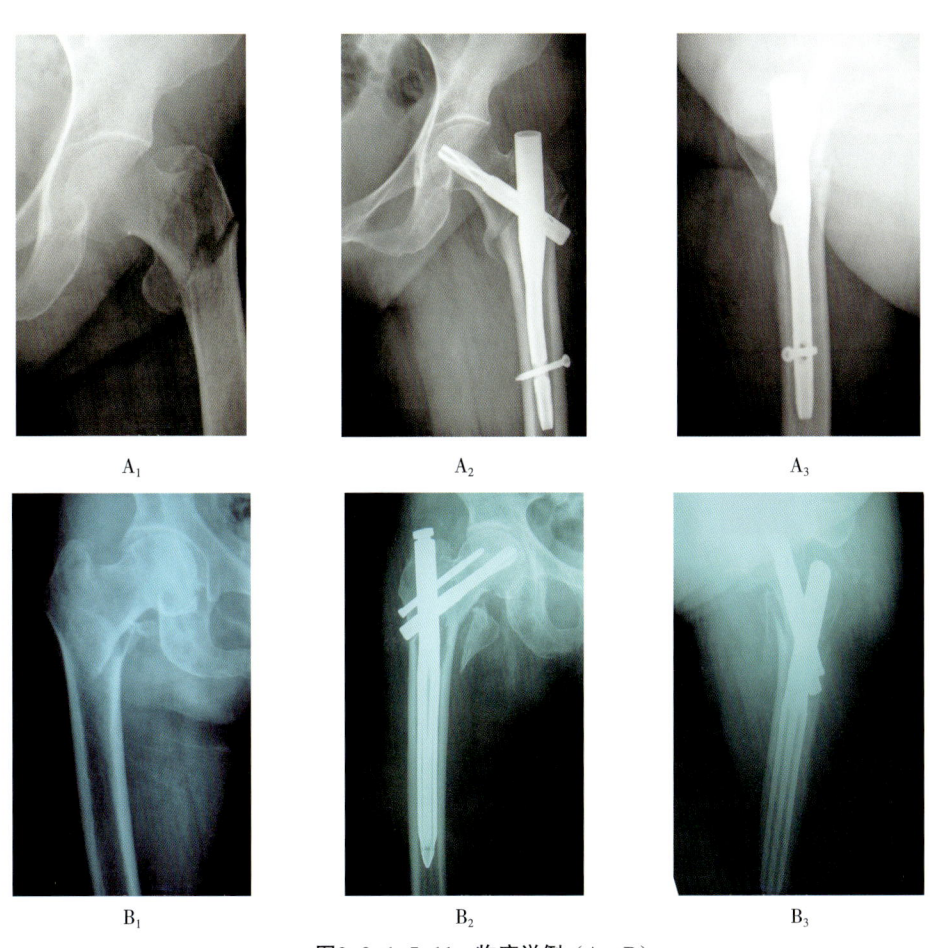

图2-2-1-5-11　临床举例（A、B）
PFNA钉及膨胀钉内固定治疗股骨粗隆间骨折：例1　A_1.伤后X线正侧位片；A_2.PFN钉内固定后正位X线片；A_3.同前，侧位片（自蔡俊丰）；例2　B_1.术前X线正位片；B_2.膨胀钉术后X线正位片；B_3.术后X线侧位片（自彭庄）

六、Evans 第二类型粗隆部骨折的治疗

远骨折片有向上内移位的强烈倾向，牵引或一般的钢钉固定均较难控制。如患者全身情况允许，以切开复位内固定为好。

术前可先作胫骨结节牵引，全身情况稳定后尽早手术。内固定可选择钉-板固定（包括各种角钢板）、Zickel 钉固定或长短两枚相对重叠的梅花型髓内钉固定。后者安放较简易，可在显露骨折线后先向近骨折段逆行击入一枚较长的梅花型髓内针，然后整复骨折，将上述髓内针向远骨折段顺行击入。再用一较短的梅花型髓内针与第一枚髓内针对合后击入，以充满股骨近段髓腔。术后可作皮肤牵引或穿用丁字形鞋，以防止肢体旋转。3~6周后持双拐下地作不负重活动。

七、股骨粗隆部骨折并发症

（一）股骨粗隆部骨折全身并发症

伤后应注意防治创伤性休克，老年患者加强预防肺炎、褥疮、尿路感染等因长期卧床所致的并发症。如作手术治疗，术后应尽早坐起和下床作不负重锻炼。

（二）股骨粗隆部骨折局部并发症

1. 髋内翻畸形　转子间骨折很少发生股骨骨不连，但髋内翻畸形的发生率很高，尤其是头颈部钉滑出时可同时出现骨不连及股骨头头坏死（图2-2-1-5-12）。如内固定欠坚强，不稳定型转子间骨折再移位的可能性较大，故应重视内固定的选择。一旦发生较严重的髋内翻畸形且明显影响行走功能者，需考虑截骨矫正手术。

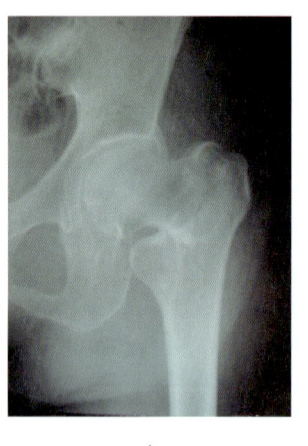 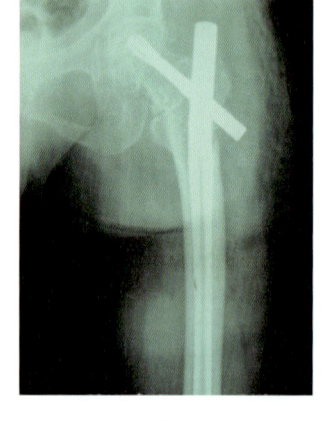 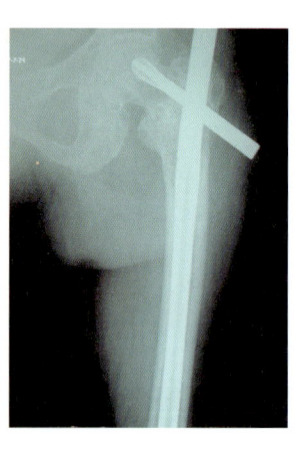

A　　　　　　　　　　B　　　　　　　　　　C

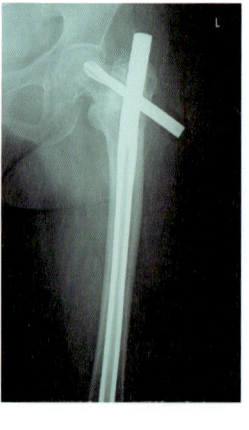 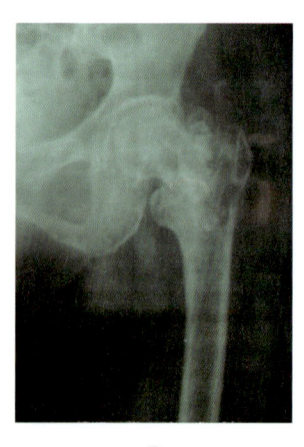

D　　　　　　　　　　E

图2-2-1-5-12　临床举例（A~E）

股骨粗隆间骨折内固定术后钉栓滑出：A.术前X线正位片；B.术后正位X线片显示钉尾过长，股骨头栓钉位置偏高；C.D.术后半年显示钉栓滑出，形成骨不连及股骨头坏死；E.钉子拔出后正位X线片

2. 术中及术后骨折 术中发生骨折的机会亦非罕见，操作时应引起注意，主要是植入物型号不可过大，更不可用暴力打入。术后骨折大多因患者骨质疏松、用力不当及植入物型号匹配不当所致。还应注意术后引发的假体周围骨折（图2-2-1-5-13）。

3. 局部感染 术后应注意预防感染的发生，包括全髋及半髋置换病例。一旦发生，不仅手术失败，且会引发一系列难题，需认真处理（图2-2-1-5-14）。对局部炎症可以控制的，亦不妨尽早采取补救性手术（图2-2-1-5-15）。

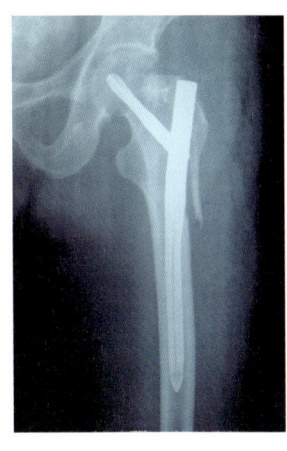

图2-2-1-5-13 术后骨折
股骨粗隆间骨折术中引起股骨上端劈裂骨折（自彭 庄）

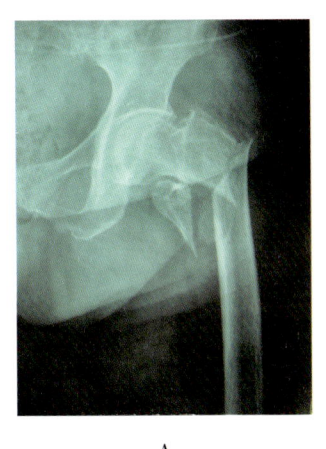 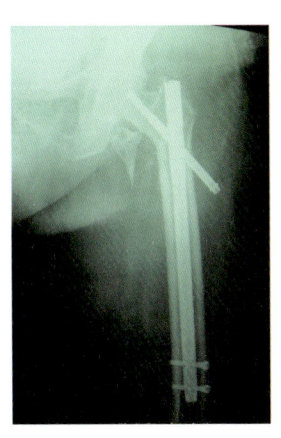 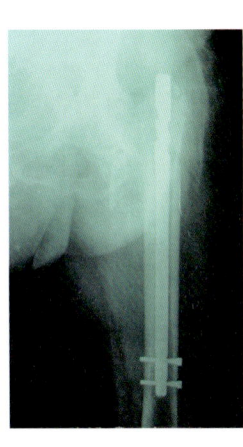

A　　　　　　　　　　B　　　　　　　　　　C

图2-2-1-5-14 临床举例（A~C）
A. 术前X线正位片；B. C. Gammar钉术后正侧位X线片，显示局部感染征，骨质吸收及骨折端移位

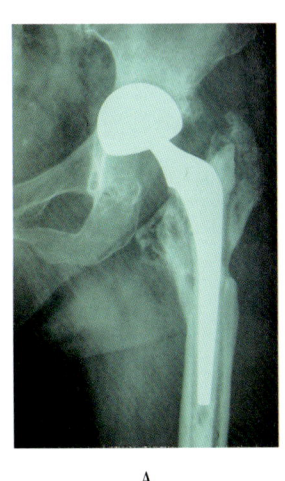 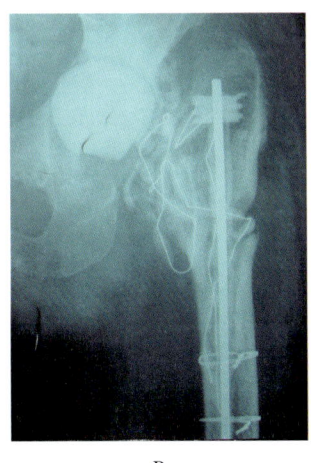 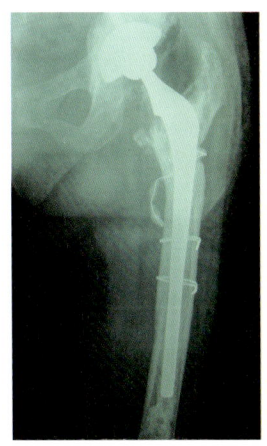

A　　　　　　　　　　B　　　　　　　　　　C

图2-2-1-5-15 临床举例（A~C）
股骨粗隆间骨折半髋（人工股骨头）置换术后感染：A. X线正位片观；B. 及早采取局部清创，取出假体，并以抗生素珠链及骨水泥间隔物充填等措施；C. 感染稳定后，行THR翻修术

（卢旭华　彭 庄　马 敏　刘忠汉　赵定麟）

第六节　粗隆（转子）下骨折及大小粗隆骨折

一、粗隆（转子）下骨折损伤机制

粗隆下骨折一般指小粗隆下缘以下 5cm 范围内的骨折。既可单独发生，也可与粗隆间骨折伴发。在各种股骨上段骨折中，粗隆下骨折的发病率最低。

单纯粗隆下骨折多见于年轻人，多由较大的直接暴力引起，不少病例骨折为粉碎性。而与粗隆间骨折伴发的粗隆下骨折可发生在骨质疏松的老年人，可因平地摔跌等较轻外伤引起。

粗隆下骨折后，近端受臀肌、髂腰肌和外旋肌群的牵拉而呈屈曲、外展、外旋移位，远端则受内收肌群和下肢重力的影响而向上、向内、向后移位。

二、粗隆下骨折分类（型）

有多种分类。Schilden 将粗隆下骨折分为 3 型。

Ⅰ型　横形或短斜形骨折，多由弯曲扭转暴力引起，亦可称为两部分骨折，骨折线与股骨干纵轴接近垂直；

Ⅱ型　长斜形或螺旋骨折，伴有或不伴有蝶形骨片，多由扭转暴力引起，亦可称为三部分骨折；

Ⅲ型　4块或4块以上的粉碎骨折，骨折线延伸到粗隆间部，多由扭转与直接暴力联合引起。

上述分类法较简单易记，能反映骨折机理、部位和稳定性，并对治疗有指导意义。

三、粗隆下骨折诊断

伤后局部明显疼痛肿胀，伴伤肢内收、短缩畸形。骨折部出血较多，需防止失血性休克。外伤暴力较大者，应注意检查有无多发性创伤。

四、粗隆下骨折治疗

（一）牵引治疗

粗隆下骨折可牵引治疗，在屈髋90°、屈膝90°位作骨牵引。但发生畸形愈合或延迟愈合的机会较多。

（二）切开复位内固定

股骨粗隆下部承受的应力较大、且较复杂，因此对内固定的要求较高。通常可选用钉—板或髓内固定。钉—板固定的效果取决于股骨内侧皮质连续性的恢复程度。如果内侧骨皮质粉碎，失去良好的支撑作用，内固定可因承受较大的弯曲力而逐渐疲劳失效。

适合于粗隆下骨折的髓内固定形式有各种类型的交锁髓内针。当粗隆下骨折粉碎不严重时，可选用近侧交锁的动力性交锁髓内针。若骨折严重粉碎并伴有缩短时，可在髓内针的近、远侧均插入交锁螺钉，作静力性固定。

Zickel钉是一种特殊的专为粗隆下骨折设计的髓内固定装置（图 2-2-1-6-1），它由一个特殊形状的髓内钉和其他附件组成。其近端有一孔道，用一枚栓钉通过该孔道插入股骨颈和股骨头,再用一锁定螺钉将栓钉固定在髓内钉上。这样可牢固地固定近侧和远侧骨折端,允许早期下床活动。Zickel 钉于 1966 年用于临床后不断进行改进,随后又出现了多种同一原理的改良装置如 Russell-Taylor 钉等,均有固定可靠、允许早期下床锻炼的优点(图 2-2-1-6-2~5)。

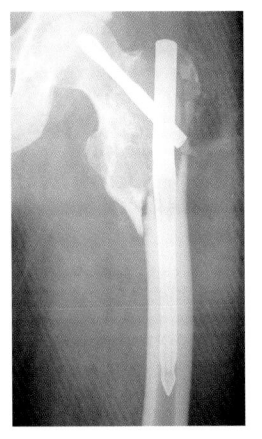
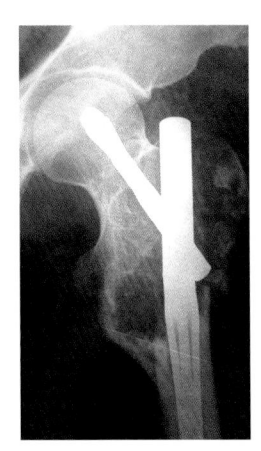

图2-2-1-6-1　Zickel 钉临床应用

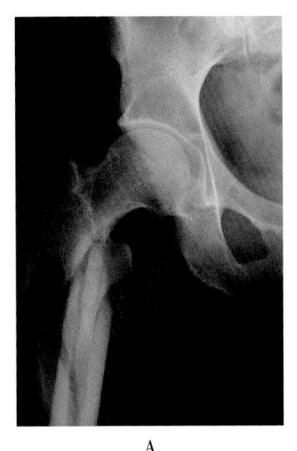
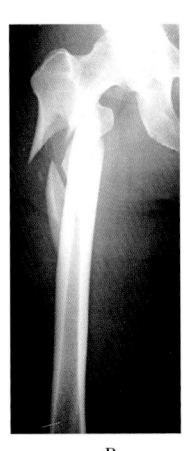
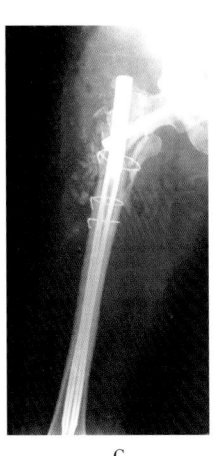

A　　　　　　　　B　　　　　　　　C

图2-2-1-6-2　临床举例之一　左股骨粗隆下粉碎性骨折（A~C）
A.B.术前正斜位X线片；C.股骨膨胀髓内钉术后正位X线片（自彭庄）

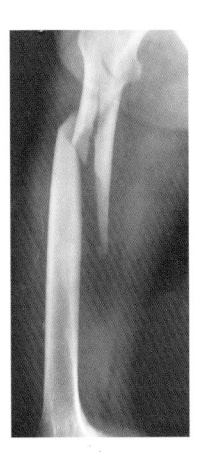
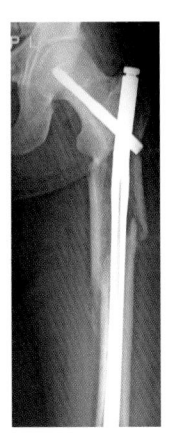
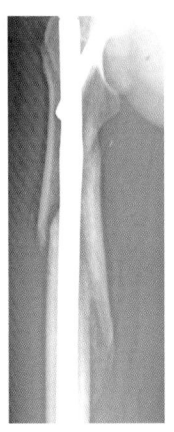

A　　　　　　　　B　　　　　　　　C

图2-2-1-6-3　临床举例之二　右股骨粗隆下及股骨干上1/3粉碎性骨折（A~C）
A.术前侧位X线片；B.C.股骨膨胀髓内钉术后正、侧位X线片（自彭　庄）

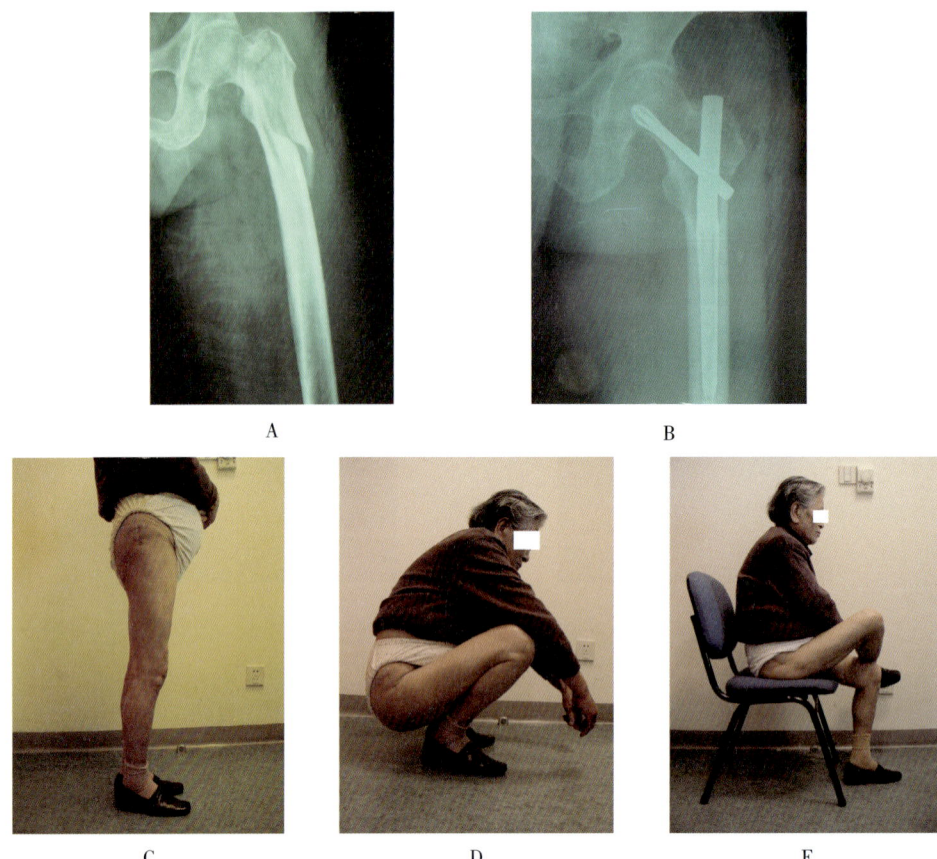

图2-2-1-6-4 临床举例之三 右股骨粗隆下骨折（A~E）
A.术前正位X线片；B.膨胀髓内钉固定术后正位X线片；C.~E.术后一年随访，患者站、蹲及屈腿均恢复正常（自彭 庄）

图2-2-1-6-5 临床举例之四 右股骨粗隆下骨折（A~F）
女性，87岁，A.B.术前X线正侧位片所见；C.D.行人工股骨头置换术+股骨上端钛缆结扎术；
E.F.术后3周在翻身时引起髋关节脱位，X线正侧位片证实

五、粗隆下骨折并发症

(一)延迟愈合

粗隆下骨折片多数为皮质骨,因此较松质骨愈合慢。如有过度牵引则更易并发延迟愈合。

(二)内固定失败

粗隆下部承受的应力较大,特别是作钉—板固定时,钛板可由于承受循环弯曲载荷而疲劳断裂。而坚强的钉—板固定可能导致板下骨质疏松,去除钉—板后应注意防止再次骨折。

(三)其他并发症

视骨折类型及治疗措施不同,尚可出现其他各种并发症,包括关节脱位,尤其半髋置换术后,由于骨折部位较股骨颈骨折线为低,剪力更大,即使有钛缆(钢丝)结扎,亦难以避免。

六、大粗隆、小粗隆骨折

单独股骨的大、小粗隆骨折罕见,多由撕脱暴力引起,一般预后较好。

大粗隆为臀中肌的附着点,小粗隆为髂腰肌的附着点,偶尔因两块肌肉的强烈收缩而导致大、小粗隆的撕脱骨折。大粗隆位置表浅,也可直接触地致伤。大、小粗隆骨折后局部压痛,其中大粗隆处可见肿胀及皮下瘀斑,髋部活动可仅有轻度障碍。最后诊断需依赖X线摄片。

撕脱的骨块较大且移位明显者,可切开复位后螺丝钉固定。无明显移位的,不需特殊处理,卧床休息即可。在粗隆间或粗隆下骨折时伴大、小粗隆骨折时,按主要骨折处理,并兼顾次要骨折(图 2-2-1-6-6)。

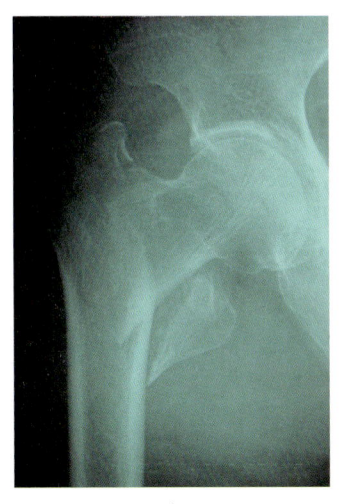
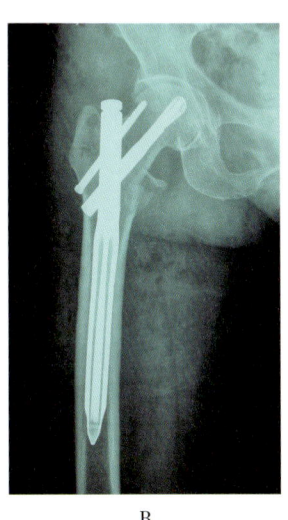
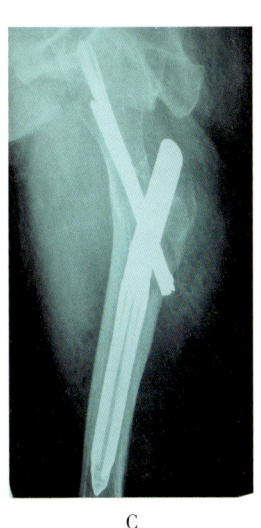

A   B   C

图2-2-1-6-6　临床举例之五　波及小结节之股骨粗隆间骨折膨胀髓内钉固定术（A~C）
A. 术前正位X线片；B. C. 膨胀髓内钉内固定术后正侧位X线片（自彭 庄）

（彭　庄　蔡俊丰　刘　林　赵定麟）

参 考 文 献

1. 胡勇,杨述华,王庆德等. 复杂髋臼骨折的手术治疗[J].中华创伤杂志,2006,22（10）
2. 梁昌详. 髋关节撞击综合征［J］.中华骨科杂志, 2007, 27（7）
3. 彭庄,李增春,尹峰. 髋臼钛板加颗粒植骨治疗髋臼严重骨缺损[J].中国矫形外科杂志,2006,14（13）
4. 施俊武,吴祝期,陈国华等. 膨胀髓内钉微创治疗股骨转子间骨折50例［J］.中华创伤杂志,2009,25（2）
5. 赵定麟，李增春，刘大雄，王新伟. 骨科临床诊疗手册.上海，北京：世界图书出版公司，2008
6. 赵定麟，王义生. 疑难骨科学.北京：科学技术文献出版社，2008
7. 赵定麟，赵杰，王义生. 骨与关节损伤.北京：科学出版社，2007
8. Boraiah S, Paul O, Gardner MJ, Parker RJ, Barker JU, Helfet D, Lorich D. Outcomes of length-stable fixation of femoral neck fractures. Arch Orthop Trauma Surg. 2010 Apr 23.
9. Calafi LA, Routt ML. Direct hip joint distraction during acetabular fracture surgery using the AO universal manipulator. J Trauma. 2010 Feb;68（2）:481-4.
10. Chang-Qing Zhang, Hong-Shuai Li, Kai-Gang Zhang,etal. One stage modified free vascularized fibular grafting for the treatment of bilateral osteonecrosis of the femoral head. SICOT Shanghai Congress 2007
11. Frihagen F, Waaler GM, Madsen JE, Nordsletten L, Aspaas S, Aas E. The cost of hemiarthroplasty compared to that of internal fixation for femoral neck fractures. Acta Orthop. 2010 Jun 2.
12. Hajdu S, Oberleitner G, Schwendenwein E, Ringl H, Vécsei V. Fractures of the head and neck of the femur in children: an outcome study. Int Orthop. 2010 May 20.
13. Hopley C, Stengel D, Ekkernkamp A, Wich M. Primary total hip arthroplasty versus hemiarthroplasty for displaced intracapsular hip fractures in older patients: systematic review. BMJ. 2010 Jun 11;340:c2332.
14. Jian-Guang Zhu, Jun-Feng Cai, Zhuang Peng.The comparative study of the treatment to intertrochanteric and subtrochanteric fractures of the aged patients. SICOT Shanghai Congress 2007
15. Jun-Feng Cai, et al.The emergency operation for the intertrochanteric fractures in elderly patients. SICOT Shanghai Congress 2007
16. Jun-Wu Huang, Xiang-Yang Wang, Da Liu.Treatment for femoral neck fracture in children with cannulated screws: a biomechanical and clinical study. SICOT Shanghai Congress 2007
17. Keel MJ, Bastian JD, Büchler L, Siebenrock KA. Surgical dislocation of the hip for a locked traumatic posterior dislocation with associated femoral neck and acetabular fractures. J Bone Joint Surg Br. 2010 Mar;92（3）:442-6.
18. Lei-Sheng Jiang,Lei Shen, Li-Yang Dai.Intramedullary fixation of subtrochanteric fractures with long proximal femoral nail or long gamma nail. SICOT Shanghai Congress 2007
19. Lowe JA, Crist BD, Bhandari M, Ferguson TA. Optimal treatment of femoral neck fractures according to patient's physiologic age: an evidence-based review. Orthop Clin North Am. 2010 Apr;41（2）:157-66.
20. Miller AN, Prasarn ML, Lorich DG, Helfet DL. The radiological evaluation of acetabular fractures in the elderly. J Bone Joint Surg Br. 2010 Apr;92（4）:560-4.
21. Moskal JT, Capps SG. Improving the accuracy of acetabular component orientation: avoiding malposition. J Am Acad Orthop Surg. 2010 May;18（5）:286-96.
22. Rong-Ming Xu, WeiHu Ma , Shao-Hua Sun et al .Surgical treatment of acetabular fracture. SICOT Shanghai Congress 2007
23. Schoenecker JG, Kim YJ, Ganz R. Treatment of traumatic separation of the proximal femoral epiphysis without development of osteonecrosis: a report of two cases. J Bone Joint Surg Am. 2010 Apr;92（4）:973-7.
24. Wei Wu, Xian Xu, Xiao-Bo Chang,etal.Minimally invasive surgery（MIS）in the treatment of intertrochanteric fractures. SICOT Shanghai Congress 2007
25. Zeng-Chun Li, Jun-Feng Cai, Zhen-Ping Wang,etal. Risk and precaution（?check please）of the treatment of intertrochanteric fracture in elderly patients. SICOT Shanghai Congress 2007
26. Zheng-Rong Chen.Acetabular fractures: a challenging work. SICOT Shanghai Congress 2007
27. Zhuang Peng, Feng Yin, Jian-Guang Zhu,etal.Treatment of trochanteric femoral fractures with expandable pf intramedullary femoral nail in the elderly. SICOT Shanghai Congress 2007
28. Zhuang Peng, Zeng-Chun Li, Feng Yin.Titanium plate and morselized bone grafting for severe acetabular bone insufficiency. SICOT Shanghai Congress 2007

第二章 股骨干骨折

第一节 股骨干骨折的应用解剖、致伤机制、临床表现及诊断

一、股骨干之应用解剖特点

（一）解剖定位

股骨干的解剖范围为股骨小粗隆下缘至股骨髁上部的解剖段。

（二）外形结构特点

股骨干为人体中最坚强和最长的管状骨，当人体直立时，其向内向下倾斜；女性的骨盆相对较宽，其倾斜度更大一些。股骨干本身还有一个向前的凸度，其外形上部呈圆柱形，下部逐渐移行呈三棱柱形，在其后面有一条纵行骨嵴，称为股骨嵴或股骨粗线。向近端逐渐分为两唇，外侧唇终于臀肌粗隆，为臀大肌之附丽部；内侧唇一部分终于耻骨线，为耻骨肌附丽部，另一部分止于转子间线。股骨嵴向远端亦分为两唇，分别移行至股骨内、外上髁。股骨干远端逐渐变扁增宽，在横切面上呈卵圆形。股骨干骨皮质的厚薄不一，一般中间厚，两端逐渐变薄，向远端至髁部仅为一薄层。前后面对应点的皮质厚度除股骨嵴最厚外基本一致。股骨骨髓腔横断面呈圆形，长度自小粗隆底部起至股骨下端关节面上一手掌处止，骨髓腔狭窄不一。一般自股骨大粗隆至外上髁连线上1/4处开始狭窄，最狭窄处约在此连线中点近端2~3cm处。如以此连线中点远近端4cm连线代表股骨干髓腔的中线，并沿髓内钉进入方向引线，两线的交点在近端4~5cm处，其夹角约为5°~7°，进行股骨髓内钉固定时应注意这些解剖特点（图2-2-2-1-1）。

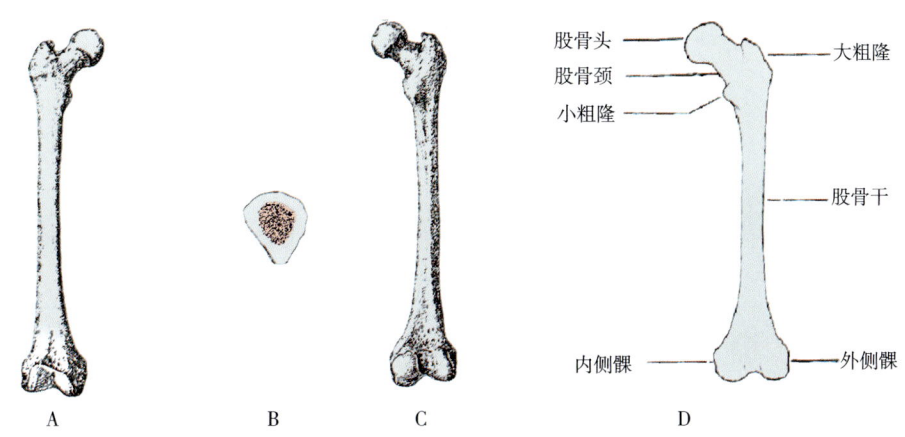

图2-2-2-1-1 股骨解剖特点示意图（A~D）
A.前面观；B.横断面（中部）；C.后面观；D.各主要解剖部位名称

(三)血液供应特点

股骨干滋养孔一般有1~3个,大部分为双孔,多位于股骨的中段及中上段。一般开口于股骨嵴上或股骨嵴的内外侧,上滋养孔大多位于股骨干中、上1/3交界处稍下方,下孔则位于上、下1/2交界处稍上方。滋养孔道多斜向近侧端,与股骨轴线成45°角(图2-2-2-1-2)。股骨滋养孔亦有单孔的,多集中于股骨中1/3处。双滋养动脉的上滋养动脉一般发自第一穿动脉,而下滋养动脉则发自其余穿动脉。滋养动脉进入皮质后其行程可长可短,入髓腔后再向上、下作树枝状分支,血流为离心方向,供应皮质内侧2/3~3/4。骨膜动脉为众多横行细支,来自周围肌支,呈阶梯状,只供应皮质外侧1/4~1/3处血供,平时作用不大。股骨干骨折后,如其主要滋养动脉、骨骺动脉和骨膜动脉不能代偿股骨干远侧断端的血供,新骨形成将受到影响。如骨折发生在中、上1/3交界处,远骨折段近侧将缺乏血供。如骨折发生在中、下1/3交界处,同时该股骨只有一个滋养动脉,在皮质内行程又较长,则近断段远端的血供将发生障碍影响愈合。

股骨干骨折后采用髓内钉固定,将有可能损伤滋养动脉的髓支;另一方面,由于滋养动脉在股骨嵴处进入的较多,手术时应尽量不要剥离此处;采用钢板固定时,钢板不宜放在前面,因为螺丝钉可能穿入后部股骨嵴,从而损伤滋养动脉而影响骨折的愈合。

(四)周围相关结构的解剖特点

围绕股骨有较多的肌肉,特别集中于上部及后部,因而通常从体表不易摸到股骨(图2-2-2-1-3)。由于股骨外侧无重要血管及神经等结构,且肌肉较薄,显露股骨以外侧最为适宜。股骨中段1/3的全部、上1/3的大部以及下1/3的一部分全为股内侧肌、股外侧肌及股中间肌所包围,股骨干任何部分的骨折都或多或少地引起股四头肌的损伤。由于出血、水肿、渗液进而机化,如果再给予较长时间的固定,缺少必要的肌肉功能锻炼,时间一长,必然引起挛缩或纤维增生,造成粘连,特别是骨折位于股骨下部或由于渗液向下流注更易引起肌肉及膝关节囊的粘连,严重影响膝关节的活动,使得屈曲范围大受限制。

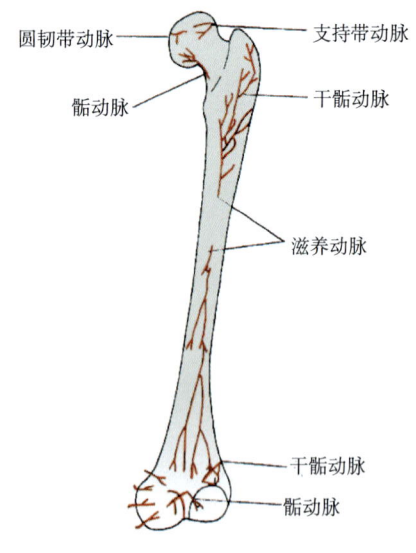

图2-2-2-1-2　股骨滋养血管示意图

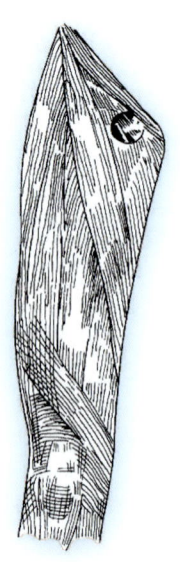

图2-2-2-1-3　股骨周围肌肉示意图

股骨周围肌肉丰富,不易触及深部

二、致伤机制

(一) 概述

股骨干骨折的发生率略低于粗隆部骨折和股骨颈骨折,约占全身骨折的3%左右,但其伤情严重,且其好发年龄为20~40岁之青壮年,对社会影响较大;当然10岁以下的儿童及老年人也时有发生。

(二) 致伤机制

由于股骨被丰富的大腿肌肉包绕,健康成人股骨骨折通常由高强度的直接暴力所致,例如机动车辆的直接碾压或撞击(图2-2-2-1-4)、机械挤压、重物打击及火器伤等均可引起。高处坠落到不平地面所产生的杠杆及扭曲传导暴力亦可导致股骨干骨折。儿童股骨干骨折通常为直接暴力引起,且多为闭合性损伤,也包括产伤。暴力不大而出现的股骨干骨折者除老年骨质疏松外,应警惕病理性因素。

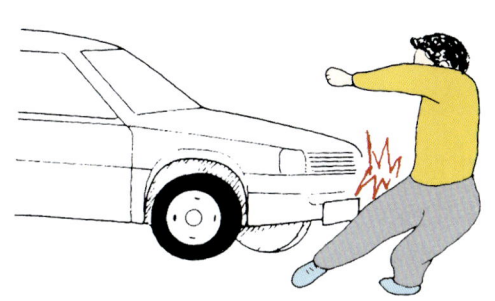

图2-2-2-1-4　股骨干骨折致伤机制示意图

(三) 骨折移位

股骨周围肌群丰富,且大多较厚,力量强大,以致股骨干完全骨折时断端移位距离较大,尤其是横行骨折更明显。骨折后断端移位的方向部分取决于肌肉收缩的合力方向,另外则根据外力的强度与方向以及骨折线所处的位置而定。整个股骨干可以被看成一个坚强的弓背,正常情况下受内收肌群、伸膝肌群及股后肌群强力牵引固定。股骨干骨折后该三组肌肉强力牵引使弓弦两端接近,使得骨折端向上、向后移位,结果造成重叠畸形或成角畸形,其顶端常朝前方或前外方。按照骨折不同部位,其移位的规律如下:

1. **股骨干上1/3骨折**　近侧断端因髂腰肌及耻骨肌的收缩向前屈曲,同时因受附着于股骨大转子的肌肉,如阔筋膜张肌、臀中肌及臀小肌的影响而外展外旋。近侧骨折断端越短,移位越明显。远侧断端因股后肌及内收肌群的收缩向上,并在近侧断端的后侧。由于远侧断端将近侧断端推向前,使后者更朝前移位(图2-2-2-1-5)。

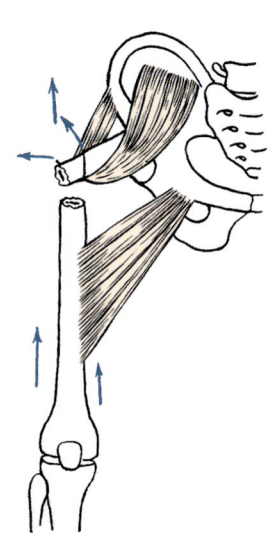

图2-2-2-1-5　股骨干上1/3骨折移位情况示意图

2. **股骨干中1/3骨折**　骨折断端移位情况大致与上部骨折相似,唯重叠现象较轻。远侧断端受内收肌及股后肌收缩的作用向上向后内移位,在骨折断端之间形成向外的成角畸形(图2-2-2-1-6 A)。但如骨折位于内收肌下方,则成角畸形较轻(图2-2-2-1-6 B)。除此而外,成角或移位的方向尚取决于暴力的作用方向。这一部位骨折还常常由于起自髋部止于小腿的长肌的作用而将股骨远断端和小腿一起牵向上方,导致肢体短缩,Nelaton线变形,大粗隆的最高点比股骨颈骨折更位于髂前上嵴与坐骨结节连线的上方。其另一个特点是足的位置由于重力的作用成外旋位。

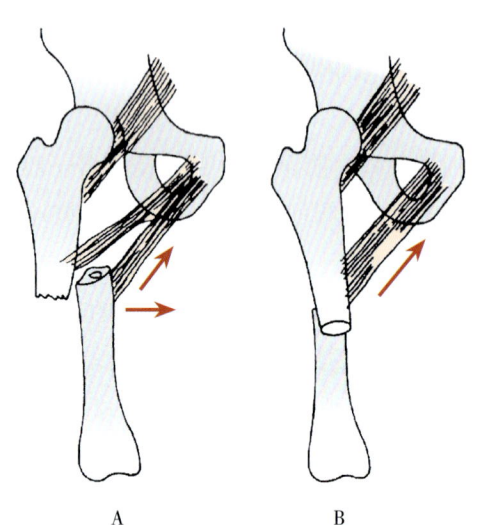

图2-2-2-1-6 股骨干中1/3骨折内收肌处移位情况示意图（A、B）
A. 内收肌处；B. 内收肌下方

3. **股骨干下1/3骨折** 除纵向短缩移位外，腓肠肌的作用可使骨折远端向后移位，其危险是锐利的骨折端易伤及腘后部的血管和神经。

三、临床表现

股骨干骨折多因强暴力所致，因此应注意全身情况及相邻部位的损伤。

（一）全身表现

股骨干骨折多由于严重的外伤引起，出血量可达1000~1500ml。如系开放性或粉碎性骨折，出血量可能更大，患者可伴有血压下降，面色苍白等出血性休克的表现；如合并其他部位脏器的损伤，休克的表现可能更明显。因此，对于此类情况，应首先测量血压并严密动态观察，并注意末梢血液循环。

（二）局部表现

可具有一般骨折的共性症状，包括疼痛、局部肿胀、成角畸形、异常活动、肢体功能受限及纵向叩击痛或骨擦音。除此而外，应根据肢体的外部畸形情况初步判断骨折的部位，特别是下肢远端外旋位时，注意勿与粗隆间骨折等髋部损伤的表现相混淆，有时可能是两种损伤同时存在。如合并有神经血管损伤，足背动脉可无搏动或搏动轻微，伤肢有循环异常的表现，可有浅感觉异常或远端被支配肌肉肌力异常。

（三）影像学表现

临床上主要选择X线片检查，在正侧位X线片上能够显示骨折的类型、特点及骨折移位方向，值得注意的是如果导致骨折的力量不是十分剧烈，而骨折情况严重，应注意骨质有无病理改变的X线征象。对细微的骨折线或涉及软组织损伤与疾患可选用CT、CTM、MR检查。

四、诊断

根据受伤史再结合临床表现及X线所示，诊断一般并不复杂。但对于股骨干骨折诊断的第一步，应是有无休克或休克趋势的判断；其次还应注意对合并伤的诊断。对于股骨干骨折本身的诊断应作出对临床处理有意义的分类。传统的分类包括开放性或闭合性骨折、稳定型或不稳定型骨折，其中横形、嵌入型及不全骨折属于稳定骨折。国际内固定研究协会对于长管状骨骨折进行了综合分类，并以代码表示，以表示骨骼损伤的严重程度并作为治疗及疗效评价的基础。

（李增春　李国风　刘忠汉　赵定麟）

第二节 股骨干骨折的治疗

一、概述

在临床上用于治疗股骨干骨折的方法很多，尤其是当前随着现代生物医用材料学、生物力学及医疗工程学的发展，为股骨干骨折的治疗提供了许多方便和选择，在作出合适的治疗决策前，必须综合考虑到骨折的类型、部位、粉碎程度，患者的年龄、职业要求、经济状况以及其他因素后，再酌情选择最佳疗法。保守治疗的方法包括闭合复位及髋人字石膏固定、骨骼持续牵引、股骨石膏支架等。而手术疗法近十年来随着内交锁髓内钉的发展和应用，取得了令人鼓舞的进步，但总的来说，不外乎以下方法，首先是内固定装置系统，包括传统髓内钉（又可分为开放性插钉和闭合性插钉）内交锁髓内钉和加压钢板固定等。其次是在不断改进的骨外固定装置系统。现从临床治疗角度分述于后。

二、股骨干骨折的非手术治疗

以下病例选择非手术疗法已达成公识。

（一）新生儿股骨干骨折

常因产伤所致，是采用患肢前屈用绷带固定至腹部的方法，一般愈合较快，即使有轻度的畸形愈合也不会造成明显的不良后果（图2-2-2-2-1）。

（二）4岁以下小儿

不论何种类型的股骨干骨折均可采用Bryant悬吊牵引（图2-2-2-2-2），牵引重量以使臀部抬高离床一拳为度，两腿相距应大于两肩的距离，以防骨折端内收成角畸形，一般3~4周可获骨性连接。

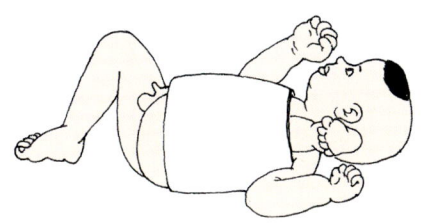

图2-2-2-2-1 小儿股骨干骨折绷带固定示意图

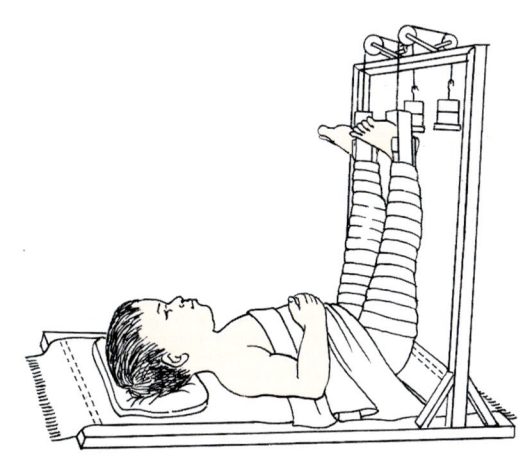

图2-2-2-2-2 4岁小儿Bryant悬吊牵引示意图

（三）5~12岁的患儿

按以下步骤处理

1. **骨牵引** Kirshner针胫骨结节牵引，用张力牵引弓，置于儿童用Braunes架或Thomas架上牵引，重量3~4kg，时间10~14天。

2. **髋人字石膏固定** 牵引中床边摄片，骨折对位满意，有纤维连接后可在牵引下行髋人字石膏固定后再摄片，示骨折对位满意即可拔除克氏针。

3. 复查　石膏固定期间应定时摄片观察，发现成角畸形时，及时采取石膏楔形切开的方法纠正。

4. 拆除石膏　一般4~6周可拆除石膏，如愈合欠佳可改用超髋关节的下肢石膏固定。

5. 功能锻炼　拆除石膏后积极进行下肢功能训练，尽快恢复肌力及膝关节的功能。

（四）13~18岁的患儿及成人

方法与前述基本相似，多采用胫骨结节持续骨牵引（图2-2-2-2-3），初期（1~3天）牵引重量可采用体重的1/7~1/8，摄片显示骨折复位后可改用体重的1/9~1/10；在牵引过程中应训练患者每日3次引体向上活动，每次不少于50下。牵引维持4~6周，再换髋人字石膏固定3个月，摄片证明骨折牢固愈合后方能下地负重。

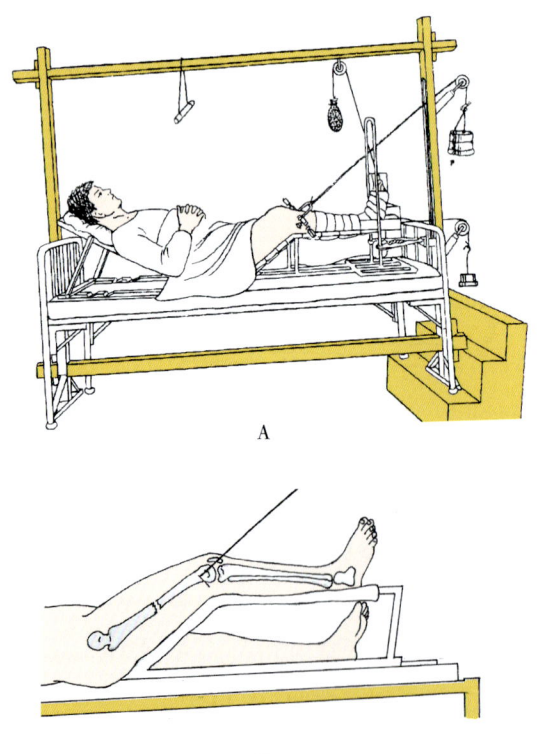

图2-2-2-2-3　股骨干骨折骨牵引示意图（A、B）
A. 牵引状态；B. 注意牵引力线应与股骨轴线一致，或按骨折移位方向加以调整

三、股骨干骨折的手术治疗原则

保守疗法对于儿童骨折的治疗比较满意。因为股骨周围骨膜较厚，血供丰富，且有强大的肌肉包绕，成人股骨干骨折极少能被手法整复和石膏维持对位的。持续牵引由于需要长期卧床易导致严重的并发症，加重经济负担，目前已成为不切实际的做法。现代骨科对股骨干骨折的治疗，在排除禁忌证的情况下，多主张积极手术处理，多采取开放复位+内固定之治疗方式。

四、髓内钉固定术

（一）概述

1940年，Küntscher介绍髓内钉内固定用于股骨干骨折，创立了髓内夹板的生物力学原则（图2-2-2-2-4）。目前，关于股骨髓内钉的设计和改进的种类很多，但最主要集中在以下几方面：

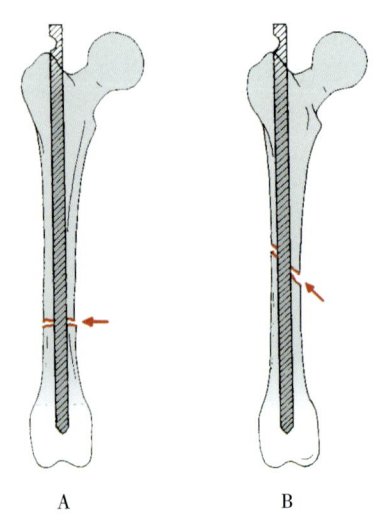

图2-2-2-2-4　股骨干骨折髓内钉固定示意图（A、B）

① 开放复位髓内钉固定还是闭合插钉髓内钉固定；② 扩大髓腔或不扩髓穿钉；③ 是否应用交锁；④ 动力或静力型交锁髓内钉。

为了便于权衡考虑和适当选择，有必要对这

几方面进行阐述。

(二)开放插钉的优点

1. 与闭合插钉比较,不需要特殊的设备和手术器械;
2. 不需要骨科专用手术床及影像增强透视机;
3. 不需早期牵引使断端初步分离对位;
4. 直视下复位,易发现影像上所不能显示的骨折块及无移位的粉碎骨折,更易于达到解剖复位及改善旋转的稳定性;
5. 易于观察处理陈旧性骨折及可能的病理因素。

(三)与闭合复位相比不足之处

骨折部位的皮肤表面留有疤痕,影响外观;术中失血相对较多;对骨折愈合有用的局部血肿被清除;由于复位时的操作破坏了血供等促进骨折愈合因素,并增加了感染的可能性。

(四)扩髓与否

一般认为,扩髓后髓内钉与骨的接触点增加提高了骨折固定的稳定性,髓腔的增大便于采用直径较大的髓内钉,钉的强度增大自然提高了骨折的固定强度。扩髓可引起髓内血液循环的破坏,但由于骨膜周围未受到破坏故骨痂生长迅速,骨折愈合可能较快。因此股骨干骨折,多数主张扩髓,扩髓后的骨碎屑可以植骨诱导新骨的形成,有利于骨折的愈合。对于开放骨折,由于有感染的危险性,应慎用或不用。有文献报道,由于扩髓及髓内压力的增加,可导致肺栓塞或成人呼吸窘迫综合征,因此对多发损伤或肺挫伤的患者不宜采用。

(五)内交锁髓内钉

1. 概述 其是通过交锁的螺钉横行穿过髓内钉而固定于两侧皮质上,其目的是防止骨折旋转、短缩及成角畸形等的发生。但是髓内钉上的内锁孔是应力集中且薄弱的部分,易因强度减弱而发生折断,为此,应采用直径较大的髓内钉,螺钉尽可能远离骨折部位,螺钉充满螺孔,延迟负重时间。不带锁髓内钉以 Ender 钉及 Rush 钉为代表,临床上亦有一定的适应证。交锁髓内钉通过安置锁钉防止了骨折的短缩和旋转,分为静力固定和动力固定两种。由于静力型固定的髓内钉可使远、近端均用栓钉锁住,适宜于粉碎、有短缩倾向及旋转移位的骨折(图 2-2-2-2-5),静力型固定要求术后不宜早期负重,以免引起髓内钉或锁钉的折断导致内固定失败。动力型固定是将髓内钉的远端或近端一端用锁钉锁住,适用于横行、短斜形骨折及骨折不愈合者,一端锁定,骨折沿髓内钉纵向移动使骨折端产生压力,因之称动力固定(图 2-2-2-2-6)。静力固定可在术后 6~8 周短缩及旋转趋势消除后拔除一端的锁钉,改为动力型固定,利于骨折愈合。总之,由于影像增强设备、弹性扩髓器等的应用,扩大了内交锁髓内钉的应用范围。股骨内交锁髓内钉的设计较多,比较多见的有 Grosse-Kempf 交锁髓内钉、Russell-Taylor 交锁髓内钉及 AO 通用股骨交锁髓内钉,其基本原理及手术应用是相似的。

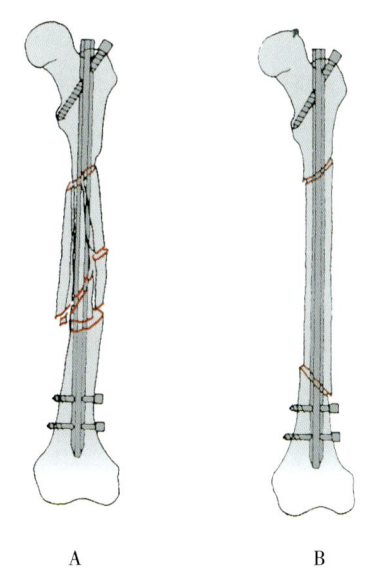

图2-2-2-2-5 股骨干骨折静力型固定示意图(A、B)

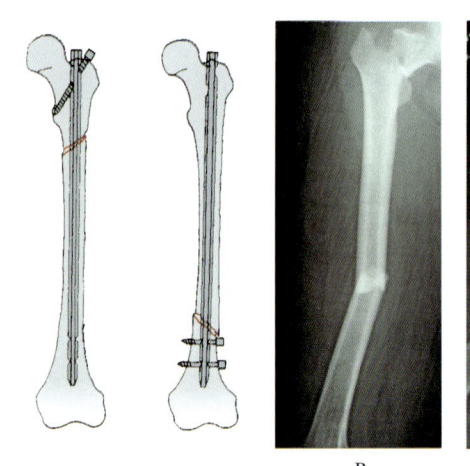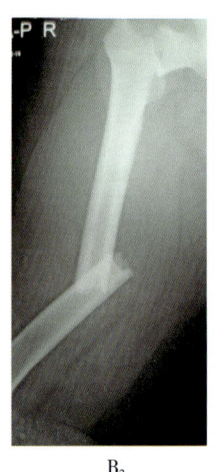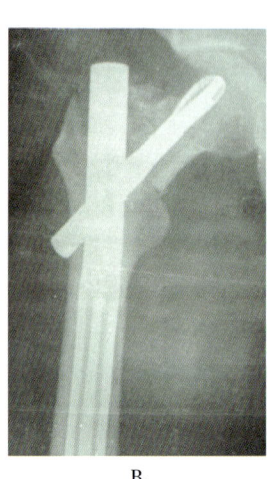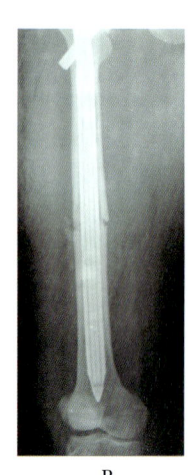

图2-2-2-2-6 临床举例（A、B）
股骨干骨折动力型固定 A.示意图；B.临床举例：B_1B_2.术前X线正侧位片；
B_3B_4.术后股骨近端正位及侧位X线片（自黄宇峰、沈彬）

现就交锁髓内钉在股骨干骨折的应用作一介绍。

2. 手术适应证

（1）一般病例 股骨干部小粗隆以下距膝关节间隙9cm以上之间的各种类型的骨折，包括单纯骨折、粉碎骨折、多段骨折及含有骨缺损的骨折。但16岁以下儿童的股骨干骨折原则上不宜施术。

（2）同侧损伤 包含有股骨干骨折的同侧肢体的多段骨折，如浮膝（股骨骨折合并同侧胫骨骨折）。

（3）多发骨折 包括单侧或双侧股骨干骨折或合并其他部位骨折，在纠正休克、俟呼吸循环稳定后应积极创造条件手术，可减少并发症，便于护理及早期的康复治疗。

（4）多发损伤 指股骨干骨折合并其他脏器损伤，在积极治疗危及生命的器官损伤的同时，尽早选用手术创伤小、失血少的髓内钉固定。

（5）开放骨折 对一般类型损伤，大多勿需选择髓内钉固定；粉碎型者，可酌情延期施行髓内钉固定或采用骨外固定方法。

（6）其他 对病理骨折、骨折不愈合、畸形愈合及股骨延长等情况亦可采用髓内钉固定。

3. 术前准备

（1）拍片 摄股骨全长正侧位X线照片（包括上下关节），必要时拍摄髋关节及膝关节的X线照片，以免遗漏相关部位的骨折。

（2）判定 仔细研究X线照片，分析骨折类型，初步判断骨折片再移位及复位的可能性和趋势，估计髓内钉固定后的稳定程度，决定采用静力型固定或动力型固定。同时应了解患者患侧髋关节及膝关节的活动度，有无影响手术操作的骨性关节病变，尤其是髋关节的僵硬会影响手术的进行。

（3）选钉 根据术前患肢X线照片，必要时拍摄健侧照片，初步选择长度及直径合适的髓内钉及螺钉，一般国人男性成人常用钉的长度为38~42cm，直径11~13mm；女性钉的常用长度为36~38cm，直径10~12mm。在预备不同规格的髓内钉及锁钉的同时，尚需准备拔钉器械及不同规格的髓腔锉等。此外，骨科手术床及X线影像增强设备必须具备。

（4）术前预防性抗生素 术前一天开始应用，并于手术当日再给一次剂量。

4. 麻醉方法
常用连续硬膜外麻醉，亦可采用气管插管全身麻醉。

5. 手术体位
一般采取患侧略垫高的仰卧

位,或将其固定于"铁马"(骨科手术床)上(图2-2-2-2-7),后者的优点为:①为麻醉师提供合适的位置,特别是对严重损伤的患者,巡回护士、器械护士及X线技术员亦满意用此位置;②对患者呼吸及循环系统的影响较小;③复位对线便于掌握,特别是易于纠正旋转移位及侧方成角畸形;④便于导针的插入及髓内钉的打入,尤其适用于股骨中下段骨折。

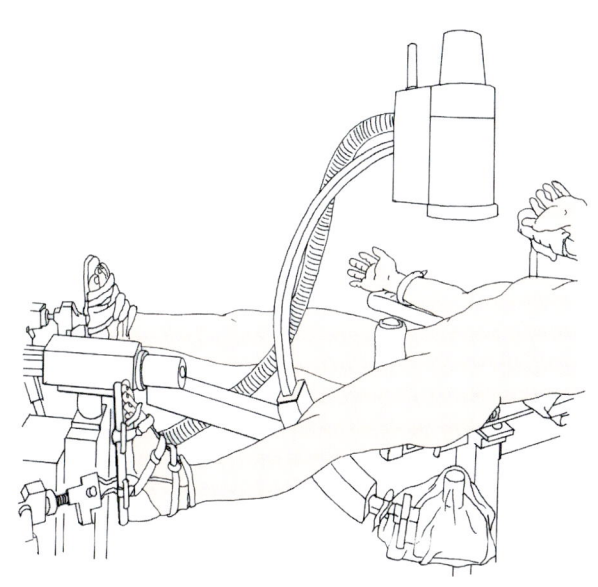

图2-2-2-2-7　髓内钉固定常用仰卧位示意图

仰卧位的缺点是对于近端股骨要取得正确进路比较困难,尤其是对一些肥胖患者。此时为使大粗隆的突出易于显露,需将患肢尽量内收,健髋外展。

侧卧位的优点是容易取得手术进路,多用于肥胖患者及股骨近端骨折,但放置体位比较困难,对麻醉师、巡回护士、器械护士及X线技术员都不适用,术中骨折对线不易控制,远端锁钉的置入也比较困难。

无论是采用哪种体位,均应将患者妥善安置在骨科专用手术床上,应防止会阴部压伤及坐骨神经等的牵拉伤等。

6.手术操作步骤

(1)手术切口及导针入点　在大粗隆顶点近侧作一2cm长的切口,再沿此切口向近侧、内侧延长8~10cm,按皮肤切口切开臀大肌筋膜,再沿肌纤维方向作钝性分离。识别臀大肌筋膜下组织,触诊确定大粗隆顶点,在其稍偏内后侧为梨状窝,此即进针点,选好后用骨锥钻透骨皮质(图2-2-2-2-8)。

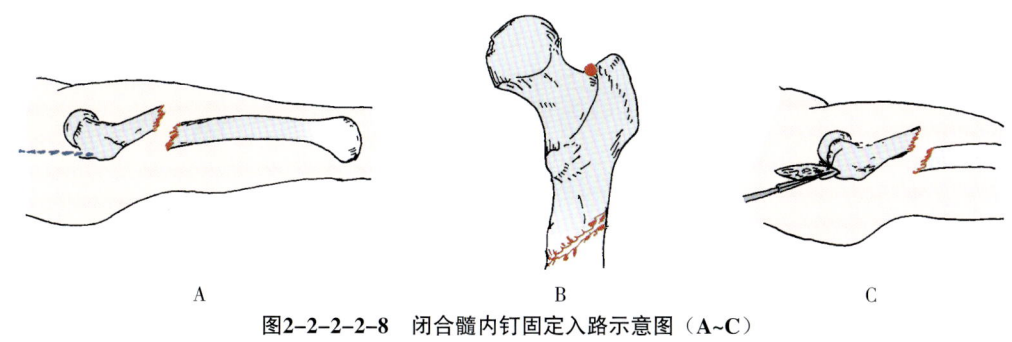

图2-2-2-2-8　闭合髓内钉固定入路示意图(A~C)

A.切口；B.进针点；C.钻透骨皮质

正确选择进针点非常重要,太靠内侧易导致医源性股骨颈骨折或股骨头坏死。并可造成髓内钉打入困难,引起骨折近端外侧皮质骨折。同样,进针点太靠外,则可能导致髓内钉打入受阻或引起股骨内侧骨皮质粉碎骨折。

（2）骨折的复位　骨折初步满意的复位是手术顺利完成的重要步骤,手术开始前即通过牵引手法复位。一般多采用轻度过牵的方法,便于复位和导针的插入。应根据不同节段骨折移位成角的机理来行闭合复位,特别是近端骨折仰卧位复位困难时,可采取在近端先插入一细钢钉作杠杆复位,复位后再打入导针。非不得已,一般不应作骨折部位切开复位。

对于粉碎性骨折无需强求粉碎性骨块的复位,只要通过牵引,恢复肢体长度,纠正旋转及成角,采用静力型固定是可以取得骨折的功能愈合的。

（3）放置导针、扩大髓腔（图2-2-2-2-9）　通过进针点插入圆头导针,不断旋转进入,并保持导针位于髓腔之中央部分,确信其已达骨折远端后,以直径8mm弹性髓腔锉开始扩髓,每次增加1mm,扩大好的髓腔直径应比插入的髓内钉粗1mm。扩髓过程中遇到阻力可能是将通过髓腔的狭窄部,通过困难时可改用小一号的髓腔锉,直到满意顺利完成为止。要防止扩髓过程中对一侧皮质锉得过多引起骨皮质劈裂造成骨折。

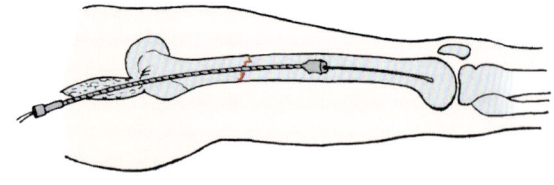

图2-2-2-2-9　插入导针、扩大髓腔示意图

（4）髓内钉的选择和置入　合适的髓内钉的长度应是钉的近端与大粗隆顶点平齐远端距股骨髁2~4cm,直径应比最终用的髓腔锉直径小1mm。此时,将选择好的髓内钉与打入器牢固连接,钉的弧度向前,沿导针打入髓腔。当钉尾距大粗隆5cm时,需更换导向器,继续打入直至与大粗隆顶平齐。打入过程中应注意不能旋转髓内钉以免此后锁钉放置困难,遇打入困难不能强行打入,必要时重新扩髓或改小一号髓内钉。

（5）锁钉的置入　近端锁钉在导向器的引导下一般比较容易,只要按照操作步骤进行即可,所要注意的是导向器与髓内钉的连接必须牢固,松动将会影响近端钉的置入位置（图2-2-2-2-10）。远端锁钉的置入亦可采用定位器,临床实际中依靠定位器往往并不能如愿,这可能由于髓内钉在打入后的轻微变形影响了其准确性,一般采用影像增强透视结合徒手技术置入远端锁钉（图2-2-2-2-11）,为减少放射线的照射,需要训练熟练的操作技巧。

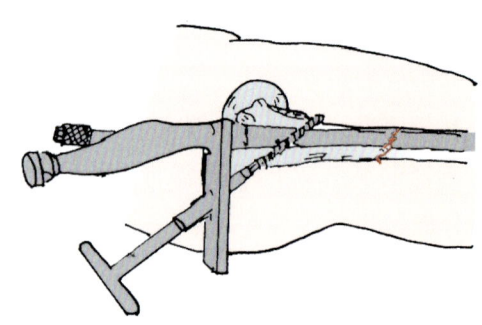

图2-2-2-2-10　放置近端锁钉示意图

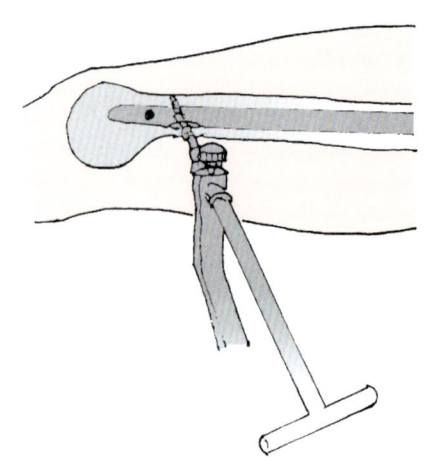

图2-2-2-2-11　远端锁钉透视下徒手置入示意图

（六）Küntscher 钉

1. 概述 其为标准的动力髓内钉,其稳定性取决于骨折的完整程度及髓内钉和骨内膜间的阻力,但适应证有所限制,一般只适宜于股骨干中 1/3、中上 1/3 及中下 1/3 的横断或短斜形骨折。此项技术在半个世纪以来,经数以万计的病例证实其有效性和实用性,且具有动力压缩作用而有利于骨折早日愈合。另一方面,由于交锁髓内钉需要在 C- 臂 X 线机透视下进行,此项设备对为数不少的医院来说仍不具备,加之锁定孔处易引起金属疲劳断裂及操作复杂等问题,因此传统的 Küntscher 钉技术仍为大众所乐意选用。现将此项技术简述如下:

2. 适应证 适用于成年人,骨折线位于中 1/3、中上 1/3 及中下 1/3 的横断形、闭合性骨折。对微斜形、螺旋形者属相对适应证。开放性者只要能控制感染亦可考虑。此种式之优点是操作简便、疗效确实,患者可以早日下地。

3. 操作步骤

（1）先行胫骨结节史氏钉骨牵引 持续 3~5 天,以缓解及消除早期的创伤反应,并使骨折复位。

（2）选择长短、粗细相适合的髓内钉 以梅花形者为最好,一般在术前根据 X 线平片所显示股骨的长度及髓内腔直径选择相应长短与粗细的髓内钉,将其用胶布固定于大腿中部再拍 X 线平片,以观察其实际直径与长度是否合适,并及时加以修正。

（3）闭合插钉 骨折端复位良好者,可在大粗隆顶部将皮肤切一 2cm 长的切口,使髓内钉由大粗隆内侧凹处直接打入,并在 C- 臂 X 光机透视下进行,其操作要领与前者相似。

（4）开放复位及引导逆行插钉 牵引后未获理想对位者,可自大腿外侧切口暴露骨折端（图 2-2-2-2-12）,在直视下开放复位及酌情扩大髓腔（图 2-2-2-2-13）,然后将导针自近折端髓腔逆行插入,直达大粗隆内侧穿出骨皮质、皮下及皮肤,再扩大开口,将所选髓内钉顺着导针尾部引入髓腔（图 2-2-2-2-14、15）并穿过两处断端（图 2-2-2-2-16~18）,使钉头部达股骨干的下 1/3 处为止。如系中下 1/3 骨折者,应超过骨折线 10cm。钉尾部留置于大粗隆外方不可太长,一般为 1.5cm 左右,否则易使髋关节外展活动受阻（图 2-2-2-2-19）。一般于一年后将钉子拔出,一般多无困难,原则上由施术打钉者负责拔钉为妥（图 2-2-2-2-20）。

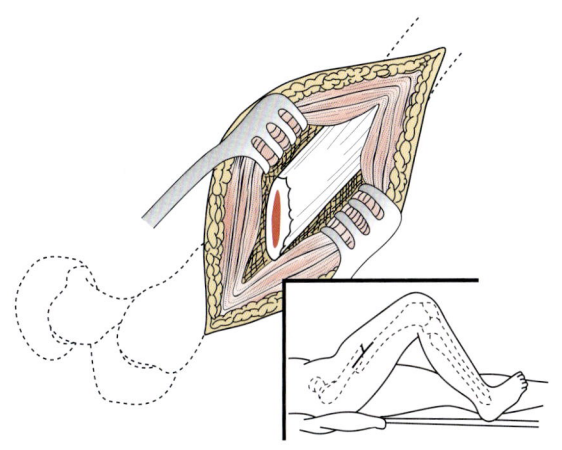

图2-2-2-2-12 切口、显露骨折断端示意图

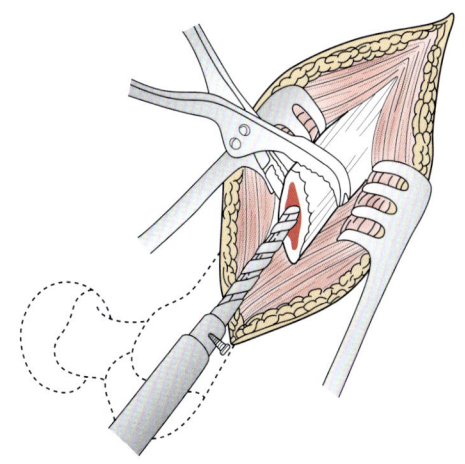

图2-2-2-2-13 酌情扩大髓腔示意图

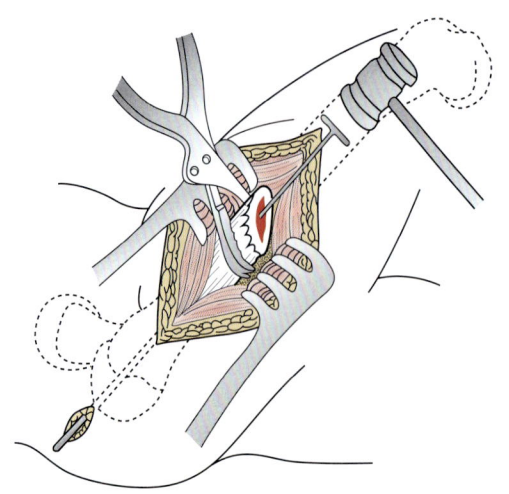

图2-2-2-2-14　将导针逆行打入示意图

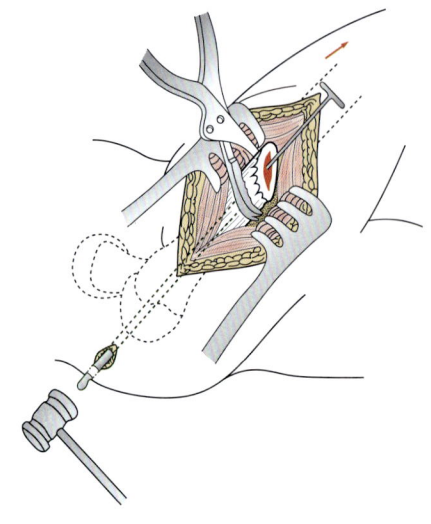

图2-2-2-2-15　再将髓内钉顺着导针打入示意图

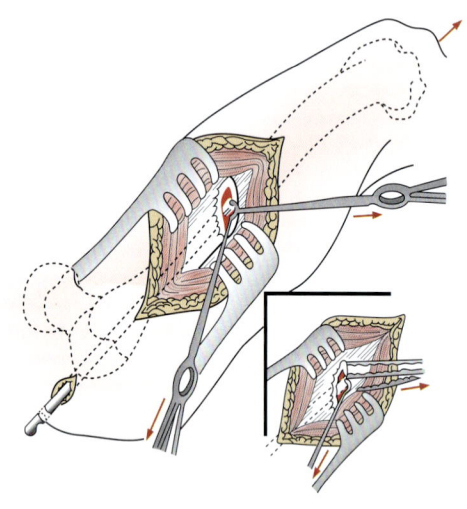

图2-2-2-2-16　髓内钉先自股骨近端打出示意图

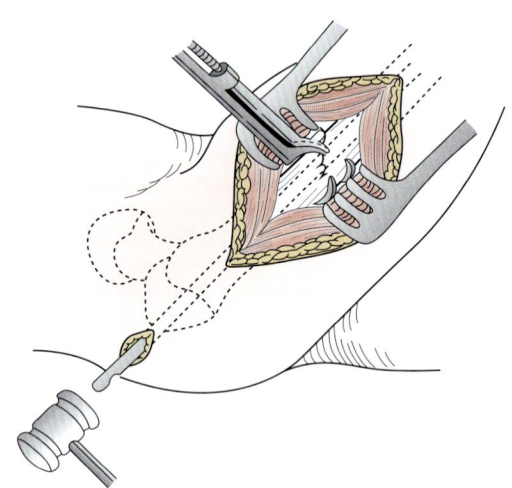

图2-2-2-2-17
髓内钉穿过已复位的股骨骨折断端示意图

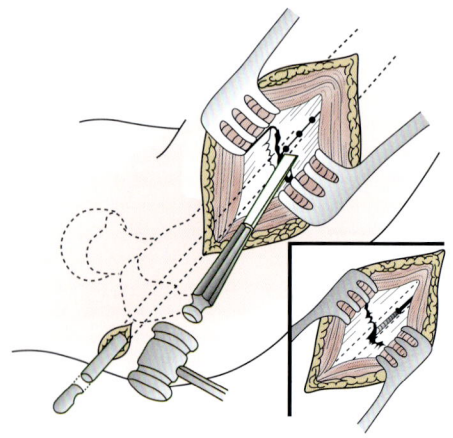

图2-2-2-2-18　进钉困难示意图

遇到进钉困难，在不得已情况下可将远端钻孔，凿除部分骨质，使髓内钉可顺利通过狭窄区

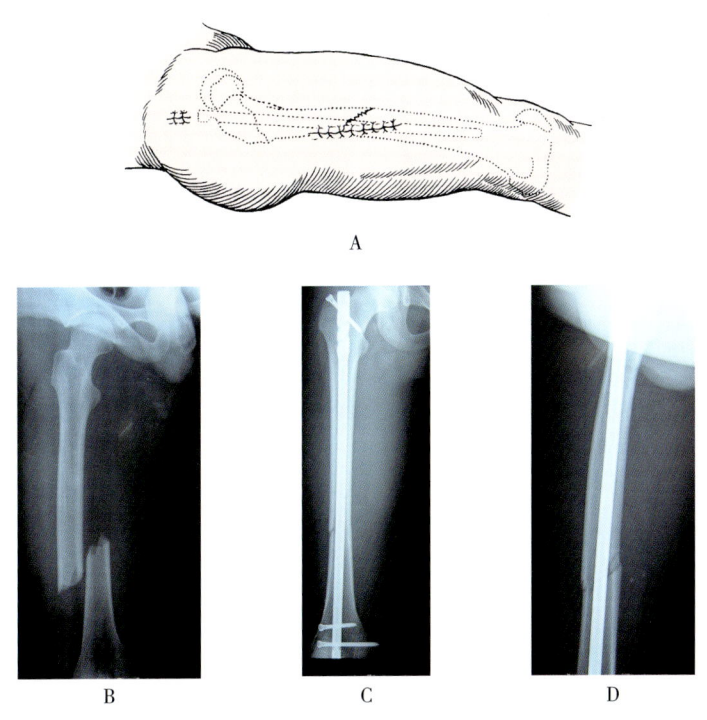

图2-2-2-2-19 术毕闭合切口及髓内钉临床举例（A~D）
A.示意图；B~D.临床举例：B.术前X线正位片；C.D.术后X线正、侧位片（自蔡俊丰）

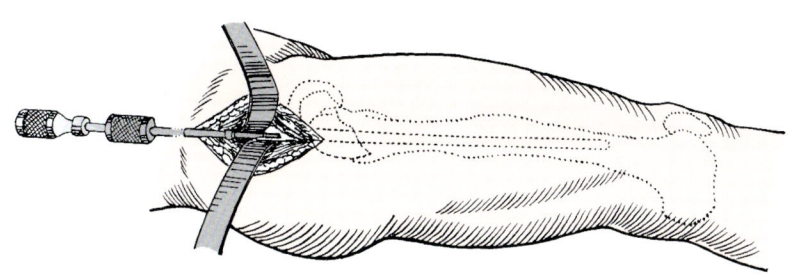

图2-2-2-2-20 拔钉示意图

（5）扩大髓腔插钉术 有条件者也可选用髓腔钻，将髓腔内径扩大，然后插入直径较粗的髓内钉以引起确实固定和早期下地负重。但笔者认为如此会对骨组织的正常结构破坏太多，拔钉后所带来的问题亦多。因此在选择时应慎重，既要考虑到内固定后的早期效果，又要顾及到拔除髓内钉后的远期问题。

4. **术后处理** 可以下肢石膏托保护2~3周，并鼓励早期下地负重，尤以中1/3的横形骨折。但对中、下1/3者或是斜度较大者则不宜过早下地，以防变位。

5. **提示** 有资料显示，欧美等发达国家近年对长管状骨骨折又重新恢复以髓内钉治疗为主流的趋势，其中包括交锁髓内钉等亦日益受到重视。亦可从膝部（股骨髁间）逆行打入（图2-2-2-2-21），疗效颇佳，包括合并股骨粗隆间骨折者（图2-2-2-2-22）。但就股骨干骨折而言，尚有其他一些可选用的手术方法。

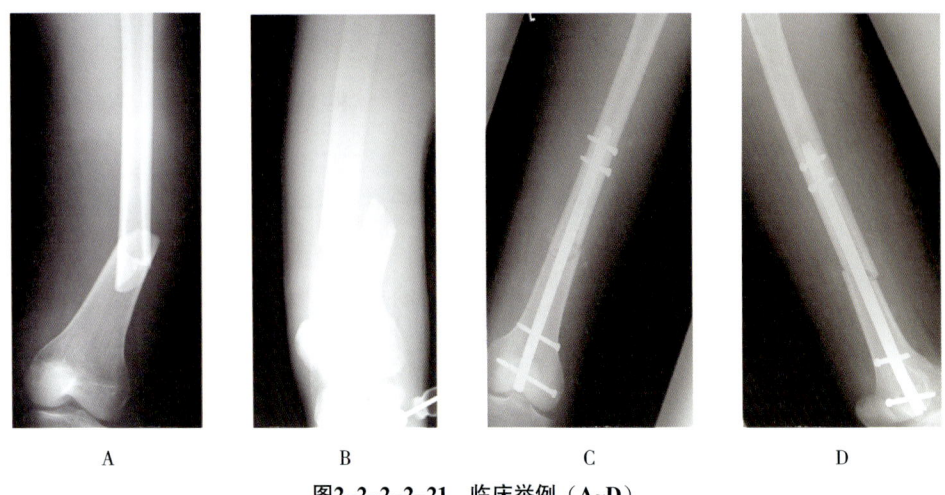

图2-2-2-2-21 临床举例（A~D）

股骨干中下1/3骨折：A.B. 术前正侧位X线片；C.D. 髓内钉术后正侧位X线片（自卢旭华）

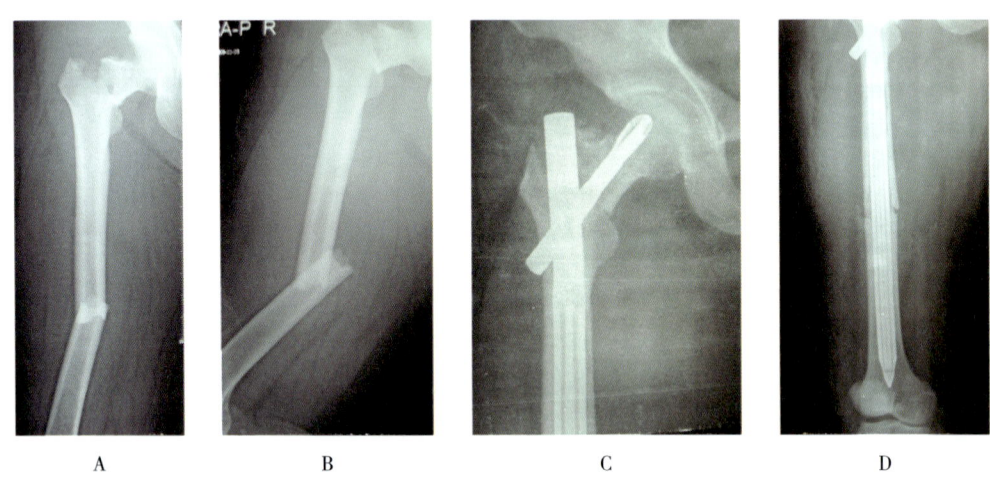

图2-2-2-2-22 临床举例（A~D）

股骨干中1/3骨折伴同侧粗隆间骨折：A.B. 伤后正侧位X线片；C.D. 带股骨颈型股骨膨胀钉内固定后正侧位X线片

五、接骨板螺钉内固定术

既往认为接骨板螺钉固定术（图2-2-2-2-23、24）的适应证为手术复位髓内钉固定不适合的患者，如股骨上1/3或下1/3骨折者，最近对股骨干骨折切开复位接骨板螺钉固定的观点已有所不同。由于传统髓内钉满意的疗效，以及当前闭合性髓内钉手术、特别是交锁髓内钉技术的发展，人们更多看到的是接骨板螺钉内固定的缺点。没有经验的骨科医生可能会造成一些力学上的错误，如钢板选择不当，太薄或太短，操作中螺钉仅穿过一层皮质，骨片的分离等，尤其是当固定失败，发生感染，重建就成了大问题。而且接骨板的强度不足以允许患者早期活动，此外由于钢板的应力遮挡导致的骨质疏松，使得在拆除内固定后仍应注意保护骨组织，逐步增加应力才能避免再骨折。这些严重地影响了接骨板螺钉内固定术在股骨干骨折中的应用和推广，笔者建议应慎重选择。当钛板螺钉固定失败后，大多发生于术后3~6月时，则需改用髓内钉进行翻修术（图2-2-2-2-25）。

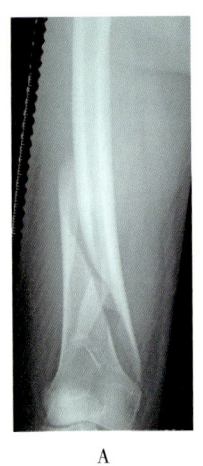 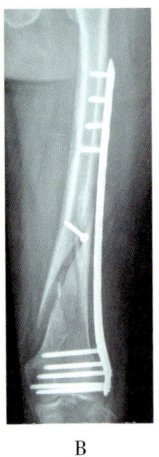 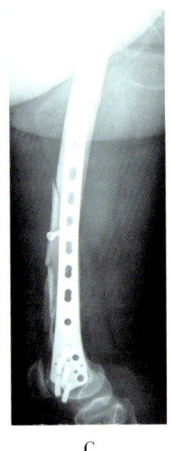

图2-2-2-2-23 临床举例（A~C）

女性，64岁，左股骨干下1/3骨折：A.术前X线正位片；B.C.复位+接骨板内固定后正侧位X线片

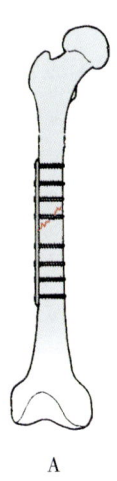 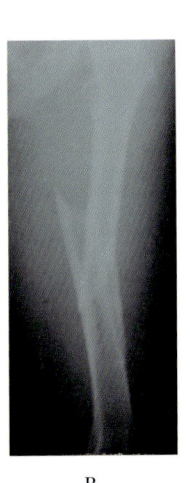 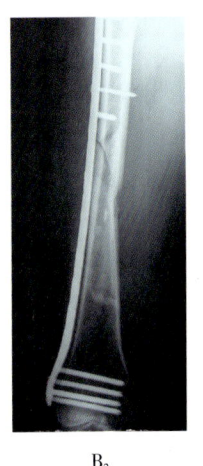 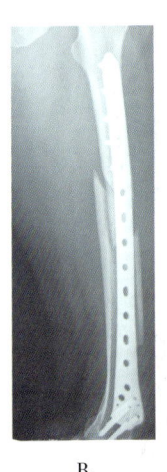

图2-2-2-2-24 接骨板螺钉技术（A、B）

A.示意图；B.临床举例：B_1.术前X线正位片；B_2.术后X线正位片；B_3.术后正侧位X线片（自卢旭华）

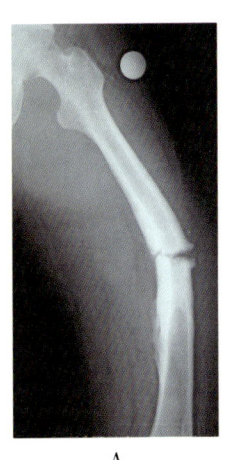 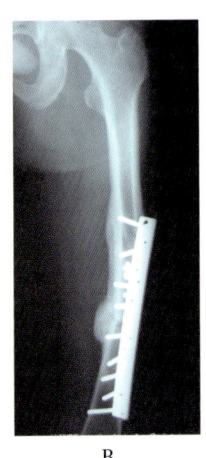 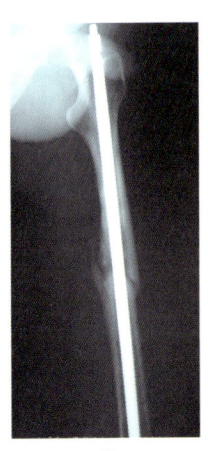

图2-2-2-2-25 临床举例（A~C）

股骨骨折钛板螺钉技术失败后改用髓内钉固定：A.术前正位X线片示股骨中1/3横形骨折（为髓内钉首选病例）；B.钛板+螺钉固定后半年失效；C.髓内钉插入术后X线片（自沈 彬）

六、Ender 钉技术

Ender 钉治疗（图 2-2-2-2-26）股骨干骨折曾风行多年，操作简便，颇受患者欢迎，但其易引起膝关节病废而不如选用髓内钉。因此，近年来已较少采用。

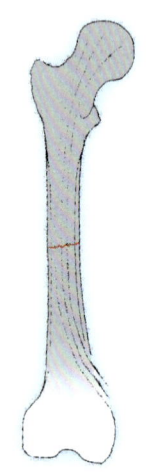

图 2-2-2-2-26　Ender 钉固定示意图

七、外固定支架固定术

关于外固定支架（图 2-2-2-2-27），国内外有

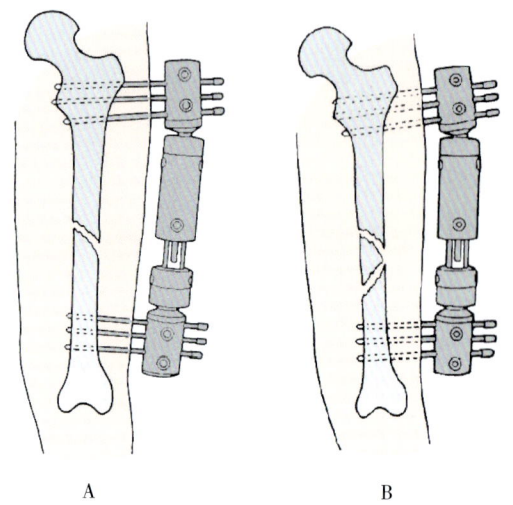

图 2-2-2-2-27　骨外固定支架示意图（A、B）

多种设计，其应用的范围适用于股骨干各段各种类型的骨折，对开放性骨折，伤口感染需定期换药者尤其适用。应用外固定支架患者可早期下地活动，有益于关节功能的恢复。应注意防止穿针孔的感染和手术操作中误伤血管神经。由于大腿部肌肉力量强大，宜选用环型或半环型的支架，单侧支架很难维持对位对线，除非伴有其他损伤需卧床休养的病例。

（卢旭华　张振　沈彬　赵定麟）

参 考 文 献

1. 陈及非，阎作勤，陈云苏等. 远端固定生物型假体在股骨翻修术中的应用[J]. 中华关节外科杂志（电子版），2009，3（5）
2. 刘作华，刘大雄，孙守勇. 翼尾防旋髓内扩张自锁钉治疗股骨干骨折 [J]. 中国骨与关节损伤杂志，2008，23（1）
3. 赵定麟，李增春，刘大雄，王新伟. 骨科临床诊疗手册. 上海，北京：世界图书出版公司，2008
4. 赵定麟，王义生. 疑难骨科学. 北京：科学技术文献出版社，2008
5. 赵定麟，赵杰，王义生. 骨与关节损伤. 北京：科学出版社，2007
6. 赵卫东，尹峰，吴韦. 经双切口微创内固定系统治疗股骨远端骨折的临床应用（附27例病例分析）[A]. 第二届泛长江流域骨科新进展研讨会论文集 [C]. 2008.
7. 张伟，侯春林，王诗波等. 人工股骨头假体在位的同侧股骨干骨折的治疗 [J]. 中华创伤骨科杂志，2006，8（3）
8. 张志凌，陈爱民，卢旭华. 股骨干骨折钢板内固定术致腓总神经损伤一例 [J]. 中华创伤骨科杂志，2008，10（12）
9. 祝云利，吴海山，李晓华等. 解剖髓腔交锁假体对Ⅱ型股骨骨缺损翻修的应用 [J]. 中华外科杂志，2006，44（20）
10. Barton TM, Gleeson R, Topliss C, Greenwood R, Harries WJ, Chesser TJ. A comparison of the long gamma nail with the sliding hip screw for the treatment of AO/OTA 31-A2 fractures of the proximal part of the femur: a prospective randomized trial. J Bone Joint Surg Am. 2010 Apr; 92（4）:792-8.

11. Bishop JA, Rodriguez EK. Closed intramedullary nailing of the femur in the lateral decubitus position. J Trauma. 2010 Jan; 68（1）: 231-5.
12. Crist BD, Wolinsky PR. Reaming does not add significant time to intramedullary nailing of diaphyseal fractures of the tibia and femur. J Trauma. 2009 Oct; 67（4）:727-34.
13. Daglar B, Gungor E, Delialioglu OM, Karakus D, Ersoz M, Tasbas BA, Bayrakci K, Gunel U. Comparison of knee function after antegrade and retrograde intramedullary nailing for diaphyseal femoral fractures: results of isokinetic evaluation. J Orthop Trauma. 2009 Oct; 23（9）: 640-4.
14. El-Adl G, Mostafa MF, Khalil MA, Enan A. Titanium elastic nail fixation for paediatric femoral and tibial fractures. Acta Orthop Belg. 2009 Aug;75（4）: 512-20.
15. Farfalli GL, Boland PJ, Morris CD, Athanasian EA, Healey JH. Early equivalence of uncemented press-fit and Compress femoral fixation. Clin Orthop Relat Res. 2009 Nov; 467（11）: 2792-9. Epub 2009 Jun 10.
16. Goddard MS, Reid KR, Johnston JC, Khanuja HS. Atraumatic bilateral femur fracture in long-term bisphosphonate use. Orthopedics. 2009 Aug; 32（8）.
17. Guang-Lin Wang, Fu-Xing Pei.Liss for complex fracture of the distal femur : technique,pearls and pitfalls. SICOT Shanghai Congress 2007
18. Koh JS, Goh SK, Png MA, Kwek EB, Howe TS. Femoral cortical stress lesions in long-term bisphosphonate therapy: a herald of impending fracture? J Orthop Trauma. 2010 Feb; 24（2）: 75-81.
19. McKiernan FE. Atypical femoral diaphyseal fractures documented by serial DXA. J Clin Densitom. 2010 Jan-Mar; 13（1）: 102-3.
20. Porrino JA Jr, Kohl CA, Taljanovic M, Rogers LF. Diagnosis of proximal femoral insufficiency fractures in patients receiving bisphosphonate therapy. AJR Am J Roentgenol. 2010 Apr; 194（4）: 1061-4.
21. Ramseier LE, Janicki JA, Weir S.Femoral fractures in adolescents: a comparison of four methods of fixation. J Bone Joint Surg Am. 2010 May; 92（5）: 1122-9.
22. Taitsman LA, Lynch JR, Agel J, Barei DP, Nork SE. Risk factors for femoral nonunion after femoral shaft fracture. J Trauma. 2009 Dec; 67（6）: 1389-92.

第三章 膝部创伤

第一节 股骨髁部骨折

一、概述

膝关节创伤是运动医学、战伤外科和平时的骨科临床中最常见的关节损伤之一(图2-2-3-1-1)。由于膝关节在功能解剖和生物力学方面的复杂性,使膝关节在二维运动中其关节内、外诸结构在各种不同应力作用下造成的损伤具有其特殊性。对膝关节创伤的全面、准确的诊断与合理、完善的处理是提高膝关节创伤治疗水平、降低膝关节伤残率的关键。在膝关节创伤领域,每年都有相当数量的文献报道新的研究结果和新的手术方式。近20年来,随着关节镜技术在膝关节外科中的广泛应用,使膝关节创伤的诊疗水平得到进一步提高,尤其是半月板撕裂的缝合和处理、交叉韧带重建、关节软骨面缺损的修复、关节粘连松解等已成为典型规范的关节镜手术,加之关节镜手术不仅能全面地进行关节内检查与诊断,更可通过镜下手术完成复杂精细的操作。因此,关节镜诊断与治疗技术应该是处理膝关节创伤的医生必须具备的手段之一。此外,任何将膝关节创伤的处理看作是单纯的手术技术的观点都是片面和危险的。对膝关节创伤的处理应该将膝关节局部与下肢的功能甚至整个人体的运动功能联系起来,才能从诊断、治疗、康复等方面全面地提高对膝关节创伤的治疗水平。

随着交通及高速公路的发展,股骨远端髁部骨折已非少见,约占大腿骨折的8%左右,在治疗方面的复杂性仅次于股骨颈骨折,易引起病废,在处理上仍以小心谨慎为要。本节主要依据治疗上的特点不同而分为股骨髁上骨折和股骨髁部骨折两大类加以讨论。

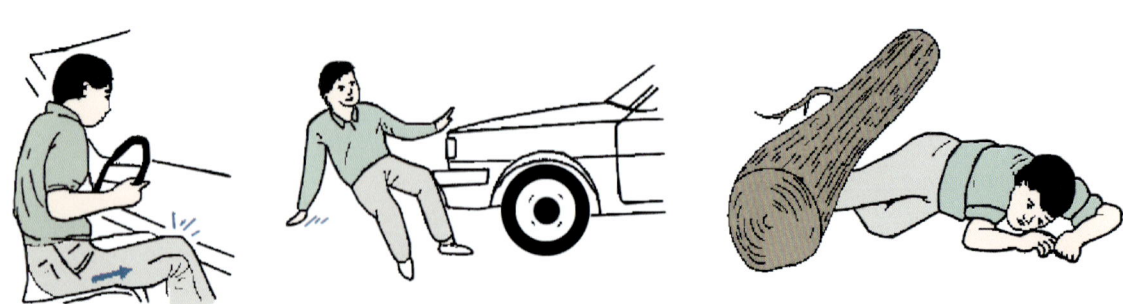

图2-2-3-1-1 常见的膝部外伤现场示意图

二、股骨髁上骨折

（一）概述

该骨折较为多见，且因易引起腘动脉的刺伤而为大家所重视和警惕。如果该血管一旦受损，肢体的坏死率在全身大血管损伤中占首位，因此在处理时务必小心谨慎。

（二）致伤机制

1. 直接暴力　来自横向的外力直接作用于股骨髁上部，即可引起髁上骨折。

2. 间接暴力　多在高处坠下时，膝关节处于屈曲位，可引起髁上骨折，但此种暴力更易引起髁部骨折。

该处骨折以横形或短斜形为多，螺旋形及长斜形少见，亦可为粉碎型，或与髁部骨折伴发。因骨折远侧端受强而有力的腓肠肌作用而向后方屈曲移位，易引起腘动脉损伤（图2-2-3-1-2）。

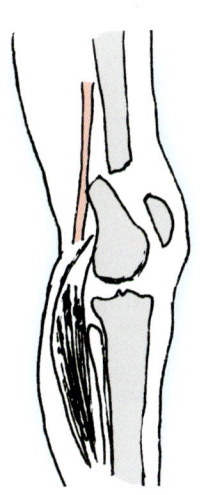

图2-2-3-1-2　股骨髁上骨折移位特点，易损伤腘动脉示意图

（三）诊断

此处骨折在诊断上多无困难，除外伤史及症状外，要特别注意足背动脉有无搏动及其强度，并与健侧对比。同时注意足趾的活动与感觉，以确定胫部的血管及神经是否受累。X线平片即可显示骨折的类型及移位情况。

（四）治疗

以非手术疗法为主。复位不佳、有软组织嵌顿及血管神经损伤者，则需开放复位及内固定，或复位后采用外固定。

1. 股骨髁上骨折非手术疗法　一般采用骨牵引及石膏固定。

（1）骨牵引　与股骨干骨折牵引方法相似，唯牵引力线偏低，以放松腓肠肌而有利于复位。如胫骨结节牵引未达到理想对位，则改用股骨髁部牵引，使作用力直接作用到骨折端。有手术可能者，则不宜在髁部牵引，以防引起感染。

（2）下肢石膏固定　牵引2~3周后改用下肢石膏固定，膝关节屈曲120°~150°为宜；两周后换功能位石膏固定。拆石膏后加强膝关节功能锻炼，并可辅以理疗。

2. 股骨髁上骨折手术疗法

（1）股骨髁上骨折手术适应证　凡有下列情况之一者，即考虑尽早手术探查与复位。

① 对位未达功能要求；
② 骨折端有软组织嵌顿者；
③ 有血管神经遭受刺激、压迫损伤症状者。

（2）开放复位　视手术目的的不同，可采取侧方或其他入路显示骨折断端，并对需要处理及观察的问题加以解决，包括血管神经伤的处理、嵌顿肌肉的松解等，而后将骨折断端在直视下予以对位及内固定。对复位后成稳定型者，一般无需再行内固定术。

（3）固定　单纯复位者，仍按前法行屈曲位下肢石膏固定，2~3周后更换功能位石膏固定。需内固定者可酌情选用L型钢板螺丝钉、Ender钉或其他内固定物（图2-2-3-1-3），然后外加石膏托保护2~3周。

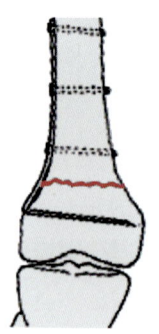

图2-2-3-1-3　股骨髁上骨折内固定示意图

三、股骨髁部骨折

（一）概述

股骨髁部骨折包括股骨髁间、内髁或外髁骨折、内外髁双骨折及粉碎型骨折等，在处理上视骨折部位及类型不同而难易不一，预后亦相差较大。

（二）致伤机制

与股骨髁上骨折基本相似。其中直接暴力多引起髁部的粉碎型骨折，而间接暴力则易招致V形、Y形或T形骨折，亦易合并膝关节内韧带及半月板损伤。

（三）诊断

依据外伤史、临床特点及X线平片，髁部骨折的诊断均无困难，但应注意有无血管神经损伤伴发。

（四）分型

临床上一般将其分为以下4型。

1. **股骨单髁骨折**　指内髁或外髁仅一侧骨折者，其又可分为以下2型（图2-2-3-1-4）。

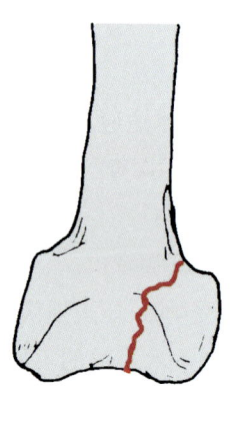
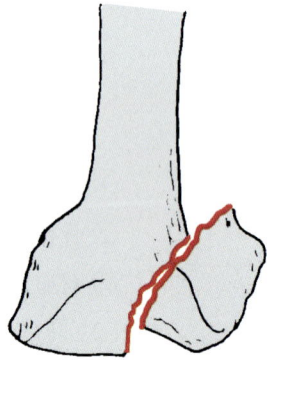
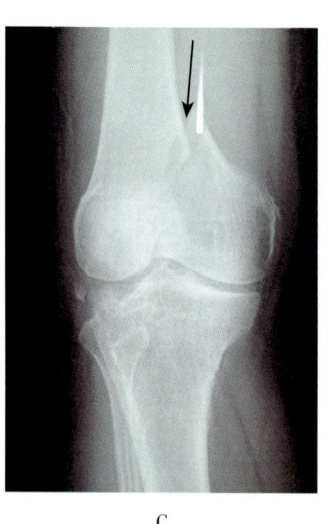

图2-2-3-1-4　股骨内髁骨折示意图及临床病例（A~C）
A.无移位型；B.移位型；C.临床病例，属移位型

（1）无移位型　指无移位的裂缝骨折或纵向移位不超过3mm、旋转不超过5°者。

（2）移位型　指超过前述标准的移位。

2. **股骨双髁骨折**　指内外髁同时骨折其形状似V型或Y型者，亦可称之为V型骨折或Y型骨折。一般多伴有程度不同的移位（图2-2-3-1-5）。

3. **粉碎型**　一般除股骨髁间骨折外，多伴有髁上或邻近部位骨折，其中似T形者，称之为T型骨折（图2-2-3-1-6）。粉碎型骨折端移位多较明显，治疗上亦较复杂（图2-2-3-1-7）。

4. **复杂型**　指伴有血管神经损伤之髁部骨折，各型有移位的骨折均有可能发生。

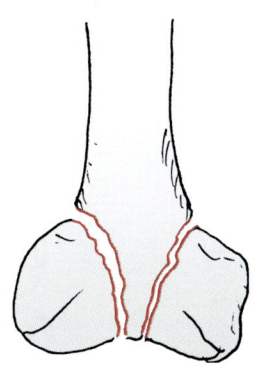

图2-2-3-1-5 股骨双髁（V型）骨折示意图

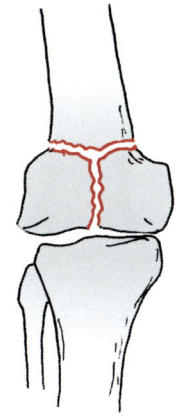

图2-2-3-1-6 股骨髁部T型骨折示意图

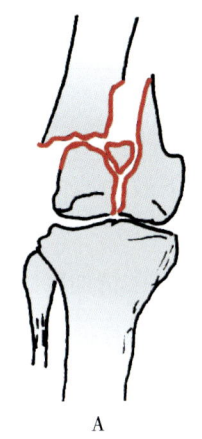
A

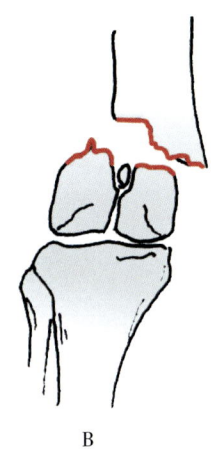
B

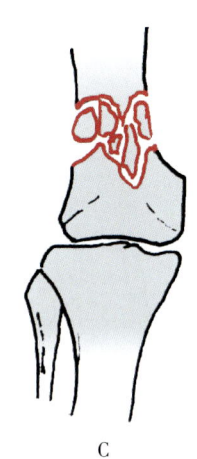
C

图2-2-3-1-7 股骨髁部粉碎型骨折常见类型示意图（A~C）

（五）治疗

视骨折类型、移位程度、可否复位及医师的临床经验等不同，在处理上差别较大，但仍以采取较为稳妥的方式为要。

1. 对位满意者 包括无移位的骨折及虽有移位但通过手法复位已还纳原位、基本上达解剖对位者。患肢以下肢石膏固定，但应注意避免内外翻及旋转移位。

2. 对位不佳者 应尽早行开放复位＋内固定术，其内固定方式视骨折类型不同而具体掌握。常用的方式包括以下数种。

（1）拉力螺钉固定 用于单髁骨折（图2-2-3-1-8）；

（2）单纯骨栓固定 适用于单髁骨折；

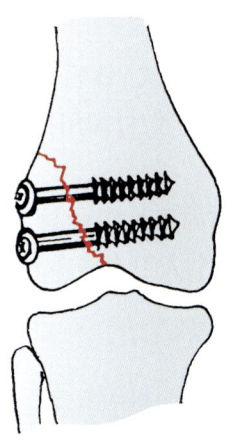

图2-2-3-1-8 股骨单髁骨折拉力螺钉固定示意图

（3）骨栓＋钢板螺丝钉固定 多用于T型、Y型、V型及粉碎型骨折（图2-2-3-1-9、10）；

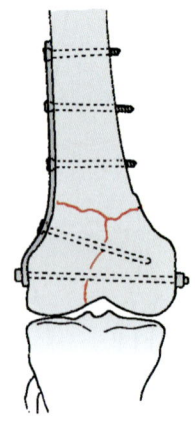

图2-2-3-1-9 股骨髁部T型骨折钛板+骨栓内固定示意图

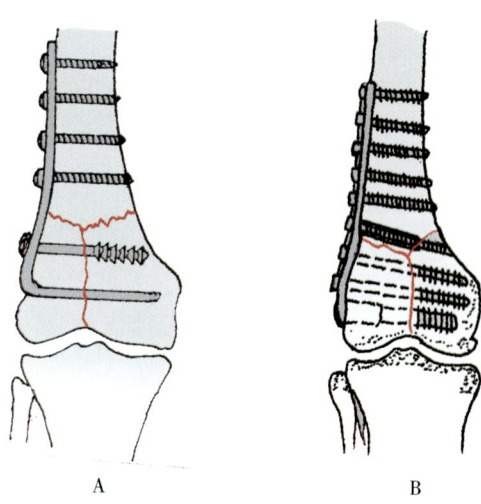

图2-2-3-1-11 L型钛板示意图（A、B）
股骨髁部骨折L形钛板或动力髁钛板螺钉

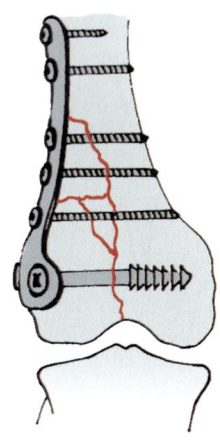

图2-2-3-1-10 股骨髁部粉碎性骨折内固定示意图

（4）L型（Moore式）钛板 使用范围同前，但固定牢度不如前者，可加用拉力螺钉（图2-2-3-1-11）；

（5）其他内固定 视骨折之类型、移位情况、手术条件及个人习惯等不同尚可酌情选用较长之螺钉、钢丝及其他内固定物，以求恢复关节面完整而有利于下肢功能的康复，包括髁上骨折等（图2-2-3-1-12）。

3. 合并伤处理 应酌情加以处理。

（1）血管伤者 多因骨折端刺激腘动脉引起血管痉挛所致，破裂者较少见，先予以牵引下手法复位，如足背动脉恢复或好转，可继续观察，择期行探查术（可与开放复位及内固定同时进行）。如复位后足背动脉仍未改善，且疑有动脉损伤者，则应立即手术探查。

（2）神经损伤 以观察为主，除非完全断裂者，一般多留待后期处理。

（3）合并膝关节韧带伤 原则上早期处理，尤其是侧副韧带及交叉韧带完全断裂者。对半月板破裂，不宜过多切除，仅将破裂之边缘或前角、后角部分切除即可。

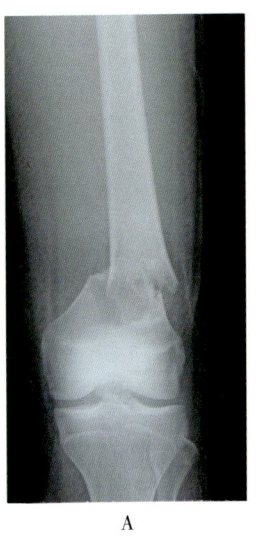
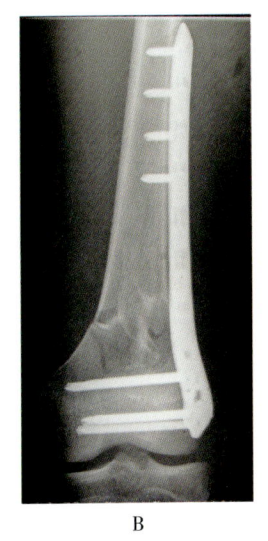
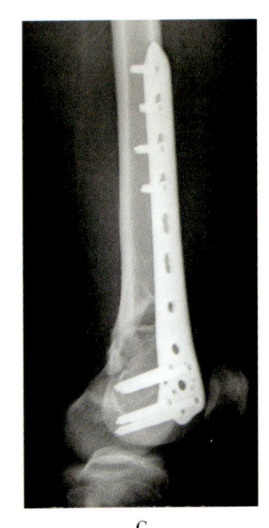

图2-2-3-1-12　临床举例（A~C）

男性，19岁，右股骨髁上骨折钉板固定：A. 术前X线正位片；B.C. 开放复位、钉板系统固定后正侧位X线片

第二节　创伤性膝关节脱位、骨折脱位及上胫腓关节脱位

一、膝关节脱位的致伤机制

由于膝关节周围及关节内的特殊韧带结构维持着关节的稳定性，因此，膝关节创伤性脱位并不多见。而在胫骨上端遭受强大的直接暴力下，如车祸、剧烈对抗的运动等，可造成某些韧带结构的严重撕裂伤，当暴力超出稳定结构提供的保护力量时，膝关节将发生脱位。因此，可以认为膝关节脱位一定伴有膝关节稳定结构的创伤。在某些情况下，暴力在造成韧带结构损伤的同时，还可能造成胫骨髁的骨折，导致膝关节骨折—脱位。但膝关节稳定损伤尚不至引起膝关节完全脱位时，可发生股骨在胫骨上的异常移动而导致所谓半脱位。而胫股关节半脱位严格说来只是膝关节不稳的表现。

二、膝关节脱位的分类

按照是否伴有骨折将膝关节脱位分为两种。

（一）膝关节脱位

1. 分型　按照脱位时胫骨髁的相对位置分为：

① 前脱位；② 后脱位；③ 外侧脱位；④ 内侧脱位。

2. 发生频率　膝关节脱位的移位方向发生频率以下列次序排列，即前脱位、后脱位、向外侧脱位、旋转脱位和向内侧脱位。前脱位的发生率是后脱位的两倍，但后脱位更易伤及腘动脉。向内侧脱位发生率约是前脱位的1/8（图2-2-3-2-1、2）。

（二）膝关节骨折脱位

通常是脱位过程中股骨髁对胫骨髁的撞击导致胫骨髁的骨折。韧带附着点的骨块撕脱也可看作是伴有关节骨折的脱位（一过性）。膝关节半脱位通常是膝关节相应的韧带结构

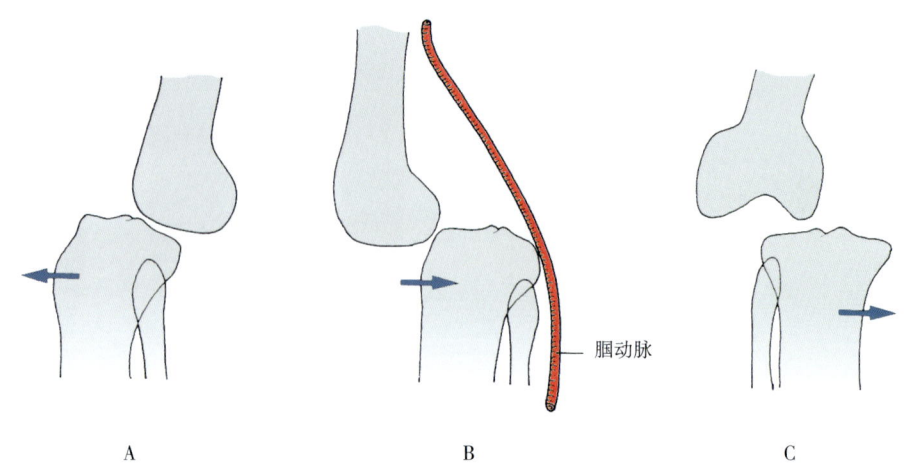

图2-2-3-2-1 膝关节脱位分类示意图（A~C）

A.前方脱位；B.后方脱位；C.内侧脱位

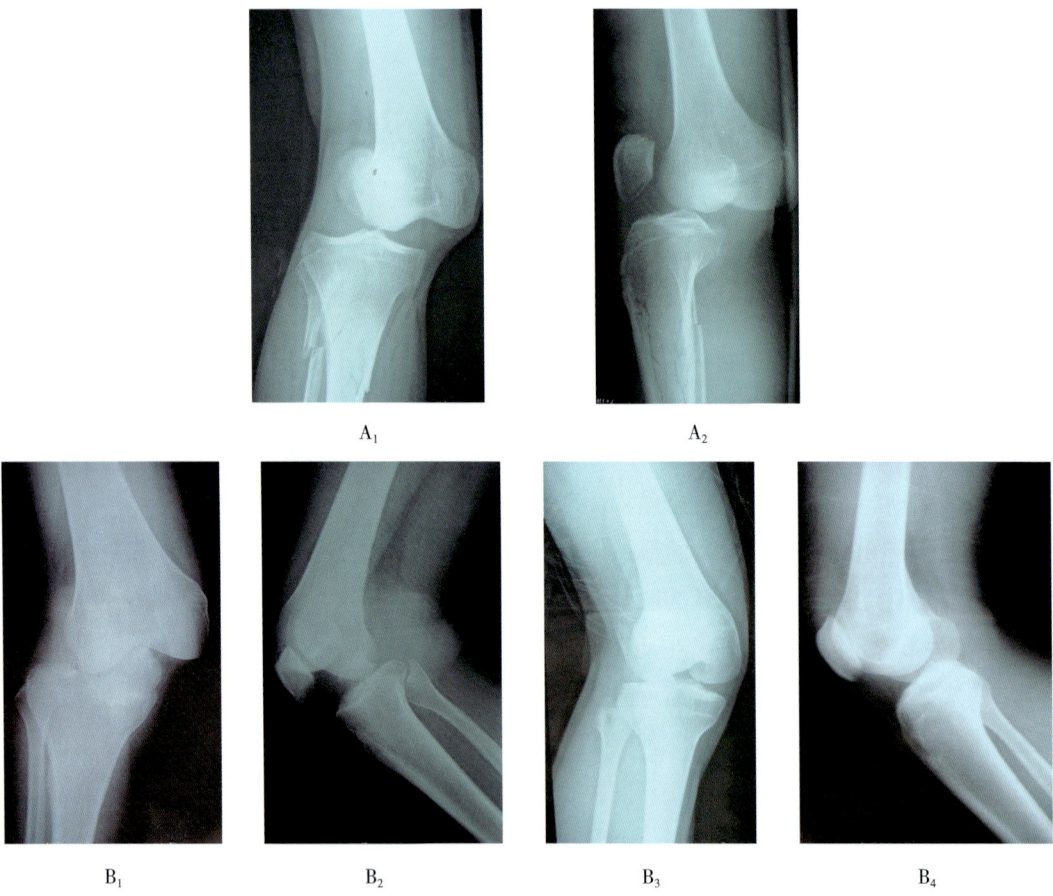

图2-2-3-2-2 临床举例（A、B）

A.例1 膝关节脱位伴胫腓骨上1/3骨折 A_1.伤后正位X线片；A_2.侧位X线片；
B.例2 B_1、B_2.伤后正侧位X线片；B_3、B_4.复位后正侧位X线片

断裂导致的胫骨前移、后移或旋转。有些学者不主张将半脱位作为膝关节脱位的分类而归为膝关节不稳分类。

三、膝关节脱位的治疗

（一）立即复位

关节脱位虽较少见，但脱位一旦发生，则是一种极为严重和需要紧急治疗的损伤，应高度重视。不仅要尽早立即复位，还必须对损伤的韧带进行修复。因膝关节脱位对韧带损伤是严重的，多伴有交叉韧带和内、外侧副韧带损伤。交叉韧带损伤可以是胫骨棘部的撕脱或单纯的前交叉韧带撕裂、单纯的后交叉韧带撕裂和后关节囊撕裂。

（二）血管损伤概率高达50%

膝关节脱位往往还并发血管神经损伤。其发生率可高达50%。血管损伤在后脱位中更为多见。足背动脉的扪触和对足趾远端血运的观察可以获得对血管损伤的印象。必要时应进一步探查，包括动脉造影或手术探查。血管的栓塞可能导致肢体的坏死，必须提高警惕。神经损伤约占16%~43%，以坐骨神经损伤最为常见。

（三）下肢石膏固定

膝关节脱位后常可用手法闭合复位取得满意的整复。对关节内的血肿应以无菌操作给予吸出。然后，用大腿石膏固定于膝关节屈曲15°~20°位。这是一种临时的良好治疗措施，可避免膝关节不再受到其他损伤。长腿石膏临时固定5~7天。在这段时间内，为利于组织肿胀消退，观察血运情况，并针对韧带损伤情况选择合适的韧带修复或重建手术方案。如手法复位后膝关节不稳定，特别是膝关节向后外侧脱位，则可能是有其他组织嵌入关节中间。被撕裂的侧副韧带和鹅足肌腱亦可以阻挡膝关节的整复。

（四）酌情开放复位及损伤修复

如遇到难以整复的膝关节脱位，通常可作一前内侧切口进行切开整复。手术进路的选择决定于膝关节脱位的移位方向类型。在手术过程中，对某些损伤的组织是修复还是切除后重建，仍然是有争议的。有些病例虽经手术修复，但以后仍有关节不稳等类似韧带损伤的表现。对于韧带损伤，要尽可能早期修复。据 Sisk 和 King 报道，早期行韧带修复的病例，经长期随访，满意结果达88%，而单纯作石膏固定的仅占64%。因此，要尽可能做手术修复，因手术效果远比非手术方法好。非手术方法是先作一长腿石膏观察5~7天，如无特殊情况发生，则维持6周。总之，若选用手术疗法治疗膝关节脱位，手术时必须修复因脱位后造成的膝关节内、外侧结构和前、后侧结构损伤的各种撕裂组织。

（五）骨折固定

对膝关节骨折—脱位，必须在对脱位复位的同时，对骨折进行相应的内固定或外固定。

四、上胫腓关节脱位与半脱位

（一）创伤机制与分类

1. **受损机制**　上胫腓关节常因扭转暴力引起脱位，并常合并其他损伤，虽然少见，但常可漏诊。据 Ogden 分类，胫腓上关节存在两种基本类型，即倾斜型和水平型。大多数的胫腓上关节是水平位活动，因此倾斜型的关节面水平活动相对受到限制。所以大多数的损伤是倾斜型的上胫腓关节，约占70%。

2. **分类**　Ogden 把胫腓上关节损伤引起的半脱位和脱位分为4类（图2-2-3-2-3），即①半脱位；②前外脱位；③后内脱位；④向近端（上）脱位。

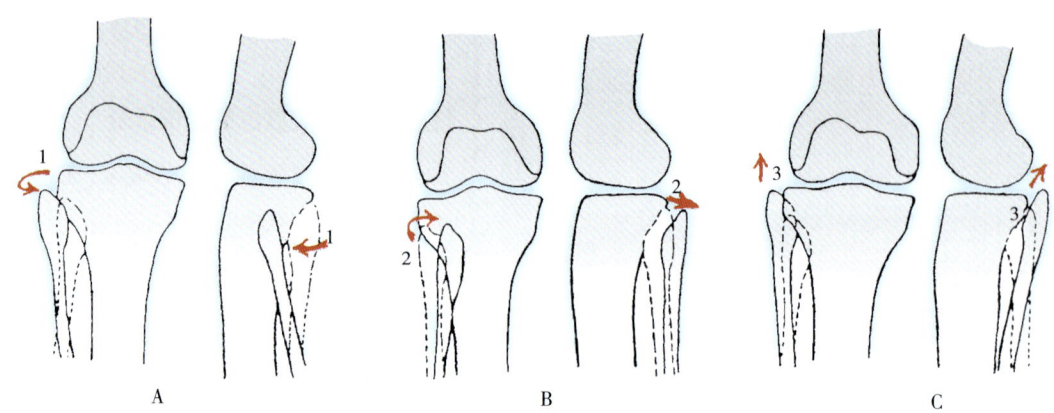

图2-2-3-2-3 上胫腓骨关节脱位方向示意图（A~C）
A.前外脱位；B.后内脱位；C.向近端脱位

（二）治疗

半脱位的患者常感到局部疼痛，后期可出现腓总神经麻痹症状。如症状始终无改善，则需要用石膏制动，后期需作腓骨头切除术。但不主张作关节融合术，因可影响膝关节活动，并产生膝关节疼痛。

脱位类型中以前外脱位最常见，可用手法整复。后内脱位较少见，如发生，手法整复困难，因常同时伴有胫腓上关节囊和腓侧副韧带损伤。对急性脱位，可采用手术切开整复，并同时修补损伤的关节韧带，并在关节间要用克氏针固定。

向上脱位亦少见，常合并腓骨骨折或伴胫腓上关节的侧向脱位，可行切开整复，术后应用下肢石膏固定，防止膝关节及胫腓上关节活动，或采取螺钉内固定，再以石膏固定3周，6周后去除内固定。

第三节　髌骨脱位

一、致伤机制

髌骨脱位和半脱位在成人和青少年中有较高的发生率，特别是女性青少年。髌骨脱位的绝大多数是向外侧脱位，极少数有因髌骨手术导致的医源性内侧脱位的报道。但真正的创伤性髌骨脱位并不常见，发生脱位或半脱位的病例多数伴有股骨髁的发育不良、髌骨位置不对称或存在异常的Q角。造成脱位的暴力往往是伸直位的胫骨突然的外旋，导致不稳定的髌骨向髌骨外侧移位。由内向外的直接暴力也可造成髌骨脱位（图2-2-3-3-1）。髌骨脱位时髌骨关节面和股骨外髁关节面的撞击可能导致骨软骨骨折。

二、分类

髌骨脱位通常可分为急性创伤性髌骨脱位、复发性髌骨脱位和髌骨半脱位。复发性髌骨脱位可由于急性髌骨脱位后未获得正确处理和没有纠正先天性的髌骨不稳定因素造成。而髌骨半脱位可以是创伤性脱位的结果，也可能并无创伤因素，而仅仅是发育异常导致。

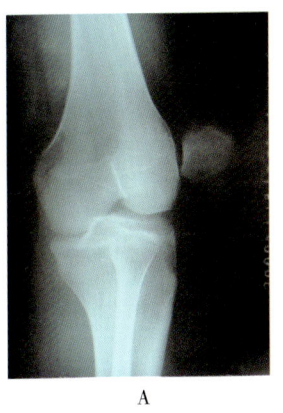 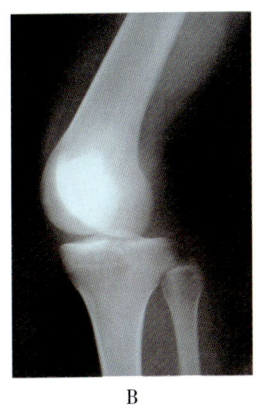 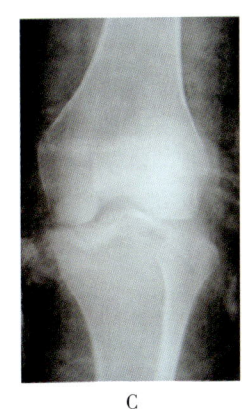 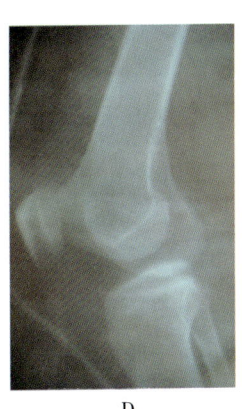

图2-2-3-3-1　髌骨完全性脱位临床举例（A~D）
A.伤后正位X线片；B.伤后侧位X线片；C.复位后正位X线片；D.复位后侧位X线片

三、急性髌骨脱位的治疗

（一）非手术处理

髌骨脱位常用手法整复，在膝关节过伸位时，在髌骨外侧边缘挤压即能把脱位的髌骨复位。然后给予下肢石膏固定4~6周。并需经X线摄片仔细地检查排除有无骨软骨碎片残留在关节内。尽可能避免以后发生复发性髌骨半脱位或全脱位。但应注意的是，保守治疗方法往往忽视了髌骨内侧支持带的损伤，也无法纠正发育性的髌骨位置不对称或髌股对线不良。

（二）手术处理

1. 基本原则　如果在膝关节内有骨软骨碎片时，则应该手术切除或修复，并对被撕裂的膝内侧软组织，包括股四头肌内侧扩张部，均需在手术时给予修复。必要时可以作外侧支持带松解和内侧支持带紧缩，以降低对髌骨向外侧的牵张力。如果髌骨脱位未能用手法整复，也应施行手术切开整复，同时修复被撕裂的软组织。对创伤后复发性髌股脱位，只有手术才可能有效。通过外侧松解、内侧紧缩以及髌骨重排手术可纠正髌股关节的关系。

2. 手术指征
（1）急性脱位合并内侧支持带撕裂或股骨和髌骨骨软骨骨折。
（2）复发性脱位或半脱位或合并关节内损伤，包括半月板损伤及骨软骨骨折。

3. 手术方法　如患者的膝关节骨性结构及Q角发育正常，通过简单的内侧修复或紧缩，加上外侧支持带切开松解即可获得理想的效果。而对于有先天性Q角异常等情况的病例，应按照复发性髌骨脱位处理，以避免术后髌骨再发脱位。

四、复发性髌骨脱位的成因与表现

（一）原因与发生机制

髌骨复发性脱位常因急性脱位后由一个或几个因素共同导致。这些因素包括髌骨内侧支持带松弛或无力，髌骨外侧支持带挛缩，膝外翻畸形，膝反屈畸形，股骨颈前倾增大或股骨内旋，胫骨外旋，髌腱在胫骨结节部向外嵌入以及翼状髌骨或高位——骑跨式髌骨。附加因素包括股内侧肌萎缩及全关节松弛等。

（二）临床和X线表现

患者常有膝关节不稳定症状，偶然膝关节可呈摇摆步态。临床体检可有下述现象，即髌后内侧疼痛、髌骨有摩擦音、膝关节肿胀。患者在运动时很容易发现髌骨有半脱位现象发生，在膝关节部能触及渗液感及摩擦音,还可发现膝关节内其他损伤的症状。

股四头肌角(Q角)的测量对复发性髌骨脱位的评价具有重要意义。理论上是股四头肌的轴线和髌骨中心到髌腱中线的交角。临床上测量这个角度是从髂前上棘到胫骨结节的连线与髌骨—髌腱正中线的交角。

男性Q角正常是8°~10°,女性是15±5°。Insall等认为超过20°为不正常。胫骨结节内移可使Q角缩小,因此,利用移位胫骨结节,可调整Q角的大小。另外还需摄双膝关节的正、侧位片和30°位髌骨轴位X线照片,这有利于显露髌骨和股骨滑车之间的半脱位倾向。

五、复发性髌骨脱位的治疗

(一)基本原则

手术方法分为软组织手术与胫骨结节移位手术两大类。软组织手术的目的是改变对髌骨两侧牵拉力的平衡,而胫骨结节移位则是力线的重排手术,但胫骨结节移位术要在胫骨近端骨骺完全停止生长后才能进行。选择手术方案的原则应根据术前对髌股对应关系的准确评价作出。软组织手术虽可纠正髌骨外侧倾斜或外侧移位,但不能真正改变髌骨的对线。因此,对于有明显Q角异常的病例,可能需要采取髌骨的重排手术。

(二)手术方式

1. 髌骨内侧紧缩术及外侧松解术 前内侧入路,向外侧掀开皮瓣,切开髌骨内/外侧支持带,外侧松解的范围应包括上、中、下三部分。对关节内无特殊病变的病例,可仅切开支持带和关节囊,不必切开滑膜进入关节腔,以减少对关节的干扰。内侧支持带紧缩缝合,外侧不予缝合。

2. Campbell髌骨内侧紧缩术 沿股四头肌、髌骨和髌腱的前内侧作一长12cm切口,分别向内、外侧牵开皮肤,至深部组织,显露关节囊。由胫骨近端前内侧起向上,在关节囊上切一条与切口等长、宽13mm的关节囊组织条,并在其远端切断,将关节囊游离向近端翻上。然后切开滑膜,检查膝关节各个部位,关节软骨面有磨损者,用手术刀修平,如有游离体,将其摘除,缝合滑膜,内侧关节囊紧缩缝合。在髌骨上方用手术刀将股四头肌腱由额状面一侧刺破到对面,用止血钳将肌腱张开,随后将准备好的关节囊条束的游离端经股四头肌腱的通道自外侧切口拉出,再由股四头肌腱前面返折到内侧,在适当的紧张度情况下,将其缝合在内收肌腱止点处。分层缝合伤口。术后石膏托固定,两周后去除石膏托。锻炼股四头肌,3~4周可作伸屈活动,并可开始负重,但需扶拐。6~8周可去拐充分活动。

3. 半髌腱移位术 作从髌骨下缘到胫骨结节下2.5cm的正中切口,纵向切开髌腱,分成两半,于胫骨结节处的外侧一半切断,将其从内侧一半的后方拉紧,与内侧软组织及缝匠肌止点拉紧缝合。

4. 胫骨结节移位手术 胫骨结节移位手术不同的学者曾经报道了不同的方法。

(1)Hauser手术 在较年轻的成人,当他们的股四头肌起外翻作用时,Hauser或改良的Hauser手术是合适的选择,特别在还未有明显退行性变化的病例。

① 手术方法(改良Hauser):膝关节前内侧切口,起于髌骨近侧,止于胫骨结节中线的远侧13mm。游离髌腱内外侧,自胫骨结节髌腱附着处,切除一片正方形骨片,其边长13mm,然后切开髌骨外侧关节囊深达滑膜,解剖分离股四头肌肌腱外侧及股直肌外侧。切开滑膜,探查关节,特别是髌骨和股骨关节面。缝合滑膜,将髌腱向下向内移位,使髌骨位于股骨髁间的正常位置,并使伸膝装置与股骨长轴一致。注意避免髌腱移位太远,造成股四头肌紧张,否则可导致严重的髌骨软化症。髌骨向下移位的最合适水平是当膝

关节伸直和股四头肌放松时,髌骨下极位于胫骨棘尖端水平。选择一个新的位置作 H 形切开,向胫骨内外掀起筋膜和骨膜,将髌腱缝至该处,然后将股内侧肌止点移向外侧及远侧,并缝合。把膝关节屈曲到 90°,核实伸膝装置的排列,此时屈曲应不损坏髌腱和内侧肌之缝合部。如果发生缝线断裂,说明移植太远。如已确定韧带的附着点,用 U 钉固定,用筋膜和骨膜瓣覆盖 U 形钉,并缝合之。

如果需要,可把与髌腱止点相连的胫骨结节骨片一起移位。

② 术后治疗:长腿石膏固定,自腹股沟至足趾。术后 4 周开始轻微活动,作股四头肌锻炼,膝关节伸直位行走,术后 6 周去除石膏并开始允许膝关节自由活动。加强股四头肌和腘绳肌操练,有助于功能恢复。

(2) Hughston 手术:

① 手术方法:屈膝位时作平行于髌骨的外侧切口,伸直膝关节拉开皮瓣,显露髌前囊,解剖内侧皮瓣,注意不要损伤髌前腱性组织。保持伸膝位,用测角仪测定 Q 角。如 Q 角在 10° 以内,髌腱不必移位,假使 Q 角异常,通常大于 20°,则常需移位髌腱。

屈曲膝关节,松解髌骨外侧、髌腱外侧和股四头肌腱外侧的支持组织。应避免损伤髂胫束。一般松解到髌骨上端近侧 3.5~5 cm。外侧支持组织不应修补。翻转内侧皮瓣,在髌骨内侧,切开关节囊,沿髌骨内侧缘和髌腱内侧解剖,直至髌腱在胫骨结节止点。彻底探查膝关节,摘除骨软骨游离体,若有指征时,摘除破裂的半月软骨,修复髌骨关节面的软骨软化部分。如果髌骨和股骨髁的软骨下骨暴露,可钻数个小孔,直达软骨下骨。用锐利的骨凿掀起一条胫骨,并连同髌腱止点,操作时最好把骨凿置于胫骨结节近端,髌腱深面,由近向远侧撬起胫骨结节,再剥离在结节内侧的胫骨内髁骨膜,内移胫骨结节。附着于扁平的骨面,用粗缝线固定胫骨结节在新的位置上。屈伸膝关节,估计新附着点是否适当,然后用 U 形钉固定。被动屈伸膝关节,确定髌骨是否在股骨滑车内,且无向外侧移位。假使髌骨滑动轨迹未纠正,拔出 U 形钉,重新选择位置固定胫骨结节。一般新的止点位置极少向内移位超过 1cm。偶然需同时向近侧移位,但极少需要向远侧移位。再次屈伸膝关节,观察髌骨和股骨外髁的关系,髌骨外侧缘应与股骨外髁的外缘一致。假使股骨外髁关节面暴露,说明髌腱止点过分向内,应修改固定位置。如果髌骨向外倾斜,应纠正股内侧肌止点。屈曲膝关节,核实髌骨向远侧移位程度,髌骨下极此时至少距胫骨平台 2~3cm。将股内侧肌下端缝回髌骨,屈伸膝关节,核实缝线张力。将股内侧肌缝到髌骨和股四头肌肌腱处,不一定缝合内侧支持组织。放松空气止血带,彻底止血。

② 术后治疗:术后用后侧石膏或金属夹板固定 5~7 天,以后改用长腿石膏。术后第 1 天即可开始股四头肌操练,并可持拐行走。6 周去除石膏。拐杖使用到患者有控制力量为止。

(3) 改良 Elmslie-Trillat 手术

Elmslie-Trillat 手术也是一种经典的胫骨结节移位手术。与其他手术有以下几点区别,即近侧为外侧切口,远端为内侧切口,在髌骨远端两切口相连。Cox 改良切口为外侧切口,不常规切开滑膜;移位的胫骨结节的远侧有骨膜骨桥相连,而且移植骨片用螺钉固定。

第四节 髌骨骨折与伸膝装置损伤

一、概述

伸膝装置由股四头肌、髌骨、髌腱构成。当股四头肌突然的收缩力的峰值超出伸膝装置的某一薄弱部分的力学负荷极限时，将会导致伸膝装置的断裂，包括髌骨骨折。伸膝装置的断裂可以是不完全的断裂，即部分胶原纤维的撕裂，使伸膝装置的张力减小，长度增加。直接的切割伤也同样可以造成股四头肌或髌腱的断裂。伸膝装置的断裂多数发生在4个部位。即① 股四头肌腱在髌骨上极的附着处；② 经髌骨（髌骨骨折）；③ 髌腱在髌骨下极的附着处；④ 髌腱在胫骨结节的附着处。

由于伸膝装置的损伤通常是在膝关节突然的屈曲而股四头肌突然猛烈的收缩时造成，而此时髌骨恰是整个伸膝装置的在股骨髁上的支点，因此，伸膝装置的损伤以髌骨骨折为多，而股四头肌腱与髌腱的断裂则相对少见。髌骨骨折其分型亦较多，以横折及粉碎型（星状）为多见（图2-2-3-4-1）。

此外，在直接暴力作用下尚可能出现罕见的纵形骨折，除临床检查外，还需摄髌骨切位片判定（图2-2-3-4-2）。

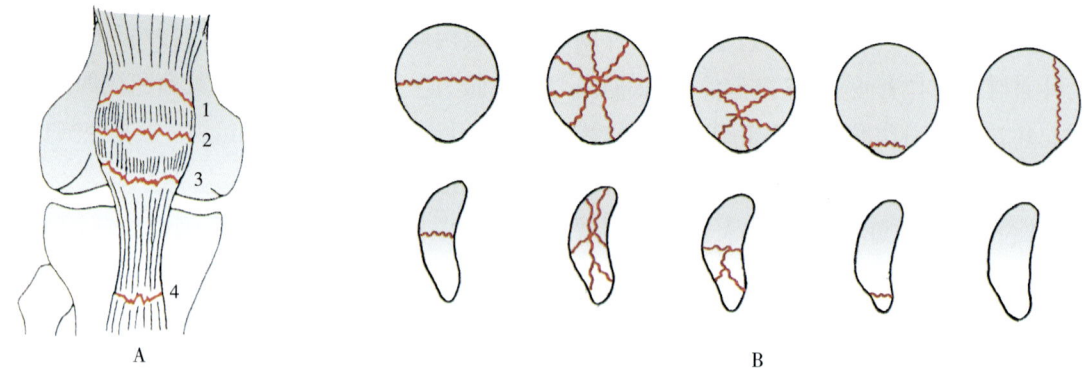

图2-2-3-4-1 髌骨骨折分型示意图（A、B）
伸膝装置损伤好发部位及髌骨骨折形状和部位 A.好发部位：1.股四头肌腱在髌骨上极附着处；2.经髌骨（髌骨骨折）；3.髌腱在髌骨下极附着处；4.髌腱在胫骨结节附着处；B.髌骨骨折形状和好发部位

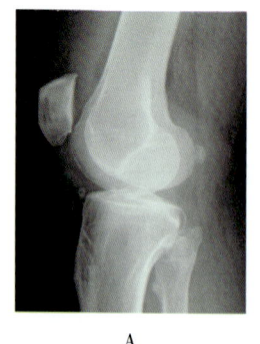
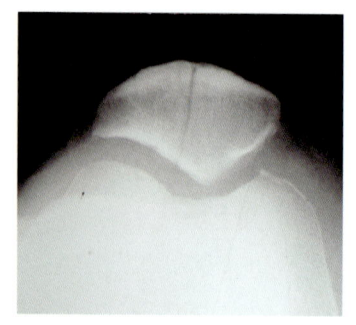

图2-2-3-4-2 髌骨纵形骨折（A、B）
A.膝关节侧位片未见骨折征；B.髌骨切位片可清晰显示骨折线

二、髌骨骨折

(一)创伤机制与分类

1. 致伤机制 髌骨骨折是膝部最常见的骨折。髌骨位于膝前皮下,易受直接或间接暴力损伤。直接暴力如膝前着地的摔伤、膝部撞击伤等;间接暴力如股四头肌剧烈收缩在髌骨上的瞬时应力集中所造成的骨折并伴有内侧和外侧关节囊扩张部广泛撕裂。大多数因间接暴力而致的是横形骨折,直接暴力所致的为粉碎骨折。髌骨骨折的最大影响是膝关节伸膝装置失去连续性和髌股关节的动作不协调。

2. 分类 髌骨骨折分为无移位骨折或移位骨折,或再进一步分类为横形骨折(包括上极、下极骨折)、斜形骨折、垂直骨折和粉碎骨折,以横形骨折为多见。

(二)治疗的原则

如骨折无移位,关节面无严重破坏,内、外侧支持带无撕裂可用非手术治疗。骨片分离或关节面不整齐均需行手术治疗。一般认为,骨片分离小于3~4mm,关节面不一致少于2~3mm,可接受非手术治疗。如果分离或关节面不一致较大,则需作手术治疗。

(三)非手术疗法

经长期随访,非手术治疗具有良好的疗效。髌骨骨折的治疗有各种不同的观点,特别是对髌骨切除术,因为髌骨切除后,股四头肌的作用范围,牵拉膝关节的旋转中心被缩短,需要较大的股四头肌收缩力来完成同样程度的膝关节伸直。髌骨的存在增加了膝关节旋转中心的范围,也增加了髌骨股四头肌的力学优势,使膝关节伸直作用更为有效。非手术处理主要用于经X片证实髌骨骨折线无明显移位者,可以通过伸直位的长腿石膏固定,使其自然愈合。此外,祖国医学采取的髌骨正骨方法与工具对髌骨骨折的保守治疗也有较好的效果。但X线摄片随访对及早发现再移位是非常重要的。通常固定6周可获得较牢固的骨愈合。期间的股四头肌训练和去除固定后的ROM训练对功能恢复具有积极的作用。

(四)髌骨切除术

髌骨切除术的异议有:①虽然膝部活动可能恢复相当快,但股四头肌的强度恢复较慢;②髌骨切除后忽视锻炼,股四头肌明显萎缩可存在达几个月;③膝关节的保护能力消失;④髌骨切除处有病理性骨化存在。

Burton、Thomas等指出应注意后一种并发症,较小的骨化临床表现可能不明显,但较大的可以发生疼痛和活动受限,严重的病例新骨形成足以使股四头肌肌腱的弹性消失及膝关节屈曲活动受阻。因为髌骨切除术的缺点,对非粉碎的横形骨折可作解剖复位及内固定。如果髌骨近侧或远侧已呈粉碎,则切除小骨片,保留较大的骨片并重建伸膝装置。如粉碎较为广泛,关节面不可能重整,则不得不作髌骨全切除。许多医生的经验证明,即使是髌骨复位并不十分理想,但经适当的功能训练后,其关节功能仍能达到较好的水平,因此,保留髌骨应是髌骨骨折处理中的重要原则。

若关节面整复完成,可用各种方法作内固定,如环形钢丝结扎、骨片间钢丝结扎、螺丝钉或克氏针或AO张力带钢丝固定技术。国内的记忆合金抓髌器技术经大量临床病例证实在掌握合适的适应证和操作技术的基础上是十分有效的。骨科医师对内固定方法的选择可有所不同,但都希望有足够坚强的固定以能早期活动。髌骨骨折处理后的早期活动对预防关节粘连所致的关节活动度损失是至关重要的环节。

(五)髌骨缝合术

若皮肤正常,手术可以在伤后24h内进行。

皮肤有挫伤或撕裂伤最好住院并立即手术。如皮肤挫伤伴有表浅感染,宜延迟5~10天后手术,以避免手术创口的感染。

髌骨骨折常用手术途径通常是采用髌前横向弧形切口或横切口,长约8~10cm(图2-2-3-4-3),弧形尖端向远侧骨片,使有足够的显露以便于整复骨折,并有利于修复破裂的股四头肌扩张部。如果皮肤有严重挫伤,应避开伤处。向近侧和远侧掀开皮瓣,显露整个髌骨前面、股四头肌联合肌腱和髌腱,如骨片有明显分离并有股四头肌扩张部撕裂,必须小心显露内侧和外侧,去除所有分离的小骨片(图2-2-3-4-4),检查关节内部,注意是否有软骨骨折存在。冲洗关节腔,去除凝血块及小骨片,用巾钳或髌骨持骨骼持骨钳将骨片作解剖复位;对关节面破坏严重,可先将髌韧带从髌骨下缘剥离下来,再将髌骨翻转,切除碎骨块;亦可根据病情做髌骨全切术;术中,对于髌骨横断骨折,清理关节腔内积血和游离的碎骨块后伸直膝关节,将骨折端对合复位,暂用巾钳固定(图2-2-3-4-5),并采用钛缆(或钢丝)缝合;对不规则的髌骨骨折,可用钛缆或钢丝沿髌骨边缘、并贯穿股四头肌腱和髌韧带缝合一圈,将骨折复位,收紧钛缆或钢丝固定;注意使膝关节面的完整、平滑(图2-2-3-4-6、7)。亦可选择其他术式将骨片作内固定。

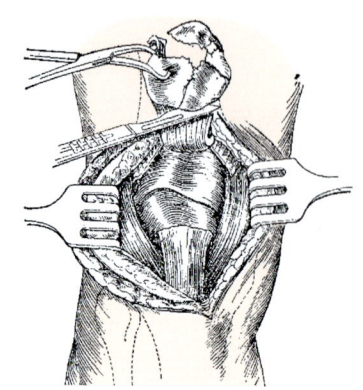

图2-2-3-4-4 粉碎性髌骨骨折示意图

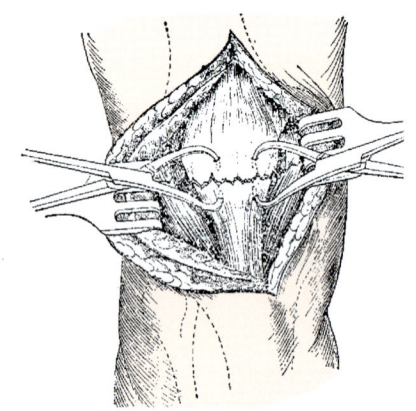

图2-2-3-4-5 巾钳固定示意图

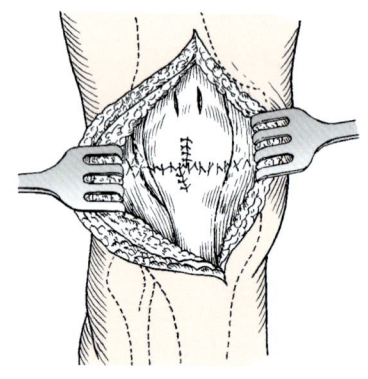

图2-2-3-4-6 修复关节囊示意图

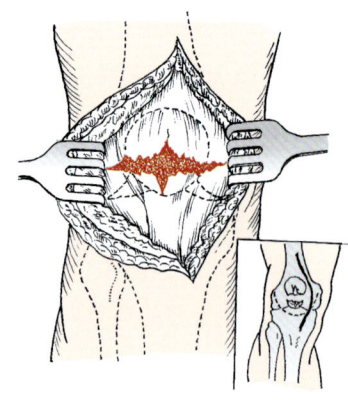

图2-2-3-4-3 髌骨骨折手术切口及显露示意图

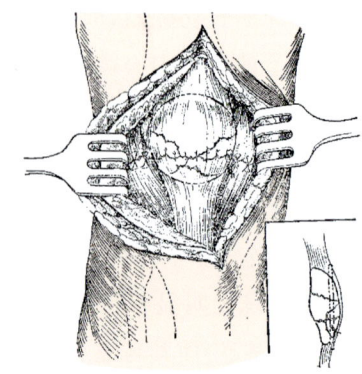

图2-2-3-4-7 髌骨钢丝环状缝合示意图

（六）张力带钢丝钛缆固定

1. 基本方式 AO 推荐应用髌骨骨折张力带钢丝固定的原则治疗横形髌骨骨折。其固定原理是以钢丝的适当位置,将造成骨片分离的分力或剪力转化成为经过骨折处的压缩力,可使骨折早期愈合及早期进行膝关节功能锻炼。通常用两根钢丝,一根作惯例的方法环扎,另一根贴近髌骨上极横行穿过股四头肌的止点,然后经过髌骨前面到髌腱,再横行穿过髌腱到髌骨前面(即张力面),最后修复撕裂的关节囊。如此,膝关节早期屈曲活动可在骨折断面间产生压缩力,使髌骨关节面边缘压缩在一起(图 2-2-3-4-8)。或用钢丝 8 字形交叉于髌骨前面。粉碎骨折可再用拉力螺钉或克氏针作补充固定。

并保留克氏针的末端使其略为突出于髌骨和股四头肌腱附着处。将一根 18 号钢丝横行穿过股四头肌肌腱附着处,尽可能使骨片密合,深度应在克氏针突出处,然后经过已整复的髌骨前面,再将钢丝横行穿过下端骨片的髌腱附着处,深度也须在克氏针突出处,钢丝再返回到髌骨前面,将钢丝的两个末端拧紧(图 2-2-3-4-9)。必要时另外再用第二根 18 号钢丝作 8 字形结扎。将两枚克氏针的上端弯转并切断。克氏针截短后,再将其已弯曲的末端嵌入钢丝环扎处后面的髌骨上缘。间断缝合修复撕裂的支持带。术后不作外固定。2~3 天后,允许患者扶腋拐行走。如果支持带没有受到广泛撕裂,5~7 天后膝关节可作轻柔的活动,如已作广泛的支持带重建,活动需延迟 2~3 周。

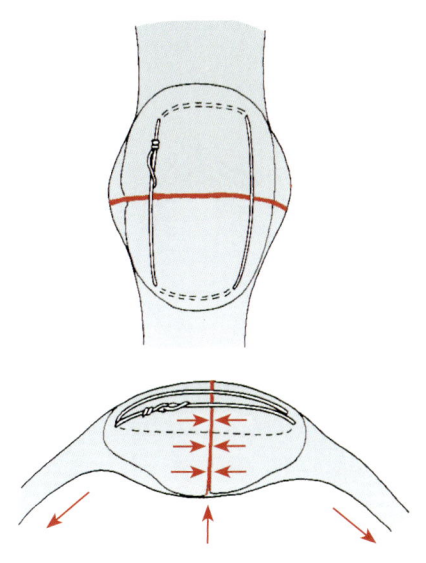

图 2-2-3-4-8 髌骨骨折张力带固定示意图

2. 改良张力带 这是目前对横形骨折较多使用的方法。显露髌骨后,仔细清除骨折表面的凝血块和小骨片,检查支持带撕裂的范围和股骨滑车沟,冲洗关节腔。如果主要的近侧和远侧骨片较大,则将骨片整复,特别要注意恢复光滑的关节面。将整复的骨片用巾钳牢固夹持,用两根 2.4 mm 的克氏针从下而上穿过两端骨片钻孔,两枚克氏针应尽可能平行,连接上下两端骨片,

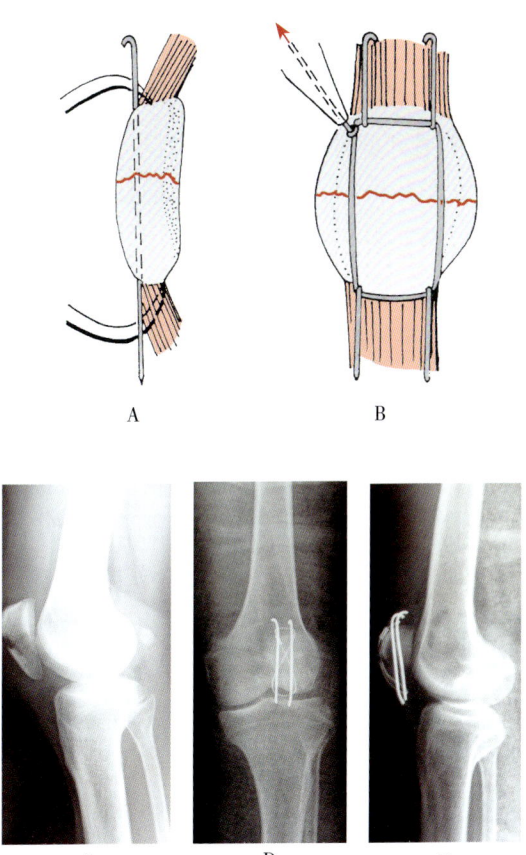

图 2-2-3-4-9 髌骨骨折张力带固定（A~E）

A.B. 示意图；C~E. 临床举例,男性,51 岁,右髌骨中部骨折；C. 术前侧位 X 线片；D.E. 克氏针+钛缆（交叉式）张力带固定后正侧位 X 线片所见（自刘忠汉,马 敏）

（七）钛缆或钢丝（或肋骨缝线）环形结扎固定

用钛缆钢丝或缝线环扎法是一种传统的髌骨骨折治疗方法。目前已被坚强的固定并使关节能早期活动的方法如张力带法等替代。钢丝穿过髌骨周围的软组织，不能取得坚强的固定，如果应用这个方法，须在 3~4 周后才能进行膝关节活动。但对于一些粉碎的髌骨无法以克氏针固定的情况下，钢丝环扎仍是可取的。

1. 手术方法 先在髌骨外上缘穿入钛缆或 18 号不锈钢丝，于髌骨上极横行经过股四头肌腱。可用硬膜外针头在以上部位穿过，然后将 18 号钢丝穿入针芯内，再将针头从组织中退出，18 号钢丝就在针头径路上引出。再在两个骨片内侧缘的中部，相当于髌骨的前、后面之间，以同样方法将钢丝内侧端穿过。接着将钢丝的内侧端由内向外沿着髌骨远端横行穿过髌腱，并再使钢丝沿着髌骨到髌骨外上缘，这样就可使髌骨缝合（见图 2-2-3-4-7）。如果钢丝只通过肌腱而不经过骨片，固定就不牢固，因为在张力下钢丝可使软组织切断，造成骨片分离，尤其是缝合位于后方基底处，更易造成前方分离（图 2-2-3-4-10）。将钢丝的位置处于髌骨前、后面之间的中心位，可阻止骨片向前、后张开，相近的骨片可用巾钳或髌骨持骨钳将它们保持在正确位置，然后将钢丝收紧后再将两端拧紧。骨片整复后，要特别注意关节面的关系，并在关节囊缝合前直接观察和触诊。最后切断残余钢丝，将残端埋入股四头肌腱内。钢丝两端拧紧之前，先在钢丝插入处将其前面一部分拧紧，再把缝合后露在外面的钢丝两端拧紧，使钢丝两端都产生压力并通过骨折部位起固定作用。髌韧带与股四头肌腱宜重叠缝合，以加强其稳定性（图 2-2-3-4-11）。

2. 术后治疗 术后用石膏托固定，鼓励患者作股四头肌训练，几天后可使患者在床上作抬腿锻炼。10~14 天拆线，用石膏筒将膝关节置于伸直位。如果小腿肌肉有控制力，可允许患者用拐杖行走。横形骨折在 3 周拆除石膏，可作轻度活动锻炼。6~8 周肌肉力量恢复时即可不用腋杖。骨折愈合后在大多数情况下应拔除钢丝，否则它会逐渐断裂而致疼痛且取出困难。

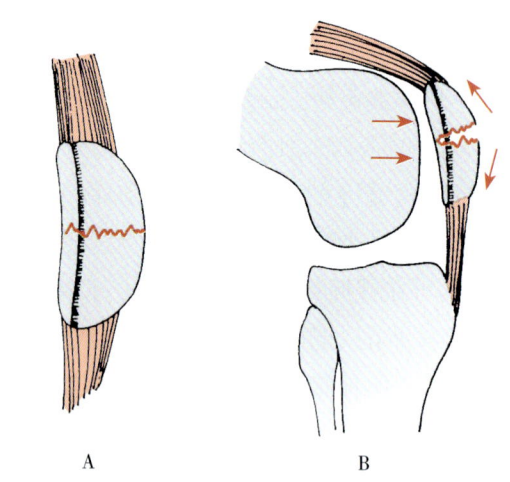

图 2-2-3-4-10　固定编后易造成前方分离示意图（A、B）

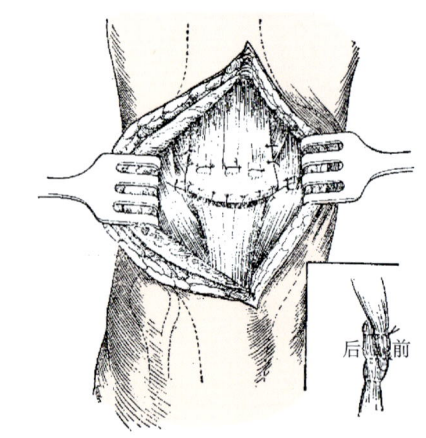

图 2-2-3-4-11　膝关节伸展位，重叠缝合股四头肌腱与髌韧带示意图

（八）记忆合金聚髌器

记忆合金聚髌器是利用记忆合金在常温下的记忆原理设计的爪形髌骨固定装置。将髌骨整复后，将聚髌器置于冰水中使其软化，将其固定钩稍拉开并安装于髌骨前面，使其设计的钩状爪固定髌骨的上下极，待恢复体温后，记忆合金硬化并回复原状，从而获得牢固固定（图 2-2-3-4-12~14）。

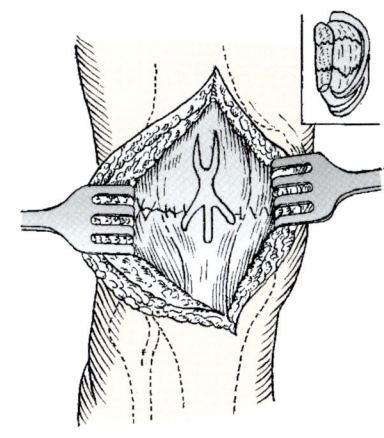

图2-2-3-4-12 聚（抱）髌器临床应用示意图

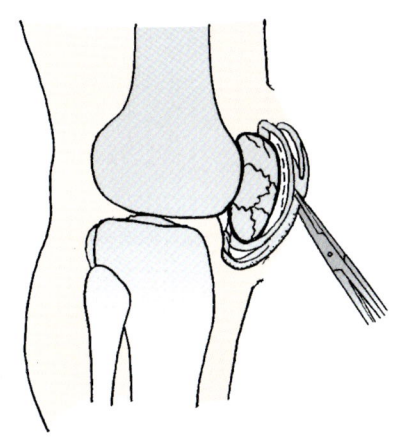

图2-2-3-4-13 同前，侧方观示意图

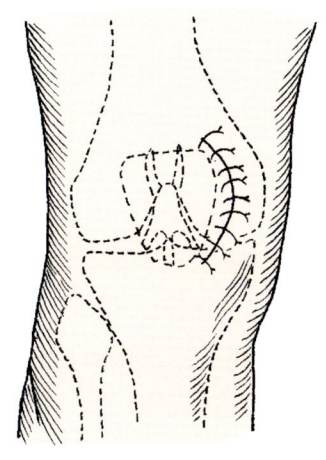

图2-2-3-4-14 同前，切口避开髌骨前方示意图

（九）髌骨下极粉碎骨折的处理

髌骨下极撕脱是髌骨骨折中常见的类型（图2-2-3-4-15）。表现为髌骨远端小骨块的粉碎骨折，留下了较为正常的近侧骨片。这个骨片是伸膝装置的重要部分，应该保留。由于后期发生髌股关节炎的情况很多，因此要仔细地将髌腱缝合于骨片上，注意避免骨片翘起和尖锐的骨片边缘磨损股骨滑车沟。

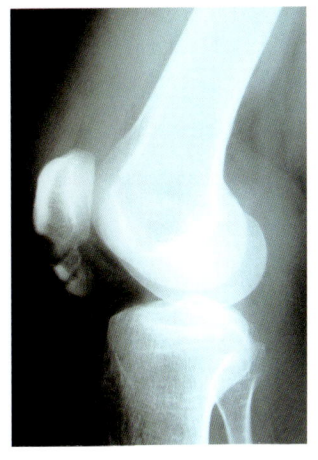

图2-2-3-4-15 髌骨下极粉碎性骨折X线侧位片

手术方法是横形切口显露骨折，清除关节内的小骨片和软骨碎片，如果近侧骨片较大应将其保留，修整关节囊和肌腱的边缘，切除粉碎骨片，保留一小片髌骨远极的小骨片，深埋于肌腱中以便于定位。修整近侧骨片的关节缘并用骨挫挫平。在近侧骨片的关节面正好位于关节软骨前面向近端钻两个孔，用一个针头穿过附着于髌腱上的小骨片远侧，引入18号钢丝，再将钢丝两端穿过已钻孔的近侧骨片，将钢丝拉紧，这样可使髌韧带内的小骨片翘起，成直角方向连接于相对的骨折面。如果缝合钢丝位于骨折处后面，髌腱可与骨片的关节缘基本相连，因此可阻止小骨片翘起，使它的粗糙面不会接触股骨。也可以粗缝线代替钢丝结扎。

偶尔也有髌骨近端粉碎骨折，留下远侧骨片大半，若这个骨片具有光滑的关节面亦应保留，并按已叙述过的方法处理，但应考虑到大部分髌骨下极没有关节软骨覆盖。如果残余的髌骨小于1/2，应把残余髌骨完全切除，尽可能保留大部分髌骨和髌腱，清除关节内的骨片并冲洗清创，用18号不锈钢丝穿过髌骨边缘和髌腱缝合，并将内、外侧关节囊及股四头肌扩张部重叠缝合，钢丝收紧，将肌腱末端完全外翻于关节外面。缝紧时，钢丝能形成直径约2cm的环形，咬断拧紧后的钢丝残端并埋入股四头肌腱内，间断缝合关节囊，并将股四头肌腱和髌腱末端重叠缝合，将伸膝装置稍缩短，术后将膝关节保持伸直位，以维持伸膝装置张力。

三、股四头肌腱断裂

（一）创伤机制和诊断

股四头肌腱完全断裂并不十分常见。典型的创伤机制是在膝关节无准备的屈曲（如跪跌状态）时股四头肌突然强力的保护性收缩导致退变或薄弱的股四头肌腱断裂。因此，较多地发生于40岁以上的人群，断裂位置多在髌骨上缘附近。创伤后患者出现典型的伸膝障碍、髌上压痛、髌上囊积血以及股四头肌腱不连续而出现空虚。

（二）新鲜股四头肌腱断裂的处理

为获得满意的修复效果，应争取在损伤后48h之内完成修补手术。一般可选择两种手术方案，即腱对腱的缝合和腱对骨的缝合。由于断裂几乎总是发生在退行性改变的区域，手术修补要用筋膜条或其他方式加强，也可采用三角形倒转的舌状股四头肌腱膜瓣进行修补手术（图2-2-3-4-16）。

1. **腱对腱修复的手术方法**　作前方纵形正中切口，长约20cm，显露断裂肌腱。清除血肿，伸直膝关节使两断端靠近，同时用巾钳将近侧断端向远侧牵引。肌腱断端修整后以10号丝线或高强度尼龙线缝合。从肌腱的近侧部分，自前方作一三角形瓣，厚2~3mm，每边长7.5cm，基底宽5cm，保留它的基部在近侧断端上。将此三角瓣的顶端翻转向远侧经过断裂处，于适当位置上缝合。为减少缝合部的张力，在肌腱和髌骨的两侧，自断端的近侧向远侧分别用抽出钢丝缝合法缝合，恰好在髌骨的远端平面，钢丝穿出皮肤固定。抽出的钢丝可以固定在皮肤外面的纽扣上。

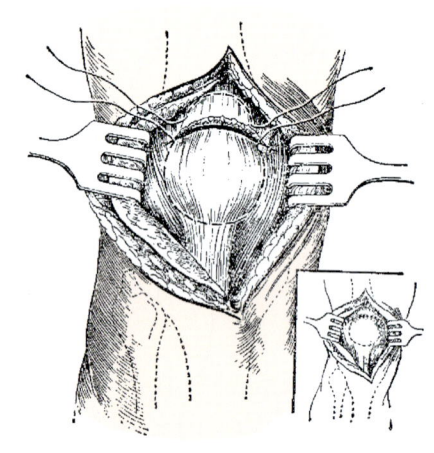

图2-2-3-4-16　贯穿缝合股四头肌腱示意图

2. **腱对骨修复的手术方法**　暴露方法同上。清创后在髌骨上纵向钻出两个平行的细骨隧道，以高强度的尼龙线将股四头肌腱断端缝合于髌骨上极。修复周围软组织。此法适合于远侧断端已无腱性组织残留的病例。

（三）陈旧性股四头肌腱断裂

股四头肌腱断裂数月或数年，修补比较困难。若两断端能够对合，则可按新鲜股四头肌结节断裂方式修补。但往往发现两断端之间存在较大缺损，需用阔筋膜修补。

股四头肌严重缩短不能对合者，也可采用V-Y肌腱延长术。在股四头肌断端的近侧部分作一倒V字形的筋膜瓣，从冠状面将此三角瓣前后剖开，前方瓣为全层厚度的1/3，后方瓣为2/3。将倒V形瓣向下牵引使股四头肌腱两断端对合，用丝线间断缝合。然后将前方瓣向远端翻转、缝合。

再缝合后方瓣及V形顶端股四头肌腱的张开部。为减少缝合处的张力,用减张钢丝缝合是有益的。

陈旧性股四头肌腱断裂的手术治疗结果不如急性损伤那样满意,虽然膝关节的稳定性和活动度有一定的恢复,但伸膝力量极少完全恢复。因此,强调术后的康复训练包括股四头肌的电脉冲刺激治疗等均有一定的意义。

四、髌腱断裂

髌腱断裂通常是髌骨下缘撕脱(断裂),亦可见髌腱远端的胫骨结节撕脱。由于股四头肌的收缩,髌骨可以随股四头肌肌腱向上回缩约3~10cm。因此,对髌腱断裂,应该强调早期修复。晚期由于髌腱失张力后挛缩和瘢痕化,往往不得不施行重建手术。

(一)髌腱在髌骨下极的断裂

新鲜髌腱在髌骨上的撕裂的修补,方法与上面介绍的股四头肌腱断裂修补相同,可用10号粗丝线从裂口的一端沿髌骨内、上、外缘贯穿缝合,直到裂口的另一端穿出。另用一根粗丝线从裂口的一端横行(弧形)穿过髌韧带,然后将两线的两端同时拉紧打结,将断端固定,再用中号丝线间断缝合髌韧带裂口,亦可用钛锁缝合(图2-2-3-4-17)。

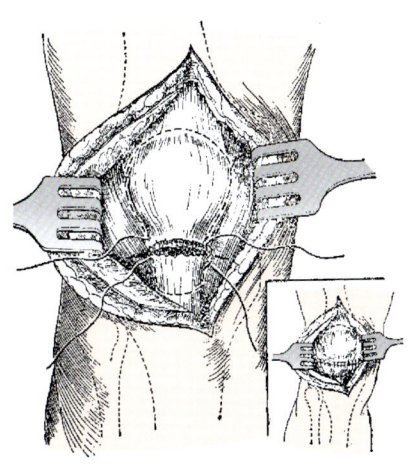

图2-2-3-4-17 髌韧带下极断裂缝合示意图

(二)胫骨结节撕脱(断裂)

髌腱在胫骨结节上的撕脱可以是不带骨块的韧带撕脱,但更多的是胫骨结节的撕脱骨折。典型的体征是髌骨上移和胫骨结节"浮起"并有压痛。髌腱在胫骨结节的撕脱的手术处理较简单,以U形钉或螺钉固定胫骨结节并将髌腱缝合于胫骨结节上。根据固定的牢固情况确定术后的训练活动范围(图2-2-3-4-18、19)。

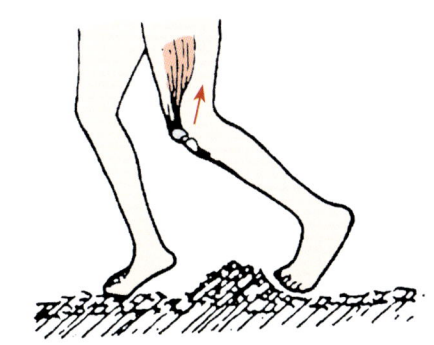

图2-2-3-4-18 胫骨结节撕脱致伤机制示意图

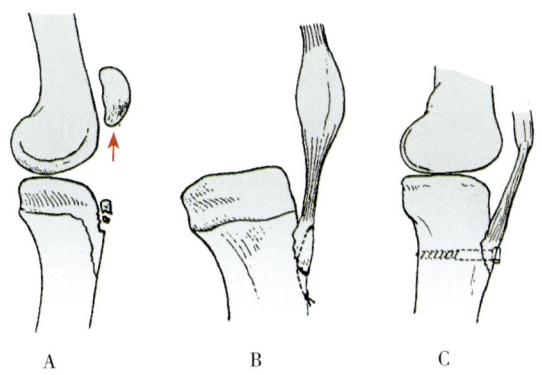

图2-2-3-4-19 胫骨结节撕脱治疗示意图(A~C)
A.胫骨结节撕脱;B.C.开放复位及螺钉内固定

(三)陈旧性髌腱断裂的手术处理

1. 阔筋膜修补陈旧性髌腱断裂

(1)髌骨牵引 在手术修补之前,先行髌骨牵引。即用一枚克氏针横行贯穿髌骨的近侧部分,不要误入关节腔。通过克氏针牵引1~4周,使股四头肌伸展至足够长度,以便手术修补。若皮肤针眼没有感染迹象,克氏针可保留到手术结束再取出。

（2）手术缝合　作膝前方U形切口，尽量避开克氏针，显露髌腱，切除所有瘢痕组织，游离髌腱并将其断端作适当修整。在髌骨中1/3横行钻直径6mm的骨隧道，不要误入关节腔。利用保留在髌骨上的克氏针或用巾钳把髌骨向下牵拉，缩小髌腱两断端之间的距离。然后从健侧大腿取20cm长的阔筋膜条，穿过髌骨横行的骨隧道。阔筋膜收紧后两端缝合到髌腱的远侧断端上。余下的筋膜条编织起来重建髌腱，修补缺损处，并将其游离端缝于新建的韧带上。在髌腱愈合之前，为减少缝合处的张力，用钢丝绕过髌骨上缘，钢丝两端固定在横贯胫骨结节的螺栓两侧。

（3）术后处理　使用上述减张方法，减张钢丝保留8周。一旦可能即开始股四头肌的操练。允许膝关节在30°以内活动。

2. 半腱肌重建髌腱　这是利用半腱肌代髌腱治疗陈旧性髌腱断裂。手术分两步进行。

（1）术前准备　游离髌骨和股四头肌腱。作膝关节前外侧小切口，直达关节，用锐利骨刀直接在髌骨下方，沿股骨前缘向内侧和近侧方向剥离松解粘连着的髌骨和股四头肌腱，关闭切口。经髌骨近侧部分横穿一克氏针，在克氏针牵引之下，鼓励患者在对抗牵引下作股四头肌操练。牵引一直持续到股四头肌挛缩克服。X线检查显示髌骨已下降到正常平面为止。

（2）手术方法　在半腱肌的肌腱与肌腹交界处作一横行小切口，在该平面切断半腱肌腱。在半腱肌附着点作第二个小切口，将已切断的半腱肌从此切口中牵出。再从胫骨结节至髌骨上极作一前内侧切口。在髌骨的远端1/3平面钻一横行骨隧道，以穿越半腱肌肌腱。经胫骨结节钻第二个横行骨隧道。将半腱肌肌腱的游离端由内向外穿过胫骨结节骨隧道，再由外向内穿过髌骨隧道，牵向远端与半腱肌肌膜自身或缝匠肌、股薄肌止点相缝合，关闭切口，然后再把牵引弓放回克氏针上，利用牵引弓牵引，膝关节伸直位长腿管型石膏固定，克氏针封在石膏上，石膏干硬后去除牵引弓。6周去除石膏和克氏针，开始股四头肌操练。

为加强重建髌腱的强度，也可以采用半腱肌与股薄肌腱联合重建髌腱。此技术由Ecker等描述。方法与上述单纯半腱肌重建髌骨相似，只是在髌骨上建立第二个骨隧道，以穿过股薄肌腱。其减张方法是通过髌骨和胫骨结节的两个骨隧道，用钢丝拉紧以达到减张目的。

第五节　膝部韧带、软骨及半月板损伤

一、股四头肌肌腱断裂

见前节（第四节、三）内容。

二、髌腱断裂

见前节（第四节、四）内容。

三、膝关节韧带损伤

（一）膝关节韧带的大体解剖及生理功能

除依赖于膝关节的骨性结构及周围的强大肌群外，膝关节的稳定与运动尚取决于关节内、外韧带的完整和半月板的协调作用。现将有关韧带的大体解剖及其功能分述如下。

1. 膝内侧副韧带 又称为胫内侧副韧带,分深浅两层。深层系关节囊韧带,与关节囊紧密相连,并可分为前、中、后三部,后1/3部又称为后斜韧带。浅层扁而宽,较坚韧,起自股骨内上髁,止于胫骨内髁及其下方。该韧带的主要功能是阻止膝关节异常的外翻活动及维持膝关节的前内旋转稳定。

2. 膝外侧副韧带 又名腓外侧副韧带。起自股骨外上髁,呈条状止于腓骨小头外侧面。其浅层较浅表,深层属关节囊韧带,后1/3则为弓形走向,故名弓形韧带。该韧带主要阻止膝关节过度内翻及维持膝关节的前外旋转稳定。

3. 前十字韧带 起于股骨外髁内侧面之上部,止于胫骨髁间前窝内侧,并有纤维与内侧半月板前角相连,属关节内韧带。其主要功能是构成股胫之间的内在铰链,并限制胫骨向前的过度移位及小腿的外翻与内旋。

4. 后十字韧带 起于股骨内髁外侧面,斜向外下止于胫骨髁间后窝及外侧半月板后部,亦属于关节内韧带,构成股胫之间的内在铰链,对小腿的过度后移、内翻及外旋活动起限制作用。

以上4组韧带的完整与协调完成了膝关节的正常活动与稳定,并对膝关节的正常活动起"制导"作用。一旦遇到暴力,旋转暴力及直接暴力则可引起其中一个或两个以上的损伤。多韧带的复合性损伤常见于活动量大的运动员,如足球、冰球及滑雪运动员。

(二)膝内侧副韧带损伤

1. 致伤机制 各种暴力主要来自膝关节外侧,常见于交通事故(各种车辆对行人侧方撞击多出现此种后果)及运动伤。尤指参加滑冰及足球运动受伤的患者,由于该处所受的张应力较大,易引起断裂。

2. 诊断

(1)外伤史 多较明确,以下肢旋转及外翻应力为多。

(2)临床表现 除创伤一般症状外,局部的定位症状主要有以下表现:

① 痛及压痛:局限于受损韧带局部,并与该韧带解剖部位相一致;

② 肿胀:亦较局限,此与关节内积血及一过性膝关节脱位所引起的弥漫性改变明显不同,如同时有关节囊壁撕裂,则难以区分;

③ 膝关节的侧方张力试验:显示内侧副韧带阳性结果;

④ 膝关节松动试验:即将痛点局麻封闭后,再次行侧方应力试验,如膝关节外翻超过健侧10°以上,则表示该韧带完全断裂,反之属不全性韧带损伤。

(3)X线拍片 常规X线平片可排除关节部骨骼损伤。膝关节外侧间隙加压摄片,主要观察内侧关节间隙是否增宽,以确定有无内侧副韧带完全断裂(图2-2-3-5-1)。

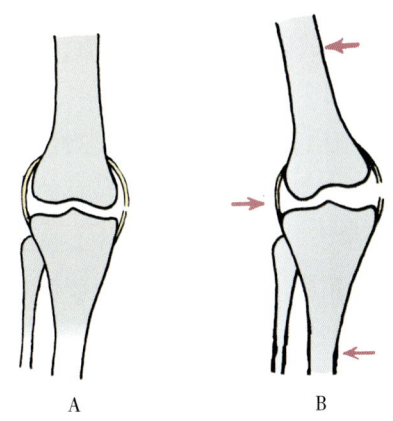

图2-2-3-5-1 膝关节加压摄片示意图(A、B)

3. 治疗

(1)完全断裂者 尽早行修补缝合术,术后用下肢石膏管型固定于伸直及内翻4~5周。晚期病例可酌情行韧带移位术或韧带重建术(后者多用阔筋膜)。在石膏固定期间应加强功能锻炼。

(2)不全损伤者 早期以内翻伸直位下肢石膏管型固定4周左右,并辅以药物及理疗等。仍应强调下肢的功能锻炼,以防股四头肌等萎缩而引起不良后果。

(三) 膝外侧副韧带

此种损伤明显少见,是由于来自膝内侧方向的暴力机会太少之故。

(四) 膝关节前十字韧带

1. **致伤机制** 前十字韧带损伤是因过度的外翻及外旋暴力所致,多见于运动场上和交通事故中。断裂部位以胫骨附着点处连同骨块撕脱最为多见,股骨外髁起点处撕脱次之,再次为韧带中部断裂。

2. **诊断依据**

(1) 外伤史 多位旋转及外翻暴力。

(2) 临床症状 不同于侧副韧带伤,主要有以下表现。

① 关节肿胀:呈弥漫状,多因关节腔内积血及创伤反应所致。

② 浮髌试验:因关节内积血,故浮髌试验阳性。

③ 抽屉试验:前抽屉试验为阳性。在急性期为避免加重损伤,尤其是骨折块位移的加剧,一般不宜频繁检查。如能从 X 线平片上显示隆突(髁间窝骨块)撕脱,并推断有前十字韧带断裂者,无需再做此检查。

④ X 线平片:可于正侧位片上显示胫骨前方隆突(髁间窝处有骨片)撕脱,并沿前十字韧带的走向移位。

3. **治疗**

(1) 无明显移位者 指胫骨髁部骨折片位移在 3mm 以内者,原则上采取下肢功能位石膏管型固定 6 周左右。并加强下肢的肌力锻炼。

(2) 有移位者 凡骨片撕脱距原位 4mm 以上者,应先试以手法复位,即在外旋、内翻及伸直位石膏固定后拍片。复位满意后,则继续固定 6 周左右,并辅以功能锻炼。如对位仍不佳,则需行开放复位+缝合固定。一般用细钢丝作 8 字形缝合,并将钢丝引至皮外,用纽扣固定。3~4 周后当纤维愈合,即可先将钢丝抽出(图 2-2-3-5-2~5)。但在股骨髁起点处撕裂者,其缝合多较困难,操作时应注意。具体操作如下:患者仰卧位,大腿扎气囊止血带,从胫骨结节、髌骨内侧到大腿下部正中线作 S 形或直线切口;切开股内侧肌与股直肌腱结合部和关节囊,将髌骨向外翻开脱位,屈膝关节,即可显露十字韧带,检查其断裂情况;将前十字韧带两断端用细医用不锈钢丝(或钛镍)缝合。先用 8 字缝法缝合近端,钢丝从韧带断面穿出,继用细钻头沿前十字韧带的走向,在胫骨上端内侧钻两个平行骨孔;将不锈钢丝两端分到穿入前十字韧带远端断面,经骨孔到胫骨前内侧穿出骨外,使韧带两断面紧密接触,扭紧钢丝,断面用细丝线缝合数针,使断端对合牢固。

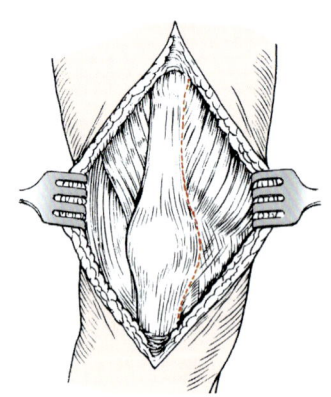

图 2-2-3-5-2 髌韧带切口示意图

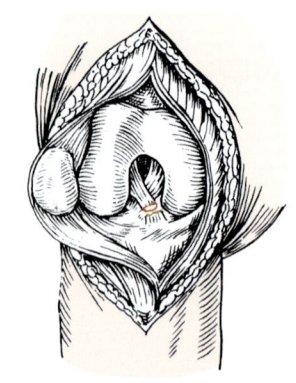

图 2-2-3-5-3 翻开髌骨示意图
显示前十字韧带断裂

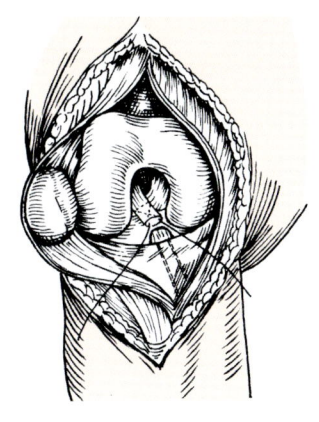

图2-2-3-5-4 缝合前十字韧带示意图

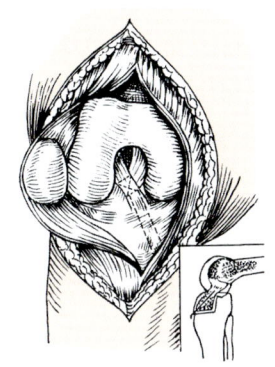

图2-2-3-5-5 缝合完毕将钢丝穿出骨外示意图

（3）**陈旧性损伤** 在治疗上伸缩性较大，对完全断裂者，影响膝关节的稳定性及制动作用，需行重建性手术或肌腱移位术等。不完全断裂者则尽量利用保守法治疗，其中尤应注意和强调加强股四头肌的肌力锻炼。

（五）膝关节后十字韧带

后十字韧带损伤较为少见，但完全断裂时手术修复较为困难，尤其晚期病例，在诊治上应加以重视，争取尽早处理。

1. **致伤机制** 当膝关节处于伸直或屈曲90°时，突然来自前方的暴力，使处于紧张状态的后十字韧带撕裂。后者多见于高速行驶车辆的急刹车，前者则好发于行走或站立时来自前方的撞击（以车辆为多）。

2. **诊断** 诊断依据与前者相似，后抽屉试验显示阳性结果。

3. **治疗** 基本原则及具体方法与前者类同，应力争早期治疗，尤其是需手术缝合者。不仅解剖清晰，易于识别，且疗效肯定，晚期不易继发稳定，对前后十字韧带同时断裂者可一并施术（图2-2-3-5-6、7）。术式如下：当前后十字韧带同时断裂时，应先缝合修复后十字韧带，即用细不锈钢丝按8字形缝法缝合远端，钢丝从远端断面穿出，沿后十字韧带近侧断端的走向，用细钻头在股骨骨髁钻两个骨孔，将不锈钢丝的两端从后十字韧带近端断面穿入，通过骨孔从股骨内髁的内侧穿出，使韧带断端紧密对合，扭紧钢丝，并将韧带带断端对合处间断缝合数针，之后再依前法缝合前十字韧带。

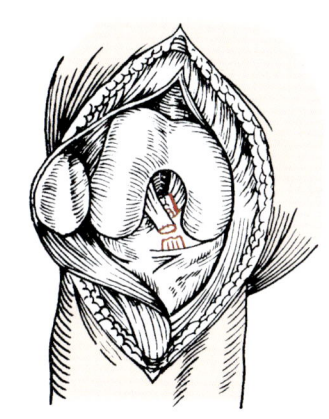

图2-2-3-5-6 术中检查后十字韧带，如同时损伤可一并修复示意图

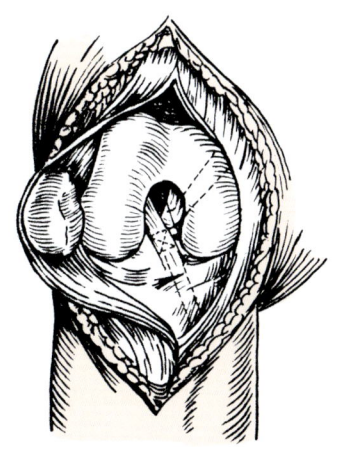

图2-2-3-5-7 前、后十字韧带修复后示意图

（六）膝关节三联症

膝关节三联症指内侧副韧带及前十字韧带同时断裂，并伴有内侧半月板损伤，又称谓O'Donghe三联症。

1. 致伤机制　是由引起小腿外翻及外旋的暴力所致，以交通事故及足球场上为多见。此种复合性损伤，一般先引起内侧副韧带断裂，接着前十字韧带张应力升高而受损，在此基础上，内侧半月板甚易随之被撕裂，从而形成膝关节三联症（图2-2-3-5-8）。

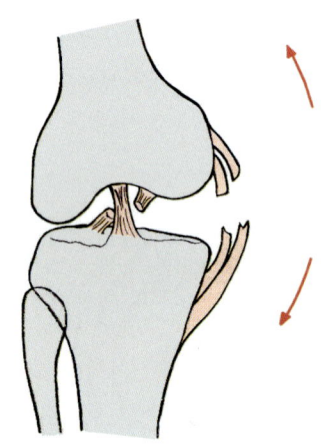

图2-2-3-5-8　膝关节三联症示意图

2. 诊断主要依据

（1）外伤史　多较明确。

（2）临床症状　有以下表现。

① 肿胀：在全膝弥漫性肿胀的基础上，膝关节内侧伴有局限性皮下瘀血或血肿征象；

② 痛及压痛：为内侧副韧带断裂处的局部症状，内侧膝关节间隙亦多有明显压痛；

③ 特殊试验：即前抽屉试验及内侧副韧带张力试验等均为阳性；

④ X线平片：可显示内侧关节间隙增宽（局麻后加压）及胫前髁间窝有撕脱性骨片可见。

3. 治疗　除有手术禁忌证外，原则上应尽早行韧带修补缝合术，半月板的处理应持保留态度，尽量以部分切除及缝合来代替半月板切除术，以求最大限度地保留其功能。

四、膝关节不稳定

除急性期病例外，膝关节不稳定的后期病例，多因早期关节韧带损伤未获得及时而正确的治疗所造成的后遗症及并发症，因所引起的问题较多，在诊断与治疗上亦较复杂。

1. 膝关节不稳定的原因　正常状态下膝关节的稳定，不仅取决于由股骨髁与胫骨髁所形成内侧与外侧股胫关节的骨性结构，尚包括关节内外侧副韧带、十字韧带、半月板、关节囊及脂肪垫等。此外，周围的强大肌群对膝关节的稳定，尤其是动力性稳定亦具有重要作用。

上述诸结构中，最易遭受破坏、对膝关节的稳定又具有重要作用的是关节内、外侧副韧带及十字韧带。当该组韧带受损后，其限制膝关节异常活动及制动关节正常运动的功能也随之遭受破坏。

尽管反复强调对韧带损伤的早期合理处理，但由于各种因素，特别是认识水平的限制与经验不足，以致初期处理不当而易造成韧带松弛，并引起膝关节的不稳定。

2. 膝关节不稳定的分类　根据膝关节本身功能，一般将膝关节不稳定分为直向不稳定和旋转不稳定两大类，两者又分为若干方位。在临床上，各个病例所表现出来的症状往往是复合性的，现分述如下。

（1）直向不稳定　又可分为以下两类。

① 侧方直向不稳定：由于内侧及外侧副韧带受损所致。视两组韧带中的一种松弛而再分为：ⅰ内侧直向不稳定：内侧副韧带张力低下，以致膝关节呈现外翻状。ⅱ外侧直向不稳定：外侧副韧带受累而引起膝关节内翻松弛位。以上两者均可通过侧副韧带张力试验等检查判定。

② 前后直向不稳定：系因十字韧带受累所致。根据前、后十字韧带的作用又可分为：ⅰ直向不稳定：因前十字韧带断裂后松弛而继发，在临床上表现为膝关节易向前方移位，以致影响关节的稳定性。此时抽屉试验为阳性，便于判定。

ⅱ后直向不稳定：因后十字韧带松弛所致，因而膝关节易向后方位移，后抽屉试验阳性。

（2）旋转不稳定　主要由于前后十字韧带受损后恢复不良所致，又分为两种。

① 前方旋转不稳定：因前十字韧带松弛所致的旋转功能失调，视韧带病变的部位不同又可分为：ⅰ前内旋转不稳定：主要引起胫骨内髁向前半脱位，可通过外旋15°位的前抽屉试验检查判定，阳性者说明内侧结构及前十字韧带受累。ⅱ前外旋转不稳定：表现为胫骨外髁向前半脱位，用内旋30°位的前抽屉试验检查，阳性者表明前十字韧带及外侧副韧带松弛。

② 后方旋转不稳定：由于后十字韧带松弛所致，根据该韧带受损情况不同而分为：ⅰ后外旋转不稳定：出现胫骨外髁向后半脱位，以外旋15°位的后抽屉试验判定，阳性者表明后十字韧带受损。ⅱ内旋转不稳定：引起胫骨内髁向后半脱位，用内旋30°位的后抽屉试验判定，阳性者多因后十字韧带及内侧副韧带受累。

3. 膝关节不稳定的判定　膝关节不稳定的诊断较为困难，一方面是由于临床症状受到多种因素影响而发生多变。其次是此种不稳定往往为复合性，难以判定。第三种原因是本病的临床检查较为复杂，相互间甚易混淆。因此在对本病判定时必须认真检查。本病诊断的主要依据是：

（1）致伤史　由于不同的致伤机制使受损的组织也各异。例如，过伸性损伤时，主要伤及前、后十字韧带。膝屈位时，由前向后之暴力主要伤及后十字韧带。屈曲、外展及外旋伤主要波及内侧副韧带、前十字韧带和内侧半月板。屈曲、内收、内旋损伤则波及外侧副韧带及前十字韧带。

（2）临床特点：

① 膝关节一般症状：以疼痛及功能障碍为多见，后者主要表现为关节的不稳定。

② 肌肉萎缩：由于废用及损伤，膝部肌肉易萎缩，尤其是股四头肌萎缩较明显。

③ 特殊试验：主要为检查侧副韧带的侧向应力试验及检查十字韧带的抽屉试验。此两种试验均应选择相应的体位进行，前者指0°位和30°位，后者则按中立位、内旋位及外旋位分别进行试验（可参考分类一段）。

（3）影像学检查：

① X线平片：主要根据一侧关节间隙宽度的增加及胫骨髁间骨折片等推断受损韧带及其程度。

② 核磁共振：对韧带损伤的判定帮助较大，可通过其三维影像显示，确认韧带断裂的部位及其程度，对半月板损伤显示更为清晰。

（4）关节镜检查：对关节腔内损伤的诊断意义较大，例如前后十字韧带断裂、半月板损伤和波及关节囊壁的侧副韧带损伤等，有诊断价值。

（5）手术探查：一般结合临床情况，对有手术指征者，在术中有目的地对受损韧带加以观察，并酌情考虑处理方案。

4. 治疗　对膝关节不稳定的治疗既感困难又不易收效，特别对旋转不稳定者，因由多种因素所致，难以判定受损的组织及其确切的部位。加之一种手术仅只解决某个问题，往往需要多种手术配合进行，方可解决因旋转不稳定所引起的不同症状。现将目前常用的手术方式及其作用简介如下。

（1）前十字韧带重建术

① 适应证：前十字韧带损伤所引起的直向前方不稳定，及前内、前外旋转不稳定者。

② 术式：操作过程如下。ⅰ麻醉：硬膜外或腰麻；ⅱ切口：膝前方S状切口，直达髌前并暴露髌韧带；ⅲ取材：多选用髌韧带中段或内1/3段，自上而下切取一条状（长度为约10~12cm），直达胫骨结节处留蒂备用（亦可用髂胫束或半腱肌取代）；ⅳ重建：将切取下来的髌韧带断端，穿过胫骨结节至前十字韧带止点处的隧道，再顺着前十字韧带走行，穿过自股骨外髁内侧面十字韧带起点至向外髁外方之隧道，并将其抽紧固定（图2-2-3-5-9）。

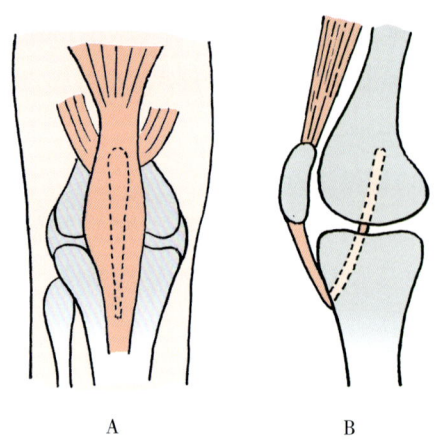

图2-2-3-5-9 用髌韧带重建前十字韧带示意图（A、B）

用髂胫束重建前十字韧带的术式亦较简便易行，如图2-2-3-5-10所示，将髂胫束自下方止点处连同一小块骨片切下，宽1.0~1.8cm，向上游离达股骨外髁上方，自外侧间隙处进入股骨外髁外上方至内下方的隧道，沿前十字韧带走向再穿过胫骨上端之隧道，抵达胫骨结节前方，并将其固定。在操作时应注意掌握松紧度，过松及过紧都将影响疗效。

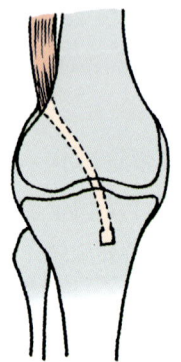

图2-2-3-5-10 用髂胫束重建前十字韧带示意图

③ 术后：以下肢石膏管型制动6~8周，并注意加强股四头肌锻炼。

（2）后十字韧带重建术：

① 适应证：适应于后十字韧带损伤（图2-2-3-5-11）所引起的直向后方不稳定及后内、后外旋转不稳定等。

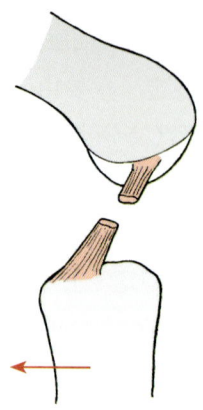

图2-2-3-5-11 后十字韧带断裂所致后方不稳定示意图

② 术式：可采用后方的腘肌、前方的髌韧带、侧方的髂胫束及内侧半月板等重建术，现以腘肌重建术为例说明操作过程。ⅰ麻醉：硬膜外或腰麻。ⅱ切口：以后方腘窝中点为中心作一纵形S形切口，向下分离，达股骨外髁后方，并显露腘肌起点。注意勿伤及附近的腓总神经。ⅲ取材：于股骨外髁上后方，将腘肌自起点处切断、游离。ⅳ重建：将腘肌腱的游离端，经二头肌前方肌间隙导入膝关节囊后部，置于近胫骨平台后缘处备用。再从股骨内髁内侧面向外上方钻孔，并将腘肌腱穿出固定（图2-2-3-5-12）。

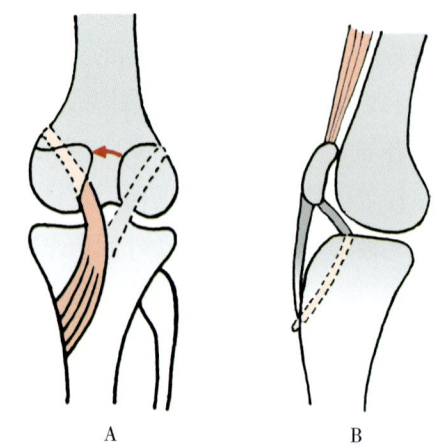

图2-2-3-5-12 腘肌腱或髌韧带重建后十字韧带示意图（A、B）

用髌韧带重建后十字韧带的术式比较容易操作，如图2-2-3-5-12所示，将髌韧带中1/3段，自胫骨结节附着点处游离切断,于髌骨下缘处穿过关节囊,并固定于前十字韧带附着点的后方。此种动力性重建术疗效较满意。

③ 术后：采用石膏管型制动6~8周。

(3) 膝内侧副韧带加强(重建)术：

由于内侧副韧带损伤机会较多,不仅引起内侧不稳定,且亦可造成前内旋转不稳定。在此种情况下,除对内侧副韧带行紧缩术外,亦可选择内收大肌及股薄肌,作为静力性修复的材料,再用半腱肌进行动力性修复或行鹅足成形术。

内收大肌修复较为简便,即于内收大肌股骨内髁附着点处上方12~15cm处内侧,将2/5肌束横断,分离后翻向下方加强膝内侧副韧带。股薄肌术式与前者相似,亦利用远端之一半或大半切断后向下逆转加强膝内侧副韧带。

鹅足成形术的原理 由缝匠肌、股薄肌、半腱肌及半膜肌共同组成的联合腱,附着于胫骨内侧上端,称为鹅足,具有使膝关节屈曲及内旋的作用。在因内侧副韧带受累所引起的前内旋转不稳定时,为达到控制小腿内旋的目的,可将鹅足远侧止点切断,并翻向上方缝合到向髌韧带侧方扩张部及胫骨上端,如此可达到增加小腿内旋的目的。

(4) 外侧副韧带加强术 除外侧副韧带本身的紧缩术外,亦可选择股二头肌及髂胫束修复,前者属静力性修复,后者为动力性修复。具体术式如下。

① 股二头肌肌腱髌骨悬吊术：如图2-2-3-5-13所示,将二头肌腱于附着点前方近端12~15cm处切断1/2左右,游离松解后,将其缝合固定至髌骨前外侧偏下方处,如此可阻止小腿向后外后方旋转。对股四头肌萎缩者不宜做此手术,以免出现相反结果。

② 髂胫束加强外侧副韧带术：切取髂胫束之一部分,将其分离、游离,使其向下穿过外侧副韧带下方,固定至胫骨外髁上方软组织处。

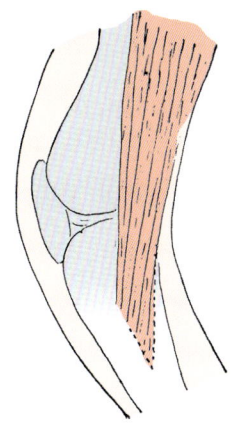

图2-2-3-5-13 股二头肌重建膝外侧副韧带示意图

(5) 膝关节前、后十字韧带及内外侧副韧带一次性重建术 此种膝关节多发性损伤常见于严重型交通事故,笔者于1968年曾遇一例右腿膝上方外伤性截肢,左膝多发性韧带断裂患者,膝部呈"散架"状,无法站立。临床检查表明其内、外侧副韧带及前后十字韧带完全断裂,40多年前无人造韧带,因此决定切取患者阔筋膜张肌呈长条状,以"8"字形修补内外侧副韧带及前后十字韧带(图2-2-3-5-14)。术后一周开始功能锻炼,术后4周已可单腿站立,并开始步行(右腿已安装临时假肢),之后逐渐康复。随访6年,疗效满意。此后又用阔筋膜张肌修补外侧副韧带施术多例,尽管目前可用条索状人工韧带取代阔筋膜张肌肌腱,但其生物性能要较天然物差,且价格昂贵。

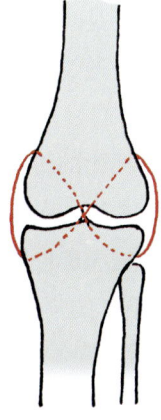

图2-2-3-5-14 阔筋膜张肌筋膜修复术示意图

用阔筋膜张肌筋膜作8字缝合修复膝关节前后十字韧带及内外侧副韧带损伤

5. 预后　膝关节不稳定的预后较一般性损伤复杂，尤其是晚期病例，多由数种因素所致。由于判定上难度较大，在术式选择上也必然无所适从，尤其是旋转不稳定者，再加上股四头肌的废用性萎缩等不良后果，将使诊断、病情判定及手术方法的选择更加复杂化。为此，强化本专题的基本知识及诊断水平是改善预后的先决条件。

五、膝关节骨软骨损伤

几乎所有的膝关节损伤都会造成不同程度的关节软骨损害。软骨的创伤可以是软骨的直接损伤如手术操作中器械对软骨的创伤，但更多见的是间接损伤所致，关节内骨折、半月板损伤和交叉韧带损伤等大多伴有关节软骨面的损伤。由于关节透明软骨在结构与功能上的特殊性，使得对关节软骨面的修复成为近年来活跃的研究课题。关节镜对关节面损伤的直接观察可以比任何其他的检查手段（包括X片、CT、MR等）更明确地评价关节面损伤的程度，并可以在关节镜下直接进行必要的手术处理或是在关节镜辅助下进行切开手术，以更小的创伤和更准确地修复关节软骨。

（一）诊断与处理原则

关节镜检查是关节面损伤最好的诊断方法。通过关节镜术不仅可以对损伤或病灶的部位、大小、骨软骨块的形态及是否已发生坏死等情况作出准确的评价，还可以通过关节镜技术将尚正常的骨软骨块在局部清创后复位并进行镜下内固定，或将游离体和已坏死的骨软骨块去除并进行病灶基底的清创，以促进关节软骨面的修复。

此外，高分辨率的MR也可获得准确的诊断信息。对伴有软骨下骨的损伤或骨折的病例，X片、CT有明确的诊断价值。

骨软骨骨折的整复要通过手术治疗。如为儿童，骨折没有移位，可试用保守疗法。如为成人，游离骨片通常要切除。骨软骨骨折的骨片通常来自股骨外髁或髌骨内侧面，手术目的是为了防止由于内部紊乱而致关节进一步损伤。若骨片很大，应尽可能地修复。一般骨软骨片很小，无法将其固定在原位，当骨软骨片较大时，可选用螺钉固定，固定时不要使钉头突出关节面，以防进入关节内再造成损伤。如果诊断和手术都被延误，骨片的边缘和缺损已成钝圆形，不可能达到恢复原位的要求。骨片切除时，切除处的松质骨面应该是光滑的。锐性切除、分离磨损的软骨边缘，以斜形削除为佳，不要影响负重面。

对于关节软骨面的划伤、割伤和轻度挫伤一般不需特殊处理。通过减少负重和使用CPM训练及适当的对症处理可获得满意疗效。

（二）不同类型关节骨软骨损伤的评价与治疗

对临床骨科医生而言，许多软骨损伤在没有关节镜的观察和诸如MR等高分辨率辅助诊断结果的帮助下是难以获得准确诊断的。在关节镜下对关节软骨损伤的描述可按照软骨划伤、挫伤、裂伤或软骨骨折、软骨缺损及关节内骨折的分类进行。

1. 软骨挫伤　这是关节软骨损伤最常见的类型。在急性或亚急性的关节损伤中，膝关节镜下可发现损伤的软骨出现表浅的缺损和明显的摩擦痕迹，在较长时间以后，可以发现局部的软骨发生纤维化或疤痕软骨修复。在半月板破裂病例中，几乎均可以观察到在与半月板破裂的部位相应的股骨和胫骨的关节面有程度不等的软骨挫伤与磨损。同样，在交叉韧带断裂或慢性膝关节不稳定的病例中，也都有类似的表现。

对未达全层的软骨挫伤和划伤，可在关节镜下进行局部的修整，使其成为光滑的表面，去除可能成为游离体的软骨片，并处理同时存在的膝关节内其他病损。

2. 软骨划伤（割伤）　软骨的划伤经常由膝关节的开放或关节镜下手术操作所致。在关节镜操作过程中，使用任何金属器械的粗暴动作包括镜头移动的不慎均可造成关节软骨面的划伤，轻微的划伤在关节镜下可以见到表浅的划痕和一条被掀起的较薄的膜状软骨，关节镜下将其去除后一般不致引起症状。而较深大的划伤则可导致术后恢复期延长和损伤软骨的瘢痕化。

3. 软骨裂伤（软骨骨折）与软骨缺损　软骨裂伤或软骨骨折以及由其引起的关节软骨面的缺损是较严重的关节软骨损伤，通常由较大的直接或间接暴力造成。关节镜观察可发现关节软骨裂伤、掀起、软骨下出血，有时软骨骨折片脱落成为关节内游离体，而关节面出现软骨缺损。值得注意的是，对关节损伤的病例，当关节镜下发现有较大的软骨缺损时，一定存在软骨的游离体，而软骨片在X线片上并不显影，术前难以定位，一定要仔细寻找软骨的骨折片，并将其形态、大小与关节面缺损区加以对照，因为一个较大的关节面缺损可能存在数个软骨的骨折碎片。对新鲜的软骨骨折可考虑在开放或镜下复位与固定，而对后期的软骨缺损则需要通过局部清创、磨削或以骨软骨、骨膜或软骨膜进行二期修复。

4. 关节内骨折　关节内的骨折不可避免地影响到关节软骨，某些闭合性的关节内骨折，如交叉韧带的胫骨止点的撕脱骨折、胫骨平台骨折或陈旧性关节内骨折都伴有关节软骨的损伤。在处理骨折和韧带撕裂时需考虑到关节面的重建。对已通过X片明确了关节面骨软骨骨折的病例，如果骨折块直径大于10mm，且位于功能区，则可以通过切开手术的方法进行内固定。通常采用前内侧切口获得良好的显露，将骨折基底清除后，将带有软骨面的骨软骨块复位，以螺钉埋头固定，使螺钉尾部埋入关节软骨平面以下。将复位后的软骨面与正常软骨面的结合缘修整光滑。早期病例采用克氏针固定常见并发症是克氏针断裂。即使用石膏固定也可发生克氏针断裂。此外，皮肤上克氏针针眼的感染也十分常见，目前普遍提倡用埋头空心螺钉后手术并发症日趋减少。术后患者需扶拐，避免完全负重8周，以防止损伤胫骨关节面，并结合CPM操练及相应的康复训练。

5. 关节面软骨-骨折性游离体　关节面软骨的剥脱可导致关节内游离体的产生。而较大的软骨性游离体将产生诸如交锁等体征。游离体可能存在于髌上囊、髁间窝、内外侧沟，甚至滞留在腘窝内。

（三）关节面缺损的修复手术

如关节软骨面较大和较深的创伤未获得及时处理，脱落的骨软骨块已坏死，关节面可能残留缺损，并将因此出现明显的临床症状和体征。久之，必然导致创伤性骨关节炎的结果。近年来，相继有学者报道了各种不同的手术方法修复关节软骨面负重的缺损。

1. 关节内自体骨—软骨移植　Muller、Yamashita等采用取自同侧膝关节带正常关节软骨的自体骨—软骨移植修复膝关节负重面缺损的方法已经被膝关节外科医生广泛接受。Matsusue等报道了使用关节镜进行移植手术的技术。目前被认为是解决膝关节负重区中等范围缺损较理想的方案。应注意的是大块的骨软骨移植，其软骨面将发生退变。

手术方法：无论是开放手术或关节镜手术，其移植物获取和植入方法均相同。以特制的直径5~7mm的环形取骨器获取外侧髁前外侧缘或髁间凹前上缘带软骨面的圆柱状自体骨软骨块。在缺损区用相对应直径的打孔器打孔，使与移植物相匹配。将移植物紧密嵌入使移植的软骨面于关节面相平或稍低。对较大的缺损，可使用数个移植物充填。

2. 自体骨—骨膜移植　骨膜移植诱导透明软骨再生已经动物实验和临床实践所证实。问题是骨膜移植在修复膝关节骨软骨缺损时存在的技术上的问题，如缺损深度的充填和骨膜的固定等尚难以解决。吴海山等报道采用取自胫骨上端的自体骨—骨膜移植修复膝关节骨软骨缺损的技术也获得了满意的疗效。

手术方法：①前内侧入路显露膝关节，取出游离体，暴露缺损区；②将缺损区清创并修凿成标准的几何形状，精确测量其大小与深度；③在切口远端的胫骨干骺端凿取带骨膜的骨块，并精确修整使其与缺损区相匹配；④以紧密嵌入法将骨膜-骨移植物植入缺损区,使骨膜面稍低于正常关节软骨面。也可采用环锯法和矩形凿法准备手术区和获取移植物,以得到更紧密的固定(图2-2-3-5-15)。

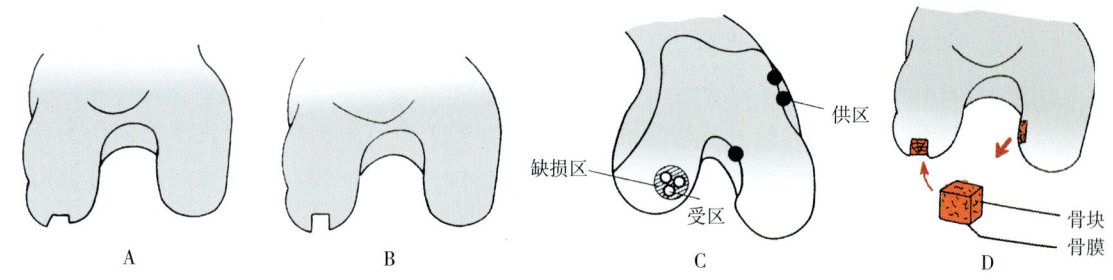

图2-2-3-5-15　自体骨-骨膜移植修复关节凹缺损示意图(A~D)
A.骨磨损处；B.修整后外观；C.供区与受区；D.取局部骨块移植

六、半月板与盘状软骨损伤

半月板损伤是非常多见的膝关节损伤,尤其是在膝关节的运动损伤中半月板撕裂占据了相当的比例。随着对半月板功能及损伤与修复机制研究的深入,尤其是关节镜技术在半月板外科领域的发展,以及对传统方法切除半月板出现的膝关节晚期退变等一系列问题的重新审视,使得半月板外科成为膝关节外科中的重要内容。

(一)半月板的功能解剖与创伤机制

1. 半月板的功能　膝关节要发挥正常的功能有赖于正常半月板的参与。半月板有吸收纵向冲击和振荡的功能,半月板的形态对关节活动时胫股关节面的匹配也具有重要的生物力学意义。此外,半月板在关节活动和负荷时还具有交流滑液、使之均匀分布以润滑和营养关节软骨的作用。因而,传统的对损伤半月板的全切除几乎不可避免地会导致关节的退变。半月板的损伤与其本身的结构与外伤的力学因素有关,并常因退变使半月板易受损伤。

2. 半月板撕裂的创伤机制　膝关节由屈曲向伸直运动时,同时伴有旋转,最易产生半月板损伤。内侧半月板在胫骨上很少移动,很易挤压在两髁之间,结果导致损伤。最常见的是半月板后角的损伤,最多见的是纵形破裂。撕裂的长度、深度和位置取决于后角与股骨及胫骨髁之间的关系。在半月板周围囊肿形成或者原先就有半月板损伤或者半月板疾病存在,则轻微损伤即可使半月板撕裂。半月板的先天性异常,特别是外侧盘状软骨可能倾向于退变或损伤而撕裂。这是亚洲人种中外侧半月板撕裂病例较多的原因之一。先天性关节松弛和其他内部紊乱一样,很可能大大增加半月板损伤的危险。

因为半月板的形状、弹性和附着特点倾向于保持它们向关节中心运动,当半月板在膝关节部分屈曲的同时遭受旋转力量时,改变了股骨髁和与半月板之间的关系,限制了两髁之间的半月板的运动,因此,股骨髁能伤及向关节中心运动的半月板。由于内侧半月板的边缘与关节囊完全固着,且膝关节的旋转是以内侧髁为中心的活动方式,故真正的运动伤造成的半月板撕裂以内侧为多。在我国的资料统计中,外侧半月板损伤的几率大于内侧,但根据资料,除去外侧盘状软骨,在有明确外伤病史的病例中,仍以内侧半月板撕裂多见,尤其是内侧半月板后角的纵行撕裂。

另一方面,半月板的胶原纤维的特殊的排列方式也与半月板的损伤类型有关。半月板由水平向、纵向及放射状3种纤维结构交织而成,这种特殊的纤维结构使得半月板具有极好的弹性、韧性和对抗各种方向应力的能力,但同时也是半月板水平状、纵向和放射状撕裂的结构基础。

根据 Smillie 同样的机理,内侧半月板前、中 1/3 连接部很少有不完全横形撕裂。因为半月板的弹性,允许半月板的边缘有某种程度的伸直,从而也可发生边缘的撕裂。同样,也可能产生外侧半月板后边缘纵形撕裂。膝关节部分屈曲时,股骨在胫骨上强力的旋转,也可能损伤外侧半月板。因外侧半月板的易移动性和结构特点,不易产生桶柄状撕裂。由于有明显的弯曲,完全不受腓侧副韧带的牵制,外侧半月板比内侧半月板更易遭受不完全的横形撕裂(图 2-2-3-5-16)。

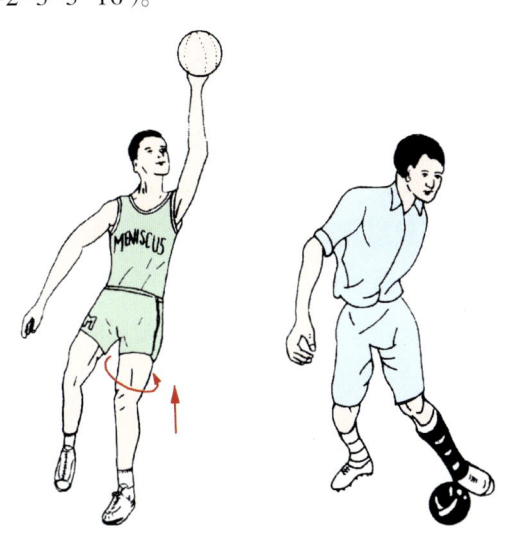

图2-2-3-5-16 半月板受损机制示意图

(二)半月板损伤的分类

半月板撕裂的分类对医生在检查过程中作出半月板损伤的文字性诊断和对选择合理的半月板手术治疗方法,包括全切除、次全切除、部分切除以及清创缝合等具有指导意义。首先确定其分区定位(图 2-2-3-5-17),再确定其受损特点,尽管半月板撕裂有许多不同的分类方法,但半月板撕裂的类型基本上如图 2-2-3-5-18 所示。

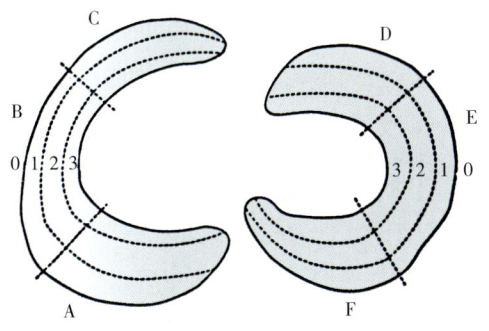

图2-2-3-5-17 半月板解剖分区示意图

(三)半月板损伤的诊断

对半月板撕裂引起的膝关节内紊乱的诊断并非简单。仔细地询问病史,详尽准确的物理检查,结合站立位 X 线摄片,特别 MR 和关节镜检查,使半月板撕裂的误诊率可能保持在 5% 以下。

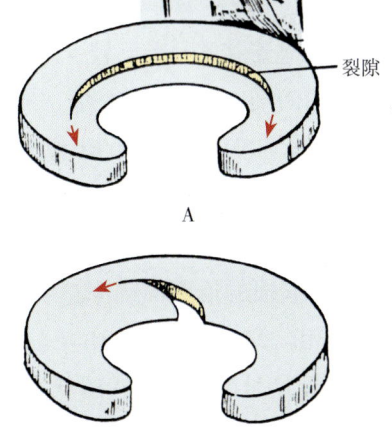

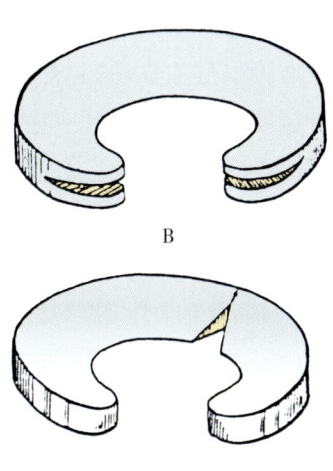

图2-2-3-5-18 半月板撕裂常见的类型示意图（A~D）
A. 裂隙型；B. 水平型；C. 纵向型；D. 横裂型

1. 病史与临床表现　年轻患者较正常的半月板产生撕裂通常伴有有明显的创伤，屈膝时半月板嵌入股骨和胫骨髁之间，膝关节伸直后发生撕裂。而本身已有退变的半月板撕裂，则可能完全无法获得外伤史的主述，此类患者总是因为关节交锁或疼痛就诊。交锁通常仅发生在纵形撕裂，在内侧半月板的桶柄状撕裂中也较常见。关节内游离体和其他的一些原因也可能引起交锁。当患者无交锁症状时，诊断半月板撕裂可能是困难的。

半月板损伤后的常见临床表现包括局限性的疼痛、关节肿胀、弹响和交锁、股四头肌萎缩、打软腿以及在关节间隙或半月板部位有明确的压痛。

弹响、交锁和关节间隙的压痛是半月板损伤的重要体征，关于膝关节周围肌肉的萎缩，特别是股内侧肌萎缩，提示膝关节有复发的病废，但不能提示是何原因。

2. 物理检查

（1）压痛　最重要的物理检查是沿关节的内侧、外侧间隙或半月板周围有局限性压痛。除了边缘部分，半月板本身没有神经纤维，所以压痛或疼痛是与邻近关节囊和滑膜组织的牵拉痛或局部的创伤反应。

（2）操作检查　McMurray试验和Apley研磨试验是最常用的操作检查方法。在作McMurray试验时，患者处于仰卧位，使膝关节剧烈、强有力的屈曲，检查者用一手摸到关节的内侧缘，控制内侧半月板，另一手握足，保持膝关节完全屈曲，小腿外旋内翻，缓慢地伸展膝关节，可能听到或感觉到弹响或弹跳。再用手摸到关节的外侧缘，控制外侧半月板，小腿内旋外翻，缓慢伸展膝关节，听到或感觉弹响或弹跳。McMurray试验产生的弹响或患者在检查时主述的突然疼痛，常对半月板撕裂的定位有一定意义。膝关节完全屈曲到90°之间弹响，常见的原因是半月板后面边缘撕裂。当膝关节在较大的伸直位时，关节间隙有明确的弹响提示半月板中部或前部撕裂。但McMurray试验阴性，不能排除半月板撕裂。作Apley的研磨试验时，患者俯卧位，屈膝90°，大腿前面固定在检查台上，足和小腿向上提，使关节分离并做旋转动作，旋转时拉紧的力量在韧带上，当韧带撕裂，试验时有显著的疼痛。此后，膝关节在同样位置，足和小腿向下压并旋转关节，缓慢屈曲和伸展，当半月板撕裂时，膝关节间隙可能有明显的弹响和疼痛。其他有用的试验，包括"下蹲试验"，即以重复完全的下蹲动作，同时足和小腿交替地充分内旋和外旋诱发弹响和疼痛，疼痛局限于关节内侧或外侧间隙，内旋位疼痛提示外侧半月板损伤，外旋位疼痛提示内侧半月板损伤。此外，侧卧位利用小腿的重力挤压关节间隙，反复伸屈膝关节动作的"重力实验"对判断膝关节盘状软骨也有一定帮助。

膝关节的操作检查必须是双膝关节对照检查，以避免将膝关节生理性的弹响误作半月板损伤。

3. X线摄片检查　前后位、侧位以及髌骨切线位的X线摄片，应作为常规检查。摄片不是为了诊断半月板撕裂，而是排除骨软骨游离体、剥脱性骨软骨炎和可能类似于半月板撕裂的其他膝关节紊乱。站立位的膝关节前后位片可提示关节间隙情况，在层次清晰的X片上有时能反应盘状软骨的轮廓。关节造影术是提供分析膝关节疾病的有价值的辅助措施。常用气碘双重造影技术，对有经验的医生来说，在各种应力位拍摄的造影片可以获得半月板撕裂、交叉韧带断裂等较准确的信息。但由于现代MR等非侵入性和高准确性的检查手段，造影技术目前已较少应用。

4. MR和其他影像学诊断　MR是迄今为止阳性敏感率和准确率最高的影像学检查手段。在使用1.5T的MR机并使用肢体线圈的条件下，适当地控制检查条件，可使其对半月板、交叉韧带等结构病损的诊断准确率达98%。对半月板撕裂的MR诊断根据Lotysch-Crues分级的Ⅲ度标准，即低信号的半月板内线状或复杂形状的高信号贯穿半月板的表面。其他的影像学诊断方法如膝关节高分辨率超声、高分辨率CT等对膝关节内紊乱的诊断也有一定帮助。

5. 关节镜术　关节镜术已被公认为是最理想的半月板损伤的诊断与外科处理手段。对半月板撕裂诊断不明的膝关节紊乱，关节镜是最后的确诊方法。但关节镜不应成为半月板撕裂的常规检查手段。只有在临床得出半月板撕裂的初步诊断之后，关节镜检查作为证实诊断并同时进行关节镜手术处理时，关节镜术才能显示其优越性。

(四) 半月板撕裂的处理

1. 非手术治疗　在半月板的周围血供区（红区）发生急性撕裂是非手术治疗的指征。对于急性损伤同时伴有慢性或反复出现的症状，以及既往有半月板损伤体征者，非手术治疗往往无效。在血管供应区内一个小的无移位或不完全撕裂，在损伤初期适当处理是能够愈合的。通过 MR 或应用关节镜观察到血管区内小的而稳定的急性撕裂，石膏固定 3~6 周后，大多数在这个固定期内能够愈合。慢性撕裂即使在血管区，不应用手术清创缝合也将不能愈合。非手术治疗对于桶柄状半月板撕裂引起的膝关节交锁的患者是不适当的。因为这种撕裂是发生在半月板的无血管部位，将不可能愈合，必须手术治疗。

但临床上医生多数无法对半月板是在"红区"或"白区"的撕裂作出定位诊断，因此，即使是急性撕裂，保守治疗是否能获得愈合仍然是不可知的。但不应放弃愈合的机会。

非手术治疗的措施包括长腿石膏固定 4~8 周，允许患者用拐杖带石膏负重。在石膏固定中，进行股四头肌的等长训练，并在石膏去除后继续膝关节康复训练。假如非手术治疗症状复发，则说明半月板未获得愈合。非手术治疗最重要的是治疗过程中的康复训练，避免膝关节肌群的萎缩。

鉴于半月板在膝关节中的重要功能和半月板切除后对关节退变进程的显著影响，对半月板损伤的处理原则应该是尽可能地保留正常、稳定的半月板组织。因此针对半月板损伤的类型，采用个体化的手术方案包括半月板缝合、半月板部分切除、半月板次全切除和半月板全切除。此外，近年来，半月板移植术也已在临床开展并取得了短期随访的成功。

2. 关节镜下半月板手术　为了用尽可能小的创伤对半月板损伤进行有效的治疗，关节镜技术无疑是最好的选择。关节镜下可以完成半月板的所有术式（参见关节镜章节）。

3. 半月板切除术传统术式

（1）注意事项　正常半月板是膝关节重要结构，其大体解剖见图 2-2-3-5-19。虽然患者切除了半月板仍然可以正常活动，但常发生关节内晚期退行性改变。另外，半月板的许多其他作用的丧失可影响到膝关节长期的功能。因此，半月板切除手术方案的确定应是慎重的。

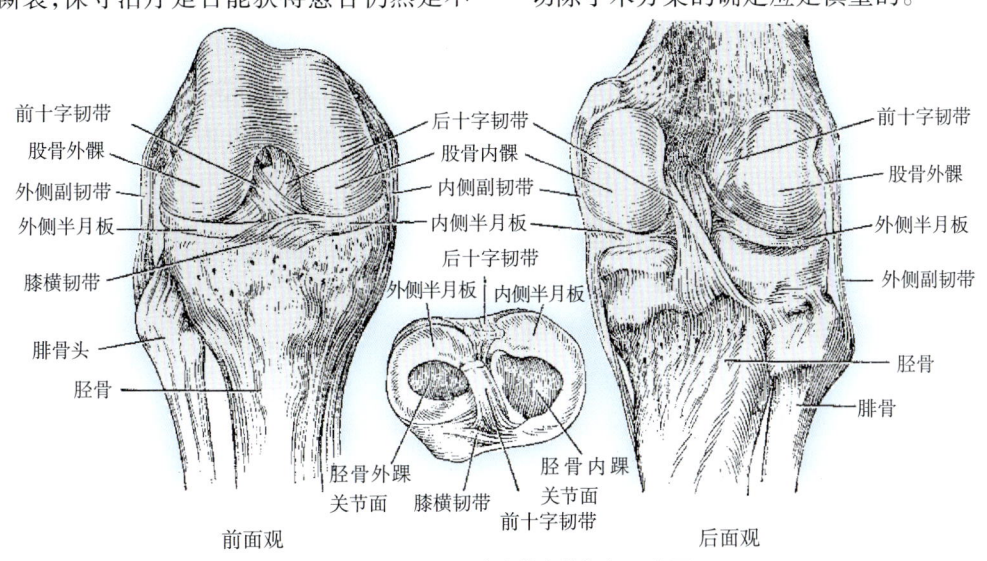

图 2-2-3-5-19　膝关节大体解剖示意图

半月板切除术的成功结果取决于许多因素,包括适当的操作器械、熟练的手术技术、针对性的术后护理及康复训练。

半月板切除术应在止血带下操作,尽量清晰地显露半月板,避免盲目地切除可能是正常的半月板和损伤关节面。为更好地完成开放的半月板手术,需要的特殊器械包括叶状半月板拉钩、Kocher钳、半月板刀、脑膜剪、髓核钳等。关节镜专用的手工操作工具和电动刨削器等同样适用于切开手术操作,并且更有益于开放手术中进行半月板部分切除和次全切除的操作。

做内侧半月板切除术切口时,要保护隐神经的髌下支。隐神经由后经过缝匠肌,在缝匠肌肌腱与股薄肌之间穿出筋膜,位于小腿内侧皮下。切断隐神经的髌下支将产生膝关节前方的知觉迟钝或者疼痛的神经瘤。

(2)内侧半月板切除术术式 髌骨内侧作一前内侧切口,与髌骨和髌腱平行,约5cm长,达关节线下方,再延伸易导致隐神经髌下支损伤的危险。但过小的切口是得不偿失的,因为小切口可能使重要的关节内损伤遗漏。切开关节囊与滑膜,分别延伸两端滑膜切口,吸出关节液。当切开前内侧关节囊和滑膜时,小心保护半月板前角,用探针系统地检查关节结构,即内侧半月板、髌骨关节面、股骨和胫骨内侧的关节面、交叉韧带、胫骨前嵴。最好使用专门的(冷)光源,以获得清晰的观察。用探针触摸半月板下面,暴露半月板下面的撕裂及后角,然后充分伸膝检查髌上囊,因切口小,仅能看到内侧部分,轻微屈曲并用力外翻膝关节,牵开胫侧副韧带,检查内侧半月板的前2/3部。肯定有撕裂时,切除半月板,桶柄状撕裂的内侧部分半月板可仅切除桶柄部分,而不必全切除。

直视下显露半月板前角附着部,用Kocher钳抓住前部分向关节中央维持轻微的牵引,助手用叶状牵开器小心牵开胫侧副韧带,直视下游离半月板中部。用半月板刀的凹面,切开半月板周围附着部向后推进。后角部分可能向后回缩,在膝关节屈曲胫骨内旋位,向前牵拉半月板后部,以弧形半月板刀将整个后附着部分离,牵拉半月板进入髁间凹,剩余的后角附着部能够在直视下,用半月板刀,通过髁间凹完整的切除术式如下:仰卧位,大腿扎气囊止血带,膝关节放在手术台边缘,使小腿下垂。从股骨内髁到髌韧带内缘作弧形切口,切开皮肤、皮下组织和深筋膜,显露关节囊,检查内次副韧带情况。注意不要损伤隐神经回旋支和内侧副韧带侧;在内侧副韧带前方切开关节囊和滑膜,用半月板拉钩向两侧拉开关节囊,检查半月板的破裂类型和部位,探查前十字韧带、股骨内髁关节面和髌骨关节面有无损伤,关节腔内有无游离体等。然后将小腿内旋,从半月板前角切断膝横韧带附着部,游离半月板前角;用有齿直止血钳夹住半月板前角,向前外侧牵拉,在直视下用尖刀(或脑膜剪)切(剪)断半月板与关节囊附着的纤维;继将小腿向下牵引和外旋,显露半月板内侧缘的后部,用半月板刀沿半月板与关节囊连接处的走向,逐渐将半月板牵向半月板刀刃,使之切开分离,同时将半月板刀逐步向后角推进;当切到半月板后部时,将半月板向外侧牵拉到股骨髁间窝内,并将小腿向下牵引和内旋。从股骨髁间窝内显露半月板后角;从股骨髁间窝内插入半月板刀,在直视下切断半月板后角部分。放松止血带,仔细止血;用可吸收线缝合滑膜和关节囊,用细丝线缝合皮下组织和皮肤。用下肢石膏托固定患肢。注意缝合滑膜时,应留1针空隙,以利引流,减少术后关节内积液(图2-2-3-5-20~26)。

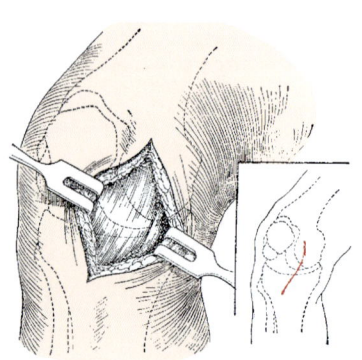

图2-2-3-5-20 切口及入路示意图

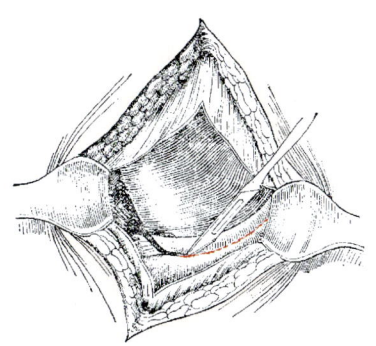

图2-2-3-5-21　显露关节囊示意图

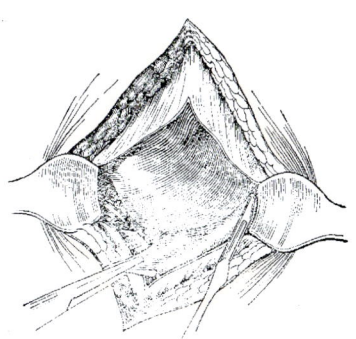

图2-2-3-5-22　切开前角示意图

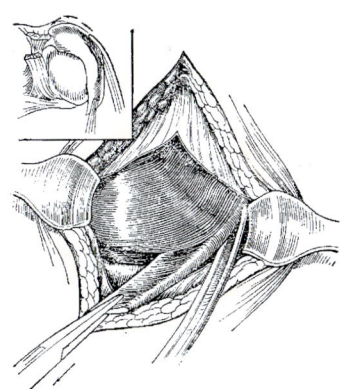

图2-2-3-5-23　分离前角示意图

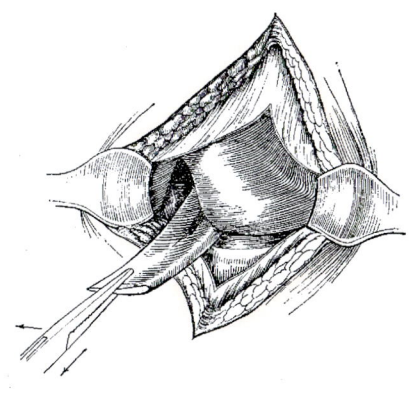

图2-2-3-5-24　显露后角示意图
将已切下之半月向外牵拉，小腿内旋充分暴露后角

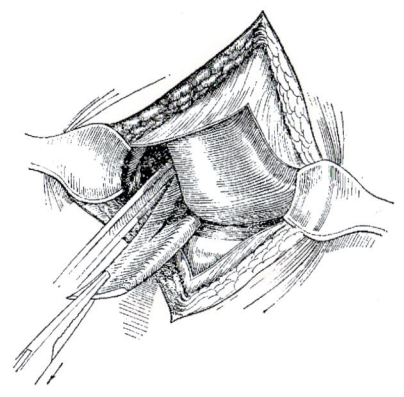

图2-2-3-5-25　切除后角示意图

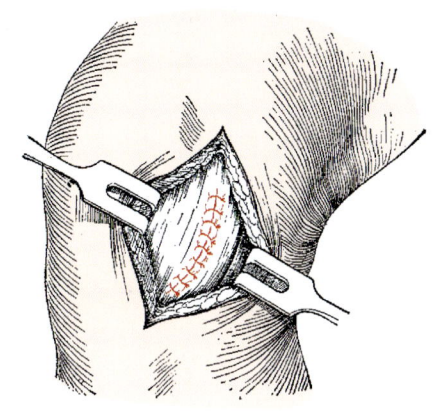

图2-2-3-5-26　缝合切口示意图

当关节间隙狭窄，半月板刀通过胫骨髁的内侧缘困难时，加用辅助的后内侧切口，以更完全和更容易分离后角，同时可收紧或恢复关节囊结构，特别是后斜韧带和半膜肌的关节囊延伸部。通过这个切口可暴露半月板的后部分，并经前切口牵开，游离半月板前2/3，用止血钳将游离的半月板拉向后内侧切口。在直视下切开后角周围附着部，以完成内侧半月板的完整切除或在经前内切口切除内侧半月板大部后，再经此辅助切口将半月板后角碎片切除。术式如下：选用膝关节内后侧切口，即从股骨内髁后部关节面上方1.5cm处，向下到关节面下方0.5cm处，再转向前侧到髌韧带内缘。切口长约8~10cm。切开皮下组织和深筋膜，显露内侧副韧带，并在前缘和后缘各作一个纵弧形切口，切开关节囊和滑膜；先用半月板拉钩将内侧副韧带前缘切口牵开，显露半月板

前角和前部。将小腿内旋,放在直视下用尖刀切开半月板前角和前部与关节囊连接的部分。继将小腿外旋,在直视下切开半月板中部与关节囊连接的部分。然后牵开内侧副韧带后缘切口,将半月板前、中部游离部分从后侧切口中拉出;将内侧副韧带后缘切口充分拉开,显露半月板后部和后角,在直视下剪(切)除半月板后部和后角。放松止血带,仔细止血,逐层缝合切口。用下肢石膏固定患肢(图2-2-3-5-27~29)。

彻底冲洗并检查关节,切除残余的半月板,取出关节内切削碎片,逐层缝合。

4. **内侧半月板桶柄状撕裂的部分切除术**　如半月板的撕裂的"桶柄"进入髁间凹,则横形切断中央部与周围部分前面的连接处,用Kocher钳抓住"桶柄",拖向前面,用半月板切除刀在直视下向后切断"桶柄"的后附着。"桶柄"通常少于半月板宽度的1/2,保留周围部分,将继续保持部分功能(图2-2-3-5-30)。注意检查有无其他的撕裂,并用探针检查残余的半月板周围缘,保证留下稳定平衡的半月板边缘以保持其在关节稳定中的作用。

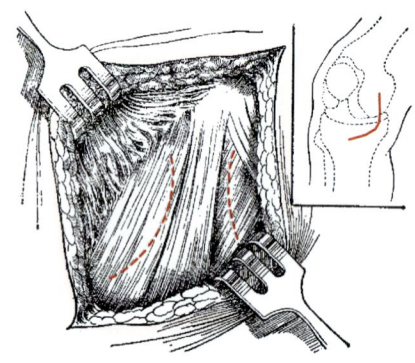

图2-2-3-5-27　切口与入路示意图

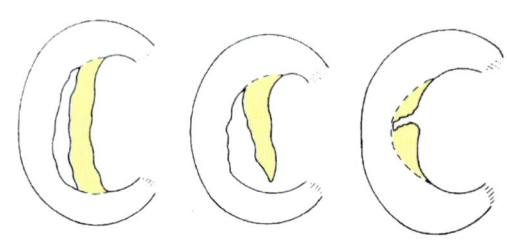

图2-2-3-5-30　局部切除示意图
各型半月板撕裂局部切除术（黄色部分）

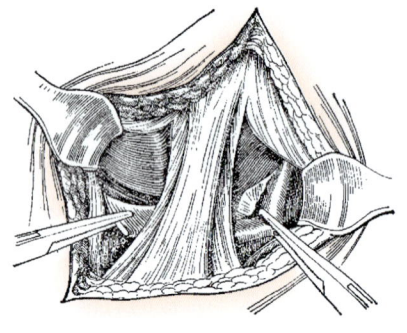

图2-2-3-5-28　切开关节囊后方示意图

5. **外侧半月板切除术**　患者仰卧并悬垂小腿,膝关节充分屈曲,作前外侧切口。切口线自髌骨外侧中点向远端伸延,与髌骨和髌韧带平行,到胫骨面上方。切开股四头肌腱膜,前外侧关节囊,沿皮肤切口线切开滑膜,避免切断外侧半月板的前周围附着部,用叶状拉钩牵开髌下脂肪垫和黏膜韧带,另一把叶状拉钩保护外侧关节囊和腓侧副韧带。用尖刀片游离外侧半月板的前1/3并用Kocher钳夹住,维持牵引,用半月板刀游离外侧半月板体部,在体部和后角的交界处小心地从关节囊分离半月板,避免切断该处的肌腱,肌腱切断可能导致膝关节旋转不稳定。内旋足和小腿能清楚看到胫骨外侧平台的前面,继续轻柔的牵引,游离前部,以弧形半月板刀切开外侧半月板的后角附着部,完整切除外侧半月板。

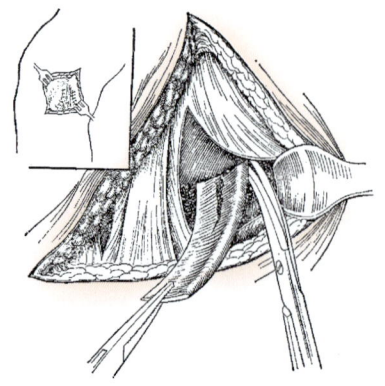

图2-2-3-5-29　切除后角示意图

6. **半月板切除术后并发症的预防与处理**　半月板切除后,术后的关节血肿和慢性滑膜炎是最常见的两个并发症。其次,由于操作的不当,半月板残留、关节面及关节内结构的损伤等也可以导致术后症状不缓解。预防措施包括手术结束时放松止血带,结扎膝下外动脉以防止出血,使关节血肿减少到最低程度再缝合伤口。慢性滑膜炎可能是膝关节术后很快的活动,下肢肌肉还未恢复足够的肌张力前过早地负重,以及关节内血肿的结果。半月板碎片的残留(特别是后角的残留)及血管的损伤通常是可以通过后侧的辅助切口或手术中仔细的操作而避免的。隐神经髌下支神经瘤,可能是作前内侧切口时,忽视了局部解剖和过度牵拉神经分支所致,早期的关节不稳也可以是半月板切除术后的并发症。半月板是膝关节重要的稳定结构,因此,术前无症状,在术中没有发现病理改变,就不应该切除半月板。术前评价包括特殊的诊断性检查,可避免切除正常的半月板。

7.半月板缝合术

(1)半月板缝合的适应证 半月板周围约1/3的区域(红区)有血液供应,该区域内的撕裂在得到稳定的缝合后可以愈合。因此,对于红区的撕裂,在技术条件允许的情况下应争取缝合以保留半月板。由于半月板周缘的撕裂几乎可以发生在任何部位,而每一不同部位的缝合在技术上都有区别。

对新鲜的半月板撕裂的缝合(3周以内)是没有疑问的。但对于陈旧的半月板撕裂是否属于缝合的适应证则存在争论。目前多数作者认为,即使是陈旧的撕裂,在对撕裂边缘进行彻底的清创之后,仍然有愈合的机会,只是愈合的几率比新鲜撕裂小。

为半月板缝合设计的特制缝合工具如各种不同弧度的单套管系统或双套管系统等可以在关节镜下完成大多数的半月板边缘撕裂的缝合。相反,开放手术缝合半月板往往比关节镜下缝合更加困难。只有在缺乏关节镜设备和技术的情况下,或是对某些镜下缝合困难的区域的撕裂(如前角撕裂)才采用开放手术缝合。但另一方面,因为半月板内胶原的排列方向决定了垂直缝合比水平位缝合更牢固,经关节切开,多根垂直缝线缝合半月板撕裂的周围缘比用关节镜技术更容易。下面介绍的是半月板开放手术缝合的一般原则和内侧半月板后角边缘撕裂的缝合方法。

(2)切口选择 根据术前的半月板撕裂的定位诊断和关节镜检查结果选择与上述半月板切除相应的切口。

(3)手术方法(以内侧半月板后角边缘撕裂的缝合为例) 膝关节屈曲,作后内侧切口,切口自股骨内上髁向远端沿着后斜韧带方向垂直地向半膜肌腱的方向延伸。应用叶状拉钩向后牵开后关节囊,探查撕裂的半月板,撕裂通常位于半月板周围2~3mm,完全在血管区内。缝合前用小锉刀作撕裂边缘的修整与清创,以促进半月板及滑膜组织的愈合反应。识别后关节囊和腓肠肌内侧头之间的间隔,将内侧头向后牵开。暴露半月板及撕裂区域,用3/0无创尼龙线间隔约3~4mm缝合。缝合时从关节囊后侧面开始,缝线经过关节囊,垂直地从下到上经过半月板,再经关节囊返出,留置缝线不结扎,每根缝线的方向保持垂直。关节切口缝合前,聚集半月板缝线的两端,施加张力,看到半月板撕裂部准确的接近,维持缝线的张力,缓慢伸膝,注意观察撕裂部稳妥的接近而不分离开。在关节囊外逐根结扎半月板缝线。亦可在关节镜下操作(图2-2-3-5-31)。

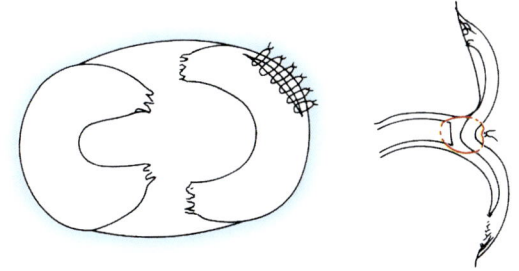

图2-2-3-5-31 半月板边缘撕裂缝合术示意图

(4)术后处理 膝关节屈曲15°~20°,长腿石膏或支具固定4~6周,8周内不负重,患者在石膏固定中即开始肌肉的等长训练。当石膏或支架去除后,根据患者各自情况,进行渐进抗阻训练。

8. 半月板移植术　鉴于半月板重要的功能,对半月板缺失的病例采用半月板移植重建新的半月板是一种较新的方案。近年来,同种异体半月板移植已经从动物实验过渡到临床,并获得良好的短期疗效。但长期疗效以及移植半月板的转归等尚有待长期随访研究。

(五) 盘状软骨损伤

膝关节盘状软骨可能是先天性或半月板发育过程中的异常结果。由于盘状软骨往往并不具备典型半月板的半月状形态,因而将其称为盘状软骨更为确切。在包括我国在内的东方人群中的盘状软骨的出现率远较西方人群为高。盘状软骨以外侧多见,而内侧盘状软骨则少见报道。在解剖学统计中,西方文献为 1.4%~5%,而 Ikeuchi(日本)报告的盘状软骨的出现率可高达 16.6%。我国的统计资料为 8.2%~12%。而在因半月板手术的病例中,我们的统计是 27%,许多作者的统计数字则更高。因此,膝关节盘状软骨及其损伤是膝关节创伤中的重要课题。

1. 盘状软骨的损伤机制　由于盘状软骨在形态上与胫骨—股骨关节不相匹配,容易导致退变和损伤。盘状软骨的撕裂多数以水平撕裂和复合型撕裂为主。而在许多"症状性盘状软骨"的病例中,关节镜检查并不能够发现撕裂,而当使用探针对盘状软骨进行探查时会发现盘状软骨有"分层"的感觉,即所谓"波浪症"。用香蕉刀将其中央部切开可发现明显的水平撕裂。这是因为盘状软骨的水平撕裂位于半月板组织中央未达游离缘。在我们的对 400 例开放或关节镜下半月板手术的资料统计中发现,儿童的"半月板问题"以盘状软骨居多,而且出现盘状软骨严重撕裂的病例并不多见,且有时并无明确的外伤史。主要表现为半月板的软化、中央部的水平撕裂和盘状软骨的过度活动。

2. 诊断和治疗方案的选择　对"症状性盘状软骨"的诊断和评价应该是仔细和慎重的。过度活动的盘状软骨在作 McMurray 试验时可以表现出半月板"跳出"关节间隙。重力试验可以呈现阳性。但对少年的盘状软骨,如果仅仅是有弹响,并不是手术的明确指征。只有患者主诉反复的外侧间隙弹响并伴有疼痛、打软腿、出现股四头肌萎缩等症状和体征时,才考虑手术治疗;因为,并非所有的盘状软骨都导致关节功能的障碍。

MR 可以明确诊断盘状软骨,并可以对撕裂或退变情况作出评价。关节镜检查可以对盘状软骨的形态、厚度、撕裂的分类、活动度等进行仔细的观察,并可对关节的稳定性和对应关节面的损伤情况作出综合判断。因为对盘状软骨的处理,尤其是儿童病例的处理有赖于对其准确的评价。任何无谓地切除都可能导致比正常形态的半月板切除更严重的关节不稳和软骨退变的后果。

对于完全型和不完全型盘状软骨,可以在条件许可的情况下施行盘状软骨的改型手术,即将盘状软骨修整成较正常的半月板形态,而 Wrisberg 型需要作半月板全切除术,除非先将其后角重新附着于后关节囊,而这一操作是较困难的。对青少年患者而言,盘状软骨的改型手术可允许较正常的半月板组织存留并继续生长发育,其生物力学能力将得到保留。

3. 手术方法

(1) 盘状软骨改型术(以外侧盘状软骨为例),此术式可以在关节镜下完成。如具备必要的手术器械,开放手术也同样可以完成。

① 切口:前外侧切口;

② 探查外侧间室:确认盘状软骨分型及其损伤类型;

③ 于髁间盘状软骨游离缘的底部伸入刀具,将中央部分切除,注意勿将其前角在髁间附着的蒂部完全切断;探查其周围有无撕裂或后角是否过度松动而能够轻易拉向髁间,如果有上述情况,则需施行切除术;

④ 借助弧形香蕉刀、髓核钳或其他特制刀具（如关节镜篮钳等），将切割缘修整，使其具备正常的半月状锥形；注意勿使半月板保留过多，一般以周缘 5mm 即可；

⑤ 用电动刨削器进行刨削，使切割缘整齐，并将游离缘削薄，使其冠状面成楔形（图 2-2-3-5-32）；

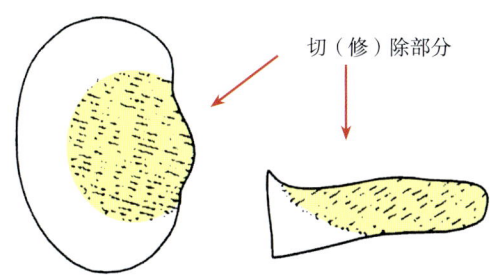

图2-2-3-5-32　盘状软骨成形术切除部分（黄色）示意图

⑥ 再以探针探查保留的半月板组织是否平衡稳定和有无遗漏的撕裂，清除关节腔内组织碎片；台上重复 McMurray 试验，如仍有屈伸时的弹响，可能说明前角或后角切除量不够，再行修整后重复试验，直至阴性。逐层缝合切口。

（2）盘状软骨切除术　盘状软骨的切除手术与前述外侧半月板切除术相同。但应该注意的是盘状软骨往往较厚，如果连同冠状韧带切除将使外侧关节间隙的失去支撑，而导致外侧明显的松弛。因此，施行盘状软骨切除时，保持半月板刀在边缘的斜形切割，保留其极外侧缘和冠状韧带，将有助于关节的稳定和半月板的再生。

第六节　胫骨平台骨折

胫骨平台骨折是膝关节创伤中最常见的骨折之一。膝关节遭受内、外翻暴力的撞击或坠落造成的压缩暴力等均可导致胫骨髁骨折。由于胫骨平台骨折是典型的关节内骨折，其处理与预后将对膝关节功能产生很大的影响。同时，胫骨平台骨折常常伴有关节软骨、膝关节韧带或半月板的损伤，遗漏诊断和处理不当都可能造成膝关节畸形、力线或稳定问题，导致关节功能的障碍。因而，对于胫骨平台骨折的诊断与处理是膝关节创伤外科中的重要课题。

一、胫骨平台骨折的分类（型）

胫骨平台骨折的分类方法很多。最简单的分类方法是将平台骨折分为无移位骨折、压缩骨折及劈裂—压缩骨折，即 Roberts 分类（图 2-2-3-6-1）。更详细的分类方法较多被接受的是 Hohl 分类法。其将胫骨髁部骨折按照骨折部位和程度分为 6 种类型（图 2-2-3-6-2）。

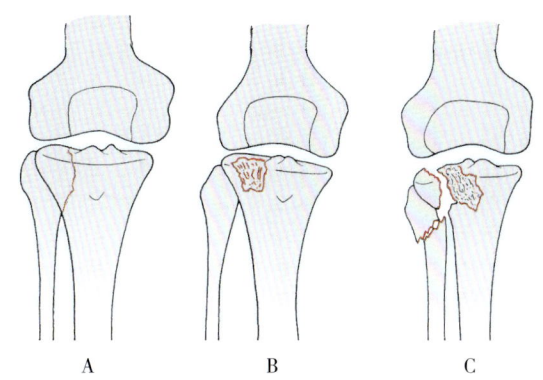

图2-2-3-6-1　Roberts 分型示意图（A~C）

胫骨平台骨折Roberts分型：A. Ⅰ型；B. Ⅱ型；C. Ⅲ型

第Ⅰ型　单纯外侧平台劈裂骨折　典型的楔形非粉碎性骨片被劈裂，向外向下移位。这种骨折常见于较年轻的没有骨质疏松患者。如果有移位，可用两枚横向的松质骨螺钉固定。

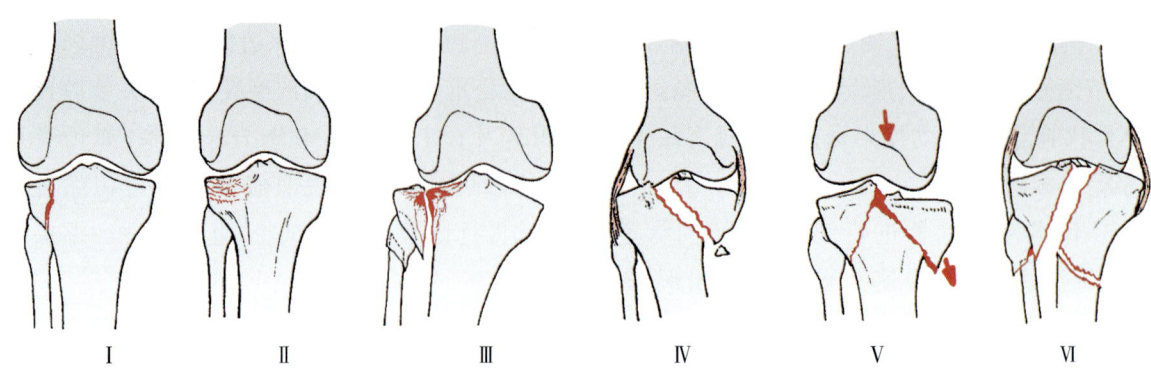

图2-2-3-6-2 胫骨平台骨折Hohl分型示意图

第Ⅱ型 外侧平台劈裂、塌陷骨折 平台外侧楔形劈裂骨折并伴有关节面塌陷,塌陷骨片进入关节线平面以下。这类骨折常见于老年人,如塌陷大于7~8 mm或有不稳定,大多数需要作切开复位,抬高塌陷的平台,在下方进行骨移植,骨折用松质骨螺丝钉固定,外侧皮质用支持接骨板固定。

第Ⅲ型 单纯中央塌陷骨折 此型为单纯中央塌陷骨折,其关节面被冲击进入平台,外侧皮质骨仍保持完整,常见于遭受垂直暴力者。如果塌陷严重或在应力下显示不稳,关节骨片应抬高,并作骨移植术,然后用外侧皮质支持接骨板作支撑。

第Ⅳ型 内侧平台骨折 这类骨折可以是单纯楔形劈裂,也可为粉碎或塌陷骨折。胫骨棘通常也能受到影响,骨折有成角内翻倾向,需作切开复位,并用内侧支持接骨板和松质骨螺丝钉固定。

第Ⅴ型 双平台骨折 两侧胫骨平台劈裂,其特征是胫骨骺端和骨干仍保持连续性。两髁部可用支持接骨板和松质骨螺丝钉固定。

第Ⅵ型 伴有干骺端和骨干分离的平台骨折 胫骨髁部的第Ⅵ型骨折是指胫骨近端楔形或斜形骨折并伴有一侧或两侧胫骨髁部和关节面骨折,干骺部和骨干分离标志着这是一种不稳定骨折,可采用牵引治疗。如果有双髁骨折,任何一侧均可作支持接骨板和松质骨螺丝钉固定。

但AO之分类可能更为复杂,将其分为三大类,九型,即:①关节外骨折;②部分关节骨折;③完全关节内骨折,详见图2-2-3-6-3。

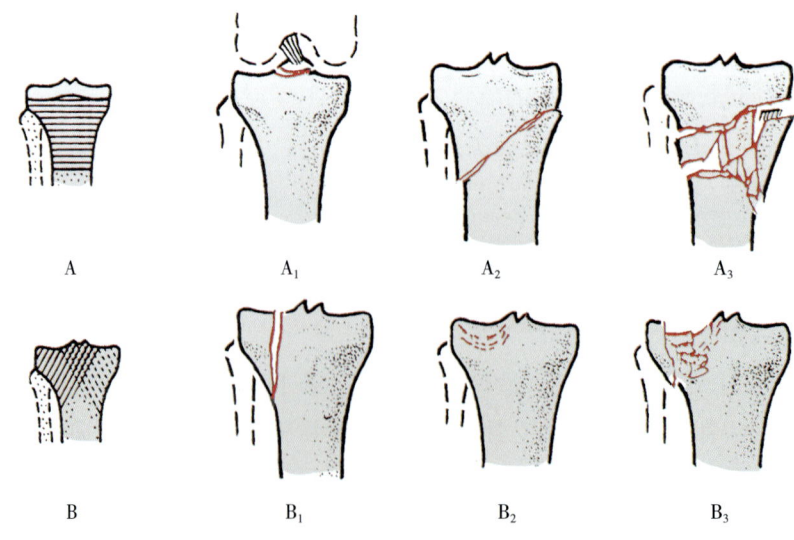

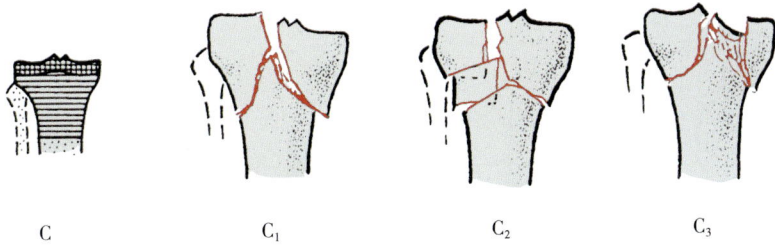

图2-2-3-6-3　AO胫骨上端平台骨折之分离及分型示意图

二、胫骨平台骨折治疗前的评价

准确地判断关节面骨折塌陷的形状和程度是非常必要的。正位、侧位及双侧斜位X线摄片及断层摄片对这些骨折的评价是很需要的，关节面塌陷的形状和程度用断层摄片可以较好地显示。必要时通过CT扫描包括三维重建技术可以获得更确切的诊断信息。胫骨平台关节面通常向后倾斜10°~15°，正位X线摄片时使射线球管向足部倾斜10°~15°能较好地显示胫骨平台（图2-2-3-6-4）。

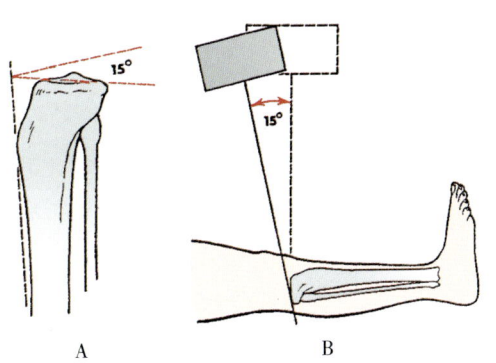

图2-2-3-6-4　摄片角度要求示意图（A、B）
A.胫骨平台的后倾角；B.摄片投射角

要了解侧副韧带损伤的情况，可作应力下X线摄片。髁部骨折整复以后，韧带周围的局部反应和持续的不稳定即提示有损伤或撕裂。应力位摄片与正常膝关节作比较，可以检查韧带的完整性。不稳定常由韧带破裂、关节面塌陷或骨折片的移位所导致。据目前报道，在胫骨平台骨折中约有10%~30%伴有韧带损伤。不管何种损伤，关节受损的情况都可能比X线摄片所示为广泛。一或两个交叉韧带附着的骨组织可能被撕脱，成为关节内游离骨片。半月板边缘可被撕裂，其一部或全部都可嵌入于粉碎骨片之间。因此，对平台骨折的诊断应包括完整而全面的检查。

三、胫骨平台骨折处理的基本要求

对胫骨平台骨折处理的关键是恢复胫骨关节面和关节的稳定性。根据具体情况采用手术重建及坚强的内固定、闭合牵引下的手法整复和石膏固定等措施。仔细的术前评价和慎重地选择治疗方案，对胫骨平台骨折处理的预后将产生直接的影响。

对无法通过保守治疗措施获得良好复位和固定的胫骨平台骨折，或伴有严重韧带损伤的病例，应考虑手术治疗方案。手术时机一般应在受伤后的12h内或延迟5~7天在水肿及软组织反应消失后进行。

四、非手术疗法

对无明显移位的劈裂骨折或单纯外侧平台的轻微压缩骨折通过保守治疗可以获得良好的效果。处理步骤如下。

（一）先行复位

1. 复位前摄片　根据阅片结果决定是否需要麻醉下手法复位。

2. 复位（图2-2-3-6-5）　牵引下施加内翻应力可通过外侧副韧带的牵张力使轻度压缩的外侧平台复位，通常可在膝关节腔内局麻或腰麻下进行；必要时可施行经皮的撬拨复位及使用压缩器。

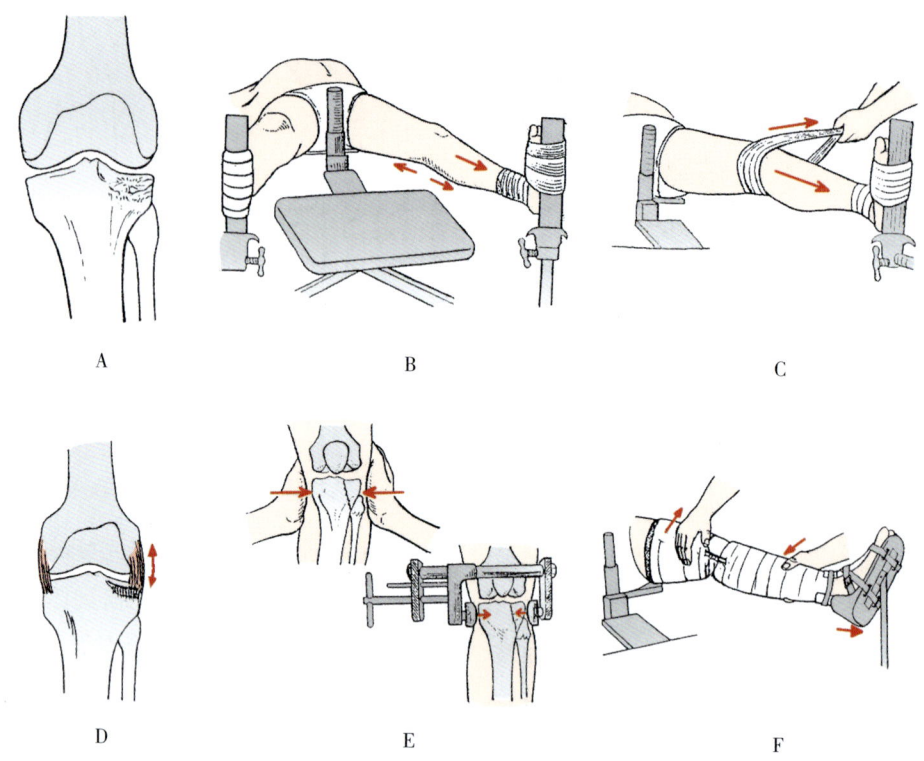

图2-2-3-6-5 复位示意图（A~F）

外侧胫骨平台轻度塌陷骨折复位法 A.外侧平台骨折；B.双下肢外展状固定于铁马上；C.患膝牵拉复位；D.骨折复位后状态；E.用加压复位器加压复位；F.立即用下肢石膏固定

（二）制动与康复

1. 制动 平台骨折复位后避免纵向压缩力是至关重要的。使用长腿石膏或使用可调节的膝关节支具在限制ROM的条件下避免负重6~8周。

2. 康复训练 康复训练应该是从受伤后就开始的训练过程。包括股四头肌的训练和晚期的ROM训练。

五、手术疗法

（一）胫骨外侧平台骨折

1. 概况 胫骨外髁骨折通常由膝关节外翻而损伤，膝内侧的肌肉、韧带阻止胫骨髁和股骨髁分离，股骨外髁向下撞击于胫骨外髁负重关节面，关节面中央部塌陷进入海绵状的干骺端骨内，胫骨关节面外侧边缘向外裂开成一个或多个骨片，或纵行延伸入胫骨干骺部，形成一个较大的外侧骨片，从侧向观呈三角形，其基底部向远侧。通常此骨片由腓骨连接保持在关节平面，偶尔外髁骨折还可伴有腓骨颈部骨折。

2. 手术方法

（1）切口 起自髌骨上缘外侧2.5cm，S形或弧形向后外侧到胫骨结节外侧关节线远端大约10cm处（图2-2-3-6-6）。

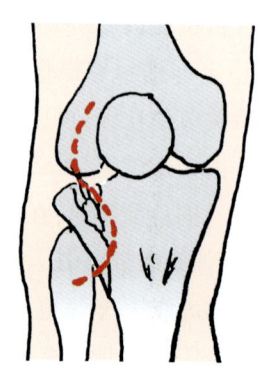

图2-2-3-6-6 S形切口示意图

（2）显露腓骨头 在腓骨头前面,将外侧部皮瓣和皮下组织一起翻开,直到腓骨头和整个外侧关节面被显露。在 Gerby 结节相当于髂胫束的止点凿去一小片骨片,将髂胫束向近侧翻起,切开关囊,如半月板没有损伤或仅有周围分离应予保留。切开半月板冠状韧带,充分显露髁部,将此韧带向股骨髁部翻转,用内翻应力显露外髁关节面。如半月板已撕裂,需作半月板切除或缝合术。为了显露外侧平台纵形骨折,在前外侧作一个倒 L 形切口,剥离伸肌起点。

（3）显露骨折线 切口水平部从胫骨结节向外侧延伸约 2.5cm,其垂直部向远侧延伸 5~7.5cm 到胫骨嵴外侧,翻转外侧肌群,直到显露骨折（图 2-2-3-6-7）。

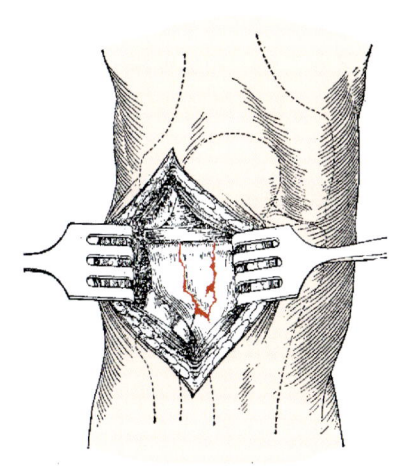

图 2-2-3-6-7 显露骨折线示意图

（4）复位及植骨 拉开外侧骨片可看到胫骨嵴的中央部,外侧骨片可像书页一样翻开,显露塌陷的关节面及中央塌陷的松质骨,在塌陷的骨片下插入骨膜剥离器,慢慢地抬起关节面,再挤压松质骨使其复位（图 2-2-3-6-8）。这样就形成一个大空腔,必须填入松质骨。不同类型的植骨都可采用,全层髂骨移植具有横向皮质支持作用。用刮匙或骨膜剥离器将移植骨紧密填塞,然后再使胫骨外髁骨片与关节面骨片互相咬合,关节面外侧缘必须整复,以能支持股骨髁部。

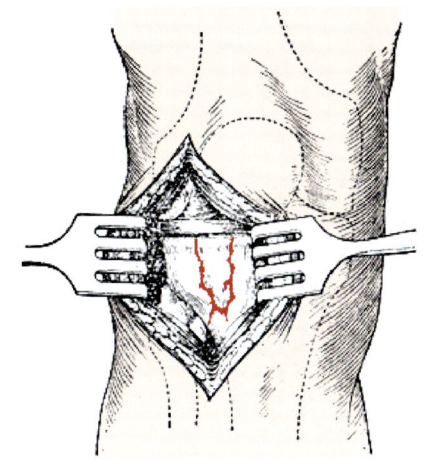

图 2-2-3-6-8 骨折块复位示意图

（5）骨折块固定 骨片抬高整复后,用几枚小的克氏针作暂时性的固定。T 形钛板可用于胫骨髁部前外侧,其轮廓与髁部和近侧骨骺部相适合。若对合恰当,用合适长度的松质骨螺丝钉将接骨板固定于髁部并与对侧皮质相接合。

（6）骨栓（加压）固定 如果骨折是由 1~2 块大骨片伴有少量粉碎或没有粉碎骨折和中央部塌陷所组成,可用螺栓、松质骨螺钉在骨片整复后作固定。如外侧皮质骨脆弱及骨质疏松,使用垫圈可防止螺钉头或钉陷入骨组织以致失去固定作用。使用具有拉力作用的螺钉非常重要,为使定位准确,使用中空螺钉固定是很好的选择。螺钉的长度必须足够,以能与对侧髁部确实衔接。螺钉从外侧骨片的外侧进入,方向和胫骨长轴相垂直,拧向后内侧（图 2-2-3-6-9、10）。

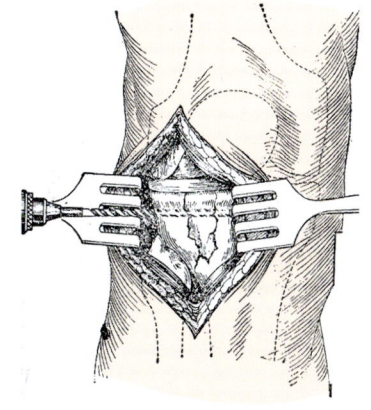

图 2-2-3-6-9 螺钉钻孔示意图
螺钉从外侧骨片的外方进入,钻孔方向和胫骨长轴垂直,旋向后内侧

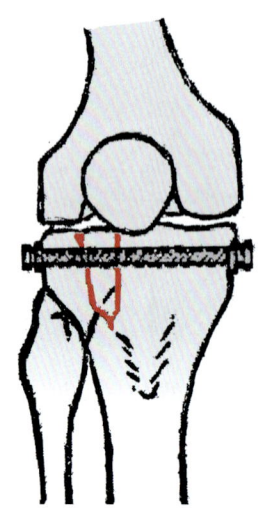

图2-2-3-6-10 用螺钉或骨栓加压固定示意图

（7）粉碎性骨折或平台后方骨折的处理 对于粉碎骨折或骨质疏松，应加用T形支持接骨板，并用松质骨螺丝钉穿过，以保证取得坚强的固定。若半月板周围有分离，应小心地与冠状韧带相缝合，然后将髂胫束复位，并用U形钉将它固定。如果骨折周围边缘有轻度移位及髁部中央塌陷，则在关节面远侧大约1.3cm处的髁部皮质上开窗，然后在该处插入一个小骨刀或骨膜剥离器，进入髁下的松质骨区，将塌陷的关节面撬到正常平面，再用移植的松质骨或骨水泥填充缺损。亦可采用骨栓将平台加压固定（图2-2-3-6-11）。

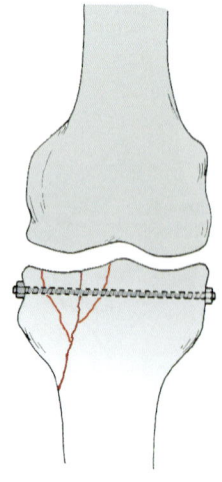

图2-2-3-6-11 胫骨平台骨折骨栓钉加压固定示意图

3. 术后处理 根据固定的稳定情况，必要时将膝关节置于屈曲45°的石膏托或支具中，3~4天后，如创口愈合良好，可去除石膏托，作理疗和股四头肌操练，并逐步进行主动或被动活动。患者可扶杖活动，但3个月内应避免完全负重。如果半月板周围已作广泛的缝合，则需制动3周，然后再开始作功能锻炼。

（二）胫骨内侧平台骨折

胫骨内髁劈裂骨折如需切开复位，撬起髁部行内固定，方法同外侧平台骨折一样，对劈裂压缩骨折和内髁踏陷骨折应撬起骨片，填充骨缺损处，并用钛板固定。接骨板可弯曲形成胫骨干骺部和内髁的弧度，在接骨板近侧部用松质骨螺丝钉固定，远侧部用皮质骨螺丝钉固定。内髁平台粉碎性骨折少见，一旦发生多伴有内侧损伤，可选用钛板＋骨栓＋植骨等处理，详见后文。

（三）胫骨髁部骨折手术中的韧带修复

因胫骨髁部骨折伴有侧副韧带和交叉韧带损伤较单纯损伤为多见，如果不治疗会造成膝关节不稳定，即使髁部骨折愈合，也会遗留晚期的关节不稳。在胫骨平台骨折的病例中，以内侧副韧带损伤最为多见，常伴有无移位的胫骨外髁骨折或部分压缩的胫骨外髁骨折。应力位X线摄片对作出诊断非常重要。如果胫骨髁间嵴骨折并有移位，应该及时手术，作复位及内固定。内侧副韧带修复需另作切口。若韧带已修复，髁部骨折已固定，将膝关节用长腿（下肢）石膏固定，屈膝45°，直到拆线（约两周），再改用膝关节支具，允许膝关节屈曲，防止完全伸直。支具保持6周，以后再进行全范围的功能锻炼。

（四）胫骨平台粉碎性骨折

胫骨近端粉碎骨折影响两侧髁部必须做手术整复。骨折通常呈Y形，伴有两侧髁部移位，骨折中间部可进入关节内髁间嵴区。

1. 手术方法

（1）切口　可选用前外侧切口，起自髌骨外上方3cm处，沿髌骨外侧及髌腱呈弧形向远侧。经过胫骨结节再向远侧延伸，其长度足以显露近侧胫骨骨干。

（2）显露骨折端　鉴别髌前滑囊间隙，在其下形成皮瓣并向内、外两侧翻开，显露整个髌腱及胫骨近端，再将髌腱连同胫骨结节骨片一起向近侧翻转，显露关节内侧和外侧两个间隔。

（3）复位内固定　整复关节面，用几枚克氏针作临时性固定，然后将T形钛板置于胫骨干骺部内侧，接骨板的下端置于胫骨干内侧，接骨板要有足够长度，以能达到固定的目的。在T形接骨板近侧部用几枚松质骨螺丝钉固定，远侧部用皮质骨螺丝钉固定。必要时再以一个较小的T形接骨板置于外侧，去除作临时固定的克氏针。如果半月板被保留，可将其缝合于冠状韧带。将髌腱置回原处，并使连接在韧带上的骨片塞入胫骨结节，用螺丝钉或U形钉将其固定。对严重塌陷的高龄患者，除自体髂骨、同种异体骨块外，亦可以骨水泥填充，另加拉力螺钉或骨栓钉加压固定（图2-2-3-6-12、13）。胫骨平台后角塌陷性骨折十分少见，主因强烈屈膝压缩暴力所致，易漏诊。对其治疗主要通过膝侧后方入路施以开放复位及内固定（图2-2-3-6-14）。

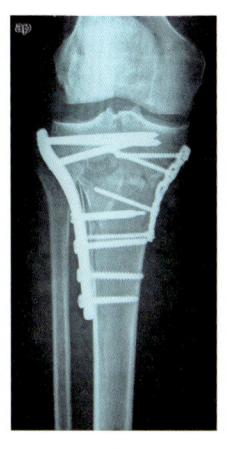 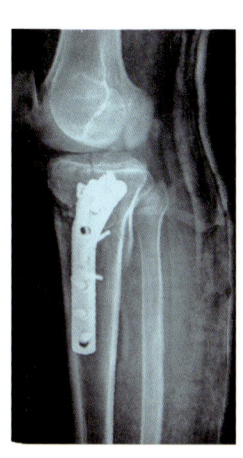

A　　　　　　　　　　　B

图2-2-3-6-12　胫骨平台粉碎性骨折开放复位+内固定术后（A、B）（自黄宇峰）
A. 正位X线片显示骨折已复位，关节对位可；B. 侧位X线片显示平台平整

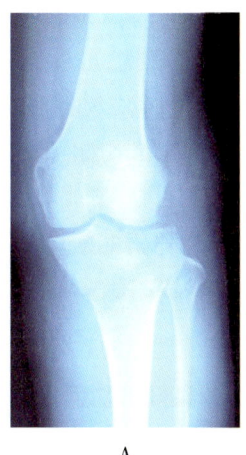 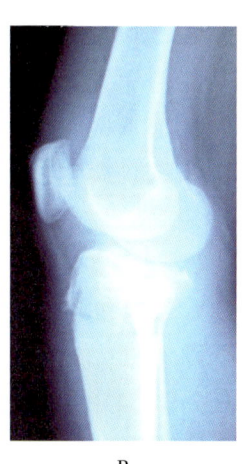 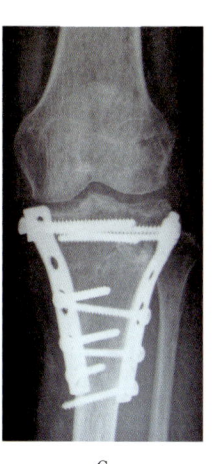 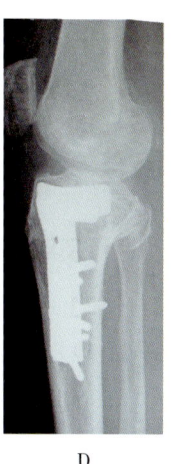

A　　　　　B　　　　　C　　　　　D

图2-2-3-6-13　胫骨平台粉碎性骨折双侧钛板螺钉固定技术（A~D）
A. B. 术前正侧位X线片；C. D. 开放复位+双侧钛板螺钉固定术后X线正侧位观

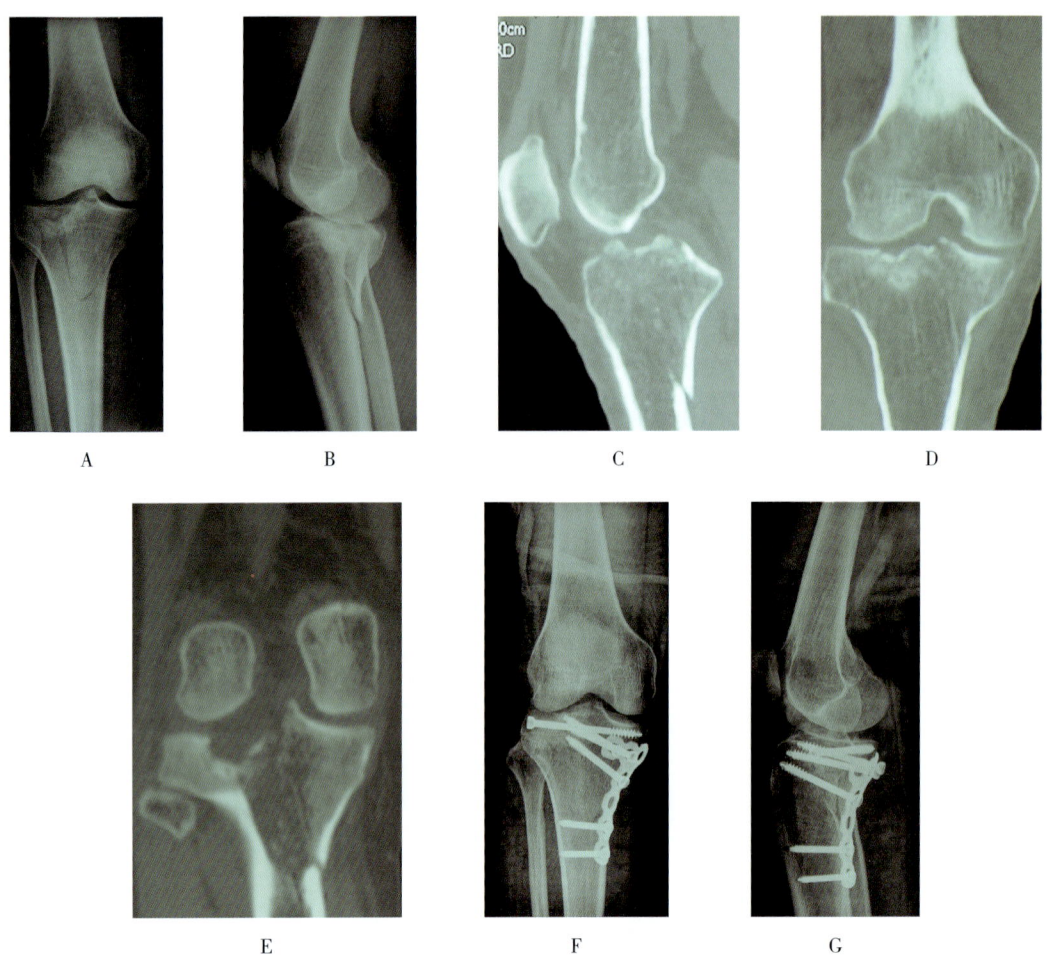

图2-2-3-6-14 临床举例（A~G）

胫骨外后方平台塌陷性骨折：A.B. 术前X线正侧位片；C.~E. 术前CT扫描；F.G. 术后正侧位X线片（自黄宇峰 李国风）

（4）闭合切口　间断缝合关节囊，缝合皮下组织及皮肤。

2. 术后处理　将肢体置于大腿石膏托，屈膝30°，3~4天后如创口愈合良好，将膝关节置于伸直位，可开始作轻度活动。3周后如膝关节活动逐渐改善，可改用长腿支具，10~12周后才可负重活动。

（五）髌骨及髂骨移植重建胫骨平台关节面

Wilson和Jacob采取髌骨切除用作胫骨平台关节面重建治疗胫骨外髁粉碎骨折，Jacob报道了13例手术经验，其结果均满意，在一般情况下膝关节不痛、稳定、伸展完全，从屈曲50°到正常。这个方法主要用于严重的髁部塌陷和粉碎骨折，但不能作为常规。

（六）人工膝关节置换术

对重度且难以手术整复的关节面粉碎骨折，可预计到其关节功能丧失的病例，可视为人工膝关节置换术的相对适应证。但应根据胫骨平台骨质的缺失程度选择合适类型的假体。

（七）关节镜下胫骨平台骨折的整复与固定

对于非粉碎型胫骨平台骨折，关节镜监视下的整复与固定手术可以获得理想的效果。因其创伤小、干扰轻、手术精确和良好的功能恢复，受到关节镜专业医师的推崇。通常在常规关节镜入路下观察骨折面，通过挤压、撬拨及经辅助措施，包括植骨等操作使关节面复位，经皮行克氏针固定，再以中空拉力螺钉沿克氏针固定骨块。

(八)胫骨平台骨折的经皮内固定

胫骨髁部骨折如能取得满意的闭合复位,经皮插入 Knowles 钉或松质骨螺钉,可获得足够的固定并早期进行主动性锻炼。这个方法尤其适用于不能进行广泛手术复位内固定者,特别是老年患者,或是局部皮肤条件不好不适宜作手术治疗者。患者麻醉后经 C 臂 X 线机监视下进行手法复位,如果取得整复,再在 X 线电视机监视下,于骨折髁部的皮下作两个小切口,插入 Knowles 钉或拉力螺钉,并使之到达对侧皮质。

(吴海山　钱齐荣　黄宇峰
李国风　张　振　赵定麟)

参 考 文 献

1. 郭永飞,刘岩,苟三怀等.多轴锁定钢板治疗复杂胫骨平台骨折的初步疗效分析[J].中华创伤骨科杂志,2009,11(2)
2. 李国,严力生,钱海平等.经皮下隧道钢丝张力带结合空心螺纹钉选择性治疗髌骨骨折28例的临床分析[J].海军医学杂志,2009,30(4)
3. 李国风,王予彬,李增春等.关节镜下FasT-Fix缝合修复半月板损伤的临床研究[J].微创医学, 2007, 2(4)
4. 李悦,李也白,林伟.钢丝环扎和前方"8"字形张力带固定治疗髌骨骨折[J].中国骨与关节损伤杂志,2006, 21(4)
5. 刘忠堂,吴海山.急性膝关节脱位的手术治疗[J].中华创伤杂志,2007, 23(4)
6. 刘忠堂.急性膝关节脱位的评估和治疗原则[J].中华骨科杂志,2007, 27(5)
7. 陆雄伟,金晨,丁勇等.利用骨锚小切口直视下复位固定前交叉韧带胫骨止点撕脱骨折[J].中华创伤骨科杂志,2008, 10(12)
8. 吴海山.交叉韧带损伤的诊断与治疗:共识与争论[J].中华外科杂志, 2007, 45(2)
9. 吴宇黎,陶坤,吴海山.综合手术方案治疗复发性髌骨脱位的疗效观察[J].中华创伤骨科杂志,2007, 9(3)
10. 徐青镭 吴海山 周维江 赵定麟 胶原与骨髓干细胞重建兔半月板的组织工程研究 中华骨科杂志 2002年22卷2期
11. 赵定麟,李增春,刘大雄,王新伟.骨科临床诊疗手册.上海,北京:世界图书出版公司, 2008
12. 赵定麟,王义生.疑难骨科学.北京:科学技术文献出版社,2008
13. 赵定麟,赵杰,王义生.骨与关节损伤.北京:科学出版社,2007
14. Abstracts of the 14th ESSKA (European Society of Sports Traumatology, Knee Surgery and Arthroscopy) Congress. June 9-12, 2010. Oslo, Norway. Knee Surg Sports Traumatol Arthrosc. 2010 Jun;18 Suppl 1:S1-339.
15. Alden KJ, Duncan WH, Trousdale RT, Pagnano MW, Haidukewych GJ. Intraoperative fracture during primary total knee arthroplasty. Clin Orthop Relat Res. 2010 Jan;468(1):90-5.
16. Auregan JC, Bégué T, Tomeno B, Masquelet AC. Distally-based vastus lateralis muscle flap: a salvage alternative to address complex soft tissue defects around the knee. Orthop Traumatol Surg Res. 2010 Apr; 96(2):180-4.
17. Bing-Fang Zeng, Yi-Min Chai, Zhong-Jia Yu.Salvage of destructed knees by emergency microsurgical repair. SICOT Shanghai Congress 2007
18. Chaler J, Torra M, Dolz JL, Müller B, Garreta R. Painful lateral knee condyle bone marrow edema after treatment with lateral wedged insole. Am J Phys Med Rehabil. 2010 May; 89(5):429-33.
19. Chan DB, Jeffcoat DM, Lorich DG, Helfet DL. Nonunions around the knee joint. Int Orthop. 2010 Feb; 34(2):271-81.
20. Cho JC, Haun DW, Morrell AP, Kettner NW. Patellar dislocation in a 16-year-old athlete with femoral trochlear dysplasia. J Manipulative Physiol Ther. 2009 Oct; 32(8):687-94.
21. Chou YC, Wu CC, Chan YS, Chang CH, Hsu YH, Huang YC. Medial gastrocnemius muscle flap for treating wound complications after double-plate fixation via two-incision approach for complex tibial plateau fractures. J Trauma. 2010 Jan; 68(1): 138-45.
22. Cove R, Keenan J. Tibial bone grafting for lateral tibial plateau fractures. Ann R Coll Surg Engl. 2009 Apr; 91(3):268-9.
23. Donken CC, Caron JJ, Verhofstad MH. Functional reconstruction of a chronically ruptured extensor apparatus after patellectomy. J Knee Surg. 2009 Oct; 22(4): 378-81.
24. Galano GJ, Greisberg JK. Tibial plateau fracture with proximal tibia autograft harvest for foot surgery. Am J Orthop

（Belle Mead NJ）. 2009 Dec; 38（12）:621-3.
25. Gomes JE. Comparison between a static and a dynamic technique for medial patellofemoral ligament reconstruction. Arthroscopy. 2008 Apr; 24（4）:430-5.
26. Gruber H, Peer S, Meirer R, Bodner G. Peroneal nerve palsy associated with knee luxation: evaluation by sonography--initial experiences. AJR Am J Roentgenol. 2005 Nov;185（5）:1119-25.
27. Guo-Feng Li, Yu-Bin Wang, Zeng-Chun Li et al.arthroscopic repair of the meniscal tears by using fast-fix. SICOT Shanghai Congress 2007
28. Guo-Qing Gu, Ren Yu, Feng Xue.Minimally invasive percutaneous plate osteosynthesis for high energy tibial plateau fractures. SICOT Shanghai Congress 2007
29. Huang TL, Hsu HC, Yang KC, Yao CH, Lin FH. Effect of different molecular weight hyaluronans on osteoarthritis-related protein production in fibroblast-like synoviocytes from patients with tibia plateau fracture. J Trauma. 2010 Jan; 68（1）:146-52.
30. Johnson SD, Kulig K. Patellar tendon rupture in a basketball player. J Orthop Sports Phys Ther. 2009 Nov;39（11）:825.
31. Jun-Wu Huang, Bin Li, Xiao-Shan Guo,etal.Treatment of fracture of tibial plateau with the method of minimal invasion spinal surgery. SICOT Shanghai Congress 2007
32. Kao FC, Tu YK, Hsu KY, Su JY, Yen CY, Chou MC. Floating knee injuries: a high complication rate. Orthopedics. 2010 Jan 1; 33（1）:14.
33. KM Chan.Management of acl injuries - old controversies, new concepts & future challenges. SICOT Shanghai Congress 2007
34. Lindeque B, Baldini T. A biomechanical comparison of three different lateral tibia locking plates. Orthopedics. 2010 Jan 1; 33（1）:18-21.
35. Lubowitz JH. All-inside ACL: retroconstruction controversies. Sports Med Arthrosc. 2010 Mar; 18（1）:20-6.
36. Maeno S, Hashimoto D, Otani T, Masumoto K, Fukui Y, Nishiyama M, Ishikawa M, Fujita N, Kanagawa H. Medial patellofemoral ligament reconstruction with hanger lifting procedure. Knee Surg Sports Traumatol Arthrosc. 2010 Feb; 18（2）:157-60.
37. Niki Y, Mochizuki T, Tomatsu T. Occult subchondral fracture of lateral femoral condyle associated with solitary tear in posteromedial bundle of anterior cruciate ligament. J Trauma. 2009 Aug; 67（2）:E33-5.
38. Otto RJ, Moed BR, Bledsoe JG. Biomechanical comparison of polyaxial-type locking plates and a fixed-angle locking plate for internal fixation of distal femur fractures. J Orthop Trauma. 2009 Oct; 23（9）:645-52.
39. Pinaroli A, Piedade SR, Servien E, Neyret P. Intraoperative fractures and ligament tears during total knee arthroplasty. A 1795 posterostabilized TKA continuous series. Orthop Traumatol Surg Res. 2009 May; 95（3）:183-9.
40. Rad AN, Christy MR, Rodriguez ED, Brazio P, Rosson GD. The anterior tibialis artery perforator (ATAP) flap for traumatic knee and patella defects: clinical cases and anatomic study. Ann Plast Surg. 2010 Feb; 64（2）:210-6.
41. Reinhardt KR, Hetsroni I, Marx RG. Graft selection for anterior cruciate ligament reconstruction: a level I systematic review comparing failure rates and functional outcomes. Orthop Clin North Am. 2010 Apr; 41（2）:249-62.
42. Ringus VM, Lemley FR, Hubbard DF, Wearden S, Jones DL. Lateral tibial plateau fracture depression as a predictor of lateral meniscus pathology. Orthopedics. 2010 Feb 1; 33（2）:80-4.
43. Safran MR, Seiber K. The evidence for surgical repair of articular cartilage in the knee. J Am Acad Orthop Surg. 2010 May;18（5）:259-66.
44. Shetty S, Ramesh B, Gul A, Madhusudan TR, Altayeb T. Vertical dislocation of the patella: report of 2 cases. Orthopedics. 2009 Oct; 32（10）.
45. Streubel PN, Gardner MJ, Morshed S, Collinge CA, Gallagher B, Ricci WM. Are extreme distal periprosthetic supracondylar fractures of the femur too distal to fix using a lateral locked plate? J Bone Joint Surg Br. 2010 Apr; 92（4）:527-34.
46. Tielinen L, Lindahl J, Koskinen S, Hirvensalo E. Clinical and MRI evaluation of meniscal tears repaired with bioabsorbable arrows. Scand J Surg. 2007; 96（3）:252-5.
47. Veitch SW, Stroud RM, Toms AD. Compaction bone grafting in tibial plateau fracture fixation. J Trauma. 2010 Apr; 68（4）:980-3.
48. Weninger P, Tschabitscher M, Traxler H, Pfafl V, Hertz H. Influence of medial parapatellar nail insertion on alignment in proximal tibia fractures--special consideration of the fracture level. J Trauma. 2010 Apr; 68（4）:975-9.
49. Wijdicks CA, Griffith CJ, Johansen S, Engebretsen L, LaPrade RF. Injuries to the medial collateral ligament and associated medial structures of the knee. J Bone Joint Surg Am. 2010 May; 92（5）:1266-80.
50. Yavarikia A, Davoudpour K, Amjad GG. A study of the long-term effects of anatomical open reduction of patella on patellofemoral articular cartilage in follow up arthroscopy. Pak J Biol Sci. 2010 Mar 1; 13（5）:235-9.
51. Yu-Hua Hu, Jiang-Ying Ru, Chuan-Liang Hu,etal.Early diagnosis and treatment for the fractures around the knee associated with vascular and nerval injury. SICOT Shanghai Congress 2007

第四章 胫腓骨骨干骨折

第一节 小腿应用解剖及胫腓骨骨折致伤机制、分型和诊断

一、小腿应用解剖

(一)大体解剖

小腿主由两根长管骨——胫骨和腓骨组合而成(图2-2-4-1-1),于两者之间有骨间膜,四周有较为丰富的肌肉组织,在肌肉与双骨之间有由筋膜组织构成的筋膜间室,内有血管、神经及肌腱等组织通过,并在症状学及诊治方面具有重要意义。此外,胫骨中下段血供易在骨折时受累而引起骨愈合延迟,应引起重视,并需采取相应措施。

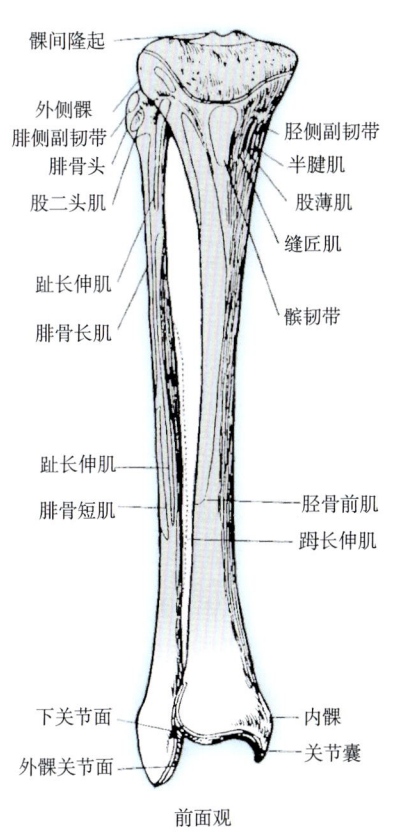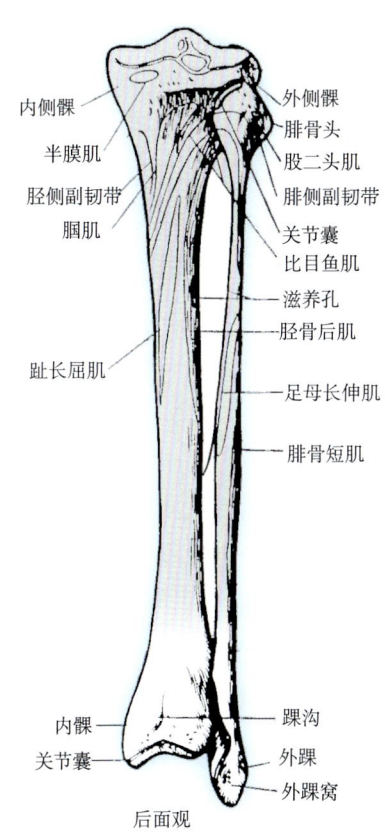

图2-2-4-1-1 胫腓骨的外形示意图

1. 胫骨 胫骨是两根构成小腿骨中的主干骨。其上端为胫骨平台，与股骨下端及髌骨等形成膝关节，下端与腓骨小头一起参与踝关节的构成，胫骨体呈三棱柱形，分三缘及三面。前缘上部锐薄，中下部逐步钝圆，内外两面被前缘分隔。前缘（或称前嵴）的上端为胫骨结节。胫骨内侧面、胫骨结节及胫骨前嵴均位于皮下。胫骨中、下交界处较细弱，是骨折的好发部位。正常胫骨干并非完全平直，而是有一向前向外形成 10° 左右的生理弧度。

胫骨的营养血管，由胫骨干上 1/3 后外侧穿入，在致密骨内行一段距离后进入骨髓腔。胫骨干中、下段骨折时，营养血管易受伤，导致下骨折段供血不足，发生迟缓愈合或骨不连。腘动脉在进入比目鱼肌腱弓后，分胫前、胫后动脉，两者都贴近胫骨下行，胫骨上端骨折移位时易损伤血管，引起缺血性挛缩。

2. 腓骨 腓骨也呈三棱柱形，腓骨上中段四周均有肌肉保护，虽不负重，但有支持胫骨的作用和增强踝关节的稳定性。骨折后移位不大，易愈合。腓骨头上端外侧有腓总神经绕过，如该处骨折，要注意腓总神经有无损伤。腓骨体有支持胫骨的作用，但无明显负重作用。其下端与胫骨下端一起参与构成踝关节，为踝关节的重要组成部分。一般认为，腓骨的上、中部切除后对小腿的负重无明显影响，但下端必须保留，以保持踝关节的稳定。腓骨的滋养血管多在腓骨中、上 1/3 的后内侧及内侧，大多数只有一条。临床上常用带血管的腓骨作移植骨用。

3. 骨间膜 骨间膜为胫腓骨间的连接，骨间膜纤维行走方向由胫骨向下外至腓骨，这种纤维行走方向可以防止腓骨因过多肌肉收缩牵引向下。踝关节背伸时，可以允许腓骨稍向上外移动，这样对踝关节的活动给予一定便利。

4. 肌肉组织 小腿共有十二块肌肉，分前侧群、外侧群和后侧群。前侧群包括四块肌肉：胫骨前肌、趾长伸肌、踇长伸肌及第三腓骨肌。外侧群包括两块，即腓骨长肌和腓骨短肌。后侧群分为深、浅两组 6 块肌肉，即浅组为腓长肌、跖肌及比目鱼肌，深组为腘肌、趾长屈肌及踇长屈肌。

（二）小腿筋膜间室（隙）

在横切面上，小腿由胫、腓骨、胫腓骨骨间膜、小腿深筋膜、小腿前外侧肌间隔及小腿后外侧肌间隔分为 4 个筋膜间室，即胫前筋膜间室、外侧筋膜间室、胫后浅筋膜间室与胫后深筋膜间室等四个筋膜间室组成（图 2-2-4-1-2）。其中胫前筋膜间室最为重要，室内有胫骨前肌、踇长伸肌、趾长伸肌、第三腓骨肌、胫前动、静脉及腓神经等。该间室为一四面分别被骨和筋膜所包围的锥形近乎密闭腔室，前为小腿深筋膜，后为骨间膜及腓骨前面，内为胫骨嵴及其外侧面，外为小腿前肌间隔，顶为上胫腓关节，下为小腿横韧带。当小腿外伤后，如骨折出血，形成的血肿，肌肉挫裂伤后肿胀，使间室内压力增高，但其周围组织不能相应扩大，类似颅骨腔及其内容物。当受到一定压力时，可造成血循环和神经机能障碍，严重者甚至发生缺血性坏死。在小腿骨折治疗中，尤其闭合性骨折的发生率较开放性者为高，必须注意防止。

（三）血管

股动脉到达腘窝后移行为腘动脉。腘动脉进入比目鱼肌腱弓后，在腘肌的下缘，分为胫前、后动脉。胫前动脉由骨间膜近侧的裂孔进入胫前间隙，沿途进入胫前各肌肉并继续向下行走，经过小腿横韧带，在踝关节和两踝之间易名为足背动脉。胫后动脉由小腿后部下行，至内踝与跟结节内侧突之间，分为足底内、外侧动脉以终。这两支血管因其行路贴近骨干，骨折时容易引起损伤。当胫骨上 1/3 骨折时，由于骨折远端向上向后移位，使腘动脉及其分叉处可能受压，可造成小腿严重缺血、坏死。此处血管的损伤，也可能造成小腿筋膜间室压力的增高，引起小腿筋膜间室综合征。

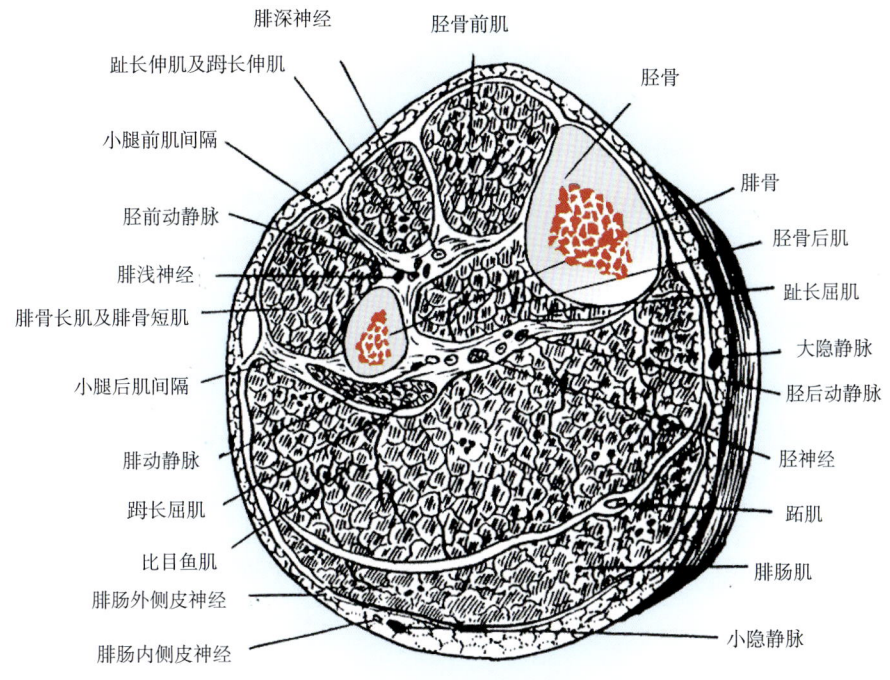

图2-2-4-1-2 小腿筋膜间室示意图

二、致伤机制

胫腓骨不仅是长管状骨中最常发生骨折的部位，且以开放性多和并发症多而为大家所重视。约占全身骨折发生率的13.7%，其中以胫腓骨双骨折最多，胫骨骨折次之，单纯腓骨骨折最少。胫腓骨由于部位的关系，遭受直接暴力打击、压轧的机会较大，所以开放性骨折多见。其常见的致伤机制主要有以两方面。

（一）直接暴力

指外力直接撞击所致者，多见于交通、工矿事故、地震及战伤情况下。一般多属开放性及粉碎性骨折，在治疗上问题较多。暴力多来自小腿的前外侧。骨折线呈横断型、短斜形或粉碎形，可有典型的三角形骨片出现（图2-2-4-1-3）。两

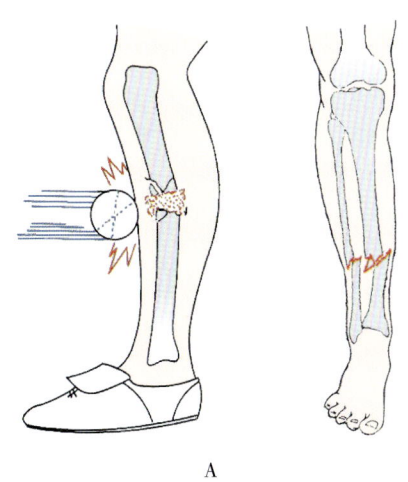
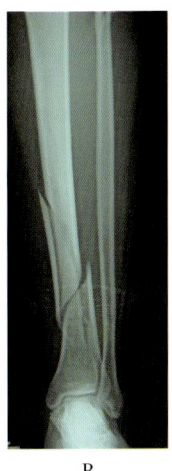

图2-2-4-1-3 直接暴力（A、B）

A.示意图；B.临床举例：来自小腿内侧的直接暴力，内侧骨片大多呈三角形

骨折线多在同一平面,骨折端多有重叠、成角、旋转移位。因胫骨位于皮下,如果暴力较大,可造成大面积皮肤剥脱,肌肉、骨折端裸露。如发生在胫骨中下 1/3 处骨折时,由于骨的滋养血管损伤,血运较差,加上覆盖少,以致感染率高。所以,该处骨折易发生骨的延迟愈合及不愈合。

(二)间接暴力

主要是扭曲暴力,多见于生活及运动伤,骨折多为螺旋形或斜形,以闭合性为常见(图 2-2-4-1-4)。如从高处坠落、强力旋转扭伤或滑倒等所致的骨折,骨折线多为长斜形或螺旋形。骨折移位取决于外力作用的大小、方向、肌肉收缩和伤肢远端的重量等因素。

对稳定者,如选择手术疗法,是髓内钉内固定的最佳适应证。胫骨或腓骨横形或单折伴有胫腓关节脱位者,以及 16 岁以下的幼、少年骨折,甚至胫腓骨双骨折,其骨折线呈斜形、螺旋形及粉碎形者,或伴有胫腓关节脱位的胫骨非横形骨折。由于儿童肌力较弱,加之骨膜较厚,骨折后大多保持一定联系,复位后不易再移位,应视为稳定型骨折,因此在处理上与成年人有所差别(图 2-2-4-1-5)。

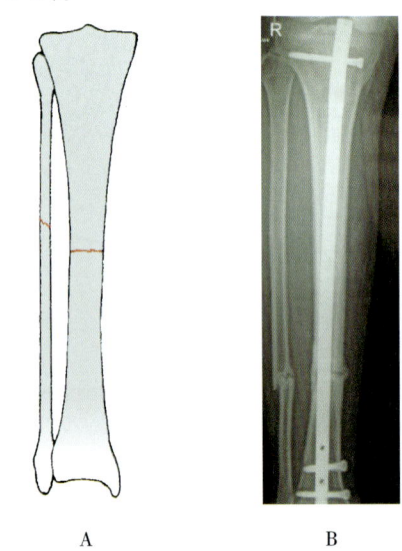

图 2-2-4-1-5　稳定型胫腓骨骨骨折(A、B)
A. 示意图;B. 临床举例:胫腓骨中下 1/3 横形骨折,为髓内钉最佳手术适应证

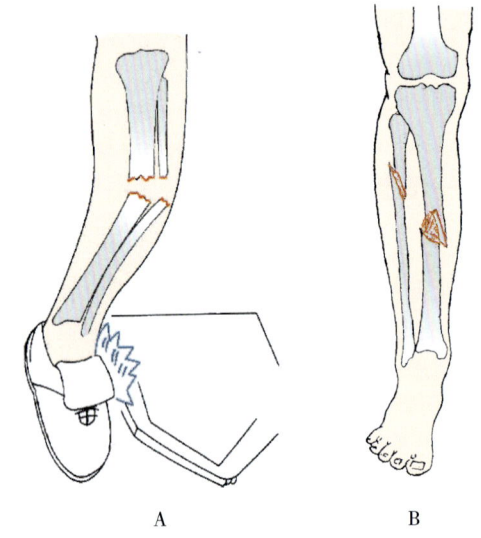

图 2-2-4-1-4　间接暴力示意图(A、B)
间接暴力及所致胫腓骨骨折　A. 致伤时瞬间;B. 骨折特点

三、分型

(一)依据骨折后局部是否稳定分型

一般分为以下两型:

1. 稳定型　指不伴有胫腓关节脱位的胫骨单骨折或腓骨单骨折。在胫腓骨双骨折中,至少胫骨为横形或微斜形,表明骨折复位后,断面相

2. 不稳定型　指胫腓骨双骨折,其骨折线呈斜形、螺旋形及粉碎形者,或伴有胫腓关节脱位的胫骨非横形骨折(图 2-2-4-1-6)。此型骨折为胫腓骨损伤治疗中的难点,其不仅暴力较重,且骨折情况多较复杂,尤其是粉碎性骨折,不仅治疗上难度较大,且易引起延迟愈合或不愈合,甚至假关节形成,从而直接影响预后。

(二)其他分型

此外,尚有依据有无创口分为开放性与闭合性。依据有无神经血管伤分为单纯型及复合型及按照骨折损伤程度分为轻度、中度和重度等,

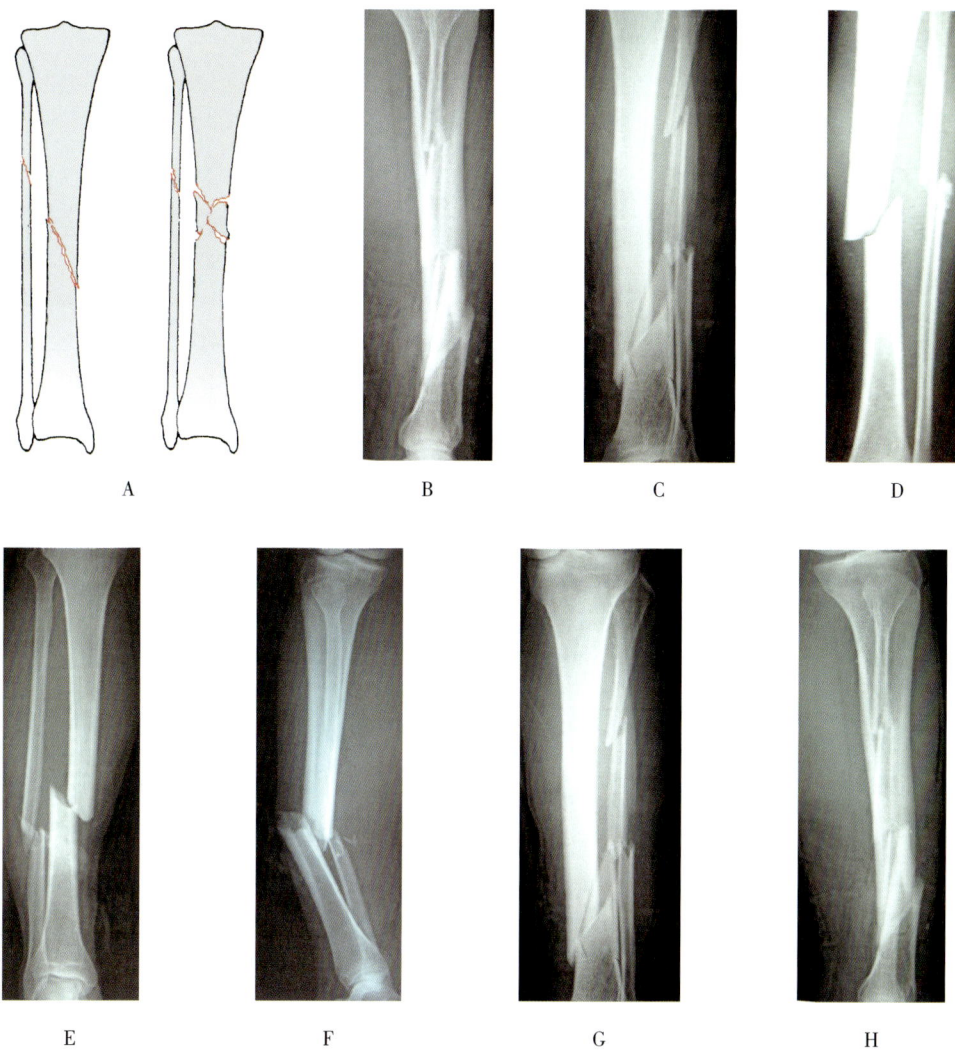

图2-2-4-1-6　不稳定型胫腓骨骨折（A~H）
A.示意图；B~I.临床举例（X线平片）

临床上均可酌情并用。Muller的分类为内固定的使用提供依据。

（三）应力骨折

随着运动热潮的来临及军队的强化训练，特别是"魔鬼式"特种兵集训，致使此种病例逐渐增多，除足跖骨多发外，胫骨亦可发现一定比例的病例，其中以长跑、行军及舞蹈演员为多发，除X线上显示骨痂反应外（图2-2-4-1-7~9），病理切片上亦可出现相应改变（图2-2-4-1-10~12）。

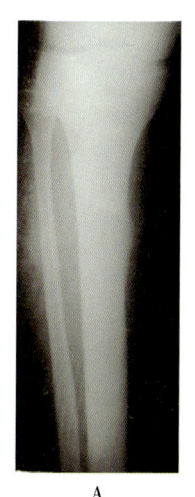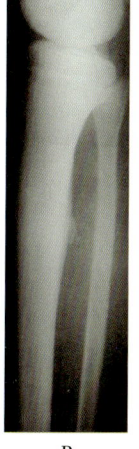

图2-2-4-1-7　应力骨折之一（A、B）
行军后出现的胫骨应力骨折正侧位X线片

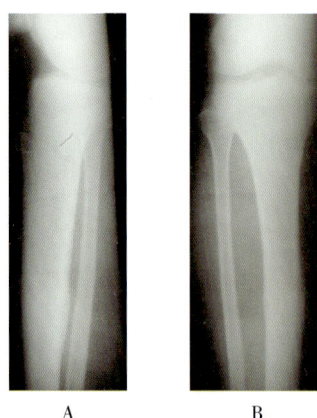

图2-2-4-1-8 应力骨折之二（A、B）
中长跑运动员的胫骨应力骨折正侧位X线片

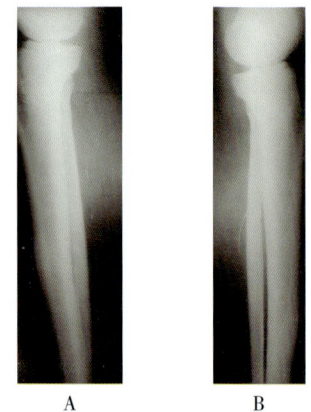

图2-2-4-1-9 应力骨折之三（A、B）
同一芭蕾舞演员双侧胫骨应力骨折侧位X线片

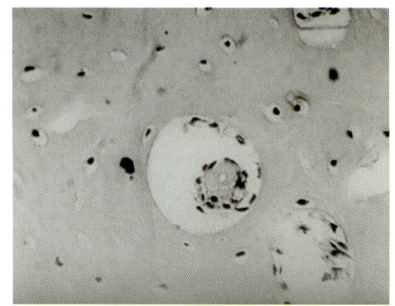

图2-2-4-1-10 镜下观之一
镜下见哈氏管扩大，空腔内为破骨细胞（HE×400）

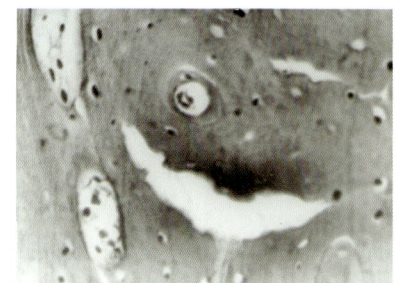

图2-2-4-1-11 镜下观之二
哈氏系统周围粘连处较大的小裂隙形成（HE×200）

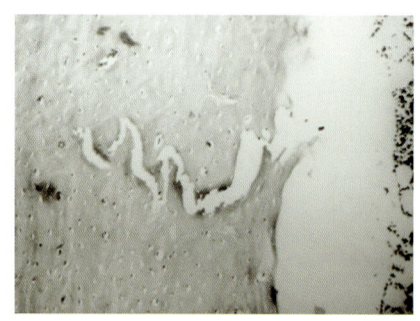

图2-2-4-1-12 镜下观之三
镜下可发现小裂隙聚合形成不全骨折线（HE×100）

四、诊断

诊断多无困难，但必须注意有无神经血管伴发伤，尤其是是否伴有肌间隔症候群，创口的详细情况和污染程度的估计等均应全面加以考虑。

（一）外伤史

胫腓骨骨折多为外伤所致，如撞伤、压伤、扭伤或高处坠落伤等，应全面加以了解，包括致伤机制等，以判定有无伴发小腿以外的损伤，并询问有关小腿以外的损伤，尤其应尽早发现头颅胸腹伤。对小腿局部应了解有无被挤压或重物压砸情况，以判定小腿肌群受损情况，此对早期发现肌间隔症候群至关重要。

（二）临床表现

1. **临床症状** 胫骨的位置浅表，局部症状明显，包括伤肢疼痛并出现肿胀，局部有压痛并出现畸形等。一般情况下诊断并不困难。在诊断骨折的同时，要重视软组织的损伤程度。胫腓骨骨折引起的局部和全身并发症较多，所产生的后果也往往比骨折本身更严重。尤应注意有无重要血管神经的损伤，当胫骨上端骨折时，特别要注意有无胫前、后动脉及腓总神经的损伤。并要注意小腿软组织的肿胀程度，有无剧烈疼痛，以判定有无小腿筋膜间隙综合征的可能。

2. **肢体局部体征** 小腿肢体的外形、长度、周径及整个小腿软组织的张力，小腿皮肤的皮温、颜色,足背动脉的搏动,足趾的活动、有无疼痛等。此外,还要注意有无足下垂等。正常情况下,足姆趾内缘、内踝和髌骨内缘应在同一直线上,并与健肢对比,胫腓骨折如发生移位,则此正常关系丧失。

对小儿骨折,由于胫骨骨膜较厚,骨折后仍能站立,卧位时膝关节也能活动,局部肿胀可能不明显,尽管临床体征不典型,但如小腿局部有明显压痛时,应常规拍摄正侧位X线平片,以判定有无骨折,以防漏诊。

3. 特殊检查　疑及血管损伤时,可作下肢血管造影、CTM、MRA或数字减影血管造影(digital subtraction angiography)检查,以明确诊断。此外,超声血管诊断仪也是一种较为简便的无创伤性检查项目,可用于临床。

凡疑及腓总神经损伤,均应作肌电图或其他无损伤性电生理检查。

(三)影像学检查

小腿骨折要常规作小腿的正侧位X线摄片,如发现在胫骨下1/3有长斜形或螺旋形骨折或胫骨骨折有明显移位时,一定要注意腓骨上端有无骨折。为防止漏诊,一定要加拍全长的胫腓骨X线片,笔者曾遇到数例由于此种原因所引起的胫腓骨双折后期病例,临床医师一定要注意此点。对单纯小腿骨折,一般无需CT或MR检查。

第二节　胫腓骨骨干骨折的治疗

一、基本要求

对小腿骨折的治疗目的主要是恢复小腿的承重机能,因此、除了需要恢复小腿的长度,对骨折断端的成角与旋转移位应同时予以完全纠正,以免影响日后膝、踝关节的负重功能和发生创伤性关节炎。对成年病例,应注意患肢的短缩不能超过1cm,成角畸形的角度不宜超过15°,上下两骨折端对位至少应在2/3上。并根据骨折类型的不同而采取相应的治疗方法。与此同时,尚应遵循骨折总论中所提出的要求,并注意双侧下肢的对称与美观。

二、稳定型骨折的治疗

为使临床医师易于掌握,在治疗方法选择上一般按分以下3种类型进行操作。

(一)胫骨或腓骨单骨折、不伴有胫腓关节脱位

此种骨折由于另一根未骨折的骨骼起内固定作用,较为稳定;因此在治疗上可采用下肢石膏固定。视部位不同固定的时间不相同,胫骨上1/3时间较短,6~8周即可。中、下1/3处则较长,以防不愈合,一般多在10周以上。对有侧方移位者,可通过手法矫正。一般侧方移位均较轻,移位明显者,应仔细检查有无胫腓关节脱位。仅个别病例因各种原因有强烈要求施术时方可行手术疗法(图2-2-4-2-1)。

(二)16岁以下儿童骨折

大多系青枝骨折者亦有双侧完全骨折,包括斜形及粉碎性骨折,但其肌力较弱,周围骨膜较厚,将其复位后不易再移位。可于伤后早期麻醉

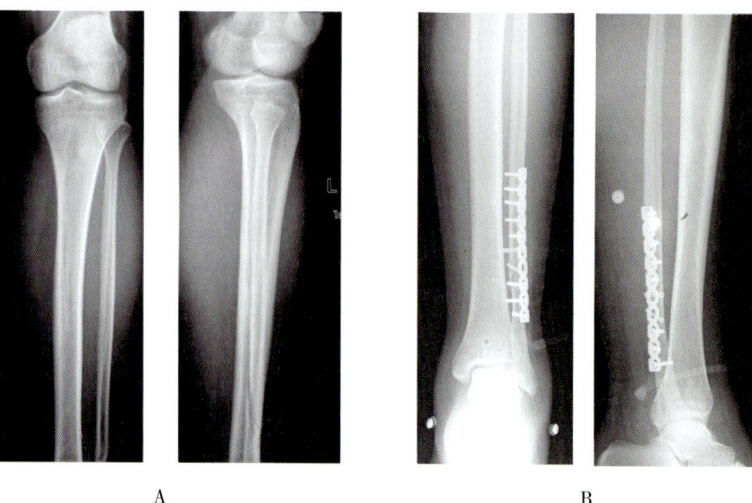

图2-2-4-2-1 腓骨下1/3斜形骨折
A.术前X线正侧位片；B.术后X线正侧位片（自卢旭华）

下行手技复位，再以下肢石膏功能位固定。在石膏成形时，予以加压塑形，并注意小腿骨骼的向外及向前的生理弯曲。视年龄及骨折情况不同，石膏固定时间4~8周不等。

（三）胫骨呈横形或微斜形的胫腓骨双骨折或伴有胫腓关节脱位

复位后，由于胫骨双侧断端相嵌呈稳定状，故早期麻醉下手技复位后可立即行下肢石膏固定。5~7天肿胀消退后更换石膏，并注意向移位相反方向加压塑形及维持正常的小腿曲度。于石膏固定期间应定期拍片观察，当发现有成角移位时（主要由于重力作用易向后成角），应及时行石膏楔形切开矫正之。此种情况大多发生于石膏固定后5~10天左右。但由于当前高效社会的出现，人们对时间观念的加强，因此不少患者要求早日下地并参与工作等，在此情况下亦可选用内固定术。

单纯上胫腓关节脱位者亦属于稳定性骨折，在处理上仍应强调解剖对位（见图2-2-3-2-3）。

三、不稳定型骨折的治疗

主指胫腓骨斜形、螺旋形或粉碎性双骨折，或合并有胫腓关节脱位之胫骨斜形、螺旋形及粉碎性单骨折者，其治疗方法较多，但归纳下来不外乎以下3类。

（一）非手术疗法

1. 病例选择　随着开放复位及内固定技术所引起的诸多并发症与后遗症等问题；近年来非手术疗法又被人们所注意，一般选用骨牵引复位及石膏固定。

2. 具体操作步骤

（1）骨牵引　麻醉下先行跟骨牵引术，在操作时应注意史氏钉位置不可偏斜，以防因牵引力的不平衡而影响复位。

（2）手技复位　可在下肢螺旋牵引架上，利用骨牵引的同时行手法复位，并以小腿石膏托固定，维持对位。

（3）持续骨牵引　将患肢置于勃朗氏架上持续牵引3~4周，重量为体重之1/14，一周后测量肢体长度、或 C 臂 X 线透视或拍片，如短缩移位已矫正，可将重量递减。一般病例牵引 3 周，开放性及粉碎性者则牵引 4 周，以使骨折断端纤维粘连。

（4）再次复位及更换下肢石膏　对位满意者可直接换下肢石膏固定，并再次塑形。有移位者，需在麻醉下再次手技复位，主要纠正侧方及成角移位，并换下肢石膏制动。术毕立即拍片，有成角或旋转移位者，24h 后将石膏切开矫正之。

（5）拍片复查　两周后再次拍片，如有向后成角时，应酌情更换下肢石膏或作楔形切开（图2-2-4-2-2、3）。石膏持续固定 8~12 周，达临床愈合后，方可拆除。

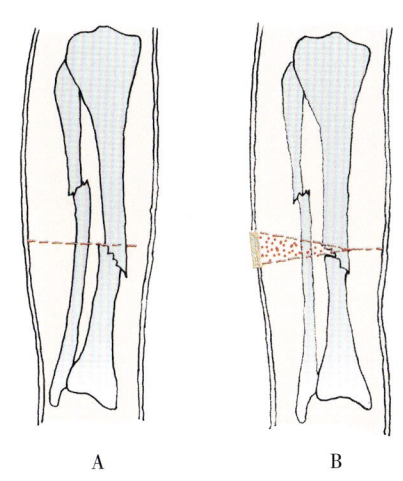

图2-2-4-2-2　小腿石膏正位楔形切开示意图（A、B）
A. 正位楔形切开前；B. 同前，切开复位后

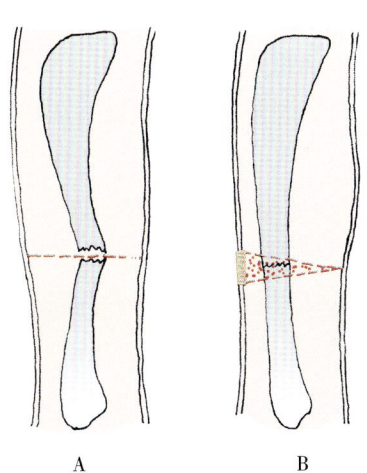

图2-2-4-2-3　小腿石膏侧位楔形切开示意图（A、B）
A. 侧位楔形切开前；B. 同前，楔形切开后

3. <u>功能锻炼</u>　于石膏固定期间，应嘱患者作股四头肌静止运动及下肢抬高活动，每日 3 次，每次不少于 50 下，并不断活动未固定的足趾。拆石膏后应加强膝、踝关节的功能锻炼，以促使其功能恢复。必要时，可辅以理疗、水疗或蜡疗等。

于跟骨牵引过程中亦可以夹板代替小腿石膏，有利于踝关节的功能活动，但需每日定期检查，并随时加以调整，否则易引起意外，应予注意。

（二）手术疗法

指切开复位以及内固定术。

1. <u>病例选择</u>　主要包括以下情况：

（1）多段骨折　难以利用牵引达到复位目的；

（2）手法复位失败　多因骨折端软组织嵌顿而难以达到理想对位目的；

（3）合并血管神经损伤　需行探查术，可同时施术将断端复位及内固定；

（4）同侧肢体多处骨折　为避免相互牵制及影响，以开放复位 + 内固定为多选；

（5）开放性骨折　于清创术同时证明创口局部干净、条件较好、感染机会少者，亦可酌情行内固定术。

2. <u>术式选择</u>　主要有以下 3 类。

（1）髓内钉固定　较为多用，包括 Ender 钉、V 形钉、矩形钉及交锁髓内钉（图 2-2-4-2-4）等均可选用。但在操作时应注意到胫骨本身的生理曲度，力线切勿过直，甚至反屈，此种错误在临床上常见（图 2-2-4-2-5）。因此笔者反复强调在术中及术毕缝合切口前务必测量双下肢力线，防患于未然。

（2）钢丝结扎　因环状结扎易引起血供障碍，故仅用于长斜形或螺旋形骨折者。钢丝以新型锁丝为宜，由于其结扎后易松动，应有配套的锁定装置。

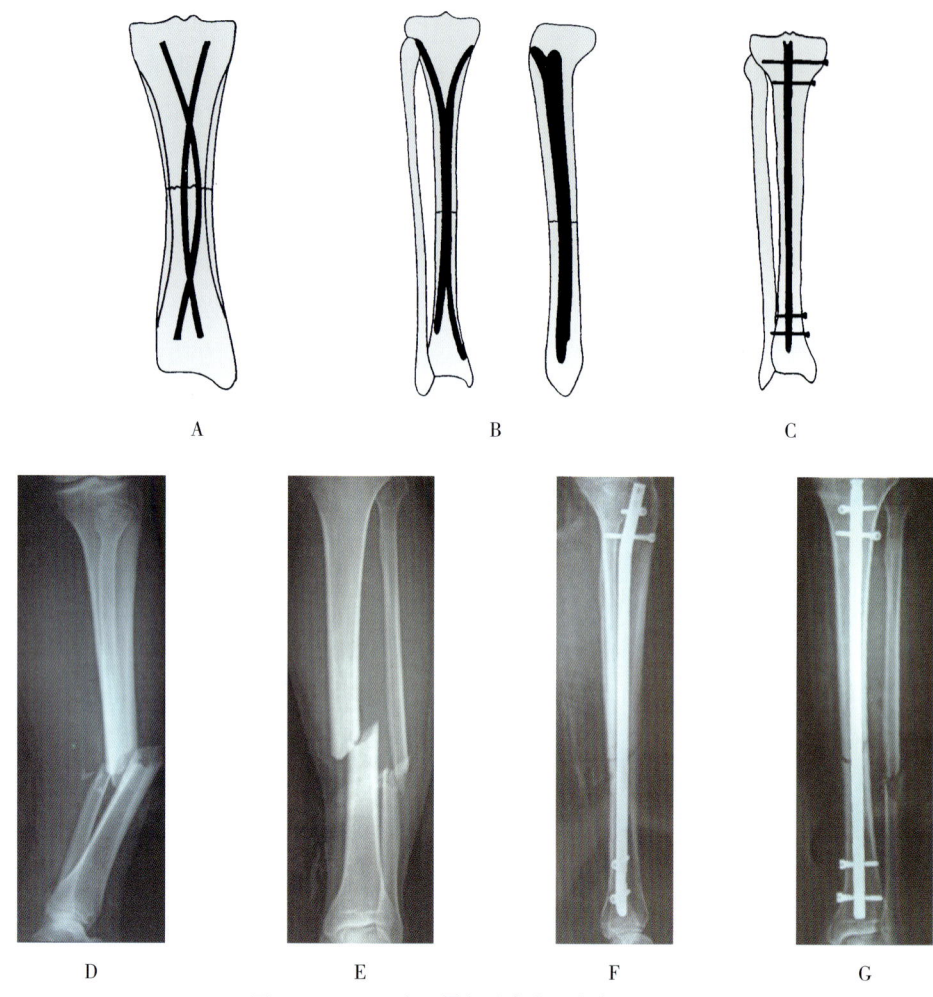

图2-2-4-2-4 小腿骨折髓内定固定术（A~G）

A~C示意图：A. Ender钉内固定；B. 矩形钉内固定；C. 交锁髓内钉内固定；
D~G临床病例：D.E. 术前X线侧正位片；F.G. 术后X线侧正位片（自卢旭华）

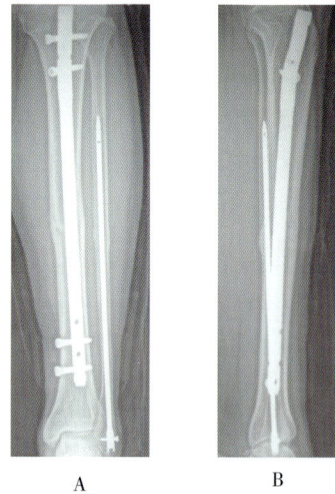

图2-2-4-2-5 力线欠佳者举例

A. 正位X线片显示生理曲度消失；B. 侧位X线片不仅生理曲度消失，且有反屈征，患者诉步行时踝关节痛感明显

（3）钛板螺钉固定技术 由于胫骨表浅，血供欠佳，因此早年的钢板螺钉技术大多由于各种并发症而遭人反对，目前由于钛板较薄，加之采取小切口经皮插入技术，亦可酌情选择（图2-2-4-2-6、7）。

（4）其他 尚可酌情选用长螺钉及骨搭钉等，视骨折块具体形态及对位情况而定。加压钢板曾风行一时，但其所暴露出来的问题已使大家兴趣锐减，以不用、少用为好。对骨缺损者，除术时采用植骨技术外，亦可采用Osteoset等生物骨材料（图2-2-4-2-8）。同样，钛板螺钉技术亦应重视肢体的力线，否则将直接影响疗效的恢复（图2-2-4-2-9）。

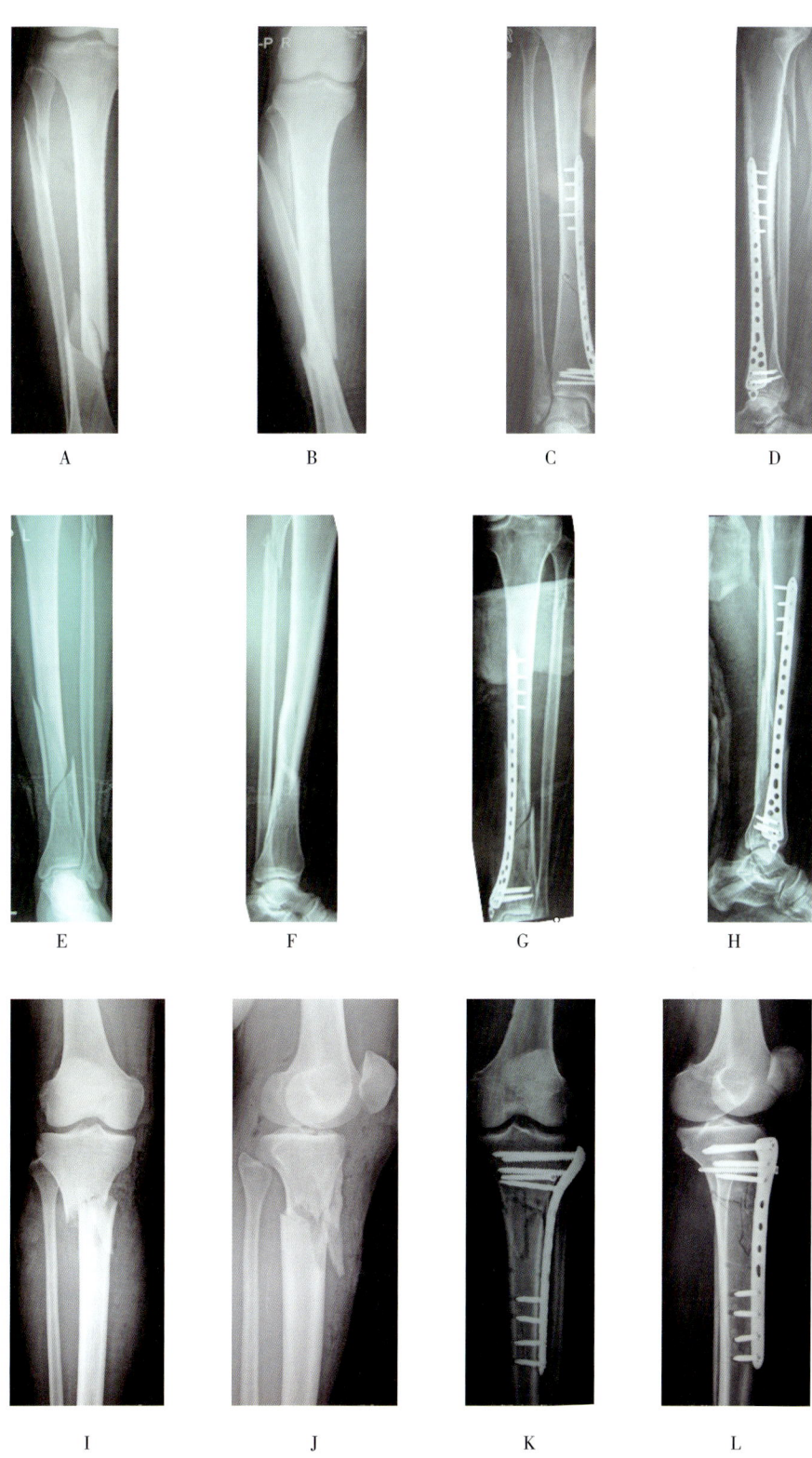

图2-2-4-2-6 临床举例（A~L）

旋转暴力所致胫腓骨不稳定型骨折钛板螺钉技术临床病例 （A~D）例1 A.B.胫腓骨骨折（胫骨骨折位于中下1/3，腓骨在上1/3），术前X线正斜位片；C.D.术后X线正侧位片，下肢力线恢复；（E~H）例2 E.F.胫腓骨双折术前X线正侧位片；G.H.术后X线正侧位片，与健侧相比，双下肢力线对称（自蔡俊丰）（J~L）；例3 I.J.右胫骨上1/3粉碎性骨折；K.L.钛板螺钉技术复位固定后X线正侧位片，显示复位良好

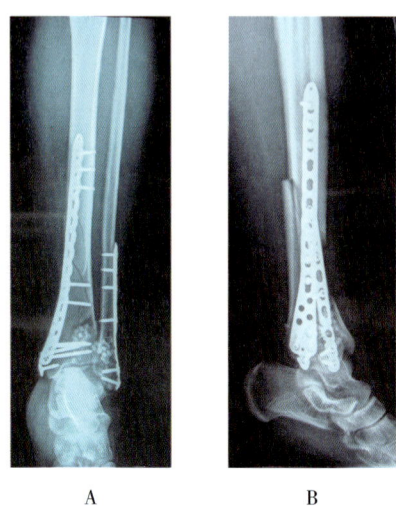

图2-2-4-2-7 临床举例（A、B）
胫腓骨双骨折，骨折线同一平面，开放复位及钛板螺钉内固定术A. 术后正位X线片；B. 术后侧位X线片（自黄宇峰）

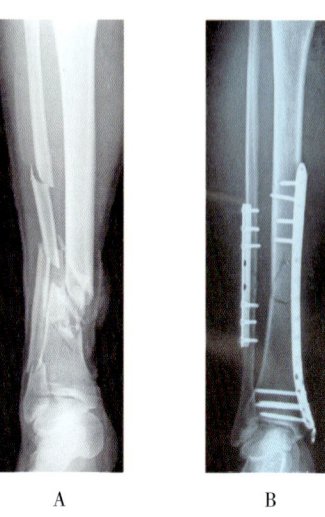

图2-2-4-2-8 临床举例（A、B）
左胫腓骨中下1/3粉碎性骨折：A. 术前X线正位片；B. 复位后用双侧钛板螺钉将胫腓骨固定，骨缺损处以Osteoset充填

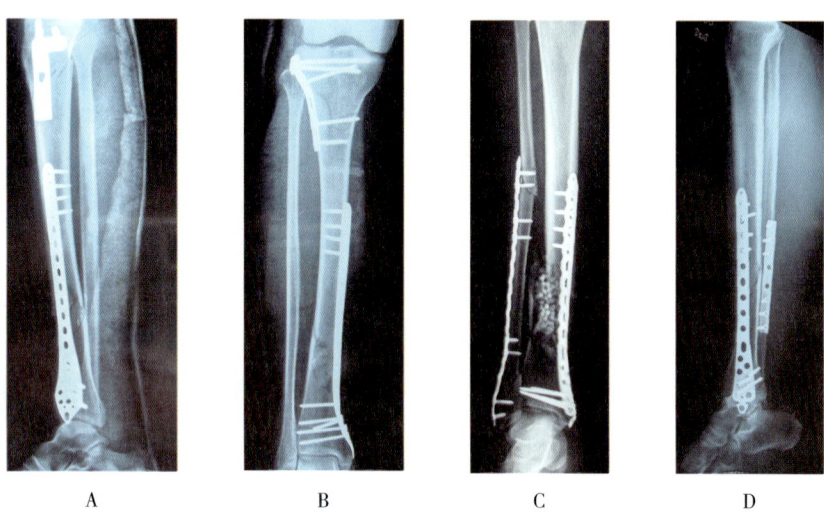

图2-2-4-2-9 临床举例（A~D）
钛板螺钉技术亦应重视肢体的生理曲线，否则将影响肢体的负重功能：A.B. 例1　A. 平台及胫骨下1/3骨折，侧位X线片显示对位良好，力线佳；B. 正位X线片则显示力线不佳；C.D. 例2　C. 正位X线片显示骨折对位力线较直，骨缺损处填充Osteoset；D. 侧位X线片则显示反屈征

3. 注意事项

（1）尽量少破坏血供　胫腓骨血供较差，尤其是中、下1/3段，在施行开放复位及内固定过程中，应尽少对周围骨膜或附着的肌肉剥离，以求更多地保留血供。

（2）碎骨片不可随意摘除　特别是开放性损伤，应在预防感染情况下，尽可能多地保留碎骨片，尤其是与软组织相连时，应尽量保留，否则易因骨缺损而形成骨不连后果。

（3）附加必要的外固定　此不仅有利于创伤的修复，且对不确实的内固定也起到辅助固定作用。除非是坚强内固定，外固定一般多需持续到临床愈合阶段，切勿大意。

（4）关节尽早进行功能活动　除股四头肌静力运动及直腿抬高锻炼外，如内固定较确实，可早日，或间断除去外固定（可改用石膏托等）进行关节活动。

(三)框架式外固定架

前几年开展较多,但并发症明显高于前两种疗法,故适用范围多局限于胫腓骨粉碎性骨折及伴有创面的开放性骨折,尤其是皮肤状态不佳需进一步处理者。此种方式有利于对创面的换药、观察及对皮肤缺损的修复等(图2-2-4-2-10~12)。

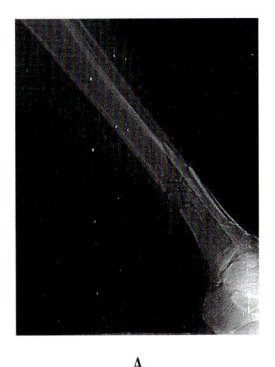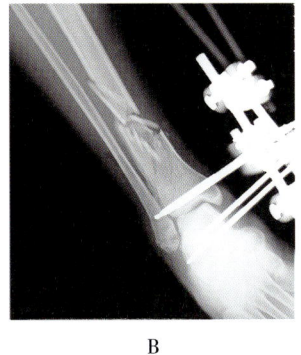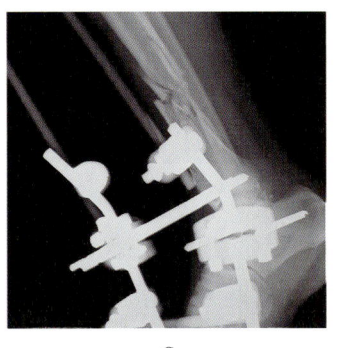

图2-2-4-2-10　临床举例（A~C）

胫腓骨下1/3粉碎性骨折：A. 术前X线侧位片；B. C. 框架外固定后X线正侧位片（自卢旭华）

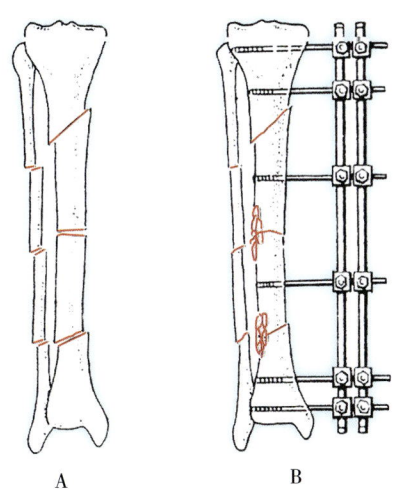

图2-2-4-2-11　框架固定示意图（A、B）
小腿多段骨折框架固定　A. 固定前；B. 固定后

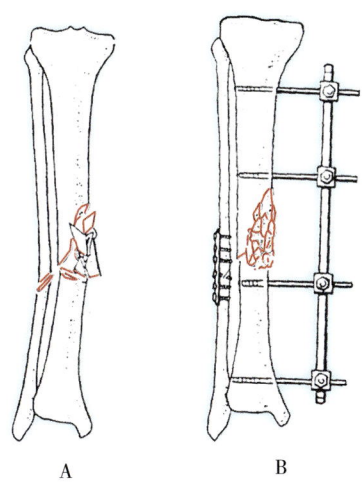

图2-2-4-2-12　框架固定示意图（A、B）
腓骨钛板螺钉技术+胫骨框架固定　A. 固定前；B. 固定后

四、开放性胫腓骨骨折的处理

开放性骨折时,尤其是自外向内的外源型,其伤口污染多较严重、伴有软组织损伤或缺损、骨折端外露甚至缺失,感染和骨不连的发生率高。严重的小腿开放性骨折,发生深部感染可达33.33%,骨不连接者为45.10%,二期截肢率达27.45%。因此,处理开放性胫腓骨骨折时,软组织的处理十分重要。其基本处理方法是通过清创术,将开放性骨折变成闭合性骨折,然后按闭合性骨折处理,但清创术一定要到位。具体应注意以下几点。

(一)严格清创术的基本原则与要求

由于胫腓骨表浅,污染多较明显,加之血供较差等而使感染率增高。因此更应遵照清创术的基本原则与操作程序进行,切忌简单行事,更不可单纯包扎处理。

(二)闭合创口

应尽可能一期闭合创口,尤以胫前部开放性

骨折。对局部皮肤缺损或张力较大者,尽可能利用减张切开、皮瓣转移、交叉皮瓣或皮瓣转移+植皮等措施来消灭骨端外露。对已超过8h,或污染严重者,则只好留待二期处理。

(三)大剂量应用广谱抗生素

自术前即开始使用,一般多为青霉素钠盐,每天 $400\sim800\times10^4$ 单位分2次或4次肌注或静脉滴入,同时肌注链霉素0.5g,每天2次。有感染可能者应加大用量,或使用第二代、甚至第三代抗生素。总之应尽全力避免骨折处感染的发生与发展。当然,最为重要的仍是合乎要求的清创术与引流。

(四)对内源性开放骨折亦应重视

自内向外的内源型小腿开放性骨折,在发生骨折断端由内向外戳出时的一刹那间,如果直接与泥土、污染河水等相接触,而后骨端又缩回皮下,外观上裂口不大,但可引起与外源性损伤相类同的伤情。因此,遇到此类病例应将裂口扩大,并对骨端彻底清创后方可作进一步的处理。

(蔡俊丰　张　振　卢旭华
于　彬　赵定麟)

第三节　复杂性胫腓骨骨干骨折的治疗

复杂性胫腓骨骨干骨折不能采用简单的常规方法治疗。由于其解剖部位,使其容易受到损伤。胫骨全长的1/3表面位于皮下,故胫骨开放性骨折比其他任何部位的主要长骨更为常见。此外,胫骨的血供较其他有肌肉包绕的骨骼差得多。高能量胫骨骨折可能并发骨—筋膜间室综合征或神经血管损伤。踝和膝关节均为铰链关节,不能调整骨折后的旋转畸形,因此在复位时要特别注意矫正旋转畸形。延迟愈合、不愈合和感染是胫骨干骨折相对常见的并发症。

对这些骨折中的准确判断在治疗上具有重要性:每例骨折都各具有其特殊性,故决定内固定还是保守治疗,应根据每个患者的具体情况,对所选择治疗方法的利弊进行客观的判断。这需要高水平的临床判断能力,掌握和了解这种能力比手术技术更为重要。

一、软组织的评估

软组织的覆盖是对胫骨骨折的评价和随后的处理中最为重要的部分,胫骨骨折往往都伴有表面皮肤的损伤(图 2-2-4-3-1)。

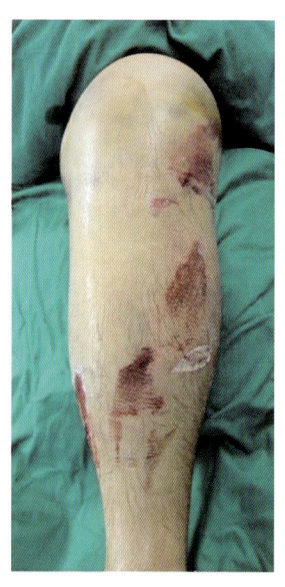

图2-2-4-3-1　胫骨骨折往往伴有表面皮肤损伤

首先评估肿胀和挫伤的范围和部位。骨折部位表面的水疱是软组织广泛肿胀的重要标志,应该是延迟手术的警告。其次必须评估有无真皮肿胀。真皮肿胀时,正常皮纹消失,表皮发亮。

这种情况对于常规的外科手术是不安全的，必须延迟，直到皮肤重新出现褶皱。在等待肿胀消退期间应适当考虑实施一些软组织固定、牵引或桥式外固定支架等措施。

应监测脉搏。如果健康的肢体出现脉搏消失必须怀疑有血管损伤，特别是胫骨近端有移位的骨折。可行多普勒彩超检查，如果不能确定，应该做动脉造影。在胫骨骨折中，神经损伤比血管损伤少见，但是仍须仔细检查。

胫骨骨折伴发骨筋膜间隔综合征远比在其他长干骨常见。原因是局部肿胀、出血、缺血或血供恢复后的反跳性水肿（缺血再灌注损伤）。前间室最常被累及。如出现剧烈疼痛、被动牵伸痛以及局部的感觉丧失等表现时必须立即采取措施，包括测定间室压力或者实施间室手术减压，后者必须结合适当的骨折固定。

二、骨折的分型

胫骨骨折的评估通常可根据标准的前后位和侧位片 X 线，应包括膝关节和踝关节，必要时可进行 CT 扫描和三维重建。

分型除按前节之稳定型与非稳定型外，亦可参考 AO 分型。在骨干，A、B、C 分型区别在于简单（A）、带楔形骨片（B）和复杂骨折（C）（图 2-2-4-3-2）。

三、非手术治疗

稳定的、轻微移位的胫骨干骨折，初期可通过石膏固定。当患者能够负重时，更换早期可负重的 PTB（髌腱负重）石膏，直到骨折愈合，通常可以获得很好的功能。

然而，在许多病例中，按照目前的标准来衡量，似乎手术切开复位内固定更有益于不稳定和有移位的骨折。

四、手术治疗

（一）非锁定接骨板固定

有移位的不稳定胫骨干近端和远端 1/3 骨折，采用传统非锁定接骨板固定治疗是比较好的选择，特别当难于插入髓内钉或者要求精确的解剖复位时（图 2-2-4-3-3、4）。

然而，对于软组织严重受损或者有缺损的患者，接骨板固定是禁忌的。如果早期负重的可能性比获得良好对线更重要，应该选择髓内钉治疗。Tscherne 所叙述的以下原则是合理的，即接骨板表面应该有健康的软组织覆盖；建立稳定的骨-接骨板结构，允许有效愈合，使用接骨板时不要过多剥离骨膜和软组织。

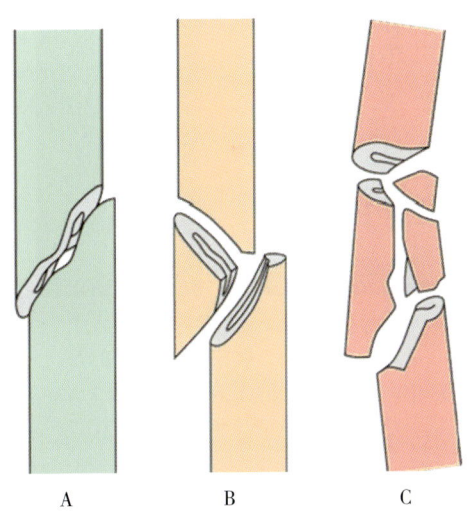

图2-2-4-3-2 胫骨干骨折的AO分型示意图（A~C）

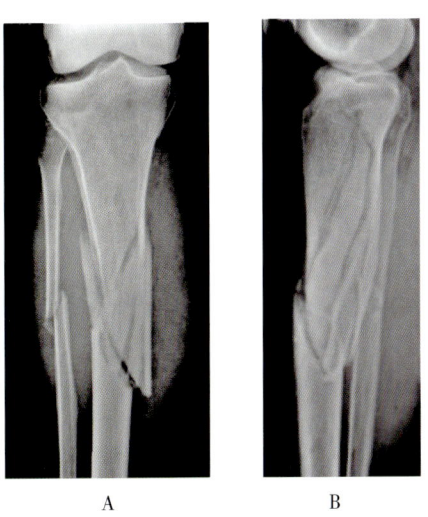

图2-2-4-3-3 不稳定型之一（A、B）
有移位的不稳定型胫骨干近端骨折X线片
A. 正位X线片；B. 侧位片

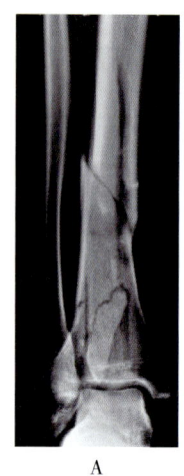
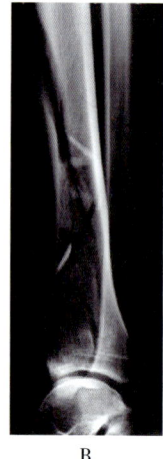

图2-2-4-3-4　不稳定型之二（A、B）
有移位的不稳定胫骨干远端1/3骨折X线片
A. 正位X线片；B. 侧位片

1. 外科解剖复习　胫骨很适合于接骨板固定，特别是沿着其内侧皮下组织表面，接骨板不会有干扰骨血供的危险。此外，内侧的平整表面使接骨板容易塑形。

胫骨外侧表面亦可使用接骨板，但是需要分离肌肉和当心血管神经损伤，且要求接骨板更好地塑形。

2. 术前准备和切口　胫骨非锁定接骨板包括窄的 DCP4.5 接骨板和 LC-DCP4.5 接骨板。患者仰卧在普通的适合透射 X 线的手术床上。标准切口为沿胫骨嵴外侧 1~2cm（特殊情况下可沿内侧，图 2-2-4-3-5）。

胫骨近端和骨干中间区域切口是直的，而向远端呈轻微弧形转向内踝。切口将直达深筋膜而无需分离皮下组织。必须避开胫骨前方的腱旁组织。骨折间隙水平的骨膜要被剥离，但仅限于清理骨折端和判断骨折复位所必须的范围之内。此外接骨板将被置于未剥离的骨膜的表面，例如窄的 LC-DCP4.5 与骨的微小接触是被设计用来保存骨膜血供的。

胫骨外侧入路和内侧入路是相同的。覆盖在肌肉上的筋膜可在远离胫骨嵴数毫米处切开，留下边缘，以便于以后再缝合。为了放置接骨板，可将肌肉从胫骨上轻柔地剥离。

3. 复位技术　正确复位技术的选择可能是固定手术中最重要的部分。无论通过直接还是间接的方式，目的是得到小腿轴线在各个平面的良好对合，包括旋转，为了不危及骨折碎片的自身血供，整复的操作必须轻柔而微创。

对于一个简单的骨折形式，例如螺旋形、斜形、弯曲或带螺旋楔形骨片，直接的解剖整复后应该按照传统的 AO 原则，采用碎片骨间拉力螺钉加压的接骨板固定方法（图 2-2-4-3-6）。

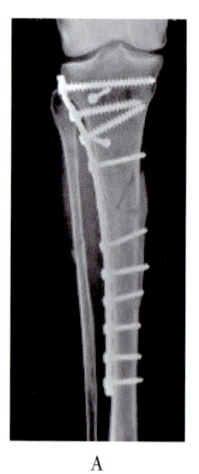
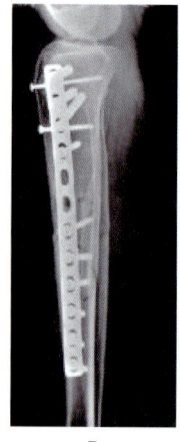

图2-2-4-3-6　临床举例（A、B）
采用碎片骨间拉力螺钉加压的接骨板固定方法：
A. 正位X线片；B. 侧位X线片

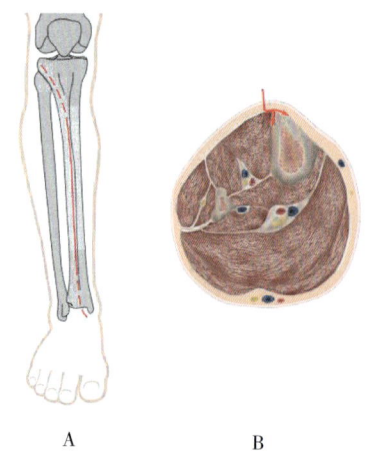

图2-2-4-3-5　切口示意图（A、B）
A. 标准切口为沿胫骨嵴外侧 1~2cm（特殊情况下可沿内侧）；
B. 局部解剖横断面观

在复杂的粉碎骨折（C 型），不要求精确的复位，用最小显露和间接复位技术（生物型或桥式接骨板,图2-2-4-3-7),接骨板仅仅桥接骨折区域,但目前建议C型骨折使用LCP(locking compression plate)固定(见锁定接骨板)。必须恢复肢体的长度,纠正旋转和对线不良。

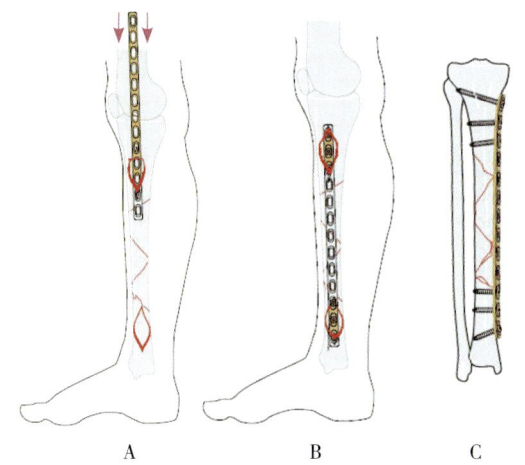

图2-2-4-3-7　小显露技术示意图(A~C)
复杂的粉碎骨折,选用小显露和间接复位内固定技术具有损伤小等特点

4. 内植物的选择　胫骨干骨折最常使用窄的DCP4.5或者LC—DCP4.5接骨板。标准的接骨板固定要求在骨折的任何一边至少有6层皮质的固定。不应使用阔接骨板,因为它们太硬而且体积太大。小接骨板(DCP3.5)偶尔适用于胫骨远端,但是作为单个内植物使用不够坚强,6层皮质原则仍然适用。

目前趋向使用长接骨板(8~10孔),但不必固定每一个钉孔。如果能够保证螺钉间隙分开,且固定在质量好的骨上,骨折线两端各用两到三枚螺钉就足够了。使用更多的螺钉没有错,但可能不必要。

5. 外科治疗技巧和提示　经皮接骨板的应用是近期被认为传统的ORIF技术的另一种选择。接骨板放置前,正确的轴向对线是必须的。胫骨远端骨折的,间接复位和进一步的稳定性可能通过腓骨的接骨板固定来完成。必须精确复位,否则将导致胫骨对线不良。一旦骨折复位,接骨板塑形后放置在胫骨,引入接骨板的切口或位于骨折近端,或位于骨折远端。用一个锋利的骨膜剥离子,准备一个引入接骨板的隧道,通过透视控制他们的正确位置,随后螺钉通过小切口打入(见图2-2-4-3-7)。

6. 术后处理　肢体抬高,踝关节置于90°,维持5~7天,或者直到恢复主动的背屈活动。在理疗师的帮助下,鼓励踝关节和膝关节的主动活动。当水肿消退后,即可允许起床足尖负重(0~15kg),否则肢体需要用短腿支具或石膏保护。4~6周可逐步增加负重,根据原来的骨折类型、影像学和临床的随访,术后10~12周可以达到完全负重。6周和12周应复查X线片。骨痂是骨折修复的标志,采用桥式接骨板,术后骨痂常见,而以绝对稳定为目的的切开复位内固定病例,骨痂不会出现。

7. 失误和并发症　胫骨骨折的治疗中,接骨板固定术后最为重要的是获得一个愈合良好的软组织覆盖,特别是对不良处理最为敏感的皮肤。为避免皮肤问题,需要手术的正确时机、微创的软组织处理技术和伤口的无张力缝合。无创的缝合技术同样是必须的。

(二)锁定接骨板固定

1. 概述　锁定接骨板的出现是一次内固定材料学的革命。锁定螺钉的螺帽有螺纹,而接骨板上螺孔亦有螺纹(图2-2-4-3-8),通过螺帽可使螺钉锁定在接骨板上,使接骨板和螺钉形成一个角稳定的系统,接骨板不必和骨皮质接触,不需切开和剥离骨膜,故锁定接骨板又可称之为内固定支架。而传统的接骨板是螺钉将接骨板压在骨皮质上,依靠接骨板和骨皮质之间的摩擦力来固定(图2-2-4-3-9),一旦螺钉松动,内固定就容易失败。另外,锁定接骨板可以单皮质固定,可自攻或自钻自攻,使操作简便,创伤减少,手术时间缩短。除LISS(limited invasive stability system)外,大部分的锁定接骨板LCP(locking compression plate)具有锁定螺钉和加压螺钉联合孔,可根据术中情况选择使用锁定螺钉或普通螺钉。

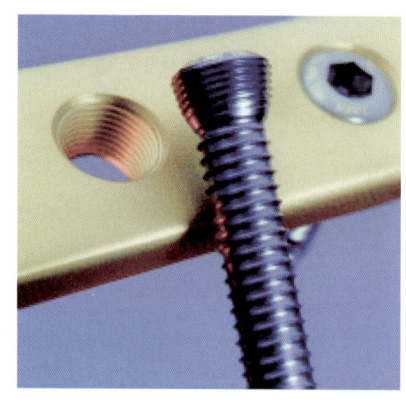

图2-2-4-3-8 锁定螺钉模型图

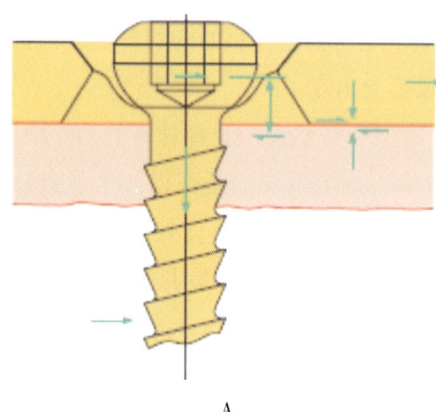

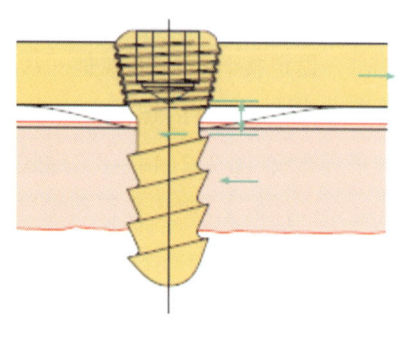

图2-2-4-3-9 传统螺钉与锁定螺钉示意图（A、B）
A.传统螺钉；B.锁定螺钉

锁定接骨板经胫骨外侧入路和内侧入路是相同的，无需切开和剥离骨膜。外侧可经肌下入路，如 LISS 可在胫骨外髁作小切口，后经肌下插至骨折远端，内侧可经皮下插入，如普通 LCP 或干骺端 LCP 或胫骨远端解剖型 LCP 都可经小切口皮下插入至骨折另一端。

2.复位技术　复位一般通过间接的方式闭合复位或行有限切开直接复位，使小腿轴线在各个平面得到良好对合，并纠正旋转，尽可能避免骨折碎片的自身血供。目前趋向使用长接骨板（8~13孔），但不必固定每一个钉孔。如果能够保证螺钉间隙分开，且固定在质量好的骨上，骨折线两端各用 2~3 枚锁定螺钉就足够了。

对于一个简单的骨折，例如螺旋形、斜形、弯曲或者带螺旋楔形骨片的，要求按照传统的 AO 原则直接的解剖整复后，两侧各使用 2~3 枚锁定钉固定，但紧靠骨折两端的螺钉孔应使用普通皮质骨螺钉固定或空缺，以免应力过于集中而导致接骨板断裂（图 2-2-4-3-10）。

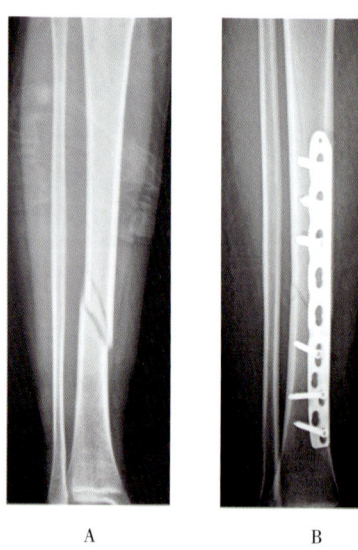

图2-2-4-3-10 临床举例（A、B）

对于一个简单的骨折，要求解剖复位，两侧各使用2或3枚锁定钉固定，紧靠骨折两端的螺钉孔应使用普通皮质骨螺钉固定或空缺，以免应力过于集中而导致接骨板断裂：A.术前；B.术后

复杂的粉碎骨折不要求精确的复位，用最小显露和间接复位技术，接骨板仅仅桥接骨折区域，两侧各使用 2 至 3 枚锁定钉固定。必须恢复肢体的长度，纠正旋转和对线（图 2-2-4-3-11）。

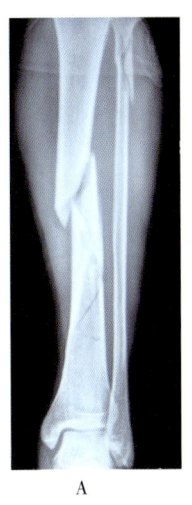 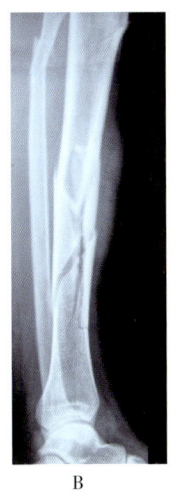 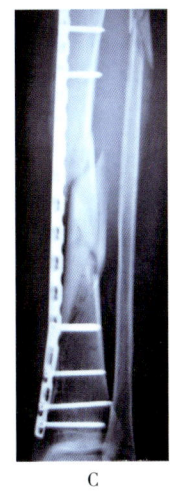 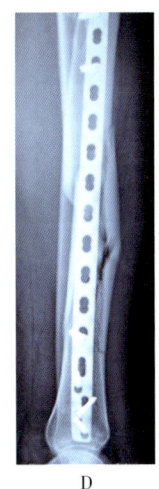

图2-2-4-3-11 临床举例（A~D）

在复杂的粉碎骨折，不要求精确的复位，用最小显露和间接复位技术，接骨板仅仅桥接骨折区域，两侧各使用2或3枚锁定钉固定。必须恢复肢体的长度，纠正旋转和对线：A.B. 术前正侧位X线片；C.D. 同前，术后X线片

3. **内植物的选择** 胫骨近1/3骨折，累及或不累及关节面，最常使用LISS固定（图2-2-4-3-12）。胫骨近1/3的简单骨折（A型和B型），亦可使用L型LCP或干骺端LCP（图2-2-4-3-13）。胫骨中1/3的骨折，可使用普通LCP。胫骨远1/3的骨折，累及或不累及干骺端，可使用胫骨远端解剖型LCP（图2-2-4-3-14）。不累及干骺端的胫骨远1/3的骨折，亦可使用干骺端LCP。

4. **外科治疗技巧和提示** 经皮接骨板的应用需要术者有在间接复位技术方面的实践和经验（用大的牵引器或外固定支架）。接骨板放置前，正

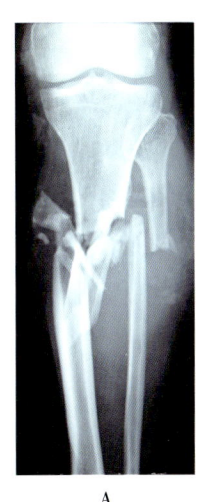 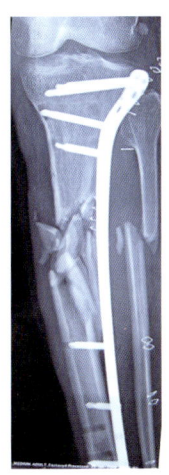

图2-2-4-3-12 胫骨近1/3骨折应用LISS（A、B）

A. 术前；B. 术后

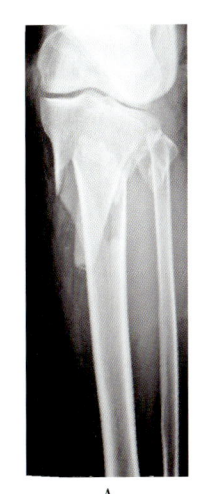 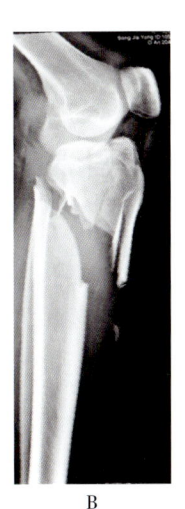 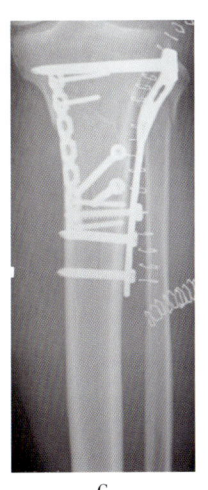 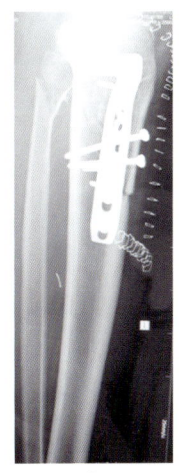

图2-2-4-3-13 临床举例（A~D）

胫骨近1/3的简单骨折（A型和B型），亦可使用L型LCP或干骺端LCP：A.B. 术前正侧位X线片；C.D. 同前，术后X线片

确的轴向对线。胫骨远端骨折间接复位和进一步的稳定性可能通过腓骨的接骨板固定来完成。胫骨锁定接骨板一般不需塑形，引入接骨板的切口或位于骨折近端，或位于骨折远端，准备一个引入接骨板的隧道，将锁定接骨板沿隧道插入，可先用一枚或两枚皮质骨螺钉将锁定接骨板临时固定于胫骨，通过透视确认锁定接骨板处于正确位置，随后锁定螺钉通过小切口打入（图 2-2-4-3-15）。

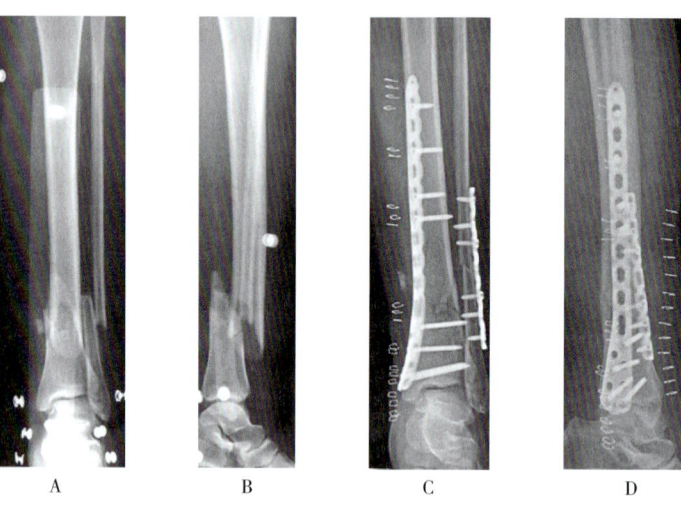

图2-2-4-3-14　临床举例（A~D）
胫骨远端解剖型LCP临床应用：A.B. 术前正侧位X线片；C.D. 术后正侧位X线片

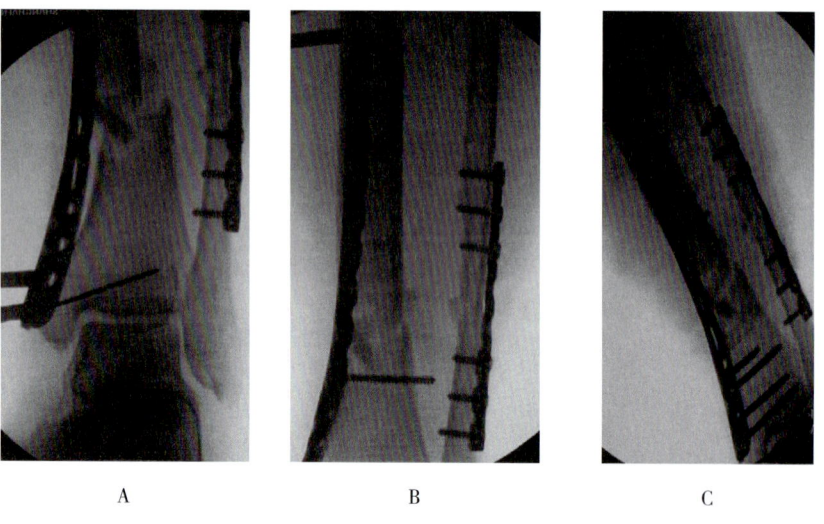

图2-2-4-3-15　临床举例（A~C）
插入锁定接骨板固定胫骨典型病例临床应用

5. 术后处理　术后第二天即可开始膝关节和踝关节主动的伸屈活动。与使用非锁定接骨板相同，当水肿消退后，即可允许起床足尖负重（0~15kg）。4~6周可逐步增加负重，根据原来的骨折类型、影像学和临床的随访，术后10~12周可以达到完全负重。6周和12周应复查X线片。

（三）髓内钉固定

1. 指征　大部分闭合性的胫骨中段骨干骨折（图 2-2-4-3-16），髓内钉治疗是有指征的，是较好的选择。它同样适用于有足够的软组织覆盖的开放性骨折。在干骺端骨折，髓内钉很难控制和维持小骨片的正确对线，所以在这种

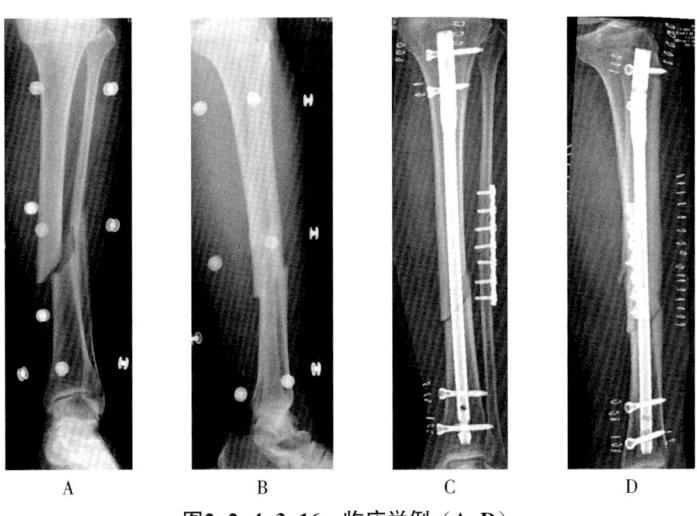

图2-2-4-3-16 临床举例（A~D）

髓内钉用于治疗小腿骨折典型病例：A.B.术前正侧位X线片；C.D.同前，术后正侧位片

情况下更多地选择接骨板，但如果软组织条件较差，使用接骨板可能导致灾难性的后果。此时可应用髓内钉辅以阻挡钉（blocking screw）进行治疗（后述）。

扩髓的髓内钉适合于闭合性骨折，允许采用大直径、坚强的髓内钉，提供更多机会的无干扰愈合。实心钉被称为"非扩髓髓内钉"，目前其使用比外固定支架更普及，常作为许多开放性胫骨骨折首选的内植物。

2.术前计划 根据外科医生的爱好和经验，患者可放置在骨折床上或透X光的手术床上。腿部铺巾使之能自由活动。大腿下放置一个支架，或者完全屈曲膝关节（图2-2-4-3-17）。踝关节处远端横锁钉的手术切口部位应很好显露。

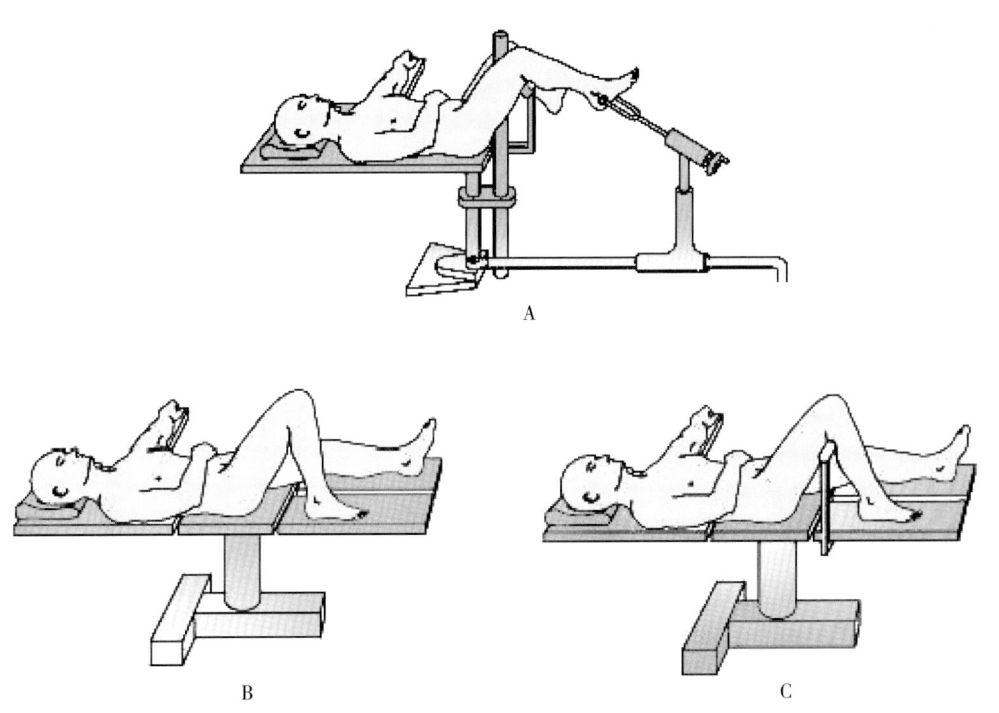

图2-2-4-3-17 骨折床上或透X光的手术床上示意图（A~C）

对于不扩髓的带锁髓内钉,为了选择一个正确的直径,必须仔细测量髓腔的尺寸,仔细测量实心钉长度。如果没有可用于直接测量的导引钢丝,可以用标尺代替。

3. 外科解剖和入路　因为近端进钉点在矢状面上与髓腔不在一条直线上,精确的位置可根据钉的设计和硬度而变化。因此必须仔细研究并采用所推荐的不同种类髓内钉的进钉点。通常在额状面上关节外的进钉点必须与髓腔中心轴一致,特别是当髓内钉近端臂较短的时候。偏心性插入将导致近端骨片的内翻或外翻倾斜。

最安全的切口应是在髌韧带轴线上的直切口,中间劈开,并小心向两侧牵开。一些学者为不影响髌韧带而选择髌韧带内侧切口(图2-2-4-3-18)。如果不在透视控制下,可能会导致错误的进钉点。当胫骨向外侧移位时,为保证正确插入近端骨折,可选择髌韧带旁的外侧切口。

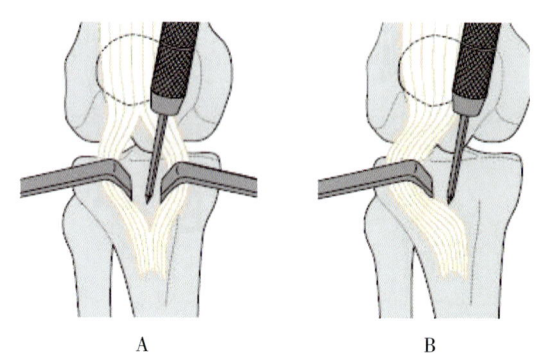

图2-2-4-3-18　安全切口示意图(A、B)
A. 分开髌韧带;B. 牵开髌韧带

横锁螺钉通常被从内侧面或从前后向插入。在远端横锁时容易损伤隐静脉和神经。

4. 复位技术　胫骨骨干骨折可以用多种方式达到整复,包括卧于骨折床上,徒手,用一个经皮钳、一个大的牵引器或一个很宽的止血带协助整复。骨折床提供了非常好的肢体控制和X线机球管的接近。往往在徒手牵引下,扩髓钻或髓内钉能够顺利通过骨折断端,使骨折达到满意复位(图2-2-4-3-19)。有时可不需要牵引,经皮放置尖的复位钳,或用很宽的止血带协助钉的插入复位或维持骨折块位置。在充气的止血带下可以不扩髓。使用不扩髓的实心钉时,钉子插入时预先良好的轴线对位是十分重要的,因为相对较细的髓内钉不能像使用通用胫骨髓内钉的病例那样自动完成骨折复位。有些短缩,特别是在不新鲜的骨折病例中,用牵引器来恢复长度最为有用(图2-2-4-3-20)。此外,要注意防止膝内翻或膝外翻。

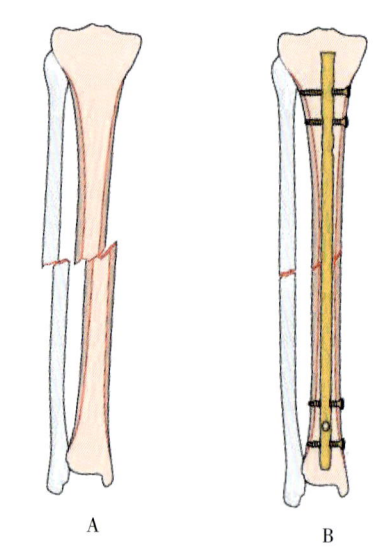

图2-2-4-3-19　髓内钉固定复位示意图(A、B)
A. 术前;B. 术后

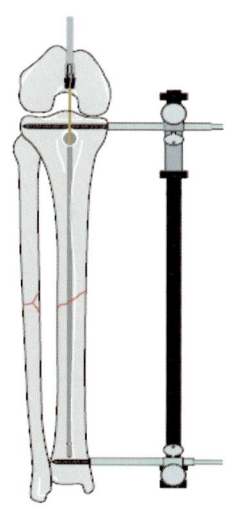

图2-2-4-3-20　骨折牵引器示意图

最困难的是决定正确的旋转。其关键在于在X线片上使两端皮质厚度相匹配。正确位置上骨折尖端的放置,确保皮肤张力线没有"扭曲"。在严重的粉碎骨折病例中,可准备对侧肢体的使之在术中能够比较长度和旋转情况。

5. **阻挡钉的使用** 干骺端骨折,髓腔较大,髓内钉和髓腔壁缺乏有效的接触,髓内钉可能很难控制和维持小骨片的正确对线,在开放性骨折使用"非扩髓髓内钉"时,髓内钉的直径较小,同样髓内钉和髓腔壁缺乏有效的接触,从而可能使骨折的固定缺乏足够的稳定性。1999年krettek等提出了阻挡钉的概念,采用髓内钉治疗辅以阻挡钉技术,以促进骨折复位和维持复位(图2-2-4-3-21),主要应用于干骺端骨折、髓腔和髓内钉不匹配的骨折;例如:胫骨干骺端骨折或髓腔和髓内钉不匹配,髓内钉固定后仍然缺乏足够的稳定性,容易发生畸形,阻挡钉的应用能纠正畸形,并维持钉-骨界面的稳定性(图2-2-4-3-22)。阻挡钉使髓内钉避免沿横锁钉侧滑,使钉-骨形成三点接触界面,明显加强了骨折端的稳定性,从而有利于骨愈合(图2-2-4-3-23~25)。

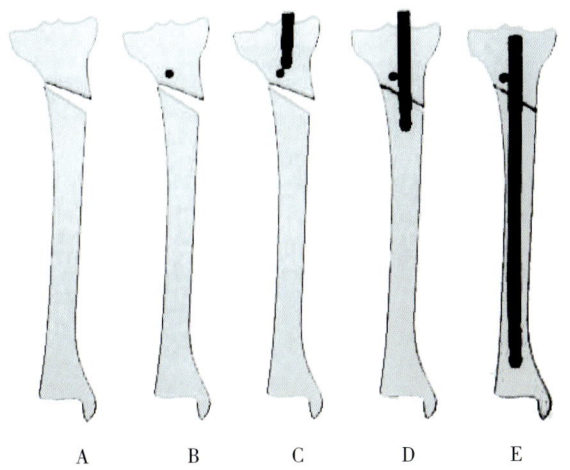

图2-2-4-3-21 阻挡钉作用示意图(A~E)

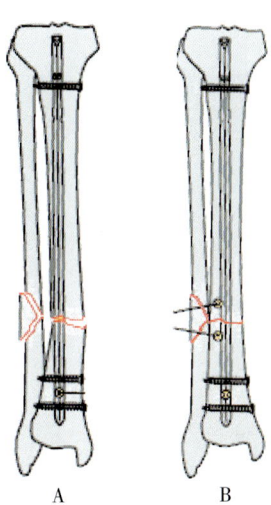

图2-2-4-3-22 选择匹配内固定示意图(A、B)

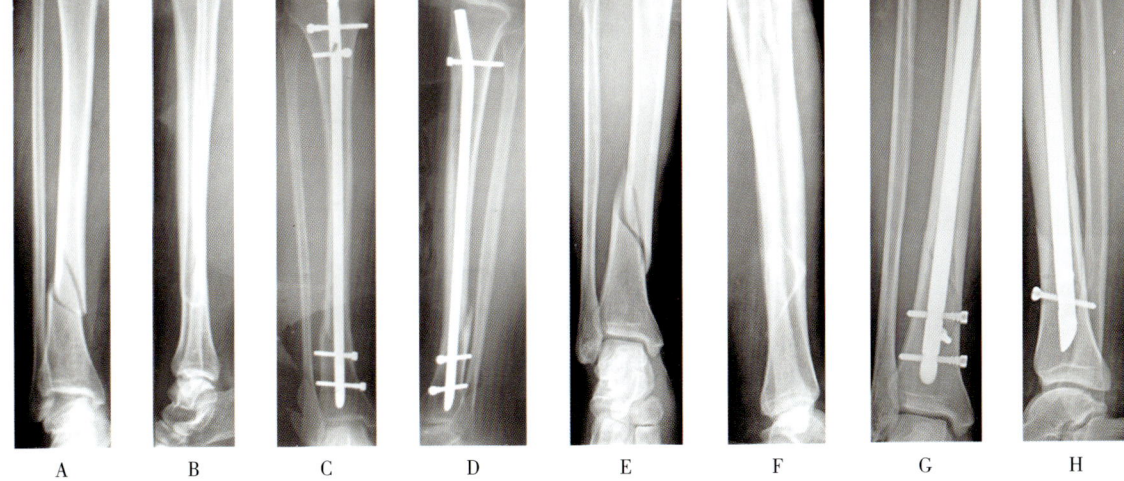

图2-2-4-3-23 临床举例(A~H)

例1:A~D;例2:E~H;两例均为胫骨干骺端骨折,用髓内钉固定,例1未用阻挡钉畸形仍然存在,而例2采用阻挡钉的获得解剖复位

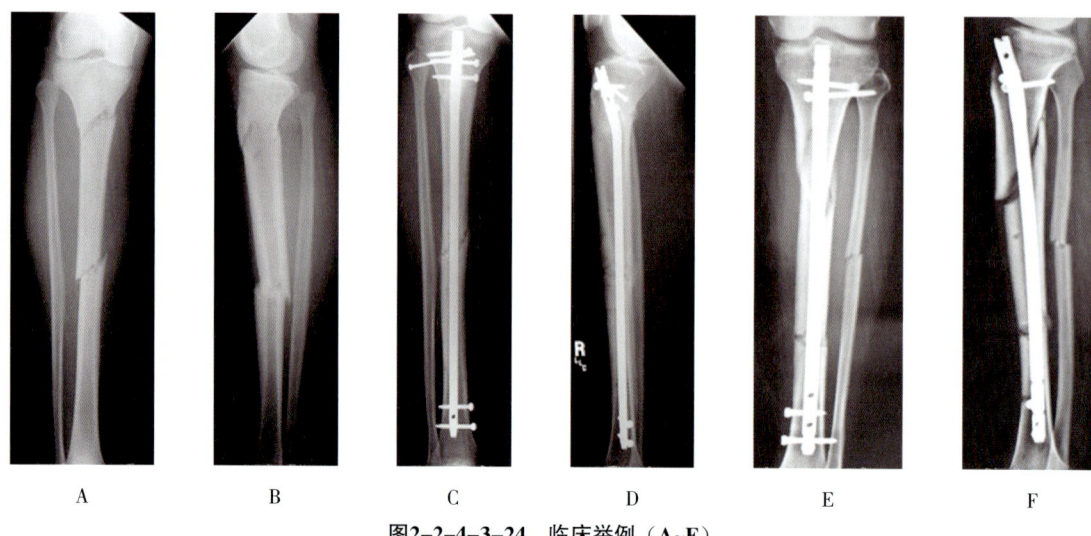

图2-2-4-3-24 临床举例（A~F）
A~D.例1 为胫骨多段骨折，髓内钉治疗，铺以阻挡钉，胫骨近端近似解剖复位；
E.F.例2 亦为胫骨多段骨折，髓内钉治疗，但未铺以阻挡钉，胫骨近端复位不理想

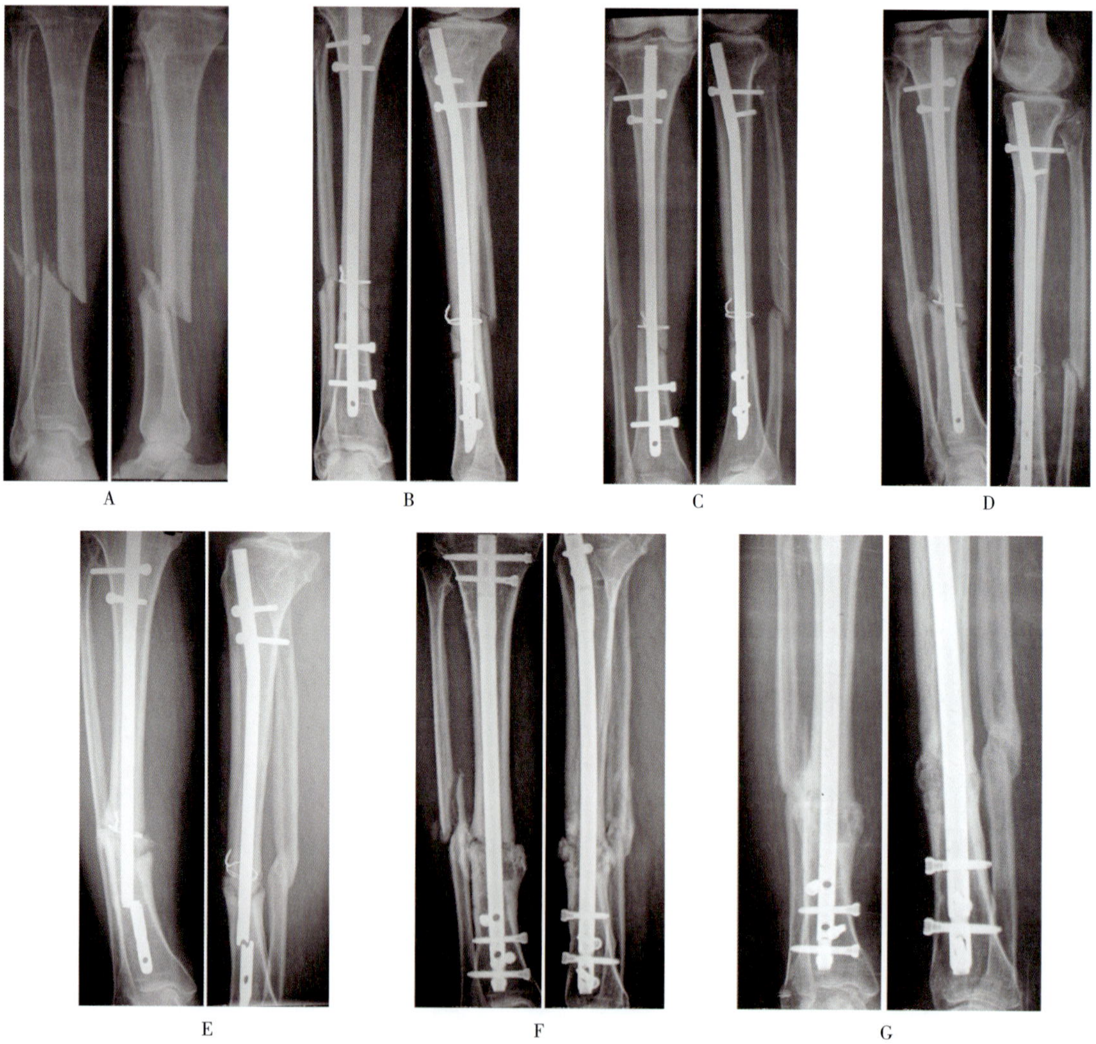

图2-2-4-3-25 临床举例（A~G）
A~E.成年患者胫骨中段不稳定型骨折髓内钉治疗一年未愈合，动力化后两年髓内钉断裂；
F.G.更换髓内钉并辅以阻挡钉后7个月后，骨折愈合

6. 手术方法　患者仰卧于透 X 光的骨科专用手术床上,在髓内钉植入之前在 C 型臂影像增强器透视辅助下经皮徒手植入阻挡钉,常规先用 3.5mm 直径的斯氏针作阻挡钉用,髓内钉植入后再用 4.5mm 直径的皮质骨螺钉或标准内锁螺钉取代斯氏针。阻挡钉植入的位置和方向则根据术前 X 线片和术中骨折位置来确定。为限制骨折向前成角,阻挡钉应置于胫骨中心轴线的后侧以使髓内钉在其前方通过。为限制骨折向外成角,阻挡钉应置于胫骨中心轴线的外侧,以使髓内钉在其内侧通过。为限制骨折向内成角,阻挡钉应置于胫骨中心轴线的内侧,以使髓内钉在其外侧通过。

屈膝位标准髌腱内侧入路或经髌腱入路植入髓内钉。纵向牵引患肢手法复位骨折,以利插入导针通过阻挡钉和骨折端。对闭合骨折进行扩髓处理,对伴 Gustilo Ⅰ 型软组织损伤骨折,进行严格清创处理后扩髓,对伴 Gustilo Ⅱ 型软组织损伤骨折,进行严格清创后不进行扩髓。在髓腔锉经过阻挡钉时尽可能不要旋转,以避免髓腔锉或导针受损。将合适长度和直径的胫骨髓内钉经导针插入髓腔,髓内钉在通过阻挡钉时要轻柔。C 型臂影像增强器监视髓内钉是否已通过阻挡钉和骨折端,如发现骨折复位不满意,可取出髓内钉,重置阻挡钉或另加新的阻挡钉。髓内钉锁钉按照标准程序采用瞄准器或徒手法进行远近端锁定。

干骺端骨折骨不连伴有成角畸形患者,首先取出原来的髓内钉,如骨折对位对线良好,重新进行扩髓至出现少量骨碎屑,然后植入大一号直径的髓内钉,并在靠近断端凹侧植入阻挡钉以维持复位。如骨折畸形不能徒手纠正,应先植入阻挡钉,然后插入导针,小心扩髓,缓慢插入髓内钉,如髓内钉插入困难,可用锤轻轻敲击,随着髓内钉通过阻挡钉,成角畸形可得到纠正。根据术中情况,阻挡钉可使用一枚或二枚。

7. 内植物的选择　髓内钉可以是空心的,也可以是实心的。扩髓和不扩髓的髓内钉在本质上都是从内部达到骨的稳定,区别在于植入技术。扩髓钉是管状的,往往要用较大直径。它们有一个较长的已被证明的成功记录,对于闭合性骨折及骨不连接效果很好。不扩髓钉有实心的,也有空心的,直径比较小,更多应用在开放性骨折,伴有相当严重的软组织损害的闭合性骨折病例也有应用。

对髓内钉进行交锁对于小直径髓内钉是必要的,它可增加在宽大的髓腔内的稳定性。除非稳定的中段骨干骨折,髓内钉的上下两端均已取得非常好的髓腔壁接触,否则在其他任何情况下均推荐交锁。扩髓的次数应该控制在确保髓内钉能够轻易地通过最狭窄的部位,并允许有足够大的髓内钉来提供稳定性。在大部分病例,这意味着在急性骨折使用直径 9~11mm 的钉子。在延迟连接和不连接,甚至要求使用直径更大的髓内钉来得到良好的稳定性。

因为交锁可以抑制或阻挡有益的骨折负荷,建议根据骨折类型采用动力型交锁。很少需要静止性带锁髓内钉动力化,除非是 4~6 月后的肥大型延迟连接。如果存在萎缩型的延迟愈合或者缺乏血管化愈合反应,其他刺激骨折愈合的方法是必要的。

胫骨远端同时伴腓骨的骨折,可用一块 1/3 的管状接骨板或重建接骨板或其他解剖型接骨板固定腓骨以增加稳定性和保证复位。

8. 术后处理　术后的最初几天肢体抬高直到肿胀消退,患者能够舒适地进行踝关节和膝关节的活动。负重的时间取决于骨折的类型和患者的适应能力。大直径髓内钉固定且轴向稳定的骨折,允许即刻负重。轴向不稳定的骨折,可以有 20~25kg 的部分负重,8~10 周内可以达到完全负重。如果到时候骨折部位没有出现任何骨痂,患者抱怨疼痛,髓内钉可能要动力化,甚至要被更换。

9. 失误和并发症　大约 30% 的患者通常因为进钉点不适当而有膝关节疼痛。一个很满意的髓内钉也可引起髌韧带明显的刺激症状,膝前方的任何切口通常都会导致疼痛和不适,尤其在跪下时。

交锁螺钉的断裂很常见,特别是使用小直径髓内钉病例或愈合时间很长的开放骨折病例。闭合插钉的一个特点就是高愈合率和低感染率。

胫骨干骺端骨折由于软组织条件的原因而使用髓内钉治疗,如不加用阻挡钉,即使髓内钉固定后骨折对位对线良好,在康复过程中也很有可能发生复位丢失,导致畸形愈合或延迟愈合甚或骨不愈合。而髓腔和髓内钉不匹配,可能因缺乏固定的稳定性而导致骨折延迟愈合甚或骨不连。

(四)外固定支架

外固定支架常被使用在严重的开放性骨折(Gustillo 分级 3b,3c)、有骨缺损的开放性骨折以及同时伴有其他内植物如接骨板和髓内钉外露的病例。此外,外固定支架适用于危及生命的复合创伤。其中骨折必须简便快速地固定,且不对患者造成额补的伤害。外固定支架还可以被用于内固定的辅助治疗(外侧桥式接骨板,内侧外定支架)或者作为一个桥接装置。所有这些情况下,外固定支架可作为一个临时的固定装置,随后再用其他形式的内固定。

1. 外科解剖　胫骨外固定支架的相关解剖涉及所谓"安全区",即各种器械包括半钉、贯穿钉或 Schanz 螺钉。在这一区域操作不影响肌肉、肌腱、神经或血管。半钉的安全区域在胫骨近端约 220° 幅度范围内,在骨干为 140°,在远端为 120°。为了贯穿,只能使用细钢针(直径 1.8~2.0mm)。

2. 术前计划　运用外固定支架的主要意图在于提供软组织安全修复的稳定状态,达到临时的伤口控制。因此,框架结构应该尽可能简单,允许伤口的后续处理,包括二期软组织处理的可能性,例如植皮、皮瓣、游离组织转移,同样也包括必要的最后内固定。

为了节省时间,在应用前预先装配框架的不同组合。

3. 复位技术　外固定支架可以在骨折复位后使用。就像应用接骨板或髓内钉固定那样。外固定支架也可以作为一个复位工具,特别是运用管对管原则时(图 2-2-4-3-26)。

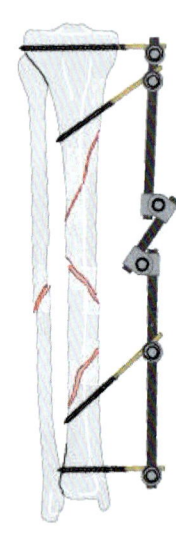

图 2-2-4-3-26　外固定支架示意图

4. 内植物的选择　在大部分情况下,单侧半钉支架对于骨干骨折是最好的选择(图 2-2-4-3-27)。环形支架带张力细钢丝,包括混合支架,适合于近端或远端胫骨骨折(图 2-2-4-3-28)。它们允许近关节部位的骨折达到稳定而不影响关节活动。如果最后治疗阶段是计划使用髓内钉,那么早期应该尽可能使用一个无钉的支架来作为临时支架。

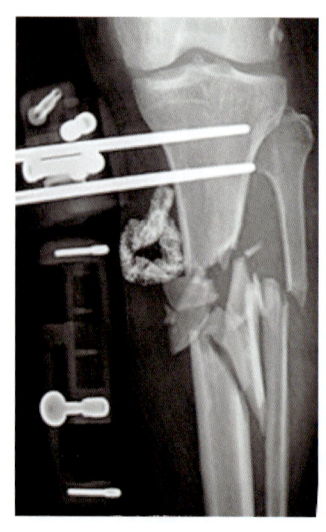

图 2-2-4-3-27　单侧半钉支架临床病例

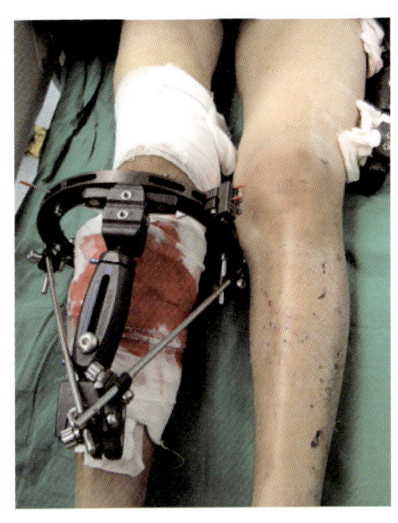
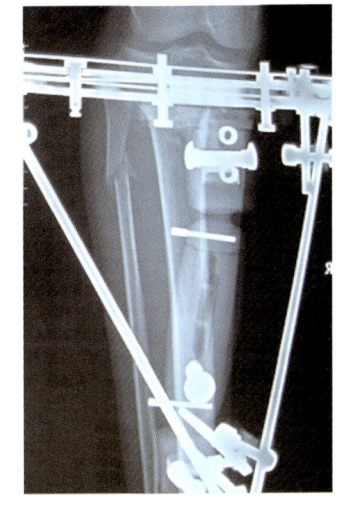

图2-2-4-3-28　带张力细钢丝环形支架的临床应用

作为外固定方式,医生可以根据病情需要定制一个支架。为了增加稳定性,下列选择可供考虑,例如:螺钉固定尽可能远离骨折部位;增加钉的数量;减少杆和骨之间的距离;增加第二根杆;增加第二个支架来建立"V"形结构。

太坚强的固定可能会由于骨折区域的负荷减小而延迟骨折愈合。

5. **术后处理**　根据治疗计划和软组织情况,术后处理变化相当大。如果外固定支架考虑作为最终的固定,应该早期鼓励从 10~15kg 开始的负重,像接骨板固定一样,一旦骨痂明显形成且同时没有不稳定的临床征象,患者可以开始逐渐负重。在移除外固定支架后,应该谨慎地用夹板或支具临时保护肢体。

当最终计划是用内固定来替代外固定时,第二次手术的时间是非常重要的,尤其当考虑使用髓内钉时。最初支架的运用和髓内钉固定的时间间隔不能超过 14 天,因为钉道感染的危险在那个时间后似乎增加得相当明显。一旦出现钉道刺激的任何迹象,就应放弃髓内钉,或是选用接骨板来替代支架。应该给患者示范怎样通过经常的清洁和消毒敷料的运用来护理钉道伤口。

6. **失误和并发症**　正像前文提到的那样,钉道的感染和固定钉的松动是外固定支架最为经常遇到的问题。两者通常相关而且一方可以引起另一方的病情加重。几乎总是它们导致整个支架的不稳定。因此必须重新放置感染或松动的固定钉,有时需要口服抗生素。使用有羟基磷灰石涂层的固定钉可明显减少钉道感染和松动的几率。

太坚强的外固定支架会导致延迟连接。因为丧失了骨折所必须的负荷。因此,相当于髓内钉的动力化概念,有序减弱支架强度是明智的。

五、总结

胫骨干骨折有不同的处理方式,每一种都有其特别的指征,各有优缺点,每一种技术必须正确应用才能获得成功。该强调由软组织的状态决定使用哪一种固定器械。

（王秋根　王建东）

第四节　胫骨下端 Pilon 骨折的治疗

一、概述

Pilon 骨折是指累及胫骨下关节面的胫骨下端骨折。法国放射学家 Etienne Destot 于 1911 年首次提出，Pilon 在法语中是药师用来粉碎和碾磨的钵杵，胫骨远端与之非常相像。这一骨折的特点是胫骨远端具有典型不同程度的压缩粉碎性骨折的表现，累及关节面关节软骨的原发性损伤以及因永久性关节面不平整而导致不良的预后。

Pilon 骨折的发生率较低，约占下肢骨折的 1% 及胫骨骨折的 7%~10%。该骨折有其特殊性：①关节内骨折压缩缺损难以解剖复位；②干骺端骨折难以可靠固定；③局部软组织薄弱，皮下组织少，血供差，易于形成开放骨折，处理更加困难。因此该骨折治疗棘手，并发症多，预后不肯定，是骨科疾病中的一个难题。

很长一段时间内，这类骨折被认为是不宜进行手术治疗的损伤之一，以石膏外固定或支具等保守治疗 Pilon 骨折。1964 年，Leach 对腓骨进行了切开复位内固定，而对胫骨则不做任何外科处理。

1969 年，Rüedi 和 Allg"wer 以切开复位内固定术治疗了 84 例低能量创伤所致 Pilon 骨折，74% 的患者获得了良好的效果，有 90% 的患者回到了原工作岗位。但以切开复位内固定术治疗高能量损伤 Pilon 骨折的疗效仍不令人满意，因此，近年来临床上重视采用延期手术、有限切开复位内固定术结合外固定术等微创技术来治疗复杂的 Pilon 骨折。

二、致伤机制

两种不同的损伤机制导致 Pilon 骨折，其预后亦不同。一种为低能量损伤由于从低处跌落或运动，特别是滑雪致胫骨远端以旋转剪切性损伤为主，这种损伤关节面破坏较轻，预后较好。另一种为高能量损伤，是从高处摔下或机动车交通事故所致，距骨像锤子一样以极高速度撞击胫骨远端而造成关节面内陷、破碎，干骺端骨质粉碎。由于受伤时足的位置不同，胫骨远端关节面损伤最重的部位也不同，可能偏前、后或居中。

三、创伤分类

对 Pilon 骨折的损伤程度评估包括 3 个方面，即胫骨干骺端、踝关节面以及周围的软组织，这有助于在临床上指导治疗和判断预后。至今尚没有一种满意的分类和分型将三者完全结合起来考虑。

（一）骨折分型

目前，Pilon 骨折的临床分型方法多种，其中最常用的是 Rüedi-Allg"wer 和 AO 分型。Rüedi 和 Allg"wer 将 Pilon 骨折分为 3 型（图 2-2-4-4-1）：

Ⅰ型　为累及关节面的无移位的裂缝骨折；

Ⅱ型　为关节面有移位但无粉碎的骨折；

Ⅲ型　为累及干骺端和关节面的粉碎性骨折。

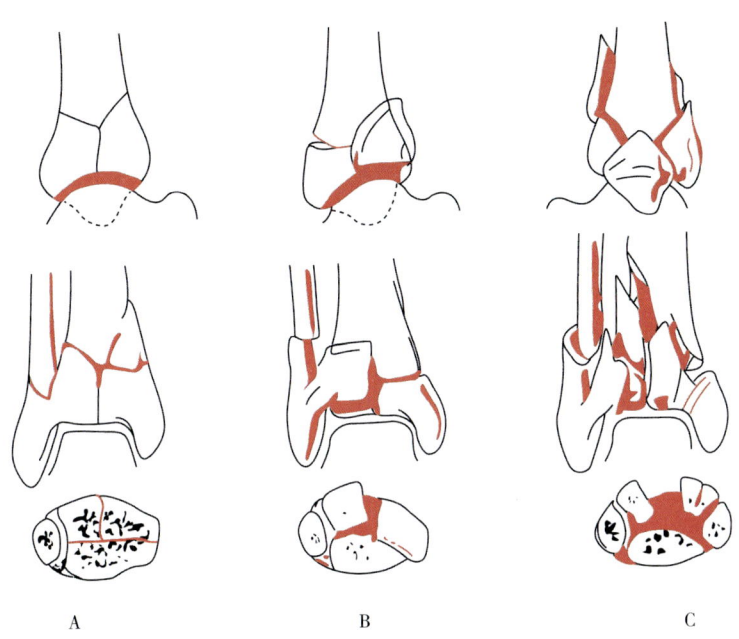

图2-2-4-4-1 Büedi等分型示意图（A~C）
A. Ⅰ型；B. Ⅱ型；C. Ⅲ型

Ⅰ型为低能量、非直接损伤的结果，Ⅲ型为高能量、直接轴向压缩损伤的结果。

1990年，德国Müller基金会提出Pilon骨折的AO/ASIF分型。1996年，创伤骨科学会（Orthopaedic trauma association,OTA）的编码和分类委员会将长骨骨折的AO分型进行编码，"4"代表胫骨，"3"代表远端，43b及43c为Pilon骨折，根据骨折严重程度分为各种亚型（图2-2-4-4-2）。

其他分型方法包括Ovadia和Beals根据骨折移位和粉碎程度将Pilon骨折细分为五型；Maale和Seligson与Kellam和Waddell根据预后将Pilon骨折分为旋转型和压缩型；Mast、Spiegel和Pappas将Pilon骨折分为三型，即垂直负重的旋转损伤、螺旋损伤、垂直压缩损伤。2001年，Letts等提出了儿童Pilon骨折的分类标准；2005年，Topliss等提出了新的分类标准，即矢状面骨折（包括"T"形骨折、单纯矢状劈裂骨折、倒"V"形骨折）和冠状面骨折（包括"V"形骨折、"T"形骨折、前方劈裂骨折、后方劈裂骨折、单纯冠状劈裂骨折）。

（二）软组织损伤分类

在Pilon骨折软组织损伤评分系统中，目前欧洲广泛采用的是Tscherne-Gotzen分度。闭合性损伤被分为4度。

0度 为几乎无软组织损伤；

1度 为非直接损伤，有表皮剥脱伴局部皮肤或肌肉的挫伤；

2度 为直接损伤，有深部组织污染性挫伤或非直接损伤伴严重张力性水疱和肿胀，即将发生骨筋膜室综合征；

3度 为直接损伤，有皮肤广泛挫伤、挤压伤或肌肉毁损伤、血管损伤或骨筋膜室综合征。

开放性损伤4度为：另一广泛使用的开放性软组织损伤评分系统，即Gustilo-Anderson分类。目前使用的改良Gustilo-Anderson分类系统可根据创口大小、骨折周围是否有软组织损伤、骨膜剥脱、血管损伤来判断预后。

AO/ASIF仿照Tscherne-Gotzen评分系统提出了自己的评分系统，较为复杂。

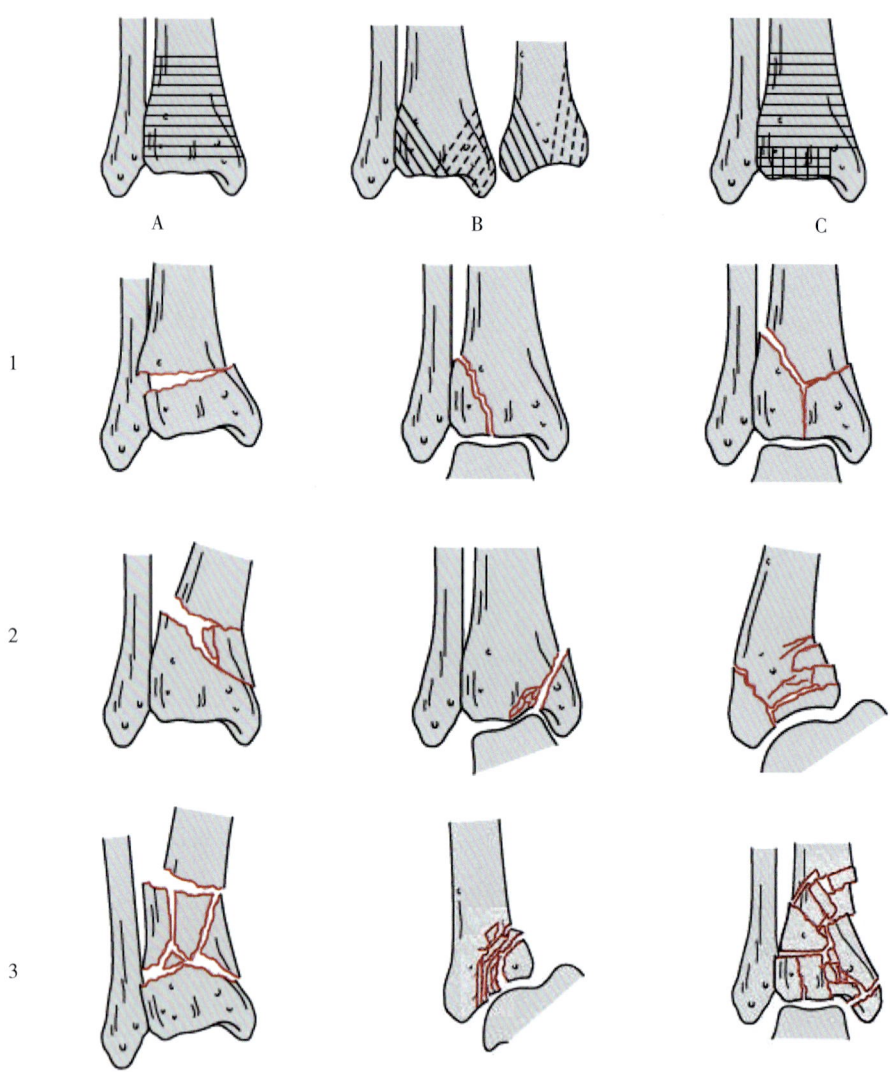

图2-2-4-4-2 胫骨下端的AO分类示意图（A~C）
以A、B、C三型为主，再分1、2、3度共9个亚型

四、治疗原则

治疗原则和其他关节内骨折基本相同，最终目标是关节解剖复位、恢复力学轴线、保持关节稳定，达到骨折愈合和重获一个有功能、无疼痛、能负重、可运动的关节，同时避免感染和创伤并发症。

五、非手术治疗

（一）适应证

1. 骨折移位不明显或关节囊保持完整；
2. 关节面解剖形态正常的严重粉碎骨折；
3. 全身情况不允许手术治疗的患者。

（二）方法

1. 石膏或支具固定；
2. 跟骨牵引。

六、手术治疗

（一）适应证

Pilon骨折的手术指征包括以下情况。

1. 开放性骨折；
2. 骨折伴有神经血管损伤；
3. 骨折移位超过 5mm，或关节面台阶超过 2mm；
4. 不能接受的下肢力线改变。

（二）禁忌证

1. 出现软组织肿胀或张力性水疱；
2. 有周围血管疾病；
3. 出现或可能出现局部感染。

（三）术前评估

术前认真评估是 Pilon 骨折有效治疗的基础。

1. 骨折评估

（1）术前应摄前后位、侧位、斜位胫骨全长 X 线片和足前后位、侧位、斜位、踝穴位 X 线片。

（2）CT 扫描和三维重建能够显示 X 线片所不能显示的骨折块。以了解几个重要骨折块的移位情况，即前外侧骨折块（Tillaux-Chaput）为下胫腓韧带在胫骨干骺端的附着处，后踝三角骨折块（Volkmann triangle），下胫腓韧带在腓骨附着处骨折块（Wagstaffe），胫骨远端中间"冲床样"骨折块（Die-punch）。

（3）评估骨折类型以了解胫骨远端和腓骨的骨折移位、粉碎和压缩程度，了解高能量或低能量损伤。

2. 软组织评估 注意检查是否伴有血管损伤、骨折张力性水疱、软组织挤压伤、皮下潜行剥脱伤和骨筋膜室综合征。

（四）手术时机

避免手术并发症的关键是选择适当的手术时机。

1. 对于低能量损伤，因软组织损伤较轻，伤后 6~8h 内可行急诊手术治疗。多数情况下，软组织损伤的临床表现具有滞后性，谨慎的作法是创伤后 7~10 天再行手术治疗。

2. 对于高能量损伤，因软组织损伤较重，一般适于 10~21 天后行延期切开复位内固定。

3. 老年人由于置入物常固定于骨质疏松的骨组织上，软组织特别是皮肤的活力降低，易于受损伤和坏死。

常因合并有其他的疾病如糖尿病、周围血管疾病等，致下肢循环功能不全，影响骨折愈合和功能恢复；难以配合进行远端肢体康复训练。因此，常需要延期至软组织肿胀完全消退时再手术，一般需要两周时间。

4. 对于开放性骨折的手术时机选择原则是，于伤后 6~8h 为清创的黄金时间，大部分可一期缝合创口，进行重要组织修复和骨折固定。伤后 8~12h，如污染轻，损伤不重，根据创口感染可能性的大小，骨折固定可以选择外固定架或钢板固定，清创缝合或部分缝合创口。伤后 12~24h 酌情是否清创，骨折可选择骨牵引或外固定架固定，创口缝或不缝。遇骨外露情况，选择合适的时机，尽早采用皮瓣移植消灭创口。

（五）手术的实施

1. 手术入路的选择 入路的选择应根据骨折类型、固定方法和置入物来决定。

（1）后外侧和前内侧双入路 最为常用（图 2-2-4-4-3），后外侧直切口是暴露腓骨骨折的最佳切口。一般位于腓肌腱的前方，腓骨的后

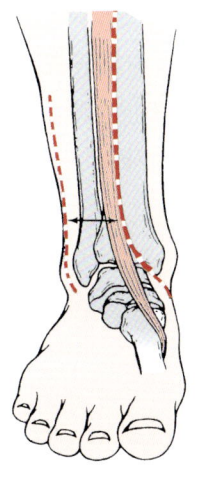

图 2-2-4-4-3 双切口示意图
前内侧切口与后外侧直切口之间的间隔至少 7~8cm

缘。注意不要损伤腓浅神经，其穿出肌间隔后走行于切口的前方。同时，后外侧直切口可以保留前方足够的软组织，以便用前内侧切口来暴露胫骨。前内侧切口与后外侧直切口之间软组织的宽度至少保留7~8cm。

（2）前内侧切口　沿内踝的前缘距胫骨嵴外侧5~10mm由远端向近端做前内侧切口。目前流行改良的前内侧切口更直，近端位于胫前肌腱的内缘，远端位于距舟关节（图2-2-4-4-4）。沿切口分离软组织时必须保证全厚皮瓣，牵拉时尽量避免损伤皮缘，仔细保护胫前肌腱腱旁组织。在切块远端切开伸肌支持带和骨膜，沿关节囊水平向外分离至Chaput结节。

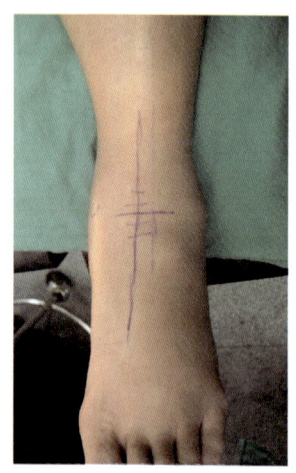

图2-2-4-4-4　改良的前内侧切口

（3）单一的前外侧入路切口　见图2-2-4-4-5，沿趾总伸肌腱和第三腓骨肌之间进入，对Chaput结节的暴露很清晰，Chaput结节可作为胫骨远端骨折复位的标志。绝大多数C3型Pilon

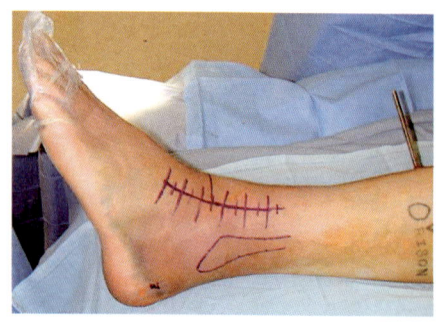

图2-2-4-4-5　前外侧入路

骨折的粉碎骨折片位于胫骨干骺端的前外侧，可取前外侧切口以利于骨折的复位和固定。但该入路不适合有腓骨骨折需要固定的患者。

（4）后外侧和后内前侧双入路　后外侧入路固定腓骨，后内前侧入路固定胫骨。后内前侧入路为J形（图2-2-4-4-6），自胫骨内缘取纵向切口沿内踝边缘弯向前到达胫前肌腱前外侧缘止。这一入路能够清晰地暴露整个踝穴，软组织的并发症发生率低，但对胫骨前唇的暴露较差。

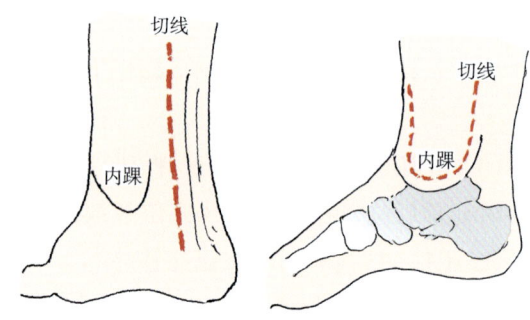

图2-2-4-4-6　后、内、前侧入路示意图

2. 切开复位内固定

（1）基本要求　Ruëdi和Allgöwer提出重建Pilon骨折的4条顺序原则是恢复下肢长度、重建干骺端的外形轮廓、植骨支撑和骨干干骺端复位固定。在严格按照上述原则处理后，在维持对线对位的情况下早期功能锻炼被视为第5条原则。

（2）实施：

① 恢复下肢长度　先恢复腓骨长度。当腓骨骨折解剖复位后，能维持踝关节的稳定性，防止距骨倾斜，间接使距骨和内踝复位。后外侧直切口可以暴露腓骨骨折，内固定物常用1/3管型接骨板，骨折线两端各用2~3枚螺钉固定（图2-2-4-4-7）。如果胫骨严重短缩，完整的腓骨使骨折趋于内翻。跟胫或胫距撑开适用于干骺端粉碎性骨折、节段性腓骨骨折或粉碎性腓骨骨折。撑开支架有AO撑开器及跨关节外固定支架等（图2-2-4-4-8、9）。

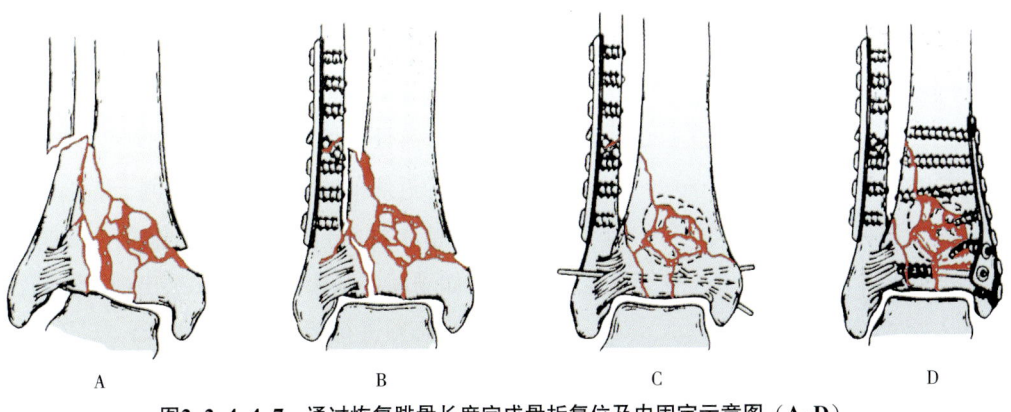

图2-2-4-4-7 通过恢复腓骨长度完成骨折复位及内固定示意图（A~D）
A.复位前；B.复位后腓骨钛板螺钉固定后；C.胫骨下端骨折块复位；D.胫骨端内固定

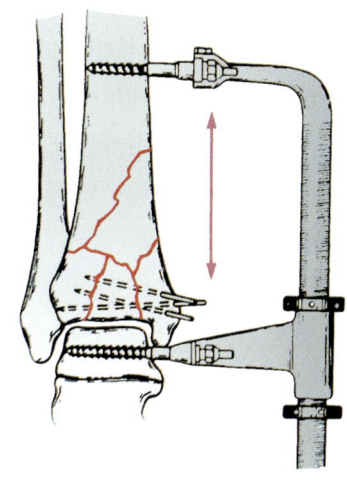

图2-2-4-4-8 利用踝关节固定支架复位及固定示意图

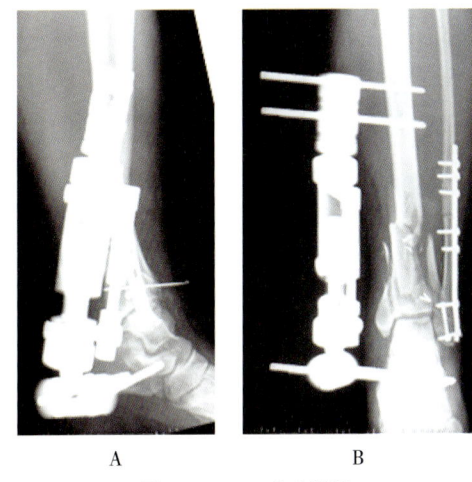

图2-2-4-4-9 临床举例
用跨关节外固定支架复位、固定后X线片所见：
A.侧位观；B.正位观

② 重建干骺端的外形轮廓：腓骨复位后，应重建胫骨干骺端骨块和胫骨远端关节面。虽然骨折类型复杂多样，但术前仔细阅片（X线平片、CT平扫检查），周密准备，术中辨认和固定主要骨块，可使胫骨远端关节面得以恢复。主要骨块包括：内踝、前外侧骨块（Chaput 结节）、后外侧骨块（Wagsaffe fragment）以及中央受压骨块（Die-punch）（图 2-2-4-4-10）。

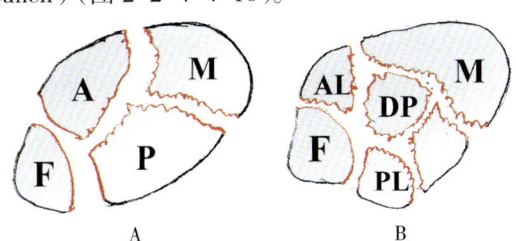

图2-2-4-4-10 干骺端骨块排列概况示意图（A、B）
A.前侧骨块、P.后侧、M.内侧、AL.前外侧、PL.后外侧
DP.中央受挤压骨块、F.腓骨

前外侧骨块通过胫腓前韧带与腓骨相连，如果此韧带保持完整，可将该骨块作为关节面解剖复位的参考点。后外侧骨块通过胫腓后下韧带和横韧带与腓骨相连，常被作为重建的起始基点。腓骨和这些外侧骨块复位使得胫骨远端外侧柱得到恢复，而较大的内侧骨块有助于内侧柱的复位。

经前内侧入路暴露胫骨远端，尽可能保留骨膜，将骨折块翻转后显露被压缩的关节骨块，使其复位后组成胫骨外侧柱的一部分。胫骨远端前外侧关节面复位困难，特别是选用前内侧入路延期治疗骨折时。处理此类患者时，可在腓骨前内侧进行有限切开，较大的前外侧骨块用拉力螺钉进行固定。对于干骺端和关节面小骨块用直径1.6~2.0mm克氏针临时固定，关节周围较大的骨块用螺丝钉进行精确固定非常重要(图2-2-4-4-11)。

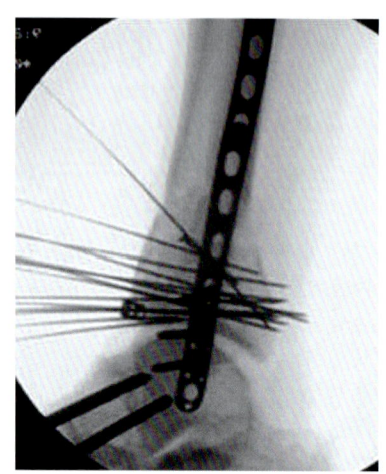

图2-2-4-4-11 临床举例
先用细克氏针临时固定干骺端碎裂骨块,再以螺钉精确固定

一旦骨折复位良好,克氏针就被小的骨块螺钉替代(直径 4.0mm 或 3.0mm 半螺纹空心拉力钉或 3.5mm 皮质骨螺钉),或用钢板固定(图2-2-4-4-12)。

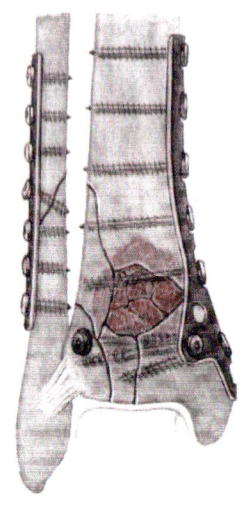

图2-2-4-4-12 钢板螺钉固定后示意图

③植骨支撑:由于关节面骨块常被压入干骺端的松质骨内,进行关节面重建后,骨干和关节移行区出现骨缺损,必须在这些缺损区内进行松质骨移植,既可以稳定复位的关节面骨块,又可以帮助骨的愈合。通常在第一次手术时进行植骨,尤其是切开复位内固定时。污染的开放性骨折植骨是禁忌证。

髂骨是最佳的移植骨供应区。植骨块也可从胫骨近侧的干骺端,股骨远侧干骺端取得。其他的植入材料包括同种异体松质骨块或骨替代物(如珊瑚羟基磷灰石)。如果出现干骺端骨愈合延迟,必须进行植骨。

④连接骨干和干骺端:胫骨远端重建的最后一步是连接骨干和干骺端,通常使用接骨钢板和(或)螺丝钉,外固定支架,内外固定联合运用就能达到这一目的。由于骨与软组织的损伤类型,损伤程度各不相同,没有一种单一方法可以治疗所有的 Pilon 骨折。不论采用哪种技术都必须达到稳定的目的。因此,对于每一例 Pilon 骨折,都必须做好术前评估,充分准备。

A. 接骨板固定

对于 AO 分类为 A 型、B1 和 B2 型、部分 B3 型、C1 和 C2 型的 Pilon 骨折,在软组织条件许可的情况下都可以使用接骨板来固定,可取得良好效果。接骨板的类型钢板的选择一般采用小轮廓(low-profile)钢板。

a. 胫骨远端解剖钢板(anatomic fracture plate, AFP):分前侧(T 型、L 型)、内侧(三叶草型、蛇型)、前内侧(扭转钢板)钢板 3 种类型,钢板较薄,可无张力缝合切口。如骨折线主要位于矢状位,可采用内侧钢板;骨折线位于冠状位,可采用前侧钢板;前内侧扭转钢板适用于严重 Pilon 骨折患者。

b. 锁定加压接骨板(locking compression plate, LCP):AO/ASIF 锁定加压接骨板是在总结标准接骨板、螺钉及内固定支架的临床疗效基础上,结合微创技术发展而来的全新接骨板螺钉系统。对于粉碎型 Pilon 骨折,LCP 具有良好固定和修复的特点。

如果主要骨折块为前外侧,可采用前外侧手术入路,使用 L 型钢板作为胫骨远端主要内固定钢板(图 2-2-4-4-13)。

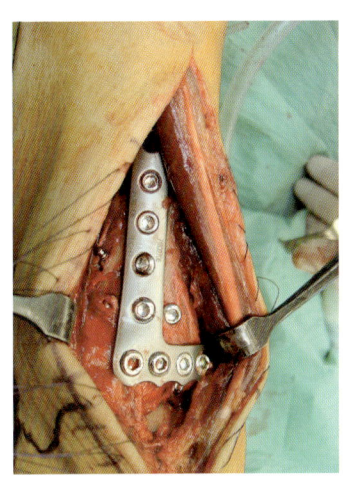

图2-2-4-4-13　前外侧L形钢板螺钉固定

如果软组织无水泡,轻度肿胀,干骺端骨折经牵引后基本复位,可使用LCP钢板,在胫骨内侧采用微创(MIPPO)技术固定胫骨内侧柱(图2-2-4-4-14)。在内踝尖近端2~3cm处纵行切开皮肤至骨膜浅层,注意保护大隐静脉,沿胫骨内侧骨膜浅层用骨膜剥离器向近端作皮下隧道,用长度合适的LCP钢板经塑型后经皮下隧道插入,钢板近端用手术刀切开皮肤暴露,骨折经手法复位后,于钢板两端用克氏针固定,C-臂透视检查骨折复位满意,即于骨折远、近端各用3或4枚螺钉固定。

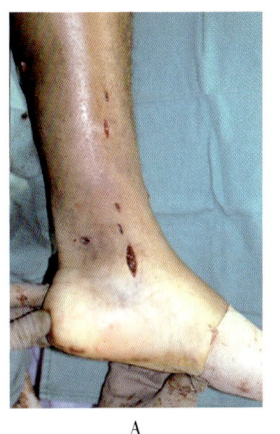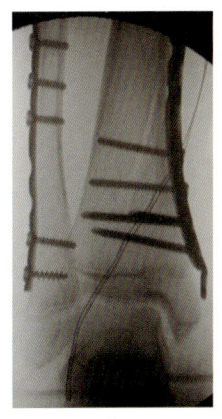

图2-2-4-4-14　LCP钢板（A、B）

A.经皮切口；B.插入骨折端间接复位

如果骨折伴有严重的内侧软组织损伤,可尝试使用"木梳"技术。"木梳"技术系指腓骨用接骨板固定,螺丝钉从外向内穿过接骨板钉孔固定胫骨。

B.干骺端骨干的外固定支架固定结合有限内固定　如有严重的软组织损伤或严重粉碎性骨折不能进行切开复位内固定,必须使用外固定支架固定或结合腓骨切开钢板内固定(见图2-2-4-4-7)。外固定支架操作简单,能够提供足够的稳定性,并可使骨折间接复位,而且不会过多剥离软组织,有利于伤口的观测,处理。外固定支架有3种,即跨关节静态支架、跨关节铰链式支架和非跨关节支架。造型可分为单边(图2-2-4-4-15)、三角形(图2-2-4-4-16)、环形和半环形(图2-2-4-4-17),固定钉或针可完全穿透或不穿透骨皮质。固定时必须注意小腿长度的恢复,但不能过度牵引。

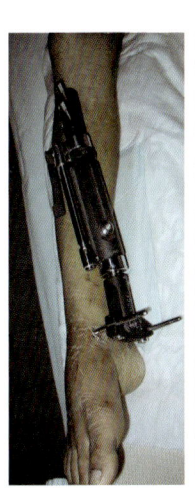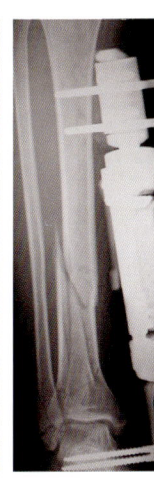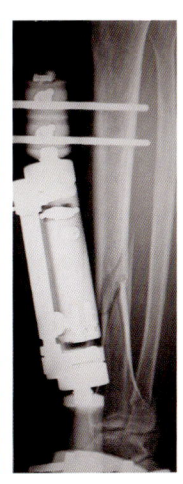

图2-2-4-4-15　单边外固定架

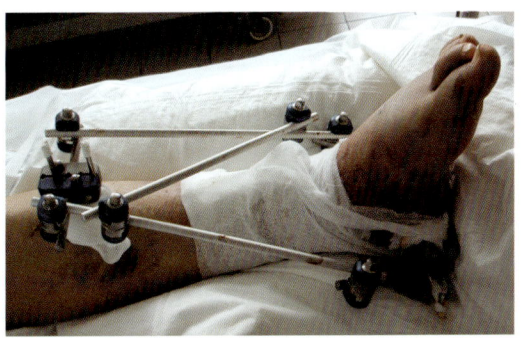

图2-2-4-4-16　三角形外固定架

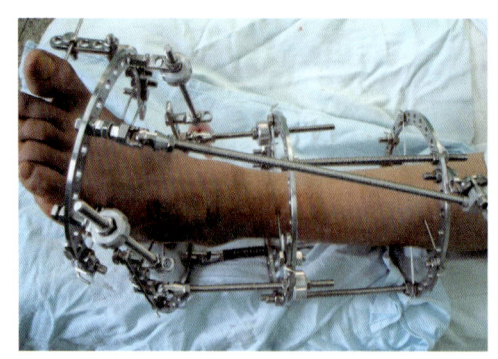

图2-2-4-4-17 半环形外固定架

⑤关闭伤口：仔细处理软组织可以减少发生并发症。使用小的负压吸引能避免死腔和积液。修复关节囊后，仔细分层关闭胫前侧的切口。不要使用皮钉，因其不能调整创口张力，容易引起皮肤坏死。如前方的创口关闭后张力不大，可用同样方法关闭后外侧切口。如果不能关闭，可将腓肠肌膜和腱旁组织与深筋膜前后两侧的皮下组织缝在一起，这样可以覆盖骨与内固定物，同时减少内侧皮瓣坏死的可能。随后可进行植皮或延迟关闭切口，通常最早在术后3~5天进行，特殊情况下最长可达10天。

关闭切口后，外敷松软的无菌敷料。采用切开复位内固定的患者，术后使用U型石膏或支架固定，保持踝关节90°，以防止马蹄畸形。如果患者行外固定支架固定，而跗骨没有相应固定，可在外固定支架上附加一个足垫。离开手术室前必须留有术后全长正侧位图像。

（六）术后护理

术后2~3天患肢抬高。根据伤口情况，术后连续运用抗生素24~72h，另外可使用抗血栓药物。如果使用外固定支架，建议每天至少2~3次用中等强度的过氧化氢溶液或75%医用酒精对针孔进行清洗消毒。早期鼓励患者进行踝关节活动，6~8周内非负重活动。12周以后根据X线片证实已经骨愈合，可完全负重行走。对于严重的粉碎性骨折和伴有严重的软骨破坏的患者，需要较长时间的非负重活动（14~26周）。

（七）并发症——早期并发症和晚期并发症

1. 早期并发症　主要是血肿形成、伤口裂开、皮肤坏死、慢性水肿、瘀滞溃疡和感染等，应尽早发现，及时处理，以免创口恶化。

2. 晚期并发症　临床上可出现骨不连、畸形愈合、创伤性关节炎和慢性骨髓炎等，应注意尽早预防。

（黄建华　吴小峰　王秋根）

第五节　小腿创伤的并发症和合并伤

小腿创伤后的并发症和合并伤较多，主要包括感染、小腿筋膜间隔综合征、骨折延迟愈合、不愈合、畸形愈合、皮肤的坏死和缺损、神经和血管的合并损伤。

此外，医源性并发症，如石膏固定引起的腓总神经受压麻痹、皮肤压迫坏死、肢体坏死、晚期关节僵直及爪状趾畸形等。内固定如髓内针技术使用不当可能造成骨折端分离、钉子弯曲及断裂；钛（钢）板过于宽厚形成体积过大造成软组织覆盖不良、钉子松动后骨折再移位等。严重的治疗不当甚至可有造成截肢这一严重后果，因此应强调预防为主。

一、延迟愈合

胫腓骨骨折正常愈合的时间为20周左右，如果超过这个时间,骨折断端仍无愈合征象,可诊断为骨折迟延愈合。

在诊断胫腓骨骨折迟延愈合后,还需要对X线片进行分析,如果X线片仅仅是缺乏骨性愈合的迹象,要进行积极的治疗,可在石膏固定下,进行患肢负重行走,加强患肢功能锻炼,促进骨愈合。也有主张将腓骨骨折端截除1.5cm左右,以增加患肢负重时胫骨骨折端的纵向压应力,促进骨痂生长。术后患肢用膝关节髌韧带负荷石膏负重,促使骨折愈合。如果骨折端已有间隙,自然愈合困难时,可作松质骨移植术。骨折位置不良者,要同时行矫正和内固定术。此外,对延迟愈合的病例采用电刺激疗法,即通过电磁场脉冲或直流电,利用电流的不同频率及波形,改变骨折部电位差,亦可达到促进骨折愈合的目的。

二、不愈合

又称骨不连。骨折不愈合与前者在时间上很难划一个界限。但是X线平片上如果发现骨端有硬化、髓腔封闭、骨折端间隙形成和有杵臼状假关节等现象时,就可诊断不愈合。此种病例常伴有小腿成角畸形、异常活动、负重疼痛或不能持重等临床表现。

(一)原因

其原因较多,从临床观察,以下各种情况为常见原因:①骨折断端过度粉碎——不仅血供中断,且复位困难,难以愈合;②骨折断端严重移位——表明软组织损伤严重,复位困难,血供欠佳;③开放伤——常因骨端被污染,容易感染而影响愈合;④皮肤缺损——可因骨外露而增加感染和骨不愈合概率。

此外,在治疗时如处理不当,包括过度牵引、外固定不确实或内固定应用不当等均可造成不愈合。

(二)治疗方法

小腿骨不连接多需手术治疗,现将较为常用的手术简介如下。

1. 滑槽植骨术 为延续数十年之传统术式,由于本术式较为简便易行及疗效稳定,因此临床上仍在沿用中。但在病例选择上,应注意供骨区的骨质基本正常,尤其是在切取供骨的骨骼断面上,包括密质骨与松质骨,且骨髓腔应呈畅通状态,如此方有利于植骨术的成功(图2-2-4-5-1)。

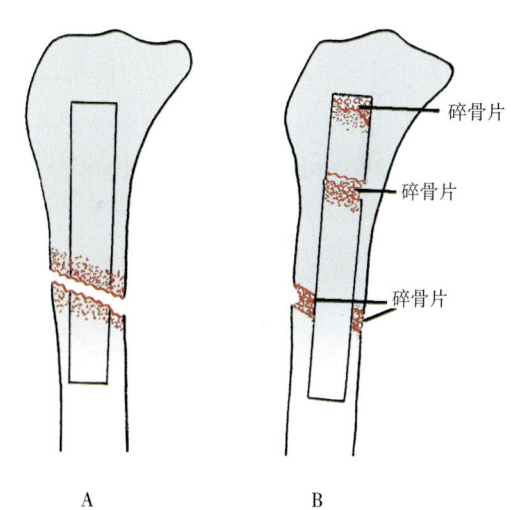

图2-2-4-5-1 胫骨骨不连滑槽植骨术示意图(A、B)
A.术前状态及切骨范围;B.术后显示骨片滑移方式

2. 髓内钉+植骨术 对于胫骨干缺损较多者,可试用本术式,既可获得骨干的稳定,而且有利于骨愈合,又因有植骨块而为骨融合提供材料,临床多取髂骨等(亦可用同种异体骨),将其植于髓内钉四周,以促进其愈合。

3. 胫腓骨融合术 即在假关节上方或下方将腓骨与胫骨植骨融合之(或用交叉骨片亦可)。术式亦较简单,成活率高,但肢体有可能短缩,操作时应注意(图2-2-4-5-2)。

4. 皮肤、肌肉及骨瓣转移术 适用于伴有明显皮肤缺损(或张力过大)者,此法虽较复杂,但疗效较佳,成功率亦高。唯在皮瓣选择上难度较大,因为凡需要行此种手术者其皮肤大多缺损较多,而可供选择的肌皮瓣(含带瓣者)供区大多十分有限,且易失败。

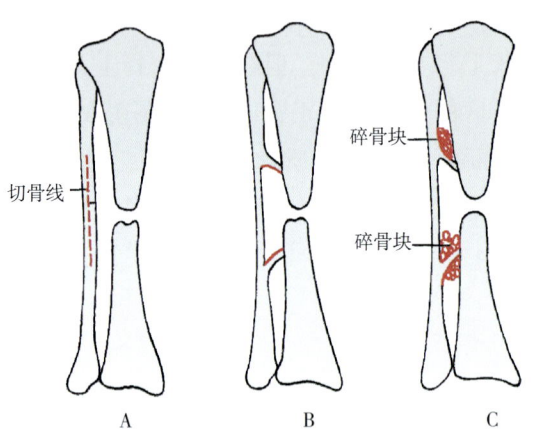

图2-2-4-5-2 胫骨骨不连时腓骨带蒂植骨示意图（A~C）
A.术前；B.腓骨桥接完成；C.碎骨填充

三、畸形愈合

骨折如处理不当,较易发生对位不佳,尤以旋转及成角畸形为多见,如超过10~15岁(成人从严掌握,儿童及老年者可酌情放宽),则需手术矫正。而侧方移位及不超过2cm的短缩移位一般无需处理,后者可用垫高鞋跟的方式解决。但成角及旋转畸形由于引起膝关节及踝关节的咬合变异,易造成损伤性关节炎,因此对后者应尽早治疗。其处理要领如下。

（一）旋转畸形

旋转超过10°者易引起膝、踝关节咬合变异而诱发创伤性关节炎,需尽早手术。一般多采取截骨术矫正,以胫骨上端骨膜下杵臼截骨术为简便易行,且不需附加内固定,可同时纠正成角畸形,局部愈合快（图2-2-4-5-3、4）。亦有人习惯平面截骨,此大多需要配合内固定技术。

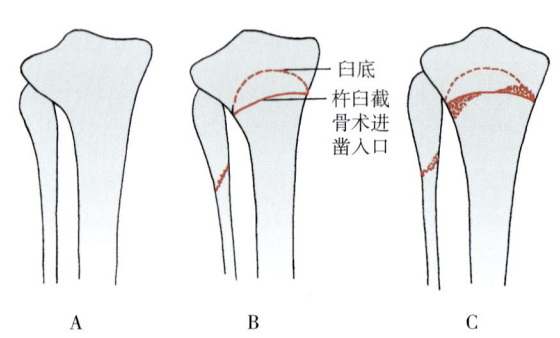

图2-2-4-5-3 杵臼截骨术示意图（A~C）
A.术前；B.截骨线；C.矫正术后

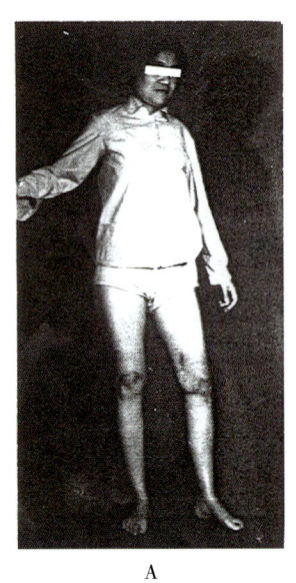
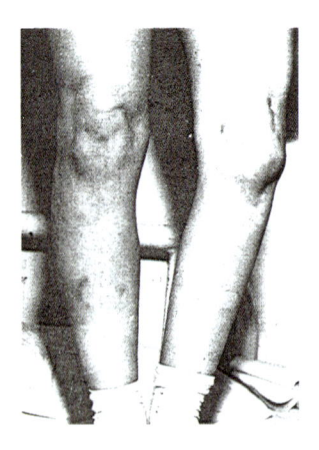
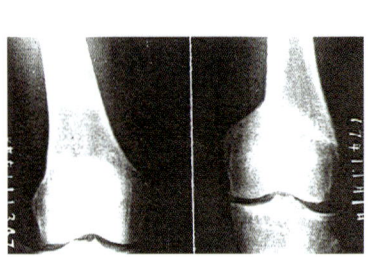

A　　　　　　　　　B　　　　　　　　　C

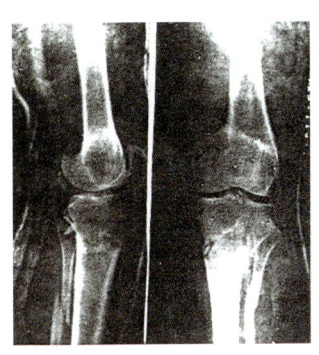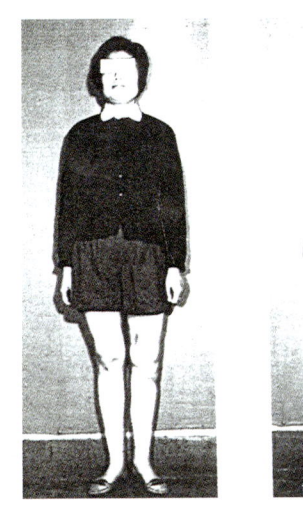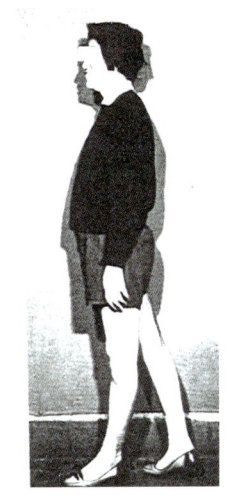

图2-2-4-5-4　下肢畸形矫正术临床举例（A~E）

A. 术前，患者不能负重；B. 左膝呈外旋内翻状；C. X线平片所见，示左膝内翻，内侧胫股关节狭窄；D. 胫骨上端杵臼截骨术后石膏固定X线平片显示畸形已矫正；E. 术后关节外形及功能恢复正常

（二）成角畸形

亦因与前者原因类同，凡成角畸形超过5°~10°者均需尽早矫正。如骨折部已骨性愈合，且位于胫腓骨的中、下1/3处，则不必将其在该处凿开，而以选择胫腓骨近端或上1/3易于愈合处行杵臼截骨术为宜。据笔者多年的实践经验，疗效均较满意。亦可在胫骨下端施术。小腿骨折的畸形容易发现，便于及时纠正，因此发生率低。在某种情况下，例如严重粉碎骨折、有软组织损伤严重及合并感染的病例，则容易发生成角畸形愈合。但若在早期处理时加以注意，则完全可以防止。

（三）内翻、外翻畸形

此种畸形如超过5°以上者，应及时矫正。如果已有骨性愈合，则应以患肢功能是否受到影响或外观畸形是否明显影响外观等，来决定是否截骨矫形；不应单纯以X线表现作为手术依据，并应与患肢对比。

（四）旋转畸形

其中以内旋畸形的影响较大，一般内旋5°以上，即可出现步态不正常。而外旋畸形影响较小，甚至大于20°之畸形，亦可无明显影响。

四、小腿筋膜间隙（室）综合征

（一）概况

小腿部由胫骨、腓骨、骨间膜、肌间隔及深筋膜组成骨筋膜间隙，内有肌肉及血管神经通过。当局部骨折或肌肉等软组织损伤后，由于创伤局部的渗出、出血、血肿及反应性水肿等病理生理改变而使筋膜间隙内压力增高、血循环受阻，渐至出现血循障碍，并逐渐形成筋膜间隙综合征。其中以胫前间隙综合征的发生率最高，症状也最为典型。

除胫前筋膜间隙外，胫后3个间隙亦可发生综合征。其中以胫后深间隙综合征的发生率较胫后浅间隙及外侧间隙高，特点为后侧间隙高压时所引起的肢体疼痛、跖底麻木、足趾屈曲力减弱，被动伸趾时疼痛加剧，小腿三头肌远端内侧筋膜张力增加及局部压痛更加剧烈等。如未及时处理，症状持续发展，由于动脉血供障碍，引起支配区的肌肉及神经的灌流量减少，尤其是神经组织对缺血最为敏感,最后招致小腿肌肉及神经组织坏死,并造成间隙内肌群缺血性挛缩。其后果是呈现为爪形足。

(二)诊断

此种综合征的诊断主要依据以下特点。

1. 外伤概况 除了解骨折受损概况外,应对软组织受累情况作全面了解,尤其是小腿是否被挤压或重物压砸等。

2. 临床表现 如前所述,主要表现为小腿明显肿胀,并呈进行性。早期由于主干动脉尚通畅,足背动脉搏动仍可触及,但随着间隙内压升高而逐渐消失。神经缺血所引起的皮肤感觉障碍可最早出现,应注意,包括小腿剧痛、皮肤过敏、感觉迟钝、甚至消失等,均属其临床表现。

3. 压力测定 组织内压测定可显示肌间隙内压力从正常的零度骤升到1.33~2.67kPa(10~20mmHg)、甚至4kPa(30mmHg)以上(图2-2-4-5-5)。此种压力表明需尽早切开减压,否则将有可能出现不可逆转的改变。

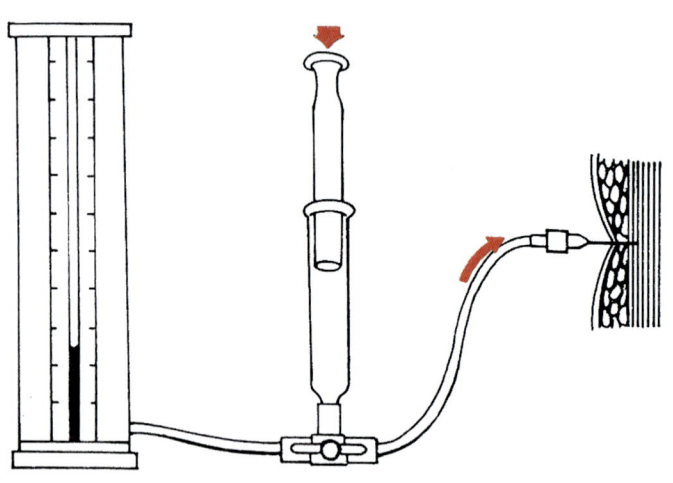

图2-2-4-5-5 Whitessides测定组织压法示意图

4. 其他 MR及神经电生理检查亦有助于判定。并应注意与小腿动脉及神经损伤相鉴别。在某些情况下,两者又构成其发病因素之一,并可相互影响形成恶势循环。

(三)手术

行小腿纵向切开,并切开深层筋膜,必要时也可将肌外膜切开,可以达到彻底减压目的。创口早期一般以敞开为宜,外加无菌敷料松散包扎,俟局部水肿消退,压力回复正常再对创口作进一步处理。

此外应予全身用药,一般用20%甘露醇250ml静脉快速注入,每天两次,以减轻水肿。

五、神经血管损伤

有关小腿神经与血管的损伤可参见本书相关章节。

(张振 于彬 赵定麟)

参 考 文 献

1. 蔡俊丰,李国风,祝建光.应用MIPPO技术治疗胫骨远端骨折[J].生物骨科材料与临床研究,2008,5（6）
2. 黄俊武,李彬,郭晓山等.36例胫骨平台骨折的微创治疗[J].中华创伤杂志,2006,22（6）
3. 卢旭华,陈爱民,陈梓峰等.可吸收螺钉结合外固定支架治疗胫腓骨中下段骨折[J].中国骨与关节损伤杂志,2006,21（8）
4. 沈强,牛彦辉,王晓琴.经皮微创钢板内固定治疗胫骨下段粉碎性骨折[J].武警医学,2007,18（10）
5. 沈强,张瑾,王晓琴.比目鱼肌肌瓣顺行转移修复小腿中上段大面积软组织缺损[J].临床误诊误治,2009,22（6）
6. 王海滨.有限内固定结合外固定架在胫骨骨折治疗中的应用进展[J].中国矫形外科杂志,2008,16（14）
7. 赵卫东,尹峰,吴韦等.经皮锁定钢板治疗胫骨远端骨折的临床研究[J].同济大学学报（医学版）,2008,29（4）
8. 祝建光,蔡俊丰,彭庄等.应用膨胀髓内钉治疗胫骨干骨折的临床疗效分析[J].生物骨科材料与临床研究,2007,4（3）
9. Amorosa LF, Brown GD, Greisberg J. A surgical approach to posterior pilon fractures. J Orthop Trauma. 2010 Mar; 24（3）:188–93.
10. Boraiah S, Kemp TJ, Erwteman A, Lucas PA, Asprinio DE. Outcome following open reduction and internal fixation of open pilon fractures. J Bone Joint Surg Am. 2010 Feb; 92（2）:346–52.
11. Bozkurt M, Ocguder DA, Ugurlu M, Kalkan T. Tibial pilon fracture repair using Ilizarov external fixation, capsuloligamentotaxis, and early rehabilitation of the ankle. J Foot Ankle Surg. 2008 Jul–Aug; 47（4）:302–6.
12. Calderón WL, Leniz P. Comparison of the vascularity of fasciocutaneous tissue and muscle for coverage of open tibial fractures. Plast Reconstr Surg. 2010 May; 125（5）:1582; author reply 1582–3.
13. Collinge C, Protzman R. Outcomes of minimally invasive plate osteosynthesis for metaphyseal distal tibia fractures. J Orthop Trauma. 2010 Jan; 24（1）: 24–9.
14. Feng Yin, Zhen Zhang, Xu Li,etal.Clinical research of the treatment of open tibial fractures by interlocking intramedullary nail. SICOT Shanghai Congress 2007
15. Giotakis N, Panchani SK, Narayan B, Larkin JJ, Al Maskari S, Nayagam S. Segmental fractures of the tibia treated by circular external fixation. J Bone Joint Surg Br. 2010 May; 92（5）: 687–92.
16. Higgins TF, Klatt JB, Beals TC. Lower Extremity Assessment Project（LEAP）--the best available evidence on limb-threatening lower extremity trauma. Orthop Clin North Am. 2010 Apr; 41（2）: 233–9.
17. Jun-Wu Huang, Xiang-Yang Wang, Xiao-Shan Guo, et al .Different fixation instrument of tibial fracture: a comparative study of biomechanics. SICOT Shanghai Congress 2007
18. Krishan A, Peshin C, Singh D. Intramedullary nailing and plate osteosynthesis for fractures of the distal metaphyseal tibia and fibula. J Orthop Surg（Hong Kong）. 2009 Dec; 17（3）: 317–20.
19. Louie KW. Management of open fractures of the lower limb. BMJ. 2009 Dec 17; 339: b5092.
20. McCann PA, Jackson M, Mitchell ST, Atkins RM. Complications of definitive open reduction and internal fixation of pilon fractures of the distal tibia. Int Orthop. 2010 Mar 30.
21. Ronga M, Longo UG, Maffulli N. Minimally invasive locked plating of distal tibia fractures is safe and effective. Clin Orthop Relat Res. 2010 Apr; 468（4）: 975–82.
22. Shuler MS, Reisman WM, Kinsey TL, Whitesides TE Jr, Hammerberg EM, Davila MG, Moore TJ. Correlation between muscle oxygenation and compartment pressures in acute compartment syndrome of the leg. J Bone Joint Surg Am. 2010 Apr; 92（4）:863–70.
23. Templeman DC, Anglen JO, Schmidt AH. The management of complications associated with tibial fractures. Instr Course Lect. 2009; 58:47–60.
24. Tiemdjo HG, Coulibaly T, Touré AA. Paediatric open tibiofibular fractures following a donkey bite. A report of two cases. Orthop Traumatol Surg Res. 2009 Jun; 95（4）:314–8.
25. Xu-Hua Lu,Ai-Min Chen,Zi-Feng Chen,etal.Unilateral external fixation combined with the biodegradable screws for fractures in the middle and lower parts of tibiafibular. SICOT Shanghai Congress 2007
26. Yong-Qing Liu, Jie-Feng Li, Shou-Hua Deng.Analysis of treatment for 65 cases of pilon fractures. SICOT Shanghai Congress 2007
27. Zhang WX, Zheng ZL, Ji YP, Qiao ZJ. Classification to guide internal fixation for tibial fracture. Chin J Traumatol. 2008 Dec; 11（6）: 375–9.

第五章 踝关节损伤

第一节 踝关节损伤的检查与分类

一、踝关节的检查

（一）概述

对踝关节损伤而言，物理检查更为重要，表现为局部肿胀、变形、皮下瘀血、瘀斑，甚至出现水泡。损伤部压痛明显，有时可扪及骨折线，或在触摸损伤部位时闻及骨擦音（切勿刻意检查）。因肌痉挛可使足背屈跖屈活动受限。X线片能提供正确的骨折部位和类型，有助于决定相应的治疗措施。常规 X 线片所见与临床不符时，应摄特殊位 X 线片，或作应力摄片及 CT、CTM 或 MR 检查。

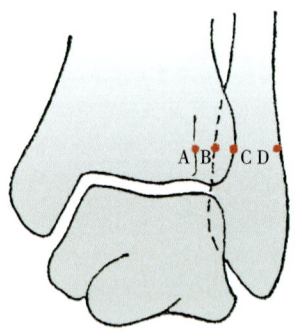

图 2-2-5-1-1　正常踝关节示意图
图注：A-B胫腓下联合间隙正常小于3mm；
C-D胫骨前结节应大于8mm

（二）常规摄片

1. **标准前后（正）位片**　其方法为踝关节置于 90°（足与小腿垂直），足外侧缘或第五跖骨与摄片台垂直，下肢不能向外旋转。此片能清楚地显示距骨滑车面和胫骨远端关节面。观察两者的关节面是否平行，距骨关节面有否倾斜，如果倾斜大于5°，即表示踝关节韧带损伤或松弛。注意内踝与距骨内侧面的间隙有否扩大，其可能是三角韧带撕裂的线索。外踝比内踝长 1cm，胫骨远端与腓骨远端在胫腓下关节重叠，距骨亦与外踝重叠。胫骨前结节和腓骨重叠不应小于 8mm，如果小于 8mm，则表示胫腓下联合分离（图 2-2-5-1-1）。

2. **侧位摄片**　在摄片时内踝或外踝对着片盒。应包括踝关节、跟骨和足中部。X线片中心线应垂直于内踝。踝关节保持90°，不能有任何内旋或外旋。本片主要观察胫骨远端关节面及距骨滑车面是否平行。距骨如有向前移位，可能是距腓前韧带损伤。胫骨前唇或后唇有无骨折。有时外踝螺旋形骨折，因重叠，可在正位片上显示不清，而侧位片可见到外踝自后上方向前下方的斜行骨折线，且有向后、向上移位（图 2-2-5-1-2），此乃旋后外旋型骨折的特征。胫骨和腓骨不显重叠，或重叠明显减少，腓骨在胫骨后侧，即是腓骨向后脱位，又称 Bosworth 损伤，此种损伤常易漏诊（图 2-2-5-1-3）。

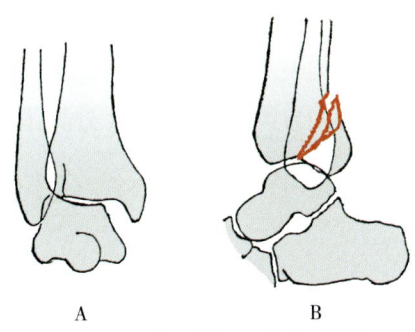

图2-2-5-1-2　旋后外旋骨折示意图示意图（A、B）
A.正位未见外踝骨折；B.侧位示外踝骨折，并向后上移位

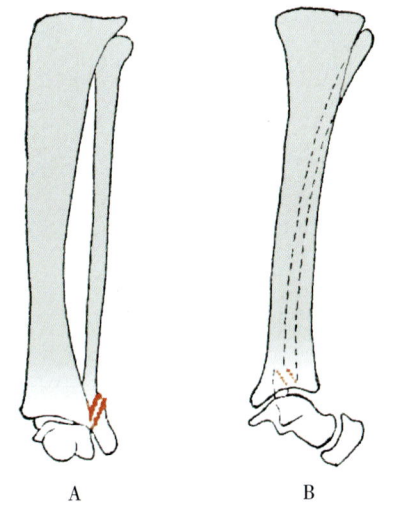

图2-2-5-1-3　腓骨向后脱位（Bosworth骨折）示意图（A、B）

（三）特殊位摄片

1.**踝穴摄片**　摄片时患者仰卧位，足跟与片盒接触，踝关节置于零位，足及小腿内旋20°，至内外踝于同一平面，正常外踝偏于内踝后侧，正常外踝约成15°外翻，因而在踝关节平面，外踝成向内的凸形，而凹面向外。内踝关节面则向内下倾斜，并与胫骨长轴有一定内翻角。本片能清楚地显示距骨与外踝之间的关节间隙，并显示胫腓下联合。如发现胫腓下联合有小骨片，称为Tillaux骨折，代表胫腓下联合前韧带损伤。

2.**斜位摄片**　当踝关节有横形和斜形骨折线，或对骨折片位置判定时，以斜位片上更清楚。摄片时患者仰卧，下肢及足内旋或外旋45°。踝关节置零度位，球管中心对准踝关节中点。本片主要显示踝穴，特别是胫腓下联合、距骨、腓骨远端，尤其是外踝，包括跟骨及距骨，能清楚地看到距骨颈、后距下关节及载距突。

3.**旋转位**

（1）内旋30°斜位摄片　最适用于观察踝关节外侧间隙和胫腓联合，特别是距骨向外半脱位；

（2）外旋45°~55°摄片　有助于辨别一些难以诊断的胫骨远端关节面骨折、胫骨后唇及胫腓联合前部分的损伤。

（四）应力位摄片

指踝关节在内翻或外翻应力下摄片。其可显示在一般X线片上的假阴性。摄片时应在受伤部位注射Procaine或Xylocaine止痛，必要时与健侧对比（图2-2-5-1-4）。

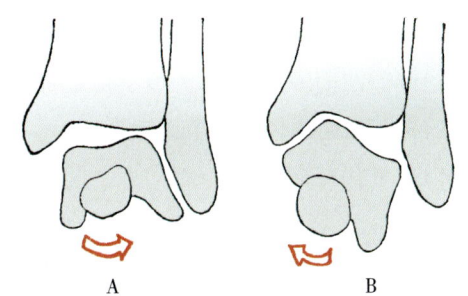

图2-2-5-1-4　外翻或内翻应力位摄片示意图（A、B）

1.**外翻应力位摄片**　正常踝关节，在外翻或内翻应力下，距骨倾斜度极小，一般小于5°，若大于5°以上应视为异常。胫骨内踝关节面与距骨间隙大于3mm亦为不正常表现。如果外翻应力位摄片距骨倾斜大于10°，则认为有三角韧带损伤。距骨倾斜同时伴有距骨向外移位，说明伴有胫腓下联合分离。

2.**内翻应力摄片**　目的是检查踝关节外侧韧带有无损伤。距骨在踝穴内正常倾斜不超过5°。距骨倾斜若超过5°，即提示踝关节外侧韧带损伤。如果距骨倾斜达到15°，提示外侧韧带完全断裂。

3.**抽屉试验**　即在向前的应力位下摄片（图2-2-5-1-5），判定距腓前韧带是否损伤。摄片时医师一手把胫骨推向后方，另一手握住跟骨将距骨拉向前，通常距骨滑车关节面最高点与胫骨远端关节面最凹处间距约3mm。

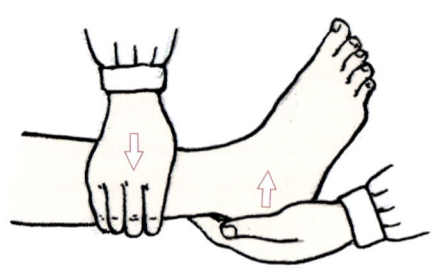

图2-2-5-1-5 抽屉试验（前应力位摄片）示意图

（五）关节造影

1. 病例选择 踝关节造影在诊断踝关节韧带损伤中颇有价值，特别是在平片及应力位摄片不能确诊而临床症状又怀疑有关节韧带损伤时，造影是有效的辅助诊断手段。主要用于以下损伤。

（1）急性踝关节韧带损伤；

（2）陈旧性韧带损伤，踝关节不稳定者；

（3）关节内游离体和关节面缺损者；

（4）关节存在交锁症状。

2. 方法 造影前常规作踝关节正、侧位和斜位摄片及碘过敏试验，按手术常规消毒准备。一般使用较粗针头（18~22号），先抽吸关节内积液（或积血和血凝块）。进针部位应避开损伤部位。正常踝关节容量不超过6ml，造影剂应慢慢地注入，逐步扩张关节腔。

3. 判定 当胫腓下联合前韧带破裂时，造影剂充填在胫腓下联合，并超过正常宽度4mm及高度10mm。当造影剂向前、向上越过胫腓下联合达到骨间隙，说明胫腓下联合分离。如造影剂在胫腓下联合前，并在踝关节筋膜下，证明是胫腓下联合韧带断裂。但必须注意踝关节外侧韧带断裂时溢出的造影剂，亦可流到胫骨前及胫腓下联合前方，但其造影剂不会进入胫腓下联合。造影剂漏到关节前筋膜下和外踝下，提示距腓前韧带损伤。如造影剂进入腓骨肌腱鞘，则应怀疑跟腓韧带撕裂。三角韧带很少发生孤立性损伤，若有损伤，可见造影剂在胫骨内下方及内侧出现，在正位片最清楚。

二、踝关节损伤分类

（一）按伤力分类（Ashhurst分类，图2-2-5-1-6）

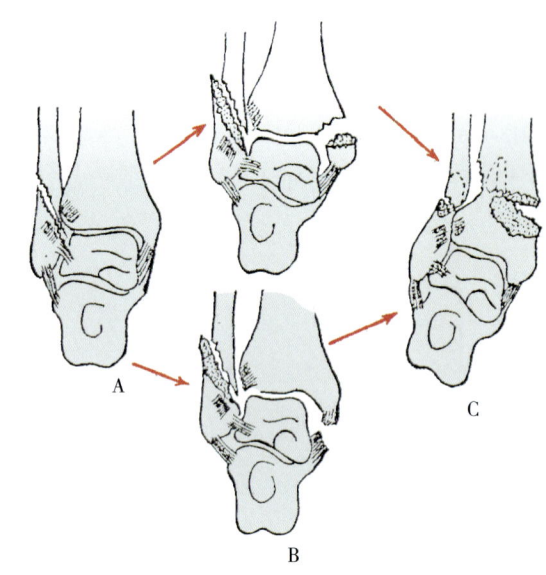

图2-2-5-1-6 外旋型骨折Ashhurst分类示意图（A~C）
A. Ⅰ°；B. Ⅱ°；C. Ⅲ°

1. 外旋骨折

Ⅰ度 腓骨下端斜形或螺旋形骨折，骨折线经胫腓下关节，骨折仅轻度移位或无移位。可以是胫腓下联合前韧带损伤而无骨折，或者胫腓下联合前韧带损伤伴腓骨近端螺旋形骨折。

Ⅱ度 腓骨斜形骨折或螺旋形骨折，伴内踝骨折，或代之以内侧三角韧带断裂。偶尔伴胫骨后唇下骨片撕脱。

Ⅲ度 除Ⅱ度损伤外，以胫骨下端骨折代替内踝骨折，骨折片向前移位，并有向外旋转。

2. 外展骨折（图2-2-5-1-7）

Ⅰ度 内踝骨折，由距骨外展时，外力作用三角韧带引起。

Ⅱ度 内踝骨折，伴腓骨骨折，即一般称为的"Potts骨折"。骨折线近乎横形，如腓骨骨折在胫腓下联合下，则无胫腓下联合分离。如骨折线在胫腓下联合上，则伴胫腓下联合分离。

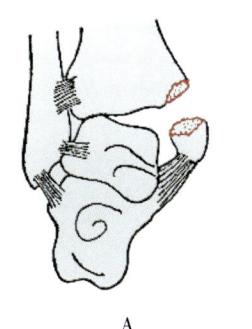 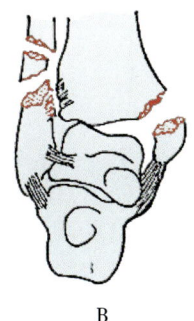 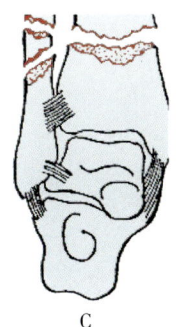

图2-2-5-1-7　外展型骨折Ashhurst分类示意图（A~C）
A. Ⅰ°；B. Ⅱ°；C. Ⅲ°

Ⅲ度　外踝骨折，伴胫骨远端骨折。骨折线向内上倾斜。

3. 垂直压缩骨折（图2-2-5-1-8）

Ⅰ度　胫骨远端负重面骨折；

Ⅱ度　胫骨远端关节面粉碎骨折；

Ⅲ度　胫骨远端"Y"形或"T"形骨折。

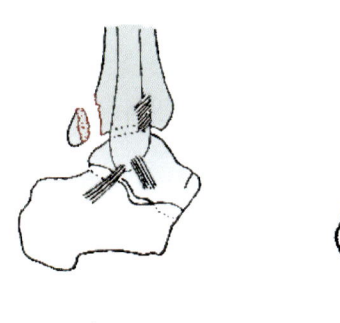 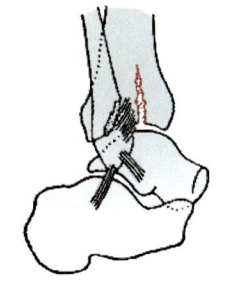 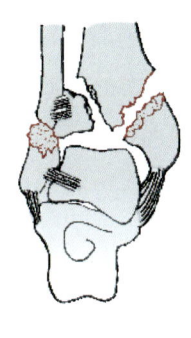

图2-2-5-1-8　垂直压缩型骨折Ashhurst分类示意图（A~C）
A. Ⅰ°；B. Ⅱ°；C. Ⅲ°

（二）按伤力及损伤时足的位置分类

此乃Lauge-Hansen在尸体上作了实验后提出来的。经笔者略加修改，介绍如下。

1. 旋后（内翻）内收损伤（简称SA，图2-2-5-1-9）损伤时，足成跖屈内收内翻位。内翻的距骨使踝关节外侧韧带紧张。

Ⅰ度　外踝撕脱骨折，或外侧韧带损伤。

Ⅱ度　外踝骨折或外侧韧带撕裂，附加内踝骨折。由于内踝受内翻的距骨挤压作用，骨折线倾向垂直。

2. 旋后（内翻）外旋（简称SE）损伤时患足成跖屈内收内翻位，距骨外旋，胫骨内旋（图2-2-5-1-10）。因此在损伤初期，三角韧带松

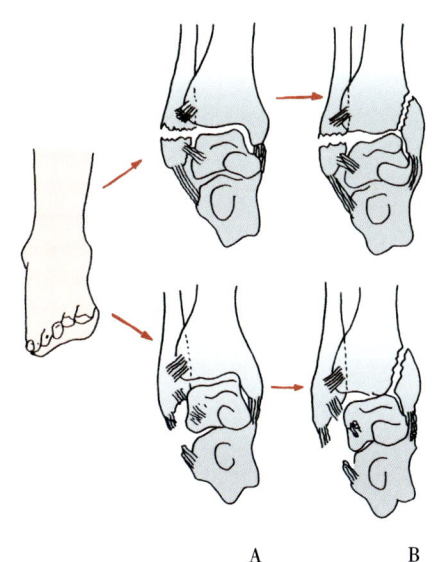

图2-2-5-1-9　旋后（内翻）内收骨折骨折示意图（A、B）
A. Ⅰ°；B. Ⅱ°

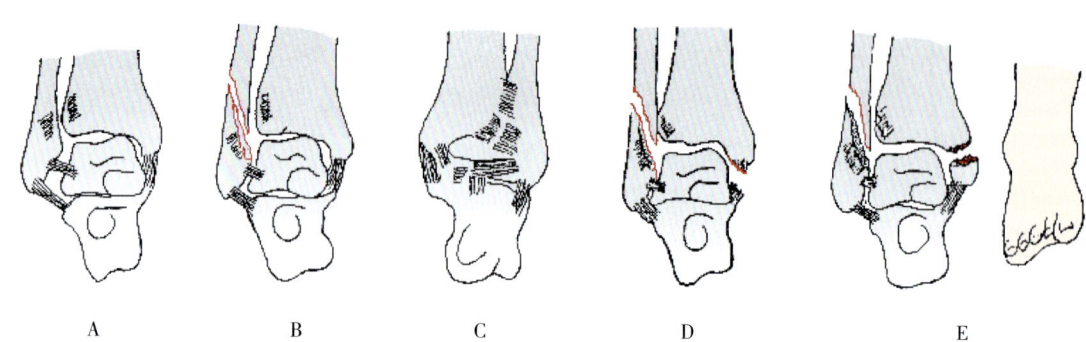

图2-2-5-1-10 旋后（内翻）外旋损伤分度示意图（A~E）
A. Ⅰ°；B. Ⅱ°；C. Ⅲ°；D. Ⅳ°；E. Ⅴ°

弛，当距骨伤力外旋，腓骨受到向外后推挤的伤力，胫腓下联合前韧带及三角韧带紧张。分为4度。

Ⅰ度 胫腓下联合前韧带撕裂，或韧带附着点撕脱骨折，或同时有骨间韧带损伤；

Ⅱ度 Ⅰ度损伤的基础上再附加腓骨螺旋形骨折，骨折线自后上方斜向前下方；

Ⅲ度 在Ⅱ度损伤的基础上再附加胫腓下联合后韧带撕裂，或韧带在腓骨后结节附着点撕脱，或在胫骨附着点有撕脱骨折；

Ⅳ度 在Ⅲ度损伤的基础上附加内踝撕脱骨折或三角韧带撕裂。因为距骨的旋转，增加了三角韧带所受张力。

3. 旋前（外翻）外旋损伤（简称PE）伤足处于旋前位背屈外展（外翻），而距骨外旋，因此三角韧带首先被拉紧（图2-2-5-1-11）。

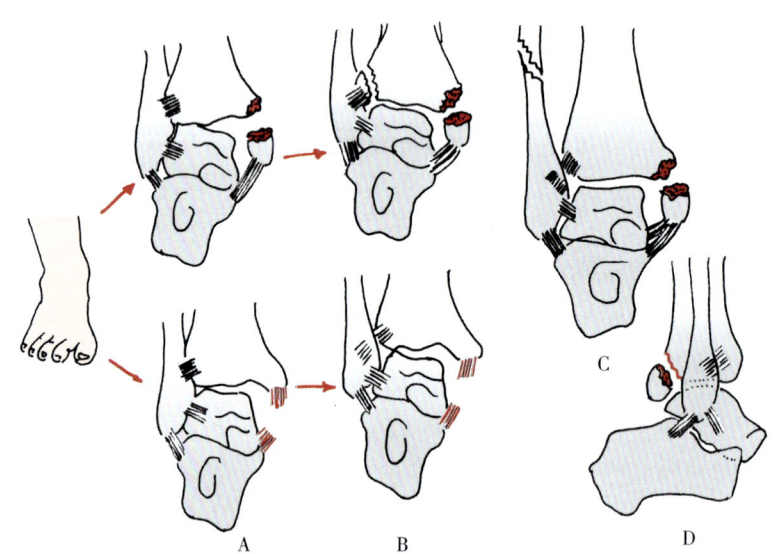

图2-2-5-1-11 旋前（外翻）外旋骨折分度示意图（A~D）
A. Ⅰ°；B. Ⅱ°；C. Ⅲ°；D. Ⅳ°

Ⅰ度 内踝撕脱骨折或三角韧带断裂；

Ⅱ度 内踝损伤外，胫腓下联合前韧带和骨间韧带或韧带附着点撕脱骨折；

Ⅲ度 除Ⅱ度损伤外，还伴有腓骨干螺旋形骨折。骨折线从前上方斜向后下方，即与旋后（内翻）外旋骨折相反（图2-2-5-1-12）；

Ⅳ度 除Ⅲ度损伤外，还伴有胫腓下联合后韧带撕裂，或韧带附着点骨片撕脱。

5.旋前（外翻）背屈损伤 由于足处于外翻位同时踝关节背屈伤力所致（图 2-2-5-1-14）。

Ⅰ度 胫骨内踝骨折；

Ⅱ度 除Ⅰ度损伤外，还伴有胫骨前唇骨折；

Ⅲ度 Ⅱ度损伤附加腓骨骨折；

Ⅳ度 胫骨远端粉碎骨折，骨折线进入踝关节关节腔。

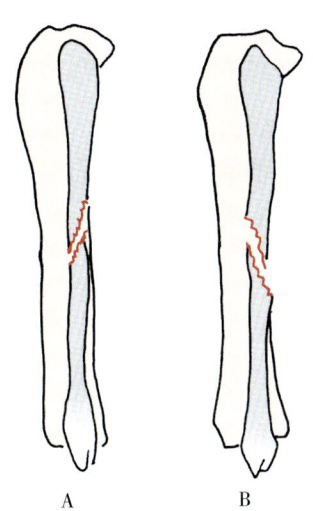

图2-2-5-1-12 腓骨螺旋形骨折骨折示意图（A、B）

A.内翻外旋型；B.旋前（外翻）外旋型

4.旋前（外翻）外展损伤（简称 PA）伤足处于旋前位，而距骨是外展，三角韧带首当其冲（图 2-2-5-1-13）。

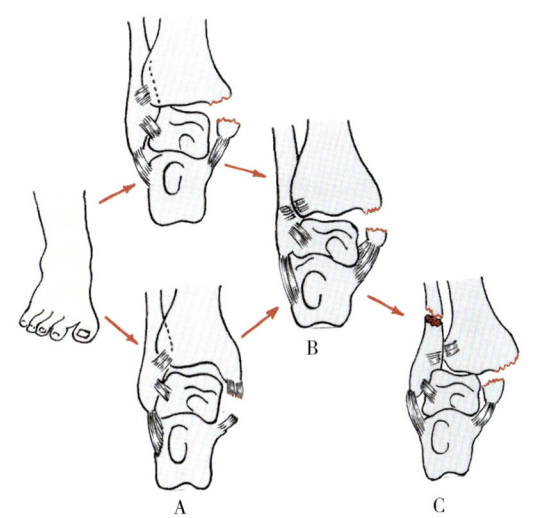

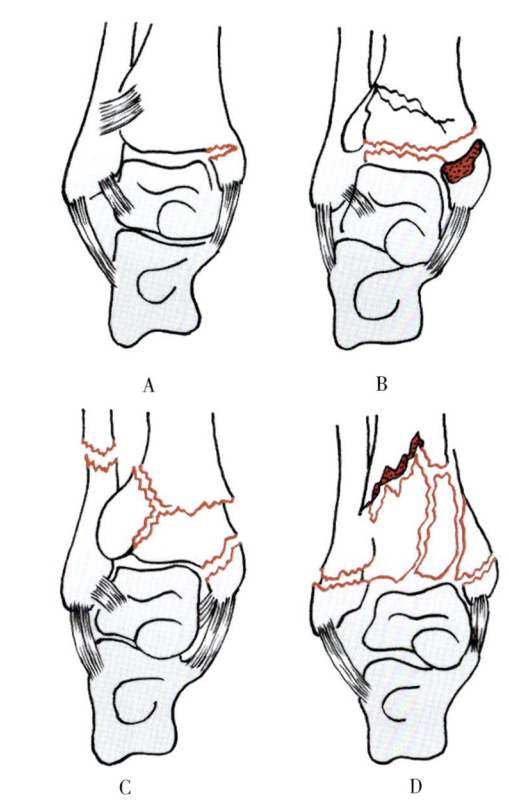

图2-2-5-1-14 旋后（内翻）背屈损伤分度示意图（A~D）

A.Ⅰ°；B.Ⅱ°；C.Ⅲ°；D.Ⅳ°

三、Danis-Weber 分类

按外踝骨折部位与胫腓下联合关系来作为分类准则（图 2-2-5-1-15）。

A 型 外踝骨折线在踝关节和胫腓下联合以下，胫腓下联合和三角韧带未损伤。如附有内踝骨折，骨折线几乎成垂直。Weber 认为是由于距骨内翻伤力所致。

B 型 外踝在胫腓下联合平面骨折，可伴有内踝骨折或三角韧带损伤。由于距骨的外旋伤

图2-2-5-1-13 旋前（外翻）外展损伤分度示意图（A~C）

A.Ⅰ°；B.Ⅱ°；C.Ⅲ°

Ⅰ度 内踝撕脱骨折或三角韧带断裂，类同于旋前外旋Ⅰ度损伤；

Ⅱ度 Ⅰ度损伤伴有胫腓下联合前、后韧带撕裂，或韧带附着点骨片撕脱，骨间韧带、骨间膜撕裂；

Ⅲ度 除Ⅱ度损伤外，伴有腓骨干短斜形骨折。主要显示骨折线基本成横形，常伴有三角形小骨片。

力所致。

C 型　腓骨在胫腓下联合近侧骨折，伴胫腓下联合损伤，内侧伴有三角韧带损伤或内踝骨折。

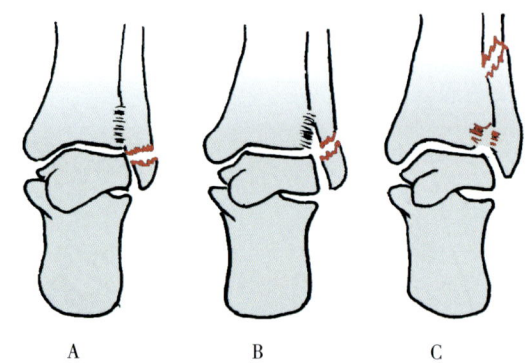

图2-2-5-1-15　踝关节损伤Danis-Weber分类示意图（A~C）
A. A型；　B. B型；　C. C型

四、按人名命名的踝关节骨折分类

（一）Pott 骨折

腓骨近乎横形的骨折，伴三角韧带损伤，距骨向外脱位。Pott认为足受到外展伤力，但他未提胫腓下联合韧带损伤。

（二）Dupuytren 骨折

高位 Dupuytren 骨折，指胫腓骨在胫腓下联合近侧骨折（相当于外踝近侧 6cm），伴胫腓下联合韧带撕裂，骨间膜撕裂；内踝或三角韧带断裂，同时距骨在踝穴内向外脱位。此损伤是由于受到外展暴力的结果。低位 Dupuytren 骨折，指腓骨在胫腓下联合处骨折，伴胫腓下联合前韧带撕裂，踝关节内侧存在内踝骨折或三角韧带撕裂，此类因外旋暴力造成。

（三）Maisonneuve 骨折

远侧胫腓韧带完整，外旋引起腓骨远端斜形骨折。如胫腓下联合前韧带断裂，外旋伤力可引起近端腓骨骨折。骨折位于腓骨近端或解剖颈，骨折线呈螺旋形。

（四）Wagstaffe（Lefort）骨折

指外踝前缘的垂直骨折，认为是胫腓下联合前韧带或距腓前韧带在腓骨附着点的撕脱骨折，可以分成3种不同类型（图 2-2-5-1-16）。

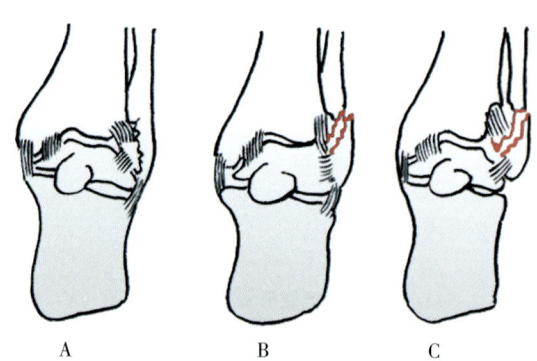

图2-2-5-1-16　腓骨远端垂直骨折类型示意图（A~C）
A. Ⅰ°；　B. Ⅱ°；　C. Ⅲ°

Ⅰ型　胫腓下联合前韧带和距腓前韧带附着点骨片撕脱骨折。

Ⅱ型　腓骨于胫腓下联合前韧带附着点以下斜形骨折，伴韧带附着点骨折，Wagstaffe 认为由距骨撞击产生。

Ⅲ型　胫腓下联合前韧带造成胫骨前结节撕脱骨折，腓骨亦骨折，如上述Ⅱ型。

（五）Tillaux 骨折

指胫腓下联合前后韧带胫骨附着点撕脱骨折。常在踝穴片显示，或在摄踝关节内旋45°正位片中显示（图 2-2-5-1-17）。

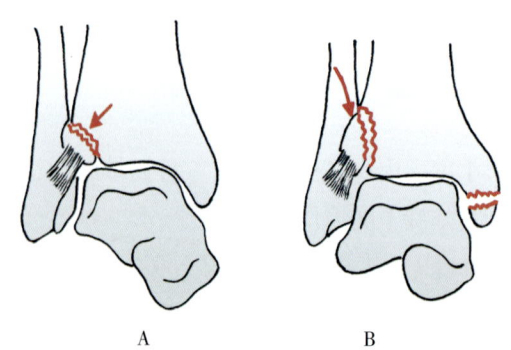

图2-2-5-1-17　胫骨前结节骨折不同角度摄片结果示意图（A、B）
A. 踝关节内旋45°摄片；B. 踝穴位片

(六)Cotton 骨折

Frederic J Cotton 在 1915 年称发现新的踝关节骨折类型。以胫骨后唇骨折为其特征,同时伴内外踝骨折,患足向后脱位。在 1932 年 Hendersen 称此为三踝骨折。实际上指胫骨远端关节面后缘的骨折,伴距骨向后脱位(图 2-2-5-1-18)。

(七)Bosworth 骨折

指踝关节骨折脱位,腓骨近端骨折片向后移位交锁于胫骨后面,闭合复位常遭失败(见图 2-2-5-1-3)。

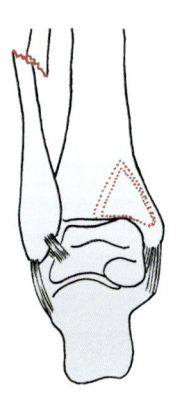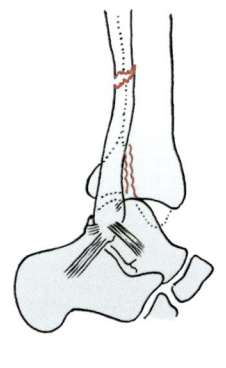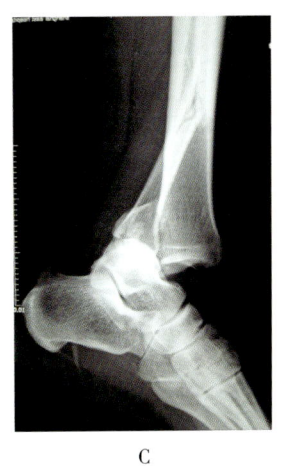

图 2-2-5-1-18　胫骨后唇骨折,关节面大于 1/3,距骨易向后脱位示意图及临床举例(A~C)
A.B. 示意图；C. 临床举例(自马敏)

(马　敏　黄宇峰　刘忠汉　赵定麟)

第二节　踝关节骨折及胫腓下关节脱位

一、旋后(内翻)内收损伤

(一)内踝损伤类型及诊断

1. 损伤类型

(1)内翻内收损伤　距骨向内移位,内踝产生典型的垂直和向内上的斜形骨折,伴距骨向内半脱位(见图 2-2-5-1-9)。

(2)距骨内翻旋转半脱位　内侧产生撕脱性损伤,内踝撕脱骨折或三角韧带撕裂,替代内踝斜形或垂直骨折,距骨不产生向内半脱位。

2. 诊断　旋后(内翻)内收型骨折,诊断的关键是外踝典型的横形骨折,骨折线在关节面或以下,而内踝骨折线为斜形或垂直型。如外踝孤立性骨折,则距骨无移位和半脱位,或极少移位。

(二)内踝损伤的治疗

1. 非手术治疗　在全身麻醉、硬膜外或局部浸润麻醉下进行。膝关节屈曲 90°,放松腓肠肌,胫骨远端向内推挤。另一手握住后侧足跟,把足向前拉,并外展,背屈踝关节到 90°。小腿石膏固定。因有时外踝骨折可伴有胫腓下联合前韧带及后韧带断裂。石膏固定踝关节,背屈不应超过 90°,不然踝穴会增宽。

2. 手术治疗 闭合复位不满意、关节面对合不佳及陈旧性损伤者，均应切开复位内固定。如皮肤状态不佳或有水泡形成时，应择期施术。

（1）外踝撕脱骨折手术：

① "8"字形张力带钢丝内固定：外踝横形骨折适宜张力带钛缆固定。先在骨折线近侧1cm处，由前向后钻孔，将外踝复位，平行穿入两根克氏针，克氏针自外踝尖端经骨折线进入近端腓骨髓腔。用另一根钛缆穿过腓骨之孔，钛缆两端在骨折线之外侧面交叉，再绕经外踝尖端之克氏针，然后在腓骨后面，两钛缆端扭紧固定。克氏针尖端弯成L形（图2-2-5-2-1）。

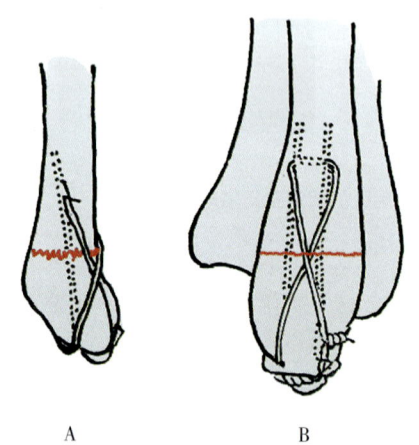

图2-2-5-2-1　外踝骨折张力带固定示意图（A、B）
A.正位观；B.侧位观

② 髓内固定：可以用三角针或Rush杆或螺钉作髓内固定，主要维持骨折对线，但不能克服旋转及缩短。术中注意外踝具有向外倾斜的弧度，平均15°。

③ 纵向螺钉固定：直视下将骨折复位，自外踝尖端向外面钻孔，经骨折线后，由腓骨近端向内穿出，螺钉长5~8cm。螺钉末端固定于腓骨的皮质骨，骨折片间有一定压力，但抗旋转作用小（图2-2-5-2-2）。

④ 钛板螺钉固定：多数用于骨干骨折，可使用半管状钛板或普通钛板螺钉固定。远端螺钉应避免穿透关节面，在外踝部位螺钉宜用粗螺纹钉（见图2-2-5-2-2）。

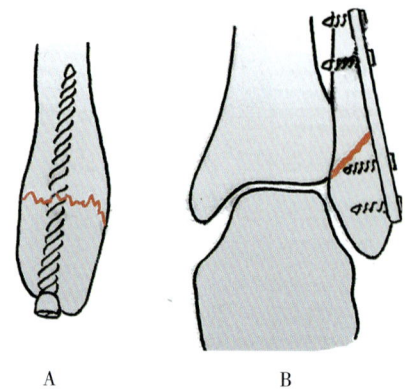

图2-2-5-2-2　外踝骨折螺钉固定（A）或钛板螺钉内固定（B）示意图

（2）内踝固定

① 粗纹螺钉固定：内踝骨折片较大时，用2~3枚粗纹螺钉固定。如固定垂直型和斜形骨折，使用加压螺钉固定，防止骨片向近端移位，手术中小心从事。亦可将一枚螺钉垂直于骨折面，到对侧皮质，另一枚螺钉在内踝尖端骨片斜向外上固定（图2-2-5-2-3）。

② "8"字形张力带钛缆固定：适用于内踝横形撕脱骨折，不宜用斜形或垂直型的内踝骨折。内踝横形骨折也可用螺钉固定（见图2-2-5-2-3）。

二、旋后（内翻）外旋损伤

（一）分类（度）

Ⅰ度　足处在内翻位时，三角韧带松弛，距骨则外旋推挤外踝，迫使腓骨外旋，至胫腓下联合前韧带撕裂（Ⅰ度）。胫腓下联合前部分增宽2~3mm。若伤力停止，腓骨可自行恢复到正常位置。胫骨前结节撕脱占15%，腓骨前附着点撕脱占20%，韧带断裂占65%。

Ⅱ度　如伤力继续作用，因有坚强的骨间韧带和胫腓下关节后韧带的抵抗，外踝即产生螺旋形骨折或斜形骨折（见图2-2-5-1-10）。骨折线非常特殊，起自胫腓下联合前韧带附着点或其上面，然后向后向上延伸至不同距离。

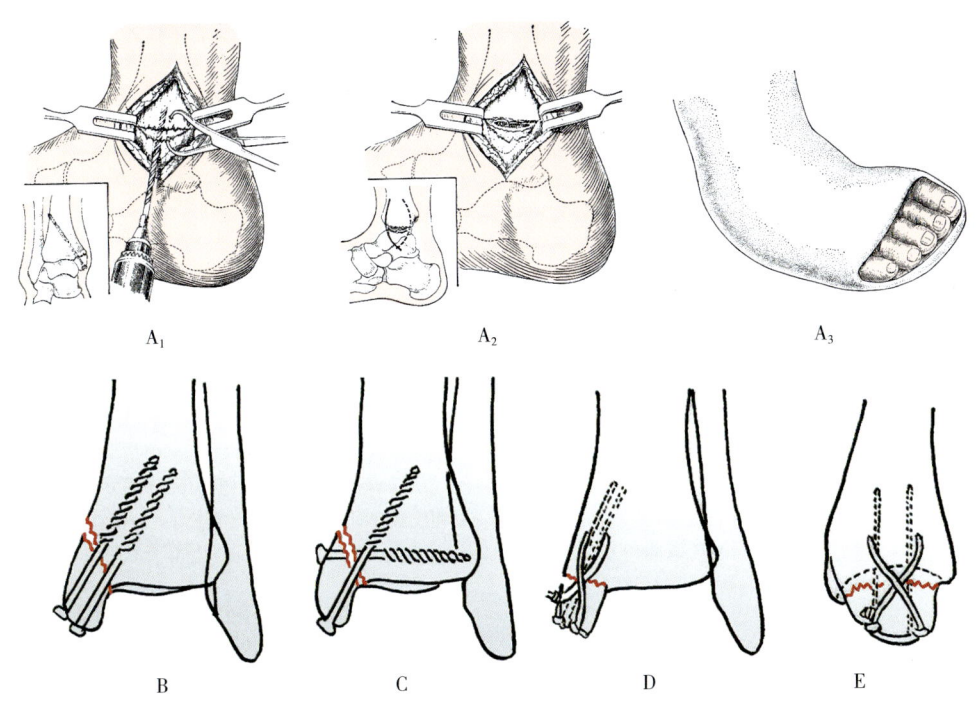

图2-2-5-2-3　内踝骨折内固定术式示意图（A~E）

A.单枚螺钉固定术；A_1.切口及显露；A_2.骨折端复位、制动后钻孔、并旋入螺钉；A_3.术后小腿内翻石膏位固定；B~E.其他术式：B.C.两枚螺钉固定；D.E."8"字形张力带固定

Ⅲ度　外旋伤力如仍继续，外踝不仅外旋，而且同时向外向后及近侧移位。此时胫腓下联合遭牵拉，产生胫腓下联合后韧带撕裂或胫骨后唇骨折，即Ⅲ度损伤。胫骨后唇骨折片及胫腓下联合后韧带牢固地与腓骨相连。

Ⅳ度　常伴有一定程度的前关节囊或前内关节囊撕裂，如伤力继续作用，则三角韧带紧张。紧张的三角韧带牵拉内踝，使其旋转和受半脱位距骨的后内部分撞击，产生内踝骨折，亦可有三角韧带损伤。由于三角韧带浅层起自内踝前丘部，深层起自内踝后丘部，可出现三角韧带深层断裂或内踝基底部骨折；或是前丘部骨折和三角韧带深层断裂。

（二）治疗

原则上先行闭合复位，复位失败或严重型不适用闭合复位者，则需开放复位。

1. 非手术治疗　力争伤后麻醉下立即复位。患肢膝关节屈曲90°，放松小腿三头肌，按骨折移位相反方向使用外力。首先将患足内翻外旋，解脱骨折面嵌插，患足跖屈位牵引，恢复腓骨长度。再将足牵向前方，纠正距骨向后移位及胫骨后唇的移位。另一助手同时将外踝推向前，然后患足内旋纠正距骨及外踝外旋，并有助手向内推挤外踝。最后患足置90°并内旋位，石膏固定。足后部置于内翻位。

2. 手术疗法

（1）固定外踝　在治疗Ⅳ度内翻外旋损伤中，先修复外侧损伤，然后治疗内侧的内踝或三角韧带损伤。将外踝解剖复位并牢固地固定，往往内踝也随之被整复。

（2）修复三角韧带　内踝与距骨间隙增宽，常表示软组织被嵌顿在其间，应切开复位。在内固定前，先暴露内外侧组织，不可完成一侧手术后，再暴露另侧。如内踝近基底部骨折，注意清除软组织碎片，清除嵌入骨折端之间的软组织。如系三角韧带损伤，可先将缝线穿过韧带深层，暂不打结扎紧，待外踝骨折固定、距骨复位后，才将三角韧带深层缝线扎紧。如三角韧带自内踝丘部撕裂,则在内踝钻孔后,修补韧带将缝线穿过内踝孔道。而当三角韧带在距骨附着点撕裂,缝线可穿过距骨的孔道结扎固定(图2-2-5-2-4)。

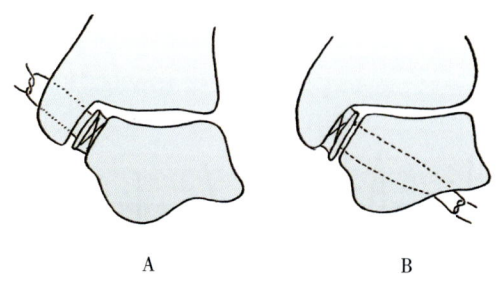

图2-2-5-2-4 三角韧带深层修补示意图(A、B)
A. 内踝附着点撕裂修补;B. 距骨附着点撕裂修补

(3)治疗胫腓下联合失稳 在腓骨固定后,需测试胫腓下联合的稳定性,用巾钳夹住外踝向外牵拉,如外踝过度移动,则表示胫腓下联合分离,需行固定术。

(4)治疗胫腓下联合后韧带损伤 在胫骨后唇发生撕脱骨折时,胫骨后唇骨片与距骨仅有关节囊相连,而腓骨与胫骨后唇有胫腓下联合后韧带牢固地连接。如腓骨外踝复位良好,胫骨后唇也随之复位。如后唇骨片大于关节面的1/3、经闭合复位失败者,则必须切开整复并作内固定,应在腓骨固定前先固定胫骨后唇。

(5)腓骨远端长螺旋形骨折

① 骨片间压缩固定:骨折线长度是该骨直径的两倍时可以单用螺钉固定,用2~3枚粗纹螺钉(拉力钉最好),收紧螺钉时骨折片间能产生压力。若采用皮质骨螺钉固定,螺钉远端仍能抓住另一骨折片,并可产生压缩力。固定时螺钉与骨折面垂直,可以产生最大的骨折间压力,但纵向稳定性不足,骨折片仍可纵向移位,因此需用另一枚螺钉垂直于骨片之长轴,以抵消骨片间纵向移位。如要用一枚螺钉固定,在骨片间保持压力的同时,又要防止骨片纵向移位,则螺钉固定的方向,应在垂直骨折面与垂直长轴的两个方向之间(图2-2-5-2-5)。

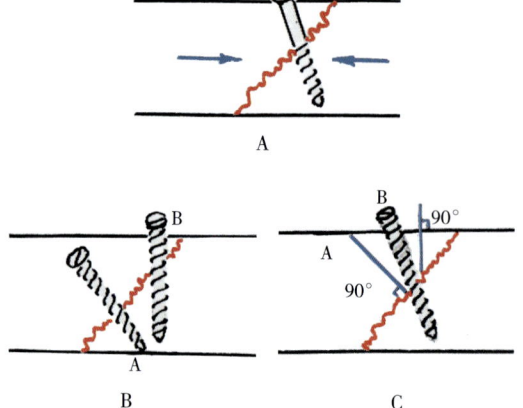

图2-2-5-2-5 骨折螺钉内固定示意图(A~D)
A. 粗纹螺钉固定,骨片间产生压力;B. 螺钉A垂直骨折线,螺钉B垂直骨片长轴;C. 螺钉方向,应在垂直骨折线与长轴方向之间

② 骨折端(片)间压缩和非压缩钛板:如果术后不用外固定,在按骨片间压缩固定方法用螺钉固定后,附加5~6孔的非压缩钛板,此钛板起支持作用,消除骨片间扭转应力,保护骨片间的固定。此钛板称为中和钛板,也可用1/3管型钛板固定。

③ 钛缆固定:以钛缆环扎固定。先暴露腓骨骨折端予以复位,钛缆在骨膜外穿过,于骨折线的范围将腓骨扎紧(图2-2-5-2-6)。但骨折线长度至少是该骨直径的两倍,才能应用钛缆环扎。钛缆环扎可用1~3根。此法固定强度大于螺钉固定,且手术时软组织解剖少,钛缆环扎同时可与髓内针固定联合应用。

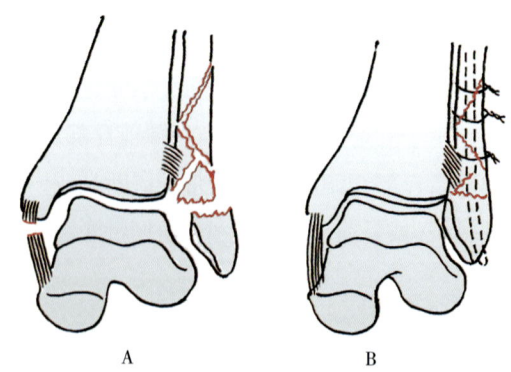

图2-2-5-2-6 内翻外旋骨折Ⅳ°示意图(A、B)
A. 术前;B. 术后

(6)内踝骨折固定

① 粗螺纹(拉力)螺钉固定:直视下复位,特

别要注意在关节内侧角。用巾钳暂时固定后自内踝尖向骨折线钻孔,螺钉也不必穿过胫骨对侧皮质。但是若胫骨骨质疏松时,应固定到对侧皮质。为了使断端间产生压力,防止内踝旋转,可采用两枚平行螺钉固定(图2-2-5-2-7)。假使骨片较小,则可用一枚粗螺纹钉,另一枚用较细的螺钉或克氏钢针。螺钉的方向非常重要,切忌进入关节腔或螺钉穿出胫骨后面骨皮质损伤胫后血管神经。

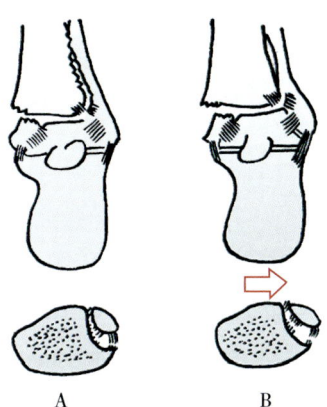

图2-2-5-2-8 Ⅱ°旋前(外翻)外旋损伤示意图(A、B)

A.旋前外旋损伤;B.伴胫腓下联合前后韧带均撕裂

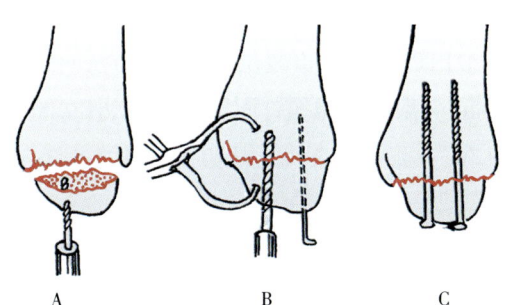

图2-2-5-2-7 内踝骨折螺钉内固定示意图(A~C)

② "8"字形张力带固定

如果内踝骨折片较小或者骨折部骨质疏松,则用两根平行克氏针维持骨片复位。在距骨折线近侧1cm的胫骨钻孔,其直径为2mm,钛镂穿过该孔,两端在骨折线外面及内踝表面交叉,然后绕过克氏针深面,将两端钛镂扭紧,使两骨片间产生压缩力(见图2-2-5-2-3)。

三、旋前(外翻)外旋损伤

(一)分类(度)及诊断要点

1.分类(度)

Ⅰ度 足在外翻(旋前)位置,三角韧带处于紧张状态,同时因距骨外旋,三角韧带遭受牵拉的力更增加了,导致三角韧带撕裂或内踝撕脱骨折(Ⅰ度)。

Ⅱ度 伤力继续作用,则同时可引起胫腓下联合的前韧带、骨间膜和骨间韧带撕裂,胫腓骨下端分离(图2-2-5-2-8)。损伤时腓骨向外移位。若伤力到此停止作用,腓骨即能回复到正常解剖位。

Ⅲ度 如果伤力仍继续,则距骨可进一步外旋,腓骨按其纵轴旋转,腓骨在胫腓下联合近侧产生螺旋形骨折(Ⅲ度),骨折发生在距外踝尖端8~9cm处,骨间膜也向上撕裂至该处。腓骨和距骨向后移位,因此骨折的腓骨向前成角畸形。

Ⅳ度 持续的伤力,使足继续外旋和向外移位,距骨撞击胫骨后外角,同时胫腓下关节后韧带受到牵拉,张力可增加,直到胫腓下关节后韧带撕裂或胫骨后唇骨折。

2.诊断要点

(1)区别旋前外旋损伤及旋前外展损伤 前者占踝关节损伤的7%~19%。外翻(旋前)外旋损伤为胫腓下联合前韧带及骨间膜撕裂,而外翻(旋前)外展损伤则伴有胫腓下联合后韧带损伤(见前图)。

(2)Ⅱ度损伤 占外翻外旋损伤中的60%。在Ⅱ度损伤的病例中,当伤力停止作用后,外踝及距骨即恢复到原位,X线片上不能显示Ⅱ度损伤,因此在临床上胫腓下联合肿胀存在时,需在外翻应力下摄片,才可显示踝关节内侧间隙增宽和胫腓下联合分离。

(3)Ⅲ度损伤 占20%~25%。腓骨有螺旋形或斜形骨折,骨折线多在胫腓下联合的近侧,当腓骨较近侧骨折伴有内踝损伤,应怀疑是Ⅲ度外翻外旋损伤。因此当发现有内踝损伤时,要检查整个小腿。

(4)Ⅳ度损伤 占14%,X线片上移位可能不明显,关键是胫骨后唇骨折。如果外翻外旋型骨折伴有胫骨后唇骨折,即是Ⅳ度损伤,表示踝关节极度不稳定。

(二)治疗

1. 非手术治疗　麻醉下膝关节屈曲90°,以便腓肠肌松弛。方法类似内翻外旋型损伤的治疗,只是旋转方向不同,首先使足外翻,分离骨折面,跖屈纵向牵引,恢复腓骨长度和胫骨后唇向近侧移位,然后患足牵向前,纠正距骨向后半脱位,纠正外踝和胫骨后唇移位。内旋患足,纠正距骨和腓骨的外旋,最后将患足内翻背屈,石膏固定。患足后部分也应在内翻位,防止距骨向外移位和倾斜。短斜形骨折比长斜形骨折复位容易,维持复位也相对容易。复位后为了防止石膏固定后小腿的旋转,石膏应微屈并超过膝关节,3周后更换小腿石膏。

2. 手术疗法

(1)基本手术处理　治疗前要区别是旋前外旋型还是旋后外旋型损伤,在旋前外旋型损伤做手术时应同时显露踝关节的内、外侧,在内侧的内踝骨折部位,清除嵌入间隙内的软组织,如三角韧带断裂,应将缝线贯穿两端,但暂不能结扎拉紧,待外侧固定后,再拉紧内侧缝线并结扎(见图2-2-5-2-4)。对内踝骨折,也可以先处理外侧的骨折,并固定后再选用妥当的方法作内踝固定。

(2)外踝或腓骨的治疗　这是治疗踝关节损伤中的关键部位。短斜形骨折可用髓内钉固定。外踝有向外成15°的弧度,故不能用逆行插钉方法,应先在外踝外侧钻一15°的通道,将固定腓骨之髓内钉远端弯成约15°的弧度,然后自腓骨远端插入,至髓内针尖端触及腓骨对侧皮质后,旋转髓内针避开对侧皮质,继续插入髓内针直至跨过骨折面。长斜形骨折可用2~3枚螺钉固定,或用钛镍环扎固定之(见图2-2-5-2-6)。短斜形骨折也可用钛板螺钉固定。

(3)胫腓下联合分离的治疗

① 腓骨远端1/2处骨折,经正确复位和有效内固定后,胫腓下联合即能正确地复位。

② 在腓骨固定及胫腓下联合复位后,应在直视下试验胫腓下联合的稳定性,如不稳定,应考虑作胫腓下关节固定术。

③ 当骨折在腓骨近1/2时,因胫腓下联合韧带、骨间韧带及骨间膜广泛损伤,腓骨即使固定后,胫腓下联合仍极不稳定。在Ⅳ度的外翻外旋损伤中,胫腓下联合韧带完全撕裂,腓骨固定后,有时胫腓下联合仍存在明显活动,常要考虑用螺钉固定胫腓下联合。且不应早期活动,以防止螺钉断裂。

④ 内踝骨折,切开复位后内固定方法同内翻外旋骨折,一般使用粗螺钉固定,骨片较小或骨质疏松用"8"字形张力带钛镍固定(见图2-2-5-2-3)。

四、旋前(外翻)外展损伤

(一)分类(度)及诊断要点

1. 分类(度)

Ⅰ度　当足外翻时三角韧带紧张,继之造成三角韧带撕裂或内踝撕脱骨折,即为Ⅰ度损伤(见图2-2-5-1-13)。

Ⅱ度　如伤力继续外展,距骨可向外推挤腓骨,胫腓下联合前韧带及后韧带撕裂,即为Ⅱ度损伤(见图2-2-5-2-8)。

Ⅲ度　如果外展伤力仍起作用,腓骨骨折,骨折线在踝关节近侧0.5~1cm处,骨折线呈斜形或短斜形,外侧伴有一块三角形骨片(图2-2-5-2-9)。由于骨间韧带及骨间膜完整,近端腓骨与胫骨保持正常解剖关系。

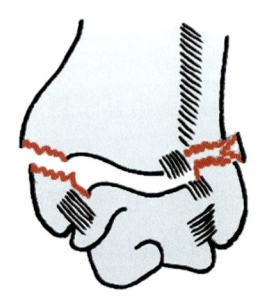

图2-2-5-2-9　外翻外展型损伤Ⅲ°示意图

2. 诊断要点

（1）一般性外翻外展型损伤

占踝关节损伤的5%~21%。Ⅱ度损伤的外翻外展损伤与外翻外旋Ⅱ度损伤程度不尽相同。前者胫腓下联合前韧带及后韧带均损伤，而后者仅为胫腓下联合前韧带损伤、骨间韧带和部分骨间膜损伤（见图2-2-5-2-8）。但在临床上，此两损伤类型的Ⅱ度损伤难以区别。

（2）Ⅲ度外翻外展损伤 主要特征是外踝具有横形骨折线，腓骨外侧皮质粉碎，有三角形小骨片，骨折线可以恰巧在胫腓骨关节平面或在其近侧或在胫腓下联合之近侧。

（3）腓骨骨折部位与胫腓下联合的关系 很重要，依腓骨骨折平面分为4种。

① 外踝骨折位于胫骨关节面：当腓骨骨折在胫骨关节面或在其上，可推测骨间膜完整，或大部分骨间膜完整，因此胫腓下联合未完全破裂。治疗时应使外踝完全复位，并予以内固定（图2-2-5-2-10），为胫腓下联合前韧带和后韧带愈合创造条件。

② 腓骨骨折在胫腓下联合近侧6cm或更近的腓骨：此时骨间韧带及部分骨间膜受损，胫腓下联合可分离（图2-2-5-2-11）。因此当腓骨骨折满意固定后，仅有近侧骨间膜维持，胫腓下联合可有活动。如腓骨复位固定后仍不能保持胫腓下联合复位，则需用螺钉横形固定胫腓下联合。

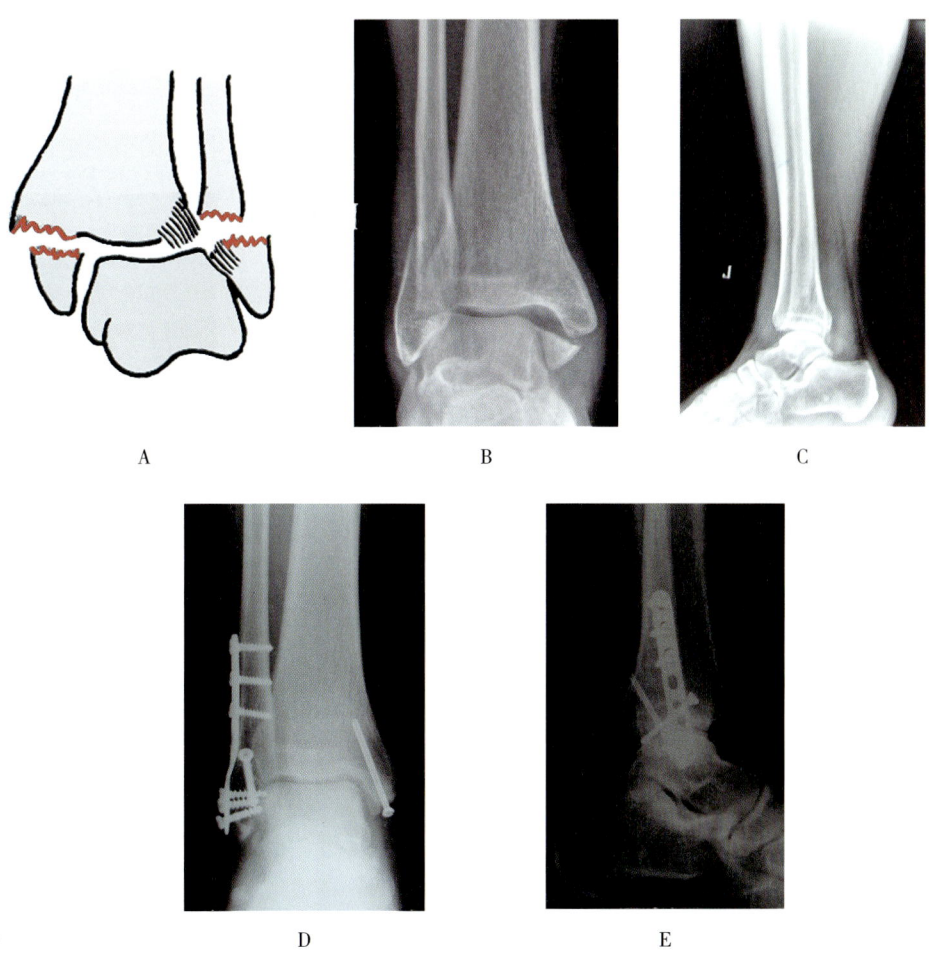

图2-2-5-2-10 位于胫骨关节平面骨折（A~E）
A.示意图；B~E.临床病例：B.C.术前X线正侧位片；D.E.内固定术后正侧位片（自蔡俊丰 马敏）

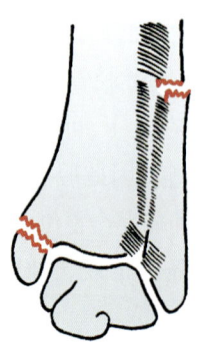

图2-2-5-2-11 旋前外展骨折，示意图

③腓骨骨折位于上述两类之间：外翻外展骨折在踝关节平面与近侧6cm之间，胫腓下联合因骨折平面高低而损伤程度不同，需手术时明确。腓骨固定后，如不能确定胫腓下联合的稳定性，可用巾钳向外牵拉外踝来测定。此组患者不一定要固定胫腓下联合，应视腓骨骨折平面而定。

④外旋和外展联合伤力造成的损伤：如果伤足外旋同时外展，产生下部骨折发生在胫腓下韧带近侧，联合损伤的病理类似外翻外旋损伤Ⅳ度，因此时韧带完全撕裂。

（二）治疗

复位时即与骨折移位方向相反加压，术者一手将胫骨远端向外推，另手将患足向内推，并使足跟内翻，以小腿石膏固定。如复位常失败，应考虑手术复位。根据腓骨骨折情况，选用钛板螺钉、半管型钛板螺钉、髓内钉、螺钉等。内踝骨折一般使用粗纹螺钉固定或"8"字形张力带钛镍固定。胫腓下联合是否固定取决于腓骨固定后的稳定性。

五、胫骨后唇骨折

（一）概述

可以发生在任何类型的踝关节损伤，极少单独发生，大多与内踝、外踝同时骨折，即三踝骨折（图2-2-5-2-12）。胫骨后唇如有较大的骨片，则损害关节负重面，影响踝关节稳定性。

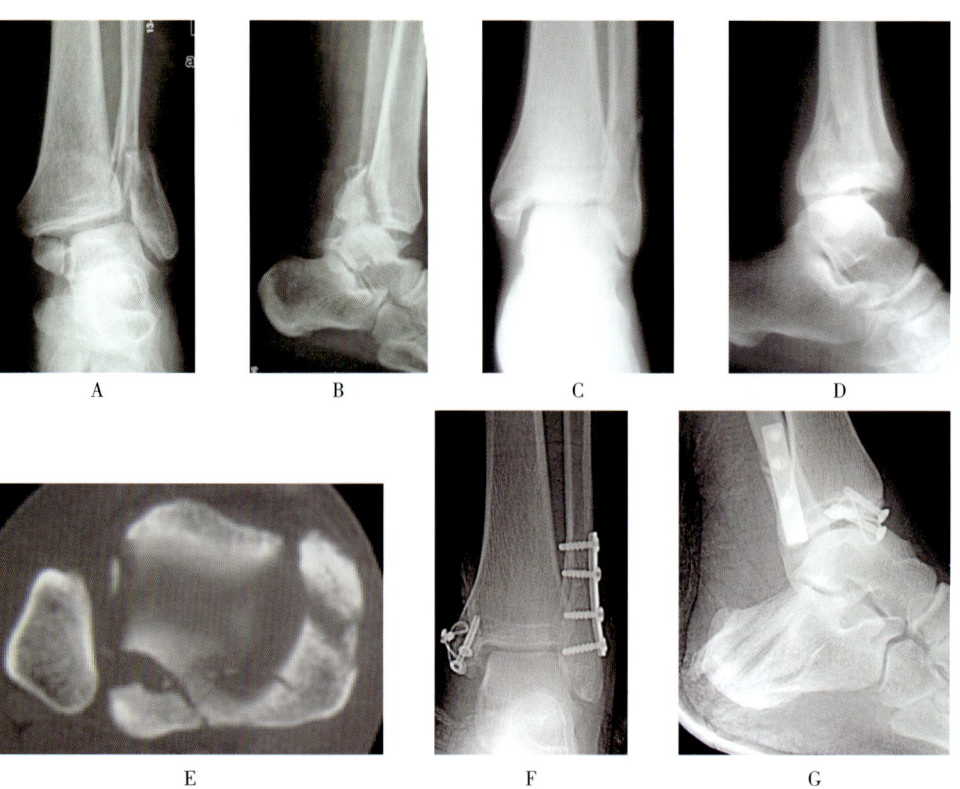

图2-2-5-2-12 三踝骨折临床病例（A~G）
例1：A.B.踝关节三踝骨折正侧位X线片（自马 敏）；
例2：C.D.术前踝关节正侧位X线片；E.CT扫描；F.G.立即复位＋内固定术后X线正侧位片（自卢旭华）

后唇骨折,常同时伴有踝关节的其他损伤,仅 0.8%~2.5% 是单纯的后唇骨折(图2-2-5-2-13)。如果诊断胫骨后唇骨折而未发现内踝或外踝损伤,应注意伴随的软组织损伤,例如,胫腓下联合前韧带撕裂及三角韧带损伤,并检查腓骨近端是否有骨折。

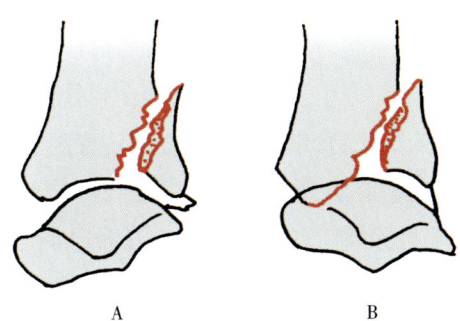

图2-2-5-2-13 胫骨后唇骨折示意图(A、B)
A. 一般移位；B. 踝关节背屈时距骨向后移位

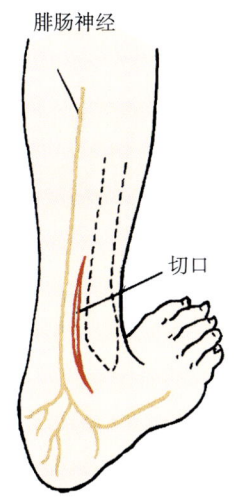

图2-2-5-2-14 胫骨后唇骨折手术入路示意图

(二)治疗

1. **基本原则** 未涉及关节负重面,不影响关节稳定性时,一般在腓骨骨折复位时,胫骨后唇小骨片随之同时复位。因而对该种类型的后唇骨折的治疗,取决于其他组织的创伤。但累及关节面时,骨折片向上移位。如骨片波及胫骨关节面达 25%~35% 时,应作切开复位并内固定。

2. **手术入路** 若腓骨无骨折时,可作后外侧纵向切口,长约10cm(图2-2-5-2-14)。

3. **骨折复位及固定** 注意不可剥离骨片之韧带附着点,借用骨膜剥离器使骨片复位。先插入两枚克氏针作暂时固定,并透视或摄片确定骨片复位后,再用两枚螺钉固定(图 2-2-5-2-15)。因胫骨后唇甚易碎裂,在旋螺钉时应以缓慢动作旋紧,或在螺钉固定部位可放置垫圈,以增加固定作用。

4. **伴腓骨干骨折时胫骨后唇的手术治疗**

(1)如果伴有腓骨干骨折,经后路暴露腓骨,分离远端腓骨片后,先将后唇骨折片复位及固定,然后作腓骨复位,并用 1/3 管型钢板及皮质骨螺钉固定,必要时固定胫腓下联合。

(2)有时腓骨严重粉碎骨折,且位于胫腓下

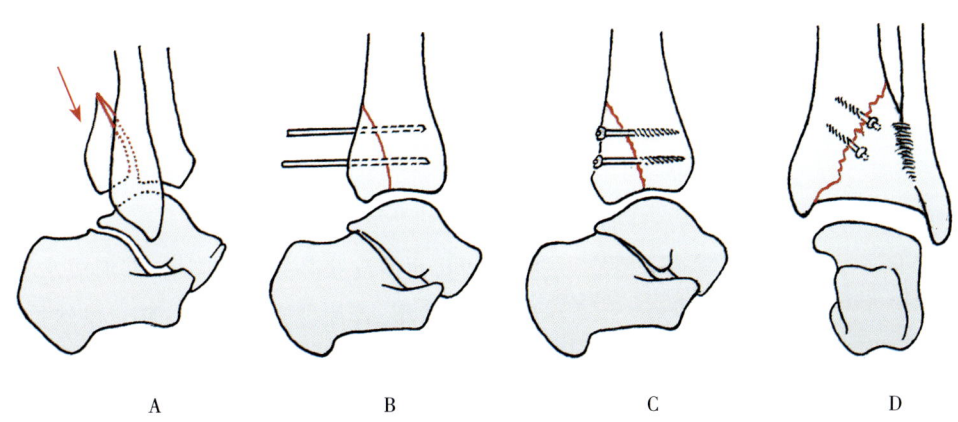

图2-2-5-2-15 胫骨后唇骨折螺钉内固定实施示意图(A~D)
A. 骨折复位；B. 克氏针固定；C. 螺钉固定；D. 骨折片后侧观

联合处,其后胫腓下联合会自行融合。为此,手术时去除胫骨的腓骨切迹的皮质,将腓骨置于其内,并用螺钉固定胫腓下联合。

六、胫骨前唇骨折

(一)概述

胫骨前唇很少产生撕脱骨折。而常见的是压缩损伤,骨片被挤入近端骨质。偶然胫骨前唇在其额状面产生剪切骨折。前唇骨折片有时很大,可包括内踝和部分胫骨关节面,常被距骨推向前上,并可伴内踝骨折。

(二)治疗

麻醉下复位时要患足跖屈。因前关节囊附着点甚薄弱,不能将移位的骨片拉向下,故需切开复位内固定。可经前内侧切口,直视下复位,用"U"钉或骨折片间以加压螺钉(公制螺钉)固定(图2-2-5-2-16)。胫骨前唇粉碎骨折比单纯前唇骨折多见,且常包含相当部分负重面,最佳方法是闭合复位,双钉牵引及石膏固定,即在胫骨近端和跟骨各穿入斯氏钉,牵引复位后立即石膏固定,将两根斯氏钉包在石膏筒内(图2-2-5-2-17),一般固定6周,拔除斯氏钉,改用小腿石膏固定4周。

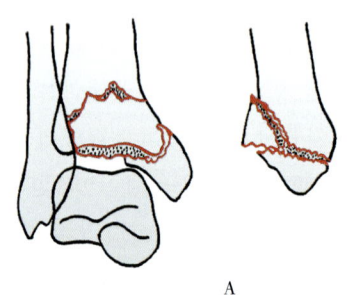
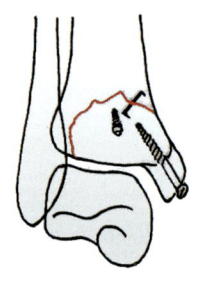
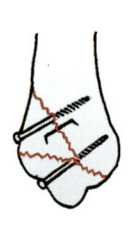

图2-2-5-2-16 胫骨前唇骨折术前及螺钉内固定术后示意图(A、B)
A.术前;B.术后

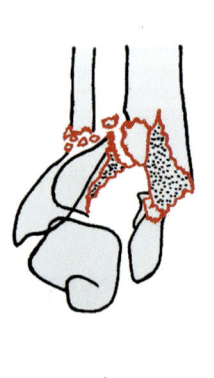
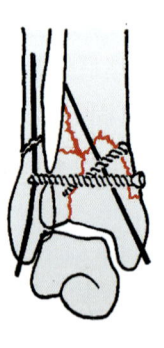
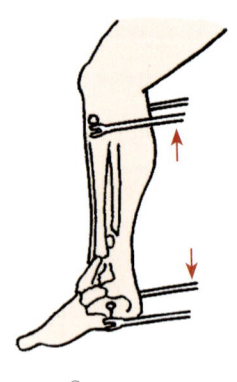
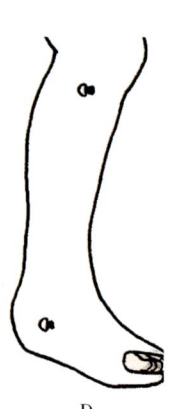

图2-2-5-2-17 胫骨远端爆裂骨折示意图(A~D)
A.骨折后状;B.切开复位内固定后;C.D.或采用骨外固定+石膏

七、胫骨下端爆裂骨折(垂直压缩骨折)

(一)概述

高速纵向压力,造成胫骨下关节面粉碎骨折及胫骨远端粉碎骨折,骨折片向四周爆裂。但该处四周仅由皮肤包围,因骨片向四周移位缺少空间,而使皮肤必然张力剧增,并形成水泡,甚至皮肤破裂,骨片尖亦可刺破皮肤。虽然是由内向外的开放骨折,与由外向内造成的开放骨折不同,但决不能忽视感染的危险性。腓骨远端在遭受弯曲或扭转伤力时亦可骨折,且明显移位,以致肢体缩短。

(二)治疗

1. 治疗方法选择 按损伤后皮肤条件、骨折范围和其他部位损伤,选择下列不同方法中的一种方法。

(1)闭合复位后石膏固定;

(2)切开复位+内固定;

(3)经皮穿针固定;

(4)跟骨牵引;

(5)双针+石膏固定;

(6)外固定支架;

(7)用固定针穿过跟骨、踝关节及胫骨的固定。

2. 治疗时需注意以下几点

(1)局部无水泡、无破损、闭合复位失败者 如骨片属粉碎,但尚可用螺钉固定时,应切开复位并内固定。要注意恢复胫骨负重面的解剖关系,并用多根克氏针固定维持对位。术中需经X线片检查,若复位满意,碎骨片间的空隙可用松质骨填塞及用螺钉固定。伤口置硅胶管持续吸引及石膏固定,辅以广谱抗生素。

(2)皮肤挫伤、破损、水泡或裂口存在者 首先严格清创,修剪皮肤后缝合,并立即静脉滴注抗生素。在跟骨及胫骨近端穿入斯氏钉,安放纠正器,然后牵开骨折端,使骨折面复位。摄片检查若复位满意即可用长腿石膏固定,两根斯氏钉固定于石膏内。6周去除斯氏钉,改用小腿石膏固定,再继续4周。此方法也适用于无明显皮肤损伤、骨片粉碎严重、又不能内固定的病例。

(3)爆裂骨折 必须注意关节面处有无骨折(即胫骨远端骨片),如骨折线累及胫骨下关节面或关节面近端骨折片,虽未侵及胫骨下方关节面,但仍可能因对位倾斜影响踝关节功能,加之胫骨远端骨折常伴腓骨骨折,肢体多有缩短畸形。治疗时,首先应恢复腓骨长度,可作切开复位及内固定。如系开放性骨折,或严重粉碎性骨折,亦可用外固定支架治疗,以维持胫骨长度及距胫关节面水平。此法便于术后换药,又能保持骨折固定。6周后改用长腿石膏固定,直至骨折愈合。

(4)复位不佳 有些胫骨远端骨折或爆裂骨折,虽经积极治疗,仍不能保持关节面的整齐,如因损伤性关节炎而导致疼痛,可行踝关节融合术,其对下肢功能影响不大。

(5)复杂性病例 指有些胫腓骨远端粉碎性、开放性骨折,极度不稳定,经清创后尚能勉强缝合皮肤。由于骨折呈粉碎状,踝关节面又倾斜,不宜用钛板螺钉固定胫骨,但可用钛板固定腓骨,用一枚螺钉将胫骨固定在腓骨远侧,保持胫骨远端关节面水平位,再用钛板和二枚螺钉固定腓骨近侧,钛板远端再用一枚螺钉同时固定钢板、腓骨及胫骨(图2-2-5-2-18)。这样腓骨的近侧远端均有两枚螺钉固定,而胫腓骨远端间也有两枚螺钉固定,因此能较好地固定胫腓骨。最后石膏固定,既使剖开石膏更换伤口敷料,也不至于发生骨折移位。

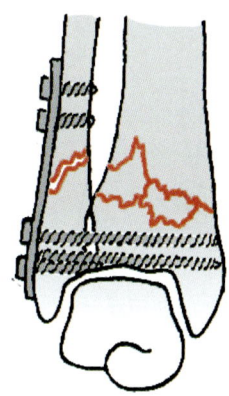

图2-2-5-2-18 胫腓骨远端粉碎性骨折内固定示意图

八、胫腓下联合前部分离

(一)损伤机制

胫腓下联合前部分离为外旋伤力所致。距骨体的前部分推挤外踝,使其向外向后扭转,常见胫骨前结节撕脱。但多数病例为胫腓前韧带本身撕裂。以后是韧带后方的滑膜盲管被撕裂及骨间韧带部分纤维断裂,腓骨在外旋时,胫腓后韧带也承受应力,可发生胫骨后唇撕脱骨折,此点被学者认为是外旋损伤的特征,并暗示前胫腓联合亦分离。撕脱骨片很小,极少超过关节面的1/4(图2-2-5-2-19)。视外旋力的强度不同,胫腓联合自前向后的破裂深度亦各异,如伤力持续,腓骨必然发生螺旋形骨折,其平面各不相同,极少数可出现解剖颈骨折(称Maisonneuve骨折)。大多为腓骨远端骨折,称之为经胫腓联合腓骨斜形或螺旋形骨折(图2-2-5-2-20)。此类病例可有三角韧带浅层的前部撕裂,或内踝前丘部骨折,或内踝骨折,或三角韧带深层和浅层都断裂。

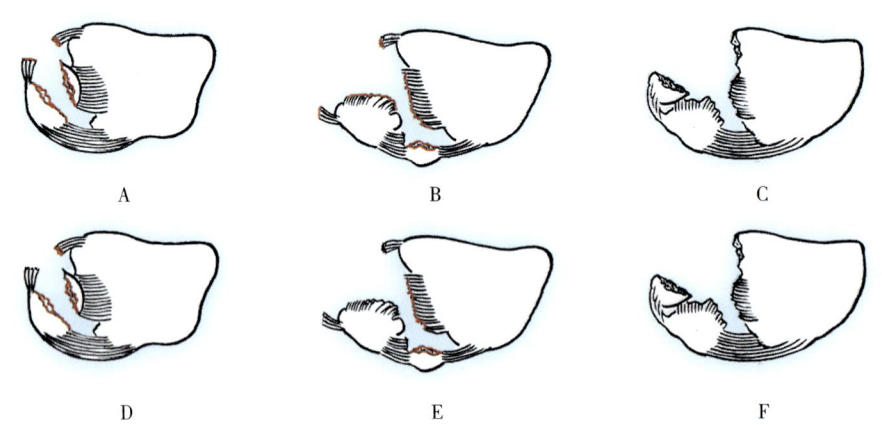

图2-2-5-2-19　胫腓下联合前方损伤,不同程度解剖改变示意图(A~F)

A.正常韧带；B.胫腓前韧带、滑膜盲管及部分骨间韧带撕裂；C.骨间韧带完全撕裂；
D.近端腓骨与骨间韧带相连；E.胫骨后缘撕脱；F.胫骨前结节撕脱

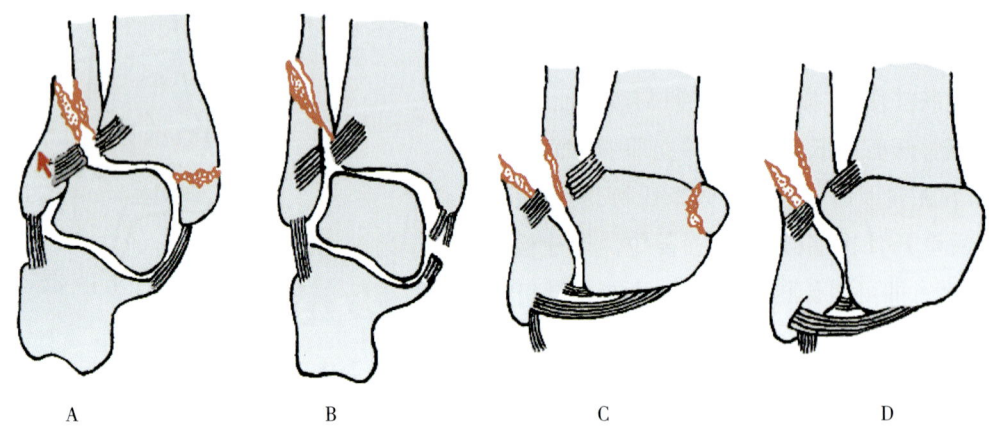

图2-2-5-2-20　胫腓下联合前部韧带损伤示意图(A~D)

A.腓骨螺旋骨折；B.同前、跖面观；C.三角韧带同时撕裂；D.同前、跖面观

(二)诊断

在诊断胫腓前联合分离时应明确是否伴有以下骨折,即腓骨颈骨折、经胫腓联合骨折、胫骨前结节撕脱骨折、胫骨后唇撕脱骨折、内踝前丘部骨折伴踝关节内侧间隙增宽。

小腿内旋位,踝关节摄片如果踝关节及小腿内旋30°~40°时,在踝关节正位片上,外踝呈现凹陷,说明腓骨处于外旋位,应该检查腓骨,排除腓骨骨折。此外可作患足跖屈位时踝关节侧位摄片,如发现踝关节前部间隙不平行且增宽,应怀疑胫腓下联合前韧带撕裂。

踝穴片是诊断胫腓下联合分离的重要手段。正常腓骨与胫骨前结节的重叠阴影不小于 8mm，或不小于腓骨宽度的 1/3。正常胫腓骨联合间隙 A~B 应不超过 3mm。如摄片时足外旋，此间隙缩小，足内旋时间隙清晰可见。摄踝穴位片，踝关节内侧间隙最清楚，并有增宽。说明胫腓联合前部撕裂及内侧三角韧带损伤。

踝关节侧位片显示在应力下胫骨向前拉，患足向后推，胫骨向前移而距骨腓骨向后外移。因此，在侧位片显示踝关节前间隙增宽。

（三）治疗

1. 非手术治疗　单纯胫腓联合韧带损伤只需闭合复位和小腿石膏固定 6 周。胫骨后唇撕脱骨折，骨折片不超过 1/4 关节面，且对关节无影响者，亦可用石膏固定。在伴腓骨骨折的病例如能复位，仍可用石膏固定。骨折复位不满意者，即应作腓骨切开复位及内固定，腓骨牢固地固定后，用小腿石膏固定 6 周。

2. 手术治疗　在伴有胫腓下联合分离的腓骨骨折者，腓骨的复位治疗甚重要。要根据不同骨折类型，采用相应方法。

（1）如腓骨远端螺旋形骨折，则用两枚螺钉固定，螺钉应从后外方向前内方，从远端向近端。

（2）腓骨下段横形或短斜形骨折，可采用髓内钉固定，以确保腓骨稳定，保持胫腓下联合复位。为避免螺钉断裂和保护踝关节及腓骨生理功能，笔者主张术后 8 周取出胫腓下关节处的螺钉。

胫腓下联合分离，一般不作内固定，但在下列情况下应固定胫腓下联合，即腓骨高位骨折单纯固定腓骨不能保持下联合复位，外踝固定后或修补三角韧带并固定外踝后仍不能维持下联合稳定者。

胫腓下联合可用螺钉固定，也可用 U 形钉固定。在胫腓下联合前作 6cm 长切口，内旋腓骨复位，然后用 1~2 枚胫腓联合 U 形钉，短臂插入腓骨，长臂插入胫骨，U 形钉应与胫腓前韧带平行。

伴有三角韧带撕裂者可以闭合复位并用石膏固定 8 周。固定期必须经常随访，一旦发现内侧间隙增宽，即应手术治疗。

九、胫腓下联合完全分离

（一）概述及损伤机制

此种损伤较为常见，有 4 条韧带受损，并波及骨间膜，其范围可达腓骨骨折的平面。胫腓下联合完全分离是一种复杂的损伤，包括胫腓联合近端高位的腓骨骨折、胫腓联合近侧骨间膜破裂直至骨折平面、4 条韧带完全断裂以及内踝撕脱骨折或三角韧带断裂等（见图 2-2-5-2-18）。

此种损伤多因外展或外旋暴力所造成，亦可由两种暴力联合引发。以外展伤力为主的病例，胫腓联合的韧带均断裂，并伴随骨间膜破裂，伤力使距骨及腓骨远端向外，腓骨产生横形、短斜形或蝶形骨折。以外旋伤力为主的损伤，腓骨产生螺旋形或长斜形骨折，胫腓联合韧带也同时损伤。

（二）治疗

大多需手术切开复位及内固定。腓骨干需解剖对位及坚强内固定，恢复腓骨长度，确保胫腓下联合的解剖关系。横形、短斜形的骨折，可用髓内钉固定。横形、短斜形及粉碎性骨折也可用半管型钢板螺钉固定，或 1/3 管型钢板螺钉固定。长斜形或螺旋形腓骨骨折，可用钢丝环扎，或结合小螺钉固定。在螺钉固定胫腓下联合时，踝关节应置于 90° 位。三角韧带撕裂伤需同时进行修复。经三角韧带修补和腓骨牢固地固定的踝关节，也可不固定胫腓下联合。若骨折固定后不稳定，腓骨处于外旋位，此时应固定胫腓下联合。

十、儿童胫腓骨分离

因儿童的胫腓骨远端骨骺尚未融合,当发生损伤时,其胫腓下联合分离与成人必然不同。胫骨远端生长软骨板与腓骨的骺板不在同一平面(图2-2-5-2-21)。腓骨远端骨骺板在胫骨关节面平面,而胫骨远端生长骺板在关节近侧。两骺板之距离因人而异,因年龄而不同,甚至两侧亦不尽相同。

骨骺损伤最常见于10~14岁的儿童。胫骨远端骨骺板的内侧部分厚达10mm,外侧约8mm。当损伤后胫骨远端骨骺板向外移位,腓骨干骺端受到推挤应力,引起腓骨干骨折,胫腓间的骨间膜破裂,撕裂范围在腓骨的骨折平面。然后腓骨远端与胫骨骨骺仍保持紧密的解剖关系,胫腓下联合之韧带完整无损(图2-2-5-2-22)。而在成人是胫腓下联合之韧带首先撕裂。在儿童胫腓骨远端骨骺一起向外移位,故胫腓下联合无分离。此类损伤常见于Salter-Harris Ⅰ型骨骺损伤及胫骨远端三平面损伤(见骨骺损伤)。治疗比较容易,通常麻醉下闭合复位,石膏固定6~8周。仅个别病例需切开复位。

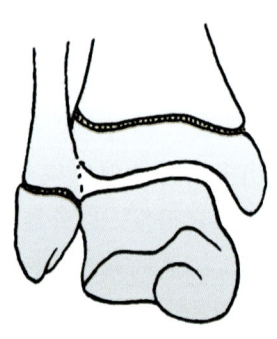

图2-2-5-2-21 儿童胫骨和腓骨远端骨骺线示意图

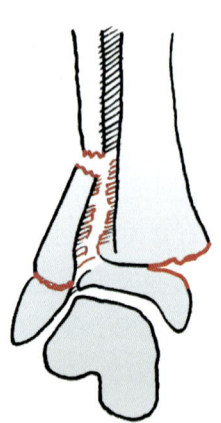

图2-2-5-2-22 儿童胫腓联合损伤及骨间膜破裂示意图

(李增春 李国风 马敏 刘忠汉 于彬)

第三节 踝关节脱位

踝关节骨折脱位在临床上较为常见,在脱位或半脱位的同时,常伴有内踝、外踝、双踝甚至三踝骨折,其处理原则与其他负重关节的原则一样,要求尽早解剖复位,以防止继发性骨性关节炎的发生。但是,单纯的踝关节脱位比较罕见,临床上只有少数个案报道,其损伤机制多由踝关节放松时在跖屈位受到轴向和扭转暴力所致。这种损伤大多可以闭合复位,少数开放脱位需手术修复损伤的踝关节稳定装置。

一、应用解剖

踝关节的稳定性来自于其骨性结构和复杂的韧带结构,踝穴由胫骨和腓骨通过骨间膜、骨间韧带、下胫腓前韧带和下胫腓后韧带构成,距骨容纳其中与其相关节。下胫腓联合在正常情况下只有轻微的运动,而内外侧副韧带和关节囊也增加了踝关节的稳定性。

踝关节内侧的稳定结构主要是三角韧带,它由深浅两层结构组成,而其深层又分为两部分,包括前方的胫距前韧带和后方的胫距后韧带,前者起于内踝前方,后者起于内踝后方,均止于距骨内侧面。三角韧带的浅层起于内踝,止于距骨、跟骨和舟骨,形成一个连续的扇形结构。胫后肌与趾总屈肌的腱鞘也与三角韧带相延续(图2-2-5-3-1)。

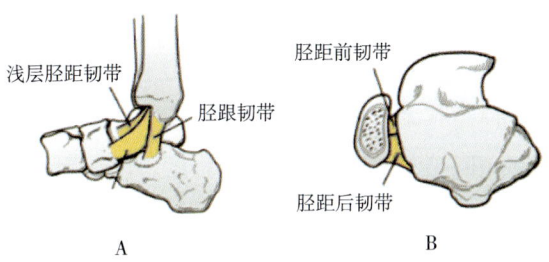

图2-2-5-3-1 踝关节内侧稳定装置示意图(A、B)
A. 三角韧带浅层;B. 三角韧带深层

踝关节外侧的稳定结构主要由外侧复合体来维持,它由距腓前韧带、跟腓韧带和距腓后韧带3部分组成。距腓前韧带连接腓骨前侧和距骨结节,防止距骨向前移位。跟腓韧带起于腓骨止于跟骨,主要防止踝关节内翻。距腓后韧带沿水平和内侧方向走行,防止距骨向后移位并限制踝关节过度背伸(图2-2-5-3-2)。

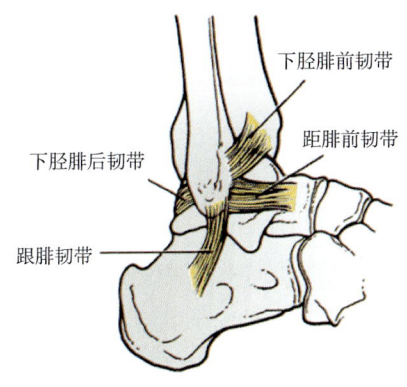

图2-2-5-3-2 踝关节外侧稳定装置示意图

二、损伤机制和分型

在负重时踝关节不论是跖屈还是背伸,距骨和踝穴都能保持紧密接触,所以能维持内在的稳定性。但是这种内在的稳定性在不负重时就不存在了,踝关节的稳定此时全靠内侧和外侧的韧带复合体来维持,因而大多踝关节单纯脱位都发生在踝关节韧带松弛的时候。

目前大多数学者按照脱位的方向不同将踝关节脱位分为5型,包括前脱位、后脱位(图2-2-5-3-3)、外侧脱位(图2-2-5-3-4)、内侧脱位和向上脱位。其中,后内侧脱位相对于其他几种脱位更为常见(图2-2-5-3-5),这是因为当从高处坠落时踝关节自然放松,容易位于跖屈内翻位,而踝关节在跖屈位时是相对不稳定的状态,这是因为在这个位置时距骨相对较为狭窄的部分进入踝穴,此时除了距腓后韧带,其他所有的韧带和关节囊都相对松弛。此时突然的内翻暴力容易导致距腓前韧带、跟腓韧带和前外侧关节囊的附着处的撕裂,加上落地时踝关节还受到从前向后的轴向暴力,从而导致距骨相对于胫骨向后内侧脱位。同理,当踝关节处于跖屈外翻位时,外翻应力可以导致内侧关节囊和三角韧带的撕裂,加上从前向后的轴向暴力,导致距骨相对于胫骨向后外侧脱位。Fernandes等在尸体标本上的试验证实了这种损伤机制,他发现在踝关节极度跖屈的情况下,施以内翻或外翻暴力可以使距骨向内侧或外侧脱位,而胫骨和腓骨却没有骨折。同时他还指出,当踝关节脱位后,在跟腱的牵拉作用下,距骨常向后移位。

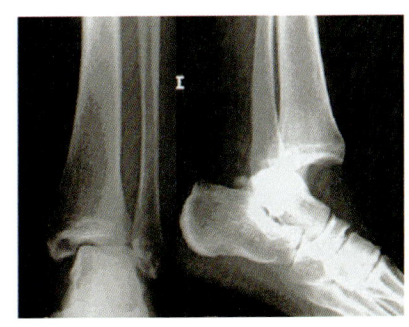

图2-2-5-3-3 单纯踝关节后脱位X线正侧位平片

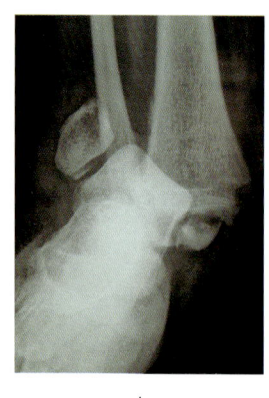 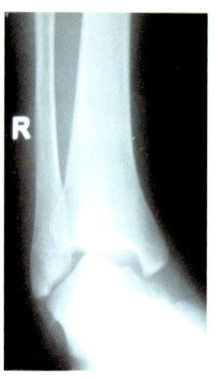

图2-2-5-3-4 临床举例（A、B）
A.踝关节外侧脱位；
B.踝关节内侧脱位（自蔡俊丰 刘忠汉）

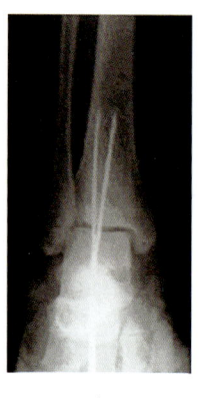 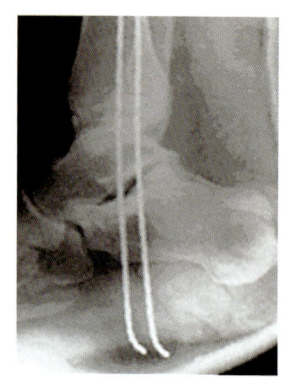

图2-2-5-3-5 临床举例（A、B）
手法复位后克氏针和小腿石膏托辅助固定
A.X线正位片；B.X线侧位片

其他类型的脱位更为罕见，踝关节前脱位常发生在暴力直接作用于小腿胫前，使胫骨相对于距骨向后脱位。内外侧脱位常为跖屈时受到内翻和外翻暴力所致。向上脱位最为罕见，多为轴向暴力使距骨顶入踝穴，此种损伤常合并下胫腓联合的分离。

需要指出的是，单纯踝关节脱位中大概有1/3是开放性损伤，因为踝关节处软组织菲薄，在暴力的冲击下很容易破裂，并常合并胫前、胫后血管神经束的损伤，需要仔细探查。而在青少年患者，还常合并有骺板的损伤。

有文献报道，单纯的踝关节脱位最常见于车祸，其次是运动损伤，在排球和篮球这种需要经常弹跳的运动中更为常见。当然，单纯的踝关节脱位还有一些先天和后天的易致伤因素，包括韧带松弛、内踝发育不全、既往有踝关节扭伤史和腓骨肌无力等，需要临床上仔细甄别。

三、术前准备

对于单纯的踝关节脱位的患者需要急诊处理，延迟复位会加大并发症的发生概率，包括加重血管神经损伤、引起踝关节周围的皮肤受压坏死、加重软骨损伤继发软骨溶解或使距骨坏死的概率大大增加。

术前要对患足进行全面的检查和评估，仔细询问病史，以了解踝关节脱位的受伤机制，判断血管神经有无损伤，复位前需拍摄踝关节正侧位和Mortise位片，以了解脱位的程度、方向，有无伴发骨折和下胫腓联合有无损伤。

四、手术治疗

（一）手法复位

1. 病例选择

（1）手术适应证 对于新鲜的单纯踝关节脱位，不论是否开放都应首选手法复位；

（2）手术禁忌证 陈旧性踝关节脱位合并关节僵硬，踝关节周围软组织挛缩。

2. 手术体位和麻醉 患者取仰卧位，在全身麻醉下进行复位，以保证肌肉完全松弛，利于复位。若条件限制或是有全麻禁忌也可以选用局部阻滞麻醉。

3. 手术方法 术者应握紧患者的后足，同时应屈膝使腓肠肌松弛。首先沿小腿纵轴轴向牵引患足，如果距骨向外侧移位则同时将患足旋后使之复位；反之，若距骨向内侧脱位则将患足旋前。对后脱位的患者，应在轴向牵引后背屈患足来使距骨复位。对前脱位患者，同样在充分的轴向牵引后，让助手固定踝穴，术者向后方推挤患足，使之复位。

复位后立即以石膏固定踝关节。若踝关节严重不稳定者，亦可从足底交叉穿入两枚克氏针固定距下关节和胫距关节辅助固定（见图2-2-5-3-4），待关节囊等软组织稳定结构修复后拔除。

对于开放性单纯踝关节脱位的患者，在手法复位后允许进行扩创并对损伤的踝关节周围韧带和关节囊进行修复，但是这尚存在争议，有长期的临床随访研究显示，开放性脱位行韧带修复的患者与闭合脱位未行韧带修复的患者相比，其远期功能并没有明显差异。在踝关节复位后，应彻底清创、冲洗，尽可能一期关闭伤口，并留置负压引流。

（二）切开复位

1. 病例选择

（1）手术适应证　陈旧性踝关节脱位手法复位失败者，伴有踝部骨折者大多需开放复位＋内固定术。

（2）手术禁忌证　新鲜脱位可以手法整复者，局部软组织条件不能满足手术需要或合并其他全身疾病不能耐受手术者。

2. 手术体位和麻醉　根据需要松解的软组织选择切口和体位，建议在全麻下或椎管阻滞下进行。

3. 手术方法　对伴有骨折者应采取切开复位＋内固定，两者多同时获得复位效果（图2-2-5-3-6）。对不伴骨折的陈旧性踝关节脱位临床上极其罕见，目前只有关于陈旧性踝关节前脱位的临床报道，其原因可能是后脱位的临床症状和体征明显，不易漏诊，而前脱位的临床表现相对隐匿，若患者合并其他严重损伤时常被忽视，形成及其罕见的陈旧性脱位（图2-2-5-3-7）。

治疗陈旧性踝关节前脱位，临床上常取后内侧切口，暴露踝管，松解踝关节周围软组织和关节囊，探查踝穴，若踝管卡压其中且伴组织增生，需切除增生组织，并分离踝管，此时距骨往往可以还纳。若张力仍然过高可以Z形延长跟腱、

胫后肌腱、踇长屈肌腱和趾长屈肌腱，用不可吸收的肌腱缝合线缝合。在距骨还纳后，需用克氏针临时固定踝关节，并辅以石膏外固定。另外如果术中探查见胫距关节面磨损严重，软骨下骨外露，可一期行踝关节融合术。

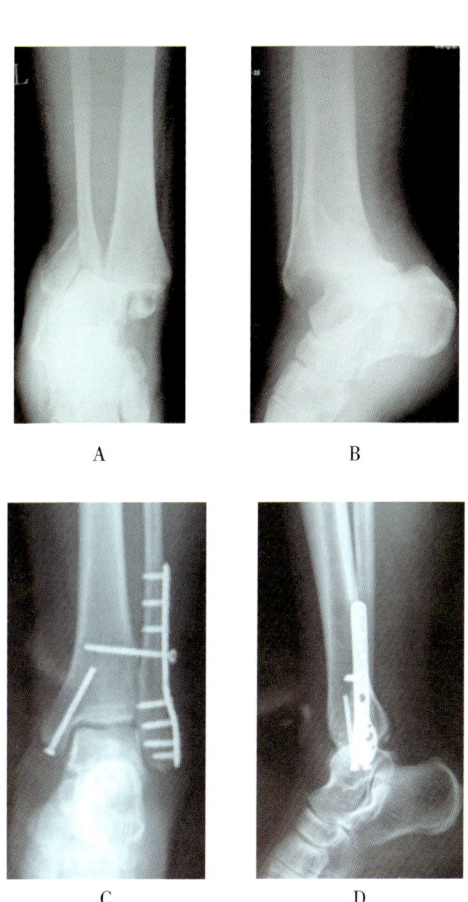

图2-2-5-3-6　踝关节骨折脱位（A~D）
A. B. 术前正侧位X线片；C. D. 术后正侧位X线片（自李国风）

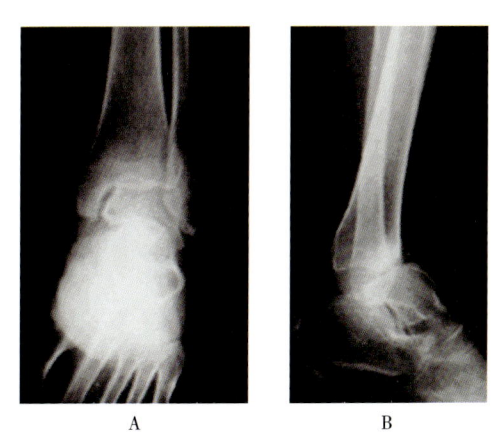

图2-2-5-3-7　陈旧性踝关节前脱位
正侧位X线片（A、B）

五、术后处理

手法复位后摄片判断复位情况,并辅以小腿石膏管型或石膏托或小腿支具固定4~6周,外固定期间禁负重,且需抬高患肢,以促进肿胀消退。去除外固定后可以在理疗师的指导下进行踝关节功能的功能锻炼,12周后可以完全负重活动。

六、术后评估

在复位成功后还应对复位后的踝关节X线摄片进行测量,以明确病因并判断复位质量。在踝关节正位片上可以根据Elise等设计的方法,为取内踝和外踝尖为顶点,向和踝关节线垂直方向分别作垂线,测量垂线与踝关节线相交处跟内踝和外踝尖的距离来确定内外踝的长度(图2-2-5-3-8)。内外踝长度之比正常值为0.58~0.62,若小于0.58则可认为有内踝发育不全。在踝关节侧位片上可以通过距骨覆盖率的检测来判断复位的情况,具体方法为从距骨中心分别向胫骨关节面的前后缘作射线,其夹角记为 α,再从距骨中心向距骨关节面的前后缘作射线,其夹角记为 β,α 与 β 的比值应大于0.58,小于此数值则提示关节对合不佳(图2-2-5-3-9)。

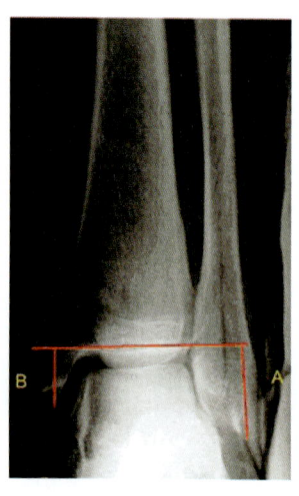

图2-2-5-3-8　测量内外踝长度

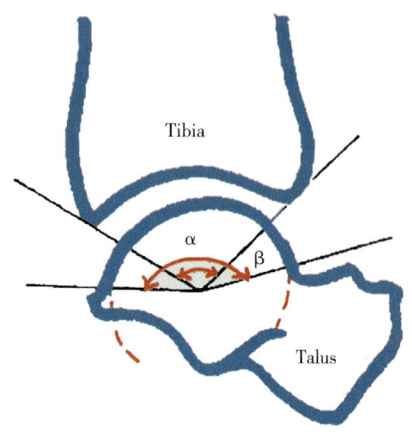

图2-2-5-3-9　测量距骨的覆盖率示意图

另外,除了复拍X片来核实复位情况外,还必要行MR检查,以明确韧带和软组织损伤程度,判断踝关节的稳定性,用于指导后续治疗。

七、并发症及处理

单纯的踝关节脱位总体预后较好,其并发症的多少主要取决于患者的年龄、韧带损伤程度、是否合并血管神经损伤和复位的时机。

踝关节活动受限是最常见的术后并发症,通常为踝关节背伸较健侧减少5~10°,严重者可出现关节僵硬、胫距关节不稳定,晚期可出现退行性骨关节炎或关节囊钙化等。血管神经损伤较为少见,包括足背动脉、胫神经、腓浅神经和腓肠神经损伤等,造成足部感觉麻木、功能障碍甚至缺血坏死。

对于单纯的踝关节活动轻度受限无需特殊处理,患者日常生活并不受其影响。关节僵硬较为明显者可行软组织手术进行松解。若晚期出现创伤性胫距关节炎,可建议患者行踝关节融合术。而对合并血管神经损伤的患者可一期进行显微外科的修复,若损伤严重保肢治疗失败,可二期行截肢术。

踝关节单纯脱位继发距骨缺血坏死较为少见,既使在陈旧性脱位的病例中,也罕见有距骨坏死的报道。这可能是因为距骨下方来自跗骨管动脉的血供未受损伤的缘故。

(俞光荣　夏江　李国风)

第四节 踝关节三角韧带及外侧韧带损伤

一、三角韧带损伤机制

常见于旋前外展或旋前外旋型损伤。在该两类型的Ⅰ度，即可能有三角韧带损伤。此种损伤往往伴有腓骨骨折或胫腓下联合损伤。故三角韧带损伤必是上述两种类型的Ⅱ度以上损伤组成部分。在旋后外旋损伤中，也可有三角韧带损伤。在此类型损伤中，先产生胫腓下联合前韧带损伤，其后腓骨骨折，再次是胫腓下联合后韧带撕裂，最后是三角韧带损伤。因此在X线片上显示外踝在胫腓下联合附近的螺旋形骨折时，即应怀疑有三角韧带损伤。但必须指出，踝关节外侧韧带断裂，即胫腓前韧带及跟腓韧带断裂后，如果伤力继续，距骨发生极度倾斜时，可以损伤三角韧带（图2-2-5-4-1），临床上经常误诊、漏诊。

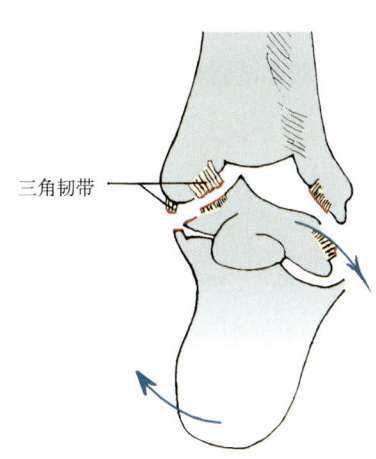

图2-2-5-4-1 致伤机制示意图
距骨极度倾斜（外旋并向外脱位）致三角韧带撕裂

二、三角韧带损伤的临床表现

踝关节内侧有明显肿胀，其中心在内踝尖端，而在肿胀的下方跟骨内侧，有明显的凹陷。压痛位于内踝尖端或其下，但因单纯的三角韧带损伤非常少，故三角韧带损伤者常伴有并发其他损伤的体征。常规正位侧位片及踝穴摄片，注意距骨向外移位，内侧间隙增宽。如距骨明显向外移位，踝关节内侧间隙大于3mm，可能三角韧带断裂，如果内侧间隙大于4mm，可确定三角韧带断裂。

三、三角韧带损伤的治疗方法

（一）非手术疗法

对三角韧带断裂，经闭合复位多较满意，当踝关节内侧间隙恢复正常后，以小腿石膏固定3~4周。

（二）手术疗法

对腓骨或外踝需手术者，可同时修补三角韧带。手术时先内、外侧分别作切口，显露损伤组织，但要先将缝线贯穿好三角韧带两断端，暂不打结扎紧。注意：三角韧带可以从内踝撕裂，也可以从距骨上撕脱，或韧带本身断裂。修补时内踝或距骨钻孔，缝线穿过骨隧道，以便修复韧带（见图2-2-5-2-5）。然后经外侧切口固定腓骨或外踝，根据骨折类型选用不同内固定，最后再结扎修复三角韧带的缝线。如固定腓骨后再缝三角韧带，因距骨已复位，缝合相当困难，如先穿好内侧韧带两断端缝线，则操作容易。因距骨尚未复位，操作区域较大，当然在外踝未固定前不宜结扎缝线，不然容易撕脱，亦不能收紧韧带断端。

在治疗内踝前丘部骨折伴距骨移位病例，要注意伴有三角韧带深层断裂。应在螺钉固定内踝前丘部时，同时修补三角韧带深层。

四、外侧韧带损伤机制

由于距骨内收、内旋，或同时伴有跖屈造成的损伤机理。已被拉紧的距腓前韧带，损伤后，如伤力继续，则造成跟腓韧带断裂。通常外侧跟距韧带及相邻距下关节囊亦破裂，可促成外侧韧带撕裂。内翻和跖屈是踝关节外侧韧带损伤的主要原因，跟骨内翻畸形更易产生。笔者发现习惯使用右手的人，右踝关节的肌力强于左侧，反之亦然，右力者众多，故左踝关节外侧韧带扭伤居多数。

五、外侧副韧带损伤的诊断

主要依据影像学及临床检查：

（一）影像学检查

1.内翻应力拍片　局部麻醉后检查者一手握住患足的小腿远端，另手使足跖屈内翻位，摄正位片。在胫骨远端关节面及距骨体上关节面分别划条线，两线相交处形成的角度，即距骨倾斜度，此角称距骨倾斜角(talar tilt angle)。必须注意有些患者的生理性距骨倾斜角比较大，儿童一般大于成人，习惯使用右手的人，左踝关节生理性距骨倾斜度大于右踝。患侧距骨倾斜角大于对侧9°时，才有诊断价值。健侧踝关节内翻应力试验，腓骨产生外旋。正位X片见外踝有泪滴状隐影。在外侧韧带断裂的人，外踝无泪滴状隐影存在（图2-2-5-4-2）。

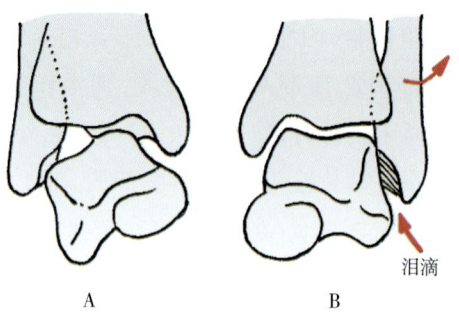

图2-2-5-4-2　内翻应力试验示意图（A、B）
A.外侧韧带撕裂；B.外踝旋转，且有泪滴状阴影

2.关节造影　伤后尽早进行，以免血凝块堵塞关节囊裂口。多用19号针头，在胫前肌外侧进针，穿透关节囊后注射少量利多卡因，然后注入造影剂5cm。在正常踝关节注射造影剂时，就感到抵抗力，尤其在最后1~2ml时，而韧带断裂者无此感觉，即可注射较多造影剂。拔出针头，反复跖屈背伸踝关节，以便于造影剂扩散。随后正侧位摄片。6%~10%的踝关节可与距下关节交通，或与跛屈长肌腱交通。造影剂进入上述组织内无诊断意义。当距腓前韧带断裂时，伴关节囊破裂者，造影剂进入筋膜下。X线片上显示造影剂扩散到腓骨远端周围。表示有跟腓韧带断裂。内翻应力试验、矢状应力试验结合关节造影，有助于正确诊断踝关节韧带损伤，特别有助于诊断陈旧性损伤。

3.腓骨肌腱鞘造影　跟腓韧带损伤者，腓骨肌腱鞘内层常有纵行劈裂，可裂缝较小。踝造影时，其造影剂不能经裂缝孔进入腓骨肌腱鞘。而当造影剂注入腓骨肌腱时，造影剂可经内侧壁之裂孔漏出，并可进入踝关节。如造影剂保持在肌腱鞘内，即认为阴性，无跟腓韧带损伤。

（二）矢状应力试验或前抽屉试验

距腓前韧带撕裂后，造成踝关节前后不稳定，距骨向前移位。正常作矢状应力试验时，也有一定生理活动范围。在检查时局部或关节腔内注射0.5%普鲁卡因后嘱伤员屈曲膝关节45°，放松腓肠肌，以利跟骨距骨向前移动。术者一手将患者的胫骨推向后，另一手将跟骨向前拉。在距腓前韧带断裂的患者，术者可感到患足及距骨向前移动。

六、外侧副韧带损伤的分类（度）

按外侧韧带损伤部位和程度分为4度。

Ⅰ度　轻度损伤，距腓前韧带部分纤维撕裂，韧带仍连续；

Ⅱ度 该韧带有较多纤维撕裂,但韧带仍连续;

Ⅲ度 严重损伤,韧带完全断裂;

Ⅳ度 最严重损伤,距腓前韧带和跟腓韧带、距腓后韧带完全断裂。

七、外侧副韧带损伤的治疗

(一)非手术疗法

距腓前韧带与关节囊相连,血供丰富,且关节囊部分破裂,置患足与伤力相反位置,撕裂组织可靠近,小腿石膏固定3~4周,距腓前韧带可愈合。如伴有跟腓韧带断裂,应将踝关节固定于90°位,轻度外翻,固定时间要延长。拆除石膏后应用弹力绷带包扎,直至肿胀消退。此后患足鞋跟外侧垫高。

(二)手术治疗

对年轻的运动员,尤其是新鲜的距腓前韧带和跟腓韧带损伤应立即手术修补,越早越好。如果延迟,断裂之韧带已收缩,且周围组织粘连,又要修剪韧带断端,以致缝合困难。有软骨碎片者应摘除。

1. **距腓韧带** 断裂部位常位于距骨体外侧的骨隆起部,甚易修补缝合。

2. **跟腓韧带** 可从外踝附着点撕脱,或附有外踝尖端发生撕脱骨折,可将韧带断端固定于外踝,并作8字形缝合。有时在距下关节处断裂,远端韧带隐藏在腓骨肌腱下,术者必须切开支持带,并牵开腓骨肌腱缝合韧带。一般采用弧形切口,并避免损伤趾伸短肌的运动支神经及腓肠神经感觉支。

3. **陈旧性外侧韧带损伤** 对反复扭伤、距骨倾斜,在矢状向不稳者需重建韧带。可用游离的筋膜条或游离肌腱,一端仍保持附着点的肌腱,也可用劈开一半的腓骨短肌腱作肌腱固定术。

4. **用跖肌腱重建距腓前韧带及跟腓韧带** 腓骨肌是重要的足外翻肌肉,牺牲了不免可惜,不如采用跖肌腱为好,因跖肌腱细长,呈圆形,非常牢固,长度足够。手术时先在小腿中部腓肠肌内侧作一小切口,找到跖肌腱,并切断之,然后在跟骨结节处做纵向切口将肌腱抽出,再在跟骨钻孔道,自跟骨内侧至跟骨外侧壁之隆起,相当跟腓韧带附着点。跖肌腱经此孔道穿至跟骨外侧。把腓骨肌腱牵向前,再在外踝钻一水平孔,此时把腓骨肌腱牵向后下。在距骨颈外侧钻垂直孔,跖肌腱末端缝至跟骨外侧。后期已产生损伤性关节炎者,宜作踝关节融合术。

第五节 踝关节某些特殊损伤及跟腱断裂

此组特殊类型的踝关节损伤如按常规治疗,常以失败告终。在此有必要加以介绍,以求重视。

一、腓骨骨折移位交锁

(一)损伤机制、诊断及分型

1. **损伤机制** 其属内翻外旋骨折。由Bosworth(1947)首先报道,故又称Bosworth骨折(图2-2-5-5-1),少见,易误诊。首先造成胫腓下联合韧带破裂,腓骨向后内移位,继而腓骨远端骨折,近骨折段的远端交锁于踝穴后缘上1cm范围内。因胫骨后外侧有骨性隆起,称为外侧嵴,自踝穴延伸至近侧1cm,损伤时腓骨近端处在此嵴的后内面。由于骨间膜的张力和踝关节外侧韧带的张力，腓骨近端骨片乃牢牢交锁于移位区域。而超过踝穴1cm以上的胫骨后缘为光滑的斜面，如果骨折发生在此平面，腓骨近端骨折片不可能交锁，因往往自动复位。

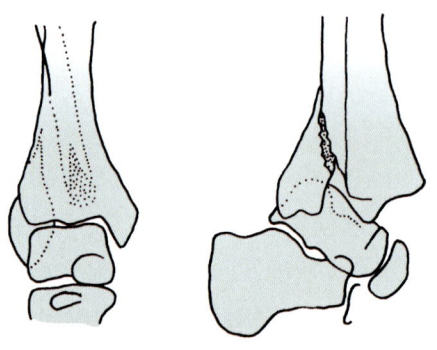

图2-2-5-5-1 腓骨骨折移位交锁（Bosworth）骨折示意图

2. 诊断 主要依据以下症状和检查。

（1）临床表现 包括踝关节肿、压痛及骨折症状，患足处于外旋90°状。

（2）X线片

① 典型的内翻旋后外旋骨折：外踝螺旋形骨折，侧位骨折线自后上方斜向前下方。骨折线延及距踝穴1cm内，常伴有内踝撕脱骨折或三角韧带断裂。可有胫骨后唇骨折，也可伴有距骨向外向后脱位。

② 踝穴位摄片

在踝关节侧位片，外踝偏胫骨最后侧，而在踝关节正位片，腓骨又偏向胫侧。

③ 胫腓骨特殊摄片

凡疑诊Bosworth骨折或要排除此类损伤，应摄包括膝关节、胫腓骨及踝关节的正侧位片，即可显示Bosworth骨折的特征。膝关节正位时踝关节似侧位，相反膝关节侧位时踝关节如同正位。

3. 分类（型）

Ⅰ型 为典型的Bosworth骨折。是内翻外旋损伤，外踝骨折线在胫腓下联合附近，按其损伤程度的不同，可分为两种亚型。①单纯的腓骨骨折移位交锁：患足外旋损伤时，先有胫腓下关节前韧带损伤，骨间膜损伤，以后是胫腓下关节后韧带损伤，远侧骨间膜破裂，在伤力作用下腓骨向后脱位，伤力继续则产生腓骨骨折，近端骨片由于骨间膜紧张及软组织张力，被交锁于胫骨后外侧，即为Bosworth骨折。此时内踝及三角韧带并未损伤。②伴内侧损伤的Bosworth骨折：

由于伤力继续所致，此种即为内翻外旋骨折Ⅳ度。

Ⅱ型 不典型Bosworth骨折：腓骨骨折线在上1/3段。此乃因腓骨后脱位时，骨间膜撕裂范围广泛，此时腓骨的远端骨折片交锁于胫骨后。

（二）治疗

Ⅰ型 手法复位时应将踝关节向后推并内旋，另一手将腓骨近侧骨片向前外推挤，使近侧骨片解锁。然后按常规使外踝及距骨复位。闭合复位失败，应切开复位，先将交锁于胫骨的腓骨近端骨片解脱出来，即可见腓骨回至胫骨外侧，直视下复位，外踝或腓骨用螺钉或钢板螺钉固定。如内踝骨折也需螺钉内固定，胫腓下联合是否需要固定，取决于复位后胫腓联合是否分离；取决于内外踝骨折固定后的稳定性。当内踝及外踝或腓骨复位满意，且固定坚强，则胫腓下联合自动复位，不必用螺钉固定胫腓下联合。如不符合上述要求时，则应固定胫腓下联合。

Ⅱ型 因远端骨折片交锁于胫骨后内，闭合复位极易成功，一般不必切开复位。但是如果复位后胫腓下联合分离，或内踝复位不满意，仍应切开复位并作内固定。

二、腓骨撕脱骨折

（一）分型

Ⅰ型 撕脱骨片，有距腓前韧带和胫腓下联合前韧带附着。

Ⅱ型 外踝之胫腓前韧带撕脱骨折,伴外踝斜形骨折,外踝远端有距腓前韧带及跟腓韧带附着,小骨片有胫腓下联合前韧带附着。

Ⅲ型 胫骨前结节骨折,胫腓前韧带附着点撕脱骨折。伤力继续产生外踝斜形骨折,距骨撞击腓骨近端骨折片的远端,进而产生腓骨前小骨片骨折。

(二)治疗

一般以石膏固定6周即可。骨折片较大及伴有胫腓下关节不稳症,可行手术治疗,以内固定术为主。

三、腓骨近端骨折

此种骨折由于踝关节外旋伤力所致,首先胫腓下联合前部分韧带损伤,或胫腓下联合完全破坏,伴骨间膜损伤,伤力继续,则产生腓骨近端骨折。伤力不停止,进而产生踝关节内侧损伤。此类骨折很不稳定,腓骨常需切开复位内固定。由于骨间膜广泛损伤,腓骨内固定不能保持胫腓下联合的稳定性,故常需用螺钉或U钉固定胫腓下联合。术后8周必须拔除胫腓下联合内固定。也可以不顾腓骨骨折,而固定内踝,并用U型钉纠正在胫腓下联合处的腓骨外旋,用螺钉固定撕脱的胫骨前结节。

四、双踝骨折

(一)骨折线在胫腓联合以下内外踝横形骨折

多因横向剪切暴力所致。骨折线在内外踝的基底部,非常不稳定。由于内外踝与距骨一起向外移动,故踝穴大小如旧。先固定内踝,此时距骨及外踝仍可外移,便于检查内踝关节面是否整齐。以后将距骨复位,外踝用粗纹螺钉固定,或皮质骨螺钉固定到近端腓骨内侧皮质(图2-2-5-5-2)。

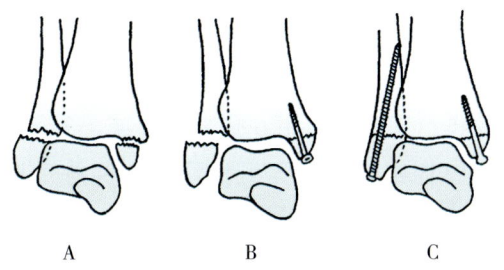

图2-2-5-5-2 双踝在胫腓下联合平面下方骨折内固定示意图(A~C)

A.双踝向外移位,踝穴正常;B.固定内踝后、距骨向外移位,观察内踝关节面;C.内外踝固定

(二)平齐胫腓联合的腓骨骨折

由外展伤力造成,不侵及胫腓联合,内踝为撕脱骨折。腓骨骨折线成短斜形,或者有部分骨折线横形经胫腓联合外。因骨折线未累及胫腓联合,胫腓联合未遭损伤。手术时先固定内踝,利用距骨外移,检查内踝关节面。外踝用两枚螺钉固定(图2-2-5-5-3),或髓内钉固定。

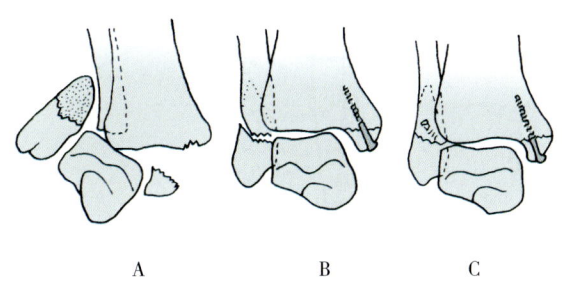

图2-2-5-5-3 外踝在胫腓联合平面骨折内固定示意图(A~C)

A.图示外踝骨折线;B.先固定内踝后,利用距骨向外移位,检查内踝关节面;C.外踝用螺丝钉固定

(三)内踝撕脱骨折

因外旋损伤所致的腓骨骨折线经过胫腓联合,此时胫腓联合前部韧带断裂,即胫腓下联合前部分离。外踝可用两枚皮质骨螺钉固定,或用钛缆环扎,或骨片间钛缆固定,或者钛缆和螺钉合并固定。内踝用螺钉固定。如果腓骨外旋未纠正,且胫腓下联合分离,则可用U形钉或螺钉固定胫腓下联合(图2-2-5-5-4)。但

应在8周后拔除胫腓下联合的内固定。腓骨近端骨折（Maisonneuve）骨折。其中腓骨中下部骨折多为间接暴力所致。应先行复位及恢复长度后再行固定。可用6孔半管型或1/3管型钛板螺钉固定。因这类损伤均存在胫腓下联合分离，在内外踝固定后检查胫腓下联合的稳定性，不稳定者采用U形钉固定或螺钉固定（图2-2-5-5-5）。

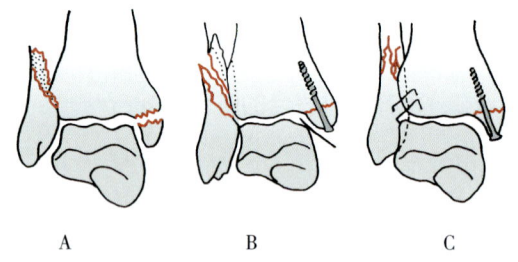

图2-2-5-5-4　内固定示意图（A~C）
经过（平齐）胫腓联合平面外踝骨折内固定
A. 外踝骨折经过胫腓联合平面；B. 先固定内踝后，检查内踝关节面；C. 内踝螺丝钉固定，外踝U型钉和钢丝固定

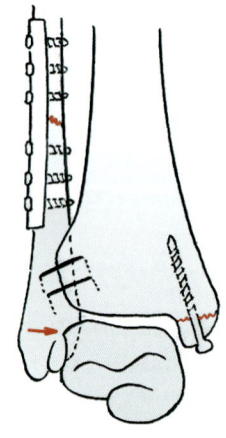

图2-2-5-5-5　双踝骨折内固定示意图之一
双踝骨折时螺钉、钛板及U形钉固定技术

（四）外踝撕脱骨折

由于内翻（旋后内收）暴力造成的内踝损伤，其内踝骨折线较垂直，胫腓下联合未损伤。先用两枚平行克氏针固定内踝，然后逐枚更换螺钉固定，两枚螺钉平行，检查胫骨远端关节面。外踝可用螺钉或张力带缝合（图2-2-5-5-6）。

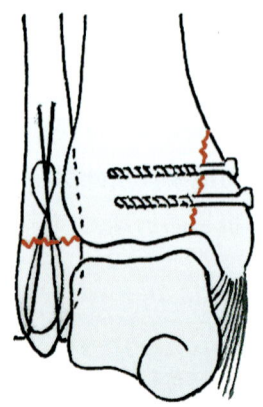

图2-2-5-5-6　双踝骨折内固定示意图之二
双踝骨折时螺钉+内踝克氏针张力带固定技术

五、三踝骨折

在双踝损伤中常伴有胫骨后唇骨折，此即三踝骨折；如果是由纵向压缩力造成，则胫骨后唇的骨折片往往超过关节面的25%。此时应先于内外踝固定之前切开复位及内固定。因胫骨后唇在胫骨的后外面，可利用外踝后侧手术切口，在直视下先用两枚克氏针固定，再逐枚更换螺钉，并固定内踝。确认关节面是平整后固定腓骨或外踝。是否要固定胫腓下联合，取决于胫腓联合的稳定性（图2-2-5-5-7）。

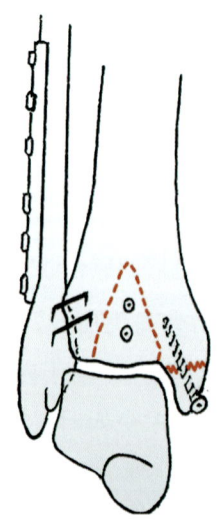

图2-2-5-5-7　三踝骨折内固定示意图

六、外踝或腓骨功能不全

外踝及腓骨的生理功能以前已有介绍，外踝不仅参与踝关节的结构，并与踝关节的稳定性有密切的关系，且具有负重功能。如破坏此功能，严重者可导致踝关节损伤性关节炎。故在踝关节严重损伤的病例，如未能注意外踝及腓骨的生理功能，则有可能造成其功能不全或功能受损（图2-2-5-5-8）。常见的病损为：①外踝极度外旋，外踝对距骨的关节面转向前；外踝关节面不再支持距骨关节面，并失去负重功能；②胫腓下联合分离，外踝向外移位，踝穴扩大，踝关节不稳定；③腓骨及距骨后脱位；④骨折畸形愈合，腓骨缩短，外踝也丧失负重功能，踝关节不稳定。其中第①～③点与胫腓下联合分离有关。其治疗方法为胫腓下关节融合术或用肌腱修复胫腓下联合。

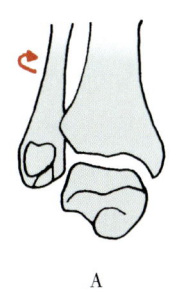 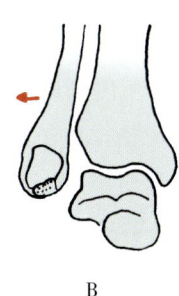 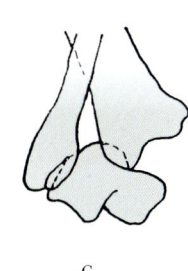 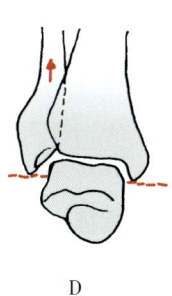

A　　　　　B　　　　　C　　　　　D

图2-2-5-5-8　外踝或腓骨功能不全示意图（A~D）
A.外踝外旋，关节面向前；B.外踝向外移位；C.外踝向后移位；D.腓骨缩短，外踝向近侧移位

七、跟腱断裂

临床上较为多见的跟腱断裂多发生于运动场上，在缺乏热身运动前突然进入剧烈弹跳、奔跑或屈踝状态，以致引起跟腱断裂，而因锐物直接作用者较少，笔者曾遇到背着铁铲上工时一不小心铁铲突然从肩上落下正巧割伤跟腱之病例。

临床检查易于判定，除局部疼痛、压痛及肿胀外，主要有以下表现。

1. **足跖屈受限**　如图2-2-5-5-9所示，患者无法使伤足向足底方向跖屈。

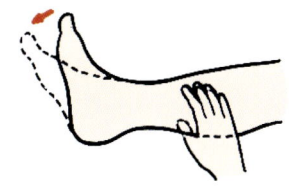

图2-2-5-5-9　跟腱断裂跖屈受限示意图

2. **跟腱处有凹陷症**　即在跟腱局部触之有一凹陷，伴压痛及剧烈活动痛（图2-2-5-5-10）。

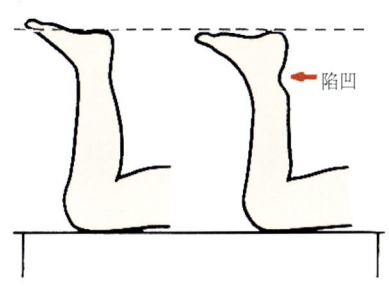

图2-2-5-5-10　跟腱断裂后局部凹陷征示意图

3. **局部肿胀及广泛压痛**　对于肌腹处不全性撕裂者，跟腱处凹陷症虽不一定能触及，但局部肿胀多较明显，且压痛范围较广。

跟腱断裂后应及早手术缝合修复，术后以足踝跖屈120°位及膝关节屈曲90°状下肢石膏固定3~6周。

第六节　陈旧性踝关节骨折脱位及其治疗

超过3周以上的踝关节骨折脱位，属于陈旧性损伤。因已失去了闭合复位的最佳时间，多采取手术切开复位。病情过久、伤情复杂者，多需关节融合术或成形术，现分述于后。

一、陈旧性踝关节骨折脱位

（一）手术指征

损伤超过3周、关节软骨无明显破坏者均可作切开复位及内固定术。

（二）各种损伤的术式选择

1. 双踝骨折　内、外侧切口，分离骨折线、清除断端间及踝关节内的疤痕组织。直视下复位。先固定外踝，距骨及内踝移位往往随之纠正。外踝及内踝分别用螺钉或张力带钛镍固定。

2. 三踝骨折　先恢复胫腓联合的解剖关系，外踝亦需解剖复位。对伴有胫骨后唇骨折者，宜采取后外侧手术进路。术中暴露内踝、胫骨后唇及外踝骨片后，清除各骨折断间及胫腓下联合间疤痕组织，清晰地显示胫骨之腓骨切迹。再清除距骨体与胫骨下关节面间的疤痕，以便恢复容纳距骨体的踝穴。在新鲜三踝骨折中，首先固定胫骨后唇骨折，而在陈旧性损伤时，因胫骨后唇骨片与胫腓后韧带与外踝相连，外踝未复位前，胫骨后唇无从复位，需先将外踝置于胫骨之腓骨切迹内，用钛板螺钉先固定腓骨，由于腓骨受周围挛缩软组织的牵拉，此时胫腓下联合必须仍分离。因此用螺钉固定胫腓下联合成为陈旧性踝关节脱位手术的重要步骤。用两枚螺钉固定胫腓下联合，再复位固定胫骨后唇则比较容易。如胫骨后唇骨片与距骨间存在疤痕妨碍复位时，则需将其切除。

3. 外翻外旋型损伤　在内侧为内踝骨折或三角韧带断裂，外侧为腓骨中、下1/3骨折，胫腓下联合分离及腓骨骨折线以下的骨间膜破裂。

内侧进路暴露内踝骨折，外侧则暴露腓骨干及胫腓联合。切除骨端疤痕，显露胫骨远端的腓骨切迹，然后将腓骨用钛板螺钉固定，胫腓下联合亦用螺钉固定，即将外踝及腓骨远端固定于胫骨之腓骨切迹内。此时距骨及内踝即可复位，内踝可用螺钉固定。固定内踝时，踝关节置于90°位，固定胫腓下联合时，踝背屈20°位，防止下联合狭窄及踝穴缩小。

内踝无骨折，而踝关节内侧间隙增宽大于3mm时，先切除内踝与距骨关节面间的疤痕，再以钛板螺钉固定胫腓联合。同时探查三角韧带深层。如发现三角韧带断裂，应先缝合三角韧带，但陈旧性病例三角韧带断端常挛缩，难以直接修补，多需胫后肌腱替代。

4. 内踝及外踝骨折畸形愈合　视畸形不同，可行外踝斜形截骨（图2-2-5-6-1），纠正外踝与距骨向外脱位。用两枚克氏针暂行固定胫骨和腓骨。切除距骨与内踝间疤痕酌情行内踝截骨，

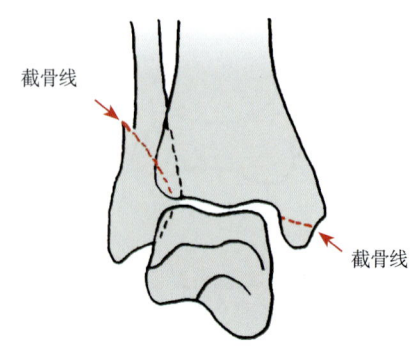

图2-2-5-6-1　内外踝畸形愈合时截骨线示意图

同时修补三角韧带。然后固定内踝及外踝。如果胫腓下联合不稳定,则螺钉经外踝穿过胫腓下联合至胫骨,以固定胫腓联合。

5. 内踝骨折不连接　如果内踝假关节伴有疼痛和压痛,则需手术治疗。在伴有外踝骨折时,则应先固定外踝。如果内踝骨折骨片较大,可以修整两骨面,去除硬化骨,螺钉固定即可。植骨有利于内踝的愈合。考虑到内踝部位皮肤及软组织菲薄,植骨片绝对不可置于骨折之表面,而应用骨栓植入骨皮质深面。

二、踝关节融合术

见图2-2-5-6-2。

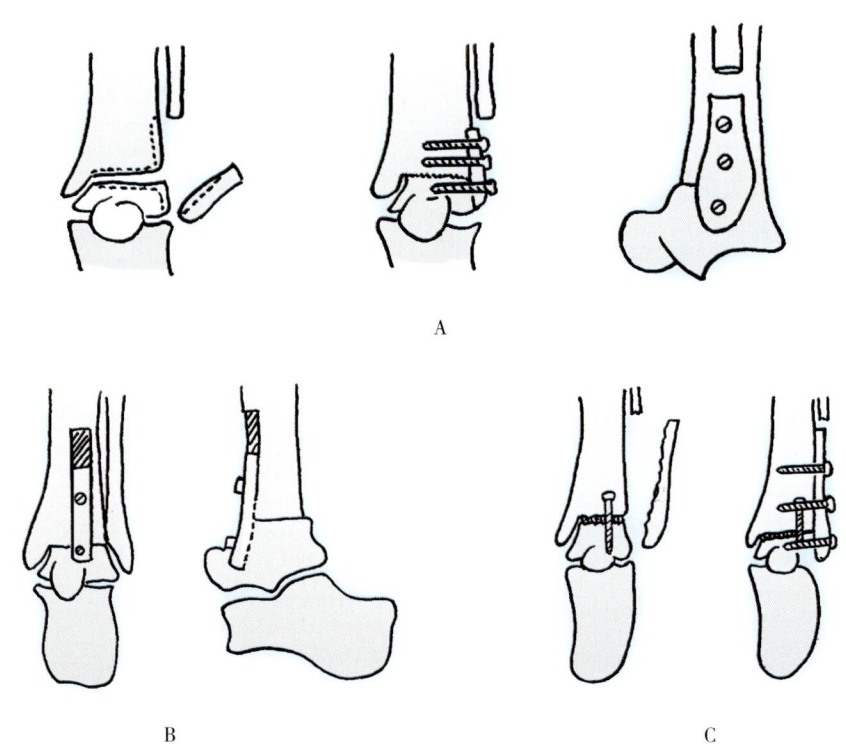

图2-2-5-6-2　踝关节融合术常用术式举例示意图（A~C）
A.腓骨截骨融合术；B.腓骨截骨加压融合术；C.前方滑槽植骨踝关节融合术

(一)腓骨截骨融合术

采用经腓骨切口,切除胫骨及距骨软骨,切除胫骨外侧皮质骨及距骨外侧面,切除胫骨远端之内侧面,然后切取腓骨置于踝关节外侧,胫腓骨间用两枚螺钉固定,外踝与距骨用一枚螺钉固定。

(二)腓骨截骨加压融合术

位于胫腓下联合前纵向切口,切开皮下组织及深筋膜,游离腓浅神经的外侧支。切断并结扎腓动脉穿支。距外踝尖端6cm处切断腓骨。游离腓骨软组织附着,自近侧向远侧,腓骨远端内侧皮质及外踝关节面切除,切除胫骨远端关节面,切除距骨之关节面,用粗纹螺钉固定胫距关节。然后切除距骨外侧关节面及胫骨的腓骨切迹,远端腓骨复位后用螺钉固定胫腓骨,另一枚螺钉固定外踝及距骨,此融合术方法简便,融合接触面广,骨片间有一定压力,有利骨愈合。

(三)前滑槽植骨踝关节融合术

采用踝关节前路,暴露关节囊,进入踝关节。自胫骨远端前面,截取2cm×6cm长方形骨片。切除胫距骨间软骨,同时纠正踝关节畸形,用粗克氏针或斯氏钉暂时固定踝关节,然后于距骨颈及体部开槽,以接纳胫骨骨块。将胫骨片下端插入距骨槽内,近端骨片嵌于胫骨槽内。骨块与胫骨和距骨分别用螺钉固定。自胫骨槽内取松质骨,填塞在踝关节前间隙,缝合伤口,石膏固定。

三、踝关节成形术

(一)病例选择

1. 手术指征

(1)踝关节骨关节炎关节周围韧带完整,距骨无明显内翻或外翻畸形;

(2)类风湿踝关节炎未长期用激素,无明显骨破坏。

2. 禁忌证

(1)踝关节损伤性关节炎伴韧带损伤,距骨有20°以上内外翻畸形,解剖结构破坏,近期感染等;

(2)类风湿踝关节炎,经长期激素治疗及骨明显破坏;

(3)踝关节融合失败;

(4)距骨无菌性坏死。

(二)踝关节手术效果评定标准

1. 轻度或无疼痛;
2. 假体无移动及位置不良;
3. 不需要进一步手术。

(三)踝关节成形术

由于踝关节不仅是活动关节,而且负重功能更大,因此对器械的要求更高。目前治疗方法虽有各种设计,但大多处于临床试用阶段,尚未完全成熟,需待今后作出结论。

(匡 勇 陈利宁)

参 考 文 献

1. 沈强,王晓琴. 改良腓肠神经营养血管逆行岛状皮瓣修复足踝部软组织缺损[J].临床误诊误治,2009,22(5)
2. Charopoulos I, Kokoroghiannis C, Karagiannis S, Lyritis GP, Papaioannou N. Maisonneuve fracture without deltoid ligament disruption: a rare pattern of injury. J Foot Ankle Surg. 2010 Jan-Feb; 49(1):86.e11-7.
3. Charopoulos I, Kokoroghiannis C, Karagiannis S, Lyritis GP, Papaioannou N. Maisonneuve fracture without deltoid ligament disruption: a rare pattern of injury. J Foot Ankle Surg. 2010 Jan-Feb; 49(1):86.e11-7.
4. Cottom JM, Hyer CF, Philbin TM, Berlet GC. Transosseous fixation of the distal tibiofibular syndesmosis: comparison of an interosseous suture and endobutton to traditional screw fixation in 50 cases. J Foot Ankle Surg. 2009 Nov-Dec; 48(6):620-30.
5. Davidovitch RI, Egol KA. The medial malleolus osteoligamentous complex and its role in ankle fractures. Bull NYU Hosp Jt Dis. 2009 ;67(4):318-24.
6. Egol KA, Pahk B, Walsh M, Tejwani NC, Davidovitch RI, Koval KJ. Outcome after unstable ankle fracture: effect of syndesmotic stabilization. J Orthop Trauma. 2010 Jan; 24(1):7-11.
7. Hou ZH, Zhou JH, Ye H, Shi JG, Zheng LB, Yao J, Ni ZM. Influence of distal tibiofibular synostosis on ankle function. Chin J Traumatol. 2009 Apr; 12(2):104-6.
8. Kienast B, Kiene J, Gille J, Thietje R, Gerlach U, Schulz AP. Posttraumatic severe infection of the ankle joint-long term results of the treatment with resection arthrodesis in 133 cases. Eur J Med Res. 2010 Feb 26; 15(2):54-8.
9. Kim HJ, Oh JK, Oh CW, Hwang JH, Biswal S. Anterior transposition of the superficial peroneal nerve branch during the internal fixation of the lateral malleolus. J Trauma. 2010 Feb; 68(2):421-4.
10. Koczy B, Pyda M, Stołtny T, Mielnik M, Pajak J, Hermanson J, Pasek J, Widuchowski J. Arthroscopy for anterolateral soft tissue impingement of the ankle joint. Ortop Traumatol Rehabil. 2009 Jul-Aug; 11(4):339-45.
11. Mei-Dan O, Kots E, Barchilon V, Massarwe S, Nyska

M, Mann G. A dynamic ultrasound examination for the diagnosis of ankle syndesmotic injury in professional athletes: a preliminary study. Am J Sports Med. 2009 May; 37（5）:1009-16.

12. Miller AN, Carroll EA, Parker RJ, Helfet DL, Lorich DG. Posterior malleolar stabilization of syndesmotic injuries is equivalent to screw fixation. Clin Orthop Relat Res. 2010 Apr; 468（4）:1129-35.

13. Nenad T, Reiner W, Michael S, Reinhard H, Hans H. Saphenous perforator flap for reconstructive surgery in the lower leg and the foot: a clinical study of 50 patients with posttraumatic osteomyelitis. J Trauma. 2010 May;68（5）:1200-7.

14. Rajagopalan S, Upadhyay V, Taylor HP, Sangar A. New intra-operative technique for testing the distal tibiofibular syndesmosis. Ann R Coll Surg Engl. 2010 Apr; 92（3）: 258.

15. Still GP, Atwood TC. Operative outcome of 41 ankle fractures: a retrospective analysis. J Foot Ankle Surg. 2009 May-Jun; 48（3）: 330-9.

16. van den Bekerom MP, van Dijk CN. Is fibular fracture displacement consistent with tibiotalar displacement? Clin Orthop Relat Res. 2010 Apr; 468（4）: 969-74.

17. Vranic H, Hadzimehmedagic A, Gavrankapetanovic I, Zjakic A, Talic A. Treatment of ankle fractures--our results. Med Arh. 2010; 64（1）: 30-2.

18. Weber M, Burmeister H, Flueckiger G, Krause FG. The use of weightbearing radiographs to assess the stability of supination-external rotation fractures of the ankle. Arch Orthop Trauma Surg. 2010 May;130（5）: 693-8. Epub 2010 Jan 16.

19. Wikerøy AK, Høiness PR, Andreassen GS, Hellund JC, Madsen JE. No difference in functional and radiographic results 8.4 years after quadricortical compared with tricortical syndesmosis fixation in ankle fractures. J Orthop Trauma. 2010 Jan; 24（1）:17-23.

第六章 足部损伤

第一节 足部损伤概述及距骨骨折脱位

一、概述

随着人口密集、高层建筑的增多及运动项目的增加，足部骨折的发生率逐年增高，并与手部骨折相近似，占全身骨折的 10% 左右，其中以跖骨、趾骨及跟骨为多见，三者相加达足部骨折的 90% 以上。足部的重要性在于它为人体站立及行走提供必要的接触面。在各种复杂的地面情况下，通过足部肌肉及 26 个骨骼之间的协调完成步行、跳跃和跑步等各种动作及单足站立和双足站立的平衡与稳定。现将临床上常见的足部损伤，由近及远按节分述于后。本节主要阐述距骨骨折脱位。

二、距骨骨折

全身诸骨骼中距骨是唯一一块无肌肉起止的骨骼，仅有滑膜、关节囊和韧带相连，因此血供较差，不愈合及无菌性坏死者多见。此种损伤的发生率在足部骨折中约占 1% 左右，虽十分少见，但所引起的问题较多，属临床上为大家所重视的难题之一。

（一）解剖特点、致伤机制、分型及诊断

1. 距骨的解剖特点 距骨分为头部、颈部及体部；头部与舟骨构成距舟关节，后方为较窄的距骨颈。距骨体位于后方，不仅体积最大，上方以滑车状与胫骨下端构成踝关节，此处为力量传导最为集中的部位，易引起损伤。距骨表面有 60% 左右部位为软骨面所覆盖，上关节面边缘部分亦有软骨延续，距骨可在"榫眼"内向前后滑动之同时，亦可向左右倾斜及旋转活动。距骨体的后方有一突起的后结节，如在发育中未与体部融合，则形成游离的三角形骨块，周边部光滑，常可见于 X 线平片上，易与撕脱骨折相混淆。距骨无肌肉附着，但与关节囊及滑膜相连，并有血管伴随进入，如在外伤时发生撕裂，则易因血供中断而引起缺血性坏死。

2. 致伤机转及分型 大多系高处坠下时的压缩或挤压暴力所致，尤以足背伸时更易引起。此时以距骨颈部骨折为多发，次为距骨体骨折。足处于中间位时，多导致距骨体骨折，而足跖曲时则距骨后突骨折多见。类同的暴力尚可引起距骨的脱位。距骨骨折一般分为以下 5 型：

（1）距骨头骨折　多呈粉碎状，较少见（图 2-2-6-1-1）。

（2）距骨颈骨折　较多发，视骨折情况不同又可分为两种（图 2-2-6-1-2），即①单纯距骨颈骨折，不伴有脱位症；②伴距骨体后脱位之距骨颈骨折，此型较复杂，后期问题亦多。

（3）距骨体骨折　亦可分为 3 型（图 2-2-6-1-3），即①无移位之距骨体骨折；②有移位之距骨体骨折；③粉碎性距骨体骨折。

（4）距骨后突骨折　易与三角骨块相混淆（图 2-2-6-1-4）。

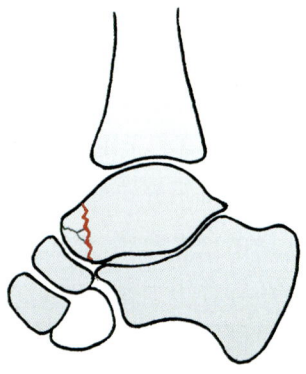

图2-2-6-1-1 距骨头骨折示意图

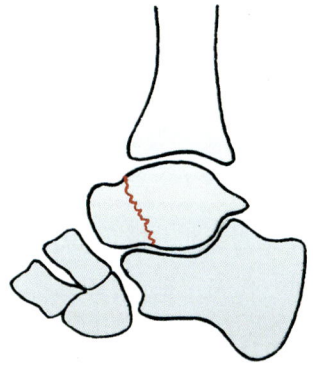

图2-2-6-1-2 距骨颈骨折示意图

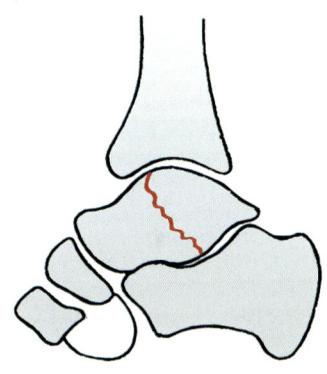

图2-2-6-1-3 距骨体骨折示意图

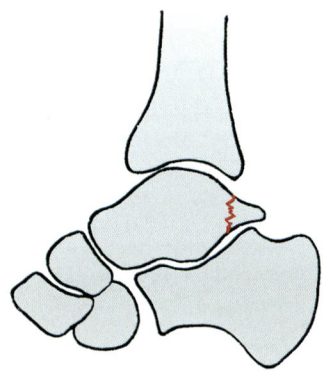

图2-2-6-1-4 距骨后突骨折示意图

（5）距骨软骨骨折 多为较轻暴力所致，尤以扭曲情况下受到撞击暴力时易发生。

分型属人为操作，临床上常有无法归类的病例，包括距骨粉碎性骨折伴距下关节脱位等（图2-2-6-1-5）。

3. 诊断 一般多无困难,可依据患者的外伤史、临床症状及X线平片（正位、侧位及斜位）加以确诊。其主要临床症状表现为踝关节的肿胀、疼痛及活动受限，压痛点多局限于踝关节下方，且与骨折分型的部位与骨折线的走行相一致。除

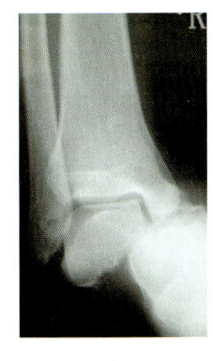 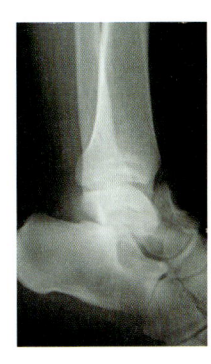 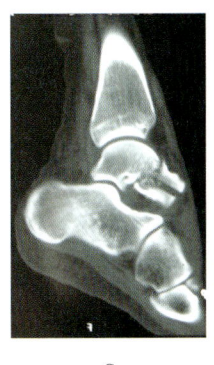 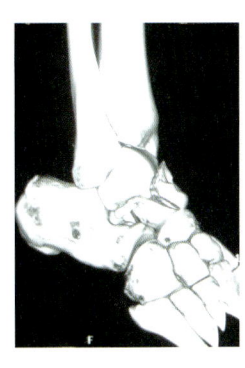 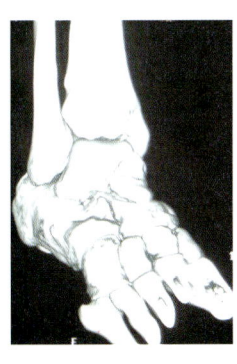

A　　　　　　B　　　　　　C　　　　　　D　　　　　　E

图2-2-6-1-5 距骨颈粉碎性骨折伴距下关节脱位（A~E）
A.踝关节前后（正）位X线片；B.同前，侧位片；C.CT扫描；D.E.CT三维重建（自彭 庄）

距骨后突骨折者外,下肢负重功能多有障碍。

(二)距骨骨折的治疗

应根据骨折的类型及具体情况不同,酌情采取相应的治疗措施。

1. 无移位之骨折　一般选用小腿石膏功能位固定6~10周。在固定期间,如局部肿胀消退致石膏松动,可更换石膏。

2. 可复位的骨折　原则上是在手技复位后以小腿石膏制动,并按以下不同骨折类型处理。

(1)距骨颈骨折　牵引下将足跖屈,并稍许内翻,再向后推进以使骨折复位。但跖屈位不宜超过120°,以小腿石膏固定2~3周,换功能位,小腿石膏继续制动6~8周。

(2)伴有距骨体后脱位的距骨颈骨折　徒手牵引下(必要时跟骨史氏钉牵引),使足部仰伸及外翻,以使胫距间隙增宽及松解跟骨载距突与距骨之间的交锁,从而有利于距骨体的还纳。与此同时,术者用拇指将距骨向前推移,当感到已还纳原位后,即逐渐将足跖屈,并在此位置上行小腿或大腿石膏(后者用于移位明显者,膝关节亦维持于微屈位)固定,3~4周后更换功能位石膏,再持续6~8周。

(3)轻度距骨体压缩性骨折　持续牵引3~5min,而后以小腿石膏功能位固定。

3. 无法闭合复位的骨折　指手技复位失败及粉碎性骨折等多需开放复位,并酌情行内固定术(图2-2-6-1-6、7)。其术式分为两种。

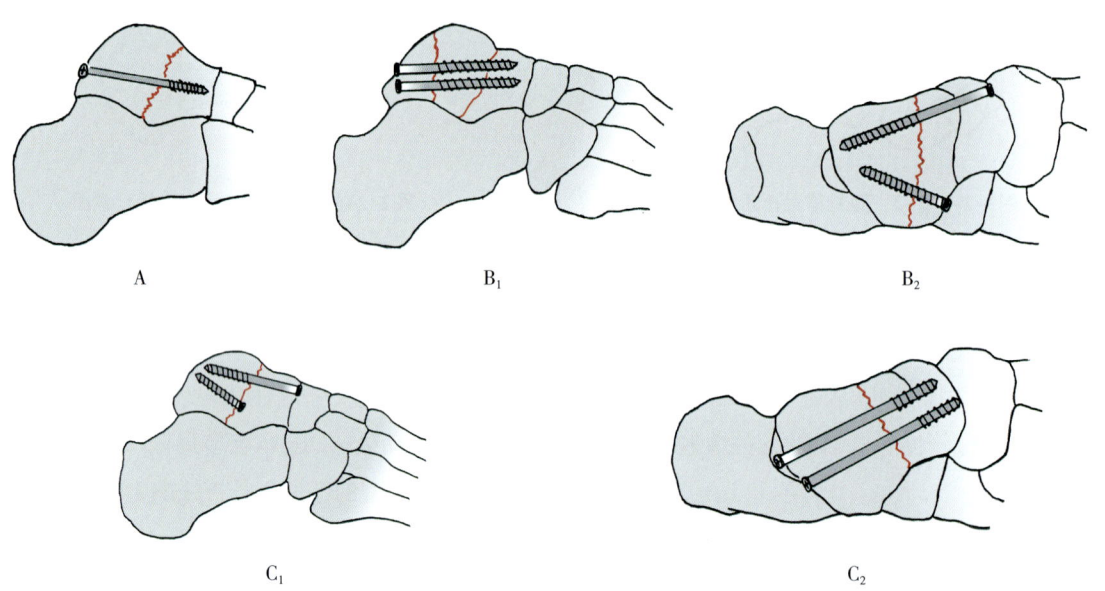

图2-2-6-1-6　距骨体骨折螺钉内固定示意图(A~C)
A. 单钉固定;B_1. 双钉固定侧方观;B_2. 同前,水平位观;C_1. 从前方进钉侧方观;C_2. 同前,水平位观

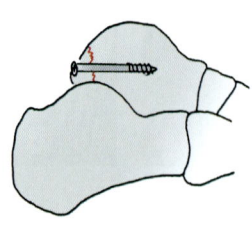

图2-2-6-1-7　距骨后突骨折内固定示意图

(1)单纯开放复位术　对因关节囊等软组织嵌挟所致者,可利用长螺钉、克氏针等予以固定。内固定物尾部应避开关节面,或将其埋于软骨下方。

(2)关节融合术:新鲜骨折亦可选用。

手术适应证　凡估计骨折损伤严重、局部已失去血供、易引起距骨(尤其距骨体部)无菌性坏死者,应考虑尽早融合。在临床上常见的类型有以下3种：

① 距骨体粉碎性骨折：此种类型不仅易引起距骨体的缺血性坏死，且更易造成创伤性关节炎，因此可早期行融合术；

② 开放性骨折者：如发现周围韧带及关节囊大部或全部撕裂，提示无菌性坏死几率高，亦应行融合术；

③ 手法复位失败者：多系错位严重之骨折，此时软组织的损伤亦多较严重，易引起距骨的缺血性坏死。

术式选择　目前常用的术式包括以下几种。

① Blair手术：即将距骨体切除，而后使胫骨下端与残留的距骨颈及前方的骨头部一并融合，并取松质骨（多为髂骨）置于原距骨体处，再用克氏针自足跟部向上插至胫骨内固定。术毕以下肢石膏制动12周左右，俟骨性融合后开始负重（多在4个月左右）。

② 胫跟融合术：即将距骨体取出后，使胫骨下端直接插嵌于跟骨上方。此为较古老之手术，由于缩短了肢体的长度及使踝关节完全骨性融合等不良的后果，已不再受人欢迎。

③ 跟距关节融合术：即于早期就将跟骨与骨折的距骨体融合，以便通过跟骨向距骨增加血供来源而改善距骨的供血状态，从而降低距骨头的无菌性坏死率。适用于复位满意而血供较差的距骨体及距骨颈骨折者。

4. 陈旧性距骨骨折的治疗　凡超过3周以上者，原则上行开放复位+内固定术，或采取关节融合术。后者适用于移位明显的骨折。

三、距骨脱位

距骨脱位在临床上并不罕见，因易引起无菌性坏死，成为临床上治疗的难题之一。距骨脱位分为距骨全脱位及距骨周围脱位两种类型，前者指距骨完全脱离周围关节而单独滑出，后者则指在胫距关系正常情况下出现距舟或距跟关节的咬合变位。

（一）距骨全脱位

1. 致伤机制与诊断

（1）致伤机制　除开放性损伤外，大多数病例发生于足部高度内旋及内收位，以致距骨内侧承受强大的压应力，并将其挤向外侧。此时距下关节的骨间韧带首先断裂，随之跗骨与距骨分离，并向内位移。渐而距骨脱离胫距关节及跟距关节等而从踝穴中游离至踝关节前外方皮下。如压力继续增大，亦可穿过皮肤至体外（图2-2-6-1-8）。

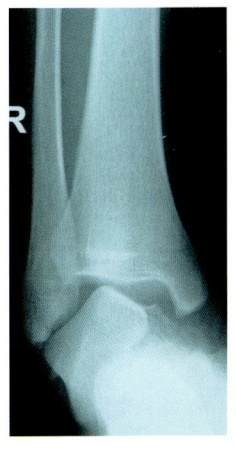 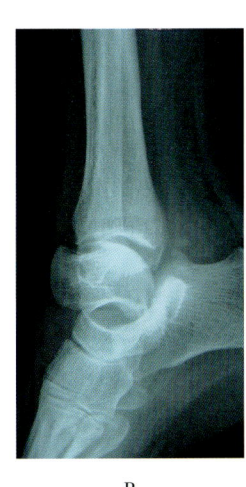 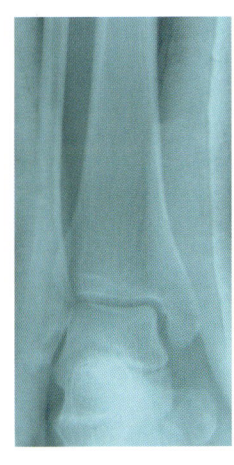 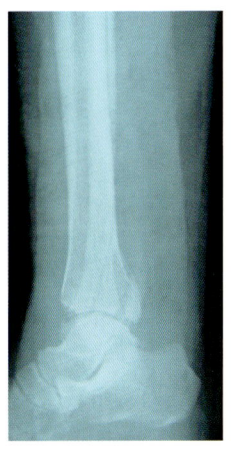

A　　　　　　　B　　　　　　　C　　　　　　　D

图2-2-6-1-8　距骨脱位（A~D）

A. 正位X线片；B. 侧位X线片；C. 闭合复位后正位片；D. 同前，侧位X线片（自刘希胜）

（2）诊断　根据外伤史、临床表现及X线片所见进行诊断。

2. 治疗　视具体情况不同而酌情处理，基本原则如下。

（1）早期病例　应按急诊立即闭合复位。麻醉后先行徒手或跟骨牵引数分钟，将足部充分内翻及跖屈，以使踝关节外侧间隙加宽。之后术者用手将脱出之距骨送回原位，并逐渐将足置于功能位，再以小腿石膏外翻位固定，两周后，将小腿石膏改为功能位继续固定6~8周。拆除石膏后可早期活动，但下地负重至少要在伤后4月以后，以免增加距骨的无菌性坏死率。

（2）晚期病例　如未距骨已无菌性坏死，则可将其切除后行胫跟关节融合术，或人工距骨置入术。如距骨尚未形成坏死，应予以开放复位，并以克氏针将距跟关节固定，2~3周后拔除克氏针继续石膏固定3月。

（3）开放性脱位　清创后将距骨放归原处，并注意切勿伤及血供。

3. 预后　此种极为少见的损伤由于易引起距骨无菌性坏死，故后期问题较多，以致严重影响足部的负重及活动。

（二）距骨周围脱位

较前者多见，主要表现为距下关节脱位，即胫距关节保持正常，而距骨以下的跟骨或舟骨及以远诸骨与关节可同时向内侧或外侧脱位，其中以向内脱位者居多（图2-2-6-1-9）。

1. 致伤机制与诊断

（1）致伤机制　因足的强烈内翻或外翻所致，以高处坠下及交通事故为多见。

（2）诊断　依据病史、临床所见及X线平片等诊断均无困难。

2. 治疗　原则上采用手法复位，麻醉后利用徒手牵引，并按脱位方向不同予以加压，一般多无困难。复位后以小腿石膏固定6~8周。如距骨头或距骨颈被踝背侧支持带等软组织嵌顿，致使复位困难时，可行切开复位。术中对距、舟骨处的软组织应尽量少剥离，以免影响血供而造成不良后果。

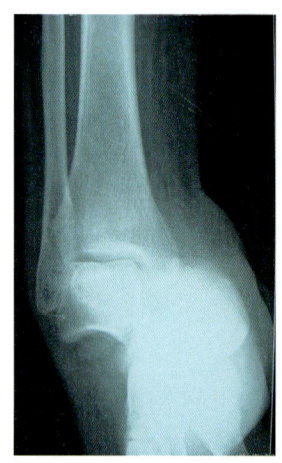

图2-2-6-1-9　距骨周围脱位正位X线片（自刘希胜）

3. 预后　多数病例预后较好，个别病例有可能因距下关节损伤性关节炎而需行关节融合术。

四、距骨骨折、脱位的并发症及其治疗

（一）距骨缺血性坏死

由于距骨的血供特点，此种并发症较为多见，尤以距骨骨折及距骨全脱位发生率更高，应重视。

1. 早期

以非手术疗法为主，可采取避免负重、局部制动及活血药物治疗，必要时亦可采取距骨钻孔术以求导入血供。

2. 后期

需将坏死骨部分或全部切除，而后植入人工距骨，或行Blair手术，或胫跟融合术。

（二）创伤性关节炎

亦较为常见，尤以复位不佳者易发。亦可继发于距骨缺血性坏死之后。

1. 早期

减少或不负重，踝关节可使用锌氧膏或护踝制动。

2. 后期

多需关节融合术，酌情施以跟距关节、或三

关节、或四关节融合术。后者尽可能少用,或作为最后一次的手术选择。

(三)距骨假关节形成

多见于距骨体骨折,此时如胫距关节正常或近于正常,可行跟距关节或三关节融合术。如胫距关节有咬合变异或伴有损伤性关节炎时,则需行四关节融合术。

（彭　庄　蔡俊丰　席秉勇
于　彬　赵定麟）

第二节　距下关节脱位及距骨全脱位

一、距下关节应用解剖

距下关节包括跟距关节和距舟关节,故距下关节应包括前、中、后三部分,其中后关节面占距下关节总面积的2/3。距下关节外在稳定性取决于关节周围的韧带、肌腱、关节囊等组织,其中韧带的作用最为重要。关节周围韧带主要包括距舟韧带、前距腓韧带、后距腓韧带、跟腓韧带和三角韧带等。其中前距腓韧带对维持跟骨位置和限制距骨前移起关键作用。

二、距下关节脱位概况与致伤机制

距下关节脱位是指距跟关节和距舟关节同时脱位,但踝关节和跟骰关节保持正常。其发生率较低,约占全身关节脱位的1%~2%。近年来,随着工业和交通运输业的发展,距下关节脱位的发生率有增高的趋势。

距下关节脱位75%因高能暴力所致,故单纯脱位者相对少见,半数以上伴有骨折发生,如载距突、距骨头、足后部跗骨、第五跖骨基底部或双踝的骨折。且大约有10%的内侧脱位(图2-2-6-2-1)和20%的外侧脱位(图2-2-6-2-2)不能闭合复位,主因解剖结构的限制使闭合复位十分困难,其中影响内侧复位的主要原因是腓深神经血管束的缠绕,距骨头锁扣在周围伸肌支持带、跟舟韧带或关节囊中,腓骨嵌插或舟状骨阻挡。而妨碍外侧复位的常见因素是胫后肌腱(图2-2-6-2-3)和距骨的骨软骨骨折。闭合复位不宜反复进行,以免加重关节软骨的损伤及骨折移位更加显著。切开复位内固定或小骨折块切除会降低关节退变的发生。

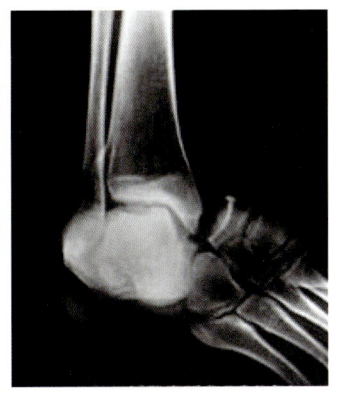
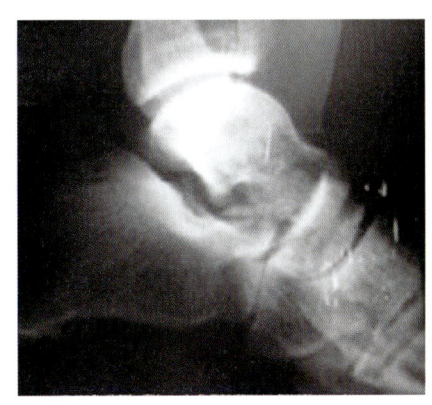

图2-2-6-2-1　距下关节内侧脱位（A、B）
A.正侧位X线片；B.侧位片

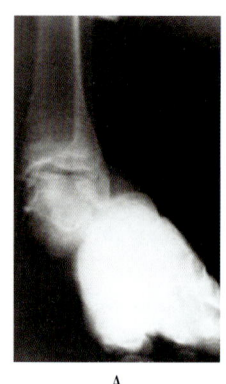
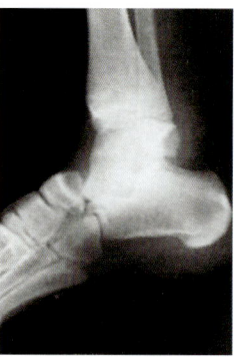

图2-2-6-2-2 距下关节外侧脱位（A、B）
A.正位X线片；B.侧位片

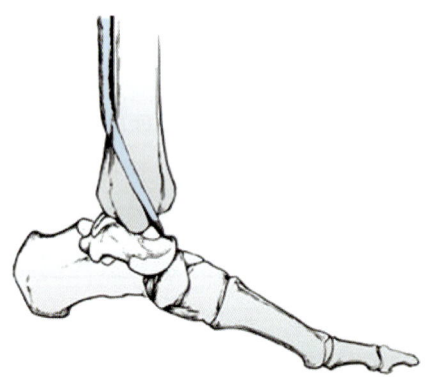

图2-2-6-2-3 胫后肌腱示意图
距下关节外翻脱位后胫后肌腱阻止闭合复位

三、距下关节手术疗法

（一）病例选择

切开复位的病例选择包括以下伤情。

1. 开放性脱位；
2. 闭合复位失败；
3. 并发明显骨折闭合复位困难者；
4. 肿胀明显，脱位的距骨头压迫皮肤，可能导致皮肤坏死；
5. 伴随其他部位损伤。

由于严重的脱位进行闭合复位不能成功，且非手术治疗后会带来严重的功能障碍，因此很少有手术治疗的禁忌症。因该类损伤多由高能创伤引发，在入院时患者可能因全身状况不稳定而难以耐受手术，一旦患者病情稳定，应尽快手术治疗，尽可能减少发生并发症的风险。

（二）术前准备

1. **一般准备** 术前准备包括询问病史、足局部检查、全身情况评价、X线等影像学检查和对手术预后的判定。

2. **局部情况判定** 术前应该详细的询问病史，了解足踝部损伤的作用机制。对受伤的距下关节进行仔细的体检。对于本病的诊断一般并不困难。40%左右有开放性伤口，临床上常表现为后足肿胀、压痛、畸形明显、弹性固定、距下关节空虚，主动活动消失，被动活动时疼痛。若闭合性脱位距骨头位于皮下，可压迫皮肤。外侧脱位的距骨可压迫足背血管及损伤神经、肌腱等，注意检查是否有足背动脉搏动减弱，足趾、足底皮肤感觉及足趾运动减退等症状。检查受损关节背屈和跖屈的活动度及稳定性时应与健侧对比。除仔细检查距下关节外，还应注意有无邻近部位的骨折。应记录足的神经血管状态，认真检查手术切口，保证良好的血液循环、感觉和完整的皮肤。

3. **全身情况判定** 术前应综合的评估患者的全身情况，特别需要注意的是糖尿病、周围血管病变和周围神经疾病等。

4. **认真的影像学检查** 尽管有时X线片很难对距下关节脱位作出确切诊断，但它可以清楚地观察踝关节是否受到损伤以及是否伴有邻近部位的明显骨折。故获得标准位全套足部X线片对于损伤的诊断和治疗都很重要。当距下关节的脱位和周围是否伴发骨折不能确诊时应行CT扫描。因为CT对于检测距下关节脱位及关节周围骨折有独特的优势。通过术前检查对患者作出明确的诊断，利于具体手术方案的制订和手术预后的评估。

（三）手术方法

1. **体位及麻醉** 根据术前评估选择合适的麻醉方法，如脊椎麻醉或全麻。患者取侧卧位，患肢侧朝上，也可仰卧位。

2. **上止血带及消毒** 驱血后大腿上止血带，

有经验者亦可不上止血带，以防意外。下肢按正常的消毒和铺巾，露出膝关节。对侧肢体垫上棉垫加以保护，垫高手术肢体以便手术时免受对侧肢体影响，也便于术中摄片。

3. 切口及显露距骨和距下关节　可自踝关节近端向骰骨做长7.5cm的前外侧纵向切口（图2-2-6-2-4），锐性切开皮肤，注意保护腓浅神经的内、外背侧皮支。将长伸肌腱和趾长伸肌腱牵向内侧，第三腓骨肌腱牵向外侧，显露距骨和距下关节（图2-2-6-2-5）。可将两根直径1.6mm的克氏针固定于距骨上维持皮瓣拉开，且没有过度的张力。一根克氏针固定于距骨外侧突，另一克氏针固定于腓骨和腓骨肌腱后侧的距骨体。这两根克氏针无需过度的张力即可拉开皮瓣，显露距下关节以便直视下复位。切开跨越距骨头、颈部的关节囊，将切口向距骨中部延伸。

4. 复位　在距下关节插入骨膜剥离子，通过杠杆作用和牵引复位已脱位的距下关节。如内侧脱位，助手外展、外翻足以帮助复位。如外侧脱位，助手内收、内翻足以复位。外侧脱位时，复位前先将胫后肌腱牵出距舟关节，也可提起背侧的神经血管束及妨碍的肌腱或切开距舟背侧关节囊以利复位。内侧脱位也可采用前内侧切口，起于距骨头远端并延伸至近端。这样的切口可以解决所有可能遇到的障碍，包括任何交锁的压缩骨折。必须小心避开跟距关节，因该处有重要的血管供应距骨，除非有小骨块嵌入影响复位。

5. 开放性损伤者　应在急诊下进行冲洗、清创。正确的判断受损皮肤的活性，恰当的处理骨折碎片，如有可能，创口延迟一期闭合。如皮肤在最初检查时明显不能存活，应及时采取处理措施。

6. 内固定　如确定有大块的骨软骨骨折，或不稳定，或闭合复位后关节不匹配，应进行适当的切开复位内固定。如小骨块嵌入关节内，不管骨块本身是否稳定，均应切除。显露距下关节后，血凝块和小的骨折块可通过吸引器冲洗或血管钳去除。如撕脱的骨折块较大，应给予解剖复位，观察关节面平整后用螺钉固定（图2-2-6-2-6）。切开复位内固定和修复韧带与关节囊后仍不稳定者，可用克氏针从足跟穿过距骨到踝部以确保牢固，有时也可用克氏针固定距舟关节。这些克氏针一般于6周左右取出，在此期间患肢不能负重。

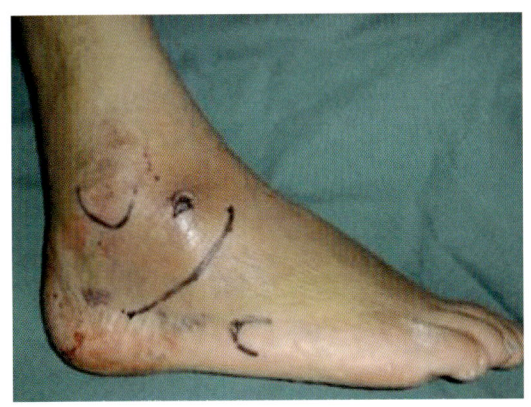

图2-2-6-2-4　距下关节脱位的手术入路（切口）

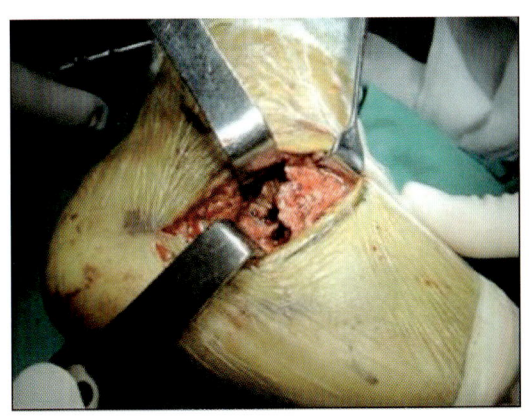

图2-2-6-2-5　术中暴露距骨和距下关节

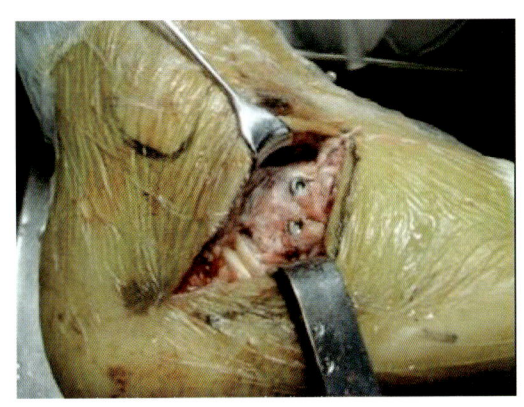

图2-2-6-2-6　较大骨块复位后可用螺钉固定

7.术中X线拍片　术中拍摄足的正侧位X线片,确定关节复位的位置、排列和骨的对位。

8.闭合切口　筋膜用2/0的可吸收缝合线缝合,皮下组织用2/0的可吸收缝合线间断缝合,皮肤用3/0的尼龙缝合线或订书钉间断缝合。

(四)术后处理

术后应拍摄X线片并进行活动范围检查,以证实其稳定性、匹配性及有无骨片或软组织嵌顿。术后48h内应用敷料加压包扎并用石膏夹板固定。48h后去除敷料检查切口,再用一个非常合适的非负重短腿石膏管型固定。术后3周更换石膏并拆除缝线。非负重石膏固定约6周左右,6周后换行走型短腿石膏或行走型支具,要根据术后X线片检查决定下地负重时间。若手术时对距下关节进行了克氏针固定,应在术后6周时将克氏针取出。

去掉石膏后,可以鼓励患者开始足踝的康复训练,在术后康复中应循序渐进。逐步递增地进行一系列的动作运动。通常,患者在拆掉石膏后患处会出现肿痛,这都是康复的正常过程,所以应告诉患者预期的康复过程。距下关节长期活动范围减少是可能的,但几个月后功能性活动可达正常。

(五)并发症

距下关节脱位的尽早诊断和治疗对预后至关重要。距下关节脱位手术治疗的并发症主要包括感染、伤口愈合不良、创伤性关节炎、关节的顽固性疼痛与不稳及步态改变等。

距下关节脱位存在感染的风险,特别是开放性脱位。当伴有关节内骨折时,更要注意感染的防治。主要治疗包括严格仔细地清创和抗生素应用。大多数感染为浅层感染,一般只需应用抗生素即可治愈。

伤口愈合不良可能与应激、吸烟、周围血管疾病、糖尿病或免疫抑制有关。也与局部皮肤条件差及切口皮肤过度牵拉有关。仔细微创的手术操作和随后的治疗对减少伤口愈合的不良反应是必需的。一旦发生后,应对伤口逐渐进行清创,并早期予以软组织覆盖。

严重的距下关节脱位特别是伴有关节内骨折的患者术后易出现距下关节的排列异常及创伤性关节炎。严重者应行距下关节融合术,因距下关节融合术的主要手术适应证就是由于关节炎或关节不稳导致的疼痛。

对于距下关节的顽固性疼痛、不稳及步态改变的患者,轻度的可穿矫形鞋,垫合适的衬垫。严重者也要行距下关节融合术。

四、距骨全脱位的手术治疗

距骨全脱位是指距骨遭受的暴力超过局部软组织的限制,从而导致其从某一方向完全脱位。不伴有距骨骨折的全脱位较为罕见,大多数为开放性损伤,合并距骨骨折愈合较差。

(一)手术病例选择

1.手术适应证　距骨全脱位由高能量损伤所致,需紧急复位。由于解剖结构的限制,常使闭合复位不能成功。影响复位的主要因素有周围的肌腱、骨折碎块及关节囊等软组织。闭合复位不宜反复进行,以免加重关节软骨的损伤及骨折移位更加显著。切开复位会降低距骨缺血性坏死、关节退变及感染等并发症的发生率。故闭合复位一旦失败,应立即行切开复位。

2.手术禁忌证　由于距骨全脱位闭合复位常不能成功,且非手术治疗后会带来严重的功能障碍,因此很少有手术治疗的禁忌症。因该类损伤多由高能创伤所致,在入院时患者可能因全身状况不稳定而难以耐受手术,一旦患者病情稳定,应尽快手术治疗,以尽可能减少并发症的发生。

(二)术前准备

术前准备包括询问病史、足部检查、全身一般情况评价、X线等影像学检查和手术预后的估计。

术前应该详细询问病史,了解足踝部损伤的作用机制。对受伤的部位进行仔细体检,本病的诊断一般并不困难。多数有开放性伤口,临床上常表现为后足肿胀、压痛、畸形明显、主动及被动活动消失。查体时不能忽视血管、神经、肌腱的情况,注意检查是否有足背动脉搏动减弱、足趾、足底皮肤感觉及足趾运动减退等症状。检查受损及邻近关节背屈和跖屈的活动度及稳定性,应与健侧对比,并应记录足的神经血管状态,认真检查手术切口,保证良好的血液循环、感觉和完整的皮肤。

术前应综合评估患者的全身情况,特别需要注意的是糖尿病、周围血管病变和周围神经疾病等。

对于距骨全脱位,X线片即能作出确切诊断,可以明确距骨脱位的位置和方向(图2-2-6-2-7),且可以同时观察踝关节是否受到损伤以及是否伴有邻近部位的明显骨折。故获得标准位全套足部X线片对于损伤的诊断和治疗都很重要。当距骨脱位后不能确诊是否伴发周围骨折时应行CT扫描。因为CT对于检测关节周围骨折有独特的优势。通过术前检查对患者作出明确的诊断,利于具体手术方案的制订和手术预后的评估。MR检查可帮助对关节囊、肌腱、韧带等的撕裂和关节软骨损伤及骨坏死进行确诊。通过术前检查对患者作出明确的诊断,利于具体手术方案的制订和手术预后的评估。

(三)手术方法

根据术前评估选择合适的麻醉方法,如脊椎麻醉或全麻。患者取侧卧位,患肢侧朝上,也可仰卧位。大腿上止血带。下肢按正常的消毒和铺巾。对侧肢体垫上棉垫加以保护,垫高手术肢体以便手术时免受对侧肢体影响,也便于术中摄片。

根据距骨脱位的方向,从距骨前内侧自踝关节近端至骰骨的纵向切口约8cm(图2-2-6-2-8),原则上应将围绕距骨的前、后侧肌间隔内的肌腱暴露并松解,才能根据脱位的方向将距骨进行复位。首先锐性切开皮肤至筋膜。将踇长伸肌腱和趾长伸肌腱牵向内侧,第三腓骨肌腱牵向外侧,显露距骨和距下关节,注意保护腓深神经及胫前动静脉。可采用骨撬或骨膜剥离器的杠杆原理进行撬拨复位。复位时,助手维持足部牵引并向脱位的反方向推压,最好先在跟骨上横穿一根粗的骨圆针,安装牵引器,在强力向远端牵引跟骨及足背伸的同时,将距骨挤入踝穴复位。虽然有少数学者指出,为减少距骨全脱位引起的缺血性坏死或创伤性关节炎的发生,

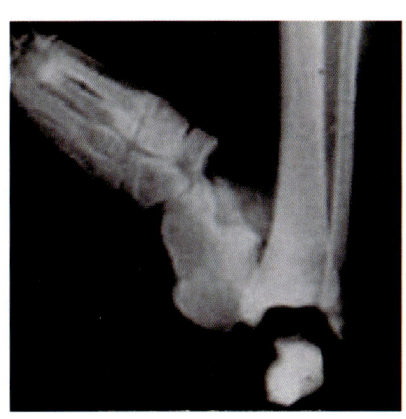

图2-2-6-2-7 距骨全脱位X线正位片

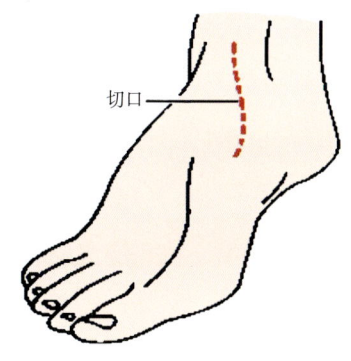

图2-2-6-2-8 距骨全脱位手术入路示意图

建议早期行距骨切除,行胫跟融合术。但如能对骨及软组织床进行有效的清创,并极为谨慎地将距骨重新放入其软组织床内以维持其长度,并修复其解剖关系,有利于距骨周围组织的愈合(图2-2-6-3-9)。如果距骨复位后仍然不稳定,可将一根克氏针从跟骨穿过距下关节进行固定,也可将一根克氏针穿入距舟关节,或两者并用,来有效的维持距骨复位后的位置。

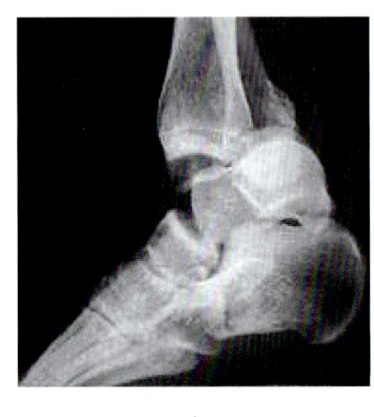 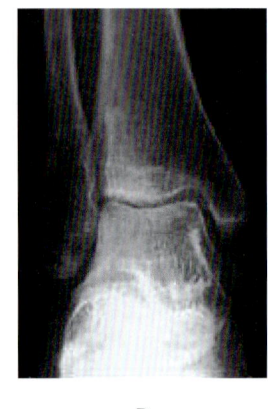 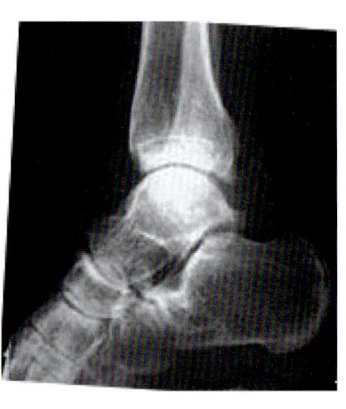

图2-2-6-2-9　胫距全脱位的临床举例(A~C)
A.术前X线片;B.C.复位术后22个月正侧位X线片

如伴有开放性损伤,应在急诊下进行冲洗、清创。正确的判断受损皮肤的活性,早期彻底清除污染而无活力的组织,恰当处理骨折碎片,如有可能,创口延迟一期闭合。如皮肤在最初检查时明显不能存活,应及时采取处理措施。如确定有大块的骨软骨骨折,或不稳定,或闭合复位后关节不匹配,应进行适当地切开复位内固定。有小骨块嵌入关节内,不管骨块本身是否稳定,均应切除。如骨折块较大,应给予解剖复位,观察关节面平整后用螺钉固定。切开复位内固定和修复韧带与关节囊后仍不稳定者,可用克氏针从足跟穿过距骨到踝部以确保牢固,有时也可用克氏针固定距舟关节。这些克氏针一般6周左右取出,在此期间患肢不能负重。当距骨全脱位为开放性且伴有严重的距骨骨折(特别是距骨颈骨折)时,术后感染、缺血性坏死、创伤性关节炎等并发症的发生率很高,应早期行距骨切除,行胫跟关节融合术(图2-2-6-2-10)。

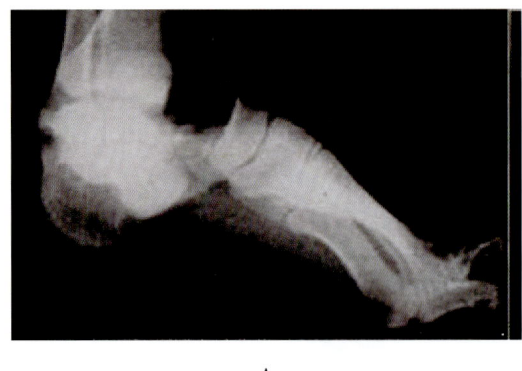 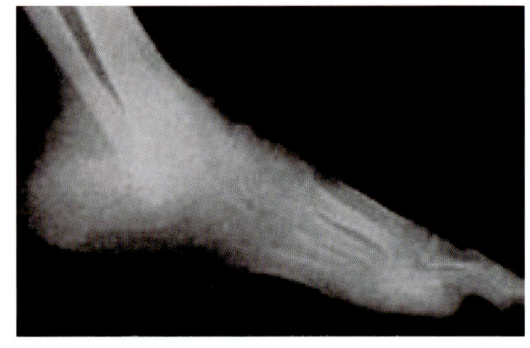

图2-2-6-2-10　距骨全脱位临床病例(A、B)
A.术前X线片;B.距骨切除、胫跟关节融合术后侧位X线片

(四)术后处理

术后应拍摄X线片并进行活动范围检查，以证实其稳定性、匹配性及有无骨片或软组织嵌顿。术后非负重短腿石膏托固定。术后3周更换为短腿石膏管型。非负重石膏固定至少6周，以满足软组织的愈合来获得距骨周围的稳定。6周后换行走型短腿石膏或行走型支具，要根据术后X线片检查决定下地负重时间。若手术时对距下或距舟关节进行了克氏针固定，应在术后6周时将克氏针取出。

去掉石膏后，康复训练应循序渐进地进行一系列的动作运动。术后积极随访，密切检视距骨的愈合情况，应行MR检查，以了解距骨是否出现缺血性坏死以及创伤性关节炎，以便尽早的采取治疗措施。

(五)并发症

距骨全脱位是高能量所致的一种灾难性的损伤。通常预后较差，术后的并发症主要包括感染、距骨缺血性坏死、创伤性关节炎等。

距骨全脱位常为开放性脱位，故存在感染的风险。当伴有关节内骨折时，更要注意感染的防治。主要治疗包括严格仔细清创和抗生素的应用。

距骨缺血性坏死(图2-2-6-2-11)也是距骨全脱位后常见的并发症，由于距骨解剖及血运的特殊性，距骨全脱位后，距骨的血供遭到严重破坏，故距骨缺血性坏死较常发生。早期可非负重石膏固定，并密切观察距骨坏死的进展情况。在距骨缺血性坏死早期，距骨塌陷之前，也可行核心减压术。小范围的坏死可行带血供的骨瓣移植术。严重的较大范围的距骨缺血性坏死，应行关节融合术，必要时行距骨切除术。根据受累关节具体情况，采用不同的关节融合术。

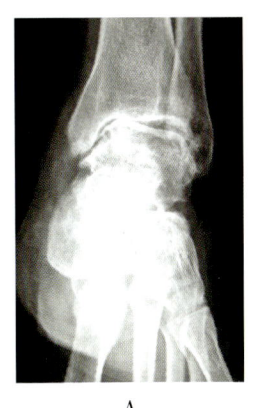 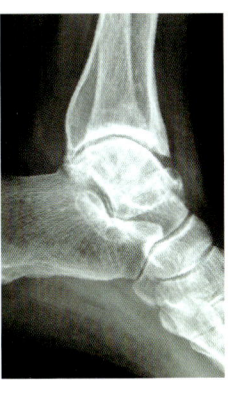

图2-2-6-2-11　距骨无菌性坏死（A、B）
A. 正位X线片；B. 侧位X线片（自刘忠汉）

距骨全脱位特别是伴有关节内骨折的患者，术后易出现创伤性关节炎。早期先行保守治疗，如非甾体类抗炎药、营养关节软骨的药物及石膏或支具固定等；严重者应行距下、距舟或踝关节关节融合术。

（俞光荣　李兵）

第三节　跟骨骨折

一、概述

跟骨骨折在临床上较为多见，约占全身骨折的1.5%左右；不仅从事高空作业的青壮年多发，且随着人口老龄化，年迈者亦非少见，此与骨质疏松有关。跟骨骨折后主要是波及跟距关节，当其咬合变异，并由此而引起负重力线异常，这是构成创伤性距下关节炎的病理解剖学基础。其发生率不仅取决于损伤的程度，且与治疗方法的选择及个体差别等关系甚为密切，因此选择最佳治疗方案，对跟骨骨折患者的康复及并发症的防治具有直接作用。

二、跟骨的解剖特点复习

跟骨呈不规则之长方形,为人体最大的跗骨。前方为跟骰关节面,上方为跟距关节面,后方系跟腱附着的跟骨结节。其内侧面呈中凹状,与一宽厚的突起相连,此即载距突,系跖腱膜和足底小肌肉的起点。于跟骨中偏后,有向上隆起的跟骨角(Böhler角),大约38°左右(图2-2-6-3-1)。其下方骨较疏松,当骨折时易被压缩、断裂而导致此角角度的缩小,甚至为负角,此不仅易引起跟距关节炎,且使跟腱松弛而影响小腿的肌力及步态。

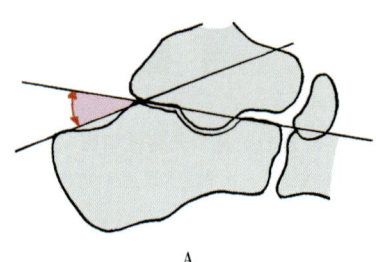
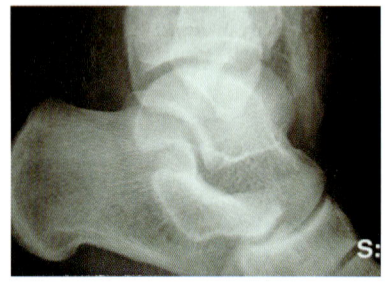

图2-2-6-3-1 跟骨Böhler氏角（A、B）
A.示意图；B.X线侧位片

跟骨对足部的整体功能具有重要作用,其不仅承受来自距骨传导的载荷,且因其突向踝关节的后方,从而为小腿三头肌延长力臂,以满足人体向前推进的需要。同时它亦是足弓构成的主要成分,使足部富有弹性,以缓解震荡。因此,当跟骨发生骨折后,应充分恢复其本身的正常位置和距下关节的关系,以免影响上述功能。

三、致伤机制

主要有以下3种方式。

（一）垂直压力

约有80%的病例系因自高处跌下或滑下所致。视坠落时足部的位置不同,其作用力方向亦不一致,并显示不同的骨折类型,但基本上以压缩性骨折为主。此外尚依据作用力的强度及持续时间不同,其压缩的程度成不一致性改变。

（二）直接撞击

为跟骨后结节处骨折,其多系外力直接撞击所致。

（三）肌肉拉力

腓肠肌突然收缩可促使跟腱将跟骨结节撕脱,如足内翻应力过猛,则引起跟骨前结节撕脱,而外翻应力则造成载距突骨折或跟骨结节的纵向骨折,但后者罕见。

四、诊断

跟骨骨折的诊断一般多无困难,除依据外伤史及临床症状外,主要从X线平片,包括正位、侧位及轴线位予以确诊(图2-2-6-3-2),并依此进行分型。仅个别病例需CT扫描或MR检查。

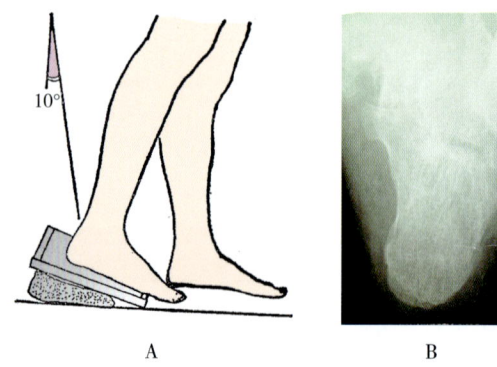

图2-2-6-3-2 跟骨轴位拍片位置（A、B）
A.示意图；B.X线轴位片

五、分型

一般分为以下两型。

(一)关节外型

指不波及跟距关节的骨折,包括:
1. 跟骨(后)结节骨折(图 2-2-6-3-3)又有纵形、横形骨折及撕脱性骨折之分;
2. 跟骨前结节骨折(见图 2-2-6-3-3);

3. 载距突骨折(图 2-2-6-3-4);

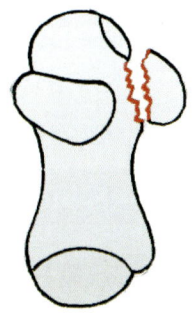

图2-2-6-3-4 跟骨载距突骨折示意图

4. 结节前方近跟距关节之骨折。

(二)关节型骨折

视其形态及受损程度等又可分为以下4型(图 2-2-6-3-5)。

1. 舌型(Tongue type)骨折 多系垂直暴力所致;

2. 压缩型(Depression type)骨折 亦由纵向垂直外力所引起;

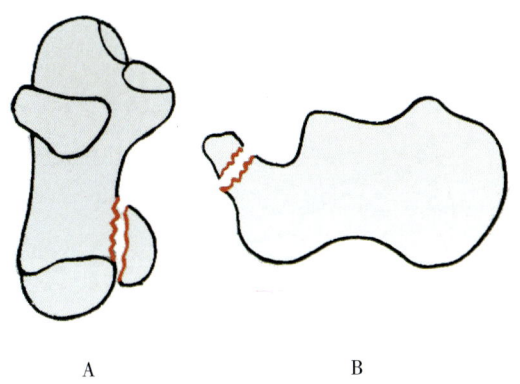

图2-2-6-3-3 跟骨后结节(粗隆)(A)及前结节(B)骨折,示意图

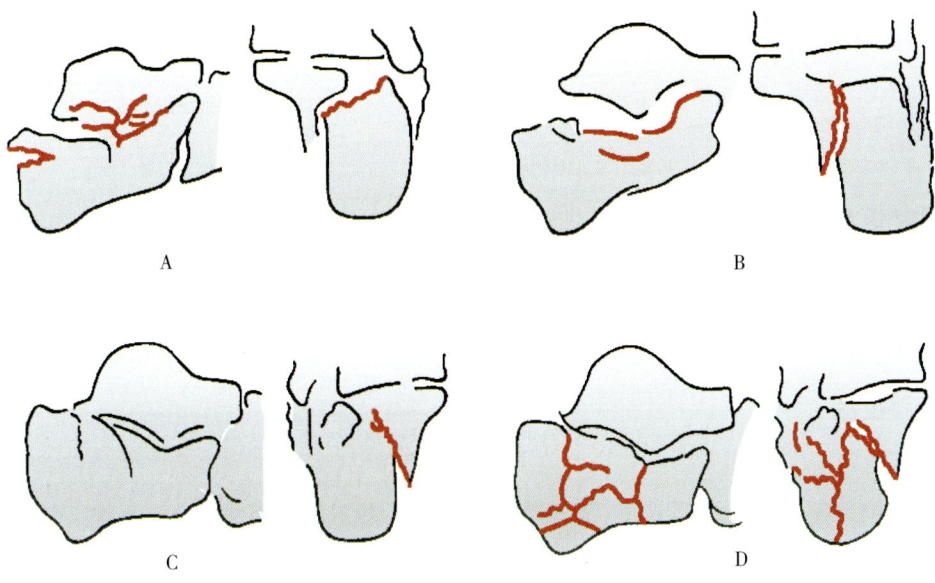

图2-2-6-3-5 跟骨关节型骨折分类示意图(A~D)
A.舌型;B.压缩型;C.残株型;D.粉碎型

3. 残株型（Stump type）骨折 即波及距骰及跟距关节的纵（斜）向骨折；

4. 粉碎型（Crush type）骨折 多由强烈的压缩暴力所致。

六、跟骨骨折的治疗概况

不波及跟距关节和跟骰关节的骨折在治疗上较易处理，但波及关节面，尤其是Böhler角明显缩小及压缩严重者，不仅治疗难度较大，且治疗意见亦不一致。当前主要有两种观点，一是通过一切手段，包括开放复位+植骨术以争取尽可能恢复跟骨的原解剖结构，尤其是关节面的外形与咬合角度（包括将塌陷之关节面撬起、关节下植骨等），虽较一般病例疗效为佳，但操作复杂。反对者认为与其早期开放复位+植骨，不如后期出现创伤性关节炎时再行跟距关节融合术。还有一种观点是强调功能锻炼，即对骨折的复位要求不严，而是主张早期功能活动，包括足跟前方放置弹性垫后即早日下地负重功能锻炼等，亦能普遍获得中等水平的疗效。究竟采用何种疗法，尚需依据患者的具体情况而定。一般将其分为以下3种类型进行处理。

七、不波及跟骨关节面骨折的治疗

（一）无移位者

以小腿石膏固定4周左右，临床愈合后拆除石膏进行功能锻炼，但下地负重不宜过早。

（二）有移位者

分为以下两种情况处理：

1. 一般移位 包括跟骨纵形骨折、跟骨结节撕脱及载距突骨折等，均应在麻醉下先行手技复位，而后行小腿固定4~6周。因跟腱撕脱所致者，应先行跖屈、屈膝的下肢石膏固定3周，而后再换小腿石膏。

2. 难以复位或难以固定者 可采取以下方式。

（1）手技复位+石膏固定 对跟骨后结节骨折、跟骨后方接近跟距关节骨折及载距突骨折等均可在麻醉下以手技多可获得理想复位，而后用小腿石膏固定于功能位4~6周，8周后下地负重活动。

（2）开放复位+内固定术 对移位明显、手法复位失败者，例如后结节撕脱骨折骨折片移位超过1cm者、跟骨后方的鸟嘴状骨折等，均可通过开放复位+钢丝，或螺钉，或骨搭钉等内固定。术后以小腿石膏保护（图2-2-6-3-6、7）。

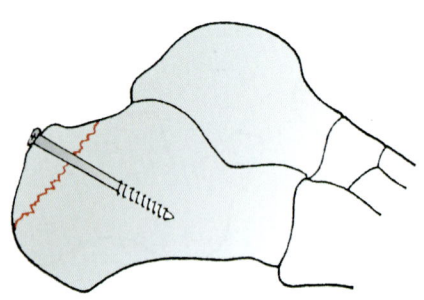

图2-2-6-3-6　跟骨后方骨折内固定示意图

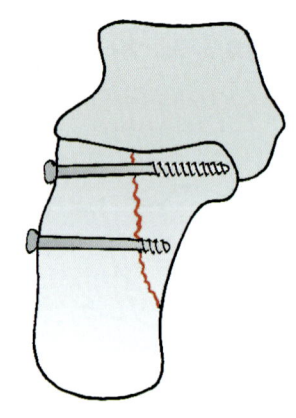

图2-2-6-3-7　跟骨纵行骨折双螺钉内固定示意图

八、波及关节面跟骨骨折的治疗

分下面不同情况进行处理。

（一）Böhler角变小的横形骨折

可用史氏钉自跟骨结节插入达骨折线处，而后将史氏钉向下方压之以使骨折复位，并将史氏钉向深部打入，使其穿过骨折线抵达跟骨前方直至距跟骰关节面0.5cm处。全部操作过程宜在C-臂X光机透视下进行（或拍片）。然后小腿石膏固定4~6周，史氏钉可于3周后拔除（图2-2-6-3-8）。

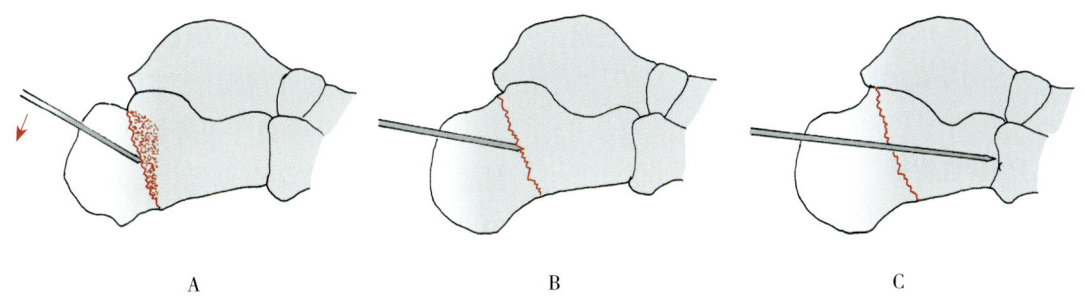

图2-2-6-3-8　跟骨Böhler氏角变小骨折复位示意图（A~C）
A.插钉；B.复位；C.将钉打入前方

（二）跟距关节塌陷的骨折

视患者年龄及全身状态不同而采取相应措施。

1.青壮年者　可行开放复位+植骨+内固定术，以求恢复关节面之角度及跟骨的大致形态。术中注意从跟骨两侧对跟骨同时加压以纠正骨块的侧方移位（图2-2-6-3-9、10）。

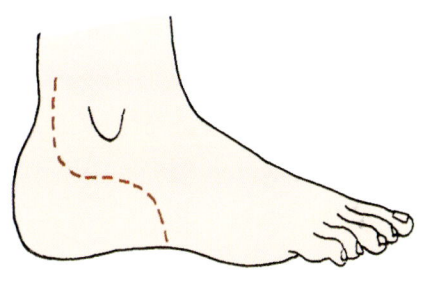

图2-2-6-3-9　跟骨手术常用切口示意图

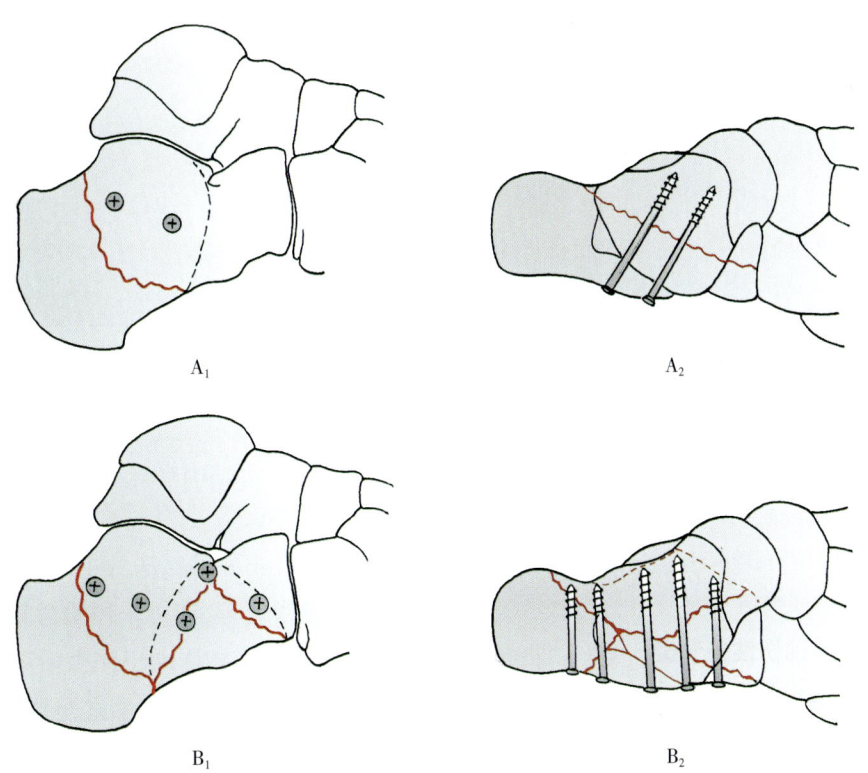

图2-2-6-3-10　跟骨骨折复位后螺钉内固定示意图
A_1.双钉固定侧方观；A_2.同前，水平位观；B_1.多钉固定侧方观；B_2.同前，水平位观

2.老年患者 对60岁以上或身体条件不宜施术者,应以恢复功能为主。可用弹性绷带加压包扎,然后按足弓形态进行功能锻炼。一般是让足底在直径10~15cm的圆木棍上滑动,以促进足的纵弓及Böhler角的恢复。

(三)粉碎性骨折

亦根据年龄及具体情况而酌情掌握。

1.青壮年者 腰麻或硬膜外麻醉后,按下述步骤予以复位及固定。

(1)跟骨结节处史氏钉打入 一般在透视下进行。

(2)牵引及手法复位 在将跟骨结节史氏钉向下牵引之同时,亦将足趾跖屈位,足心向上加压,以达到恢复Böhler角之目的。

(3)挤压跟骨两侧 用跟骨复位器自跟骨的两侧迅速加压,持续时间不超过1s,而后立即放松(加压标准以健侧宽度为准)。

(4)史氏钉固定 复位满意者,另取史氏钉1或2根,从跟骨结节后方,沿跟骨长轴打入,并穿过骨折线,以达固定目的。

(5)石膏 术毕以小腿石膏固定,并再次对跟骨内、外两侧加压塑形,之后即拔除跟骨结节史氏钉,2~3周后再拔除跟骨纵向史氏钉。石膏制动4~6周后开始功能活动,下地负重应在伤后10~12周以后开始。

2.60岁以上者 麻醉下用跟骨复位器复位后,按塌陷性骨折处理,以关节功能恢复为主。

(四)迟来病例

指伤后未经治疗或处置不当者,需视病情而定,并按上述原则处理,遇骨折复位后、或过早下地、Böhler角变小或消失者,应及时采取补救措施,尤其是骨折尚未愈合时,包括手法复位、足底在木棍上功能锻炼等均有疗效(图2-2-6-3-11)。

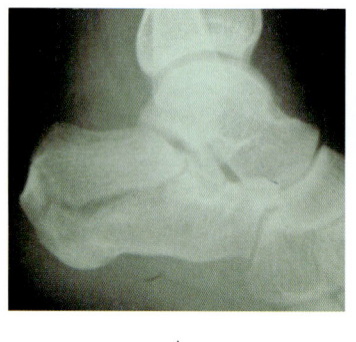 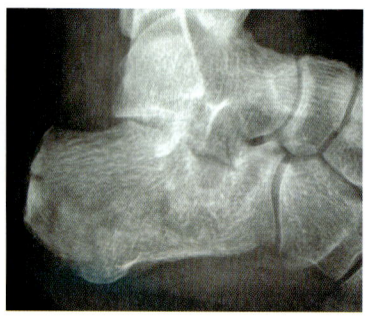 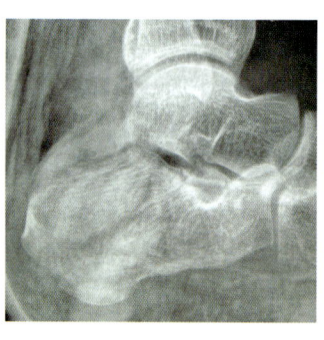

A　　　　　　　　　　B　　　　　　　　　　C

图2-2-6-3-11 迟来病例(A~C)

迟来跟骨横行骨折保守治疗侧位X线片　A.正位X线片示Böhler角变小;B.未予以手法复位仅石膏固定及持拐行走,两周后拍片显示恢复欠佳,Böhler角更小;C.患者拒绝手术,随采取足底踩木棍功能锻炼疗法,半月后Böhler角有所恢复

九、跟骨骨折并发症的处理

(一)跟距关节创伤性关节炎

发生率甚高,约占20%左右,多系波及距骨面之塌陷性或粉碎性骨折者。

轻者以非手术疗法为主,包括理疗、药物及弹性绷带固定等,亦可采用跟骨钻孔减压术,均有疗效。重者(指影响工作生活者)可行跟距关节融合术,最为简易的术式是局部旋转植骨术(图2-2-6-3-12)。

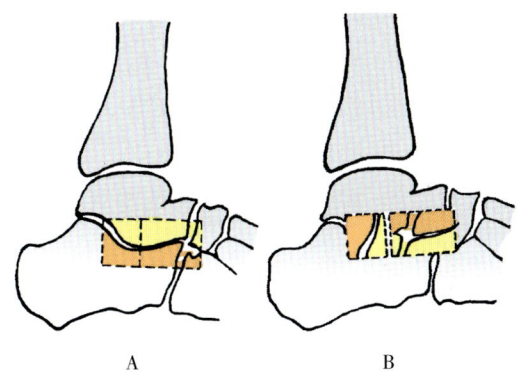

图2-2-6-3-12　旋转植骨示意图（A、B）
跟距、距舟和跟骰三关节旋转植骨融合术
A. 切骨；B. 旋转变位植入

（二）足跟增宽

因影响穿鞋而求医居多，一般让其放松鞋的宽度，对有骨质明显增生或骨刺形成者，可将其切除。

（三）足底痛

由外伤后跟骨内组织压力增高所致。严重时可通过足跟外侧多方向钻孔减压，疗效颇佳，且操作简便，勿需切开。

（四）腓骨肌腱粘连（炎）

常可遇到，轻者可行理疗，重者则需行腓骨肌腱松解术。

（五）平底足

主要因Böhler角变小所致，以功能锻炼为主，严重者可行跟骨体楔形截骨矫正术。

（蔡俊丰　李国风）

第四节　跖跗关节脱位

跖跗关节（Lisfranc关节）是中足的复杂结构，在步行过程中，完成重力由中足向前足的传导，并在各期支持人的自身负荷。跖跗关节脱位可导致患者足底疼痛、足弓塌陷及步态周期的失调。该损伤比较少见，发生率约1/55 000。

一、解剖学和生物力学特点

跖跗关节是由前方5块跖骨和后方4块跗骨（3块楔骨和1块骰骨）共同组成的联合关节。跖跗关节有3个功能单位，也可描述为3个柱：内侧柱即第一楔骨和第一跖骨，第一跖楔关节矢状面上的功能性的活动范围为背屈3°~4°，其保持关节完整时的最大背屈范围是10°，第一跖楔关节3个平面上的运动常同时发生，其运动方向和范围是由关节的外形、轮廓、内外韧带及周围肌肉肌腱的共同作用所决定；中柱为第二、三楔骨及第二、三跖骨，其中第二跖骨基底与周围楔骨构成关节稳定的支柱，外侧柱由骰骨和第四、五跖骨构成。第四跖跗关节矢状面极限活动度约为18°，水平面为2.8°；第五关节跖跗关节矢状面极限活动度为20.2°，水平面为7.4°；固定第四五跖骨后，两者矢状面的极限活动度约为14.8°，水平面约为2.4°。跖跗关节软组织结构包括跖跗关节关节囊、加强关节稳定的韧带（背侧韧带、跖侧韧带和骨间韧带），及其他结构如筋膜、肌腱和内在肌。其中跖侧软组织结构较坚强，背侧韧带相对薄弱。此外，外侧4跖骨基底由横韧带相连，形成一个稳定单元。而第一、二跖骨基底间无横韧带加强，取而代之的是Lisfranc韧带，即连接第一楔骨至第二跖骨基底的骨间韧带。还有其他两个较为重要的结构是穿过第一和第二跖骨基底部之间的足背动脉和与动脉伴行的腓深神经。

二、分型

由 Myerson 等提出将跖跗关节骨折脱位分为以下 3 型（图 2-2-6-4-1）。

A 型（total incongruity） A 型损伤包括全部 5 块跖骨的移位伴有或不伴有第二跖骨基底骨折。常见的移位是外侧或背外侧，跖骨作为一个整体移位。这类损伤常称为同侧性损伤。

B 型（partial incongruity） 在 B 型损伤中，一个或多个关节仍然保持完整。B_1 型损伤的为内侧移位，有时累及楔间或舟楔关节。B_2 型损伤为外侧移位，可累及第一跖楔关节。

C 型损伤（divergent） C 型为裂开性损伤，可以是部分（C_1）或全部（C_2）。

此类损伤通常是高能量损伤，伴有明显的肿胀，易于发生并发症，特别是骨筋膜间室综合征。

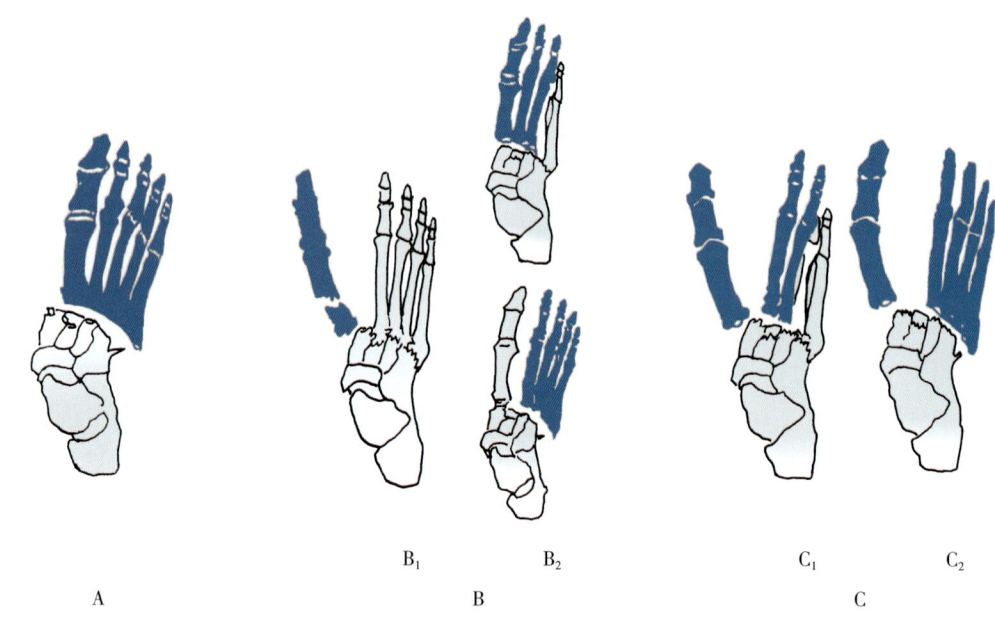

图 2-2-6-4-1　跖跗关节骨折脱位 Myerson 分型（A~C）

三、诊断

跖跗关节脱位在急诊室很容易被漏诊，第一周内 40% 的病例没有采取治疗，治疗延迟，尤其超过 6 个月者，将导致足部严重的功能障碍。其诊断依据以下检查。

（一）常规 X 线平片

首先要提高对跖跗关节脱位的认识，任何引起中足压痛和肿胀的损伤都应进行仔细的物理和 X 线检查。X 线平片包括前后正位，侧位片和 30° 斜位片（图 2-2-6-4-2~4），但是 X 线平片很难发现轻微的损伤，因为轻微的半脱位会自行复位。

（二）负重或应力位片

在常规片基础上加拍负重位和应力位 X 线片，并与健侧对比，更容易发现跖跗关节不稳。对于急诊患者拍摄负重位和应力位 X 线片比较困难，可短腿石膏固定两周后再拍负重 X 线片。

评价时要注意如下特点。①前后位 X 线片显示第一跖骨外侧面应与内侧楔骨的外侧面在一条直线上；②斜位 X 线片显示第三跖骨外侧缘应与外侧楔骨的外侧缘在一条直线上；③第一跖楔关节外形应规则；④在第一跖骨和第二跖骨基底部的"斑点征"，提示有 Lisfranc 韧带的撕脱，有 90% 的病例有此特征；⑤评价舟楔关节有无半脱位；⑥寻找有无骰骨的压缩性骨折。如果存在跖趾关节脱位或者跖骨颈骨折，应提高警惕性。

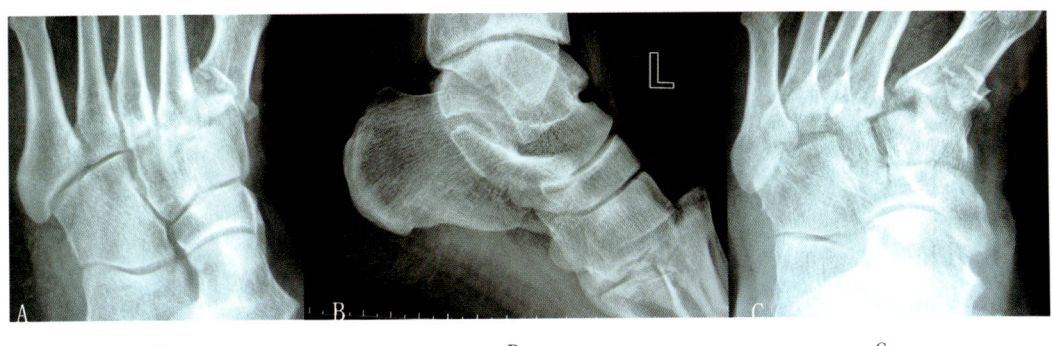

图2-2-6-4-2　跖跗脱位X线片（A~C）
A.前后位；B.侧位；C.斜位

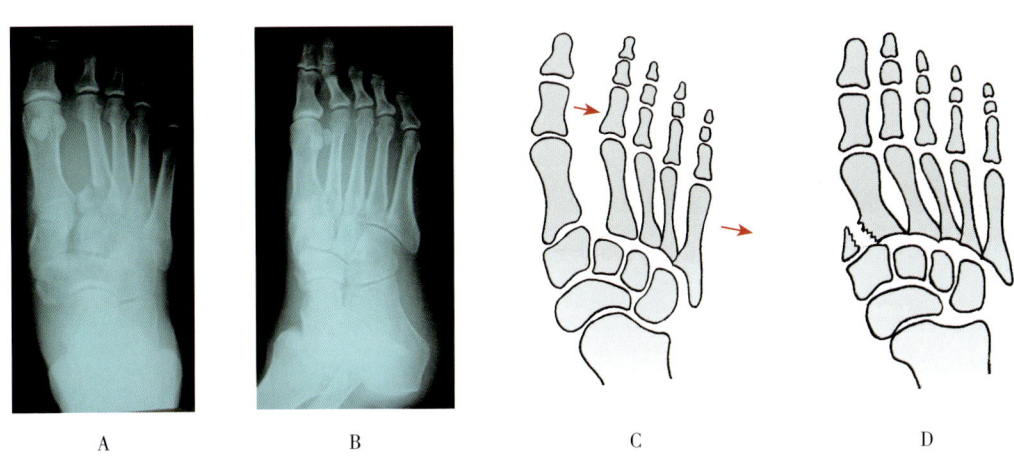

图2-2-6-4-3　Lisfranc骨折移位（A~D）
A.Lisfranc骨折X线正位片；B.同前，斜位片（自刘希胜）；C.D.示意图

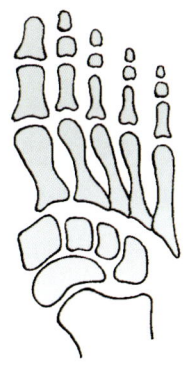

图2-2-6-4-4　同向性跖跗关节脱位示意图

（三）CT和MR检查

对于疑似病例,应该进一步进行CT扫描或者MR检查,对于多发伤患者或者不能拍负重位X线片者,行CT横断面扫描可以避免X线平片的结构重叠现象,三维重建可以观察关节的稳定性（图2-2-6-4-5）；MR可以清楚的显示跖跗关节的3个平面以及所有跖骨内外缘和所有跗骨边缘,所以容易判断关节的对位对线和韧带损伤情况。核素骨扫描可早期检出损伤。

（四）其他检查

1.除外伴发伤　跖跗关节脱位常伴有其他多发伤,有的医生满足于发现了其他部位的骨折而忽略了跖跗关节脱位。检查时应注意仔细触诊每一关节的压痛和肿胀,以发现微小损伤,特别是楔骨-第一跖骨关节内侧,其在X线上通常不显示出移位。

2.诱发试验　采用"旋转试验",即对第一跖骨头提、压,从而对第二跖跗关节施加应力,以此来诱发Lisfranc关节疼痛为阳性者。

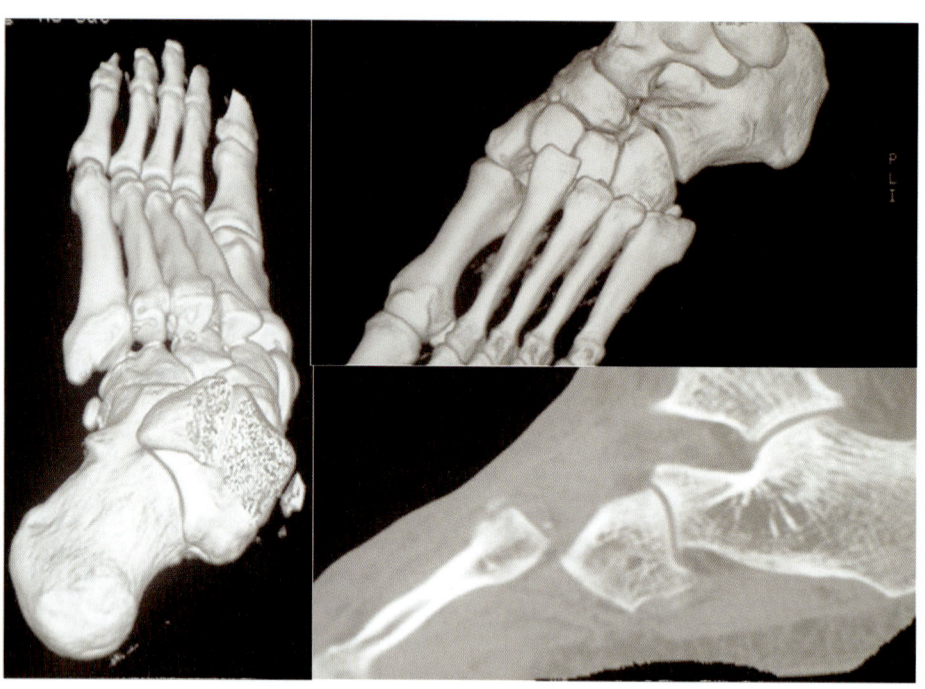

图2-2-6-4-5 跖跗关节脱位CT三维重建（自俞光荣）

四、手术疗法

（一）手术病例选择

1. **手术适应证** 跖跗关节脱位具有一定的致残率，需要及时明确诊断，跖跗关节脱位大多数具有手术指征。大于2mm的脱位和距跖角大于15°的跖跗关节脱位均应采用手术治疗，以获得解剖复位和稳定固定，否则当软组织肿胀减轻时，石膏固定所获得的复位可能会丧失，满意的临床结果是与准确的解剖复位以及在整个愈合过程中成功地维持复位直接相关。陈旧性跖跗关节脱位未复位者亦应手术治疗。

2. **手术禁忌证** 严重血管疾病、病理性跖跗关节损伤、全身情况差难以耐受手术者。

（二）手术的时机

伤后4~6小时内很容易复位。避免手术并发症的关键是选择适当的手术时机，伴随的软组织损伤或并发骨筋膜间室综合征是影响手术时间的主要因素。没有明显软组织肿胀的轻微损伤，可以急诊手术。未并发骨筋膜间隔综合征者，在软组织肿胀基本消退后行手术内固定（一般在伤后7~10天）。并发骨筋膜间隔综合征者，在筋膜切开减压后，若软组织能充分覆盖内置物，内固定是理想的，若不能充分覆盖，可选择克氏针或外固定临时固定。未能及时治疗的跖跗关节损伤，伤后6周内手术也能获得满意的效果。

（三）术前准备

术前常规全身体格检查，积极治疗各种慢性病，以适应手术的需要。全身情况欠佳者，术前应予以改善，并应在指导下进行功能锻炼，以改善心、肺机能，增强对手术的耐力。对明显肿胀者，宜采取药物和抬高患者等措施，可用注射器抽干张力性水泡。

（四）闭合复位及经皮内固定

1. **麻醉和体位** 连续性硬膜外麻醉或全麻，采取仰卧位。

2. **具体操作** 如果跖跗关节脱位不严重，可在麻醉下行闭合复位术，方法包括单纯闭合复位及经皮螺钉固定。复位时,可使用大的骨复位钳闭合复位第二跖骨的移位,第二跖骨基底部解剖复位后,握住𧿹趾,外侧推第一趾骨,当𧿹趾在内翻位时,可插入一导针或克氏针以稳定内侧结构,第二趾骨可复位到第一楔骨上,术中摄片检测复位情况,复位的关键在于必须恢复第二跖骨基底与内侧楔骨的解剖关系,以使Lisfranc韧带在无松弛状态下愈合。如果复位满意,可做两个小切口,一个在第二跖骨背侧上方,另一个在第一楔骨内侧,用1枚螺钉斜行从内侧楔骨进入第二跖骨基底部,固定第二跖骨。此过程可在X线监控下操作。如果外侧结构不稳定,可经皮用克氏针或螺钉打入骰骨。

(五)切开复位内固定

1. 切口 做足背第一、第二跖骨基底间纵向切口,注意保护神经血管束,显露第一、二跖楔关节及内、中楔骨间隙,检查有无关节不稳定,清除血肿及骨软骨碎块,如果需要,可在四、五跖骨基底背侧另做一纵向切口(如图2-2-6-4-6)。

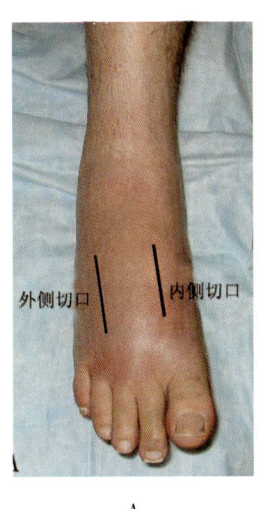
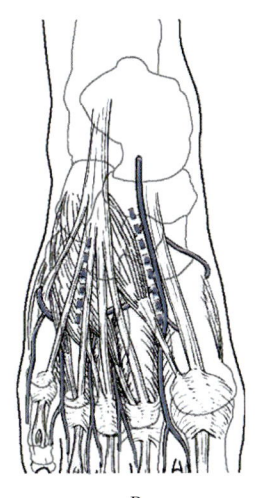

图2-2-6-4-6 手术入路及局部解剖(A、B)
A. 双切口外观;B. 局部解剖概况及切口示意图

2. 复位 复位时,至少应达到第第二跖骨基底间隙和内、中楔骨间隙应在2mm以内,跖跗骨轴线不应超过15°,跖骨在跖及背侧无移位。但对功能要求高者,应尽可能达到解剖复位。足正位片,正常可见第一跖骨基底外缘和内侧楔骨外缘连续成一直线,第二跖骨基底内缘和中间楔骨内缘连续成一条直线,这是所有跖骨基底与其相关跗骨对线关系中最恒定可靠的。正常内斜30°位片可见第三跖骨基底外缘和外侧楔骨外缘成一直线,第四跖骨基底内缘和骰骨内缘连续成一条直线,第四跖骨基底内缘较骰骨内缘有向内侧约1~2mm移位的正常变异;第五跖骨基底切迹距骰骨外缘约1~2mm。正常侧位片可见楔骨较相对应距骨略偏向背侧,但距骨不应超过相对应楔骨背侧。距骨长轴和第一跖骨长轴所形成的侧位距跖角为0°。

3. 螺钉固定的顺序 一般按以下的固定顺序进行。

(1)克氏针逐次临时固定第二跖骨与内侧楔骨间关节和第一跖跗关节、内侧与中间楔骨间关节(图2-2-6-4-7、8);

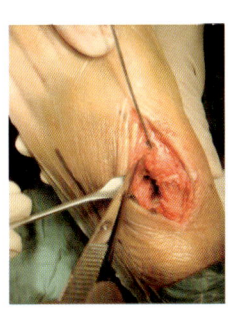
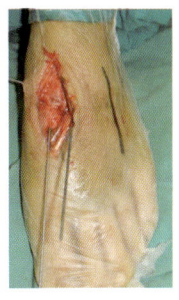

图2-2-6-4-7 用克氏针固定第一和第二跖跗关节(A、B)

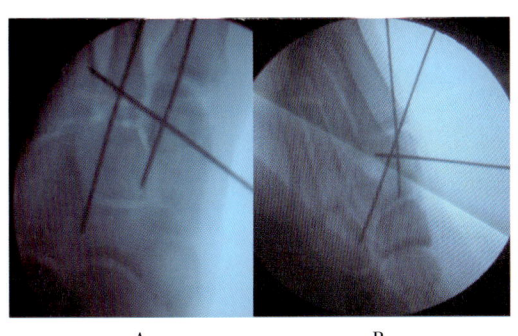

图2-2-6-4-8 术中透视(A、B)
A.B. 观查克氏针临时固定情况

(2)空心螺钉逐次替代上述克氏针;
(3)克氏针依次固定第四至第五跖跗关节;

（4）空心螺钉替代临时固定第三跖跗关节的克氏针（图2-2-6-4-9、10）。

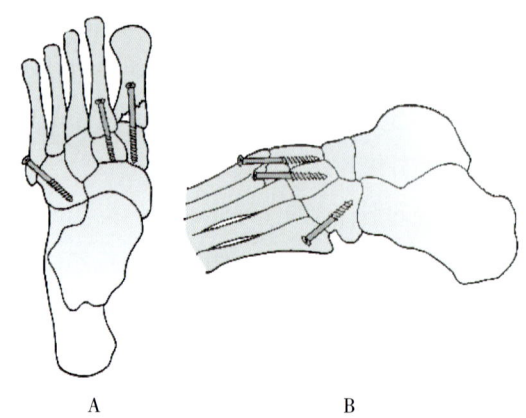

图2-2-6-4-9　跖跗关节脱位内固定示意图（A、B）
A. 正位观；B. 侧位观

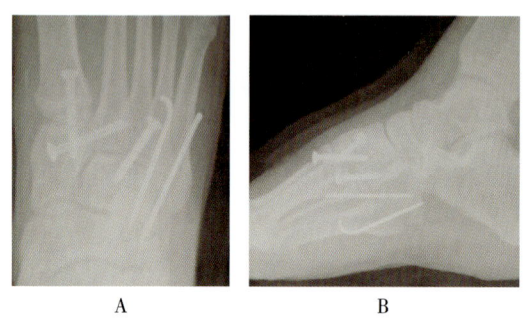

图2-2-6-4-10　克氏针固定后X线正侧位片（A、B）

由于第二跖骨基底与周围诸骨构成的榫卯样结构和Lisfranc韧带是稳定跖跗关节的主要骨性和软组织因素，故宜首先固定第二跖跗关节。先复位并固定第四跖跗关节，第五个也复位。

4. 螺钉的放置　第一跖跗关节内固定物的放置（见图2-2-6-4-9及图2-2-6-6-4）：在距离第一跖跗关节面至少2cm远的第一跖骨背侧皮质做一沟槽，其作用是供螺钉钉头埋入和避免钉头劈裂近端背侧皮质。通过沟槽的上1/2钻孔。跖骨内为滑动孔，内侧楔骨内为攻丝孔，之后小心拧入相应大小的皮质骨螺钉。第二跖跗关节内固定物的放置可类似于第一跖跗关节。为有利于Lisfranc韧带愈合，螺钉可如下放置（Lisfranc螺钉），自内侧楔骨内侧向着第二跖骨基底并与跖骨干约成45°角斜行钻孔，楔骨内为滑动孔，跖骨基底为攻丝孔，螺钉应穿透第二跖骨对侧皮质。为获得更大的稳定性，更长的螺钉可以钻入第三跖骨基底。由于第三至第五跖跗关节的横弓向跖侧、外侧倾斜，中间和外侧楔骨较内侧楔骨更靠背侧，所以经过第三至第五跖骨基底外侧进入跗骨的内固定物，其方向应偏向背内侧，以确保进入跗骨中。

（六）术后处理

足肿胀是跖跗关节骨折脱位术后恢复过程中的主要问题，采用足底静脉泵可减轻深静脉血栓形成。石膏固定8~12周。如果固定稳定，术后两周可开始功能锻炼，4~6周部分负重，6周后完全负重。术后6~8周可拔去克氏针，术后3~4月可取出螺钉。

五、陈旧性跖跗关节脱位的治疗

晚至6周的陈旧损伤，如条件许可，仍可切开复位、内固定，取得较好疗效。但更晚的损伤多遗留明显的外翻平足畸形，足内侧有明显的骨性突起，前足僵硬并伴有疼痛。由于足底软组织挛缩及骨关节本身的改变，再行复位已不可能。为减轻疼痛及足内侧骨性突起的压迫及摩擦，可考虑采取以下措施。

（一）跖跗关节融合术

陈旧损伤时，如跖跗关节仍处在脱位状态下，在行走过程中跖跗关节可引起疼痛。行跖跗关节融合术是消除疼痛的重要措施。可在足背内外侧分别做两个纵切口，充分显露跖跗关节，清除其间的瘢痕组织及切除关节软骨，对合相应的骨结构，即1、2和3跖骨和相应楔骨对合，4、5跖骨与骰骨对合，用克氏针或螺钉固定，术后用石膏制动3个月。

跖跗关节融合后，足弓的生理性改变受到极大限制，从而就失去了在人体行走过程中，足所发挥的"弹性跳板"作用。这是在融合术后仍可能有疼痛的原因之一。此外，由于技术操作方面的原因，跖跗关节的融合可能由于融合范围内不够而使其他未融合关节仍处于脱位及纤维粘连状态下，无疑，这也是术后仍有疼痛的原因。

（二）足内侧骨性突起切除术

在全部 5 个跖骨向外侧脱位后，足弓则变平，内侧楔骨突出于足内侧缘及跖侧，致使在穿鞋时引起局部压迫及疼痛，将第一楔骨内侧突出部及舟骨内侧半切除，可部分解除局部压迫症状，但不能解除全足症状，严重者仍需行跖跗关节融合术。

（三）足弓垫的应用

跖跗关节脱位后可引起外翻平足畸形，脱位后的跖骨基底如果在矢状面上还存在跖及背侧活动，则可用足弓垫置于足底以恢复正常足弓高度，减轻足的疼痛症状。如仍有症状，可行跖跗关节融合术。

六、并发症及其防治

（一）内固定物断裂

由于第三跖跗关节位于运动度最大的第四、第五跖跗关节和运动度最小的第二跖跗关节之间，以及在 5 个跖跗关节中承载最大的负荷，故最易发生螺钉断裂。为避免螺钉断裂发生，应避免采用直径 4.0mm 松质骨螺钉，而应采用直径 3.5 mm 皮质骨螺钉。宜采用两枚螺钉固定第一跖跗关节，自第一跖骨向内侧楔骨放置第 1 枚螺钉，再在第一枚螺钉的外侧自内侧楔骨向第一跖骨放置第二枚螺钉。所有的内固定物应在完全恢复日常活动之前全部取出，通常在术后 4 个月。也有学者建议采用 2.7mm 1/4 管型钢板固定跖跗关节，其依据是：①钛板或单纯螺钉固定跖跗关节脱位的生物力学结果显示两者固定强度的差异无统计学意义；②钛板固定对关节软骨面无损伤；③钛板固定可以允许足踝关节早期活动和负重锻炼，不易并发螺钉断裂，即使断裂，也易于取出。

（二）关节炎

创伤性关节炎是跖跗关节损伤的常见并发症，高能量损伤常导致关节表面磨损或塌陷，手术复位后也可造成创伤性关节炎。开始可以保守治疗，包括非甾体类药物、矫形器和矫形鞋等，无效者往往需要行关节融合术。关节融合的程度和切口应根据关节疼痛位置和 X 线片表现决定。关节融合术原则是在残留最小畸形的情况下，可不完全恢复关节对线，进行关节固定术。但如果前足或中足存在畸形，则纵向和横向结构都需完全整复，如距舟和跟骰关节融合术。一般常进行内侧 3 个关节的融合，随着内侧关节的重新对线及稳定，外侧疼痛常会好转；若外侧 2 个关节存在顽固性疼痛，可对其行关节成形术。

（俞光荣　张明珠）

第五节　跗中关节及跖趾关节脱位

一、跗中关节脱位概述

跗中关节位于后、中足交界处，又称跗横关节或 Chopart 关节，由距舟关节和跟骰关节构成，是前后足活动的枢纽和维持足纵弓的关键部位。跗中关节脱位是指后方的距骨、跟骨与前方的舟骨、骰骨之间发生的分离移位。因有坚强韧带和关节囊附着，单纯中跗关节脱位很少见，只有暴力使前足强力急骤外展、外翻或内收、内翻时才可引起脱位。常合并关节囊附着处的撕脱骨折或血管、神经损伤。

损伤机制除强烈外力挤压外，多系来自足前部的旋转暴力所致。Main和Jowett根据受力方向（损伤机制）不同，将跗中关节损伤分为内侧撞击伤（足前部内收）、纵向撞击伤（纵向受力）、外侧撞击伤（足前部外展）、跖底撞击伤和挤压伤。临床上常按传导暴力的途径分为内收型和外展型。正常时胫骨轴线正对姆趾与第二趾之间，当强力使足部外展时，致固定中跗关节的韧带撕裂而发生外展型脱位。若外力强力使足部内收时，致固定跗中关节的韧带撕裂而引起内收型脱位（图2-2-6-5-1）。

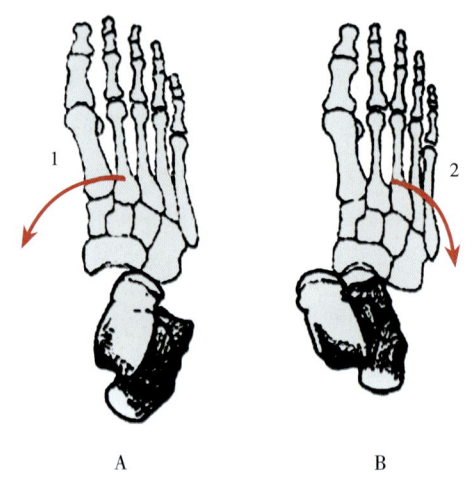

图2-2-6-5-1　跗中关节脱位类型示意图（A、B）
A.内收型脱位；B.外展型脱位

二、应用解剖

距舟关节位于足的内侧纵弓的顶部，由距骨头与舟骨后关节面组成，周围韧带包括距跟骨间韧带、跟舟跖侧韧带、分歧韧带和距舟背侧韧带等，在一定程度上使内侧纵弓更富于运动特征，具有相当大柔性，使整个足板可以发生灵活的扭曲变形运动。跟骰关节位于足的外侧纵弓，由跟骨的骰骨关节面与骰骨的后关节面构成，关节囊附着于关节软骨的边缘，关节腔有时与距跟舟关节相通，主要的韧带有分歧韧带的跟骰部、跟骰背侧韧带、跖长韧带及跟舟跖侧韧带（弹簧韧带），相对更为稳定。因外力大小致跗中关节周围韧带损伤程度的不同，可表现为完全脱位或半脱位，后者常自行复位而无X线表现，但可能存在不稳定，若怀疑有此情况，需进一步诊断措施来确诊。同其他部位脱位相同，跗中关节脱位常伴有关节周围的撕脱骨折（图2-2-6-5-2~3）。

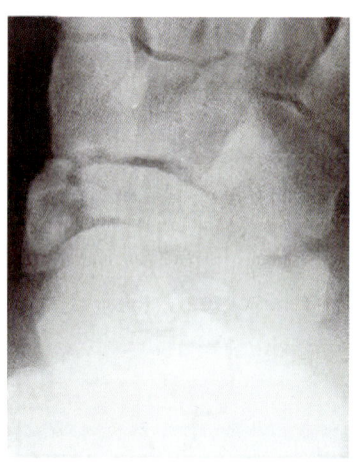

图2-2-6-5-2　内收型X线片
内收型跗中关节脱位伴骰骨撕脱骨折正位X线片

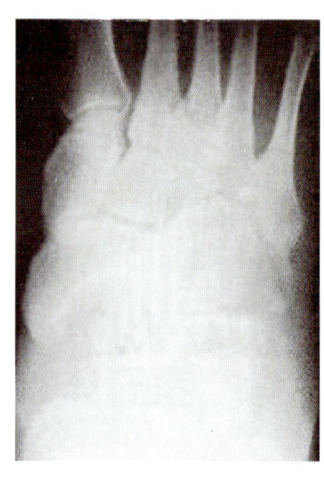

图2-2-6-5-3　外展型X线片
外展型跗中关节脱位伴舟状骨和骰骨骨折正位X线片

跗中关节主要有内收和外展活动，并有轻微的跖屈及背伸和旋前及旋后活动。距舟关节在足的大多数运动中处于中心位置，前足的运动成分最主要发生在距舟关节,构成足自身运动的最主要因素。跟骰关节是足外侧柱重要组成部分及外侧纵弓力臂矩的中心,维持着足弓的正常高度,跟骰关节的滑动和旋转对距下关节和距舟关节产生内外翻运动起着重要协调作用。

三、跗中关节手术疗法

(一)手术适应证和禁忌证

绝大部分跗中关节早期脱位可通过闭合复位石膏托固定获得满意效果。早期脱位手法复位失败,复位后存在骨折移位及不稳定、跗中关节短缩畸形或关节面不平整等,是手术开放复位的适应证。只有这样才能重建关节解剖平面、恢复骨的形态(主要指长度和轴线),撕脱的骨片才能牢固固定。陈旧性中跗关节脱位病例如有疼痛等明显症状,也是手术治疗的适应证之一。但多需行关节融合术,恢复足的外形,特别是足的纵弓,以减少扁平足等后遗症的发生。

由于跗中关节在维持前后足功能中的重要作用,严重的脱位不能进行闭合复位,后期短缩或移位将会带来严重的功能障碍。因此,要特别注意跗中关节的解剖复位,不存在手术治疗的绝对禁忌证。相对禁忌证包括急性期患者不能耐受手术等。

(二)手术方法

1. 术前准备　术前应详细检查足部,包括软组织肿胀程度、伤口情况、血管神经功能状态,尤其应注意足背动脉是否受累及,必要时可行CT或MR对可能损伤的结构进行确诊。根据外伤史,足背部畸形及足部标准X线片(正、侧、斜位像)等资料,分析可能的损伤机制。先尝试闭合复位,以减少对皮肤和神经血管的损害,如果失败,综合评估患者的全身情况,尽早行手术治疗。对于确定手术治疗的陈旧性中跗关节脱位,术前

X线片应包括非负重及负重应力位的足正位和侧位及斜位像,分析骨关节炎的程度、舟骨和距骨的几何形状、对线、骨的质量,以及需注意的异常情况。

2. 手术步骤

(1)麻醉与体位　手术可选择全麻、脊髓或硬膜外麻醉,也可选择踝部阻滞麻醉。患者仰卧于手术台上,下肢消毒铺单,上止血带。

(2)切口　距舟关节脱位手术采用标准的前内侧入路,取一长约4cm的直切口,位于舟骨结节内侧面和胫后肌腱附着点上方距骨头的背侧。

(3)显露术野　切开皮肤及皮下后,先将软组织自关节囊上牵开。自舟骨上剥离大约一半的胫后肌腱,及覆盖于距舟关节上的关节囊背侧附着点。注意保护足背动脉和腓浅神经,显露距舟关节。

(4)清理术野　显露距舟关节后先清除嵌顿的软组织和骨折块,根据骨折块的大小,可选择内固定术式或去除碎骨片。

(5)手法复位　先持续牵引前足,此时前后足的关节对位可自然恢复原状,或以手法使距舟关节复位(图2-2-6-5-4)。

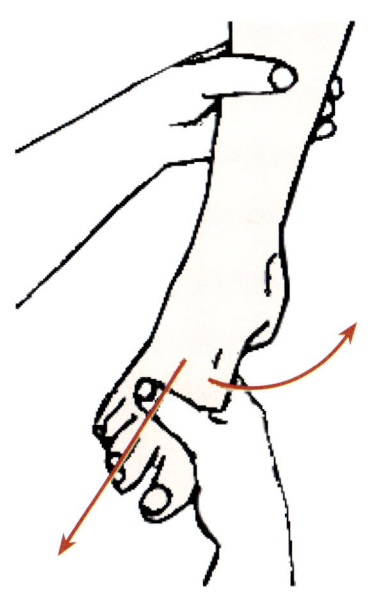

图2-2-6-5-4　手法复位示意图

（6）修复关节囊 以可吸收缝线修复损伤的关节囊及周围韧带，活动距舟关节，评估其稳定性。

（7）跟骰关节脱位 其手术切口多采用背外侧入路，位于跟骰关节表面，切口与外侧缘平行，掀起背侧皮瓣，此处要注意保护背外侧皮神经。检查韧带、背侧关节囊的损伤情况，修复软组织结构，亦需检查跟骰关节稳定性。

（8）酌情附加内固定 大多数跗中关节复位后存在潜在的关节不稳定，为防止术后脱位或伴脱位，可行交叉克氏针固定。若跗中关节脱位伴有舟骨或骰骨粉碎性骨折，术中需特别重视维持跗中关节的长度和轴线，以免后期出现前足的内外翻畸形。可在牵开器维持牵引下，对骨缺损区行植骨，恢复跗中关节的正常解剖形态，并以微型钢板跨关节固定。

陈旧性跗中关节脱位行关节融合术，手术入路同上。如距舟关节融合，显露距骨头后，撑开距舟关节，截除关节面，用刮匙清除残留的关节软骨及软骨下骨，根据骨缺损的程度，必要时可植骨，将1~2枚螺钉自跗底舟骨内侧皮质，通过距舟关节穿至距骨外侧皮质进行融合固定。

（三）术后处理

对伴有血管压迫症状者，复位后应密切观察，预防足部缺血性坏死。术后患足短腿石膏托外固定4周，6~8周去除石膏开始活动，期间常规摄X片观察有无半脱位。对于跗中关节脱位，无论用哪种内固定方法，必须维持足够时间（8~12周）之后才能去除，以利于韧带愈合。

（四）并发症

跗中关节不同程度的损伤决定着不同的预后。对不合并骨折的跗中关节脱位，经恰当治疗，预后较好。软组织损伤严重者，术后可能出现组织广泛粘连和关节僵硬，足纵弓塌陷畸形愈合等，预后并不理想。对于合并骨折脱位及严重损伤患者，术后常出现的并发症包括疼痛、足僵硬、骨关节炎和关节畸形等常发生，可二期行局限性关节融合，必要时行三关节融合术。

四、跖趾关节脱位概述及应用解剖

（一）概述

跖趾关节脱位在足踝部创伤中较为少见，但跖趾关节在足的生物力学中起重要作用，是前足正常步态发挥的关键，它可将所受应力平稳分配于跖骨头及相应的趾骨。故跖趾关节或趾间关节的活动度如不造成明显的功能丧失可以牺牲，但对于跖趾关节的活动度应尽量保留，特别是外侧4个跖趾关节绝不能融合。

（二）应用解剖

第一跖趾关节最大、最为复杂。它由第一跖骨头、第一近节趾骨基底和两块籽骨借助韧带、肌腱连接而成（图2-2-6-5-5）。第一跖趾关节周围有6条肌腱附着后通过。拇外展肌和拇短屈肌内侧头止于跖趾关节内侧；拇收肌和拇短屈肌外侧头止于跖趾关节外侧；拇长屈肌经过跖趾关节的跖面；拇长伸肌覆盖于拇短伸肌之上从跖趾关节背侧经过，拇短伸肌止于近节趾骨基底背面。拇短屈肌的两个头分别止于近节趾骨基底两侧，其内各容纳一枚籽骨，籽骨可辅助第一跖骨头负重。由于平衡及运动功能，第一跖趾关节作用重大。外侧4个跖趾关节解剖上基本一致。每个跖趾关节都有简单的侧副韧带、跖板装置和附着于背侧腱帽的内在肌来维持稳定（图2-2-6-5-6）。内在和外来屈趾肌腱的作用在正常步态下相互补充。当其功能良好时，可使足趾屈曲，轻度抬高跖骨头，并在站立相与早期推进相由各个跖趾关节承担体重。外侧跖趾关节的脱位也很罕见，多因突然的轴向暴力使跖趾关节发生过度背屈或跖屈，常发生于背外侧方向。

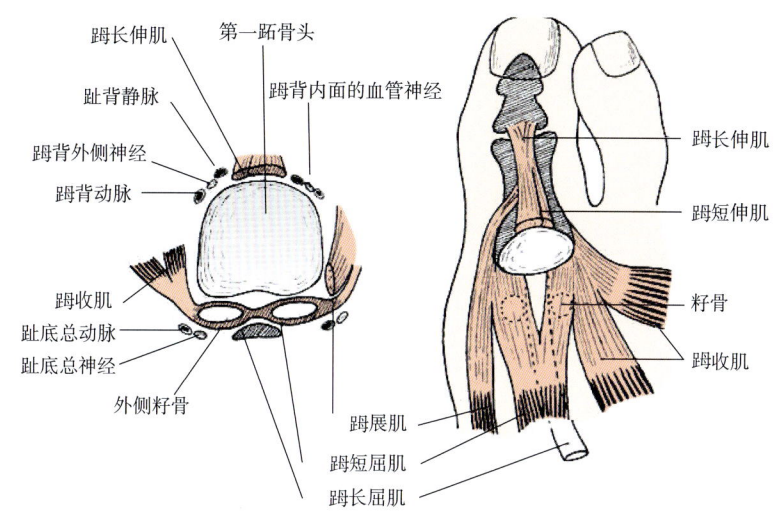

图2-2-6-5-5 第一跖趾关节构造示意图

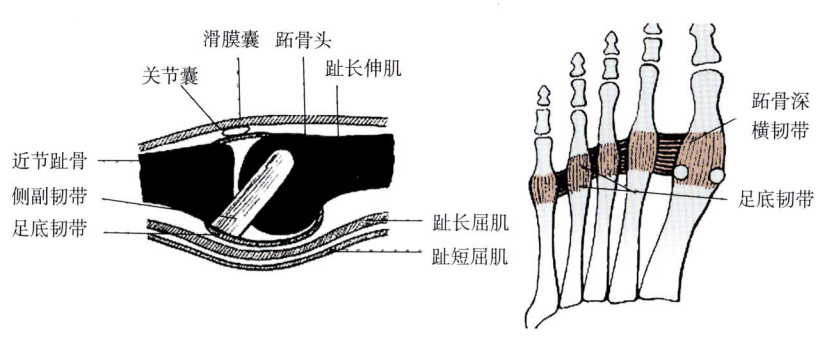

图2-2-6-5-6 跖趾关节模式示意图

五、跖趾关节脱位手术疗法

(一)手术适应证和禁忌证

大部分跖趾关节脱位可通过闭合复位获得满意效果,但闭合复位失败、复位后关节钳闭或复位后不稳定、不匹配应切开复位。另外,跖趾关节脱位若同时伴有大块的撕脱骨折或关节内骨折应手术治疗。手术治疗的目的是重塑跖趾关节的稳定,重建跖趾关节的功能。跖趾关节脱位的治疗应注意两点,即复位的难易度和复位后的稳定性。

由于严重的脱位进行闭合复位不能成功,且非手术治疗后会带来严重的功能障碍,因此很少有手术治疗的禁忌证。在入院时患者可能因全身状况不稳定而难以耐受手术,一旦患者病情稳定,应尽快手术治疗,尽可能减少发生并发症的风险。

(二)手术方法

1. 术前准备 术前准备包括询问病史、足部检查、全身一般情况评价、X线等影像学检查和手术预后的估计。

术前应该仔细询问病史,了解足部损伤的作用机制。对受损的跖趾关节进行严格的体检。受损跖趾关节处会有疼痛、肿胀,可有瘀斑出现,丧失正常形态,主动活动消失,被动活动时疼痛。检查受损关节背屈和跖屈的活动度及稳定性时应与健侧对比。跖趾关节稳定性试验有助于病情的诊断(图2-2-6-5-7)。应记录足的神经血管状态,认真检查手术切口,保证良好的血液循环、感觉和皮肤的完整。

术前应综合评估患者的全身情况,特别需要注意的是糖尿病、周围血管病变、周围神经疾病和使用某些药物如肾上腺素、激素等。

术前应拍摄非负重和负重正侧位X线片(图2-2-6-5-8)及轴位片,其对判断跖趾关节的损伤程度和是否存在关节周围骨折及籽骨骨折很有帮助。骨扫描对难以判断的籽骨骨折有较高的特异性。MR检查并非常规及首选,但它可帮助对关节囊、跖板、韧带等的撕裂及关节损伤进行确诊。通过术前检查对患者作出明确的诊断,利于具体手术方案的制订和手术预后的评估。

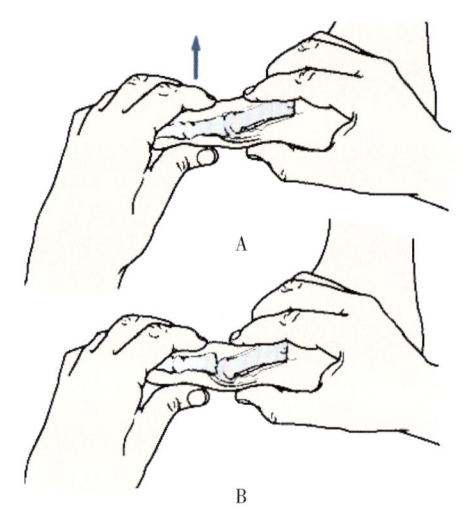

图2-2-6-5-7　第一跖趾关节稳定性测试示意图(A、B)

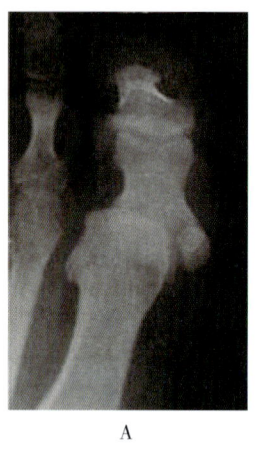
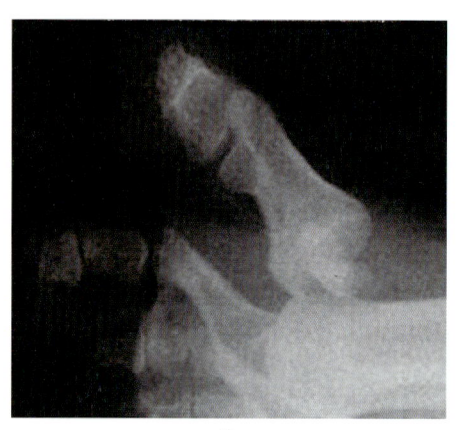

图2-2-6-5-8　第一跖趾关节脱位X线片(A、B)
A.正位片；B.侧位片

2. 手术步骤

（1）麻醉与体位　患者仰卧位,根据术前评估选择合适的麻醉方法,如踝关节阻滞、脊椎麻醉或全麻。一般病例勿需上止血带。若选择在大腿部用止血带则只能用腰麻、持续硬膜外麻醉或全麻。

（2）切口　手术入路的选择应以恢复关节结构的完整及稳定为目标。对于第一跖趾关节脱位,大多推荐以第一跖趾关节为中心,在𧿹趾内侧正中取纵向切口或"J"形切口(图2-2-6-5-9)。锐性分离皮肤,避免损伤皮神经(图2-2-6-5-10)。

（3）显露跖趾关节　掀起背侧皮瓣,检查侧副韧带、跖板及其内的籽骨和背侧关节囊的损伤情况。𧿹趾过伸位牵引,用骨膜剥离子引导在第一跖骨头上的近侧趾骨基底部复位。然后用可吸收缝线修复侧副韧带(通常是内侧)和背侧关节囊(图2-2-6-5-11),同时检查跖侧籽骨间韧带

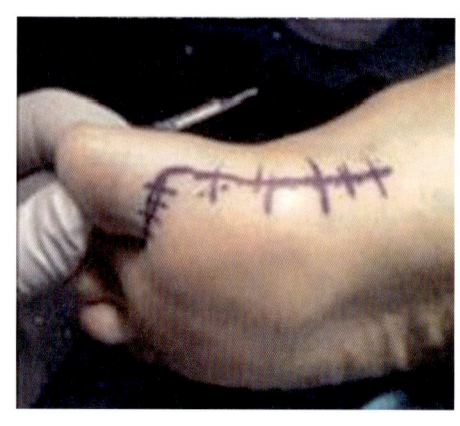

图2-2-6-5-9　"J"形手术切口

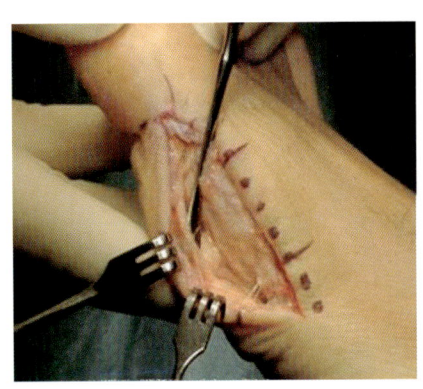

图2-2-6-5-10 避免误伤
在显露术野时应避免损伤跖内侧皮神经

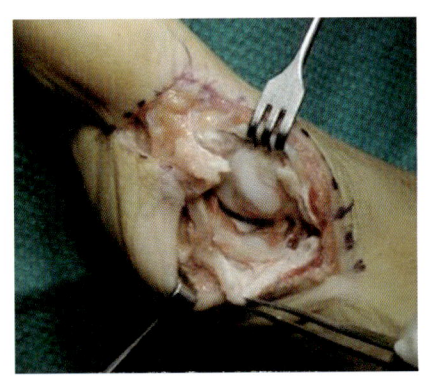

图2-2-6-5-11 认真修复
尽可能一期修复关节囊,注意保护神经

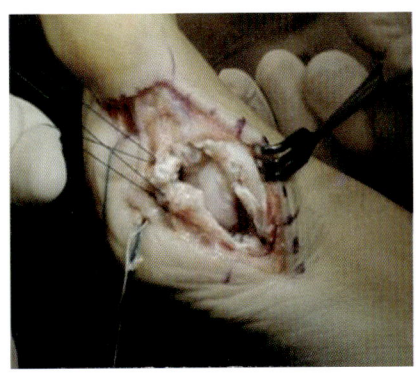

图2-2-6-5-12 功能评估
认真评估跖侧关节损伤及𧿹长屈肌腱

是否完整,若有破损应给予修复,以增加关节的稳定性,通过轻轻屈伸跖趾关节和踝关节屈伸对𧿹长屈肌腱产生的拉力,评价跖趾关节的稳定性(图2-2-6-5-12)。复位后保持跖趾关节正常位置稳定并背伸10°~15°;如果复位不稳定,可用细克氏针穿过关节维持复位。对伴有骨折的第一跖趾关节脱位,小的骨软骨碎片可予以切除,较大的骨片应行切开复位内固定,可选用小的加压螺钉或克氏针固定。当第一跖趾关节脱位同时伴有籽骨骨折,且籽骨不愈合或疼痛持续存在时,应行籽骨完全切除、部分切除或松质骨移植术。考虑到籽骨的生理作用及切除后可能造成严重的后遗症,应尽量保留籽骨。

外侧跖趾关节脱位的手术治疗目的是恢复关节的大部功能。某些不能整复的脱位大多是由于跖骨头嵌顿在跖板中,并嵌夹于内侧关节盂缘与外侧趾屈肌腱之间,故手术入路多采用受损跖趾关节的背侧纵向切口,这样可将跖板和跖间深横韧带分开,使其在复位到跖骨头下之前与跖骨对齐。若有骨折,可用小的螺钉或克氏针固定,以达解剖位置。若无骨折,复位后一般不必克氏针固定。

(三)术后处理

术后应拍摄 X 线片并进行活动范围检查,以证实其稳定性、匹配性及有无骨片或软组织嵌顿。如复位稳定保持跖趾关节正常对位并背伸 10°~15°,以超过足趾短腿石膏固定跖趾关节 3~4 周。如果复位不稳定,用一枚细克氏针穿过关节维持复位,手术后 3~4 周拔除克氏针。在趾蹼间用间隔物维持 3 周。跖趾关节的关节面不承重,可通过解剖复位和早期功能锻炼恢复绝大多数的活动度。术后 2~3 天可使足部轻度被动活动,X 线片证实关节正在愈合后,主动活动可在术后 3~4 周时开始。跖趾关节长期活动范围减少是可能的,但几个月后功能性活动可达正常。

(四)并发症

跖趾关节脱位的尽早诊断和治疗对预后至关重要。陈旧性脱位未恢复或处理不当者可导致足趾畸形、僵硬、创伤性关节炎、关节的顽固性疼痛与不稳的发生。

对陈旧性脱位可采用切开复位交叉克氏针固

定和石膏外固定。对于僵硬和已发生创伤性关节炎并影响生活者,应进行手术治疗,可采用跖趾关节融合术、关节唇切除术、关节成形术(Keller 术式)或行人工跖趾关节置换术治疗。

对于足趾的畸形如锤状趾、爪形趾等。轻度畸形者可用各种衬垫或固定带来减轻畸形、缓解疼痛。每日手法活动足趾并捆扎以便阻止跖趾关节伸直。但多数有症状的患者最终都需手术治疗,常用的手术方法有近侧趾间关节切除、近节趾骨基底部切除、近节趾骨远 1/3 切除或完全切除及近侧趾间关节融合术等。

（李 兵　饶志涛　俞光荣）

第六节　足部其他损伤

除以上几节内容中所涉及的足部损伤外,尚有以下较为多见的骨折脱位,亦应予以重视。

一、足舟骨骨折

(一)解剖特点、致伤机转、诊断与分型

位于跟骨前方的舟骨与距骨头相咬合,因形如舟状而故名。其将来自距骨的力量再传递至前方的三块楔骨,除因直接撞击暴力可引起骨折外,间接的传导暴力同样可造成舟骨的损伤。胫后肌的猛烈收缩,则引起内侧撕脱性骨折。诊断多无困难。根据骨折的部位不同,一般分为以下3型。

1. **舟骨体骨折**　多因直接暴力或挤压应力所致,视外力的强度及作用方向不同而可出现不同形态的骨折类型,包括裂缝、压缩、粉碎或开放性等。

2. **舟骨结节撕脱骨折**　胫后肌骤然收缩所致,骨折线呈齿状,显示骨小梁断裂症。此不同于舟跗骨,后者为先天发育性,边缘光滑呈关节状,一般易与鉴别。

3. **舟骨背侧缘撕脱骨折**　因足部强力跖屈扭伤时被距舟关节囊撕脱所致,一般骨片较小,且移位不大。

(二)治疗

按不同类型进行处理。

1. **无移位者**　以小腿石膏固定6周左右,未愈合者可适当延长。拆石膏后加强功能锻炼。

2. **有移位、但可达到满意对位者**　复位后仍按前法处理,对复位后不稳定者则按后法处理。

3. **严重移位者**　包括复位失败者,均需开放复位+内固定术(图2-2-6-6-1),并辅以小腿石膏制动。

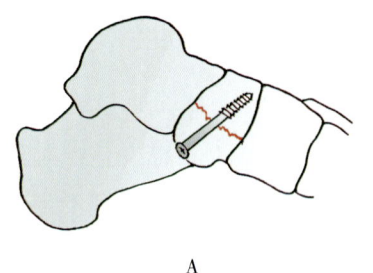 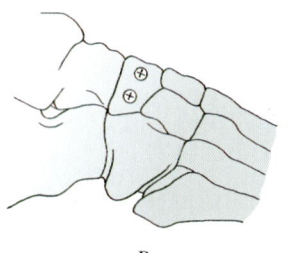 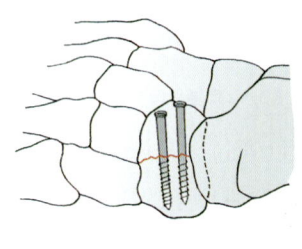

图2-2-6-6-1　足舟状骨骨折内固定示意图（A~C）
A.单钉固定；B.双钉固定侧方观；C.同前,水平位观

（1）舟骨体骨折　复位后可行克氏针交叉固定；

（2）舟骨结节撕脱　骨片较小者，可用10号线连同胫后肌附着处一并缝合，对较大骨片可用小螺钉或克氏针固定；

（3）舟骨背侧缘撕脱骨折　开放复位后固定困难者，可将其切除之。

4. 陈旧性损伤　基本原则与距骨骨折相类同，伴有损伤性关节炎或缺血性坏死者，可酌情行关节融合术。在操作时尽可能地保留距舟关节，而融合舟楔关节（图2-2-6-6-2）。

或双切口，后者用于多发性骨折者（图2-2-6-6-3）；一般作楔骰关节固定融合（图2-2-6-6-4）。

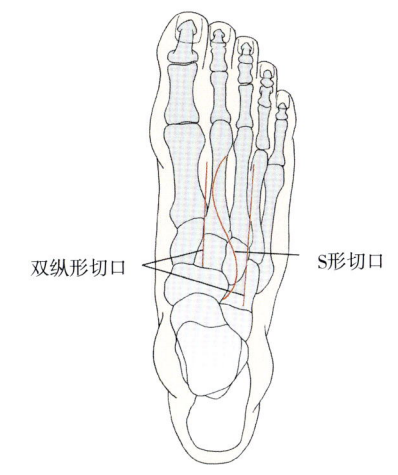

图2-2-6-6-3　楔骨及骰骨手术切口示意图

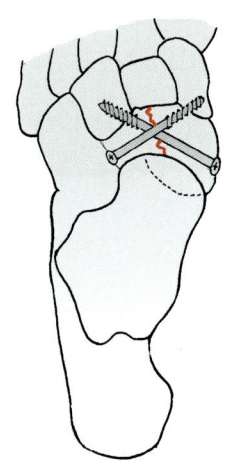

图2-2-6-6-2　舟楔关节融合术示意图

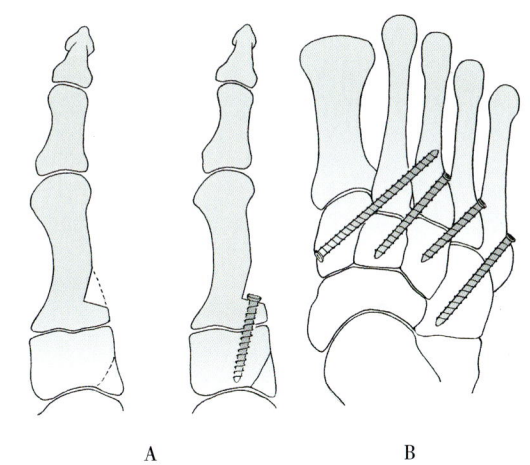

图2-2-6-6-4　楔骰关节融合术示意图
A. 单骨（关节）固定可对楔骨作三角骨块切除；
B. 多骨固定方式

二、楔骨及骰骨骨折

（一）致伤机转及诊断

骰骨多于足部扭伤时由间接暴力所致，而楔状骨则以外力直接撞击为多见，亦可与舟、距及跟骨同时发生。后者多为粉碎型者。诊断依据外伤史、临床特点及X线平片所见（必要时加拍斜位），一般均无困难。骨折线在X线片上不明显者，应以临床诊断为主，3周后可重复拍片确认，此时骨折线处骨质吸收，易于判定。

（二）治疗

基本原则与前者相似，无移位及不影响关节活动的移位以非手术疗法为主，仅个别波及跗中关节病例，考虑开放复位及内固定术，一般取足背S形

三、跖、趾及籽骨骨折等

跖骨与趾骨骨折在临床上十分多见，约占全身骨折的7%左右，其中2/3为趾骨骨折，1/3为跖骨骨折，籽骨骨折极为少见。此外，足趾间关节脱位临床上较为多见，处理上虽较为简单，但仍应重视。

（一）跖骨骨折

1. 解剖特点　跖骨居跗骨与趾骨之间，1~3跖骨与跟、距、舟及楔骨组成足的内纵弓，4、5跖

骨、跟骨和骰骨构成外侧纵弓。5 块跖骨和楔骨在外形上显示背侧宽而腹侧窄,相互连接在一起组成了足的横弓(形似拱桥状)。诸骨之间相互有坚强的韧带连接,以维持足的形态和诸足弓的生理功能。基于这一特点,在对跖骨损伤的处理中,必须注意对足弓的维持与恢复。

2. 损伤机制　造成跖骨骨折的暴力可因扭伤或传导而来的间接外力,但更多的病例系重物的直接打击或撞击所致。因此,除第一跖骨外,少有单发。且其中不少病例与脱位伴发。

3. 诊断　跖骨骨折的诊断一般均较容易,其外伤史多较明确,且该骨骼表浅,易于检查,加之 X 线片显示一般较清晰,但跖骨基底部裂缝骨折,可因 X 线投照角度不当而难以辨认,此时应以临床诊断为主。

4. 分型　视骨折部位不同一般将其分为以下几种。

(1)跖骨头骨折　多因直接暴力所致,前方关节面亦同时受累,临床上较为少见;

(2)跖骨颈骨折　较前者为多,骨折后头部易向跖侧移位,需复位处理;

(3)跖骨干骨折　亦多因外力撞击或挤压所致,多见,常有多根跖骨同时发生;

(4)跖骨基底部骨折　可因直接暴力或足部扭伤所致,尤其是第五跖骨基底部骨折,90%以上是由于足内翻损伤时被腓骨短肌牵拉所引起,此时应注意与骨骺(儿童患者)及籽骨相鉴别(图2-2-6-6-5)。

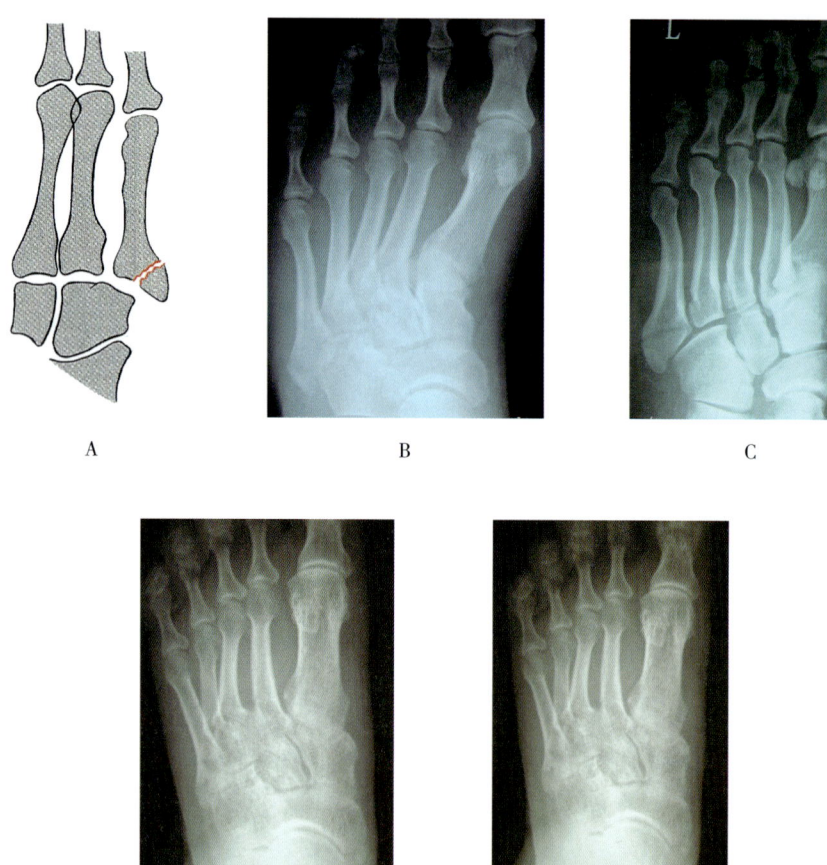

图2-2-6-6-5　第五跖骨基底部骨折(A~E)
A.示意图;B~E.临床举例:病例1:B.C.正斜位X线片所见;病例2:D.E.正斜位X线片(正位上未发现明显骨折移位)

（5）跖骨行军骨折　又称为行军疲劳骨折，多见于第二及第三跖骨骨干处，以长途行军的军人为多见，故多称为行军骨折（图2-2-6-6-6）。由于重复的超负荷压应力作用于足的纵弓处形成骨折，第二及第三跖骨受力最大，而其骨骼强度却又不如第一跖骨坚韧，因此易在此处出现骨折。临床主要表现为局部痛、压痛、疲劳无力感及使继续行军受限等症状，X线平片早期难以显示，2~3周后方出现骨折线，后期则有骨膜增生反应改变。

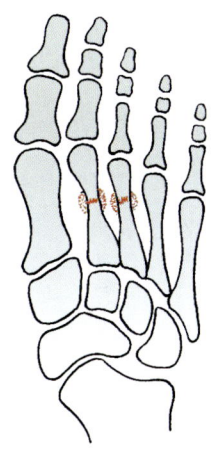

图2-2-6-6-6　行军骨折示意图

5.治疗　根据骨折有无移位及复位情况，酌情选择相应的治疗措施。

（1）无移位及可获得满意复位者　伤后或复位后患肢以小腿石膏或短靴石膏固定4~6周。对无移位的跖骨基底部骨折亦可用制式夹板固定2~3周（图2-2-6-6-7）。

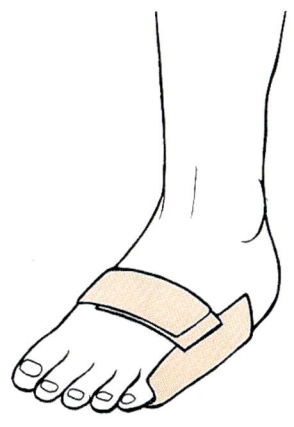

图2-2-6-6-7　无移位之跖骨底部骨折可用制式夹板固定2~3周示意图

（2）有移位的骨折　需开放复位，大多同时行固定术（图2-2-6-6-8）。

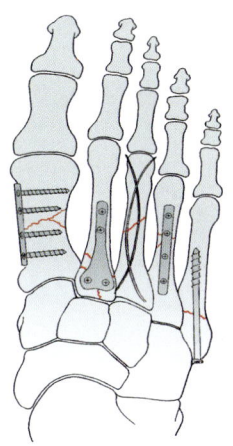

图2-2-6-6-8　跖骨骨折不同内固定方式示意图

① 跖骨头跖曲移位：可行开放复位，如局部嵌插稳定，仅辅以石膏外固定，对合后仍不稳定者，则需用克氏针交叉固定（图2-2-6-6-9），4~6周后拔除，再换小腿石膏制动。

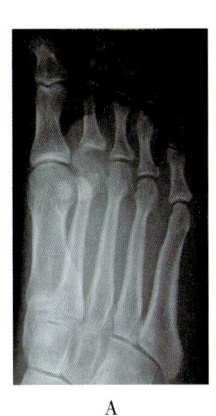 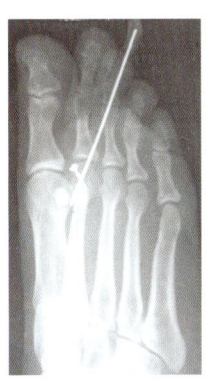

A　　　　　　　　B

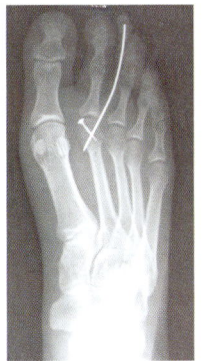

C

图2-2-6-6-9　第二跖骨头骨折伴移位（A~C）
A.骨折后X线斜位片，显示明显移位；
B.C.复位后螺钉+克氏针固定

② 跖骨干骨折：一般移位无需手术，严重错位尤其是影响足弓者则需切开复位，而后视骨折线形态选用钢丝、克氏针或螺钉固定（图2-2-6-6-10）。

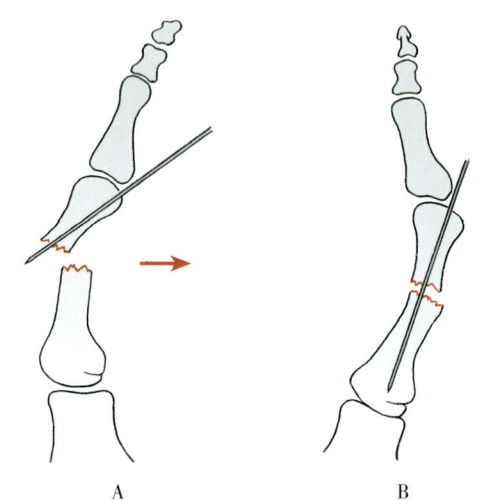

图2-2-6-6-10　跖骨骨折克氏针固定示意图（A、B）
A.插针；B.复位固定

③ 第五跖骨基底部骨折：仅极个别患者需行切开复位＋内固定术（小螺钉或克氏针等），术后仍需辅以石膏制动。

④ 行军骨折：症状较轻者可行弹性绷带固定及适当休息3~4周，骨折线明显者则需石膏固定。

（二）趾骨骨折

1. 概况与诊断　较跖骨骨折更为频发，多为重物砸伤或车辆挤压等，尤以姆趾为多见，且易与甲床损伤并存，诊断均无困难。

2. 治疗　趾骨骨折在治疗上亦较简单，予以夹板制动3~4周即可，或将其与健趾一并固定之，一般畸形愈合对足趾的功能亦多无影响。甲床破裂如为闭合性，可用消毒针头将甲下血肿内积血放出及引流。开放性者则需将趾甲拔除，应与清创术同时进行。对多发性近节趾骨骨折亦可予以开放复位及内固定治疗，多选择主要趾骨以节省开支（图2-2-6-6-11、12）。

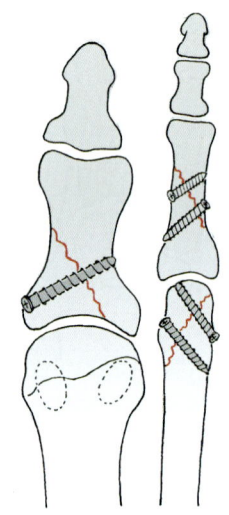

图2-2-6-6-11　螺钉固定示意图
趾骨骨折螺钉固定（亦可用于跖骨头骨折）

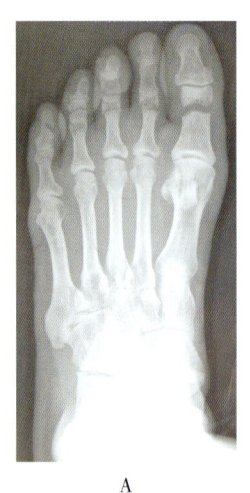 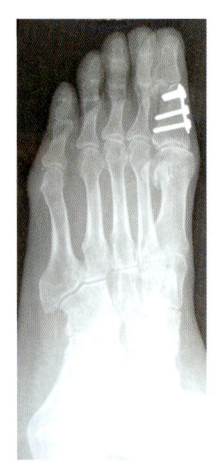 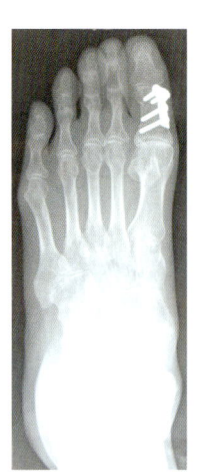 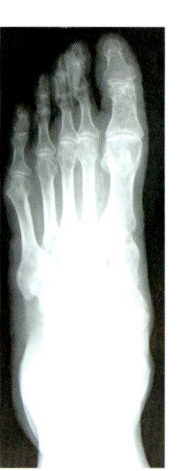 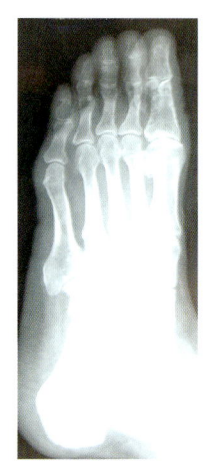

图2-2-6-6-12　临床举例（A~E）
多发性近节趾骨骨折：A.骨折后正位X线片；
B.C.姆趾骨折开放复位及钛板螺钉固定术后正斜位X线片；D.E.四月后骨折愈合拆除内固定

(三)籽骨骨折

1. **概况与诊断** 籽骨骨折相对较为少见,多因直接暴力所致,其中胫侧籽骨的频发率高于第一跖骨头跖侧籽骨。诊断主要依据跖骨头处肿、痛及活动受限等症状,X 线平片可清晰显示。但应注意与表面光滑的双籽骨相区别。

2. **治疗** 避免负重、让其自然愈合为主,如为剧痛、影响生活及工作的后期病例,亦可将该籽骨切除。

四、趾间关节脱位

多属开放性损伤,以跗趾及小趾为多见,可在清创同时将其复位。如系闭合性损伤,局麻下牵引复位,并以铁丝夹板固定,或采用与邻趾一并固定之方式。对不稳定者,亦可用克氏针内固定。

五、陈旧性损伤

临床上常可遇到足部复杂性骨折,尤其已被他院处理而又不尽如人意的病例,及对涉及力点的骨折忽视、漏诊(图 2-2-6-6-13),以致后期处理复杂化。

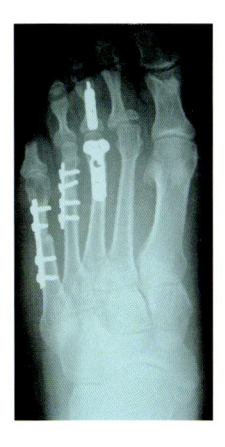
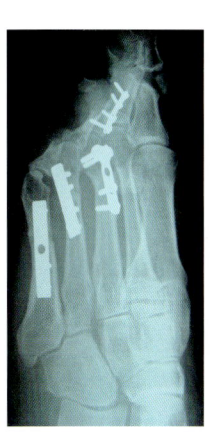

图2-2-6-6-13 足跖骨、趾骨多发性骨折脱位正斜位X线平片(沈彬收集)

当地医院仅处理Ⅲ~Ⅳ跖骨和趾骨,而对于更为重要的第Ⅱ跖趾关节脱位和跗趾趾间关节骨折脱位却未处理,而成为今后处理上的难题

(刘忠汉 于彬 赵定麟)

参 考 文 献

1. 王建广,李少华,蔡郑东. 跗甲瓣切除后供足创面修复的远期随访[J].同济大学学报(医学版),2010,31(1)
2. 赵定麟,赵杰,王义生.骨与关节损伤.北京:科学出版社,2007
3. Camarda L, Martorana U, D'Arienzo M. Posterior subtalar dislocation.Orthopedics. 2009 Jul;32(7):530. doi: 10.3928/01477447-20090527-25.
4. Furia JP, Juliano PJ, Wade AM. Shock wave therapy compared with intramedullary screw fixation for nonunion of proximal fifth metatarsal metaphyseal-diaphyseal fractures.J Bone Joint Surg Am. 2010 Apr;92(4):846-54.
5. Guang-Gong Yu, Jiong Mei, Hui Zhu,etal.Calcaneal ostectomy and subtalar joint salvage to treat malunion after calcaneal fracture. SICOT Shanghai Congress 2007
6. Hu XY, Lü Y, Yang HQ. Treatment of shearing-type and comminuted talar body fractures, Zhongguo Gu Shang. 2010 Mar;23(3):222-4.
7. Myerson MS, Cerrato R.Current management of tarsometatarsal injuries in the athlete. Instr Course Lect. 2009;58:583-94.
8. Naranje S, Mittal R. Chronic closed talus dislocation: a rare presentation and treatment dilemma. Orthopedics. 2010 Feb 1;33(2):123-5. doi: 10.3928/01477447-20100104-29.
9. Shen C, Shen Y, Dai LZ, Pan Z. Locking compression plate for the treatment of intra-articular calcaneal fractures, Zhongguo Gu Shang. 2010 Mar;23(3):225-7.

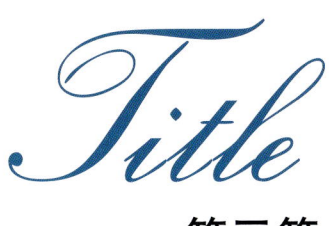

第三篇 四肢骨折的微创技术

第一章 微创技术在创伤骨科中的应用 /818
    第一节 微创的基本理念 /818
    第二节 微创技术在创伤骨科领域中的应用 /819
    第三节 微创技术在创伤骨科领域中的发展前景与临床意义 /823

第二章 微创稳定固定系统 /829
    第一节 概述及原理 /829
    第二节 微创稳固系统的临床应用及病例选择 /833
    第三节 LISS微创骨科中的具体实施与相关问题 /837

第三章 关节镜下处理骨关节损伤的微创技术 /851
    第一节 关节镜技术回顾、病例选择、并发症及操作技术 /851
    第二节 临床常见关节内骨折的关节镜下处理技术 /854

第四章 X线导航技术在创伤骨科微创中的应用 /876
    第一节 X线导航用于骨关节损伤微创的概况、开发前景与操作原理 /876
    第二节 X线导航技术在骨科微创中的实际应用 /879
    第三节 导航手术的评价、图像导航、发展前景及结论 /883

第五章 经皮穿针撬拨复位技术 /886
    第一节 经皮穿针撬拨技术 /886
    第二节 经皮撬拨技术在上肢关节周围损伤治疗中的应用 /888
    第三节 经皮撬拨技术在下肢关节周围损伤治疗中的应用 /898

第一章　微创技术在创伤骨科中的应用

第一节　微创的基本理念

一、微创理念与生物学固定（BO）

20世纪70年代以来，随着高新科技转化的多种成果在医学中应用，微创外科的发展如虎添翼，在骨科领域的应用也日趋广泛。近30年来，骨折治疗无论在理论、原则，或是方法及设备上取得了长足进展，这与AO学派的观点与技术是密不可分的。

经典的AO学派理论依据的是"借助坚强固定一期恢复骨干骨折的解剖学连续性和力学完整性"的生物力学概念，其核心是骨折块之间的加压使长骨干骨折在这种坚强固定的作用下获得一期愈合。不可否认，AO理论及相关技术在长期实践应用中确实得到证实，若干相当复杂的骨折，经AO技术处理后获得了前所未有的疗效，解决了一些以往无法采用积极手术治疗而只能保守的临床问题。但客观上内固定承受了更大的应力，导致内固定物失效的危险性更大，而临床实际中应力遮挡、局部血运破坏影响骨折愈合和钛板下的骨质疏松等并发症屡屡发生，逐渐暴露了AO技术的一些重大的缺点和问题。

为解决坚强固定所带来的负面影响，最初的思路多局限于内固定物的改进和新设计，例如低弹性模量材料内固定物与骨骼接触面小的钛板等，以及一些新型固定物，如桥接钛板。Palmer指出，骨折的治疗必须着重于寻求骨折稳固和软组织完整之间的一种平衡，特别是对于严重粉碎的骨干骨折。过分追求骨折解剖学的重建，其结果往往是既不能获得足以传导载荷的固定，又使原已损伤的组织血运遭到进一步的破坏。在此基础上，AO学派从原来突出强调生物力学的观点，逐渐演变为充分重视局部软组织的血运，固定坚强而不加压的生物学为主的观点，并由此引申出即生物学固定（biological osteosynthesis, BO）。临床上骨折复位中强调的间接复位、手术入路的改良、新型内固定物的应用、固定技术的突破、固定方式的调整（如结合固定、阶段固定）等，都是前述新概念的具体体现。这也正是骨外科微创化的体现，称之为骨科的MIP（minimally invasive procedure）。具体术式上有MIPO（minimally invasive plate osteosynethesis）、UFN（unreamed femoral nailing）、UTN（unreamed tibial nailing）、LISS（less invasive stabilisation system）等。

二、正确理解"AO"和"BO"

目前国内有将"AO"和"BO"相提并论的情况，甚至还从中自作主张地引申出了"CO"和"DO"，实际上这些将数种不同的概念杂糅在一起的提法是有点主观的。且不管所谓 CO 和 DO 分别指代"中国接骨术(chinese osteosynthesis)"和动力接骨术(dynamic osteosynthesis),不将 AO 和 BO 的本质区分清楚,将会造成混淆视听的结局。"AO"并非"解剖复位(anatomy osteosynthesis)"的缩写,其全称应是 AO/ASIF,指的是国际内固定研究学会(association of study of internal fixation),随着 AO/ASIF 总结更新的理念以及相应研发的新技术、新方法在世界上得到广泛接受和认同,AO 已作为当今世界上创伤骨科领域中最成功的学派之一而广为人知。而"BO"指的是由 AO 学派提出的生物学固定的新理念,与 AO 是两个不同层次的概念,将之相提并论,说明还未对 BO 理念达到真正理解的程度。

从"解剖复位+坚强固定"到"间接复位+有效固定",原则和理念的进展反映出创伤骨科微创化的背景和特点,核心是充分保护骨折局部的血运。BO 是正在发展中的新概念,这一微创化的过程远未完成。值得注意的是,骨科疾患的微创化手术治疗固然重要,但这与骨折的非手术治疗并不矛盾。手法和手术治疗骨折各有其适应证,而从微创化的角度来看,显然手法治疗更符合微创化的精神,除非手法过于粗暴。因此,应严格掌握其手术适应证,切勿陷入手术包办一切骨折治疗的沼泽中而不能自拔。

三、展望未来

随着科技的发展和经验的积累,骨科微创诊断与治疗技术取得不断进步,许多先进的科技成果应用于骨科领域后,大大改善了人们对疾病的认识,使骨科领域治疗的发展突飞猛进,手术技术日趋成熟、治疗领域不断拓宽,新的手术种类不断涌现,手术更精确、更安全、更有效。但微创技术作为一种新兴技术,目前在骨科领域的应用大多处于起步阶段,由于受到昂贵的设备、较高的技术要求及骨科学传统观念等因素的限制,加上现有微创技术的可行性、安全性和远期疗效的不确定性,临床尚不能广泛推广应用。

21 世纪骨科微创技术将成为骨科领域治疗的主流,微创外科作为有创手术和无创手术发展的桥梁,将会更成熟并得到更大的发展,将会更进一步促进骨科技术跃上一个新的台阶。外科医生的双手将从传统开刀手术中解脱出来,朝着利用先进的微创工具或操纵机器人向极微创或无创治疗的目标不断前进。

第二节 微创技术在创伤骨科领域中的应用

一、关节镜技术

(一)概述

关节镜技术首现于 20 世纪 20 年代,但在沉寂了近 40 年以后才由现代光学物理学、材料科学、医用器材、无菌技术等多方面的进步为关节镜的再度问世铺平了东山再起的道路。关节镜技术从出现到沉寂,到再次崛起的历程,从侧面反映出临床医学客观需要的变迁,即在诊断和治疗上对高精确度、高分辨率、低创伤、低消耗提出更高的要求,力图使诊疗过程更加趋向于安全化、高效化和局限化。关节镜技术正是在这种发展中的顺理成章的产物,同时也意味着骨科微创化的开端,因此可以说关节镜技术是微创技术在骨科领域中最早的具体体现之一。

（二）关节镜技术从多方面反映出了骨科微创化的特点

1. 一般特点

（1）直视下观察的范围和深度也超过切开探查所能及者，不但可以避免传统影像学的间接观察（包括最先进的 CT、MR 等）可能造成的误解或误导，而且观察时关节内解剖结构基本保留原样。

（2）借助精确的仪器和器械在镜下所能完成的关节内手术日益增多，日益精细。与关节的同类切开手术相比，手术创伤小，术后康复期短，对正常关节功能带来的医源性影响少。

（3）应用范围目前已扩展至四肢各关节。

（4）与普（通）外科系统的腔镜技术相比，关节内观察所需要充盈的液体或气体均无后顾之忧，不似腹腔镜所使用的人工气腹，对生理功能有较明显的影响。

2. 可用于关节内骨折的治疗　关节镜手术通常是用来诊断和治疗关节疾病的，目前有些学者将其用于经关节骨折或关节附近骨折的治疗，这是微创技术在骨折治疗中的进一步发展。关节镜监视下治疗骨折，不仅减轻了手术损伤，而且有助于明确诊断和处理伴发损伤，提高骨折复位满意率，减轻手术损伤，降低术后并发症的发生率。

（三）恰当评价关节镜技术

我国于 20 世纪 70 年代末开始引进关节镜。尽管滞后了十余载，但很快即更新为冷光源关节镜。本应迎头赶上，尔后 20 多年的岁月，并未能消除我国和先进国家之间的差距。我国迄今鲜有专门的、独立的关节镜技术部门，专业人员屈指可数。有关节镜设备，并持续开展业务的科室，也只限于少数大城市的大医院，有些区县级医院即使有此设备，也不过是为了满足定级的要求。开展关节镜技术的科室，多数还仅限于膝关节的关节镜诊治，甚至只做诊断。代表着现代先进的、体现微创观念的腔镜技术之一的关节镜技术，在国内得不到如普外科腔镜技术那样脚踏实地的发展，原因是多面的。技术上的难度需要医师付出更多的努力去学习和实践。关节镜属于高度精密的光学和电子学仪器，造价高昂，需不断维修更新。

二、骨外固定支架技术

外固定支架本身即属于微创技术，但在 20 世纪 80 年代初引进时，并未能显示其突出的优势。随着材料的改进、构型的更新和固定的合理化，骨外固定技术日益获得临床医师愈来愈多的青睐和信任。加以国内学者对 Ilizarov 学术理论以及技术特点认识的逐渐深化，上世纪末的骨外固定技术已由单一的固定范畴，渗入了很少涉及的领域。

骨缺损或骨不愈合，以骨外固定器行加压兼延长其结果是既消灭了骨缺损，或使骨折得到愈合，同时又保持（或恢复）了肢体的长度。与常规的治疗相比，既免除了取骨植骨的手术之苦，又回避了后期肢体延长之累。肢体延长治疗肢体不等长在严格的适应证、精确的技术操作以及合理的延长进度设置的控制下，可获得的延长度是国外同类技术（包括骨内延长）所无可比拟的。而骨延长与软组织延长同步进行，则更进一步避免了以往较容易出现的并发症，例如神经、血管并发症和关节畸形等。或是预防了后期有可能需要补充的矫形手术。总体上是名副其实的微创。

关节或肢体畸形，无论是先天的或是获得的，均会造成患者身心两方面的障碍。患者既迫切希望解除疾痛，又担心手术一旦不能解决问题，反而更添惆怅。不采用习惯的截骨矫形术，而是利用骨外固定器的力学调整，将截断后（甚至不做截断）的畸形骨骼行渐进式的矫正。这种革新的治疗方式所体现出来的微创化，从精神和肉体上满足了患者的期望，更实在地反映了微创的内涵。

采用外固定支架固定治疗骨折亦是一种微创手术，但由于术后钉道感染、骨折延迟愈合和骨不连的发生率较高，长期使用受到限制。目前多将其作为联合治疗方法中的一种手段，或仅作为辅助治疗措施。但对于胫骨远端干骺端严重开放性或粉碎性骨折等软组织条件差的复杂开放骨折，若采用传统开放手术行内固定，必将对骨折局部残存的血运造成进一步打击而使得感染甚至内固定失败及骨折畸形愈合、延迟愈合、骨不连等并发症发生率居高不下。如选择外固定支架技术，避免对骨折局部的进一步干扰，有利于骨折愈合及保全肢体，为感染控制、创面愈合后再行治疗赢得时机，创造了机会。有些学者还将外固定支架用于不稳定骨盆骨折的治疗，取得了良好疗效。

外固定支架技术拓展的有益启示是微创外（骨）科既不是单一的小切口外科，也不是局限于内镜或腔镜的外科。诊断的快捷、到位化，治疗设计的科学合理化，入路的小型、捷径化，手术操作的精确化，这些无一不是在传统外（骨）科中，需经过再认识而有所提高的微创步伐。

三、闭合复位髓内钉技术

交锁髓内钉内固定治疗骨折在临床应用已非常普遍，其在有效恢复和维持肢体长度、对线、抗旋转方面优于传统的钛板内固定，早期主要用于长骨骨干骨折，目前已发展至用于干骺端骨折。股骨近端骨折以 Gamma 钉治疗是微创手术在干骺端骨折的最早、最成功的应用。闭合复位髓内钉固定技术，术中创伤及风险小，对骨折部位软组织及血供破坏小，失血少，内固定可靠、术后功能锻炼早、康复快，有利于骨折愈合和关节功能的恢复，亦适用于老年骨质疏松症患者，有 Ender 钉、动力髋螺钉（DHS）、Gamma 钉、近端股骨钉（proximal femoral nail，PFN）等多种形式。微创手术的发展使手术损伤和风险非常小，所以对儿童骨干骨折也可作内固定手术，以利骨折愈合和功能康复。

四、钛板螺钉接骨技术

传统的钛板内固定手术主要强调骨折固定的稳定性，骨的生物学因素常被忽视。通常手术切口大、暴露范围广、骨折端血供破坏严重。由于不符合骨折生物学固定的原则，骨折延迟愈合和骨不连等的发生率较高。近年来，随着生物学固定（BO）原则的确立，微创钛板内固定技术得到了发展。采用微创经皮钛板接骨术（minimally invasive percutaneous plate osteosynthesis，MIPPO）可明显减轻手术损伤、缩短手术时间、减轻术后疼痛及减少术中输血，适于交锁髓内钉应用困难的干骺端等部位。近年来在 BO 原则的指引下，新材料、新技术层出不穷。以国际内固定研究学会（AO/ASIF）为首研制的微创稳固系统（LISS）、锁定加压钛板（LCP）、肱骨近端锁定钛板（LPHP）等一系列新型钛板，外形与普通钛板相似，但在钛板与螺钉之间有一自锁装置，其功能类似于外固定支架。因此，术中钛板无需塑形，植入体内后与骨表面接触面积小，对血供影响小，有利骨折愈合，特别适用于老年骨质疏松的长骨干骺端骨折。

五、闭合复位经皮穿针技术

术中实时成像的 X 线影像增强仪（C 臂机）因其在移动性、角度随意性及数字成像方面的优势已逐渐在国内创伤骨科的临床工作得到广泛应用。与可穿透 X 射线的手术床及牵引床等配合应用，为微创经皮内固定技术的临床应用创造了基础条件。术中将克氏针或空心钉通过皮肤穿刺小口顶至骨面，通过多角度 X 线实时透视成像确定最佳进针角度，钉入即可。闭合复位经皮穿钉技术目前已应用于股骨颈、肱骨外科颈、关节周围等部位骨折及儿童骨骺损伤的内固定治疗，配合经皮撬拨手法复位技术，可以达到较好的复位和固定效果。而且手术时间短，创伤小，无需广泛切开软组织，术中出血少，操作简单。但要获得较为理想的复位固定效果，除了要求术前能对骨折进行良好的手法复位及维持复位状态外，对手术医师的临床经验和手术技巧也是很大的考验。如适应证把握不恰当、术前准备不充分或内固定物角度、长度选择不当，导致术后并发症，甚至内固定失败的病例并非鲜见。

六、椎体成形术与椎体后凸成形术

骨质疏松是椎体压缩骨折的常见病因，椎体压缩可导致疼痛、脊柱后凸畸形、神经受压等不良后果，手术内固定存在很大的风险，而通过把各种材料注入到病变椎体来固定和强化椎体是一个不错的选择，即椎体成形术（vertebroplasty）或称之为经皮椎体成形术（percutaneous vertebroplasty）。1987年法国医师Galibert等最早将椎体成形技术用于椎体血管瘤，随后还被用于治疗骨质疏松性压缩骨折、脊柱溶骨性转移肿瘤与脊髓瘤等，最常采用的材料是聚甲基丙烯酸甲酯（PMMA）骨水泥，椎体成形术是电透下先把导针经病变脊椎椎弓根置入到椎体内，通过导针直接加压注入骨水泥，而椎体后凸成形术（kyphoplasty）是电透下先把一个能扩张的球囊经椎弓根植入椎体，通过球囊充气，恢复椎体高度，然后取出球囊，在椎体内形成的腔隙中注入骨水泥，手术注入骨水泥的过程中要在电透动态监视下进行。虽然两种方法均获得良好的镇痛效果，但椎体后凸成形术能有效地恢复压缩椎体的高度，防止畸形进一步加重，而且明显降低了骨水泥外渗等并发症。两种技术都有其相对应的适应证与禁忌证，要严格掌握。对于手术的远期疗效、骨质疏松性骨折后手术时机以及骨水泥的替代物（如负载BMPs的可降解材料），正在作进一步的研究。

随着人口老龄化，老年性骨质疏松性椎体压缩性骨折的发生率明显上升，严重影响老年人的生活质量，目前对此尚无有效治疗方法。微创术的发展，使其得到良好治疗成为可能。应用经皮椎体成形术治疗老年骨质疏松性椎体压缩性骨折，手术损伤小，并发症发生率低，可有效缓解疼痛，提高患者生活质量。

七、结论

以上的各种微创技术在操作时必须具备相关的条件，并应经过专门的培训与考核后才可应用于临床。虽然对微创技术的适应证、长期疗效、经济性及临床应用价值还存在着相当大的争议，尚缺乏长期的前瞻性随机对照研究和完善的疗效评价标准，但微创技术仍然是近年来发展最迅速的外科手术，因为患者直接体会到快速的康复与良好的美容效果。相信随着骨科器械的不断改进、新型固定材料与融合替代物的出现，还有内窥镜成像、计算机影像导航与立体定向以及电脑控制机械手臂等技术的不断完善，将会显著提高微创技术的准确性、成功率与临床疗效，微创技术将会是外科手术发展的一个方向。

第三节 微创技术在创伤骨科领域中的发展前景与临床意义

一、实时影像导航技术的发展前景

前面提到的实时 X 线影像增强仪目前已在国内大中型医院的骨科得到较广泛的应用。但术中透视只是因其可移动性和实时性的优势在某种程度上替代传统的 X 光平片，而其透视面积小、前期投资高等缺陷也是显而易见的。此外，手术不顺利时需要反复透视，医生受到的 X 光等放射线的辐射剂量累积造成的伤害也是不可忽视的。在目前的设备条件下，术中透视仅能为手术医师提供客观的情况，而手术结果最终如何更多地依赖于医师的临床经验和手术技巧。手术技巧性高，只能由有丰富经验的医生才能操作，不易被一般医生所掌握，限制了这项技术的广泛应用。这也是微创技术在国内的推广应用举步维艰的因素之一，幸而有影像导航技术为广大医师带了新的希望。

影像导航技术最早应用于神经外科，也是目前发展较为成熟的领域之一。传统的立体定向手术是采用一个固定金属框架，将它固定在患者的颅骨上，医生通过 CT 图片计算出病灶点在框架坐标系中的三维坐标位置，然后在患者颅骨上钻一个小孔，将探针头或其他复杂的外科手术器械通过探针导管插入患者脑中，到达 CT 图像上定位的靶点，最后对病灶点进行活检、放疗、切除等操作的一项外科技术。影像导航技术已成为传统立体定向技术的一种替代方法。它需要图像处理、手术计划、交互式影像导向和实时 MR 术中引导等技术的完整结合，这样通过图像不断更新可以显示由于微创外科手术的外界影响及患者自身的生理反应所引起的不可避免的形态学和生理学改变。术前应用三维模式优化介入治疗的路径，并选择最佳手术入口，手术计划中根据 CT 和 MR 等设备采集的图像资料重建三维图像，利用计算机对图像进行旋转、转换、变换颜色或使结构变为半透明。通过视频定位系统的视频混合器使三维图像与外科手术视野重叠在一起，手术导航装置能在三维图像和原始 MR 图像上显示出手术器械。

目前对 MR 导航的机器人辅助微创外科手术系统的研究还处于初始阶段，各个层面的技术都还有待提高和完善。首先，能与 X 射线透视媲美的真正实时成像的 MR 扫描机至今还没有问世，在现有的扫描机性能情况下，如何能既保证成像质量、又能提高其成像的实时性是研究机构需要解决的问题。由于 MR 扫描机的价格相对昂贵，仅有少数研究中心具有专用介入 MR 系统，同时具有诊断和介入成像的 MR 扫描机对于一般的研究机构更为理想，因为目前 MR 导航手术还仅限于在超声或 X 线透视导航不能完成的病例中进行。其次，包括机器人在内的手术器械的研制是另一重要问题，从器械材料选取、结构设计、有效性验证到临床实验的各个步骤都必须时刻考虑与 MR 相容的问题，使用严格符合要求的手术器械是手术安全有效进行的保证。再次，术野图像的采集、传输和后期处理，术前规划和模拟定位，术中实时导航和手术机器人控制等技术都需要结合硬件进一步深入研究。

二、计算机辅助远程手术的发展前景

随着计算机技术的发展，计算机辅助手术（CAS）已逐渐被应用于整形科、骨科、脑外科等领域。计算机辅助骨科手术（CAOS）的发展，扩展了骨科医师的思维、视觉和行为空间,使骨科手术更精确、创伤更小、并发症更少、疗效更佳,为微创手术在骨折治疗中的应用开辟了广阔的前景。

传统的微创手术在发展过程中也发现了一些问题,如由医生在手术台前操纵器械进行手术,一是医生受到了X光等放射线的辐射,在放射性药物注入过程中对医生也要造成伤害;二是由于微创手术技巧性高,只能由有丰富经验的医生才能操作,不易被一般医生所掌握,限制了这项技术的广泛应用;三是医生一天可能要做几例手术,有时持续时间很长,由于疲劳和人手操作不稳定等因素会影响手术质量。机器人辅助微创手术技术在一定程度上解决了上述问题,机器人操纵手术器械的优点很多,如可以按照医疗图像精确定位,可以没有颤动地执行持续动作,可以工作在对医生不利的环境,可以快速、准确地通过复杂的轨迹重新定位或到达多个目标等。

近年来,医疗机器人系统的研究取得了很大进展。其中已经在临床上获得广泛应用的有美国Intuitive Surgical公司开发的Da Vinci系统和Computer Motion公司开发的ZEUS系统等。这两个系统都是主从操纵结构,可以实施多种精确手术。然而,当机器人需要工作在有强磁场和高能射频波的MR环境时,以这两个系统为代表的多个MIS机器人系统就都不适用了。因此针对特殊的工作环境,需要设计与之相容的MIS机器人系统。针对垂直开放式MR扫描机,Kiyoyuki等人研制了安装在医生工作空间上部的五自由度机器人,它可以准确定位和引导导管和激光指示器。

既具有了MR的高对比分辨力和空间分辨力、多平面成像能力、对流动的敏感性和无电离辐射等显著特性,又结合了机器人可以精确、持久和可靠地实施MIS手术的优势,MRI导航的机器人辅助微创外科手术系统必将在21世纪的微创外科手术领域占据重要位置。开展此项研究对于培养交叉学科的高级人才,更好利用现有的医疗设备及开发我国自己的高科技医疗器械有着重要意义,并具有潜在的经济和社会效益。

三、数字化虚拟人体技术的发展前景

数字化虚拟人体是将人体结构及功能数字化,通过计算机技术,在电脑屏幕上出现可视、仿真的模拟人体。"虚拟人"这个名词,一般需要经历4个发展阶段,即虚拟可视人、虚拟物理人、虚拟生理人和虚拟智能人。但这4个阶段不一定截然分开,各个阶段的内容,也可能交叉重叠。由于数字化虚拟人体具有广泛的应用开发前景,可用于医学、航天航空、国防、汽车、建筑、家具、服装、影视、广告制作、体育运动等与人直接相关的领域,具有巨大的社会效益和经济效益。

美国的"可视人计划"(visible human project,VHP)首先是由美国国立图书馆(NLM)提出,其意图是建立一个能供生物医学文献检索的人体结构图像系统,并由Colorado大学承担人体断面图像数据集的获取工作,于1994年完成所获得的一男一女两组包括CT、MR和切片图像的数据集。由于CT和MR受到断面精度和灰度成像的限制,后续向"虚拟人"发展的基础框架,则以高精度的切片图像数据集为主。这套切片数据集,就是目前在国际上发行并广泛应用的VHP数据集,其中男性的切片间距为1.0mm,共有1878个横断面;女性的切片间距为0.33mm,共有5190个横断面。继美国VHP之后,韩国亚洲大学在韩国科技信息研究院的资助下,提出一个准备在5年内完成5具尸体切割任务的"可视韩国人计划"(Visible Korean Human,VKH),并于2000年报道了其中第一例男性尸体的切片工作,切片间距为0.2mm,共有8590个断面。国外虚拟人体研究的设想:1996年开始,美国橡树岭国家实验室牵头酝酿虚拟人创新计划(theVirtual human project inititative),其主要设想是在可视人基础上,将人体结构的物理学参数附加进去,令虚拟人在外界

刺激下，作出带有物理学规律性的反应。经过几年的准备和学术研讨，已向国家科学院及国会递交了正式报告，并得到美国国防部非致命武器委员会的支持。1997 年美国华盛顿大学发起了生理人计划（the physiome project），提出开发对细胞、器官和整体功能数据库和计算机模型的设想。美国可视人计划（VHP）数据集的成功构建，推动了医学基础和临床的开发性研究。如与医学教育有关的解剖结构图谱、全脑图谱和数字解剖学家项目。利用 VHP 数据集进行研究开发的项目非常广泛，有在虚拟人体上观察药物代谢动力学的分布、用虚拟人体远程监控宇航员受辐射状况、虚拟的飞行座舱、用虚拟人体监控放射治疗过程。其中，开发更多的是结合手术有关的研究，比如，脑部肿瘤术前手术方案拟订、有力反馈的内窥镜虚拟手术模拟器、介入式心脏外科手术训练系统、有力反馈的腹部手术模拟器、膝关节虚拟手术训练环境等。可见国外已经开发了不少与微创外科有密切联系的技术。

我国十分重视此项科技工作，专门探讨我国科技前沿性问题的北京香山科学会议，于 2001 年和 2003 年先后两次举行专题研讨会，讨论"中国数字化虚拟人体科技的问题"和"数字化虚拟人体的发展和应用"。国家高技术发展"863"计划资助启动了"数字化虚拟人体若干关键技术"和"数字化虚拟中国人的数据集构建与海量数据库系统"两项课题。揭开了我国数字化虚拟人体研究的序幕。在攻克一系列关键技术难题后，目前，我国上海、重庆和广州等地的解剖学专家们，已先后提供了 4 个切片数据集的获取工作，为后续的多学科研究发展提供了有中国人特点的数据集。这 4 个数据集的切片间距和断面总数分别为上海（男）切片间距 1.7mm，断面总数 1058 片，上海（女）切片间距 0.57mm，断面总数 3022 片，重庆（男）切片间距 0.1~1.0mm，断面总数 2518 片，广州（女）切片间距 0.2mm，断面总数 8556 片。在上述 4 个数据集中，以 2003 年 2 月广州报道的虚拟中国人女性 1 号（virtual chinese human-female numberl，VCH-F1）的质量最好，精度较高，并且在血管的显示上有所提高。目前，我国在这个领域的研究，只是刚刚踏上了第一阶段，仅在虚拟可视人方面，构建了一部分数据集，为后续的研究提供初步资料。

数字虚拟化人体将有可能成为发展微创外科的新技术之一。但这个领域正处于快速发展又尚未成熟之际。我国后续的虚拟物理人、虚拟生理人和虚拟智能人 3 个阶段的部分研究工作，尚处于开始启动的状态。我国在这个领域的研究方兴未艾，任重道远。

四、微创技术在创伤骨科的临床意义

其意义在于可以拓展骨科疾病的诊疗范围。

随着微创技术的日趋成熟，微创骨科涉及的领域和手术种类不断拓展，一些微创手术已走向成熟，成为定型手术。作为现代骨科疾病微创治疗重要手段的关节镜外科，近年在临床应用上得到了惊人的发展，受到了广泛的青睐。关节镜技术显著深化了人们对关节局部的活体结构、生理及病理的认识，拓展了关节疾患的诊疗范围，极大地提高了关节疾病的诊治水平。随着关节镜外科的快速发展，新的镜下手术器械、手术方法和新的内固定材料不断问世，关节镜的适应证范围也在不断扩大，以往需要切开关节直视下完成的手术，现在已经能够利用关节镜高质量、高水平地完成，甚至可以进行许多常规手术难以完成的操作，其中一些已经成为定型的手术。关节镜的种类不断增多，目前已由膝关节发展到肩、髋、肘、腕、踝及指（趾）等关节，对关节内疾病由以往的检查诊断，发展到镜下的手术治疗和功能重建。近年关节镜的治疗范围还延伸至关节外，如镜下移植神经的切取、皮瓣血管蒂的处理、骨折的微创固定和内固定物的取出等，取得了较理想的效果。在关节镜技术日臻成熟的同时，激光、射频消融、聚焦超声等高新技术应用于关节镜手术中,可使镜下手术进一步微创化,手术疗效进一步提高。此外,近年来应用腔镜技术和经皮穿刺技术治疗脊柱疾患也取得了长足的进步,胸腔镜或腹腔镜辅助下椎间盘摘除、椎体成形术、椎弓根螺钉置入等,创伤小,疗效较满意。

关节镜或腔镜辅助下的微创骨科手术具有创伤小、出血少、恢复快、住院时间短等诸多优点,是一个很有价值、值得研究和应用的方向。但由于各关节的发病率和关节结构复杂程度不同,关节镜的应用程度各异。关节镜或腔镜下手术操作复杂,显露、治疗范围受到一定的限制,远期疗效有待进一步评估,加上设备昂贵,限制了它在临床上普遍推广应用。

五、微创技术提高了骨科疾病的治疗效果

近年来,融合先进的计算机技术和可视化技术的外科手术导航系统和手术模拟系统已经开始应用于骨科领域,使传统骨科手术理念向微创目标前进了一大步。在脊柱外科、骨盆与髋关节外科等手术中采用手术导航系统,以计算机图形学方法为手段,以数字X线、三维CT、MR、DSA等医学影像为基础,可以对手术区的结构进行三维立体定向和定位,对医师的手术操作进行实时指导和评价,不仅可以提高内固定装置放置的精确度,而且可以提高手术的安全性。此外,手术导航系统还可将手术方案的技术参数,从规划导航系统传送给机器人控制器,完成手术操作。利用先进的计算机手术模拟系统可以设计手术方案、模拟手术过程,并预测远期疗效。例如在进行全髋或全膝关节置换术前,医生可以在计算机上模拟各种手术方案,定量或定性的分析比较其疗效,选取最佳手术方案,甚至可根据专家系统的知识对若干年后的手术效果进行预测。此外,外科医生或医学生还可以通过手术模拟系统反复进行各种复杂手术的操作训练,或开展更加复杂的手术,甚至可以不直接接触患者,而是通过计算机控制的机器人进行远程疑难病例会诊和遥控手术。而更先进的纳米机器人一旦研制成功,可在一秒钟内完成数十亿个操作动作,装上特殊的手术刀,可以完成医生难以完成的微型手术,如修复关节软骨和血管壁的损伤、缝合血管神经,直接进入被污染的组织中清除污染物等,达到真正意义上的微创治疗。

六、微创技术的发展与手术设备器械的改进是两者相互促进必然结果

现代高新技术在外科领域的应用大大加速了微创外科的发展,而微创观念的形成反过来又促进了传统外科手术设备和器械的改进。例如,将生物技术与物理学原理、现代电子工程技术紧密结合,生产出的数字医学影像设备(如锥型束或电子束的螺旋多层扫描CT、新一代的MR、全数字化彩超、数字化X线设备)、放疗与立体定向放射外科手术设备(如X刀、质子刀和重粒子刀)、高能超声治疗设备(如高强聚焦超声、超声止血设备)、电磁波热疗设备(如介入治疗、多电极射频和微波热凝治疗设备)等具有高度数字化、信息化、网络化的特点,这些设备具备更强的信息综合处理能力、更高的智能化工作程度、并能通过网络化、系统化使诊断、监护、治疗相结合,发挥出最佳效能,为微创技术在骨科领域的应用提供了强有力的手段。随着人类基因组计划的完成和数字化虚拟人体研究的深入,利用信息化技术实现人体从微观到宏观的结构和功能的数字化、可视化,最终达到人体结构的精确模拟,将为微创外科的快速发展提供坚实的解剖学基础。在数字化虚拟人体的基础上,将纳米技术、基因工程技术、生物芯片技术和组织工程技术与上述先进的医疗设备结合,并辅以先进的计算机技术,可使骨科疾患的诊断、检测技术一方面朝着微创、

微观、微量或无创方向快速发展,另一方面朝着适时遥控、动态和智能化方向发展,为微创外科的发展拓展了更为广阔的空间,使人们更好地对骨科疾患进行早期微创诊断,提高治疗效果,进行在体与远期疗效的评估。

尽管目前新型仪器设备性能的改善和手术技艺的提高已经大大促进了微创技术的发展,但整个骨科领域仍有相当多疾患治疗不能达到理想的微创要求,即使在先进的影像设备导引下、利用先进的关节镜或腔镜进行手术,虽然手术切口变小,但在患者体内操作显示的范围和清晰度仍不能令人满意,智能化程度仍较低,所带来的创伤仍不能忽视。随着微创观念的形成和微创技术水平的不断提高,人们更需要器械和技术的不断改进。

微创技术和理念的创新主要体现在"以患者为主体",突破了当今临床学科构架,以微创理念融合内科与外科、以微创技术沟通不同器官系统。创新机制下运行和发展微创医学将是另一个创新点。微创手术装置市场的发展,很大程度是由于它取代了通常的治疗方法。MIS 在所有外科手术中所占的百分比,可望由目前的 15% ~ 20% 上升到 70% 左右(2010 年),这是因为太平洋沿岸地区诸国和拉丁美洲诸国也将应用 MIS 的缘故。预计 2007 年全球 MIS 市场营业额将超过 80 亿美元,目前美国约占市场的 60%,2007 年将继续保持其领先地位。随着科技的发展和经验的积累,骨科微创诊断与治疗技术取得不断进步,许多先进的科技成果应用于骨科领域,大大改善了人们对疾病的认识,使骨科领域治疗的发展突飞猛进,手术技术日趋成熟,治疗领域不断拓宽,新的手术种类不断涌现,手术更精确、更安全、更有效。但微创技术作为一种新兴技术,目前在骨科领域的应用大多处于起步阶段,由于受到昂贵的设备、较高的技术要求及骨科学传统观念等因素的限制,加上现有微创技术的可行性、安全性和远期疗效的不确定性,临床尚不能广泛推广应用。

(张秋林　纪　方　王秋根)

参 考 文 献

1. Anakwe RE, Aitken SA, Khan LA. Osteoporotic periprosthetic fractures of the femur in elderly patients: outcome after fixation with the LISS plate. Injury. 2008 Oct; 39(10):1191-7..
2. Baker P, McMurtry I, Port A. The treatment of distal femoral fractures in children using the LISS plate: a report of two cases. Ann R Coll Surg Engl. 2008 May; 90(4):4-6.
3. Cao LF, Shang CD, Yang CG. Therapeutic effects on 19 cases of floating knee injury of type III treated with LISS plates combined with intramedullary rods, Zhongguo Gu Shang. 2008 Dec;21(12):940-1.
4. Currall V, Thomason K, Eastaugh-Waring S. The use of LISS femoral locking plates and cabling in the treatment of periprosthetic fractures around stable proximal femoral implants in elderly patients.Hip Int. 2008 Jul-Sep; 18(3):207-11.
5. Hansen M, Mehler D, Hessmann MH. Intramedullary stabilization of extraarticular proximal tibial fractures: a biomechanical comparison of intramedullary and extramedullary implants including a new proximal tibia nail (PTN). J Orthop Trauma. 2007 Nov-Dec; 21(10):701-9.
6. Jiang T, Wang CX, Shen JG. Treatment of fracture of the tubiform bone with domestic locking plate through minimal invasive incision and bridging reduction fixation, Zhongguo Gu Shang. 2008 Jan; 21(1):52-3.
7. Kao FC, Tu YK, Su JY, Hsu KY. Treatment of distal femoral fracture by minimally invasive percutaneous plate osteosynthesis: comparison between the dynamic condylar screw and the less invasive stabilization system. J Trauma. 2009 Oct; 67(4):719-26.
8. Kolb W, Guhlmann H, Windisch C. Fixation of distal femoral fractures with the Less Invasive Stabilization System: a minimally invasive treatment with locked fixed-angle screws. J Trauma. 2008 Dec; 65(6):1425-34.
9. Norrish AR, Jibri ZA, Hopgood P.The LISS plate treatment

of supracondylar fractures above a total knee replacement: a case-control study.Acta Orthop Belg. 2009 Oct; 75（5）: 642-8.

10. Otto RJ, Moed BR, Bledsoe JG. Biomechanical comparison of polyaxial-type locking plates and a fixed-angle locking plate for internal fixation of distal femur fractures.J Orthop Trauma. 2009 Oct; 23（9）:645-52.

11. Ru J, Hu Y, Liu F. Treatment of distal femur fracture by less invasive stabilization system-distal femur, Zhongguo Xiu Fu Chong Jian Wai Ke Za Zhi. 2007 Dec; 21（12）:1290-4.

12. Wu YY, Lou SC, Chen XQ, Zhao GS. Treatment of proximal tibial multi-segment comminuted fractures with closed reduction and less invasive stabilization systems, Zhongguo Gu Shang. 2009 Sep; 22（9）:700-1.

13. Yu X, Zhang C, Li X, Shi Z. Treatment evaluation of distal femoral fracture by less invasive stabilization system via two incisions; Zhongguo Xiu Fu Chong Jian Wai Ke Za Zhi. 2008 May; 22（5）:520-3.

第二章 微创稳定固定系统

第一节 概述及原理

一、概述

膝关节周围骨折包括股骨远端与胫骨近端骨折,二者均可以造成骨和周围软组织复杂性损伤。保守治疗常造成对线不良、骨折不愈合及膝关节僵直,尤其是复杂性骨折,是创伤骨科临床的一大难点。为了降低并发症的发生率,常需要对骨折进行切开复位内固定手术。

不可否认,以往骨折固定追求"解剖复位+坚强固定"的原则在四肢骨折的固定治疗中起着不可估量的指导性作用,直到新技术新理念层出不穷的今天,仍在长管状骨骨干骨折的治疗中有着重要意义。但在干骺端骨折,尤其是膝关节周围骨折时,由于致伤能量高、多为暴力损伤、骨折局部周围软组织覆盖有限以及骨折后血供受干扰较大等不利因素,应用同样的固定原则所得到的疗效并不尽如人意。主要并发症包括骨折畸形愈合、骨不连、关节僵硬、感染等,多需要植骨来解决骨折内固定的稳定性与骨折周围软组织覆盖等问题,以促进骨折愈合,减少感染,提高疗效。

二、内固定治疗原则

国际内固定研究学会 AO/ASIF 发展了手术技术,并确定了内固定的下列原则:

1. 解剖复位;
2. 稳定性固定;
3. 保留血供;
4. 早期无痛的主动活动。

结合这些原则,使用接骨板、螺钉进行骨折内固定治疗已经成为一种非常成功的技术。然而由于精确复位的需要和内植入物的放置及固定都需要广泛的手术暴露,从而会造成的额外血管损伤,骨折块附着的软组织常常被剥离。结果造成骨折愈合受损,感染的危险性大大增加。在治疗骨干部骨折,骨折愈合和临床治疗结果往往更依赖于骨折长度、轴线、旋转的恢复,而不是仅依赖于精确的解剖复位和固定的绝对稳定性。

结合非直视下(X线影像增强仪)闭合复位的髓内钉技术能够大大降低额外的血管损伤,目前已被证明是治疗胫骨和股骨干部骨折的首选方法。然而对于关节骨折的治疗,解剖复位是确保关节面平整性和防止创伤性关节炎的重要指标。通常进行切开复位和接骨板、螺钉内固定。结合这两种复位要求,关节骨折如需要解剖复位,又要求尽量减少额外血管损伤的前提下恢复正确的长度、轴线和旋转,就需要研发新一代器械和内植入物来治疗干骺端和骺部骨折。针对膝关节周围骨折特点而设计并制造的新型内固定系统,比传统的接骨板技术能够更好地保留骨的血液灌注并且能在闭合的情形下插入接骨板,所以被命名为微创稳固系统(less invasive stabilization system, LISS)。第一代LISS研制于1995年。经过四年全球多中心临床研究和广泛的机械力学和生物力学评估,由国际内固定研究会(AO/ASIF)技术委员会批准并推荐作为一项新的内固定技术,先后用于股骨远端、胫骨近端骨折的治疗。

本节将从设计原理、临床指导及具体操作等方面就LISS的应用展开讨论。

三、LISS技术的设计原理特点概述

钛板接骨术在多年的临床应用中,取得了较满意的疗效,但其并发症也是客观存在的,其中之一是内固定物取出后发生的再骨折(refracture)。通过病理学研究,认为再骨折的发生主要是因为骨折固定部位的骨质发生了疏松,即使是未合并有骨质疏松或内分泌系统疾患的青壮年患者也无法避免。以往普遍认为这是由于内固定物与骨干本身弹性模量的差异导致应力传导差异,而引起骨折固定局部的骨质疏松,称之为"应力遮挡效应"。但新近的研究发现,除可能存在的"应力遮挡效应"外,更重要的病理因素是传统钛板依靠钛板与骨之间的摩擦来达到稳定,钛板压向骨面所产生的摩擦力和预应力可以提供固定的稳定性,但也会压迫骨表面的外骨膜而直接干扰钛板下方骨的血运,造成钛板下方骨皮质典型的结构性改变并造成骨质疏松,从而导致拔除内固定物后较易发生再骨折。瑞士达沃斯AO研究中心的Tepic、Perren及其同事认识到钛板和骨的界面在保留骨的血运方面起重要的作用,将注意力由寻找更坚固的固定材料转向尽量减少钛板对骨表面的压迫甚至接触,于是开始了新型钛板设计的研究。为降低钛板和骨的接触面积,第一步在钛板的下方制作切割槽,这样便产生了有限接触动力加压钛板(limited contacted dynamic compressing plate, LC-DCP)。锁定螺钉(locking head screws, LHS)、点接触固定器(PC-Fix)及微创稳固系统(LISS)设计是新的一次变革,它们带来了全新的内固定器原则的概念。

此外,如前所述,传统钛板与骨之间的稳定是通过钛板与骨面的摩擦力来实现的,而螺钉的作用则是提供这种摩擦力,为了保证摩擦力的产生,传统钛板螺钉系统的皮质骨螺钉通常需采用双皮质钉固定。如果螺钉因为某些原因而在术后发生松动,就会造成钛板与骨面贴合不紧、松动,甚至内固定失败。而这在严重骨质疏松患者中是很常见的。

四、LISS锁定螺钉与螺纹孔洞钛板体现钉板的完美结合

如果能结合LISS具有"内支架(internal-external fixation)"的特性,则对理解LISS的设计特点会很有帮助。从大体上看,LISS仍是钛板螺钉组成的系统。但是其螺钉是锁定螺钉(locking head screws, LHS),钉头的螺纹与钛板孔洞的螺纹可以匹配(图2-3-2-1-1)。这样使螺钉能而且只能沿着钛板孔洞预先设定的角度拧入,不能有丝毫偏差;螺钉拧入后不再仅依赖于单纯的摩擦力,而是通过螺纹与钛板更紧密地联合成一个整体,使整个钛板螺钉系统的稳定性能有显著提高。如果螺钉视为外固定支架的固定针,而钛板则为外固定支架的力臂,则LISS好似在骨表面

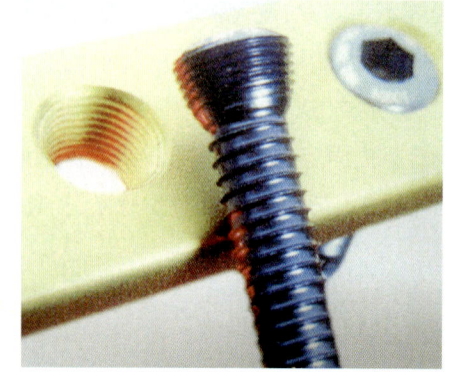

图2-3-2-1-1 钉板匹配螺纹
钉头的螺纹与钛板孔洞的螺纹可以匹配

与皮下软组织之间安装了一个内部的"外固定支架",正是这种特别的"内支架"给整体结构提供了超常的稳固性,使单皮质螺钉固定成为可能,有效降低了因局部骨质疏松引起螺钉松动而导致内固定失败的风险,也为关节置换后假体周围骨折的积极有效固定带来新的希望。这也是LISS钛板骨干部螺钉长度相对较短的原因之一。

五、LISS 特殊的角度设计可增加螺钉握持力

传统钛板的螺钉大多与钛板垂直,以求达到最大的机械稳定性,这就出现了在后前位 X 光片上可能出现所有螺钉均接近平行的情况。实际上如果对于骨质疏松患者而言,平行螺钉在螺钉长轴方向上的固定意义会大打折扣,正所谓"牵一发而动全身",有出现多枚螺钉松动脱出的可能。而这种情况在松质骨为主的干骺端出现的风险更高,即便是骨质正常的患者。用个简单的比喻——将两根筷子垂直平行地插入一块豆腐,如果只在筷子长轴方向施加上提的力量,豆腐是很难被提起的,或者即便被提起了也容易脱离筷子,而如果将两根筷子交叉地穿入豆腐,同样施加向上的力量,豆腐是可以被提起并不再轻易地滑脱。LISS 干骺端部位大胆地应用了独具匠心的设计——成角螺钉(图 2-3-2-1-2)。干骺部的螺钉并不完全与骨干长轴线垂直,螺钉之间亦非平行,而是成交错角度的排列方式组成"锁扣"系统,使外界应力作用时螺钉与骨块之间的稳定性有进一步提高。很容易看出,钛板的外形是依据干骺端部位进行了预先的解剖塑型,但干骺部每个螺钉应该沿何角度钉入,确实花费了 AO 研究者们的大量精力。得益于螺钉头与钛板孔洞匹配的螺纹,这些预先设定好的角度可以轻易实现并很有保证,也意味着螺钉拧入的方向不再能随心所欲,而是必须依照拟订的方案严格执行。

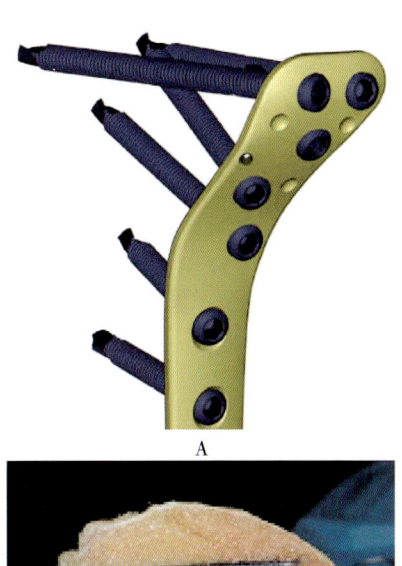

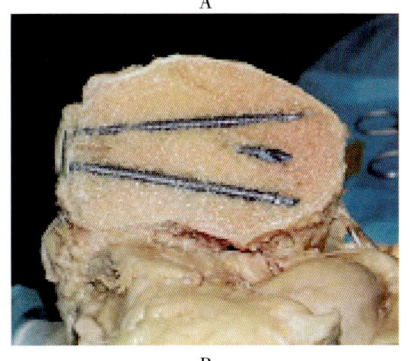

图2-3-2-1-2　提高握持力钉板(A、B)
LISS钛板成角螺钉有助于提高螺钉的握持力示意图及标本
(自Goesling T.)　A. Liss钉板元件;B. 标本

六、LISS 设计可穿透射线的手柄便于插入及导向

LISS 设计的应用部位是股骨远端和胫骨近端,而且放置部位均为外侧,如果采用经典的MIPO 技术插入钛板后肌肉层的阻隔对钛板的走向、定位以及后续螺钉经皮拧入会造成不小的困难。那么,如何在肌肉软组织较厚的骨骼部位也能实现钛板的精准定位、固定以及螺钉的准确拧入呢?为了解决这个问题,AO 学者将插入导向手柄引入了 LISS。手柄允许 X 线穿透,不影响术中透视,设计目的类似于交锁髓内钉的体外定位装置。术前的装配过程将手柄和钛板紧密联合成一个整体,且手柄(即钛板)在体表的投影,因此不仅可以使插入钛板的过程较为省力,无需实时透视即可根据体表的手柄判断体内钛板的实际方向和位置,而且为钛板到位后经皮穿刺拧入螺

钉提供了精确的参考。插入导向手柄的参考，对更进一步降低软组织损伤的风险有着重要意义（图2-3-2-1-3）。与经典的钛板螺钉固定系统相比，LISS在设计上更趋人性化和操作简单化，也更体现出微创的精髓。

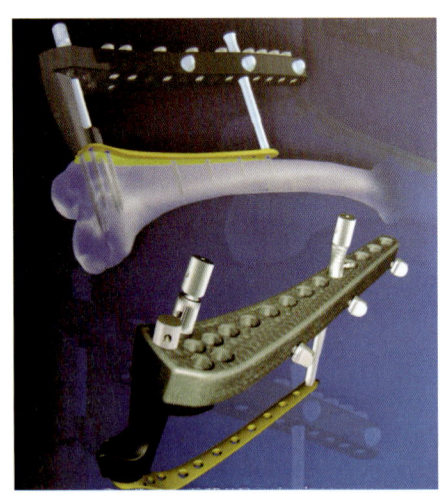

图2-3-2-1-3　手柄无碍透视
LISS手柄可透过X线，不影响术中透视，降低软组织损伤，更体现出微创的精髓

七、LISS 设计有多种类型螺钉

LISS的另一特点是同一系统中包含了多种螺钉，不同的设计特性使其在骨折固定中可以根据需要发挥各自的长处。

（一）自攻-自钻-自锁螺钉（SD/ST LHS）（图2-3-2-1-4）

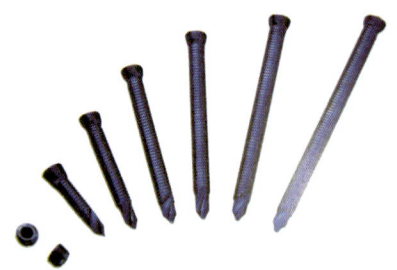

图2-3-2-1-4　自攻-自钻-自锁螺钉

此为LISS系列螺钉中最常用的一种，也是用得最多的一种。其特点是钉体采用硬度很高的特殊合金制造，并以蓝色与普通不锈钢或钛金属材料螺钉相区分。除了钉头（即LHS）有与钛板孔洞相匹配的螺纹之外，其钉尖不再采用经典的AO螺钉的形式，而是应用特殊切削工艺使得钉头自身同时即具备钻头的功能。因此在临床实际应用中，省去了先用钻头在骨皮质上钻孔→攻丝（在骨皮质孔洞壁上旋出螺纹）→拧入螺钉的繁琐过程，而是将自攻—自钻螺钉装配在钻机上，利用钻机带动高速旋转以及手术医师施予恰当方向和大小的压力，螺钉即可很轻松钻透皮质并自动深入到髓腔。由于螺钉与钛板要达到锁定，对螺钉的方向要求很高，如果仍采用传统的先钻孔，再用丝攻旋出螺纹的方式，难免会出现钛板孔洞与骨皮质孔洞螺纹的中心轴线不在一条直线上的情况，螺钉无法与骨质紧密结合，或是无法与钛板锁定而造成固定失败。当然自攻—自钻螺钉的好处是显而易见，但同时它的特性也决定了钉入只能是"一锤子买卖"，尽管有套筒等相应辅助工具帮助维持正确方向，但仍对手术医师的技巧提出了更高的要求。此外，在钉入过程中必须考虑到以后取出内固定物的情况，而不能将螺钉旋得太紧（下文具体操作步骤中还将详述）。

（二）提拉装置（pulling device）

与普通拉力螺钉的作用不同，LISS配备的提拉装置并非用于最后完成固定，而是骨折复位的辅助工具，其特点是在螺钉旋转的过程中，钉体螺纹使骨块产生的运动不是顶离钛板而是拉向钛板。对于下肢骨折尤其是胫腓骨多段骨折，如果广泛切开剥离软组织，不仅达不到微创的初衷，甚至违背了骨折治疗的原则。但是LISS在完成固定之前又要求骨折必须达到基本复位，对于一些移位或错位而远离胫骨外侧LISS钛板的骨块手法整复不满意，特别是在骨皮质较硬或复位不稳定的情况下，第一枚螺钉的拧入有将骨推向内侧的趋势。提拉装置可以帮助解决这个问题。

因为提拉装置的钻头直径为 4.0mm,所以用直径为 5.0mm 的 LISS 锁定螺钉仍能在骨内获得良好的固定强度。

(三)螺钉帽(screw hold insert)

LISS 的另一独特之处在于只有 5 孔、9 孔、13 孔 3 种长度 6 种规格(左右双侧)的钛板,术中并非所有孔洞都必须拧入螺钉,而是根据骨折固定生物力学的基本要求,即骨折线两端各需保证至少 3~4 枚螺钉的良好固定。这就使旷置的钛板孔洞会因软组织及骨痂包裹而造成日后拔出内植入物的困难。于是设计出了应用无钉体的单纯螺钉帽对空余孔洞进行填塞。事实证明这个措施是成功也是十分必要的。但从另一方面来看,螺钉帽的价格不菲,对国内尤其是内地的患者而言也是一笔不小的费用。

(四)其他特殊螺钉

直径 5.0mm 的锁定螺钉应备有针对特别厚骨皮质的长钻头。其他还有用于假体周围骨折的特殊工具,包括 4.3mm 直径的钻头和钻头导向器,长度为 14mm 和 18mm 的假体周围骨折锁定螺钉。

作为 MIPPO 技术的最佳内植物,Rüedi 等将 LISS 阐释为一种内固定支架原则的概念,即用外固定支架来理解,只是固定杆非常贴近骨面,接骨板与骨面无接触和压迫,这个特点可以防止任何对骨血运的破坏。使用长接骨板来代替长的管状固定杆;使用能紧紧地锁扣于接骨板的头部带螺纹的强力自攻螺丝钉来取代外固定支架中广泛使用的 Schanz 钉和突起的紧固夹钳。锁定螺丝钉在疏松的骨质内也能获得更好的把持力,故 LISS 更适合于假体周围骨折及骨质疏松性骨折的固定。LISS 接骨板的每个锁定螺丝钉可借助于精确的螺钉孔轴心定位经皮拧入,因此在不暴露骨折区域的情况下,经皮插入接骨板并完成锁定螺钉的固定,体现了微创外科技术的原则,而且干骺端多不需要再植骨。

第二节　微创稳固系统的临床应用及病例选择

一、概述

由于微创稳固系统(LISS)最之初是针对膝关节周围骨折及关节置换假体周围骨折的特点设计的,所以目前临床上得到较广泛应用并相对完善和成熟的 LISS 主要分为两类,一类是相对较早出现的应用股骨远端骨折的 LISS-DF(distal femoral),随着 LISS-DF 的成功,又出现了应用于胫骨近端骨折的 LISS-PLT(proximal lateraltibia)或简称为 LISS-PT。两者大体设计理念相同,具体操作步骤也大同小异,只是在钛板的外形、解剖塑型及干骺端螺钉的成角角度规定上有所差别。

二、LISS 的主要部件

其主要部件(图 2-3-2-2-1)包括以下部分。

1. 钛板　5 孔、9 孔、13 孔,左右双侧共 3 种长度 6 种规格;

2. 不同长度的螺钉;

3. 插入工具系统　是 LISS 独到设计的又一体现,包括:①插入导向手柄;②杆状扳手;③固定螺栓;④锁定螺栓及钻套。

其具体应用方式在后面的手术步骤中将进一步详述。

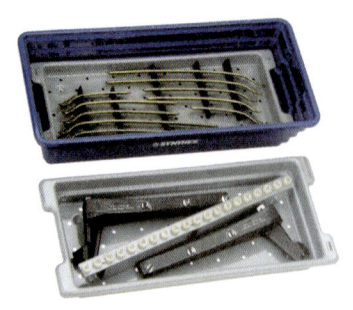
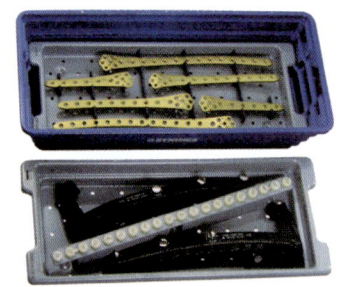
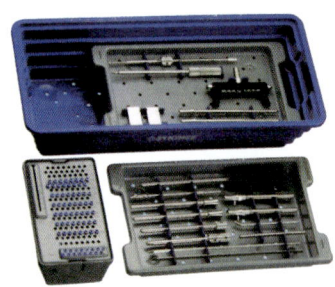

图2-3-2-2-1　LISS的主要部件

三、病例选择

（一）LISS 的适应证

LISS-DF 适合于：①股骨远端干部骨折；②股骨髁上骨折；③股骨远端关节内骨折的治疗。

LISS-PLT 的临床应用指征包括：①胫骨近端干部、干骺端骨折；②胫骨近端关节内骨折。

（二）优点

Kregor 总结 LISS 治疗股骨远端骨折的临床经验时，认为 LISS 有两个基本优点：一是特有的锁定性固定有利于股骨远侧骨折复位后更好固定与维持；二是 LISS 肌肉下置入有助于减少软组织的并发症与感染发生率。

（三）具体选择

SYNTHES-LISS-DF 与 LISS-PT（PLT），骨干部分别有 5 孔、9 孔、13 孔，且分左、右，各有 6 种规格（图 2-3-2-2-2）。LISS DF 骨端区域有 A、B、C、D、E、F、G 7 个孔，适用于股骨远侧骨折的内固定，如股骨髁上骨折、股骨髁部关节内骨折、股骨干远段骨折等。LISS-PT 骨端区域有 A、B、C、D、E 5 个孔，适用于胫骨近侧骨折 AO 分型 41-A2、A3、C1、C2、C3，以及所有 AO-42 骨折中的近侧类型。LISS 还可用于部分骨病、骨质疏松性骨折，或存在骨缺损时，适用于全髋关节置换或翻修（长柄型）术后同侧股骨干远段骨折，或膝关节置换假体周围骨折等。根据笔者的临床经验，尽管 LISS 在治疗单处股骨远侧或胫骨近侧骨折相对于普通钛板螺钉系统有着不可比拟的优点，是一种有效的微创内固定治疗方法，也适用于骨质疏松性股骨干远段骨折的治疗，但复杂性膝关节周围骨折或必须植骨者则需扩大切口，仍有关节僵硬、异位骨化的并发症出现。有关远期疗效有待积累病例、长期随访。另外，昂贵的价格也将是制约 LISS 临床应用的重要因素。由于股骨髁部、胫骨平台等骨折中的简单类型应用传统钛板螺钉（如 Golf 球棒型钛板、T 型解剖支撑钛板等）临床疗效可接受，短期的成本—效益（cost-effect）优势

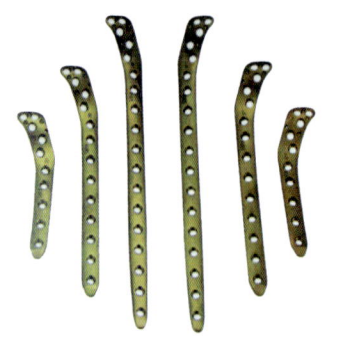
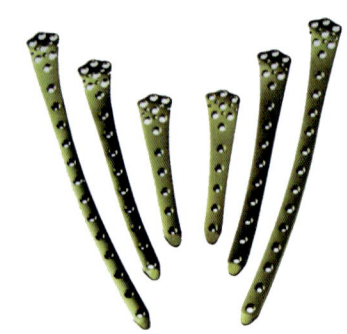

图2-3-2-2-2　LISS DF和TP的6种规格钛板

仍将持续存在一段时间，因此笔者根据中国内地的国情，认为股骨远端及胫骨近端的多段、粉碎性骨折是应用 LISS 的更适宜的指征。

四、LISS-DF 在股骨远端骨折中的临床应用

近年来，对股骨远端的手术固定技术已产生变化。肌肉下钛板置入的微创手术技术（MIPO）已经取代了骨干区域解剖复位的重要性；而通过髌骨侧面入路得到对关节面更佳的直视使得复杂关节损伤的重建得到简化。此类技术减少了骨不连的发生以及对植骨的需要，但仍存在手术技巧和对植入物等的认识问题。

LISS-DF 在设计上为骨膜灌注提供了空间，插入导向装置被用于经穿刺切口钉入单皮质、自锁螺钉，简化了对经皮钛板接骨术的手术技巧要求，促进了微创的应用，临床研究数据表明感染、延迟愈合和骨不连发生率较低。使用此系统，初次几乎不需植骨，除非有严重的骨缺损。未发现螺钉松动或继发性对位不良等植入失败的发生。近端较宽大的钛板形状改善了股骨远端髁部骨折碎片的固定。LISS 的可操控性很强，避免在术中使用骨水泥。尽管加强了外科技术和植入物的可能性，仍有许多患者表现为功能的缺陷。此类患者特别多见于伴复杂关节内骨折的病例。老龄患者还存在在疏松的骨质中植入物的"疲劳性失败"。

此外亦有研究发现在间接闭合的骨折复位后，通过辅助装置将预先解剖塑型的钛板创伤极小地插入骨膜处间隙，植入物通过旋入螺钉固定，而螺钉可锁在钛板的小孔上并防止倾斜。这一过程是通过导向装置和穿刺切口完成，并不需要骨折部位大面积的暴露。在该项 AO 领导的前瞻性多中心研究中，此新系统被应用于 112 名患者的 116 例骨折中。随访时间平均 13.7 个月（7~33 个月）。几乎所有并发症的发生都与损伤的严重程度和应用新植入系统时缺乏经验有关，但这并不能否定此系统有很广的使用适应证。研究表明如果术前能周密计划、术中精细操作技巧更为熟练、围术期处理更为理想，则 LISS-DF 几乎对各型股骨远端骨折均表现出优秀安全的治疗过程和令人满意的疗效，包括假体周围的股骨远端骨折。通常不需早期的松质骨移植。

因此，LISS-DF 是治疗股骨远端骨折的有效植入物，特别是在骨质不佳情况下。

五、LISS-DF 在股骨髁上骨折中的临床应用

直到 20 世纪 70 年代，股骨髁上及双髁股骨骨折的手术治疗仍是难题，且表现出许多并发症。严重的股骨髁上骨折若忽视选择治疗方法，近端骨片尖锐的边缘常会损伤膝关节附近的股四头肌，并易致继发性疤痕形成和活动障碍。以往常见的治疗方法有胫骨结节史氏钉平衡牵引等，而在大多数研究中更倾向于保守治疗。

最近 30 年中股骨髁上骨折术后的临床结果得以改善，主要归功于新的植入物的推出和手术技巧的提高。然而，直至今日早期手术治疗仍只是候选的治疗方案。有学者通过随访 32 例使用髁钛板病例和 10 例 LISS 病例对髁钛板与 LISS 进行比较后发现，LISS 组在功能结果上并无显著改善，只有数例需要自体植骨。由此认为 LISS 的优势归功于稳定成角、自拉和自攻螺钉以及内固定，LISS 达到了髁钛板的机械和生物力学要求的边缘。

六、LISS-DF 在全膝关节置换（TKR）术后人工假体周围的股骨骨折中的临床应用

LISS 是一类适用于假体周围骨折固定的微创技术，应用的指征是假体周围的股骨远端骨折、经

髁或髁上骨折。推荐将 LISS 沿股骨外侧放置。通过经皮放置自拉骨干皮质螺钉、自锁固定成角螺钉在近端和远端固定骨折,对疏松骨质的手术暴露更小且并不妨碍现有的全膝关节置换。关节外骨折通过股骨外侧髁穿刺切口治疗。关节内移位骨折通过前侧髌侧入路进入膝关节。在股骨髁解剖复位后以克氏针固定关节碎片,然后闭合复位关节碎片并控制长度、轴向及旋转成角。在围术期即可立即开始功能锻炼,术后第二天即可开始。根据临床和影像学随访决定全负重行走时间,平均为 6~8 周。亦有学者对比了 LISS 与髁上倒打髓内钉在接近全膝置换周围的股骨远端骨折治疗中的应用,认为 LISS 更能表现出在前方负荷和后方负荷上较差的扭转稳定性。在前交叉韧带保留型全膝关节置换后假体周围股骨远端髁上骨折的治疗中,倒打髓内钉也许能提供更佳的稳定性。

七、LISS-PT 在胫骨近端骨折中的临床应用

LISS-PT 的应用指征是涉及中段及上段的胫骨近端骨折,包括 AO/OTA 分型中的 41-A2,A3,C1,C2,C3 及所有近端的 AO-42 型。亦可参考 Schatzker 胫骨平台骨折分型,包括 Schatzker V 和 VI 型。LISS-PLT 并不特异应用于移位的胫骨中段骨干骨折,然而对涉及胫骨近端 1/2 粉碎性胫骨干骨折亦十分有效,同样对同侧骨干骨折和双柱胫骨平台骨折也有效。但 LISS 取代髓内钉在骨干骨折治疗中的地位成为新一代标准尚有待时日。LISS 其他适用的范围包括胫骨近端即将发生骨折的病理性缺损。有学者认为 LISS-PLT 的应用范围限制于最极端的侧面或中段粉碎性和塌陷性平台骨折,且软骨下必须有坚实而准确的支撑。在这类少见的情况下,最好的方法是用适合远端骨干碎片的植入物作为软骨下组织的替代。LISS-PLT 亦可尝试用于多碎片骨折(multi-fragmentary fractures)、非常近端内侧粉碎性骨折(very proximal medial comminution)、胫骨结节骨折(the fractured tibial tubercle)以及延迟固定(delayed fixation),但手术极具难度和挑战性。

LISS-PLT 最理想的应用部位在胫骨前侧面的前方,恰在胫骨嵴后方。此位置要求 LISS 骨干段螺钉轻微地向后成角(即并非与钛板垂直)以便朝向胫骨髓腔中心而获得更确切的固定效果。在胫骨髁区域应精确地选择螺钉的位置及角度,以获得更佳的支持,同时减少损伤关节面或腘血管的风险。机械特性及生物力学特性提示,LISS-PLT 系统在胫骨平台骨折或胫骨近端复杂骨折中固定良好,并发症少,效果令人满意。

支持不足而造成的继发性移位,是不稳定型胫骨近端骨折中关节与下肢轴向偏差的常见并发症之一。双钛板接骨术提高了稳定性,但并不符合生物特性,且可能带来切口愈合方面的问题。LISS 和 LCP 新型固定技术提供了更稳定的角度维持和微创,因此固定物的稳定性得到提升,而切口愈合的问题也得以减少。尽管目前简单骨折仍采用传统的钛板和螺钉固定,然而更复杂的双髁骨折,特别是合并干骺端粉碎和(或)严重软组织损伤的骨折,更适于选择此类新的固定技术。

第三节 LISS 微创骨科中的具体实施与相关问题

一、股骨远端微创稳固系统（LISS-DF）的临床应用

（一）术前准备

1. 影像学检查 术前必须摄高质量的正、侧、斜位X线片。对于多平面的复杂骨折，有条件者可行额状面和矢状面的三维CT重建。必须明确：①骨折是否影响关节；②若有影响，是简单或是复杂的，髁间骨折是在髌骨槽还是内侧；③Hoffa骨折是在内侧还是外侧髁部；④髁间有无分离的骨块。

笔者体会术前摄与肢体实际大小一致的正位片，有利于术中与LISS模具片对照，准确选择长度合适的锁定螺钉。

2. 术前选择合适的内植入物 由于LISS的钛板螺钉锁定固定方式对精准性要求较高，所以必须在术前即根据前述X线片或CT等影像学辅助检查选择好恰当的内植入物，并对术中可能出现的问题提前计划拟定相应的处置措施。

（1）选择方法 使用国际内固定研究学会AO/ASIF术前计划模板来决定LISS接骨板的长度和螺钉的位置。所有的模板图像均按平均放射摄像成像率放大10%。图像可根据需要有所改变，术前必须对拉力螺钉的放置有所计划（图2-3-2-3-1）。

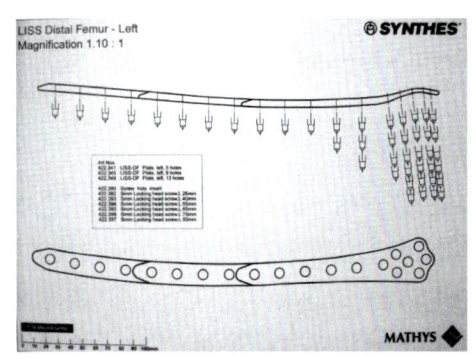

图2-3-2-3-1　模板示意图
使用术前制式模板来决定钛板的长度和位置

（2）使用后前位X线片选择螺钉和长度

为了在股骨髁部选择合适长度的螺钉，可能需要使用宽度为50mm的标尺进行术前X线片摄片并使用表2-3-2-3-1进行选择。

表2-3-2-3-1　股骨髁宽度选择相应螺孔及螺钉长度参考表

股骨髁宽度(mm) \ 孔别	A孔	B孔	C孔	D孔	E孔	F孔	G孔
60~80	65	40	40	55	65	65	55
81~87	75	40	55	65	75	75	65
88~95	75	55	65	65	75	75	75
96~110	85	65	75	75	75	85	85

① 在股骨髁高度的内侧或外侧放置X线测量标尺；

② 对股骨远端进行后前位X线摄片；

③ 在X线片上测量标尺的宽度；

④ 在X线片上测量股骨髁最宽处数值；

⑤ 确定股骨髁真正的宽度；

⑥然后在对照相应的股骨髁宽度读取A~G孔相应螺钉的长度。

(二)体位

患者仰卧于透X线的手术台上,臀下垫高,患肢必须可以自由移动。对侧肢体可以固定于手术床的腿支架上。膝关节略微置于手术床铰链的远端,这样能在手术中屈曲膝关节。避免完全伸直膝关节和产生过强的牵拉力量,由于腓肠肌的作用力会引起股骨远端骨折块向后侧旋转,这样会对骨折复位造成困难,并会威胁腘动脉和腘静脉。当远端骨折块较短时,推荐小腿屈曲大约60°,以减轻腓肠肌的牵拉力量。

(三)插入工具的装配

在插入导向手柄的A孔插入固定螺栓,在对应LISS接骨板三点固定装置上放置插入导向手柄,将固定螺栓通过插入导向手柄插入至LISS接骨板,并用杆状扳手轻轻拧紧,按插入导向手柄的方向旋紧固定螺栓,并用杆状扳手轻轻拧紧,为了插入时LISS接骨板有更好的稳定性,在插入导向手柄的B孔中插入带钻套的锁定螺栓并将其拧紧于LISS接骨板上(图2-3-2-3-2)。为防止软组织的长入和便于内植入物将来的取出,在内固定器插入之前,在不准备拧入螺钉的螺钉孔内拧入填塞螺丝帽。使用扭力限制的螺丝刀拧紧直至发出咔嗒声。

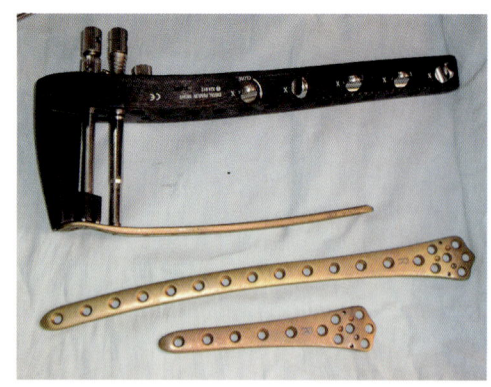

图2-3-2-3-2 安装好插入导向手柄

(四)手术入路

非关节内骨折和简单的关节内骨折使用前外侧入路。自胫骨结节近端3~6cm弧形向上至股骨远端前外侧,一般长6cm,关节内骨折需要8~10cm。多平面的复杂骨折、内侧髁间骨折、Hoffa骨折,则使用髌前外侧入路。于髌前正中线外2cm做直切口,直接切开皮肤、皮下至伸肌支持带,翻开髌骨,以充分暴露关节面。

对关节外和关节内骨折推荐的手术入路有所不同,①关节外骨折:从Gerdy结节向近侧作一长度约80mm的皮肤切口,沿纤维走向分开髂胫束,打开骨膜和股外侧肌之间的间隙。在远端,股外侧肌主要附着于股骨嵴,在骨与外侧骨膜没有肌肉的附着点。内固定器可以沿骨膜和肌肉间隙插入。②关节内骨折:前外侧关节切口可为复位提供良好的显露。通过该切口能够插入内固定器,并能从内侧拧入拉力螺钉(图2-3-2-3-3)。

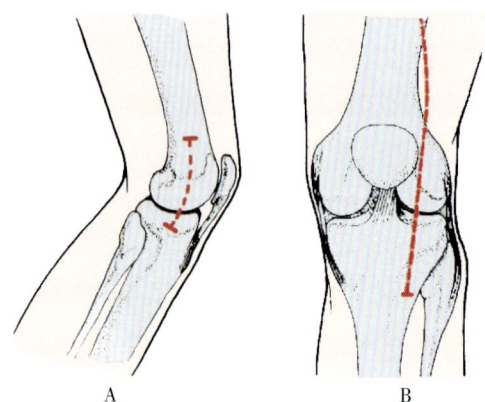

图2-3-2-3-3 外侧及前外侧切口示意图(A、B)
A.关节外骨折的外侧入路;
B.关节内骨折的前外方入路(髌旁外侧切口)

(五)骨折复位和固定

1. 概述 与传统钛板螺钉固定方式相比,LISS的最根本性变化在于骨折块复位必须在内固定物安装完成之前就已经实现。这是因为螺钉与钛板锁定为一体,即使之成为"放在内部的外固定架"。根据这一特性,LISS本身是不宜用作骨折块复位用途的,这也是为什么LISS应用过程中特别强调骨折复位的重要性。

在关节内骨折,首先应复位,重建并固定整个关节。图中显示股骨髁部打入拉力螺钉的位置(图2-3-2-3-4)。注意必须确保这些拉力螺钉不会阻碍以后从LISS插入导向手柄中螺钉的拧入。使用暂时的跨膝关节的外固定支架或牵开器对骨折进行复位。手术中应使用X线摄片或X线影像增强仪检查骨折复位的情况。内外向打入的Schanz钉对于股骨远端的手法复位非常有帮助。

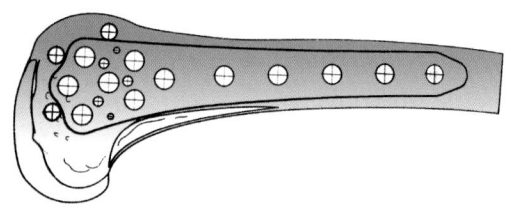

图2-3-2-3-4　LISS钛板示意图
图中圆圈表示可以打入拉力螺丝钉的位置

2. 步骤

第一步　关节内骨折的复位、固定与干骺端、骨干骨折的暂时复位。在LISS固定之前,必须完成关节内骨折的复位、固定。传统的复位方法同样适用于LISS系统,包括:①利用内髁或者外髁的Schanz钉辅助髁间骨折的复位;②大点状复位钳或者骨盆复位钳将髁间骨折复位固定;③利用克氏针暂时固定直到螺钉固定完毕。

复位完毕后,利用多枚直径为3.5mm松质骨螺钉从外侧向内侧固定髁间骨折,或者从前向后固定Hoffa骨折。小的骨折碎片也可以使用直径为2.7mm的拉力螺钉,特别是髁间小骨折块。

在关节内骨折复位后,开始利用LISS复位干骺端和骨干的骨折。LISS技术的目的在于保存骨折周围软组织的血运,故利用闭合复位技术。可先手法牵引,髁上垫敷料,然后观察正、侧位X线片,纠正各种畸形。

第二步　LISS接骨板的插入及位置确定。使用装配好的插入导向手柄在骨膜和股外侧肌之间向股骨近端插入LISS接骨板,并应确保接骨板尾端与股骨始终接触。接骨板的近端贴伏于股骨外髁,可以向近侧和远侧移动、调整LISS接骨板的位置,直至接骨板能够很好地贴伏于股骨髁。有时插入导向手柄的近侧端及软组织可能会影响接骨板的插入,这时可以取下透光手柄的近侧部分。

由于重量作用,插入导向手柄容易向背侧倾斜。如果患者处于仰卧位,插入导向手柄的方向与地面平行,那么内固定器会处于外旋位置,接骨板与股骨外髁无法平整地贴伏。固定螺栓的方向必须与髌股关节方向平行。因此,插入导向手柄应该处于内旋10°的位置。在X线影像增强仪后前位AP相上可以看到该影像。内固定器必须与股骨髁完全贴伏,以确保其与骨面的理想接触。

一旦LISS接骨板与骨面有良好的贴眼,从B孔取下钻套和锁定螺栓。在接骨板最远端的孔(第5或9或13孔)通过钻套插入穿刺器。做一微小的刺切口,将钻套和穿刺器推至LISS接骨板。可以使用克氏针或直接通过触诊来检查LISS接骨板在骨面上的位置是否正确,避免偏心固定。通过插入导向手柄的外侧螺丝拧紧钻套,用固定螺栓来替换穿刺器。将固定螺栓拧入LISS接骨板来闭合固定框架。

由于固定螺栓对软组织的限制,所以一旦它被拧入,再调整改变接骨板或手柄的位置将非常困难。

确定LISS接骨板在股骨远端髁部的合适位置。由于外侧皮质有约15°的倾斜面,因此插入手柄一般都要相对于水平面抬高10°~15°。接骨板位置一般位于距股骨远端前侧1.5cm、股骨外髁平面上1.5cm处。

检查骨折复位的长度和旋转,放置近端导针。正位X线片可检查合适的肢体长度与旋转情况。观察外部力线,若足部外旋约10°~15°,提示无旋转畸形。侧位片可判断钛板置于股骨中心。若位置很好,即可安放近端锁定套筒股骨近端导针。

第三步　自钻—自攻—自锁螺丝钉的拧入。螺丝钉的安置需要根据骨折的类型而定。可根据内固定的生物力学原则来选择螺丝钉的位置。螺钉可以靠近和远离主要骨折块的骨折间隙。在每一骨折端至少使用4枚螺钉。Kregor等推荐的是近侧和远侧各上5枚锁钉，而对于骨质疏松症需要在远、近侧各上6枚锁钉。可以开始做一微小刺切口，通过钻套插入穿刺器（图2-3-2-3-5）。

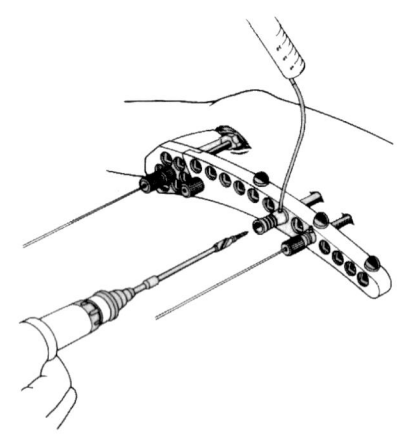

图2-3-2-3-5 操作示意图
小切口，通过钻套插入穿刺器后置入螺钉，在高速钻入螺钉时，应滴注入生理盐水冷却，以防高温导致骨坏死

股骨髁的螺钉长度可从前述表格中推算出，也可以通过导向套筒使用直径为2mm、长度为280mm的克氏针来测量长度，使用X线影像增强仪，将克氏针推进至所需深度，使克氏针顶端与骨内侧皮质至少留存5mm的距离，将导向套筒留于原位，使用克氏针测深尺测量螺钉的长度，选用长度最近似的螺钉，这样能确保螺钉顶端不会穿越内侧骨皮质。

在骨干区域使用长度为26mm的螺钉。在骨皮质非常坚厚的情况下，可使用提拉装置后特殊的长度为35mm带有长钻头的锁定螺钉。

在骨皮质较硬或复位不稳定的情况下，第一枚螺钉的拧入有将骨推向内侧的趋势。提拉装置可以帮助解决这个问题。在第一个永久固定螺钉的邻近孔，通过钻套拧入不带旋紧螺母的提拉装置。在提拉装置的螺钉完全拧入前，停止使用动力工具。取下动力工具和钻套。在提拉装置上拧入旋紧螺母，将骨拉向LISS接骨板。因为提拉装置的钻头直径为4.0mm，所以用直径为5.0mm的LISS锁定螺钉仍能在骨内获得良好的固定强度。

使用电动或气动工具拧入螺钉。为了获得螺钉和骨之间最佳的固定界面及防止骨向内侧的移位，应使用不具有高轴向扭力（3~5kg）的动力工具。为防止骨热坏死，重要的是在钻孔时通过钻套注入生理盐水进行冷却。插入套筒有一个小的侧孔用于冷却灌注，可以接管子或针筒来灌注生理盐水。

注意：每个主要骨折块被一枚螺钉固定后，其长度和旋转便无法改变。前屈和后屈畸形还可以通过手法进行相对的调整，而内翻或外翻畸形很难纠正，因此推荐先在远端骨折块拧入螺钉。远端螺钉应该与膝关节保持平行，然后在近端骨折块拧入一枚螺钉。如果不得不需要取出螺钉并再拧入，这时应该手工拧入螺钉，而不要使用动力工具。

继续向骨内拧入螺钉直至螺丝刀的第二根刻度线没入钻套。使用带有扭力限制的螺丝刀最后拧紧，当扭力达到4N时会发出咯嗒声响。检查螺钉头是否完全进入LISS接骨板。

拧入螺钉后螺丝刀的取出应有一定困难，可以将其从动力工具上取下，并取下钻套，然后再连接于动力工具，将其从螺钉头上取出。

在远侧螺钉拧入及锁定之前再次评价是否存在过度后伸或外翻畸形。在确定无畸形后可以置入远侧锁钉，注意用冰生理盐水降温。利用持续牵引和近端导针维持恰当的位置，此时还可以通过手法加压来调整骨折的位置，在确定位置后拧入近侧锁钉。然后完成附加螺钉的放置。

第四步 去除外侧定位器，评估骨折复位和稳定性。充分活动膝关节，以确定固定是否可靠。应用正、侧和斜位片评价骨折复位和固定情况，注意力线如何，有无明显过伸畸形，接骨板是否放置在股骨外侧中间，是否所有的螺钉都是固定单皮质，或者一些固定在前或后侧皮质上，股骨外侧髁部的接骨板位置如何，是否有螺钉打入关节面。

第五步 闭合伤口。所有伤口均冲洗，关节

囊、髂胫束使用可吸收 1 号缝线缝合，皮肤和皮下常规方法缝合。

（六）术后处理

术后治疗应遵循传统内固定手术的原则。基本功能性治疗为膝关节的自由活动和部分负重训练。物理康复治疗应在手术后立即开始，包括关节活动训练。在特殊的病例应有适当的限制。

由于目前 LISS 远未广泛应用于股骨远端骨折，故其有报道的感染率不高（0%~4%）。延迟愈合发生率为 2.4%~6.1%，但因 LISS 有着高度而持久的稳定性，延迟愈合并非必须再次植骨或重复接骨术。当应用 LISS 时，需要植骨的病例减少（初次 0%~1.6%，再次 0%~5%）。而且因为 LISS 没有螺钉松动或继发性对位不良的发生，因钛板等植入物放置失败而造成接骨失败也减少。治疗结果已有报道，平均膝关节旋转范围 103°~107°。72.5% 的患者，旋转均大于 90°，所有病例中仅有 7.5% 发现有伸展迟缓大于或等于 10°。平均 Neer 评分为 73.9~77.2 分。

（七）内植入物的取出

只有骨折完全牢固愈合后才可以取出内植入物。内植入物的取出与植入时的顺序相反。首先在原手术疤痕处切开暴露并安装插入导向手柄。作小切口，使用带扭力限制的螺丝刀手工拧出螺钉。然后可以使用动力工具取出所有的螺钉。

清洁工具可以帮助清理螺钉帽上的内六角形孔。所有的螺钉取出后，取下 LISS 接骨板。所有螺钉取出后 LISS 接骨板留于原地，取下插入手柄，使用固定螺栓。最后将 LISS 接骨板拨松。

二、胫骨近端微创稳固系统（LISS-PLT）的临床应用

（一）概述

对于骨外科医师而言，胫骨近端骨折仍是悬而未决的难题之一。在复杂的关节骨折中，基本要求是如何清楚的认知骨折、复位及对关节面的内固定，在后续治疗过程中还可能出现包括感染、软组织并发症、固定失败及关节僵直等问题。复杂的胫骨近端骨折尤其需要手术以期获得可接受的功能结果。对关节内骨折固定后可接受的效果标准是解剖复位和稳定的固定，然后是关节块与骨干之间能重建肢体及关节的力线（长度、对线及旋转）。根据骨折分型、软组织条件及骨质，可以选择不同的固定方式，例如钛板螺钉内固定和外固定。尽管对此类骨折的螺钉固定技术有了长足的发展，但骨不连、固定失败、延长手术时间及需要二次手术等问题依然存在。

随着应用于股骨远端 LISS 的发展，一种与之相似但用于胫骨近端骨折的微创稳固系统（LISS-PLT）被研制出来。其自锁螺钉可保证角度及力线的稳定性，减少了螺钉脱节、滑动或移动脱出的机率，从而大大减少了术后并发症的发生。由于钛板不需对骨骼本身施加任何压力，术中因螺钉过紧而造成复位丢失的风险也得以降低。LISS 固定器有别于其他固定器的生物力学优点在于其贴合胫骨自然的角度。由于其应用于胫骨的侧面，可避免干骺端骨折或累及隆突的胫骨平台骨折所产生的各种各样的塌陷；钛板预先解剖塑型，使之更能贴合骨面且软组织并发症更少；钛板不必再次外力塑型；一把射线可穿透的手柄引导钛板穿过肌内下间隙并保证螺钉能位置准确的轻易地经皮钉入。标准的力学测试保证 LISS-PLT 能提供和传统钛板相似的抗疲劳性。

由于 LISS-PLT 是基于 LISS-DF 发展出来的，在设计理念和操作技术上有很多相似之处。本处对重复内容不再赘述，仅强调 LISS-PLT 区别于 LISS-DF 之处。

（二）术前准备

1. 影像学检查
2. 选择合适的内植入物

(三)体位

患者仰卧于透 X 线的手术台上,患肢必须可以自由移动。对侧肢体可以固定于手术床的腿支架上。这是保证胫骨近端能在这个位置自由地进行 X 线透视的的重要体位。用手术巾叠成垫子置于膝关节下方,以适当地屈曲膝关节。

(四)手术入路

切口起于关节平面股骨中线朝向胫骨结节,而后偏离胫骨结节 1cm 向下,呈不随意的"S"形状。充分显露膝关节。根据需要,也可以从 Gerdy 结节向远侧作一弧形(曲棍球杆状)或直行皮肤切口。大约距胫骨嵴 0.5cm 位置,自骨面剥离胫前肌。牵开胫前肌,在骨膜和肌肉之间插入 LISS 接骨板。为了使 LISS 接骨板的近端能够安放在比较正确的位置,重要的是必须适当剥离肌肉附着点。例如,对于复杂的关节内骨折,前外侧关节切口能够对复位提供良好的显露(图 2-3-2-3-6)。

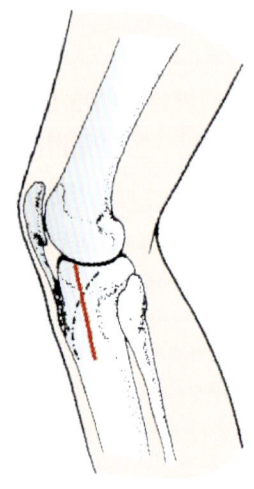

图 2-3-2-3-6 切口示意图
复杂关节内骨折的前外侧切口能提供良好的暴露

(五)骨折复位和初步固定

处理胫骨平台骨折时,关节内骨折的复位重建以及整个关节的固定工作必须在 LISS 植入前完成。为了达到关节骨折块之间的加压,可以使用拉力螺钉,实践证明可以非常方便地使用空心螺钉来进行固定。但必须确保这些额外的拉力螺钉不会阻碍以后从 LISS 导向手柄中螺钉的拧入。骨折可以通过牵引并使用暂时的跨膝关节的外固定支架或牵开器对骨折进行手法复位。手术中推荐使用 X 线摄片或 X 线影像增强仪检查骨折复位的情况。若内侧平台粉碎骨折,则需要利用内侧切口给予充分的固定。

干骺端及骨干骨折的复位可通过踝关节牵引闭合复位。腘窝下置敷料垫,助手持续牵引,通过手法复位维持力线,术中 C 臂 X 线机检查。一旦复位成功,在放置钛板时一名助手应负责维持位置。必要时也可用复位钳、牵开器等帮助复位。

(六)LISS-PLT 钛板的置入

在骨膜和胫前肌之间将 LISS 钛板置入前筋膜室,并保持接骨板远端与骨始终接触的情况下,向远端不断插入 LISS 接骨板。接骨板的近侧端放置于胫骨平台外侧。仔细寻找 LISS 接骨板在胫骨近端的正确位置,可将拇指置于胫骨嵴以感觉钛板是否同胫骨接触,也可通过术中 X 线监测,此过程应注意维持骨折复位。

检查 LISS 接骨板的位置是否正确。接骨板远端应位于胫骨的前外侧面,近端应位于胫骨外髁。接骨板的位置通过术中 C 型臂 X 线机确准后,直径为 2mm 克氏针通过定位器放置在钛板的近端和远端以确定定位器和胫骨的关系。可在胫骨远端做一个小切口,以触摸接骨板是否位于胫骨的外侧,防止在钻孔时损伤神经、血管,这在 13 孔 LISS 远端锁钉时尤其重要。接骨板必须平整地贴伏于胫骨外髁。由于重力作用,插入导向手柄容易向背侧倾斜。如果在胫骨外髁寻找 LISS 接骨板的位置有困难,可以延长切口,进一步松解近端的软组织。D 孔内的螺钉方向应该是朝向胫骨内髁上缘,必须避免插入导向手柄的过度内旋,以防止这枚螺钉对腘动脉造成损伤。一旦 LISS 接骨板与胫骨对合贴伏,从 C 孔取下钻套和固定螺栓。做一微小刺切口,从 LISS 接骨板的最远端孔（第5或9或13孔）钻套中插入穿刺器。

如果使用的是一块13孔的LISS接骨板，在插入穿刺器和钻套之前，进行仔细的软组织分离，直至接骨板平面，这样可以避免损伤腓浅神经。使用固定螺栓将钻套和插入导向手柄固定。用固定螺栓代替穿刺器。将固定螺栓拧入LISS接骨板来闭合固定框架。

由于固定螺栓对软组织的限制，所以一旦它被拧入，再调整改变接骨板或手柄的位置将非常困难。

通过LISS接骨板插入导向手柄最近端的克氏针孔和固定螺栓，使用2.0mm直径的克氏针对LISS接骨板进行初步的固定（仅在插入导向手柄的铝制部分处的导引孔）。仔细检查LISS接骨板的位置和患肢复位后的长度，也可以使用克氏针瞄准装置在内固定器的背侧或腹侧打入克氏针。一旦骨折复位成功完成，LISS接骨板位于正确的位置，就可以拧入LISS锁定螺钉。

（七）经皮拧入自钻螺钉

拧入自攻、自钻型锁定螺钉。骨折远近端各上4枚锁钉。胫骨髁的螺钉长度可以通过钻套的中心套筒使用测量器和直径为2mm、长度为280mm的克氏针来测量长度。使用X线影像增强仪，将克氏针推进至所需深度，使克氏针顶端与骨内侧皮质至少留存5mm的距离。将导向套筒留于原位，使用克氏针测深尺测量螺钉的长度，选用长度最近似的螺钉，这样能确保螺钉顶端不会穿越内侧骨皮质。最近端的两个锁钉长短可以通过固定克氏针来判断，该两枚钉相互交叉约10°。

为改善对胫骨髁的显露，最近端的两个孔（D孔和E孔）只能通过插入导向手柄的铝制部分来导引。为了防止钻套的旋转，在打入或取出克氏针或最近端两颗螺钉时必须使用两个手指来固定钻套，C臂机需斜向透视以监视克氏针从前内或后内侧骨皮质的穿出。

骨干部的锁钉长度一般为18mm或26mm。

如果使用13孔的LISS接骨板，在插入穿刺器和钻套之前，对接骨板的10～13孔进行仔细的软组织分离，这样可以显露腓浅神经，或者从腹侧向背侧进行钝性软组织分离。去除固定套筒及所有定位装置，最后在于A孔置入一枚锁钉。常规冲洗并关闭切口。

（八）术后处理

LISS是符合MIPO技术要求的典型内固定方法，螺钉钛板锁定为整体，加之对骨表面压迫少，较好地保留了骨折局部的血供，与骨折部位应用传统钛板螺钉的病例相比，术后因感染、螺钉松动脱出导致内固定失败及延迟愈合、骨不连等并发症的发生率确实明显降低，笔者最初选择一些股骨远端和胫骨远端多段粉碎性骨折，尽管应用LISS过程十分顺利，且钛板螺钉的位置及骨折复位情况均满意，出于保守考虑，仍在术后给予短期下肢石膏托固定。但就多例总结的临床经验来看，由于LISS螺钉的成角稳定性及与钛板的牢固结合，对骨折块的固定效果及整体系统的稳定性是可以信赖的，因此尽管骨折粉碎程度高或者合并骨质疏松，术后也无需长期的石膏外固定，可根据临床实际情况予以石膏托短期保护。国外在术后更注重早期无痛的负重功能锻炼及关节功能的保存和恢复。

由于术中X线透视的范围角度有限，如果术中操作技巧不熟练导致锁钉失败（比如远端锁钉固定在钛板之外），术中有可能未即时发现，因此笔者建议术后次日应复查X光正侧位片，以明确钛板螺钉的位置是否理想，出院后根据定期随访X光片决定是否还需石膏辅助外固定。

三、临床应用中可能遇到的问题

（一）钛板长度的选择

选择合适长度是用钛板作为内固定支架的最重要步骤之一。它取决于骨折的类型和所用固定的力学理念。

在髓内钉固定中，所用钉的长度不再争论了。钉的长度约为从一个骺区到另一个骺区的骨折骨的全长。与髓内钉相反，钛板接骨术中钛板长度长期以来仍有争议。过去，经常选用短（或过短）的钛板，以避免长的皮肤切口和过多的软组织切开。随着新的间接复位技术，经皮或经肌肉下植入物插入，钛板长度可以增加而不会增加软组织切开。因此不会对生物学方面产生过多的额外损伤。可以根据特定骨折的纯力学稳定需要而选择钛板长度。从力学角度，应将钛板和螺钉的负荷保持尽可能低，以避免周期负荷下的劳损。

钛板可被分为三段，骨折处最近螺钉间的中间段，将植入物固定到近端和远端主要骨折块的钛板近段和远段。钛板的长度和螺钉的位置影响钛板和螺钉本身的应力状态。在跨越骨折的中段，局部力学环境对骨折愈合的生物学反应很重要，不同的固定稳定程度可产生直接愈合、间接愈合、不愈合等不同结果。

理想的内固定支架长度决定于两个值，即钛板的跨度和钛板螺钉密度。钛板的跨度是钛板长度与整个骨折长度的商。钛板螺钉密度是插入的螺钉数目和钛板孔数目的商。根据现有的资料，在粉碎骨折钛板跨度应高于2~3，而在简单骨折则需高于8~10。钛板螺钉密度在0.4~0.5之下，这表示少于一半的钛板孔插入螺钉，但干骺端由于解剖原因不可能减少螺钉而不得不高密度固定。

（二）术前手法复位的实现及维持

由于LISS强大的稳定性的牢固性，使其一旦"锁定"成功，即与骨折块形成牢固统一的结合体。如果术前复位不满意，不仅术中操作难度会大大增加，术后效果也会离期望值相去甚远。国外学者在应用LISS或LCP之前，均非常强调术前复位的重要性，通常选择术前外固定支架临床复位并维持、复位钳、牵引甚或手法复位牵引维持，钛板螺钉植入基本完成后再卸除外固定支架。尽管从骨折复位维持及对手术的意义来讲，外固定支架的效果是最为理想而且最为可靠的，但考虑到LISS本身的费用已经很高，再增加一笔使用外固定支架的支出对大多数国内患者而言无异于"雪上加霜"。于是笔者根据多年的临床经验以及结合国内实际情况，选择在透视牵引手术床上对患肢行术中牵引（股骨骨折可选择同侧胫骨结节牵引，胫骨骨折可选择同侧跟骨牵引）并结合C型臂X线透视引导下前期手法复位的方式，不仅避免了患者额外的负担，并且术中并不影响实际操作和透视，是符合国情并值得推广的方法。

（三）LISS操作过程中常见问题的解决

1. 使用克氏针进行临时固定　如果需要，可以沿接骨板全长进行克氏针临时固定。可使用克氏针导向器在接骨板的腹侧和背侧打入克氏针。对于胫骨近端外侧LISS接骨板来说，瞄准装置可以用于第3~13孔。由于克氏针呈相互成角状进入，所以注意在打入克氏针时必须确保内固定器和骨面的距离尽可能接近。一旦克氏针进入，内固定器和骨面的距离将无法缩短。取下克氏针套筒和瞄准装置后，可以向远近端调整LISS接骨板的位置。同时克氏针可以防止LISS接骨板在矢状面的移动。如果接骨板位置正确，便可通过锁定螺栓进行克氏针的临时固定。

2. 插入螺钉　如果骨折复位有困难，在股骨远端骨折块由外向内打入Schanz螺钉，并以此钉为杠杆。在近端骨折块打入Schanz螺钉或提拉装置。如果还是不能完成准确复位，可以延长软组织切口，提供更好的显露。

3. 掌握深度与保持原形

（1）注意深度　拧入提拉装置时，需要仔细地监视螺钉顶端的进入。提拉装置到达接骨板前，停止使用动力工具，否则会损坏自攻螺钉在骨内产生的螺纹。

（2）保持原形　不推荐对LISS接骨板进行折弯和扭转，因为这样会造成插入导向手柄上的瞄准孔与 LISS 接骨板上的螺钉孔失去对线关系。

需注意的是无论胫骨近端外侧和股骨远端 LISS 接骨板，A 孔总是用于插入导向手柄和接骨板的连接，所以当螺栓连接固定时，该孔无法拧入螺钉。如果需要在 A 孔中拧入螺钉，取下固定螺栓－锁定螺栓留于原位，通过邻近的孔再拧入固定螺栓，在 A 孔中放入钻套，拧入合适的螺钉。

4. 其他需要解决之问题

（1）如果接骨板处于股骨的腹侧或背侧，螺钉可能无法旋入髓腔的中央，这样会大大降低螺钉的固定强度。

（2）用扭力限制的螺丝刀和螺钉旋凿杆都装配有自主螺丝刀抓紧把持装置。轻轻推压螺钉旋凿杆以确保其插入螺钉帽内六角的凹槽内。

（3）拧入螺钉后螺丝刀的取出应有一定困难，可以将其从动力工具上取下，并取下钻套，然后再连接于动力工具，将其从螺钉头上取出。

（4）如果需要，也可通过内固定器使用直径 4.5mm 皮质骨螺钉。注意直径 4.5mm 皮质骨螺钉无法通过钻套拧入。

（5）如果所有的螺钉孔都拧上锁定螺钉，那么所有徒手技术拧入 A 孔的螺钉，在取下固定螺栓前，其方向和其他接骨板、螺钉的方向均可用于指示 A 孔螺钉拧入的方向。

（6）为了确保整体结构的稳定性，在取下插入导向手柄前，股骨远端 LISS 接骨板中最近端的螺钉最后拧入，胫骨外侧 LISS 接骨板中最远端的螺钉最后拧入。取下固定螺栓，通过钻套拧入螺钉。

（7）如果 A 孔没有螺钉，则必须使用螺钉孔填塞螺丝使其封闭，这样便于在取出内植入物时插入导向手柄与接骨板的连接。

（8）螺钉头清理工具用于内植入物的取出，应与植入导向手柄结合使用。

（四）内植入物拔出过程中可能遭遇的麻烦

1. 螺钉拧出困难　由于 LISS 的螺钉和钛板锁定成为一个整体，且其牢固性是有目共睹的，但这也带来了取出过程中的难题。术中螺钉拧出困难可能有以下原因。

（1）术中操作时螺钉未严格按照既定角度和路线拧入而存在偏差；

（2）使用大力矩的动力工具将螺钉一次拧入并锁定到位；

（3）使用带有扭力限制的螺丝刀最后拧紧时，当扭力达到 4N 时会发出咯嗒声响，未按照操作规程要求只响两声即停止拧入，而是应用蛮力过分锁紧螺钉；

（4）术后恢复过程中由于应力的作用，使螺钉钛板的位置发生相对移位，导致拧松困难。

解决办法：严格按照操作规程，尽量保证螺钉按照规定方向和角度拧入。规范应用扭力限制螺丝刀，不得使用蛮力一味的拧紧螺钉。

2. 钛板拔出困难　多由于软组织和骨痂包绕钛板或长入空余孔洞造成，为避免这一后果，LISS 特别设计了螺钉帽在术前封堵不需拧入螺钉的空余孔洞，并提供了在取出术中应用的清洁工具。

四、LISS 固定失败及可能原因分析

LISS 技术的优点包括微创入路、早期稳定性提高、使用单皮质固定而不需松质骨成术和血管移植。经皮放置 LISS 的缺点有股骨对位不良、近端螺钉脱出以及术后旋转和轴向对位不良等。但不能排除与术前计划不周密、术中操作技巧不够熟练、术后处理不恰当以及临床经验不足等因素的关系。

尽管相对传统钛板螺钉系统而言，LISS 还只算是初出茅庐，但其在降低感染、内固定物松动、内翻塌陷、畸形愈合、骨不连等并发症发生率上的表现却令世人刮目相看。至 2004 年止，公开报道 LISS 应用失败的文献和学者并不多。Button 指出曾发生两例钛板断裂，两例因骨干部指向干

骺端螺钉松动导致钛板移位。延迟愈合或不愈合、早期负重和不正确的钛板置入被认为是固定失败的原因。

五、小结

骨折治疗的术前计划不良，手术时机掌握不当，过于广泛的骨膜剥离和直接粗暴的复位手法会造成切口愈合不良、感染和延迟愈合等不良后果及并发症。在过去的20年中，骨折治疗最重要进展之一即"生物学固定（biomechanical osteosynthesis，BO）"理念的提出和广泛接受。此概念摒弃了传统切开复位对关节面解剖重建以及对骨折干骺端大致长度、旋转及成角重建恢复的要求。尽管手术医师无法在术中达到对每块骨折碎片解剖复位的要求，但"生物钛板"的可行性仍在股骨粗隆下骨折、股骨干骨折、股骨髁上骨折和Pilon骨折的治疗中得到证实。

对于关节内骨折，仍需解剖重建来恢复关节面的平整，同时也应通过骨片间的加压来达到稳定固定，从而实现早期的主动活动及功能锻炼，但另一方面又应尽量少干扰干骺端粉碎区域。因此在不暴露骨折区域的情况下，经皮插入接骨板，使用内固定器来桥接广泛的骨折粉碎区域是理想的选择。由于接骨板并不贴伏于骨面，故无需对接骨板进行精确的预弯，而且可以使用微创技术。此外，术后很难有机会再次矫正骨干长度、轴线和旋转的总体对线，因此必须在使用内固定器以前即得到纠正复位并初步维持。与传统接骨板技术中骨折通过接骨板来恢复对线相比，新型接骨板使用的目的不再单纯是为了骨折复位，所以在手术计划中需要根据实际情况作相应变动。

LISS结合了生物固定与自锁内固定两种概念，是预塑型钛板与自锁螺钉的有机结合。射线可穿透的手柄引导钛板经肌肉下骨膜上间隙穿入，并为经皮穿入螺钉提供准确的定位。固定及角度和稳定性通过螺钉与钛板自锁连接实现，而并非依赖于钛板与骨面的摩擦。自钻（self-drilling）螺钉不必穿透对侧骨皮质即可达到满意的固定，因此并不需要固定双侧皮质，而是将骨折块拉向钛板、自攻及螺钉的植入等过程一气呵成。远端锁定装置提供了更好固定及远端骨折块的复位，特别适用于骨质疏松患者或远端骨折块较短的情况下；固定器可经皮置于肌肉下，而不需大范围切开软组织及剥离骨膜，减少了软组织并发症及感染发生的几率。LISS的优越性主要体现在以下几个方面，其一，为桥接固定，固定的稳定性靠自锁型螺钉与钛板锁定后的成角稳定性来维持，因此固定可靠，避免了螺钉脱出、滑动或移动，尤其适合老年骨质疏松患者，大大减少了术后并发症的发生。其二，对骨面无压迫，其固定是通过螺钉与钛板锁定而非钛板与骨面摩擦产生固定效果，使得钛板对骨膜的干扰降至最低，有利于骨膜的灌注。术中因螺钉过紧而造成Ⅰ期复位丢失的风险也得以降低。其三，LISS钛板预先解剖塑型，使之更能贴合骨面，可作为复位和恢复解剖力线的参照。并可避免干骺端骨折或累及齿状突的胫骨平台骨折所产生的塌陷。另外，可穿透射线的手柄使钛板插入肌肉下间隙非常简单，并为经皮钻入螺钉提供准确的定位，软组织损伤更小，对骨折端血运无干扰，明显降低了软组织并发症的发生率。更能体现BO理念和微创骨科的精髓。

因此，LISS是膝关节周围骨折，尤其是关节内和干骺端复杂骨折治疗的首选内固定方式。但由于有严格的适应证和应用部位，加之其相对高昂的价格成本，目前应用例数较少，长期随访和远期疗效仍有待于进一步的多中心大样本的临床对照和循证医学Meta分析研究。

六、临床举例

[例1] 张某某,男,72岁,摔伤导致左股骨髁上、髁间粉碎性骨折,合并高血压、冠心病、糖尿病、支气管哮喘(图2-3-2-3-7)。

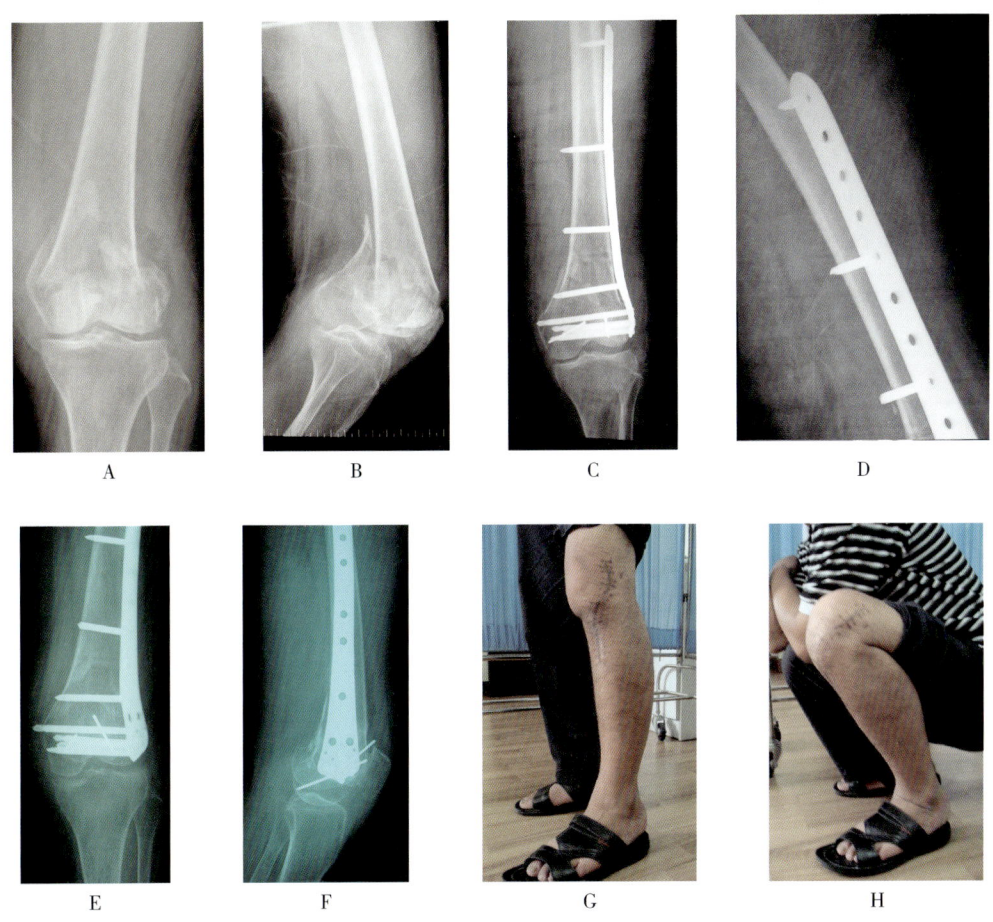

图2-3-2-3-7 左股骨髁部粉碎骨折(A~H)
A.B. 术前X线正侧位片;C.D. 术后X线正侧片;E.~H. 术后四个月X线片及膝关节功能照

[例2] 王某某,男,23岁,车祸导致胫骨平台开放性骨折(图2-3-2-3-8)。

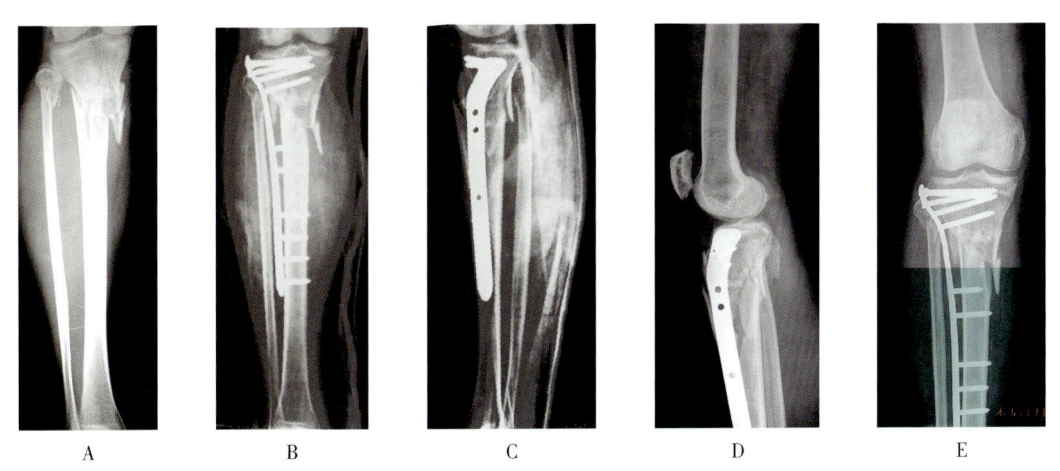

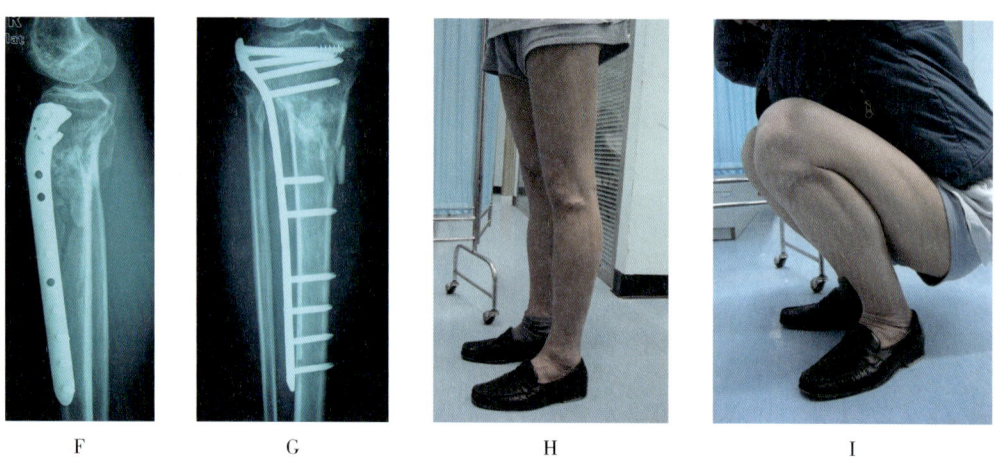

F　　　G　　　H　　　I

图2-3-2-3-8　胫骨近端骨折（A~I）
A.术前X线正位片；B.C.术后正侧位X线片；D.E.术后一月正侧位X线片；F.~I.术后半年X线片及膝关节功能

[例3]　周某某,男,52岁,车祸导致左胫骨多段骨折,开放伤(图2-3-2-3-9)。

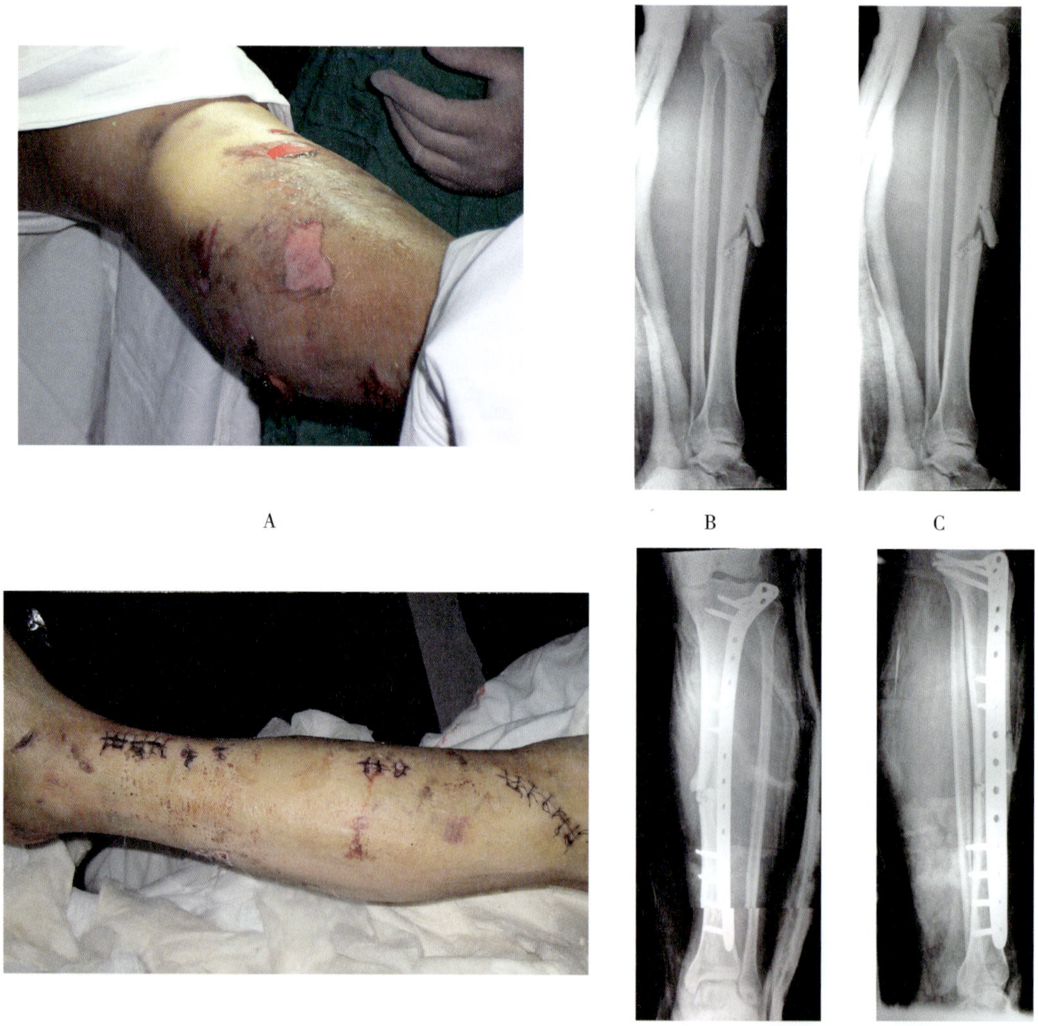

A　　　　　　　　　　　　　B　　　　C

D　　　　　　　　　　　　　E　　　　F

图2-3-2-3-9　左胫腓骨多段骨折（A~F）
A.术前皮肤状况；B.C.正侧位X线片；D.术后切口照片；E.F.术后正侧位X线片

［例4］ 邵某某,男,45岁,左股骨干骨折术后感染性骨不连(图2-3-2-3-10)。

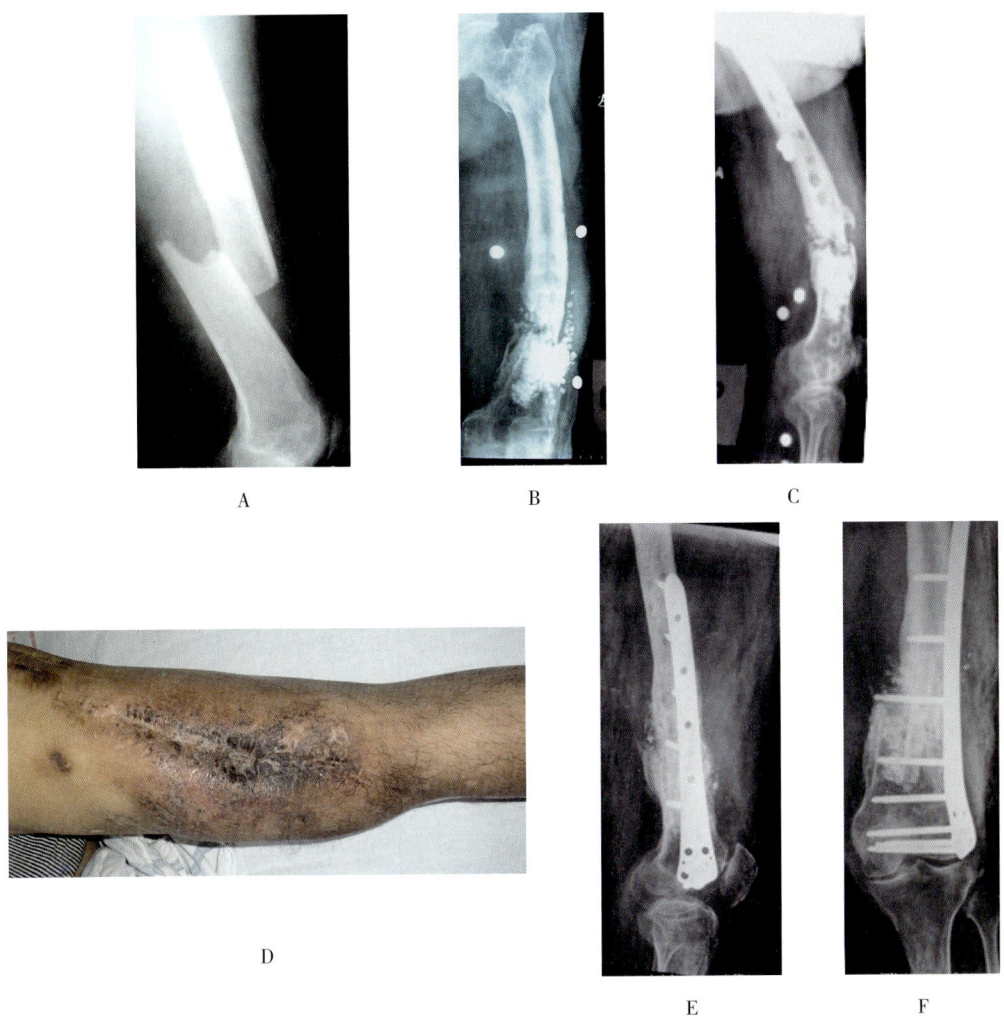

图2-3-2-3-10 左胫骨干骨折术后感染骨不连（A~F）
A.~D. 术前X线片及皮肤状况；E.F. 术后2个月正侧位X线片

（张秋林 纪 方 王秋根）

参 考 文 献

1. 黄宇峰, 尹峰. 用MIPPO技术行LISS系统内固定治疗膝关节周围复杂骨折疗效观察[J]. 山东医药, 2009, 49（6）
2. Jiang R, Luo CF, Wang MC. A comparative study of Less Invasive Stabilization System（LISS）fixation and two-incision double plating for the treatment of bicondylar tibial plateau fractures. Knee. 2008 Mar;15（2）:139-43. Epub 2008 Jan 24.
3. Cebesoy O, Kose KC. Periprosthetic fractures of femur: LISS plate. Arch Orthop Trauma Surg. 2006 Aug;126（6）:427-8.
4. Hernanz González Y, Díaz Martín A. Early results with the new internal fixator systems LCP and LISS: a prospective study. Acta Orthop Belg. 2007 Feb;73（1）:60-9.
5. Kanabar P, Kumar V, Owen PJ. Less invasive stabilisation system plating for distal femoral fractures. J Orthop Surg（Hong Kong）. 2007 Dec;15（3）:299-302.

6. Kayali C, Agus H, Turgut A. Successful results of minimally invasive surgery for comminuted supracondylar femoral fractures with LISS: comparative study of multiply injured and isolated femoral fractures.J Orthop Sci. 2007 Sep;12（5）:458-65.

7. Khalafi A, Curtiss S, Hazelwood S. The effect of plate rotation on the stiffness of femoral LISS: a mechanical study. J Orthop Trauma. 2006 Sep;20（8）:542-6.

8. Lee JA, Papadakis SA, Moon C. Tibial plateau fractures treated with the less invasive stabilisation system. Int Orthop. 2007 Jun;31（3）:415-8.

9. O'Toole RV, Gobezie R, Hwang R. Low complication rate of LISS for femur fractures adjacent to stable hip or knee arthroplasty. Clin Orthop Relat Res. 2006 Sep;450:203-10.

10. Phisitkul P, McKinley TO, Nepola JV,.Complications of locking plate fixation in complex proximal tibia injuries. J Orthop Trauma. 2007 Feb;21（2）:83-91.

11. Pryce Lewis JR, Ashcroft GP. Reverse LISS plating for proximal segmental femoral fractures in the polytrauma patient: a case report.Injury. 2007 Feb;38（2）:235-9.

12. Rosenkranz J, Babst R. A special instrument: the LISS tractor.Oper Orthop Traumatol. 2006 Mar;18（1）:88-99.

第三章 关节镜下处理骨关节损伤的微创技术

第一节 关节镜技术回顾、病例选择、并发症及操作技术

一、历史回顾

长期以来，由于骨关节在解剖结构、生理功能和病理变化等方面的特殊性，对其损伤、疾病的传统检查及治疗方法存在许多实际困难和问题。常规的 X 片、关节造影、B 超、CT 以及 MR 等技术，均因显示范围局限，影像间接或失真而使诊断的准确率不高，有时甚至误诊。关节切开的手术治疗方法效果不理想，后遗症较多。

自从关节镜技术的出现，通过在关节镜直视下的直接观察和手术操作，不仅使诊断的方法改善，准确率提高，由于不必切开关节施行微创手术，并发症或后遗症也比较少。关节镜技术已成为骨与关节损伤的重要检查方法和治疗手段。

关节镜技术的历史可以追溯到 20 世纪初叶。1918 年日本的 Tagaki 首先应用直径为 7.3mm 膀胱镜对尸体膝关节进行检查，由此开创了以内窥镜通过非自然孔道而经手术入口检查体内结构的先河，因而，Tagaki 也被公认为是关节镜历史的开山第一人。1931 年，Burman 等报道了采用关节镜在膝关节内进行观察和活检的经验，并且描述了关节镜检查在其他关节上的操作经验和步骤。关节镜技术发展史中最重要的人物之一是日本的 Watanabe，他继承和发展了 Tagaki 的关节镜理论和技术，并且改进了关节镜及操作系统，积累了一定的关节镜检查的经验，从而使在关节镜下施行手术成为可能，并于 1957 年出版了第一部关节镜图谱。1968 年，加拿大医生 Rober 和美国医生 Richard 将 Watanabe 的关节镜技术从日本传入北美，并将关节镜技术运用于膝关节手术，自此，关节镜手术在北美得到了发展。关节镜手术这一新技术以其独到的优势迅速为广大的病员和骨科医生所接受。因而，可以说现代关节镜外科技术的发展开始于本世纪 70 年代。1971 年，Casscells 在美国首先发表了 150 例膝关节镜检查与手术的分析论文。与此同时，O'corner、Jackson、Johnson、McGInty 等一大批关节镜外科的先驱者通过大量的创造性的临床实践和卓有见地的论文发表，奠定了从关节镜检查到关节镜手术并最终形成关节镜外科体系的坚实基础。经过一个多世纪的艰苦探索，至 20 世纪 70 年代，随着关节镜技术的广泛开展，以及光学、电子学和图像技术的发展，关节镜及其操作系统不断获得改进，也使得关节镜的应用领域不断拓展，而经验的积累和认识的提高又促进了关节镜技术的发展，这种良性循环终于使关节镜外科登上了一个新的台阶。今天，关节镜已不再仅仅是一种辅助的关节检查手段，而是关节外科和运动医学领域中一个不可缺少的重要组

成部分。关节镜手术或关节镜辅助下的关节手术不仅可用于大多数膝关节内紊乱的诊治,而且已越来越多地应用于肩、肘、腕、踝、椎间盘等关节疾患的诊治。在现代骨科中,关节镜技术已是不可缺少的部分。

随着关节镜外科临床与实验研究的深入以及关节镜技术的发展,可以预言,关节镜技术作为一种显微微创外科技术,必然会继续得到重视和发展。

二、病例选择

关节镜技术治疗关节内骨折是一种新的技术和治疗方法,随着科学技术的发展以及医生经验的不断丰富,许多以前无法手术或必须关节切开的手术现在都能在关节镜下操作。

(一)适应证

1. 骨折复位　关节镜下观察关节内骨折的复位,如胫骨平台骨折可在关节镜下观察骨折复位情况等;

2. 内固定　关节镜引导下复位及固定近关节骨折,如关节镜下经皮内固定治疗髌骨骨折等;

3. 其他　关节内碎骨块的清理,如清理髋臼内碎骨块及重建、修复软组织损伤(如肩袖损伤修复)等。

(二)禁忌证

较少,对于局部(关节外)或全身有明显感染灶,可能引起关节感染的病例,应视为关节镜的禁忌证。对于关节间隙接近消失的近关节骨折也无法获得满意的检查,更无足够的空间施行关节镜手术。对于粉碎性骨折以及陈旧性骨折需考虑是否能在关节镜下复位满意,要慎用关节镜治疗。禁忌证少并不意味着可以滥用关节镜,手术者应根据病情需要、手术能力、经济条件等多方面因素决定关节镜术的合理应用。

三、并发症

关节镜技术治疗关节内骨折的手术操作过程中及手术后所导致的并发症较少,这也正是关节镜外科的优势所在。与所有手术一样,关节镜手术同样不可避免地会有某些并发症的发生。熟练的技术、丰富的经验、详尽周到的手术计划以及对关节镜手术原则的深刻认识会大大降低并发症的发生率,可以说,绝大多数并发症是可以预防或避免的。膝关节镜手术可能导致的并发症主要包括如下:

(一)血管、神经、韧带、肌腱、半月板以及关节软骨面损伤

尽管关节镜是一项比切开关节的创伤要小的微创技术,但因在关节穿刺过程及移动镜头和手术器械时,损伤有时仍是难以避免的。

(二)关节血肿和皮下瘀血

关节内血肿和皮下瘀血是关节镜手术的常见并发症,一般可于两周内吸收,不需特殊处理。

(三)关节感染

由于关节镜手术创面暴露少、手术损伤小,且始终在灌洗过程中操作,其感染机会较开放手术大为减少,但仍不容忽视。

(四)器械断裂

尽管器械断裂在膝关节镜手术中非常少见,但相对切开关节的手术,器械断裂较之常见,是关节镜操作医生必须注意的问题。

与开放手术相比,关节镜手术治疗关节内骨折导致的并发症是非少见,随着技术的成熟和经验的积累,其发生率会进一步降低。

四、关节内骨折治疗的具体操作与技术

(一)技术特点

关节镜技术治疗关节内骨折具有创伤小、手术操作精确、恢复时间短等优点。因此,在开展关节镜技术治疗关节内骨折时,无论是器械选择、手术设计和操作等方面均应体现上述特点并熟练掌握。

(二)放置

内镜必须放置在合适的位置,否则关节镜下治疗关节内骨折难以完成,因为近关节骨折线的部位术前往往无法精确定位,关节镜的位置放置不当,不易观察到骨折部位,如不能准确放置关节镜,需重新定位和放置,不可勉强手术,否则会造成复位不满意,甚至可造成关节镜折断。

(三)具体操作

1. 转向 有些骨折往往比较复杂,术中关节镜需多次转向,以便于观察和操作,必要时需更换关节镜的放置位置;

2. 手控 关节镜的器械比较精细,因为关节腔狭小,因此必须精确操作,不能使用暴力,否则会造成器械折断和加重关节内的损伤;

3. 复位 因为关节腔狭小,复位往往比较困难,可采用关节镜下复位与关节外撬拨及牵引结合的技术,以达到满意的结果;

4. 探针 使用细的金属探针探测,可发现不易观察到的骨折线或者骨折复位不满意所造成的缝隙和台阶;

5. 固定 关节镜下的固定比较困难,在关节镜引导下放置内固定物需要丰富的经验和仔细操作,否则容易加重关节内的损伤或固定不牢靠;

6. 清理 清理小的碎骨块,减少术后关节磨损以及关节活动疼痛;

7. 观察 最后需在关节镜下观察有无出血点,避免血肿的出现。

(四)要求

1. 熟悉解剖 关节镜技术治疗关节内骨折的基本技能有许多独特之处,首先应该熟悉骨科专业知识尤其是关节外科知识,甚至应该包括运动医学知识。否则,关节镜技术将成为无本之木。除了应该具备一般的骨科知识和技术基础,能够对常见的近关节骨折进行常规诊治之外,还应该具有一定数量的关节开放手术的经验,对关节内的解剖有初步的感性知识。尽管关节镜技术是与开放手术技术完全不同的操作模式,但其理论基础则是一致的。对关节解剖学、关节生物力学的掌握是进一步关节镜技术治疗关节内骨折的基础。因而,具备系统的解剖与病理解剖知识、掌握正规的物理操作检查手法、培养对病史资料及辅助检查结果的综合分析能力,以及对手术适应证的正确掌握和对并发症的处理能力,是开展关节镜技术治疗关节内骨折所必具备的。

2. 熟悉所拥有的关节镜系统及配套器械与设备 应该进一步完全掌握关节镜外科本身的原理和特点。只有在真正了解专业知识和使用的关节镜系统的原理和特点之后,才可能做到得心应手。

(1)关节镜 是整个关节镜系统中最重要的组成部分,是获得关节内高品质图像的关键因素。关节镜是一种光学器械,标准的关节镜由透镜系统、环绕透镜的光导纤维、金属鞘、光缆接口以及目镜或摄像头接口5个部分组成。

(2)光源系统 也是关节镜系统中最基本的组成部分。早期的Watanabe关节镜在镜头前端装有小灯泡,其缺点是不言而喻的。直到冷光源与光导纤维的出现,才较为成功地解决了关节镜的光源问题。

(3)摄像机 使关节镜摆脱了通过肉眼经目镜观察的困境,几乎所有的关节镜外科操作都可以在电视监视下进行,这不仅使操作者从强迫体位中解放出来,以更自由的方式施行手术,还由于能更清晰地观察,并且可以用录像、拍照等形式将

图像记录,为资料的积累和临床研究提供了依据。

（4）关节镜手工器械　又可分为5类。

1）第一类是穿刺器械,用于关节穿刺以导入镜头或器械;

2）第二类是探针,用于探查关节内结构,是关节镜外科医生最应熟悉的基本工具;

3）第三类是切割器械,包括手术剪、篮钳以及各种手术用切割刀具,是关节镜手术操作中最重要的手工器械;

4）第四类是持物钳,用于夹持关节内组织和取出碎骨块;

5）第五类是各种专用特殊器械如瞄准器、缝合针等用于关节镜下 ACL 重建、半月板缝合等特殊手术操作。

3.严格的操作训练　对于未经训练的骨科医师而言,尽管他可能具有丰富的关节开放手术操作的经验,但直接在患者关节上作操作训练对患者和昂贵的镜头来说都是危险的。可在专为学习关节镜而设计的仿真关节模型或新鲜尸体上进行操作训练。练习关节镜下的方向感、对物体形态和大小的判断、探针的使用和双手同时操作的方法以及镜下定位、持物和撬拨训练。

4.定期经验总结　最后,总结自己的手术经验、定期复习所处理的病例,并分析术前术后的诊断与手术疗效,对提高自己的关节镜技术治疗关节内骨折水平将是大有益处的。同时,无论是初学者还是关节镜外科专家,继续训练和接受再教育也是至关重要的。同行之间的交流、观摩关节镜外科专家的手术、专门进修和参加培训班与关节镜技术学术会议以及参考最新的关节镜外科文献等都是继续学习的必要途径。我国关节镜外科正处在发展期,关节镜下治疗关节内骨折尚属新技术,且国内的关节镜文献与书籍资料尚不多见。而关节镜技术治疗关节内骨折的学习需要同行的共同努力,不断总结工作,在实践中发现问题、解决问题。

第二节　临床常见关节内骨折的关节镜下处理技术

一、桡骨远端关节内骨折

（一）概述

桡骨远端骨折是最常见的骨折之一,约占前臂骨折的75%,多发生于儿童和老年人。成年人的骨折常是高能量损伤的结果,如车祸、高处坠落或运动损伤。尽管常见,但目前其分类和治疗均缺乏统一的标准。过去曾一度认为这种骨折畸形愈合极少引起功能障碍。事实上,关节内骨折要求解剖复位,大于2mm的关节面台阶将显著增加创伤性关节炎的发生率。在关节镜下合并使用有限切开、复位、植骨、内外固定方法可使骨折达到解剖复位。按过去的方法治疗关节内骨折,要达到解剖复位确实存在一定的困难。牵引下手法闭合整复骨折常不能使塌陷的骨块复位。切开复位内固定常破坏骨折周围的软组织和骨折端的血供。而关节镜手术能清楚地观察关节面的平整度,清除关节内血凝块,评估相关的韧带损伤,对软组织损伤小。在关节镜和C臂X线机监视下,使关节内骨折达到解剖复位,台阶小于1mm,并经皮克氏针固定,将会取得良好的疗效。对塌陷的骨折块可予撬拨复位,然后根据其稳定性决定是否植骨。复位固定后可进一步治疗相关的韧带和三角纤维软骨复合体损伤。关节镜监视下复位和内固定技术损伤小,康复快,病残率低。

(二)桡骨远端骨折的诊断和分类

桡骨远端骨折常有明显的外伤史,腕部肿胀、畸形、活动受限,摄标准正侧位片可作出初步的诊断,必要时进一步行 CT 或 MR 检查以明确可疑的脱位、三角纤维软骨复合体损伤。

桡骨远端骨折常用的分类方法有许多,多数是根据骨折的 X 线表现分类为骨折块的移位、关节内或关节外骨折、是否合并尺骨远端骨折。但这些分类系统都不能反映软骨和软组织损伤的程度,如关节软骨、关节内韧带、三角纤维软骨复合体损伤的程度,也不能帮助判断是否伴有腕关节不稳。就目前而言,Melone 分类系统是指导关节镜治疗桡骨远端骨折的最佳分类方法。它根据远端桡骨、桡骨茎突、后内侧桡骨和前内侧桡骨的相互关系将关节内骨折分为 5 型(图 2-3-3-2-1)。

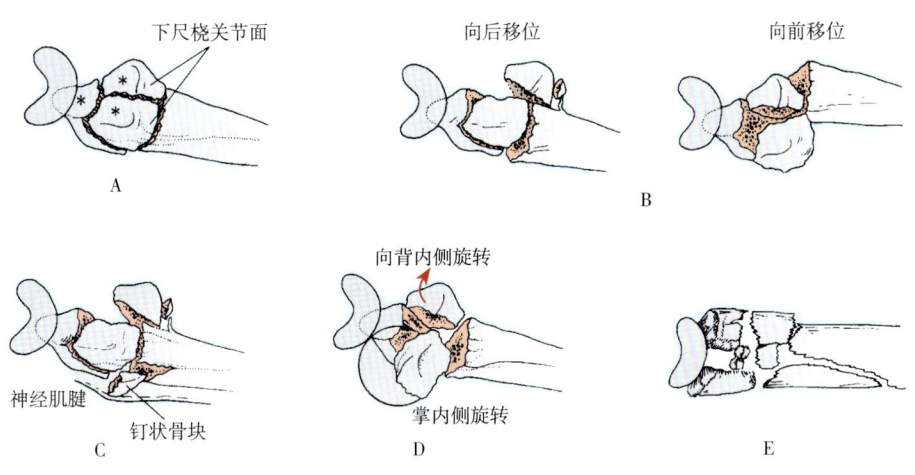

图2-3-3-2-1 桡骨远端关节内骨折的Melone分类(型)示意图(A~E)
A.Ⅰ型:为四部分骨折,移位或无移位,复位后稳定;B.Ⅱ型:为不稳定骨折,分为前内侧骨块掌侧移位(右)或后内侧骨块向背侧移位(左)两型,内侧的骨块作为一整体移位;C.Ⅲ型:又称为钉状骨折,近侧骨折碎块常造成神经和肌腱损伤;D.Ⅳ型:为四部分骨折,骨折块明显分离移位,并有旋转;E.Ⅴ型:为桡骨远端爆裂型骨折

(三)桡骨远端骨折伴随的软组织损伤

过去常忽视桡骨远端骨折伴随的软组织损伤,待骨折愈合后仍可遗留有功能障碍。随着关节镜应用于桡骨远端骨折,人们发现桡骨远端骨折合并其他软组织损伤的发生率相当高。

首先合并三角纤维软骨复合体损伤,大多数为中央盘从桡骨远端的乙状切迹附着处撕脱,关节内或关节外骨折均可伴有这种损伤。严重粉碎性关节内骨折或轻度移位的关节外骨折均可伴有舟月韧带和月三角韧带撕裂伤。这些韧带损伤后导致舟月不稳定或月三角不稳定。桡骨远端骨折常造成下尺桡关节不稳。大多数患者可伴有背侧关节囊撕裂,在这种情况下骨折手法复位后常再次发生移位,一小部分骨折伴有月骨软骨损伤,而粉碎性骨折常产生关节内游离体。利用关节镜发现并治疗这些损伤可提高桡骨远端骨折的治疗效果。

(四)桡骨远端关节内骨折治疗

桡骨远端关节内骨折的治疗方法有许多。常用的方法有闭合复位经皮克氏针固定、克氏针石膏固定、石膏固定、外固定支架、有限切开复位内固定、切开复位内固定、关节镜监视下复位内固定等。关节镜能直接观察关节面,使关节内骨折解剖复位,减少创伤性关节炎发生。同时它还能明确是否伴有韧带、纤维软骨或软骨损伤,并给予相应治疗,减少骨折愈合后腕部功能障碍的发生率。当然,关节镜监视下复位和内固定术并不能替代已有的手术方法和技术,而是对现有治疗方法有益的补充。

Melone Ⅰ型骨折目前无需常规进行关节镜检查。如果在骨折治疗随访过程中出现功能障碍,则可考虑行关节镜检查。Melone Ⅱ型骨折若后内侧骨折块向背侧移位可进行关节镜手术。在关节镜监视下,撬拨塌陷的骨折块复位,然后用克氏针或外固定支架固定(图2-3-3-2-2)。根据骨折的稳定性决定是否进行植骨。若前内侧骨折块向掌侧移位,用关节镜治疗比较困难,常需切开复位支撑钢板内固定。Melone Ⅲ型骨折治疗方法同背侧移位的Ⅱ型骨折相同,但应先治疗相应的神经和肌腱损伤。Melone Ⅳ型骨折常需切开复位内固定,关节镜从切口进入关节,进行清理,监视复位后关节面的平整度,评估合并的软组织损伤,分别进行处理。

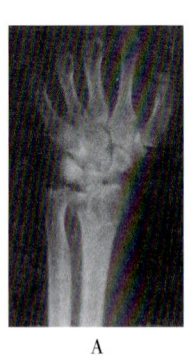 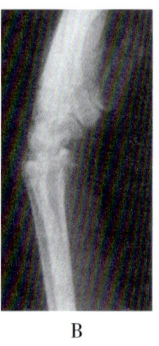 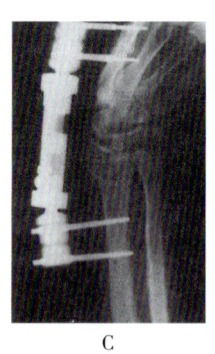 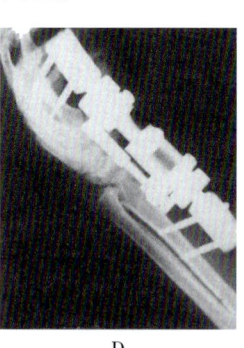

A　　　　B　　　　C　　　　D

图2-3-3-2-2　桡骨远端骨折关节镜下复位及外固定支架固定(A~D)

多数合并的三角纤维软骨复合体撕裂伤位于桡骨止点或中央部,可用带吸引的空心钳或电动刨削器进行清理。关节镜从6R入路进入,空心钳从3~4入路进入,避免过度清理掌侧或背侧结构,否则可能使骨折更不稳定。近桡侧缘的三角纤维软骨复合体撕裂伤较小,且在前臂旋转时无关节镜下张口改变可不必处理。合并三角纤维软骨复合体尺侧缘损伤较少见,如果存在可行缝合修补,术后旋后位制动6周。

桡骨远端骨折合并舟月韧带撕裂伤常在桡腕关节镜检查时发现。它表现为舟骨和月骨关节面的正常移行消失,舟月间隙增宽(图2-3-3-2-3)。如果怀疑存在这一损伤,应行腕骨间关节镜检查。由于没有韧带阻挡,可清楚地了解舟月关节的对位。舟月韧带损伤时舟骨和月骨的掌侧缘失去正常的对位,探针可插入舟月关节间隙中。一旦确诊,应行复位内固定。首先放松牵引,在C臂X线机透视下从桡骨茎突远侧将2~3枚克氏针钻入舟骨,方向对着月骨,但不钻入月骨,然后将另一枚克氏针钻入月骨,在关节镜监视下行撬拨复位,并维持复位后月骨的位置。最后将这些克氏针钻入月骨,使舟月关节恢复正常对位。间隙恢复正常(见前图)。术后制动6周,然后改用支具,并行主动锻炼。

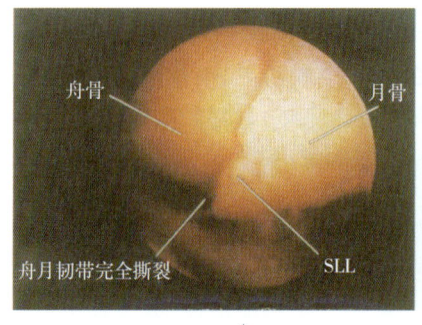 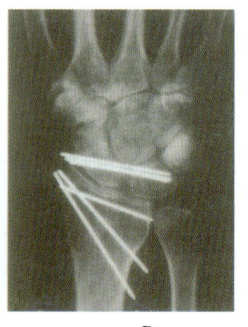

A　　　　　　　　　　B

图2-3-3-2-3　桡骨远端骨折合并舟月韧带撕裂伤(A、B)

从6R入路可观察月三角韧带,如果怀疑合并损伤,应行腕骨间关节镜检查。损伤表现为月三角关节掌侧缘对线异常,探针可插入月三角间隙。用类似的方法用两枚克氏针固定月三角关节治疗韧带损伤,术后处理与舟月韧带损伤相同。

(五)关节镜监视下桡骨远端骨折复位和内固定

关节镜监视下复位和内固定(arthroscopic assisted reduction and internal fixation,ARIF)技术治疗桡骨远端关节内骨折,手术室应有足够的空间来安置C臂X线机,麻醉可采用臂丛阻滞,手术时应使用空气止血带和牵引装置。

手术前先在透视下进行桡骨远端骨折闭合复位,初步了解复位后桡骨的长度、掌倾角、尺偏角、关节面的平整度以及复位后骨折的稳定性。

经牵引后,腕骨间韧带损伤的表现更加明显。透视下发现舟骨和月骨或月骨和三角骨对线异常,则提示舟月韧带或月三角韧带完全断裂。

建立3~4入路后,用19号针在6R入路穿刺,冲洗桡腕关节,将血肿和纤维凝块冲净。电动刨削器插入6R入路,清理黏附于关节面的血肿,然后全面检查桡腕关节,详细了解骨折类型、关节面平整度以及韧带、三角纤维软骨复合体、关节囊和软骨的损伤情况。

如果手法复位后关节面仍不平整,应在关节镜监视下用探针或克氏针进行撬拨复位,恢复关节面的平整性,使关节面台阶小于1mm。当复位满意后,从桡骨茎突或尺骨远端钻入2~3枚克氏针固定(图2-3-3-2-4)。有时桡骨远端关节面呈塌陷骨折,则可在桡骨干骺端处做一小切口,切开伸肌支持带,将小骨凿插入压缩骨块下方,进行撬拨复位。

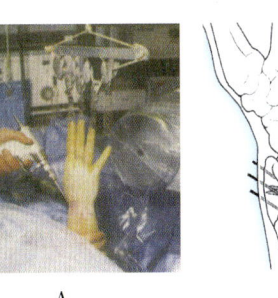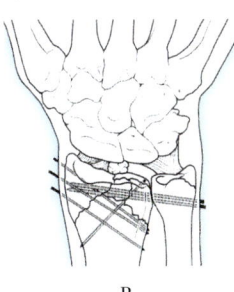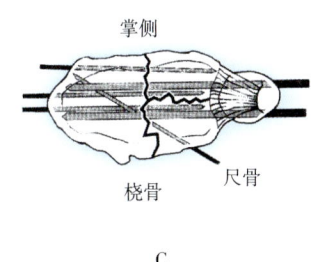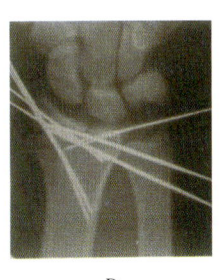

图2-3-3-2-4 桡骨远端关节内骨折镜下施手术,术中(A~D)
A、D.术中,B、C.示意图

复位并用克氏针固定后应检查固定是否牢靠。如果桡骨干骺端骨质有明显缺损,应取骨块移植。克氏针固定后骨折仍不稳定,应加用单平面外固定支架固定。

手术还必须恢复下尺桡关节的稳定性。桡骨远端桡背侧和掌内侧不稳定骨折常合并三角纤维软骨复合体撕脱伤,可导致下尺桡关节不稳。在桡骨远端骨折解剖复位后,从尺骨远端向桡骨远端经皮克氏针固定,不仅能维持下尺桡关节的对位,而且还能稳定桡骨远端骨折。如果尺骨茎突发生骨折移位,应予复位克氏针固定。

桡骨远端骨折常合并腕部韧带、三角纤维软骨复合体和关节囊严重损伤,关节镜手术时应全面检查这些结构。腕骨间内层韧带部分撕裂一般不会引起腕关节不稳定,但可造成术后腕关节疼痛,应在关节镜下清理。内层韧带完全撕裂伤可导致腕部静力性或动力性不稳,应在腕骨间关节镜下复位、克氏针固定,使韧带在正常位置愈合。

将固定用的克氏针针尾剪短,埋于皮下,术后6~8周拔除,固定下尺桡关节或支撑桡骨远端骨折块的尺侧克氏针针尾露于皮外,3~4周后拔除。术后视下尺桡关节情况用长臂或前臂支具固定。

关节镜监视下复位和固定桡骨远端骨折可使骨折解剖复位,提高疗效,降低病残率。但也有一定的并发症,尤其是筋膜间室综合征。使用重力灌注系统,建立入路时使切口略大,前臂适度应用弹力绷带可减少这种并发症的发生。

关节镜下治疗桡骨远端骨折最佳手术时间为骨折后3~5天。因为3天后关节内出血减少,手术时视野比较清晰。如过长时间再手术,由于纤维组织形成后造成骨折复位困难。

二、腕舟骨骨折

腕舟骨骨折较常见,其发病率约占腕骨骨折2/3。舟骨位于远排腕骨与桡骨之间,传递手和桡骨远端之间的轴向载荷。当腕骨间关节活动时,它所承受的剪切应力较大。当腕关节强力背伸兼桡偏时,舟骨的腰部因桡骨背侧缘及茎突的撞击而骨折。如果背伸时舟骨先发生向背侧轻度脱位而后受撞,则可造成近端骨折。如果背伸力直接压在舟骨远端,则造成舟骨结节骨折。舟骨的生理弯曲力矩使舟骨的掌侧皮质产生压应力而背侧皮质产生张应力,因此腰部骨折后舟骨远端常屈曲移位,形成驼峰样畸形。

舟骨的血供主要有两个来源,一条动脉从结节部进入,供给舟骨远侧20%~30%的范围;另一条动脉从背侧缘腰部进入,供给舟骨近侧70%~80%的范围。舟骨近侧部分的血供主要来自远侧。舟骨腰部骨折最常见,骨折后近侧部失去血供,可发生延迟愈合和不愈合。

无移位的舟骨骨折一般采用管形石膏治疗。患腕固定的体位应根据骨折线行走的方向,如骨折线从桡侧近端斜向尺侧远侧,应将腕制动于尺偏位;如果骨折线从桡侧远端斜向尺侧近端,将腕关节制动于桡偏位。制动后应使骨折线垂直于前臂的纵轴。舟骨骨折石膏管型制动的时间较长,视不同部位骨折,制动6周至数月不等。对复位困难或不稳定者,应切开复位内固定。

手术治疗的目的是为了恢复舟骨的正常几何形态,使骨折得到坚强的固定,同时应尽量避免破坏骨折的血供。传统的手术采用掌侧入路或背侧入路。掌侧入路进行手术需要切开桡腕掌侧韧带,骨折复位固定后还需进行修补。手掌部的瘢痕可造成腕关节背伸功能障碍。背侧入路常进一步破坏舟骨的血供。关节镜监视下复位内固定避免了上述缺点,它能最大限度地保持骨折块的血供,同时又使骨折得到坚强的固定。

关节镜手术多用Herbert-Whipple空心钉固定舟骨骨折。这种螺钉设计独特(图2-3-3-2-5),它是一种自攻的钛螺钉,没有螺帽,两端有不同螺距的螺纹,螺杆较Herbert螺钉粗。这种设计使螺钉可顺着导针一次性进入骨折块,最大限度保护骨螺纹,同时钉尾可埋入骨内,并使骨折端有1mm的压缩。它比Herbert螺钉抗弯和抗扭转的力量大。

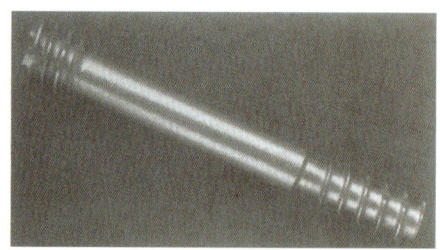

图2-3-3-2-5　Herbert-Whipple空心螺钉

关节镜监视下复位和内固定治疗舟骨骨折具有如下优点,即固定比单用石膏管型外固定牢靠,术后石膏外固定时间缩短为2~3周;减少对舟骨血运和韧带结构的破坏。但这种方法不是舟骨骨折的常规治疗方法。关节镜手术的绝对指征为无移位或轻度移位骨折,患者不能忍受长时间石膏管型固定或因工作需要而不允许长期石膏固定。关节镜手术的相对指征为:无移位或有移位但可复位的舟骨骨折,患者宁可接受手术治疗,而不愿行长期石膏固定;患者有全身疾病,骨折可能延迟愈合;或患者有长期外固定禁忌证,如周围血管疾病、类风湿关节炎、对侧上肢功能障碍。对那些粉碎性骨折或不能解剖复位的骨折仍需行切开复位内固定。

关节镜监视下复位和内固定需先进行有限

切开。在舟三角关节的中央,桡侧腕屈肌腱桡侧做一弧形纵向的掌侧切口,长12~15mm。切开皮肤后进行钝性分离,注意保护掌侧皮神经。将腕关节伸直,暴露舟三角关节,T形切开关节囊,剥离三角骨掌侧面骨膜。然后用5mm骨凿凿除三角骨的掌侧结节,暴露舟骨远端关节面。手术时无需打开桡腕关节或松解桡舟头掌侧韧带。将网状指套套在患手的示指和中指上,实施牵引。移位的骨折需牵引复位,牵引重量为4.5~7kg;无移位的骨折牵引重量3.5~4.5kg。直径为2.7mm的关节镜从腕骨间桡侧入路,灌注液从关节镜鞘、刨削器从腕骨间尺侧入路进入。先清理关节内血肿,然后观察骨折线及骨折块移位的方向,在关节镜监视下复位。如果复位比较困难,可在舟骨近端骨折块临时插入一克氏针,帮助撬拨复位。复位后,关节镜改从4~5入路进入桡腕关节,将Whipple压缩导向器的弯钩从1~2入路插入,将钩子固定于舟骨近端背侧关节面、舟月韧带桡侧1~2mm处。将导向器的导向柱向舟骨远端关节面旋进,固定于关节面从桡侧到尺侧2/5处。拧紧导向器,维持复位后骨折块的位置。手术时过伸拇指能更清楚地暴露舟骨远端关节面。至此,手术的关节镜部分就完成了。若术中需变更导针的位置,则还要使用关节镜。

根据导向器上的刻度估计导针钻入的长度。在C臂X线机监视下将两枚导针分别从导向柱和导引架上的导向孔钻入舟骨,导针均穿过骨折线钻入舟骨近端(图2-3-3-2-6),两枚导针固定防止骨折块旋转。选择与空心钉相匹配的空心钻头。用空心电钻沿导向柱上的导针向舟骨近端钻孔。空心钻有一终止器,能控制钻孔的深度。然后将空心钉钻入舟骨。钉尾应恰好位于关节面下方(图2-3-3-2-7)。导向器上有一终止器,它能控制杆锥的前进,但不妨碍空心螺钉前进。最后拆除导向器,冲洗后逐层关闭切口。一般情况下导向器的压缩作用和空心钉的拉力作用足以稳定骨折。如果舟骨骨折线为斜形,将另一枚导针留置2~3周,防止骨折块旋转。术后石膏托、管型或可调支具固定。制动时间不应超过4周,术后两周应开始在保护下进行主动活动。早期活动有利于关节软骨营养,防止腕关节韧带纤维化。

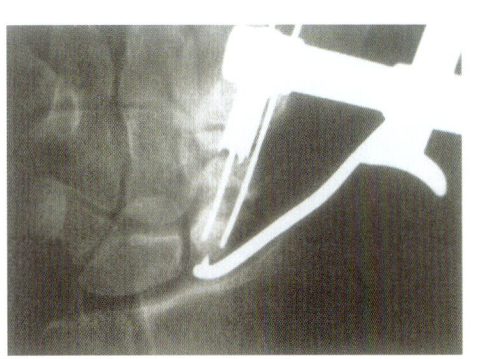

图2-3-3-2-6　导针经骨折线钻入舟骨近端

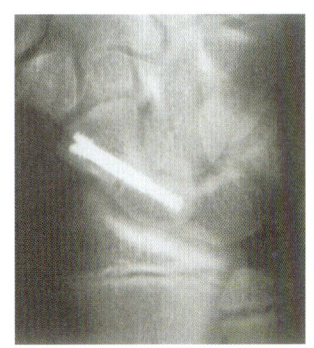

图2-3-3-2-7　临床举例
舟骨腰部横形骨折镜下复位及空心螺钉内固定

三、膝关节髌骨骨折经皮空心螺纹钉固定

(一)概述

髌骨是一种籽骨,其功能包括增加伸直装置的力量及保护股骨髁。髌骨在膝关节伸屈轴的前面起到伸直向量重要的机械作用,增加股四头肌的活动臂30%~50%。膝关节主动活动会产生压力和张力,即当膝关节屈曲时,通过髌股关节产生的紧压力,上楼梯时相当于体重的3.3倍,下蹲时相当于体重的7.6倍。在髌骨前面会产生张力,在膝关节屈曲45°~60°之间张力最大。

髌骨骨折常见,占全部骨折的1%。骨折通

常是由于损伤的直接暴力造成,也可由股四头肌剧烈挛缩的间接暴力而导致骨折。其治疗原则重要的一点是避免膝关节功能的减弱和受限。手术的目的是通过稳定的内固定恢复伸膝装置和关节表面的协调性,能够进行早期活动。

(二)病例选择

1. 适应证　髌骨骨折属关节内骨折,治疗要求达到关节面的解剖复位及髌旁腱膜连续性的恢复。否则日后创伤性关节炎将不可避免,对膝关节的动力装置也有一定影响。因此,对髌骨骨折应采取选择性治疗,严格掌握手术适应证。经皮内固定术适应于横形、斜形、纵形髌骨骨折的治疗,而对于粉碎骨折块未累及关节面者,可根据复位的情况,选择相应的治疗方法。应行撕裂的股四头肌扩张部经皮修复术。

对于骨片分离超过3mm或有2mm台阶的边缘骨折、垂直骨折和横断骨折等髌骨骨折,可采用关节镜下复位。有症状的对分的髌骨也应采用关节镜治疗,可采用平行的螺钉固定,从下而上螺钉在骨片间的加压。骨片间的螺钉对髌骨骨折的固定,在生物力学上,类似或强于改良的前方张力带。此外,单纯螺钉固定比改良的张力带在更高负荷时允许轻微的移位。恰当的螺钉固定需要足够的骨材料,对骨质量不佳者,螺钉机械力是不可靠的。

2. 禁忌证　髌骨经皮内固定手术也存在一定的缺点。首先,骨折复位比较困难,有时很难达到解剖复位。其次,髌骨由松质骨构成,骨面毛糙,髌前筋膜及骨膜容易嵌入骨折间隙内,并黏附在骨折面上,本术式无法有效清理骨折面,这会严重影响骨折的复位及愈合。因而闭合复位不满意时应改为切开复位。

(三)手术方法

1. 手术时机与麻醉机体位

(1)手术时机　伤后应及早进行,多在一周内手术。

(2)麻醉及体位　在蛛网膜下腔阻滞麻醉或硬膜外麻醉下手术。患者取平卧位,常规消毒手术野,铺巾。将患肢足跟部垫高,使髋关节屈曲40°左右。避免透视复位时被健肢重叠影响影像,使C型臂X机透视方向呈水平位并与下肢左右方向垂直。

2. 操作技术　标准的关节镜操作前准备和C型臂X光机的使用同前。特别是保持肢体伸直使伸肌得到放松,有利于复位。在麻醉下进行检查,必要时进行充气。开始为诊断性关节镜检查,冲洗并清理血肿和碎屑。检查髌骨和股骨髁的软骨表面并记录损伤情况。测量髌骨的分离和偏移,用电动刨刀清除骨折血肿。对于横断骨折,每一骨块要水平放置两个大的复位钳,通过操作形成并列和循环的排列。另一个复位钳竖直放置以维持复位。对于竖直骨折和边缘骨折也可采用类似的方法。要对复位情况进行关节镜和X光机的检查。膝关节屈曲10°~20°。通过切口和关节镜入口,两个导针在侧位X光机的引导下从尾部至头部(由下而上)沿中间进入骨折的部位。测量导针,并使其进入。放置两枚直径为3.5mm或4.5mm空心的自攻螺钉进行骨块间标准的加压,必要时可加上垫圈(图2-3-3-2-8)。

3. 注意事项　正常情况下髌骨较浅表,易触摸,发生骨折5~6h以后开始出现肿胀,这给手法复位带来一定的困难。为争取手术成功,不仅要求选择恰当的手术时机,争取在肿胀出现前行急诊手术。手术操作应注意如下问题。

(1)复位时动作要轻柔,避免复位器粗暴夹持致髌骨骨块继发骨折。本组术中未发生继发骨折。

(2)复位困难者可借助膝关节镜辅助下复位,确实不能达到良好复位时,应及时改变手术方案行切开复位。

(3)骨折分离明显应经皮行撕裂的股四头肌扩张部修复术,并向关节腔注满等渗盐水,以避免缝针损伤髌股关节面,恢复膝关节的动力装置。

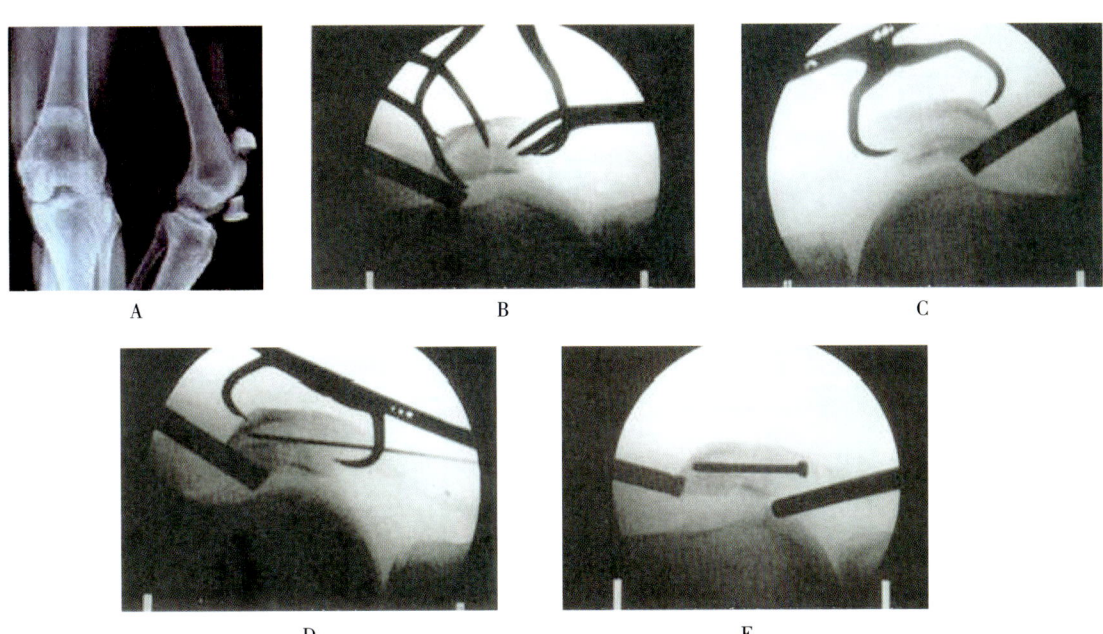

图2-3-3-2-8　髌骨骨折关节镜下施术（A~E）
A.髌骨骨折；B.C.复位钳复位；D.放置导针；E.空心螺钉加压固定

（4）髌前皮肤挫裂伤不是经皮内固定手术的绝对禁忌证，不会延误髌骨骨折的手术治疗，但对于挫裂伤严重的患者，应行急诊手术或待局部炎症反应消退后再行手术，以避免继发感染。

（5）复位时术者一般较注重关节面是否平整，对髌骨的对线容易疏忽，故应注意髌骨有无前后成角，并及时纠正。

（6）行拉力螺钉或克氏针张力带内固定牢靠者，可尽早锻炼，一般主张术后第一天开始进行膝关节屈伸锻炼，但对于髌前皮肤挫伤严重、明显肿胀伴炎症反应的，可适当推迟锻炼，以避免影响髌前皮肤愈合或造成髌前皮肤坏死。

（四）术后处理

术后使用有铰链的支架将肢体维持在伸直位。24h后行股四头肌主动收缩运动，3天后拆除加压包扎，行CPM功能锻炼，开始0°~30°的连续的被动运动，在理疗师指导下开始足跟部被动的滑动。患者在术后立即进行髌骨活动的练习，拐杖辅助支撑体重的时间要持续6周。在骨折愈合前不要进行抗阻力的练习。

（五）并发症

切开复位和关节镜下复位的问题是相似的。如果骨折复位非常困难，可在入口线上作一小切口，将示指伸入帮助骨折复位。有时会发现先前未发现的粉碎性骨折或骨质疏松，这就不要采取关节镜下辅助固定的方法，而应采用切开复位。

四、膝部胫骨平台骨折

（一）概述

胫骨平台骨折是由于轴向负荷和外侧或内侧的弯曲力的共同作用造成的。这些力通常在膝关节的外侧造成关节下陷和楔形骨折。这些作用力的持续会累及侧副韧带，同时骨折的扩散可影响十字韧带。关节内骨折治疗的目的是使关节面的解剖复位并允许早期活动的稳定作用。

胫骨平台骨折治疗的基本原则是重建关节吻合关系，重新恢复胫骨的对线，适当的支撑作用以维持关节面的吻合关系和对线，修复损伤的半月板和韧带。保守治疗如手法复位、石膏固定、骨牵引等很难兼顾以上要求。广泛的复位内固定损伤较大,增加了感染及关节粘连的机会,影响关节功能的恢复。关节镜监视下复位能提供良好的观察视野,为更好地恢复关节面的平整提供了技术保证,作为微创技术用于胫骨平台骨折的治疗具有独特的优越性。

(二)优点

关节镜下治疗胫骨平台骨折有以下主要优点。

1. 直接提供良好的关节内视野　便于了解关节内各结构有无损伤,并有助于确立进一步的治疗方案。

2. 提高骨折的复位质量。

3. 便于清理创面　有利于清除脱落的软骨片、骨片和半月板碎片,同时处理关节腔内发现的其他损伤病变,并可以反复冲洗,去除凝血块、纤维素渗出和骨软骨碎屑。

4. 其他　手术创伤小,感染机会小,有利于术后早期功能训练和康复。

骨折的分类依 Schatzker 提出的分类体系已被广泛接受(图 2-3-3-2-9)。

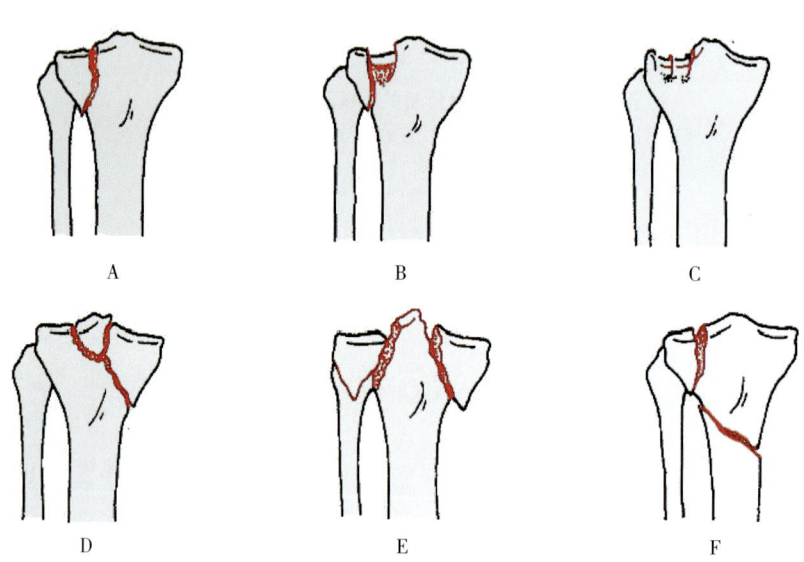

图 2-3-3-2-9　Schatzker 胫骨平台骨折分型示意图（A~F）
A. Ⅰ型；B. Ⅱ型；C. Ⅲ型；D. Ⅳ型；E. Ⅴ型；F. Ⅵ型

(三)病例选择

1. 适应证　包括超过 2mm 的关节下陷或骨折分离,Ⅰ、Ⅱ、Ⅲ、Ⅴ型。关节内骨折治疗的外科目的是关节面的解剖复位和稳定的内固定,以允许早期活动。另外,在保护关节面和防止进一步的关节病中要保持半月板的完整性和负重能力。AO 分类中的 B1、B2、B3 型及无移位或轻微移位的 C1 型是这些骨折中最佳适应证。

2. 禁忌证　极端的粉碎性骨折和开放性骨折是关节镜下复位和内固定的禁忌证。缺乏可视系统的关节镜也被认为是禁忌证,因为手术医生的面部与骨折或创口过度靠近会增加不必要的感染几率。相对禁忌证是手术医生缺乏关节镜技术和骨折固定技术。通过非直接接触来复位和固定,要求手术医生有一定的关节镜经验,并限于有此技能的医生进行临床操作。

(四)手术方法(图 2-3-3-2-10)

1. 关节镜的操作前准备　患者仰卧于能透过放射线的手术台上,建议对所有患者使用硬膜外麻醉或全身麻醉,以便全面检查、评估韧带的稳定性,止

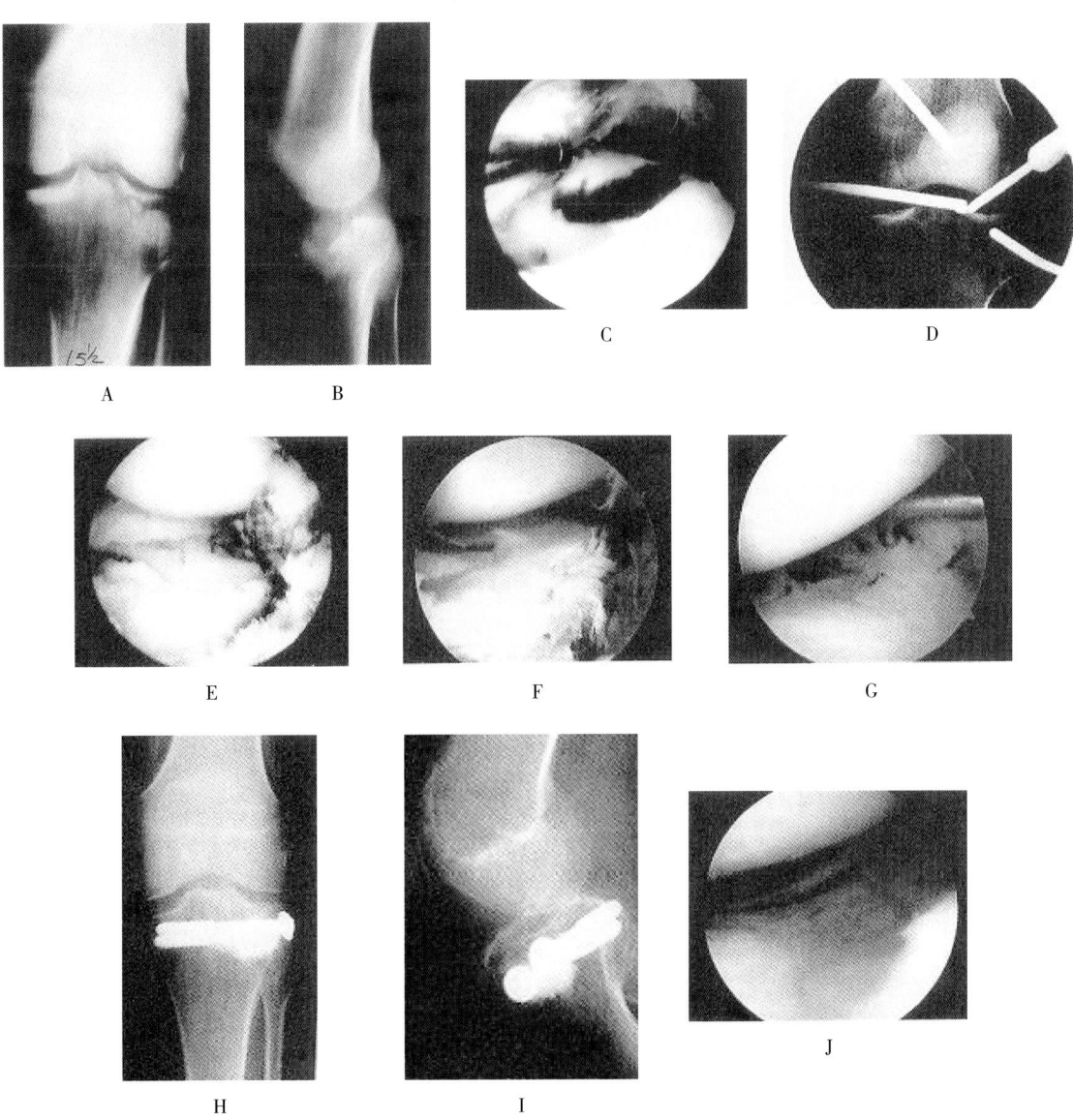

图2-3-3-2-10 胫骨平台Ⅳ型骨折镜下手术（A~J）
A.B.术前X线正侧位片；C.清除积血等；D.骨折复位；E.F.G.对半月板损伤定位，清除损伤部血肿等；
H.I.置入直径为7mm空心螺钉；J.冲洗术野

血带安置于大腿的上部。使用标准的关节镜入口。在放置关节镜之前,用带吸引灌洗的方法冲洗和清除血肿和碎屑,可使用一个直径5mm的电动刨刀,加强清创。进行常规的诊断评估,治疗方案中应包括对韧带或半月板撕裂的诊断情况。经验提示,在中央下陷型骨折中周围半月板撕裂发生的比率更大。对腿部因关节镜检查而发生筋膜间室综合征的可能性要常规予以注意,虽然这种可能性很小。

2.楔型骨折 要仔细地检查外侧半月板,它可能被夹在骨折的裂缝中。如果出现这种情况,应从外侧胫骨平台骨折部位将半月板抬起。当完成骨折固定后,可对半月板撕裂进行定位。用电动刨刀清除骨折表面的血肿。

变宽和轻微移位的或是无移位的劈裂骨折,可用大号复位钳在胫骨平台的内侧和外侧加压,即用关节镜和X光机确认关节面的复位和评估骨折复位。在X光机的引导下,由外向内的方向平行置入两枚直径7.0mm的空心松质骨螺钉。用垫圈以防止螺钉穿入骨内。在骨折的下部安装另一个垫圈和螺钉进行竖直方向的支撑。

对于劈裂移位的骨折可以通过手法和复位钳进行加压复位,这样可使骨折块向上移。骨折的进一步手法,可在腓骨头的前面放第二个复位钳。使之进入骨折的前侧部分,复位钳产生向上方的力,骨块抬起并用第二个复位钳使其稳定。如果复位不满意、较困难或耗时过长,可考虑切开复位。

3. 判定有无关节下陷骨折 在腓骨头的前方作一个1~2cm的横向切口,使它在下陷骨片的下方或与之处于同一平面,小心避开腓总神经。用X光机确定平面,与胫骨关节面平行,尾部有10°的倾斜。在X光机的观察下,一个4.5mm直径的钻头平行于关节钻透外侧皮质。钻头钻至干骺端中点,小心避免对下陷骨片造成进一步的伤害,特别要注意已严重下陷的骨片,这个孔通常在已经下陷被压紧的骨片的下方。通过这个4.5mm钻孔,可完成复位及固定。

通过这个开口直径为4.5mm的工具(专用设备,Inc.,GrassValley.CA)沿着钻孔纵轴放入,在关节镜和X光机的协助下,完成对下陷骨片的复位,将嵌入的骨片撬出,与示指对抗向上撬,以抬起骨片,必要时可采用反向复位,通过关节镜入口给解剖面上方的骨片施加一个压力。

在复位完成后,一般会出现干骺端缺损,需要植骨或骨移植物替代。移植可在直视下进行。自体或替代物移植后要用工具压紧。

一个导针由外侧4.5mm的钻孔进入,平行于关节面进入内侧皮质。用一个配有垫圈的长度合适的直径7.0mm/AO空心螺钉用标准的骨块间加压技术置入,第二个平行螺钉和垫圈作为进一步的支撑和固定。在下方放一个支撑螺钉和垫圈固定相关劈裂骨折。

在关节镜辅助下采用由内向外缝合技术修复半月板撕裂。缝线通过外侧切口重新进行缝扎。在ACL导针或空心螺钉固定的辅助下,修复ACL撕裂。常规闭合伤口,使用带铰链的活动支架。

4. 注意事项 本手术可能遇到的困难是关节内血肿和骨折断端的出血影响手术视野。关节内血肿必须仔细清除,对于骨折断端的出血,可以适当增加灌注水压以控制出血,保证术野的清晰度。但水压过高可导致水向小腿软组织内灌注而引起骨筋膜室间综合征,必须予以高度重视。

(1)胫骨平台骨折仍是骨科医生较难处理的骨折之一。手术治疗有6大原则,即术前计划、足够暴露、解剖复位、坚强固定、软组织仔细重建和早期康复。关节镜监视下微创技术治疗胫骨平台骨折是一种有价值的方法,它遵守了处理胫骨平台骨折的原则。

(2)关节镜下有时可见塌陷骨折而复位效果不佳,分析有以下几种原因,即术中未将压缩部分完全撬起、骨折所涉及的关节面复位后在胫骨嵴相连的作用下出现旋转而再次导致关节面塌陷、植骨不实或植骨过多、螺钉拧得过紧造成关节面再次移位、胫骨平台骨折间的碎骨块未彻底清除等。

(五)术后处理

手术后的康复措施包括在器械辅助下进行连续的被动活动。在监督下进行物理治疗,进行主动的活动练习,重点是练习伸直。并立即开始股四头肌的等长和直腿抬高练习。运动范围要根据侧副韧带损伤和半月板修复情况调节,逐渐恢复膝关节活动。对于楔形骨折,拐杖辅助接触负重的时间要长达9周,而对于关节下陷骨折要12周后才能完全负重。在康复治疗期间要进行全身的调整和力量训练。手术后6个月才能重新开始体育运动,这取决于康复的情况。

五、膝部股骨髁骨折

(一)概述

股骨髁关节内骨折的治疗目的是形成正确的排

列、长度和旋转及解剖复位、稳定固定,允许早期关节运动,以恢复关节功能。手术治疗股骨髁上骨折(图2-3-3-2-11)比非手术治疗效果好。过去在非手术治疗这类骨折的病例中,会发现随着肿胀的消退而出现骨折再移位,造成畸形愈合,因此,即使能使用闭合的方法达到解剖复位,仍建议使用切开复位和内固定,而关节镜辅助治疗可以改善检查和复位的效果,这样可尽早恢复活动。

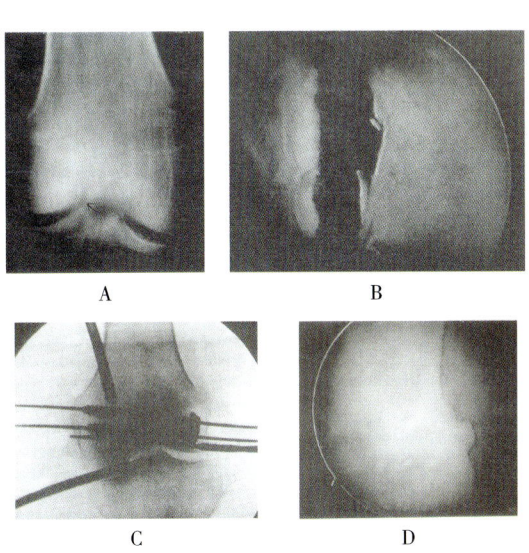

图2-3-3-2-11 股骨外髁骨折镜下复位(A~D)
A.股骨外髁骨折;B.骨折分离的关节镜下观;
C.D.关节镜下的骨折复位

(二)病例选择

适应证主要为移位型骨折,包括2mm和超过2mm骨折移位或分离的骨折,或出现旋转性排列不良及伴发撞击者。

(三)手术方法

标准的关节镜操作前准备如前所述。关节内灌洗并随后进行关节镜检查诊断。确认骨折,用电动刨刀清除骨折血肿。骨折可能有撞击,需要松动。可用一把骨膜起子或类似的工具,由内侧或外侧的入口松动骨折的部分。在关节镜观察下,用一个复位钳完成骨折的临时复位。两个平行导针通过切口垂直骨折而放置直径为7.0mm的空心螺钉和垫圈通过导针进入,在骨片间加压下复位骨折。可在骨折的顶点安装一个防滑螺钉,并用带绞链的活动支架。

(四)术后处理

手术后的康复治疗包括马上进行器械辅助的连续被动活动,即在指导下进行物理治疗,开始进行主动的有一定范围的活动,重点是伸直的练习。要立即进行等长四头肌的练习和直腿抬高动作。可以开始挂拐下地,而负重则至少在8周后。

(五)合并症

偶尔撞击的骨片会阻碍复位,需要坚硬的工具松动骨片,小心地使用小骨凿松动骨片,再插入器械时注意不要伤及软骨。像对其他关节内骨折使用关节镜辅助治疗一样,如果复位很困难,应采取切开复位。

结论:关节镜在辅助和治疗关节内骨折中起到了重要作用,不仅仅是膝部骨折,对其他关节也是如此。关节镜固定技术需要医生了解有关关节镜的原则和骨折固定的知识,并且有相应的经验。用关节镜在观察骨折的同时能够对软骨和软组织的损伤进行检查,能更准确地进行复位。并对关节内损伤的治疗包括在治疗方案中。对软组织的损伤降低到最低限度,使粉碎骨片的血供得到保护,术后病程就会相应缩短,而功能的恢复会加快。对任何关节内骨折时的治疗会存在局限性。如果不能实现解剖复位和有效的稳定.则应采用切开复位。

六、膝部胫骨髁间嵴骨折

(一)概述

胫骨髁间嵴骨折的原因是膝关节用力屈曲或过伸伴胫骨对股骨髁的内旋。这种旋转轴在ACL,导致ACL的胫骨附着处骨的分离。

(二)分类(型)

历史上,胫骨髁间嵴的骨折的分类和治疗采用 Meyers 和 Mckeever 的 3 个亚型系统,Mclennant 和 Zaricznyj 建议对变体和亚型做出补充。偶尔需用斜位 X 线片来确定骨折的类型。这些分类体系是基于骨折移位的程度提出的(图 2-3-3-2-12)。

Ⅰ型　骨折块轻微移位,并伴随有前缘的轻度翘起;

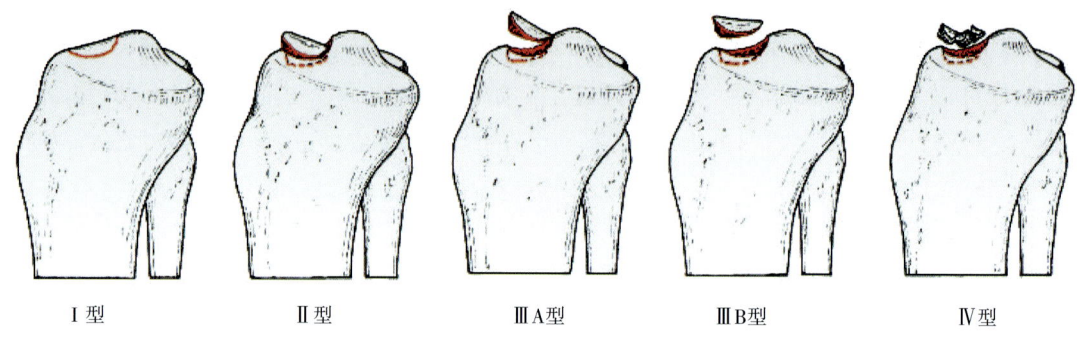

图 2-3-3-2-12　胫骨髁间嵴的骨折的分类(型)示意图

Ⅱ型　前缘的 1/2~1/3 抬高及后面呈铰链;
Ⅲ A 型　骨块完全分离;
Ⅲ B 型　骨块完全分离并旋转可高达 180°;
Ⅳ型　骨块分离,并呈粉碎性。

(三)病例选择

Ⅰ型骨折可以采取非手术治疗,抽吸血肿并进行良好塑形的石膏管型伸直位固定。Ⅱ型和Ⅲ型之间的区别并不是很明显,在对于Ⅱ型损伤的处理上存在着分歧。Ⅱ型损伤的治疗包括闭合复位、管型石膏固定在膝关节过伸位至屈曲 20° 及切开复位用或不用固定。Ⅱ型骨折可以观察到半月板受困扰的问题,尽管在伸直位 X 线片上表现为复位。对于Ⅱ型、Ⅲ A / Ⅲ B 型及Ⅳ型骨折来说,主张采用手术复位和内固定治疗。

(四)手术方法

1. 概况　Eilert 在 1978 年在治疗一个由于骨不愈合而导致膝关节不能完全伸直的患者时,首次采用关节镜辅助治疗胫骨髁间嵴骨折。在 1982 年,McClennan 报道了 33 例患者使用关节镜辅助治疗,有的采用、有的不采用克氏针的稳定作用。此后的技术采用过缝合、钢丝圈、逆行和顺行克氏针,都取得了不同程度的效果。

依据骨折碎片的大小和粉碎程度,笔者使用两种方法中的一种进行关节镜下的复位和固定。无论什么时候,都会采用顺行螺钉达到内部碎片间的紧压。如果碎片太小或是粉碎,就多用一个垫圈或是韧带垫圈进行固定。当韧带完整、并只有小块的关节骨碎片存在时,可进行手术缝扎,缝扎中对于韧带基部的缝扎是必要的。

2. 手术的操作前准备　患者仰卧于能被射线透过的手术台上。建议所有患者使用硬膜外麻醉或全身麻醉。大腿上端放置止血带。使用标准的关节镜装置,在健侧的桌子靠头侧放置监视器。C 型臂 X 线机位于对侧肢体侧,以便有操作空间。依据空间的大小,荧光监视器可位于手术台头部的任何一侧。

麻醉下检查膝关节并使用 KT-1000 仪器作应力试验。任何有关侧副韧带损伤要予以记录并纳入治疗计划。止血带可在一开始就使用或在手术的过程中使用。使用标准的关节镜入口,关节镜检查时,通过前外入口进行观察。

3. 具体操作技术(图 2-3-3-2-13、14)

A B C D

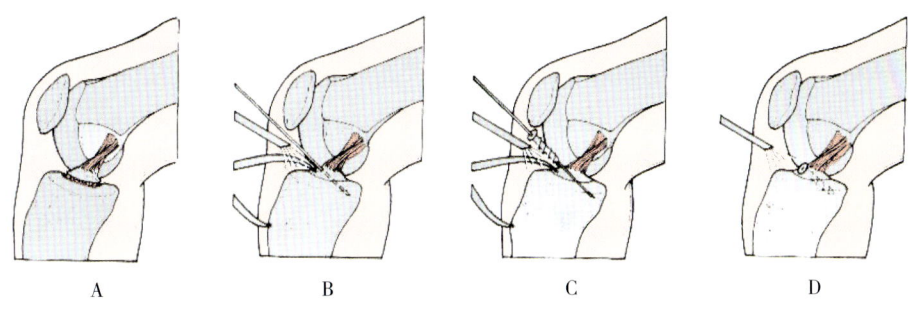

图2-3-3-2-13 胫骨髁间嵴骨折复位和内固定示意图（A~D）

A. 骨块分离；B. 复位钳和克氏针临时固定；C. 通过导针植入空心螺钉；D. 碎片间加压空心螺钉

A B C D E F G H

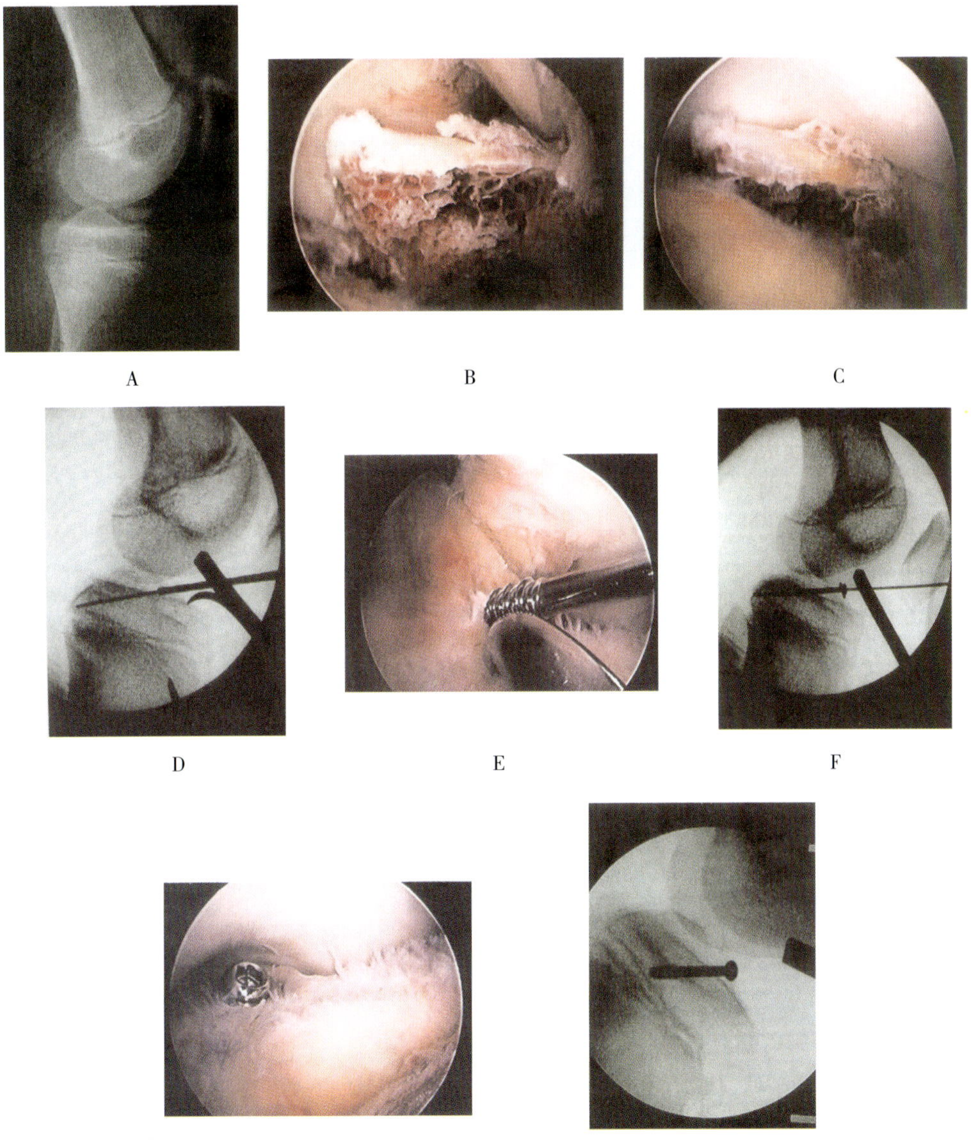

图2-3-3-2-14 临床举例（A~H）

胫骨髁间棘骨折复位 A. 侧位X片；B. 关节镜下观；C. 骨片造成膝关节伸直受限；D. 在导针上放置钻头；E.F. 旋入螺钉；G.H. 复位固定后镜下观

(1）拉力螺钉固定　从前内入口进入操作器械。冲洗膝关节并清除血肿,对关节内的结构进行全面评估。典型的骨折块是抬起的,并阻碍对髁间窝的观察,用刮匙和电动刨刀清除骨折床的血肿。任何半月板或半月板间韧带嵌入骨折内应予撤回。屈膝90°,直视下进行复位。用导针维持复位,可使用空心螺钉和（或）大的 AO Weber 复位钳,Weber 钳尽量放置于骨块的前部来保持复位。导针通过髌骨旁内侧中点戳一个口插入,斜着向里伸,到达骨折的中央部分。使用双平面荧光镜引导,以避免后侧皮质的穿破以及未成年患者骨骺的穿破。用带套管导针直接测量长度,也可以用另一导针间接进行测量。根据骨块的大小,可使用直径为3.5~4.5mm 的空心加压自攻螺钉来获得骨块间的加压。对于骨骼未发育成熟的患者,为了避免骨骺损伤,可根据患者体形的大小,使用20~30mm 长的螺钉。如为粉碎性骨折,固定时还需要一个垫圈或是带齿的韧带垫圈。对粉碎性骨折,每个大的碎片可使用两个螺钉。通过膝关节小幅度的活动,在关节镜观察下进行复位。只要螺钉足够靠前,螺钉对于髁间窝的撞击就不会产生问题。

（2）缝合固定　可在 C 型臂监视下使用克氏针、大的复位钳或标准的 ACL 胫骨引导装置达到骨块的临时复位。引导装置的顶端要位于碎片内侧或外侧的边缘,以避免骨折部位产生切割或是断裂,单独使用胫骨引导装置时,钻孔之前用探针在碎片上做反压力。开一个1~2mm 的切口,使之平行于胫骨结节的内侧缘。一根直径为2mm 的光滑导针通过引导装置进入。在关节镜的观察下,向前延伸嵌合碎片。另一导针平行于第一根针向前延伸,针之间保持8~10mm 的空间。取出一根导针,用一个成环的缝线通过器（looped suturepasser）代替。从内侧的入口插入一个保护性的套管,把5号 Ethibond 或 Tevdek 缝线引入关节并通过缝线通过器的圈。将缝线从胫骨皮层的外部开口拉出。对剩下的导针重复这一步骤,这就完成了对碎片一圈的缝合。通过缝线的纵向牵引使碎片复位于骨折床。将缝线在胫骨皮质表面打结,或者在螺钉和垫圈表面打结,该螺钉直径为6.5mm,垫圈是向远端倾斜,以增加纵向张力和对固定的加压。通过小幅度的运动,对复位进行关节镜的监测和观察,注意碎片抬高的趋势。

4.固定后治疗　手术期间,X 线片可对复位进行评估,重复进行 Lachman 检查并记录下来。使用无菌的加压敷料和低温袖套。肢体置于有绞链的膝部支架上,以限制其于伸直位。

5.特殊情况　经过 ACL 整复的变形,复位后会出现残余韧带的松弛。在 ACL 内有必要使后缩的骨片恢复张力。用一个小的电动磨钻清除胫骨附着区,在新的基底上完成骨片的复位。在对胫骨不愈合的处理中也使用类似的技术。抬起骨片,用电动刨刀清除两个表面的纤维组织。用电动磨钻处理骨折床使基底出血,用一个骨片间加压的螺钉对骨片进行复位和固定。通过对骨片钻孔埋入再重建韧带的张力。随着骨片不再在关节髁间窝上撞击,膝关节的伸直情况会得到改善。当出现粉碎骨片时,关节镜检查会表明损伤是否应该采用螺钉固定或缝结固定。如果关节镜检查显示韧带大部分是完整的,而撕脱的骨片小且薄,那就对韧带基底部及骨关节碎片进行缝合。如果出现严重的韧带破损,可先进行清创,而重建推迟,直到膝部活动恢复。

（五）手术后的治疗

固定所达到的稳定性的不同,处理方法也会有所不同。在达到稳定固定的所有病例中,被动活动可从0°~90°。所有患者是被指导进行髌骨的活动。在3~4周的时间内,保持肢体被固定在伸直位的支架保护下负重。立即进行等长股四头肌的直腿抬高练习。直到4周后才进行四头肌的阻力练习。功能练习的方法类似于 ACL 恢复的方法。手术后的第四个月可重新参加体育运动。

在恢复小的粉碎骨片和通过韧带达到固定的病例,需要固定3~4周。髌骨的活动、等长股四头肌练习、直腿抬高应在术后立即开始。保护性负重保持在伸直位6周。股四头肌的阻力练习推迟6~8周,直到修复愈合。功能练习及重新参加体育运动按上述类似方式进行。

(六)合并症

由于没有发现的粉碎性骨折或在固定的过程中发生粉碎性骨折,会导致在骨折固定的过程中发生破碎的现象。医生应同时掌握缝扎固定和螺钉固定的技术。如果复位非常困难,应毫不犹豫地进行切开复位。

在手术创伤及损伤重叠情况下延长固定,可导致术后僵硬。术后适当的理疗可以避免这个问题,然而,关节纤维化仍一直在上升。一旦骨折痊愈,应进行积极的物理治疗,患者的情况会马上产生进展。当这种进展达到一个较稳定的水平时,关节镜下的清创及对关节内粘连的松解对改善活动是必须进行的。

七、踝关节骨折

(一)概述

踝关节骨折是骨科医生最常见到的骨折类型。而对于急性踝关节骨折伴有的关节损伤程度还没有全面的评价,因为即使进行广泛的暴露复位和内固定,也不可能对软骨表面和关节内韧带进行彻底检查。另外,传统的切开技术依靠间接的和影像学的骨折复位,不能观察关节的协调性。而使用关节镜可以对距骨、胫骨顶和踝穴的关节软骨面进行详细检查并对关节面损伤进行治疗。用关节镜还可以对关节囊和关节内韧带撕裂进行评估、清创和碎片的清除,还有助于复位和关节骨块的内固定,同时减少手术创伤。

(二)病例选择与术前准备

1. 病例选择　最适于关节镜辅助复位和固定的损伤包括距骨骨折、内踝骨折、后踝骨折和胫骨下方顶部骨折。

踝关节镜的绝对禁忌证包括开放性骨折、神经血管损伤、严重的创伤性水肿和局部感染。

相对禁忌证包括进行性关节病、严重关节畸形或骨折脱位、慢性周围水肿和血管病。在急性踝关节骨折时使用关节镜应小心,避免过度液体外渗和腔隙中压力过高。

2. 术前准备　应该尽可能早地对急性踝关节骨折进行关节镜评价复位,在进行性水肿情况下,临时处理一般包括石膏夹板制动和严格抬高患肢,间歇性脉冲足部加压可以促进水肿的减轻。术前常规进行受伤踝关节的正侧位X片检查,如果存在骨折形态或骨软骨损伤等问题,应考虑CT检查,以帮助制定术前计划。

(三)麻醉、体位与术前准备

1. 麻醉与体位　可采用全麻、腰麻或硬膜外麻醉。患者仰卧于可以被X线穿透的手术台上,同侧骨盆下方放置垫枕。大腿近端放置气囊止血带,髋屈曲状态下置于大腿固定架上。术者首先用X光透视评定骨、韧带损伤,从而获得对骨折形态了解,以便于手法复位。

2. 术前准备　消毒后仔细标记表面的解剖轮廓,可采用手法牵引或非侵入性装置以协助观察和复位。在建立标准的前内入口时,首先应该注意避免损伤隐静脉、神经。使用 $\phi 2.7mm$、$30°$ 的短关节镜和注入—流出系统。然后在直接观察和经皮针定位下做前外入口,同时注意避免损伤腓浅神经分支。从前外入口入水,用同样的方法定位和建立后外入口。再将入水口转换至后外入口,对关节充分冲洗清除阻碍观察的血肿、纤维蛋白和关节内骨折碎片。必须注意避免大量液体外渗而导致间室综合征。必要时使用电动带吸引的关节镜切除器、磨钻、篮钳、刮匙和起子。

应用21点检查法系统地检查整个关节,术中可进行电视录像作为患者的教育和临床分析。注意软骨和韧带损伤以及相当大的松弛体。清除不稳定的软骨瓣,用抓取钳(grasper)取出游离的软骨—骨的骨折碎片。用关节镜评价关节内韧带的完整性和韧带联合的稳定性,常规切除韧带撕裂伤。完成关节灌洗和清创后进行骨折复位,在直接观察下经皮手法处理骨折碎片,如有必要可使用透视观察。

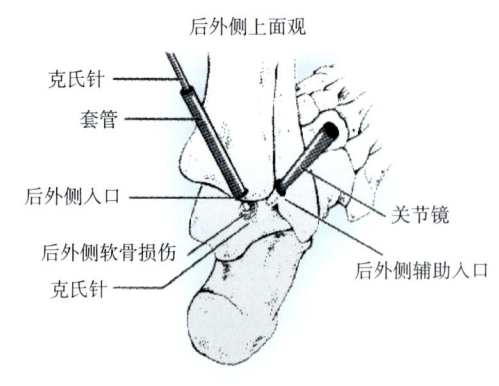

图2-3-3-2-16　踝关节镜下观示意图

(四) 具体操作步骤

1. 关节表面损伤　在急性踝关节创伤的情况下,内侧和外侧距骨穹顶的关节面损伤不常见。在骨折固定前,用探针评估损伤程度和稳定性。术者选择性切除不含骨的或有明显退行性变的软骨碎片。可以使用环状刮匙清创和使病损基底部光滑(图2-3-3-2-15、16)。软骨边缘要垂直切除至关节表面,因为对外周透明表层进行浅表或切线状清创会导致其下层软骨坏死。避免斜削表层也有助于血凝块滞留在缺损处,随后可以化生为关节纤维软骨表面。如果软骨下板保持完整,则对软骨骨折床进行轻轻地磨削、钻孔或微骨折处理。应间隔3~5mm钻孔,深度约10mm,以使纤维软骨愈合过程中血管可以进入。如果有足够的骨和软骨碎片保留,则可对游离或部分脱离的骨软骨骨折进行复位和固定。虽然可以使用克氏针和螺钉,但生物可吸收棒更适合用于固定。

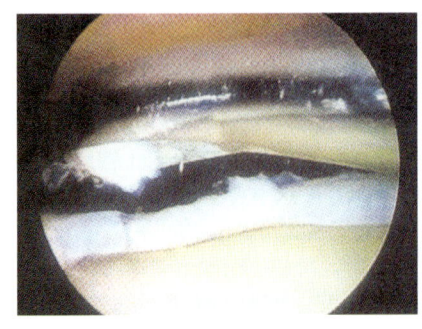

图2-3-3-2-15　局部清除
用环状刮匙除去距骨关节面损伤中不稳定的软骨碎片,再与软骨下床垂直清除软骨边缘

2. 关节镜下复位和固定　只有对关节进行过全面检查,并对关节面和韧带病变进行定位后才能进行骨折固定。首先从前外入口插入探针同时观察前内部分以协助辨认骨折线,如有必要,可以用起子松动碎片。将关节镜转换至前外入口以提供对骨折外形和排列的多角度观察,也建议经后外入口观察,在用关节镜延伸观察关节内情况时使用手法或复位钳进行骨折碎片复位。作为选择,可以用经皮克氏针或带线的导向针使骨折碎片串起然后进行处理。用关节镜验证复位后,插入空心螺钉并再次用关节镜或X光透视验证关节结构协调。有时使用微向量导向钻有助于克氏针的插入。在某些病例,对踝关节的不同部分可以同时应用关节镜和切开手术方法。加快关节镜手术对于减少液体外渗和缩短止血带时间都很重要。如果骨折不适合关节镜的技术,则进行传统的切开复位和内固定。在腓骨钢板接骨过程中可适当将外侧入口与皮肤切口合并,然后用关节镜验证关节骨折碎片的解剖复位。冲洗关节并采用皮肤缝合关闭入口。

术后对于无合并症的踝关节骨折常规需要用夹板或石膏管型制动两周,随后使用可拆卸夹板固定两周并建议进行主动辅助活动训练。术后最初4周不允许负重,一个月后开始在使用短腿管型或支架情况下的逐渐增加负重,直到骨折愈合满意。复杂的顶部损伤和距骨骨折在负重前可能需要近3个月的制动以保证骨折稳定。

(五)几种最常见踝部骨折的关节镜下手术方法

1. 内踝骨折 除轻微移位和远端撕脱伤外,内踝骨折一般适合手术切开复位、内固定。AO小组建议对所有的双踝骨折进行双踝的复位和固定。鉴于内踝在对抗距骨外旋中的关键作用已经被广泛接受,须进行固定以保留此对抗作用从而维持关节稳定性。另外,对于正常踝关节,在受到内翻压力时近22%的负荷通过距骨内侧关节面—内踝关节传导。所以必须对关节进行适当的复位,以防止创伤性关节炎的发生,内固定更能够减少远期出现症状性畸形愈合的危险性。

用关节镜检查内踝骨折以评价关节内损伤的程度并有助于骨折复位。一般用刮匙来清除关节骨折部位的血肿。分别从内踝远端碎片经皮插入两根平行导针,然后利用导针处理踝部骨折片,同时通过关节镜检查验证复位。一旦完成满意的踝关节复位,导针向前穿过骨折部,在用X光透视确认复位后将末端有螺纹的 φ4.0mm 空心松质骨螺钉从导针上方插入,但不切开暴露骨折部。注意保护并在必要时暴露隐静脉神经血管结构。进行可靠固定的患者在术后肿胀消退和局部软组织愈合后可以进行保护范围内的活动练习。

2. 后踝骨折 后踝骨折发生机制为外旋或外展损伤,常表现为后下胫腓韧带抵止于胫骨远端后外侧的撕脱,外旋的距骨撞击胫骨后唇较少见。目前建议如果复位的骨块占关节面大于1/4~1/3、移位大于2~3mm的骨折,尤其当存在距骨向后方半脱位时,需行后踝内固定。

在切开手术中,累及后踝的踝关节骨折难以看到,标准的手术方法是在从外侧切口用手指探查进行碎片复位的情况下,由前向后置入拉力螺钉用以固定后部骨块,用这种方法难以获得可靠的关节解剖复位。作为选择可以直接通过后外切口暴露后踝骨折,这样可以在直视条件下进行皮质复位和自后向前地置入拉力螺钉。但是这种方法需要额外的切口和调整患者的体位。可以将关节镜作为辅助手段以保证在暴露最小的条件下保证关节的平整性。在完成初步关节镜评价和关节内手术后,做一个沿腓骨后缘的切口,可以提供对外踝骨折的显露,以对其进行内固定。入路持续向后至腓骨肌腱,向前、后活动腓骨短肌以允许触摸后踝以及对腓肠神经前方的骨块进行器械操作。此平面易于接近,用这种方法,在复位和固定后踝之前不进行外踝固定。

从前内入口进行关节镜观察,前外入口作为注入口,经后关节囊裂口和外侧切口作为流出通道。用一把持钩(tenacnlum)操纵后踝骨折块,沿前联合韧带对外踝前部进行有限地钝性分离后,将把持钩的前尖齿置于胫前皮质,后尖齿咬合后踝(图2-3-3-2-17)。在关节镜引导下对骨折进行解剖复位(图2-3-3-2-18)。插入探针进一步检查关节的复位,然后可经皮从前向后放入小骨块拉力螺钉,通过钝性分离避开局部的血管神经。此后用常规方法对外踝进行解剖复位和内固定,可以通过关节镜或切开方法处理并发的内踝骨折。缝合之前对关节进行充分灌洗并清除软骨碎片。拍摄正侧位和榫眼位的X线片,术后夹板固定。

3. 前缘骨折 胫骨远端前外缘骨折表现为前下胫腓韧带撕脱伤,即通常所说的Tillaux损伤。这种损伤是旋后-外旋机制的变化,为关节内损伤,适用解剖复位和固定原则。有时会出现继发于垂直负荷损伤的前外侧撞击骨块,如果骨块小可将其切除。初步关节镜评价和清创方法要确定骨折的形态和确定关节的不协调性。通过器械操作和足内旋复位前结节碎片并用克氏针做临时固定,然后扩大前外入口到伸肌腱的近端外侧。确认骨折的关节外边缘,必要时清除。同时用关节镜和X光透视确定关节复位后,插入空心拉力螺钉进行确切的固定,以期关节面的解剖性愈合。作为选择,用关节镜从前内侧观察,用探针及起子进行骨折复位。从前外入口插入微向量导向钻,从胫骨内侧干骺端钻入两根平行的克氏针以确保骨折固定,然后从导针上方插入空心松质骨拉力螺钉(图2-3-3-2-19)。注意从此方向插入螺钉时避免伤及关节表面。

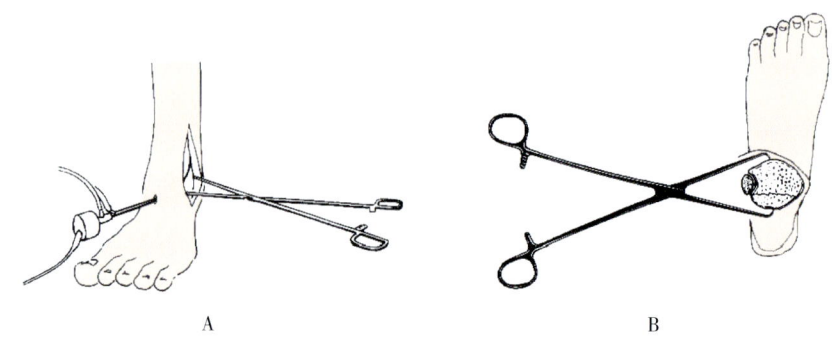

图2-3-3-2-17　后踝骨折关节镜下手术示意图(A、B)
A.前方观；B.上方观

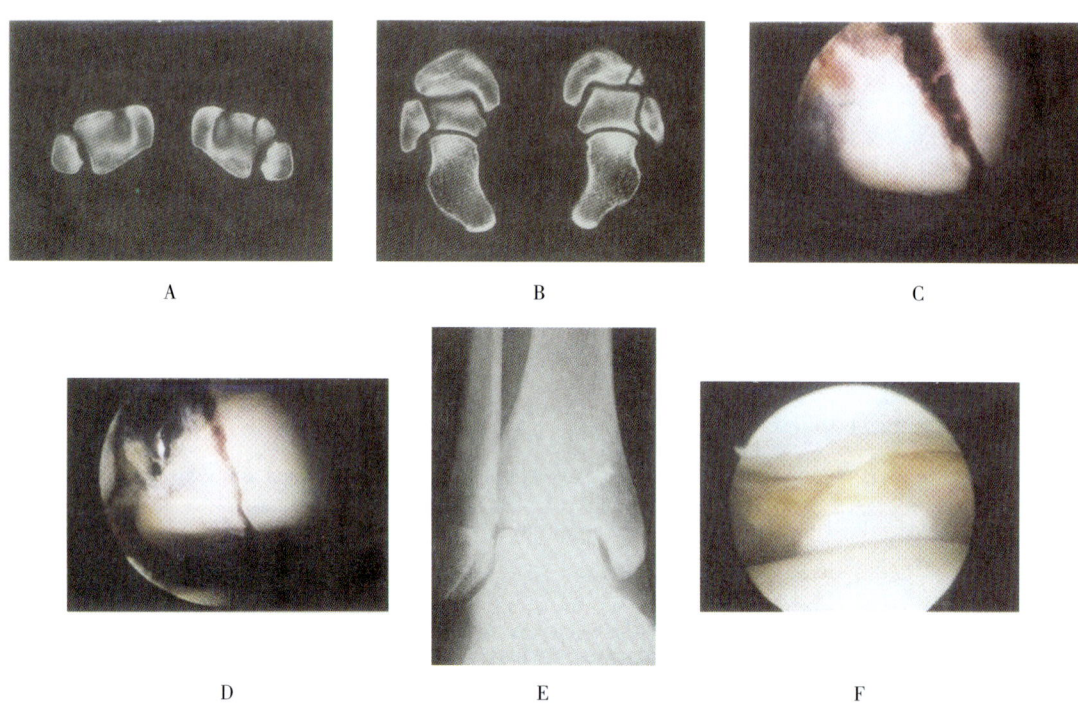

图2-3-3-2-18　Tillaux骨折镜下复位及固定术(A~F)
A.轴向CT扫描；B.冠状面CT扫描；C.D.关节镜下所示；E.复位后空心螺钉固定；F.术后9个月关节镜下示关节表面愈合后平整

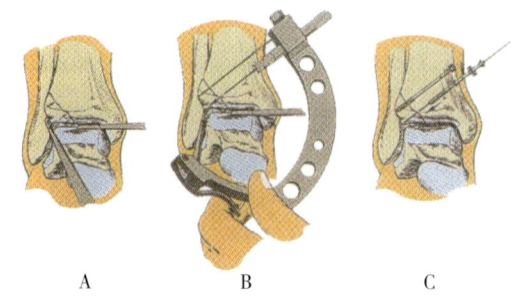

图2-3-3-2-19　关节镜下复位及固定示意图(A~C)
胫骨远端前缘骨折关节镜下复位和内固定

4. 胫骨下端顶部复杂骨折(pilon骨折)　对胫骨远端骨折经胫骨顶延伸进入踝关节的处理需要特殊的外科判断和良好的手术技能,这些损伤来自轴向压缩负荷和扭转负荷,形成胫骨远端骨干螺旋骨折并延伸到关节内。术前应考虑到局部软组织的完整性、骨质量和关节粉碎情况。对软组织受损严重、骨质疏松和严重的粉碎性骨折应排除手术干预。建议对所有病例进行

CT扫描。切开复位和内固定确实会带来相当高的并发症发生率。手术暴露还会进一步刺激软组织、形成严重的潜在并发症（包括皮肤坏死和感染）。直视下可观察到在关节外复位后仍存在关节面不平整（图2-3-3-2-20）并继发早期创伤性关节炎。关节镜技术具有手术创伤小、经皮固定和直接观察关节等优点。对特殊病例必须仔细地分析是否适合关节镜技术，骨折伴骨干间分离不适合此手术。

手术要推迟24~72h以上，以防止因局部水肿、软组织创伤和潜在的关节镜液体外渗所带来的潜在并发症。在牵引下进行系统地关节镜评价和关节内清创，可能会遇到重要的相对关节面损伤，需要进一步探查。仔细辨认骨折块，清除妨碍观察和复位的骨碎片。另外，对不能直接固定的小骨软骨碎片也要取出。在关节镜直视下对大的关节骨块进行复位，由于软组织包膜很脆弱，所以操作需轻柔。使用胫骨远端内侧皮质开窗和骨填充可以完成抬高被撞击的关节骨块，此方法类似胫骨平台骨折的关节镜的治疗方法，随后将松质骨或移植替代物放置在骨干缺损处，以防止出现关节塌陷。用克氏针或引导针临时固定复位，用关节镜和X光透视确定复位后，完成经皮空心螺钉固定（图2-3-3-2-21）。作为支柱，应至少与关节面平行放置1个螺钉，斜形骨折线需要附加螺钉固定，如内固定薄弱则需行辅助外固定，以促进纤维软骨长入。

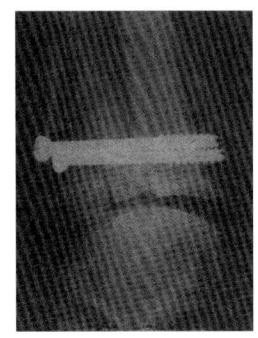

图2-3-3-2-20　重视手术显露
暴露不佳和对关节面的观察不仔细，易造成胫骨下方关节面（顶部）复位不良

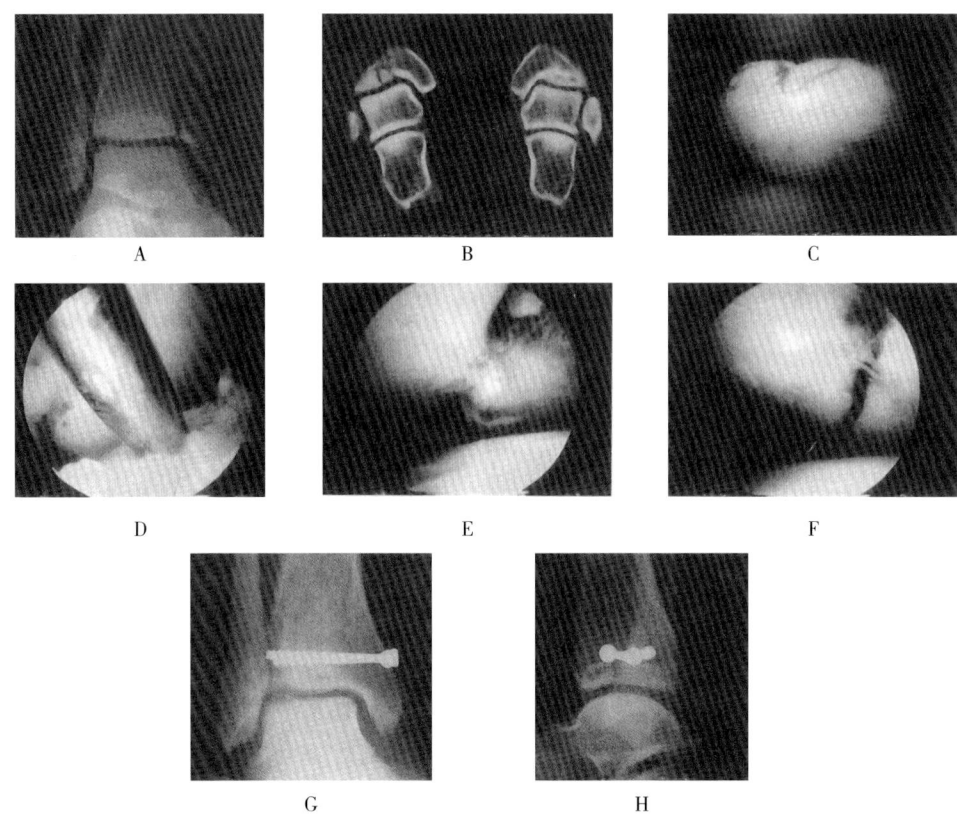

图2-3-3-2-21　临床举例（A~H）
pilon骨折镜下复位及内固定：A.术前榫眼位；B.冠状面CT扫描；C.游离软骨碎片；D.软骨板钻孔；E.关节顶骨折移位；F.镜下骨折复位；G.H.经皮空心螺钉固定

5. 距骨骨折　距骨颈 Hawkins Ⅱ型骨折和移位的距骨体冠状面骨折应进行早期复位和固定。切开复位内固定手术一般包括做一或两个背侧纵形切口,以暴露骨折,关节内清创、复位和固定。与之相反,X 光透视引导下的闭合复位虽然不能对骨折复位和关节内清创进行直接观察,但是对残存的薄弱循环系统危害较少。而使用关节镜手术既能直接对骨折部位复位、评价固定的可靠性、清除踝关节和距下关节骨软骨游离体,同时对局部骨组织和血液供应的破坏程度最低。

患者体位和术前准备之后,使用手法纵向牵引或 Steinman 针跟骨牵引,或者用细针固定器以达到大体上的骨折复位。随后插入关节镜观察。详细检查踝关节并清除骨折碎屑。然后足跖屈,关节镜穿过骨折进入距下关节后面(图2-3-3-2-22)。灌洗骨软骨碎屑使之游离,随着关节镜再次置入踝关节,使用探针处理颈部和后体部骨块并复位骨折。最好沿骨折的内背侧和外侧检查复位的精确度。经皮前后向以 φ0.8mm 克氏针临时固定,X 光透视引导下与骨折平面垂直插入两根小的空心螺钉可取得最后固定。作为选择,可以在跟腱外侧经皮由后向前插入螺钉固定颈部骨折。检查对线和稳定性后拆除外固定。缝合入口和切口,术后使用夹板制动。

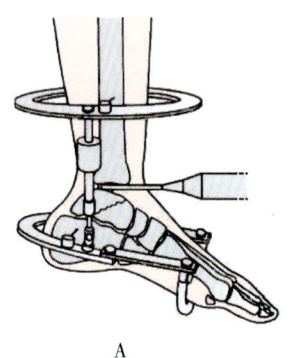 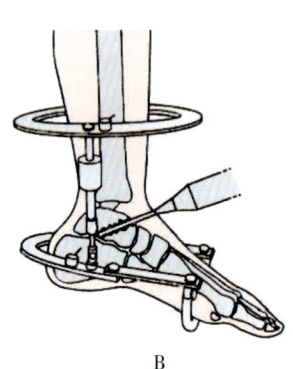

图 2-3-3-2-22　移位的距骨骨折复位示意图(A、B)
A. 牵引和外固定下骨折大体复位；B. 复位后关节镜进入关节后方

(张秋林　纪　方　王秋根)

参 考 文 献

1. 蔡明,陶坤,李少华等. 复合镇痛方案在膝关节镜术后镇痛中的应用[J]. 同济大学学报(医学版),2010,31(2)
2. 李国风,王予彬,蔡俊丰等. 关节镜下带线锚钉治疗胫骨髁间嵴撕脱骨折[J]. 中国微创外科杂志,2008,8(8)
3. Beaudreuil J, Dhénain M, Coudane H. Clinical practice guidelines for the surgical management of rotator cuff tears in adults. Orthop Traumatol Surg Res. 2010 Apr; 96(2):175-9.
4. Drobnic M, Radosavljevic D, Cör A. Debridement of cartilage lesions before autologous chondrocyte implantation by open or transarthroscopic techniques: a comparative study using post-mortem materials. J Bone Joint Surg Br. 2010 Apr; 92(4)602-8.
5. Gay DM, Raphael BS, Weiland AJ. Revision arthroscopic contracture release in the elbow resulting in an ulnar nerve transection: a case report. J Bone Joint Surg Am. 2010 May; 92(5):1246-9.
6. Gudas R, Simonaityte R, Cekanauskas E, Tamosiūnas R. A prospective, randomized clinical study of osteochondral autologous transplantation versus microfracture for the treatment of osteochondritis dissecans in the knee joint in children. J Pediatr Orthop. 2009 Oct-Nov;29(7):741-8.

7. Noyes FR, Barber-Westin SD. Repair of complex and avascular meniscal tears and meniscal transplantation. J Bone Joint Surg Am. 2010 Apr;92（4）: 1012-29. Review.
8. Raviraj A, Anand A, Kodikal G. A comparison of early and delayed arthroscopically-assisted reconstruction of the anterior cruciate ligament using hamstring autograft. J Bone Joint Surg Br. 2010 Apr;92（4）: 521-6.
9. Uozumi H, Sugita T, Aizawa T, Takahashi A, Ohnuma M, Itoi E. Histologic findings and possible causes of osteochondritis dissecans of the knee. Am J Sports Med. 2009 Oct; 37（10）: 2003-8.
10. Yavarikia A, Davoudpour K, Amjad GG. A study of the long-term effects of anatomical open reduction of patella on patellofemoral articular cartilage in follow up arthroscopy. Pak J Biol Sci. 2010 Mar 1;13（5）: 235-9.

第四章　X线导航技术在创伤骨科微创中的应用

第一节　X线导航用于骨关节损伤微创的概况、开发前景与操作原理

一、概述（况）

X线透视技术普遍地使用于创伤骨科。X线透视技术提供的二维影像帮助外科医生在术中进行骨折部位、解剖结构、植入材料和手术器械的局部定位。这一技术不仅对于现代创伤骨科的微创术式和骨折闭合复位具有非常重要的意义，大部分创伤外科医生对此已非常熟悉。这一技术的缺陷是对包括患者在内的所有参与手术的人员具有一定的辐射。同时，这一技术仅仅提供影像，而无法实现与手术医生的互动。此外，大部分透视技术设备只能提供一个平面或者最多两个平面的适时影像，并且术中需要反复重新摆放C臂的投照角度。

计算机辅助外科技术近年已经广泛地应用于各外科专业领域。大部分技术主要基于具有高准确性和三维视觉的CT影像。然而，在创伤骨科手术中，基于CT的导航系统仍不能非常容易地在术中应用，主要在于骨折类型的多样性，并且在患者麻醉以及骨折复位固定之前，骨折段的相对位置仍然存在着翻动的可能。因此，有必要应用基于透视影像的导航系统，这样可以通过准确的透视影像自动对合实现术中导航。此外，C臂在所有手术室也是最常用的设备，并且对于大部分骨科医生来说也非常熟悉，因此只要配备透视导航系统，术中不存在额外的困难。

术中应用适时的透视影像，透视导航可以帮助解决如下问题：①进一步提高微创手术的临床应用；②最大限度地减少对于手术人员和患者的X线辐射；③提供多个视角观，便于监测和准确配置植入材料；④提供实时的交互式影像数据资料；⑤从手术区移开C臂设备。

二、开发前景

计算机辅助矫形外科是一项在执行高精确度的微创外科手术过程中应用机器人装置或所谓导航系统达到术中的可视性和几何准确性的技术，并可通过建立手术操作的解剖对象和虚拟的放射学资料之间的联系加以实现。大约经过十多年，新的计算机辅助外科工具和装置已经被开发和持续广泛应用于全世界的创伤骨科手术室。这些系统如今已被应用于相当数量的外科手术中，并日益成为一种具有高技术含量的临床应用。这一技术包含了诸如医学影像、影像分析、机器人、动作分析、虚拟现实以及计算建模等。在此基础上，不同的计算机辅助矫形外科技术被开发、应用及评价，经过若干年的应用，有些系统证明非常成功，而另一些则遭淘汰。随着时间的推进，不同的系统将会升级换代，其中通过整合程序将

放射学虚拟资料和解剖资料关联的基本原理以及通过精巧的工具和外科导航系统显示植入物装置的信息,将日益成为创伤骨科重要的组成部分。因此,只有当外科医生清楚地了解这一系统的适应证、应用操作和局限性,才能确定这一系统对患者、医院和临床是否有价值。

最早的外科导航大约于100年前就出现在神经外科手术中(图2-3-4-1-1)。1980年,美国国际商用机器公司(IBM)资助了计算机辅助外科的研究,并于1992年首次在北美和欧洲应用于全髋关节置换手术。随后,基于CT技术的脊柱外科导航系统开始应用,借助这一系统开展的椎弓钉插入手术于1995年首次报道,而透视导航系统的首次应用是在1997年。

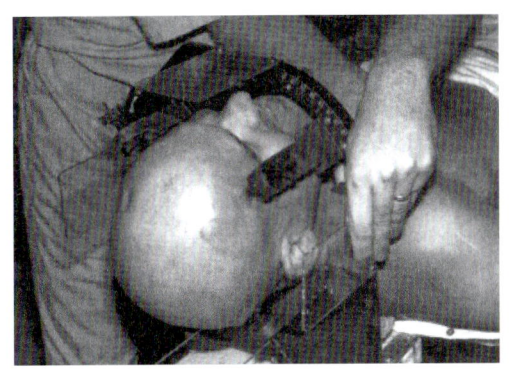

图2-3-4-1-1　早年神经外科手术中的机械导航框架

计算机辅助矫形外科的导航技术目前已从实验室开发阶段转入了临床应用阶段,全世界许多临床中心已装备这一系统。再经过十多年临床的实践应用,相信这一技术可能成为骨科手术程序的一种高技术水平的标志。当前,导航系统可根据外科手术目的虚拟的资料类型进行分类。通常可按手术设计的特殊要求选择无影像的导航系统和有影像的导航(CT,二维和三维透视影像)系统。目前仍旧处于一个快速发展初级阶段。新技术通常来源于已经存在的方法。各种导航优点杂交的系统目前正处于开发阶段,这将使外科医生能够使用上述各种技术组合来建立虚拟物体信息,我们将很快拥有新的翻动性影像系统以及内在对合技术及其先进的综合性术中示踪技术。对于矫形外科技术而言,除了影像资料的有效应用以及新颖的影像装置的整合,仍然存在许多挑战。对合技术以及参考坐标系的建立仍然需要微创甚至是无创。力学感应装置以及实时的计算模型将建立新一代超越传统的外科动作控制的导航系统。这将需要精巧的末端受动器来帮助外科医生执行外科手术操作。这只能通过先进的传感器和驱动器来实现这一目标。将来,广泛应用的信息技术、影像导引设备和智能装置将为患者保健提供一个巨大的甚至是目前尚不能理解的潜能。计算机辅助矫形外科将成为有效地闭合创伤骨科实践的治疗手段。

三、操作原理与技术

(一)操作原理

将标准X线透视图像和患者骨骼图像注入系统后,为术中采集的X线透视图像提供了空间坐标,后者输入导航系统后可进行自动的尺寸及扭曲校正。通过图像/用户界面,外科医生可以由立体定位工具浏览注册的二维、三维及多维图像。由于这些图像与标准的C臂机图像几乎完全一致,绝大多数外科医生可以很容易的从中了解解剖结构的特点,并在虚拟透视下进行手术操作(图2-3-4-1-2)。

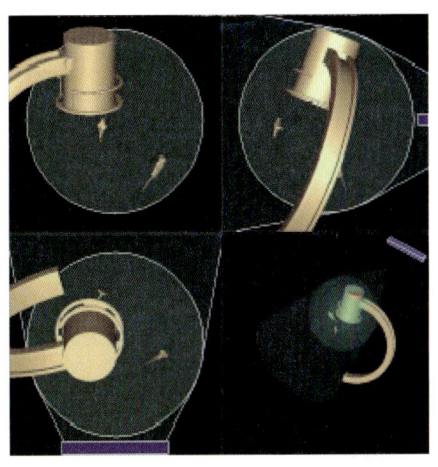

图2-3-4-1-2　计算机监视下的虚拟透视

(二)技术

透视导航系统可以跟踪手术器械的轨迹并将其叠加在透视图像上,这使外科医生不需借助额外的X线透视即可随时了解手术器械的准确位置。当一幅图像被采集后,其被自动导入导航系统,同时确定C臂机影像增强器的位置。透视图像往往会失真,这是由于C臂机抖动、地球磁场以及手术室内许多设备干扰的原因。图像失真通过固定于C臂机上的金属标志物(通常称为phantom的仿真模型)来校正(图2-3-4-1-3)。校正后的图像与通过另一枚示踪器(图2-3-4-1-4)定位的患者骨骼相匹配。此时即可将C臂机翻出手术区域,同时可保留注册图像并看到手术器械的实际位置。追踪手术器械需要两项基本技术,即红外线技术和电磁技术。红外线技术具有非常高的定位准确性,但存在准确对线问题。电磁系统不存在视距问题,但容易因为干扰产生图像失真从而影响准确性。新一代使用红外线技术的多镜头导航系统结合了这两项技术的优点。第一代追踪设备,由于使用的动态示踪器有导线,限制了操作。第二代示踪器由于采用被动红外线反射示踪技术,克服了这一缺陷,但其可追踪的物体数量有限,并且不清洁的物体表面会影响红外线的反射,限制了其使用。第三代示踪器基于电池供电的无线动态技术,克服了前两代示踪器的缺陷,此外,这一代示踪器配备了可与导航系统通讯的集成电子组件,可自动完成手术器械探测及软件远程遥控。

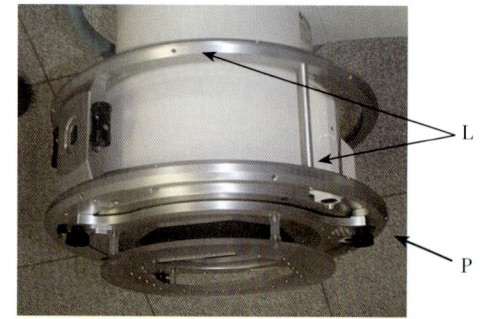

图2-3-4-1-3 Phantom仿真模型
在C臂跟踪器上的仿真模型用于校正图象的失真(P);
L为C臂跟踪器,用发光二级管定位装置

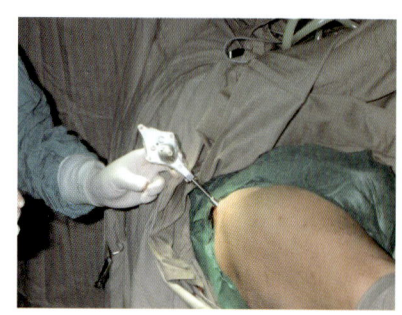

图2-3-4-1-4 将追踪器安放在患者髂前上嵴

四、手术流程

手术的第一步是系统的安装。将示踪装置安放在患者所需手术治疗的骨上。开启C臂示踪器,并按理想的手术位摆放示踪装置的方向。在某些系统中,可以通过示踪装置的映射图像或者根据示踪工具与患者示踪装置的位置关系验证系统的准确性和可靠性。在外科医生所用的手术器械中附有一示踪工具,通过器械的顶端可以进行校准(图2-3-4-1-5),即监控器械的顶端处于导航监控时的顶端和轴线上(图2-3-4-1-6)。校准可以在出厂前进行,也可以在手术中借助校准台进行(图2-3-4-1-7)。后者是通用的,可适应于不同的外科手术器械。然而,对于工具轴的校准,当进行顶端校准时器械必须是直的,工具可以是任何几何形状。特别设计的轴转换器可用于骨科创伤的普通器械,如螺丝起子、锥子和电钻等,利用手控校准装置校准轴线和顶端会更方便(图2-3-4-1-8),可有利于简化外科手术操作过程。下一步是获得导航所需的放射影像。用C臂机拍摄将进行手术的骨的影像后,影像自动传输入失真校准系统,并被储存,可以用于导航时不同设计(图2-3-4-1-9)。导航时,监视器可以数字化地显示器械的位置。路径的测量可以由虚拟的顶端和轴线完成。这样,有助于设计所插入的螺丝钉的直径和齿度,显示在监视器上并与骨的影像叠加。C臂机导引模式可以显示C臂机的位置和导航所需的影像,降低放射投影的次数。通过修改手术过程和器械可以进行更多种骨科手术。

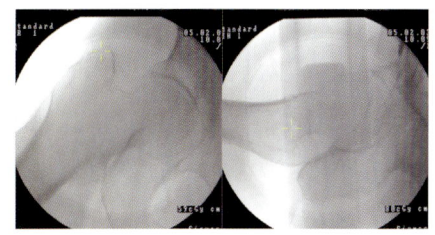

图2-3-4-1-5　导航过程中，校正装置处于监视状态

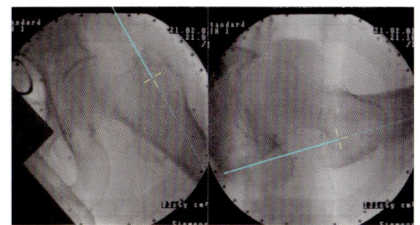

图2-3-4-1-6　将装置的轴和尖校正后，装置即处于被监视状态

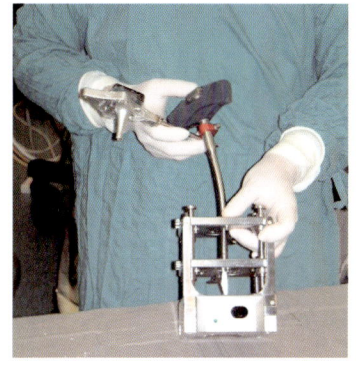

图2-3-4-1-7　弧形锥及其连接的跟踪器正处于被校正状态

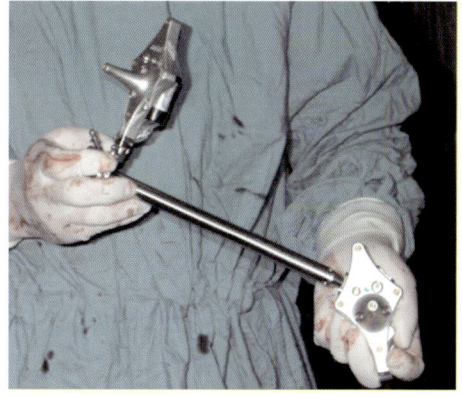

图2-3-4-1-8　手握校正装置校正手术工具

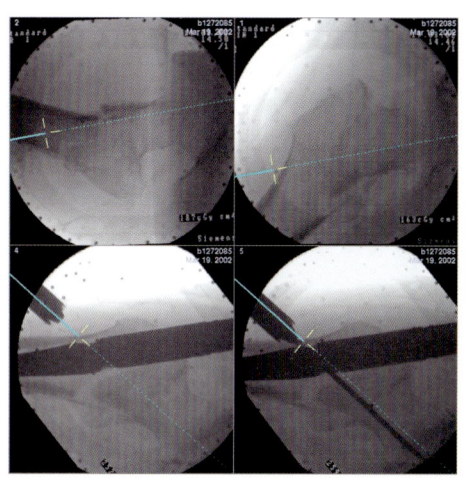

图2-3-4-1-9　用于导航的不同图象规划

第二节　X线导航技术在骨科微创中的实际应用

在骨创伤中，术前骨折段翻动度高、易移位，且方向不定，故透视导航技术在治疗中非常重要。当骨折切开复位或手法复位完成后才可能进行图像导航。借助于导航系统，以往需要术中透视检测的很多步骤现在不需要连续X线透视就可以达到。

一、经皮空心螺钉固定股骨颈骨折

在牵引床上对骨折紧密复位且在牵引下保持稳定，采集股骨近端前后位和侧位片输入系统。在置于患者髂嵴的定位器的导航下置入空心钉导针，然后用电钻导入。即可通过皮肤小切口按照计划植入2~3枚空心钉（图2-3-4-2-1、2）。

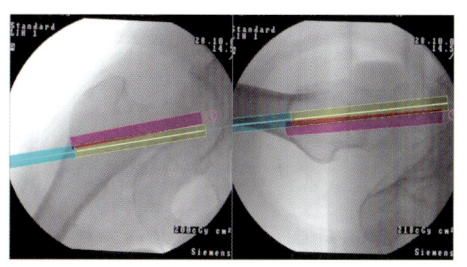

图2-3-4-2-1　在导航下的股骨颈骨折之经皮套管钉固定术

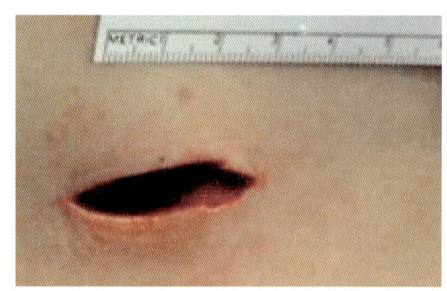

图2-3-4-2-2　经皮切口
股骨颈骨折经皮套管钉固定时的外科切口长度

二、带锁髓内钉治疗股骨骨折

带锁髓内钉治疗股骨骨折中,在股骨近端前后位和侧位图像的导航下可植入髓内钉。开口尖锥是必备工具,使用牵引床时患者定位器可置于髂嵴上,不使用时可置于大转子的外侧以便于髓内钉植入。远端螺钉锁定是在髓内钉导航中最常见的步骤(图 2-3-4-2-3)。在现有技术下,远端螺钉植入仍需要高质量的前后位和侧位图像。患者示踪器置于远端牵引针或股骨远端髁部,相应的钻头走行可以被校正,可用来导航螺钉,植入时不需要透视监控。这样,植入螺钉的齿度和直径可计划好。钻头在导航下打入。

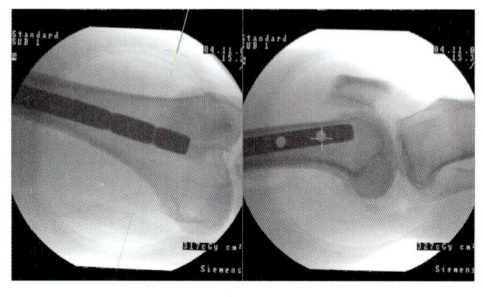
A

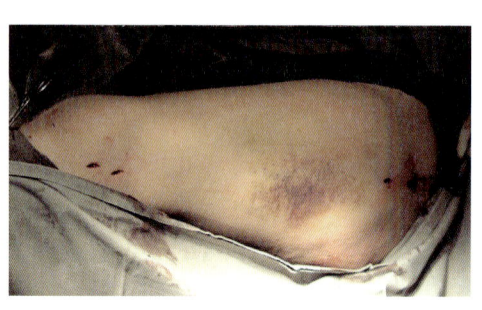
B

图2-3-4-2-3　透视导航下的股骨髓内交锁钉固定示意图(A、B)
A.远端交锁；B.切口长度

三、转子间骨折的髓内固定

髓内部分植入与髓内钉相同。拉力螺钉(Gamma 钉)的植入位置和预测也许是使用导航的最大优点。使用同一套股骨近端X线片(假定股骨髓内部分植入后骨折片间的翻动非常小)可在冠状位和矢状位上预测拉力螺钉的位置而不需要透视监测。在导航下置入导针后,即可正确植入拉力螺钉。远端锁定螺钉的植入步骤同髓内钉(图2-3-4-2-4)。

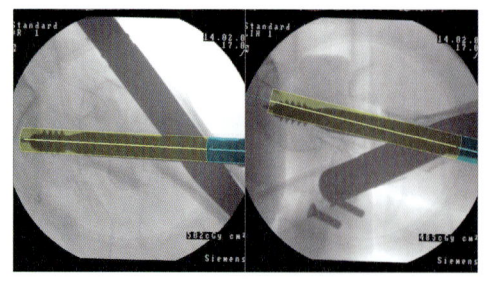
A

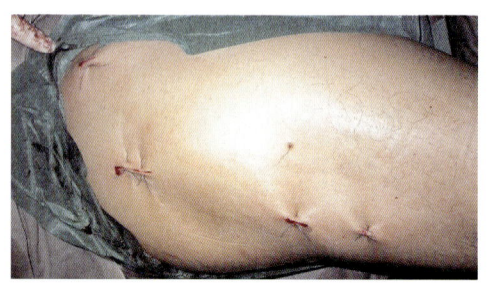
B

图2-3-4-2-4　透视导航下的Gamma钉固定示意图(A、B)
A.加压螺钉安放计划；B.外科切口长度(缝合后)

四、经皮固定骶髂关节骨折脱位

经皮固定骶髂关节骨折脱位(图2-3-4-2-5)适用于不稳定性骶髂关节骨折脱位,通过横穿骶髂关节的螺钉固定恢复稳定性,螺钉植入可通过皮肤小切口进行。由于S_1椎体要穿过螺钉,示踪器应置于患者健侧的髂嵴上。如果在重建过程中前侧需外固定,定位器也可置于外固定架上。为正确导航,至少需要3种体位的X线片,即骶骨的入口位、出口位和矢状位。钻头套筒或电钻均可被导航。建议使用钻头套筒,应为可为导针植入提供准确的进针点和良好的轨迹。借助于系统内的图像,导针的进针点可在骶骨矢状位图像上定位,螺钉的钉道可用出口位和入口位片预测,所以第一枚钉应置于S_1椎体的前1/3,第二枚钉略向下置于椎体的中部。两枚钉均穿过骶骨的椎弓根,其在第一骶孔的上方使用出口位片很容易将其定位。

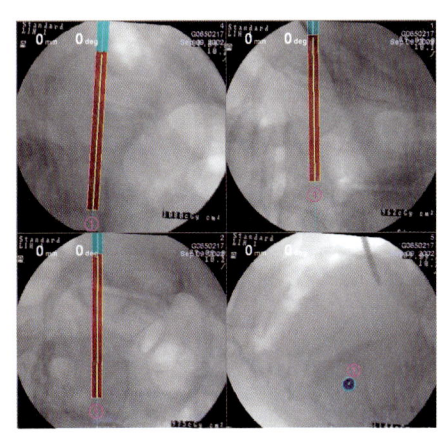

图2-3-4-2-5 导航下骶髂骨折脱位经皮套管钉固定术

五、经皮髂翼骨折固定

髂翼骨折固定(图2-3-4-2-6)的适应证为骨折使骨盆产生不稳定性。导航手术需要的视野图包括在髂骨斜体出口视野和髂骨斜体入口视野帮助下的阻塞器斜体视野和髂骨斜体视野图。把示踪系统放在未受伤侧的髂嵴,校准钻探管套以提供稳定而固定的导向。螺钉通过一个长1.5cm的位于AIIS下方的切口以逆行方式插入,向PIIS方向推进,偏中线5°~10°穿入。螺钉行进的轨迹位于髋臼上方从AIIS到PIIS。

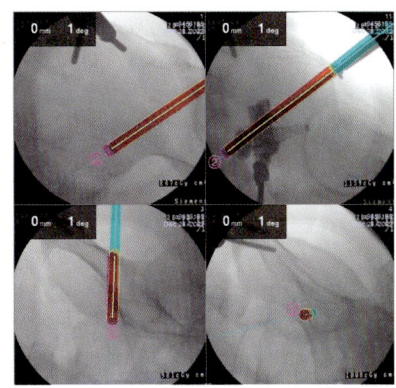

图2-3-4-2-6 导航下髂骨骨折经皮套管钉固定术

六、通过牵引方式可以使髋臼骨折复位并便于经皮固定

通过闭合牵引复位经皮固定(图2-3-4-2-7),包括重度移位之横向骨折,中部骨折并脱位,特别是伴有一定骨量减少的老年人更适合于这一手术。最好在牵引床上,通过标准斜体视野下的荧光镜来确认牵引后的骨折已明显复位。患者采取侧卧位,示踪器固定在一侧的ASIS,在要进行螺丝固定的位置得到荧光图像。对于前柱的螺钉,在标准输入输出视野的帮助下,髂骨进口斜体视野确保针不会穿透进入骨盆,阻塞器出口斜体视野确保针不会穿进髋臼。校准的钻探套管提供稳定可靠的位置定位而进行手术导航。螺钉可以以顺进的方式推进通过坐骨结节和大转子的中点,或以逆行的方式通过耻骨联合的切口。螺钉逆行推进时患者最好采取仰卧位。对于后柱螺钉,可以在阻塞器出口斜体视野的协助下,通过标准的髂骨斜体和阻塞器斜体视野完成导航。进针点位于坐骨结节中央的切口。同时,膝部弯曲、髋部外旋以使坐骨神经放松。在髂骨斜体视野的导航下,螺钉的轨迹为后柱的中侧,朝髋臼圆顶的中心推进。这一技术也可用于能以非常准确的方式建定螺钉的开放手术,比如通过髂腹股沟方式的后位柱螺钉固定及通过后部方式的前位柱螺钉固定。

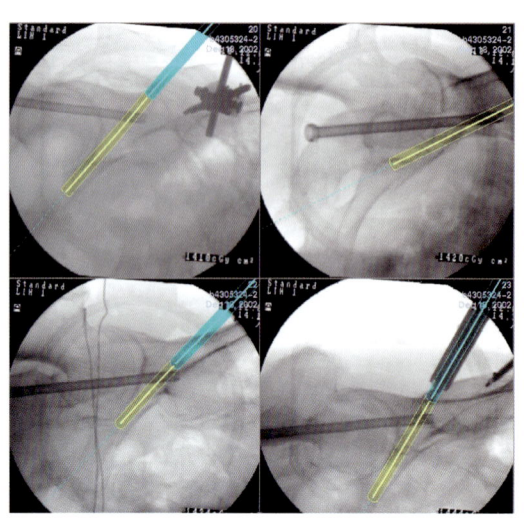
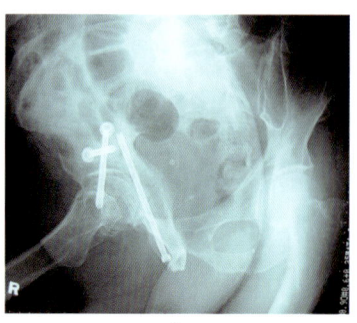
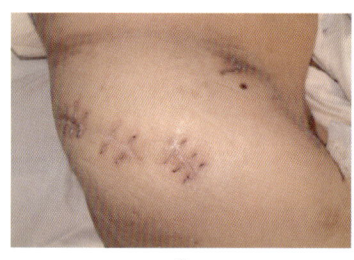

图2-3-4-2-7　髋臼骨折的经皮固定示意图（A~C）
A. 前柱螺钉的配置设计；B. 术后X线；C. 切口（缝合后）

七、复合型关节骨折固定

复合型关节骨折（如胫骨远端 Pilon 骨折）可在纵向牵引缩小骨折裂隙后通过插入 Ilizarov 弹力金属丝固定（图 2-3-4-2-8）。在前位、侧位和两个斜位视野拍照的帮助下，弹性金属丝通过校准后的钻探管套或电钻的导航下插入。这样可以更好的设计和定位金属丝的位置。利用这一技术也可以进行其他的螺钉固定手术。

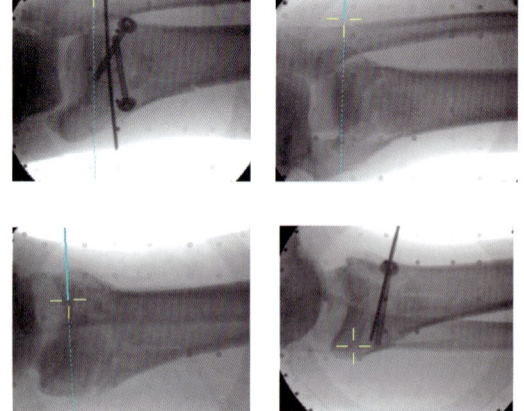

图2-3-4-2-8　导入钢丝
胫骨远端Pilon骨折在透视导航下插入张力带钢丝

八、按照同一原则操作进行需要 X 线透视镜协助的其他经皮手术

在所有的应用中，具有精准定位和实时图像传递的导航仪器极大地促进了外科手术操作，而避免了 X 线透视镜的频繁应用。C 臂导航同样降低了辐射暴露，在需要定位的地方进行拍照引导定位。来自导航系统可对视的定量资料有助于移植物的定位。移植物的位置通过 4 个平面中的两个平面所形成的轴线来决定，其尺度和直径均可高度准确地描述出来。早期的临床经验已经证实了这一技术的优点，其应用领域的延伸将为更多的患者带来福音。同时 2~4 个视野的仪器轨道监控使移植物和仪器更易准确定位，避免了频繁的 X 线暴露。具体创伤仪器的适配性进一步方便了微创伤手术的操作。在这一方面，系统的准确性令人非常满意，本系统对上面提到的大部分手术操作运行均是很稳定的。在过去应用的一年半时间中，本系统在所有手术中的成功率达到96％以上。在本卷中其已经成为许多常见矫形外科创伤手术

的标准操作设备。期望随着经验累积以及软硬件水平的提高,其应用领域会进一步拓宽。外科导航技术和微创伤外科的结合应用将会相得益彰。

第三节　导航手术的评价、图像导航、发展前景及结论

一、对导航手术的评价

目前已经有很多种不同的导航概念和理论为制造商演变为产品。尽管这些理念在很多方面有所差别,但是电脑辅助手术中均有一些组件在应用中会产生很多偏差。每1种导航的方式具包括远程追踪手术器械和解剖结构。最常用的技术是基于红外线发射双极管或红外线反射球的视觉追踪器。显而易见,摄像系统需要对感兴趣区有直接的视野。在手术室中正确拜访摄像系统取决于许多因素,如可用空间、手术台上手术人员的位置,术者的喜好(相对于患者的位置)及整个系统间连接的光纤的齿度等。而且摄像系统有个最佳操作距离,可提供最佳效果。最后,手术室中其他光源有可能干扰视觉示踪系统,比如手术无影灯、术中显微镜等。所以,应该避免将相机镜头直接朝向强光源。多个摄像系统以及增加手术操作空间有助于减少并发症。引入不依赖于影视机制的新设计以提高追踪技术的效用,将有助于避免现有系统可能带来的一些干扰。在手术室中,导航系统的使用引入了大量新的仪器设备,这些设备也为成功应用导航提供了可靠条件。术者要很容易看到监视屏上提供的反馈信息,这需要助手稍微改变一下位置。如果使用主动示踪系统,洗手护士就需要接受特别训练来处理这些仪器的电缆。通常,对于每一新的步骤,在手术区内放置设备及其电缆具需要认真的评估和处置。厂家推介的方法仅适用于大多数常见手术,而在特定的医疗机构就需要因地制宜。如果这套系统有多个手术组使用,或用于多种手术,那就在手术区地上标记每件仪器摆放的位置,以保证正确组装在最佳位置而不浪费时间。术者应该熟悉计算机辅助手术的基本原理,以避免不正确使用而导致的并发症。

远距离示踪系统是基于刚体原则,比如示踪仪器具被认为是不可变形的,但是这一原则很难应用到钻头和克氏针上。如果它们被安装到光电子示踪钻头或T形手柄上,从导航系统反馈回来的信息就不会准确,这是因为整个导航系统的所有仪器被认为是不会折弯的。如果术者意识到这一特点,就不会仅依赖于导航系统的监视屏来做出判断。不过,使用钻套会更安全和更准确。

当使用球形被动反射向标示踪操作工具时,亦可能发生少许问题。例如,随着球形被动反射向标反复多次的消毒,或术中球形被动反射向标被血迹或其他物体部分或完全遮挡,那导航示踪的准确度就会降低。

选用计算机辅助手术系统的另外一个方面的考虑是费用问题。因为手术导航系统在骨科及创伤中的应用是个相对较新的领域,虽然,目前为止还没有长期随访证实其实效性。但一些初步的应用显示其提高了手术的准确性,从而降低手术并发症。这样,虽然整个系统昂贵及增加了每例手术的花费,但仍值得在临床推广,但手术导航系统的最佳选用适应证仍需仔细界定,当面对开展导航手术的费用及技术有难度时,传统手术方法仍是较好的选择。

二、透视图像手术导航系统

手术导航系统可通过术中透视照片获取图像，以便于术中导航。因为透视导航系统的图像数据是在术中即时获取的，因此根据此图像数据做相应的术前计划就变得不可能。但其优点是与原有的C臂X光机相兼容。而且由于此类导航系统的特性，无需行患者与其虚拟影像之间的人为校对。而是通过对C臂X光机的校对自行在导航系统内注册标记。在CT-手术导航系统中，因可能发生不准确的注册标记，可导致系统的校对误差。因此，在术中应用手术导航系统前，做好误差校对及验证导航反馈同等重要。透视图像导航系统的校对误差可发生在对机器翻动过程中的碰撞。

大多数透视图像导航系统通过C臂X光机获取标准的二维影像图像。需留意的是它没有提供对导航系统非常重要的三维影像数据信息。透视图像导航系统对操作工具的示踪，只能当操作工具在二维影像图像内处于适当的位置才能被系统准确的显示，当操作工具的示踪向标与系统感应装置相垂直时，系统就不能显示其任何位置信息。因此，有必要在三维图像上验证操作工具的走向。其中一个方法是术中同时获取多个不同平面的影像图像，以确定操作工具轨迹的信息。最近推出了一种新型的能立体定位的透视X光机，能在术中为导航系统提供三维图像数据，弥补了传统C臂X光机只能获取二维影像图像及预校和人工注册的不足（图2-3-4-3-1）。术中获取三维影像图像需时两分钟。为了确保获取的三维影像图像与实体解剖结构相一致，在获取图像过程中不可有任何翻动。患者的呼吸需要被暂时性打断，这需要术者、手术室助理及麻醉医生之间密切配合。需要强调的是，不管是二维视图像导航系统或是三维视图像导航系统，导航操作仍是基于先前获取的影像数据而进行的。术中对骨折块的整复可引致位置的改变，可导致导航反馈失效。这种情形下需在无任何翻动重新获取图像。同时，必须尽可能减少对放射线的暴露，减少不必要的透视照射校对及重复图像的获取。

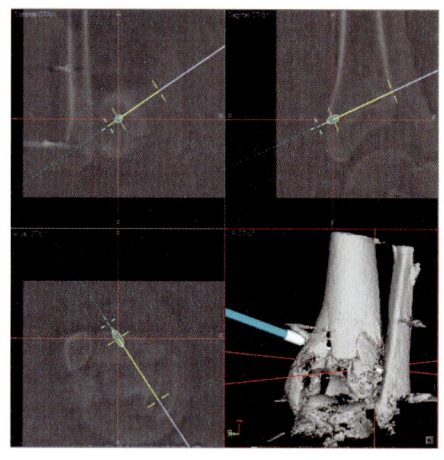

图2-3-4-3-1　术中三维透视图像的透视导航

三、未来发展前途

正如所有的计算机辅助外科技术，X线透视导航系统仍是发展中的技术。因此，不久的将来，该系统的软件及硬件系统将会有更大的完善，以便于影像的快速获取和准确注册标记。随着影像质量的提高，将更有利于获得准确的位置与实现医生和系统的互动。发展致力于提高创伤骨科的工具以及属于此范畴的导航系统的进一步完善，将是未来骨科的一个重要研究方向。

随着工具、内植物及骨骼影像数据库的建立，在内固定器械及工具导航引导下进行，将可能在未来减少标准X线的使用。例如，带锁髓内钉远端锁钉的定位可依靠髓内钉而不是骨骼来引导。在每个导航系统内，钉的大小均已标准化，如内固定物植入后只有很小的变形，则系统内的影像数据库就能被调出来运用而无需再次用C臂光机。

三维X线影像及导航将合在术中联合使用。三维X线透视影像在导航系统中的注册标记使以CT为基础的导航系统与X线透视导航在创伤骨科的运用成为可能。这在微创外科手术中,使关节内或临近关节骨折能闭合复位经皮螺钉内固定,更显示出其优越性。对于骨软骨的游离碎片同样能用此系统复位并固定。然而,在此过程中,由于骨折段存在的游离性,术中仍需X线的透视定位。可以预见,随着系统软件及影像捕获水平的提高,X线透视及三维透视导航系统的结合,将能提高此类关节骨折的经皮固定成功率。另外一个发展方向是探索每个骨折段导航的可能性,这将能扩展该技术到目前仍需实时监控复位这一领域。

在过去几年,实际X线透视在X线导航的运用中有了长足的进步。在外科训练中,运用虚拟X线透视教学仍需进一步探讨。在骨与内植物图像数据库的帮助下,能在虚拟环境中进行外科训练、评价与测试。目前,虚拟的X线导航训练工作室已经建立,这将有助于外科医生进行术前评估、操作技术训练与外科手术能力的评价,这代表外科训练正向进一步的虚拟环境迈进。

四、结论

X线透视导航的发展代表着计算机辅助外科手术的一个发展方向,它的发展令人鼓舞并富有挑战性。因为这些是从工程学发展起来的,过去认为它在外科的应用是不可能的,正是这些致力于医疗事业发展的人,他们富有创意的想法与无尽的想象力,使这些运用成为可能,并使其效果已经得到证实。如果能竭尽全力发挥我们的想象,就会探索出更多新的临床应用并受益之。

(张秋林 纪方 王秋根)

参 考 文 献

1. Gallie PA, Davis ET, Macgroarty K. Computer-assisted navigation for the assessment of fixed flexion in knee arthroplasty. Can J Surg. 2010 Feb;53(1):42-6.
2. Lützner J, Gross AF, Günther KP. Precision of navigated and conventional open-wedge high tibial osteotomy in a cadaver study. Eur J Med Res. 2010 Mar 30;15(3):117-20.
3. Nakashima H, Sato K, Ando T.Comparison of the percutaneous screw placement precision of isocentric C-arm 3-dimensional fluoroscopy-navigated pedicle screw implantation and conventional fluoroscopy method with minimally invasive surgery. J Spinal Disord Tech. 2009 Oct;22(7): 468-72.
4. Tanaka M, Nakanishi K, Sugimoto Y. Computer navigation-assisted spinal fusion with segmental pedicle screw instrumentation for scoliosis with Rett syndrome: a case report. Acta Med Okayama. 2009 Dec; 63(6):373-7.
5. Tormenti MJ, Kostov DB, Gardner PA. Intraoperative computed tomography image-guided navigation for posterior thoracolumbar spinal instrumentation in spinal deformity surgery. Neurosurg Focus. 2010 Mar;28(3):E11.
6. Wood MJ, Mannion RJ. Improving accuracy and reducing radiation exposure in minimally invasive lumbar interbody fusion. J Neurosurg Spine. 2010 May;12(5):533-9.

第五章 经皮穿针撬拨复位技术

经皮穿刺,用针撬拨技术已在临床上应用数十年,对于关节处骨折,尤其是撕脱性骨折不仅有效,而且十分安全。早于20世纪70年代,马元璋等积极推荐,并为广大临床医师所接受。近年来随着C臂X线机的广泛应用,此项技术更具前景,对于基层医疗单位十分实用,并可大大降低医疗费用。现将相关技术分节阐述于后。

第一节 经皮穿针撬拨技术

一、经皮撬拨技术撬抬法操作手法

骨圆针穿过皮肤插入骨折块或经骨折间隙至正常的骨质内,以针尖端为支点,向上撬抬针尾,使骨折块回复原位。进针时,针尖端可稍高于尾段,使撬抬的范围更大些,充分发挥撬抬复位的功效,争取一次复位成功,反复的操作可加重骨折块的破碎或损伤邻近的正常骨结构。此法适用于胫骨平台、桡骨小头等关节面塌陷的骨折(图2-3-5-1-1)。

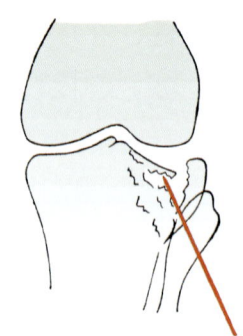

图2-3-5-1-1 治疗平台骨折示意图
胫骨平台骨折,用钢针撬抬复位骨折块

二、经皮撬拨技术杠杆法操作手术

1. **适用于关节脱位呈交锁状** 将骨圆针插入交锁骨段之间,利用杠杆力撬拨,解除交锁状态,再配合手法使脱位骨块复位,如腕关节月骨脱位(图2-3-5-1-2)。

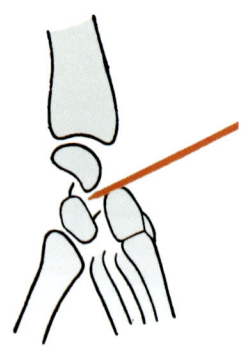

图2-3-5-1-2 治疗腕月状骨周围脱位示意图
腕部经舟骨月骨周围脱位,利用杠杆力学原理撬拨整复复位

2. **有旋转移位的经关节骨折的复位治疗** 将骨圆针刺入骨折块,利用杠杆力沿一定的轴线纠正骨折块的旋转移位,如肱骨内上髁骨折、股骨内外髁骨折等(图2-3-5-1-3)。

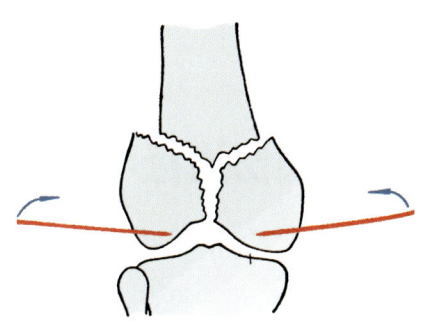

图2-3-5-1-3 治疗髁间骨折示意图

股骨髁间骨折，利用杠杆力撬拨整复股骨髁骨折片旋转移位

三、经皮撬拨法操作技术

（一）撬拨法

适用于骨折间隙有骨膜等软组织或碎骨片嵌入物的解除。将骨圆针经皮肤刺入骨折间隙，将嵌入物挑拨出来，解除复位的阻挡，再配合手法复位。如内踝骨折等（图 2-3-5-1-4）。

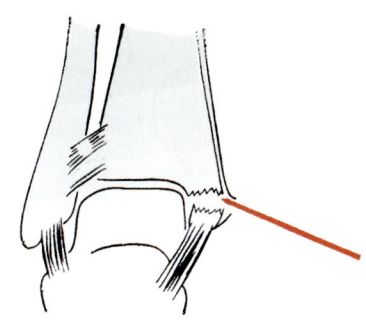

图2-3-5-1-4 治疗内踝骨折示意图

内踝骨折，骨膜嵌入骨折间隙，利用钢针拨出骨膜即可复位

（二）其他手术

视骨折特点不同可灵活选择相应术式，包括推挤法等。

四、操作注意事项

1. 根据骨折的具体情况，使钢针确切的顶住骨折片，则较易完成撬拨复位。但不宜做多次反复的盲目撬拨复位，以免加重骨组织损伤（图2-3-5-1-5），用力过猛可引起骨折片碎裂。

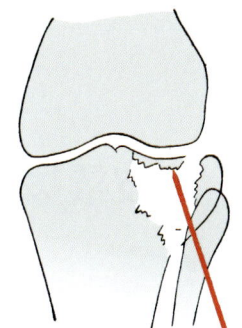

图2-3-5-1-5 避免误伤关节面示意图

反复多次撬拨易加重损伤，即使骨折复位也易引起骨折面塌陷

2. 采用撬抬法或推挤法时应该用钢针的钝端进行操作，以免刺碎骨片或刺透关节（图2-3-5-1-6）。

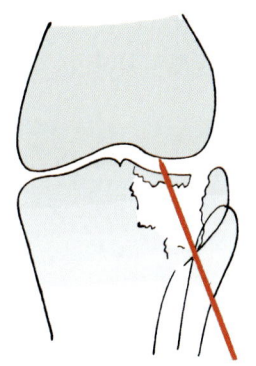

图2-3-5-1-6 避免误伤关节示意图

用钢针尖端进行撬拨或推挤复位，易于刺碎骨折片或刺穿关节

3. 采用杠杆法整复骨折片的旋转移位时，使针的前端靠近关节面软骨下皮质骨，较容易复位（图 2-3-5-1-7）。

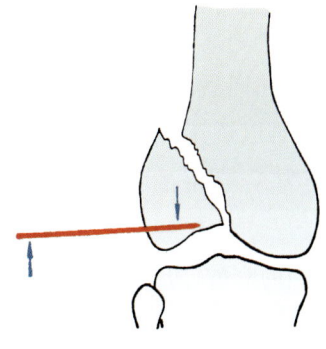

图2-3-5-1-7 掌握着力点示意图

钢针插入关节软骨面下方，着力点好则易于复位

第二节　经皮撬拨技术在上肢关节周围损伤治疗中的应用

一、肩关节附近骨折脱位

（一）经皮撬拨复位、钢针固定

1. 肱骨大结节骨折　肱骨大结节骨折常常合并肩关节脱位，也可单独发生。合并肩关节脱位的患者往往肩关节脱位复位后大结节骨折的移位也多复位。对于经过手法复位后骨折仍移位明显的大结节骨折，可行撬拨复位、钢针固定治疗。

患者仰卧于透视整复床上，常规消毒、铺巾，肩部给予局部麻醉，用一根直径为2.5mm左右的克氏针穿过皮和三角肌，直至针尖触及骨面，利用钢针撬拨、牵引使骨折块向前下移位，将伤肢徐徐外展、外旋，协助对位，在X线透视下见骨折复位好后将克氏针向肱骨头轻轻敲入固定，然后另一根直径为2.5mm左右的克氏针旋入，同第一根克氏针交叉固定，针尾埋于皮下（图2-3-5-2-1）。包扎针孔。肩腕吊带悬吊4周左右，作小切口拔出克氏针，主动锻炼肩关节。

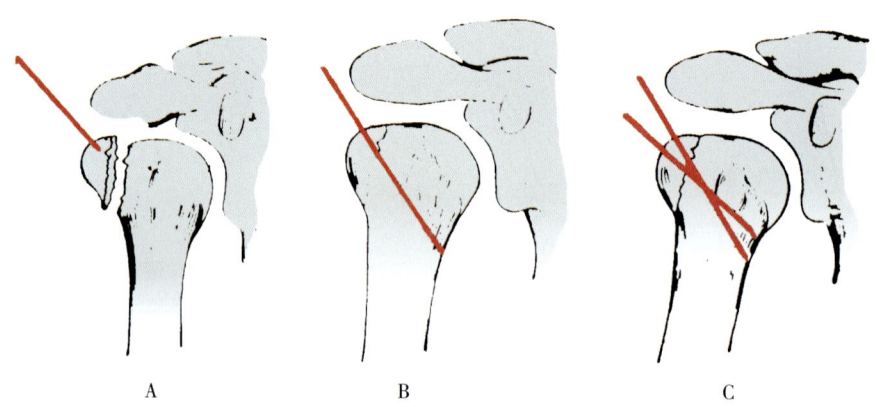

图2-3-5-2-1　撬拨顺序示意图（A~C）
经皮撬拨复位、钢针固定肱骨大结节骨折　A.钢针穿过皮肤和肌肉，推顶骨片复位；B.复位后将钢针继续敲入肱骨头固定　C.再用另一根钢针经皮作交叉固定

2. 肱骨外科颈骨折　粉碎型肱骨外科颈骨折的肱骨头往往向后内倾斜，严重旋转，折面指向前外，手法难以矫正其旋转移位，此时可考虑用一枚直径为3~4mm的骨圆针撬拨复位并内固定。

选用适当的麻醉，肩部常规消毒、铺巾，术者持骨圆针自肩前外经皮肤、三角肌直接刺入，到肱骨头近端骨折面，尽量位于骨折面中心，用骨锤将骨圆针击入肱骨头，暂不要穿出肱骨头的关节面，将针尾向内后侧按压撬拨肱骨头，使其旋转，待矫正后将骨圆针从肩部打出皮外，再用老虎钳夹持边旋转边向外拔骨圆针，使针尾退与折面平齐时为止，不可用力过猛，以防将针全部拔出。然后进行手法复位。根据患者的年龄、性别、骨折情况分别选用下述的三种方法中的一种进行复位。

（1）掌压法　患肩后侧紧贴床面作为支点，术者立于患侧，以单掌根或双掌根重叠放于远折端前侧，不可高于腋平面，猛力向后按压；如力量不足，术者可以双掌根为支点，将身体悬空，利用整个身体的重力向后按压，同时令助手在牵引下前屈上臂。如术者仅用单掌根向后的按压力即可，则可用另一只手协助助手向前屈上臂。

（2）膝顶法　术者以一侧屈曲的膝关节抵于远折端前侧，用力向后顶压，双手环抱肘后向前扳抬，交错用力，同时令助手在牵引下前屈上臂。

（3）肩抬法　术者蹲于患侧，双手环抱病员骨折段前侧用力向后下扳牵，同侧肩部抵于患肘后侧向前上抬举，同时令助手顺势牵引下上抬上臂。施法时，远折端向后的压顶力一定要强大，这是复位的关键。待复位满意后将骨圆针顺行向远端打入足够的长度，近端折弯，埋于皮下，包扎针眼，外用超肩夹板固定或再经皮穿入另外一根骨圆针作交叉固定（图2-3-5-2-2）。

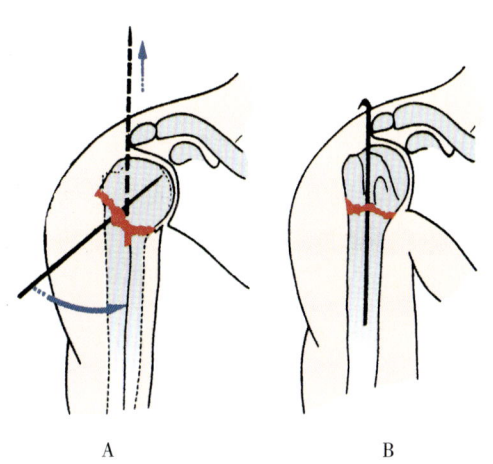

图2-3-5-2-2　外科颈撬拨疗法示意图（A、B）
先钢针撬拨复位，再固定肱骨外科颈骨折

3. **肱骨外科颈骨折伴肩关节脱位**　选择适宜的麻醉，在透视下进行无菌操作。先拔伸牵引用推挤、提按等手法将骨折复位，并用1~2枚直径为3mm左右的克氏针从远骨折段前外侧经皮将骨折固定，使其变为单纯的肩关节脱位，再整复肩关节脱位，也多用牵引按压法对抗牵引，并使患肩尽量外展，术者双拇指于腋窝部将肱骨头用力向外上关节盂的方向推送，并让远侧助手牵引下内收上臂和内压外露的针尾，利用钢针的撬拨多可使肱骨头复位（图2-3-5-2-3）。复位成功后钢针可能会有折弯，可将其折直。外用肩肘吊带固定。

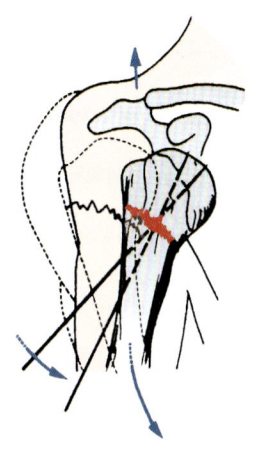

图2-3-5-2-3　肩脱位+外科颈骨折撬拨疗法示意图
撬拨复位固定治疗肱骨外科颈骨折伴肩关节脱位

（二）手法复位、经皮穿针固定

1. **操作方法**　患者半坐卧位，躯干坐起角度为10°~20°。对于两部分外科颈骨折，首先在X线透视下进行闭合复位，复位时首先沿畸形方向适当牵引，上臂处于旋转中立位或轻度内旋位，后置于内收及轻度前屈位，以放松胸大肌，同时向外、向后方推压，纠正内收移位及向前成角，若骨折块手法复位效果不佳，采用骨圆针从肱骨外上方刺入，利用杠杆原理，运用推挤、撬抬、杠杆或撬拨的方法进行复位。复位满意后由助手维持复位，术者采用3~4根长250mm、直径为2.5mm的螺纹针经皮逆行固定直至肱骨头软骨下水平。穿针过程中多次应用X线透视在正位和腋位两个平面上投照监测，避免螺纹针穿透肱骨头关节面。穿针时入针方向为由前侧、前外侧以及外侧穿入，螺纹针在冠状面上与肱骨干成45°角，在矢状面上与肱骨干成30°角。一般第一枚螺纹针由外侧皮质穿入，第二枚螺纹针由前侧皮质穿入固定。二枚螺纹针固定后可旋转肩关节，穿入第三枚螺纹针，必要时也可穿入第四枚螺纹针。采用扇形交汇构型穿针时应尽量将入针点分散,采用平行构型穿针时尽量使螺纹针平行穿入。穿针固定后折弯针尾,剪断埋于皮下。拔除撬拨用的骨圆针。包扎伤口。根据术后在X线片上观察的骨折愈合情况,一般在术后7~8周取出固定针。对于两部分大结节骨折或两部分小结节骨折以及外展嵌插四部分骨折,还根据骨折形态附加直径为4.0mm的半螺纹松质骨螺钉固定大结节或小结节,术后取针时并不同时取出螺钉。

2. 手术操作要点　采用经皮穿针固定治疗肱骨近端骨折手术操作具有相当难度,要求医生对骨折形态以及肱骨近端解剖结构有充分透彻的理解。Rowles等对于穿针入点与肩关节周围的血管神经关系进行了研究,认为当选择外侧入点时,易损伤腋神经前支;选择前方入点及前内侧入点时,易损伤肌皮神经和二头肌长头腱;选择由大结节向内下穿针时,易损伤腋神经和旋肱后动脉,此时应外旋肩关节,以增加出针点与其距离。因此,建议穿针入点应在肱骨头最高点与外科颈骨折线之间距离的两倍处。由大结节向内下穿针时,出针点应在距离肱骨头最下方2cm处。术中应沿三角肌肌纤维方向仔细钝性分离直至肱骨干皮质,穿针时使用套袖保护可防止局部血管神经结构的医源性损伤。在条件允许的情况下尽可能使用平行构型的方式穿针固定,若不能保证固定针之间的距离在1cm以上,则应采用扇形交汇构型的固定方式,穿针时应尽量分散固定针的入点,并尽可能将螺纹针尖端置于骨质相对较致密的关节面软骨下,但切勿穿透关节面再退回。穿针固定时应避免使用由外上经大结节顺行向内下方向穿入的固定针,以防止固定针与肩峰发生撞击而干扰肩关节的活动。

对于骨质较好的两部分外科颈骨折,为达到足够的稳定度,多数学者认为应用经皮穿针固定时固定针的数量应至少为3~4枚。对于外科颈嵌插的两部分骨折及外展嵌插四部分骨折,则至少使用两枚以上的螺纹针固定外科颈骨折,并附加螺钉固定大小结节。穿针固定时入针点应与骨折线保持足够的距离以达到充分的把持力,一般距骨折线距离应超过2cm。尽可能将螺纹针尖端置于关节面软骨下,此区域的骨质相对较致密,利于提高螺纹针在肱骨头内的把持力。固定时固定针切勿穿透关节面,一旦穿透再将其退回会导致术后螺纹针固定的松动,甚至穿入盂肱关节。

固定时应避免使用末端光滑的克氏针,否则在固定一段时间后极易发生固定针的失效和游移。Herscovici等认为应避免使用光滑克氏针进行固定。其他学者也认为使用光滑克氏针固定难以达到骨折愈合所需的稳定度。相关生物力学研究显示,平行构型固定与扇形交汇构型固定在抗剪切应力方面没有明显的区别,而在抗扭转应力方面平行构型固定则明显优于扇形交汇构型固定。但在实际临床工作中,采用平行构型方式进行穿针固定具有一定的难度,肱骨近端入针点部位的空间十分有限,尤其是对于体型较小的患者,如果固定针之间的距离过小,则无法体现平行构型固定在抗扭转应力强度上的优势。

3. 适应证的选择　骨折类型以及患者的骨质疏松情况是正确选择适应证的关键。绝大多数两部分外科颈骨折可经皮穿针固定治疗。Herscovici等认为经皮穿针固定适用于两部分骨折和三部分骨折,而不适用于四部分骨折。肱骨外科颈骨折但嵌插稳定的两部分大结节骨折,以及四部分外展嵌插型骨折主要表现为肱骨头的外展成角移位,而大小结节之间以及大小结节与肱骨干之间的骨膜通常未受损伤而保持完整,因此恢复颈干角之后大小结节大多可自行复位。由于内侧软组织未被破坏,发生肱骨头坏死的几率较低,因此采用经皮穿针固定的治疗方式可避免切开剥离显露时对这些组织的进一步破坏,利于骨折的愈合以及肩关节功能的恢复。对于这类骨折在经皮穿针固定之前必须辅以经皮或小切口切开撬拨复位恢复正常的颈干角,穿针后还应附加螺钉固定大小结节。对于存在严重骨质疏松以及严重的外科颈骨折,尤其是内侧骨皮质粉碎严重的患者,穿针固定难以达到足够的稳定度来维持骨折复位,可考虑进行髓内方式的固定。对于单一骨折的两部分大结节骨折、两部分小结节骨折和(或)合并脱位的情况也不适合采用经皮穿针固定,对这种骨折采取切开复位缝合内固定,可达到有效的复位和固定。对于典型的三部分骨折及四部分骨折,通过闭合方法或小切口辅助方法得到满意复位的可能性极小,因此也不适于经皮穿针固定。对于较年轻、骨质情况良好的三部分骨折和四部分骨折患者,若术中可以达到良好的复位,切开复位内固定是较适宜的方法。对于年龄较大、骨质疏松较严重、骨折粉碎严重的三部分骨折和四部分骨折以及骨折脱位来讲,由于其骨折移位的特点,各骨折块与附着于其上的软组织分离,导致血运障碍,而且复位困难,即使采用切开复位内固定的方法也很难达到足够的稳定性来进行早期功能锻炼,不愈合、畸形愈合以及肱骨头缺血坏死等晚期并发症发生率较高,因此这类骨折适于进行人工肩关节置换。

(三)术后康复治疗

术后第一天即可开始康复治疗,根据术中固定的稳定程度决定被动活动练习的范围,并同时开始同侧的手、腕关节以及肘关节的主动功能锻炼。一般术后应用颈腕吊带保护一周左右,3周后开始加以被动内收、内旋的锻炼。6周后X线证实骨痂出现,骨折愈合后开始主动功能锻炼,可加强前屈、外旋、内旋、内收方向的锻炼。3个月后开始力量锻炼以及加强各方向的主、被动锻炼以及抗阻肌力练习。

二、肘部肱骨小头骨折

(一)概述

肱骨小头骨折是肱骨远端关节面的一种不多见的骨折。单纯肱骨小头骨折以成人多见,合并部分外髁的肱骨小头骨折多发生在儿童。损伤通常分为两型。

Ⅰ型 属于完全性骨折,骨折块包括肱骨小头及部分滑车(图2-3-5-2-4)。

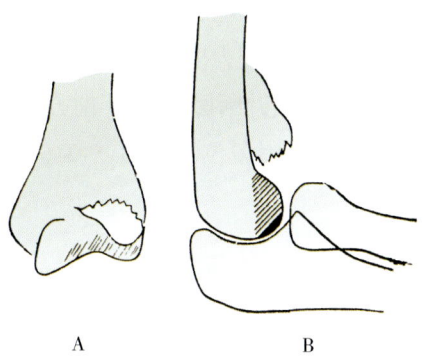

图2-3-5-2-4 肱骨小头完全型骨折示意图
A.正位观; B.侧位观

Ⅱ型 单纯肱骨小头完全性骨折,或肱骨小头边缘的小骨折片(图2-3-5-2-5)。

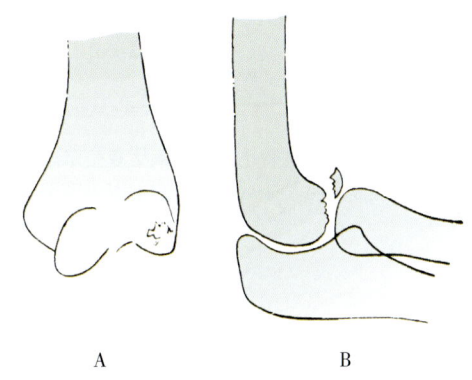

图2-3-5-2-5 肱骨小头部分型骨折示意图
A.正位观; B.侧位观

(二)治疗

对于肱骨小头骨折,因其为关节内骨折,应准确复位,避免今后关节功能受限。对Ⅰ型骨折,主张切开复位内固定治疗。Ⅱ型患者,由于骨折片常成游离状,易于发生缺血性坏死,可考虑进行经皮撬拨复位固定治疗。

（三）经皮撬拨技术

做撬拨复位前应了解骨折片向上和旋转移位的程度，将肘关节放在微屈位，在肘前方用手检查清楚肱二头肌腱。沿肱二头肌腱外缘用一根斯氏针穿过皮肤，向后下穿过肱肌，直至针尖触及肱骨下端前面的皮质骨。透视下调整针尖位置，抵住骨折片的前上面，将骨折片向下推挤复位。术中应使肘部成微屈、内翻位，增加关节间隙，容易完成复位。遇到撬拨困难时，应想到骨折的粗糙面可能阻止了复位，此时不宜用力撬拨，否则引起骨片碎裂，应使针尖位于骨折片断面上，向下前方推挤，配合手法向下推挤骨折片复位（图2-3-5-2-6、7）。

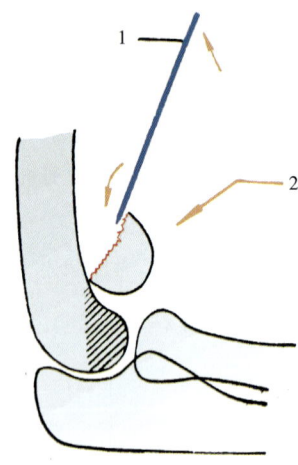

图2-3-5-2-6　肱骨小头骨折撬拨复位示意图
1.箭头示撬拨复位的方向；2.箭头示手法推挤复位的方向

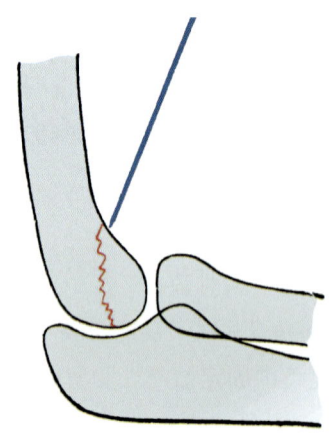

图2-3-5-2-7　骨折片已经复位示意图

（四）术后处理

完成撬拨复位后，应将肘关节屈曲110°~120°位，石膏固定两周，在此期间应注意观察患肢血运。此后更换石膏，将肘关节固定于90°位3周，然后再开始功能锻炼。

三、肘部肱骨内上髁骨折

（一）概述

肱骨内上髁骨折多发生在少年和儿童。这个年龄组肱骨内上髁系属骨骺，故易于撕脱，通称为肱骨内上髁骨骺撕脱骨折。根据骨折移位及肘关节变化，可分为4度。

Ⅰ度　肱骨内上髁骨折，轻度分离或旋转移位；

Ⅱ度　内上髁骨折片牵拉移位至肘关节水平；

Ⅲ度　骨折片嵌夹在关节间隙；

Ⅳ度　内上髁骨折合并肘关节脱位。

（二）治疗方法

对于Ⅰ度骨折可手法复位石膏固定。Ⅱ度骨折是经皮撬拨复位的最佳适应证。Ⅲ度和Ⅳ度骨折，复位较困难，宜切开复位内固定治疗。

（三）经皮撬拨固定技术

在麻醉及无菌条件下，将肘关节屈曲约90°，前臂保持旋前位，用手指触及内上髁骨折片，在其下方用一根克氏针穿过皮肤，针尖戳住骨折片，将其撬拨复位。X线透视见骨折复位好后，用电钻将钢针钻入肱骨下端做内固定。将针尾折弯后留在皮下（图2-3-5-2-8）。在操作过程中应注意进针位置要约偏向骨折片的前侧，以免损伤尺神经。不宜反复多次撬拨，以免引起骨折片碎裂。复位固定后用石膏外固定3周，然后再进行功能锻炼。

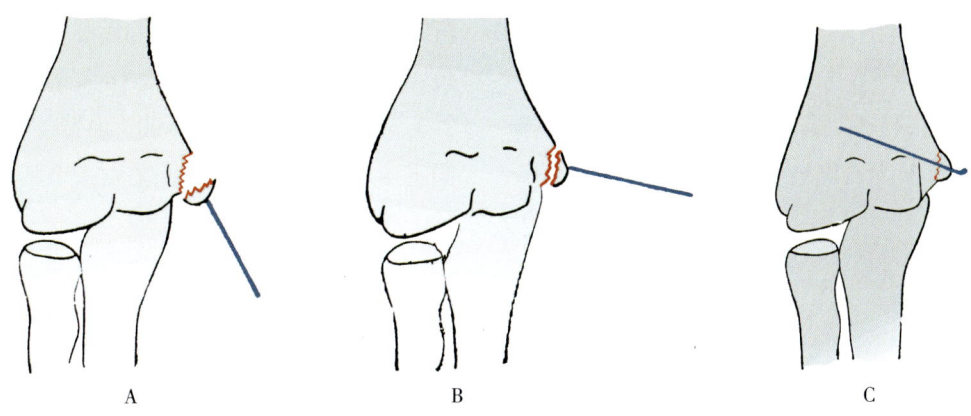

图2-3-5-2-8 撬拨治疗肱骨内上髁骨折示意图（A~C）
A.钢针穿过皮肤，抵住骨折片；B.用钢针将骨折片撬拨复位；C.将钢针穿入肱骨内上髁内固定骨折片

四、肘部桡骨近端骨折的撬拨复位

（一）适应证

适用于手法复位无效的歪戴帽压缩骨折且分离者。

（二）操作方法

局麻下用直径2~4mm克氏针刺穿一块无菌纱布作为持针与皮肤间隔离，将肘关节微屈或伸直位，在肘部上下两侧作对抗牵引，将肘关节保持内翻位，使肱桡关节间隙增宽。以肘外侧下方由外向内上经皮斜刺，在X线透视下，对准骨折块皮层部，顶推或侧向横拨复位，另手拇指于肘外协助推压。复位满意后退出克氏针（图2-3-5-2-9）。术后屈肘90°，前臂外旋位石膏托固定2~4周。

经皮撬拨复位应在无菌条件，X线透视下操作，强调从肘外侧下方进针，避免直接从桡骨头周围进针，因桡神经约在肱桡关节上下3cm之间分为浅、深支，其深支紧靠肱桡关节，绕过桡骨头进入旋后肌的深层与浅层之间。当用克氏针撬起骨折片仍有侧向移位时，则表示桡骨断端远侧向尺侧移位，如拔出克氏针往往再移位，此时可于断端远侧略下方，另用一斯氏针沿尺骨桡侧皮质骨表面进针，以尺骨作支点将桡骨骨折远端顶回桡侧，维持复位（图2-3-5-2-10）。并用骨钻将一枚直径1.5mm克氏针从桡骨断端远侧下1.5cm处由外向内成45°角向断端近侧骨折片作固定，针尖达桡骨头骺板下，针尾反折置皮下。操作中应避免克氏针尖穿透桡骨头软骨面及碰撞肱骨头，从而防止创伤性关节炎的发生。

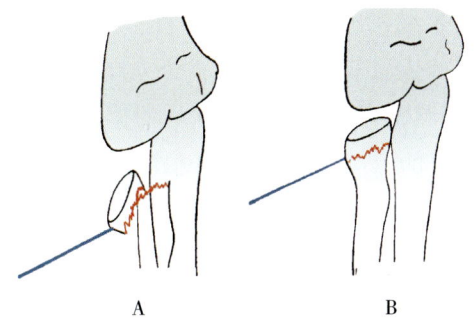

图2-3-5-2-9 撬拨治疗桡骨头骨折示意图（A、B）
A.在肘部外下方经皮用钢针推顶骨折块复位；B.骨折块撬回原位

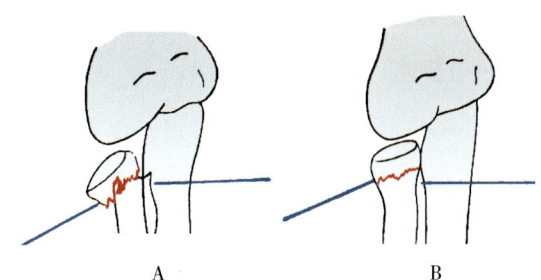

图2-3-5-2-10 撬拨复位桡骨头骨折示意图（A、B）
A.在尺骨上端背侧用一根钢针插入，另针插至桡骨头，将其推回原位；B.骨折断端的外侧皮质恢复接触，骨折片稳定

(三)临床举例

金某,女,45岁,骑助动车摔倒,右侧手撑地,摄片后诊断为右侧桡骨颈骨折。经过臂丛麻醉后常规消毒铺巾,然后用骨圆针进行撬拨复位,经过透视见骨折复位满意后退出骨圆针(图2-3-5-2-11)。术后屈肘90°,前臂外旋位石膏托固定4周。见骨折愈合可,右肘关节活动好。

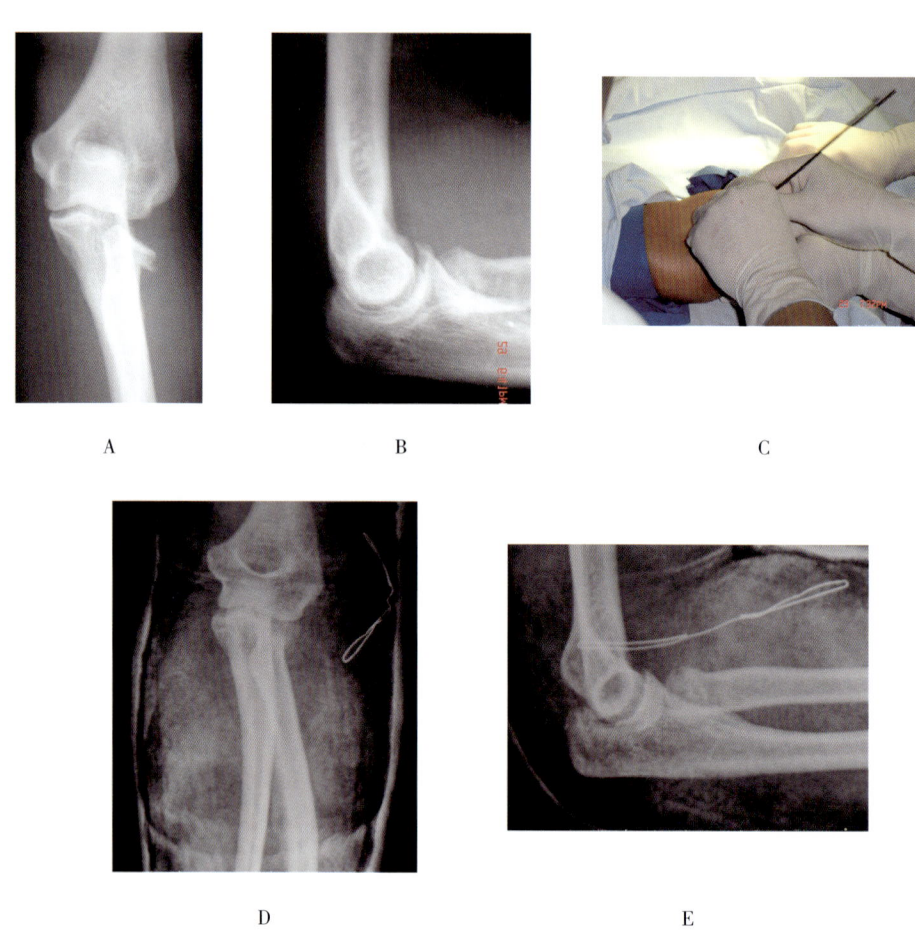

图2-3-5-2-11 临床举例(A~E)

女,45岁,右侧桡骨颈骨折后撬拨复位良好 A.B.术前X线正侧位片;C.撬拨中;D.E.术后X线正侧位片

五、腕部桡骨远端骨折的撬拨复位

(一)概述

Kapandji技术 临床上经常遇到很多不稳定骨折,复位后容易再移位,为解决这个问题,Kapandji于1976年首先使用了骨折间穿针的撬拨复位技术,该方法已被欧洲众多研究者所采用,均取得了较好的效果。方法是患者坐位或平卧位,臂丛神经麻醉下无菌操作,在两名助手的牵引下,术者首先扪清骨折断端的位置。在电视X线机的监视下,将一枚直径为2.5mm克氏针插入骨折断端,以近侧断端的皮质边缘为支点,调整针尖插入骨折断端的位置、方向及进入断端的深度,在助手的牵引配合下,参照电视X线机进行撬拨,通过杠杆作用恢复掌倾角(图2-3-5-2-12),同时对远侧断端进行相应的推、挤、按、压,使断端接近解剖复位或解剖复位,然后,将针固定在近侧皮质上,针尾埋于皮下,术后包扎针眼石膏外固定,3~4周后拔针,再视情况以石膏固定2周左右。

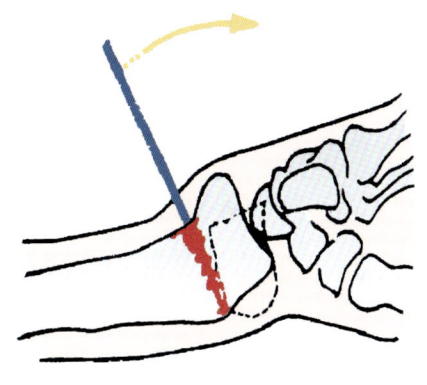

图2-3-5-2-12 桡骨远端骨折,撬拨复位恢复掌倾角示意图

(二)适应证

年龄小于65岁的关节外骨折,伴有干骺端轻微粉碎的骨折或无移位的关节内骨折。禁忌证为骨质疏松,严重移位粉碎的关节内骨折。

(三)临床举例

[例1] 张某某,男,62岁,摔伤致桡骨远端A2型骨折,经皮撬拨复位后穿针固定。摄片后见桡骨骨折复位好,包扎针眼后石膏固定,6周后拔除克氏针。功能锻炼腕关节。腕关节功能恢复好(图2-3-5-2-13)。

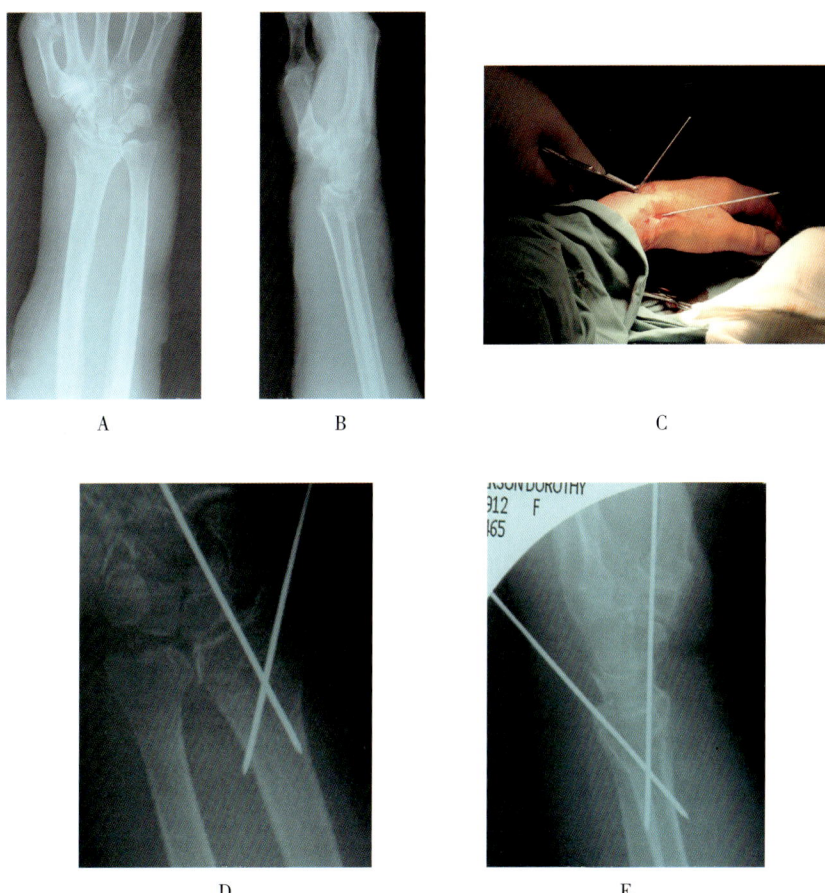

图2-3-5-2-13 (A~E)
A.B. 术前正侧位X线片；C. 术中；D.E. 术后正侧位X线片

[例2] 李某某,女,56岁,桡骨远端B2型骨折,外支架撑开固定加撬拨复位术后复位好(图2-3-5-2-14)。

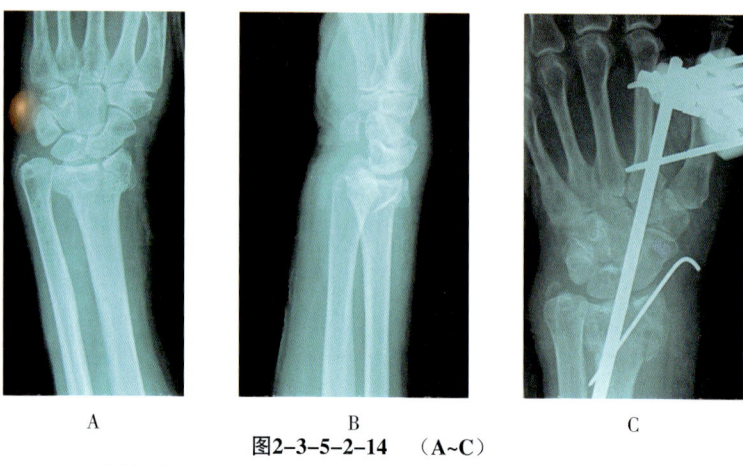

图 2-3-5-2-14 （A~C）
A.B. 术前正侧位X线片；C. 外支架撑开固定加撬拨复位，术后对位良好

［例3］ 卢某某，男，28岁，C2型，外支架撑开固定加撬拨复位术后复位好（图 2-3-5-2-15）。

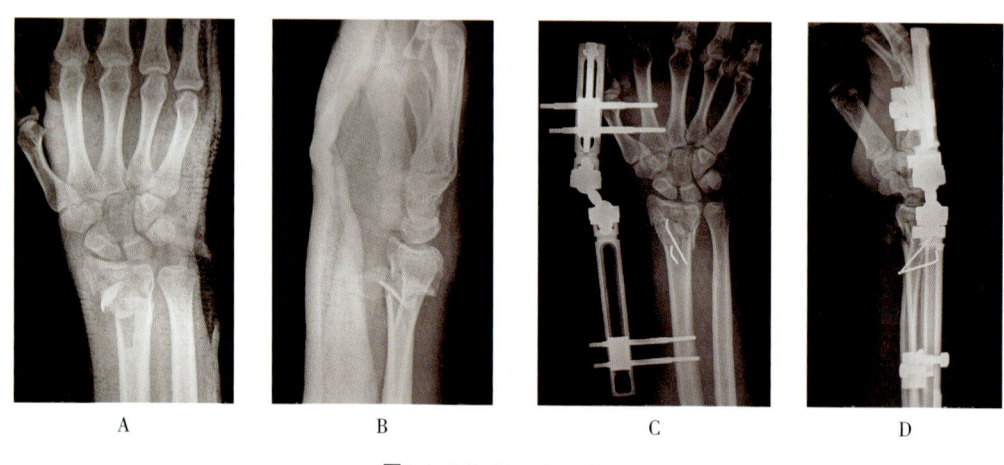

图 2-3-5-2-15 （A~D）
粉碎型骨折，外支架撑开固定加撬拨复位术后对位良好　A.B. 术前X线正侧位片；C.D. 术后X线正侧位片，显示对位满意

从上述病例看，经皮撬拨复位技术可以贯穿于各型骨折手术复位的过程中。

六、腕部经舟骨月骨周围脱位

（一）概述

月骨脱位、月骨周围脱位及舟骨脱位占腕部损伤的10%。主要发生机制是腕关节过伸、尺偏及腕中部旋转暴力引起。主要表现为局部轻度或中度肿胀，压痛较广泛，月骨及舟状骨处压痛明显，腕关节活动受限。分为前脱位型、后脱位型及分歧型。对于早期的骨折脱位（两周以内），通常手法复位能以成功，复位后，单纯脱位者石膏固定4周左右，有骨折者通常石膏固定8周。对于一些陈旧性的骨折，手法复位往往较困难，常需要手术治疗。可切开复位内固定治疗。但切开复位对腕部的韧带等组织有损伤，有不足之处，可采取撬拨复位治疗。如撬拨复位失败，可考虑切开手术治疗。

（二）经皮撬拨复位方法

1. 后脱位型　麻醉满意后，在严格无菌条件下，先摸清楚头状骨近端，在腕部背侧中部用一根斯氏针穿过皮肤，形成针孔，然后拔出斯氏针，用其钝头插入，避开指总伸肌腱，透视下，使钢针钝端穿过月骨背侧缘和头状骨之间，但钢针不宜过深，以免损伤正中神经。配合手法对抗牵引下，将腕关节逐渐向掌侧屈曲,利用钢针的杠杆作用,解除月骨及头状骨之间的交锁,整复骨折脱位(图2-3-5-2-16)。对手法已经整复脱位而舟骨骨折整复不良时,可在手法的牵引下,在桡骨茎突掌面约内侧的下方,避开桡动脉,用一克氏针穿过皮肤,插入舟骨骨折间隙或直接戳住舟骨近侧骨折块做撬拨复位(图2-3-5-2-17)。术后外固定与早期骨折脱位复位后的固定类同。

逐渐向掌侧屈曲(图2-3-5-2-18)复位后将腕部保持于微屈位石膏固定3周。

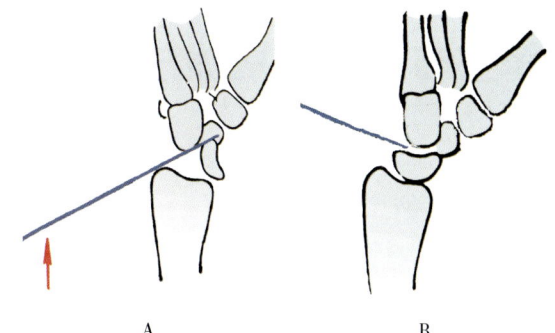

图2-3-5-2-18　撬拨治疗月骨前脱位示意图(A、B)
A.经钢针插入月骨和头状骨之间;
B.利用杠杆作用将月骨复位

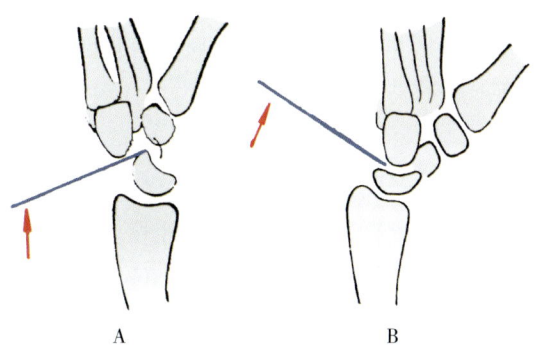

图2-3-5-2-16　撬拨治疗月骨脱位示意图(A、B)
A.将钢针插入月骨和头状骨间;B.手部利用杠杆力量将钢针撬起,头状骨即回归原位,脱位整复

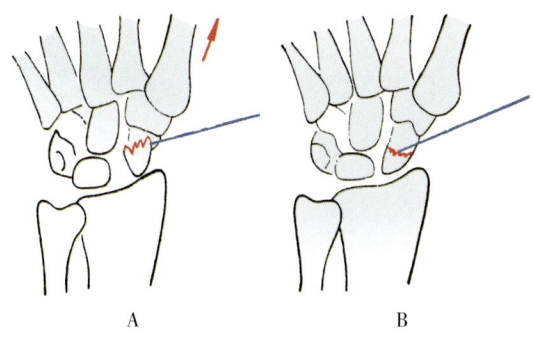

图2-3-5-2-17　月、舟骨撬拨复位示意图(A、B)
A.牵引下,用钢针尖戳住骨折片进行复位;
B.舟骨骨折已复位

2. 前脱位　腕部微屈位,在腕部背面的中部用一斯氏针穿过皮肤和筋膜组织,然后换钢针钝头插入,在透视下沿头状骨近端关节面继续将钢针插入,直至头状骨和月骨之间,并使针前端略超出,到月骨背侧缘稍前面,利用杠杆作用,将月骨撬回原位。在复位中,腕部保持在中立位作手法对抗牵引,将钢针向远侧推动,并配合将腕部

七、第一掌骨基部骨折脱位

第一掌骨基部骨折脱位(Bennett)骨折复位相对较为容易,但其复位后由于拇长展肌及鱼际肌附着外侧骨折块,其收缩使骨折不易保持复位,可采用克氏针经皮穿针固定,保持复位。

撬拨复位方法是助手牵引复位,一手用力外展第一掌骨头,用另一手的拇指扣住第一掌骨基底部,使骨折脱位准确对位。术者于助手拇指的外下缘斜向内上用电钻或手摇钻将一根克氏针钻入大多角骨固定,然后从外侧将另一根克氏针穿入第二掌骨基底部固定,透视见复位固定满意后将克氏针针尾留于皮下,术毕(图2-3-5-2-19)后石膏固定4~6周。

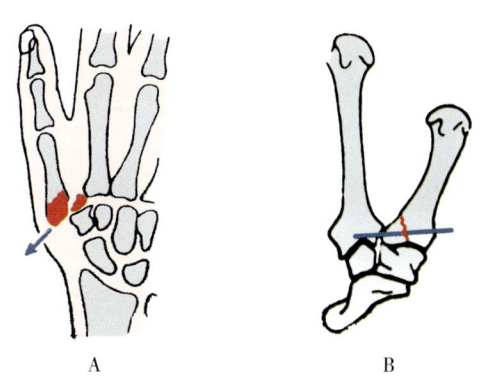

图2-3-5-2-19　Bennett骨折(A、B)
A.移位方向;B.复位后克氏针固定

第三节 经皮撬拨技术在下肢关节周围损伤治疗中的应用

一、髂前上棘撕脱骨折

(一)概述

髂前上棘为缝匠肌起点,其撕脱骨折常为剧烈奔跑或髋部突然扭力引起,常发生于14~16岁的青少年。因该处在青少年含有骨骺,故实际的撕脱骨块较X线片显示的大。轻度移位的骨折可采取非手术治疗。将髋关节微屈,外展卧床3周,然后起床逐渐功能锻炼。对于骨折移位严重者,复位后骨折块由于肌肉的牵拉易于移位,以手术固定为佳。固定方法可采取切开复位螺丝钉固定,也可采用经皮撬拨复位克氏针固定治疗。后者操作简单,可避免手术切开,且能得到同样的固定效果。

(二)经皮撬拨复位的方法

先查清骨折片的位置,再对准骨折片用一克氏针穿过皮肤,抵住骨折片推挤复位,透视,复位良好后将克氏针略向内、后上旋入作内固定。将克氏针针尾埋于皮下(图2-3-5-3-1)。

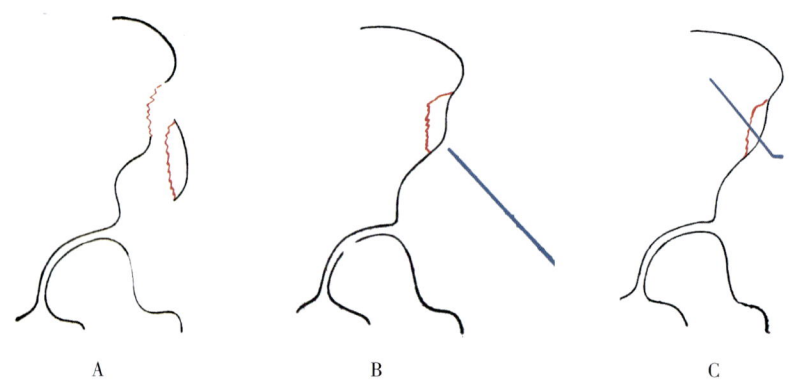

图2-3-5-3-1 撬拨治疗髂前上棘骨折示意图(A~C)
A.骨折移位情况;B.用钢(钛)针撬拨复位;C.复位后钢(钛)针固定

二、股骨大粗隆骨折

(一)概述

多因撞击、跌伤的直接暴力引起,偶因臀中、小肌的突然剧烈收缩引起。可分为无移位线状骨折、粉碎性骨折和移位骨折。无移位及轻度移位的患者不需要整复,可将伤肢固定于外展位4~8周即可。但对于移位明显的骨折,应该复位固定,可采取经皮撬拨复位固定治疗。

(二)撬拨复位固定方法

患者仰卧,患侧垫高与床面成20°角,局部麻醉后在无菌条件下用一手拇指抵住骨片上缘,另一手将直径为2.5mm左右的克氏针钻入骨片中、上部,用力向下牵拨,同时拇指用力向下按压,助手将伤肢外展45°即可复位,然后透视,见骨折复位良好后将克氏针钻入股骨中固定,然后再用另一根克氏针钻入股骨,交叉固定,将针尾埋于皮下(图

2-3-5-3-2）。术后将伤肢固定在外展30°,足中立位。两外固定约3~4周,克氏针固定到骨折愈合。

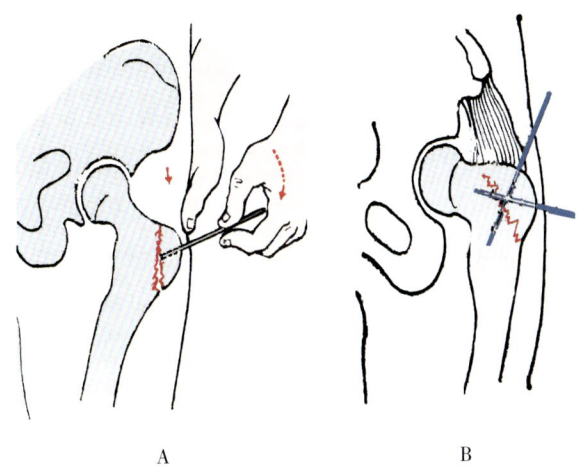

图2-3-5-3-2　撬拨治疗股骨大粗隆骨折示意图（A、B）

A.用钢针进行撬拨复位；B.骨折复位后采用克氏针交叉固定

三、股骨单髁骨折

（一）概述

股骨单髁骨折较少见,常由于内收或外展暴力或合并纵向暴力造成。可分为矢状位骨折、冠状位骨折（又称"Hoffa"骨折）和混合型骨折。因损伤关节面,常需要手术切开复位内固定治疗。不过在切开整复前可尝试经皮撬拨复位固定治疗。尤其是对于骨折块规则、粉碎不重者。该法对于一些年老体弱不能耐受或不愿切开手术者,不失为一种选择方法。

（二）撬拨复位固定方法

1. 冠状位骨折　将膝关节置于微屈位,在股骨髁上部的后内侧或后外侧用一钢针穿过皮肤。将钢针换成钝头由原穿孔处插入,向前下进针,使针抵住骨折片向后上部推挤复位,恢复整齐的关节面,再在股骨的前后方向将前后髁面向中间挤压,使骨折端靠拢。然后再用空心加压螺钉或斯氏针对股骨髁进行交叉固定（图2-3-5-3-3）。

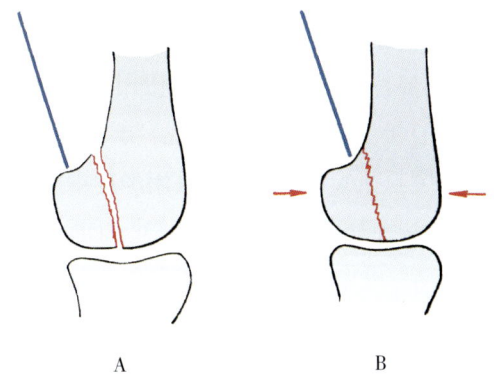

图2-3-5-3-3　撬拨治疗股骨髁骨折示意图（A、B）

A.用钢针抵住骨折块后上方向前下方推挤复位；
B.复位中同时用手从前、后方挤压复位

2. 矢状位骨折　在胫骨结节牵引下,外髁骨折使膝关节成内翻位,内髁骨折使膝关节成外翻位。再在内髁的内侧面或外髁的外侧面用一钢针穿过皮肤,直接戳住骨折片,向移位相反的方向推挤,恢复关节面的正常位置,在股骨内外两侧向中部挤压,使两骨折端相互靠拢。然后再用空心加压螺钉或斯氏针对股骨髁进行交叉固定（图2-3-5-3-4）。

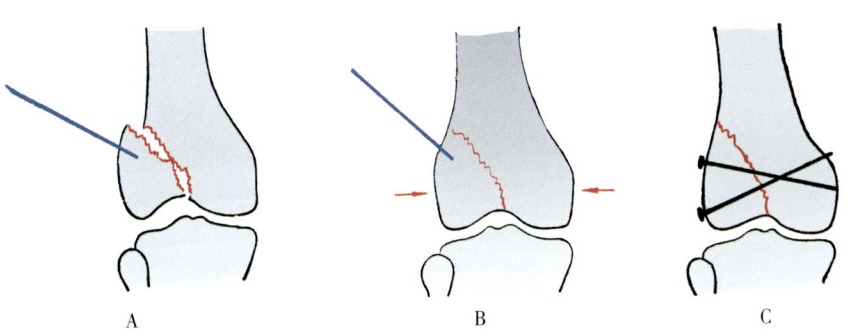

图2-3-5-3-4　撬拨治疗股骨髁骨折示意图（A~C）

A.用钢针抵住骨折块撬拨旋转复位；B.骨折复位中用手从左右方向进行挤压复位；C.复位后用克氏针或螺钉交叉固定

四、胫骨结节骨折

(一)概述

胫骨结节骨折较少见。常发生在 14~16 岁的男孩。此骨折常由间接暴力引起。骨折分为 3 型。

1. 隆起型　骨折线由前向后上方延伸,直至髁间隆突的基底部。

2. 舌形部型　骨折片含前骨骺和胫骨上端骨骺的舌形部。

3. 前骨骺型　骨折位于前骨骺部或为骨骺撕脱骨折。对无移位的骨折或轻度移位的骨折,可将膝关节伸直位石膏固定 4~6 周即可。对于移位骨折,可直接手法推挤骨片复位。手法整复无效时,对于隆起型或舌形部型可采用经皮撬拨复位、内固定或切开复位内固定治疗。对于前骨骺型等骨片较小者,可作骨片切除和修补周围软组织。

(二)经皮撬拨复位固定方法

局部麻醉后,将膝关节保持在伸直位,在无菌条件下于胫骨结节前上方用一根克氏针穿过皮肤,抵住骨折片,将它推挤回原位,用电钻或手摇钻将此钢针钻入胫骨上端作内固定,再用另一根克氏针钻入胫骨,作交叉固定,将克氏针针尾埋入皮下(图 2-3-5-3-5)。石膏固定 5~6 周,再拔除钢针,行功能锻炼。

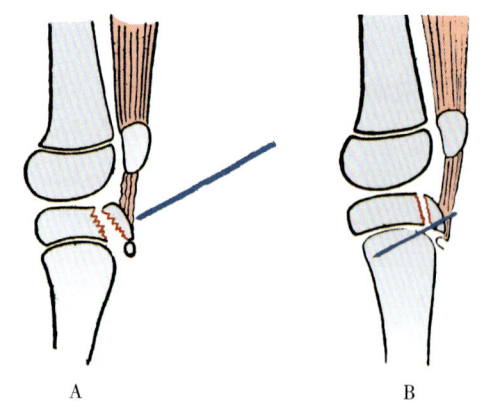

图 2-3-5-3-5　撬拨治疗胫骨结节撕脱示意图(A、B)
A. 用钢针抵住骨折块将骨折片推回复位;
B. 复位后用克氏针或螺钉固定

五、胫骨平台骨折

(一)概述

胫骨平台骨折以外侧平台骨折多见,骨折的基本特征为平台关节面劈裂、塌陷或为两者的合并损伤。治疗应尽可能获得骨折的解剖复位,尤其是恢复关节面的平整。对于无移位或骨折塌陷少于 2mm,劈裂移位少于 5mm 的骨折可石膏固定 4~6 周,再作功能锻炼,常可获得良好的疗效。平台骨折的关节面塌陷超过 2mm,侧向移位超过 5mm;合并膝关节韧带及有膝内翻或外翻超过 5° 者都应该手术复位固定治疗。对于一些骨折手法复位无效,又不能耐受手术或不愿手术治疗的患者可考虑经皮撬拨复位固定治疗,尤其是胫骨平台中部的塌陷骨折、平台中部塌陷及其周围部劈裂骨折者。

(二)经皮撬拨复位固定方法

1. 外侧平台的中部塌陷骨折时的经皮撬拨技术　将膝关节置于内翻位,在外侧平台的前外侧略下方,离关节面 3mm 处,用一斯氏针穿过皮肤,避免损伤腓总神经,用针尖探测胫骨皮质骨裂隙,若无裂隙,锤击钢针后端,形成针孔,将针尖倒转,用钝端顺骨孔插入,对准塌陷骨折片下面进针,用钢针抵住平台软骨下皮质骨,在透视下进行撬拨复位,对伴有周围部劈裂的平台骨折,需要侧向挤压,纠正劈裂骨折片向外侧的移位(图 2-3-5-3-6)。

2. 内侧平台塌陷骨折时的经皮撬拨技术　膝关节应保持外翻位,在胫骨上端内侧,离关节面 3cm 处,用一斯氏针穿过皮肤,将针尖倒转,用钝端顺骨孔插入,对准骨折片内侧,将其撬回原位。复位骨折片的旋转移位时,针尖直接戳住骨折片,纠正旋转移位,再配合侧方挤压,纠正侧向移位。完成撬拨复位后,为防止骨折再移位,应用钢针或螺丝钉穿至对侧皮质固定。钢针或螺钉应尽可能靠近软骨下骨。

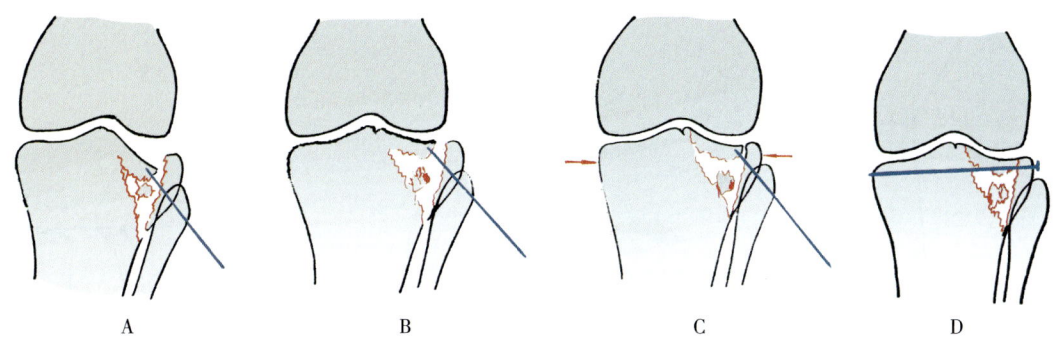

图2-3-5-3-6　撬拨治疗胫骨平台骨折示意图（A~D）
A.用钢针抵住平台塌陷折块的软骨下骨进行撬拨复位；B.钢针撬起塌陷的骨折片；
C.用手法协助从两侧向中央挤压复位；D.复位后用克氏针或螺钉固定

六、踝关节骨折

（一）概述

踝关节为人体负重量最大的屈戊关节。当发生骨折、脱位或韧带损伤时，如果治疗不当，都会对关节造成严重影响。治疗的最重要的一点就是骨折的解剖复位。撬拨复位主要适用于手法复位不满意的内踝骨折、胫骨前外侧撕脱骨折或后缘的骨折。

（二）经皮撬拨复位固定方法

1. 内踝撕脱骨折　在麻醉和无菌条件下，将足保持于内翻位，在骨折间隙的后面用一根克氏针穿过皮肤，向前插入骨折间隙，至前面皮下，拨出嵌夹的骨膜。用手指抵住内踝的顶点，将骨折片向上推挤复位，透视见骨折复位良好后用钻于内踝顶点斜向内上方钻入两根克氏针固定，将针尾折弯后留于皮下（图2-3-5-3-7）。

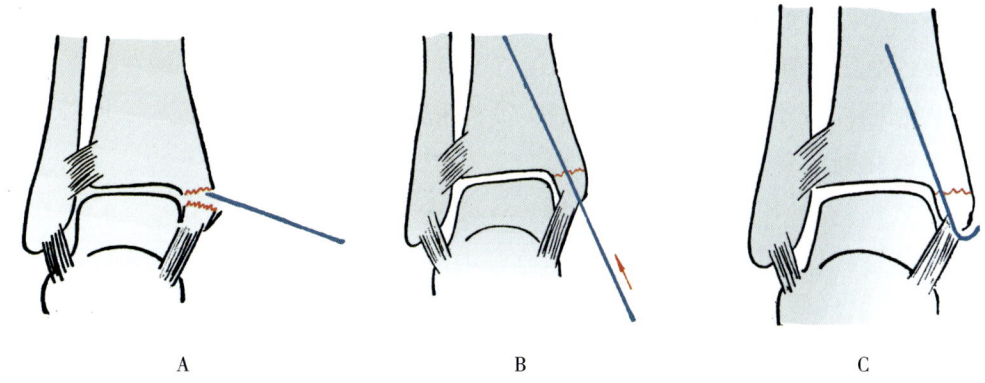

图2-3-5-3-7　撬拨治疗内踝撕脱骨折示意图（A~C）
A.用钢针拨出嵌入骨折间隙骨膜；B.撬拨加手法复位骨折块；C.复位后用克氏针或螺钉固定

2. 胫骨下端前外侧撕脱骨折　此骨折片的前面有肌腱等组织遮盖，手法复位较困难。撬拨复位时，在腓骨的前内缘、胫骨的下关节面上约3cm处沿腓骨内侧面向前内和向下进针，针尖抵住骨折片的皮质骨表面，作撬拨复位。透视下见骨折复位好后用钢针穿过骨折片和两骨断端，至胫骨下端固定。将针尾折弯后留于皮下（图2-3-5-3-8）。注意钢针穿过皮肤和进针时不宜过度向内偏斜，以免损伤重要的神经血管。

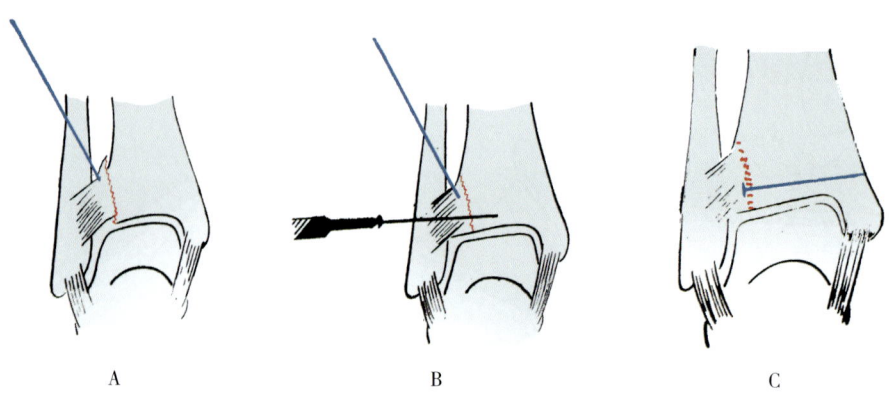

图2-3-5-3-8　撬拨治疗胫骨下端前外侧撕脱骨折示意图（A~C）
A.用钢针抵住骨折块推挤骨折块复位；B.骨折复位满意后再经皮钻入另一根钢针固定骨折块；C.最后用克氏针或螺钉固定

3.**胫骨下关节面骨折**　在胫骨下端的前内侧，齐关节面以上约2~3cm处胫骨前缘和胫骨前肌之间进针，向后外和向下斜行进针，探测出皮质骨的裂隙后，拔出针，换为钝头由原孔插入裂隙，抵住骨折片，透视下撬拨复位。骨折复位后用钢针经皮内固定，将针尾折弯后留于皮下。

4.**胫骨后缘骨折**　在腓骨后缘的内侧、下关节面的上约3cm处进针，向前内和向下斜行进针，抵住骨折片作推挤复位。透视骨折复位满意后在上述复位钢针下方用两根克氏针穿过皮肤和骨折片，成平行或交叉固定，克氏针的前端必须穿到胫骨前面的皮质内（图2-3-5-3-9）。否则，不易固定牢固。将针尾折弯后留于皮下。

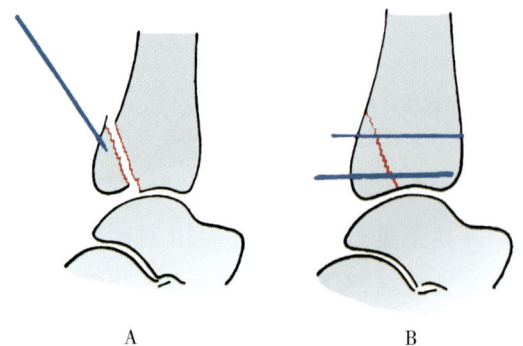

图2-3-5-3-9　撬拨治疗后踝骨折示意图（A、B）
A.用钢针抵住后缘骨折块撬拨复位；
B.复位后用克氏针或螺钉进行固定

七、跟骨骨折撬拨复位

（一）适应证

对SandersⅡ型骨折我们采用了经皮穿针撬拨复位加石膏外固定术，其理由是此类骨折的后关节面虽分为两个部分，但少有明显的塌陷，通过斯氏针在骨折端的杠杆作用进行撬拨，便于断端复位。并能通过跟骨挤压器的挤压，使增宽的跟骨复位变窄，同时行足弓塑形，减少跗管综合征、腓骨肌肌腱炎、外踝撞击症的发生。斯氏针复位后一端在跟骨内，另一端在石膏内可有效对抗跟腱的拉力，维持跟骨复位。

（二）操作技术

经皮穿针撬拨复位加石膏外固定术是在腰麻后，取仰卧位，患肢置于Böhler架上，在跟骨结节相当于跟腱附着处的外侧，用直径3mm斯氏针1~2枚沿跟骨纵轴向前并略偏向外侧，达后关节面2cm左右，复位前进针深度不超过骨折线，复位时在C臂X线机透视监测下，将膝关节屈曲，用斯氏针把塌陷骨块向上（距骨方向）撬起复位，尽量恢复关节面平整，使Böhler角度恢复至30°左右。电透下确认骨折复位满意后，在足跖屈位，将斯氏针打入，用跟骨挤压器先在正常足跟骨测量宽度，做好标记，在患侧跟骨处快速挤压，矫正跟骨增宽畸形，恢复跟骨高度,行小腿管型石膏塑形连斯氏针一起固定。两周后拔出斯氏针,功能位小腿管型石膏外固定2~4周,逐渐扶拐下地,一般12周可负重。

(三)操作的注意点

在X线侧位检查下,使针前端位于舌形或半月形骨折片的前端下方,或塌陷骨折片中部的下方则容易撬拨复位,但应防止针前端偏向内侧。此情况易在侧位X线片检查时造成假象,似乎已使钢针抵住骨折片,实则并未接触,此为撬拨复位无效的原因。用钢针或钢钉作经皮内固定也较难保持良好复位,只有将钢针穿过后关节面骨折片,使与距骨作固定才有可能保持骨折复位。

(四)优点

经皮穿针撬拨复位加石膏外固定术的优点是:①操作简单,无需特殊手术器械;②手术时间短、创伤小、患者易于接受、术后次日即可出院、住院费用低;③便于早期功能锻炼,骨折愈合后钢针拔除方便,无需再住院,且疗效令人满意。

(五)临床举例

[例1] 男性,52岁,摔伤致左侧跟骨舌形骨折,撬拨复位后骨折复位好,并用骨圆针固定后石膏外固定(图2-3-5-3-10)。

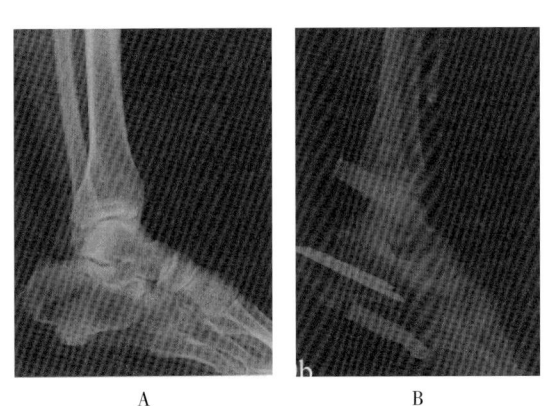

图2-3-5-3-10 跟骨骨折撬拨复位固定X线片侧位观(A.B)
A. 术前;B. 术后

[例2] 男性,42岁,摔伤致右侧跟骨SandersⅡ型骨折,经橇拨复位后骨折复位好,并用骨圆针固定后石膏外固定(图2-3-5-3-11)。

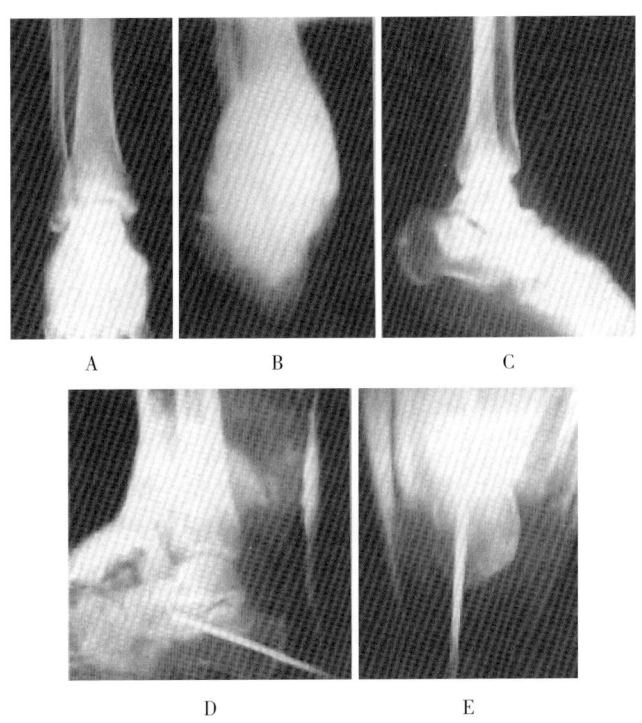

图2-3-5-3-11 跟骨骨折撬拨复位(A~E)
A.B.C. 术前X线片;D.E. 经皮撬拨复位,骨折复位好,斯氏针加石膏固定

八、经皮撬拨固定技术在骨骺损伤中的应用

(一)概述

急诊骨折患者中儿童约占 1/4~1/3。儿童骨折很少危及生命,但某些较严重的损伤却是致残的重要原因。以往大多数治疗方法包括手法整复,上肢骨折采用悬吊或石膏固定,下肢骨折采用牵引或石膏固定等外固定治疗。但一般认为上述方法存在问题较多,包括骨折固定不够确切,并发症多,容易引起患肢缺血性挛缩,不利于皮肤和软组织损伤的观察和护理,以及外固定导致患肢功能活动障碍而引发一系列并发症,如肢体短缩、成角和旋转畸形、下肢长度差异、肌肉萎缩和膝关节僵直等。皮牵引的并发症还有表皮剥脱和水疱形成、筋膜间室综合征和包扎过紧压迫损伤腓总神经,即使仅单侧下肢骨折临床上也常采用双侧皮牵引,故未发生骨折的腿也可能出现上述情况。

儿童骨折的治疗不是成人的缩影,很多学者认为掌握儿童骨骼生长的时间生物学变化、骨折的损伤类型及选择正确的治疗方法,是提高治愈率、减少并发症的有效手段。

儿童长骨体生长部(骺板)是成人和儿童骨折最重要的区别,新生的正在钙化的软骨强度弱于已钙化骨或附近的韧带结构,而成为儿童骨骼最易受损部位,也易发生撕脱性骨折(图2-3-5-3-12)。

此外,儿童骨骼总体上具有板层成分少、孔状结构多、弹性较大等结构特点。

骨骺和骺板皆为未成熟骨骼的生长结构,骺板损伤惯性又称骨骺损伤,骨折线除通过骺板外,还可同时波及骨骺或干骺端。小儿骨折中大约有15%涉及骨骺损伤,男孩较女孩多见。部分骨骺损伤可造成骺板早闭,引起骨骺生长障碍,产生肢体畸形和短缩。因此,应该正确认识此类损伤。否则,可能会造成诊断、治疗和预后的估

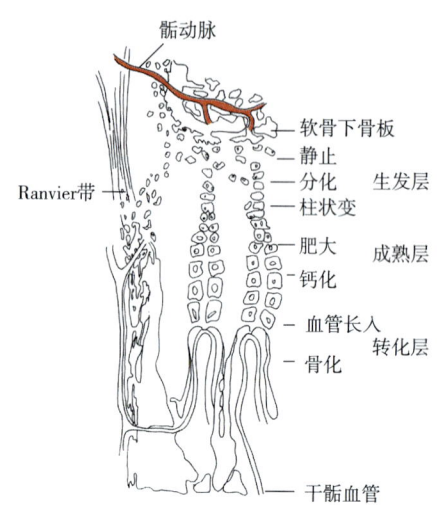

图2-3-5-3-12 儿童骨骺板结构示意图

计不足。成年人常用的固定效果较确实的钢板、螺钉、髓内钉等方法会造成较严重的骨骺损伤,通常不宜应用于儿童。此外,儿童骨折后愈合速度较快,也不宜选择坚实、长期的骨折固定形式和骨折固定后短期再次手术取出内固定物。经皮撬拨固定技术作为一种简单、适用和损伤小的技术,可应用于儿童骨骺损伤中,尤其在复位效果好的情况下,可直接经皮穿针固定,对骨骺的干扰及损伤小,有利于骨骺损伤的愈合。

(二)分型

骨骺损伤根据 Salter 和 Harris 的分型主要分为 V 型。

Ⅰ型 从X线片上看不见明显的骨折线,骨骺和骺板的细胞与干骺端分离;

Ⅱ型 骨骺分离加干骺端及骺板的三角形骨折,这是骨骺损伤中的最常见的类型;

Ⅲ型 损伤从关节面经过骨骺、骺板,最后向外于骺板分离,即关节内骨折加骨骺分离,这种损伤不常见,多为关节内剪力引起;

Ⅳ型 骨折线涉及关节面、骨骺、全层骺板和部分干骺端,即关节内骨折加骺板和干骺端骨折,易与Ⅱ型损伤混淆;

Ⅴ型 由强大的挤压暴力引起,骺板的软骨

细胞压缩而严重破坏。这种损伤少见,但后果严重,常导致骨生长畸形。

(三)治疗要求与注意事项

1. 要求 骨骺损伤治疗越早越好。损伤超过7~10天者不宜强行手法复位,尤其是Ⅰ、Ⅱ型损伤,留待日后截骨矫形更可取。超过两周的陈旧性骨折,即使是切开复位也有损伤骺板的危险。

经皮撬拨复位固定技术治疗骨骺损伤的方法和技巧同前述的关节附近的骨折脱位的一样,即利用杠杆原理,采取推挤、撬抬及撬拨等操作而复位,同时用钢针或钢钉穿过皮肤作内固定(图2-3-5-3-13)。

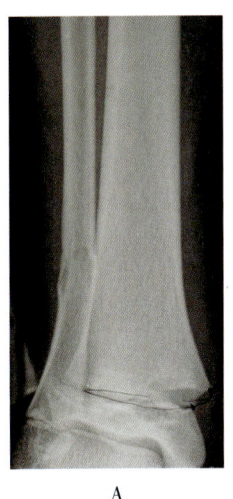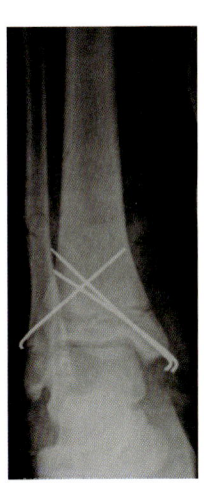

图2-3-5-3-13 临床举例(A、B)
A.男,16岁,胫骨远端骨骺损伤正位X线片;
B.经皮撬拨复位,骺线对合好,克氏针加石膏外固定

2. 注意事项 骨骺损伤的治疗同成人有不同,应该注意如下事项:

(1)复位时动作要轻柔,切忌粗暴;
(2)禁用器械撬压骺板复位;
(3)复位时应以手法为主,切忌反复用钢针对骨骺多次撬拨,以免损伤骨骺;
(4)固定时要注意,固定以克氏针为宜,避免通过骺板,如果必须穿过骺板,应使克氏针与骺板垂直,以尽量减少对骺板的损伤,并在术后4~6周拔除(图2-3-5-3-14)。

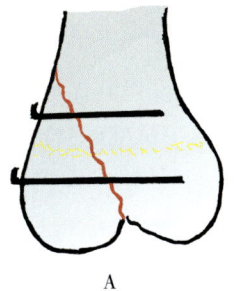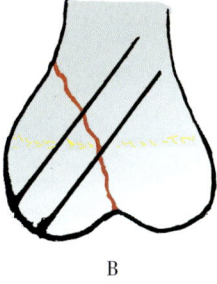

图2-3-5-3-14 克氏针内固定避免通过骺板(A、B)
A.正确固定;B.不当固定

(四)特殊并发症

1. 骨骼生长功能障碍 骺板生长功能遏制主要有两种原因。①由于骺板生长区软骨损伤破坏或血供障碍致骺板失去生机而提前闭合;②Ⅲ、Ⅳ型骺板骨折错位愈合,局部形成骨桥而使生长受到遏制。骨骺损伤后发生骨生长障碍的约占15%,绝大多数为Ⅲ~Ⅴ型损伤所致。

处理方法:骨骼生长功能障碍的处理方法可根据情况采取以下手术方法:①截骨术治疗;②骨骺牵拉延长术;③骺板内骨桥切除脂肪填塞术;④肢体延长术;⑤其他:肢体短缩等。

2. 过度生长 通常认为过度生长(overgrowth)是由于骨折愈合过程中血管增生所致的物理过程。Corry等人发现儿童股骨骨折经髋人字石膏治疗后有88%出现了平均1cm的过度生长。许多研究将重点放在应用牵引或石膏固定加牵引后的过度生长现象。由于过度生长可以存在于几乎所有小于12岁的儿童骨折中,临床上常规的处理是允许移位的骨折以相对短缩的位置愈合以补偿可能出现的过度生长。而在三项外固定支架治疗后的研究中,股骨干骨折患肢长度与正常下肢长度的差异平均是0.65cm。治疗可采取肢体短缩等方法治疗。

九、经皮撬拨术在其他损伤的应用

(一)概述

经皮撬拨复位技术是一种常用的技术,几乎可以用于骨科所有的领域中,它是一种基本技术,不单单用于治疗某一种疾患,而是应该应用贯穿于骨科处置、手术的过程中尤其在当今手术发展越来越向微创化的形势下,更应该将其优势充分应用。经皮撬拨技术既可应用于足部跖骨、手部掌骨的骨等复位固定中,又可用于复杂手术中的骨折复位中,如可在股骨干闭合髓内针固定复位中、Pilon骨折外支架固定复位中等。近年来还出现了关节镜辅助下经皮撬拨固定治疗关节附近的骨折。

(二)经皮撬拨技术在足跖骨骨折中的应用

麻醉满意后,常规消毒铺单后,从骨折断端插入一适当长度的克氏针,沿远骨折端髓腔进行顺行敲击或用手摇钻钻,将克氏针从远侧跖骨穿出,然后从远侧将克氏针针尾退至骨折端处,复位骨折,然后将克氏针逆行打(钻)入近侧髓腔。术后用石膏托外固定4~6周,直至骨折愈合后下地负重运动。

(三)经皮撬拨技术在闭合髓内针固定治疗长骨干中的应用

在长骨干髓内针固定治疗中往往复位是关键,对于股骨干骨折等肌肉丰富的地方,闭合复位往往困难,此时可用一根斯氏针或克氏针插入骨折处进行撬拨往往会有事半功倍的效果。必要时还可钻入一根螺纹针进行撬拨复位,复位将更容易。我们运用此法后使手术时间大大缩短,而且术后骨折愈合时间及并发症同以前无变化。认为是一种可靠而有用的方法。

(四)经皮撬拨技术结合外支架固定治疗粉碎性骨折

经皮撬拨技术结合外支架固定治疗粉碎性骨折,尤其是高能量损伤的病例中也有其独到之处。在高能量损伤中,往往骨折粉碎严重,局部软组织损伤也严重,不宜切开复位内固定治疗,此时多选用外支架进行固定治疗。可外支架对一些粉碎性骨折复位往往不理想,这时结合经皮撬拨技术就有显著的优势。比如对于Ruedi—Allgower分型的Ⅲ型骨折中(图2-3-5-3-15)。采用此法后治疗一些严重的粉碎骨折的疗效明显提高。此法是值得推荐应用的。

当然,经皮撬拨技术不是万能的,它也有不足之处,比如复位不如切开复位好,固定往往不够牢固,通常需要结合外固定治疗。但它是一项简单、实用而可靠的技术,有着广泛的用处,应充分利用其长处,将其贯穿于骨科疾患的处理中。

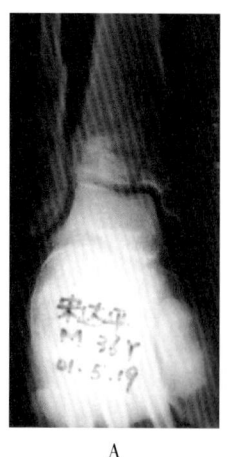
A

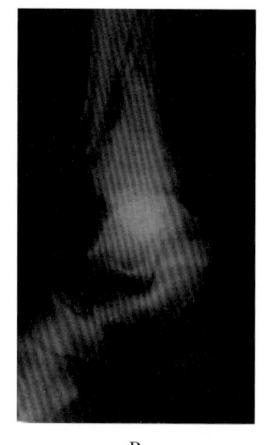
B

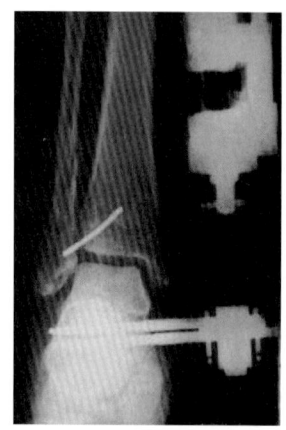
C

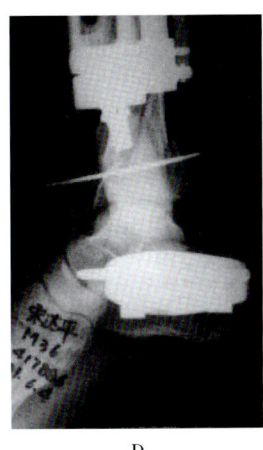 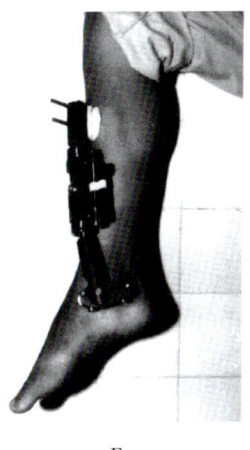 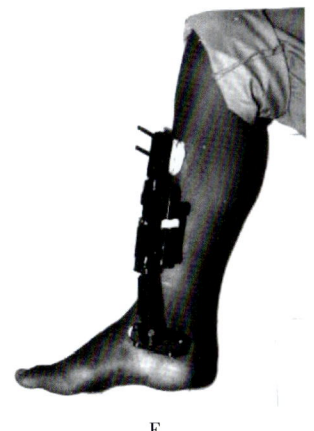

图2-3-5-3-15 临床举例（A~F）
外支架+经皮撬拨复位固定治疗Ruedi-Allgower分型的Ⅲ型Pilon骨折：
A.B. 术前正侧位X线片；C.D. 术后正侧位X线片；E.F. 术后6周的功能情况

（张秋林　纪　方　王秋根）

参 考 文 献

1. Al-Qattan MM. Closed reduction and percutaneous K-wires versus open reduction and interosseous loop wires for displaced unstable transverse fractures of the shaft of the proximal phalanx of the fingers in industrial workers. J Hand Surg Eur Vol. 2008 Oct;33（5）:552-6.
2. Altay M, Aktekin CN, Ozkurt B Intramedullary wire fixation for unstable forearm fractures in children. Injury. 2006 Oct;37（10）:966-73. Epub 2006 Aug 24.
3. Devkota P, Khan JA, Acharya BM, Pradhan NM, Mainali LP, Singh M, Shrestha SK, Rajbhandari AP. Outcome of supracondylar fractures of the humerus in children treated by closed reduction and percutaneous pinning. JNMA J Nepal Med Assoc. 2008 Apr-Jun;47（170）:66-70.
4. Kaiser MM, Kamphaus A, Massalme E, Wessel LM. Percutaneous closed pin fixation of supracondylar fractures of the distal humerus in children. Oper Orthop Traumatol. 2008 Oct-Nov;20（4-5）:297-309.
5. Khan AQ, Sherwani MK, Agarwal S. Percutaneous K-wire fixation for femoral shaft fractures in children. Acta Orthop Belg. 2006 Apr;72（2）:164-9.
6. Lutz M, Sailer R, Zimmermann R, Gabl M, Ulmer H, Pechlaner S. Closed reduction transarticular Kirschner wire fixation versus open reduction internal fixation in the treatment of Bennett's fracture dislocation. J Hand Surg Br. 2003 Apr;28（2）:142-7.
7. Mostafa MF, El-Adl G, Enan A. Percutaneous Kirschner-wire fixation for displaced distal forearm fractures in children. Acta Orthop Belg. 2009 Aug;75（4）:459-66.
8. Sawaizumi T, Nanno M, Nanbu A, Ito H. Percutaneous leverage pinning in the treatment of Bennett's fracture. J Orthop Sci. 2005;10（1）:27-31.
9. Wang JW. Closed reduction and percutaneous Kirschner-wire fixation for the treatment of fracture of the clavicle. Zhongguo Gu Shang. 2008 Dec;21（12）:927.
10. Xiang M, Chen H, Tang HC, Xie J. Treatment of two-part proximal humeral fracture with closed or mini-open assisted reduction and percutaneous pinning. Zhongguo Gu Shang. 2008 Dec; 21（12）:919-21.

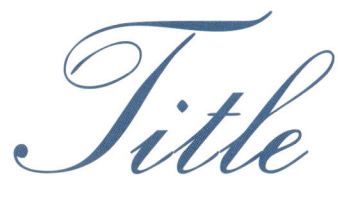

第四篇

运动训练伤及骨折并发症

第一章　运动与训练损伤 /910

　　第一节　运动与训练损伤之基本概念 /910

　　第二节　使用过度的应力骨折 /913

　　第三节　临床上常见应力骨折及预防 /915

　　第四节　肱骨干投掷骨折 /918

　　第五节　投掷性肩、肘部损伤 /922

　　第六节　关节软骨损伤 /923

第二章　四肢骨与关节损伤早期并发症 /929

　　第一节　创伤性休克 /929

　　第二节　脂肪栓塞综合征 /932

　　第三节　坠积性肺炎、静脉栓塞及褥疮 /934

　　第四节　局部并发症 /937

第三章　四肢骨关节损伤晚期并发症 /943

　　第一节　延迟愈合或不愈合 /943

　　第二节　畸形愈合 /946

　　第三节　关节僵硬及骨化性肌炎 /950

第一章　运动与训练损伤

第一节　运动与训练损伤之基本概念

一、概述

中小学生体育课训练及军事训练中经常出现的肌肉骨骼系统损伤，由于损伤机制的相对特殊性，其表现形式和诊断处理与日常所见运动系统损伤有所不同，故列专章讨论，尤应强调损伤的预防和伤后的早日康复。

参加体育运动的不同人群均有可能出现肌肉骨骼系统的损伤。随着全民健身运动的开展，因锻炼方法不当和指导不力造成的损伤渐见增多。现代竞技体育更是充满了剧烈的竞争，运动员为了创造优秀成绩，往往需要不断超越个人的运动极限，很容易在训练和竞赛中出现各种损伤，成为影响运动员健康和竞技水平的重要原因。

军事训练伤是军人和其他人员在接受军事训练时出现的肌肉骨骼系统损伤。军队的正规化建设特别重视军人的体能训练。近年来，由于训练强度的增加，兵源素质的变化，以及训练中卫生防护的不足，训练伤已成为部队的常见病，并成为训练缺勤和平时致残的主要因素。

运动伤和训练伤都具有职业外伤的特性，尤其好发于新兵和运动员训练营。其致伤因素大致可分为两个方面，将在下面分述。

二、致伤内在因素

（一）年龄与性别

1. **年龄**　青少年骨与软骨尚处在生长发育阶段，较易在外力作用下受伤，而周围肌肉肌腱的发育较骨的长径生长快，故在青少年骨的肌腱附着处较易出现损伤。在中老年由于脊柱和关节的柔软性减小，加之维持稳定的力量降低，由应激动作造成的损伤较多。在过度使用损伤中，随着年龄的增加，由于机体的修复能力下降，各种过劳损伤的发病率随之增加，比较明显的例子是，大龄者由于成骨细胞活性降低，应力骨折的发病率较低龄者增高。

2. **性别**　成人男性与女性身体内脂肪含量分别为体重的13%和23%，女性肌肉含量相对男性为少，支持性也小。比如在剧烈的减速动作时，女性膝关节部的损伤较男性为多见。在混合编队的同等强度训练中，女性的受伤率更明显高于男性，据报道，女兵应力骨折的发病率为男兵的3~10倍。女性激素分泌低下等影响骨质疏松的因素也增加了骨折等损伤的发生。

（二）身高与体重

1. **身材**　一般认为矮小的参训者较易发生损伤，比如在行军和跑步时他们需迈大步才能跟上队列的行进，肌肉容易疲劳，骨骼受到的冲击力较大。然而多数研究未证实训练伤与身高的关系，个别调查甚至得出了相反的结论。

2. 肥胖　肥胖被公认为是运动与训练损伤的危险因素。经测定，下肢的负荷在行走时是体重的2.75倍，跑步时是体重的5倍，跳跃时则增至10倍。肥胖将显著增加下肢在运动中的负荷，增加损伤机会。

3. 体重　体重指数是体重与身高的比值，指数愈大，说明人愈矮胖。调查证实，体重指数与训练伤的发生成正相关。

（三）体质因素

在新兵训练中，入伍前经常参加体育锻炼和体力劳动者发生训练伤的机会少，他们在肌肉张力、身体耐力等方面较学生兵优越。许多研究证实，经常参加体育活动者骨的矿质密度较高。对体质较差者，增加运动强度必须十分谨慎，因为他们的身体适应能力差，更易发生损伤。

另外，一些骨关节的结构因素也是造成运动与训练损伤的原因，如髋过度外旋和足过度旋前、肘提携角过大和轻度膝内翻等。

（四）心理因素

不活泼的新兵在训练中申诉多，经常需要心理支持。在发生应力骨折的士兵中，其成就感、优势感及表演欲方面的打分多较低。在运动中注意力不能集中的运动员，难以有效地控制自身，发生损伤的危险性增加。过度紧张、恐惧、精神压力过大者也较易发生运动和训练损伤。

三、致伤外在因素

（一）方法与强度

1. 方法　参加不适于自身年龄、体力、技术条件的运动项目较易发生损伤，一些不适当的操练项目也增加损伤机会。如传统的"仰卧起坐"（足跖屈、膝伸直、仰卧位屈体运动）对腹肌锻炼收效很少，反而造成腰背部负担增加而引起后腰痛。在军事训练中，某些教官让新兵处于不适宜体位（如单腿站立）而长时间讲解某一动作要领，同样增加了损伤的机会。

2. 强度　运动量过大，时间过长，频度过高均易出现损伤。据统计每周训练14小时以上的小学生，6.3%出现不同程度的运动损伤。在行军中距离越长，负重越大，累积的应力作用越多，加上肌肉疲劳后丧失对骨骼的保护，发生下肢应力骨折的机会越多。因此，在运动和训练中应强调科学安排、合理休息和充足的睡眠。

（二）装备与场地

运动中使用劣质器械和不标准的设备将增加损伤的机会。士兵训练鞋已越来越引起重视，强调鞋的柔韧性和减震性能，服装也要求适合各种运动项目的需要。未经修整的场地凹凸不平，对震荡吸收差，增加下肢承受的应力。弧拱形的路面则增加足的旋前；过于柔软的场地（如草地）虽能减少冲击力，却易致膝、踝扭伤。

四、损伤分类

（一）急性损伤

急性损伤可以由运动和训练中的应激动作、暴力或意外事故引起，常见的有肌肉拉伤、韧带损伤、骨折、关节脱位及开放性损伤等。

（二）过劳损伤

过劳损伤或称过度使用损伤（overuse injury）属慢性损伤，是从事某一类运动或训练项目而发生的积累性损伤。常见的有应力骨折、跖筋膜炎、跟腱炎、骨关节炎及一些部位的神经卡压综合征等。

本章主要对运动和训练中比较常见的几种特殊类型的损伤作重点介绍。运动和训练损伤中可能出现的一般骨折、关节脱位及一些软组织损伤等，请参阅本书其他章节。

五、预防原则

(一)科学安排

体育运动和军事训练应该循序渐进,周期安排,并因人而异。避免过快地增加训练强度,应在体能训练、适应性训练的基础上逐步提高活动度。提倡男女分开训练,在混合编队中应让女兵或矮小者走在队伍前列以控制速度。中老年者参加足球、橄榄球等运动显然是不适宜的,而跳水、体操、马拉松跑等项目的正式比赛已规定出最低年龄限制。应防止带病、带伤或过度疲劳的情况下参加训练,在训练期间保证足够的休息和睡眠。

(二)准备运动和放松运动

比赛和训练前的准备运动能使基础体温增高,肌肉的血供增加、应激性上升,关节柔软性增大,从而防止运动和训练损伤的发生。这在寒冷季节和较长时间休息状态后进行运动者尤为重要。准备运动可包括原地慢跑,躯干和各大关节的伸屈运动及一些项目的针对性准备运动(图2-4-1-1-1)。

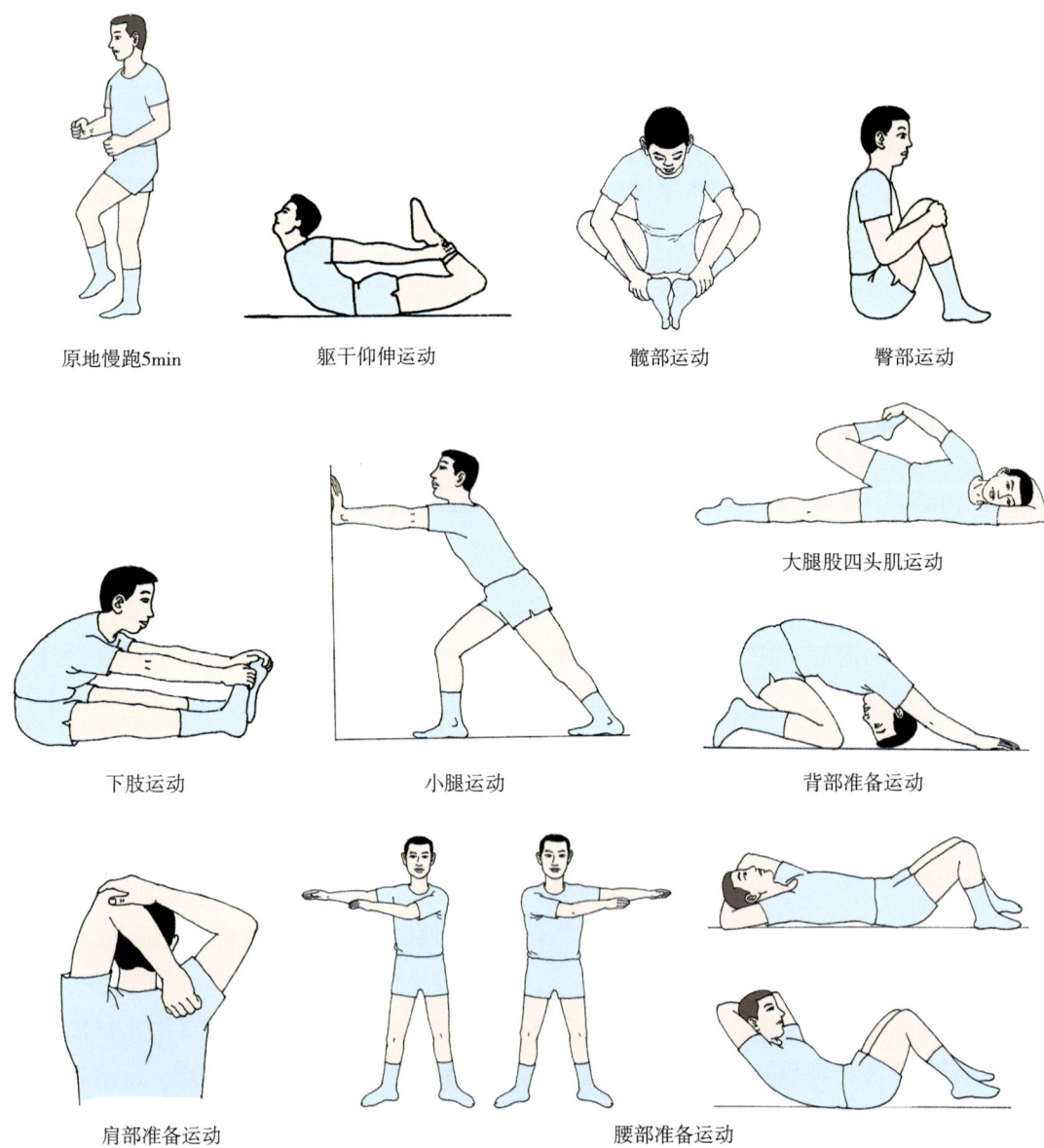

图2-4-1-1-1 比赛和训练前的准备活动示意图(自陈中伟)

在剧烈运动后应通过放松运动使体温、心率、呼吸、肌肉的应激性回到日常生活中的水平,可防止运动后出现的肌肉酸痛及损伤。对运动后出现的肌肉酸痛和关节不适,可配合温水浴、理疗、自身按摩等帮助恢复。

(三) 设施与环境

运动器具、设备、场地应该有严格的安全检查和科学的选择。在一些特殊运动中应使用防护器材,以保护身体易受损伤部位。在军事训练中强调军鞋的减震性能,主张在平整的泥土、砂石地或柏油路面进行运动与训练。炎热天气应注意缩短日晒时间和及时补充盐水,以防止高体温和脱水症,寒冷季节则应特别注意防止肌肉损伤的发生。

(四) 心理准备

在参加运动和训练前应该有足够的心理准备,通过对训练内容和科学方法的充分了解,增强必胜信心。对可能出现的损伤及预防方法也应有所了解,以增加自我保护意识。对注意力不集中、粗心、胆怯、反应慢者要特别加强心理卫生教育。

第二节 使用过度的应力骨折

一、概述

应力骨折是体育运动和军事训练中常见的损伤,属于过度使用性损伤(overuse injury)的一种,亦称疲劳骨折。1855年普鲁士军医Briethaupt描写在新兵中出现足痛和肿胀,至1897年才由Stechow对其X线表现作了描写并称之为"行军骨折",实际上这就是跖骨应力骨折。与暴力引起的急性骨折不同,应力骨折是反复作用的阈下损伤积累的结果,其特征是骨的破坏和修复同时进行。

二、流行病学

应力骨折多发生于运动员,亦常见于军训人员。应力骨折的发病率各家报道不一,但比一般预料的要高。美国海军陆战队新兵发病率为2%,而以色列新兵调查高达31%;国内张连生等报道新兵发病率为9.5%,黄昌林报道16.9%,李祖国报道为32.5%。同一部队发病率也各有不同,李良寿报道某部队步兵分队应力骨折发生率38.0%,炮兵分队20.7%,勤务分队10.3%;在同样科目的训练中,女兵发病率是男兵的3~10倍。

应力骨折好发于下肢,但各种运动引起的应力骨折部位各异。篮球运动员跗、跖骨应力骨折发病率较高,田径运动员多发于胫骨、腓骨或跖骨,足球运动员好发第五跖骨应力骨折。军事训练中以胫骨应力骨折最为多见,约占50%~80%。

三、发病机制

骨组织如同任何物质一样有一定的内在特性,当力作用于骨时,不论是压力还是张力,骨内均受到应力作用。应力作用使骨的形状产生变化称为应变。应力和应变的关系用图表表示的话,在一定范围内呈线状,即应力越大则应变越大,当应力去除后,由于骨组织的弹性特点而恢复原来的长度或形状,一旦应力过大超过范围骨形变就不可逆,在压力作用下骨产生塌陷,在张力作用下骨产生裂开。反复作用的较小外力与一次大的外力一样也会引起骨折,并随着负荷次数增加,显微骨折逐渐明显,进而出现症状或骨折裂开。

四、病理改变

李国平等在兔连续跑跳试验中,成功地制造了应力骨折动物模型,并观察了胫骨的病理改变。实验第一周出现哈氏系统内血循环障碍,血管充血及血栓形成;第7天破骨细胞开始大量出现和骨皮质空腔形成,第10天哈氏系统周围黏合线处出现小裂隙,21天出现皮质部分断裂。在上述骨破坏的同时出现骨膜增生、骨膜下成骨细胞活跃,第14天开始出现新骨形成。随着成骨和破骨过程同时进行,新生骨和原有骨进一步融合改建,整个胫骨皮质明显增厚。在上述过程中,骨再吸收明显加快和较多的空腔形成是在实验第14天,而大量新骨形成则在21天以后。这些实验结果与Johnson在军训新兵中获得的胫骨活组织检查结果基本相同。

生物力学研究表明,应力骨折的发生与骨所承受的应力与应变及骨的几何形状有关。张连生的实验证实,临床应力骨折的好发部位正是骨在不同运动状态下的应力集中区,说明应力集中所致的骨破坏是应力骨折的病理基础。此外肌肉在应力性损伤中也起着重要作用。一方面,骨结构可因肌肉的反复收缩牵拉引起骨皮质增厚或骨质疏松,直至出现应力性损伤。另一方面,长骨受负载后根据条柱原理,骨一侧受张应力而另一侧受压应力,张力侧的肌肉保护性收缩能减少骨承受的张应力,使骨组织得到保护,肌肉疲劳时此作用减弱,发生应力骨折的危险性增加。

五、临床表现

应力骨折的主要症状是四肢某部位的局灶性疼痛,并随活动量增加而加重,休息后减轻。疼痛出现前一至数周有较大强度运动史,如频繁的跳跃、中长跑、长距离行走等。局部肿胀,有明显的压痛点和骨干纵向叩击痛,晚期可触及梭形骨质增厚。如已出现明显的骨皮质断裂或已发展为完全骨折,则表现为一般骨折的症状和体征。

六、辅助检查

(一)X线检查

由于应力骨折在症状出现后3~4周才能显示骨痂形成的征象,故X线检查的早期检出率很低,Greaney报道首次就诊者仅15%出现X线征象。随着病程延长和损伤程度的加重,X线片显示骨干一侧的不全骨折线和骨膜下新骨形成,可作为临床确诊依据。

(二)超声波诱痛试验

Moss等发现治疗范围的超声波有激发应力骨折损伤部位骨膜疼痛的作用,并被用作应力骨折的一种辅助诊断手段,据国外文献报道,其诊断符合率可达71%~89%,但据李祖国等的研究结果,其误诊率达50.5%,认为其可靠性较低。

(三)红外线热成像

由于应力骨折局部血供增加和骨代谢活动增强而形成异常热点,可在红外线热成像仪所显示的热像图上测出损伤部位。但由于体表本身的温差及异常热点对诊断应力骨折的非特异性,使其误诊率和漏诊率均较高。

(四)核素骨扫描

核素 ^{99m} 锝骨扫描能在骨遭受应力性损伤时显示局部异常活跃的骨代谢活动。其灵敏度极高,甚至能在患者无明显症状、体征时查出骨的应力性损伤,其诊断符合率可达100%。但由于需专用设备且费用较高,不能作为应力骨折的常规诊断手段。

七、诊断

由于应力骨折是反复微小损伤的一个积累过程,早期X线无阳性表现,加上基层医务人员对其缺少认识,故早期常被诊断为一般软组织损伤,其中一部分经休息后好转而漏诊,一部分骨损伤继续加重,病程较长后才得以确诊。而由于诊断标准掌握不一,以及辅助检查手段不同,使各家报道的应力骨折发病率有很大差异。我们认为,应力骨折诊断的最终确立,应符合以下3点:

1. 有过度使用性损伤病史;
2. 有较典型的临床表现;
3. 后期X线片出现阳性征象或其他辅助检查提供诊断依据。

八、鉴别诊断

(一)暴力所致的不完全骨折

除与应力骨折的病史不同外,一般合并较明显的软组织损伤。X线表现主要为不全骨折线,而不会同时出现骨痂等骨修复征象。

(二)骨髓炎

应力骨折虽然也可有局部肿胀、发热,但一般程度较轻,无全身中毒症状。X线表现两者都有骨膜反应,骨髓炎同时可有局灶性骨破坏,而应力骨折为不全骨折线。

(三)骨肿瘤

应力骨折误诊为骨肿瘤甚至行手术治疗者屡见不鲜,主要原因是对患者病史缺乏详尽的了解,对体征、X线表现未作连续的比较分析。

九、治疗原则

应力骨折多为不完全性骨折,骨破坏与骨修复同时进行,故一般只需休息3~6周即可痊愈。对局部体征较重、X线表现骨折线明显者,可行石膏外固定,有利于局部制动修复,并防止再次损伤而发展为完全性骨折。应力骨折重在预防,应针对其发病原因,科学安排训练,选择合适场地,控制运动强度,尽量减少其发生。

第三节 临床上常见应力骨折及预防

一、跖骨应力骨折

这是最早发现的应力骨折,多发生在第二、三跖骨的中、远段。因在长途行军后发病,故亦称行军骨折(图2-4-1-3-1)。

(一)临床表现

患者短期内有频繁的长途行走、跑步、登山等运动史。患足疼痛,负重时加重,休息时减轻。局部可有肿胀和压痛及对应足趾的轴向挤压痛。

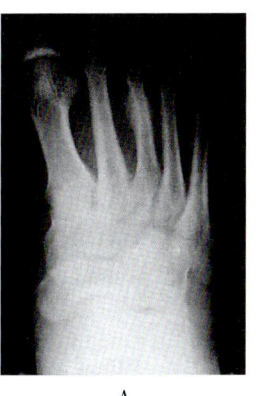 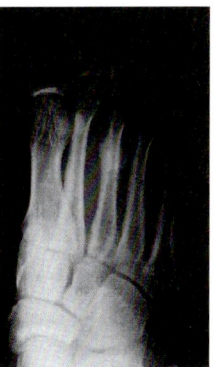

图2-4-1-3-1 第三跖骨应力骨折正斜位X线片(A、B)

A.正位;B.斜位

（二）诊断

根据病史、临床症状、体征及局部 X 线片可作出诊断。但早期 X 线检查可无阳性发现，2~3 周后显示骨痂形成。

（三）治疗

轻者仅需休息，减少足部负重。重者可给予石膏固定。完全恢复需 3~4 周。

二、胫骨应力骨折和应力性骨膜炎

（一）流行病学

在体育运动和军事训练中，应力骨折最常见的部位是胫骨，多数报道占所有应力骨折的半数以上，刘大雄报道占 78.0%，黄昌林报道达 83.3%。胫骨应力骨折的发病部位因运动项目的不同而异，行军训练的新兵群体多发生在近段胫骨的后内侧（图 2-4-1-3-2），中长跑运动员好发于胫骨中下段的后侧（图 2-4-1-3-3），而芭蕾舞演员则发生在胫骨中段的前侧（图 2-4-1-3-4）。

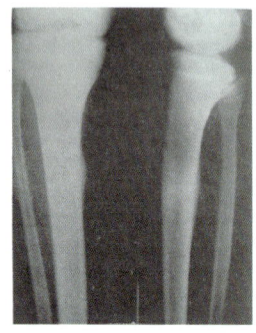

图 2-4-1-3-2　行军所致胫骨近段应力骨折

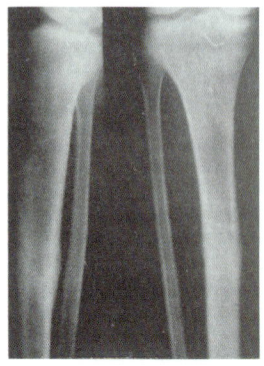

图 2-4-1-3-3　长跑运动员胫骨中下段应力骨折

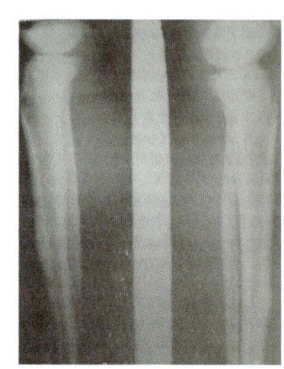

图 2-4-1-3-4　芭蕾舞演员双侧胫骨中段应力骨折

（二）发病机制

胫骨应力骨折由 Alemen 于 1929 年首次提出，1956 年 Burrous 报道 5 例芭蕾舞演员的"胫骨疲劳骨折"。1958 年 Devas 报道 17 例运动员的胫骨应力骨折，其中 11 例 X 线片有骨折线，6 例只出现骨膜反应。1975 年 Clement 提出，过多应力首先引起小腿肌肉疲劳，使其失去吸收应力的作用，此后应力直接作用于胫骨，产生胫骨骨膜炎以至骨折。胫骨在受到应力性损伤后，可通过其内部结构的改建逐步适应应力的变化，多数情况下并不导致骨折。因此，临床上也把只出现骨膜下骨增生而无明显骨折线的一类损伤称作应力性骨膜炎。除骨的应力反应外，应力性骨膜炎也可能与肌肉和骨间膜的牵拉有关，实际上这也是应力性骨折的一种类型。

（三）临床表现

患者有长跑、竞走、行军等过度使用性损伤史。起始症状隐匿，仅在下肢负重时有局部疼痛，以后疼痛逐步加重，休息时也不能完全消失。可有逐步加重的局部肿胀并压痛。除个别造成完全性骨折者外，肢体活动往往不受限。

（四）诊断

根据病史、临床表现及 X 片可作出诊断。尤其对有过度使用性损伤史的患者，如小腿局部肿痛、压痛，迁延数日无好转或反而加重者，虽然此时X片无阳性发现,应高度警惕本病,不应视作软组织损伤而延误治疗。

（五）治疗

应立即停止训练,给予夹板或石膏固定。完全恢复的时间要视骨折程度而定,不完全骨折约需6~8周,完全性骨折则需12周以上。

三、股骨干应力骨折

股骨干应力骨折相对较少,一般发生在股骨干下段（图2-4-1-3-5）。

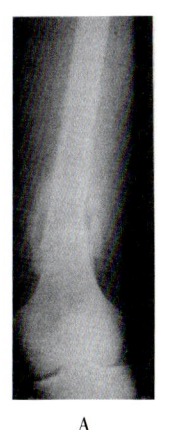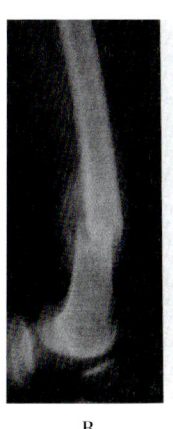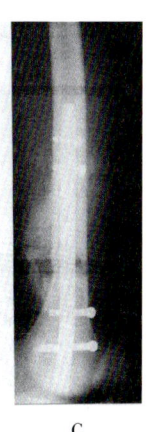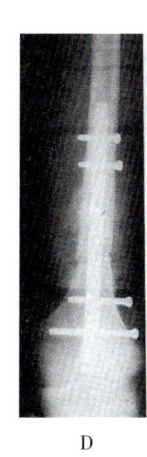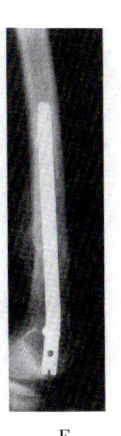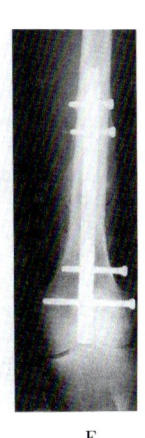

A　　　　B　　　　C　　　　D　　　　E　　　　F

图2-4-1-3-5　临床举例（A~F）
新兵集训3周后发现股骨下段应力骨折：A.B.发现股骨下端骨折时正侧位X线片；
C.D.当即行股骨下段交锁钉固定,正侧位片显示对位满意；E.F.于术后3个月X线正侧位片见骨折愈合良好

（一）临床表现

患者在长跑、行军等运动后出现大腿下段疼痛,开始疼痛较轻,休息后好转；后疼痛渐加重并出现肿胀和大腿周缘压痛。如发展为完全性骨折移位,则出现创伤骨折同样表现。

（二）诊断

根据病史及临床表现及X片可作出诊断。对不完全性骨折往往需依赖数周后X片确认,对完全性骨折则有明显的临床体征。

（三）治疗

对任何类型的股骨骨折,在治疗时均应视为不稳定骨折,延误治疗可造成不良后果。轻者可给予卧床休息、皮肤牵引或石膏固定,已完全骨折移位者可考虑手术治疗。

四、应力骨折的预防

应力骨折重在预防。近年来国内外对运动和训练中应力骨折预防的研究报道很多,大致有以下几个方面。

（一）选择场地与改善装备

通过选择运动场地及改善装备,以吸收震荡而减少应力损伤。如Greaney（1983）选用草地,Mepoil（1991）应用软垫鞋,Milgrom（1992）应用减震鞋。场地选择应避免甲板、水泥路面等硬质地,以平整的泥土或沙石场地为好。

（二）科学安排训练

控制训练强度,以利于应力性骨破坏和骨修复的平衡。对新兵和青少年运动员,应强调循序渐进,逐步加大运动量。根据应力骨折的发病规

律，Scully（1982）提出周期性训练，主张在训练第三周安排上肢或其他适应性训练，以避开下肢应力骨折的高峰期。张连生（1992）的骨平衡训练法和黄昌林（1994）的强化循环训练法均取得了明显的预防效果。

（三）提高训练技巧及应力分布

通过在训练中不断改变骨的应力集中区而达到预防应力骨折的目的。刘大雄等（1996）在士兵负重行军训练中隔日交替使用平跟鞋和坡跟鞋，明显降低了胫骨应力骨折的发生率。在中长跑运动训练中可有意识选择不同坡度的场地，使胫骨承重时的应力集中区不断变化，以减少骨局部的破坏性改变。主张交替安排负重行军和跑步训练，既可减少应力性损伤的发生，又可不影响下肢训练的课程要求和整体效果。

（四）训练前的准备

做好训练前的准备活动和训练后的放松运动，避免在心理紧张和生理疲劳状态下运动和训练。张莉（1995年）应用心理学干预，让受训者保持良好的心理状态，使训练伤的发病率明显降低。李祖国（1994年）分析了新兵基础训练中应力骨折的危险因素，强调带伤训练和疲劳状态下训练的有害性。此外，应重视运动与训练的医务监督，经常询问受训人员的自我感觉，定期检查应力骨折的好发部位，以达到尽早发现早期损伤，及时防范应力骨折的发生。

第四节　肱骨干投掷骨折

一、基本概念

（一）投掷运动分解

投掷是项暴发性的高速度田径运动。其运动主要发生在肩、肘关节，但需上、下肢及躯干各关节和肌肉的协同配合。一个完整的投掷运动分解为6期。

1. 转身起动期　投掷者侧身弯腰垂臂，以储蓄体位势能。

2. 趋步前进期　侧身趋步快速前移，以获得运动的初速度。

3. 上臂抬举期　前脚着地不动，肘关节屈曲，肩关节外旋，并逐渐达到最大外旋位。

4. 上臂加速期　脊柱强力旋前，同时肩关节快速内收内旋，肘关节快速伸直，将投掷物投出。

5. 上臂减速期　肩关节继续运动，直至达到最大内旋位。

6. 跟随期　身体因惯性作用继续运动，直至投掷者获得新的体位平衡稳定（图2-4-1-4-1）。

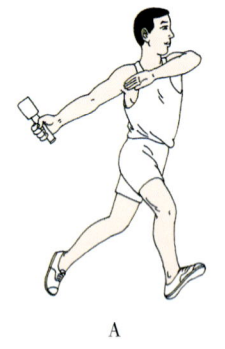
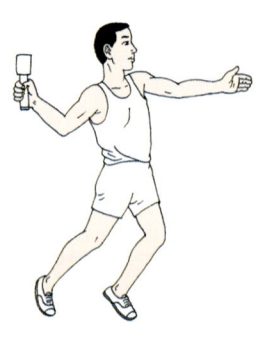
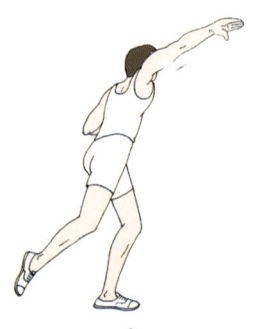
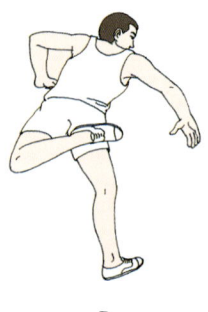

A　　　　　　　　B　　　　　　　　C　　　　　　　　D

图2-4-1-4-1　投掷运动的分解示意图（A~D）
A.趋步前进期；B.上臂抬举期；C.上臂加速期；D.上臂减速期和跟随期

（二）损伤范围

投掷损伤可发生在士兵投弹训练、标枪、铁饼、链球等投掷项目及棒球（投球手）、网球等球类项目中。损伤多发生在上臂加速期及上臂减速期，由投掷过程中肌肉收缩的不协调及肩、肘关节超常范围活动所致。常见损伤包括肱骨投掷骨折、肩峰撞击综合征、肩袖损伤、肘部韧带损伤及投掷肘（肘关节创伤性骨关节炎）等。

（三）预防为主

预防投掷损伤的根本途径是在保持身体各关节（尤其肩、肘）灵活性 - 稳定性的基础上，培养正确的神经 - 肌肉群组投掷反射，提高其协调性同步性，具体如下：

1. 重视训练前的热身活动；
2. 掌握正确的投掷动作要领；
3. 消除精神紧张和疲劳；
4. 注意训练后的放松活动。

二、发病机制

肱骨投掷骨折多发生在投掷运动的上臂加速期和减速期。活动肩关节的肌肉均起于躯干，止于肱骨的中上段，对上臂近侧有较好的保护作用。如外展外旋肌群（三角肌、冈上肌、冈下肌、小圆肌）和内收内旋肌群（三角肌、胸大肌、背阔肌、大圆肌、肩胛下肌）的舒缩运动按序进行并协调一致，则施加于肱骨近端由外向内的扭转力矩产生一均匀的内旋加速度，不仅能获得较好的投掷效果，且单靠远侧肢体的惯性拉张力，也不易引起肱骨骨折。反之，如果这些肌肉的舒缩运动不按序进行，如在抬举期上臂尚未达到最大外旋位或在继续外旋过程中突然强力内收内旋或肌肉的收缩不同步，如在内收、内旋过程中肌肉收缩不协调，过猛过快，则在肱骨近段产生一巨大的内旋力矩和内旋加速度，而远侧肢体内惯性作用跟不上近侧肱骨内旋运动，则在肩胛带肌肉止点的下方（肱骨中点下方）产生一巨大的扭转力矩，此扭转力矩配合远侧肢体的离心拉张力，则造成肱骨中下段骨折。

三、临床特征

肱骨投掷骨折是由扭曲力和拉张力共同作用所致的螺旋形不稳定骨折（图 2-4-1-4-2）。其特征是骨折近侧段内旋移位，而远侧段外旋移位，造成断端间的旋转分离。如患者受伤后为减轻疼痛而将前臂托起抱于胸前，则远侧骨折段的外旋畸形常有部分代偿。同时由于上臂肌肉的牵引作用，骨折远段常有上移，造成上臂短缩畸形。由于骨外膜仅发生纵形撕裂和掀起，未完全横断，故对骨折端的侧方移位仍有束缚作用，侧方移位不大。由于走行于后外侧的桡神经在骨膜之外，不容易卡入骨折端，因此神经损伤机会较少。但如出现骨折侧方较大错位，骨折断端骨膜破裂，骨折之尖端可顶于桡神经干上，致使神经损伤。

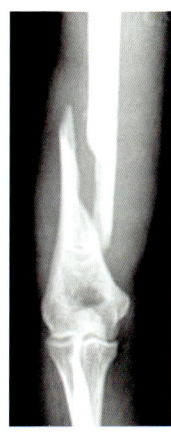

图2-4-1-4-2　肱骨干下1/3螺旋形投掷骨折

四、诊断

可结合外伤史、症状、体征及 X 线片，但需注意检查是否有桡神经损伤及其他合并伤的体征。

五、治疗基本原则

肱骨投掷骨折是不稳定的螺旋形骨折,整复较易,而维持对位固定较难。但绝大部分骨折经保守治疗可获良好愈合。小夹板固定简便易行,但需注意定期复查,并注意纠正上臂肌肉牵拉所致的重叠短缩畸形。悬垂石膏固定是一种安全可靠的治疗方法(本节将作重点介绍)。手术切开复位内固定可损害骨折端的血供,并有损伤桡神经的可能,一般不宜采用。肱骨投掷骨折合并的桡神经损伤,一般属于受压及挫伤后神经机能失用或神经轴突断裂,不需手术治疗可自行恢复,只有神经断裂者需手术修补。在损伤初期较难区别的情况下,应结合骨折情况、症状体征及电生理检查综合判断并严密观察病情变化。也有学者对手术探查持积极态度,根据探查情况行神经松解术或神经缝合术,同时行骨折内固定治疗。

六、悬垂石膏固定复位疗法

(一)原理

投掷骨折的悬垂石膏固定,能利用其重力牵引对抗肌肉收缩而纠正骨折的短缩畸形,且通过改变腕部吊环的位置和悬带的长度,调节骨折远侧段的位置,从而纠正成角畸形和旋转移位(图2-4-1-4-3)。

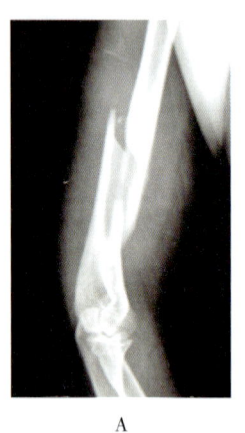
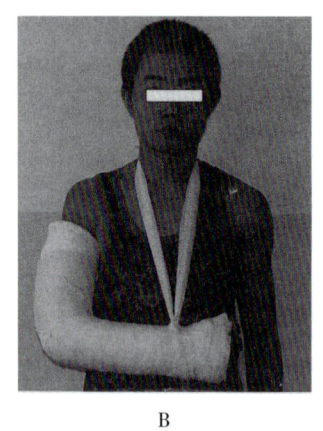
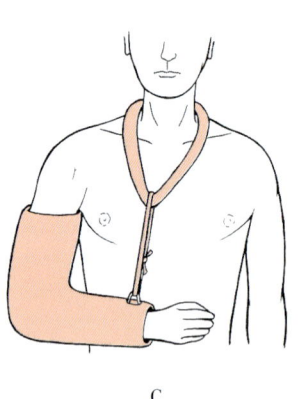

图2-4-1-4-3 投掷骨折(A~C)
A.伤后X线片;B.悬垂石膏固定后;C.悬垂石膏示意图

(二)具体方法

在骨折血肿内麻醉后,进行手法整复。因投掷骨折骨外膜多为纵向撕裂,未完全横断,对骨折端的侧方移位仍有束缚作用,因而在纵轴持续牵引数分钟纠正短缩畸形的同时,侧方移位一般也能得到纠正。因骨折远侧段常有外旋畸形,应注意将其内旋,以纠正旋转分离。在屈肘90°前臂中立位,用一自腋下至手掌部的长臂石膏管型固定。在腕部桡骨茎突水平分别于前臂桡侧、掌侧及背侧各作一石膏吊环。先将腕颈吊带以适当长度穿于中立位(桡侧)吊环,X线复查,并依骨折端的对线情况调整吊带长度。骨折远端的旋转畸形,可通过改用掌、背侧吊环予以调整。如骨折远端过度旋前,则选用掌侧吊环使之处于旋后位。如骨折远端过度旋,则选用背侧吊环使之处于旋前位。疼痛减轻后,即指导伤员进行伸握拳活动,促进上肢静脉回流,以利消肿。

(三)初期观察

初期X线片复查可能显示骨折端仍有较大间隙,可鼓励患者作上臂肌肉的等长收缩训练,通过肱三头肌、肱二头肌挤压的"肌肉夹板"作用，使骨折端更好地复位。患者在伤后2~3周内夜间必须坐位和半坐位休息，以维持石膏的悬垂牵引作用。2~3周后，可弯腰作肩关节的回转活动，即太极拳"云手"（图2-4-1-4-4）。石膏一般固定4~6周，或在3~4周后改用小夹板固定，经临床和X线检查达临床愈合后即可拆除固定，行肩、肘关节功能锻炼（图2-4-1-4-5）。

据笔者百余例的治疗经验，肱骨投弹骨折绝大部分不需要手术治疗。在悬吊石膏固定过程中，开始一周复查X片，有可能骨折对位不满意，此时不必急于改用手术治疗，应仔细调整悬吊带位置和长度，并强调患者作上臂肌肉等长收缩锻炼，在"肌肉夹板"作用下骨折对位大多可达到治疗要求（图2-4-1-4-6）。

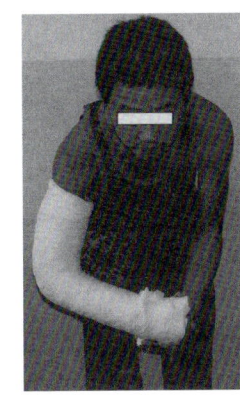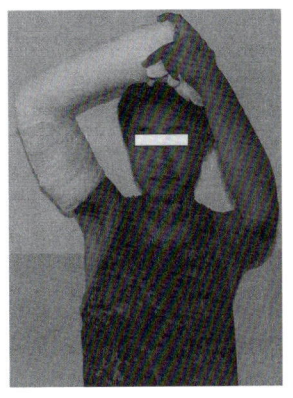

图2-4-1-4-4　功能锻炼（A、B）

A.悬垂石膏状态下上肢功能锻炼；B.并行上举活动

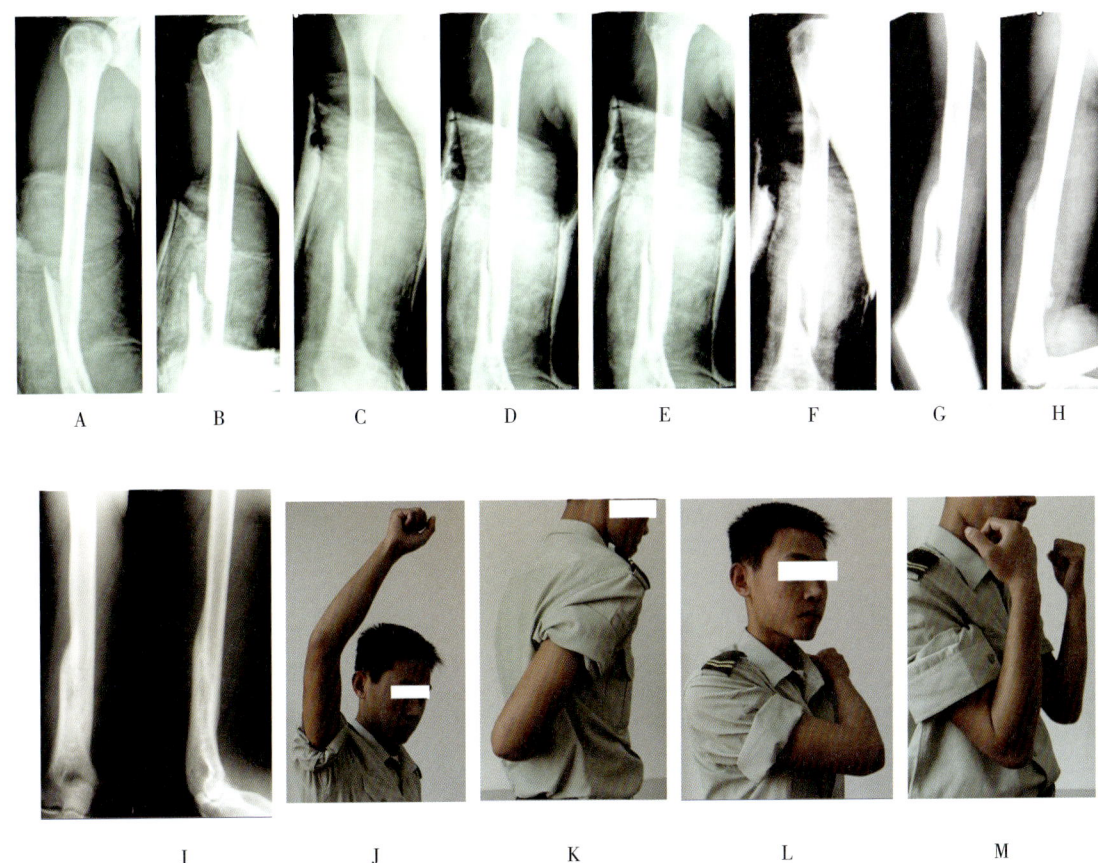

图2-4-1-4-5　临床举例（A~M）

悬垂石膏固定后X线片复查及功能状态随访　A.B.悬吊石膏后第一周正侧位片，见对位欠佳；C.D.悬吊石膏固定第二周，骨折对位明显好转；E.F.悬吊石膏固定第三周正侧位X线片，骨折对位符合要求；G.H.固定6周后石膏拆除，正侧位片显示骨折临床愈合；I.伤后3个月正侧位X线片显示骨折愈合良好；J~M.术后3个关节功能恢复满意

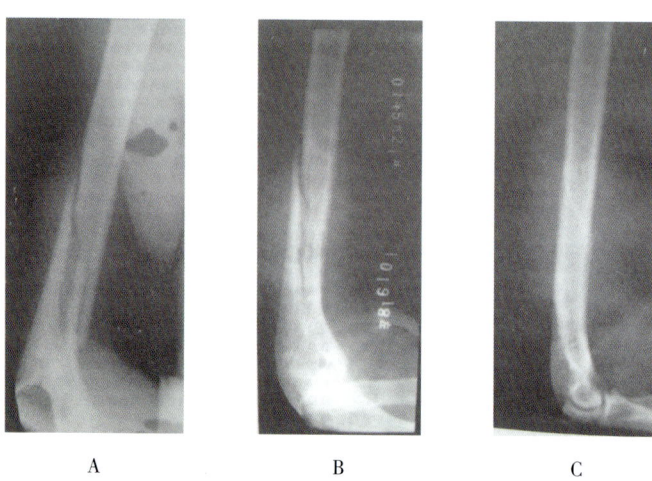

图2-4-1-4-6 临床举例（A~C）
另例悬垂石膏治疗的肱骨投掷骨折复位概况 A.骨折侧位片；B.悬吊固定1周；C.悬吊固定3周

七、手术疗法

仅少数病例需手术治疗，大多为伴有桡神经损伤，或个别非手术疗法失效者。一般采取开放复位及内固定术。具体术式等相关内容请参阅本卷第一篇第三章第二节内容。

第五节　投掷性肩、肘部损伤

肩部损伤在投掷运动中比较多见。本节主要介绍肩峰撞击综合征（impingement syndrome）、Bennett病和投掷肘。其他如肩袖损伤、肱二头肌长头损伤等请参阅本书有关章节。

一、肩峰撞击综合征

在投掷运动上肢前举过程中，岗上肌腱和肱二头肌腱在肱骨大结节处被挤压在肱骨头和喙肩弧之间，长期反复的挤压可使此肱二肌腱受到不同程度的损伤，产生炎性反应；重者可有肩峰下滑囊增厚及局部骨质增生，也可合并肩袖边缘撕裂。

本征起病缓慢，为日渐加重的肩痛和肩部活动障碍。肩峰边缘有明显压痛，肩外展位上臂旋转活动时肩峰下可触及摩擦感。肩关节活动障碍尤以前举、内旋受限为明显，患肩有轻度肌萎缩。

患病早期可给予休息，局部热敷、理疗等对症处理。症状重者可行肩峰下滑囊内封闭和药物注射治疗（多选用1%利多卡因加醋酸确炎舒松或利美达松），手术治疗包括切除肩峰前外下方骨组织（Neer手术）及肩峰超过肩锁关节的前突部分（Rookwood手术），并切除增厚的肩峰下滑囊。

二、Bennett病

Bennett病即肩胛盂后下方骨刺形成，是投掷运动中的一种特殊损伤。在投掷运动的减速阶段，上肢随惯性向胸前摆向对侧，在此过程中，肱三头肌长头起点及附近关节囊受到反复牵拉，导致肌腱纤维的慢性断裂和炎性反应，甚至局部出现钙化、骨化。

患者主诉在投掷过程中肩后部疼痛，检查患侧肩盂下缘压痛，晚期病例X线片可见局部钙化和骨化影。治疗上早期可给予休息及局部按摩、热敷，痛点可作封闭和药物注射治疗。症状严重者可手术切除钙化和增生的骨唇。

三、投掷肘（肘部损伤）

投掷运动中肘关节超常范围活动，引起关节活动的不合槽和应力异常，可致肘部的韧带、关节囊及软骨损伤，久之出现关节软骨变性，肱骨鹰嘴窝和尺骨鹰嘴骨质增生，关节内游离体，关节囊增厚和关节腔积液等一系列的病理改变，称之为投掷肘，即肘关节创伤性骨关节炎。

患者主诉肘部疼痛和活动受限。早期表现为活动开后反而不痛，运动休息时痛。晚期则一活动就痛，并可有摩擦声和出现交锁。检查鹰嘴周围关节间隙压痛，肘关节伸屈活动受限。X线片显示肘关节间隙变窄，边缘骨质增生及关节内游离体。

早期病例可给予休息、理疗，症状明显者可行关节腔内药物注射。晚期骨质增生严重，关节活动明显受限者，可手术切除关节内影响关节活动的小骨赘，清除关节鼠。个别严重者需考虑关节成形术。

投掷肘的预防是强调正确的技术动作，并加强肘关节周围肌肉的力量训练，以增强关节稳定性。必要时可配置护肘或使用黏胶支持带，以减轻异常应力的损伤和关节的超常范围活动。

第六节　关节软骨损伤

一、概述

关节软骨损伤在运动性损伤中十分常见，但由于诊断比较困难，尤其是早期确诊在常规检查中几乎不大可能，故往往被忽视而得不到及时处理。但是，无论何种软骨损伤，最终都可能导致软骨细胞的变性坏死，并遗留永久性损害，故近年来已引起重视。

关节软骨表层为3~5μm厚的无形层，包括黏液层和纤维层，起保护其深面的固定层不受免疫复合物侵蚀的作用。固有层可分为表面细胞层、过渡层、柱状层、钙化软骨层和软骨下骨板5部分。关节软骨没有血管、神经供应，其营养主要依靠弥散机制从关节滑膜液中摄取。因此，任何影响关节滑膜正常分泌或关节软骨挤压机制和有碍关节正常活动的因素均可能引起关节软骨的损害。

运动所致的关节软骨损伤多见于髌股关节与踝关节，本节将作重点介绍。

二、髌股关节软骨损伤的基本概念及生物力学特点

（一）概述

髌股关节软骨损伤是运动损伤后膝前疼痛的主

要原因之一，大多表现为髌骨软骨软化症，亦称髌骨软骨病、髌骨外侧高压综合征。本病多见于田径和篮排球运动员，陈世益、张世明等曾分别报道排球专业运动员中发病率高达40%左右。在新兵集训团的大运动量训练，或平时训练强度突然加大时，也可出现本病。

（二）运动生物力学

膝关节的活动功能是伸屈，依靠股四头肌带动髌骨在股骨髁关节面上的滑动来实现。髌骨在整个活动范围中能延长股四头肌的力臂，有助于膝的伸展；并通过髌韧带和股骨髁部的接触区，使压应力更均匀地分布在股骨上。但作用于髌骨四周的力，对保持髌股关节的稳定并不十分有利。即使在生理情况下，髌股关节容易受各种静力因素（髌韧带，内、外侧支持带）和动力因素（股四头肌，股内侧肌）的影响而发生不稳定。正常股四头肌和髌韧带位于髌股关节的外侧，股四头肌收缩时产生一向外的牵拉矢量，使髌骨有一向外脱位的倾向。其程度可用股四头肌直头和髌韧带力线的夹角（Q角）来表示，正常值男性为13°±3°，女性15°±3°（测量方法见图2-4-1-6-1）。股内侧肌下部有较多横向纤维，收缩时可对抗股四头肌产生的外侧分力，以维持髌股关节的稳定。但股内侧肌力量相对较弱，在Q角过大的情况下，往往造成髌骨向外侧的脱位或不稳定倾向。另据测定，膝关节伸屈活动范围在慢速行走时为0°~6°，中速行走时为6°~12°，快速行走时为12°~18°，奔跑时为18°~30°。而髌股关节由于解剖结构上的原因，在屈曲30°以上时髌骨进入股骨髁间沟内，受股骨髁轨迹制约而十分稳定。因此，在通常运动状态下，髌股关节总是处在一个易受损伤的不稳定状态。

在大多数动力性活动中，股四头肌收缩力和重力一起作用在髌股关节。运动中膝关节屈曲度越大，股四头肌收缩力就越大，所造成髌股关节反作用力也越大。如在平地行走中膝屈曲度最大时（站立相中期），髌股关节反作用力为体重的0.5倍，而当屈膝至90°时可达到体重的2.5~3倍。因此，在大多数运动项目中，髌股关节承受着较高的应力，加上处在一个不稳定的状态，故关节软骨极易遭受急性创伤或慢性劳损性病变。

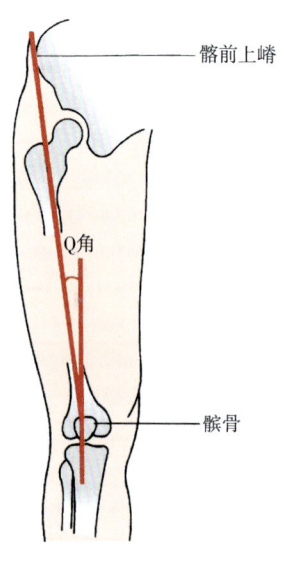

图2-4-1-6-1　Q角测量方法示意图
画出髂前上嵴至髌骨中点连线及胫骨结节至髌骨中点连线的延长线，两者夹角为Q角示意图

三、髌-股关节软骨损伤的病因及病理

（一）病因和发病机制

1. **急性或慢性创伤**　可能直接撞击软骨，破坏软骨中胶原纤维网状拱形结构。也可直接造成软骨的切线骨折。Chrisman多年来从生化角度研究创伤与髌骨软骨病的关系，他发现软骨受到创伤撞击后2h内，软骨内游离花生烯酸浓度可增加4倍。花生烯酸是磷脂膜的主要成分，前列腺素的前体，其产物转变成前列腺素E-2，刺激AMP循环，释放出组织蛋白激酶，破坏软骨基质中硫酸软骨素与蛋白质结合的链，使软骨基质丢失，导致软骨软化。代谢产物进入滑液引起滑膜炎性反应，炎症又刺激滑膜释放大量的酶，进一步破坏软骨，造成恶性循环。

2. 髌股关节劳损　长期对髌骨软骨产生异常的摩擦、挤压等，特别是在膝关节屈曲位上反复的蹲起、跳跃、负重、扭转都可引起髌股之间的应力过高或应力分布不均，使髌骨软骨容易发生损伤而患髌骨软骨病。

3. 髌股关节不稳定　常见的不稳定因素如高位或低位髌骨、膝Q角异常、髌骨倾斜、胫骨旋转畸形、髌骨或股骨髁发育异常，由于髌骨位置异常或对线排列异常，或造成髌股间的接触面、接触应力异常而引发髌骨软骨病。不少学者对髌股关节的应力分布和应力测试做了大量的工作，有高接触压学说、低接触压学说、压力分部不均学说和髌骨骨内压增高学说等，都有实验支持。但是，无论是压力过高、压力不足或压力分部不均，只要压力超过或未达到髌骨软骨正常承受的范围，均可能导致软骨变性。

（二）病理改变

髌骨软骨病的主要病理变化表现为髌骨软骨的软化、黄变、龟裂、剥脱、溃疡形成，以及滑膜炎症、分泌增多，髌周筋膜炎、髌旁支持带炎性变并增生或挛缩。脱落的软骨片在关节腔内可能游离成关节鼠，造成膝关节交锁。

运动员髌骨软骨的病变以内侧偏面最多见，其次是中央区（60°接触区）和内侧区。然而Ficat报道以外侧区发病最高。

Rijnds将髌骨软骨病的软骨病变分成4度。Ⅰ度为软骨表层细微裂隙、病灶区软骨发软、轻度肿胀及黄色变，大致相当于软骨细胞第一层（静止层）损伤。Ⅱ度为软骨第二层（过渡层）和第三层（肥大细胞层）损伤，有肉眼可见的浅裂隙。Ⅲ度为软骨第四层（钙化层）损伤，裂隙加深，局部可达软骨下骨质，软骨碎片自表层剥脱。Ⅳ度为损伤达软骨下骨质，溃疡形成，局部软骨全部破坏，在病灶周围常有对健康软骨的逐渐侵蚀，相邻软骨常有不同程度的变性。

四、髌-股软骨伤的临床表现与诊断

（一）临床表现

1. 一般症状　最主要的症状为髌后疼痛，在活动或半蹲位出现，初期为酸乏不适，以后发展为持续或进行性的酸痛。往往在开始活动时疼痛明显，活动后减轻，活动结束或休息时疼痛又加重。这种疼痛有时很有特色，往往被描述为"龋齿样酸痛"。在上下楼梯，尤其在下楼或下坡时酸痛明显。经常有膝盖打软，"差一点跌倒"的主诉。有时有关节交锁症状。

2. 体征　体征方面，主要有以下特点。

（1）髌骨磨压痛　多为阳性，出现率几乎100%。

（2）推髌抗阻痛　亦为阳性，将髌骨向远端推挤，同时股四头肌收缩，髌下出现酸痛为阳性。

（3）单腿半蹲试验　多为阳性，该征是髌骨软骨病最显著而又有诊断价值的体征之一。曲绵域报道阳性率达100%，陈世益报道在93%以上。

（4）股四头肌萎缩　多较明显，尤其以内侧头更为显著。

（5）膝关节积液征　中后期多为阳性，浮髌试验可助诊断。当膝关节积液量少于30ml时，可用积液诱发膨出试验查出。关节穿刺可抽出淡黄色透明液体，偶可抽出混浊的关节液。

（6）髌周指压痛　髌骨软骨病并发周围软组织炎症时，用示指指甲抠刮髌周可以出现疼痛。

（7）髌后捻发音　髌骨软骨软化剥脱之后，髌软骨面不平整，膝关节运动时髌后可扪及粗糙的捻发音，这种捻发音的特点是在膝关节活动到某一固定角度时出现，多次重复不变，为粗糙不平的软骨摩擦所致。捻发音出现的机会不多，但不少学者认为髌后某一固定角度出现的粗糙捻发音对诊断有意义。

（二）诊断

主要依据以下特点。

1. **临床特点** 患者活动时主诉髌后酸痛,上下楼或半蹲时疼痛加重等症状,结合体征,如髌骨磨压痛、髌后捻发音、单腿半蹲痛、髌周指压痛等,大致可诊断为本病。

2. **影像学检查**

(1) X 线所见 摄普通 X 线平片对诊断无太大意义。但选择拍摄不同屈膝角度的髌骨轴位片,可观察髌骨形态、髌骨软骨下骨的硬化程度、测量髌骨的某些指数,如髌骨角、髌骨深度指数、髌骨指数、槽角、叠合角等。膝关节侧位 X 线片可检测髌骨位置异常,正常时髌骨长度(P)与髌韧带长度(PT)相等,当 PT 超过 P 的 15%,或超过 1cm 时,为高位髌骨。

(2) MR 检查 可发现髌骨软骨的剥脱和溃疡区。

3. **最后确诊依据** 确诊还得依靠关节镜、手术探查或 MR 检查。体检时需注意与膝关节的滑膜皱襞综合征(Plica syndrome)、股骨髁骨软骨病等鉴别。临床常采用痛点局封之后再行体检,以作为排除诊断依据。

五、髌骨软骨伤的治疗

(一) 非手术疗法

是本病的基本和主要治疗方法,常用以下措施。

1. **股四头肌练习** 是防治髌骨软骨病最常用的有效方法。通过加强股四头肌力量,可增加关节的稳定性,改善髌股关节应力分布,并可防止由于膝酸痛及发软而造成的跌扑或意外伤害。常用方法如站桩,一般采用靠墙避开疼痛角度的站桩方式。也可作主动直腿抬高或负重直腿抬高练习。上海华山医院运动医学科结合等速测试结果,选择不引起疼痛的几个关节角度,做多角度等长股四头肌练习或者作无疼痛范围的短弧等速肌力练习,对恢复股四头肌肌力效果更好。

2. **髌股关节黏膏支持带或护具** 作为保守治疗的一种重要手段,运动创伤医生经常推荐那些不愿手术的患者采用髌骨黏膏带或髌骨护具,改变髌骨的运动轨迹与接触力学,达到缓解疼痛、治疗疾病的目的。

3. **关节腔内注射** 选用醋酸确炎舒松或康宁克痛注射液,每周 1 次,短期效果较好,只能临时适用于需要参加比赛的运动员。近来也有报道关节腔内注射透明质酸钠,每周 1 次,5 次为一疗程,有一定效果。

4. **其他**

(1) 按摩和理疗 蜡疗及超短波有一定效果。

(2) 中药外敷 红花 30g、生川乌 30g、归尾 30g、甘草 30g、自然铜 30g、马钱子 30g、草乌 30g、生姜 9g,酒浸泡 7 天,取汁局部湿敷或用直流电导入,有良好效果。

(二) 手术疗法

对保守治疗无效,症状严重的髌骨软化症病例,可考虑手术治疗。手术方法有 200 种之多,使该病成为矫形外科治疗方法最多的几种疾病之一。

1. **局限性软骨切除加钻孔术** 为目前仍较常采用的基本术式,可采用关节镜或髌前内侧或前外侧切口,显露后以刨刀削除变性的软骨,暴露软骨下骨板,用 1~2mm 钻头钻孔数个。本手术的目的是使来自骨内的纤维肉芽组织填补缺损软骨,最后化生成纤维软骨。钻孔也能释放骨内压,使疼痛得到缓解。

2. **髌骨重排列手术** 包括近端和远端重排列术。近端重排列术如外侧支持带松解术(切断髌股横韧带、髌骨下的斜束及部分股外侧肌肌腱)、股四头肌内侧头外移术(固定于髌骨背侧面的中部)。远端重排列术主要有胫骨结节抬高术,或抬高后加内移。近期一些研究认为胫骨结节抬高以 1~1.5cm 为最合适。陈世益等研究证实胫骨结节抬高术缓解髌股疼痛的机理是在于改变了习惯性髌股接触区,避开了对原有溃疡区的刺激与挤压。但解剖上存在的膝关节 Q 角有一定的范围,做髌骨远端或近端重排列时,应防止改变力线矫枉过正,若术后 Q 角增大或减少 10° 以上,又会造成新的髌股不稳定,反而加重髌骨软骨的损害。

3. 髌骨截骨术　Arnoldi 多年来致力于髌骨骨内压的研究,他主张用髌骨截骨术来解除骨内高压,缓解疼痛,同时又可调整髌股关节面,使之接触更协调。

4. 人工关节置换术　对严重的髌股关节骨关节炎患者,可考虑采用髌股关节人工表面假体置换术治疗。

5. 软骨移植　包括自体软骨细胞移植和自体骨软骨块蜂窝状移植(又称马赛克软骨移植术)。前者取患者自体软骨进行体外软骨细胞培养,用组织工程方法将培养增殖后的软骨细胞植入病灶区,再用骨膜覆盖,目前全世界已有 1000 余例的成功报道。自体骨软骨块马赛克移植术,用特殊器械凿取膝关节股骨髁非负重区骨软骨组织,将这些柱状的骨软骨块移植至负重区软骨,呈马赛克样镶嵌移植。据报道优良率可达 80%。以上两种方法均可在关节镜下进行。

6. 髌骨切除术　仅适用于疼痛严重、影响日常生活的重症患者。单纯髌骨切除后伸膝力量减少 30%,切除后将髌腱与股四头肌直接缝合,伸膝力量减少 15%。手术中应同时将髌骨周围肌腱止点的病变部分切除或削薄使接近正常厚度,否则伸屈膝时仍将出现疼痛。

六、踝关节软骨损伤概述

踝关节软骨损伤最多见于足球运动员,据报道发病率可高达 80%,故亦称足球踝,在体操、滑雪等运动中亦可发生。由于后期距骨常出现骨赘,故本病曾被称为踝关节撞击性骨疣。

七、踝关节软骨损伤的发病机理与病理

(一)发病机理

踝关节部位缺少肌肉和脂肪的保护,皮肤下面就是肌腱和骨头。当正脚背踢球或支撑时,踝关节过度跖屈或背伸,使胫骨远端前后缘分别与距骨颈或后关节突反复撞击挤压,胫距关节面磨损,胫骨前后唇、距骨颈及距骨后突等处发生骨质增生。当用脚内侧或外侧踢球时,踝内外翻与距骨内外关节面撞击也可引起局部骨质增生。踝关节反复扭伤引起踝关节不稳定,下胫距关节不合槽运动也可造成胫距骨软骨损伤,局部骨赘形成。

(二)病理改变

早期,关节滑膜水肿、充血、绒毛增生,踝关节腔也发生炎性积液。晚期,滑膜机化、纤维化、钙化,并可变为纤维软骨或骨化,甚至形成带蒂的关节游离体。增生的骨赘有时折断落入关节腔而成为不带蒂的关节游离体。胫骨前后唇和距骨颈部位的骨赘突出,有时会影响踝关节的屈伸,或刺激前方的伸趾肌腱和距骨后突附近的屈蹲长肌腱,妨碍踢球、踏跳等动作。距骨关节软骨黄变、软化或溃疡形成。

八、踝关节软骨伤的诊断

主要依据以下三方面。

(一)临床表现

踝关节运动时疼痛和活动受限是本病的主要症状。早期为活动时疼痛,以后即使休息时也发生疼痛。疼痛部位踝前居多,正脚背踢球时,踝后部骨赘与软组织撞击挤压产生疼痛。急跑和跳跃时,胫前唇和距骨颈撞击产生疼痛。随着骨赘增生、滑膜囊增厚及游离体形成,关节活动受限日渐明显,直至关节活动度明显减少。

(二)体征

主要有关节轻度肿胀、压痛和摩擦感,有时还可感觉到关节面的磨擦音,主要为粗糙的关节面和肥厚的滑膜或游离体摩擦所致。关节间隙

减小。偶可扪及游离体。

(三)影像学检查

X线是诊断足球踝的主要手段。可见胫骨和距骨颈有骨唇和骨赘形成,距骨后突增生延长,两踝变尖,有时可见游离体影,踝关节间隙变狭窄等,必要时可行CT扫描和MR检查。

九、踝关节软骨伤的治疗

(一)非手术疗法

加强踝关节周围肌肉训练,如负重提踵。伤后或比赛时用弹性绷带或黏膏裹扎,防止踝关节过度屈伸和内外翻,避免反复扭伤,是预防足球踝的有效措施。

其他措施 包括护踝外用各种药膏外敷,超短波理疗,熏药治疗,醋疗或离子导入,关节内或痛点局封。

(二)手术治疗

对骨赘过大、关节内游离体或关节间隙缩小、踝关节反复交锁者可手术治疗。据病变部位选用踝关节前内、前外或后侧切口,切除骨赘,残床用电灼以防骨赘再生。一般关节内均有数量不等的游离体,应仔细清除,并以生理盐水反复清洗关节腔。术后一般效果均较好,约3个月后可恢复训练。

(刘大雄 孙荣华)

参 考 文 献

1. 刘大雄. 投弹的运动学分析和投弹骨折的预防. 中华创伤杂志2005年21卷6期.
2. 刘大雄. 投掷损伤. 人民军医2004年47卷10期.
3. 刘大雄. 应重视军事训练中下肢疲劳性损伤的防治. 人民军医2007年50卷1期.
4. 孙荣华,杨海涛,杨维权等. 军事训练致寰枢椎半脱位损伤20例[J]. 人民军医,2007,50(10)
5. 孙荣华. 肱骨投弹骨折的特征和治疗经验. 中国骨与关节损伤杂志2005年20卷4期.
6. 孙荣华. 军事训练致下肢神经卡压综合征18例. 人民军医2007年50卷1期.
7. 忻鼎亮,刘大雄. 投弹骨折的力学机理的研究. 体育科学2005年25卷7期.
8. 杨维权. 应重视军事训练中的脊柱损伤[J]. 人民军医,2007,50(10)
9. 赵定麟. 现代骨科学,北京:科学出版社,2004
10. 赵定麟,李增春,刘大雄,王新伟. 骨科临床诊疗手册. 上海,北京:世界图书出版公司,2008
11. 赵定麟,赵杰,王义生. 骨与关节损伤. 北京:科学出版社,2007
12. Boesen MI, Boesen M, Langberg H. Musculoskeletal colour/power Doppler in sports medicine: image parameters, artefacts, image interpretation and therapy. Clin Exp Rheumatol. 2010 Jan-Feb; 28(1):103-13.
13. Cote MP, Wojcik KE, Gomlinski G. Rehabilitation of acromioclavicular joint separations: operative and nonoperative considerations.Clin Sports Med. 2010 Apr;29(2):213-28, vii.
14. Da-Xiong Liu, Cheng Huang, Rong-Hua Sun,etal.Kinematic analysis of hand grenade throwing and prevention of throwing fractures. SICOT Shanghai Congress 2007
15. Joshi A, Kc BR, Shah BC, Chand P, Thapa BB, Kayastha N. Femoral neck stress fractures in military personnel. JNMA J Nepal Med Assoc. 2009 Apr-Jun;48(174):99-102.
16. Li X, Heffernan MJ, Mortimer ES. Upper extremity stress fractures and spondylolysis in an adolescent baseball pitcher with an associated endocrine abnormality: a case report. J Pediatr Orthop. 2010 Jun;30(4):339-43.
17. Ortiz A, Trudelle-Jackson E. Effectiveness of a 6-week injury prevention program on kinematics and kinetic variables in adolescent female soccer players: a pilot study. P R Health Sci J. 2010 Mar;29(1):40-8.
18. Van Demark RE 3rd, Allard B. Nonunion of a distal tibial stress fracture associated with vitamin D deficiency: a case report. S D Med. 2010 Mar;63(3):87-91, 93.
19. Zhang W, Sun SG, Zhang Y. Magnetic resonance imaging character in chronic injury of the elbows in athletes. Zhongguo Gu Shang. 2010 Feb;23(2):114-6.

第二章 四肢骨与关节损伤早期并发症

骨折并发症是指由于骨折本身,或是在对其处理和愈合过程中所出现的全身和(或)局部的异常现象。轻者影响患肢的痊愈与康复,重者则可危及肢体甚至生命。视其出现时间不同,可分为早期并发症(本章内容)及晚期并发症(见第三章内容)两大类。

早期并发症大多由于损伤本身所致,可出现于受伤当时,亦可迅速地或逐渐地继发于伤后。虽然并非每例均可发生并发症,但因其可引起一系列后果,并将影响骨折愈合的全过程,因此必须加以重视。现将早期并发症分为全身性与局部性两类分别阐述,在全身并发症中以休克为多见,其次为脂肪栓塞等。主要见于多发性或大骨骼骨折者,伴有内脏伤者尤易发生,但在骨折患者中其发生概率少于3%。

第一节 创伤性休克

一、病因

主要是由于创伤本身的刺激、受损局部反应、骨折端活动所引起的剧烈疼痛及血容量丢失等所致。血容量丢失量视骨折部位和骨折类型以及是否开放性等差异较大。现将临床上成人伤员常见的闭合性骨折的失血量估计如下(表2-4-2-1-1)。

表2-4-2-1-1 各部位骨折失血量评估

骨折部位及类型	失血量(ml)
肱骨干骨折	200~400
尺桡骨双骨折	150~300
双侧粉碎型股骨干骨折	2000~4000
一般骨盆骨折	1000~2000
粉碎合并尿道伤者骨盆骨折	2500~5000
胫腓骨双骨折	500~800
一般股骨干骨折	500~1500
双侧一般股骨干骨折	1500~3000
足部骨折	200~400

此外，尚可根据每分钟脉搏率与血压的比值来推断失血量，其公式为：

脉搏数（120）/收缩压（10.7kPa 或 80mmHg）=指数（1.5）

一般正常值为 0.5 左右，指数 1 相当失血量约 1000ml，指数 1.5 约为 1500ml，指数 2 则为 2000ml，易于判定，可供临床医师评估伤情及补充血容量时参考。

二、临床症状

除骨折的全身及局部症状外，主要表现为下述 5 P 特点。

1. 皮肤苍白（Pallor） 因失血引起周围毛细血管收缩致使全身皮肤显示苍白样外观，尤以面部为明显；

2. 冷汗（Perspiration） 为休克的初期症状，其原因是由于血流减少引起植物神经反应所致；

3. 神经淡漠（Prostration） 除因创伤本身的刺激及疼痛外，与脑组织供氧不足亦有直接关系；

4. 脉搏微弱（Pulselessness） 由于血容量不足，大循环缺血，心搏量减少及血压低下所致；

5. 呼吸急促（Pulmonary deficiency） 与中枢性乏氧、代谢性酸中毒及呼吸过度等有直接关系。

三、诊断

除根据全身及局部伤情外，应注意以下特点。

1. 临床表现 除前述的 5P 症外，尚应注意全身状态，特别是有合并损伤或多发伤时应全面检查，并推测其潜在性损伤，例如有"熊猫眼"者（图 2-4-2-1-1）应想到颅前凹骨折，而鼻出血或耳出血（或液体流出），则涉及颅中凹和颅后凹损伤（图 2-4-2-1-2、3）。

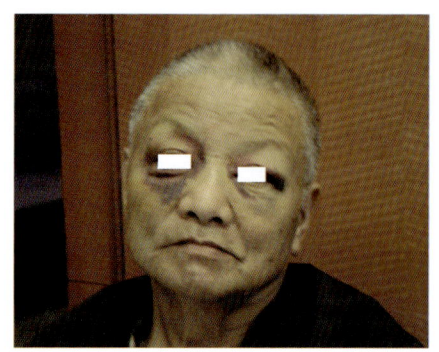

图 2-4-2-1-1　颅前凹骨折所致熊猫眼

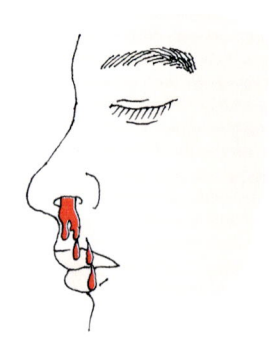

图 2-4-2-1-2　鼻孔出血多表明颅中凹损伤示意图

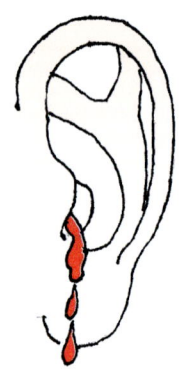

图 2-4-2-1-3　耳道出血多表明颅后凹损伤示意图

2. 血压改变　主要是收缩压降低（一般多在 13.3 kPa 以下）及脉压差变小（大多小于 4 kPa）。

3. 尿量　正常人每小时尿量多于 50ml，休克时每小时可少于 25ml，这是观察休克的一项重要指标。

4. 中心静脉压　正常值为 8~16kPa（60~120mmH$_2$O），休克时中心静脉压常偏低，但应结合血压、脉搏及尿量测定等因素综合判定休克程度。

5. 血气分析　呈代谢性酸中毒改变。

四、预防及治疗

本病的关键是预防,对来诊时已出现休克症状者,应立即采取各种有效治疗措施,并防止其进一步恶化。主要措施包括以下几方面。

1. 保持呼吸道通畅　持续给氧。

2. 迅速静脉输液　力求以最快速度恢复血容量,直到临床症状好转。

3. 各种监测　定时对血压、中心静脉压、尿量、心电图、红细胞压积、血红蛋白、电解质、动脉血氧分压及凝血状态等检测,以判定病情转归及其对治疗措施的反应。

4. 控制出血　对外出血或内出血应设法立即予以控制,必要时手术处理。

5. 骨折固定　可减少骨折断端的出血,又能消除骨折局部的疼痛刺激,故应快速采取最简便而又有效的制动方式。

（1）上臂　可用三角吊带+胸臂绷带固定（图2-4-2-1-4）;

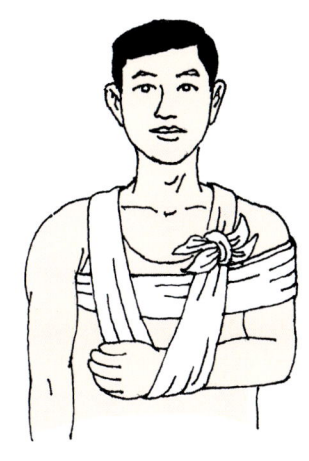

图2-4-2-1-4　上臂损伤固定法示意图

（2）前臂　可用一般夹板固定前臂及肘部,再以吊带悬于胸前（图2-4-2-1-5）;

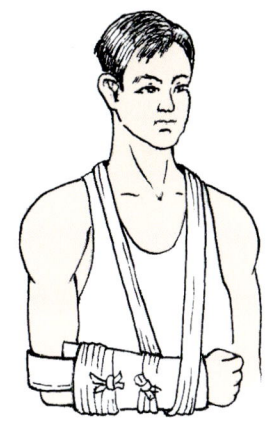

图2-4-2-1-5　前臂损伤固定法示意图

（3）大腿　多选用下肢固定夹板,从胸腰处固定至踝足部（图2-4-2-1-6）;

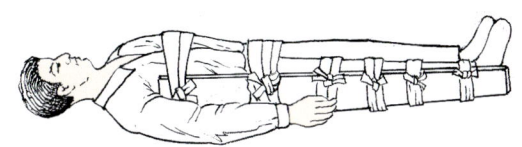

图2-4-2-1-6　大腿损伤固定方法示意图

（4）小腿　其固定方式与前者相似,可从大腿根部至踝关节,以木板夹板固定（图2-4-2-1-7）。

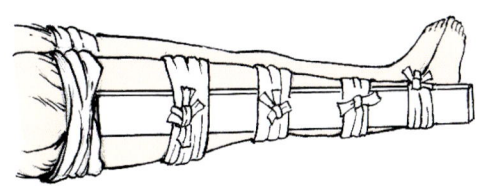

图2-4-2-1-7　小腿损伤固定方法示意图

6. 注意体位　一般为平卧位,头略放低。对昏迷或有窒息危险者应采取侧俯卧位（图2-4-2-1-8）。

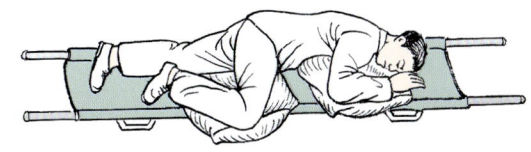

图2-4-2-1-8　昏迷或有窒息危险伤员搬运时体位示意图

7. 减少活动 为避免加剧休克及突发性深度低血压,切勿对患者任意移动,尤忌粗暴的手法操作。伤者需要转移时应全面判定伤情,尤其是伴发伤,处理不当会引起致命后果,例如对颈部伤者,在搬动时应对颈椎予以牵引(图2-4-2-1-9);对胸腰段损伤可疑者,应采取3~4人平卧翻身搬动法(图2-4-2-1-10、11)。对疑伴有骨盆及下腹部伤者,在搬动时应采取膝下垫软枕方式(图2-4-2-1-12)。

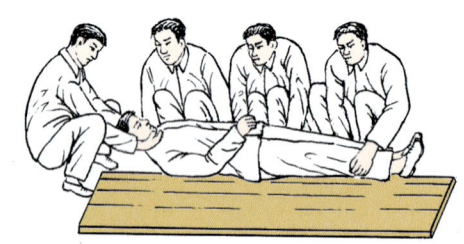

图2-4-2-1-9　颈椎损伤搬运方法示意图

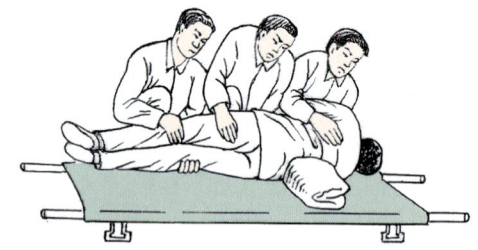

图2-4-2-1-10　平卧翻身示意图
胸腰部脊椎损伤3、4人平卧翻身搬运方法示意图

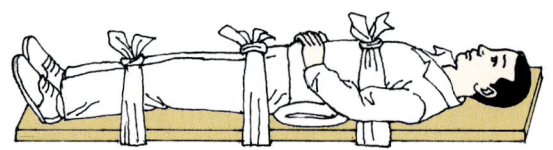

图2-4-2-1-11　胸腰椎损伤的固定方法示意图

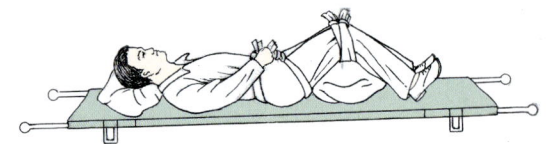

图2-4-2-1-12　腹部、骨盆创伤固定方法示意图

8. 其他 包括尽早纠正电解质紊乱、缺氧、酸中毒及体温过低等。并避免各种不良刺激。

9. 消除顽固性休克的病因 应注意找出造成血压不升、休克状态持续不缓解的主要原因,并加以纠正,尤其是因失血引发的血容量不足,应尽早纠正。其他常见的因素有:继续出血、缺氧或通气不良、张力性气胸或血气胸、低血钾或低血钙、酸中毒、体温过低、心包填塞或心脏挫伤、严重的中枢神经系统损伤、心肌梗死和因缺氧引起脑干或心功能失调等。

总之,创伤性休克的关键是预防,对多发性骨折、大骨骼骨折和伴有其他器官损伤者,均应高度重视,积极处理,尽可能避免顽固性休克的出现。

第二节　脂肪栓塞综合征

由于诊断不易,既往认为本症甚为罕见,但近年发现其发生率呈增高趋势,尤以多发性骨折、骨盆骨折及其他松质骨骨折为多见。

一、发病机制

确切的发病机制尚不明确,目前大多认为脂肪栓塞的发生主要是由于骨髓内脂肪组织进入血液循环,并将末梢血管栓塞而出现一系列临床症状。多见于骨盆、股骨干等含脂肪丰富的大骨骼骨折者。少数病例亦可因手术波及此处引起,尤其是向骨髓腔内填充黏合剂或金属内固定物时所致,而由广泛软组织损伤、烧伤、酗酒等引起的实属罕见。

骨髓内脂肪何以会侵入血循环,当前学说较多,至今仍无定论。大多数学者认为骨折处的脂肪滴可能通过开放的静脉进入血流,并与血液中的某些有形成分,如红细胞、白细胞及血小板等黏着,致使脂肪滴体积增大而无法通过肺毛细血管床引起肺部的脂肪栓塞。直径小于 7~20μm 的脂肪球则可通过肺毛细血管进入体循环,可沉积到身体其他部位或脏器内,亦有少量通过肾小球排出体外。由于机体的应激反应,存在于体内的脂栓在局部脂酶的作用下将其分解为甘油与游离脂肪酸,并逐渐消失。

二、临床表现及诊断依据

(一)典型病例临床特点及辅助检查

1. 病史与症状

(1)病史与潜伏期 本病均有明确的骨折病史。潜伏期以 12~48h 为多,个别可达一周左右。

(2)临床症状 主要表现为体温升高,多在 38℃左右,心动过速,呼吸频率增快及呼吸困难等。视栓塞程度与部位不同其症状差别较大。

(3)出血点 多分布于肩、颈和胸部,多少不一,亦可见于眼结膜下,其出现率约为 40%~50%。

2. 神经症状及眼底检查
神经症状呈多样化,视脂栓的分布部位及数量不同可表现为神志不清、昏迷、嗜睡、偏瘫及大脑强直等症状。进行眼底检查时发现有脂肪滴或出血征时,其诊断意义较大,但阳性者较少。

3. 实验室检查

(1)血气分析 主要表现为难以纠正的动脉血氧分压降低,其可作为早期诊断指标之一。

(2)化验检查 在一般性检查时,主要发现有血红蛋白含量偏低、血小板减少及红细胞沉降率增快等。此外,可酌情进行特种化验检查,包括血浆白蛋白含量可明显下降、血清脂酶及游离脂肪酸升高等。具有确诊意义的血脂肪球检测仍处于探索中。

4. 胸片检查 伤后 48h 出现肺部阴影改变,典型者呈"暴风雪"样阴影,以肺门及下肺野为明显。临床上则以不典型之斑片状阴影多见,或仅显示肺纹理增粗。

以上为典型病例所见,但临床上以非典型者为多。个别病例亦可表现为暴发型,常于伤后 24h 发病,数天后死亡,并多由尸检证实。其诊断方面应注意尽早发现。

(二)Gurd 诊断标准

一般按以下三类(级)判定。

主要标准 皮下出血点,呼吸系统症状,无颅脑损伤的神经症状;

次要标准 动脉血氧分压低于 8.0kPa,血红蛋白少于 108g/L;

参考标准 包括心动过速、脉快,不明原因发热,血小板突然下降,少尿及尿中出现脂肪滴,血沉增快,血清脂肪反常升高,血中出现游离脂肪滴等。

凡临床出现两项以上主要标准,或一项主要标准 +4 项以上次要标准 / 参考标准,即可确诊。

三、鉴别诊断

(一)休克

脂肪栓塞时,血压一般无下降,无周围循环衰竭征象,并有血色素下降,血小板减少,红细胞比积减少,故而血液多呈稀释状态,并非像休克时的浓缩状态。

(二)颅脑损伤

诊断脂肪栓塞时需除外颅脑损伤。脂肪栓塞时的颅脑神经症状多突然发生,心率多增快,呼吸急促。颅脑损伤时昏迷多逐渐发生,心率减慢,呼吸亦多减慢。

(三)成人呼吸窘迫综合征(ARDS)

脂肪栓塞的肺部病理改变是 ARDS 的原因之

一,但脂肪栓塞引起的肺栓塞区局部发生出血及渗出。因两者有因果关系,因此在临床上往往难以区分,尤其是重型病例。

四、治疗

1. 重病监护　设专门监护病房,既可得到优良护理和治疗环境,又便于酌情调整与选择有效的治疗措施。

2. 呼吸系统支持疗法　包括面罩或鼻管供氧,气管插管或气管切开等,以求减少呼吸道的死腔,增加通气量。

3. 药物疗法　以大剂量激素疗法为主,同时予以高渗葡萄糖、白蛋白及抑肽酶等。有肺水肿时可用利尿剂。

五、预防

本病之关键是预防,应强调尽早对骨折局部的制动、休克的防治及避免对骨髓腔的突然或反复加压,包括髓内钉插入、扩髓和其他操作。

第三节　坠积性肺炎、静脉栓塞及褥疮

一、坠积性肺炎

大多在长期卧床后出现,但在高龄病例即便是骨折早期,尤其伤后不敢活动者,亦可于骨折后1~2天内发生。因此需要强调预防为主的理念。

(一)原因、临床表现与诊断

1. 致病原因　主要原因是卧床后胸部活动受限,致使肺泡得不到充分扩张,加之体位下方的毛细支气管内分泌物受重力影响难以向外引流,继而进一步引起或加剧肺小叶不张,并为呼吸系统之病原菌生长创造了条件。如患者年迈体弱或因疼痛而不敢咳嗽,或是呼吸道原有慢性炎症存在,则病情发展更为迅速。

2. 临床表现　视炎症的范围、程度及机体反应等不同,其症状差别较大。轻度者仅出现发热、咳嗽及咳痰等一般症状,严重者可出现高热及中毒症状,甚至可引起呼吸循环衰竭而危及生命。

3. 诊断　除根据主诉、体征及病理学检查外,需常规摄胸片确诊。在卧床情况下所摄的胸片多欠清晰,甚至无法确定诊断,此时应重复拍摄。

(二)预防与治疗

本病的关键是预防,凡因骨折需较长时间卧床病例,除非昏迷不醒及无法合作者外,均应强调采取以下措施。

1. 加强胸肺活动功能

(1)深呼吸活动　鼓励患者通过深呼吸将胸廓完全扩张,以达到全部肺泡处于正常的开闭状态,不仅有利于氧气的交换,且可避免分泌物的滞留。

(2)引体向上运动　通过这一活动,既可使骨折端具有"动静结合"的作用,亦可在胸腹及腰背部升降的同时,增加肺活量,加快血循环和促进氧气的交换,从而降低了肺部并发症的发生率。

2. 翻身及拍打胸背部　通过医护人员或家属每2~4h拍打患者后背部一次,一般是由下往上逐段拍打,此既有利于增加肺活量、改善机体的呼吸机能,又可减少肺不张及感染的发生。

3. 已形成坠积性肺炎者 除继续上述措施外,应按其程度及分期不同选择有效的抗感染措施,包括抗生素、支持疗法及对症处理等。

二、静脉血栓形成

(一)病因

随着人均寿命延长,当前手术病例中,高龄患者所占比例逐年上升,此类患者,包括骨折后,无论手术与否,一旦卧床,尤其是卧床时间较久及缺乏肢体功能活动者,静脉血栓形成者时有发生,此种并发症状后果严重,轻者肢体功能障碍,重者危及生命,因此应注意预防。

其主要病因是老年人血管壁退行性改变及管壁有附着物形成,加之长期卧床,血管内血流缓慢而造成下腔静脉或下肢静脉血栓形成,以致出现下肢静脉回流阻塞及肢体肿胀症状。

(二)临床表现及诊断

1. 临床表现 轻重不一,主要视侧支循环丰富与否,差异较大。凡侧支健全者,其症状较轻,表现为患肢的轻度肿胀及疼痛;当侧支不全时,其症状较重,患肢剧烈疼痛并伴明显的肿胀,足背动脉大多减弱或消失。如动脉受阻则可出现肢体坏死征象,一般多为单侧肢体发病。

2. 诊断 主要有以下依据:

(1)病史 主为卧床、肢体近端处手术病史及双下肢活动较少;

(2)临床表现 当患者下肢出现肿胀及疼痛时应首先想到本病,双侧肢体有症状时,表明血栓位置在下腔静脉处;

(3)血管造影 CTM 及 MR 血管造影可发现深静脉迂曲或血流受阻征象,行 CTM 或 MRV(静脉磁共振)检查更为清晰(图2-4-2-3-1)。

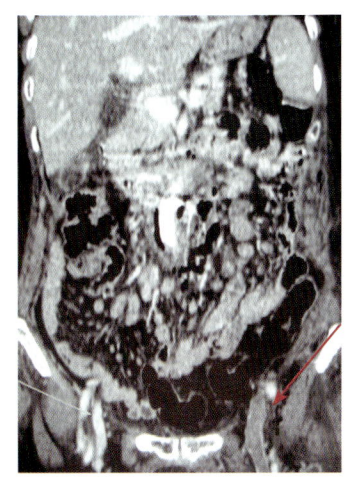
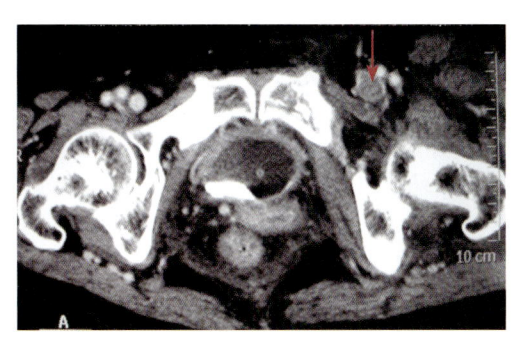

图2-4-2-3-1 静脉血栓CT所见(A、B)

(三)治疗原则

轻型患者采取卧床,肢体抬高及抗凝剂等疗法,有出血倾向者不宜使用抗凝。对栓子已明确形成者,可用滤网罩技术防止其滑移及流动。对侧支循环不佳,且已形成完全阻塞时,可考虑行手术摘除。

三、褥疮及石膏压迫疮

(一)概述

此种并发症多见于骨折治疗早期,亦可发生于中期及后期,应予注意。

压迫疮系指因石膏、夹板或其他制动器具在

骨折固定期间,由于包扎过紧或其他原因(如长期卧床等)造成对躯干或四肢骨骼突出部的机械性压迫,并引起皮肤、甚至皮下组织出现炎性反应,乃至坏死性改变。其中由于长期卧床,因肢体或自身重量造成骨突处与床褥之间压迫所致的疮,则称为褥疮。

(二)原因

由于伤肢长时间受压迫所致,多见于以下情况。

1. **石膏塑形不当** 包扎有衬垫或无衬垫石膏时,应依据躯干及四肢的外形进行塑形,并特别注意对骨突处的处理,切勿造成压迫,否则甚易引起压迫疮。

2. **小夹板包扎过紧** 制作不佳,缺乏生理曲线及衬垫的夹板,因与体形不符合,一旦包扎过紧,骨突处首先受压而易出现压迫疮。

3. **未按规定翻身** 对长期卧床者,特别是年迈、昏迷及截瘫者,由于其感觉迟钝或消失,长时间在一个体位上受压极易引起褥疮。褥疮在骶尾部、足跟及股骨粗隆部为多见。

(二)临床表现与诊断

1. **临床表现** 初期为皮肤潮红,继而液体渗出,水泡形成(图2-4-2-3-2),表皮脱落,最后出现皮肤坏死,并可波及皮下乃至骨骼。由于局部缺血,营养状态不良或失神经状态,故多伴有感染,严重者可出现骨髓炎,并可由此而继发一系列不良后果。

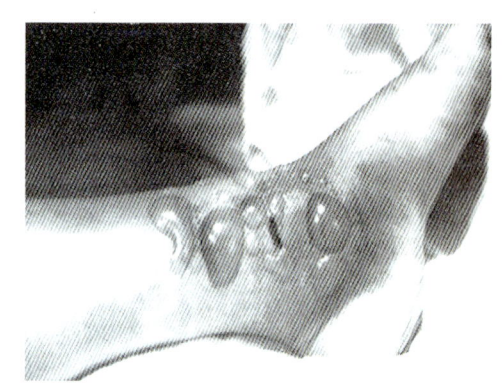

图2-4-2-3-2　石膏早期并发症之水泡形成

2. **诊断** 主要依据病史及临床表现,一般均可确诊。

(三)治疗

1. **轻度** 指仅局部红肿者。可采用定时更换体位,硫酸镁或乙醇湿敷,或采用复方安息香酊外用等方法。

2. **中度** 指已形成水泡者。可在无菌条件下抽出渗液,再涂以各种消毒剂。对已形成坏死疮面者,应先送细菌培养及作药物敏感试验,再使用局部或全身抗感染药物。

3. **重度** 指深及真皮以下感染、坏死或结痂者。此时多需采用外科手术将痂皮切除,然后再酌情采用皮瓣转移等手术消灭创面(图2-4-2-3-3)。

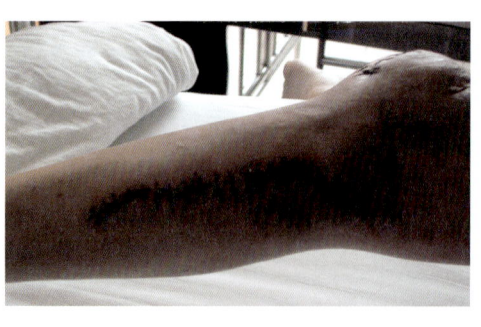
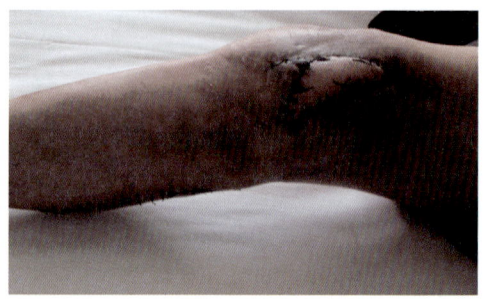

A　　　　　　　　　　　　　　B

图2-4-2-3-3　带血管游离皮瓣转移(A、B)

A.供区；B.受区

（三）预防

本并发症的关键是预防，凡长期卧床及四肢伤患病例经石膏、夹板技术治疗者，在按常规处理的同时，应详细告知家属相关的注意事项，各大医院均有（石膏、夹板）注意事项认领书，在反复交代的同时，需家属签收以示重视，并嘱患者一旦发生意外立即就诊。

四、其他并发症

如尿路结石及尿路感染等，多见于脊柱骨折脱位合并脊髓神经损伤者，由于持续留置导尿管引流所致。此类并发症以骨折后期多见，应以预防为主。

第四节　局部并发症

一、血管损伤

（一）概述

为四肢骨折时常遇到的并发症之一，多见于肱骨髁上骨折时的肱动脉损伤、股骨干骨折伤及股动脉（图2-4-2-4-1）、股骨髁上骨折时的腘动脉损伤（图2-4-2-4-2）、尺桡骨骨折时的伴行动脉伤及胫腓骨骨折的胫前或胫后血管伤等。因后果严重，因此在处理骨折之前应优先予以处理。

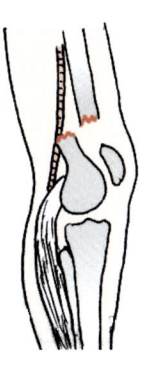

图2-4-2-4-2　股骨髁上骨折易伤及腘动脉示意图

（二）临床表现及诊断

1. 临床表现　开放性骨折伴发血管损伤时有其特殊性，易早发现而及时处理。闭合性骨折伴血管损伤时在早期易被忽视，因此务必提高警惕，并认真观察以下临床表现。

（1）全身改变　视出血量多少可表现口干、嗜饮、脉快、呼吸急促及血压下降，出血量大时甚至可出现休克等症状。

（2）局部肿胀　多较明显，尤以临近关节部位处的血管损伤，因组织较疏松，可于伤后数小时达高度肿胀，并伴有皮下瘀斑。

（3）远端缺血征　根据受损血管的部位、程度及侧支循环等情况不同而表现出各种缺血、缺

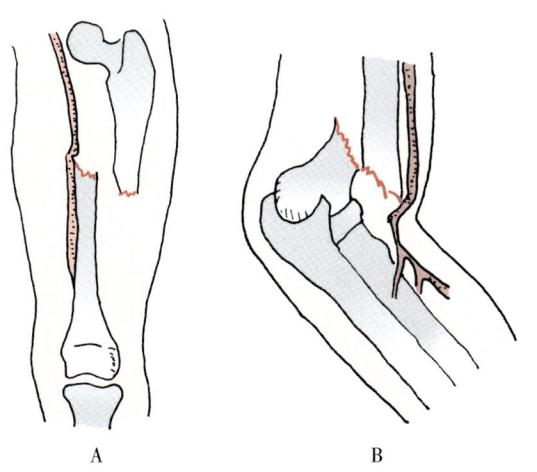

图2-4-2-4-1　血管损伤示意图（A、B）
A.股骨干骨折易伤及股动脉；
B.肱骨髁上骨折易伤及肱动脉

氧征,严重者脉搏搏动消失,甚至发生缺血性挛缩(Volkmann)征。

(4)感觉及运动障碍 因外伤后引起肌肉和神经末梢缺血所致,轻者仅感觉过敏、迟钝,渐而肢体功能障碍,严重时肢体功能完全丧失。

(5)搏动性血肿 受累血管裂口较大并呈开放状时,则可形成与脉搏同时跳动的搏动性血肿。

2. 诊断 主要依据以下3点。

(1)外伤史 应详细询问,包括伤员在现场及运输途中的处理和使用止血带的具体情况等;(2)临床表现:如前所述,包括全身状态和局部具体情况等,均应详细检查;(3)影像学检查:常规X线平片检查,以求及时判定骨折情况并酌情行血管造影(急性期较少应用)或血管数字减影技术(DSA),此对判定损伤血管的部位及特点帮助较大,亦可选用CTM及MRA(血管磁共振)检查。

(三)治疗

1. 开放性血管伤应设法立即止血 可酌情选择结扎、加压包扎及输血等有效措施。非必要时,切勿轻易使用止血带,以防意外。可采用临时压迫方式(图2-4-2-4-3~5)。

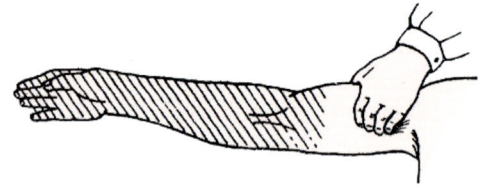

图2-4-2-4-3 压迫肱动脉止血示意图

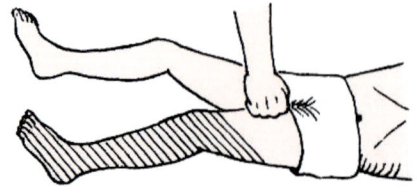

图2-4-2-4-4 压迫股动脉止血示意图

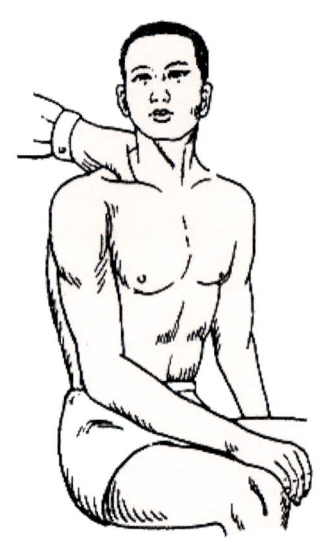

图2-4-2-4-5 压迫锁骨下动脉止血示意图

2. 骨折复位及制动 对髁上部骨折合并血管损伤者,约半数以上可通过对骨折局部的复位与制动而使受刺激的痉挛血管得到减压及解痉,从而恢复肢体的正常血供。固定方式以石膏托为简便,亦可选用肢体牵引等。

3. 封闭疗法 适用于血管痉挛所致的病例,可在血肿内注射Novocain,亦可采用颈封(用于上肢病例)、肾脂肪囊封闭(主用于下肢损伤)或肢体近端的套式封闭。

4. 血管探查 对诊断明确的血管损伤,试经上述疗法无效时,则应考虑行手术探查,并根据血管受损情况的不同,而酌情采取筋膜减压术、骨折端复位术、血管修复术或血管移植术等。

5. 血管吻合与修复 血管吻合多采用端-端吻合(图2-4-2-4-6)或端-侧吻合(图2-4-2-4-7);对口径不一致的血管可采取修整后吻合术(图2-4-2-4-8),血管缺损者,亦可以血管移植(多取静脉)修复(图2-4-2-4-9)。血管缝合多选用三定点法(图2-4-2-4-10)。

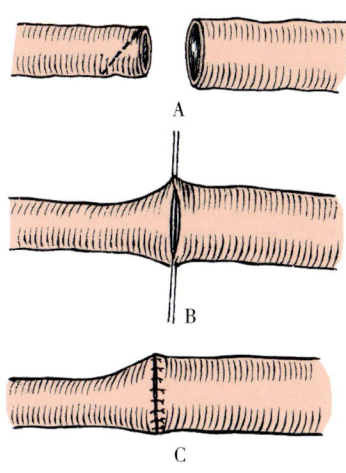

图2-4-2-4-6 端-端吻合示意图（A~C）
周围血管端-端吻合方式口径不等之吻合术式

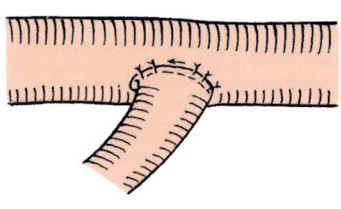

图2-4-2-4-7 端-侧吻合示意图

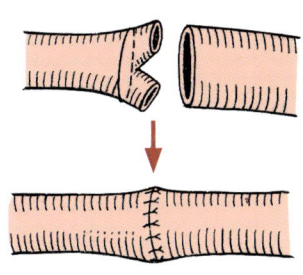

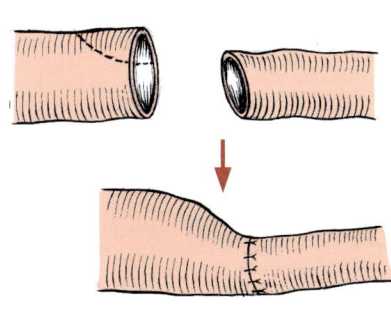

图2-4-2-4-8 口径不等吻合方式示意图（A、B）
血管口径不一致者可采取一侧口径修整术
A.修整前；B.修整、吻合后

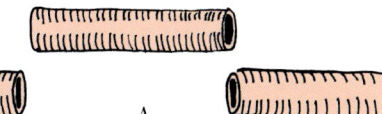

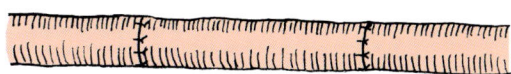

图2-4-2-4-9 血管移植示意图（A、B）

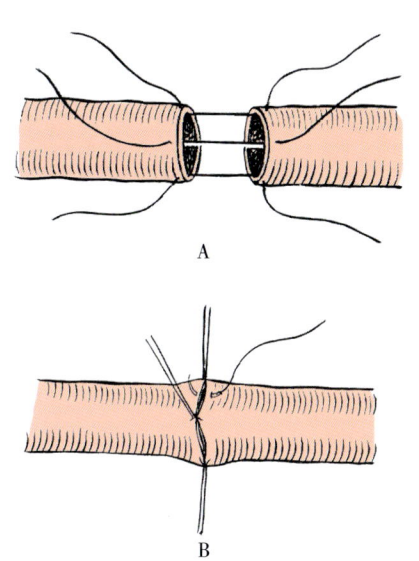

图2-4-2-4-10 血管缝合三定点示意图（A、B）

二、神经损伤

（一）概述及诊断

1. 概述　四肢骨折时伴发神经干损伤在临床上较常见。其中以肱骨干中1/3骨折时伤及桡神经为多发，其次为腓骨颈骨折时所致的腓总神经损伤，其他如肱骨头附近的腋神经，肱骨内髁处的尺神经及腕部骨折的正中神经和桡神经等亦可被骨折片及后期骨痂所波及。

2. 诊断依据

（1）外伤及骨折病史　应详细询问；

（2）临床检查　主要是受累部位感觉、运动反射异常；

（3）肌电图检查　其有助于神经功能的判定，但急性期少用。

(二)治疗要求

对其治疗主要强调对骨折的及时复位与固定,以解除局部的致压因素,并观察其恢复进展情况。真正需早期行神经探查术者仅个别病例。对神经不完全断裂者,则酌情予以吻合,其吻合技术视具体伤情及条件采取不同术式(图2-4-2-4-11)。

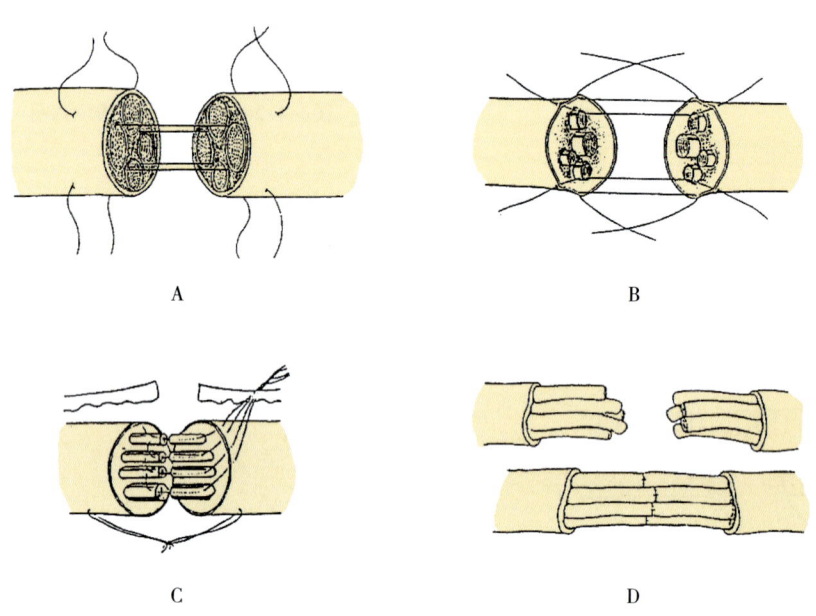

图2-4-2-4-11　神经束缝合方法示意图（A~D）
A.神经束间导向缝合；B.神经束间导向缝合与束膜联合缝合法；C.神经束内导向缝合；D.神经束膜缝合

三、缺血性挛缩(又名 Volkmann's contracture)

(一)原因

为四肢骨折中容易发生,后果又是最为严重的四肢骨折并发症之一,以上肢为多见,小腿次之,必须提高警惕,杜绝其发生。

主因为动脉血流受阻所致,当前臂肌肉缺血超过6h,即可引起这一后果严重的并发症,此属于动脉性因素。其次是静脉受压后所致的缺血征,临床上也非少见。造成此种结果的直接原因包括以下几点。

1. 机械压迫　多数因使用前臂或肘部夹板时束缚过紧,又未及时放松或调整所致。亦可因前臂或上肢石膏管型及石膏托过紧,甚至细细的一束纱线即可阻断前臂血供而引起前臂肌肉组织缺血性坏死。

2. 血管痉挛　以肱骨髁部骨折所引起的肱动脉和股骨髁部引发腘动脉痉挛为多见。前者多见于伸展型,后者则好发于屈曲型者,主要是血管壁受损或受刺激引发的血管痉挛所致。

3. 肌间隔综合征　多系软组织损伤后局部肿胀及渗出,先波及静脉系统,然后再压迫动脉,以致形成肢体缺血性改变;多见于小腿挤压综合征,可单个肌间隔出现,也可多个肌间隔同时发生。

(二)临床症状与诊断

1. 临床症状　其表现症状主要有4组或5组,其英文字母均为P,故以4P或5P表示。

（1）疼痛(Pain)　因血管损伤后,引起该血管供区的神经支及肌肉组织缺血所致。

（2）苍白(Pallor)　在动脉血供受阻前提

下,如皮下静脉丛内血液排空,则指(趾)端皮肤多呈苍白色。如果静脉损伤,血流受阻,则表现为紫绀。

(3)脉搏减弱或消失(Pulselessness) 视动脉受损程度不同,而表现出桡动脉或足背动脉的搏动减弱或完全消失。

(4)麻痹(Paralysis) 由于肌肉组织及其支配神经的缺血和缺氧而功能丧失,患肢远端则呈废用状。

(5)感觉异常(Paresthesia) 即受损肢体可出现过敏、蚁走等症状,由于该组症状多被"疼痛"所掩盖,因此,许多学者仍主张以除此而外的"4P"更为确切。

2. 诊断 主要依据病史及临床表现。

(1)外伤病史及髁部骨折 应全面了解;

(2)临床表现 按正规检查;

(3)筋膜间室内压力测定 正常筋膜室压力约 0.11kPa(0.8mmHg),超过 4kPa(30mmHg)时应考虑筋膜间室综合征(缺血性挛缩)的诊断。

(三)预防与治疗

本病的关键是预防,必须强调以下几点。

1. 常规检查 任何四肢骨折在来院时,均需检查肢体远端的血管搏动情况,包括上肢损伤时的桡动脉和下肢受损时的足背动脉,以判定有无血管受累现象,并视伤情变化再重复检查一至数次。

2. 密切观察 在对骨折治疗及观察过程中仍应定期检查肢体远端的血管搏动或末梢血供情况,尤其对好发部位如肱骨和股骨髁上骨折等,即使在石膏固定情况下,仍应密切注意。凡可能出现此种后果的患者,无论收容住院治疗或门诊,均应反复交代注意事项,签收注意事项认可单,告知一旦有异常改变应尽早随诊。

3. 手术探查 一经发现血管痉挛、受压或损伤,经非手术疗法,如骨折复位、封闭、牵引等均无效时,则应及时进行手术切开探查。术中再决定进一步处理。对多发性肌间隔综合征者需仔细检查,以防遗漏造成减压不彻底后果。

四、感染

(一)原因

骨折后早、晚期均有可能发生感染,尤以伤情严重的开放性损伤发生概率最高,可于伤后 24~48h 出现。其与以下多种因素有关。

1. 全身情况不佳 由于创伤、失血和进食不佳等,均可使机体的抵抗力减弱,尤以伤前本身体质虚弱者为甚。

2. 污染严重 陆路及水上交通事故不仅伤情较重,且污染亦较明显,患者如坠入市区阴沟污水及河流中,任何开放性损伤均被高度污染,甚至有因骨折端刺伤皮肤之小裂口,切勿忽视。

3. 转运拖延 指伤员由于途中耽搁以致错过早期清创闭合创口时机者。除非战争情况下或边远山区及地区交通不便,一般可设法避免。此多见于群发的天灾人祸中。

4. 早期处理不当 包括伤后未及时使用抗生素,清创不彻底,创口内积血,对坏死组织误判及切除不足骨折固定不确实等,不仅加剧伤员痛苦,且也构成感染的好发因素。

(二)临床表现与诊断

1. 临床表现 视感染程度不同,其临床表现差别较大,轻者仅局部分泌物增多,表皮或皮下感染,重者可出现脓毒血症而产生一系列不良后果。

2. 诊断

(1)外伤史 有外伤尤其是开放性损伤病史;

(2)临床表现 依据前述症状认真检查;

(3)局部分泌物培养 有助于诊断及抗生素的选择;

(4)全身感染者 应抽血作细菌培养检查及药敏试验,以明确细菌种类及合理选择应用抗生素。

(三)治疗

除一般抗炎疗法,例如大剂量广谱抗生素、积极的支持疗法和对症处理等外,还应从骨科专业角度强调以下诸项。

1. **清除异物及坏死组织**　一旦发现异物及失活组织,只要患者全身状态无手术及麻醉禁忌证者,均应尽早摘除或切除,以求消除感染源及细菌繁殖培养基。

2. **充分引流**　任何药物均代替不了外科的切开引流,因此一定要保证引流的通畅,并注意消灭死腔。对创面大和深在之创口可增加1~2根引流条(片)。

3. **局部灌流**　对严重感染病例可用有效之抗生素溶液通过硅胶管向创口深部滴注,同时从另一硅胶管自低位引出,以起到药物杀菌及机械冲洗的双重作用。

4. **其他处理**　视病情轻重及具体情况不同,可酌情进行肢体固定、患部抬高及加强营养等措施,以求尽早转归。

五、合并伤

严重的骨关节损伤常伴有不同部位的合并伤,此时其伤情往往较骨折更为严重,例如胸腹及盆腔的内脏伤等,此在处理上更为棘手,因此,必须加以注意,以防顾此失彼而发生意外。

视骨折的部位不同和致伤机转的差异,其合并伤的种类亦很多。其中因骨折本身所致者,如骨盆骨折所致的尿道直肠伤,脊柱骨折所引起的脊髓伤,四肢骨折所致的神经血管伤等,将分别在各有关章节中阐述。另一些是在外伤与骨折同时发生的,如颅脑伤、内脏伤等,可查阅有关文献及资料,本节不赘述。

(王晓　邵钦　刘林　赵定麟)

参 考 文 献

1. 赵定麟. 现代骨科学, 北京: 科学出版社, 2004
2. 赵定麟, 李增春, 刘大雄, 王新伟. 骨科临床诊疗手册. 上海, 北京: 世界图书出版公司, 2008
3. 赵定麟, 赵杰, 王义生. 骨与关节损伤. 北京: 科学出版社, 2007
4. Amigoni A, Corner P, Zanella F, Pettenazzo A. Successful use of inhaled nitric oxide in a child with fat embolism syndrome. J Trauma. 2010 Mar;68(3):E80-2.
5. Burns K, Cone DC, Portereiko JV. Complex extrication and crush injury. Prehosp Emerg Care. 2010 Apr 6;14(2):240-4.
6. Lienhart HG, Lindner KH, Wenzel V. Developing alternative strategies for the treatment of traumatic haemorrhagic shock. Curr Opin Crit Care. 2008 Jun;14(3):247-53.
7. Muntz JE, Michota FA. Prevention and management of venous thromboembolism in the surgical patient: options by surgery type and individual patient risk factors. Am J Surg. 2010 Jan;199(1 Suppl):S11-20.
8. Raţiu A, Motoc A, Păscuţ D. Compression and walking compared with bed rest in the treatment of proximal deep venous thrombosis during pregnancy. Rev Med Chir Soc Med Nat Iasi. 2009 Jul-Sep;113(3):795-8.
9. Selbst SM. Pediatric emergency medicine: legal briefs. Pediatr Emerg Care. 2010 Feb;26(2):165-9.
10. Sloan EP, Koenigsberg MD, Philbin NB. Diaspirin cross-linked hemoglobin infusion did not influence base deficit and lactic acid levels in two clinical trials of traumatic hemorrhagic shock patient resuscitation. J Trauma. 2010 May;68(5):1158-71.
11. Trisolini R, Cancellieri A, Giovannitti A. Fat embolism may be responsible for hypoxemia in trauma patients with no radiological pulmonary abnormalities. J Trauma. 2010 Feb;68(2):E53-4.
12. Yin Y, Zhu T. Ventricular fibrillation during anesthesia in a Wenchuan earthquake victim with crush syndrome. Anesth Analg. 2010 Mar 1;110(3):916-7.

第三章 四肢骨关节损伤晚期并发症

第一节 延迟愈合或不愈合

此为临床上最为多发的四肢骨折并发症,尤其是在内固定广泛开展的今天,如果操作不当,不仅达不到预期早日康复的目的,反而可能延长治疗时间,甚至需再次或多次手术方可。因此在倾向开放复位及内固定的今天,必须权衡其利弊关系,并需慎重、认真操作。

一、定义

凡超过骨骼本身正常愈合期限 1/2 以上时间仍未愈合并需进一步采取其他有效措施促使其愈合者,谓之延迟愈合。在前者基础上,骨折的修复过程完全停止,且于骨端出现硬化、髓腔封闭、两断端之间有空隙存在并形成类似关节样改变者,称为不愈合。所形成的关节,称为假关节(图2-4-3-1-1)。

二、原因

有多种因素影响与干扰骨骼的正常愈合过程,在临床上关系密切的主要有以下方面。

(一)血供

在骨折处,除因外伤所造成的血供中断或受阻而影响愈合外,骨骼本身的血供特点亦影响骨折的愈合过程,其中包括舟状骨、距骨、股骨颈、胫骨中下 1/3 等部位,一旦发生骨折,其愈合时间较其他部位明显为长。

(二)骨缺损

外伤当时骨折片失落或手术摘除后,致使骨折断端两侧失去连接亦影响骨折的愈合过程,此段距离即使是数毫米之差,也可造成数月不愈的后果(图2-4-3-1-2)。

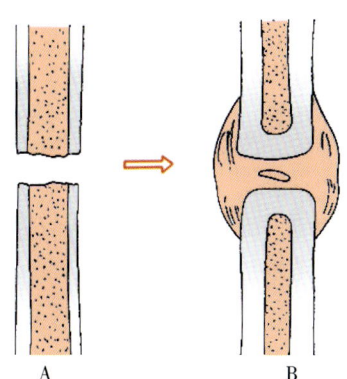

图2-4-3-1-1 骨折不愈合,假关节形成示意图(A、B)

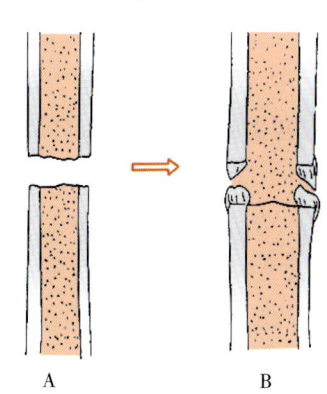

图2-4-3-1-2 骨折延迟愈合示意图(A、B)

（三）牵引过度

由于过度牵引，不仅使骨折端之间形成缺损，且同时可使局部的毛细血管拉长、变扁、变细，以致影响骨折愈合所需要的正常血供。

（四）反复手法及粗暴操作

两者不仅可对局部的软组织造成损伤加剧，且也直接破坏了已形成的肉芽组织及局部血肿的正常演变过程。

（五）固定不当

主要包括以下情况。

1. 固定范围不够　一般情况下，长管骨骨干骨折的固定范围应超过上下两个关节。否则，由于关节本身的活动，势必增加骨折局部的活动度，而影响愈合的正常进程。

2. 固定不确实　除前述原因引起骨折端的活动过多外，在选择各种内固定物或其他外固定方式时，如不能达到确实固定者，均可造成同样不良后果。

3. 固定时间不足　由于过早拆除固定物，致使骨折端过早地进行活动而破坏了原有的愈合过程，尤其是新近生成的骨痂，因其脆性较大，甚易断裂而造成延迟或不愈合。

4. 外固定物选择不当　各种外固定方式均有相应的适应证与操作要领，尤其对小夹板的固定作用应充分认识，凡是需要确实而长期固定者应慎重选择。

5. 内固定物选择不当　除两种金属材料不配套的内固定物可引起电解作用外，对长管骨如果选用无滑动作用的钛（钢）板交锁螺钉，则由于骨折断端的吸收反应，势必造成一定距离的空隙，推迟骨折愈合时间，此类病例不仅多见，且多需再次手术。

6. 手术损伤　开放复位及内固定有其有利之一面，但如果对骨折处的软组织剥离过多，尤其是对骨膜的破坏超过一定限度，则会使骨折端失去正常血供，以致愈合延迟。此外，术中对正常骨质切除较多，若未缩短肢体，同样会造成愈合不良，甚至造成骨缺损的后果。

7. 功能锻炼失当　过早、过多或方法不当的功能锻炼，一旦使骨折端产生过度的剪切力、扭转应力或侧方拉应力等，则势必影响骨折的正常愈合过程。

8. 感染　不仅感染本身可造成局部的血管栓塞及骨坏死等后果，且由于感染而增加了换药、再复位、更换固定方式等操作，继而影响了骨折的正常愈合过程。

9. 其他因素　包括全身各种影响骨生长的疾患、高龄、营养不良及骨折局部有肌肉、韧带、关节囊等软组织嵌顿等，均可影响骨折的愈合进程。

三、诊断

现将延迟愈合与不愈合诊断要点分述如下。

（一）延迟愈合

主要诊断依据如下。

1. 临床表现　即超过该骨正常愈合时间 1/2 以上，局部仍有痛感、压痛及叩击痛者。在检查过程中如发现肢体有异常活动时，则可确诊。

2. X 线平片　显示骨折端边缘不整，多呈绒毛状，间隙增宽，骨痂生长较少，且似有模糊的囊性改变，但无骨端的硬化及髓腔闭塞症。

3. 其他检查　CT 扫描及核磁共振等均有助于本病的诊断，但一般情况下不必进行。

（二）不愈合

其诊断标准如下。

1. 临床表现　骨折端有异常活动而无疼痛、压痛及传导叩痛。

2. X 线平片　多表现为以下两种类型。

（1）硬化型　骨折断端处的髓腔闭合，接触面呈硬化状，常形成球形或杵臼状关节；

（2）萎缩型　显示骨质吸收,骨折端萎缩疏松,中间可见有明显的空隙。

四、治疗

（一）愈合延迟

大多数病例可通过一般疗法获得愈合,仅少数病例需特殊处理。

1. 延长固定时间　尤其是对采用牵引或石膏外固定者,采取相应地延长制动时间和纠正固定中的不良因素等,大多可获得愈合;

2. 加压疗法　对某些长管骨,对骨折断端适当地给予压应力,不仅可缩小骨折断端的间隙,且可促进局部的骨痂形成;

3. 电刺激疗法　少数病程较长难以愈合者,可采用直流电刺激疗法促进其愈合;

4. 高压氧疗法　不仅可增加血中氧含量而促进骨折的愈合,且具有加速软骨样组织形成骨组织的作用;

5. 内分泌疗法　包括促甲状腺激素、生长激素、雄性激素等对骨折愈合均有一定作用,因其具有相应的副作用,不宜任意选用;

6. 其他方法　一般不需手术,除非内固定物应用不当或因其他原因需手术疗法时方可进行。

（二）不愈合

凡已形成假关节的不愈合者,一般多需手术治疗,当然也可试以电刺激疗法,但收效不大。常用的术式如下。

1. 滑槽植骨（sliding bone graft）　见图2-4-3-1-3,此种传统术式较为简便、有效,关键是切骨设计要求合理;

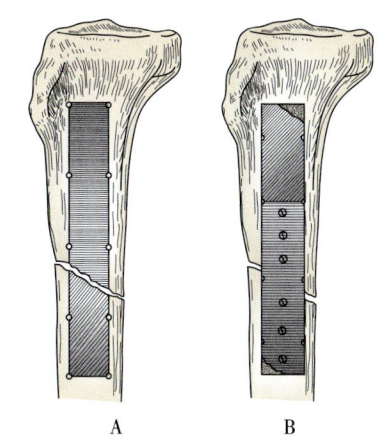

图2-4-3-1-3　骨板滑槽植骨示意图（A、B）
A.切骨范围；B.换位植入

2. 髓腔内植骨术（medullary bone graft）　见图2-4-3-1-4,此术式要求假关节两端硬化骨先行切除,有鲜血渗出方可;

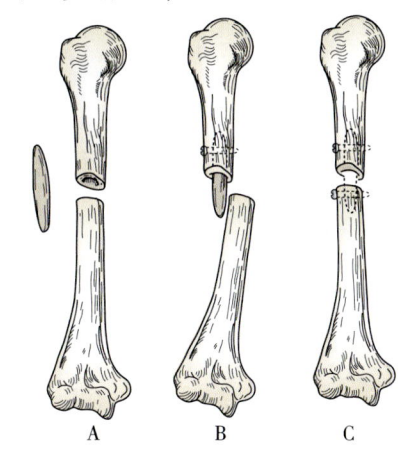

图2-4-3-1-4　肱骨髓腔内植骨示意图（A~C）
A.切除假关节两端硬化骨,备植骨条；B.从一端套入另一端；C.嵌紧后辅加螺钉、钛板等内固定

3. 其他　尚有多种术式,包括带蒂骨块（条）、吻合血管的植骨术、加压钛板、髓内钉十植骨（图2-4-3-1-5）、髂骨凸形骨块植骨术（图2-4-3-1-6,7）、骨折端周围植骨及其他各种手术设计,可酌情选用。

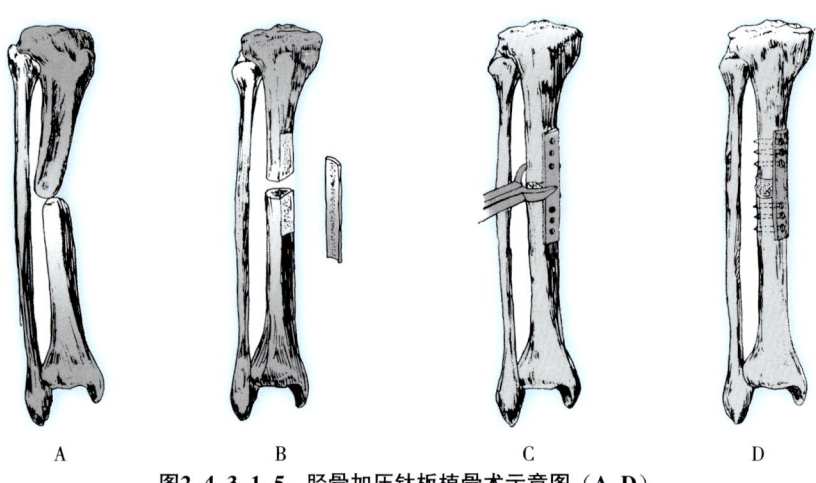

图2-4-3-1-5　胫骨加压钛板植骨术示意图（A~D）

A.术前状态；B.截骨假关节，备钛板螺钉；C.钛板螺钉固定；D.骨缺损处植骨

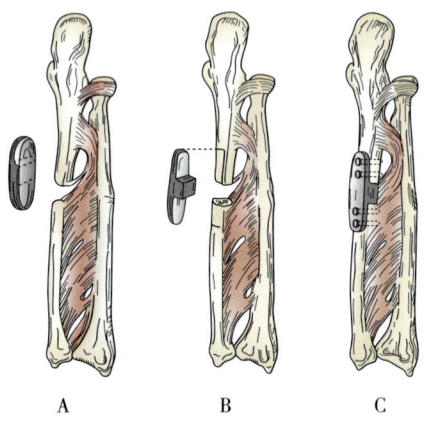

图2-4-3-1-6　尺桡骨凸形髂骨块植入术示意图（A~C）

A.备制凸形植骨条（多取自髂骨或同种异体骨）；B.切除断端硬化骨，穿通髓腔；C.植入凸形植骨条，用螺钉或钛缆等固定

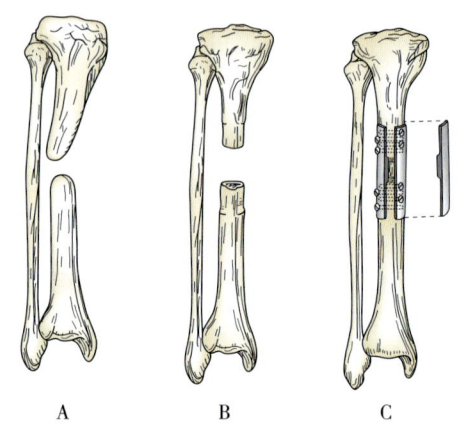

图2-4-3-1-7　胫腓骨凸形髂骨块植骨术示意图（A~C）

A.术前状态；B.切除断端硬化骨；C.嵌入凸形植骨条+内固定

第二节　畸形愈合

一、定义

凡骨折后由于各种原因致使骨骼在非功能位愈合并伴有症状者，谓之畸形愈合（图 2-4-3-2-1）。

二、原因

造成畸形愈合的原因十分复杂，未治疗或治疗失误必然会引起畸形愈合。但在某些情况下，

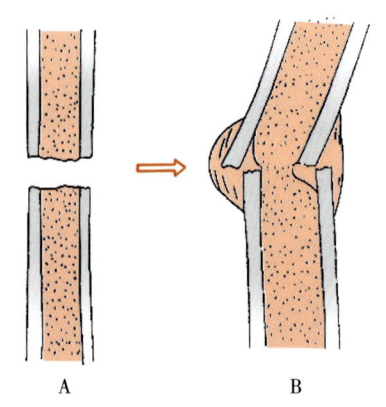

图2-4-3-2-1　骨折畸形愈合示意图（A、B）

即使是十分仔细的处理,也仍有可能出现这一后果。因此,处理每例骨折,尤其对容易引起畸形的骨折部位、类型,或在特殊情况下,例如对多发伤、严重并发症及感染等的病例,必须小心谨慎。临床上常见的原因主要有以下方面。

(一) 骨折后未行治疗

多年前,笔者统计约有 20% 的畸形愈合者系由于此种原因所致。但近年来随着我国卫生事业的发展,此种原因已降至 10% 以下。患者大多系来自农村、山区及偏远地带,多因伤后误诊为软组织损伤仅采取一般药物外敷等治疗。尤以小儿肘部骨折等为多见,以致来诊时已经形成肘部畸形。

(二) 骨折复位后固定不当

约有 35%~40% 的畸形愈合病例系因此所引起,其中包括以下情况。

1. 固定不确实 不同部位及不同类型的骨折,对固定物的选择均有相应要求。如果所用固定物本身就不能确实地维持骨折对位,必然出现移位而在非所要求的位置上愈合。

2. 固定范围不够 固定的范围如不合乎要求,当然起不到应有的制动作用,尤以四肢长管骨,可随着邻近关节的活动而逐渐变位,以致易出现畸形愈合或不愈合。

3. 固定时间不够 未达到骨折愈合时间就拆除固定,既可引起愈合延迟,也易因骨折端过早地失去固定而逐渐变位,以致最后在非功能状态下愈合。

4. 内固定物强度不够 指四肢大长管骨,因其周围有强大的肌群附着,如果所选用的内固定物本身不合要求,或是金属发生疲劳断裂,无法对抗邻近肌肉的拉力,则必然难以维持其原有对位。此时如再附加确实的外固定,并手法矫正,尚可获得功能对位,否则则易形成畸形愈合。

5. 固定时未注意肢体力线 每根四肢长管骨均非一条直线,尤其是小腿胫骨、大腿股骨等,都有相应的力线角度,如仅从外表将胫骨、股骨等按一条直线固定(图 2-4-3-2-2),势必造成膝内翻或膝外翻等畸形。

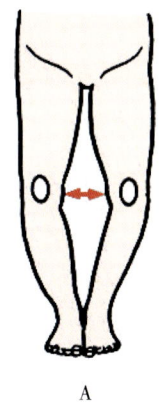 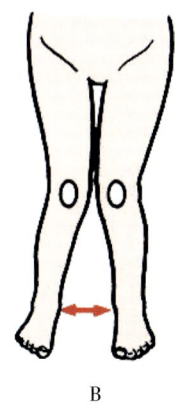 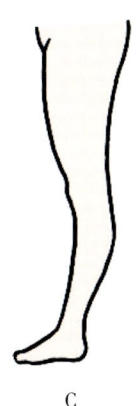 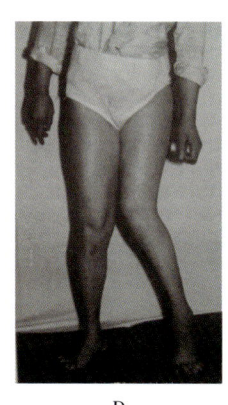

A   B   C   D

图 2-4-3-2-2　膝关节畸形 (A~D)
A~C. 示意图:A. 膝内翻;B. 膝外翻;C. 反张膝;D. 临床病例:左膝外翻畸形

(三) 随访观察不够

任何骨折在治疗时均应密切观察,直至骨折愈合及功能基本恢复为止,否则易出现各种并发症。四肢骨折制动后并非万事大吉,由于局部肿胀的消退、肌肉组织的废用萎缩及骨折端血肿的吸收等,将使治疗初期认为非常服贴的外固定迅速变得松脱,并失去固定作用。再加上骨折端的重力作用,易使骨折端恢复原位或是向下成角畸形。此种原因造成骨畸形愈合者,约占 30%~35%。

(四)损伤严重

严重的创伤,尤其是同时伴有骨缺损的开放性骨折,由于治疗复杂,易顾此失彼,可能产生非功能位的愈合,但所占比例甚小。

(五)治疗失当

包括各种因素未能使患者得到最佳的治疗方案,尤其是对闭合性复位失败而又未及时行手术复位者,在全部畸形愈合病例中约占 15% 左右。

三、骨折畸形愈合的后果

主要可造成以下影响。

(一)精神压力

由于畸形,尤其是位于浅表处的异常外观,不仅会影响社会活动,甚至会影响到其家庭生活,因此易给患者在心理上造成平衡失调。

(二)关节劳损及损伤性关节炎

无论是成角、旋转及短缩等畸形,均首先引起邻近关节的劳损。这主要是由于该关节周围的韧带及肌肉平衡失调及压应力分布不均所致,并随着时间的延长波及关节面。受压大的关节面最早出现变性,渐而波及全关节,并形成破坏与增生同时发生的创伤性骨关节炎。

(三)代偿性劳损

由于畸形而使张力较大一侧的肌肉、韧带及关节囊等承受的拉应力增大,渐而形成劳损。劳损程度与畸形的严重性成正比。

(四)继发性神经炎

与骨折畸形相邻或伴行的神经干,由于局部的刺激、拉应力增大及疤痕粘连等逐渐形成炎性改变,并产生一系列神经干的症状。例如,肘部畸形所引起的尺神经炎,肱骨干中 1/3 畸形所出现的桡神经炎及腓骨颈部畸形或膝关节畸形所造成的腓总神经功能障碍等。

(五)自发性肌腱断裂

较少见,临床上以桡骨远端骨折畸形愈合所致的拇长伸肌腱断裂为多发。

四、畸形愈合分类处理的基本概念

骨折畸形愈合并非仅指解剖形态改变,更为重要的是有功能丧失,以致出现一系列不良后果。由于机体的代偿能力对新生组织的再塑形作用,以及儿童的发育自身矫形能力等,可使一般轻度的畸形并不产生症状。只有那些超过代偿、塑形及发育能力的患者,方成为临床上需要进行处理的病例。

由于全身骨骼数量较多,处于不同解剖部位的骨骼功能又各异,加之其所引起的畸形很难发现完全相同者,因此在对畸形的分类,治疗方法的选择,尤其是对每个骨折畸形愈合者的具体判定很难以做到一目了然,大多需经过反复思考与推敲后方能作出决定。在此情况下首先需要明确此种畸形是否属于非功能性,畸形的程度是否要纠正,如何纠正等。现仅选择具有代表性的畸形,对其在治疗上的基本原则,尤其手术选择方面加以阐述。

畸形愈合的关键是预防,尤其是手术病例,内固定一旦完成,该骨即被定型,因此在进行固定之前操作进行中,务必反复观测肢体的长度,有无内、外旋转及肢体的正常力线,否则手术完成后再去纠正则为时晚矣!

五、四肢长管骨畸形愈合

较为多见。

(一)成角畸形

成角超过15°者,尤其是下肢,即属非功能性畸形愈合,其对邻近关节的咬合,周围软组织的平衡及肢体长度均带来影响,易引起创伤性骨关节炎。上肢病例可先进行观察,根据功能障碍的程度再决定是否需要手术,下肢者则应及早矫正,一般多需施截骨术。

(二)旋转畸形

主要造成关节咬合的变异而引起关节过早地退变。一般情况下,如果内旋或外旋超过15°,即可明确诊断,并酌情进行手术,如杵臼截骨术等。

(三)短缩畸形

上肢短缩4cm以内功能可无影响,但下肢超过2cm时,则由于超过了髋关节的代偿限度而可引起跛行、肢体无力、腰痛、腰部侧弯及骨盆倾斜等。症状较轻者,可穿矫形鞋使足底垫高等。严重之病例,多需行髋部外展截骨术。

六、关节内及籽骨骨折

(一)关节内骨折

凡波及关节的骨折,并引起关节面骨质塌陷、嵌阻与变位以及活动受限者,均应及早处理。除轻症病例可通过关节镜施术外,一般多需切开行关节修整或重建术。一般情况下,对关节内骨折处理应持积极态度,因关节面在不正常咬合状态下负重与活动,势必迅速出现退变及创伤性骨关节炎。

(二)籽骨骨折

以髌骨为代表,当其畸形愈合时,视其对关节面的影响而定。髌骨下极畸形者可行部分髌骨切除术;波及髌股关节面者,则需行全髌骨切除术。

七、儿童骨骺损伤

骨骺损伤所造成的畸形愈合在处理上应持慎重态度,以防对骨骼发育造成不良影响。其注意点如下。

(一)强调早期骨骺复位

已失去复位时机而又需矫正术者,则应在避开骨骺的部位施术,以减少对骨骺的影响。

(二)婴幼儿骨骺损伤

成年时已形成关节畸形者,如其功能良好,无特殊主诉时,则勿需作特殊处理。

(三)对发育中儿童的畸形处理应考虑到年龄及发育因素

例如常见的肘内翻畸形等,原则上应等到成年或即将成年时施术。过早施术则易移位而失败。

八、数种畸形并存

在处理上较为棘手,必须全面考虑。施术的部位并不一定非在畸形处,可酌情选择邻近或远隔部位。凡是通过自身发育可以矫正的畸形,或是可以通过骨组织自身塑形改建的轻度畸形,无需施术矫正。

第三节 关节僵硬及骨化性肌炎

一、关节僵硬相关术语及定义

（一）概述

此种并发症相当多见。其中半数以上是可以通过提高医生的敬业精神和知识水平而避免发生的。因此，每位骨科医师都有责任按照骨折的治疗原则预防其发生，个别确实无法或难以避免者，亦应尽可能多地保留其生理功能，以求减少以后治疗上的难度。

（二）定义

1. 关节僵硬（stiffness of joint） 由于关节本身组织的反应性渗出、水肿、变性，渐而纤维性粘连、囊壁增厚、弹性减低以致关节活动功能大部丧失者。

2. 关节挛缩（contracture of joint） 指因关节外软组织瘢痕形成与收缩，并使关节活动明显受限者。

3. 关节强直（ankylosis） 指关节两侧的骨面产生骨性融合、并完全丧失其活动功能者。

二、关节僵硬原因

由多种原因所致，主要有以下因素。

（一）关节制动时间过长

因病情需要将关节长时间置于固定状态者，到期后固定未及时拆除外固定者，以及因各种并发症而延长制动时间者等；凡超过正常固定时间 1/2 以上者即可引起关节僵硬，时间愈长，其受限范围愈严重。

（二）固定期间缺乏功能锻炼

尤以下肢骨折，在长期卧床牵引或髋人字石膏固定期间，如不尽早训练并严格辅以功能锻炼，则被固定的关节及其相邻关节均易引起僵硬性改变。

（三）波及关节的骨折

凡骨折线波及关节者均可出现以下情况，并构成关节僵硬的直接因素：

1. 关节内积血 其虽可穿刺抽出，但残留的积血机化后则易在关节腔内形成广泛的纤维性粘连，以致关节运动受限。

2. 关节内骨痂 关节骨折时骨痂多高出关节平面，因而当其活动时易出现疼痛而不敢进行活动，尤其是在早期阶段，从而加速了关节僵硬的发生与发展。

3. 关节周围组织的粘连、纤维化及瘢痕化 创伤时，关节周围的软组织大多同时受累，尤其是关节囊、韧带、肌腱及肌肉等组织，可出现粘连、纤维化及疤痕形成，从而对关节的活动范围构成制约。其影响范围视损伤程度、受累组织对关节活动所起的作用及病变的转归而定。

4. 手术操作不当 主指施术时波及关节面，尤其是内固定物过长伤及软骨后果更为严重，因此对关节附近进行内固定操作时要求务必仔细、认真，并要求在 C-臂 X 光机下施术为宜，或立即拍片。

（四）感染

伴有感染的骨折最易引起关节僵硬，尤其是当炎症波及关节囊时。严重的关节内感染直接可造成强直后果,经积极治疗后虽可免除关节强直,但大多伴有关节僵硬。因此,从损伤早期就应采取有效措施,防止或减轻感染的发生。

三、关节僵硬的临床表现

临床上主要表现为关节活动度的明显受限,严重时甚至仅有数度的活动范围。稳定期时一般无疼痛,除活动不便外多无其他主诉。关节局部的外观视原发伤患而异,一般病例原有解剖标志大多欠清晰,肌肉萎缩较明显,关节的被动活动度与主动活动度基本相一致,均较健侧为差。

四、关节僵硬的治疗

轻者以非手术疗法为主,严重者则多需手术松解。

(一)非手术疗法

适用于轻症,有手术禁忌证不能施术,关节局部状态暂不允许手术及作为手术前、后的辅助性治疗者。

(二)手术疗法

主要为关节粘连松解术。对伴有畸形愈合者,一般应先矫正畸形,然后再行关节松解术。有关手术适应证及操作程序请参阅本书相关章节。

五、创伤性骨化肌炎概况及病因

(一)概况

骨化性肌炎可见于身体各个部位,在截瘫病例,以双髋部或膝部多见。一般情况下,多见于肘部损伤后。本病有别于进行性骨化肌炎,后者属于一种独立性疾患。

(二)发生原因

本病的确切原因尚不明了。以下原因已被大多数学者认可。

1. 骨膜剥离或撕裂　损伤波及骨膜,以致骨化组织长入肌肉组织中,渐而在该处骨质增殖而出现骨化症。

2. 血肿演变　指血肿在机化过程中先由纤维组织演变成软骨组织,再从软骨组织发展至骨组织,并延伸至肌肉组织内。

3. 骨膜迷生　即外伤后在修复过程中,骨膜细胞分化时迷向肌肉组织内生长,渐而发育成为骨质。

4. 其他原因　有各种解释,包括前列腺素作用,肌组织本身的创伤反应,肌代谢过程异常等,均有待进一步证实。

六、骨化性肌炎临床表现与诊断

(一)临床表现

多表现为关节周围的骨块形成。上肢以肘部多见,下肢则好发于髋部、大腿或膝部等,其临床特点视骨块出现早、晚而有所区别。

早期　显示关节局部肿胀、疼痛及温度升高,关节活动受限。3周后在X线平片上显示有淡淡的云雾状阴影,多呈片状,界限不清。

后期　则关节局部症状消失,然而活动范围仍明显受限,且可触及骨性块状物。X线片显示界限清楚、边缘整齐、密度较高的骨块(图2-4-3-3-1)。

(二)诊断依据

1. 外伤史　一般均较明确;

2. 治疗史　伤后多次复位操作,关节脱位复位后肢体未行制动,或脱位后治疗时间晚于24小时等均易发生;

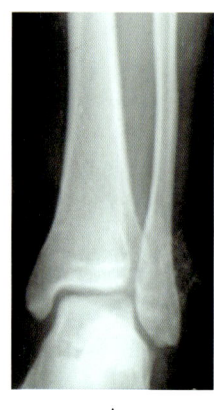 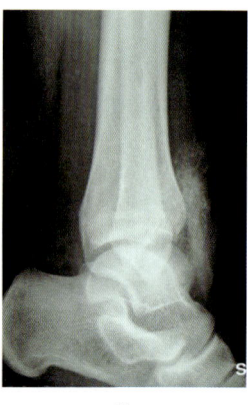

图2-4-3-3-1 临床举例（A、B）
男，27岁，5年内有多次扭伤史，背伸受限
A. 正位X线片；B. 侧位X线片（自刘忠汉）

3. 临床特点　如前所述；

4. X线平片　3周后一般均可获得阳性征象，个别病例必要时可行MR检查。

七、骨化性肌炎的治疗

1. 早期　局部制动，减少手法操作及被动运动，让关节局部充分休息。个别病例可行放射疗法。

2. 后期　视关节受阻情况及功能的需要酌情选择相应的手术方法，包括关节松解术、骨块切除术等。

（臧鸿生　王晓　赵定麟）

参 考 文 献

1. 赵定麟. 现代骨科学，北京：科学出版社，2004
2. 赵定麟，李增春，刘大雄，王新伟. 骨科临床诊疗手册. 上海，北京：世界图书出版公司，2008
3. 赵定麟，赵杰，王义生. 骨与关节损伤. 北京：科学出版社，2007
4. Bernard de Dompsure R, Peter R. Uninfected nonunion of the humeral diaphyses: review of 21 patients treated with shingling, compression plate, and autologous bone graft. Orthop Traumatol Surg Res. 2010 Apr;96（2）:139-46.
5. Forsberg JA, Potter BK. Heterotopic ossification in wartime wounds. J Surg Orthop Adv. 2010 Spring;19（1）:54-61.
6. Guang-Gong Yu, Jiong Mei, Hui Zhu,etal.Calcaneal ostectomy and subtalar joint salvage to treat malunion after calcaneal fracture. SICOT Shanghai Congress 2007
7. Hughes MS, Anglen JO. The Use of Implantable Bone Stimulators in Nonunion Treatment. Orthopedics. 2010 Mar 10:151-157.
8. Lammens J, Vanlauwe J. Ilizarov treatment for aseptic delayed union or non-union after reamed intramedullary nailing of the femur. Acta Orthop Belg. 2010 Feb;76（1）:63-8.
9. Ming-Jie Tang, Xin Zhou, Chang-Qing Zhang.Arthrolysis? check please?）posttraumatic stiffness of the elbow by using hinged external fixation. SICOT Shanghai Congress 2007
10. Prasarn ML, Achor T, Paul O, Lorich DG, Helfet DL. Management of nonunions of the proximal humeral diaphysis. Injury. 2010 May 7.
11. Qi-Hong Li, Xue-Hui Wu, Jian-Zhong Xu,etal.External skeletal fixation technology without bone grafting for treatment of complex bone nonunion and defect: the mechanism for promoting bone healing by stress and evaluation of clinical effect.
12. Radnay CS, Clare MP, Sanders RW. Subtalar fusion after displaced intra-articular calcaneal fractures: does initial operative treatment matter? Surgical technique. J Bone Joint Surg Am. 2010 Mar;92 Suppl 1 Pt 1:32-43.
13. Romano CL, Romano D, Logoluso N. Low-intensity pulsed ultrasound for the treatment of bone delayed union or nonunion: a review. Ultrasound Med Biol. 2009 Apr;35（4）:529-36.
14. Xiang-Sheng Zhang, Cai-Jiang Sun, Zhi-Hong Li.Reconstruction with callus distraction for nonunion with bone defect caused by traumatic infection. SICOT Shanghai Congress 2007

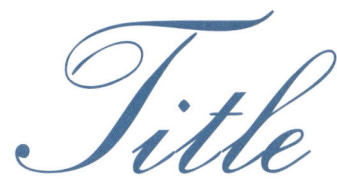

第五篇

四肢骨关节置换术

第一章 四肢人工关节置换术概论 /954
 第一节 人工关节置换术基本概念 /954
 第二节 处于不断发展中的人工关节置换技术及股骨头钽棒技术 /964
 第三节 人工关节置换术的并发症 /969

第二章 人工肩关节置换 /978
 第一节 人工肩关节置换术的基本概念 /978
 第二节 人工肱骨头置换术实施 /979
 第三节 人工全肩关节置换术 /981

第三章 人工肘关节及人工桡骨头置换术 /984
 第一节 人工肘关节置换术的基本概念 /984
 第二节 人工肘关节置换术实施 /987
 第三节 人工桡骨头置换术 /988

第四章 全腕及手部人工关节置换 /991
 第一节 全腕人工关节置换术 /991
 第二节 手部人工关节置换术 /992

第五章 全髋关节置换术 /995
 第一节 病例选择及术前准备 /995
 第二节 全髋关节置换手术的准备与入路 /997
 第三节 全髋关节置换术的基本步骤与骨水泥技术 /999

第六章 膝关节置换手术 /1004
 第一节 初次全膝关节置换术 /1004
 第二节 单髁置换术 /1008
 第三节 类风湿性关节炎患者的全膝关节置换术 /1009
 第四节 导航技术在人工膝关节外科中的应用 /1010
 第五节 膝关节置换的微创技术 /1012

第七章 全踝关节置换 /1020
 第一节 全踝关节置换之基本概念 /1020
 第二节 踝关节假体设计 /1022
 第三节 全踝关节置换术的实施 /1026

第一章 四肢人工关节置换术概论

第一节 人工关节置换术基本概念

一、概述

人工关节置换是指应用人工制造的关节假体对因外伤、关节退变、炎症、肿瘤等疾病造成疼痛、破坏及功能障碍的病变关节进行置换，是重建一种基本无痛、功能接近正常关节的治疗方法。

人工关节置换术始于19世纪中末期，1891年Theophilus Gluck报道了使用象牙等材料自制髋、指间关节假体，还使用了以鉶、浮石和石膏制成的"骨水泥"作为黏合剂来固定假体，这是最早有关人工关节置换术的文献记录。

在人工关节的发展中，John Charnley作出了重大贡献，他提出了全关节假体设计的低摩擦原理，发展了现代骨水泥技术，使人工关节置换术的临床效果明显提高，从而促进了人工关节置换术的推广与应用。

自20世纪70年代以来，随着现代工业制造技术、人工关节元件的设计、材料学的多样化、生物力学的发展，尤其是外科手术技术的进步等，使手术成功率和人工关节使用寿命大为提高。当前人工关节置换，特别是髋关节和膝关节置换术，被公认为是疗效非常肯定的治疗方法，10年成功率已超过90%。现在欧美等发达国家每年仅人工髋关节置换术和人工膝关节置换的数量就超过50万人次。

二、全髋关节置换术的优势

长期的临床实践已证明，全髋关节置换术（THA）对于老年患者有非常良好的效果，假体10年生存率已超过了90%。然而对于较年轻患者，特别是年龄小于55岁、活动及运动能力较强的男性患者，全髋置换术长期效果存在较明显的不足。新一代金属－金属髋关节表面置换技术具有磨损颗粒少、创伤小、术后活动度好、能保留较多股骨侧骨量等独特优势，用来治疗某些年轻、运动量大和生活活跃患者的髋关节疾病取得了优异的早中期临床结果，但长期结果尚在观察。因此，目前大多数学者将应用最低年龄控制65周岁以上病例，以免因时值过长而引发失效。

三、设计与技术上的不断进步与突破

（一）微创手术（less invasive）技术

小切口关节置换手术因为肌肉损伤少、疤痕小、疼痛小、出血少、住院时间短、恢复快、效果满意等优点，被越来越多被采用。

（二）小切口的问世

在临床应用上，由于小切口手术的可视性受

到限制,而计算机辅助骨科手术(computer assisted orthopedic surgery, CAOS)可帮助医生将人工关节力线安放的更准确,增加操作的精确性。但是CAOS技术操作复杂,学习曲线较长,系统设备昂贵,软件成本高,也制约了这一技术的普及。

(三)其他关节置换术

人工关节以人工髋关节为先导,推动了膝、肩、踝、腕等关节假体的设计、改进和应用。这些关节的研制和应用,没有髋关节假体那么长的历史,又因借鉴了髋关节假体的材料、设计原理等,取得了飞速发展。

四、人工全膝关节置换术的发展

(一)概况

人工膝关置换术起始于20世纪40年代,但直到1973年Insall等设计的全膝假体进入临床应用才标志着全膝关节置换进入一个新时代。全膝关节假体分限制型假体和非限制型假体。

(二)非限制型

非限制型膝关节假体是临床上最常用的假体,绝大多数是全髁假体,在设计原理、材料等方面基本相同,只在是否保留后交叉韧带、假体固定方式等问题上有所不同。对于膝关节一侧关节间室的关节炎单髁置换也是一种选择,虽然对此有不同意见,随着相关基础与临床研究的深入,微创技术的提高与普及,这一技术也会找到更好的定位。

(三)限制型

限制型假体中的绞链式限制型膝关节假体由于没有滑动和滚动运动,不符合膝关节的生物力学原理,所以远期松动率很高,但膝关节稳定装置对严重破坏患者膝关节一定功能的近期恢复仍是一种较好的选择。内外翻限制型假体是在后稳定型假体的基础上发展起来的,它加长了胫骨聚乙烯假体的中央柱,限制了假体的部分内外翻活动,维持了膝关节的稳定,对于严重的膝外翻畸形及胫侧副韧带严重松弛的初次置换病例和人工膝关节翻修病例仍是一个较好的选择。

五、临床举例

(一)髋关节

[例1]见图2-5-1-1-1。男性,33岁,因双侧髋部疼痛4年,加重伴髋关节活动受限1年入院,患者有长期使用皮质激素病史,拟诊双侧股骨头缺血坏死(Ⅲ~Ⅳ期)行双侧人工全髋关节置换术(金对金生物型假体)。

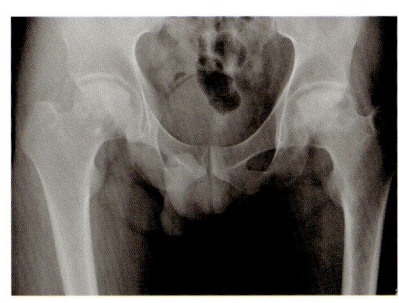

A

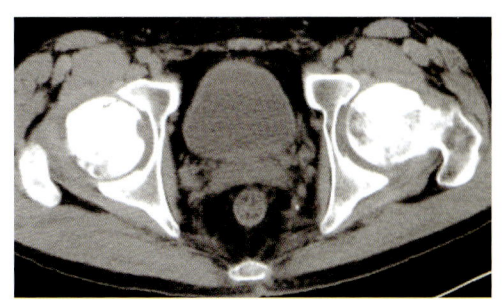

B

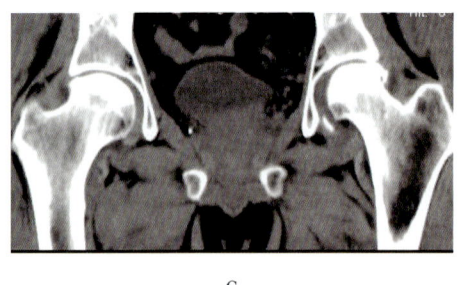

C

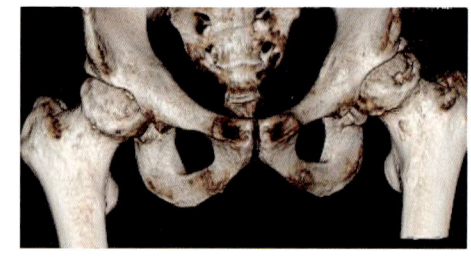

D

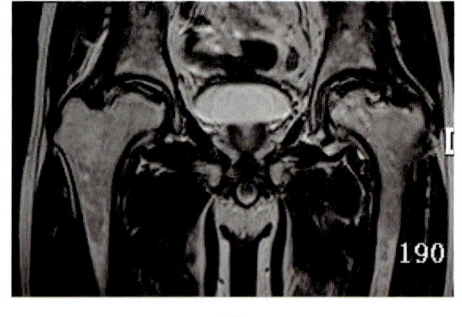

E

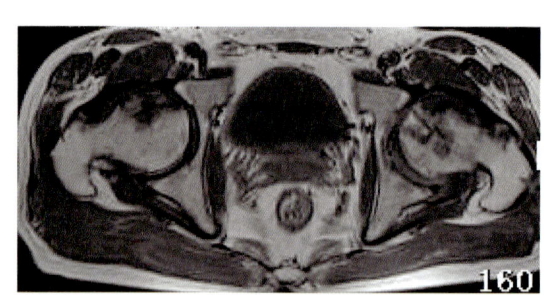

F

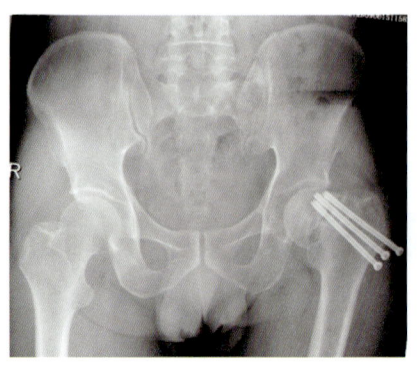

G

图2-5-1-1-1 例1（A~G）
A. X线正位片示双侧股骨头坏死，股骨头变形，塌陷；B. CT横断面扫描，显示双侧股骨头坏死；C. CT额状面观所见同前；D. CT三维成像观，见股骨头变形，有缺血、坏死表现；E. MR额状面观：双侧股骨头顶部有明显的缺血坏死表现；F. MR横断面片见：左侧坏死区域较大，位于前、中部。右侧区域相对为少，位于前部；G. 术后正位片见双侧人工关节假体位置良好，功能正常

[例2]见图2-5-1-1-2。男性，48岁，两年前因左股骨颈骨折（经颈型），行复位后空心拉力螺钉内固定术，术后一直呈骨不愈合表现。入院诊断为左股骨颈骨折空心螺钉固定术后股骨头缺血坏死，行左髋螺钉取出，人工全髋关节置换术（金对金生物型全髋）（A~F）。

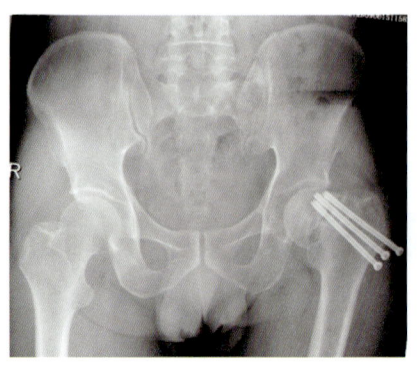

A

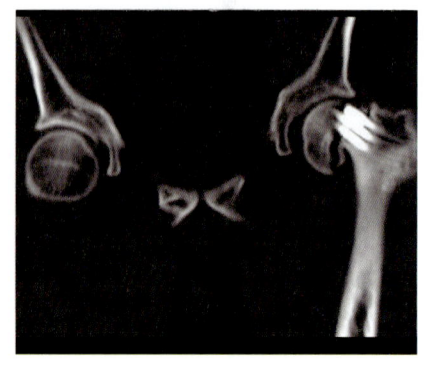

B

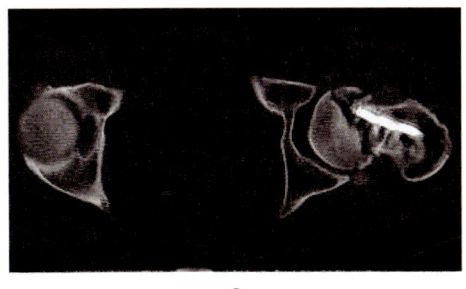
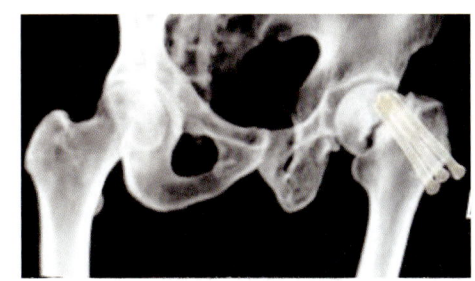

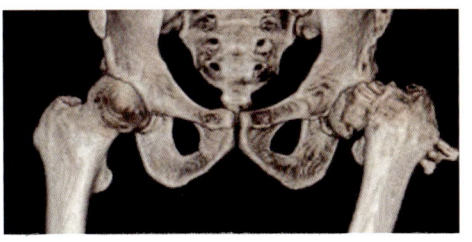
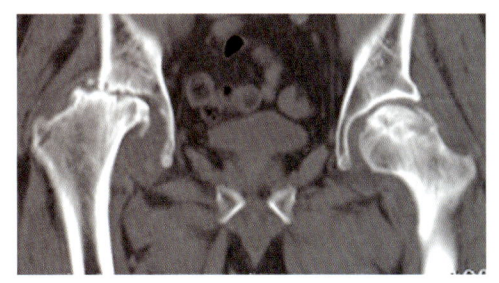

图2-5-1-1-2 例2（A~F）

A. X线正位片可见左侧髋部固定股骨颈骨折处的3枚螺钉已松动并向外退出，股骨头坏死、塌陷及髋内翻；B. CT额状面观：股骨头下沉，吸收，骨折线两端有硬化骨，骨折线增宽呈骨不愈合征象；C. CT横断面观有股骨头缺血坏死表现，骨不愈合表现明显；D. CT二维成像示螺钉向外退出；E. CT三维成像亦见固定螺钉大部已退出；F. 术后X线正位片，见假体安放角度好，型号匹配合适，与骨床紧密接合

[例3] 见图2-5-1-1-3。男性，55岁，双侧髋部疼痛10年，加重伴髋关节功能障碍10个月入院。患者有长期（三十多年）、大量的（每天300ml左右）饮酒史。初步拟诊双侧股骨头缺血坏死（Ⅲ~Ⅳ期），行双侧人工全髋关节置换术（A~C）。

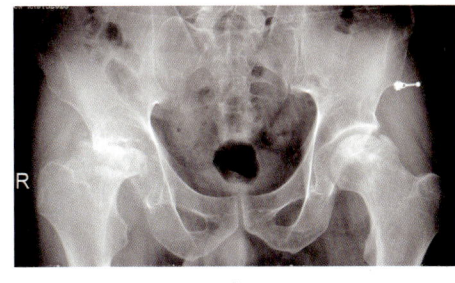
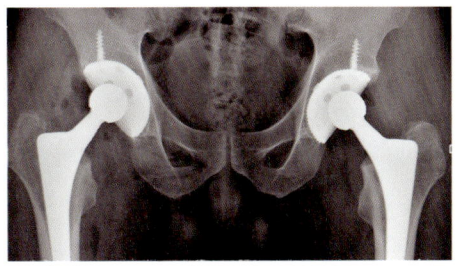

图2-5-1-1-3 例3（A~C）

A. X线正位片示双侧股骨头缺血坏死，左侧坏死区在其右上方负重部位，右侧股骨头破坏、变形严重，呈半脱位状；B. CT额状扫描见双侧股骨头缺血坏死；C. 术后X线正位片示假体匹配合适（髋臼、股骨柄与骨床接合紧密，安装角度好）

［例 4］见图 2-5-1-1-4。男性，38 岁，双侧髋关节疼痛、功能障碍 10 年，加重 1 年入院。诊断为双侧髋关节类风湿性关节炎，双侧髋关节发育不良伴股骨头缺血坏死。由于其髋臼病损较轻，只用加深打磨髋臼并作少量植骨即达到重建髋臼目的（A~L）。

A

B

C

D

E

F

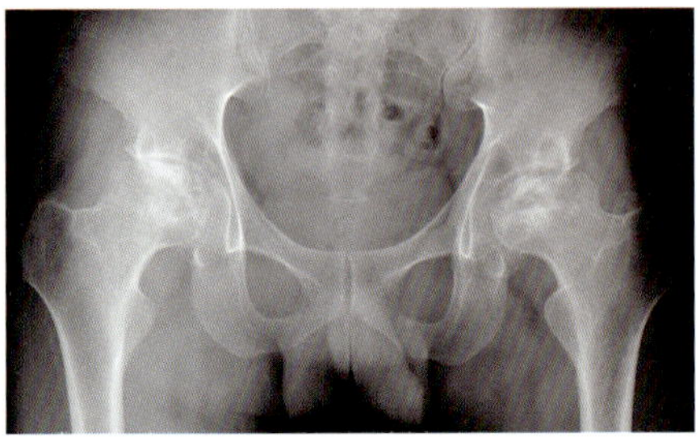

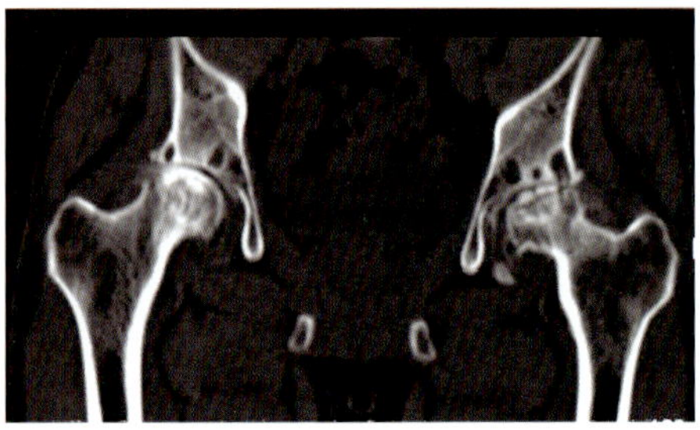

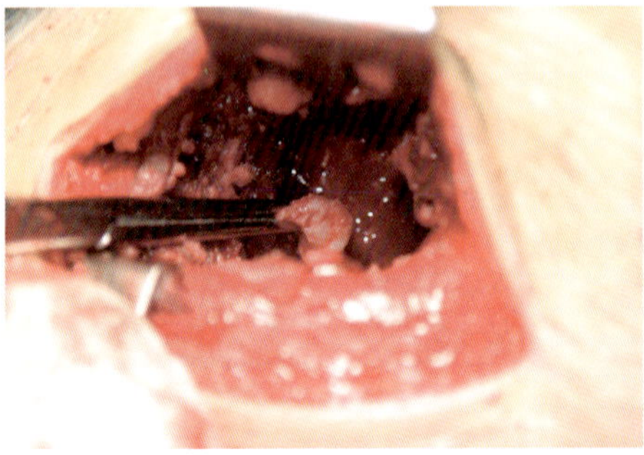

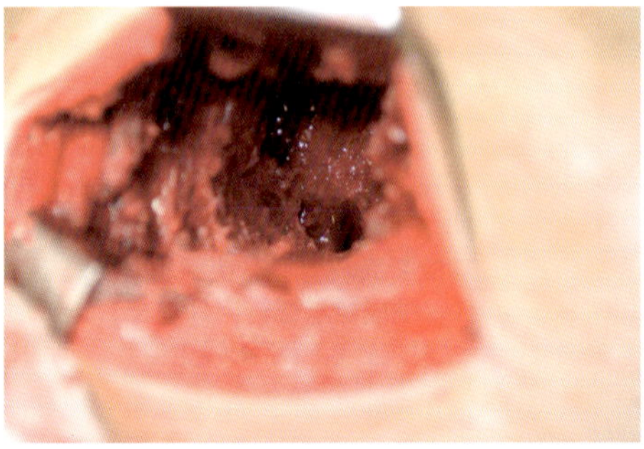

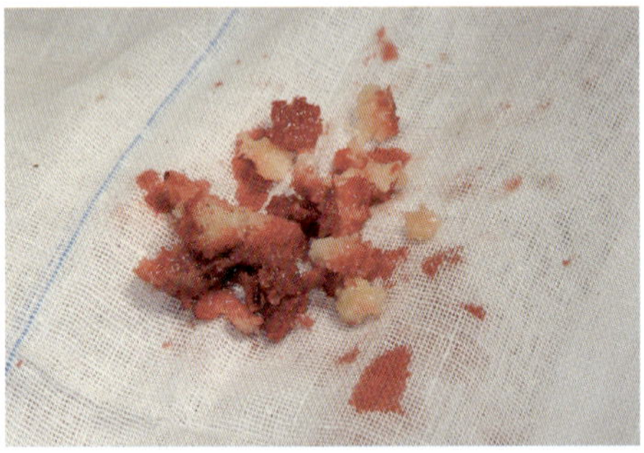

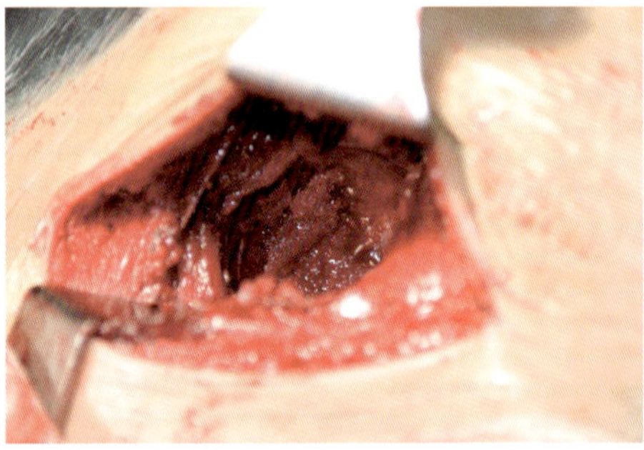

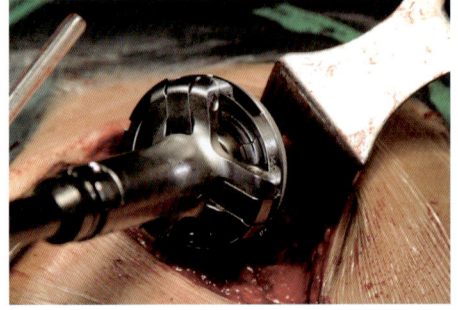

G

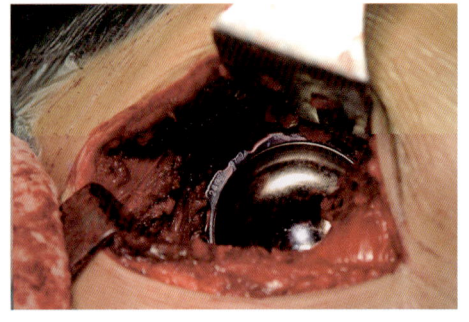

H

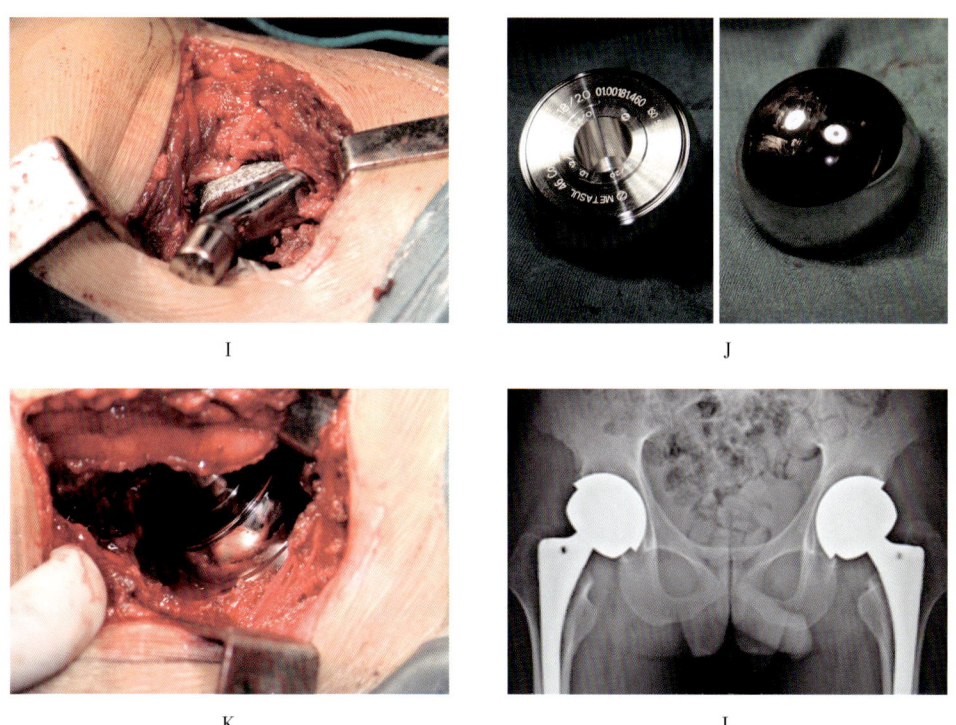

图2-5-1-1-4 例4（A~L）

A. X线正位片见双侧股骨头缺血坏死，髋臼轻度发育不良；B. CT扫描见髋臼发育不良，左侧髋臼有假臼形成，多处髋臼病损；C. 术中见髋臼变浅，加深打磨髋臼后髋臼深度明显增大，取出囊性变组织；D. 刮除囊性变组织后髋臼缺损明显；E. 取股骨颈松质骨作植骨材料；F. 骨块植于髋臼病损区；G. 置入金对金人工髋臼；H. 人工臼杯置入完毕；I. 扩髓后置入钛丝人工股骨柄；J. 待装之金对金的人工股骨头；K. 关节复位，对位佳，各个方向活动正常；L. 术后骨盆X线正位片，见左右假体位置正常

[例5] 见图 2-5-1-1-5。男性，59岁。左侧股骨头缺血坏死（Ⅳ期）伴髋臼病损，作髋臼植骨重建及人工全髋关节置换术（A~M）。

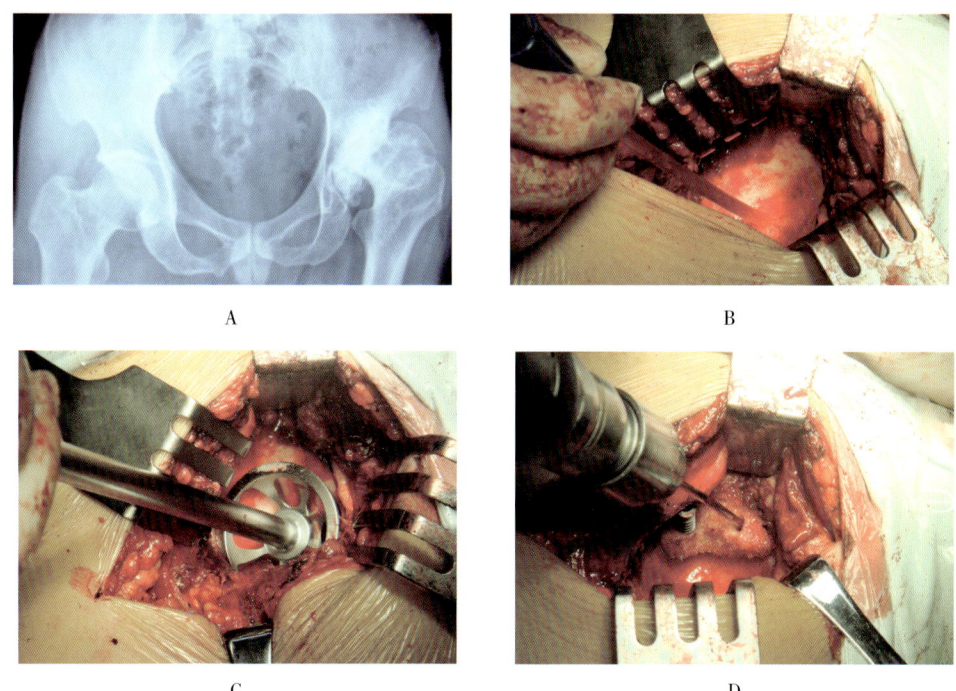

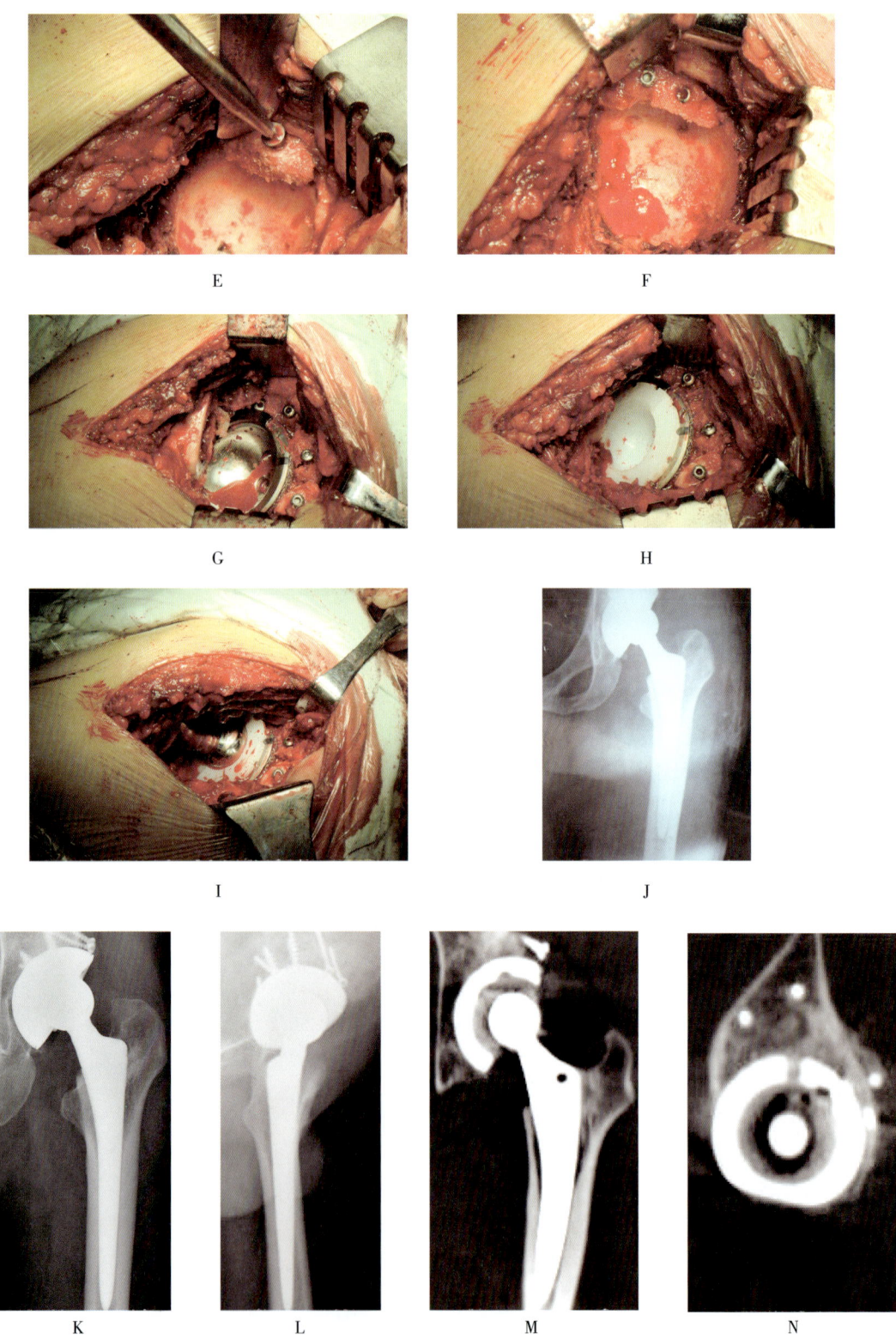

图2-5-1-1-5 例5(A~N)

A. 骨盆平片，见左侧股骨头变形并向外上方脱位，髋臼变形；B. 术中见髋臼变浅、缺损严重；C. 髋臼加深打磨后放入试模仍可见髋臼前上、前下象限及后上象限；D. 先行植骨修复髋臼缺损；E. 螺钉固定植骨块；F. 螺钉固定植骨块后外观；G. 置入钛丝杯髋臼；H. 装入高分子聚乙烯内杯；I. 安装人工股骨柄及关节复位；J. 为术后X线正位片显示假体安装满意；K.L. 半年后随访正侧位X线片见假体位置良好，植骨块稳定，已愈合；M. 半年后随访额状面CT扫描，见植骨块愈合佳，人工髋臼与自然髋臼结合好；N. 髋臼水平位CT扫描，见植骨愈合好

[例6] 见图2-5-1-1-6。男性,46岁,左髋臼骨折后股骨头缺血坏死(Ⅳ期)、髋臼病损(属腔隙性缺损),术中采取髋臼内植骨重建髋臼,再行人工全髋关节置换(A~I)。

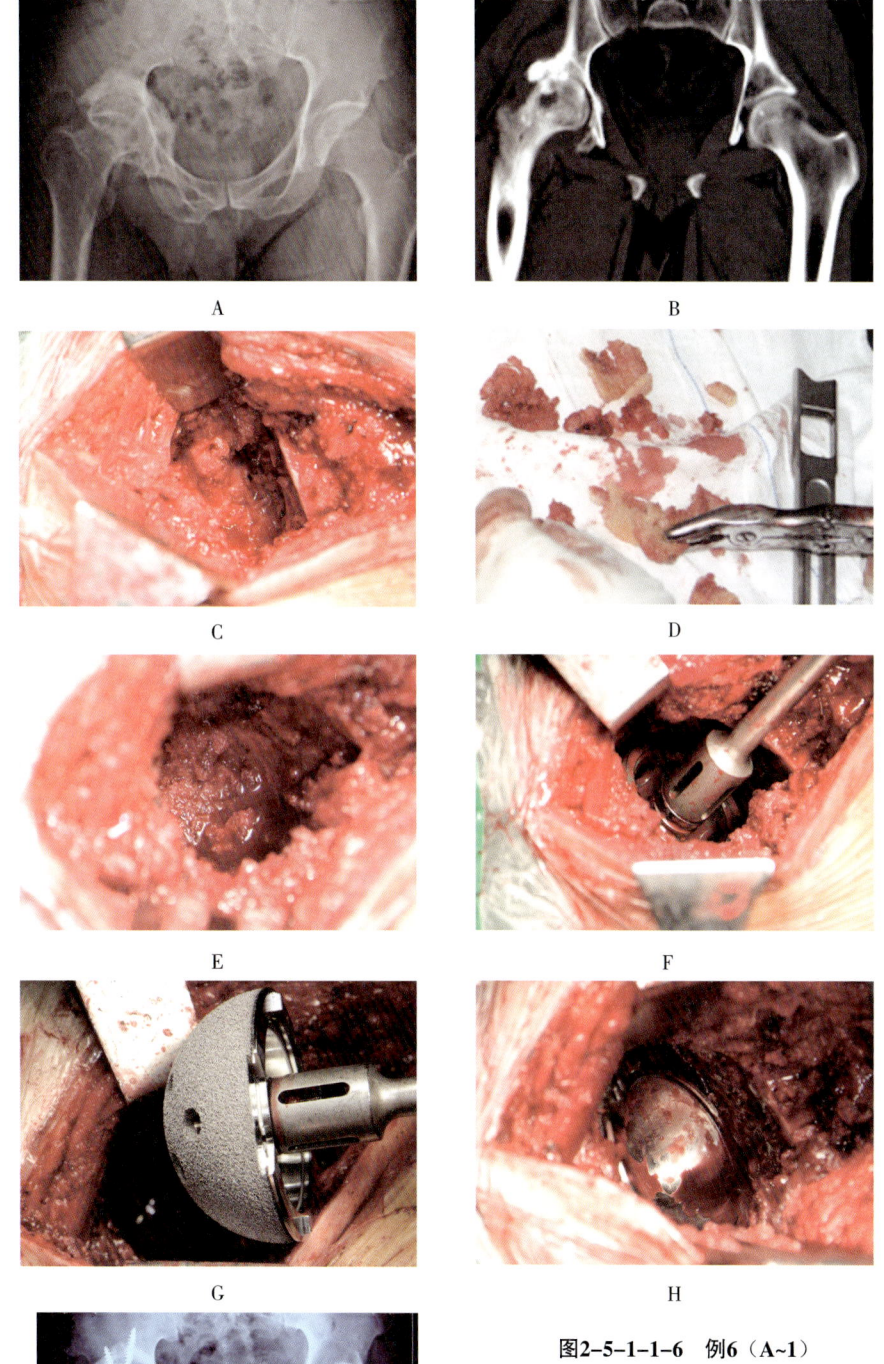

图2-5-1-1-6 例6(A~I)

A. 骨盆正位片见右股骨头坏死、内陷、内移,髋臼呈腔隙性骨缺损;B. CT扫描额状位见股骨头坏死,髋臼变大,且有腔隙性骨缺损;C. 术中取出股骨头后,见髋臼明显变大,呈腔隙性骨缺损;D. 准备植骨;E. 髋臼内植大量颗粒松质骨;F. 反复嵌压植骨;G.H. 置入髋臼;I. 术后X线正位片见髋臼重建满意,既恢复了髋臼的正常解剖又恢复股骨头负重之中心点

[例7] 见图2-5-1-1-7。男性,35岁,全身多发性类风湿性关节炎,双侧髋关节屈曲40°位强直畸形,双膝关节屈曲90°位畸形,行双侧髋臼成形、人工全髋关节置换术(A~G)。

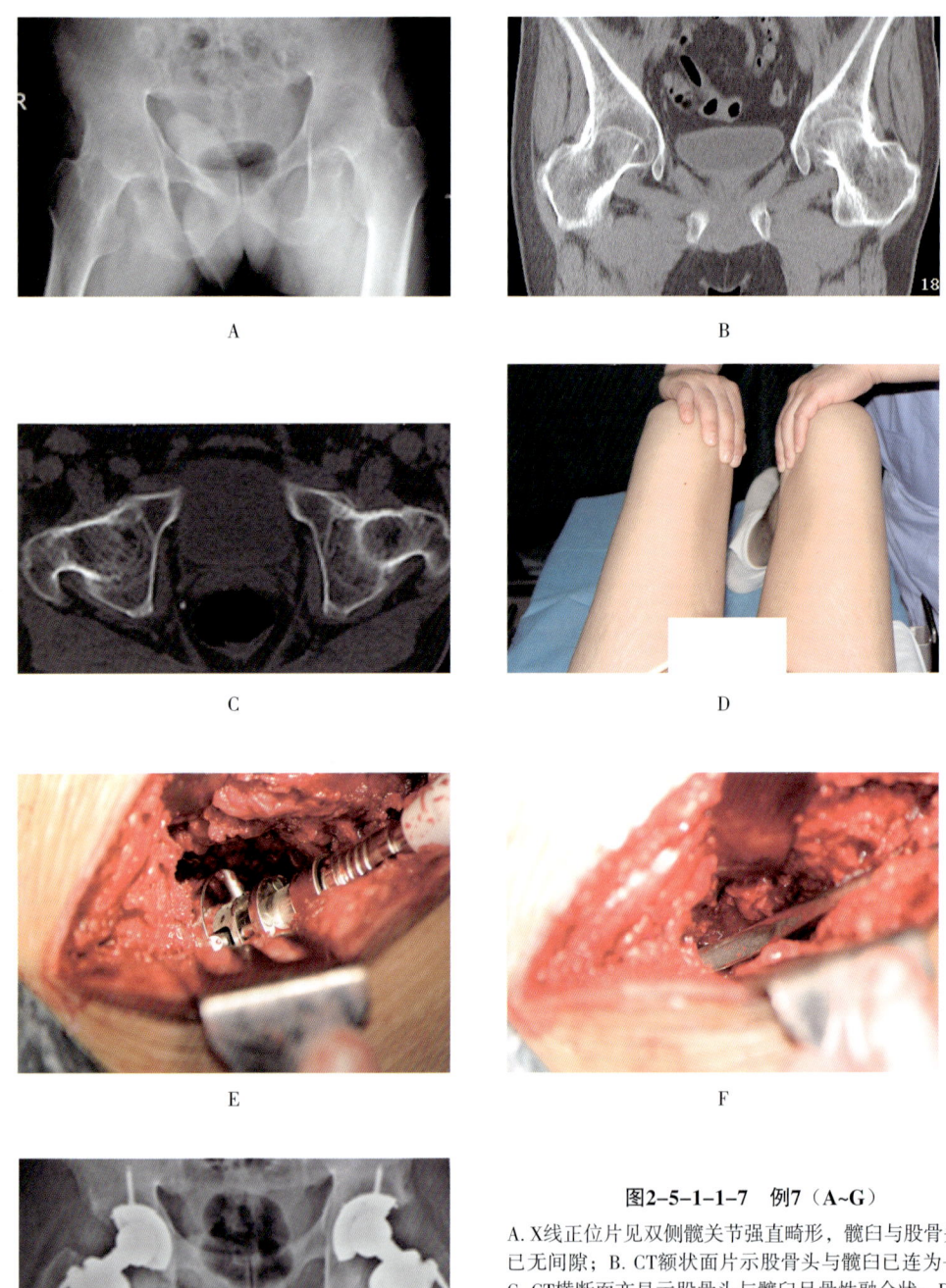

图2-5-1-1-7 例7(A~G)

A. X线正位片见双侧髋关节强直畸形,髋臼与股骨头之间已无间隙；B. CT额状面片示股骨头与髋臼已连为一体；C. CT横断面亦显示股骨头与髋臼呈骨性融合状；D. 双髋关节固定状,双手不能使髋关节外展；E. 用骨凿准确找到髋臼中心将其凿开是关键点；F. 用最小号髋臼锉逐号打磨,致髋臼成形；G. 术后骨盆正位片,显示人工髋关节位置正常

(二)膝关节

[例8] 见图2-5-1-1-8。女性,63岁,因双膝关节疼痛、肿胀、畸形10年,加重1年,诊断双侧膝关节骨性关节炎及双侧膝关节内翻畸形入院(A~F)。

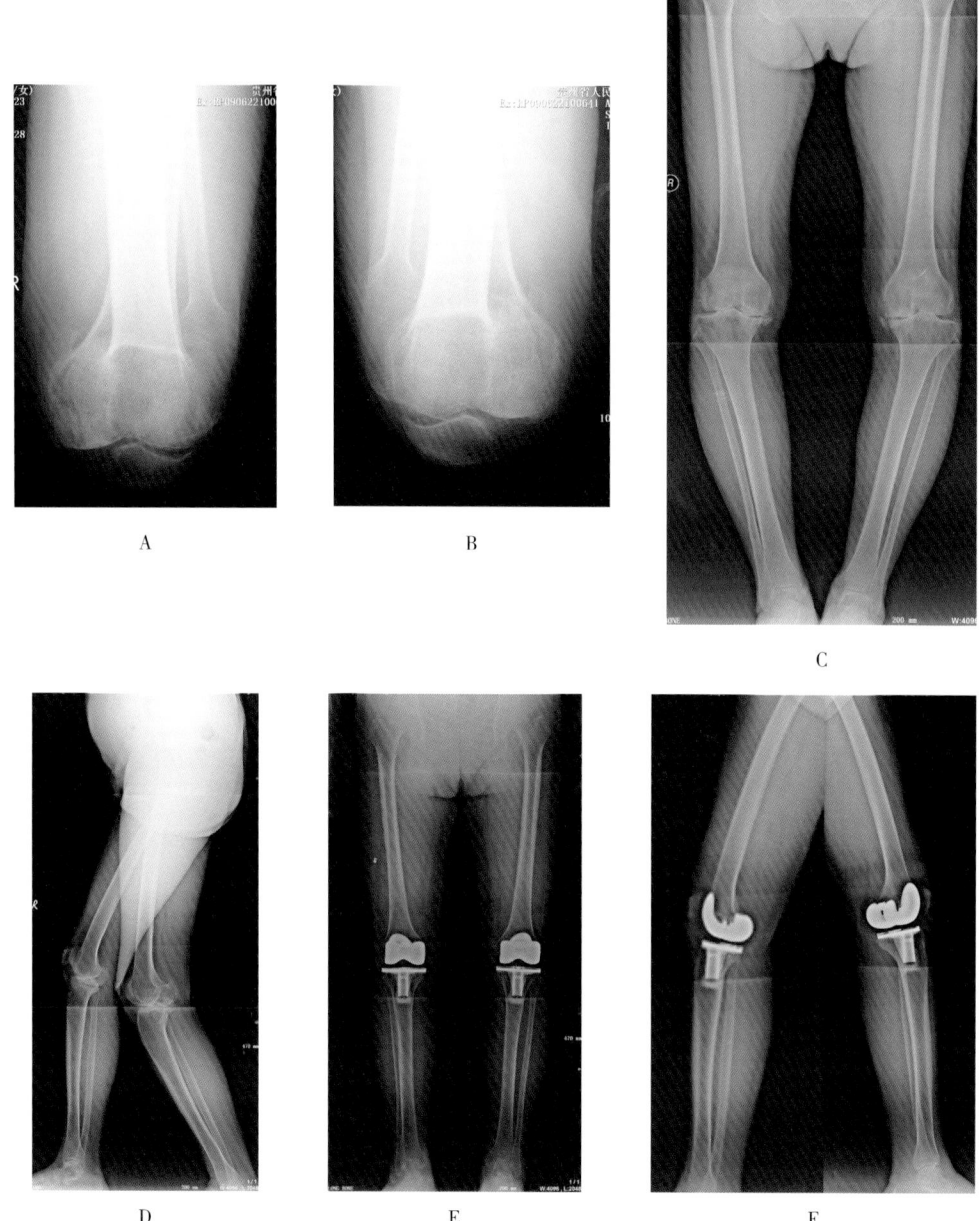

图2-5-1-1-8 例8(A~F)

A. 左膝关节切线位摄片见髌骨位置好,关节面佳;B. 右膝关节切线位摄片见髌骨位置好,关节面佳;C. 双下肢正位全长片;双膝关节面骨质破坏,以内侧明显,内侧平台塌陷致双膝内翻畸形;右侧内翻20°,左侧内翻畸形30°;D. 双下肢侧位全长X线片;E. 术后正位全长片,可见双侧假体位置佳,内翻畸形已完全矫正;F. 术后左右下肢全长侧位片,术后第二天开始用CPM机作功能训练,第三天下地行走,一周内伸屈超过90°,二周折线出院时伸屈达100°

[例9]见图2-5-1-1-9。女性,65岁,因双侧膝关节疼痛13年、加重伴关节变形两年,拟诊双侧膝关节退行性骨关节病,伴双膝关节内翻畸形入院,行双侧人工全膝关节置换术(A~E)。

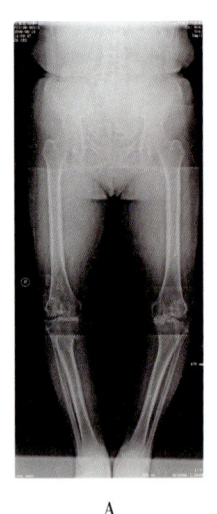
A

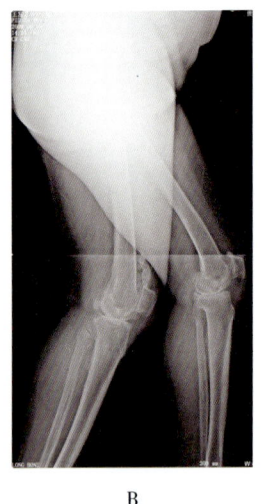
B

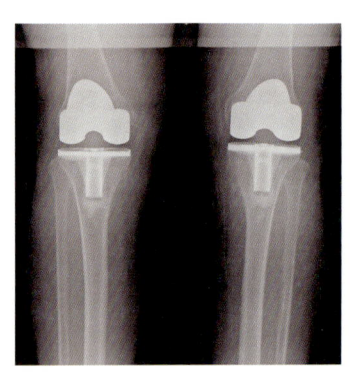
C

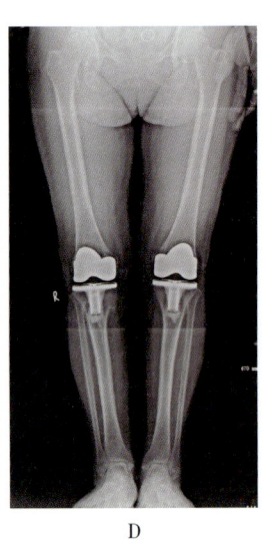
D

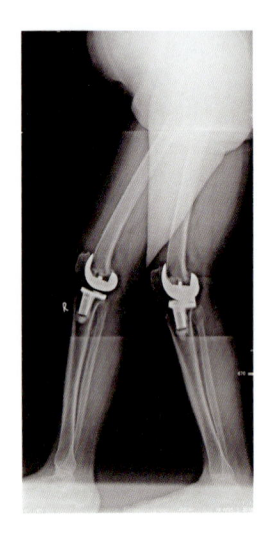
E

图2-5-1-1-9 例9（A~E）
A. 双下肢正位全长正位片示双膝关节骨质增生退行性变，左侧胫骨内侧平台有塌陷，双膝可见游离体，右侧髌上囊有大量增生骨；B. 双下肢侧位全长X线片，见双膝关节呈严重退行性骨关节病变；C. 术后床旁双膝正位X线片，示假体安放位置正常；D. 术后第二天开始用CPM作功能训练，第三天下地行走，一周内屈曲超过80°，两周拆线出院时能屈到90°，术后双下肢正位全长X线片显示假体位置佳，下肢肌力正常，内翻畸形已矫正；E. 术后双下肢侧位全长X线片，示假体位置佳，力线正常

第二节　处于不断发展中的人工关节置换技术及股骨头钽棒技术

一、人工肩关节迅速发展

人工肩关节经历了第一代整体型（monoblock）、第二代模型化型（modular）假体和第三代解剖型（anatomical）假体的发展过程。第三代假体设计建立在解剖关系重建概念上，力求尽可能复制患肩发病前的解剖形态，按个体选择大小、长度、角度不同型号假体，但对肱骨头与关节盂的前后扭

转角及对头盂适应性方面甚少顾及。近年已开始从事改进的第四代人工肩关节假体设计，为"3-D假体"，其中 UNIVERS 3-D 肩关节假体国内已有报告。

二、踝关节人工关节已从研究进入临床

长期以来，踝关节融合术是骨科治疗踝关节炎的"金标准"，近期疗效和中期疗效的效果都很好，但是对于远期来说，常常导致难治性距下关节和跗骨间关节的骨性关节炎。基于此原因，目前主张采用踝关节置换来替代踝关节融合。

发展到目前的第3代人工全踝关节，从深化踝关节生物力学运动载荷平衡概念出发，综合疾病种类、肌力平衡、骨接触面、固定方式等，深刻影响到假体设计。据此认识到踝关节正常运动轨迹为横轴、纵轴和垂直轴等多向运动，而在运动过程中接受多向应力，包括压应力、扭应力和剪应力等。因此在对人工全踝假体制作中也必须具备这些功能，方能使假体的存活率提高。其主要改进有以下方面：

（1）生物学固定，并扩大其固定面积，改进固定方向；

（2）假体的骨接触面全部改为喷涂微孔化，微孔的大小为 50~400μm；同时，微孔表面 HA 喷涂；

（3）为抵消主要为矢状位剪力，胫、距骨内有矢向骨内柱，呈竹节状，2只平行排列，间距约 16~22mm；距骨侧假体为向跖侧矢向舵板。骨内部分全部微孔+HA 喷涂；

（4）足伸屈范围与内外翻范围受到严格限制，以增加稳定性；

（5）滑动核做成生物活动光滑面及形状限制式部件，此假体已有 10~15 年随访报道，称达到满意的中远期疗效。

三、其他部位人工关节的研发

在髋膝肩及踝等诸大关节的人工关节获得成功与进展的同时，其他相对较小关节，诸如肘关节、肱桡关节（人工桡骨小头）、跟距关节及手部小关节等置换技术亦取得相应进展。

四、股骨头坏死钽棒植入疗法

钽棒技术本不属于关节置换范畴，但考虑到此项新设计主要用于髋关节置换术前状态的早、中期股骨头坏死病例，故在此略增篇幅加以阐述。

（一）早期诊断

股骨头无菌性坏死较为多见，其治疗后果和发现与诊断时间的早晚直接相关，CT 和 MR 检查较之普通 X 线片所见提前了一段时间，但核素扫描（ECT）和 CT 相结合组成的 SPECT 更具优势。它可以了解全身多器官的代谢情况，也能了解骨代谢情况，可以较早的发现股骨头缺血坏死，对 MR 等检查已发现的股骨头缺血坏死患者亦可了解其坏死程度，用以指导临床治疗。

（二）钽棒技术

钽棒是近年来用于股骨头缺血坏死Ⅲ期前、股骨头尚无明显塌陷、变形患者的一个有效方法。它是在前期对此类患者作髓心减压的基础上，用钽棒进行支撑，同时由于钽金属有较好的组织相容性，可与骨组织发生较好、较强的骨结合；近年来钽棒已是早期股骨头缺血坏死的最佳治疗方法。但其价格较高，每一根高达 2.6 万元，从而影响其普及。

（三）临床病例应用

1. **关键点**　有两个关键点，一是要早期准确的诊断股骨头缺血坏死。二是要准确的进入病变部位，进行减压、病灶清除、植骨和准确地植入

钽棒。如早期诊断不明而作此手术,有可能使部分患者蒙受不白之冤;而晚期股骨头已变形,再采取此种技术也难以起到治疗作用。手术时如果定位不精确,则有可能将钽棒植入非病变区而失效。

2. 临床实施　术前先作 CT、MR 检查了解股骨头情况,最好是 SPECT,其是核素扫描仪(ECT)与 CT 的结合物,可以了解全身多器官的代谢情况,也能了解骨代谢情况,用这一功能可以较早的发现股骨头缺血坏死,对 MR 等检查发现有股骨头缺血坏死患者也可以了解其坏死程度,用以指导临床治疗。其次是术中使用三维 C 臂(3D),其相当于 CT,可三维成像,但外形与普通 C-臂 X 线机类相同,移动方便,操作简单。在钽棒植入术中,它可以准确的引导导针到达病变中心部位,能准确的进行减压、病灶清除、植骨,最后准确的植入钽棒。

(四)临床举例

[例 1]见图 2-5-1-2-1。男性,47 岁,双侧髋部疼痛 3 年,加重半年,X 线平片疑双侧股骨头缺血坏死,经 CT、MR 证实,行 SPECT 检查,发现其双侧股骨头均有核素聚集,以右侧明显,说明其右侧骨代谢活跃,骨修复较左侧进程好,遂行双侧钽棒植入,目前髋疼减轻(A~F)。

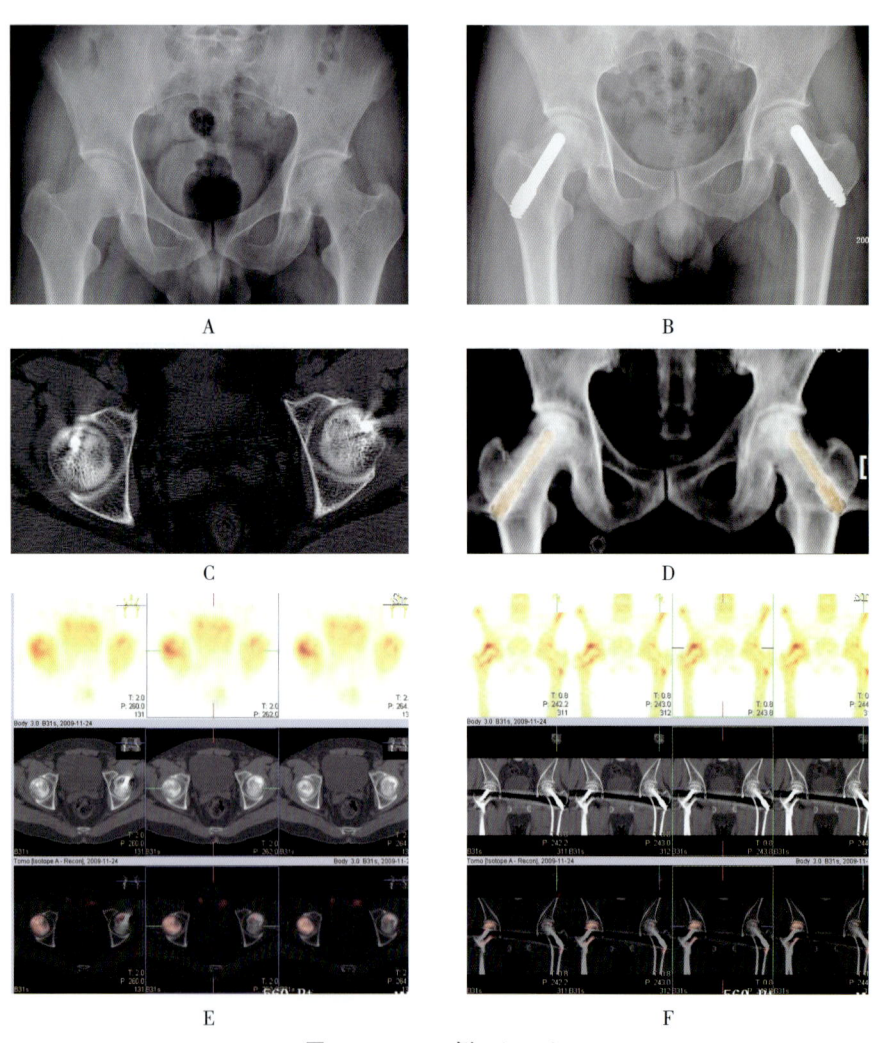

图 2-5-1-2-1　例 1(A~F)

A. X线正位片疑有双侧股骨头缺血坏死;B. 钽棒植入术后;C. 术后3月CT横断面双侧钽棒植入位置好,股骨头中发白点为钽棒影;D. CT三维成像图,显示钽棒植入位置良好;E. SPECT横断面扫描片,上图是ECT情况,右侧核素明显聚集。中图为CT扫描情况。下图示SPECT扫描综合情况,发红区为核素聚集情况。右侧明显高于左侧,表明右侧骨代谢活跃,骨修复进展较活跃,提示右侧骨修复更快;F. 为SPECT额状面扫描片。

[例2]见图2-5-1-2-2。男性,22岁,双侧股骨头缺血坏死入院,入院后作X线平片、CT、MR及SPECT片等检查证实诊断,右侧疼痛比左侧严重,行钽棒植入术(A~R)。

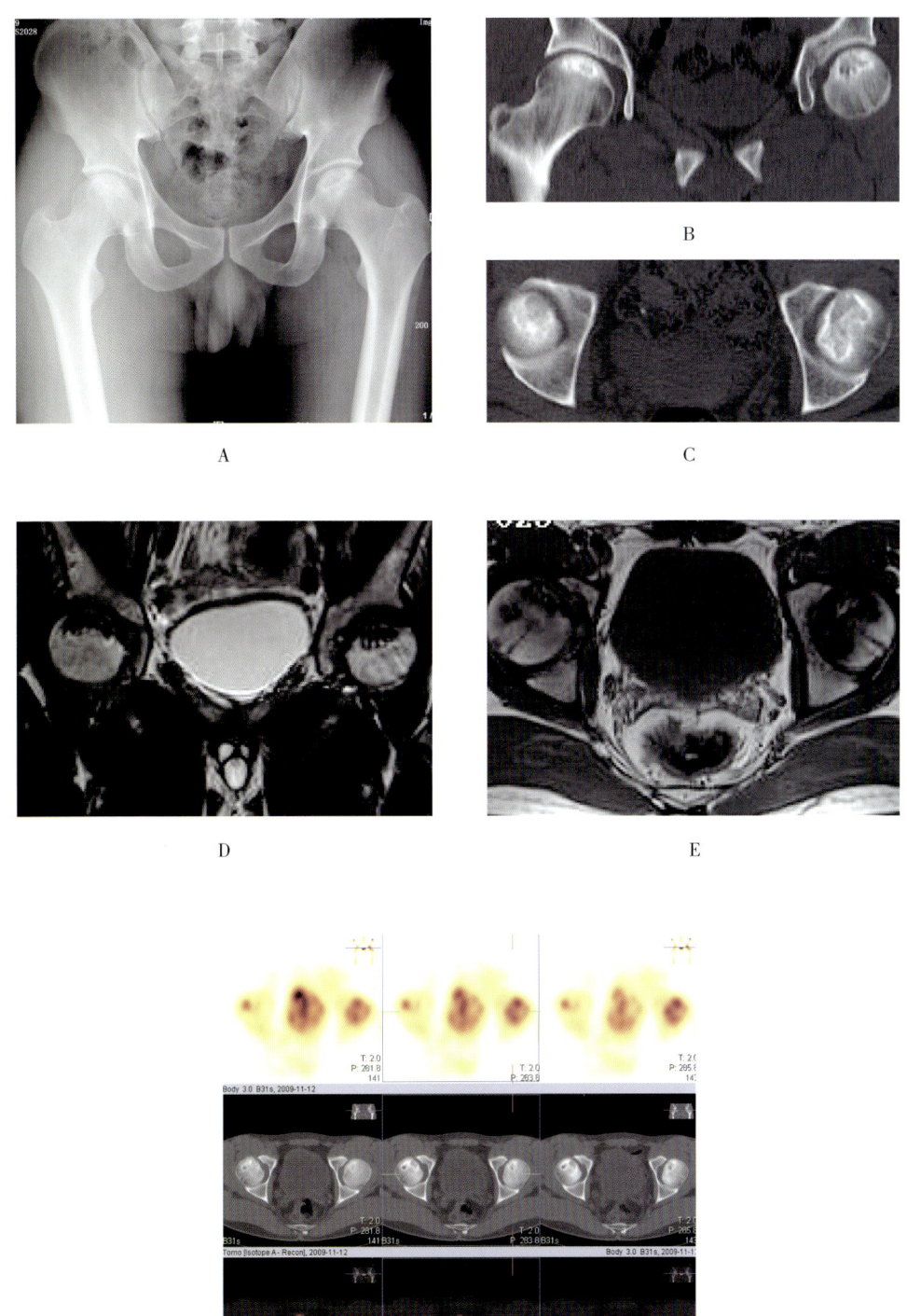

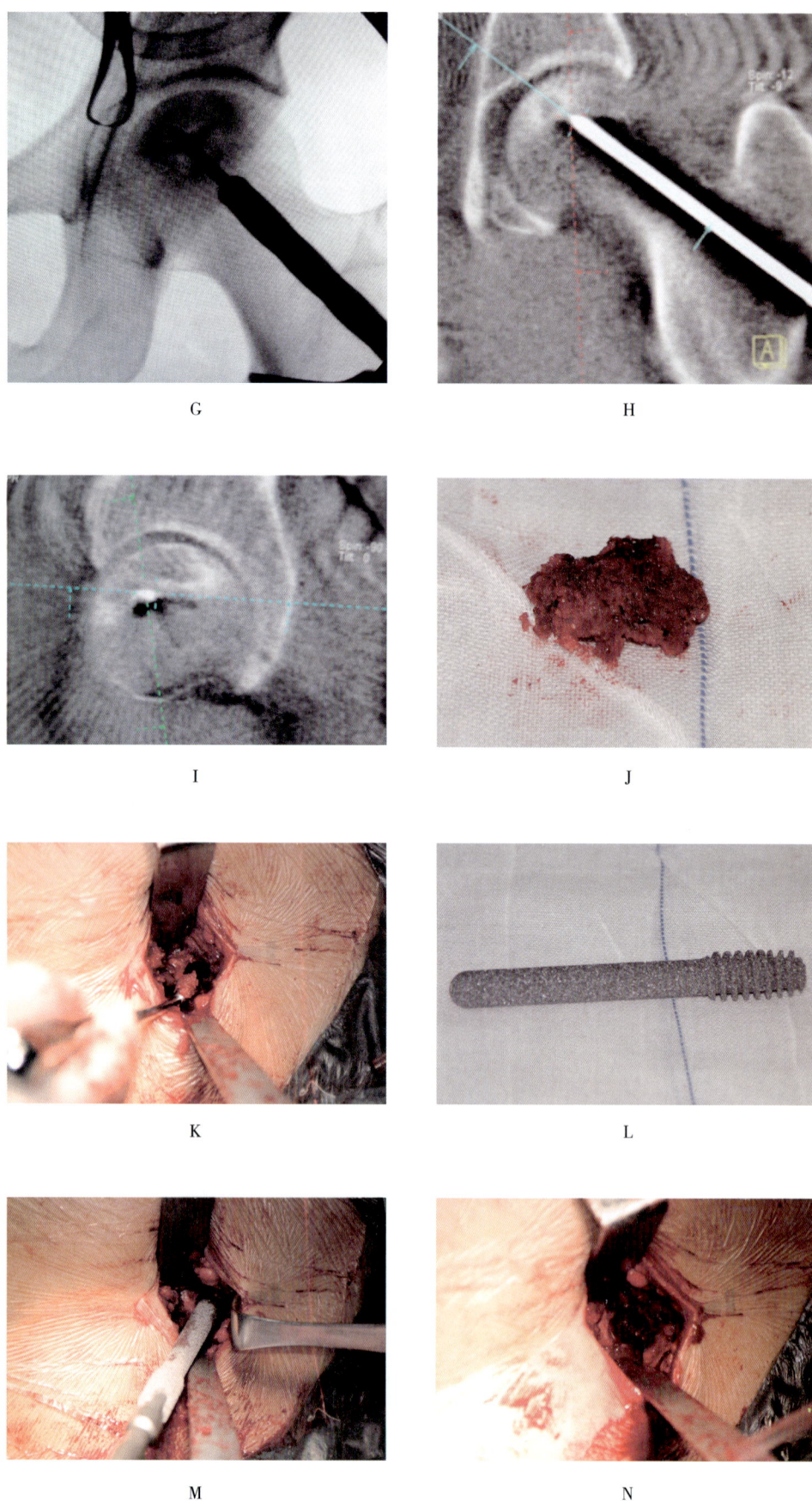

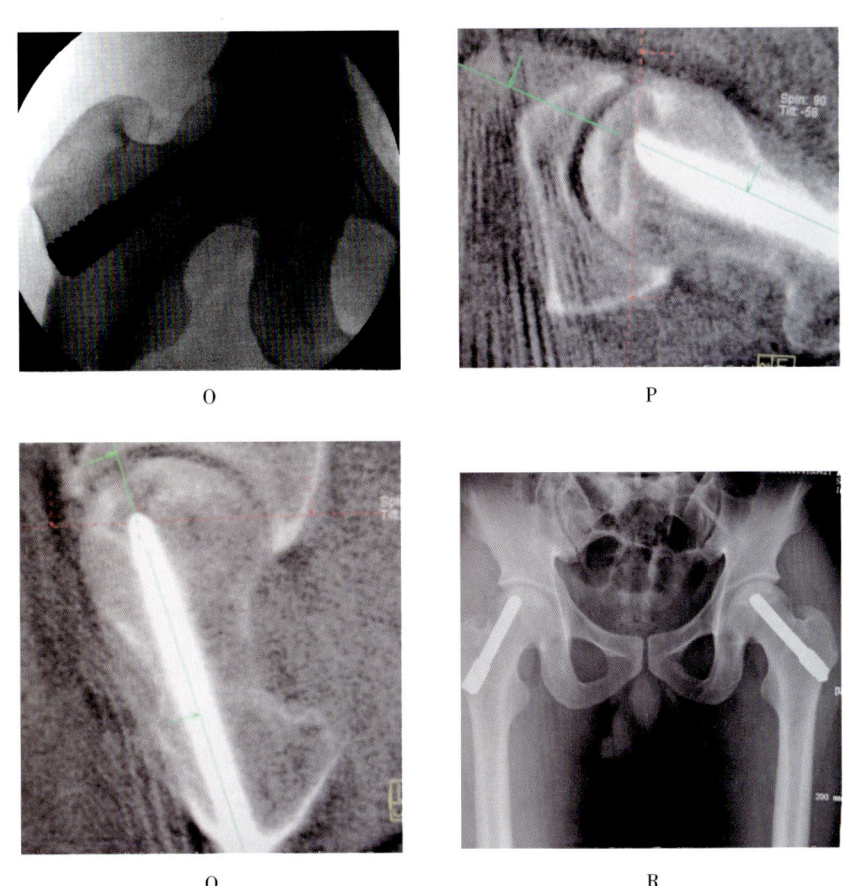

图2-5-1-2-2 例2（A~R）

A. X线骨盆位正位片，见双侧股骨头缺血坏死，病变区均为头的上方与髋臼接触最多的负重区；B. CT横断面，示双侧股骨头缺血坏死；C. 双侧CT额状面显示股骨头缺血坏死；D. MR额状面，见双侧股骨头明显缺血坏死；E. MR横断面亦见双侧股骨头明显缺血坏死；F. SPECT横断面扫描片，上图是ECT扫描，见双侧股骨头均有核素聚集，以左侧明显多于右侧。说明右侧代谢活跃，提示其修复能力较强；中图为CT扫描，显示双侧股骨头缺血坏死；下图为SPECT综合图，红色示核素聚集，提示左侧股骨头比右侧有较多的核素聚集，其代谢、修复也较左侧强；G.H. 三维C-臂透视下准确引导导针到达病变部位；I. 三维C-确定导针位置，股骨头中上部白点为导针尖部，说明导针准确到达病变部位；J. 钻洞时取下的松质骨作为植入病变区的骨组织；K. 用刮匙沿骨隧道清除病变组织，沿骨隧道嵌压植骨；L.待植入的钽金属棒；M. 开始植入钽棒；N. 植入完毕；O. C.臂透视钽棒位置；P.Q. 示不同角度检查钽棒植入后位置是否满意，从三维C.臂检测中看到钽棒准确植入病变部位，其顶部病变区已植入松质骨；R.为术后骨盆位平片，显示位置满意

第三节　人工关节置换术的并发症

虽然各种人工关节置换的并发症逐渐下降,但是由于手术总量增加,并发症的绝对数仍有增无减。

一、假体松动

最常见的并发症是假体周围骨溶解导致假体松动。通过改进假体材料,使用高交联聚乙烯、第二代金属与金属、氧化铝陶瓷与陶瓷等关节面组合材料,临床应用证明这些材料确实能减少骨溶解的产生,但是并未彻底消除骨溶解的产生,即使是金属与金属、陶瓷与陶瓷关节面也存在骨溶解问题。其他较常见的并发症还有感染、假体周围骨折等。

二、感染

曾经被称为灾难性并发症的感染现在采用二期置换手术可以获得很好的效果，虽然需要耗费较多的金钱和时间。超声骨水泥取出器的使用减少了翻修手术时取骨水泥造成股骨骨折的风险，而延长股骨粗隆截骨使固定良好的假体能顺利取出，尤其是全涂层假体的取出，同时也起到了减少翻修时发生股骨骨折的风险。

三、骨缺损

骨缺损的修复是采用人工关节置换术，尤其是翻修术中的难题。打压（嵌入）植骨（impaction bone grafting，IBG）技术是目前人工关节翻修术修复严重骨缺损的主要手段之一，该方法是将颗粒状的自体或异体骨充填于骨缺损后，用与假体配套的打击器，逐层植骨，逐层压缩，形成压缩的骨壁，直到假体试模获得轴向和旋转稳定，目的是提供假体的初始稳定性及重建骨结构。

四、其他

人工关节技术起步阶段，受到操作水平和假体质量的制约，其中一些病例及已经置换多年的人工关节，在陆续出现失效，今后若干年内需要翻修的患者数量必将成不断递增趋势，其中不乏极为困难的病例，已成为骨科学术交流中的热点内容。

五、临床举例

［例1］见图2-5-1-3-1。男性，1973年7月出生，1998年10月因外伤致股骨颈骨折，保守治疗1年后发生股骨头缺血坏死。1999年12月在外院行人工全髋关节置换。术后4年发生股骨感染，逐渐出现骨缺损，髋部剧烈疼痛；因人工股骨柄松动于2005年11月将其取出，清除感染病灶，以髓内钉、骨水泥支架置入，置管冲洗。于2006年7月作右侧骨水泥型人工股骨柄、头翻修术，经18个月随访，髋部已无疼痛，功能正常；行走基本正常，X线片示假体位置好，无松动（A~W）。

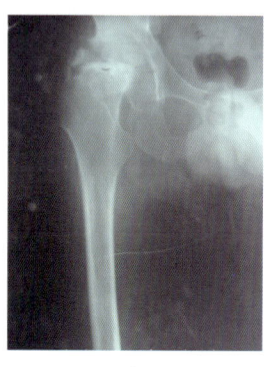

A

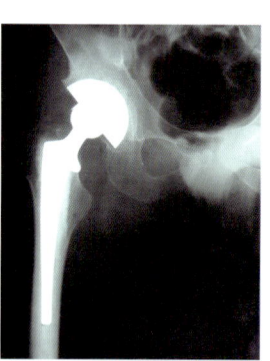

B

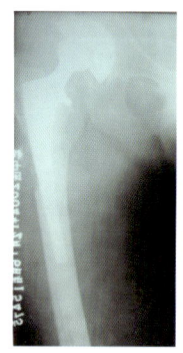

C

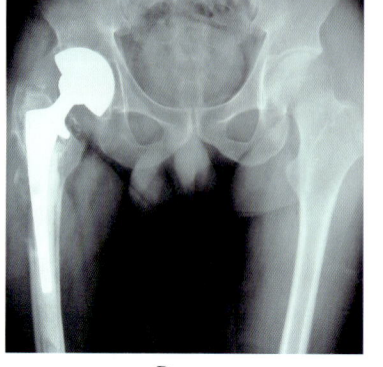

D

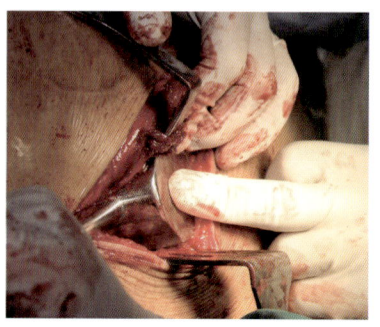

E

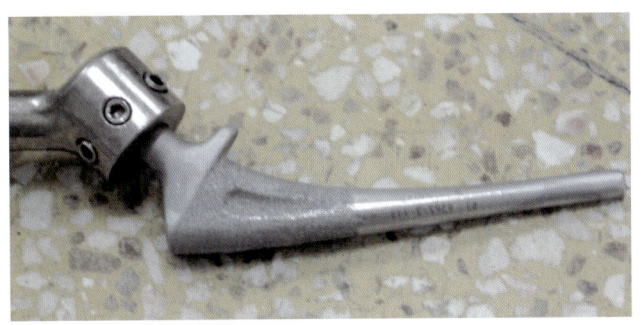

F

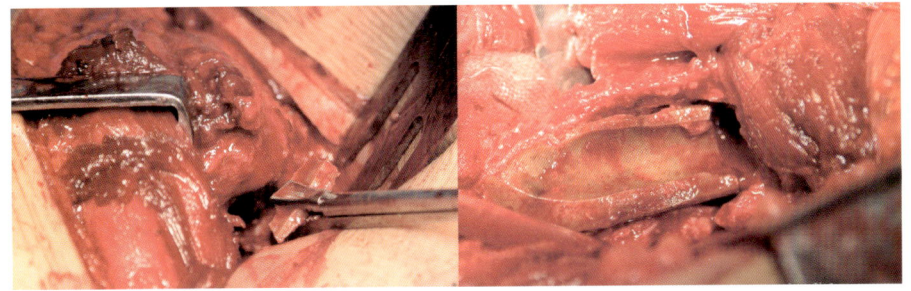

G

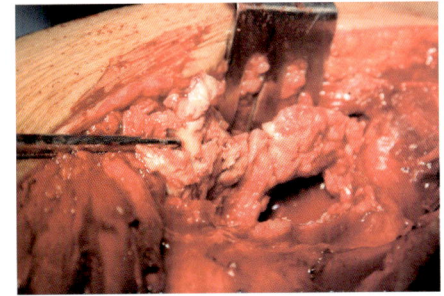

H

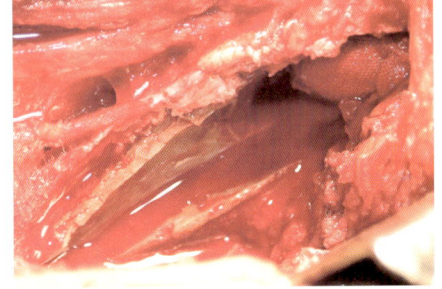

I

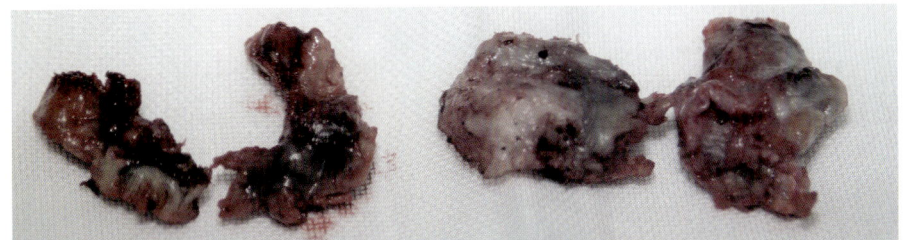

J

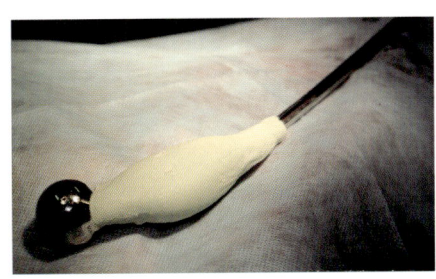

K

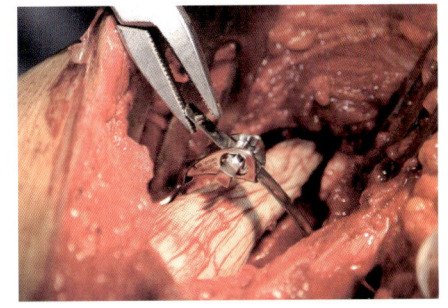

L

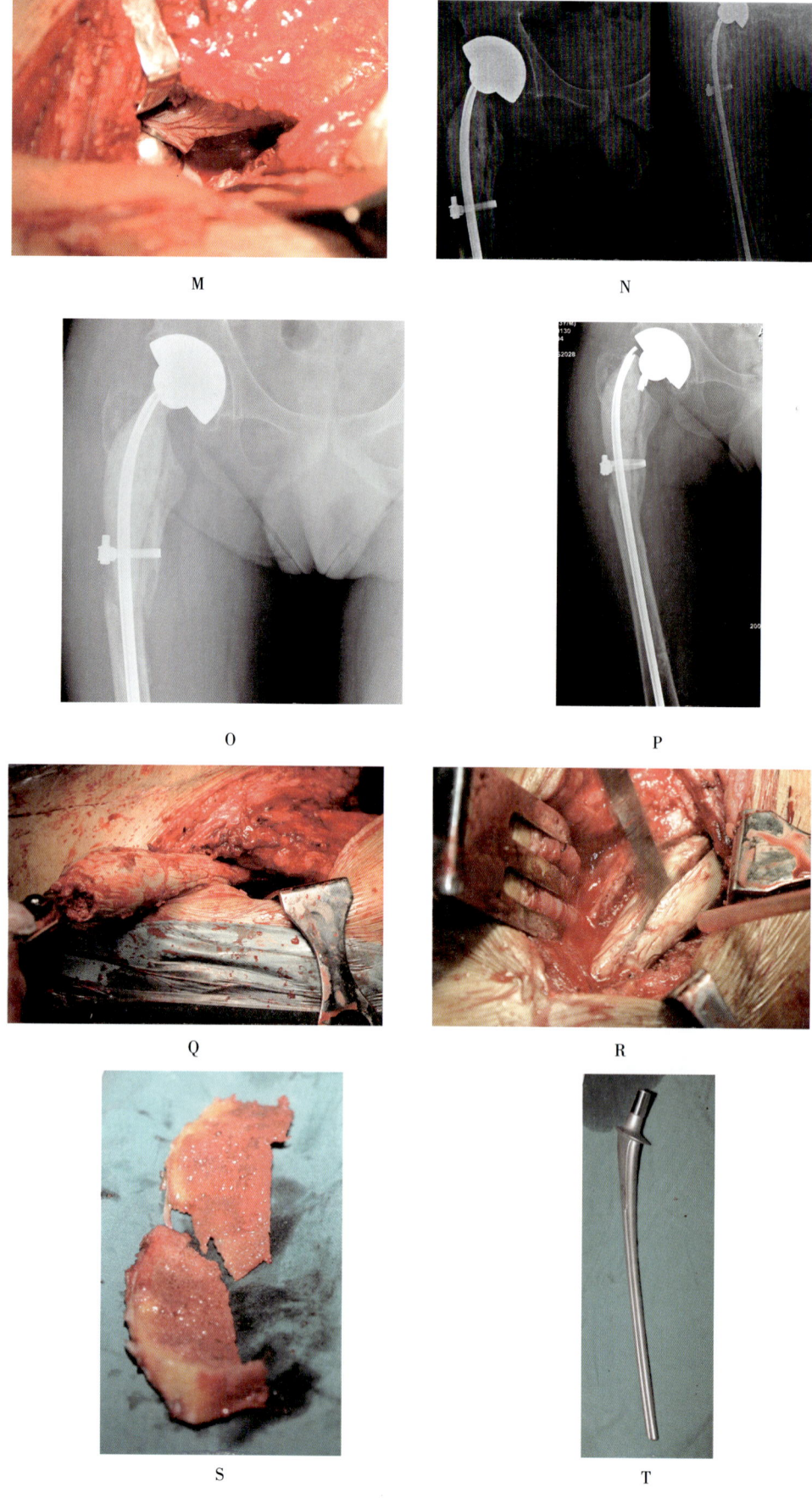

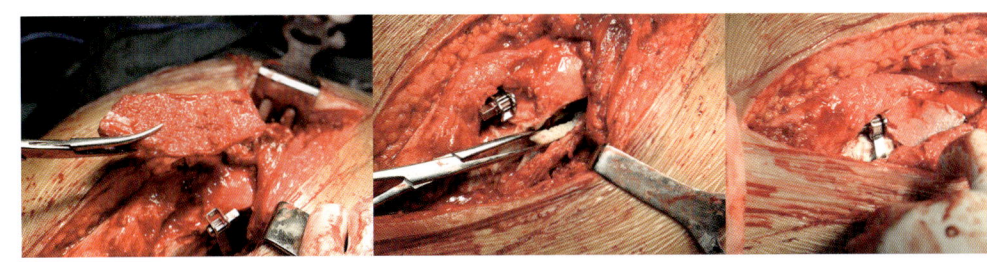

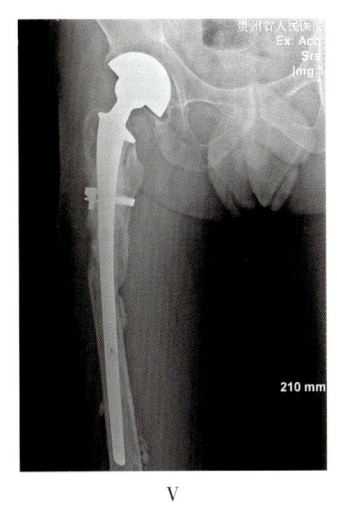

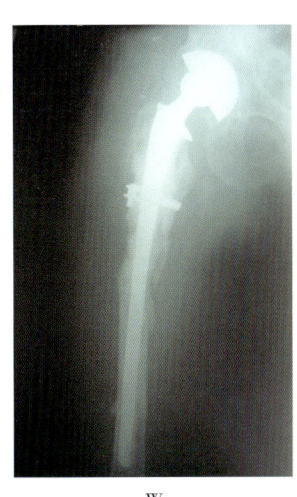

图2-5-1-3-1 例1（A~W）

A. 1999年X线正位片，见股骨头缺血坏死；B. 首次全髋关节置换术后；C. 术后两年髋部出现疼痛，于2004年摄片，见股骨粗隆部有骨质破坏；D. 9月后摄片见股骨粗隆及粗隆下骨质吸收、破坏；E. 2005年11月取出人工股骨柄，清除感染病灶，骨水泥支架置入，置管冲洗术（因人工髋臼无松动，所以未作人工髋臼的处理，这是取人工股骨柄情况）；F. 取下的人工股骨柄外观；G. 自髓腔内取出骨水泥；H. 股骨粗隆部及粗隆下大量炎性肉芽；I. 股骨大粗隆及粗隆下大量骨质破坏、吸收及缺失；J. 病变处有多量发黑、发臭的炎性肉芽组织；K. 用取下清洗后的人工骨骨头，梅花型髓内钉，万古霉素骨水泥自制支架置入已彻底清创的股骨髓腔；L. 为防止骨折不稳定，用捆绑带固定；M. 关节复位，放置冲洗管；N. 25日后出院摄正侧位X线片；O. 半年后复查片所见；P. 6周后再次拍片复查见支架从颈部断离；Q. 一周后行翻修术，术中用电动摆锯切开骨水泥支架；R. 支架已取出；S. 取髂骨块用于缺损区植骨；T. 准备置入股骨骨水泥加长柄；U. 置入加长柄后，再对骨缺损处植入自体髂骨及人工骨；V. 翻修术后正位X线片；W. 翻修术后18个月随访X线正位片

［例2］见图2-5-1-3-2。男性，55岁，一年前因双侧股骨头缺血坏死在外院行右侧人工全髋关节置换，术后一直有髋部不适、疼痛，时有红肿；半年前开始反复发作，并在粗隆部有窦道形成。转入我院查体时发现髋部等处软组织肿胀，粗隆部窦道闭合；髋部轻微活动即感剧烈疼痛。血常规中白细胞总数及中性分类均高于正常及C反应蛋白明显增高。做好各项术前准备，并应用广普抗生素，行右侧人工全髋关节取出，清创，临时假体置入，置管冲洗引流术。术中取关节液、关节囊处肉芽组织作细菌培及药物敏感试验，以指导合理、准确运用抗生素。置管灌注冲洗，至流出液清澈后连续3次细菌培养无菌生长拔管；继续用广谱抗生素一周后停药。4个月后再次入院，查右髋部无明显肿胀，血常规检查白细胞总数、中性分类、C反应蛋白均正常，患者要求作右侧全髋关节翻修术，同时作左侧人工全髋关节置换术。考虑到双侧同期手术风险太大，故先作左侧人工全髋关节置换术，术后患者效果较好，于20天后行右侧骨水泥柄人工全髋关节二期翻修术，切口一期愈合，功能满意出院（A~K）。

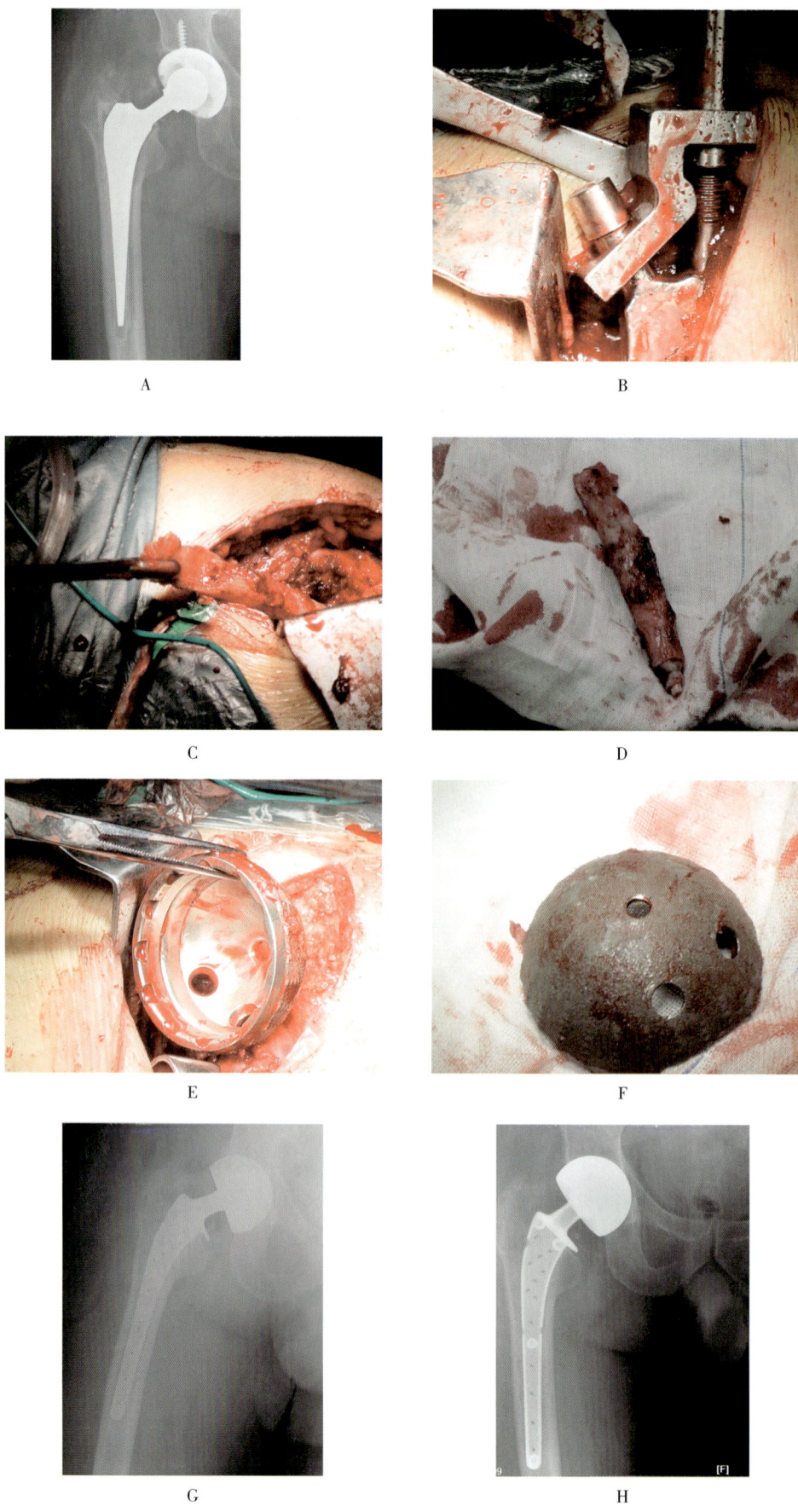

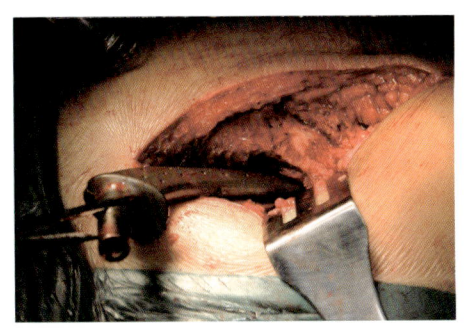
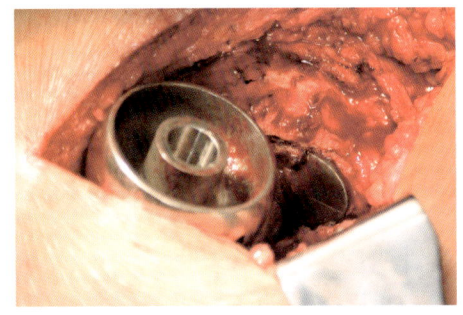

I

J

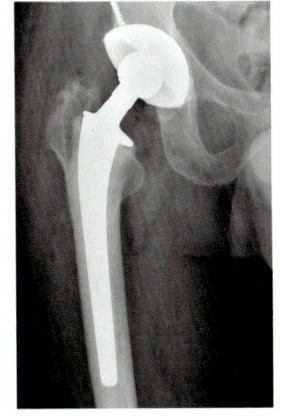

K

图2-5-1-3-2 例2（A~K）
A. 感染后假体松动，髋臼及股骨柄均呈明显松动状态；B. 取出人工股骨柄，由于是骨水泥套松动，而人工股骨柄与骨水泥结合仍较紧密，因此需用专门取柄器取柄；C. 已完整取出松动的骨水泥套；D. 骨水泥套末端可见骨水泥栓也被完整取出；E. 再取出人工臼杯；F. 生物型人工臼杯无骨长入，表明其受感染等因素影响处于不稳定状态之故；G. 植入临时假体；H. 半年后随访观察X线正位片；I.J. 4周后行翻修术，先取出临时假体；K. 翻修术后正位X线片观

［例3］见图2-5-1-3-3。女性，77岁，15年前作人工股骨头置换术，5年前出现髋部疼痛，近1年来明显加重。X线片示人工股骨头假体柄松动，头部陷入盆腔，臼底破坏，有严重的腔隙性骨缺损；将人工股骨头取出，行髋臼植骨及髋臼重建性全髋翻修术（A~K）。

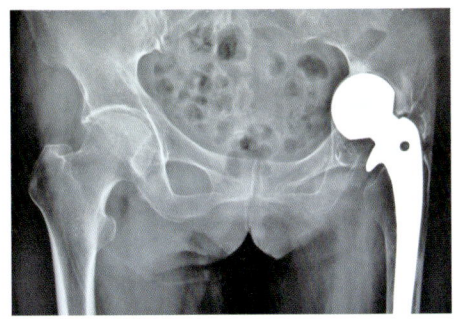
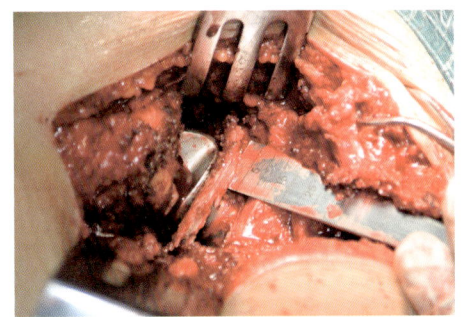

A

B

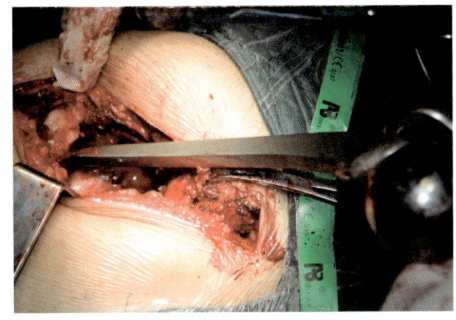
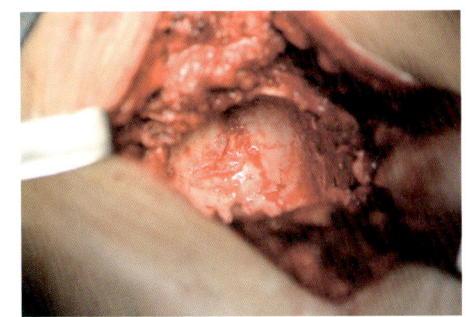

C

D

E

F

G

H

I

J

K

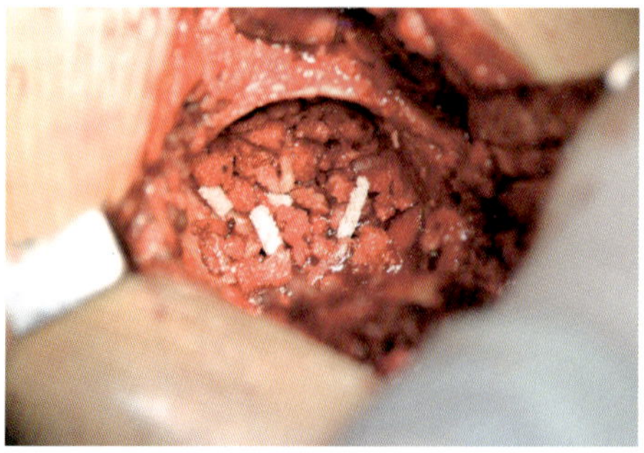

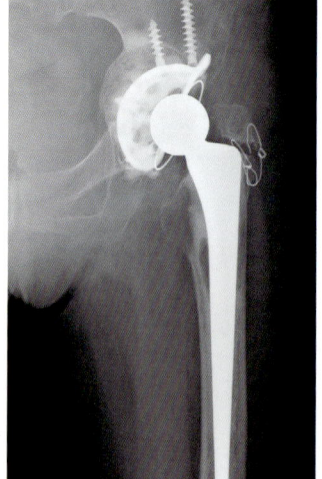

图2-5-1-3-3 例3（A~K）

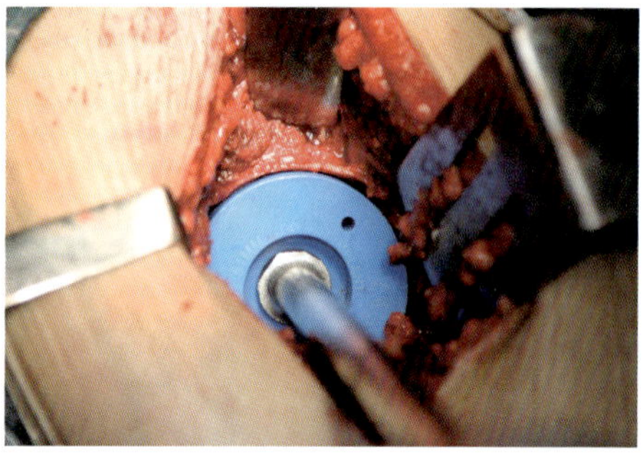

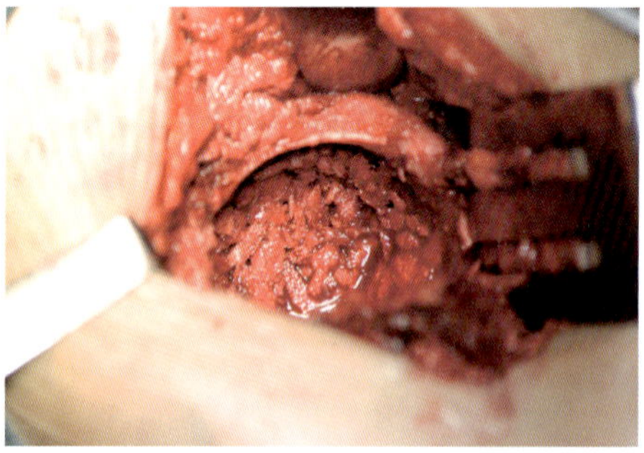

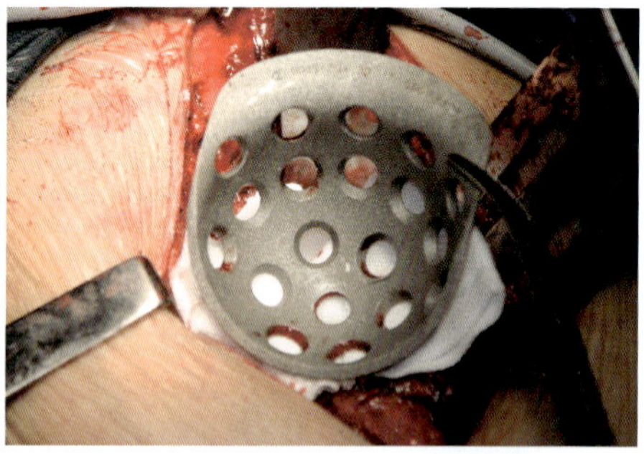

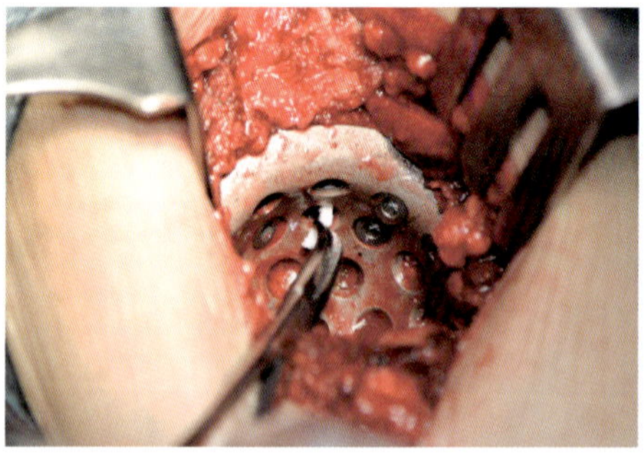

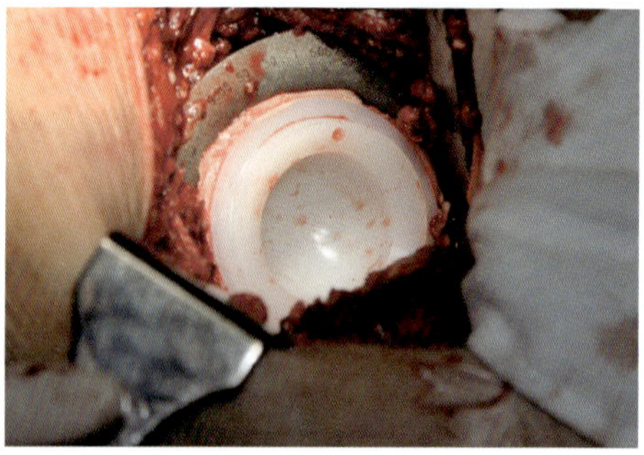

A. 髋臼底部破坏严重，髋臼上、下部骨质明显缺失，髋臼变大，人工股骨头陷入盆腔，股骨柄呈松动状；B. 由于股骨头嵌入髋臼、呈固定状而无法脱出，用骨刀凿除髋臼上缘少量骨质方将股骨头从髋臼脱出；C. 脱出股骨头后，轻松取出松动的人工股骨柄，柄上无骨组织生长；D. 可见髋臼呈严重的腔隙性骨缺损，大而深，底部已有纤维组织，骨质缺失；E. 植入自体骨及同种异体骨；F. 嵌压植骨组织；G. 髋臼植骨组织已被嵌压成形；H. 安置钛合金髋臼重建环；I. 螺钉固定重建环后再于孔隙中植骨；J. 于重建环上安放骨水泥人工髋臼；K. 术后X线正位片

（田晓滨）

参 考 文 献

1. 陈凯,蔡郑东. 多孔钽金属植入治疗早期股骨头坏死研究进展[J].国际骨科学杂志,2008,29（1）
2. 储小兵. 人工关节的摩擦界面[J].中华骨科杂志,2006,26（5）
3. 符培亮,吴海山,李晓华等. 广泛微孔涂层非骨水泥假体治疗Vancouver B2型假体周围骨折[J].中华外科杂志,2009,47（3）
4. 李国东,康一凡,蔡郑东. 多孔钽棒植入治疗早期股骨头骨坏死（附二例报告）[J].中国骨与关节损伤杂志,2008,23（12）
5. 吴海山. 关节置换外科新技术:实践与评估[J].中华外科杂志,2007,45（16）
6. 吴海山. 计算机技术与人工关节外科[J].中华外科杂志,2007,45（16）
7. 赵定麟,王义生. 疑难骨科学.北京：科学技术文献出版社，2008
8. 祝云利,吴海山,李晓华等. 高龄患者使用羟基磷灰石广泛涂层股骨假体的中期随访[J].中华创伤骨科杂志,2006,8（8）
9. Bjørgul K, Novicoff WM, Andersen ST, Brevig K, Thu F, Wiig M, Ahlund O. The Charnley stem: clinical, radiological and survival data after 11–14 years. Orthop Traumatol Surg Res. 2010 Apr;96（2）:97–103.
10. Cheng N, Shi QY. Rehabilitation exercises after single total knee replacement: a report of 38 cases. Zhongguo Gu Shang. 2010 Mar;23（3）:220–1.
11. Espinosa N, Walti M, Favre P, Snedeker JG. Misalignment of total ankle components can induce high joint contact pressures. J Bone Joint Surg Am. 2010 May; 92（5）:1179–87.
12. Klein SM, Dunning P, Mulieri P. Effects of acquired glenoid bone defects on surgical technique and clinical outcomes in reverse shoulder arthroplasty. J Bone Joint Surg Am. 2010 May;92（5）:1144–54.
13. Klouche S, Sariali E, Mamoudy P. Total hip arthroplasty revision due to infection: a cost analysis approach. Orthop Traumatol Surg Res. 2010 Apr; 96（2）:124–32.
14. Lernout T, Labalette C, Sedel L. Cost analysis in total hip arthroplasty: experience of a teaching medical center located in Paris. Orthop Traumatol Surg Res. 2010 Apr;96（2）:113–23.
15. Lewis GS, Bryce CD, Davison AC. Location of the optimized centerline of the glenoid vault: a comparison of two operative techniques with use of three-dimensional computer modeling. J Bone Joint Surg Am. 2010 May; 92（5）:1188–94.
16. Liao YY, Lin YM. The value of intraoperative Gram stain in revision total knee arthroplasty. J Bone Joint Surg Am. 2010 May;92（5）:1323.
17. Yavarikia A, Amjad GG, Davoudpour K. The influence of tourniquet use and timing of its release on blood loss in total knee arthroplasty. Pak J Biol Sci. 2010 Mar 1;13（5）:249–52.
18. Zeni JA Jr, Snyder-Mackler L. Preoperative predictors of persistent impairments during stair ascent and descent after total knee arthroplasty. J Bone Joint Surg Am. 2010 May; 92（5）:1130–6.

第二章 人工肩关节置换

第一节 人工肩关节置换术的基本概念

一、概述

肩关节置换术最早由法国外科医师 Juls Pean 于1892年用铂和橡胶假体植入替代因感染而损坏的肱盂关节,改善了患者肩关节疼痛和功能,但因结核感染复发而不得不将假体取出。近代人工肩关节发展始于20世纪50年代。1951年,Neer 首先采用钴铬钼合金成功研制出 Neer I 型肩关节假体,为第一代假体,由于单一固定的假体柄,肱骨头不能调整,现很少应用。70年代初期,Neer 在其人工肱骨头原有的基础上,用高分子聚乙烯制成肩盂假体,设计了 Neer 型全肩关节假体(Neer II 型),此后以 Neer II 型假体为代表的一些非限制性和半限制性全肩关节假体问世并用于临床,属于第二代假体,其假体柄和肱骨头是组配式,能满足不同的需要。90年代初,在 Neer I、Neer II 型的基础上,综合考虑了肱骨颈干角、肱骨头的偏心距等因素,设计了解剖型的第三代肩关节假体,如 Aequalis 假体。近年来,文献报道了"三维型"肩关节假体,能更好地满足不同的解剖需求。因此,随着假体的设计和制造工艺不断提高,使用最为普遍的非制约型全肩关节假体已由早期的肱骨头假体和肩盂假体,发展成肱骨柄、肱骨头、肩盂假体多元组合的可调节式系统,可通过分别调节不同部件的尺寸,保证肱骨头中心位于肩袖和肩关节囊组成的软组织窝的中央,有利于术后肩关节周围软组织张力的平衡而减少肩关节的不稳定,使肩盂假体的偏心性负荷降至最低,以延长假体使用寿命。固定方式也有单一的骨水泥固定发展成骨水泥、紧密压配、骨组织长入等多种方式。

二、假体的类型

(一)分型

分为非制约型、半制约型和制约型。非制约型包括人工肱骨头和人工全肩关节两种置换技术。制约式人工全肩关节假体头位于肱骨的为顺置式,位于肩盂的侧称为逆置式,制约型假体只有在肩袖失去功能无法重建时才应用,如破坏范围广的肱骨肿瘤。

(二)基本要求

肩关节是全身活动范围最大的一个关节,因为肱骨头并不包容于关节盂内,它不是一个真正的一个球窝关节,肩关节的稳定性主要取决其周围的肌肉,其中肩袖是最重要的结构,由三角肌内层的冈上肌、冈下肌、肩胛下肌和小圆肌4个短肌的肌腱组成联合肌腱,联合肌腱与关节囊紧密相连,附着于肱骨上端,如袖套状,故称为肩袖。肩袖不仅能稳定盂肱关节,并允许关节有极大的活动范围,还能固定上肢的活动支点。当假体不能依靠肩袖的作用而获得稳定,即使三角肌功能正常,患侧上肢仍不能完成肩外展和上举动作。因此,设计了制约型或半制约型假体,以提供机械方式来弥补肩袖功能丧失,防止半脱位或脱位,使患肢获得稳定的外旋、外展、前屈等功能,但存在假体与骨界面应力过高而易导致松动、脱落或断裂的问题。

第二节 人工肱骨头置换术实施

一、手术病例选择

(一)手术适应证

1. 老年人新鲜的肱骨近端三部分以上骨折;
2. 肱骨头坏死,包括特发性缺血性坏死、镰状细胞梗死、放射性坏死等;
3. 肱骨骨折畸形愈合和陈旧性骨折骨不连,伴有严重的骨关节疼痛的功能障碍;
4. 肱骨近端肿瘤。

(二)手术禁忌证

1. 感染;
2. 肩袖和三角肌功能缺失或严重障碍;
3. 肩盂存在严重病变;
4. 神经性关节病。

二、手术实施

国内进行人工肱骨头置换手术的大多数原因是肱骨近端粉碎骨折和肱骨近端肿瘤,下面以骨折为例讲述手术方法。

(一)体位与麻醉

1. 体位　平卧或 30°~40° 半卧位。为保证良好地暴露肩关节上方区域,可在肩下垫一小枕。
2. 麻醉　全身麻醉。

(二)手术入路

采用肩关节前入路,切口起自肩锁关节上方,越过喙突,向下沿着三角肌胸大肌间沟的方向,延伸到三角肌的止点,长约 14cm,注意保护胸大肌和三角肌肌之间的头静脉。必要时可部分游离肱二头肌在肱骨干的止点或分离三角肌在锁骨的起点。外展外旋上肢,将肱二头肌拉向外侧,联合肌腱拉向内侧。肱骨头脱向联合肌腱的前方或后方时,可以作联合肌腱松解。

(三)肩关节前方的显露

在肩胛下肌的下后方可以找到旋肱前动脉,予以切断结扎。在联合肌腱内侧可找到肌皮神经,于喙突下 4~5cm 进入肌肉,该神经有时会穿入联合肌 - 肌腱复合体,注意不要损伤。然后沿肩胛下肌找到并保护腋神经。在松解和切除关节囊前下部时同样也要注意神经的保护。在肩胛下肌背面分离关节囊,前方关节囊从肩盂处切开。处理病变肱骨头是将肱骨头脱出肩盂,充分暴露肱骨头,如果脱位困难,说明下方的关节囊松解不够。

(四)截骨平面

最好位于肱骨解剖颈,应根据所用假体的头部基底进行相应角度的截骨。打开肱骨髓腔,逐步扩髓,最后的尺寸即为假体的大小。

(五)注意事项

进行肱骨假体植入必须注意以下三方面。

1. 恢复肱骨的长度 对解剖标志缺失的骨折患者更要注意,以二头肌腱为解剖标志,识别、分离大小结节骨折块,大小结节必须修复,可以采用可吸收缝线缝合。如果假体放置太低,可能导致永久性的半脱位,位置太高可能导致修补的大结节和肩袖因张力过高而失败。

2. 确保肱骨头正确的后倾角度 如果大小结节骨折,处理可参照前臂,大约后倾25°~30°。

3. 规格要求 合适的肱骨头大小和偏距。

(六)骨水泥固定

安装假体时注意将患肩外展外旋后伸在手术床一侧。彻底清理髓腔,然后用骨水泥枪将骨水泥缓缓注入髓腔,将选择好的假体插入髓腔,注意按标记调整假体的旋转位置以及假体露出肱骨近端的距离。

(七)复位并固定大小结节

骨水泥固化后,将关节复位,将先前取出的松质骨填入到骨干和假体的颈领之间,以促进大小结节之间和结节与肱骨干之间的愈合。将原已穿过大小结节和肱骨近端钻孔的缝线打结,将大小结节骨折块牢固地连接到在肱骨干近端。打结前将部分缝线穿过假体上的小孔,使骨折块可更好地包绕在假体上(图2-5-2-2-1)。然后用不可吸收缝线修补撕裂的肩袖,固定肱二头肌长头腱。

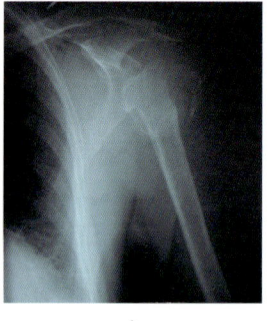 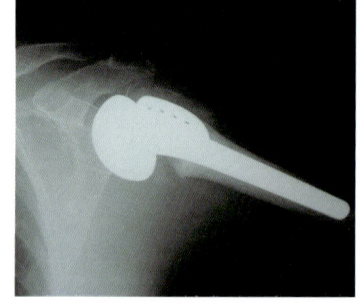

图2-5-2-2-1 临床举例(A、B)
肱骨外科颈骨折伴肩关节脱位,进行人工肱骨头置换手术,
注意大小结节缝合固定在假体的侧翼上,重建肩袖功能;A. 术前正位X线片;B. 术后X线片

(八)关闭伤口

冲洗伤口,逐层缝合,留置负压引流。

三、术后处理

(一)术后早期

术后第二天,无异常可拔除引流。在医生指导下用健肢帮助患肩进行康复锻炼,也可以采用床架上的滑轮吊绳装置进行训练。患者能够站立后即应弯腰进行术肢钟摆式锻炼,进行关节屈曲、外展、后伸、旋转,每个动作持续5秒钟,每天锻炼4~6次,锻炼间隙应用肩关节吊带保护。手术4天后开始主动活动锻炼,鼓励患者在术后尽早恢复生活自理,如自己进食、刷牙、喝水等。

(二)术后3周

术后3周渐进性加强三角肌和肩袖力量的训练。同时加强稳定关节肌群的训练,比如耸肩运动锻炼斜方肌、推墙运动锻炼前锯肌和菱形肌等。

(三)术后6周

在术后的初始6周内,患者应注意避免主动屈曲和外展肩关节。

第三节　人工全肩关节置换术

全肩关节置换术可分为非制约型、半制约型和制约型。能够精确地维持软组织张力并易于翻修的组合式假体一度被认为很有希望，但较快的磨损限制了它的应用。最近出现的关节面非一致性假体能产生平移运动并同时减少关节盂边缘的载荷和聚乙烯的磨损，可能是未来发展的方向。

一、非制约型全肩人工关节置换术

目前来讲，在临床上已经取得成功的是非制约假体。下面以 Neer 非制约型假体为例，介绍非制约型全肩人工关节置换术。

（一）病例选择

1. 适应证　病变同时累及肱骨头和肩胛盂，手术以解除肩胛盂和肱骨头不匹配引起的疼痛为主要目的。疼痛消除后，肩部功能有望部分恢复。

2. 禁忌证　同肱骨头置换术。

（二）体位和手术操作

与人工肱骨头置换基本一致，全肩关节置换增加了肩盂部分的操作。

1. 关节盂准备　手臂外展位以充分暴露关节盂，将肱骨牵向后方，切除盂唇和前下方增厚的关节囊，保护腋神经，切除关节囊，于关节盂中心钻孔，插入骨锉，磨去关节盂软骨，选择合适的假体试模，插入导钻模块，中央孔用长钻头、边缘孔用短钻头钻孔。插入合适的假体试件。选择与盂窝匹配的假体，假体应与盂窝大小相同或略小，假体过大会影响肩袖功能。正常肩关节的肱骨头可有前、后方向各 6mm 的移动度，盂假体比相应肱骨头的曲率直径大 6mm，从而允许肱骨头在盂假体上移动。

2. 假体安装　肱骨头假体应该可以向后移位达到盂窝的 50%。肩胛下肌肌腱应该在保持足够的张力下进行修复，并保证使肩关节至少有 30° 外旋。如果肱骨头太紧，内外旋不满意，那么必须松解后方关节囊或使用短头。如果有明显的前、后方不稳定，可以使用长颈的肱骨头。合适长度的肱骨侧假体有利于保持肩关节周围软组织的张力。合适大小的肱骨头，可以避免关节前方或后方不稳定。

取出假体试件，将肱骨向后牵，暴露盂窝，先安装盂假体。大多数盂假体均需使用骨水泥加固，骨水泥不要太多，夹在假体和肩盂之间，假体用手指加压并保持位置直到骨水泥硬化。如果此时发现肩胛盂假体有松动，应重新用骨水泥固定。

在安装肱骨假体前，必须先将肩胛下肌肌腱缝回肱骨近端。肌腱的松解部位位于小结节止点处，将其上点内移可以获得更多的外旋。用一个小钻在肱骨颈前方钻 3~4 个小孔，使用穿孔器将缝线穿过这些小孔，这些带襻缝线可以将手术开始时缝入肩胛下肌肌腱的编织线引过小孔，并将肌腱固定在肱骨近端。将肱骨假体插入骨髓腔，注意假体的位置要和试件的位置一致。肱骨头内取下的松质骨可以用来填塞肱骨近端的骨缺损区。用骨水泥固定或压配固定均可，对于老年患者，已常规应用骨水泥。如果患者年轻,骨质状况较好时,可采用紧压配合型肱骨假体。

3. 关闭切口　再次检查腋神经,确保其未受损伤。冲洗伤口,安放负压引流后缝合伤口。术后上肢以绷带悬吊并贴胸固定。如果肩袖修复后较紧张,可使用上肢外展架固定。

(三) 术后处理

同人工肱骨头置换。

(四) 手术并发症

常见并发症有血管神经损伤、假体安放位置不当、肩关节不稳定伴发半脱位或脱位、肩关节功能不佳等,手术中三角肌、旋转袖、肩胛下肌未进行认真修复或重建。其中,肩关节功能不佳是非常常见的并发症,除没有掌握合适的手术适应证外,术后锻炼不当是主要原因,由于锻炼不足导致肌肉萎缩和关节粘连。如果锻炼过早与过于激烈,可导致软组织修复部位的撕裂。因此,术后最初3周应避免过分的被动锻炼,3周后逐渐增加主、被动活动范围,6周后可允许并鼓励患者做较用力的主动活动,但3个月内禁止做投掷运动。

二、半制约型全肩关节置换术

半制约型全肩关节置换术是由Gristina和Webb提出的,基本设计思想是无关节、半制约性和单球面全肩关节置换术。这种假体的肱骨头较小,呈球面,头颈角为60°,可获得较大的活动度。肩胛盂假体与肱骨头假体相匹配,两部分假体的关节面可以持续接触。肩胛盂假体有一个金属衬垫用于减少关节面在载荷下的变形。有一个特点是不用塑料而是将一个金属的突起插入肩胛盂穹隆来固定肩胛盂假体。聚乙烯肩胛盂假体关节面呈梨形,在其上方有一唇样突起,当三角肌收缩、外展肩关节时可用以防止肱骨头向上方半脱位。此类关节的临床应用尚不多。

三、制约型全肩关节置换术

制约型假体又称球-窝假体,最早在1980年由Post等报道。但是此类假体仍然在实验阶段。目前的制约型全肩关节假体是由半球面金属肱骨头和聚乙烯材料的肩胛盂窝相关节。此类假体的设计有一个严重不足,只要扭矩超过耐受或患者试图过度地活动肩关节时,假体即可发生脱位。

(阎作勤　邵云潮)

参 考 文 献

1. 杨述华,邵增务,肖宝钧等.肱骨头置换治疗肱骨近端粉碎性骨折中期疗效分折[J].中华创伤骨科杂志, 2007, 9 (9)
2. Ackland DC, Roshan-Zamir S, Richardson M. Moment arms of the shoulder musculature after reverse total shoulder arthroplasty. J Bone Joint Surg Am. 2010 May;92 (5):1221-30.
3. Ben-Xiang Yuan, Zu-De Liu, Lin-Lin Zhang,etal.Study of three dimensinal anatomic of the proximal humeral in chinese and effect on the design and implantation of prosthesis. SICOT Shanghai Congress 2007
4. Brorson S, Olsen BS, Frich LH. Effect of osteosynthesis, primary hemiarthroplasty, and non-surgical management for displaced four-part fractures of the proximal humerus in elderly: a multi-centre, randomised clinical trial.Trials. 2009 Jul 8; 10:51.
5. Drake GN, O'Connor DP, Edwards TB. Indications for reverse total shoulder arthroplasty in rotator cuff disease. Clin Orthop Relat Res. 2010 Jun; 468 (6):1526-33.
6. Edwards TB, Kadakia NR, Boulahia A, Kempf JF, Boileau P,

Nemoz C, Walch G. A comparison of hemiarthroplasty and total shoulder arthroplasty in the treatment of primary glenohumeral osteoarthritis: results of a multicenter study. J Shoulder Elbow Surg. 2003, 12 : 207–13.
7. Edwards TB, Labriola JE, Stanley RJ. Radiographic comparison of pegged and keeled glenoid components using modern cementing techniques: a prospective randomized study. J Shoulder Elbow Surg. 2010 Mar; 19（2）: 251–7.
8. Iannotti JP, Norris TR. Influence of preoperative factors on outcome of shoulder arthroplasty for glenohumeral osteoarthritis. J Bone Joint Surg Am. 2003, 85:251–8.
9. Kasten P, Pape G, Raiss P. Mid-term survivorship analysis of a shoulder replacement with a keeled glenoid and a modern cementing technique. J Bone Joint Surg Br. 2010 Mar;92（3）: 387–92.
10. Klein SM, Dunning P, Mulieri P. Effects of acquired glenoid bone defects on surgical technique and clinical outcomes in reverse shoulder arthroplasty. J Bone Joint Surg Am. 2010 May;92（5）:1144–54.
11. Lewis GS, Bryce CD, Davison AC. Location of the optimized centerline of the glenoid vault: a comparison of two operative techniques with use of three-dimensional computer modeling. J Bone Joint Surg Am. 2010 May; 92（5）: 1188–94.
12. Maroney SS, Devinney DS. Intrathoracic fracture-dislocation of the proximal humerus treated with reverse total shoulder arthroplasty. Orthopedics. 2009 Dec; 32（12）: 924–7.
13. Michener LA, McClure PW, Sennett BJ. American Shoulder and Elbow Surgeons Standardized Shoulder Assessment Form, patient self-report section: reliability, validity, and responsiveness. J Shoulder Elbow Surg. 2002, 11:587–94.
14. Parsons IM 4th, Millett PJ, Warner JJ. Glenoid wear after shoulder hemiarthroplasty: quantitative radiographic analysis. Clin Orthop Relat Res. 2004, 421:120–5.
15. Qi-Rong Qian, Xiao-Hua Li, Yu-Li Wu, Hai-Shan Wu.Initial experience of the revision of shoulder joint arthroplasty （3 cases report）. SICOT Shanghai Congress 2007
16. Qi-Rong Qian, Hai-Shan Wu, Xiao-Hua Li,etal.Reconstruction of the rotator cuff in shoulder joint replacement. SICOT Shanghai Congress 2007
17. Saltzman MD, Mercer DM, Warme WJ. Comparison of patients undergoing primary shoulder arthroplasty before and after the age of fifty. J Bone Joint Surg Am. 2010 Jan;92（1）:42–7.
18. Shrivastava N, Szabo RM. Copeland EAS hemi-resurfacing arthroplasty for rotator cuff tear arthropathy: preliminary results.J Surg Orthop Adv. 2009 Winter;18（4）:189–94.
19. Wall B, Walch G. Reverse shoulder arthroplasty for the treatment of proximal humeral fractures.Hand Clin. 2007, 23（4）: 425–30.

第三章 人工肘关节及人工桡骨头置换术

第一节 人工肘关节置换术的基本概念

一、概述

肘关节成形术开始于19世纪初。现代人工肘关节发展始于20世纪70年代,经历了从简单、单轴铰链发展到复杂、无限制型或半限制型关节,术后功能得到明显改善。根据肱骨假体对尺骨假体固定程度的不同,可将假体植入关节成形术分为完全限制性、半限制性与非限制性3类。

Verneuil和Olier等于19世纪初首先开展了肘关节成形术,目的是使僵硬、强直或畸形的肘关节重建成无痛、功能正常的关节。Dee于1970年左右报道骨水泥固定金属对金属铰链式肘关节假体在临床的使用,这种假体短期效果令人满意,但松动率高,因此,在大多数情况下这种假体已不再使用。目前肘关节假体的设计可分为两大类。第一类是半限制性金属对聚乙烯铰链式假体,这种假体有一定的松弛度,能完成内、外侧方和旋转运动。第二类是完全非限制性假体或肱骨、尺骨两部分假体间有咬合匹配关系的假体。目前已有超过20种不同的肘关节假体设计。

二、解剖及生物力学

肘关节由肱骨下端、桡骨小头和尺骨近端所组成,即包括肱尺关节、肱桡关节和近端尺桡关节。3个关节共在一个关节囊内。肘关节关节囊附着于前方的冠状突窝上缘和后部鹰嘴窝的上缘,关节囊两侧肱骨内、外上髁的下方及半月切迹两侧,外侧部分与环状韧带相连。关节囊内的滑膜层紧贴关节囊的纤维层。

肘关节旋转主要通过肱桡关节完成。肱桡关节有两个运动轴,伸屈运动的横轴与肱尺关节运动轴一致,另一个为前臂旋转运动轴,上下方分别通过桡骨小头和尺骨小头。肘关节的伸屈运动与前臂的旋转往往是联合运动,运动过程是一种复杂的生物力学作用。正常的肘关节依靠关节几何形状和关节匹配的结合、关节囊和韧带的完整性以及肌肉系统的平衡完整来保持其稳定性。其中,肱二头肌、肱肌、肘肌和肱三头肌尤为重要。肘关节的外侧副韧带复合体是由桡侧副韧带、外侧尺骨副韧带、辅助性外侧副韧带和环状韧带组成。外侧尺骨副韧带由桡侧副韧带的后部纤维组成,当肘关节受到内翻应力时,呈现紧张状态。环状韧带起止于尺骨的小乙状切迹的前后缘,起到将桡骨头稳定地紧贴于尺骨的作用。内侧副韧带复合体包括前、后和横向三部分韧带纤维,前部纤维沿着冠状突内侧缘附着,在肘关节屈、伸时维持紧张。后部纤维只在肘关节屈曲时维持紧张。有实验研究表明,内侧副韧带的前斜纤维断裂可导致肘关节的后外侧不稳和脱位。肘关节的运动大部分产生外翻应力,因此,内侧副韧带和桡骨小头的完整对防止肘关节的后外侧脱位至关重要。

肘关节成形术成功与否,取决于能否将肘关节恢复成无痛、活动、稳定、耐用且能承受巨大压力和扭转转力的关节。另外有学者提出肘关节假体必须尽可能地小,并且有尽可能多的骨组织覆盖,手术中必须保留肱骨的内外上髁和鹰嘴,假体应有携物角。大多数学者认为设计假体的携物角和内在松弛度是十分重要的。手术中切除的骨组织越少,将来补救或重建手术就越容易进行。

三、关节置换术的分类

肘关节置换术可分为以下几种,即关节切除置换术、生物材料间置关节置换术、桡骨头切除关节置换术和假体植入关节置换术。

根据肱骨假体对尺骨假体固定程度的不同,可将假体植入关节置换术分为限制性、半限制性与非限制性3类。

(一)完全限制型全肘关节假体

完全限制型肘关节假体于20世纪70年代初期起源于欧洲,为骨水泥固定型铰链式假体,仅能完成关节的屈伸活动,无侧向松弛度。代表性的假体有 Discovery 肘关节系统(图 2-5-3-1-1)、Dee 假体、GSB（Gschwend-Scheier-Bahler）假体和 Swanson 假体等,这类肘关节假体的应力直接传递到骨-骨水泥界面,因此,松动率高达8%,目前已经很少使用,仅在肘关节骨性或软组织广泛损伤造成关节严重不稳时使用。

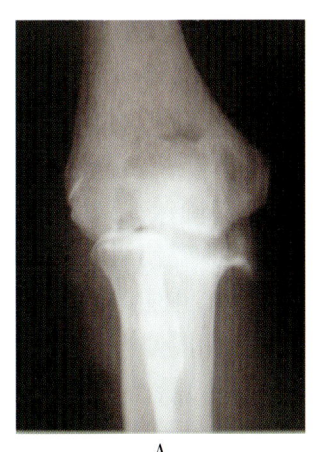
A

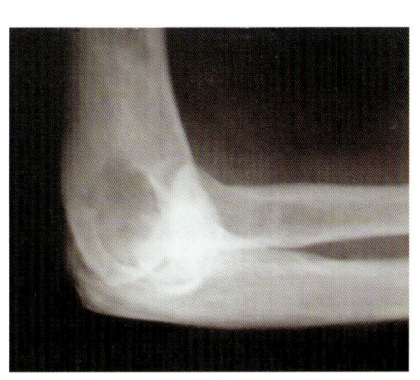
B

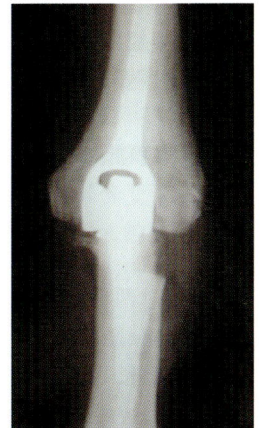
C

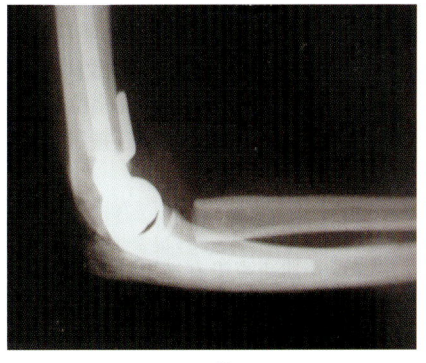
D

图 2-5-3-1-1　肘关节假体置换术（A~D）

因类风湿关节炎选用Discovery肘关节系统恢复关节功能　A.B. 术前正侧位X线片；C.D. 人工关节植入术后正侧位X线片

（二）半限制型全肘关节假体

半限制型肘关节假体为金属和高分子聚乙烯材料组配而成。代表性假体有 Mayo 假体、Pritchard-Walker 假体、Tri-Axial 假体、GSB Ⅲ 假体和 Coonrad-Morrey 假体（图 2-5-3-1-2）。这些假体有一定的松弛度，有利于外力的消散，能完成内外侧方和旋转活动。

（三）非限制型全肘关节假体

非限制型全肘假体的特点是肱骨和尺骨两部分假体间有咬合匹配关系，为解剖型假体。它要求肘关节具有完整的韧带和前部关节囊结构。代表性假体有 Kudo 假体、Suoter 假体和 Ewald 肱骨小头-肱骨髁假体（图 2-5-3-1-3、4，均摘自 Ken Yamaguchi）。骨与软组织严重缺损和关节严重畸形时，效果不佳，肿瘤患者不宜使用。

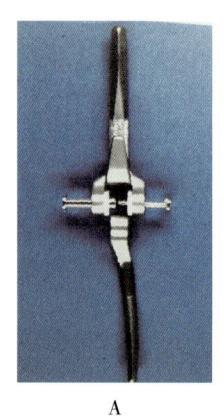
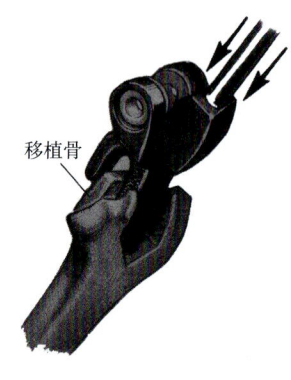

A　　　　　　　　　B

图 2-5-3-1-2　Coonrad-Morrey 假体系统模型图（A、B）
A. 针-针锁定系统；B. 在肱骨侧假体的前侧凸翼后方进行植骨，并将肱骨侧假体与尺骨侧假体连接，之后再将肱骨侧假体叩入髓腔直到前侧凸翼，直达冠状突窝顶端

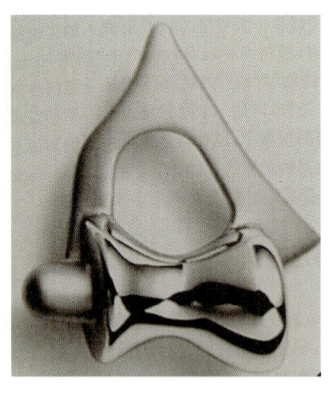
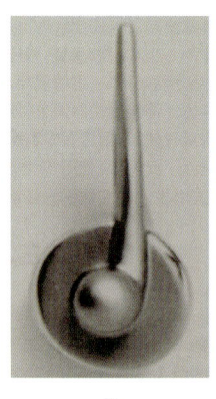
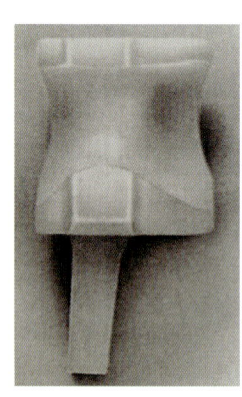
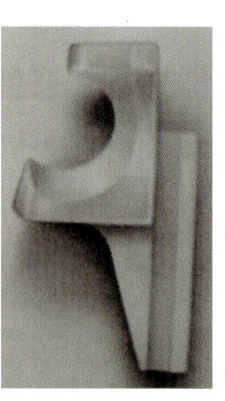

A　　　　　　B　　　　　　C　　　　　　D

图 2-5-3-1-3　Souter-Strathclyde 全肘系统模型图（A~D）
A.B. 配有标准假体柄的肱骨假体正面观和侧面观，该柄可加长；
C.D. 全聚乙烯非"固定"式尺骨假体的正面观和侧面观，亦可换带金属底座之"固定"式假体

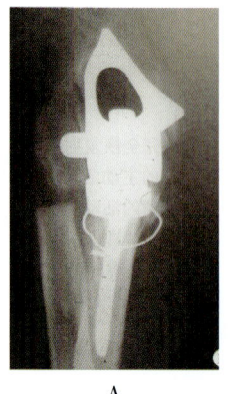
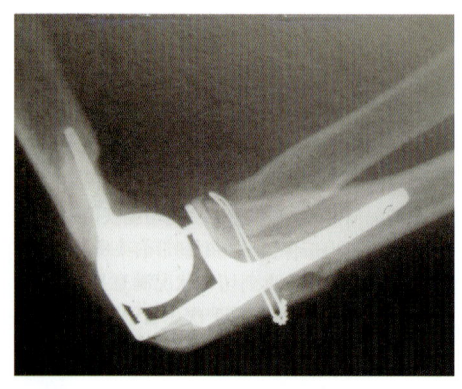

A　　　　　　　　　B

图 2-5-3-1-4　临床举例（A、B）
伴肘关节及尺骨近端粉碎性骨折的风湿关节炎，已行 Souter-Strathclyde 型全人工关节肘置换术
A.B. 术后正侧位 X 线片观

第二节 人工肘关节置换术实施

一、病例选择

(一)适应证

各种疾病引起的肘关节疼痛、关节不稳和双侧肘关节的僵硬。

1. 严重创伤引起的肘关节疼痛、畸形及强直者；
2. 类风湿性关节炎致肘关节畸形和强直者；
3. 肘关节创伤或置换术后形成的槎枷关节；
4. 肱骨下端良性或低度恶性肿瘤。

(二)禁忌证

既往有肘关节的脓毒感染病史是绝对禁忌证；

1. 肘关节屈伸肌肉瘫痪无动力；
2. 肘部没有健康皮肤覆盖；
3. 感染；
4. 肘部有大量骨化性肌炎者；
5. 神经性关节病变；
6. 不伴疼痛的关节畸形。

非制约型表面关节置换术的相对禁忌证还包括骨质缺损过多、创伤性和退行性关节炎。

二、麻醉

采用臂丛神经阻滞麻醉或全麻。

三、手术实施

(一)体位

患者仰卧位，同侧肩下垫一小枕，患肢置于胸前。常规消毒肘，铺手术单，必须暴露整个肘部和前臂。上臂置消毒气囊止血带，驱血，将止血带充气至 33.3kPa（250mmHg）。

(二)手术入路

可取肘后正中、后内或后外侧切口，以肘后内切口为佳。

(三)游离尺神经

将尺神经小心分离，并注意保护，术中将尺神经前置。

(四)剥离肌群

于尺骨近端和尺骨鹰嘴骨膜下剥离肱三头肌，应保持肱三头肌的完整性，避免切断肱三头肌。

(五)切除病变关节囊

继续向远端剥离肘关节，切除病变的关节囊、关节内的瘢痕组织、增生的滑膜及骨赘，显露范围包括肱骨远端、尺骨近端和桡骨头。

(六)切除骨质

切除肱骨远端关节面及骨组织，切除尺骨鹰嘴窝的皮质骨，将髓腔扩大至髓腔锉能进入。切除尺骨鹰嘴关节面，打开肱骨髓腔，保留肱骨内、外髁，在扩髓时也要小心，以免骨折。切除桡骨头，保留环状韧带。

(七)试装人工关节及置入正式产品

扩大肱骨和尺骨骨髓腔，试装人工肘关节满意后，冲洗髓腔，充填骨水泥，插入正式的肱骨和尺骨假体。充填骨水泥时要小心，避免尺神经灼伤。多余的骨水泥应清除干净,避免留下锐利边缘在术后活动时损伤肘部软组织。

(八)缝合周围软组织

尽可能缝合内侧副韧带,并注意内外侧副韧带的张力平衡,修复肱三头肌,彻底止血,冲洗伤口,尺神经常规前置肘前皮下。放置引流管,缝合皮肤。

四、术后处理

石膏托将肘关节固定于45°屈肘位,术后患肢抬高4~5天,保持肘关节高于肩关节,24~36h拔出引流条。颈腕带悬吊4周,每天定时进行肘关节非负重锻炼,术后3个月内避免用患肢提携重物。

五、疗效评价

目前还没有统一的肘关节假体置换术疗效评价标准,常采用Momy等的评价标准,采用3项指标,即X线影像表现、疼痛程度和关节活动度,利用这一标准将手术疗效分为好、中、差3个等级。

好 X线片上骨—骨水泥—假体交界面间无异常改变,无疼痛,肘关节屈曲大于90°,旋前、旋后活动度达60°。

中 X线片上骨—骨水泥—假体交界面间出现超过1mm的透亮区,中等程度的疼痛,肘关节屈伸活动度在50°~90°,旋前和旋后活动度小于60°。

差 X线片上骨—骨水泥—假体交界面间出现超过2mm的透亮区,因疼痛而显著影响肘关节的活动,屈伸活动度小于50°,旋前和旋后活动度小于40°,肘关节置换术失败,需要进行翻修术。

第三节 人工桡骨头置换术

一、概述

1941年,Speed最早报道了金属(Vitallium)桡骨小头的临床效果。现代桡骨小头假体采用Swason的硅橡胶桡骨头假体。在肘关节脱位伴桡骨头骨折的情况下,如果桡骨头有严重的粉碎性骨折,通常要切除桡骨头。但桡骨头的切除会造成肘关节的不稳,桡骨头假体的植入有助于稳定肘关节,尤其当桡骨头骨折伴下尺桡关节脱位、内侧副韧带损伤或缺损时,桡骨假体植入也可减轻因桡骨头切除后发生的桡骨向近侧的移位。但这种假体在术后可发生折断和碎裂,造成桡骨和患肘发生显著的不稳定。近年来Judet双极人工组合型桡骨头的出现和应用,已明显提高了手术疗效(图2-5-3-3-1)。

二、手术方法

患者仰卧位或侧卧位,患肢在上。消毒患肢,铺手术单,暴露肘关节。将患肢置于胸前。使用充气止血带。切口自肱骨外上髁以上开始,在尺侧腕伸肌和肘后肌间隙通过肘关节向远侧延伸,长约6cm。沿这两块肌肉之间的间隙分离,显露肘关节外侧关节囊。垂直于纤维走行纵向切开环状韧带并在靠近肱二头肌结节处切断桡骨颈部。用磨钻或骨锉修整桡骨近侧骨髓腔,以便假体的植入。平整地切除桡骨近端关节面,使得桡骨与假体颈之间能完全吻合。假体柄在髓腔内应达到紧密相贴,并确保假体与肱骨小头的接触令人满意。要避免假体受到过大的压力。被动活动前臂,通过不同角度的屈

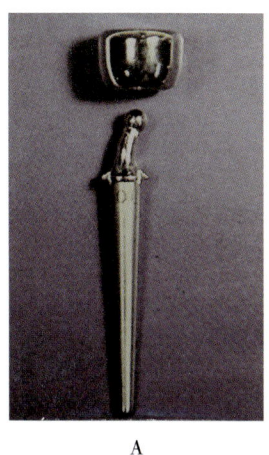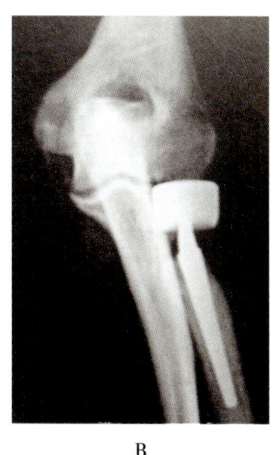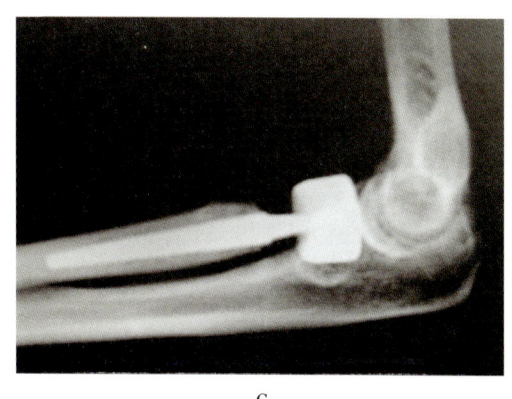

图2-5-3-3-1　Judet双极人工组合型桡骨头假体（A~C）

A.模型图；B.C.临床病例患者为桡骨头骨折后行人工桡骨头置换，B.C.为术后17年随访之正侧位X线片，假体柄在桡骨髓腔内固定良好，其与肱骨小头仍保持解剖对位及对线（自ken Yamaguchi）

伸和旋转运动来观察肱骨小头与桡骨假体之间的关系。在使用试验性假体证实了肱骨小头与假体间有满意的接触和假体与桡骨髓腔的大小合适后，用无接触技术和钝性击入技术将假体植入。缝合环状韧带，留置一个负压吸引管，分层关闭切口，肘关节屈曲90°位，加压包扎以保护患肘。

三、术后处理

术后3~5天去除加压包扎，换成较薄的敷料包扎。开始肘关节轻微的活动。应避免肘关节过于粗暴的功能锻炼。如果合并其他损伤，包括下尺桡关节脱位、韧带损伤或肘关节不稳，肘关节必须连续制动3周。当有下尺桡关节损伤时，要根据治疗和是否曾采用克氏针进行暂时性固定的情况来决定肘关节的功能运动。随后要在医生指导下开始肘关节的主动运动练习。

四、并发症及处理

（一）感染

人工肘关节术后感染确诊后，应尽早清除所有异物，包括假体、骨水泥和磨损碎屑，彻底切除假体周围的界膜和肉芽组织，充分引流。混合性感染较单一感染预后差，如经过6周抗生素治疗，细菌培养为阴性，骨与软组织无明显缺损，可考虑再次手术植入假体。如感染未能完全控制，或局部条件不允许，可行关节切除置换术。一般不考虑肘关节融合术。

（二）脱位和不稳

表面置换型假体如发生脱位，通常与软组织结构丧失局部张力或术后未能充分恢复软组织平衡有关。因此，术中保持软组织合适的张力和假体的正确安放对防止脱位至关重要。如软组织失代偿可改用铰链式肘关节假体进行翻修，或重建侧副韧带。软组织重建的效果很难预测，术后肘关节的活动虽有改善，但常造成肘关节不同程度的强直。对于固定牢固的表面肘关节假体实施翻修术十分困难。因此，最为谨慎的做法是修复侧副韧带，并用石膏固定，术后肘关节可获得一定程度的稳定。

半制约型假体的脱位主要因为关节对线不良及假体设计不合理等因素所致。判断脱位的原因非常重要。由于聚乙烯等假体部件损坏而导致的肘关节不稳或脱位，可更换假体的部件。如因假体位置不佳，旋转中心偏移，关节线对位不好而造成聚乙烯部件破坏或脱位,应行翻修术重新安放假体,恢复旋转中心的位置。

(三) 松动

主要由于假体位置不佳或骨水泥使用不当造成。患者感觉肘部疼痛,运动范围减少,运动轨迹异常。一经确诊,应行翻修术,防止松动的假体进一步破坏周围的骨质。如肱骨的内髁或外髁与骨干分离,手术时应重建肱骨髁,以恢复韧带的附着点。改善内外翻负荷的动力性限制。如尺侧副韧带遭到破坏,必须选用内在限制的假体,以防止脱位。

(阎作勤 邵云潮)

参 考 文 献

1. 蒋协远,李庭,张力丹等. 人工桡骨头置换治疗肘关节不稳定的桡骨头粉碎性骨折。中华骨科杂志,2005,25(8):467-471。
2. 曲彦隆,杨卫良,陆晓峰等. 自锁铰链型人工全肘关节置换假体的临床应用分析。中国矫形外科杂志. 2005,13(9):648-650。
3. Advanved Reconstruction Elbow. Ken Yamaguchi,etal. Amer Acdemay of Orthopaedic,2007。
4. Ali A, Shahane S, Stanley D.Total elbow arthroplasty for distal humeral fractures: indications, surgical approach, technical tips, and outcome.J Shoulder Elbow Surg. 2010 Mar;19(2 Suppl):53-8.
5. Bassi RS, Simmons D, Ali F, et al. Early results of the Acclaim elbow replacement. J Bone Joint Surg Br. 2007, 89(4):486-9.
6. Cheung EV, O'Driscoll SW. Total elbow prosthesis loosening caused by ulnar component pistoning. J Bone Joint Surg Am. 2007, 89(6):1269-74.
7. Choa RM, Graham A.Extensor digitorum communis rupture after revision total elbow arthroplasty: case report.J Hand Surg Am. 2009 Jul-Aug; 34(6):1099-101. Epub 2009 Jun 5.
8. Conaway DA, Kuhl TL, Adams BD. Comparison of the native ulnar head and a partial ulnar head resurfacing implant.J Hand Surg Am. 2009 Jul-Aug;34(6):1056-62.
9. Demiralp B, Komurcu M, Ozturk C et al.Total elbow arthroplasty in patients who have elbow fractures caused by gunshot injuries: 8- to 12-year follow-up study. Arch Orthop Trauma Surg. 2007,128(1):17-24.
10. Glabbeek F, Riet RP, Baumfeld JA, et al. Detrimental effects of over-stuffing or understuffing with a radial head replacement in the medial collateral ligament deficient elbow. J Bone Joint Surg(Am).2004, 86: 2629-2635.
11. Hong Jiang, Yu-Wei Li.Bipolar Radial Head Prosthesis Replacement In The Treatment Of COMMINUTED Radial Head Fracture. SICOT Shanghai Congress 2007
12. Kleiner MT, Ilyas AM, Jupiter JB. Radial head arthroplasty. Acta Chir Orthop Traumatol Cech. 2010 Feb;77(1):7-12.
13. Prasad N, Dent C. Outcome of total elbow replacement for rheumatoid arthritis: single surgeon's series with Souter-Strathclyde and Coonrad-Morrey prosthesis. J Shoulder Elbow Surg. 2010 Apr;19(3):376-83. Epub 2010 Jan 13.
14. Robinson E, Burke N, Douglas P. Mechanism of loosening of the Souter-Strathclyde total elbow replacement evidence from revision surgery. Acta Orthop Belg. 2010 Feb;76(1):27-9.
15. Seitz WH Jr, Bismar H, Evans PJ. Failure of the hinge mechanism in total elbow arthroplasty. J Shoulder Elbow Surg. 2010 Apr;19(3):368-75.
16. Sheeraz A, Stirrat AN. Complete disassembly of the Coonrad-Morrey elbow replacement: a case report. J Bone Joint Surg Am. 2010 Apr;92(4):958-62.
17. Sneftrup SB, Jensen SL, Johannsen HV, et al. Revision of failed total elbow arthroplasty with use of a linked implant. J Bone Joint Surg(Br).2006, 88(1):78-83.
18. Yin Q, Jiang Y, Fu L, Li X. Treatment of distal comminuted humeral fracture with serious osteoporosis by total elbow arthroplasty. Zhongguo Xiu Fu Chong Jian Wai Ke Za Zhi. 2009 Nov;23(11):1290-3.

第四章 全腕及手部人工关节置换术

第一节 全腕人工关节置换术

一、基本概念

（一）概述

腕关节活动是由 8 块相互关联的腕骨及腕掌、桡腕、腕间和远端尺桡关节完成，其活动方式基本上是双轴关节形式，作屈伸和尺桡偏运动。腕部两条运动轴线交汇处恰好位于头状骨的头部，此点被称为腕运动中心。全腕关节置换术是最早进行的关节假体置换手术之一，早期因失败率高，一直未能广泛应用于临床。随着假体的改进和外科技术的发展，应用新一代假体的全腕关节置换术疗效已有很大提高。人工腕关节有铰链式 SwanSon 硅胶全腕人工关节、Volz 半环式全腕人工关节、Meuli 球臼式全腕人工关节、Biaxial 全腕人工关节。

（二）病例选择

1. 适应证

（1）腕关节由于骨折、脱位、严重类风湿性关节炎等原因引起的显著疼痛、功能障碍和畸形。

（2）腕关节非功能位强直和融合。

2. 禁忌证

（1）体力劳动者；

（2）局部或全身有感染灶。

二、全腕人工关节置换术的实施

（一）麻醉与体位

1. 麻醉 臂丛麻醉；
2. 体位 仰卧位，术肢外展于手术桌上。

（二）切口

取腕背部正中直切口，依次切开皮肤及皮下组织，直至伸肌支持带，注意保护尺神经和桡神经的感觉支。于腕背侧伸肌支持带尺侧 Z 形切断支持带，然后将支持带向桡侧分离牵开，显露腕背侧伸肌腱。将拇长伸肌腱与指总伸肌腱分离，将肌腱向两侧牵开，显露腕关节背侧关节囊。如有必要，可行伸肌腱鞘切除术。桡侧腕短伸肌必须保持完整，桡侧腕长伸肌应该功能完好。将关节囊做 U 形切开，形成一个矩形关节囊筋膜瓣，并将其向远端的基部逆行掀起，显露腕关节。

（三）关节置换术的选择

1. Swanson 硅胶全腕人工关节置换术 切除舟状骨、月骨、头状骨和三角骨的近侧部分，切除桡骨和尺骨远端，一般情况下桡骨远端仅需将关节面修整平整即可，只有在切除以上诸骨后关节间隙仍嫌过小时，才需再切除部分桡骨。扩大并修整桡骨骨髓腔,以便能接纳人工关节近端的柄,修整头状骨的远端部分,使其通至第三掌骨的骨髓腔,以接纳人工关节远端的柄。修整尺骨远端以便接纳尺骨头假体。选择大小合适的 Swanson 硅胶全腕人工关节,将其近端柄插入桡骨髓腔内,远端柄经头状骨插入第三掌骨髓腔内。矫正腕关节的活动轴心,调试腕关节的活动状况。将硅胶尺骨头假体套在尺骨残端上。将向远端翻转的关卡囊回复,通过桡骨背侧边缘的钻孔,将关节囊的近端固定于桡骨背侧。重建的腕关节应允许其有屈曲 45°、伸展 45°、尺桡偏各 10°的活动范围。于拇长伸肌和指总伸肌腱深面将桡侧的伸肌支持带瓣牵向尺侧,尺侧的伸肌支持带瓣通过尺侧腕伸肌腱深面,将两者予以缝合,并用一小片伸肌支持带瓣固定尺侧腕伸肌,必要时可将伸肌腱缩短。

2. Meuli 球臼式全腕人工关节置换术　手术方法同 Swanson,不同的是 Meuli 球臼式全腕人工关节需在骨髓腔内打入骨水泥,再将假体置入,至骨水泥完全固定为止,之后缝合固定关节囊韧带,将伸肌支持带的桡侧半于伸肌腱深面、尺侧半于伸肌腱浅面分别予以缝合。

3. Volz 半环式全腕人工关节置换术　手术方法同 Swanson,不同的是 Volz 人工腕关节为金属制成,在将关节柄插入骨髓腔时应根据其在骨髓腔内的稳定程度,决定是否需骨水泥固定,且在尺骨头切除后无需安装尺骨头假体。

4. Biaxial 全腕人工关节置换术　手术方法同 Swanson,不同的是 Biaxial 全腕人工关节需在骨髓腔内打入骨水泥,再将假体置入,至骨水泥完全固定为止,之后缝合关节囊,复位肌腱,缝合伸肌支持带。

(四)术中注意事项

仔细止血,冲洗伤口,缝合皮肤,伤口内放置引流,包扎伤口。

三、并发症

最常见的并发症是软组织不平衡、关节不稳定和假体松动,感染较为少见。软组织不平衡在球臼型和铰链型假体中都很常见,主要造成屈曲和尺偏畸形。关节不稳定主要是由于软组织不平衡和(或)关节松弛造成的,非限制性关节接触面小,更易脱位。假体松动主要发生在假体腕骨部分。

四、术后处理

腕关节于中立位前臂掌侧石膏托固定,术肢抬高,以利于消肿。

2~3 日后在医生指导下开始无负荷功能锻炼,两周后拆线,4 周后逐渐开始负载荷锻炼。术后应避免有害应力和强度过大的运动。

第二节　手部人工关节置换术

一、概述

手部人工关节置换主要指掌指关节和近侧指间关节的置换。制作材料有硅橡胶和金属两种,硅橡胶人工指在临床的应用较多,其近、远期疗效较好,主要有 Swanson 式、Niebauer 式和 Calnan-Nicolle 式,其中,以 Swanson 式最为常用。

二、病例选择

(一) 适应证

1. 严重的类风湿性关节炎伴畸形；
2. 骨关节炎或创伤性关节炎所致的关节强直。

(二) 禁忌证

1. 局部存在感染性病灶；
2. 严重骨质疏松；
3. 关节部位软组织条件不良。

三、手术操作实施

(一) 麻醉与体位

1. 麻醉　采用臂丛麻醉。
2. 体位　仰卧位，患肢置于手术桌上，手术在气囊止血带下进行。

(二) 切口与显露

1. 切口　人工掌指关节置换术采用掌指关节背侧纵弧形切口，如为类风湿性关节炎多个掌指关节受累并准备一次手术者，可采用掌指关节背侧横切口。

2. 显露掌骨头及近节指骨　切开皮肤、皮下，分离保护浅静脉和神经，纵行切开伸肌腱指背腱膜，横行切开关节囊，增厚的滑膜要切除，很好显露掌骨头和近节指骨基底。人工近侧指间关节置换术采用近侧指间关节背侧纵弧形切口，纵形分开伸指肌腱中央束，保留止点。

(三) 截骨

截除近节指骨基底部的关节软骨面和掌骨头，掌骨头截骨时截骨面从背侧向掌侧倾斜，间隙要能容纳假体的大小。选用适当型号的髓腔扩大器对掌骨远端与近节指骨进行扩髓。

(四) 安装假体

选择与髓腔扩大器同样型号的人工掌指关节，分别插入髓腔内，试装并活动，满意后安装假体，彻底止血，修复关节囊和伸肌腱，缝合伤口。

四、并发症

并发症的发生与术前软组织情况、假体材料、设计等有关。术后切口感染、裂开多与术前局部软组织的营养状况有关。磨损颗粒特别是聚乙烯碎屑颗粒所致的颗粒病是大关节假体松动的主要原因，在小关节假体中也可能起同样的作用；假体设计及材料的不同，其折断率也不同。此外，硅胶假体容易发生颗粒性滑膜炎，造成局部疼痛、肿胀、关节僵硬，严重影响功能，处理方法可再行关节成形术或关节融合术。

五、术后处理

术后用石膏托功能位固定掌指关节或指间关节3周，去除固定后进行关节功能锻炼。

（阎作勤　邵云潮）

参 考 文 献

1. Adams BD. Complications of wrist arthroplasty. Hand Clin. 2010 May;26（2）:213-20.
2. Anderson MC, Adams BD. Total wrist arthroplasty. Hand Clin. 2005, 21（4）:621-30.
3. Bickel KD. The dorsal approach to silicone implant arthroplasty of the proximal interphalangeal joint. J Hand Surg [Am]. 2007, 32（6）:909-13.
4. Carlson JR, Simmons BP. Total wrist arthroplasty. J Am Acad Orthop Surg. 1998 Sep-Oct;6（5）:308-15.
5. Cavaliere CM, Chung KC. A cost-utility analysis of nonsurgical management, total wrist arthroplasty, and total wrist arthrodesis in rheumatoid arthritis. J Hand Surg Am. 2010 Mar;35（3）:379-391.e2.
6. Gupta A. Total wrist arthroplasty. Am J Orthop（Belle Mead NJ）. 2008 Aug;37（8 Suppl 1）:12-6.
7. Kistler U, Weiss AP, Simmen BR, et al. Long-term results of silicone wrist arthroplasty in patients with rheumatoid arthritis. J Hand Surg［Am］. 2005, 30（6）:1282-7.
8. Kwon BC, Choi SJ, Shin J, Baek GH. Proximal row carpectomy with capsular interposition arthroplasty for advanced arthritis of the wrist. J Bone Joint Surg Br. 2009 Dec;91（12）:1601-6.
9. Lawler EA, Paksima N. Total wrist arthroplasty. Bull NYU Hosp Jt Dis. 2006, 64（3-4）:98-105.
10. Murray PM. Current status of wrist arthrodesis and wrist arthroplasty. Clin Plast Surg. 1996 Jul;23（3）:385-94.
11. Murray PM. Surface replacement arthroplasty of the proximal interphalangeal joint. J Hand Surg . 2007, 32（6）:899-904.
12. Rizzo M, Beckenbaugh RD. Proximal interphalangeal joint arthroplasty. J Am Acad Orthop Surg. 2007, 15（3）:189-97.

第五章 全髋关节置换术

自20世纪60年代以来，全髋关节置换术（THA）的发展是现代关节外科手术中最成功的范例之一。尽管其面临的问题还远没有解决，但全髋关节置换术仍然是改善病废髋关节功能最重要的手段之一。

第一节 病例选择及术前准备

一、全髋关节置换术的适应证

早期观点认为全髋关节置换术仅适应于65岁以上的髋关节病废。随着人工关节假体的材料学、生物工程学及设计方面的改进和手术技术的成熟，以及大量THA手术后长期随访获得的优良临床结果，尤其是髋关节病患者对生活质量要求的提高，使得全髋关节置换术的适应证得到了扩展。但这并不意味着可以滥用全髋置换来替代其他有效的治疗方法包括其他的手术方式。原则上说，THA手术适应于难以用其他更简单的手段获得更好疗效的髋关节不可逆病废。

（一）股骨头缺血坏死

包括因创伤、股骨颈骨折、股骨头骨折等因素导致的股骨头坏死及因激素、酒精、红斑狼疮、减压病等因素和各种原因不明的所谓特发性股骨头坏死。当X片显示股骨头已出现严重囊性变或塌陷变形，即3~4期的股骨头坏死，一般认为其病变已不可逆，此时多伴有髋臼的改变，可行THA。而对上述病例中髋臼仍基本正常的病例，多数学者仍推荐作全髋置换而较少使用人工股骨头，以避免金属假体对髋臼的磨损而导致行翻修术。

（二）髋关节骨关节炎

包括老年性退变性骨关节炎和因创伤、股骨头坏死、先天性或后天性髋关节脱位、扁平髋等因素导致的继发性骨关节炎。但关节软骨面严重破坏、关节间隙明显减小或消失而导致疼痛和功能障碍时，应首选THA。

（三）类风湿和强直性脊柱炎

在类风湿和强直性脊柱炎的晚期，病变累及髋关节导致疼痛和髋关节的活动受限甚至强直，且往往是双侧发病，虽然患者年龄可能较轻，但关节功能却因疾病受到极大的限制，为提高患者的生活质量，THA（可能还包括全膝关节置换）是改善患者关节功能的有效手段。但应该注意的是，

THA并不是针对类风湿或强直性脊柱炎本身的治疗措施,而是对其晚期病废的功能重建手段。

(四)髋关节脱位的晚期病变

先天性髋关节脱位、髋关节发育不良以及创伤性髋关节脱位的晚期均可导致髋关节骨关节炎,出现明显的疼痛和功能障碍,这在我国相当多见。当病程发展至重度的骨关节炎时,病变已不可逆,对此类患者采用THA手术不仅可以重建具有较正常功能的髋关节,还可以借此手术恢复肢体长度,改善跛行步态。但此类手术可能需要进行髋臼植骨和重建及恢复肢体长度的手术,与常规手术相比,具有一定的技术难度。

(五)高龄患者

头下型股骨颈骨折复位不良或伴有股骨头骨折、髋臼骨折和(或)中央型脱位,预计内固定手术难以奏效,以及高龄患者的股骨颈骨折不连接等可作为THA手术的相对适应证。

(六)其他

股骨头颈部及股骨近端的骨肿瘤截除术后可进行常规或特制的人工假体进行全髋关节置换术。病废髋关节的其他手术失败的病例,包括各种钻孔植骨、血管植入、截骨手术以及其他髋关节成形术(包括人工股骨头、双杯成形等手术失败的病例)。初次全髋关节置换术后失败和长期使用后的松动、磨损导致明显的临床症状者(翻修手术)。

THA适应证的选择应充分考虑对病变髋关节的评价,患者的全身情况、年龄、功能要求以及手术者的技术条件与假体的供应以及对可能的预后估计等综合因素。

二、全髋关节置换术的禁忌证

1. 全身或手术局部有明显的活动性感染存在;
2. 全身情况不能耐受手术者;
3. 未控制的糖尿病、血友病等可能导致术后严重并发症的病例;
4. 髋关节肌肉瘫痪或预计术后肌力不能恢复者;
5. 能够以诸如截骨术等其他术式获得良好效果的年轻患者;
6. 年龄虽已不再是适应证或禁忌证的标准,但对年轻患者的THA手术仍应持慎重态度,在假体选择上应考虑到将来可能要进行的翻修手术。

三、手术前准备

(一)术前评价和评分

仔细了解病史,全面地进行全身和专科检查。选用一种较通用的方法进行术前评分(Harris评分)。除一般的常规术前检查外,特别要注意糖尿病、下肢深静脉状况及有无全身感染情况。

(二)术前指导

对受术者的术前谈话与指导是使患者消除心理恐惧、配合手术和术后康复的重要环节。指导患者术前及术后训练方法。包括床上大小便、康复过程及注意事项。

(三)X线摄片

拍摄足够长的具有恒定放大率的骨盆平片和髋关节侧位片,对术前了解髋关节情况和选择假体、确定手术方案是至关重要的。对髋臼复杂性骨缺损的病例,CT扫描和三维重建技术是非常有用的手段。

(四)准备假体

根据患者的关节病变情况、年龄及术者的操作经验选择合适的可获得的髋关节假体。各人工关节供应商都应提供相应的透明模板,以在术前估计所使用的假体型号,根据测量的结果,至少准备相邻的3组型号的假体以供术中选择,对有较大的骨缺损的病例,还要准备植骨的内固定材料。术前熟悉假体的安装程序和专用手术器械,对保证手术的顺利进行也是非常重要的。

(五)术前预防性抗生素的应用

有些医生主张术前1~2天常规使用广谱抗生素,但更多的医生接受在手术开始前即麻醉诱导期使用抗生素。

第二节 全髋关节置换手术的准备与入路

一、手术室条件

高净化度的手术室有助于降低感染率,有条件的可使用层流手术室。此外,尚要求有电动工具如摆锯、Reamer、高频电刀、吸引装置、输血设备(如自体血回输系统)等。对于某些复杂的翻修手术,需要备有C臂透视机、翻修工具,甚至需要金刚磨钻。

二、麻醉与体位

1. 麻醉　根据医院条件和患者情况可选用全麻、硬膜外麻醉或腰麻,手术中控制性低血压能明显减少术中出血量。

2. 体位　根据不同的入路方式选择健侧卧位或平卧位。

三、入路和手术显露

髋关节的许多入路均可用于进行THA手术。但国内医生最常用的是侧卧位的后外侧(图2-5-5-2-1)、后侧入路和平卧位或侧卧位的侧方入路。根据入路选择的不同,其显露方式也不相同。但无论选择何种入路,良好的手术野暴露是手术成功的重要保证。THA手术要求清晰地暴露髋臼及周围至股骨的转子部。对翻修手术还需要更大的暴露,以处理髋臼或股骨干。下面仅以常用的改良Gibson入路(后外侧入路有Macry & Fletcher)和改良的Watson-Jones入路为例说明THA手术显露的简要步骤。

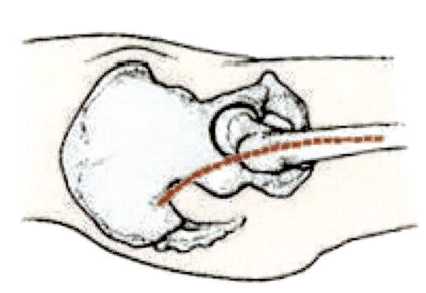

图2-5-5-2-1　THA手术的手术入路示意图

(一)后外侧入路

1. 体位与切口

(1)体位　患侧向上侧卧位,使用侧位支撑架或Maquet装置,保证手术中维持在90°侧卧位。

(2)切口　沿髂后上嵴与大粗隆连线的远2/3做皮肤切口,并向股骨干纵轴方向延长切口5~8cm。

2. 显露深部　逐层切开皮肤、皮下至臀大肌筋膜和髂胫束,向切口两侧掀开皮瓣。以大粗隆为中心向远端切开髂胫束,向近端钝性分离臀大肌。此时坐骨神经在切口的后侧,可不作暴露,用腹腔拉钩向后方牵开(图2-5-5-2-2)。

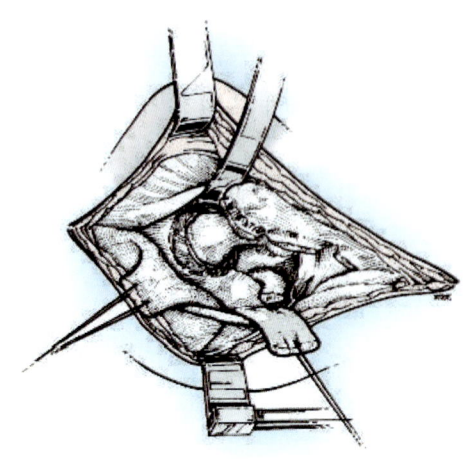

图2-5-5-2-2 显露深部组织示意图

3. 显露关节囊

（1）切断臀大肌 显露臀大肌在股骨粗线的止点，对存在挛缩的髋关节，可先行臀大肌止点切断（图2-5-5-2-3）。

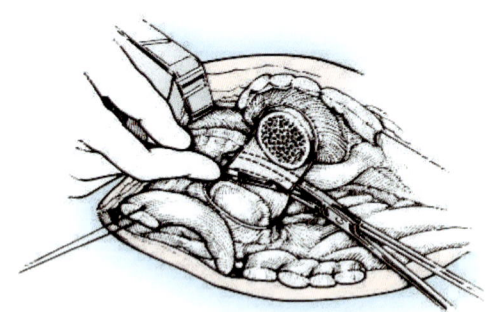

图2-5-5-2-3 切断臀肌示意图

（2）显露关节囊 清除髋外侧滑囊等筋膜组织后，屈膝，内旋髋关节，此时臀中肌、外旋肌、股方肌均处于紧张状态，以电刀切断外旋肌群的肌肉止点，必要时切断臀中肌的下部和股方肌的上部以获得更好的显露，以两把Hohmann拉钩分别于关节囊的上、下撑开软组织，可清晰显露后关节囊。

4. 酌情切断臀中肌股骨止点
彻底切除后关节囊，将Hohmann拉钩更换至关节囊内，极度内旋髋关节，使股骨头脱出。对难以脱位的股骨头，可先行截骨后，取出股骨头（图2-5-5-2-4）。清除股骨颈部残留关节囊，显露小粗隆；此时可在股骨近端的腱性止点先行切断臀中肌；术后需缝回原处。

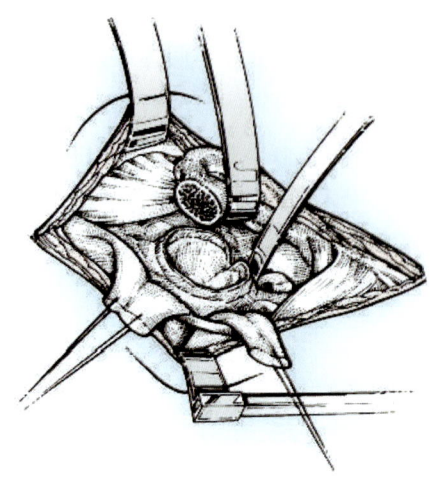

图2-5-5-2-4 截骨后取出股骨头示意图

5. 截除股骨头及周围韧带、组织

（1）截除股骨头 按照术前计划参照小粗隆的位置保留适当的股骨矩骨质，截除股骨头（图2-5-5-2-5）。

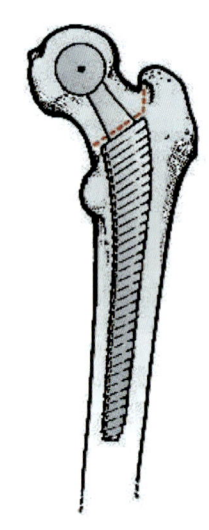

图2-5-5-2-5 模拟植入人工股骨头示意图

（2）切除残留圆韧带 切除残留圆韧带，清晰显露髋臼周缘。

（3）松解周围组织 对关节挛缩的病例可能需要额外的髂腰肌松解、内收肌切断、大粗隆截骨等方法方能获得满意暴露。

6. 准备THA
显露完毕，可进行THA的髋臼准备。

(二) 外侧显露

改良 Watson-John 入路。

1. 体位与切口

（1）仰卧位，患侧垫薄沙垫；

（2）以大粗隆为中心，作纵切口向近端与远端各延伸约 10cm。

2. 显露关节囊
逐层切开皮肤、筋膜，向前方牵开皮瓣，自阔筋膜张肌和臀中肌之间切开阔筋膜，用长 Hohmann 拉钩伸入关节囊的前内侧牵开，显露前关节囊。或直接经臀中肌钝性分离后，切断臀中肌前部在大粗隆的附着，可获得更清晰的显露。

3. 显露髋臼、准备 THA

（1）切开并切除前关节囊，显露股骨头、颈。将 Hohmann 拉钩换至关节内，先行股骨头截除并取出。

（2）内收、外旋髋关节，显露髋臼和后关节囊，切除关节囊、圆韧带及髋臼周围组织，暴露髋臼。用 Hohmann 拉钩将股骨近端压下，此时可进行髋臼准备。

（3）剔除保留的股骨矩上残留的关节囊，向远端剥离至小粗隆部，根据术前计划，可再次截骨，继而进行股骨髓腔准备。

附：大粗隆截骨曾经是 THA 暴露的常规手段之一。Charnly 认为大粗隆截骨不仅可以改善外科显露，而且通过大粗隆下移固定，可以改善患者的外展肌张力。但由于增加了手术时间和存在不愈合的可能，目前多数医生已不再作为常规方法，而仅在暴露困难的病例及某些翻修手术中应用。

第三节　全髋关节置换术的基本步骤与骨水泥技术

一、概述

各种不同设计与不同固定方法的全髋系统其操作方法也不尽相同，尤其是现代的 THA 手术都有专门设计的专用手术器械并提供规范化的操作，手术时可参照选用的假体系统的手术技术说明。但不同的假体其操作的基本程序和原则是一致的，即通过使用专门器械使髋臼和股骨髓腔与选用的假体相匹配，将假体安装在准确和稳定的位置，获得有效的关节活动度并恢复肢体长度。是否使用骨水泥及对骨水泥的要求与选择目前仍在争议中。

二、手术要领与实施

(一) 良好的暴露与髋臼准备

清除髋臼周围软组织，是彻底切除关节囊或是单纯切开关节囊，在不同操作流派中仍有争论。一般说来，对伴有关节挛缩的病例，需要彻底切除关节囊，以获得有效的松解，而对诸如新鲜股骨颈骨折的病例，可能并不需要完全切除关节囊，以免术后过度松弛而导致早期的关节不稳定。切除残留的圆韧带，刮除软骨面。以髋臼锉自小而大的直径磨削，直至清除全部的软骨，并使磨削面与圆韧带凹相平。对特殊形态的髋臼假体应使用其提供的专用 Reamer 磨锉，以使其适应假体形态（图 2-5-5-3-1、2）。髋臼准备的目的是使髋臼假体能够与骨面完全紧密地接触，对使用骨水泥固定的髋臼假体而言，同样要求髋臼与假体的形态匹配。有明显骨缺损的髋臼（如先髋病例）应先进行植骨，初次 THA 的病例，最常用截除的股骨头清除软骨面后作为植骨材料，固定后再用髋臼锉成形。需注意的是内固定螺钉的位置应不妨碍髋臼的磨锉。

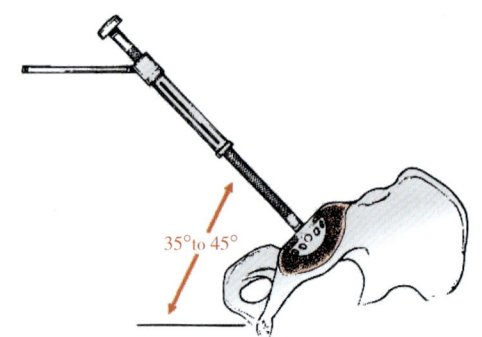

图2-5-5-3-1　髋臼准备示意图

臼锉清除髋臼内软骨等组织（前方观），其角度为35°~45°

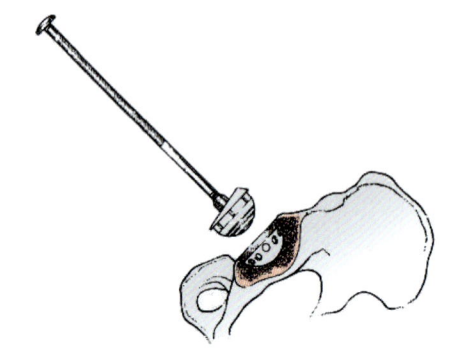

图2-5-5-3-2　安装髋臼掌握与体轴的角度示意图

（二）测试髋臼假体的型号、位置和准备植入

选择合适的假体植入，对正常发育的髋臼，一般可按照原髋臼的方向植入，对原臼发育不良或髋臼破坏的病例，安装髋臼时掌握与体轴成40°~45°，并保持10°~20°的前倾（图2-5-5-3-3）。根据假体的类型采用相应的固定方法。对半球形髋臼而言，比磨锉直径大1~2mm的髋臼能获得更好的压配合（press fit），在使用螺钉加强髋臼金属背壳固定时，应尽量选择骨质较厚的部位，如后上方。精确地测量深度，选择合适长度的螺钉。

（三）装入相应的聚乙烯内衬（非骨水泥型）

对使用防脱位型的内衬（高边内衬）应根据需要确定内衬的安装方向。陶瓷—陶瓷或金属—金属组合已经应用于临床，对于陶瓷—陶瓷组合，假体安装位置要求较高。

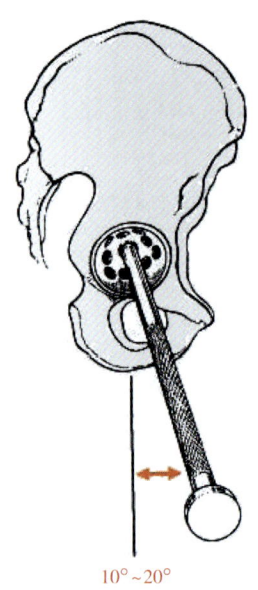

图2-5-5-3-3　同前、侧方观，角度为10°~20°示意图

（四）股骨髓腔准备

由于股骨髓腔的解剖特点，使用直柄假体时，髓腔开口应尽量靠外后方（图2-5-5-3-4），确认股骨髓腔自然的椭圆形的长轴，或根据小粗隆确定15°的前倾角（在CDH病例中，前倾角的建立应根据股骨髁水平确定）。用与选用的股骨假体相匹配的髓腔扩大器锉磨髓腔。在使用解剖型（分左右）的假体时，应特别注意勿将方向逆反。根据术前的测量和术者的手感掌握髓腔扩大的程度。对非骨水泥假体，强调骨与假体近段的紧密接触，因而要足够地扩大髓腔（图2-5-5-3-5），但应防止强行击入而导致股骨干和粗隆部骨折，必要时先行股骨上端的钢丝绑扎。

（五）安装试模柄，确认股骨假体型号，准备植入

选用不同颈长的股骨头试件安装，并复位髋关节，检查活动度、稳定度及肢体长度，确定颈长。取出试件，安装假体。复位，冲洗，视术中情况置负压引流，关闭切口。

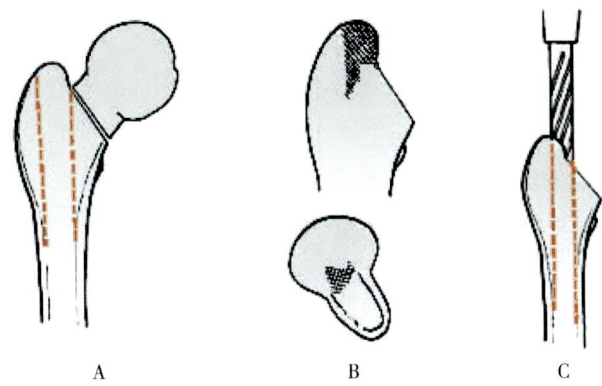

图2-5-5-3-4 注意髓腔开口位置示意图（A~C）
使用直柄假体时，髓腔开口应尽量靠外后方

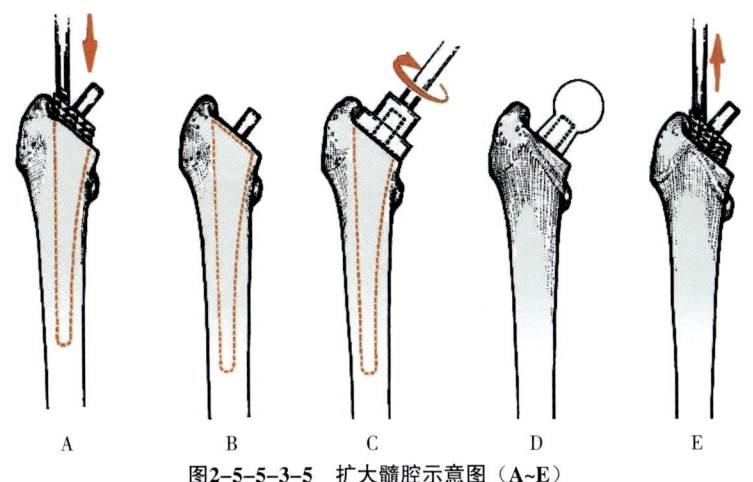

图2-5-5-3-5 扩大髓腔示意图（A~E）
对非骨水泥假体，强调骨与假体近段的紧密接触，因而要足够地扩大髓腔

三、骨水泥固定基本原则和技术

（一）概述

现代骨水泥固定技术在THA中有着重要的地位。目前临床使用的骨水泥仍然是传统的聚甲基丙烯酸甲酯（Polymethylmethacrylate，PMMA）。自PMMA在人工关节置换外科应用至今的结果，表明了PMMA具有确切的固定效果，但同时由于其本身的特性和骨水泥操作技术的影响，使得PAMA在不同个体中的使用获得了不同的结果。随着对骨水泥的机械性能和植入体内后的生物力学等方面研究的深入，骨水泥技术不断获得改进，尽管骨水泥存在的问题尚未解决，但新的骨水泥技术即所谓第三代骨水泥技术观念已经产生并被多数骨科医生所接受。

骨水泥并非真正的黏合剂，而是通过其填充假体和骨之间的空隙及其与骨质上的空隙获得，即所谓填塞和微孔交锁。因而使用骨水泥获得的是机械稳定。这种机械稳定性的丧失多数是因为骨水泥的疲劳断裂、假体-骨水泥-骨界面松动，应力遮挡引起的骨吸收，假体位置不良或骨水泥充填不当等因素导致的生物力学改变以及因磨损颗粒导致的骨溶解等因素所致。要减少上述问题，除了骨水泥本身的质量改进以外，更重要的是改进骨水泥技术。实践证明，应用骨水泥枪及髓腔远端塞的第二代骨水泥技术较之第一代骨水泥技术已经获得更好的效果。此外，骨水泥制造商已能提供不同黏度的骨水泥，以配合临床使用。

（二）现代骨水泥技术要点

1. 真空机械搅拌和离心　可获得匀质的搅拌效果，增加了骨水泥的密度和均匀度，而且在高真空度的条件下可明显减少骨水泥固化后的孔隙度,增强其机械强度。

2. 预冷　股骨假体采用低黏度骨水泥或单体预冷方法降低黏度,以利于骨水泥渗入骨质微孔。

3. 高压水枪　采用高压脉冲水枪冲洗假体的植入床获得植入床的清洁,以保证骨水泥与骨的界面不被血液阻隔。并使用髓腔内吸引装置吸出髓腔内空气和积血。

4. 嵌塞　股骨髓腔远端(一般在假体远端2~3cm处)置入专门设计的骨水泥塞或使用骨块、骨水泥块,以阻止骨水泥流向远端并在骨水泥注入时获得更高的腔内压。

5. 使用假体中置装置　包括髋臼上的突起、柄的近端和远端中置装置等以保证假体中心化,使假体周围获得相等厚度的骨水泥间隙。

6. 用专为骨水泥固定设计的假体　骨水泥假体的设计不同于非骨水泥假体,但设计理念也有较大争议。以改良Charnly型假体为代表的骨水泥固定设计因为有大样本可靠随访结果的支持,而受到多数医生的肯定。最近的研究表明,楔型、光面、无领的骨水泥假体由于允许假体在骨水泥鞘壳发生蠕变时能适时下沉从而减少了骨-骨水泥界面的应力,这一理念强调骨-骨水泥界面的结合牢度,反对假体-骨水泥界面牢固结合,随访结果表明优于粗糙面假体。而另一派理论则强调假体-骨水泥-骨的一体化固定,包括采用假体的骨水泥预涂技术,即在产品制造时以特殊工艺将薄层的骨水泥预涂于假体表面。假体植入时,骨水泥将与假体表面的预涂骨水泥形成骨水泥—骨水泥界面而不产生新的骨水泥—假体界面,从而减少骨水泥—假体界面的松动。但这一理论并不为大多数医生所接受。

(三)我国目前状况

普及第三代骨水泥技术尚需时日,但正确地理解骨水泥在假体固定中的作用和可能影响骨水泥固定长期效果的因素,对正确掌握骨水泥假体的应用是至关重要的。

（祝云利　吴海山）

参　考　文　献

1. 郭常安,姚振均,阎作勤等. 人工髋关节置换术后股骨假体周围骨折的治疗[J].复旦学报(医学版),2006, 33 (3)
2. 李桓毅,吴海山,李晓华等. 全髋关节置换术后对单侧髋关节发育不良患者腰痛症状的影响[J].中华外科杂志,2008, 46 (17)
3. 钱海平,鲍宏玮,宫峰等. 双极人工股骨头置换治疗高龄患者股骨颈骨折82例疗效分析[J]. 海军医学杂志, 2009, 30 (1)
4. 斯清庆,严力生,钱海平等. 微创人工双极股骨头置换治疗高龄股骨颈骨折[J].中国骨与关节损伤杂志,2007,22 (6)
5. 孙伟,蔡郑东. 外侧入路全髋关节置换手术后的并发症与分析[J].中华关节外科杂志(电子版),2008, 2 (5)
6. 陶坤,吴宇黎. Akagi胫骨前后轴在全膝关节置换术中的定位作用[J].中华骨科杂志, 2009, 29 (10)
7. 吴海山. 髋关节置换术后股骨假体周围骨折的分型与处理原则[J].中华外科杂志, 2009, 47 (3)
8. 吴海山. 髋-脊柱综合征:髋关节发育不良诊治中不容忽视的问题[J].中华外科杂志, 2008, 46 (17)
9. 许硕贵,佟大可,苏佳灿等. 骨盆髋臼模型不同加载方式的力学变化及其临床意义[J].中国临床康复,2006,10 (29)
10. 赵定麟, 李增春, 刘大雄, 王新伟. 骨科临床诊疗手册.上海,北京：世界图书出版公司，2008
11. Bjørgul K, Novicoff WM, Andersen ST. The Charnley stem: clinical, radiological and survival data after 11-14 years. Orthop Traumatol Surg Res. 2010 Apr; 96 (2): 97-103.
12. Dong YL, Yang GJ, Lin RX. Clinical study on second-stage revision in the postoperative infection after total hip replacement. Zhongguo Gu Shang. 2010 Mar;23 (3):194-6.
13. Judge A, Cooper C, Williams S. Patient-reported outcomes

one year after primary hip replacement in a European Collaborative Cohort. Arthritis Care Res（Hoboken）. 2010 Apr; 62（4）:480-8.

14. Liao YY, Lin YM. Perioperative testing for joint infection in patients undergoing revision total hip arthroplasty. J Bone Joint Surg Am. 2010 May;92（5）:1314.

15. Pakos EE, Tsekeris PG, Paschos NK. The role of radiation dose in a combined therapeutic protocol for the prevention of heterotopic ossification after total hip replacement. J BUON. 2010 Jan-Mar;15（1）:74-8.

16. Rasch A, Dalén N, Berg HE. Muscle strength, gait, and balance in 20 patients with hip osteoarthritis followed for 2 years after THA. Acta Orthop. 2010 Apr;81（2）:183-8.

17. Ren Yu, Yu-Fa Zhang, Guo-qing Gu .A Modified Direct Lateral Approach for Primary Total Hip Arthroplasty .SICOT Shanghai Congress 2007.

18. Schrama JC, Espehaug B, Hallan G. Risk of revision for infection in primary total hip and knee arthroplasty in patients with rheumatoid arthritis compared with osteoarthritis: a prospective, population-based study on 108,786 hip and knee joint arthroplasties from the Norwegian Arthroplasty Register. Arthritis Care Res（Hoboken）. 2010 Apr; 62（4）:473-9.

19. Thillemann TM, Pedersen AB, Mehnert F. The risk of revision after primary total hip arthroplasty among statin users: a nationwide population-based nested case-control study. J Bone Joint Surg Am. 2010 May; 92（5）:1063-72.

20. Xu LM, Zhu BB, Jiang Y, Yu HP. Causes of early posterior dislocation after total hip replacement. Zhongguo Gu Shang. 2010 Mar;23（3）:187-8.

第六章 膝关节置换手术

第一节 初次全膝关节置换术

一、手术适应证和患者的选择

全膝关节置换术（TKA）的具体手术适应证范围较广，目前公认以下各类病例均可酌情选择施术。

1. 膝关节骨关节炎（osteoarthritis，OA）；
2. 类风湿性关节炎（RA）、强直性脊柱炎（AS）及其他炎性关节病的膝关节晚期病变；
3. 血友病性关节病。需要注意的是必须在血液科保护下手术与康复；
4. 膝关节或者股骨、胫骨的干骺端曾经发生过感染，且这些感染已经得到控制或者已经"治愈"，感染性关节炎（如结核）后遗的关节破坏可作为 TKA 的相对适应证；
5. 严重涉及关节面的创伤后骨关节炎，如粉碎性平台骨折后关节面未能修复而严重影响功能的病例；
6. 大面积的膝关节骨软骨坏死不能通过常规手术方法修复的病例；
7. 涉及膝关节面的肿瘤切除后无法获得良好关节功能重建的病例，此类病例可能需要特殊定制的假体。

总之，全膝关节置换术的适应证是广泛的，但并不意味着可以滥用这一术式。

二、手术禁忌证

1. 膝关节周围或全身存在活动性感染病灶应视为手术的绝对禁忌证；
2. 膝关节肌肉瘫痪或神经性关节病变包括肌性膝反张等；
3. 膝关节周围软组织严重疤痕化或没有足够的健康软组织覆盖，行 TKA 术后假体将可能外露，必要时可在整形皮瓣手术之后或同时进行膝关节置换；
4. 肢体血供不足、夏柯关节炎、交感神经关节炎（图 2-5-6-1-1）和患有重度周围血管病的患者等也是 TKA 手术的禁忌证；
5. 全身情况差或伴有未纠正的糖尿病应在正规的内科治疗使疾病得到控制后方可考虑手术；
6. 其他可预见的导致手术危险和术后功能不良的病理情况，应在纠正这些因素以后才能考虑手术。

三、术前准备

对于需要作 TKA 手术的膝关节来说，普通 X 线平片就足够了。下肢全长片（52inch，包括髋关节、膝关节和踝关节）则有利于排除关节外畸形，

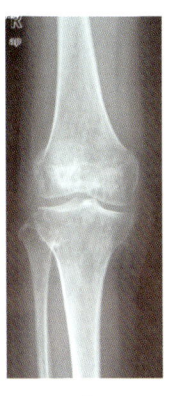 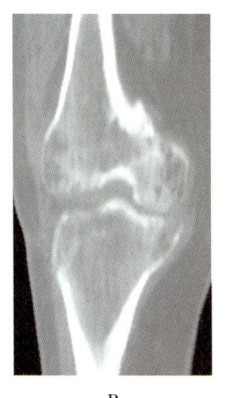 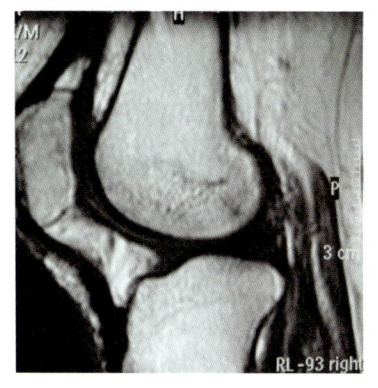

图2-5-6-1-1 临床举例（A~C）

交感神经性关节炎X线、CT及MR所见 A.X线正位片；B.CT扫描；C.MR侧位观

并可以精确计算下肢的机械轴和解剖轴。如果没有条件拍摄下肢全长片，也可以分别拍摄髋关节、膝关节、踝关节正位片，然后将这三张X线片进行拼接，对下肢的轴线作出评估。

四、手术入路

（一）皮肤切口

膝关节的前正中切口可以方便手术暴露，术后切口愈合效果也很好（图2-5-6-1-2）。

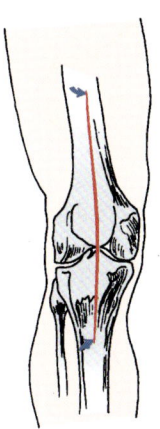

图2-5-6-1-2 膝前正中切口示意图

（二）手术暴露

内侧髌旁关节囊入路是膝关节部位较大的手术入路，若延伸至全长，这一术式可以为膝关节提供良好的暴露，适合于假体的植入、截骨和韧带平衡，也可行假体的固定和对线。

（三）膝关节的软组织平衡问题

软组织平衡是TKA手术的重要组成部分。

1. **膝内翻** 膝关节内侧仅在屈曲位紧张时，首先应该对内侧副韧带（MCL）的前部进行松解，保留其后部的完整性。反之，当仅在伸直位紧张时，首先应该对MCL的后部进行松解，而保留其前部的完整性，以保证置换术后内外侧都稳定。

2. **膝外翻** 膝关节在伸屈位外侧都紧张，松解应该从紧张的外侧副韧带（LCL）和腘斜肌腱开始，仍然紧张则可进一步松解伸直过程中紧张的髂胫束、后外侧关节囊。外侧韧带仅在伸直位紧张时，可只对髂胫束、后外侧关节囊进行松解；仅在屈曲位紧张时，首先松解LCL，然后松解腘斜韧带。

3. **屈膝挛缩畸形** 先紧贴股骨髁和胫股平台后方关节囊反折处，分别向上下剥离粘连的后关节囊，切除后关节囊内的纤维脂肪组织，重建后隐窝。然后松解侧副韧带，必要时切除后交叉韧带，在屈曲畸形仍然难以矫正的情况下，也可以行二次截骨，这样再结合渐进牵引，可避免因牵拉造成腓总神经损伤。

4. **屈膝强直畸形及屈膝半脱位强直畸形** 所有骨性屈曲融合的关节均采用两次截骨加软组织松解方法对融合的膝关节进行置换。第一次截骨之后认真行后关节囊及侧方软组织松解及平衡，第二次行假体骨床成形，根据关节畸形矫正情况可再行补充性软组织松解。

（四）全膝关节置换术的力学平衡原则

TKA 术中有几个角度非常重要，这些角度以及其误差范围将直接影响 TKA 手术效果，它们是：在冠状面上，股骨假体应该有一个 5°~7° 的外翻角，在矢状面上应该保持 0°~10° 的屈曲角度。在冠状面上，胫骨截骨面应和胫骨的轴线成 90°±2°。在矢状面上，胫骨平台的后倾角为 0°~10°。只有正确地进行截骨和软组织平衡才能在术后获得良好的机械轴线（图 2-5-6-1-3）。膝关节置换应遵循的一些基本原则见表 2-5-6-1-1。

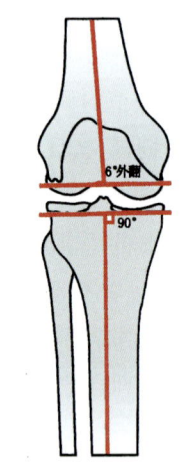

图 2-5-6-1-3　典型截骨技术示意图

表 2-5-6-1-1　TKA 的基本原则

1. 重建机械轴
2. 重建关节线
3. 软组织平衡
4. 伸膝间隙和屈膝间隙相等
5. 重建髌股关节的对线和机械力学

股骨部件应该置于外旋位，这样可以优化髌骨的运动轨迹，从而减低髌股并发症的发生率。在确定股骨部件旋转对线的方法中，经股骨内外上髁轴是一个可靠的参考标志。在软组织平衡之后，和股骨上髁轴相一致来放置股骨部件将保证膝关节的截骨间隙是矩形（图 2-5-6-1-4）。

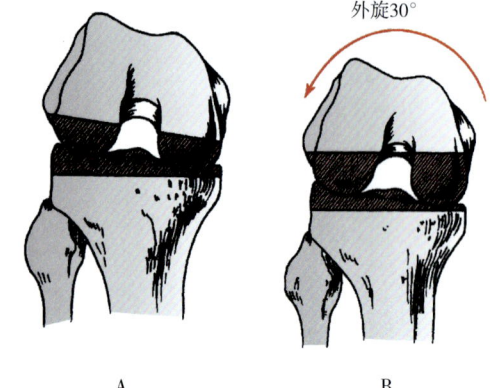

图 2-5-6-1-4　四边间隙示意图（A、B）
传统技术截骨后的膝关节四边形间隙
A. 楔形间隙；B. 股骨部件外旋 30° 截骨的间隙

正确处置的髌骨可以改善伸膝装置的功能，减低髌股关节并发症的发生率。髌骨的截骨面应该和髌骨的前皮质面相平行，截骨后髌骨骨床的厚度不应该小于 12mm，如果髌骨过薄则不适宜进行髌骨表面置换，否则髌骨骨折的风险将大大增加（图 2-5-6-1-5）。髌骨 - 髌骨部件复合体应和原来的髌骨一样厚或比原来的髌骨厚度稍微薄一点（图 2-5-6-1-6）。

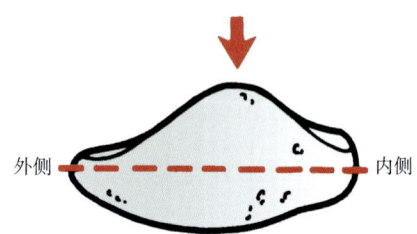

图 2-5-6-1-5　髌骨截骨线示意图

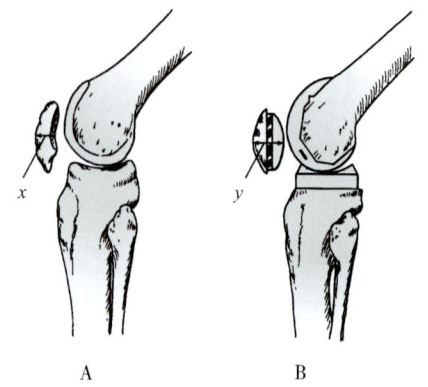

图 2-5-6-1-6　髌骨厚度示意图（A、B）
A. 正常解剖；B. 植入假体后，Y 应等于或略小于 X

股骨部件和胫骨部件应该适当外置,髌骨部件应该适当内置,这样有利于改善髌骨的运动轨迹,减低髌骨上的张力。

五、全膝关节置换术的导向器械使用

(一)胫骨的准备

完成胫骨截骨的手术器械可以是髓内定位也可以是髓外定位(图2-5-6-1-7)。由于术中胫骨干和内外踝是可以触及的,所以胫骨的髓外定位系统是很可靠的。胫骨近端的截骨面一般和胫骨干垂直,可以有一定的后倾角也可以没有后倾角(后倾角的大小根据不同的假体而定)。也可以应用髓内定位装置来完成胫骨截骨术。但是较狭窄髓腔、或者胫骨干的弧度过大都会妨碍胫骨髓内定位系统的使用。无论是使用髓内定位系统还是使用髓外定位系统都可以进行准确的胫骨截骨。对于外翻膝患者,推荐使用髓外定位系统。

(二)股骨准备

和胫骨截骨一样,股骨截骨也有髓外定位系统和髓内定位系统。由于大腿的肌肉比较发达,大腿的近侧使用了止血带,大腿比较粗壮,所以术中难以摸到也难以看到股骨;由于铺单的影响髂前上棘也难以识别,这些因素使得难以在术中准确地使用股骨髓外定位系统,所以多数外科医生习惯于使用髓内定位系统作股骨截骨术。髓内定位系统具有不需借助于X线透视设备、使用方便、定位准确等优点。

如果股骨的髓腔特别宽大,扩髓时就可能出现偏心现象,髓内杆插入髓腔时可能会出现内、外翻(图2-5-6-1-8)。使用一个较粗长的髓内杆可以防止这一情况发生。髓内杆插入到合适位置后,就可以在适当的外翻角度下进行股骨远端截骨,重建下肢的力学轴线。一般是根据经验选择股骨远端截骨的外翻角度。内翻膝选择7°的外翻角;外翻膝,选择5°的外翻角,这样术后患者的胫股角一般在5°~10°之间。

应用髓内杆还可以防止股骨部件屈曲或者过伸。

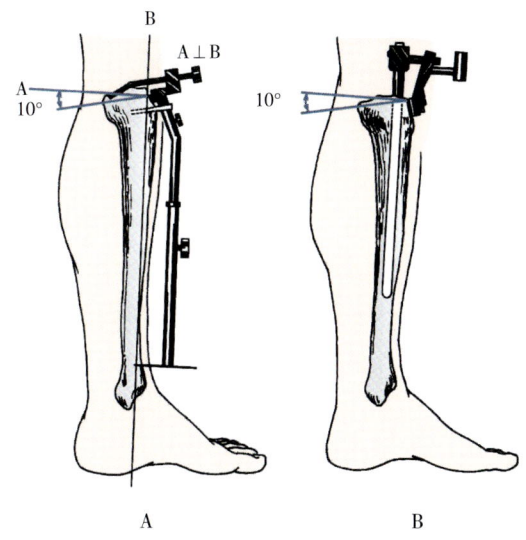

图2-5-6-1-7　胫骨截骨示意图(A、B)
A.髓外对线;B.髓内对线

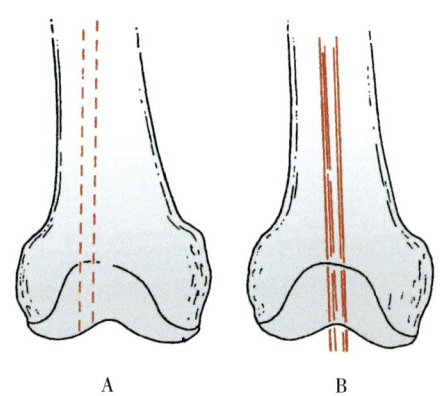

图2-5-6-1-8　影响膝关节矫治效果因素示意图(A、B)
A.股骨髓腔开口偏向一侧,导致膝外翻;
B.髓内杆过短导致膝内翻或外翻

(三)髌骨的准备

目前,髌骨截骨的手术器械仍比较原始,主要有两类,一类是保留一定量骨质的关节面截除,另一类是在关节面上磨锉出一个髌骨槽,但不能保证得到一个完全对称的髌骨床。而有经验的医生单纯使用电锯就可以完美地完成髌骨截骨,但应用截骨导向工具可以进一步提高保留髌骨合理厚度的准确性(图2-5-6-1-9)。

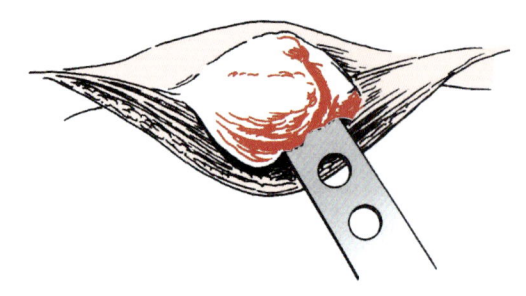

图2-5-6-1-9　髌骨截骨示意图

第二节　单髁置换术

单间室置换术理论上的优点是保存较多的骨量,翻修术更为容易,可以仅处理单间室疾病,而无需作胫骨截骨术和三间室置换术。和截骨术相比,单间室置换术在术后早期就可以获得很高的手术成功率,早期并发症也少。

一、患者的选择

目前,单间室置换术适合于两种人,一种是中年的骨性关节炎患者(特别是女性)。另一种是患有骨性关节炎的高龄患者。拟行单间室置换患者的膝关节屈曲角度应该大于90°,屈曲挛缩应该小于15°。

单间室置换的禁忌证包括膝关节有明显渗出,存在静息痛,对侧关节间室存在骨质硬化、滑膜增生或者软骨钙质沉着症。相对禁忌症包括膝关节半脱位,膝关节内翻大于10°或者外翻大于12°,以及无前交叉韧带。

二、手术过程

采用膝关节前正中切口,从内侧髌旁入路切开关节囊,翻转髌骨充分暴露膝关节。作内侧间室置换时,在内侧半月板的前角处切断冠状韧带,胫骨的前内侧面作骨膜下剥离,在冠状韧带前面的脂肪垫内进行分离,注意保护外侧半月板的前角。作外侧间室置换时应该注意保护冠状韧带的内侧部分,并在胫骨平台的前外侧面上作骨膜下剥离直至Gerdy's结节。

膝关节完全暴露后,仔细检查髌股关节、内侧间室、外侧间室,以决定哪些关节间室需要置换。

在内翻膝患者中,股骨髁的内侧面和胫骨平台的内侧面常有骨赘存在,这种骨赘可以导致内侧关节囊和侧副韧带挛缩,从而妨碍内翻畸形的校正。去除这些骨赘有利于内翻畸形的校正。如果需要更广泛的内侧松解才能获得合适的下肢对线,这往往提示内翻畸形比较严重,需要双间室或者三间室置换术才能解决膝关节的问题。

随着外侧间室关节炎的进一步发展,膝关节可能发生外侧半脱位,此时就不再适合做单间室置换术。随着外翻畸形的加重,内侧关节囊和内侧副韧带逐渐被延长。如果膝关节的内侧软组织明显松弛,单间室置换术就难以为膝关节提供足够的稳定性,此时就不得不作双间室置换术或者三间室置换术以及外侧松解术。

部件的大小非常重要。当股骨髁在两个型号部件之间时,应该选择较大号的股骨部件,这样部件就可以更好地和软骨下骨相结合,也可以预防部件的松动和下沉。股骨后髁的截骨量不得少于股骨部件的厚度,宁愿多截不能少截,必须避免术后膝关节屈曲位过紧。避免股骨部件向前侧突出,否则会影响髌骨的运动轨迹。

胫骨部件应该有足够的厚度以重建原来的胫骨平台高度(图2-5-6-2-1)。去除膝关节的内侧骨赘以校正内翻畸形。内侧间室置换术后,伸膝位外翻应力下内侧关节间隙应该可以张开1~2mm。同样,在单纯的外侧间室置换术后,伸膝位内翻应力下外侧关节间隙也应该可以张开1~2mm。关节过紧可以导致胫骨部件向对侧间室发生半脱位,从而使部件上的应力过大,增加部件的磨损。

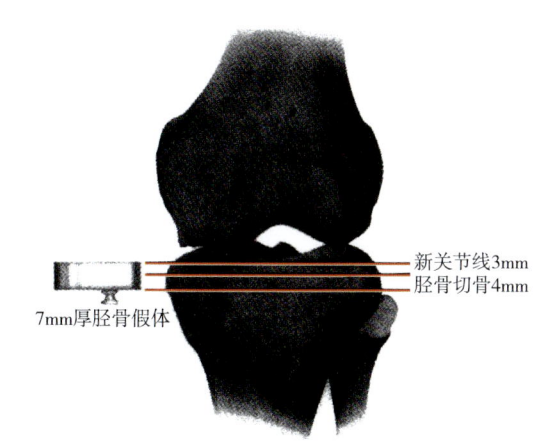

图2-5-6-2-1　单髁置换模板技术

第三节　类风湿性关节炎患者的全膝关节置换术

一、术前评估

在决定是否为类风湿性关节炎患者作人工膝关节置换时,临床医生应该注意患者的过去史和以往的治疗方法。

临床医生还应该从骨科的角度对类风湿性关节炎的过去史进行系统的评估。

二、技术方面的考虑

(一)骨骼

总的来说,由于类风湿性关节炎的患者一般均存在骨质疏松,所以应该为他们选择骨水泥型TKA,而不是非骨水泥性或者混合性TKA。为了延长假体的使用寿命,建议使用限制性较低的假体并保留后交叉韧带。

(二)软组织

大多数需要作TKA的类风湿性关节炎患者存在韧带松弛,但没有固定畸形。对于这类患者,术中就不需要作韧带松解术。术中可以保留5°的屈曲挛缩,然后通过术后的物理治疗和继续发展的软组织松弛来纠正。在95%以上的患者中,后交叉韧带是完整的,且功能良好,所以应该予以保留。保留后交叉韧带的优点在于优化胫骨的后滚机制,增加膝关节的屈曲角度,增加股四头肌的力臂,可以使用限制性低的假体。

类风湿性关节炎患者常存在膝关节屈曲挛缩,有的患者屈曲角度还很大。对于重度类风湿性关节炎的患者,术前可以采用按摩和石膏固定的方法来尽量减少膝关节的屈曲角度。增加股骨远端截骨量会使关节线抬高,从而使紧张的后交叉韧带和松弛的侧副韧带之间失去平衡,这样会导致晚期膝关节不稳,因为随着炎症的消退,侧副韧带也会进一步松弛。任何晚期的固定畸形都可以通过截骨的方法校正,而挛缩的软组织则必须通过松解的方法来解决。

另一个慢性类风湿性膝关节炎中常见的畸形是固定外翻畸形,这时,膝关节的外侧结构(包括外侧副韧带、关节囊、髂胫束、腘斜肌腱)均存在挛缩,而膝关节的内侧结构相对松弛。为使膝关节在内、外侧面上获得平衡,术中应该逐步纠正这种畸形,具体包括外侧支持带、髂胫束及外侧副韧带股骨止点的松解。

在作 TKA 时,类风湿性关节炎患者的滑膜一般是比较薄的,而且呈瘢痕样改变。如果存在活动性滑膜炎,建议切除全部滑膜,否则术后滑膜炎有复发的可能。去除所有残存的软骨,以免滑膜炎复发。滑膜切除时,应该保留滑膜和股骨前侧之间的脂肪组织,这样可以预防疤痕和粘连的形成。

第四节 导航技术在人工膝关节外科中的应用

一、计算机辅助导航在全膝关节置换术中的应用

目前已经研制出计算机辅助对线系统来解决 TKA 手术机械对线系统自身的局限性问题,并通过近年来的临床应用获得了部分骨科医生的认同。目前有 3 种类型计算机 TKA 辅助系统

1. 无需 CT 的导航系统(也称为术中模型);

2. 依据 CT 的导航系统;

3. 机器人系统 导航系统在机械工具上添加探针,能找出关节中心位置、跟踪手术器械、对线假体位置。

无需 CT 的导航系统利用 TKA 手术过程中在手术室获得信息。依据 CT 的导航系统使用术前 CT 扫描,或者手术室术中透视图像引导假体安装。机器人系统在 TKA 术中使用机械指导或代替手术医生。现以无需 CT 的导航系统为例说明导航技术在 TKA 手术的应用。

二、手术技术

(一)概述

在 TKA 手术第一步使用无需 CT 的导航系统测定髋关节、膝关节和踝关节中心。这套设备包括以下内容。

1. 计算机视觉系统(摄像头);

2. 包含发光二极管(light-emitting diodes,LEDs)的定位标志器;

3. φ3.5mm 不锈钢双皮质螺钉,用于将定位标志器贴服到骨面;

4. 将定位标志器在足部固定的金属板;

5. 计算机、监视器和脚踏开关。

计算机视觉系统由探测定位标志器内发光二极管发出红外线的一组可移动的摄像机连接于计算机设备上。使用皮质螺钉将定位标志器牢固固定在骨上。当术者移动探针取点并使用脚踏开关控制时,可在计算机显示器上观察到下肢和骨的位置。

在手术开始拧入固定定位标志器的螺钉。作

好皮肤切口暴露关节后,立即拧入股骨和胫骨螺钉。在膝关节近端约10cm处,于股骨内侧皮质拧入螺钉。在胫骨平台远端约8cm处,于胫骨前内侧拧入螺钉。这些螺钉头部均为特殊设计,可固定定位标志器。

(二)使用动态描记技术确定股骨头中心

1. 需注意髋关节大范围运动会导致骨盆发生移动,股骨移动范围不足,则不能计算出股骨头中心;
2. 在足部以橡胶带贴服带调节的金属板固定定位标志器,测量踝关节中心;
3. 从0°~90°缓慢屈曲和伸直膝关节,动态测定膝关节中心。

(三)动态描记髋关节、膝关节和踝关节中心

可能有利于在冠状面和矢状面测定下肢机械轴。但是,表面描记膝关节和踝关节中心是十分必要的,目的是:

1. 确定与膝关节线有关的股骨和胫骨切骨水平;
2. 计算股骨假体尺寸;
3. 在正确的内外侧位置安装股骨和胫骨切骨块;
4. 确定股骨切骨块的正确旋转。

表面描记也增加最初动态描记计算关节中心的准确性。

为了确定胫骨切骨水平,发光二极管定位标志器连接的探针指点到胫骨平台上,测量胫骨切骨深度。探针标记通常为对胫骨平台损伤最小,同时切骨最深点(图2-5-6-4-1)。该系统也用于测量手术前后交叉韧带松弛程度和ROM。膝关节的内外翻稳定和ROM的测量,在膝关节屈曲50°和手术过程中髌骨复位前进行。在最后假体植入后,重新进行以上测量(图2-5-6-4-2)。

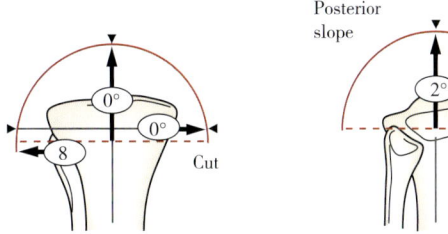

图2-5-6-4-1 测定胫骨切骨水平

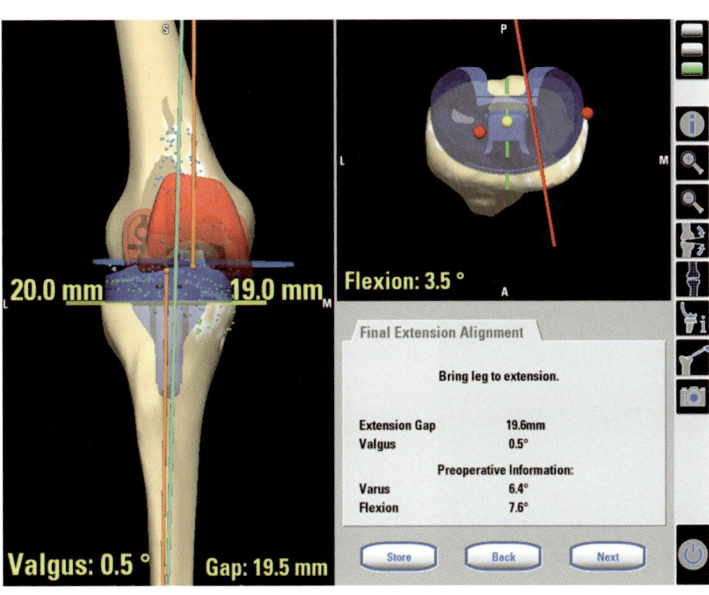

图2-5-6-4-2 伸膝位对线

第五节 膝关节置换的微创技术

一、微创全膝置换术的适应证

患者应处于良好的健康状态,膝关节内翻畸形小于10°(在站立膝关节前后位X线片上测量),外翻畸形小于15°,屈曲挛缩小于10°。关节若因类风湿关节炎引起骨质疏松而放弃,改行标准入路。负重限制在250磅。

二、微创全膝置换术的手术技术

从髌骨上极到胫骨关节线作一弯曲的内侧皮肤切口(图2-5-6-5-1),这一切口同微创UKA的手术入路相同。关节切开与皮肤切口线相同。髌骨内上边缘股内侧肌附丽开始,止于髌韧带附丽内侧胫骨关节下2cm处。膝关节外翻时,可在髌骨外侧到胫骨关节线作切口。然而,由于这种技术暴露范围有限,则会担心会增加手术暴露的难度。膝内翻和膝外翻均易于通过内侧关节切开置换。关节切开不要切断股内侧肌、股四头肌腱,或者说不要进入股四头肌间隙。微创手术的"股四头肌不侵犯"概念十分重要,是与其他入路更广泛暴露的区别,最好定义为"微小"入路。

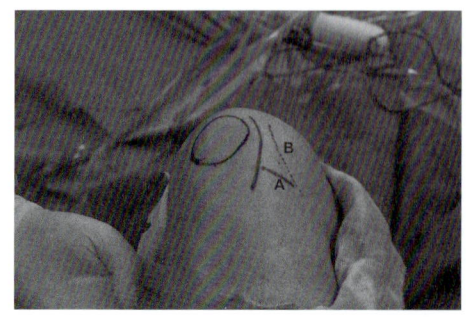

图2-5-6-5-1 切口设计
A线:内侧切口从髌骨上极延伸至膝关节线上方;
B线:股骨内髁边缘轮廓

膝关节置于全伸位,切除髌下脂肪垫,髌骨后表面徒手锯切除。现在备有切骨导板,可增加准确性,但也增加手术操作时间。此步骤髌骨不能翻转,于股骨前面作90°切骨。将金属挡板置于髌骨面之上,使髌骨免受余下的手术操作而必须使用的拉钩损伤。髌骨假体固定栓孔在手术最后完成,厚度应减少1~2 mm,手术早期髌骨切骨,以加大膝关节内总的操作空间。

清除股骨前方股骨沟近端上方2 cm的内容物,便于其后测量尺寸和前方切骨的定位。在股骨髁间窝内切除前后交叉韧带。笔者使用后交叉韧带替代假体,但手术操作也按照交叉韧带保留全膝的操作步骤。在股骨未切骨面上画出Whiteside前后轴线,然后通过髁间窝上方的孔将髓内对线杆插入股骨髓腔。切骨导板连接到髓内导杆上(图2-5-6-5-2)。横过股骨内外髁作远端切骨,以垫片及相对髂前上棘的对线杆检查。外侧髁切骨在某种程度上困难,必须小心确保摆动锯片偏离正确的切骨位置。

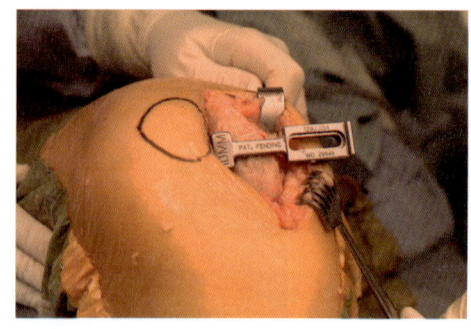

图2-5-6-5-2 用髓内导杆作股骨内髁远端参考

胫骨切骨使用髓外对线工具,连接切割头,允许在内侧精确切骨(图2-5-6-5-3)。必须适当调整内翻/外翻、屈曲/伸展和前后倾斜。切骨必须小心防止损伤后方的神经血管结构和外侧韧带及腓总神经。不损伤股四头肌的入路不可能使膝关节屈曲达90°,也不可能使胫骨近端处于伤口之外或置于股骨前方。因此,在屈膝约70°切骨,胫骨位于股骨下方切骨是比较安全的,然后作与UKA相似方式的胫骨内侧切骨(图2-5-6-5-4)。内侧切骨完成后,可在极好的视野下作外侧切骨,而且很安全。在全伸位胫骨切骨更加简单,然而,在伸直位根本没有必要用锯切骨。股骨远端和胫骨近端切骨完成后,以垫块和髓外杆以标准方式检查伸膝间隙,证实全伸位外翻对线恰当,韧带平衡。如果此时韧带不平衡,因膝关节间隙几乎达20mm,内侧或外侧松解易于进行。现在膝关节屈曲至90°,将附带足垫的股骨"塔形"工具,在股骨内髁和外髁下方插入膝关节,作为股骨后髁参考(图2-5-6-5-5)。塔应平行于Whiteside线,证实股骨假体旋转正确。工具包括相对后髁线的3°外旋。如果内侧或外侧髁后方有缺损,塔必须旋转重新对线,平行于前后轴。一旦旋转确定,参考在手术开始清理的股骨前皮质连接测量柄,将膝关节置于大约屈曲15°位(图2-5-6-5-6)。手柄确定股骨假体大小,也决定股骨前方切骨水平。外旋切骨完成后,卸下塔(图2-5-6-5-7)。股骨最后垫块放进伸膝间隙,与连接的架子齐平,从内至外作外旋切骨。膝关节屈曲90°,完成股骨最后切骨。此时,也可完成后稳定膝假体的凹槽式切骨。

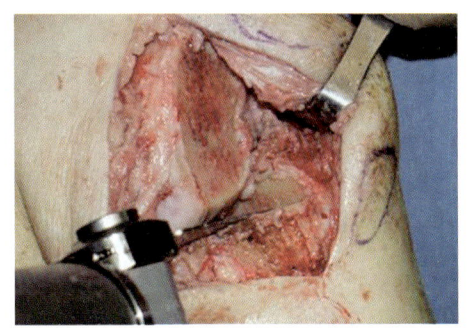

图2-5-6-5-4　横向切去胫骨内侧部分

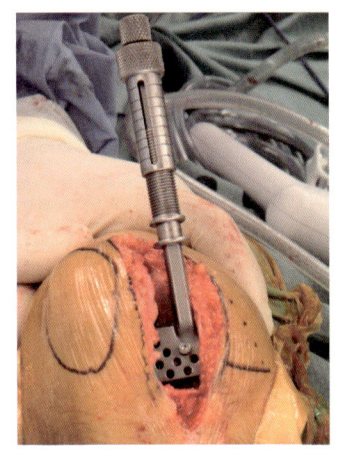

图2-5-6-5-5　股骨塔参照股骨后髁轴应平行于Whiteside线

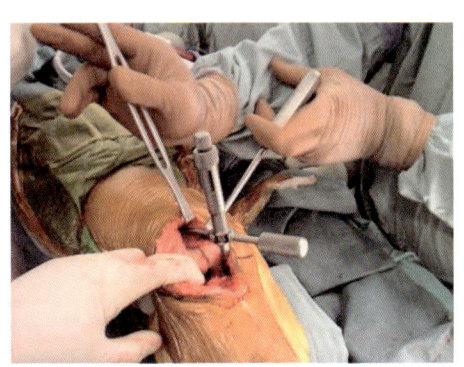

图2-5-6-5-6　参照柄锁在塔上,设定前方切骨水平

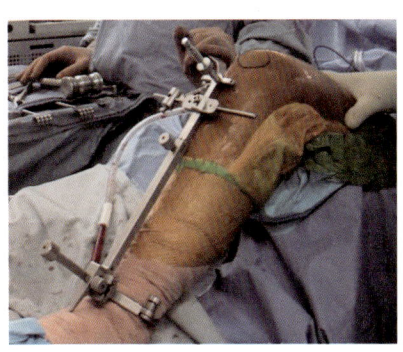

图2-5-6-5-3　在髓外导板下完成胫骨截骨

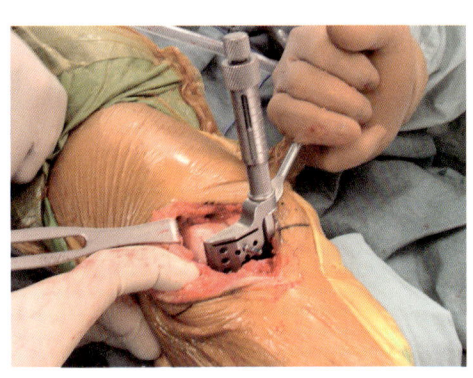

图2-5-6-5-7　骨水泥固定后的膝关节假体

现在可确定屈膝间隙和伸膝间隙大小,决定是否必须作调整。以垫块和髓外杆检查两个间隙。此时,可在胫骨近端重新切骨、选择小号股骨假体或根据需要在股骨远端重新切骨。而且,从关节切除的骨量,允许充分暴露和调整。

此时可从胫骨切骨面测量托盘大小。导板后方有两个钩,可参照胫骨近端后方皮质。工具位于内外侧中央,然后参照胫骨结节外旋。在导板钉进胫骨后,相对于胫骨结节、股骨髁间凹槽切骨和踝关节双踝的位置即确定。作出固定栓和柄的孔。

插入试件假体:依序安装股骨假体、聚乙烯衬连同无柄胫骨托和髌骨。确认髌骨轨迹、韧带平衡、ROM 后,取出试件假体,作骨水泥的表面准备。所有假体采用标准骨水泥技术固定。首先植入胫骨托(无聚乙烯衬垫),此时托盘柄某种程度上难以插入,正在研制可调假体并将进入临床应用。其次以骨水泥固定股骨假体,在髌骨向外半脱位但不翻转时插入,最后以骨水泥固定髌骨假体。在骨水泥固化后,将聚乙烯衬锁入位(图 2-5-6-5-8)。

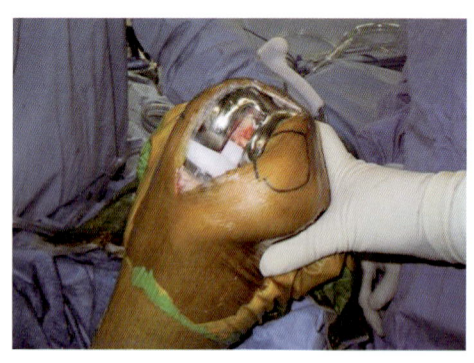

图 2-5-6-5-8　切骨块锁在塔上,作外旋切骨

三、微创单髁置换术术前准备

对患者的术前评估应包括病史、体格检查、X 线检查。手术病例选择恰当和观察到其局限性是十分重要的。应明确膝关节单个间室疾患是疼痛主要原因。体格检查应和病史结合起来分析。触痛应局限在单个胫-股关节间隙,髌-股关节触痛应为阴性。后交叉韧带和侧副韧带应完整,附丽应清楚。文献认为前交叉韧带应完整,然而,有学者认为,当植入带固定轴的单髁假体时,前交叉韧带一定程度的松弛是可以接受的。虽然内外翻畸形不必完全纠正到中立位,但存在膝关节固定畸形时手术操作更加困难的问题。膝关节屈曲应超过 105°。

站立位 X 线片是主要的影像学检查(图 2-5-6-5-9)。如能拍全长片,包括髋、膝和踝关节是最理想的,但不是必须的。14 英寸 × 17 英寸(1 英寸 =2.54 cm)标准片即可测量股骨和胫骨的解剖轴,便于作充分的术前计划。膝关节屈曲前后位片(髁间沟位)有助于排除对侧髁疾患。髌骨位,如轴位片,有助于评估膝关节,确定无显著的对线不良。侧位片可进一步评价髌-股关节,测量胫骨平台后倾(图 2-5-6-5-10)。胫骨平台后倾角为 0°~15°,可在术中加以改变,以调整伸屈膝间隙平衡。

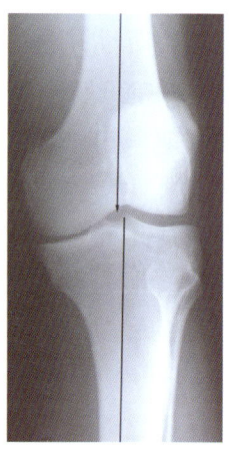

图 2-5-6-5-9　站立位左膝 X 线片

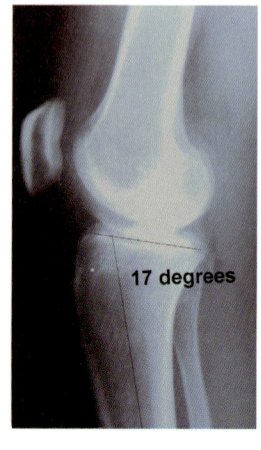

图 2-5-6-5-10　胫骨平台后倾角度(17°)

X线片可对手术提供重要指导。内翻畸形不能超过10°，外翻畸形不能超过15°，屈曲挛缩不能超过10°。畸形超过上述范围需要软组织松解纠正，不适于单髁置换。股骨下方胫骨移位应很小（图2-5-6-5-11），对侧的胫-股关节间隙和髌-股关节间隙应损害很轻。移位意味着对侧股骨髁退变，对临床结果将产生影响。虽然Stern和Insall认为患者中仅6%适合作单髁置换，但是笔者发现适合作单髁置换发病率达10%~15%。然而，避免放宽适应证对于保持良好的使用寿命，获得较高的成功率，是十分重要的。

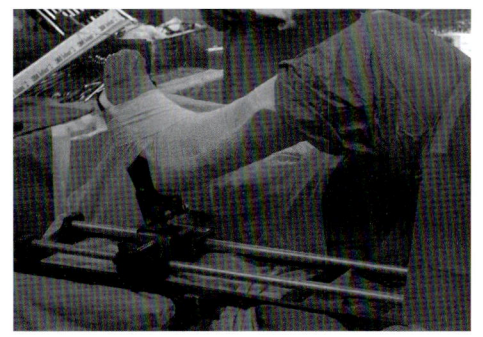

图2-5-6-5-12　腿支架

切口可位于膝上方髌骨内侧或外侧（取决于要置换的关节间隙），向远端达胫骨关节线，一般约7~10cm长。切口不能位于关节线中央，否则会限制股骨髁的暴露。膝关节内翻时，关节以垂直方式切开，笔者开始在股内侧肌下方约1~2cm的关节囊上作一短的横行切口（图2-5-6-5-13）。对处于紧张的膝关节暴露困难时，关节囊延长是有帮助的。强调这种横向切口不是股四头肌入路，仅是在股内侧肌和胫骨关节线之间的膝中线关节囊入路是十分重要的。松解胫骨侧内侧副韧带深层改善关节的暴露，松解的目的不是纠正对线不良。这点是单髁置换不同于全膝置换的开始。牢记手术仅在关节一侧进行，手术的目的是替换一侧，平衡受力，达到置换侧和对侧间隙承载负荷相等。如果内侧韧带松解了，外侧间隙即承受过大负荷，最终引起疼痛而失败。外侧间隙单髁置换，没必要作T形延长。垂直切口向下达胫骨平台，髂胫束从Gerdy结节锐性分离，从后方抬高。切开的关节以垂直方式闭合，髂胫束向下至胫骨干骺端疤痕愈合。

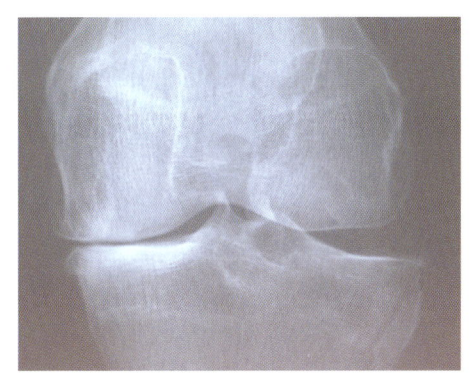

图2-5-6-5-11　移位导致胫骨外侧嵴接触股骨外髁

MR有时有助于评价股骨髁的缺血坏死或在患者主诉某种不稳时，明确对侧关节间隙半月板的完整性。但是，MR不应列为常规检查。

闪烁扫描有时有助于明确一侧间隙相对于另一侧间隙的受累程度。但应再次强调，闪烁扫描不是常规检查。

四、微创单髁置换术的手术技术

手术可在硬膜外麻醉、腰麻或全麻下进行。手术通常在动脉止血带下进行，但是本手术不是必须的。有限的微创切口需要不断地重新摆放膝关节的体位，术者应对此有所准备，腿支架有利于暴露（图2-5-6-5-12）。

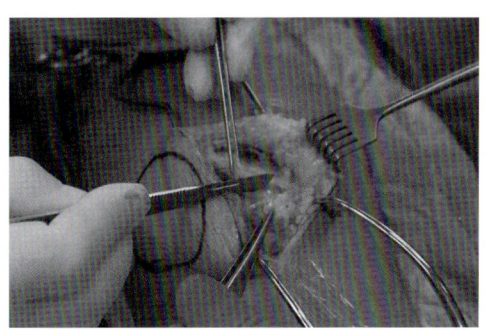

图2-5-6-5-13　关节囊T形切开

手术操作中,不翻转髌骨,另作切口或股四头肌切口,不要损伤股内侧肌。爱惜周围软组织,保护伸膝装置完整性,从而使手术创伤最小。

关节切开完成后,应去除股骨髁和胫骨平台的骨赘。检查关节的所有间隙,在其他关节间隙发现局限性关节疾患是常见现象,术中不应觉得惊奇,术前评估应全面,预先排除转换为全膝置换的可能。

关节暴露后,以髓内或髓外参考作股骨远端切骨。髓内技术准确性更大,然而髓外参考可避免干扰髓腔,有时甚至可使切口更小。髓内技术要求入口位于髁间窝顶部之上的正中央(图2-5-6-5-14)。抽吸髓腔内容物,预防脂肪栓塞,对线工具定位。股骨远端切骨深度影响伸膝间隙和股骨远端解剖外翻(图2-5-6-5-15)。切骨的角度(或倾斜)决定全伸位假体垂直于胫骨平台表面(图2-5-6-5-16)。膝关节屈曲挛缩可行内侧单髁置换纠正,而外侧单髁置换不能纠正。如果存在屈曲挛缩致膝内翻时,股骨远端解剖外翻角在5°以下,标准切骨,以毫米级假体替代毫米级切骨。如果膝内翻时,股骨远端外翻角超过6°,应在股骨远端多切骨2mm,以纠正过度外翻,加大全伸位间隙。加大全伸位间隙有助于纠正屈膝挛缩,利于术者减少相关的胫骨切骨深度。增加股骨切骨,保留胫骨侧2mm骨量,股骨远端总的切骨量为8mm。切骨不像全膝置换那样抬高股骨关节线,大多数全膝置换为假体最少切骨9mm,因此,这种改变不影响翻修为全膝置换。

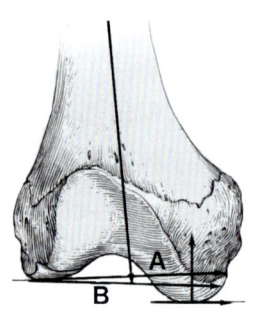

图2-5-6-5-15　股骨内髁切骨线示意图

图注:A线切骨多于B线,可轻度外翻,为全伸留出更大间隙

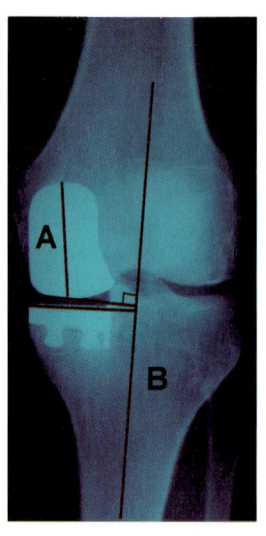

图2-5-6-5-16　确定假体长轴与胫骨干轴的夹角

膝外翻时,可接受的最大畸形是15°,股骨远端以毫米对毫米切骨置换。标准的表面置换,因假体和骨水泥槽比切除骨质稍厚,畸形轻度减轻。因全伸位股骨外髁没有内髁明显,屈曲挛缩不能像外侧一样易于纠正。股骨外髁加深切骨仅增加股骨远端外翻,对伸膝间隙改变不明显。

完成股骨远端切骨后,易于进行胫骨平台准备,原因是这样依序打开了屈膝90°的间隙,使股骨最后切骨更加容易。以髓外工具进行胫骨切骨。胫骨切骨带有由前向后的角度,多数系统倾向易于滚回的后倾5°~7°。后倾切骨也影响伸膝-屈膝间隙平衡。平衡技术不同于全膝置换的平衡技术。单髁置换手术,屈膝间隙通常大于伸膝间隙,原因是几乎所有的关节炎性膝关节,均存在屈曲挛缩。屈膝挛缩增加到10°,伸膝间隙变

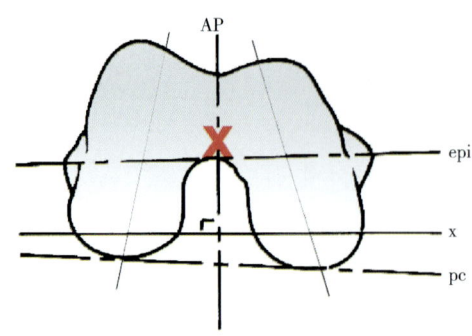

图2-5-6-5-14　髓内孔位于髁间窝上方(X标记处)示意图

得更加紧张。如果胫骨后倾切骨,术前胫骨X线片的解剖后倾减少,在前方切骨可更深,留出更大的伸膝间隙,同时在后方保留相同大小的屈膝间隙(图2-5-6-5-17)。

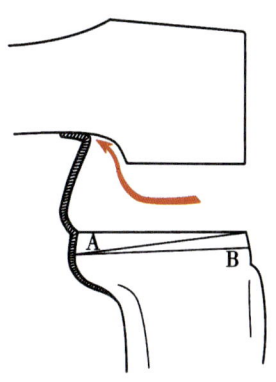

图2-5-6-5-17　屈膝间隙与切骨方式的关系示意图

完成胫骨切骨后,可在恰当的切骨块引导下,用锯完成剩余的股骨切骨。如果采用髓内对线方法,可用髓内拉钩牵开髌骨(图2-5-6-5-18)。股骨假体应比原来的股骨髁面稍小,在屈膝90°位垂直于胫骨平台,在股骨髁内、外中心。如果在屈膝90°位,股骨髁极度偏斜,股骨假体应垂直于胫骨切骨面放置(平行于胫骨长轴)。这个位置可能导致股骨假体的某些悬垂在骨外,进入髁间窝(图2-5-6-5-19)。

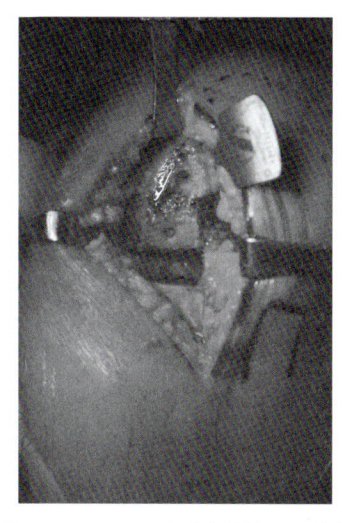

图2-5-6-5-18　以髓内拉钩显示关节

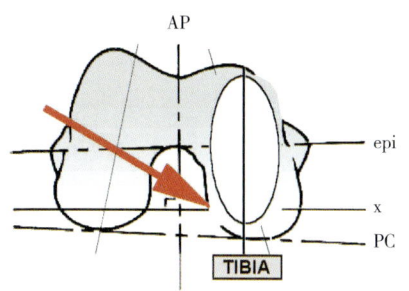

图2-5-6-5-19　股骨假体植入设计示意图
AP:前后轴,epi:髁上轴,x:后髁切骨线,PC:后髁轴

应用髓外工具系统,在全伸位于受累间隙插入一把拉钩,参考踝关节和股骨头,使用髓外对线杆,调节两个链接,作股骨远端和胫骨近端切骨(图2-5-6-5-20)。当使用这项技术时,牢记不要过度纠正畸形。股骨远端在全伸位切骨,然后胫骨近端可在屈曲位,选择3°、5°或7°后倾的切骨块切骨。股骨最后切骨的髓外技术与髓内参考股骨最后切骨的技术相同。

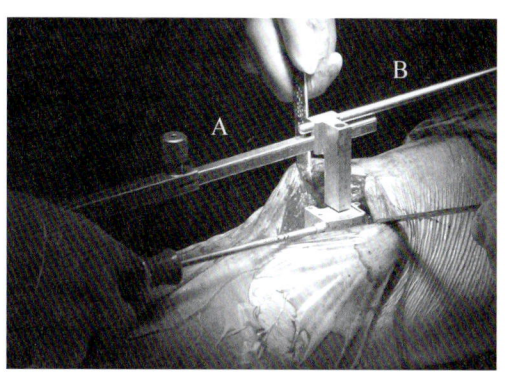

图2-5-6-5-20　髓外工具应用
髓外拉钩的胫骨(A)和近端股骨(B)对线杆

胫骨托应覆盖整个切骨面,向外达皮质边缘,在胫骨内外侧边无悬垂。假体不要嵌入,应避免任何度数的内翻放置。嵌入技术依靠软骨下骨面支撑,如果在胫骨准备过程中违反这个原则,假体将来必因此下沉。内翻倾向导致假体早期松动,应予避免。

一旦完成切骨,应以试件假体安装在位,测试伸—屈膝间隙。理想状态应是在两个位置有2mm

的松弛(图2-5-6-5-21)。最好不要使关节过度紧张,宁可接受大的松弛,而不接受小的松弛。过度紧张可导致早期聚乙烯失败,也可进一步加大对侧关节间隙的压力传导。3个单独决定膝关节总体内翻或外翻的项目是胫骨切骨深度、胫骨聚乙烯衬厚度和股骨切骨深度。胫骨切骨可精确地垂直,股骨远端切骨可设定在外翻4°,但随着插入过厚的聚乙烯衬,尽管切骨对线适当,膝关节可转换为6°以上外翻的过度纠正。在全膝置换的部位,改变胫骨衬垫厚度会影响全伸位和屈膝90°的屈膝间隙,但不影响内外翻,对两者影响相等。

如果单髁置换间隙不对称,应改变胫骨切骨。典型情况下,伸膝间隙小于屈膝间隙。可在胫骨切骨开始时,在前面稍加深切骨,缩小后倾角纠正。再次强调全膝置换易于通过在股骨远端更多切骨以加大伸膝间隙。单髁置换加深股骨切骨将改变股骨远端外翻,也将加大假体尺

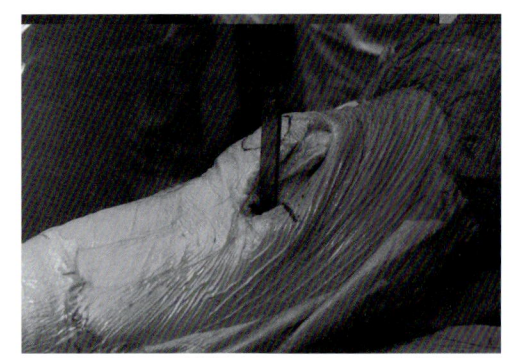

图2-5-6-5-21 膝全伸位松弛适度

寸,原因是前后表面增宽。这样导致新的股骨假体和骨接触不佳,有早期松动的可能。因此,最好改变胫骨侧来调节间隙。如果伸膝间隙大于屈膝间隙,通常意味着胫骨切骨后倾太浅,应调整加大后倾。如果间隙不理想时,可作纠正。

测试假体的稳定性、ROM、伸屈膝平衡,真实假体以骨水泥固定,最后插入聚乙烯衬。

(祝云利　吴海山)

参 考 文 献

1. 储小兵,吴海山,吴宇黎等. 人工全膝关节置换术中胫股关节旋转对线不良的影像学分析 [J].中华外科杂志,2006,44(8)
2. 储小兵,吴海山,徐长明等. 全膝关节置换术中股骨假体旋转对髌股关节生物力学影响的实验研究 [J].中华外科杂志,2006,44(16)
3. 符培亮,李晓华,吴宇黎. 股内侧肌中间入路与内侧髌旁入路在初次全膝关节置换中的对比研究 [J].中华创伤骨科杂志,2007,9(8)
4. 符培亮,吴宇黎,吴海山等. 微孔多聚糖止血球在全膝关节置换中止血效果的观察 [J].中华创伤骨科杂志,2009,11(9)
5. 符培亮,吴宇黎,吴海山等. 全膝置换术后关节内注射鸡尾酒式镇痛混合剂对镇痛效果的评价 [J].中华骨科杂志,2008,28(7)
6. 李彬,QIAN Qi-rong,吴海山等. 止血带在全膝关节置换后近期作用评价 [J].中华外科杂志,2008,46(14)
7. 林祥波,钱齐荣,吴海山等. 初次全膝关节置换术后髌骨骨折临床探讨 [J].中华外科杂志,2008,46(24)
8. 林祥波. 全膝关节置换术后髌骨骨折的治疗 [J].中华骨科杂志,2009,29(3)
9. 刘忠堂,吴宇黎,李晓华等. 全膝关节置换术中髌骨面修整与髌骨置换的比较研究 [J].中华外科杂志,2007,45(16)
10. 刘忠堂,吴海山,李晓华等. 全膝关节置换术中股骨假体旋转对线的比较研究 [J].中华创伤杂志,2008,24(3)
11. 陶坤,吴海山,李晓华等. 闭式引流在全膝关节置换术中的作用评价 [J].中华外科杂志,2006,44(16)
12. 王人成,沈强,金德闻. 假肢智能膝关节研究进展 [J].中国康复医学杂志,2007,22(12)
13. Chang-Ming Xu, Xiao-Bing Chu, Hai-Shan Wu.Effects of patellar resurfacing on contact area and contact stress in total knee arthroplasty. SICOT Shanghai Congress 2007
14. Cheng T, Liu T, Zhang G, Peng X,. Does minimally invasive surgery improve short-term recovery in total knee arthroplasty? Clin Orthop Relat Res. 2010 Jun;468(6):1635-48.
15. Cheung KW, Chiu KH. Imageless computer navigation in

total knee arthroplasty. Hong Kong Med J. 2009 Oct;15（5）:353-8.
16. Dombroski D, Garino J, Lee GC. Ceramic hemi-unicondylar arthroplasty in an adolescent patient with idiopathic tibial chondrolysis. Orthopedics. 2009 Jun;32（6）:443.
17. Elsissy PG, Stevens WT, Ellsworth B. Cell count and differential of aspirated fluid in the diagnosis of infection at the site of total knee arthroplasty. J Bone Joint Surg Am. 2010 May;92（5）:1312.
18. Fehring TK, Odum SM, Masonis JL. Early failures in unicondylar arthroplasty. Orthopedics. 2010 Jan 1;33（1）:11.
19. Fehring TK, Odum SM, Masonis JL. Early failures in unicondylar arthroplasty. Orthopedics. 2010 Jan 1;33（1）:11.
20. Gallie PA, Davis ET, Macgroarty K. Computer-assisted navigation for the assessment of fixed flexion in knee arthroplasty. Can J Surg. 2010 Feb;53（1）:42-6.
21. Hai-Shan Wu.Patellar resurfacing in tka: what's different in chinese. SICOT Shanghai Congress 2007
22. Hou-Shan Lv.Total knee arthroplasty for bony ankylosing deformity. SICOT Shanghai Congress 2007
23. Hwa-Chang Liu, Po-Kai Tseng, Li-Ho Hsu,etal.Antibiotics-loaded cement（alc）for prevention and treatment of total knee arthroplasty（tka）infection. SICOT Shanghai Congress 2007
24. Jacofsky DJ, Della Valle CJ, Meneghini RM. Revision total knee arthroplasty: what the practicing orthopaedic surgeon needs to know. J Bone Joint Surg Am. 2010 May;92（5）:1282-92.
25. Jun-Xiong Huang.Wear pattern analysis of tibial polyethylene inserts from failed total knee arthroplasty – a comparison of mobile-bearing and fixed-bearing knees. SICOT Shanghai Congress 2007
26. Liao YY, Lin YM. The value of intraoperative Gram stain in revision total knee arthroplasty. J Bone Joint Surg Am. 2010 May;92（5）:1323.
27. Middleton FR, Boardman DR, Abbassian A. Unicondylar knee arthroplasty in a patient with poliomyelitis. J Surg Orthop Adv. 2009 Spring;18（1）:35-8.
28. Qi-Rong Qian, Hai-Shan Wu, Xiao-Hua Li.Management strategies for wound healing complications following total knee arthroplasty. SICOT Shanghai Congress 2007
29. Song EK, Seon JK, Park SJ. Flexion-extension gaps balanced using navigation assistance in TKA. Orthopedics. 2009 Oct;32（10 Suppl）:26-30.
30. Thiengwittayaporn S, Junsee D, Tanavalee A. A comparison of blood loss in minimally invasive surgery with and without electromagnetic computer navigation in total knee arthroplasty. J Med Assoc Thai. 2009 Dec;92 Suppl 6: S27-32.
31. Turajane T, Larbpaiboonpong V. Results of computer assisted mini-incision subvastus approach for total knee arthroplasty. J Med Assoc Thai. 2009 Dec;92 Suppl 6:S51-8.
32. Willis-Owen CA, Brust K. Unicondylar knee arthroplasty in the UK National Health Service: an analysis of candidacy, outcome and cost efficacy. Knee. 2009 Dec;16（6）:473-8.
33. Yao Jiang, Hao Shen, Xian-Long Zhang.Early experience for treatment of infected total knee arthroplasty using antibiotic-loaded articulating cement spacer. SICOT Shanghai Congress 2007
34. Yavarikia A, Amjad GG, Davoudpour K. The influence of tourniquet use and timing of its release on blood loss in total knee arthroplasty. Pak J Biol Sci. 2010 Mar 1;13（5）:249-52.
35. Zhong-Nan Zhang, Jun Hu, Zheng Lv,etal.Evaluation of the risk and efficacy of concomitant bilateral total knee arthroplasty using two-team. SICOT Shanghai Congress 2007

第七章 全踝关节置换

第一节 全踝关节置换之基本概念

一、概述

迄今为止,踝关节融合术仍然是治疗晚期踝关节骨关节炎、创伤性关节炎和炎症性关节炎的标准手术,该术式最早由 Albert 于 1879 年报道,此后见诸文献的不同融合方式约有 30 余种,近期效果满意,但融合术的代价是长时间的石膏固定和明显的功能障碍,文献报道融合率与疼痛缓解率都在 80%~100% 之间,中长期随访结果显示同侧足部其他关节会有继发关节炎出现。而 Coester 于 2001 年报道 23 例长达 22 年的随访结果,跛行率为 96%,距下、跗中及第一跖趾关节均存在明显退变和功能障碍。可见融合术只是一种无奈的选择,并非理想的治疗手段,全踝关节置换术(total ankle replacement, TAR)与生俱来的使命就是要超过融合术并最终取而代之。

踝关节骨关节炎的发病率要远低于髋膝骨关节炎,但随着人口的老龄化仍将有可观增长。另一方面,创伤性关节炎和类风关等炎症性关节炎在终末期踝关节炎中占有相当比重,患者数量将会逐步增加,这将促进踝关节置换术的不断发展。

踝关节的运动力学更复杂,置换手术难度更高,因而其研究和发展都落后于髋膝人工关节,但 20 世纪 60 年代髋关节置换手术的成功重新激起了膝踝关节置换的热情。自 70 年代开始尝试 TAR 以来,由于对踝关节运动力学的肤浅理解,先驱者们经历了大量的早期失败。80 年代是对早期 TAR 反思、进一步理解踝关节力学、探索新的解决方案的谷底时代。90 年代以后,逐渐有第二代 TAR 的报道出现,其结果明显优于第一代假体。

时至今日,已有许多文献报道 TAR 结果优于融合术,美国 FDA 也已于 2006 年 12 月新批准两种假体用于踝关节置换手术,并于 2009 年 6 月批准 STAR 假体临床应用,使美国市场上可用的 TAR 假体达 5 种之多,促进了此手术的重新升温。虽然由于并发症、学习曲线及患者相对较少等诸多原因,TAR 手术仍然远未被广为接受,踝关节融合术依然是治疗终末期踝关节炎的主流手术。但是,许多迹象表明,踝关节置换正在进入一个新的大发展时代。

二、解剖学

踝关节解剖结构十分复杂。其骨性结构主要由胫腓骨远端和距骨及其相互间的复杂连结组成。

胫骨远端可分为前、后、内、外和下面,与近侧端相比,远端向外旋转(tibia torsion)。胫骨下端的后内侧有一条稍倾斜、近似垂直的沟,即踝沟,向远端延伸至内踝后面,踝管内的血管、神经、肌腱等经此通过，TAR术中应避免损伤之。胫骨远端关节面的中央有一前后方向隆起的脊，与距骨滑车的凹槽相对应。内踝为胫骨内侧向远侧的延伸部分，形状短而厚，其内侧面光滑，有一半月形关节面与距骨内踝关节面相关节。胫骨远端关节面自前向后凹成弧形，侧面观为关节面的后缘，弧形凸向远后侧，形成后踝，可以防止胫骨向前脱位。

外踝为腓骨远端延伸形成，比内踝约更向远端长1cm，且偏后，外踝内侧关节面与距骨外侧面相对，外踝呈三角形，其后面亦有一踝穴沟，腓骨长短肌腱经此通过。

距骨位于踝穴中，距骨分为距骨头、距骨颈、距骨体。距骨体上面为关节面，称滑车面，其上关节面中央凹陷成前后方向滑车，与胫骨关节面中央脊相应。距骨颈的长轴与足的长轴一致，故距骨颈与头指向前，且略偏向内，由此，距骨体与距骨颈间形成一夹角，从距骨的上面观察，滑车面的前部比后部宽。胫骨远端的关节面也是前宽后窄，允许踝关节背屈时，较宽的距骨进入踝穴。距骨体内侧的关节面与内踝关节面相对，关节面前部略向下前倾斜，其余部分关节面几乎成一垂直。距骨外侧关节面与外踝的内侧关节面相对，关节面向前外侧稍倾，略成弧形。

踝关节的韧带对踝关节的稳定性具有举足轻重的作用。

踝关节的内侧韧带又称三角韧带，是踝周韧带中最为强韧的一个，其近端均附着于内踝尖及其前后缘，分浅、深两层扇形向下。浅层纤维又分为前、中、后三部，前部为胫舟韧带，位于最前方，向前下行止于舟骨粗隆，其后侧份远端与跟舟足底韧带的内侧缘愈合。中间部分为胫跟韧带，其纤维几乎垂直下降，止于载距突全长，该韧带十分坚强，并与胫距韧带相融合。后部纤维行向后外，至距骨内侧面和内侧结节，是为胫距后韧带。三角韧带深部纤维即胫距前韧带，从内踝尖至距骨内侧面的非关节区。

踝关节的外侧韧带由不相连续的几个部分组成。距腓前韧带从外踝的前缘向前内方，延伸至距骨，附着于距骨外踝面的前方和距骨颈的外侧面。距腓后韧带起自外踝的远侧部，几乎水平向后内方，止于距骨后突的外侧结节。一束"胫束"纤维将此韧带与内踝相连。跟腓韧带呈长条索状，起自外踝尖前方的一个压迹，向后下方，止于跟骨外面的结节，且与腓骨长、短肌腱相交叉。

胫腓下联合韧带由胫腓下联合前韧带、胫腓下联合后韧带组成，其作用为将胫腓骨下端紧密相连，并在前后方向上加深踝穴。

踝关节囊与上述韧带间无明显分界，关节一韧带均由关节囊的纤维局部增厚形成。

三、生物力学特点

踝关节的生物力学异常复杂，该关节由距小腿关节和距下关节组成，这个很小的关节面需要承受大约5倍于体重的巨大应力。踝关节的活动包括背伸/跖屈、内翻/外翻，以及内外轴向旋转，但对于每个关节在不同方向上的活动量存在争议，多数学者认同正常行走时大约需12°背伸与15°跖屈。踝关节的活动是由距骨上下关节的协调结合产生的，对胫距关节背伸/跖屈活动贡献较大，而距下关节则有更多的内外翻活动，极度内外翻时才会有胫距关节的参与。踝关节轴向旋转时，旋转轴与关节的背伸/跖屈位置有关，每一个背伸/跖屈位置都对应于一个独特的轴向旋转轴。

第二节　踝关节假体设计

与膝关节相比，踝关节的关节面显然要小得多，使其纵向压力、轴向剪切力和旋转应力都要大很多倍。足踝作为一个功能整体，踝关节本身的功能状态必然与其他足部关节相互影响。人工踝关节置换的终极目标是要重建一个既有良好固定，又能正常活动，还要有很高的长期生存率的关节。对踝关节生物力学方式的理解直接影响到假体的设计理念，文献中通常将踝关节假体分为两代。

一、第一代TAR假体

由于对踝关节运动学的肤浅理解，第一代踝关节假体存在一些共同的问题，比如高限制性、骨水泥固定、切骨量太大、难以正确重建踝关节运动轴、不能矫正成角畸形、操作器械简陋、假体设计缺陷、且难以安装、软组织处理与平衡很差等。

最早尝试行踝关节置换的是Lord和Marotte，他们于1970年将一个股骨头假体倒转后插入胫骨远端，完全切除距骨，再将一个髋臼杯以骨水泥固定于跟骨上。他们发现25例患者中只有7例可以被认为是满意的，但是，他们得到了一个很有意思的结论，即踝关节融合术要优于人工关节置换，踝关节假体不应该是一个简单的有相应活动度的铰链装置，球形设计虽然在全部活动范围内都呈高形合度，但其稳定性完全依赖于韧带组织，因而不适用于踝关节。

Pappas等于1976年发表NJCR（new jersey cylindrical replacement）假体的结果，该假体为没有轴向旋转设计的非限制性假体，但它包含了一些现代假体的基本要素，NJCR为低形合设计，允许跖屈与背伸，并有一定的轴向旋转。但是，非限制性假体的内在稳定性较差，必须依赖于韧带组织来限制假体的活动，低形合关节面设计使局部接触面应力增高，损害了关节面的抗形变能力和磨损性能。Pappas指出，关节面形合度即使稍有降低，正常行走时所产生的局部高应力和高压力即足以使超高分子量聚乙烯假体产生永久形变，进而产生高磨损。正常踝关节的稳定性有赖于踝穴内关节面的高形合度以及韧带系统的完整性，低形合度假体会降低其稳定性，增加韧带组织应力负荷，以致无法有效重建踝关节的正常生物力学。

高形合设计应该能够提供更好的稳定性和抗磨损性能。承载负荷时，高形合关节面相互靠近，面对面接触，分散负荷，从而更耐磨。Scranton等发现正常踝关节在其96%的正常活动范围内都呈现高形合表现。圆锥形和圆柱形的关节面只允许跖屈和背伸活动，类球形设计则还可有内外翻活动，这些方案可以允许关节在必须的范围内活动，但不会对周围韧带累加额外负荷，其中，类球体设计是最佳的，因为其可以允许内外翻活动。内外翻活动主要发生于距下关节，而胫距关节只在极度内外翻时才参与活动，如患者摔倒或者绊倒时。缺乏内外翻设计的假体易于脱位，并因局部高应力致高磨损，因而失败率较高。

1985年，Hvid等用骨质穿透仪研究了胫骨远端和距骨近端的2mm间距切片的骨质强度，发现胫骨远端的总体强度只及距骨近端的40%，两侧关节面下的强度均迅速降低，他们认为关节面下4mm处的骨质强度难以承受压力负荷，不足以支撑当时设计的假体应力传导。由于距骨强度高于胫骨,因此第一代胫骨假体松动率要明显高于距骨假体,也表明新假体需要尽可能地降低截骨量,以增加骨-假体界面的稳定性。

有据可查的第一代踝关节假体达23种之多,大多为两件套设计,一侧为聚乙烯凸面,另一侧为金属凹面,金属大多采用钴铬合金。大多数设计将聚乙烯凸面放在胫骨远端,将金属凹面放在距骨上,但也有一些设计反过来安放,如Smith假体。第一代假体失败的原因包括采用骨水泥固定、限制性过高或者完全没有限制、切口愈合问题、距骨塌陷、假体松动、疼痛难以缓解、关节活动度及步态较差等。第一代踝关节假体的短期效果大多较差,5年生存率在20%左右。

1970年代时,还没有非骨水泥技术,而骨水泥技术是当时唯一的关节假体固定方式。骨水泥占有一定的空间,相应需要更大的截骨量。另外,1970年代时还没有意识到骨水泥加压灌注的重要性,更没有真空搅拌技术,这也是踝关节置换高失败率的原因之一。

第一代全踝假体的结果极差,开展探索工作的许多学者最终大多认为应该放弃这些假体,包括Mayo假体、Conaxial（Beck-Stefee）假体、Bath and Wessex假体、Newton假体、Waugh假体、Smith假体,以及Oregen假体。

二、第二代全踝关节置换假体

（一）概述

在总结前期经验的基础上,第二代假体致力于重建踝关节的正常解剖结构、运动力学、韧带平衡以及机械对线。踝关节活动轴多变,第一代限制型假体难以分散旋转应力,是其松动的主要原因之一,但非限制性假体则对周围软组织产生过高扭力而致失败。因此,大多数第二代假体采用半限制性设计。现代踝关节几乎都采用非骨水泥技术,以多孔表面加羟基磷灰石来增加骨长入机会。

（二）Agility假体（Warsaw, Indiana）

其前体是由Frank Alvine医生设计的Alvine假体,1984年首例手术应用,此后由Depuy公司发展为Agility假体。早期假体为全钛合金设计,1989年发现两例距骨假体松动,21例中有两例垫片断裂,此后将距骨假体改为钴铬合金材质,并将垫片加厚。该假体是目前美国市场上使用年数最长、例数最多的踝关节假体。

Agility为半限制性二件套设计,胫骨远端下表面及内外踝表面均被置换,胫骨假体为钛合金材质,背面为钛珠烧结,距骨假体为钴铬合金材质,底面烧结钴铬合金珠,聚乙烯垫片与胫骨假体相扣锁。其最重要的特征是胫骨假体关节面大于距骨假体关节面,这样可以同时允许跖屈背屈活动与轴向旋转活动,跖背伸活动时假体保持高形合状态,而轴向旋转时则为低形合状态。Agility术中需融合下胫腓联合,可以用1或2枚螺钉自腓骨远端打入胫骨内,使腓骨能够传导更多的应力。

Knecht对Agility的发明者——Alvine教授所做的132例早期患者进行平均9年（7~16年）的随访,手术时平均年龄为61岁（27~83岁）,83%的患者功能改善,73%的患者无或者偶尔有疼痛,其平均活动度为18°（2°~40°）。下胫腓联合融合较慢的患者更易出现假体松动和移位,用二枚螺钉的病例比用一枚者融合时间更短（6个月对10个月）。该报道最有意义的发现是在平均7.2年随访中,其后足部进展性关节炎的发生率低于25%。相反,在踝关节融合术的患者中,同侧足其他关节关节炎的发生率在8年随访中高于50%,20年随访中则高达100%。

（三）Buechel-Pappas假体

New Jersey假体的早期问题与非形合匹配促成了三件套假体的发展,即在胫距骨假体之间加入一个可活动的负重平台。Buechel-Pappas假体（简称BP假体）是文献可查的最早的三件套活动平台踝关节假体，除了Agility以外，几乎所有的现代全踝假体都仿效BP假体，采用三件套活动平台设计。此后，为增加假体活动度，但又不损害其前后方向的稳定性，Mark I假体去除了胫骨假体和负重面组件间的前后活动限制。在距骨侧，单翼固定假体出现翼外侧的距骨坏死，对半月板组件的有限元分析显示双翼固定、加厚半月板以及更深的滑车结构更加合理，这些改良产生了现在所用的Mark II假体。

Buechel和Pappas对他们最早的23例Mark I假体进行短期随访，患者平均年龄56岁（21~89岁），平均随访2.9年（2~5.3年），发现患者矢状面活动度总体增加5°~14°，但表明活动度很难同时测量，而且测量者间主观差异很大。患者术前最主要的主诉为疼痛，术后52%的患者疼痛完全消失，其余患者都有不同程度疼痛的改善，这组病例最主要的术后并发症是切口愈合问题。Buechel和Pappas于2004年发表其长期随访结果，Mark I假体20年生存率为74.2%，Mark II假体12年生存率为92%。

由于充分吸取了第一代假体失败的教训，BP假体已经成为全踝关节置换领域中最为成功的假体之一，在关节活动的各个方向上，该假体都能保持很高的形合度，使其拥有很好的耐磨特性。其临床结果也令人鼓舞，是第一个长期结果能和全髋全膝置换相媲美的踝关节假体。虽然BP假体的许多设计理念被其他假体所仿效，但由于种种原因，BP假体本身仍处于临床III期过程中，需要FDA的进一步评估才能获准进入美国市场，其进入欧洲市场的努力也尚未获得成功。

（四）Scandinavian total ankle replacement（STAR,北欧型全踝假体）

STAR（Waldemar-Link,Hamburg）假体最早由丹麦的Hakon Kofoed设计，1981年首次手术。早期为骨水泥固定圆柱形两件套设计，距骨假体为不锈钢材质，胫骨组件为聚乙烯材质，首批28例患者在12年随访中7例失败，生存率为70%（图2-5-7-2-1）。

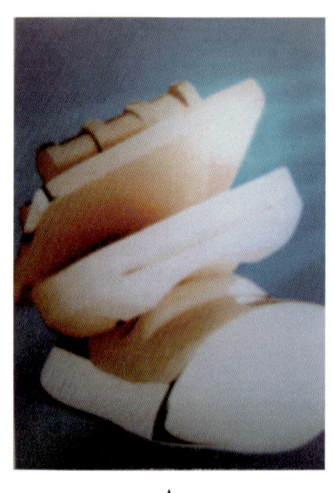
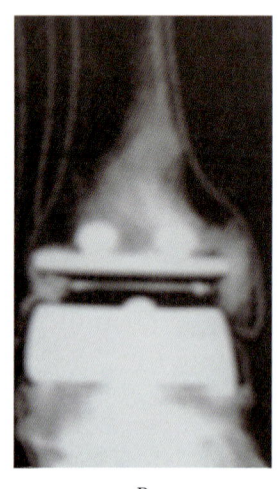
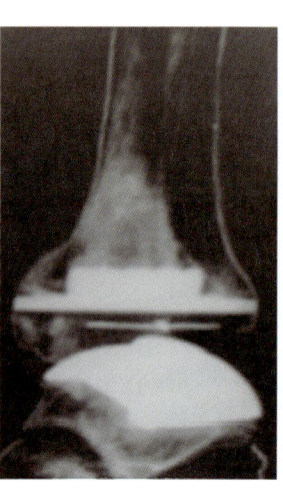

A　　　　　　　　　　B　　　　　　　　　　C

图2-5-7-2-1　人工踝关节STAR型设计及临床病例（A~C）

A.踝关节假体的组合状态；B.C. STAR假体已应用7年2个月（正侧位X线片）（自毛宾尧）

现代STAR假体为高形合柱状三件套设计，距骨组件由下方的一个单翼固定，胫骨组件为双翼固定，骨接触界面均为羟基磷灰石涂层，以加强骨长入，距骨假体接近解剖外形，完全覆盖距骨穹顶，内外侧翼样扩展覆盖距骨内外关节面并与内外踝关节面相关节。

距骨假体外形接近正常解剖,带有内外侧翼以覆盖距骨诸面,其拱顶部分有一嵴与聚乙烯半月板上的沟槽相适应,这一结构只允许距骨假体与聚乙烯半月板间有屈伸运动,以增加半月板 – 距骨界面的内外侧稳定性,半月板与胫骨假体间可有扭转和前后滑动。距骨假体内外翼有以下三方面的作用。

（1）后足对线不良时,可以增加距骨侧方的截骨,使距骨在踝穴内旋转以纠正内外翻畸形,此时侧翼必须遮盖截骨面。

（2）骨关节炎与类风关时,内外侧关节面亦常累及并会有骨赘增生,必须将其切除,置换才能重获正常活动度。

（3）侧方关节面亦为应力负荷区,切除其软骨面并将之置换,不仅可改善应力传导,还可使假体有更大的接触固定界面。

STAR 是欧洲市场的主流全踝假体,也是唯一有非利益相关者进行临床研究的假体。Anderson 报道 51 例全踝置换的 5 年生存率为 70%,并认为手术器械尚需改进,而术后踝关节背屈活动较差,必要时可加行跟腱延长术。Wood 和 Deakin 报道了 200 例 STAR 全踝置换,并在 1999 年 12 月以后采用了加厚 HA 涂层的假体,5 年累积生存率为 92.7%,最常见并发症为切口不愈合和单踝骨折,同样推荐行跟腱延长术,以获得最小 10° 的踝关节背伸。他们在对线不良超过内翻或外翻 15° 的患者中发现假体存在边缘磨损,认为这应该是全踝置换的禁忌证。Anderson 和 Wood 都认为存在学习曲线,并推荐在只有中等功能要求的患者中行全踝置换手术。

三、其他新设计

2007 年时,文献中共有 41 种踝关节假体,除 TNK（kyocera corporation, japan）外,其余全部效仿 BP 假体采用三件套活动平台设计。大多数假体的临床报道都只有来自设计者本身的寥寥数篇短期研究资料。尽管有很多新的假体出现,在文献中尚未形成第三代假体出现的共识。

有关 Salto 假体的第一篇文献由 Bonnin 于 2004 年发表,包括了平均年龄为 56 岁（26~81 岁）的 93 例患者,平均随访时间为术后 2.9 年,假体生存率为 94.9%~98%,平均活动度从术前的 15.2° 增加到术后的 28.3°。笔者认为其结果较为满意,但随访期仍太短,需要长期随访数据来最终验证。Salto 假体也是三件套设计,设计目标为精确复制踝关节的自然轴线,其距骨假体前方较后方稍宽,外侧翼半径要大于内侧翼。该假体于 2006 年 12 月获美国 FDA 批准用于临床。

BOX 假体由意大利 Rizzoli 骨科研究所的 Alberto Leardinini 和英国牛津大学骨科工程中心的 John O'Connor 合作设计,并受两国政府资金与 Finsbury 公司资助,目前仍在意大利的几个主要研究中心作临床试验。运动学模型显示,踝关节的活动主要由其关节面、胫跟韧带、跟腓韧带主导,其余的韧带只起限制作用,BOX 假体即由此理念发展而来。

第三节　全踝关节置换术的实施

一、手术适应证与禁忌证

（一）适应证

TAR适应证至今仍有很多争论,通常认为其适应证为原发性和创伤性骨性关节炎、类风湿性关节炎、系统性红斑狼疮、血友病性关节炎等致踝关节疼痛、残留功能极差且距骨骨质尚好而踝关节周围韧带稳定性完好者、内外翻畸形小于10°且后足畸形可以矫正者。以患者对踝关节功能要求不高者尤佳。

（二）相对禁忌证

1. 以前在踝关节区域或胫骨有过深部的感染；
2. 严重的骨质疏松；
3. 侵蚀明显的骨关节炎,如持续存在的牛皮癣性骨关节炎；
4. 外侧韧带缺失无法修复者。

（三）绝对禁忌证

1. 距骨坏死；
2. Charcot关节；
3. 神经方面的问题,如足部感觉缺失；
4. 小腿远端区域肌肉功能缺失；
5. 胫距关节畸形大于35°；
6. 不能配合术后康复训练者和(或)精神病患者。

二、术前准备

1. 患者健康状况总体评估。
2. 最新的标准踝穴X线片(摄片时,患者取仰卧位,足跟与片盒接触,踝关节置于0°,足及小腿内旋20°,置内外踝于同一平面,此时,第四跖骨轴线与底片垂直),侧位片。
3. 踝关节功能状况的各种评分及记录。

三、选择合乎要求的踝关节置入

四、全踝关节置换术后护理

1. 术后用行走石膏固定；
2. 抬高患肢,两天后间断负重行走10min；
3. 3~4周后去除石膏；
4. 注意练习足部肌肉和小腿后部肌肉；
5. 手术后3~6个月踝关节可能肿胀,可用弹力绷带间断固定或间断抬高患肢；
6. 术后12个月疗效基本稳定。

五、踝关节Kofoed评分

表2-5-7-3-1。

六、结束语

踝关节置换是目前下肢大关节中最晚尝试的技术,因而发展也最差,正因如此,全踝置换术从全髋和全膝置换的发展历程中吸取了很多的经验教训,少走了很多弯路,故其发展相当迅速。随着假体、器械、培训、患者选择等的持续发展,全踝置换术的长期效果终将很快接近全髋、全膝置换术。

全踝置换的手术效果正日益好转,这一手术

表2-5-7-3-1 踝关节Kofood评分标准表

表现	评分	表现	评分
疼痛(满分为50分,为基本分)		足功能(满分为30分,为加分)	
无疼痛	50分	趾行走	3分
行走开始时疼痛	40分	足跟行走	3分
行走时疼痛	35分	正常节律上下楼梯	6分
偶尔负重性疼痛	25分	单腿站立	6分
每次负重时都有疼痛	15分	无辅助性行走	6分
检查时疼痛或自发性疼痛	0分	不用骨科足部支具	6分
表现	评分	表现	评分
活动度(满分为20分,为加分)		活动度(满分为20分,为加分)	
伸	>10°: 5分 5°~9°: 3分 <5°: 1分	屈	>30°: 5分 15°~29°: 3分 <15°: 1分
旋后	>30°: 3分 10°~29°: 2分 <10°: 1分	旋前	>20°: 3分 15°~19°: 2分 <15°: 1分
负重时外翻	<5°: 2分 5°~10°: 1分 >10°: 0分	负重时内翻	<3°: 2分 4°~7°: 1分 >7°: 0分

结果评价:85~100分为优;75~85分为良;70~74分为及格;低于70分为差。

方式正在逐渐被更多的关节外科医生所认可,同时,踝关节炎患者的要求也正在日益高涨,将来他们不会再满足于关节融合术的"蹩脚"效果,这两方面的推动力又会反过来促进踝关节假体的快速发展。新假体设计思路的趋同化表明大家正在向同一个最佳方向前进。Michael Pappas 和 Frederick Buechel 倡导的活动平台理念比较正确地复制了踝关节的正常运动学,已被大多数的踝关节制造商所接受。新假体间的不同在于采用不同的方式来增加固定的可靠性,不同的几何形态设计以及假体–骨界面的不同处理都是为了同一个目的,即在促进骨长入的同时精确复制关节的运动力学。反之,对踝关节运动力学的进一步深入理解也必将促进假体设计的发展。另一方面,随着该手术的更多开展,医生们必将更好地改善手术器械,以便使手术更易于实施,使并发症更少。

全踝置换手术仍然面临并发症多的弊端,如切口愈合、感染、后足骨关节炎、内踝撞击或骨折等,严格选择患者指征、加强医生培训、增加手术量、早日克服学习曲线是降低并发症发生率的关键。

至今为止,适应证掌握日益严格、临床结果也逐渐好转,临床的实际需求是促进全踝关节置换手术发展的内在动力。在一个关节置换的时代,TAR 手术的长期生存率与患者满意程度都在不断提高,世界上许多关节中心对此态度正在发生变化,踝关节置换正在进入一个新的时代,它最终可能与其他负重关节置换一样具有优良的结果。有理由相信踝关节置换已经从实验室和偶然的成功阶段发展到有使用价值并耐用的阶段。对一种人工关节进行准确的评价至少需要 5 年以上的时间,预计不久踝关节置换将替代其他治疗,成为主流。现在正处于踝关节置换的起步期,相对于踝关节融合来说,踝关节置换将会成为矫形外科的标准手术之一。

(阎作勤　邵云潮)

参 考 文 献

1. Berlet GC. Total ankle arthroplasty: from the designer's perspective. Foot Ankle Spec. 2008 Oct;1（5）:273.
2. Besse JL, Brito N, Lienhart C. Clinical evaluation and radiographic assessment of bone lysis of the AES total ankle replacement. Foot Ankle Int. 2009 Oct;30（10）:964-75.
3. Bin-Yao Mao, Zhong-Zhui Ying, Quan-Ming Si.Total ankle replacement—the result of forty-three ankles followed-up average five years and five months. SICOT Shanghai Congress 2007
4. Bonnin M, Judet T, Colombier JA, Buscayret F, Graveleau N, Piriou P. Midterm results of the Salto Total Ankle Prosthesis. Clin Orthop Relat Res. 2004.（424）:6-18.
5. Espinosa N, Walti M, Favre P. Misalignment of total ankle components can induce high joint contact pressures. J Bone Joint Surg Am. 2010 May;92（5）:1179-87.
6. Goldberg AJ, Sharp RJ, Cooke P. Ankle replacement: current practice of foot & ankle surgeons in the United kingdom. Foot Ankle Int. 2009 Oct;30（10）:950-4.
7. Guyer AJ, Richardson G. Current concepts review: total ankle arthroplasty. Foot Ankle Int. 2008. 29（2）: 256-64.
8. Haskell A, Mann RA. Perioperative complication rate of total ankle replacement is reduced by surgeon experience. Foot Ankle Int. 2004. 25（5）: 283-9.
9. Hintermann B, Barg A, Knupp M.Conversion of painful ankle arthrodesis to total ankle arthroplasty. Surgical technique.J Bone Joint Surg Am. 2010 Mar;92 Suppl 1 Pt 1:55-66.
10. Karantana A, Martin Geoghegan J. Simultaneous bilateral total ankle replacement using the S.T.A.R.: a case series. Foot Ankle Int. 2010 Jan;31（1）:86-9. No abstract available.
11. Knecht SI, Estin M, Callaghan JJ, et al. The Agility total ankle arthroplasty. Seven to sixteen-year follow-up. J Bone Joint Surg Am. 2004. 86-A（6）: 1161-71.
12. Kofoed H. Scandinavian Total Ankle Replacement （STAR）. Clin Orthop Relat Res. 2004.（424）: 73-9.
13. Leardini A, O'Connor JJ, Catani F, Giannini S. Mobility of the human ankle and the design of total ankle replacement. Clin Orthop Relat Res. 2004.（424）: 39-46.
14. Lee KB, Park YH, Song EK. Static and dynamic postural balance after successful mobile-bearing total ankle arthroplasty. Arch Phys Med Rehabil. 2010 Apr;91（4）:519-22.
15. Lee KB, Park YH, Song EK. Static and dynamic postural balance after successful mobile-bearing total ankle arthroplasty. Arch Phys Med Rehabil. 2010 Apr;91（4）:519-22.
16. Morgan SS, Brooke B, Harris NJ. Total ankle replacement by the Ankle Evolution System: medium-term outcome. J Bone Joint Surg Br. 2010 Jan;92（1）:61-5.
17. Reiley MA. INBONE total ankle replacement. Foot Ankle Spec. 2008 Oct;1（5）:305-8.
18. Sr BFF, Buechel FF Jr, Pappas MJ. Twenty-year evaluation of cementless mobile-bearing total ankle replacements. Clin Orthop Relat Res. 2004.（424）: 19-26.
19. Vickerstaff JA, Miles AW, Cunningham JL. A brief history of total ankle replacement and a review of the current status. Med Eng Phys. 2007. 29（10）: 1056-64.

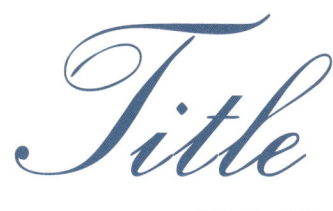

第六篇 四肢关节融合术与成形术

第一章 上肢关节融合术 /1030

    第一节　肩关节融合术 /1030

    第二节　肘关节融合术 /1032

    第三节　腕关节融合术 /1033

第二章 下肢关节融合术 /1036

    第一节　髋关节融合术 /1036

    第二节　膝关节融合术 /1038

    第三节　踝关节融合术 /1040

    第四节　足部三关节融合术 /1041

    第五节　舟楔关节融合术 /1043

第三章 四肢常用关节成形术 /1046

    第一节　肘关节成形术 /1046

    第二节　髋关节成形术 /1049

    第三节　第一跖趾关节成形术 /1051

第一章　上肢关节融合术

由于创伤或其他病变引起剧烈的关节疼痛、严重功能障碍或功能丧失或因肌肉病变、神经麻痹使关节失去控制,影响整个肢体功能,而伤、病员的年龄在15岁以上,可以进行关节融合术。但因关节固定后,在工作和生活上也给伤、病员带来一定不便,尤其是当前人工关节广泛开展的时代,颇受质疑。因此,必须根据具体情况(包括年龄、性别、职业等),周密考虑,严格手术适应证,慎重决定手术。现按上下肢诸关节顺序分节阐述于后。

第一节　肩关节融合术

一、病例选择

1. 肩关节的创伤或炎症使关节面遭受严重破坏已丧失功能及剧烈疼痛者;
2. 腋神经损伤或麻痹引起的三角肌瘫者;
3. 儿麻后遗症肩关节肌力丧失者;
4. 由于肩胛骨—胸廓之间保留60°左右的活动度,因此,肩关节固定融合后,肩部仍有相应的活动范围。

二、术前准备

1. **临床与影像学检查**　术前应进一步检查关节周围的肌肉和神经功能,并摄X线片、CT扫描,了解关节损伤或病变情况,必要时行MR检查,并与对侧肩关节对比。
2. **备血**　具体用血量需视病情而定。

三、麻醉

多选用全麻。

四、手术步骤

(一)体位与手术入路

一般取仰卧位,患肩予以垫高。切口和关节的显露方法与肩关节前脱位开放复位术相同。于切开关节囊显露关节面后,凿除肱骨头和关节盂的关节面(图2-6-1-1-1)。

(二)分离软组织、劈开大结节

将肱骨大结节处的软组织剥离,用平骨凿从肱骨头部向下纵性劈开大结节,长度和宽度以能容纳移植骨片为度。劈开时不可将大结节劈断(图2-6-1-1-2)。

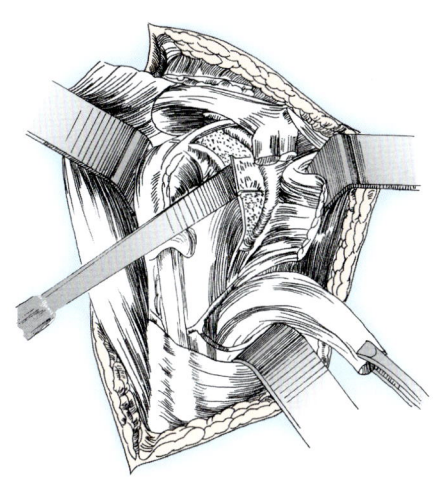

图2-6-1-1-1　手术入路直达关节囊示意图
切开关节囊显露关节腔后，凿除肱骨头和关节盂的关节面

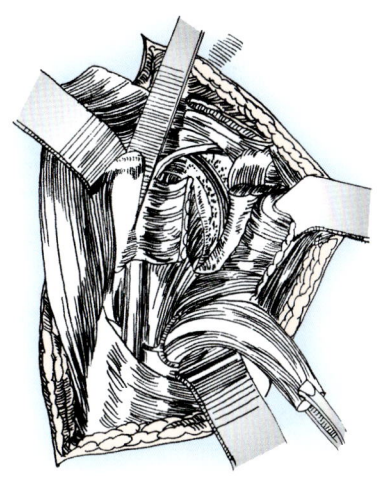

图2-6-1-1-2　劈开大结节示意图
将肱骨大结节处的软组织剥离，用平骨凿从肱骨头部向下纵性劈开大结节，长度和宽度以能容纳移植骨片为准

（三）进一步剥离肩峰软组织

充分显露肩峰，用平骨凿将肩峰劈开一条骨片（图2-6-1-1-3）。

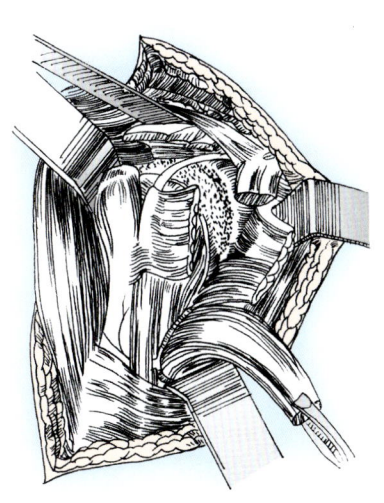

图2-6-1-1-3　剥离肩峰软组织示意图
再充分显露肩峰，用平骨凿将肩峰劈开一条骨片

（四）置于功能位融合固定

根据伤、病员的年龄、性别和职业等需要，将肱骨外展和前屈，放在适当的功能位（一般功能位为外展50°~60°，前屈30°~45°），将肩峰的骨片嵌插在肱骨大结节外的裂缝内，可用螺钉或两根不锈钢针贯穿肱骨大结节、肱骨头和关节盂，作暂时固定。然后逐层缝合切口，用外展架或肩人字形石膏将肩关节固定于功能位（图2-6-1-1-4）。

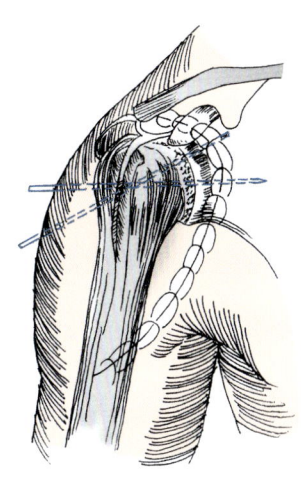

图2-6-1-1-4　功能位固定示意图
用螺钉或两根不锈钢针贯穿肱骨大结节、肱骨头和关节盂，作暂时性固定

五、术后处理

术后3周左右拔除不锈钢针（钛制螺钉可不必拔出）。8~10周拆除外固定、摄X线片，了解关节愈合情况。肩关节骨性融合后方可逐渐开始并逐渐加强肢体功能锻炼。

第二节 肘关节融合术

一、病例选择

1. 肘关节损伤后因创伤关节炎等继发性改变所引发的关节剧痛、活动受限后丧失关节正常功能者；
2. 肘关节结核等炎症、关节面破坏严重，在施行病灶清除术的同时进行关节融合固定术；
3. 上臂肌肉完全麻痹而前臂肌肉功能尚好者，此有利于腕关节活动。

二、术前准备

同肩关节固定术。

三、麻醉

多选臂丛麻醉或全麻。

四、手术步骤

(一) 体位、切口与入路

仰卧位，上臂扎气囊止血带。切口和关节显露的方法与肘关节结核病灶清除术相同，多采取肘后S形切口（图2-6-1-2-1右上方）或纵向切口。显露关节后，将肘关节屈曲，使关节脱位，酌情切除病变组织，冲洗创面，再凿除肱骨内、外上髁和肘关节的软骨面（见图2-6-1-2-1）。

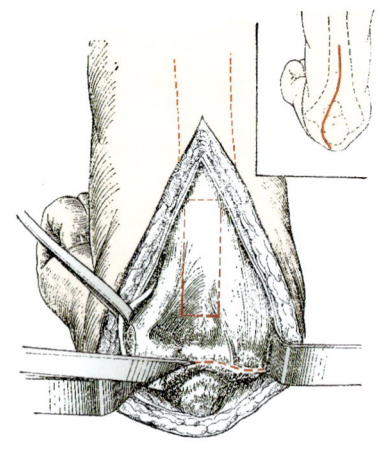

图2-6-1-2-1 切口、入路示意图
肘后S形或纵形切口，切开、显露关节后，将肘关节屈曲，并使关节脱位，凿除肱骨内、外上髁和关节的软骨面

(二) 凿取骨片

从肱骨后面凿下一块宽×长＝1.2cm×5cm的条状骨板。屈肘90°。在尺骨鹰嘴突的相应关节面凿出一个骨槽（图2-6-1-2-2）。

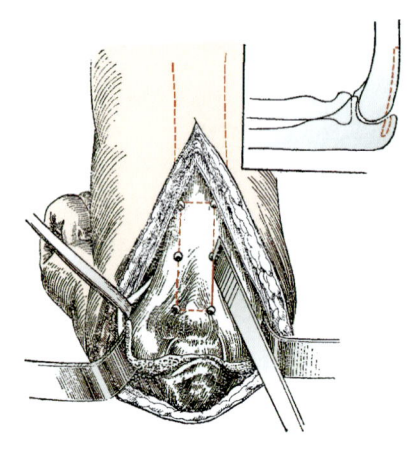

图2-6-1-2-2 凿取骨片示意图
在尺骨鹰嘴上方、肱骨下端凿一骨片（宽×长=1.5cm×5cm）

(三)滑槽植骨 + 内固定

将骨板的远端插入鹰嘴突的骨槽内。用螺钉将骨板近端固定在肱骨的新位置上。放松止血带,仔细止血。逐层缝合切口。用上肢石膏将肘关节固定在90°位(图2-6-1-2-3)。

五、术后处理

术后10周左右拆除石膏,X线片显示骨性融合后方可开始,并逐渐加强肢体功能锻炼。

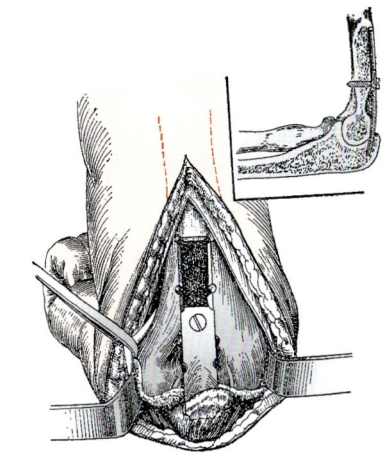

图2-6-1-2-3　滑槽植骨+固定示意图
在尺骨鹰嘴突关节面的相应部位凿出一骨槽,将骨板的远端插入鹰嘴突的骨槽内。用螺钉将骨板近端固定

第三节　腕关节融合术

一、病例选择

多因舟状骨或月状骨无菌性坏死,以及桡骨远端粉碎性骨折引起腕关节创伤性关节炎,以致因严重疼痛和功能障碍者;此外因腕关节结核其他慢性炎症而使腕关节失去功能者。

二、术前准备

进一步检查关节周围的肌肉和神经功能,并拍X线片,并酌情做CT扫描、MR检查等,全面了解关节损伤或病变情况。

三、麻醉

臂丛麻醉或全麻。

四、手术步骤

(一)体位、上止血带

仰卧位,患手放在手术台架上。上肢扎气囊止血带。

(二)切口与入路

从第二、三掌骨基底部向上到桡骨下1/3处,作长约6~8cm的纵形或S形切口。切开皮肤、皮下组织和深筋膜,显露腕背侧横韧带和伸肌腱(图2-6-1-3-1)。

(三)显露桡、腕骨

切开腕背侧横韧带,向桡侧牵开拇长展肌腱,显露桡骨、腕骨和第二、三掌骨基底部。

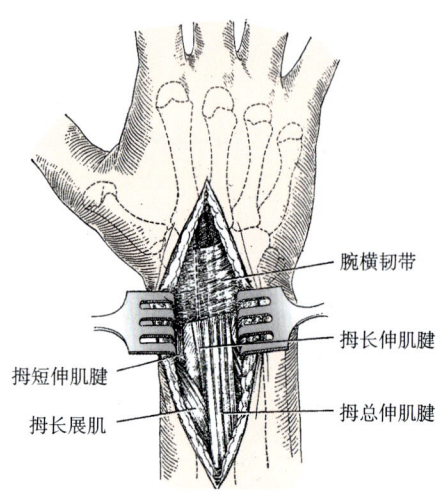

图2-6-1-3-1 显露腕背韧带示意图
切开皮肤、皮下组织和深筋膜,显露腕背侧横韧带和伸肌腱

(四)凿骨

将第二、三掌骨基底部和腕骨凿成一条1cm宽的骨槽。再从桡骨背侧凿下一条长骨板,宽×长约1cm×6cm(图2-6-1-3-2)。

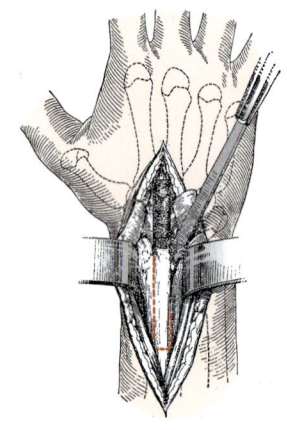

图2-6-1-3-2 凿骨示意图
将第二、第三掌骨基底部和腕骨凿成一条1cm宽的骨槽,再从桡骨背侧凿下一条长骨板,宽×长约1cm×6cm

(五)滑槽植骨

将桡骨的骨板向下滑行到第二、三掌骨基底部,在腕部骨槽内嵌紧。放松止血带,仔细止血。逐层缝合切口。用前臂石膏将腕关节固定于背伸30°位(图2-6-1-3-3)。

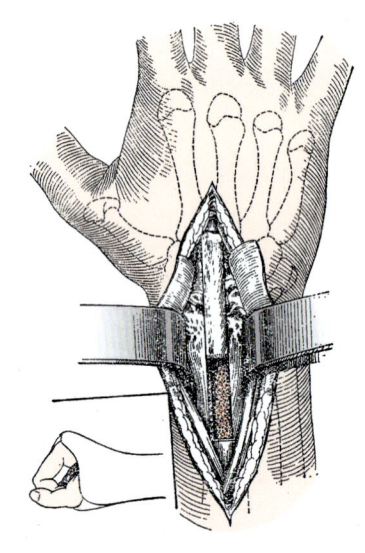

图2-6-1-3-3 滑槽植骨示意图
将桡骨的骨板向下滑行到第二、第三掌骨基底部,在腕部骨槽内嵌紧

五、术后处理

术后8周左右拆除石膏,摄X线片,了解植骨融合情况,已骨性愈合者,可逐渐开始,并加强肢体功能锻炼。

(张振 林研)

参 考 文 献

1. 赵定麟. 现代骨科学, 北京:科学出版社,2004
2. 赵定麟, 李增春, 刘大雄, 王新伟. 骨科临床诊疗手册. 上海, 北京：世界图书出版公司, 2008
3. 赵定麟, 赵杰. 实用创伤骨科学及进展.上海科学技术文献出版社. 2000
4. 赵定麟, 赵杰, 王义生. 骨与关节损伤. 北京：科学出版社, 2007
5. Chun JM, Byeon HK. Shoulder arthrodesis with a reconstruction plate. Int Orthop. 2009 Aug; 33（4）:1025-30.
6. Dimmen S, Madsen JE. Long-term outcome of shoulder arthrodesis performed with plate fixation: 18 patients examined after 3-15 years. Acta Orthop. 2007 Dec;78（6）:827-33.
7. Hayden RJ, Jebson PJ. Wrist arthrodesis. Hand Clin. 2005 Nov; 21（4）:631-40.
8. Kalb K, Prommersberger KJ. Total wrist fusion using the AO wrist fusion plate. Oper Orthop Traumatol. 2009 Nov;21（4-5）:498-509.
9. Koller H, Kolb K, Assuncao A, Kolb W, Holz U. The fate of elbow arthrodesis: indications, techniques, and outcome in fourteen patients. J Shoulder Elbow Surg. 2008 Mar-Apr;17（2）:293-306.
10. McAuliffe JA, Burkhalter WE, Ouellette EA, Carneiro RS. Compression plate arthrodesis of the elbow. J Bone Joint Surg Br. 1992 Mar; 74（2）:300-4.
11. Rühmann O, Schmolke S, Bohnsack M, Flamme C, Wirth CJ. Shoulder arthrodesis: indications, technique, results, and complications. J Shoulder Elbow Surg. 2005 Jan-Feb;14（1）:38-50.

第二章　下肢关节融合术

第一节　髋关节融合术

一、病例选择

近年来,由于人工股骨头和全髋关节置换术的广泛开展,一个活动的髋关节是每位患者所期望的,因此非不得已,近年来选择髋关节融合之病例(包括来自农村的病例),日益减少。当前主要用于损伤或炎症使髋关节面严重破坏、引起疼痛、功能障碍而不适于半髋或全髋关节置换术者。

二、术前准备

与肩关节固定术同。

三、麻醉

全麻或持续硬膜外麻醉。

四、手术步骤

(一)体位与入路

视切口不同,体位各异。侧后方切口取侧卧位,后切口为半俯卧位,前路切口则多取半仰卧位,患侧臀部垫高。切口、显露关节和造成髋关节脱位的方法,均与髋关节结核病灶清除术相同。显露关节腔后,切除关节囊内的坏死及疤痕组织,凿除股骨头和髋臼的软骨面(图2-6-2-1-1)。

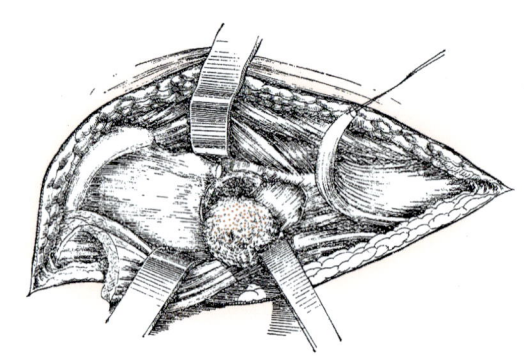

图2-6-2-1-1　显露髋关节、酌情处理示意图
显露关节腔后,清除病灶,并切除关节囊内的瘢痕组织,凿除股骨头和髋臼的软骨面

(二)关节融合术式

1. **术式一**　将关节腔冲洗干净,使关节复位。分离并显露股骨大粗隆,将髋关节置于功能位,用平骨凿从髋臼后上缘沿股骨头、颈到大粗隆凿成一个1.5cm宽的骨槽,深及髓腔(图2-6-2-1-2),再从髂前上嵴后上方凿取宽×长=1.5cm×8cm的骨块,填嵌在髋臼后上缘到股骨大粗隆的骨槽内,并向股骨头、颈处的空隙中植入碎骨片。逐层缝合切口。术毕,用髋人字形石膏固定(图2-6-2-1-3)。

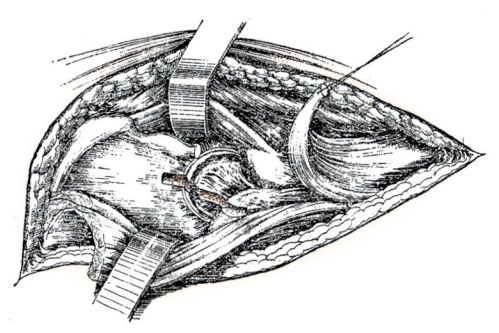

图2-6-2-1-2 开凿骨槽示意图
分离并显露股骨大粗隆,将髋关节摆在功能位上,用平骨凿从髋臼后上缘沿股骨头、股骨颈到大粗隆凿成一个宽×长=1.5cm×8cm宽的骨槽

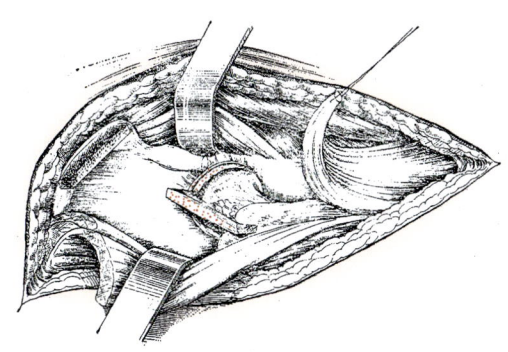

图2-6-2-1-3 植骨示意图
从髂前上嵴后下方凿取1.5cm×8cm的骨块,填嵌在髋臼后上缘到股骨大粗隆的骨槽内,并向股骨头及股骨颈处的空隙中植入碎骨片

2. **术式之二** 在显露髋关节时,有计划地从髂前上棘处凿取连带阔筋膜张肌的骨块(1.5cm×5cm)。在凿除股骨头和髋臼的软骨面后,使股骨头复位,再在股骨头、颈到髋臼后上缘凿成一个1.5cm宽的骨槽(图2-6-2-1-4)。将带蒂骨块嵌入骨槽内,并用螺丝钉固定。再逐层缝合切口。用髋人字形石膏固定(图2-6-2-1-5)。

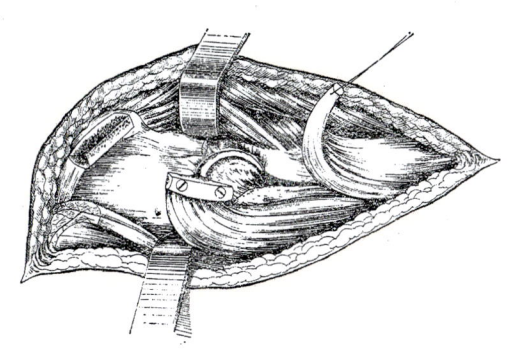

图2-6-2-1-5 带蒂骨块植入示意图
将阔筋膜张肌带蒂骨块嵌入骨槽,用螺钉固定

3. **术式之三** 在髋关节脱位清除病灶后,将股骨头和髋臼表面软骨及失活组织刮除,取髂嵴处碎骨片,辅以osteoset等骨骼生长剂填充至关节间隙内,而后在功能位上行髋人字石膏固定。

五、术后处理

术后3个月拆除石膏,摄X线片,了解关节固定愈合情况,俟骨性愈合后方可开始进行肢体功能锻炼并逐渐下地负重。

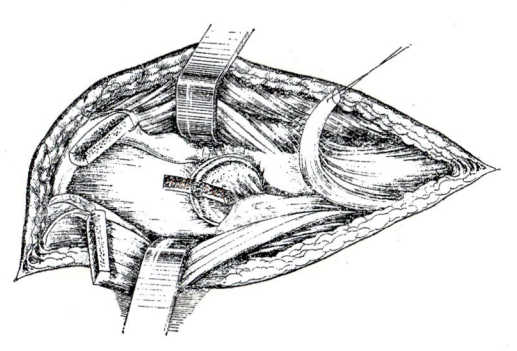

图2-6-2-1-4 开凿跨关节骨槽示意图
在凿除股骨头和髋臼的软骨面后,使股骨头复位,再在股骨头、颈到髋臼后上缘凿成一个1.5cm宽的骨槽,同时切取阔筋膜张肌骨瓣(块)备用

第二节 膝关节融合术

一、病例选择

与前者相似,当前由于人工全膝、半膝和膝关节表面置换术的大力开展,有70%以上需行关节融合术者被活动关节所取代。目前主要施术病例为①严重的成人膝关节全关节结核及化脓性炎症,以致因慢性炎症无法行膝关节人工关节置换术者;②膝关节严重损伤,引起疼痛和行走功能障碍而又不适合行活动关节术者;③在肿瘤切除术后,因截除平面所限,仅可行关节固定术者。

二、术前准备

同髋关节固定术。

三、麻醉

多选用全麻或持续硬膜外麻醉。

四、手术步骤

(一)体位与切口

仰卧位。从髌骨上方开始,经髌骨内侧到髌韧带内侧作10~12cm长弧形或S形切口。

(二)手术入路

切开皮肤、皮下组织和深筋膜,显露髌骨、髌韧带,股内、外侧肌,再切断髌韧带,向上翻起髌骨。

(三)关节融合术术式

1. 术式一 利用髌骨的融合技术

(1)凿骨开槽 凿除股骨和胫骨关节面,使两者能够紧密对合。在股骨下端和胫骨上端,按髌骨大小和形状,凿出一个骨槽,以便利用髌骨促进膝关节的融合与固定(图2-6-2-2-1)。

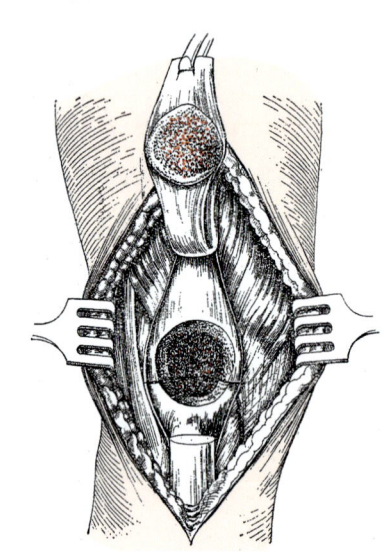

图2-6-2-2-1 凿骨开槽示意图
在股骨下端和胫骨上端,按髌骨的大小和形状,凿出一个骨槽,以便利用髌骨促进膝关节固定,该骨槽宁小勿大,以便嵌紧而有利于骨性愈合

(2)切除软骨面、嵌合及闭合切口 凿除髌骨的软骨面,将髌骨填嵌在股骨和胫骨之间的骨槽内。重返缝合髌韧带,缝合股内、外侧肌。按层缝合切口。用下肢石膏固定(图2-6-2-2-2)。

2. 术式二 骨栓(闩)融合技术。即按选用骨闩植骨的方法进行膝关节固定。在股骨和胫骨关节面凿除后,取骨库的异体骨,制成1.5cm×8cm的骨条或采用短粗髓内钉,插入股骨和胫骨断面之间,并使骨面紧密对合,周边予以植骨固定。缝合切口后,用下肢石膏固定(图2-6-2-2-3)。

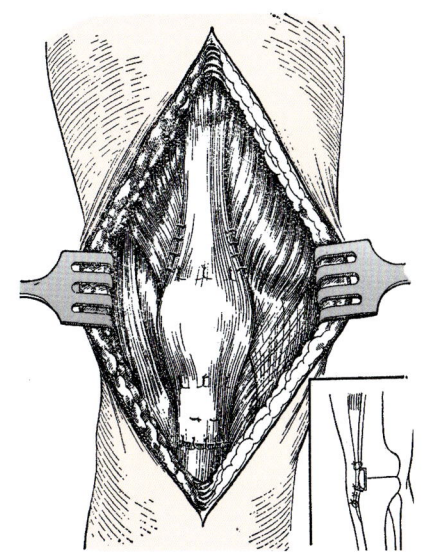

图2-6-2-2-2 植入髌骨示意图
凿除髌骨的软骨面，将髌骨嵌入股骨和胫骨之间的骨槽内，再将髌韧带缝回原处

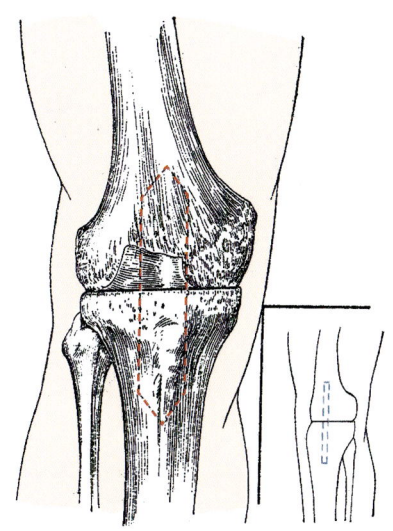

图2-6-2-2-3 骨栓融合术示意图
在股骨和胫骨关节面凿除后，嵌紧，可用自体骨或取骨库的异体骨，制成1.5cm×1.5cm×8cm的骨板（亦可用短粗髓内钉），插入股骨和胫骨断面之间，并使骨面紧密对合，外加下肢石膏

3. *术式三* 骨钉（条形骨块）融合技术。即用双骨钉植骨的方法进行膝关节固定。在凿除股骨和胫骨的关节面后，用粗钻头从股骨外髁外上方向胫骨内髁内下方和从股骨内髁内上方向胫骨外髁外下方钻两个骨孔。取用骨库异体骨，制成两个与骨孔等大的骨钉，插入两骨孔内，进行植骨固定。亦可选用短粗髓内钉或钛板等定型之内固定材料＋植骨。缝合切口后，用下肢石膏固定（图2-6-2-2-4）。

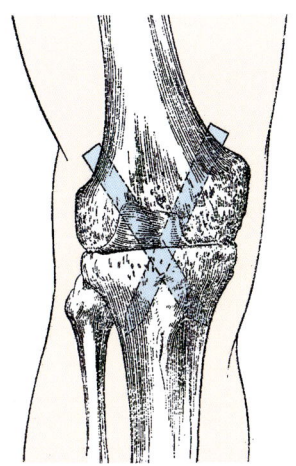

图2-6-2-2-4 骨钉融合术示意图
双骨钉（条）交叉固定示意图；骨条以自体腓骨或胫骨为优，或取自骨库

骨性材料仍以自体骨为优，非不得以，一般不用骨库材料，尤其是今后，同种异体骨的获取日益困难。

五、术后处理

术后10周拆除石膏，摄X光线片，显示骨性融合后进行肢体功能锻炼及逐渐下地负重。

第三节　踝关节融合术

一、病例选择

1. 成人踝关节全关节结核或慢性炎症影响步行者；
2. 踝关节严重损伤性关节炎引起疼痛和行走困难者；
3. 小腿肌肉完全麻痹或外伤后畸形等引起步行时踝关节不稳者。

二、术前准备

同髋关节固定术。

三、麻醉

多选用硬膜外持续麻醉或全麻。

四、手术步骤

（一）体位与入路

仰卧位。酌情选用气囊式止血带。手术切口和显露关节的方法与踝关节结核病灶清除术相同。多选足背纵形或 S 形切口。

（二）凿取骨片

显露关节腔后，用骨凿凿除关节软骨面。将踝关节置于 90°~100° 位，在距骨背侧凿出一个 0.4cm×1.5cm 的骨槽，并在胫骨下端前面凿取一个 1.5cm×5cm 的长方形骨板备用（图 2-6-2-3-1）。

（三）滑槽植骨

将骨板下滑，并插入距骨的骨槽内，上端用螺

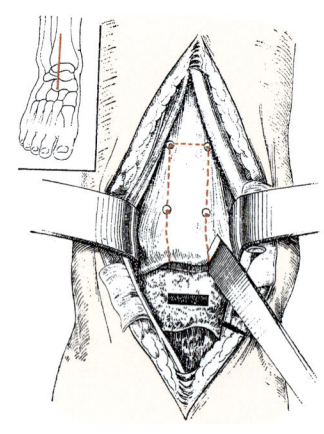

图 2-6-2-3-1　凿取骨片示意图
在胫骨下端前面凿取一个 1.5cm×5cm 的长方形骨板

丝钉固定在胫骨的新位置上。逐层缝合切口。用小腿石膏将踝关节固定于 90° 位（图 2-6-2-3-2）。

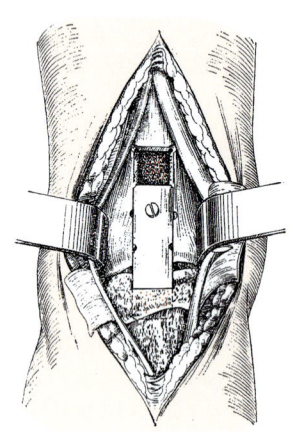

图 2-6-2-3-2　滑槽植骨示意图
将骨板下滑，并插入距骨的骨槽内，上端用螺钉固定在胫骨上

五、术后处理

术后 10 周拆除石膏，摄 X 线片，了解踝关节固定愈合情况，俟骨性融合后逐渐开始进行肢体功能锻炼及负重。

第四节　足部三关节融合术

一、病例选择

1. 对于15岁以上的足内翻、足外翻或下垂畸形，经过其他方法治疗无效者则需行三关节融合术。
2. 临床上需三关节融合者较多，且是骨科临床医师必须掌握的基本手术；需施术者较多，包括严重踝关节损伤及各种畸形后期引起疼痛和行走困难者。
3. 人工踝关节置入术后失败者亦可选用。

二、术前准备

1. 进一步检查关节周围的肌肉和神经功能。
2. 如足部有畸形需于关节固定的同时矫正者，摄X线片，用纸描绘足骨畸形情况和矫正畸形应凿除骨骼的部位、范围和形状，作为手术参考。
3. 术前2~3日用消毒液（多用稀释之碘剂）浸足。

三、麻醉

多选用持续硬膜囊外麻醉、或腰麻、或全麻。

四、手术步骤

（一）体位与入路

仰卧位。大腿扎气囊止血带。从外踝后上方到第二楔状骨作一弧形切口，长约10cm。切开皮肤、皮下组织和深筋膜，显露腓骨长、短肌腱，趾长伸肌腱和跟距关节窦的脂肪组织。同时显露并切断小腿十字韧带的外侧部分（图2-6-2-4-1）。

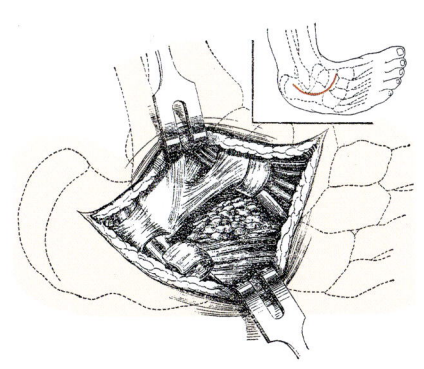

图2-6-2-4-1　切口与入路示意图
切口及显露，并切断小腿十字韧带的外侧部分

（二）分离关节外组织

挖除跟距关节窦的脂肪组织后，切开并分离跟骨和距骨的部分骨膜，显露跟距关节。从跟骨前部切下趾伸短肌并向下翻转（图2-6-2-4-2）。

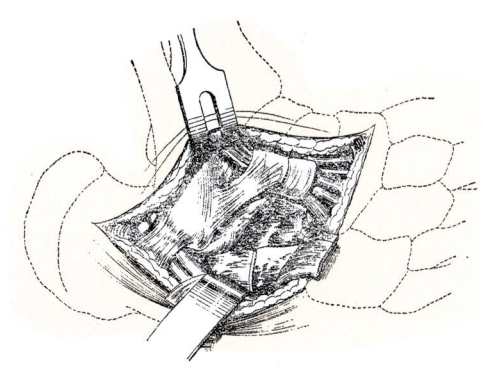

图2-6-2-4-2　分离关节外组织示意图
分离跟骨和距骨的部分骨膜，显露跟距关节。从跟骨前部切下趾伸短肌并向下翻转

（三）分离骨膜

切开并分离跟骨、骰骨、距骨和舟骨的部分骨膜，同时切除跟骰和距舟关节囊，显露关节面（图2-6-2-4-3）。

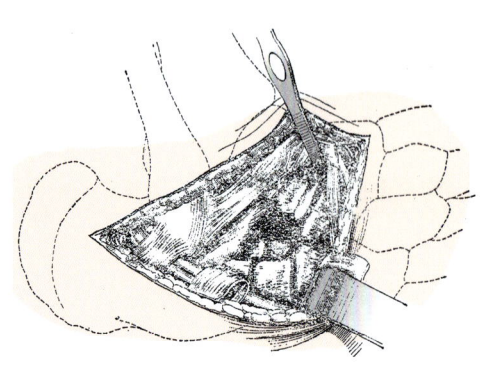

图2-6-2-4-3 切开骨膜示意图
切开并分离跟骨、骰骨、距骨和舟骨的部分骨膜，同时切除跟骰和距舟关节囊，显露关节面

根据足畸形的情况，分别凿除跟距、距舟和跟骰三关节的关节面和部分骨质（图 2-6-2-4-4~7）。

（四）融合技术

视病种不同，关节融合方式各异。

1. 高足症截骨融合术　对高足症或足部无明显足下垂畸形者，仅凿除三关节的关节面和少量骨质，使各骨断面恰好对合，维持足的原来形状（见图 2-6-2-4-4）。对高足症者则可呈楔形切骨，上方多，下方少。

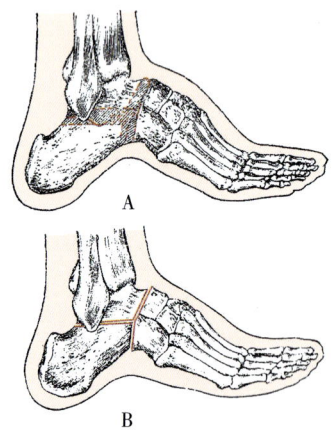

图2-6-2-4-4 楔形凿骨示意图（A、B）
凿除三关节的关节面和少量骨质，使各骨断面恰好对合，维持足的正常形状。对高弓症患者，上方多，下方少，呈楔形切骨

2. 足有明显下垂畸形者　在凿除三关节关节面的同时，根据下垂程度多凿除一些距骨头颈下的骨质，适当（少）凿除舟骨和骰骨近侧的骨质，以便矫正足下垂畸形（见图 2-6-2-4-5）。

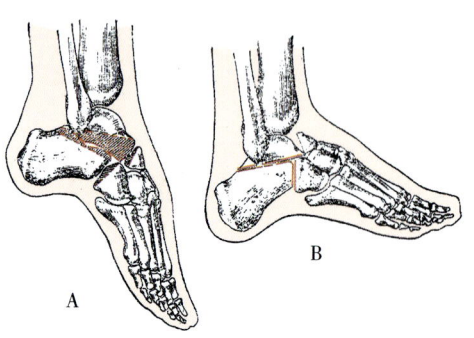

图2-6-2-4-5 凿骨复位示意图（A、B）
多凿除距骨头颈下骨质，适当（少）凿除舟骨和骰骨近侧的骨质，方能矫正足下垂畸形

足内翻或外翻畸形，在凿除三关节关节面的同时，适当的多凿除一些跟骨和距骨之间的外（内）侧骨质，使足放正（见图 2-6-2-4-6）。

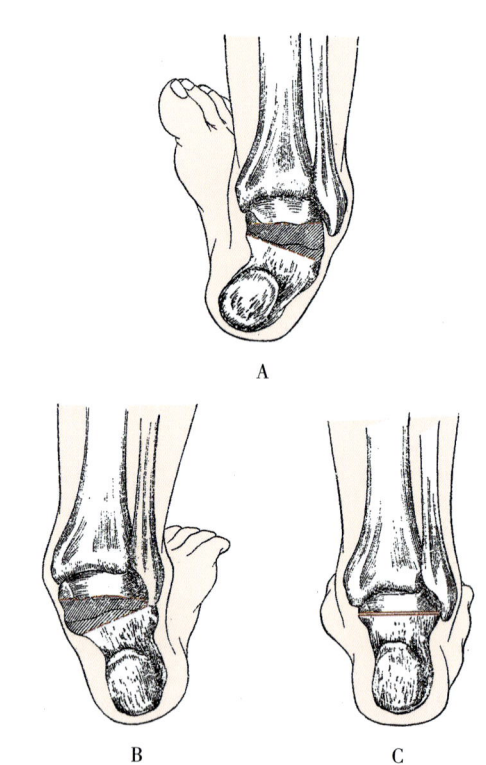

图2-6-2-4-6 凿骨矫形示意图（A~C）
足内翻或外翻畸形，在凿除三关节关节面的同时，适当多凿除一些跟骨和距骨之间的外（内）侧骨质，使足放至正常位置

3. 足内收畸形者　在凿除三关节关节面的同时，应将距舟之间和跟骰之间的骨质凿除成外侧宽内侧窄的楔形，使足放正。如为足外展畸形，则凿除的骨质应为内侧宽外侧窄（图 2-6-2-4-7）。

五、儿童内翻足畸形矫形术

15岁以下儿童的内翻足畸形行三关节固定术将会影响足部发育,应改用不伤及关节面、仅挖出跟骨载距突和骰骨中适量松质骨的方法,保持关节面和软骨的完整,随即放在三角木上进行手法矫正畸形。由于骰骨和跟骨载距突被压缩,足内翻畸形可以得到矫正。然后放松止血带,仔细止血。逐层缝合切口,用小腿石膏将足踝部固定于外翻位(图2-6-2-4-8)。

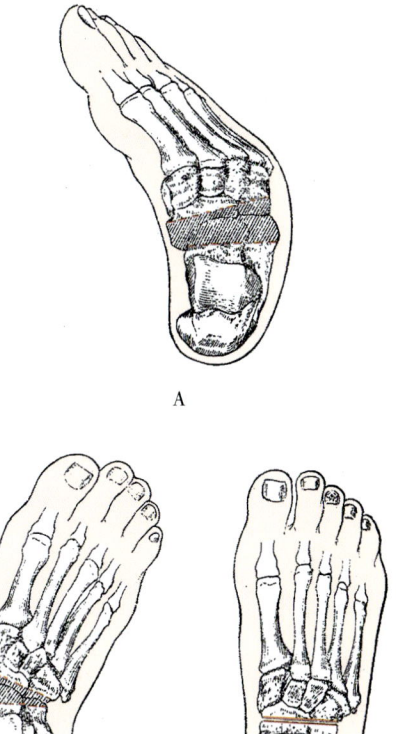

图2-6-2-4-7　凿骨矫形示意图（A~C）
足内收畸形时凿除的骨质应为外侧宽（少）、内侧窄；而足外展畸形,则内侧宽外侧窄（少）

将三关节的各骨断面凿好,并使各骨断面恰好对合,矫正足的畸形后,放松止血带,仔细止血,逐层缝合切口。用小腿石膏将踝关节固定于90°位,并塑出足弓。

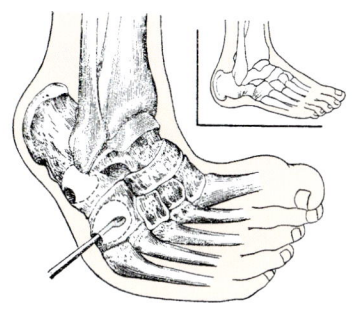

图2-6-2-4-8　学龄儿童矫形术式示意图
15岁以下儿童的内翻足畸形,应改用挖除跟骨载距突和骰骨中适量松质骨的方法,再用手法矫正术,以求保持关节面和软骨的完整

六、术后处理

患肢应抬高(高于心脏),并注意观察足趾的血循环情况。待足趾肿胀消退后,可以逐渐下地活动。2~2.5月后拆除石膏,摄X线片,在显示三关节骨性融合后,可逐渐开始肢体功能锻炼及下地负重。

第五节　舟楔关节融合术

一、病例选择

主要用于严重平底足影响行走者,对陈旧性舟楔骨折后畸形愈合或不愈合者,亦可选用。

二、术前准备

同三关节固定术。

三、麻醉

同三关节固定术。

四、手术步骤

(一)体位与入路

仰卧位。大腿扎气囊止血带。在足背侧作纵形或S形切口,从距舟关节到第一跖骨基底部,长约3cm左右。切开皮肤、皮下组织和深筋膜,显露小腿十字韧带、腓浅神经和趾伸长肌腱(图2-6-2-5-1)。

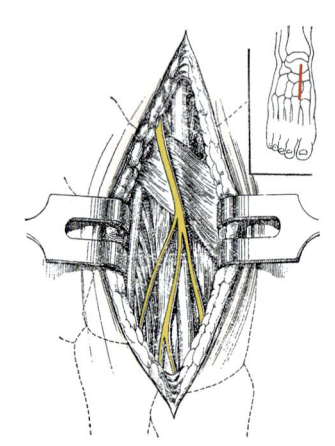

图2-6-2-5-1 切口与显露示意图
切开皮肤、皮下组织和深筋膜,
显露小腿十字韧带、腓浅神经和趾伸长肌腱

(二)融合技术

1. 开槽撑开与植骨 切开小腿十字韧带,显露并凿除舟状骨远端和第1、2楔状骨近端及其间的关节面。同时在此三骨之间凿成一个约为1.5cm×1.5cm×2.5cm的长方形骨槽。将足跖屈,使之恢复足弓。再从髂骨或胫骨凿取骨块(略长于骨槽),嵌入骨槽,利用此植骨块固定关节。然后放松止血带,仔细止血。逐层缝合切口。用小腿石膏固定,并塑出足弓(图2-6-2-5-2)。

2. 舟—楔植骨固定融合术 即采用舟状骨与第一楔骨的关节植骨固定术,达到融合目的。取舟楔关节内侧切口,显露舟第一楔骨关节,在其内侧凿除关节面,于两骨之间凿一个1.2cm×2cm的长方形骨槽,使足跖屈,恢复足弓。将从髂骨或胫骨取来的长方形骨块嵌入骨槽,以固定关节(图2-6-2-5-3)。术后以小腿石膏固定,足弓塑形。

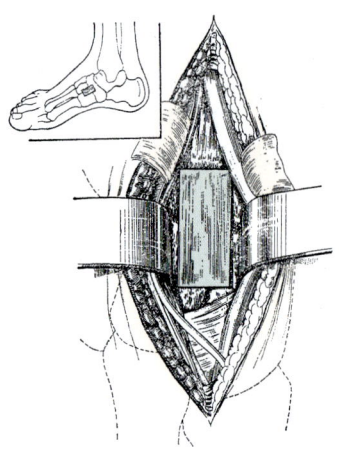

图2-6-2-5-2 开槽植骨示意图
在舟状骨远端第一、第二楔状骨之间凿成一个约为1.5cm×2.5cm的长方形骨槽,将取自自身髂骨或胫骨的骨条嵌入其中

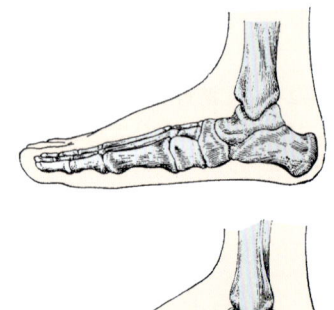

图2-6-2-5-3 舟—楔植骨融合术示意图
于舟楔骨之间凿一个1.2cm×2cm的长方形骨槽,将从髂骨或胫骨取来的长方形骨块嵌入槽中,以求稳妥地融合固定舟楔关节

五、术后处理

术后8~10周拆除石膏,进行功能锻炼,需拍片显示植骨处已骨性愈合方可下地负重。

(钱齐荣 吴海山 赵定麟)

参 考 文 献

1. 赵定麟, 李增春, 刘大雄, 王新伟. 骨科临床诊疗手册. 上海, 北京: 世界图书出版公司, 2008
2. 赵定麟. 现代骨科学, 北京: 科学出版社, 2004
3. 赵定麟, 赵杰, 王义生. 骨与关节损伤. 北京: 科学出版社, 2007
4. Child BJ, Hix J, Catanzariti AR. The effect of hindfoot realignment in triple arthrodesis. J Foot Ankle Surg. 2009 May–Jun; 48（3）: 285–93.
5. Kienast B, Kiene J, Gille J, Thietje R, Gerlach U, Schulz AP. Posttraumatic severe infection of the ankle joint – long term results of the treatment with resection arthrodesis in 133 cases. Eur J Med Res. 2010 Feb 26; 15（2）: 54–8.
6. Philippot R, Wegrzyn J, Besse JL. Arthrodesis of the subtalar and talonavicular joints through a medial surgical approach: a series of 15 cases. Arch Orthop Trauma Surg. 2010 May; 130（5）: 599–603.
7. Provelengios S, Papavasiliou KA, Kyrkos MJ. The role of pantalar arthrodesis in the treatment of paralytic foot deformities. Surgical technique. J Bone Joint Surg Am. 2010 Mar; 92 Suppl 1 Pt 1: 44–54.
8. Sammarco VJ, Sammarco GJ, Walker EW Jr. Midtarsal arthrodesis in the treatment of Charcot midfoot arthropathy. Surgical technique. J Bone Joint Surg Am. 2010 Mar; 92 Suppl 1 Pt 1: 1–19.
9. Vlachou M, Dimitriadis D. Results of triple arthrodesis in children and adolescents. Acta Orthop Belg. 2009 Jun; 75（3）: 380–8.
10. Zwipp H, Rammelt S, Endres T, Heineck J. High union rates and function scores at midterm followup with ankle arthrodesis using a four screw technique. Clin Orthop Relat Res. 2010 Apr; 468（4）: 958–68. Epub 2009 Sep 10.

第三章 四肢常用关节成形术

虽然人工关节近年来发展较快,但亦有某些病例仍需以关节成形术使强直的关节重获活动功能。

关节成形术是沿用多年的传统技术,使伤、病造成的关节强直或影响功能的关节内病变,经过手术治疗重建关节最大活动度的有效措施。

术前准备

拍正侧位 X 线片、MR 及 CT 扫描等影像学检查,并做必要的血化验检查,进一步确定原发的伤、病是否稳定、痊愈。一般应在伤、病痊愈稳定后方能进行手术。大关节的成形术需要备血。

麻醉

上肢关节成形术用臂丛麻醉或全麻,下肢关节成形术用持续硬膜外麻醉或全麻。

第一节 肘关节成形术

一、手术适应证

1. 化脓性或结核性炎症造成的肘关节强直而炎症已痊愈者;
2. 外伤引起的肘关节强直或其他关节内病变;
3. 肱骨下端或尺骨鹰嘴的肿瘤,在切除肿瘤的同时,施行肘关节成形术。

二、手术步骤

(一)切口与显露关节局部

仰卧位,患肢放在胸前。上臂扎气囊止血带。切口显露肘关节的方法与肘关节结核病灶清除术相同。显露关节后,凿开强直部分,强屈关节,使骨端脱位。切除关节腔内的疤痕组织和增生的骨组织,检查骨端。骨端的处理方法要根据软骨面的破坏情况来决定(图 2-6-3-1-1)。

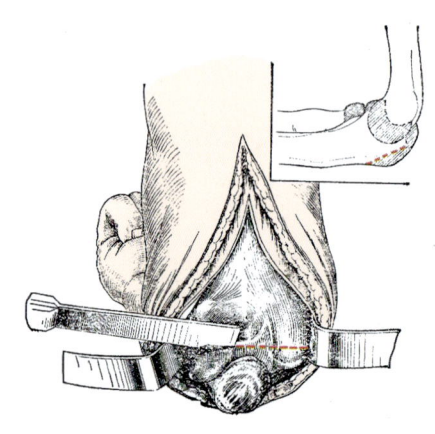

图 2-6-3-1-1 切口与显露示意图

如果尺骨鹰嘴半月切迹的软骨面尚完整，而肱骨下端关节软骨面不完整时，应将肱骨下端的关节面和内、外上髁部的骨质凿除（范围见上图）。但凿除的长度不宜超过 2cm，以防术后关节不稳定。

（二）修整肱骨远端，必要时切除桡骨小头

用骨锉将肱骨下端凿断面的锐角锉圆，试作关节屈伸活动。如桡骨小头妨碍关节活动，可沿颈部将它截除（图 2-6-3-1-2）。

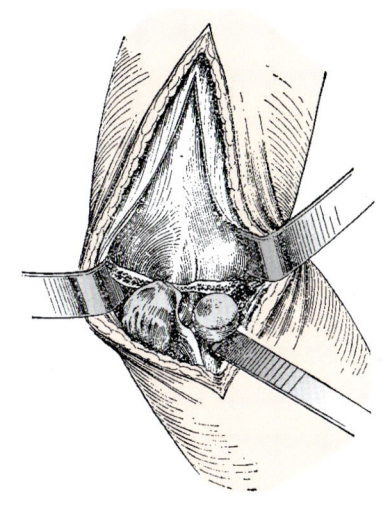

图2-6-3-1-2　修整肱骨远端，酌情截除桡骨小头示意图

（三）切除鹰嘴骨质

为利于重建后的关节功能和缝合切口，有时常需截除尺骨鹰嘴突的顶端和部分背侧骨质（图 2-6-3-1-3）。

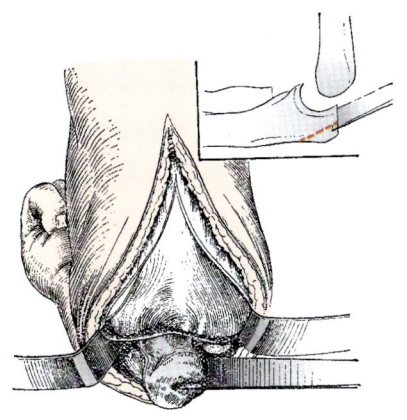

图2-6-3-1-3　切除鹰嘴示意图

（四）关节复位

清除骨质和组织碎片后，将肘关节复位，进行伸屈活动，检查是否能获得最大限度的活动范围。如仍有障碍，可再加以修整，直到功能不受限制为度，以呈松松垮垮状态最佳（图 2-6-3-1-4）。

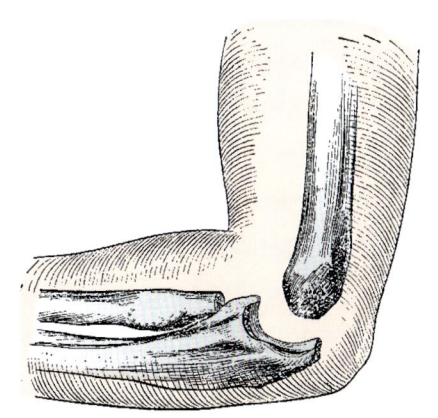

图2-6-3-1-4　关节复位示意图

（五）酌情处理尺骨切迹

如果肱骨下端关节面基本完整，而尺骨鹰嘴半月切迹的软骨面已经破坏，则应凿除尺骨鹰嘴半月切迹的软骨面和骨质，并锉光滑。然后截除桡骨小头和肱骨内、外上髁，将关节复位，再检查肘关节伸屈活动的范围，并修整适当（图 2-6-3-1-5）。

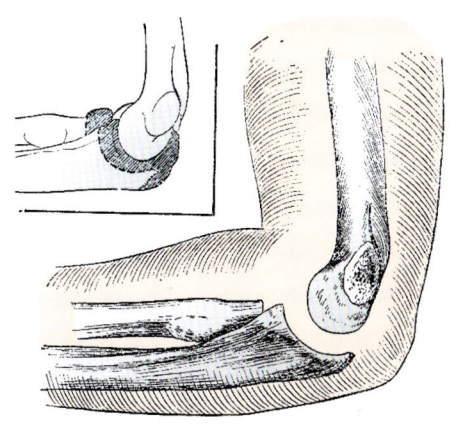

图2-6-3-1-5　酌情处理尺骨鹰嘴切迹示意图

（六）骨端钻孔

如构成肘关节两骨端的软骨面完全破坏，先

将两骨端游离，凿除肱骨下端和内、外上髁，并锉光滑。继将尺骨鹰嘴半月切迹的增生骨质凿除锉光，凿除尺骨鹰嘴突顶端及其背侧一小部分。然后将关节复位，试作伸腿活动，如果桡骨小头影响关节活动，应将其截除。在肱骨下端两侧各钻一个骨孔，尺骨鹰嘴突背侧横钻一个骨孔，以便用阔筋膜做关节面成形时固定阔筋膜（图2-6-3-1-6）。

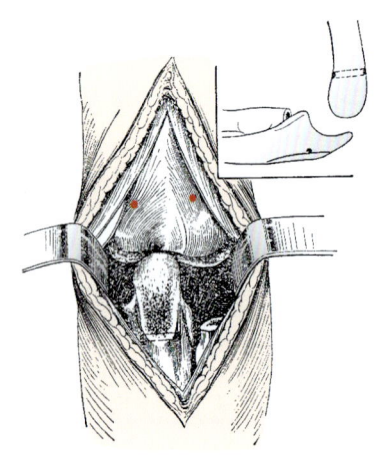

图2-6-3-1-6　钻孔示意图

（七）切取阔筋膜包绕骨面

从大腿外侧取阔筋膜 15cm×6cm。将阔筋膜连续包衬各骨端（肱骨下端、鹰嘴半月切迹和桡骨颈），经骨孔用不锈钢丝缝合固定，并使连接两骨端的部分成为关节囊壁，造成人工的关节面和关节腔。

注意，阔筋膜的外侧面应包贴在骨端的粗糙面上，内侧面则构成关节面和关节腔内面（图2-6-3-1-7）。

（八）酌情植骨

肱骨下端某些肿瘤（包括早期恶性肿瘤）切除后，可用自体髂骨做成肱骨下端滑车形状，插入并固定于肱骨下端，构成关节（图2-6-3-1-8）。

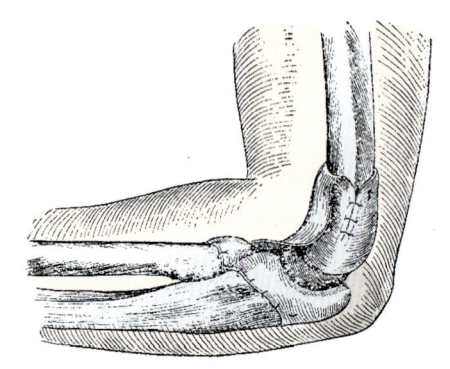

图2-6-3-1-7　用阔筋膜包绕关节端，缝合示意图

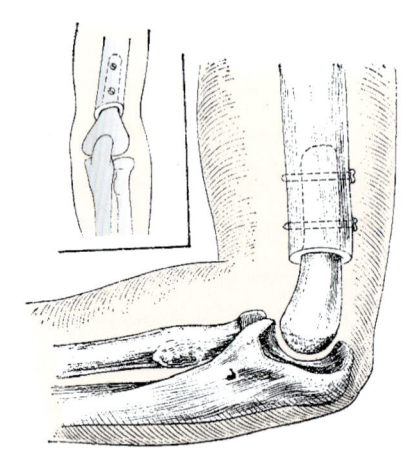

图2-6-3-1-8　酌情植骨示意图

肘关节成形结束后，放松止血带，彻底止血。按层缝合切口。用上肢石膏托将肘关节固定于90°位。

三、术后处理

术后 2~3 周拆除石膏和皮肤缝线，进行功能锻炼，并辅以理疗。

此类手术疗效一般均较满意，尤适合农村及基层医疗单位。

第二节 髋关节成形术

在全髋关节与半髋关节出现前，被施术的病例较为普遍。在广泛使用全髋、半髋关节置换术的今天，本术式仍可用于人工关节失败或贫困地区病例。

一、适应证

1. 双侧髋关节强直或一个髋关节畸形强直者。
2. 关节面严重破坏或凹凸不平，剧痛并且影响行走者。

二、手术步骤

（一）体位与显露

体位、手术切口和髋关节的显露方法均与髋关节结核病灶清除术相同。显露关节后，将下肢屈曲外旋，造成髋关节脱位，切除股骨头和髋臼的增生骨质和疤痕组织（图2-6-3-2-1）。

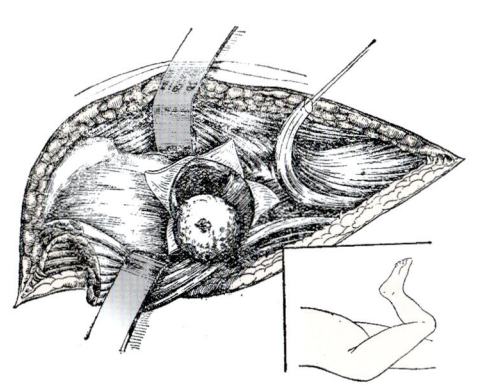

图2-6-3-2-1 体位、显露与脱位示意图

（二）处理髋臼

用髋关节阴锉将股骨头磨光、锉圆，但切勿磨损股骨颈，也不要剥离股骨颈的骨膜，以免影响股骨头的血液供应，在髋关节杯内发生无菌性坏死（图2-6-3-2-2）。

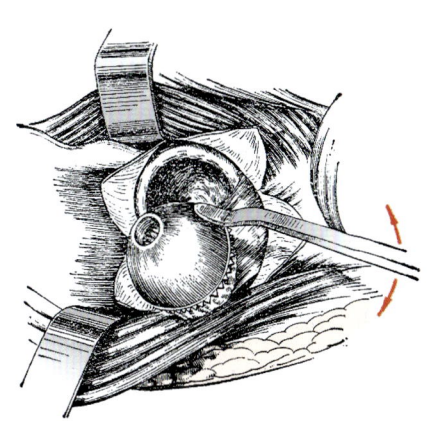

图2-6-3-2-2 处理髋臼示意图

（三）锉平髋臼

用髋关节阳锉加深和扩大髋臼，并将关节面磨光。然后冲洗髋关节腔，清除骨屑和组织碎片（图2-6-3-2-3）。

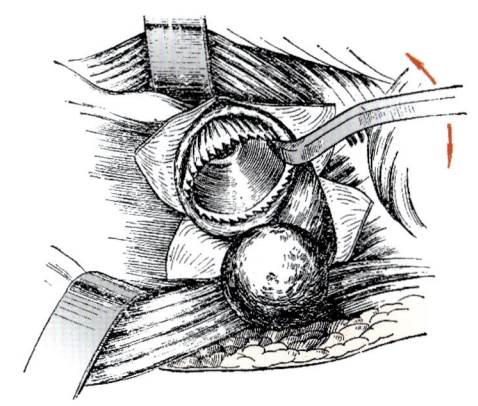

图2-6-3-2-3 锉平（光）髋臼示意图

（四）套上髋臼杯、缝合

选用大小合适的髋关节杯（合金制品）套在股骨头上，并将套有髋关节杯的股骨头复位于髋

臼内。使髋关节作各个方向的活动,检查髋关节杯与股骨头和髋臼之间有无不合适的情况。必要时进行修整,使关节不致过松或过紧。然后逐层缝合切口。将患肢放在勃朗牵引支架上,进行小腿皮肤牵引(图2-6-3-2-4)。

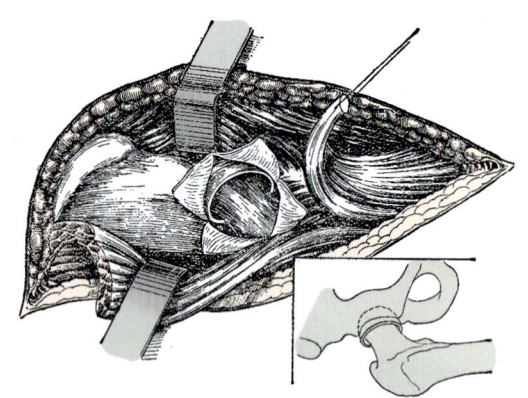

图2-6-3-2-4　套上髋臼杯复位,缝合示意图

(五)植入人工股骨头

年老伤员在股骨颈骨折后,股骨头、颈被吸收时,可用人工股骨头做髋关节成形术治疗。手术时先用圆骨凿从股骨颈基底部向骨髓方向凿成孔道,挖除髋臼的疤痕组织,旋转大小合适的人工股骨头,插入股骨上端,与髋臼形成关节。逐层缝合切口(图2-6-3-2-5)。

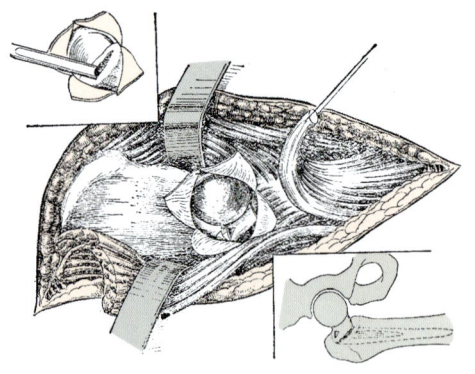

图2-6-3-2-5　植入人工股骨头示意图

(六)大粗隆下移术

如为股骨颈骨折不连接,股骨头大部分吸收或破坏,而股骨颈仍较长者,可用髋关节外侧切口和显露途径(见髋关节后脱位开放复位术),将股骨大粗隆顶部连同臀中肌和臀小肌附着部的骨质凿下,向上翻转,切开关节囊,挖除残留的股骨头,再将股骨颈修圆代替股骨头,纳入髋臼内构成关节。然后将凿下的大粗隆部分向下移到大粗隆下方的骨膜剥离区,用螺钉固定。逐层缝合切口(图2-6-3-2-6)。

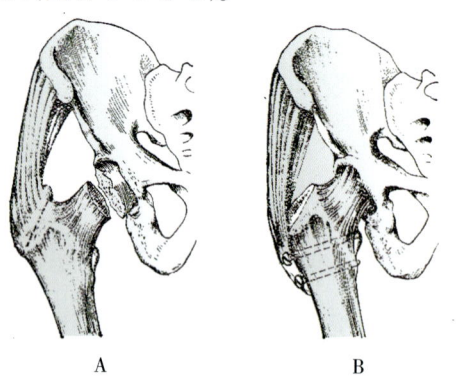

图2-6-3-2-6　大粗隆下移示意图(A、B)
A.术前；B.术后

(七)骨折端插入取代术

如股骨头、颈全被吸收,影响走路而髋臼未破坏者,可用髋关节前面切口和显露途径(见髋关节结核病灶清除术),分离和显露髋臼,并挖除髋臼内的疤痕组织。再分离出股骨颈基底部,将股骨上端(内侧约2/5部分)连同骨膜劈开,向内侧折弯,形成一个股骨颈头,抵于髋臼内构成关节。再从髂骨取下骨块,嵌塞于股骨上端劈开的裂隙中,进行植骨。逐层缝合切口(图2-6-3-2-7)。

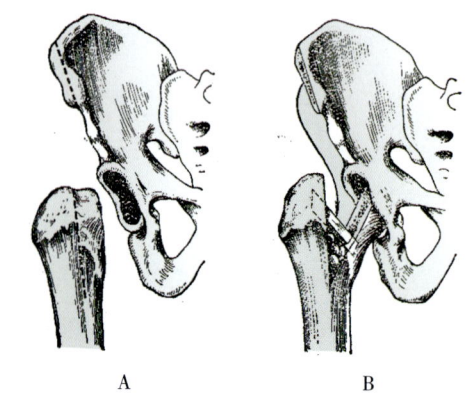

图2-6-3-2-7　股骨上端凿骨插入取代术示意图(A、B)
A.术前；B.术后

三、术后处理

(一)一般病例

未曾植骨的髋关节成形术后,应将患肢放在勃朗牵引支架上,进行小腿皮肤牵引,10天左右拆除缝线。术后两周轻微活动髋关节。3周后开始髋关节功能锻炼,并辅以理疗。

(二)植骨病例

进行植骨者,患肢用髋人字形石膏固定,8~10周后拆除石膏,拍X线片,了解骨质愈合情况。如骨质已愈合,即开始髋关节功能锻炼,并辅以理疗。

第三节　第一跖趾关节成形术

一、适应证

严重跗外翻畸形,影响行走者。

二、手术种类

(一)切除踇趾基节近侧端跖趾关节成形术手术步骤

1. **切口、显露与凿骨**　仰卧位,作第一跖趾关节背内侧弧形切口。切开皮肤、皮下组织和深筋膜,显露和切开第一跖趾关节囊及其两端的骨膜,并在关节囊近端切成两个关节囊瓣。先凿除第一跖骨头内侧增生的骨质,再截除踇趾基节近侧端(图2-6-3-3-1)。

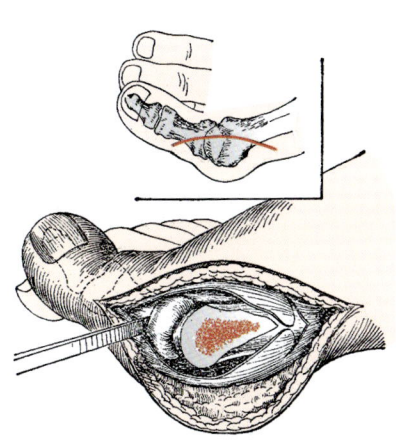

图2-6-3-3-1　切口,显露与凿骨示意图

2. **放归原位**　检查内踇收肌止端是否已经剥离,如尚未剥离,可以切断,以纠正踇外翻情况;并将踇趾恢复在正常的跖趾轴线上(图2-6-3-3-2)。

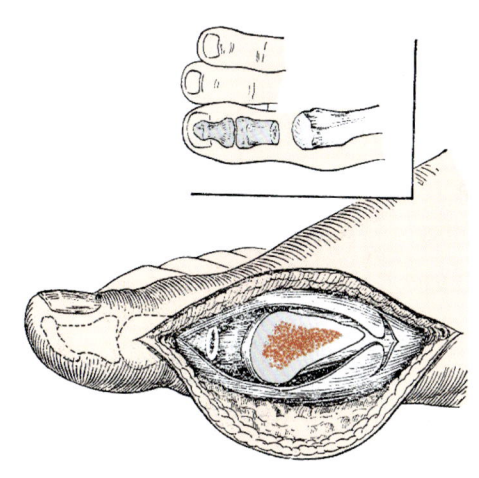

图2-6-3-3-2　放归原位示意图

3. **紧缩关节囊**　将背、跖两个关节囊瓣靠拢缝合,但在第一跖骨头和踇趾骨基节断端之间的关节囊瓣,需用1号铬制肠线缝合1~2个荷包缝合,保证使两骨端隔开,这样可使术后行走时不致发生疼痛。然后缝合深筋膜和皮肤。用小腿石膏将踇趾固定在正常轴线位,并注意做脚的横弓和纵弓石膏塑型(图2-6-3-3-3)。

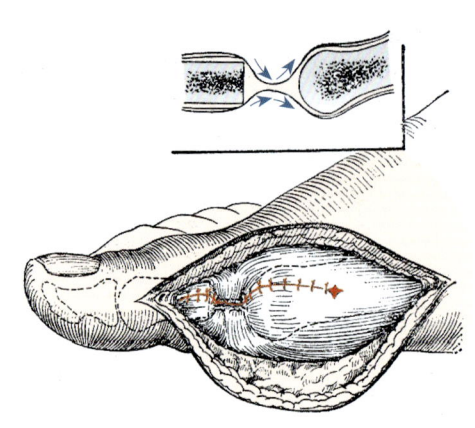

图2-6-3-3-3 紧缩关节囊缝合示意图

（二）修整第一跖骨头跖趾关节成形术手术步骤

1. **切口与显露** 仰卧位。作第一跖趾关节内侧切口。切开皮肤和深筋膜，显露关节囊（图2-6-3-3-4）。

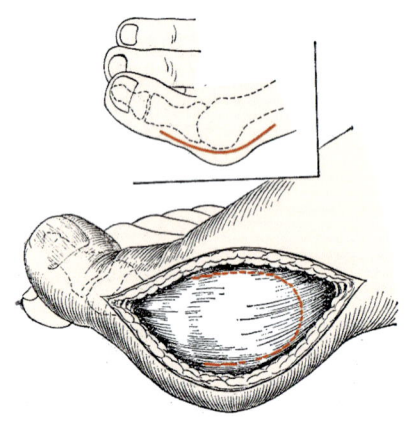

图2-6-3-3-4 切口与显露示意图

2. **切骨关节囊瓣及凿骨** 在第一跖趾关节内侧切成一个蒂在远端的骨膜关节囊瓣，显露关节面，凿去第一跖骨头的增生骨质和部分松质骨（图2-6-3-3-5）。

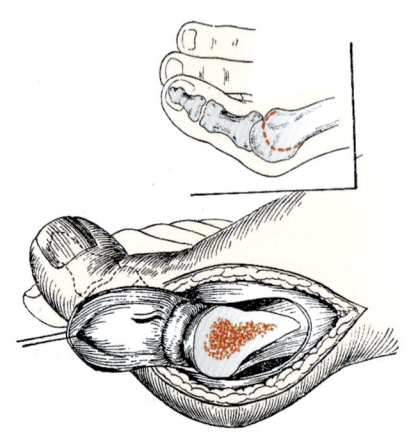

图2-6-3-3-5 切取关节囊瓣与凿骨示意图

3. **关节囊移位及闭合切口** 继续凿除跖骨头的部分骨质，并修整到适当大小，以便姆趾恢复正常位置。然后将骨膜关节囊瓣的游离端缝合于对侧关节囊里面，使关节面隔离，并起衬垫作用（图2-6-3-3-6）。缝合深筋膜和皮肤。用小腿石膏将姆趾固定在正常轴线上，并塑出脚的横弓和纵弓。

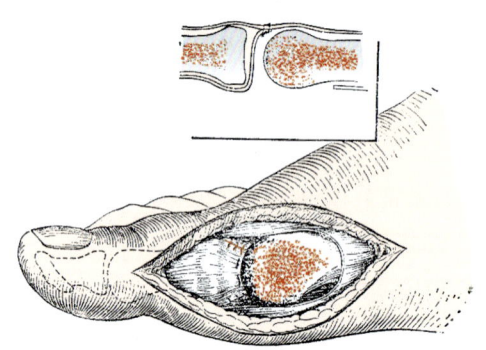

图2-6-3-3-6 关节囊移位、闭合切口示意图

三、术后处理

术后3~4周拆除石膏和皮肤缝线，进行肢体功能锻炼。

（钱齐荣　吴海山　赵定麟）

参 考 文 献

1. 赵定麟. 现代骨科学, 北京: 科学出版社, 2004
2. 赵定麟, 李增春, 刘大雄, 王新伟. 骨科临床诊疗手册. 上海, 北京: 世界图书出版公司, 2008
3. 赵定麟, 赵杰. 实用创伤骨科学及进展. 上海科学技术文献出版社. 2000
4. 赵定麟, 赵杰, 王义生. 骨与关节损伤. 北京: 科学出版社, 2007
5. Chen NC, Julka A. Hinged External Fixation of the Elbow. Hand Clin. 2010 Aug; 26（3）: 423–433. Epub 2010 Jun 9.
6. Amanatullah DF, Cheung Y, Di Cesare PE. Hip resurfacing arthroplasty: a review of the evidence for surgical technique, outcome, and complications. Orthop Clin North Am. 2010 Apr; 41（2）: 263–72.
7. Kimball HL, Terrono AL, Feldon P, Zelouf DS. Metacarpophalangeal joint arthroplasty in rheumatoid arthritis. Instr Course Lect. 2003; 52: 163–74.
8. Kleiner MT, Ilyas AM, Jupiter JB. Radial head arthroplasty. Acta Chir Orthop Traumatol Cech. 2010 Feb; 77（1）: 7–12.
9. Monica JT, Mudgal CS. Radial head arthroplasty. Hand Clin. 2010 Aug; 26（3）: 403–10.
10. Shimmin AJ, Walter WL, Esposito C. The influence of the size of the component on the outcome of resurfacing arthroplasty of the hip: a review of the literature. J Bone Joint Surg Br. 2010 Apr; 92（4）: 469–76.

索引
Index

A

A（airway气道） 1491
AAOS 1839
Abbott 2672
Abdullah 1972, 1974
Abumi 1451
ACL重建手术 010
Adamkiewicz 1922, 2364, 2510
Adamkiewicz大根动脉 1539
Adamkiewicz动脉 1924, 2853
Adamson 1816
Adams病 3049
adolescent idiopathic scoliosis，AIS 2832
Adson征 1667
Adulkasem 3093
AF 1306
Agility假体 1023
Agnes Hunt 007
Aiello 3296
AIS–ISS评分 306
AIS分型 2833
Akamatsu 300, 409
Albee 088
Albee手术 2592
Albers Schonberg 3193
Albert 1020
Alberto Leardinini 1025
Albert Schmidt 013
Albrecht Von Hailer 005
Alemen 916
Alexander 1432
Alexander R.Vaccaro 1423
Alexis Carrel 008
Allen 015
Allgower. R. Schneider 010
Allg"wer 730
Allis 2580
Allis法 605
Allis复位法 605
Allis征 2578
Alvine假体 1023
Amarante 3557
Ambroise Pare 004, 238
Ambroisepare 2575
Ambrose 2263
Ambrose Pare 012, 238
Amipaque 3143
Amstutz 017, 018
Anatomia Porci 004
Anda 2182
Anderson 1025, 1443, 3234, 3243
Andrew 1316
Andrews 313
Andry.N 238
AntoniA型 2432, 2433
AntoniB型 2432
AO 010, 818
AO技术 818
AO理论 818
AO钛板 1293
AO系统 1306
AO胸腰椎钛板 1295
AO学派 010, 818
AO张力带钢丝技术 667
Apley研磨试验 686
Apofix及Halifix椎板夹 1140
Aramburo 1515
Arey 2549
Armstrong钛板 1295
Arnold 1544
Arnoldi 1996, 927
Arnord–chiari畸形 2273
Arseni 1914
ArthroCare 2000 射频消融仪 1815
Arthroscopy 315, 316
Arthur Steindler 014
AS 3109
ASA病情估计分级 113
ASIF 010
Aspirin 3655
Astley Cooper 2316
Austin T.Moorehe 2317
A.van LeeuwenhOek 005
Awwad 1914
AXIS法 122
阿芬太尼（Alfentanyl） 106
阿库溴铵 145
阿–罗（Argyll–Robertson）瞳孔 1678
阿霉素 2331
阿片类镇痛药物 186
阿片受体激动–拮抗药 106
阿片受体激动药 106
阿片受体拮抗剂 1472
阿片受体拮抗药 106
阿曲库铵（Atracurine） 110
阿曲库铵（卡肌宁） 109
阿斯匹林 160, 1585
阿托品 136, 144
埃斯马（Esmarch Tourniquet） 062
艾布赖特综合征（Albright's syn-drome） 2302
安定 189
安定镇静类 108
安氟醚（Enflurane） 102, 145
安全带 1722
安全带型损伤 1228
安全角（F） 1433
安息香酊 259
安装光源 1354
安装横向连接器 2847
氨基葡萄糖（Glycosaminoglycan） 3588
按骨折部位分类 615
按骨折机制复位法 413
按骨折线走向分型 615
按骨折移位程度分类 615
按畸形血管所处的部位不同区分 2699
按脊髓受损的程度分类 1233
按人名命名的踝关节骨折分类 750
按照病理组织学分类 2699
按肿瘤病理特点分类 2417
凹陷骨折 402

B

B1型开书样骨折 1501
Babinski 1673
Babinski征 1268, 1916
Backer方法 1632
Back技术 2064
Bailey 009, 2785
BAK 1298
Baker 307
Bankart 3591
Bankart手术 470, 468
Bankart损伤 468
Barclay 3506
Barlow试验 2583
Barlow征阳性 2578
Barnes 1544
Barr 1928
Barraque 2672

Batchelor 3514
Bateman 017
Bath and Wessex假体 1023
Batson脊椎静脉丛 3104
Bauer 2832
Baumcartl 1622
Baumcartl氏髌骨形态分型 1622
B（bleeding出血） 1491
Beadle 3135
Beals 731
Bechterew征 1941
Beck 3035
Beckwith-Wiedemann综合征 2954
Behari 2677
Bence Jones蛋白质 2334
Benging位X线片 2853
Benjamin 3367
Bennet 1544, 3655
Bennett骨折 554
Bennett骨折撬拨复位骨折固定术 897
Bennett骨折脱位 555
Bentzon 2618
Berck Plague 015
Berger Hangensen 2316
Berna 2235
Bernhard Langenbeck 2316
Bernoulli原理 3608
Bertelli 3540, 3541, 3548
Beta 2848
Bhler 1443, 902
Bhler角变小的横形骨折 794
Biagiane 2515
Biaginc 2514
Biaxial全腕人工关节 991
Bigelow 023
Bigelow复位法 606
biological osteosynthesis, BO 818
Biological Response Modifier 2317
Bjerkreim 2575, 2840
Blackburne-Peel法 1627
Blackwood 1544
Blair手术 783
Blount 238, 2841, 3050
Blount病 2952, 3050
Blount接骨板 2599
Blumensaat法 1627
Blunt 040
BO 010, 818
BO（Biological Osteosynthesis）学派 010
Bohler 1246
Böhler体操 1248
Bohlman 017, 2173
Bohm 2611

Boons 2317
Bora 3355
Borges 1373
Boron 018
Boston 250, 1372, 2841
Boston支具 013, 250, 2841
Bostwick 3528
Bosworth 771
Bosworth骨折 751, 771
Bosworth手术 2592, 3046
Bosworth损伤 744
Bowen 3504
BOX假体 1025
Boyd 2605
Boyd手术 2607
Boyer 019, 2316
Boythev 1614
Brackett 013
Brackett手术 2600
Bradbury 1275
Bradford 013
Bradford & Garcia 3135
Brailsford弓形线 2056
Brainard 076
Braudly 3356
Breig 1213
Brien 2582
Briethaupt 913
Briffl 1560
Bright 2715
Brindley 1381
Brisbane 1274
Bristow 1614, 473
Brode 3357
Brodie 3003
Brodie脓肿 3003
Broncasma 2235
Brooke 3589
Brooks 1138, 1423
Brook手术 1083
Broom 1974
Brown-Sequard sydrome 1263
Brown-Sequard瘫痪 2089
Bruck 313
Brunnelli 3354
Brushart 3372
Bryant三角 603
Bryant悬吊牵引 641
Buckminster Brown 007
Buechel 1024
Buechel-Pappas假体 1023
Buengner 3363, 3366
Bungner带 3374
Bungner细胞索 3375
Bunnell 009, 2841

Burke 1538, 1539
Burkitt淋巴肉瘤 149
Burman 1105, 313, 851
Burnet 2317
Burrous 916
Burton 667
Busch 1834
Button 845
B细胞淋巴瘤 2391
八纲辨证 3701
八卦学 021
巴顿（Barton）骨折 405, 357, 523, 530
芭蕾舞演员 708
芭蕾舞演员双侧胫骨应力骨折 916
拔管后呼吸抑制 133
拔管期间的监测 156
拔牙 006
白芨粉 2365
白介素（interleukin，IL） 1273
柏油样便 373
败血症 006
扳机点排尿 1374, 1376
搬动患者时头颈位置过伸 2135
瘢痕收缩 2159
瘢痕体质 1407
板股后韧带（posterior meniscal femoral ligment, PMFL） 328
办公用房 033
半髌腱移位术 664
半导体激光治疗系统 1813
半膈穿透损伤 2874
半骨盆或髋关节离断术体位 2400
半骨盆截除术 140, 1518, 2398
半骨盆切除、计算机辅助人工半骨盆及全髋关节置换术 2405
半骨盆切除术与髋关节离断术 3225
半合成衍生物 105
半环形外固定架 738
半腱肌重建髌腱 674
半节状排列交替脊柱侧凸 2918
半髋关节置换术 1049
半髋或全髋关节置换术 1036
半髋（人工股骨头置换）术后感染 631
半奇静脉 1462
半体重量牵引 1712
半限制型全肘关节假体 986
半限制型肘关节假体 986
半圆柱状植骨 091
半月板边缘撕裂缝合术 691
半月板的功能 684
半月板的功能解剖 684
半月板缝合术 691

半月板股骨后韧带 328
半月板后角蓝钳 321
半月板解剖 328
半月板刨削刀（meniscus cutter） 323
半月板切除术 687
半月板切除术后并发症 690
半月板撕裂常见的类型 685
半月板撕裂的处理 687
半月板撕裂的创伤机制 684
半月板撕裂局部切除术 690
半月板损伤 333
半月板损伤的分类 685
半月板损伤的诊断 685
半月板移植术 692
半月板与盘状软骨损伤 684
半制约型 978
半制约型全肩关节置换术 982
半制约性 982
半椎板切除椎管成形术 2743
半椎体畸形 2681, 2687
半椎体切除术 2920
半坐位 195
伴齿突骨折的寰枢椎后脱位 1092
伴齿状突骨折的寰枢椎前脱位 1087
伴随营养血管（concomitant vasa nervorum） 3539
伴随肿瘤摘出而出现的瘫痪加重 2271
伴有侧向暴力所致骨折脱位型 1227
伴有肩关节脱位的大结节骨折 452
伴有距骨体后脱位的距骨颈骨折 782
伴有中央管症候群 1167
伴有椎间盘源性腰痛者 1959
伴有椎节后缘骨刺的椎间盘脱出症 1870
伴有椎体压缩的爆裂性骨折 1387
伴椎板骨折的椎体爆裂性骨折 1252
膀胱逼尿肌 1267
膀胱成形术 1374
膀胱刺激器 1382
膀胱结石 1270
膀胱前间隙引流术 1518
膀胱容量 1379
膀胱神经支配 1267
膀胱抬高扩大术 1374
膀胱压 1379
膀胱注水试验 1491
棒-钢丝（钛缆）结构 1135
棒球投手肘 3049
包含皮神经营养血管（丛）的筋膜皮瓣（fasciocutaneous neurovascular flap） 3542
包含皮神经营养血管（丛）的筋膜皮下组织瓣（adipofascial neurovascular flap） 3542
包含皮神经营养血管（丛）的皮下组织皮瓣（subcutaneous neurovascular flap） 3542
包容型腰椎间盘突出 2074, 2079
包尚恕 024
饱胃患者 151
保持反牵引力量 272
保持后纵韧带完整 1777, 2144
保持呼吸道通畅 1173, 931
保持良好的固定 588
保持良好的睡眠体位 1720
保持术野清晰 2142
保持头颈部的稳定 2143
保持正确的体位 195
保持椎节韧带的完整 1192
保持坐位姿势的训练 3678
保护骨隆突处 223
保护交感神经链 1356
保护肋间动静脉及神经 1462
保护与滋养功能 1995
保留骨骺的保肢手术 2345
保留滑车 577
保留棘突之胸腰椎后路常规椎板切除减压术 1311
保留内板的髂骨骨块 092
保守治疗 829
保肢手术（limb salvage） 2320, 2326
保肢治疗的进展 2345
报警及提示 1712
暴力分型 1220
暴露骶髂关节 1527
暴露腹直肌鞘 2007
暴露膈肌 1352
暴露寰椎前弓 1108
暴露距骨和距下关节 787
暴露伤（病）节椎体 1292
暴露枕骨粗隆 1061
暴露椎板 1190
暴露椎管 1756
爆裂骨折 1150
爆裂型骨折 404, 1226, 1386
爆裂性骨折Denis分型 1226
爆裂性骨折经腹膜后腹腔镜前路切除 1469
杯状髋臼 600
北美关节镜协会（Arthroscopy association of the north ameracan, AANA） 315
北洋医学堂 005
备急千金方 022
备血 135
背侧入路 541
背侧张力带 565
背侧阻挡夹板（dorsal block splint） 3616
背景音乐和通讯系统 034
背靠架 257
背靠墙半蹲式的训练 3607
钡餐检查 374
被动运动（Passive movement） 1719, 3592
被动运动的意义 3589
被动运动对修复的疗效 3590
被迫体位 1079, 1165
本草纲目 023, 040
本体刺激感受（Proprioception） 3633
本体感神经肌肉促进技术（proprioceptive neuromuscular facilitory technique） 3609
本-周（凝溶）氏蛋白 2334
苯并吗啡烷 105
苯二氮卓类（Benzodiazepines） 108
苯基哌啶 105
苯乃特（Bennett）骨折 405
苯扎溴铵 043
笨拙手 1264
绷带 259
逼尿肌成形术（detrusor myoplasty） 1374
逼尿肌压 1379
鼻出血 930
鼻饲 379, 1582
鼻烟壶处压痛 553
比赛和训练前的准备活动 912
闭合插钉 647
闭合复位 413, 605
闭合复位经皮穿针技术 821
闭合复位内固定 616
闭合复位髓内钉技术 821
闭合复位外固定 537
闭合腹部切口 1302
闭合髓内钉固定的切口 645
闭合髓内钉固定技术 009
闭合性骨折 405, 937
闭合性和开放性颈部损伤的处理原则 1580
闭环动力链训练（closed kinetic chain exercise） 3611
闭孔部脱位 604
闭孔神经阻滞 124
闭式灌洗 2998
闭式胸腔负压引流管 1467

避开臂上血管 1526
避开喉返神经 1735
避免被迫体位 1721
避免不良的睡眠体位 1720
避免不良之非手术疗法 1705
避免潮湿环境 1721
避免潮湿及寒冷 1721
避免过多过大的手术损伤 2165
避免淋巴管损伤 2890
避免偏向一侧 1754
避免牵拉硬膜囊 1174
避免锐性拉钩 2137
避免使用锐性牵开器 2136
避免损伤腓总神经 260
避免误伤侧方的脊神经根 1754
避免误伤输尿管 2890
避免腰部损伤的概率 2000
避免腰部外伤 2058
避免有害的工作体位 1706
避免远达效应 1390
避免增加腹压的因素 1998
避免椎间隙骨缺损 2157
臂丛麻醉 1032, 1046
臂丛神经受累 1667
臂丛神经损伤 384, 1210
臂丛神经损伤及其功能重建术后康复 3645
臂丛神经阻滞 147
臂丛神经阻滞+L3~4连续硬膜外阻滞 125
臂丛神经阻滞麻醉 121, 569, 987
臂丛损伤 028
臂丛损伤的功能重建 3647
臂丛损伤功能重建术后康复 3648
臂下支具（TLSOs） 250
臂坠落症（droparm sign） 1594
边缝边向外抽出 1315
边距 348
边抗休克边麻醉诱导 150
边缘磨损 1025
砭镰 021
扁平骨骨折者 404
扁平颅底 2629
扁形cage 1194
变形（deformation） 2546
便秘 133, 204, 273
便携式X线摄片机 083
辨证施治原则 3703
标记 221
标志 224
标注 220
标准角 1433
表层 344
表层皮片 340, 342
表里 3701

表面处理 224
表皮 339
表皮层 339
表皮下脓肿 3013
表皮样囊肿 2719
表皮样囊肿和皮样囊肿 2445
表浅感染发生率 2182
憋气试验分级 117
别嘌呤醇(allupurinol) 3208
"蹩脚"效果 1027
髌股关节 1621
髌股关节并发症 1006
髌股关节不稳定 925
髌股关节的载荷传导 1624
髌股关节反应力（patellofemoral joint reaction force） 3608
髌股关节骨关节炎 1633
髌股关节劳损 925
髌股关节黏膏支持带或护具 926
髌股关节软骨损伤 923
髌-股关节软骨损伤 924
髌骨 1621
髌骨半脱位 662, 1632
髌骨不稳定（unstable patella） 1621
髌骨不稳定的生物力学 1625
髌骨的功能 1622
髌骨的滑动 1623
髌骨的活动 1623
髌骨缝合术 667
髌骨骨软骨病 3047
髌骨骨折 401, 666, 667
髌骨骨折常用手术途径 668
髌骨骨折关节镜下施术 861
髌骨骨折经皮空心螺纹钉固 859
髌骨骨折克氏针+钛缆张力带固定 669
髌骨骨折形状 666
髌骨关节面 1622
髌骨冠状面的旋转活动 1624
髌骨厚度 1006
髌骨畸形 1624
髌骨截骨 1006, 1008
髌骨截骨术 927
髌骨磨压痛 925
髌骨内侧紧缩术及外侧松解术 664
髌骨偏移 1625
髌骨偏移或半脱位的生物力学 1625
髌骨牵引 673
髌骨切除术 667, 927
髌骨倾斜 925
髌骨倾斜的生物力学 1625
髌骨倾斜角 1629
髌骨软骨病 924

髌骨软骨软化症 924
髌骨矢状面位移 1623
髌骨脱位 662
髌骨外侧高压综合征 924
髌骨外移度 1629
髌骨外移度增加或关节松弛（laxity） 1626
髌骨完全性脱位 663
髌骨下极粉碎骨折 671
髌骨下极撕脱 671
髌骨"斜视"（squinting knee） 1626
髌骨运动轨迹异常 1624
髌骨重排列手术 926
髌骨纵形骨折 666
髌腱断裂 673, 674
髌腱在髌骨下极的断裂 673
髌韧带重建后十字韧带 680
髌下脂肪垫 1012
髌下脂肪垫损伤 334
髌下皱襞（infrapatellar fold） 330
髌阵挛 1673
髌周指压痛 925
冰冷等渗氯化钠注射液冲洗局部 2039
冰冷生理盐水冲洗术野 1956
冰水降温保护脊髓 1174
冰盐水冲洗 1314
兵站医院 009
丙泊酚 189
并发脊膜炎 2233
并发症 066, 140, 171, 969
并发症处理 2193
并趾症（congenital syndactyly） 2623
病变节段数量因素 2164
病毒导向酶解药物 2349
病毒性神经炎 3312
病理反射 1268
病理干扰相 391
病理骨折 219
病理性爆裂型骨折 1400
病理性骨折 400, 402
病理学 006
病情差异 130
病情估计分级 113
病情观察 202
病人知情同意书 1452
病原菌 006
病灶内切除 2320
病灶清除术 024, 2967
波及关节的骨折 950
波及关节跟骨面骨折的治疗 794
波及脊椎之感染 1556
波及椎管的骨折 408
波士顿支具（Boston Brace） 238

波提斯（Pott's）骨折 406
波形变异 386
剥离肌群 987
剥离肩峰软组织 1031
剥离子 069
剥脱性骨软骨病 3044
剥脱性骨软骨炎（osteochondritis dissecans） 3059
播散性凝集性骨病 3198
播散性纤维性骨炎 2302
勃郎氏牵引架 256
勃朗牵引支架 1050
勃朗氏架 219, 256
搏动性血肿 938
补充钙 1565
补充凝血因子 168
补充葡萄糖液 147
补充血容量 125, 167
补充有效循环血量 1581
补救性手术 2157
不波及跟骨关节面骨折的治疗 794
不波及跟距关节的骨折 793
不带锁膝铰链 249
不等渗液试验 1178
不对称式梳式切口牵开器 1362
不对称梳式拉钩 1362
不负重活动 626
不可吸收性固体栓塞剂 2512
不连接的胫骨结节切除术 3047
不能合作小儿 144
不能随便改变牵引重量 272
不全骨折 615
不全性脊髓损伤 1127
不全性损伤 1259
不同部位伤的手术次序 310
不同角度刮匙对椎节底部扩大减压 1753
不同平面的对冲性暴力 1222
不同平面神经损伤时的膀胱功能障碍特点 1237
不同手柄及工作角度的篮钳 321
不完全性骨折 402, 915
不完全性脊髓伤 1068
不完全性脊髓损伤 1233
不完全性截瘫 1234, 1235
不完全性圆锥损伤 1237
不卫生的夹板 007
不稳定型 706, 1101
不稳定型骨折 1230
不稳定型脊柱骨折的分度 1230
不稳定型胸腰椎损伤 1251
不稳定性骨折 404
不宜颈前路施术病例 1192
不愈合 485, 739, 943, 944
不愈合和畸形愈合 621

布比卡因（Bupivacaine）104, 146, 187
布克氏筋膜 1519
布郎（Brown-Sequard）征 2089
布朗牵引架 621
布鲁菌性骶髂关节炎 2052
布洛芬 160
布托啡诺（Butorphanol） 107
步态 1939
步行锻炼 204
步行器 208
步行训练 3686
部分肠内与部分肠外营养（Partial Parenteral Nutrition, PPN） 182
部分骨间韧带撕裂 762
部位麻醉 146

C

C_1、C_2关节突螺钉固定 1423
C_1侧块结核经皮螺钉固定 1114
C_{2-3}急性椎间盘突出症 1148
C_{2-3}椎体间融合术 1103
C_2椎弓根螺钉固定 1103
C_2椎体骨折经皮后路侧块螺钉内固定 1431
C_{3-4}脱位 1160
C_3椎体次全切除 1151
C_3椎体后缘横形骨折 1151
C_4、C_5骨折脱位 1154
C_4、C_5小关节半脱位 1149
C_4~C_5椎节完全性脱位伴小关节交锁 1149
C_4椎体爆裂性骨折 1160
C_5爆裂骨折 1196
C_5神经麻痹 2275
C_5瘫痪症 1551
C_5椎体次全切除 1211
C_5椎体次全切除减压+髂骨块植骨+钛板内固定术 1155
C_5椎体粉碎性骨折 1211
C_5椎体压缩及爆裂性骨折 1155
C_6椎体爆裂性骨折 1160
C_6椎体屈曲爆裂性骨折 1196
C_7~T_1+L_{3-4}连续硬膜外阻滞 125
CAD/CAM 019
Cage技术使用不当 2168
Cage融合技术 1164
Cage植入 1194, 2062
Cahill 3320
Calderon 3518
Calnan-Nicolle式 992
Calve 3044
Calve病 3044
Campbell 088
Campbell髌骨内侧紧缩术 664

Campbell法 1632
Camurati-Engelmann病 2945
Canadell 2345
Carl Manchot 3507
Carnesale 605
Carrel-Dakin 008
Carroll法 583
Carson 314
Carter 2576
Caspar 1977, 2672
Caspar撑开 1878
Caspar牵开器 1214
Casper 1833
Casscells 313
Catel病 2952
Catterall 3040, 3047
Catterall分型 3040
Cave 007
C（CNS中枢神经系统） 1491
CDH 016
CD-Horizon 2844
CD器械 1305
center sacral vertical line 2836
cervical spondylosis 1650
Cervifix固定 1136
CESPACE 1845
CESPACE椎间植入器 1845
Chamberlain线 1677, 2633
Chamberland 040
Champion 307
Championniere 3589
Chanberland 040
Chance骨折 1224, 1228, 1253
Chang 3517
Chaput结节 734
Charleston 013
Charleston支具 013
Charnley 017
Charnly 999
Cheng 2839
Cheshir 1538
Cheshire 1539
Chiari畸形 1094, 1826, 1828, 2229
Chirife 2263
Chirugische 1514
Chiu 1921, 3363, 3366
Chopart关节 1635
Chrisman 924
CHTF 1103, 1298
CHTF固定术 1103
CHTF植入深度 1848
Clack 3589
Clarke 2582
Clement 916
Clodius 3534

Cloward & Bucy 3135
Cloward有齿牵开器 2227
CO_2激光 324
CO 818
Cobb 2840
Cobot 1316
Codivilla 3240
Codman 1596, 2292
Codman三角 2294, 2325
Coekett 2241
Coester 1020
Coleman 3240
Coley 019, 2317
Colles骨折的餐叉畸形 524
Colles骨折关节受累型 525
community orthopedics 030
Conaxial（Beck-Stefee）假体 1023
concept arthroscope system 318
Cone 1097
congenital constriction band 2955
congenital talipes valgus 2615
Conradi 2951
Conradi病 2951
constriction band syndrome 2955
Converse 3533
Convery 3590
cooke骨穿刺针 1095
Coon 2241
Coonrad-Morrey假体系统 986
Cormack 3506, 3508, 3514, 3516, 3520
Corpus Hippocrates 004
Correl 016
Corry 905
Cortes 2317
Cotrel 2843, 2903
Cotton骨折 751
Coventry 019, 2610
CPM（continuous passive motion） 964, 3595
CPM对骨折愈合的影响 3590
CPM对软骨修复的影响 3590
CPM在骨科康复中的应用 3595
CPM作用机制 3595
Crai支架 2584
Cramer 1544
Crawford Long 006
Crede手法 1374
Cristofaro 2515
CSEP 137
CT 025
CTLSO（cervscothoracic lumbarsacral orthosis） 238
CTM 025, 938
CT的导航系统 1010

CT二维和三维透视影像 877
CT三维重建 1069
CT扫描 609
CT扫描后三维影像重建 609
CT扫描检查 2424
Cushing 2437
cybex机 3594
C.臂 969
C-臂X线机透视 071, 082, 325, 842, 1736
擦颈按摩 1719
材料学 995
残疾（Disability) 1716
残疾人训练 007
残留腰椎畸形 1406
残损（Impairment) 1716
残障（Handicap）1716, 3666
残肢的压迫包扎 3628
残株型（Stump type）骨折 794
侧壁减压 1365
侧方间距变异 1080
侧方间距不对称状 1080
侧方直向不稳定 678
侧副韧带 568
侧副韧带解剖 329
侧腱束融合 578
侧腱束修复法 581
侧块 1066
侧块钉棒技术 1157
侧块钢板螺钉技术 1155
侧块关节发育异常 1094
侧块螺钉 1084
侧块螺钉固定 1371
侧块钛板螺钉技术 1156
侧前方减压 1730
侧前方减压时误伤 2146
侧屈暴力 1221
侧身抬腿练习 213
侧身抬腿运动 213
侧索硬化症 1676
侧凸的程度 2840, 2890
侧凸类型 2840
侧弯方向 1939
侧卧位 059, 171, 195, 1189
侧卧位产生的肺不张 2279
侧卧位手术体位 1307
侧向弯曲暴力引起椎体侧方损伤 1221
侧向移位 254
侧向坐姿 1722
侧型 1935
测量距骨的覆盖率 768
测量内外踝长度 768
测量中心静脉压 359
测深器测量深度 1879

测试脊髓诱发电位 1110
测压间隔 155
层流除菌 041
层流手术室 997
插管方式 139
插管时颈椎过伸所致脊髓损伤 1550
插入导针 646
插入电位 389, 390
插入骨块行椎节融合术 2040
插入气管导管 363
拆除石膏 234
产前诊断（prenatal diagnosis） 2550
产褥热 006, 042
产伤学说 2656
产生特异性的机制 3372
长春新碱 2331
长骨感染 352
长骨骨干结核 2978
长骨骨干结核的治疗 2979
长骨结核 2965
长管骨 005
长管状骨骨折的骨外固定架应用概 355
长距离行走 914
长跑运动员的胫骨中段应力骨折 916
长束征 1264
长滩（Long Beach） 1372
长条状及马蹄形 092
肠部枪伤 009
肠梗阻 2187, 2251
肠内营养 380
肠系膜上动脉综合征 221, 2274
常规颈后路开放复位、椎管探查术 1199
常规颈椎椎板切除减压术 1155
常规胸腰椎椎板切除术切骨范围 1313
常规椎板切除减压 1313
常见周围神经损伤及其矫形器的应用 3645
常用皮瓣设计要点 3578
超迟抗原Very late antigens 3591
超短波理疗 928
超高分子聚乙烯 017
超级皮瓣（super flap） 3506
超声波骨刀 1551
超声波技术 1947
超声波诱痛试验 914
超声诊断法 1605
超声治疗法 1718
超限活动量训练 1257
巢元方 022

车祸 1539
彻底的小关节融合 015
彻底清创术 348
彻底清洗术 1328
彻底松解髋关节周围的软组织 2591
陈德松 3290
陈德玉 2761
陈景云 024
陈旧神经端 3349
陈旧性髌腱断裂的手术 673
陈旧性病例 460
陈旧性齿突骨折 1094
陈旧性齿突骨折伴寰椎脱位颈后外侧显微手术 1120
陈旧性锤状指肌腱修复法 578
陈旧性股骨颈骨折 619
陈旧性股骨颈头下骨折 619
陈旧性股四头肌腱断裂 672
陈旧性骨折手术疗法 1327
陈旧性横韧带损伤伴寰椎前脱位 1134
陈旧性踝关节骨折脱位 776
陈旧性寰枢椎脱位 1125, 1126
陈旧性肩关节脱位的复位法 466
陈旧性颈椎骨折脱位 1743
陈旧性拇长伸肌腱损伤 585
陈旧性外侧韧带损伤 771
陈旧性月骨脱位 548
陈旧性跖跗关节脱位的治疗 802
陈旧性舟骨骨折 554
陈正形 1451
陈中伟 027, 978, 2672
撑开减压 1790
撑开肋间隙 1285
撑开-压缩机制 1844
撑开-压缩张力带 1844
撑开植骨 1195
成本-效益（cost-effect） 834
成长性椎管狭窄 2223
成骨不全（osteogenesis imperfecta） 2942
成骨功能指标 1564, 1565
成骨因子 089
成角畸形 456, 741, 949
成角螺钉 831
成角移位 254
成人呼吸窘迫综合征（ARDS） 151, 933
成人脊柱后凸畸形矫正术 2880
成软骨细胞瘤 2291, 2294
成软骨细胞瘤(Chondroblastoma) 2291
成纤维细胞生长因子（fibroblast growth factor） 3370

池永龙 1105, 1451, 1921, 2866
池永龙定位法 1472
池永龙胸椎椎弓根钻孔定位法 1473
弛缓性膀胱 1373, 3665
弛缓性瘫 1263
迟发性尺神经炎 508
迟发性颈髓损伤 1182
迟发性食管瘘 2227
迟发性圆锥损害 1400
迟发性症状 1548
迟来病例 1270
迟来跟骨横行骨折保守治疗 796
迟延一期缝合 009
持钩（tenacnlum） 871
持骨器 070
持物钳 321
持续被动运动（continual passive movement, CPM） 215
持续被动运动期间关节滑膜的更新 3589
持续导尿 1374
持续根性症状 2212
持续灌流 125
持续气道正压（continuous positive airway pressure, CPAP） 180
持续牵引 1082
持续吸氧 204
持续性正压呼吸（CPPB） 1543
持续硬膜外麻醉 1036, 1038, 1046
持续硬膜外引流 2232
持针器 347
尺（Guyon）管 3383
尺侧副韧带 487, 990
尺侧和桡侧滑囊炎 3017
尺侧滑囊炎手术 3017
尺侧偏斜拍片及拍片角度 553
尺侧腕屈肌腱转移术 3168
尺侧柱 542
尺动脉逆行岛状皮瓣 592
尺动脉腕上穿支筋膜皮瓣 3552
尺骨棒状手 2560
尺骨单折、稳定型， 518
尺骨的滑车切迹 486
尺骨干骨折 518
尺骨干骨折开放复位钛板螺钉内固定 516
尺骨干骨折钛板螺钉内固定临床病例 518
尺骨冠状突骨折 501
尺骨茎突骨折 523, 534
尺骨茎突切除术 528
尺切迹 1047
尺骨鹰嘴骨折 401, 499
尺骨鹰嘴骨折开放复位 500
尺骨鹰嘴骨折类型 500

尺骨鹰嘴骨质增生 923
尺骨鹰嘴克氏针牵引技术 263
尺骨鹰嘴牵引 492
尺骨鹰嘴切迹 1047
尺偏角 535
尺、桡侧腕屈肌腱转移术 3169
尺桡骨复位器 415
尺桡骨骨干骨折 516
尺桡骨骨干双骨折 518
尺桡骨上端骨折 512
尺桡骨双骨折不稳定型钛板内固定术 522
尺桡骨双折髓内钉内固定 521
尺桡骨凸形髂骨块植入术 946
尺桡骨远端粉碎性骨折 357
尺桡骨远端骨折 523
尺桡关节 984
尺桡上关节 512
尺桡下关节 512
尺神经 939
尺神经管症候群 1665
尺神经狭窄性神经炎好发部位 3307
尺神经炎 948, 1664
尺神经阻滞 122
尺中神经前臂部缺损 3383
尺中神经上臂部缺损 3383
尺中神经腕掌部缺损 3383
尺中神经肘部缺损 3383
齿尖韧带 1080
齿突不连 1072
齿突发育不全寰枢椎脱位 1432
齿突骨折单螺钉内固定术 1073
齿突骨折双螺钉内固定术 1074
齿突畸形伴寰枢椎脱位 1135
齿突尖韧带 1071, 1087
齿突螺钉固定失败的翻修手术 1138
齿突内螺钉折断 1090
齿状韧带 1824
齿状韧带张力过大时 1316
齿状突 1124
齿状突不连的判定 1072
齿状突发育不良 2637
齿状突发育畸形分型 1079
齿状突分离 2630
齿状突骺分离 1088
齿状突骨折伴寰枢前脱位 1091
齿状突骨折分型 1071
齿状突骨折致环枢后脱位 1092
齿状突螺钉内固定 1089
齿状突内固定术 2644
齿状突缺如 2630
耻骨部脱位 604
耻骨联合 1487
耻骨联合轻度分离 1493

耻骨上膀胱造瘘 1374, 1518
耻骨上膀胱造瘘术 1518
耻骨上引流 1522
耻骨炎（osteitis pubis） 3153, 3154
耻骨直肠肌 1268
耻、坐骨部分切除术 2396
赤津 3670
赤松功也背提复位法 606
充分暴露下腰椎侧前方 1291
充分暴露椎板 1191
充分的术前准备 1133
充分复苏 1498
充分减压脊髓 1109
充分显露硬脊膜囊 1314
充分植骨 015
充气式压力止血带 063
冲击式咬骨钳 1214, 1313
冲击式椎板咬骨钳误伤 2141
冲水时切勿压力过高 2144
冲洗管腔 348
冲洗清创术 283
冲洗时压力过大所致的脊髓损伤 2144
虫蚀状的溶骨性破坏 2330
抽屉试验 746
抽吸髓腔内容物 1016
出口撞击征（oulet impingement syndrome） 1602
出生前诊断（antenatal diagnosis） 2550
出现新的症状 2213
出血倾向 081
出血性休克 140
初次全膝关节置换术 1004
初次手术减压范围不够 2808
初期牵引重量 270
杵臼关节 1591
杵臼截骨术 740, 949
杵臼状关节 1188
处理骶髂关节间隙 1527
处理横突孔前壁 2146
处理颈长肌 2146
处理颈前肌 1108
处理髋臼 1049
处理前结节时误伤 2146
触电 1674
触电事故 1548
触电性脊髓损伤 1548
穿刺部位表皮灼伤 2014
穿刺患节椎间隙 1742
穿刺器械 320
穿刺套管导向器 1444
穿刺性损伤 3283
穿刺针位置（投影观） 1345
穿刺椎弓定位 1472

穿孔骨折 402
传导叩痛 408, 445, 944
传导速度减慢 393
传统开放前路后凸矫形手术 2849
传统之后路术式 1361
床边摄片 616
床边试验（Palrick征） 1525
床边透视或摄片 1165
床单撕裂患者坠落伤 2134
床垫 068
床桥 1288
床上大、小便训练 201
床上功能锻炼 272
床上股四头肌运动 209
床上牵引下功能锻炼 1246
床上肢体功能锻炼 201
创口的延期缝合 287
创口感染的开放砂糖疗法 2263
创口扩大器 1354
创口污染极为严重者 301
创面局部处理 301
创腔圆柱体（woud cylinder） 3517
创伤骨科 030
创伤关节炎 1032
创伤后急性呼吸衰竭 198
创伤后颈脑综合征 1178
创伤抢救 026
创伤性髌骨滑脱 1531
创伤性骨关节炎 948
创伤性骨缺损 097
创伤性骨髓炎 3001
创伤性关节炎 200, 607, 611, 784, 803, 873
创伤性寰枢椎旋转半脱位 1432
创伤性肩关节后脱位 467
创伤性肩关节前脱位 461
创伤性颈脑综合征 1177
创伤性无菌炎症 429
创伤性膝关节脱位 659
创伤性休克 929
创伤性休克的救治 309
创伤性肘关节炎 510
创伤严重性的判断 306
创伤指数 306
垂腕征 1666
垂直暴力 1150, 1158, 1220
垂直分布型 3568
垂直+前屈暴力 1158
垂直压缩暴引起胸椎爆裂骨 1221
垂直压缩骨折 747, 760
垂直压缩型骨折Ashhurst分类 747
锤状指 579
锤状指的手术治疗 579
锤状指畸形 578
锤子 070

唇缘钻孔 469
唇状骨刺 2024
醇类消毒剂 042
磁共振 029
磁疗法 1718
雌激素 1565
次全环状减压术 1360
次全脊柱截骨术 3122
次亚氯酸钠溶液 008
刺激电极 136
刺激窦-椎神经 1698
刺激具有双重分化能力的细胞向关节软骨转化 3595
刺激期 2434
从血管造影到肿瘤栓塞 2364
粗暴操作 944
粗隆下骨折并发症 635
粗隆下骨折的髓内固定形式 632
粗隆下骨折分类（型） 632
粗隆（转子）下骨折 632
粗螺纹 1789
粗型螺纹钉 617
促进神经、肌肉和关节运动功能 1717
促进神经元自身再生能力 1272, 1410
促进髓核溶解 1954
促神经轴索生长因子 3370, 3371
挫灭液化脊髓组织 1316
锉平（光）髋臼 1049
错构瘤 2290
错构学说 2432

D

Daentzer 1447
Dandy-Walker畸形 2635
Daniel 3516, 3519
Danis-Weber分类 749
Danzig 3589
Darrach手术 2564
David 1272
David L. Macintosh 009
Da-Vinci体位 2006
Davne 2248
Dawbarn 2511
DBM 096
DCP钛板 1293
D（digestive消化系统） 1491
DeBastiani 3248
Dee假体 985
degenerative cervical spine 1650
degenerative disc disease 1650
Dellon 3301
Denis 1508, 1511, 1515

Denis Browne支架 2584
Denis分类 1223,1228
Denis分型 1511
Denis 脊椎骨折合并脱位的分类 1231
Denis 屈曲-牵张损伤分类 1229
Denis屈曲压缩性骨折分类 1225
Denis三柱分类 1223
Denis 三柱概念 1223
Denny-brown 3356
Deseze 1591
De Smet 017
Desormanx 313
DeWald 015
Dewar技术 1155
Deyo 2182
D. Grob 切除钩椎之术式 1770
Dichiro 1832
Dick 026,1320
Dickman 1921
Dickson 015,2908
Discovery 985
Discovery肘关节系统 985
dissertation on the best form of shoes 005
Djindjian 1832
Djurasovic 2014
DO 818
Dockerty 019
Donald Munro 1372
Donnelly 1373
Doppman 1832
Dorland's词典 173
Downes 040
Down氏综合征 1137
Drummond 016,2909
DSA 1125
Dubois 2043
Dubousset 016,2843,2901,2903
Duchateau 3656
Duchenne 2619
Duchenne症 149
Dunlap 2580
Dunlop 牵引 261
Dunn分级 2577
Dunn型钛板 1295
Dupont 2946
Dupuytren骨折 750
duraendothelioma 2437
Duran 3616,3617
Duraswami 2611
Durfacher 3340
Dwyer 015,2860,2866
Dwyer-Hall 1297
Dwyer-Hall系统 1298

Dwyer手术 2614
D-二聚体（D-dimer） 191
达·芬奇（Leonardo da Vinci） 005
打包固定 345
打包线 345
打磨机 242
打压嵌入植骨（impaction bone grafting, IBG） 970
大便潜血试验 378
大粗隆截骨 999
大粗隆下移术 1050
大根动脉 1259,1391,1922,1924
大骨节病 3034
大剂量广谱抗生素的应用 1581
大结节撕脱者 460
大静脉出血 1579
大理石骨病（marble bone disease） 3193
大量全身使用广谱抗生素 3008
大量输血（massive blood transfusion） 167
大面积剥脱伤的特点 299
大面积剥脱性损伤 299
大面积撕脱伤的全身处理 300
大脑强直 933
大脑性瘫痪 007
大批伤员时 301
大腿骨折 007
大腿固定器 325
大腿截肢术 3224
大腿损伤固定方法 931
大小粗隆骨折 632
大小鱼际、蚓状肌萎缩 1675
大、小坐骨切迹 600
大血管损伤 2010
大重量器械牵引 1259
大重量牵引 1104,1712,2135
代偿性劳损 948
代偿性弯曲 1390
代替的肌腱延长术 3163
代谢反应 159
代谢性酸中毒 144,378,930,931
带刺之Stryker Cage内固定， 1791
带蒂骨块 945
带蒂横纹肌移植术 1374
带蒂肌瓣填充术 3000
带蒂静脉皮瓣（pedicled venous flap） 3514
带蒂植皮术 339
带腓肠神经的筋膜皮瓣 3545
带刻度直角凿 1743,1744,1842
带皮静脉营养血管的近端蒂岛状筋膜皮瓣（proximally based venovascular fasciocutaneous island flap） 3548

带皮神经和皮静脉营养血管的远端蒂筋膜皮下组织瓣（distally based neurovenovascular adipofascial flap） 3548
带皮神经营养血管（丛）的皮瓣 3539
带皮神经营养血管（丛）的组织瓣（flap with cutaneous neurovascular plexus） 3514
带皮神经营养血管的远端岛状筋膜皮瓣（distally based neurovascular fasciocutaneous island flap） 3548
带前臂内侧皮神经的筋膜皮瓣 3544
带深度指示器的直角凿 1744
带锁髓内钉 880
带锁膝踝足支具 248
带血管蒂的岛状皮瓣 588
带血管蒂的逆行血流岛状皮瓣[reverse-flow（retrograde-flow）island flap] 3524
带血管蒂皮瓣及肌皮瓣选择 3577
带血管蒂组织瓣移位术 3566
带隐神经的筋膜皮瓣 3545
带真皮皮下组织的全层皮片 340
丹毒 006
担架搬运 1554
单边外固定架 737
单侧耻骨上下支骨折 1493
单（侧方）开门式椎管成形术 2748
单侧固定不牢固者 1203
单侧皮质骨贴附移植 090
单侧脱位 1165
单侧小关节损伤致旋转性脱位 1148
单侧椎动脉结扎 1125
单纯的钢丝（或钛缆）结扎固定术 1159
单纯骨结核 2965
单纯骨栓固定 657
单纯滑膜结核 2965
单纯踝关节后脱位 765
单纯克氏针固定 444
单纯切骨减压 1753
单纯桡骨骨折髓内钉固定 517
单纯剩余半椎体 2681
单纯楔形半椎体 2681
单纯性侧前方减压术者 1770
单纯性骨结核 2964
单纯性骨囊肿 019,2305
单纯性骨折 405
单纯性滑膜结核 2964
单纯性颈椎不稳症 1743

单纯性双侧脱位 1165
单纯性髓核摘除术 1730
单纯性腰骶关节脱位 1532
单次给药剂量（blous dose） 162
单钉固定 616
单发脊柱转移 2453
单肺通气 156
单杆拉钩 1362，1363
单个运动单位电位 389
单个主胸弯 2832
单个主腰弯 2832
单骨型骨纤维组织异常增殖症 2302
单关节间置换术 019
单基因病 2551
单极针电极 388
单开门术 1201
单髁置换 1018
单髁置换模板技术 1009
单髁置换术 1008
单克隆抗体治疗 2350
单克隆免疫球蛋白 2334
单平面损伤穿越骨折 1229
单平面损伤穿越韧带及椎间盘 1229
单平面型 351
单球面 982
单手用止血带 063
单腿半蹲试验 925
单纤维针电极 388
单线圈脉管（single coiled vessel） 1832
单血管蒂型 3567
单一的耻骨支骨折 1493
单翼固定假体 1024
单针三定点间断缝合法 293
单针四定点间断缝合法 292
单支型肌肉蒂肌皮瓣 3569
弹簧韧带 1637
弹响肩 1615
弹响肩胛（snopping scapula） 1615
弹响髋（snapping hip） 1620
弹性模量 1846
弹性橡皮带式止血带 063
蛋白细胞分离现象 2421
蛋黄玫瑰油 004
"蛋壳"手术 1327
氮芥 020
氮气 325
氮质血症 373
当机立断 1582
党耕町 024
刀剪割切伤 3284
刀片徒手切取法 341

导管破裂 2014
导管头部或引导器断入血管 3285
导管折断 163
导航 876
导航技术 1010
导航手术 883
导入输液管 358
导向器械使用 1007
导向手柄 839
导引练功 021
导针插入颈椎间隙 1818
导针逆行打入 647
导针损伤内脏或大血管 1477
导致变形的机械压抑因素 2547
岛状筋膜（皮下组织）瓣较筋膜皮瓣的优缺点 3556
倒置皮瓣的缝回 301
倒置皮瓣清创的基本要求 301
倒抓式植入器 1880
等长收缩 3593
等长性收缩（isometric contraction）与等长运动训练（isometric exercise） 3593
等长训练 3606
等离子消毒灭菌器 041
等速练习（isokinetic exercise） 3644
等速收缩 3594
等速性收缩（isokenitic contracti） 3594
等速性运动训练（isokenitic exercise） 3594
等速训练 3608
等速运动训练 3594
等张性收缩（isotonic contraction）与等张运动训练（isotomic exercise） 3594
低度恶性肿瘤 026，987
低度危险性物品 044
低分子肝素（LMWH） 1356，2266
低分子右旋糖酐 1583
低接触压学说 925
低颅压综合征 1557
低顺应性（Compliance）膀胱 2253
低体温 168
低温麻醉 140
低形合关节面 1022
低血钙 932
低血钾 932
低血容量性休克 1488
低血压 112，163
低血压所致脊髓损害 1550
低压报警 064
低压水平（Plow） 180
低压吸引 2143

低氧血症 112
低转换型OP 1563
滴漏 1382
骶部神经根逃逸 1267
骶股弓 1487
骶骨棒 1498，1513
骶骨骨折 1528
骶骨骨折Denis分区 1529
骶骨骨折合并神经损伤 1511
骶骨骨折类型 1511
骶骨上段横行骨折 1531
骶骨中垂线 2836
骶骨肿瘤 2363
骶骨肿瘤的切除术 139，2363，2369
骶骨肿瘤手术出血凶猛 2363
骶管封闭 1534
骶管阻滞 147
骶结节韧带等 1487
骶髂部肿瘤 1526
骶髂关节 1487
骶髂关节半脱位 1494，1524
骶髂关节不稳症 1526
骶髂关节后方韧带 2051
骶髂关节加压试验 2051
骶髂关节结核 1526，2052
骶髂关节扭伤 1524
骶髂关节融合术 1494
骶髂关节损伤 1524
骶髂关节脱位 1532
骶髂关节稳定性和骶骨重建 2410
骶髂关节应用解剖 1524
骶髂关节致密性骨炎 1951
骶髂关节周围主要韧带 1487
骶髂后韧带 1487
骶髂间韧带 1487
骶髂拉力螺钉 1506，1508
骶髂螺钉的进针点 1509
骶髂螺钉技术 1508
骶髂前韧带 1487
骶神经（sacral nerve） 1381
骶神经根定位 1375
骶神经根切断的数量 1376
骶神经前根电刺激排尿术 1381
骶髓反射中枢 1265，1267
骶尾部骨肿瘤 2408
骶椎2~3以下的横断骨折 1493
骶椎发育不良 2694
骶椎结核 3068
骶坐弓 1487
地氟醚（Desflurane） 103，145
地塞米松 1549
地西泮（Diazepam） 108
帝王世纪 021
第1颈椎咬骨钳 1064
第1秒用力呼气容积（FEV1） 177

第2代髓内钉 011
第3代人工全踝关节 965
第4脑室造口 1829
第二次世界大战 007
第二代骨水泥 1001
第二代骨水泥技术 017
第二代环锯 1299
第二代脊柱内固定物 2909
第二代脊柱内固定系统 016
第二代模型化型 964
第二代全踝关节置换假体 1023
第二跟骨 1636
第二肩关节（肩峰下结构） 1591
第二届颈椎病座谈会 024
第二跖骨头骨折 813
第六颈椎椎体爆裂状骨折 1196
第七颈椎横突骨折 1180
第七颈椎棘突骨折 1180
第三代骨水泥技术 017，1001
第三代环锯 1299，1746，1747，1851
第三代脊柱内固定系统 016
第三代解剖型（anatomical）假体 964
第三代髓内钉 011
第三段椎动脉 1080
第三届全国颈椎病研讨会 1239
第三届全国颈椎病专题座谈会 1839
第三届全国颈椎病专题座谈会纪要 1657
第三腰椎横突过长畸形 1952
第三跖骨应力骨折 915
第五跖骨基底部骨折 812，814
第五跖骨应力骨折 913
第Ⅰ型脊髓血管畸形 2703
第Ⅱ、Ⅲ型脊髓血管畸形 2705
第Ⅳ型脊髓血管畸形 2707
第一部关节镜图谱 313
第一次全国关节镜学习班 314
第一次世界大战 007
第一代TAR假体 1022
第一代骨水泥技术 1001
第一代脊柱内固定系统 015
第一代整体型 964
第一肩关节 1590
第一秒用力呼气量（FEV1） 1106
第一所骨科医院 007
第一腰椎Chance骨折 1254
第一掌骨背侧 579
第一掌骨基部骨折脱位 897
第一掌骨基底部骨折克氏针固定 556
第一掌骨基底部骨折脱位 554
第一跖骨头下杵臼截骨术 1642
第一跖趾关节 806

第一跖趾关节成形术 1051
第一跖趾关节构造 807
第一跖趾关节稳定性测试 808
癫痫 388
典型的类风湿性关节炎 3055
点接触固定器（PC-Fix） 830
点状皮片切取技术 342
碘伏 041，042，087
碘过敏试验 746，1605
碘剂 1041
电刺激疗法 945
电刺激治疗 3644
电动刨削系统 322
电动气压止血带 062
电动牵引床 256
电动石膏锯 234
电动式及气动式取皮机取皮法 344
电动外科关节镜系统（Electrosurgical Arthroscopy, ESA） 324
电动止血带 064
电击感 1150
电疗 1718
电流直接流入脊髓 1548
电脑辅助手术 883
电凝伤 2183
电切割 322
电烧伤或切割伤 2136
电视辅助的胸腔镜手术 1350
电视—胸腔镜下（VATS/EMI-VATS）胸椎侧弯松解、矫正及内固定术 2866
电位波幅降低 393
电熨 1718
电灼剥离 1108
电子止血带主机 064
垫圈 868
垫入牙垫 1434，1444
垫上动作训练 3673
垫上移动训练 3668
垫塑颈托支具 1215
淀粉样变 3111
叠加功能 136
碟形切骨 2997
碟形切骨术 009
碟形手术 2999
蝶形骨折 403
丁氨卡那霉素 2967
丁卡因（Dicaine） 104
丁酰苯类（Butyrophenones） 109
钉板结构 1135
钉棒固定物 1297
钉-棒技术 1064
钉道控制 012
钉钩钳（S-T钳） 2846
定期改变头颈部体位 1710

定期远视 1710
定容型通气 178
定位 1191
定位错误 1462，2182
定位器 840
定位针头变位 2162
定压型通气 178
定制型假体重建 2370
动静脉畸形 2699
动静脉瘘 095，1582
动力侧位片 2057
动力工具 071
动力接骨术（dynamic osteosynthesis） 819
动力髋螺钉（DHS） 821
动力切削系统 323
动力位摄片 2024
动力型 628
动力性MR成像技术 1674
动力性侧位片 1674
动力性结构 1637
动力性髋关节螺钉 627
动力性因素 1671，1684，1802
动力因素 924，1624
动脉灌注不足（皮瓣饥饿） 3524
动脉瘤样骨囊肿（aneurysmal bone cyst） 2306
动脉输血 360
动脉输血装置 361
动脉栓塞 066
动脉血供类型 3524
动脉血管网（vascular network） 3525
动脉血流受阻 940
动脉硬化性改变 1685
动脉造影 1580
动态2点识别觉（moving 2PD） 3650
动态触觉（moving touch） 3649
动物麻醉 006
动物实验 005，348
冻干骨 2370
冻结肩（frozen shoulder） 1590，1592
斗殴 400
窦道 2964
窦道形成 2185
窦-椎神经 1177，1652
窦椎神经 2021
窦-椎神经受激惹 1726
窦椎神经之组成 1657
杜冷丁 379
杜杞 022
端侧缝合法 298
端侧吻合 349

端-端吻合 349
短粗针 1766
短促等长练习（brief isometric exercise） 3643
短促最大负荷练习 3643
短骨骨干结核 2979
短骨骨干结核的治疗 2980
短骨结核 2965
短节段Luque固定术 1201
短缩畸形 949
短缩截骨术 3357
短缩移位 254
短腰畸形 1257, 2687
断蒂 589
断端间滴注法 3368
断肢（或断指、趾） 124
断指再植 027
断指、趾 124
对氨基水杨酸钠 2967
对伴有多发伤者的治疗 309
对侧带血管蒂的尺神经干移植 3359
对称性感觉障碍 1678
对称性运动障碍 1678
对称性植物神经功能障碍 1678
对端吻合术 1583
对封闭疗法反应 1659
对肩试验（Duga's征） 462
对颈深筋膜的松解 1786
对抗旋转 617
对皮下潜形剥离的处理 302
对器官功能的监测 187
对牵引的反应 270
对牵引试验反应 1659
对牵引肢体的观察与测量 271
对前臂正中神经长段缺损处理 3359
对全身各位位出血检查 300
对神经减压要彻底 1133
对特殊组织的清创 284
对血管伤手术的要求 290
对症处理 935
对重危伤员的初步观察 306
对椎动脉的误伤 2145
对椎动脉减压及牵拉过程中 2146
对椎管内神经造成压迫与刺激的诸因素 1656
钝角S形拉钩 1735
钝性骨膜剥离器 1735
多髌骨畸形 2603
多次复发、多次翻修的严重型腰椎管狭窄症 2808
多次心肌梗塞 116
多钉固定 617
多发骨转移 2453

多发伤 1486
多发伤的检查与诊断 306
多发伤的临床特点 304
多发伤的手术后监测 311
多发伤的手术治疗 309
多发伤的院前急救 304
多发伤患者 607
多发生骨骺发育不良（multiple epiphysial dysplasia） 2952
多发性半椎体 2681
多发性创伤的临床特点 303
多发性骨髓瘤（multiple myeloma, MM） 2334
多发性肌间隔综合征 941
多发性慢性少年期关节炎 3025
多发性血管瘤 2286
多发性硬化 386, 387
多发性硬化症 1677
多发性掌骨骨折克氏针固定； 560
多方向截骨 3122
多个互补性脊柱侧 2833
多根克氏针交叉内固定 457
多功能骨科手术床 068
多功能颈椎支具 250
多功能无影灯 034
多功能现役止血带 064
多钩固定系统 016
多基因病 2551
多节段广泛减压者 1770
多节段颈段脊髓液化灶 1655
多节段开槽减压术 1751
多节段椎弓楔形截骨术 3120
多节段椎间盘突出症 1959
多平面固定 353
多普勒超声检查 1578
多器官功能衰竭（MOF） 151, 166
多碎片骨折（multi-fragmentary fractures） 836
多形性型横纹肌肉瘤 2335
多用插座 324
多趾症（congenital polydactyly） 2622
多种致压因素合并 2167
多椎节开槽减压术 1763

E

Earnest Bors 1372
Eclipse中空螺钉 2870
E.D.Churchill 009
Eden-Hybbinette 1614
Edwin Smith 1272
E（excretory排泄） 1491
Ehrlich 2317
Eie.N 1998

Eilert 866
Eismont 2229
Ellis 2950
Ellis Van Creveld综合征 2950
Elsberg-Dyke曲线 2423
EMI-VATS 1350
EMI-VATS技术 1353
Ender钉 423, 628, 821
Ender钉技术 651
Ennecking 2318
Enneking 2320
Enneking骨盆肿瘤分区 2394
Enneking外科分期 2359
epiphyseal closure(fusion) with bonegrafting 3237
Epstein 1544, 1546, 1974, 2766
Eric C. 2350
Erich Lexer 2316
Ernest A. Codman 2317
Escobar 2048
Esmareh 006
Esser 3504
Esses 2248
ETCO2监测 156
Etienne Destot 730
Eulenberg 2554
Evans第二类型粗隆部骨折的治疗 629
Evans第一类型骨折的治疗 625
Evans分类法 624
Evans股骨粗隆间骨折分类 624
Evarts 2274
Ewald 3296
Ewing 019, 2316, 2329
Ewing's sarcoma 2317
experiment in the formation of bone 005
E-石膏固定 030
鹅足 681
鹅足成形术 681
恶心 133
恶心与呕吐 163
恶性高热（malignant hyperthermia, MH） 135, 149
恶性骨肿瘤的外科分级 2318
恶性骨肿瘤的治疗 2320
恶性骨肿瘤节段切除保留肢体 020
恶性黑色素瘤 2338, 2339
恶性畸胎瘤 2391
恶性淋巴瘤 020, 2339
儿麻后期综合征post polio syndrome 3654
儿麻后期综合征的临床表现 3654
儿麻后遗症 1030
儿麻矫治的术后康复 3654

儿童爆裂型骨折 1398
儿童的畸形处理 949
儿童骨骺板结构 904
儿童骨骺损伤 949
儿童骨折 904
儿童胫腓骨分离 764
儿童胫腓联合损伤、骨间膜破裂 764
儿童胫骨和腓骨远端骨骺线 764
儿童末节指骨骨骺骨折 567
耳出血 930
耳聋 2944
耳状关节面 2050
二苯甲烷 105
二次世界大战 006
二次污染 035
二腹肌沟线（Metzger线） 2634
二期缝合 288
二期愈合 011
二头肌之间 979
二维、三维及多维图像 877
二酰基甘油 372
二氧化碳 325
二乙酰吗啡 105

F

Fajersztajn征 1941
Fang 1118, 1514
Farey 2173
(far lateral lumbar disc herniation 1972
Farmer手术 2615
Fasano 3182
Fasciocutaneous Flaps 3506
Fedmon 2515
Feil 2651
Feined 3306
Feldman 2512
Ferciot 3047
Ferciot-Thomson手术 3047
Ferguson 3590
Ferguson的三柱概念 1223, 1224
Ferguson手术 2585
Fergusson 018
Fernandes 765
Fernstrom 2014
Ferretti 3296
Fessler 1921
F（fracture骨折） 1491
Fieberg病 3341
Finsbury 1025
Fischer 1515
Fisher手术 2602
Flatt（ 2565

Forestier病 2244, 3114
Fortund 2719
Fourestier 2043
Fournier 1973
Fractures and Dislocations 005
Fraenke 2785
Francois Levacher 013
Frank Alvine 1023
Frank Eismont 2849
Frankel 1239, 1373
Frankel分类 1545
Fraser 2010
Frederic J Cotton 751
Frederick Buechel 1027
Fred H. Albee 2316
Freeman 212
Freer起子 870
Fridman 1558
Friedman 2228
Friedreich共济失调症 1677
Frohse弓 3311
Fujimura 2235
Fujino 3524
Fukada 429
Furuse 2264
Furuya 017
F波 394, 1132
F波的测定 394
发病诱发因素 1929
发热反应 079, 2185
发生肩部撞击的病因 1602
发音障碍 1676
发育性脊柱畸形 2900
发育性+继发性颈腰综合征 2813
发育性颈椎椎管狭窄 1653
发育性髋关节脱位的治疗 2581
发育性椎管狭窄因素 2164
发育异常（dysplasia） 2546
法国战场 007
翻身 934
翻身不慎引发患髋脱位 623
翻修融合术 1134
翻修手术 1405
翻修手术病例选择 2381
翻修手术的要点 1133
翻修手术方案选择 2193
翻修 649, 990, 1752
翻修术前重视影像学检查 2214
翻修术前准备 2214
翻转皮下筋膜瓣 3571
反冲（recoil）说 1544
反复超负荷外力 614
反复交锁 928
反复手法 944
反弓状刮匙 1363

反馈机制 429
反馈疗法 3644
反流和误吸 152
反牵引力的要求 271
反射性膀胱 1265
反射性交感神经性骨萎缩 543
反射性尿失禁 1263, 1373
反射中枢 1269
反向弥散 371
反义核苷酸 2348
反义核苷酸治疗 2348
反应性改变 2434
反张膝 947
反置式 018
返祖现象 2620
范国声 024
方法 911
方肩 461
方肩畸形 462, 2968
方先之 024
方贤 022
防X射线手术室门 083
防兽 037
防止关节挛缩 3645
防止关节强直及肌肉萎缩 273
防止假关节 1390
防止内翻 625
防止牵引过度致伤 2136
防止褥疮 273
防止腰部肌肉萎缩 1954
防止足下垂 273
防治低血压 176
防治血栓 1585
防治植骨块滑脱 2151
仿真模型 878
放回骨瓣 1527
放入球囊 1346
放射疗法 2308
放射性核素骨显像 2383
放射性坏死 979
放射性粒子植入治疗 2327
放松运动 912
放置背衬与血管夹 348
放置近端锁钉 646
放置人工椎间盘前的准备 1877
放置人工椎体，撑开 1161
放置石膏托 223
放置钛板 1293
放置引流 1328
放置止血带 143
放置中位 1878
非阿片类中枢性镇痛药 187
非常近端中的段粉碎性骨折（very proximal medial comminution） 836
非出口部位撞击综合征（non out-

letimpingement syndrome）1602
非骨化区 2088
非骨化性纤维瘤（nonossifying fibroma）2308
非骨水泥型的钴铬髋关节表面置换术 017
非麻醉性镇痛药 160
非去极化肌松药 109, 150
非融合技术 1194, 1891
非融合技术的应用 2800
非融合技术具有高选择性 1890
非融合技术是在融合技术之后发展起来的新技术 1890
非手术疗法 615, 1252
非手术疗法的基本概念 1704
非锁定接骨板 717
非稳定型长管骨骨折 425
非限制型全肘关节假体 986
非限制型膝关节假体 955
非药物治疗 187
非甾体抗炎药（NSAIDs） 370
非甾体类抗炎镇痛药（NSAIDs） 187
非制约式人工全肩关节置换术 018
非制约型 978, 981
肥大细胞的浸润 429
肥大性脊柱炎 1212
肥大性（增生性）脊椎炎 3128
肥胖 911
腓侧副韧带 1634
腓肠筋膜皮瓣（calf fasciocutaneous flap） 3560
腓肠浅动脉（superficial sural artery） 3561
腓肠神经 3362
腓肠神经卡压 3346
腓骨 703
腓骨长短肌腱 1021
腓骨长肌腱转移术 3173
腓骨骨折部位与胫腓下联合的关系 757
腓骨骨折移位交锁（Bosworth）骨折 772
腓骨肌肌腱 902
腓骨肌腱粘连 797
腓骨截骨加压融合术 777
腓骨截骨融合术 777
腓骨近端骨折 773
腓骨颈骨折 939
腓骨螺旋形骨折骨折 749
腓骨取骨术切口 093
腓骨撕脱骨折 772
腓骨向后脱位（Bosworth骨折） 745
腓骨远端垂直骨折类型 750

腓浅神经（superfical peroneal nerve） 3345
腓浅神经卡压 3345
腓深神经卡压 3345
腓总神经卡压 3324
腓总神经损伤 939, 3385
肺癌 2355
肺不张 135, 1357, 2252
肺部的脂肪栓塞 933
肺动脉高压 135
肺动脉栓塞 2181
肺动脉楔嵌压（PCWP） 177
肺活量（VC） 135, 177
肺泡最低有效浓度（minimum alveolar concentration, MAC） 102
肺栓塞（pulmonary embolism, PE） 190, 111, 127, 214, 1341, 2240
肺水肿 1576, 375
肺小动脉压（PAWP） 111
肺循环与门脉系统 2340
分别引入金属和橡皮导尿管 1522
分级指数（GRIN）系统 316
分离暴力 1222
分离骨膜 1041
分离颈长肌时误伤 2145
分离麻醉 100
分离内脏鞘与血管神经鞘间隙 1734
分离椎旁肌 1190
分裂（cleft） 2546
分裂髌骨（patella bipartite） 1624
分期（开放性）截肢 3214
分区骨盆重建术 2402
分水岭梗死 1561
分子刀 1273
芬太尼（Fentanyl） 161, 186, 106
芬太尼类药物 106
吩噻嗪类（Phenothiazines） 108
酚 006
酚类 042
粉笔样骨（chalky bone） 3193
粉碎骨折 403
粉碎骨折型 625
粉碎型 513
粉碎型（Crush type）骨折 794
粉碎型骨折 1529
粉碎性髌骨骨折 668
粉碎性肱骨头骨折开放复位 459
风湿性肌纤维组织炎 1659
封闭 941
封闭疗法 938
封闭伤口 339
封闭石膏 234
封闭试验 1668
封顶效应 107

峰波 137
冯传汉 023
缝合部的张力 3356
缝合法 349
缝合法血管吻合术 291
缝合膈肌 1354
缝合固定 868
缝合固定植皮法 344, 345
缝合关节囊 008
缝合口张力 348
缝合离体血管 348
缝合线 347
缝合心包 366
缝合针、线规格 347
缝匠肌肌点 898
缝线缝合＋黏合剂封闭法 3368
缝线通过器 868
跗骨窦 1638
跗骨窦综合征（sinus tarsi syndrome） 1638
跗骨管 1638
跗骨间关节 965
跗骨与周围关节结核 2977
跗管 1637
跗管综合征(tarsal tunnel syndrome) 902, 1638, 3337
跗横关节 1635
跗中关节 803
跗中关节手术疗法 805
跗中关节脱位 803
跗中关节脱位类型 804
跗-舟骨骨软骨病 3043
敷盖消毒液敷料 008
敷料更换 588
弗洛因（Froin）综合征 2421
氟吡汀（Flupitine） 108
氟骨症（fluorosis） 1952, 3188
氟马西尼（Flumazenil） 100
氟烷-咖啡因骨骼肌体外收缩试验 149
浮髌 1532
浮棘 2690
浮棘症者 2691
俯、侧中间位 195
俯卧 1306
俯卧位 059, 171
俯卧位手术 1509
俯卧位卧床训练 201
俯卧于预制石膏床上 1189
辅助控制通气 179
辅助器械 204
辅助通气（assisted ventilation, AV） 179
辅助主动运动（assistive active） 3592

负荷剂量 162
负荷强度 1863
负压式接受腔的配戴法 3637
负压引流管 214, 1410
负载荷锻炼 992
附件型 3068
附件炎 1951
附着端病（enthesopathy） 3109
复发性髌骨脱位 662
复发性髌骨脱位的成因 663
复发性髌骨脱位的治疗 664
复发性肩关节后脱位 473
复发性（习惯性）肩关节前脱位 468
复方化学消毒剂 043
复合材料 250
复合式固定 426
复合型关节骨折固定 882
复合性肌肉动作电位（CMAP） 392
复位并固定大小结节 980
复位不佳 1210
复位的10条基本原则 412
复位方法的分类 413
复杂关节内骨折 842
复杂性创伤 151, 152
复杂性创伤患者的监测 153
复杂性骨折 405
复杂性胫腓骨骨干骨折 716
复杂性损伤 829
复杂性与复合性创伤 151
副侧副韧带 568
副腓骨 1636
副（附）小骨 1636
副（附）舟骨 1636
副交感神经 377
副韧带 1080
副神经(spinal accessory nerve) 3319
副神经损伤与卡压 3319
傅一山 1451
腹白线 1288
腹壁反射 1268, 1539, 1672
腹壁反射−脊髓−膀胱人工发射 1378
腹壁反射-脊髓-膀胱人工发射弧重建术 1379
腹壁疝 2252
腹部各种皮瓣移植设计 594
腹部、骨盆创伤搬运固定方法 932
腹膜刺激症状 1488
腹膜后血管损伤 1982
腹膜后血肿 2010
腹膜下腔 1488
腹内斜肌及腹横肌 1290
腹内脏器伤 1490

腹腔动脉 374
腹腔镜 1465
腹腔镜辅助下前路减压 1469
腹腔镜辅助下小切口 1465
腹腔镜前路腰椎融合术 2044
腹腔镜下前路脊髓充分减压 1469
腹腔镜下腰椎骨折手术技术 1464
腹腔镜下腰椎间融合技术 2043
腹腔镜下腰椎结核前路手术技术 3093
腹腔血管损伤 2048
腹腔粘连 2048
腹外斜肌鞘膜 1290
腹压 1379
腹直肌后鞘 1289
腹直肌前鞘 1289
腹主动脉硅胶管临时套扎 2365
腹主动脉撕裂 3120

G

Galen 005, 012, 237
Galibert 1567
Gallie 1138, 1423
Gallie手术 1084, 1156
Galveston 2370
Galveston法 2248
Gamma 629
Gamma钉 423, 628, 631, 821
Ganz骨盆C形钳 1498
Ganz抗休克骨盆钳 1497, 1517
Garcin 2637
Garden分类法 615
Garden分型 615
Garrel-Dakin 008
Garré's osteomyelitis 3004
Gatse 040
Gaucher病 3052
Gavriil Abramovich Ilizarov 009
Gelberman 3590
Gelpi 1362
Gelsson 238
Gene Morell 239
George 2710
George W. Van Gorder 023
Georgia-俯伏位 2279
Gerard 017
Gerben牵开器 1834
Gerdy's 结节 1008
Giacobetti 1558
Gibbons 1511, 1512, 1515
Giebel 613
Giebel分类法 613
Gilbert 1515
Gilles 3504

Gill手术 2592
Gittot 2228
Glah 1974
Glison 1180
Glisson 005, 1173
Glisson带 1069, 1088, 1712
Glisson牵引 2635
Glisson钳 2225, 2239
Glisson氏带牵引 1712
Glove-Stocking瘫痪 2089
Gluck 016
Goald 1977
Goldman心脏高危因素 174
Golfinos 1118
Goller 2560
Gomes 2515
Gonzales 2672
Goodfellow 019
GordonArmstrong 239
Gore 1651
Gosain 3518
Graf 2843
Graham 2226
Greaney 914, 917
Green 2557, 3234
Greulich 3234
Grosse-Kempf交锁髓内钉 011
Grossi 2854
GSB（Gschwend-Scheier-Bahler）假体 985
GUEPAR铰链式假体 018
Guerit 2854
Guillain 3309
Gulielmus de Saliceto 004
Gumener 3534
Gunst 010
Gunstonm 212
Gunterberg 2410
Gunyon管 3318
Gurd诊断标准 933
Guttmann 3667
Guy de chauliac 005
Guyon's管综合征 3309
Gylling 1500
改良Boyd分类 625
改良Elmslie-Trillat手术 665
改良Galveston技术 2410
改良Mayo手术 1640
改良McBride手术 1641
改良Watson-John入路 999
改良的Dewar技术 1156
改良的Gallie术式 1084
改良的Galveston技术 2370
改良哈氏棒技术 1298
改良式Dewar融合术 1156

改良张力带 669
改善工作条件 1721
改善心肌缺血和心肌顺应性 177
改善远端蒂皮瓣静脉回流的方法 3533
改善装备 917
改造躯体 010
钙离子通道阻滞剂 1472
钙-磷代谢 428
钙通道阻滞剂 116, 136
盖伦（Galen） 004
盖氏（Galeazzi）骨折 523
干骨折术后感染骨不连 849
干骺部 005
干骺端骨折 404
干骺端纤维缺损（metaphyseal fibrous defect） 2308
干骺端纤维性骨皮质缺陷病 2308
干细胞移植 1275
干燥骨 1844
肝癌 2355
肝素 1585, 2265
肝炎及肝功能障碍 2251
肝脏疾病 118
感觉倒错（dysesthesia） 3650
感觉分离 1172, 1259
感觉分离性障碍 1676
感觉过敏（hyperaesthesia） 3651
感觉恢复的顺序 3649
感觉神经传导速度测定 392, 393
感觉神经电位 393
感觉异常（Paraesthesia） 491
感觉异常（Paresthesia） 941, 3650, 3651
感觉再教育 sensory re-education 3649
感觉再教育程序 3651
感觉再教育的机制 3652
感觉指数 3364
感染 162, 199, 205, 211, 214, 610, 941, 970, 1141, 1463
感染后蛛网膜囊肿 2716
感染性关节疾病时CPM的效果 3590
感染性椎间盘炎 3022, 3104
冈上肌的推移修复法 1599
冈上肌腱 1591
冈上肌腱钙化 1609
冈上肌腱炎（tendinitis of supraspinatus） 1593, 1594
冈上肌推进修复法 1600
冈上肌推进修复法示意图 1600
冈上窝 440
冈下窝 440
刚体原则 883

肛门反射（anal wink） 1268, 1259
肛门反射出现 1235
肛门反射消失 1237
肛门口感觉残留 1235
肛门内括约肌 1268
肛门外括约肌 1268
肛门指诊 1533
肛门周围感觉 1235
肛诊 1530
钢板下坏死骨 010
钢板应力遮挡作用 010
钢棒（steel bar） 2230
钢架式牵引床 256
钢丝抽出缝合法 297
钢丝断裂 1159
钢丝圈 2365
钢针固定肱骨大结节 888
钢针撬抬复位 886
杠杆法操作 886
杠杆力学 1757
杠杆原理 1391
杠杆作用 897
高度危险物品 044
高度重视深部感染 2158
高分子聚乙烯材料组配 986
高弓足（talipes cavus） 2618
高钾血症 081, 149
高交联聚乙烯 969
高接触压学说 925
高净化度 326, 997
高龄脊柱脊髓损伤者特点 1540
高龄者脊髓损伤 1540
高锰酸钾 043
高能量损伤 906
高频点灼 376
高频电刀 323, 324
高清摄录系统 319
高球蛋白血症 2334
高渗（或低渗）液静脉内注射试验 1178
高渗盐水 008
高速创伤 1386
高速公路 400, 654
高速磨钻 1353
高速磨钻技术所致误伤 2139
高碳酸血症 2048
高位髌骨 926, 1627
高位或低位髌骨 925
高位脊髓神经损伤 1127
高位截瘫 1215
高位颈椎脊髓火器伤 1554
高位腰围 1369
高位正中神经卡压症 3299
高信号（high intensity） 1540
高信号区（high-intensity zone,

HIZ） 1950
高形合度 1022
高学书 1782
高血钾 135, 168
高血压 115
高血压患者的术前准备 115
高压脉冲水枪 1002
高压灭菌器 040
高压时间（Tinsp） 180
高压水平（Phigh） 180
高压水枪 1002
高压氧 1556
高压氧疗法 945, 2261
高雨仁 1451
高转换型OP 1563
高足症截骨融合术 1042
格氏带 1179
葛洪 022
葛竟 027
葛双雷 376
隔离养护教育 3664
膈肌 1461
膈肌呼吸 1260
膈肌切开位置 1461
膈下引流 1354
个人生活自理 203
个体化 031
各部位骨折失血量评估 929
各种光学镜子 071
各种神经损伤的鉴别 1240
各种血管夹 070
铬制肠线 1051
根动脉 1365
根管处肿瘤 1668
根管处蛛网膜最易引起粘连 3144
根管减压术 1155
根据顶椎的位置分类 2832
根据棘突特点定位 1191
根据脊髓肿瘤起源分类 2417
根据脊柱侧凸发病时的年龄分类 2832
根据血管来源的解剖部位不同区分 2699
根型颈椎病 1737
根性刺激症状 1678
根性放射部位 1238
根性肌力障碍 1662
根性损害 2089
根治性大块脊椎切除 2520
根治性切除（radical resection） 2320
根最大动脉（adamkiesicz动脉） 1800
跟腓韧带 765, 771
跟腓韧带撕裂 746

跟骨的解剖特点 792
跟骨复位器 416
跟骨高压症 1634
跟骨骨骺骨软骨病 3049
跟骨骨折 791
跟骨骨折并发症 796
跟骨骨折的诊断 792
跟骨骨折的治疗 794
跟骨骨折复位后螺钉内固定 795
跟骨骨折撬拨复位 902, 903
跟骨后方骨折内固定 794
跟骨（后）结节骨折 793
跟骨角（Böhler角） 792
跟骨牵引术进针点 264
跟骨前结节骨折 793
跟骨手术常用切口 795
跟骨楔形截骨术 2614
跟骨载距突骨折 793
跟骨纵行骨折双螺钉内固定 794
跟腱断裂 771, 775
跟腱断裂后局部凹陷征 775
跟腱断裂跖屈受限 775
跟腱反射消失 1949
跟腱钙（骨）化症 3059
跟腱钙化症 3059
跟腱延长术 1647, 1025, 2614, 3165
跟腱愈合 006
跟距关节 965
跟距关节创伤性关节炎 796
跟距关节窦 1041
跟距关节融合术 783
跟距、距舟和跟骰三关节 1042
跟距、距舟和跟骰三关节旋转植骨融合术 797
跟骰关节 804
跟舟跖侧韧带 1637
跟踪器 879
更生霉素 2331
工间操 1721
工矿业 400
弓形韧带 675
弓形足 1645
功能不全 1716
功能独立性评定 1240
功能锻炼 197, 202, 435
功能锻炼的基本方法 436
功能锻炼的基本要求 436
功能锻炼的目的 435
功能锻炼失当 944
功能康复 1133
功能位 417, 1036
功能位融合固定 1031
功能性电刺激（Functional electric stimulation） 3622
功能性上肢支具 245

功能性手术 2269
功能性撞击征 1602
功能与外观并重 2552
功能障碍（impairment） 3666
攻丝 1847
供皮 341
供皮区创面 344
供皮区消毒 343
供区 341
肱尺关节 984, 1616
肱动脉 940
肱动脉切口 360
肱动脉上段损伤 3274
肱动脉损伤 937, 3273
肱动脉中段损伤 3274
肱二头肌长头 1591
肱二头肌长头肌腱断裂的手术修补 1614
肱二头肌长头腱 1592
肱二头肌长头腱的滑动机制 1592
肱二头肌长头腱的滑动结构 1592
肱二头肌长头腱的正常解剖 1592
肱二头肌长头腱滑动结构病变（bicipital mechanism） 1590
肱二头肌长头腱炎 1592
肱二头肌长头腱炎和腱鞘炎（Biceps tenosynovifis） 1593
肱二头肌肥厚 3302
肱二头肌腱膜激发试验 3303
肱二头肌腱延长术 3164
肱骨柄 978
肱骨大结节 1591
肱骨大结节骨折 452, 888
肱骨大结节骨折常用内固定方法 453
肱骨大结节骨折分型 452
肱骨大结节硬化 1605
肱骨干骨折 357, 401, 475, 479
肱骨干骨折延迟愈合 485
肱骨干螺旋型骨折钛板螺钉固定术 484
肱骨干投掷骨折 918
肱骨干下1/3螺旋形投掷骨折 919
肱骨干中段粉碎性骨折钛板螺钉固定 484
肱骨骨骺分离畸形愈合 455
肱骨骨折 979
肱骨解剖 475
肱骨近端锁定钛板（LPHP） 821
肱骨颈粉碎性骨折 458
肱骨颈骨折合并大结节撕脱 460
肱骨髁间粉碎性骨折双张力带内固定术 505
肱骨髁间骨折 492
肱骨髁间骨折Riseborough分度 492

肱骨髁上骨折 219, 490, 937
肱骨髁上骨折悬吊牵引 491
肱骨髁上屈曲骨折型 490
肱骨髁上伸展型骨折 490
肱骨内髁骨折 495
肱骨内髁骨折及分型 495
肱骨内上髁骨骺撕脱骨折 892
肱骨内上髁骨软骨病 3049
肱骨内上髁骨折 496, 886, 892, 893
肱骨内上髁骨折及分型 496
肱骨内上髁炎 1618
肱骨膨胀钉技术 483
肱骨缺损 006
肱骨上端 440
肱骨上端骨骺分离 454
肱骨上端骨折 452
肱骨上端软骨粘液纤维瘤 2294
肱骨上端正常骨骺 454
肱骨上端截骨矫正术 460
肱骨髓内钉 481
肱骨髓腔内植骨 945
肱骨钛（钢）板内固定 483
肱骨头 978
肱骨头的上滑动结构病变（suprahumeral gliding mechanism） 1590
肱骨头粉碎性骨折 459
肱骨头骨折 453
肱骨头坏死 979
肱骨头假体 978, 982
肱骨外科颈粉碎性骨折 458
肱骨外科颈骨折 455, 888
肱骨外科颈骨折内收型 456
肱骨外科颈骨折外展型 456
肱骨外髁骨折 493
肱骨外髁骨折及分型 493
肱骨外髁骨折开放复位 494
肱骨外上髁骨 495
肱骨外上髁骨折 494
肱骨外上髁肌腱松解术 1618
肱骨外上髁炎 1617
肱骨外上髁炎的手法治疗 1618
肱骨外上髁炎之临床表现 1617
肱骨小结节撕脱骨折 453
肱骨小头部分型骨折 891
肱骨小头骨软骨病 3038
肱骨小头骨折 497, 891
肱骨小头骨折类型 498
肱骨小头骨折撬拨复位 892
肱骨小头完全型骨折 891
肱骨远端 486
肱骨远端全骨骺分离 498, 499
肱骨肿瘤 978
肱桡关节 984, 1616
肱桡关节（人工桡骨小头） 965

肱三头肌 1665
肱盂关节 978
肱盂关节解剖 440
宫颈癌 2355
宫内胎位学说 2656
拱桥状 1637
拱石(keystone) 1845
共济失调 1678
共济失调症 1677
共济失调症状 1678
沟角 1628
钩的选择和放置 2912
钩突切除术 1768
钩突为颈椎退变最早发生的部位 1684
钩椎关节变形 1179
钩椎关节病 1766
钩椎关节孔扩大术 1768
钩椎关节松动 1661
狗颈部带项圈 1257
狗腿再植 348
狗项圈征 1257
枸橼酸钠中毒反应 081
枸橼酸盐中毒 168
孤立性骨囊肿 2305
箍环型 1361
谷酰胺（glutamine） 3205
股动脉 3277
股动脉切口 361
股动脉损伤 3277
股动脉再通 3278
股二头肌弹响 1621
股二头肌肌腱髌骨悬吊术 681
股二头肌腱和半腱肌腱转移术 3171
股骨半膝关节假体 018
股骨粗隆部骨折并发症 630
股骨粗隆部骨折全身并发症 630
股骨粗隆间杵臼截骨术 622
股骨粗隆间骨折 624, 631
股骨粗隆间骨折内固定术后钉子滑出 630
股骨粗隆间横形（水平位）截骨术 621
股骨粗隆间三角形截骨术 622
股骨粗隆间斜形截骨术 622
股骨粗隆下骨折 634
股骨粗隆下斜行截骨术 2600
股骨粗隆（转子）间骨折 623
股骨大转子骨软骨病 3048
股骨单髁骨折 656, 657, 899
股骨的大、小粗隆间骨折 635
股骨干的解剖范围 637
股骨干骨折 355, 637, 641
股骨干骨折的非手术治疗 641

股骨干骨折动力型固定 643
股骨干骨折静力型固定 644
股骨干骨折伤及股动脉 937
股骨干骨折外固定架 355
股骨干骨折致伤机制 639
股骨干横形骨折 404
股骨干骺端截骨延长术(femoral lengthening by metaphyseal osteotomy) 3251
股骨干上1/3骨折移位情况 639
股骨干缩短术 3238
股骨干下1/3骨折 640
股骨干延长术(diaphseal lengthening of the femur) 3250
股骨干应力骨折 917
股骨干中1/3骨折 640
股骨干中1/3骨折伴同侧粗隆间骨折临床病例 649
股骨干中下1/3骨折临床病例 649
股骨干滋养孔 638
股骨各解剖段区分 614
股骨骨折钛板螺钉技术 650
股骨近端的骨小梁分布 601
股骨颈骨折 614, 970, 995
股骨颈骨折Garden分型 615
股骨颈骨折采用滑动式钉板固定 617
股骨颈骨折加压螺丝钉固定 617
股骨颈骨折经侧后方手术入路 618
股骨颈骨折经皮套管钉固定 880
股骨颈骨折内收型 619
股骨颈骨折全髋置换术 619
股骨颈前倾角 2580, 2601
股骨颈三翼钉固定 616
股骨矩 617
股骨髁（femoral condylars） 327
股骨髁部T型骨折 657, 658
股骨髁部粉碎型骨折 657, 847
股骨髁部粉碎性骨折内固定 658
股骨髁部骨折 654, 656
股骨髁的缺血坏死 1015
股骨髁发育异常 925
股骨髁高度 837
股骨髁骨软骨病 926
股骨髁骨折 864
股骨髁关节内骨折 864
股骨髁间骨折 887
股骨髁进行交叉固定 899
股骨髁宽度 837
股骨髁上骨折 654, 655, 835, 865, 937
股骨髁上骨折钉板固定 659
股骨髁上骨折非手术疗法 655
股骨髁上骨折内固定 656
股骨髁上骨折手术疗法 655

股骨髁上骨折手术适应证 655
股骨髁上骨折移位特点 655
股骨内侧骨皮质粉碎骨折 645
股骨内髁骨折 656
股骨内外髁骨折 886
股骨扭转畸形 2601
股骨上端 600
股骨上端短缩截骨 2591
股骨上端劈裂骨折 631
股骨上端凿骨插入取代术 1050
股骨双髁（V型）骨折 657
股骨双髁骨折 656
股骨髓内交锁钉固定 880
股骨髓腔准备 1000
股骨缩短术(shortening of the femur) 3238
股骨头-骨骺骨软骨病 3039
股骨头骨折 611, 995
股骨头骨折类型 612
股骨头骨折内固定 613
股骨头坏死 619
股骨头缺血坏死 605, 607, 621, 955, 957, 961, 966, 973
股骨头钽棒技术 964
股骨头外侧柱分型 3041
股骨头血供 602
股骨头血供缺陷 3039
股骨外髁骨折镜 865
股骨下端骨软骨瘤 2290
股骨下段应力骨折 917
股骨延长术 3249
股骨延长术(femoral lengthening) 3249
股骨远端微创稳固系统（LISS-DF） 837
股骨之解剖特点 637
股骨轴线 642
股骨转子间骨折 626
股骨转子下缩短术 3238
股骨滋养动脉 602
股骨滋养血管 638
股内侧肌前置术 1631
股神经卡压征（femoral nerve entrapment syndrome） 3342
股神经牵拉试验 1942
股神经阻滞 124
股四头肌等长收缩 3593
股四头肌肌腱断裂 674
股四头肌及其扩张 1624
股四头肌腱断裂 672
股四头肌角（Q角） 664
股四头肌扩张部经皮修复术 860
股四头肌练习 926, 1630
股四头肌萎缩 925, 1626
股外侧皮神经 091

股外侧皮神经卡压综合征（lateral cutaneous nerve of thigh entrapment syndrome） 3343
股外侧皮神经受累 2159
股直肌腱延长术 3164
骨斑点症 3198
骨板滑槽植骨 945
骨瓣 3572
骨瓣的类型 3572
骨不连 739
骨槽 1037, 1391, 1599
骨成形性椎板切开术 1834
骨传导音 408
骨刺形成 1674
骨锉 069
骨刀或骨凿 069
骨的电能 429
骨的恶性淋巴瘤 2332
骨钉（条形骨块）融合技术 1039
骨端动脉 3572
骨端钻孔 1047
骨恶性肿瘤的保肢率 2345
骨肥厚（hyperosfosis） 2244
骨干骨折 404
骨干结核 2978
骨骼成熟程度 2839
骨骼创面渗血 2148
骨骼的血供 3572
骨骼肌松弛药 109
骨骼解剖（Osteographia-the anotamy of the bones） 005
骨骼疲劳 402
骨骼牵引 258, 262
骨骼生长功能障碍 905
骨钩 069
骨-骨水泥界面的结合 1002
骨-骨水泥界面的应力 1002
骨关节病（osteoarthrosis） 3129
骨关节感染 024
骨关节畸形 024
骨关节结核 007
骨关节外科 006
骨关节雅司 3059, 3060
骨关节炎 621, 3129
骨关节肿瘤 019
骨骺 005
骨骺板挤压性损伤 405
骨骺处忌用内固定 532
骨骺点状发育不良（dysplasia epiphysialis punctata） 2951
骨骺钉阻止骨骺生长术(arrest of epiphyseal growth by stapling) 3235
骨骺分离 404, 454
骨骺分离伴干骺端骨折 404
骨骺复位 949

骨骺骨折 404
骨骺和干骺端骨折 405
骨骺牵拉延长术 905
骨骺牵伸小腿延长术 3245
骨骺牵伸延长肢体(epiphyseal distraction for leg lengthening) 3245
骨骺损伤 404, 904, 949
骨骺炎 3037
骨骺植骨封闭（融合）术 3237
骨化的后纵韧带可波及深部组织 2088
骨化后纵韧带之分型 2090
骨化纤维瘤 2304
骨化性肌炎 950, 951, 987, 1270
骨化灶摘出顺序错误 1550
骨化症 951
骨坏死（osteonecrosis） 944, 3051
骨及软组织恶性肿瘤的外科分期 2318
骨痂形成过多 1552
骨间背侧动脉逆行岛状皮瓣 592
骨间背侧动脉逆行岛状皮瓣修复手背皮肤缺损 592
骨间后神经卡压综合征 3312
骨间膜 704
骨间膜损伤严重者 522
骨间韧带完全撕裂 762
骨筋膜室综合征 198
骨巨细胞瘤(Giant cell tumor of bone, GCTB) 2292, 2294, 2298
骨科创伤患者的围手术期护理 194
骨科辅助室 034
骨科感染治疗性用药 185
骨科关节镜外科技术 313
骨科患者的代谢特点 181
骨科康复的基本知识 3592
骨科康复的生物学基础 3587
骨科麻醉 111
骨科铺单基本要求 048
骨科器械的消毒 044
骨科牵引术 254
骨科手术床 067, 645
骨科手术器械 069
骨科术前营养支持 182
骨科微创技术 819
骨科围手术期PE的发病特点 191
骨科围手术期的补液 183
骨科围手术期镇痛 186
骨科消毒剂 041
骨科学 004
骨科医师与康复 3586
骨科医院 005
骨科应急性（类）手术 358
骨科预防性用药 184
骨科植骨术 088

骨科植皮术 339
骨科植入材料 095
骨科专用拉钩（牵开器） 069
骨壳 2996
骨库材料 1039
骨块滑出后所造成之影响 2151
骨量的X线及超声检测 1564
骨量的检测 1564
骨淋巴瘤 2332
骨密度 Courtois 2839
骨面的摩擦力 830
骨膜 005
骨膜瓣 3572
骨膜剥离 951
骨膜剥离器 1190, 1310
骨膜动脉 3572
骨膜反应 915, 2325
骨膜迷生 951
骨膜嵌入 887
骨膜—韧带下间隙 1930
骨膜三角 2325
骨膜下成骨 914
骨膜下（皮质旁）软骨瘤 2286
骨膜下型 3068
骨膜移植 090, 683
骨膜增生 914
骨摩擦音 408
骨母细胞瘤（Osteoblastoma） 2300
骨囊肿 2305
骨内膜成骨 431
骨内皮细胞瘤 2316
骨黏合剂并发症 170
骨黏合剂（骨水泥） 112, 170
骨盆C形钳 1498
骨盆边缘撕脱骨折 1492
骨盆不稳 095
骨盆出口位片 1490
骨盆创伤死亡率 1486
骨盆带牵引 1953
骨盆的功能 1486
骨盆的骨性结构 1487
骨盆的生物力学 1487
骨盆吊带牵引 269
骨盆兜带悬吊牵引 1531
骨盆分离 1494
骨盆分离试验 1525
骨盆骨折 1486
骨盆骨折Hoffmann外固定器临床使用 1495
骨盆骨折的外固定支架治疗技术 1499
骨盆骨折的影像学检查 1490
骨盆骨折的治疗要点 1491
骨盆骨折分离型 1495

骨盆骨折合并伤的判定 1490
骨盆骨折压缩型 1495
骨盆骨折之合并伤 1516
骨盆环 1486，2390
骨盆环解剖学特点 2390
骨盆环肿瘤切除及重建术 2395
骨盆疾病 139
骨盆挤压试验 1525
骨盆内闭孔神经切断术 3660
骨盆内部大出血 1500
骨盆内移截骨术 Chiari 截骨术 2594
骨盆前后位 X 线片 1490
骨盆腔容积增大 1499
骨盆倾斜 2600
骨盆入口位片 1490
骨盆三骨联合截骨术 Steel 2593
骨盆伤患 139
骨盆手术 139
骨盆手术及麻醉的特点 139
骨盆损伤 140
骨盆外固定支架常见固定形式 1503
骨盆外固定支架治疗的适应证 1500
骨盆悬吊牵引 269
骨盆正位 X 线片 608
骨盆肿瘤 2390
骨盆肿瘤切除后骨融合术 2403
骨盆重建常用方法 2402
骨皮质 005
骨皮质断裂 914
骨（皮质）外固定 424
骨片间压缩固定 754
骨片植骨术 009
骨破坏 915
骨破坏与骨修复同时进行 915
骨牵引 655
骨缺损 088，943，970
骨溶解 969
骨肉瘤（osteosarcoma） 2320，2323，2331
骨肉瘤的 019
骨软骨病 3037
骨软骨骨折 662
骨软骨瘤（Osteochondroma） 2289
骨软骨肉瘤 2289
骨扫描检查 1407
骨是一个生活着的器官 1563
骨嗜酸性肉芽肿（eosinophilic granuloma） 2310
骨栓钉 426
骨栓+钢板螺丝钉固定 657
骨栓（闩）融合技术 1038
骨栓植骨 090
骨水泥 954

骨水泥柄人工全髋关节二期翻修术 973
骨水泥充填过多 1348
骨水泥从椎体后缘静脉丛（孔隙）渗漏至椎管 1342
骨水泥固定 978，980，1001，1018
骨水泥灌注技术 1570
骨水泥缓慢推入椎体的空腔内 1346
骨水泥强化渗漏类型 1479
骨水泥渗漏 1341，1347，1479
骨水泥渗漏至周围软组织 1479
骨水泥渗漏至椎管 1479
骨水泥渗漏至椎管后壁 1479
骨水泥渗漏至椎管内 1480
骨水泥渗漏至椎管前方 1342
骨水泥渗漏至椎间孔 1479
骨水泥渗漏至椎体前缘 1479
骨水泥渗入椎间隙 1348
骨水泥外漏 1341
骨水泥沿椎弓根渗漏； 1347
骨水泥椎体前方渗漏 1348
骨水泥综合征 170
骨松质 094
骨松质复合植骨块 094
骨松质植骨 094
骨髓 006
骨髓刺激征象 373
骨髓浆细胞瘤 2334
骨髓瘤 2355
骨（髓）内固定 422
骨髓内脂肪 933
骨髓炎 915，3019
骨外固定 1517
骨外固定不足之处 354
骨外固定架 479
骨外固定架的并发症 353
骨外固定架的应用范围 352
骨外固定架的组成 351
骨外固定架主要优点 354
骨外固定支架 651，820
骨外膜成骨 431
骨纤维结构不良（osteofibrous dysplasia） 2302
骨纤维异样增值症 019，2302
骨性包壳 2990
骨性标志 487
骨性关节炎 965
骨性愈合 433，1038
骨性愈合期 431
骨样骨瘤(Osteoid osteoma) 2295
骨鹰嘴牵引 219
骨与关节结核 2964
骨愈合不良 2156
骨原发性网织细胞肉瘤 2331

骨折 400
骨折并发症 929
骨折并发症及预防 198
骨折不愈合 943
骨折的定义 400
骨折的分类 402
骨折的固定 417
骨折的基本概念 400
骨折的临床特点 407
骨折的愈合 428
骨折的治疗 412
骨折的致伤机制 400
骨折端插入取代术 1050
骨折端的解剖复位 010
骨折断端的清创 284
骨折断端髓腔消失 424
骨折复位 941
骨折复位和固定 838
骨折复位及制动 938
骨折固定 931
骨折关节外无移位型 525
骨折畸形愈 948
骨折畸形愈合 004
骨折畸形愈合 946，948
骨折及骨科手术后诱发影响应激性溃疡出血发生的主要因素 369
骨折减压和固定 1461
骨折节段的血供 485
骨折解剖学的重建 010
骨折螺钉内固定 754
骨折脱位 1197
骨折脱位型损伤 1227
骨折完全错位 615
骨折修复活动 429
骨折血肿内麻醉法 525
骨折延迟愈合 943
骨折愈合 430
骨折愈合标准 432
骨折真心带共伤型 1229
骨折之基本概念 400
骨折治疗的基本原则 412
骨指甲发育不全（osteoonychodysostosis） 2958
骨质缺损者 522
骨质疏松 010，1009，2157
骨质疏松和骨的脆性增加 2944
骨质疏松性骨折 1348
骨质疏松性脊柱压缩性骨折 1566
骨质疏松症（Osteoporosis，OP） 1334，1563，1952，2375
骨质塌陷 949
骨质吸收和沉积 006
骨肿瘤 026，097，915
骨肿瘤分类 019
骨肿瘤截除术 996

骨肿瘤"围手术期"辨证分型论治 3708
骨赘切除不彻底 2167,2203
钴铬钼 978
钴铬钼合金（Vital-lium） 009
钴铬钼合金材料 017
鼓式切皮机取皮法 343
鼓式取皮机切取法 342
鼓式取皮机外形 343
固定棒植入 1474
固定不当 944
固定不确实 944,947
固定部件 1470
固定导尿管 1521
固定的分类 418
固定的十条基本原则 417
固定的稳定性 3241
固定范围不够 944,947
固定方式 1390
固定杆断裂 1320
固定牵引复位 006
固定确实 417
固定时间不足（够） 944
固定时未注意肢体力线 947
固定套管 363
固定外踝 753
固定性寰枢椎半脱位 1137
固定性肘支具 245
固定移植肌腱远端 575
固定以病变节段为限 1963
固定引流管 1301
固定针折断 354
固定椎节以临床症状为主 1964
固态图像传感器（charge coupled device，CCD） 319
固有侧副韧带 568
固有筋膜（proper fascia） 3508
顾玉东 027,028
刮匙 069,870,1313
刮匙技术所致误伤 2142
刮匙头部滑向椎管 2142
刮匙头反弹 2142
刮除椎管前方骨块 1161
胍类消毒剂 042
拐杖 208
关闭肋骨切口 1300
关节被动活动 203
关节不稳定 992
关节成形术 993,1046
关节穿刺术 274
关节穿刺术基本概念 274
关节穿刺术适应证 274
关节复位 1047
关节感染 334
关节功能位 222

关节滑膜 927
关节活动范围（ROM）的训练 3677
关节积液 2966
关节僵硬（stiffness of joint） 200,215,435,950
关节镜 313,853,1630
关节镜的禁忌证 332
关节镜的视向、视角与视野 317
关节镜及专用手术器械的消毒 326
关节镜技术 026,819,851
关节镜监视下复位和内固定（arthrocopic assisted reduction and internal fixation，ARIF） 857
关节镜镜头 318
关节镜镜头基本结构 317
关节镜切除器 870
关节镜施术的器械 320
关节镜手工器械 854
关节镜手术的配套设施 324
关节镜手术的特点 332
关节镜手术的特殊设备 325
关节镜手术适应证 331
关节镜术的并发症 333
关节镜外科 313
关节镜外科历史 313
关节镜外科学组 315
关节镜下半月板 329
关节镜下半月板手术 687
关节镜下复位 870
关节扩张灌注系统 324
关节劳损 948
关节挛缩（contracture of joint） 214,950,1597
关节面比值（facet ratio） 1622
关节面软骨骨折性游离体 683
关节面形合度 1022
关节磨削系列（arthroscopy burrs） 323
关节磨削系统 323
关节囊和韧带松解术 2614
关节囊清创 285
关节囊撕裂 443
关节囊修复术 449
关节囊移位 1052
关节囊增厚 923
关节囊重叠法 472
关节囊周围髂骨截骨术（Pemberton手术） 2590
关节囊周围髂骨截骨术（the pericapsular innominate osteotomy） 2590
关节内骨痂 950
关节内骨折 404,408,683,838,865,949

关节内骨折的复位 839
关节内骨折的关节镜下处理技术 854
关节内骨折治疗的具体操作 853
关节内积血 950
关节内刨削切割系列（shaver blades） 323
关节内游离 928
关节内游离体 923
关节内组织损伤 333
关节腔灌洗 3008
关节腔积液 923
关节腔内高压 3039
关节腔内注射 926
关节腔内注射抗生素 3008
关节强直（ankylosis） 950
关节强直性跛行 2973
关节切除置换术 985
关节切开引流 3009
关节融合术 782,993,1030,2614
关节柔软性 912
关节软骨表层 923
关节软骨钙化症（chondrocalcinosis） 3207
关节软骨面损伤 333
关节软骨损伤 923
关节受累型 529
关节松解术 951
关节突骨 1181
关节外骨折 838
关节外科 026
关节外型 529
关节外组织损伤 333
关节下陷骨折 864
关节血肿 852
关节液渗出 252
关节造影 1630
关节粘连 982
关节粘连松解术 951
关节战伤 008
关节制动 950
关节置换术 086,126
关节置换术的麻醉 126
关节周围组织的粘连 950
关于手术入路选择的基本认识 1729
观察生命体征变化 1582
冠心病 116
冠状动脉粥样硬化性心脏病 116
冠状位骨折 899
管畸形的SAE治疗 2514
管减压术 1155
管型石膏固定 866
贯通伤 1553
灌注液外渗 335

光疗 1718
光学系统 345
光源系统 853
广泛疤痕形成 2808
广泛软组织松解术 026
广泛软组织损伤 932
广泛污染边缘 2320
广泛性脆性骨质硬化症（osteosclerosis generalisata fragilis） 3193
广泛性切除 2320
广谱抗生素 087
硅胶垫 085
硅胶管内黏合法 3368
硅橡胶桡骨头假体 988
轨迹试验 1626
鬼遗方 022
滚动手法 220
滚轴式取皮刀切取法 342
郭狄平 026
郭友仁 1373
国产椎弓根钉的创新 1318
国际关节镜协会（International Arthroscopy Association, IAA） 315
国际截瘫医学会（international medical society of paraplegia, IMSOP） 1372
国际内固定研究学会（AO/ASIF） 821
国际膝关节协会 315
国际运动医学联合会 315
国人椎弓根的宽度与高度 1316
腘动脉 704
腘动脉痉挛 940
腘动脉损伤 937, 3279
腘肌腱取代后十字韧带 680
腘肌裂孔（popliteal hiatus） 328
腘窝 704
腘窝内侧皮动脉 3561
腘窝外侧皮动脉 3561
过邦辅 024
过度牵拉及刺伤 2137
过度牵引 1104
过度生长（overgrowth） 905
过度使用性损伤（overuse injury） 911, 913
过劳损伤 911
过劳致肌力下降 3655
过滤式自体输血技术 076
过敏反应 080
过敏性抗体 080
过伸剪力骨折 1228
过伸颈部可使四肢瘫加重 1549
过伸牵（拉）引 1544
过伸位脊髓麻痹 2278
过氧化物 041

过氧乙酸 041

H

H_2受体拮抗剂 377
H_2受体拮抗剂（H2RA） 380
H_2受体拮抗剂（H2RAs） 375
H_2受体阻滞剂 380
H^+ 371
Halo（颅骨）-Vest牵引装置 1060
Halo头环-骨盆固定装置 1081
Haboush 017
Haertsch 3506, 3509, 3516
Haglund 3049
Haglund病 3049
Hahn-Steinthal骨折 498
Hakstian 3353, 3354
Halblov 004
Halifax 1423
Hallock 3506, 3523
Hall-Relton脊柱手术架 2894
Hall改良 016
Hall技术 2898
Hall架体位 2279
Halm 2863
Halo-Pelvic 2271, 2273
Halo-Vest 2238
Halo-vest架 1113, 1442
Halo-Vest架外固定 1094, 1097
Halo-股骨系统 015
Halo-骨盆 015
Halo环 1215
Halo环颅骨牵引 1094
Halo-轮椅 015
"Halo"头环牵引 2271
Halo系统 015
Halo支具 1127
Halo装置 1714
Ham 3539
Hams 2866
Hams钢板 1106
Hangman骨折 1100, 1170, 1451
Hangman骨折发生机转 1102
Hangman骨折分型 1101
Hankinson 1835
Hansebout 2257
Hans Willenegger 010
Harinaut 3656
Harington 426
Harkey 1423, 1432
Harlaching 2672
Harmon 017
Harms钛网 2937
Harold R.Bohlman 2317
Harri-Luque技术 2843

Harrington 026, 2378, 2908
Harrington棒 1311, 1398
Harrington撑开系统 015
Harrington内固定系统 2843
Harrington系统 015
Harris-Benedict公式 181
Harris评分 996
Hartwell 3504
Harvey 005
Hasegawa 3543
Hashimoto 3352
Hastings架体位 2279
Hasue 1973
Haughton 3143
Hauser法 1633
Hauser手术 664
Havers 005
Hecquer 2843
Hekste 2512
Hekster 2514, 2515
Hendersen 751
Henry DrysdaloDakin 008
Henry Gray 005
Henry切口 3313
Henry血管袢 3311
Herbert Barker 023
Herbert-Whipple空心钉 858
Herbert钉较 554
Herbert螺钉 858
Herbert螺钉固定 554
Herbert术式； 554
Hernandez 2580
Herszage 2263
Herter 3367
Heyman手术 2620
Hibbs 014
Hibbs脊柱融合法 014
Hickman 006
Highet 3357
Hijika 1105
Hilal 2515
Hilgenreiner 2582
Hill-Sachs损伤 468
Hippocrates 012, 1372, 237, 2656
Hippocratic's法（又名足蹬法） 462
HLA-B27 3112
Hodgson 015, 2271, 2272
Hoff 1835
Hoffmann征 1268, 1673
Hoffman外固定器 1517
Hofman（体内逐渐失效） 110
Hogen 2575
Hohmann拉钩 999
Holland 2677

Holmgren 2672
Homma 1551
Hopkins 2043
Hopkins棒状透镜系统（Hopkins Rod Lens System） 316
Horace Wells 006
Horner征 1688, 1689
Horner综合征 1578, 1916, 2238
Horwitz 2257, 2260
Houghton 013
Howard A.Rusk 029
Howington 1451
Howorth 014
H/Q比值（quadriceps/hamstrings ration） 3611
Hughens 1546
Hugh Owen Thomas 006
Hughston手术 665
Humphrey韧带 328
Humphry Davy 006
Hun 007
Hunt 007
Huvos 019
Hvid 1022
H波 395
H-反射 395
H-反射潜伏期 395
H形骨块撑开植骨术 1202
H形植骨块撑开植骨术 1155, 1200
哈佛Clopton Havers 005
哈佛氏（haversian）管系统 010, 2942
海洛因 105
含水硫酸钙 218
寒热 3702
寒热兼施 021
寒性脓肿 2052, 2966
合并齿突尖部骨折的寰枢脱位 1423
合并齿突尖部骨折寰枢脱位 1432
合并大结节撕脱之脱位复位法 465
合并骶骨骨折之双侧骶髂关节脱位 1532
合并钩椎关节损伤者 1158
合并脊髓损伤的胸腰椎骨折 1258
合并髋臼骨折的外固定支架治疗 1505
合并伤 942
合并脱位的齿状突骨折 1088
合并腰骶关节脱位的骶骨横骨折 1531
合并椎间盘突出之爆裂性骨折 1402
合成的麻醉性镇痛药 105
合理的术后管理 1133

合理的外固定 1133
合掌式缝合 1828
何天麒 024
核素肺通气/灌注扫描（V/Q） 191
核素骨扫描 914, 2374
核素扫描 965, 2342
核素扫描仪 966
核运动 429
颌骨肥大症 2304
颌颈部毛囊炎 2158
颌-颈石膏（石膏围领） 227
颌胸充气颈托 1153
颌-胸石膏 1180, 1715, 1742
颌-胸支具 1751
黑洞 3373
黑粪 373
黑色素瘤 2317
黑色素瘤病 2337
亨特 006
恒温水箱 241
横断骨折 401
横弓 1637
横连接 1314
横切嵴 1621
横切口 1731
横韧带 600
横韧带断裂 1078
横锁螺钉 724
横突的肌肉 1558
横突钩的安置 2845
横突骨折 401, 1249
横突孔扩大术 1179
横突孔显露时误伤椎动脉 2138
横位诊断 2429
横纹肌肉瘤 2335
横向暴力 1145
横向筋膜皮下组织瓣的设计 3536
横+斜形切口 1732
横形骨折 403
横形掌骨骨折 559
横型骨折 1528
烘 221
红外线热成像 914
喉返神经 1581
喉返神经及迷走神经 1163
喉返神经损伤 2136
喉返神经走行 1185, 2224
喉和气管损伤 1578
喉上神经损伤 2138
喉头痉挛 203, 2147
骺板内骨桥切除脂肪填塞术 905
骺生骨软骨瘤 2289
后方不稳定 680
后方减压术C5神经根损伤的机制 2276

后方旋转不稳定 679
后方医院 009
后踝骨折 869, 871
后踝骨折关节镜下手术 872
后脊髓损伤 1234
后交叉韧带（PCL） 329
后路 1308
后路常规椎板切除减压术 1311
后路翻修手术的并发症 2215
后路翻修手术的手术技巧 2214
后路固定融合失败 2214
后路刮除椎体骨性致压物 1669
后路减压植骨内固定 131
后路器械矫形融合 2919
后路去旋转矫正 2846
后路手术 1730
后路手术内固定植入物 1305
后路钛缆+髂骨块融合固定术 1085
后路腰椎椎间固定术 2239
后路枕颈CD内固定 1126
后路枕颈Cervifix内固定植骨融合术 1125
后路正中旁切口 1364
后路正中切口 1307
后路椎弓根钉固定及复位术 2059
后尿道损伤修补术 1521
后期辨别及触觉感悟的训练 3652
后期并发症 199, 1393
后期骨痂 939
后期维持重量 270
后期稳定 1390
后十字韧带 675
后十字韧带断裂 680
后十字韧带损伤 677
后十字韧带重建术 680
后天性平底足 1646
后凸 012
后凸畸形 1210, 1230, 1388
后凸畸形矫正术的生物力学原则 3137
后斜韧带 675
后遗症 506
后直向不稳定 679
后纵韧带断裂 1419
后纵韧带骨化 134, 1833, 2225
后纵韧带骨化区 2088
后纵韧带骨化症（OPLL） 1726, 1752, 2118
后纵韧带立即向前方膨出 1162
后纵韧带是安全带 1761
后纵韧带向前浮 1776
后纵韧带引起断裂 1228
呼吸道梗阻 1577
呼吸道护理 1128
呼吸道受压 1577

呼吸功能 152, 177
呼吸功能监测 155
呼吸过度 930
呼吸机能不全 1167
呼吸急促（Pulmonary deficiency）930
呼吸衰竭 178
呼吸系统 152
呼吸系统并发症 117, 171
呼吸系统创伤 152
呼吸系统疾病患者的术前准备 117
呼吸系统支持疗法 934
呼吸抑制 163
弧形（L形）切口 1307
弧形等切口 1308
弧形位移（circular displace-ment）1623
弧形锥 879
胡兰生 023
胡有谷 024
琥珀胆碱 109, 145
琥珀胆碱（Succinylcholine）109
护理 212, 378
花生烯酸 924
华法林 2266
华佗 021

滑槽植骨（sliding bone graft）739, 945, 1033, 1034, 1040
滑车 006, 573
滑车面角（sulcus angle, SA）1628
滑动感 2580
滑动式钉板固定 617
滑动式植入器 1879
滑轮吊绳装置 980
滑膜、滑膜皱襞与滑膜囊 330
滑膜瘘 335
滑膜疝 335
滑膜皱襞（Plica）331
滑雪拇指 568
化脓性骶髂关节炎 1526
化脓性关节炎 185, 3006
化脓性关节炎的鉴别诊断 3007
化脓性脊柱炎 3020, 3100
化脓性脊柱炎与腰椎结核的鉴别要点 3073
化脓性脊椎炎 1952
踝背屈 1260
踝部的肌组 1634
踝部退行性骨关节炎 1635
踝沟 1020
踝关节 1022
踝关节Kofood评分 1027
踝关节成形术 778

踝关节穿刺 278
踝关节的检查 744
踝关节骨折 751, 869, 901
踝关节骨折脱位 764, 767
踝关节固定 1040
踝关节固定支具 247
踝关节假体设计 1022
踝关节结核 2976
踝关节结核病灶清除术 2986
踝关节镜 869
踝关节某些特殊损伤 771
踝关节内侧的稳定结构 765
踝关节内侧稳定装置 765
踝关节切开排脓术 3011
踝关节人工关节 965
踝关节融合术 771, 777
踝关节融合术 965, 1020, 1022, 1023, 1040
踝关节融合术常用术式 777
踝关节软骨伤 927, 928
踝关节软骨损伤 927
踝关节三角韧带 769
踝关节损伤 744
踝关节损伤Danis-Weber分类 750
踝关节脱位 764
踝关节外侧韧带损伤 745
踝关节外侧脱位 766
踝关节外侧稳定装置 765
踝关节稳定术 3175
踝关节运动 209
踝关节置 965
踝关节撞击性骨疣 927
踝管 1637
踝管综合征 3337
踝穴 764
踝穴摄片 745
踝阵挛 1268, 1673, 1877
踝阵挛征 1875
踝足支具 246
坏死 006
坏死组织 942
还纳 1278
环甲膜穿刺 1579
环甲膜切开术 364, 1579
环锯 1743
环锯法（或经黄韧带）切除椎间盘 1968
环锯法减压术 1753
环锯骨芯变位植骨术 1889
环锯连续钻孔法 1763
环锯连续钻孔开槽术 1764
环锯偏向侧方时，易误伤脊髓 2140
环锯切骨 1746
环锯切骨减压 1843

环锯切骨减压法 1753
环锯切骨减压时潜式减压范围不够 2168
环磷酰胺 2331
环磷腺苷（cyclic adenosine mono-phosphate, cAMP）1273
环形结扎固定 670
环形切开 219
环形外固定架（Circular external fixator, CEF）351
环（斩）断截肢 009
环指背侧皮瓣修复 590
环指近侧指间关节侧向脱位 562
环指近节指间关节侧方脱位 562
环状刮匙 870
环状韧带 487
环状外固定器 009
寰齿关节间隙 1079
寰齿间距 1080
寰齿间隙 1080
寰枢关节疤痕切 1109
寰枢关节的左右不对称 2629
寰枢关节融合失败的原因 1137
寰-枢关节先天发育性畸形 2637
寰枢前弓及齿突切除钢板内固定 1093
寰枢椎侧位测量安全角 1433
寰枢椎翻修融合术 1137
寰枢椎翻修手术的术前评价 1137
寰枢椎骨折 1124
寰枢椎后路融合翻修术式 1138
寰枢椎后脱位 1092
寰枢椎活动度 1137
寰枢椎内固定方式的选择 1138
寰-枢椎前路融合术 2644
寰枢椎前路植骨融合术 1087
寰枢椎融合Brooks法 1140
寰枢椎融合Gallie法固定 1139
寰枢椎融合失败的发生率 1137
寰枢椎融合术融合失败的原因 1137
寰枢椎脱位 1078, 2226
寰枢椎旋转固定性脱位 1094
寰枢椎正位测量安全角 1432
寰枢椎椎侧块螺钉内固定 1094
寰枢椎椎弓根后路进钉点 1070
寰枕不稳定 1069
寰枕融合 1094
寰枕失稳 1059
寰枕脱位分型 1059
寰椎复位钛缆（或钢丝）固定 1082
寰椎沟环畸形 2647
寰椎骨折 1066, 1069
寰椎骨折好发部位 1067

寰椎横韧带 1080, 1423
寰椎横韧带断裂 1068, 1083
寰椎横韧带，翼状韧带撕裂 1432
寰椎后弓 1116
寰椎后弓切除加枕颈融合术 1064
寰椎后弓切除术 1137
寰椎前后弓双骨折（Jefferson F）1423, 1432
寰椎前后径增宽 1068
寰椎前脱位 1078, 1094
缓解肌肉痉挛 1717
缓解疼痛 1717
幻觉 133
换气次数 035
唤醒试验（wakeup test） 100, 135, 136, 148, 1184, 2237, 2847,
患者的消毒 045
患者示踪装置 878
患者知情同意书 1433
患者自我评估 1406
患肢抬高试验 1940
患肢延长术(lengthening operations on disabled limb) 3232, 3240
患足鞋跟外侧垫高 771
黄昌林 913, 916, 918
黄聪仁 1921
黄恭康 024
黄韧带 2108
黄韧带肥厚 1173
黄韧带钙（骨）化症 1199
黄韧带骨化 1540, 2108
黄韧带嵌压 1280
黄韧带向椎管内突出说 1544
黄韧带椎管成形术 2752
黄色坏死组织 2339
黄体酮（progeterone） 2576
磺胺制剂 009
磺吡唑酮（苯磺唑酮，sulfinphrazone） 3208
磺脲类 119
挥鞭性损伤 1169
挥发性吸入麻醉药 102
恢复和保持脊柱原有解剖列线 1390
恢复颈椎椎节的高度和稳定性 2165
恢复伤节高度及列线 1410
恢复与增加椎节的高度 1844
恢复椎管形态 1270
恢复椎管原有形态 1390
恢复椎节的高度与曲度 1783
恢复椎节原有高度 1195
恢复椎节正常解剖状态 1390
回归社会 1540
回收式自体输血 076

会阴部骑跨伤 1519
喙肩韧带切断 1606
喙锁韧带断裂 448
喙突 979, 1591
喙突骨折 444
喙突切除 444
喙突撕脱性骨折 444
喙突炎（coracoidifis） 1594
昏迷和脑死亡 388
昏迷或有窒息危险伤员搬运时体位 931
混合感染 2966
混合外固定架（Hybrid external fixator,HEF） 351
混合型 2374
混合型骨折 899
混合型颈椎病 1692, 1752
混合型颈椎病的诊断标准（2008） 1694
混合型颈椎病的治疗特点 1696
活动手腕 1260
活动性出血 1462
活动性肘支具 245
活骨移植 3572
活磷脂酶D 372
活性氧 372
活血类药物 1549
活字版 005
火器伤 005
火器损伤 427
钬激光外科操作系统（Holmium: YAG Laser surgical system） 324
霍纳氏综合征（Horner's syndrome） 2138

I

ICU 188
ICU病房 1504
ICU病房的心电监护 176
ICU镇静管理 188
Idelborger 2575
IgM 2958
Ignas P.Semmelweis 006
II区骨盆肿瘤切除后重建 2402
Ikard 1921
Ilizarov 3240, 3245, 3248, 820
Ilizarov技术 3249
Ilizarov支架 009
Insall 018, 212
Insall和Salvati法 1627
Insall全髁膝关节 212
IntroMed 1789, 1806, 1809
Intromed Cage 1851, 1855
IntroMed钛板 1790

Isola 2844
Isola Moss 016
ISOLA钉棒系统固定 2370
ItO 015
I区骨盆肿瘤切除后重建 2402
I形钛板 1293

J

Jackson 313, 851, 1654, 1974
Jackson 征 1663
Jacobs 010
Jacobson 2672
Jaffe 2291, 2293, 2305, 2317
James Ewing 2317
James Syme 006
James Young Simpson 006
Jan Stephen Kalkar 005
Jean-Andre Venel 013
Jeanneret 1451
Jefferson骨折 1066
Jefferson骨折经皮后路侧块螺钉内固定 1431
Jefferson 骨折经皮前路侧块螺钉内固定 1441
Joel Goldthwait 007
Johansson 3047
John Abernethy 2316
John Charnley 954
John Cobb 014
John O'Connor 1025
John Regan 2849
Johnson 011, 313, 914, 2610
Johnson and Johnson 040
Johnston 2863
Jones 007, 016, 023
Joseph Lister 006
Joseph Risser 014
Joseph S 1928
Jowett 804
Judet 017
Judet双极人工组合型桡骨头假体 989
Jules Emile Pean 018
Jules Guerin 013
Juls Pean 978
"J" 形切口 808
机动车创伤 1486
机器人 824
机器人系统 1010
机械导航框架 877
机械牵引 1953
机械通气 178
机械通气的指征 178
机械性不稳定 1230

机械性因素 1671, 1684
机械压迫 940
肌瓣填塞 2997
肌瓣移植 024
肌病性运动单位电位 391
肌蒂或血管蒂骨瓣移植 617
肌电图 136, 388, 1132, 1662
肌电图的募集状态 389
肌电图改变 3332
肌电图检查 939
肌骨瓣 3572
肌或肌腱移植术 3167
肌间隔综合征 940
肌间沟阻滞 121
肌间隙（隔）皮血管（septocuta-neous vessels）3508
肌间隙筋膜穿血管类 3525
肌腱瓣绕过侧副韧带后缝合 583
肌腱出口撞击征（outlet impingement syndrome）和非出口部撞击征（non outlet impingement syndrome）1596
肌腱、筋膜切断及延长术 3163
肌腱伤的清创及手术治疗 297
肌腱损伤部挛缩的处理对策 3619
肌腱移植拇指掌指关节侧副韧带重建 570
肌腱移植术 3167
肌腱与肌肉连接缝合法 298
肌腱粘连松解术 577
肌腱植入关节成形术 548
肌腱组织清创 285
肌力低下 1678
肌力减弱 1603
肌力增强训练 3678
肌皮瓣 3567
肌皮瓣大小 3570
肌皮瓣类型 3568
肌皮穿动脉（musculo-cutaneous perforator）3512
肌皮动脉 3566
肌皮动脉的走行与分布 3512
肌皮神经 979
肌皮神经（musculocutaneous nerve）3322
肌皮神经损伤与卡压 3322
肌皮血管穿支 3512
肌强直发放 390
肌强直样发放 390
肌肉大于皮肤 3570
肌肉的血供类型 3567
肌肉蒂肌皮瓣 3569
肌肉夹板 921
肌肉痉挛 441, 1659
肌肉拉力 401

肌肉麻痹 1939
肌肉皮肤蒂肌皮瓣 3569
肌肉皮肤血供的多梯性 3568
肌肉皮下组织蒂肌皮瓣 3569
肌肉韧带撕脱暴力 444
肌肉完全麻痹 1032
肌肉萎缩 435, 951, 1597
肌肉小于皮肤 3570
肌肉训练 203
肌肉移位性手术 451
肌肉与皮肤等大 3570
肌肉转移术 450
肌松药 135, 149
肌松药监测 157
肌松药诱导插管 153
肌萎缩 1675
肌萎缩型脊髓侧索硬化症 1675
肌源性动脉 3572
鸡冠 006
鸡眼 1640
鸡爪 006
鸡爪足 1949
积极预防各种并发症 271
基本功 347
基本光学系统 317
基本监测 111
基本麻醉的监测项目 111
基丙烯酸异丁酯（Isobutgl-2-cy-anoacry-late）2513
基础麻醉加气管内麻醉 144
基底型 615
基膜粘连蛋白（Laminin）3376
基因治疗 2327, 2551
基准电位 137
畸形（malformation）408, 2546
畸形学（teratology）2546
畸形血管团闭塞 2270
畸形愈合 460, 740, 946, 979
激光操作系 322
激光疗法 3644
激光指示器 824
激酶拮抗剂（cethrin）1274
激素 127
激素药物 370
激素因素 2437
及时调整固定 417
及时矫正节段性后凸畸形 1390
极外侧间隙（far lateral space）1973
极外侧型腰椎间盘突出症 1972
即刻性症状 1548
急救、复位、固定及功能锻炼 412
急救医院 007
急救站 007
急性髌骨脱位的治疗 663

急性创伤性髌骨脱位 662
急性创伤性腰骶椎节滑脱 1532
急性多发性神经根炎（即Guillain-Barre症候群）1678
急性肺血栓栓塞的治疗 2265
急性骨髓炎 185
急性骨萎缩 200
急性呼吸窘迫综合征（ARDS）1491
急性化脓性骨髓炎 2988
急性脊髓损伤（ASCI）377
急性马尾综合征 2048
急性期的床边康复 3668
急性期肌力增强训练 3678
急性损伤 911
急性、外伤性颈椎间盘突（脱）出症 1148
急性胃黏膜病变 368
急性咽喉水肿 1111
急性应激性溃疡的诊断 374
急性椎间盘突出症 1147
急性椎间盘脱出症 1173
急诊石膏剖开 233
急诊室抢救 305
急症手术 176
棘间韧带损伤 1952
棘上韧带损伤 1952
棘突打孔钳 1310
棘突的表现标志 1238
棘突钢丝（钛缆）结扎技术 1158
棘突根部结扎+棒固定术 1201
棘突骨折 1250
棘突漂浮（悬吊式）2752
棘突平面骨折 1149
棘突钛板（钢板）螺钉固定 1311
棘突钛板螺钉 1084
棘突钛缆（钢丝）结扎 1311
棘突咬骨钳 1312
棘突、椎体与脊髓节段的关系 1238
挤压暴力 904
挤压试验 1494
挤压心脏 364
挤压综合征 199, 940
脊膜脊髓膨出型 2689
脊膜瘤 2414
脊膜瘤（Meningioma）2437, 2465
脊膜膨出 1826
脊神经根的定位 1993
脊神经根节段 1239
脊神经根受累时根性痛的放射部位 1238
脊神经根与椎动脉已松解 1769
脊神经沟 1557
脊神经走行 1993

脊髓半侧损伤 1234
脊髓半侧损伤（brown-sequard）综合征 2109
脊髓半侧损伤综合征 1263
脊髓半切损害 1234
脊髓本身继发性改变 2164
脊髓变性性疾病 2092
脊髓变压者手术治疗 2923
脊髓不全性损伤 1263
脊髓不全性损伤之治疗 1270
脊髓部分受压期 2434, 2438
脊髓侧索损伤 1234
脊髓侧索硬化症 2818
脊髓肠源性囊肿（spinal enterogenous cyst） 2719
脊髓刺激症状 1148
脊髓的"钳式"压迫 1097
脊髓电位 137
脊髓动静脉畸形 1830, 1832, 1985, 2269
脊髓动静脉畸形的并发症 2270
脊髓反射功能的鉴别 1243
脊髓各脊神经根支配的主要肌肉 1239
脊髓梗死 1560
脊髓梗死MR所见 1561
脊髓梗死的治疗 1561
脊髓功能的监测 136
脊髓功能监测 136, 137, 1184, 1452, 1472
脊髓功能障碍症状持续存在 2212, 2766
脊髓功能障碍症状进展 2213
脊髓海绵状血管畸形（瘤） 2708
脊髓横断性瘫痪 2089
脊髓后部损伤综合征 1263
脊髓后根及后角损害 1234
脊髓后束 137
脊髓后索损害 1234
脊髓灰质炎（poliomyelitis） 024, 3158, 3653
脊髓灰质炎后遗症术后康复 3653
脊髓火器伤中完全截瘫多 1553
脊髓或马尾伤 2183
脊髓或神经根受残留组织压迫 2172
脊髓积水（hydromyelia） 2722
脊髓脊膜膨出 1826, 1827
脊髓继发损伤的药物应用 1472
脊髓减压 1355
脊髓胶质瘤 2443
脊髓镜 1985
脊髓镜临床应用目前所存在的问题 1986
脊髓空洞症 1094, 1172, 1676, 1826, 1828, 2229, 2273, 2722, 2818
脊髓痨 1678
脊髓免疫细胞疗法（ProCord） 1273
脊髓内病变 385
脊髓内窥镜检查 1105
脊髓内血管畸形 2699
脊髓内液化灶 1160
脊髓内肿瘤 2416, 2424
脊髓牵拉伤 1171
脊髓牵拉性断裂 1104
脊髓牵引说 1544
脊髓前部损伤综合征 1263
脊髓前角灰质炎 3158
脊髓前角灰质炎后遗症 3158, 3163
脊髓前角及侧索损害 1234
脊髓前角及前根损害 1234
脊髓前中央动脉的血供范围 1800
脊髓前中央动脉受压 1726
脊髓前中央动脉受压型 1698, 1699, 1701
脊髓前中央动脉症候群 1104, 1152, 1172, 1173
脊髓前中央动脉症候群 1800
脊髓前中央动脉症候群与过伸性损伤鉴别 1680
脊髓前中央动脉之解剖 1800
脊髓前中央动脉综合征 1876
脊髓嵌卡 1551
脊髓丘脑束 1673
脊髓缺血再灌注损伤 1551
脊髓、神经根损伤 1456
脊髓神经功能 111
脊髓神经损伤 937, 1111, 1357, 1448, 1816
脊髓神经损伤的分类 1233
脊髓神经之感觉平面 1238
脊髓受牵拉 1152
脊髓受损平面的临床判定 1238
脊髓受损者均应尽早处理 1270
脊髓受压而引起变性 1792
脊髓栓系综合征术后康复 3667
脊髓水成像技术（MRS） 1675
脊髓损伤 136, 1280, 1372, 1440, 1468
脊髓损伤（spine cord injury，SCI） 1272
脊髓损伤的神经功能分级 1239
脊髓损伤的术后康复 3667
脊髓损伤的治疗原则 1270
脊髓损伤发生平面及脊柱的体位标志 1261
脊髓损伤功能恢复训练中的物理治疗 3667
脊髓损伤功能恢复训练中的作业治疗 3674
脊髓损伤功能训练中的动作训练 3677
脊髓损伤后囊性变 1211
脊髓损伤之基本概念 1258
脊髓体感诱发电位，SSEP 136
脊髓通道功能状态 137
脊髓外翻型 2689
脊髓外硬脊膜内肿瘤 2424, 2426
脊髓完全受压期 2434, 2438
脊髓完全性损伤之治疗 1270
脊髓显微外科 1823
脊髓型颈椎病 1671, 1683
脊髓型颈椎病与肌萎缩型侧索硬化症之鉴别 1676
脊髓型颈椎病与脊髓空洞症之鉴别 1677
脊髓性瘫痪期临床表现 2421
脊髓性疼痛 2271
脊髓休克 1259, 1373
脊髓休克定义 1259
脊髓休克期 1263, 1265
脊髓休克性膀胱 2253
脊髓血供障碍 1915
脊髓血管畸形 1826, 1828, 2698
脊髓血管畸形基本概念 2700
脊髓血管畸形术中并发症 2270
脊髓血管瘤 1679
脊髓血管母细胞瘤 2445
脊髓延髓空洞症 2722
脊髓液排液量的调节 2232
脊髓引流（spinal drainage） 1985, 2231
脊髓硬膜动静脉血管畸形 2703
脊髓有效间隙（SAC） 1092
脊髓诱发电位 1132, 1463
脊髓诱发电位仪 1184
脊髓圆锥损伤 1378
脊髓圆锥 1264
脊髓圆锥病变综合征 1237
脊髓圆锥的形成 1827
脊髓圆锥末端的处理 1827
脊髓圆锥牵拉症 2710
脊髓圆锥栓系综合征 2710
脊髓圆锥损伤 1373
脊髓再生 1272
脊髓再栓系综合征 1828
脊髓造影 025, 1539, 1540, 1916, 1943, 1946
脊髓造影梗阻 1539
脊髓造影后CT成像（CTIVI） 2212
脊髓造影术 1549
脊髓震荡 1233

脊髓直接遭受压迫 1915
脊髓中央管损害 1234
脊髓中央管型 2089
脊髓中央管性损伤 2089
脊髓中央管症候群 1167, 1169, 1170
脊髓中央损管伤综合征 1263
脊髓终丝囊肿 1826, 1828
脊髓肿瘤 1538, 1826, 1828, 2414
脊髓肿瘤的分布 2414
脊髓肿瘤的影像学检查 2422
脊髓肿瘤的诊断 2427
脊髓蛛网膜囊肿（spinal arachnoid cyst） 2715
脊髓主要根动脉 1801
脊髓纵裂 1826, 1827
脊髓综合征 1182
脊索瘤 1334, 1335, 2355
脊液漏 1280
脊柱 1278
脊柱病围手术期治疗 3704
脊柱侧凸（scoliosis） 012, 135, 238
脊柱侧凸的病理 2900
脊柱侧凸的非手术治疗 012
脊柱侧凸的后路手术 2842
脊柱侧凸的三维畸形 2901
脊柱侧凸的手术治疗 013
脊柱侧凸弧度 014
脊柱侧凸患者普查与登记制度 016
脊柱侧凸前后路联合松解矫形术 2894
脊柱侧凸前路矫形技术 2843
脊柱侧凸前路松解术 2880
脊柱侧凸手术病例选择 2907
脊柱侧弯及腰椎曲度改变 1939
脊柱创伤经皮微创内固定技术 1421
脊柱的体外标志 1262
脊柱感染 1341
脊柱骨软骨病 2436
脊柱骨折后的稳定与否主要因素 1230
脊柱骨折临床简易实用分型 1232
脊柱骨折脱位 1220
脊柱化脓性感染 3019
脊柱畸形 135
脊柱脊髓火器伤 1552
脊柱脊髓清创术 1555
脊柱脊髓伤治疗的进展 1272
脊柱脊髓神经损伤 1233
脊柱脊髓手术体位的并发症 2277
脊柱结核 3066
脊柱结核的基本治疗 3073
脊柱麻醉 130

脊柱前凸 238
脊柱融合 014
脊柱手术患者围手术期护理 200
脊柱术后泌尿系统并发症 2253
脊柱术后消化及呼吸系统并发症 2251
脊柱术野铺单 057
脊柱损伤力学原理 1220
脊柱损伤时的错误搬运法 1246
脊柱损伤时的四人搬运法 1245
脊柱先天性侧弯 2237
脊柱压缩骨折 004
脊柱原发恶性肿瘤的治疗原则 2357
脊柱支具 249
脊柱肿瘤的手术分期 2359
脊柱肿瘤的治疗原则 2356
脊柱转移癌的外科手术疗法 2377
脊柱转移瘤的诊断 2375
脊柱转移瘤的治疗原则 2357
脊柱转移瘤分型 2374
脊柱转移肿瘤 2372, 2450, 2499
脊柱椎节前路病灶清除术 3076
脊柱椎节与脊髓及脊神经根节段之关系 1239
脊柱自身的稳定 1994
脊椎 1538
脊椎固定术后并发症 2267
脊椎滑脱 2054
脊椎滑脱（spondylolisthesis） 2055
脊椎及脊髓平面的关系 1260
脊椎脊髓手术与脑脊液漏的发生率 2229
脊椎静脉系统 2340
脊椎裂（Spina bifida） 2688, 3664
脊椎裂儿童的教育康复 3666
脊椎裂及脊髓拴系术后康复 3664
脊椎裂术后康复概况 3664
脊椎"钳"的实现 2845
脊椎血管瘤 2447
脊椎肿瘤翻修手术的基本原则与要求 2381
脊椎椎节衰竭 3129
脊椎自动拉钩 1308
计划性石膏 233
计算机放射照相术（computed radiography） 2237
计算机辅助导航 1010
计算机辅助骨科手术（computer assisted orthopedic surgery, CAOS） 823, 955
计算机辅助矫形外科 876
计算机辅助手术（CAS） 823
计算机辅助外科技术 876
计算机辅助远程 823

计算机体层摄影 029
记录电极 391
记忆合金 1862
记忆合金颈椎人工椎间盘 1869
记忆合金聚簇器 670
季铵盐类 043
继发创伤性关节炎 454
继发感染 2964
继发骨肉瘤 2323
继发损伤性关节炎 443
继发性不稳 2202
继发性不稳症 2198
继发性高血压 116
继发性骨关节病 3029
继发性脊髓肿瘤 2417
继发性颈椎椎管狭窄症 2730
继发性神经炎 948
继发性胸椎椎管狭窄症 2774
继发性粘连性蛛网膜炎 1678, 1951, 2818, 3141
继发性蛛网膜下腔粘连 1315
继发性蛛网膜炎 1199, 1983, 2188
继发性椎管狭窄 2023
加莱滋（Galeazzi）骨折 405
加强前壁及关节囊紧缩术 1614
加强手上功夫的训练 2142
加强腰背肌锻炼 1954
加强与麻醉医师之间的沟通 2135
加强肢体功能锻炼 1034
加速关节软骨和关节周组织（肌腱、韧带）的损伤修复 3595
加压 218
加压钢板 010
加压疗法 945
加压螺钉 880
加压螺钉技术 2064
加压排尿 1374
加压钛（钢）板 425
加重损伤 887
夹板固定 023
夹板悬吊固定 478
家庭环境准备 207
家务动作训练 3676
家务劳动训练 203
家族性神经纤维瘤病 2530
家族性血磷酸盐低下性佝偻病（familial hypophosphatemic rickets） 2087
甲沟炎 3014
甲基丙烯酸-2-羟基乙酯（2-hydroxyethylmethacrylate，简称HEMA） 2513
甲基强的松龙 1472
甲基强的松龙注射疗法 1954
甲强龙（MP） 1556

甲醛 043
甲下骨疣 2289
甲状旁腺功能亢进性骨质疏松症 3201
甲状旁腺或甲状腺损伤 2139
甲状腺癌 2355
甲状腺功能亢进 2304
钾、钠的异常代谢 183
驾驶汽车的训练 3677
假关节 423,943,1393
假关节形成 943,1210,2163,2173
假关节已形成者 2157
假体 018,964
假体安装 981
假体的类型 978
假体-骨水泥-骨一体化固定 1002
假体松动 621,969,992
假体松动及断裂 2407
假体植入关节置换术 985
假体周围骨折 969
假性动脉瘤 095,1558,1582
假性动脉瘤样骨囊肿 2294
假性脊柱滑脱 1951,2023
假性肩袖损伤 441
假性脑脊膜膨出（meningocele spurius） 1513,2229
假性脑瘤 386
假性嵌顿（pseudolocking） 1626
假性手足徐动症 1264
假性坐骨神经痛 1938
坚强固定 ,829
间接暴力 400,706
间接复位+有效固定 819
间接减压 1389
间接叩痛 1245
间接手指加压试验 553
间接征象 2434
间隙性导尿 1379
间歇被动运动对肌腱修复的影响 3590
间歇性跛行 1939,1950,2815
间歇性导尿 2253
间歇指令通气（IMV） 178
间置式膝关节成形术 018
肩部 049
肩部垫高后颈椎呈现自然仰伸位 1730
肩部关节囊和韧带 440
肩部肌肉解剖（表层） 439
肩部肌肉解剖（深层） 439
肩部解剖 439
肩部前方钝痛 1603
肩部撞击试验 1603
肩峰反复碰撞（impingement） 1594
肩峰骨折 443

肩峰骨折切开复位张力带内固定 444
肩峰-喙突间联结 1590
肩峰切除术 1607
肩峰下关节 1603
肩峰下关节组成 1603
肩峰下滑囊切除术 1608
肩峰下滑囊炎 1591
肩峰下滑液囊 1591
肩峰下结构（第二肩关节） 1590
肩峰下撞击征 1602
肩峰撞击综合征（impingement syndrome） 922,1591
肩肱关节（第一肩关节） 1590
肩—肱协同 2555
肩关节不稳定 1611
肩关节不稳定伴发半脱位或脱位 982
肩关节穿刺术 275
肩关节复合体（shoulder complex） 1590
肩关节固定融合 1030
肩关节后侧途径穿刺 276
肩关节后脱位 467
肩关节后脱位合并外科科骨折 468
肩关节结核 2968
肩关节离断术 3220
肩关节前侧途径穿刺 276
肩关节前脱位Duga's征阳性 462
肩关节前脱位分型 462
肩关节前脱位桌缘下垂复位 464
肩关节前下脱位 465
肩关节切开排脓术 3009
肩关节融合术 1030
肩关节上方脱位 473
肩关节脱位 461
肩关节脱位Putti-Platt手术 472
肩关节脱位手法复位 449
肩关节外展活动时疼痛弧 1603
肩关节习惯性脱位 470
肩关节下脱位 473
肩关节置换 018
肩关节周围炎 1590,1659,1668
肩胛背神经 3290
肩胛背神经卡压症 3290
肩胛带 439
肩胛带肌肉止点 919
肩胛冈 440
肩胛冈骨折 444
肩胛骨 440
肩胛骨的血供 439
肩胛骨骨折 439,441
肩胛骨骨折分类 441
肩胛骨解剖 440
肩胛颈骨折 442

肩胛肋骨征 1615
肩胛肋综合征 1615
肩胛上神经卡压症 3296
肩胛上神经卡压（suprascapular nerve entrapment,SNE）综合征 3296
肩胛体部骨折 444
肩胛体骨折 441
肩胛下滑囊 1609
肩胛下肌 979
肩胛下肌肌瓣上移术 1599
肩胛下肌转移修复术 1600
肩胛下间隙内封闭方法 1606
肩胛—胸壁间联结 1590
肩胛盂 440
肩胛盂粉碎骨折 443
肩胛盂骨折 442
肩胛盂后下方骨刺形成 923
肩胛盂假体 982
肩胛盂缘切骨下移术 1608
肩肋综合征 1615
肩肋综合征（scapulocostal syndrome） 1615
肩人字形石膏 460,1031,1594
肩锁关节 440,441,1590
肩锁关节病变（disorder of the acronio-clavicular） 1594
肩锁关节成形术 451
肩锁关节解剖 441
肩锁关节切除术 1608
肩锁关节损伤 448
肩锁关节疼痛弧（A-C pain arc） 1594
肩锁关节脱位 448
肩锁关节脱位分型 448
肩锁关节完全脱位 448
肩锁韧带断裂 448
肩抬法 889
肩外展固定性支具 245
肩外展支具 246
肩腕吊带悬吊 888
肩胸关节 441
肩胸石膏 449
肩袖（rotator cuff） 441,978,1595
肩袖不全性损伤 1596
肩袖的解剖 1595
肩袖间隙分裂（tear of the rotator interval） 1595,1601,1612
肩袖损伤 441,919,1595,1613
肩袖损伤的非手术疗法 1598
肩袖损伤的手术疗法 1598
肩袖完全损伤 1597
肩袖之功能 1595
肩袖止点（enthesis） 1596
肩盂后下截骨术 1614

肩盂后张角（posterior opering angle） 1613
肩盂假体 978
肩盂倾斜角（glenoid tilting angle） 1613
肩支具 245
肩-肘-胸石膏固定 444
肩撞击征（impingement syndrome of the shoulder） 1596, 1602
肩坠落试验 1597
监测 147
监测肺动脉压 156
监测通气功能 156
兼具牵引作用 1712
剪刀 346
剪断肋骨 1284
剪开椎体前筋膜 1736
剪力型 1227
剪切损伤 1231
减少呼吸道死腔 361
减少活动 932
减少术中污染机会 2158
减少体位性不适 271
减压不充分为主要原因 2167
减压彻底 1785
减压彻底、稳妥固定 1270
减压范围应充分 1754
减压方式与要求 1389
减压区边缘切除不够 2201
减压区域边缘处理欠佳 2167, 2203
减压术毕清除椎节内碎骨片 2145
减压性骨坏死（dysbaric osteonecrosis） 3052
减压愈早愈好 1389
减张缝线 1303
简单的四型分类 1231
建筑业 400
健侧脚踏箱 257
健侧直腿抬高试验 1941
健康教育 200
健腿的训练 3610
健肢缩短术(shortening operations on unaffected limb) 3232
健肢抬高试验 1941
舰船医院 038
渐进抗阻练习（progressive resistive exercise） 3643
渐进性抗阻训练（progressive resistance） 3607
腱刀 007
腱对骨修复 672
腱对腱修复 672
腱反射受累分布 1662
腱划 1289
腱帽 583

鉴别爆裂型骨折与压缩型骨折 1386
将气管和食管推向对侧 131
降低后负荷 177
降低劳动强度 1997
降低生存寿命 1373
降低生活质量 1372
降低纤维结缔组织张力 1717
降低血黏度 125
降钙素 1565
交瓣式缝合法 298
交叉穿针固定 895
交叉固定 888
交叉配血试验 080
交叉韧带 329
交叉韧带解剖 329
交叉韧带与周边肌腱损伤 334
交叉污染 033
交叉学科 031
交代石膏固定后注意事项 235
交感神经节后纤维 1177
交感神经型颈椎病 1737
交感神经性关节炎 1005
交感-肾上腺髓质系统 369
交感型颈椎病 1697
交互式影像导向 823
交锁螺钉 944
交锁髓内钉 481, 821
交锁征 2023
交通事故 400, 941
交通意外 1244
交通支（communicating branch） 3529
胶布准备 259
胶原蛋白酶 1954
胶质纤维酸性蛋白 2433
焦距 346
焦磷酸性关节病（pyrophosphate arthropathy） 3207
角膜反射 1268
角状暴力 1145
铰链式关节（incongruent or modified hinge joint） 328
绞死 1575
绞刑架骨折 1100
绞刑架骨折之治疗 1102
铰链式人工膝关节 018
矫形器（Orthosis） 237, 3645
矫形外科学 004
矫形支具 239
矫正成角畸形 1162
脚蹬箱 257
搅拌骨水泥 1568
较大联系（macrovenous connections） 3529

教学用房 033
阶段（梯）治疗（Phased Treatment） 009
接触棘突畸形 2694
接骨板螺钉内固定术 649
接口关节镜（vedio arthroscopes） 318
节段上反应 158
节段性撑开和加压 2912
节段性撑开和压缩 2846
节段性加压扩张术 1585
节段性血管蒂型 3567
节段性源动脉（segmental source artery） 3520
拮抗药 106
结肠造口术 1518
结缔组织松弛 2943
结核 1004
结核病 3066
结核病灶清除 1462
结核杆菌到达椎体的途径 3066
结核性瘘管 1727
结扎固定输液管 359
结扎线头脱落 2137
结扎血管的线头脱落 2148
结扎椎横血管 1354, 1461
睫状神经营养因子（cliliary neurotrophic factor） 3370
截除桡骨小头 1047
截断、牵开棘突 1311
截骨矫形术 004, 528
截石位 171
截瘫 951, 1464
截瘫常规护理 1270
截瘫的支具 251
截瘫的作业治疗 3676
截瘫行走器 246
截肢 009, 1518
截肢后的基础教育 3624
截肢率 009
截肢平面 3215
截肢前有关康复的准备 3624
截肢术（amputation） 2308, 2320, 2326, 3214
截肢术的基本概念 3214
截肢术后的康复训练 3628
截肢术后康复 3624
解除喉源性呼吸困难 361
解剖复位（anatomy osteosynthesis） 819
"解剖复位+坚强固定" 819
解剖家 004
解剖型LCP 721
解剖型假体 986
介导治疗微创颈椎外科技术 1812

介入放射学（interventional radiology）2512
介入治疗 2308, 2342
戒断症状 190
界面固定（interface fixation）1197, 1298, 1844
界面固定融合术 1749
界面固定植入物的应用 1298
界面内固定器所致并发症 2155
界面内固定时攻丝或植入物旋入过深 2145
界面内固定用于脊柱外科的基本原理 1844
今井 1546
金标准 011
金箔关节成形术 016
金疮秘方书 023
金刚磨钻 997
金刚石棒（diamond bar）2230
金属（vitallium）986, 988
金属踝足支具 246
金属疲劳断裂 2153
金属膝支具 247
筋膜 703
筋膜瓣 fascial flap 3534
筋膜瓣移位 3572
筋膜的结构 3508
筋膜隔（fascia septum）3509
筋膜骨瓣 3572
筋膜间室 703
筋膜间室内压力测定 941
筋膜间室综合征 1517
筋膜减压术 938
筋膜皮瓣（fasciocutaneous flap）3504, 3505, 3570
筋膜皮瓣的定义 3506
筋膜皮瓣的动脉血供 3509
筋膜皮瓣的动脉血管网(丛) 3513
筋膜皮瓣的发现 3504
筋膜皮瓣的发展 3505
筋膜皮瓣的分类 3519
筋膜皮瓣的解剖学 3507
筋膜皮瓣的静脉回流 3515
筋膜皮瓣的实验研究 3516
筋膜皮瓣的血管解剖学分类 3520
筋膜皮瓣类型 3570
筋膜皮瓣实验动物的筛选 3516
筋膜皮瓣血供能力的实验研究 3517
筋膜皮瓣移位术 3504
筋膜皮下组织瓣（adipofascial flap）3534
筋膜皮下组织瓣的设计 3536
筋膜皮下组织瓣的手术方法 3537
筋膜皮血管（fasciocutaneous vessels）3508
筋膜血管网（丛）的方向性 3514
仅以骨刺部位来确定施术椎节 2162
紧急的开放截肢 3217
紧急气管切开术 363, 364
紧急情况下的重点检查 306
紧急情况下可就地处理 2149
紧缩缝合关节囊 1643
紧缩关节囊 1051, 1052
紧压配合型肱骨假体 982
尽可能多地保留正常骨质 1192
进钉点及角度 1201
进入椎体前方 1285
进食状况 370
进行性骨干发育不良（progressive diaphyseal dysplasia）2945
进行性骨化肌炎 951
进行性脊肌萎缩症 1676
进行性脊髓损害 1280, 1304
进针点 645, 1425
近侧桡尺关节 1616
近侧指间关节置换术 993
近端蒂筋膜皮瓣的静脉回流 3526
近端股骨钉 821
近端交锁 482
近干骺端骨折 425
近虎口处背侧皮瓣切取与转移 591
近节指骨基底部关节内骨折分类 563
近排腕骨切除术 551
浸泡石膏卷 222
禁区突破了 1781
禁用电凝 1315
经鼻盲探气管插管 138
经侧后方切口达胸椎前方之结核病灶清除术 3080
经骶髂关节拉力螺钉固定骨盆后环 1506
经典薄片状透镜系统 316
经典神经移植（conventional nerve grafts）3363
经腹腹腔镜腰椎体间BAK融合术 2044
经腹膜后腹腔镜腰椎椎体间BAK融合术 2046
经腹膜外前路腰椎间盘摘除术 1970
经腹膜外腰椎节切除 1972
经腹手术切口 1288
经骨型chance骨折 1229
经关节骨折的复位 886
经关节突间隙侧块螺钉固定 1138
经后方C_1、C_2侧块螺钉固定 1118
经棘上、棘间韧带、再波及椎间盘的韧带椎节型 1254
经甲状—舌骨间前方入路病灶清除术 3079
经颈型 615
经口腔或切开下颌骨的上颈椎前路手术 2644
经口腔入路寰枢关节前方复位 1093
经口腔途径病灶清除术 3076
经口腔行齿状突切除术 2644
经口腔枕颈部显微技术 2672
经口切口 1732
经皮成形术的手术方法 1339
经皮齿状突螺钉内固定术 1443
经皮穿刺 886
经皮穿刺寰枢椎侧块关节植骨融合术 1094
经皮穿刺技术 1423
经皮穿刺腰椎间盘切除术 1972
经皮穿针撬拨技术 886
经皮穿针术 538
经皮固定骶髂关节 881
经皮后路C_1、C_2关节突螺钉内固定术 1423
经皮激光颈椎间盘汽化减压术 1812
经皮激光腰椎间盘汽化减压术 2079
经皮颈椎间盘切除术操作程序 1742
经皮颈椎椎弓根螺钉内固定术 1451
经皮空心螺钉 879
经皮空心螺钉固定 873
经皮器械准备 1424
经皮前路C_1、C_2关节突螺钉内固定术 1432
经皮撬拨法 887
经皮撬拨复位 888, 895, 896
经皮撬拨复位固定治疗髂前上棘骨折 898
经皮撬拨复位治疗经舟骨月骨周围后脱位 896
经皮撬拨复位治疗桡骨头骨折 893
经皮撬拨复位治疗月骨前脱位 897
经皮撬拨固定技术 892
经皮撬拨技术 886, 888, 892
经皮撬拨技术结合外支架固定治疗粉碎性骨折 906
经皮撬拨治疗股骨大粗隆骨折 899
经皮撬拨治疗股骨髁冠状位骨折 899
经皮撬拨治疗股骨髁矢状位骨折 899
经皮撬拨治疗后踝骨折 902

经皮撬拨治疗胫骨结节撕脱骨折 900
经皮撬拨治疗胫骨平台骨折 901
经皮撬拨治疗胫骨下端前外侧撕脱骨折 902
经皮撬拨治疗内踝撕脱骨折 901
经皮髓核成形术（Nucleoplasty） 1812
经皮钛板接骨术 821
经皮套管钉 879
经皮胸腰椎骨折椎弓根螺钉内固定术 1470
经皮选择性动脉栓塞（selective arterial embolization, SAE） 2510
经皮腰椎间盘切除术（percutaneous lumbar discectomy） 1972
经皮椎弓根螺钉内固定器 1470
经皮椎弓根螺钉内固定器配套器械 1471
经皮椎间盘内电热疗术（intradiscal electrothermal annuloplasty, IDET） 1812
经皮椎间盘摘除术 134
经皮椎体成形术（percutaneous vertebroplasty） 822
经皮椎体后凸成形术（PKP） 1567
经锁骨上横切口病灶清除术 3076
经峡部椎板间开窗术 1976
经下颌骨切口 1732
经胸前路病灶清除术 3084
经胸入路后外侧切口 1283
经胸手术操作步骤 1283
经胸锁乳突肌斜形切口病灶清除术 3076
经胸外后侧切口 1283
经血液途径播散 3104
经腋下第一肋骨切除术 2667
经一个椎节同时行双椎节或三椎节的潜式减压术 1773
经舟骨月骨周围脱位 549, 550, 896
经椎弓根穿刺入路 1568
经椎弓根的椎弓椎体楔形脊柱截骨术 3121
经椎间孔的楔形脊柱截骨术 3120
经椎间隙潜行切骨减压术 1770
经椎体横向劈裂型 1254
精确补液 147
精确修整植骨块 1215, 1410
精确选择进钉点 1070
精神压力 948
颈部穿透伤 1574
颈部创伤密切观察下的非手术疗法 1581

颈部创伤手术指征 1580
颈部创伤术前准备 1580
颈部的固定 1711
颈部的固定与制动 1711
颈部的先天性畸形 2628
颈部的制动 1711
颈部各组织器官损伤的处理 1581
颈部过伸性损伤发生机制 1169
颈部畸形 2651
颈部静脉损伤 1584
颈部局部解剖 1163
颈部剧痛 1165
颈部切口感染 2157
颈部软组织损伤 1573
颈部神经损伤 1578
颈部石膏 1714
颈部损伤 152
颈部索沟 1576
颈部腺体损伤的处理 1581
颈部血管损伤 2137
颈部血管造影 1578
颈长肌创面渗血 2148
颈长肌缝扎、切断 1767
颈丛封闭麻醉 1728
颈丛或臂丛损伤 2139
颈动静脉瘘 1584
颈动脉穿刺伤 1439
颈动脉结 1558
颈动脉鞘 1213
颈段脊膜瘤 2439
颈段人工椎体 1857
颈段食管损伤 1578
颈段髓内与髓外损害的临床鉴别 1679
颈封 938
颈后路骼骨块嵌入植骨术 1091
颈后路正中切口 1189
颈后路椎弓根钛板加螺钉内固定术 1156, 1201
颈肌痉挛 1165
颈脊神经根张力试验阳性 1663
颈脊神经受累不同椎节疼痛分布区 1662
颈脊髓病 1094
颈肩腰腿痛 024
颈静脉移植术 1583
颈肋 1667
颈肋畸形 2660
颈肋切除 2664
颈内动脉结扎 1583
颈内颈外动脉端端吻合术 1583
颈前部皮肤疤痕直线性挛缩 2160
颈前路第六颈椎椎体次全切除 1196

颈前路减压清除病变及内固定时的并发症（伤） 2139
颈前路开放复位+内固定术 1166
颈前路扩大减压 024
颈前路螺丝钉内固定术误伤 1126
颈前路切骨手术技巧 2761
颈前路切口 1187
颈前路手术病例的选择 1191
颈前路手术消毒范围 1186
颈前路术后CT三维重建 1211
颈深部迷走神经 1185
颈深部血管分支及走行 1185
颈深部血肿 202, 2148
颈神经深、浅丛阻滞 132
颈髓功能的保护 152
颈髓过伸性损伤 1680
颈髓挥鞭性损伤 1182
颈髓受压 1078
颈髓损伤的作业治疗 3675
颈髓损伤功能重建术后的功能性电刺激 3622
颈髓损伤上肢与手功能重建术后的康复 3620
颈髓损伤时手部功能的特点 3620
颈髓损伤引发变性及液化灶 1792
颈托 249
颈托支具 1215
颈外动脉 1583
颈腕带悬吊 988
颈围 249
颈型颈椎病 1657, 1737
颈型颈椎病与落枕的鉴别 1659
颈性心绞痛 1560
颈性心绞痛的诊断 1561
颈性心绞痛的治疗 1561, 1584
颈性心绞痛基本概念 1561
颈性晕厥 1834
颈胸段主侧凸 2832
颈胸切口 1732
颈腰综合征 2813
颈腰综合征的手术疗法 2819
颈腰综合征的诊断 2817
颈源性眼球震颤试验 1178
颈椎S拉钩 1188
颈椎按摩 1717
颈椎半椎板切除术 2741
颈椎半椎体 2669
颈椎半椎体畸形 2670
颈椎爆裂性骨折 1147, 1191
颈椎病 1650
颈椎病的病因学 1651
颈椎病的定义 1650
颈椎病的康复疗法 1716
颈椎病的预防 1720
颈椎病的自然转归史 1650

颈椎病翻修术 2167
颈椎病翻修术的原因 2168
颈椎病翻修术术式选择 2172
颈椎病分型 1726
颈椎病可治愈 1723
颈椎病手术疗法 1725
颈椎病手术疗法的基本原则 1726
颈椎病术后病例翻修 2167
颈椎病灶清除术 3076
颈椎不可过度仰伸 1729
颈椎不稳 1068
颈椎不稳定（失稳）型 1698，1701
颈椎不稳症 1737
颈椎侧块螺钉 1202
颈椎侧位动力位片 1796
颈椎常规双侧椎板切除（减压）探查术 2744
颈椎常见暴力 1145
颈椎成角畸形 2157
颈椎带刺聚醚醚酮椎间融合器 1194
颈椎的融合与非融合技术 1839
颈椎的退行性变 1651
颈椎的先天性畸形 1654
颈椎电动牵引床 256
颈椎非融合技术 024
颈椎根部或胸廓处的血管伤 1584
颈椎骨折 152
颈椎骨折伴椎体间脱位 1191
颈椎骨折脱位 1726，2135
颈椎过伸性损伤 1169，1173，1175，1180
颈椎过伸性损伤伴不全性瘫痪 1174
颈椎横突骨折 1180
颈椎后侧入路术中并发症 2238
颈椎后方韧带-椎间盘间隙形成 1652
颈椎后方入路 1188
颈椎后方小关节成45° 1164
颈椎后路Z字成形术 2751
颈椎后路侧块螺钉 1202
颈椎后路翻修术 2766
颈椎后路钢丝内固定 1159
颈椎后路减压、复位固定术 1198
颈椎后路扩大性椎板切除术 2747
颈椎后路手术 1198
颈椎后凸畸形的治疗 2924
颈椎后脱位 1170
颈椎后纵韧带骨化症（OPLL） 2086，2108
颈椎黄韧带骨化症CT扫描 2110
颈椎黄韧带骨化症（ossification of ligamentum flavum，OLF） 2108
颈椎急性椎间盘突（脱）出者 1192
颈椎棘突骨折 1180
颈椎间盘切除术 1737
颈椎结核 1727
颈椎截骨术 3123
颈椎前方半脱位 1163
颈椎前方入路 1185
颈椎前后路同时减压 1202
颈椎前路侧前方减压术 1766
颈椎前路传统之融合技术 1840
颈椎前路第五颈椎次全切除减压 1196
颈椎前路鸟笼式植骨融合器 1103
颈椎前路潜式切骨减压术 1770
颈椎前路手术 1191
颈椎前路手术并发食管损伤 2226
颈椎前路手术后后（晚）期并发症 2152
颈椎前路手术界面内固定的材料 1845
颈椎前路手术疗效不佳 2161
颈椎前路手术铺巾 057，058
颈椎前路手术施术要求及术中对各种技术难题处理 1782
颈椎前路手术术前及手术暴露过程中并发症 2134
颈椎前路钛板螺钉内固定术示意图 1103
颈椎前路钛（钢）板的松动、断裂与滑脱 2153
颈椎前路钛网+锁定钛板 1154
颈椎前路直视下切骨减压术 1751
颈椎前、中、后三柱同时受累者 1202
颈椎屈颈试验 1674
颈椎屈曲 1150
颈椎屈曲性损伤 1153
颈椎全离断伤 1171
颈椎人工椎间盘 1869
颈椎人工椎间盘现状 1875
颈椎人工椎体 1857
颈椎三柱中的中柱 1151
颈椎伤病的围手术期护理 200
颈椎伤病围手术期护理 200
颈椎失稳型 1698
颈椎手术 057，131
颈椎手术暴露过程中损伤 2136
颈椎手术常见术后并发症 202
颈椎手术麻醉 131
颈椎手术前损伤 2134
颈椎手术中局部骨块利用 1842
颈椎损伤搬运方法 932
颈椎钛板螺钉固定 1103
颈椎徒手牵引 1713
颈椎徒手牵引时间不宜过久 2136
颈椎退变 1650
颈椎外伤翻修术 1212
颈椎完全性损伤 1165
颈椎先天融合（短颈）畸形 2651
颈椎先天性融合 2651
颈椎幸运骨折脱位 1182
颈椎、胸椎与腰椎小关节面角度 1991
颈椎予以牵引 932
颈椎肿瘤 1752
颈椎肿瘤翻修术 2384
颈椎柱状骨条椎节植骨融合术 1843
颈椎椎板骨折 1180，1198
颈椎椎管狭窄率 2090
颈椎椎管狭窄率之测量 2090
颈椎椎管狭窄症手术疗法 2738
颈椎椎间盘突出 1832
颈椎椎间盘退行性变 1651
颈椎椎节不稳定 1154
颈椎椎节局部旋转植骨术 1842
颈椎椎体次全切除术 1195
颈椎椎体骨折、脱位 1752
颈椎椎体间关节融合术 1743
颈椎椎体间人工关节 1862
颈椎椎体结核 3068
颈椎椎体全切术 1197
颈椎椎体楔形、压缩性骨折 1152
颈椎椎体压缩性骨折 1152
颈椎椎体严重楔形压缩 1152
颈椎自我牵引 1713
颈椎综合征（the cervical syndrom） 1654
颈总动脉和颈内动脉损伤 1583
净度要求 036
胫侧副韧带 1634
胫腓骨的外形 703
胫腓骨多段骨折 848
胫腓骨骨干骨折 703
胫腓骨骨干骨折的治疗 709
胫腓骨骨折 355，703
胫腓骨融合术 739
胫腓骨凸形髂骨块植骨术 946
胫腓骨远端粉碎性骨折 761
胫腓韧带联合 1634
胫腓下关节脱位 751
胫腓下联合分离 744，746
胫腓下联合间隙 744
胫腓下联合前部分离 761
胫腓下联合前方损伤 762
胫腓下联合韧带 1021
胫腓下联合韧带断裂 746
胫腓下联合完全分离 763
胫跟融合术 783
胫骨 703

胫骨半膝关节假体 018
胫骨创伤后骨髓炎 3002
胫骨的营养血管 704
胫骨干骺端截骨延长术(tibial lengthening by metaphyseal osteotomy) 3247
胫骨骨不连滑槽植骨术 739
胫骨骨不连时腓骨带蒂植骨 740
胫骨后唇骨折 751, 758
胫骨后缘骨折 902
胫骨后缘撕脱 762
胫骨或腓骨单骨折 709
胫骨肌无力说 2618
胫骨畸形性骨软骨病 3050
胫骨加压钛板植骨术 946
胫骨结节骨钉插入术 3046
胫骨结节骨骺炎 3044
胫骨结节骨软骨病 3044
胫骨结节骨折（the fractured tibial tubercle） 836, 900
胫骨结节经皮钻孔术 3046
胫骨结节内移、前置术 1633
胫骨结节牵引术 263
胫骨结节史氏钉骨牵引 647
胫骨结节撕脱 673
胫骨结节移位手术 664
胫骨截骨 1007
胫骨截骨术 1008
胫骨近端骨折 836, 848
胫骨近端微创稳固系统（LISS-PLT） 841
胫骨髁间棘的骨折的分类（型） 866
胫骨髁间棘骨折的复位 867
胫骨髁间嵴骨折 865
胫骨内髁骨软骨病 3050
胫骨平台的后倾角 695
胫骨平台骨折 693, 861, 864, 886, 900
胫骨平台骨折Hohl分型 694
胫骨平台骨折Roberts分型 693
胫骨平台骨折处理 695
胫骨平台骨折治疗 695
胫骨平台后倾角度 1014
胫骨平台Ⅳ型骨折镜下手术 863
胫骨前唇骨折 760
胫骨前结节 744
胫骨前结节骨折不同角度摄片结果 750
胫骨前结节撕脱 762
胫骨前外缘骨折 871
胫骨上部骨髓炎 2994
胫骨上干骺端截骨延长术 3247
胫骨上下干骺端联合截骨延长术 3248

胫骨下端Pilon骨折 730
胫骨下端爆裂骨折 760
胫骨下端顶部复杂骨折（pilon骨折） 872
胫骨下端前外侧撕脱骨折 901
胫骨下方关节面 873
胫骨下干骺端截骨延长术 3247
胫骨下关节面骨折 902
胫骨旋转畸形 925
胫骨延长术(operation for tibial lengthening) 3243
胫骨应力骨折 916
胫骨远端Pilon骨折 882
胫骨远端爆裂骨折切开复位内固定 760
胫骨远端骨骺损伤正位X线片 905
胫骨远端前缘骨折 872
胫骨植骨 093
胫后动脉肌间隔穿支筋膜皮瓣 3554
胫后肌腱和腓骨长肌腱转移术 3174
胫后肌腱转移术 3172
胫后浅筋膜间室 704
胫后深筋膜间室 704
胫后神经损伤 3385
胫前肌腱外移术 2614
胫前肌腱转移术 3173
胫前筋膜间室 704
胫神经比目鱼肌腱弓处卡压 3345
痉挛期 1263
痉挛瘫 1263
痉挛性膀胱 1373, 1383, 3665
痉挛性平底足 1646
痉挛性瘫痪 1672
静电吸附除菌 041
静力型 628
静力性固定 632
静力性结构 1637
静力因素 924, 1624
静脉瓣膜（venous valve） 3529
静脉复合麻醉维 135
静脉灌流障碍 2270
静脉回流不畅（皮瓣饱胀） 3524
静脉留置针 136
静脉麻醉 100, 136
静脉皮瓣（venous flap） 3524
静脉切开切口 358
静脉切开术 358
静脉全身麻醉 100
静脉栓塞 067, 934
静脉通路的建立 153
静脉型 2448
静脉性血管曲张畸形 2699
静脉血栓 111
静脉血栓CT所见 935
静脉血栓形成 935

静脉炎 360
静脉周围血管丛（perivenous plexus） 3513
静态触觉（constant touch） 3650
静吸复合麻醉 135
静息电位 389
纠正骨质疏松 2157
纠正过大的股骨颈前倾角 2591
纠正髋臼上部的骨性病变 2591
纠正与改变工作中的不良体位 1709
纠正在日常生活与家务劳动中的不良体位 1710
酒 006
酒精中毒 388
局部按摩 1954
局部并发症 937
局部的制动与固定是其痊愈的基本条件 254
局部感染 631
局部感染蔓延所致 3104
局部浸润 146
局部浸润麻醉 131, 1061, 1729
局部麻醉药 160
局部蔓延 3066
局部脓肿的判定 2991
局部推进皮瓣 589
局部消毒不彻底 2158
局部旋转皮瓣 589
局部旋转皮瓣设计 591
局部旋转植骨 1754, 1758
局部旋转植骨术 1889
局部瘀血 1533
局部凿骨及椎节植骨融合术 2039
局部制动 201
局部转移皮瓣 588
局部阻滞麻醉 103
局麻药 161
局限性骨脓肿 3003
局限性骨质增生症 3198
局限性软骨切除加钻孔术 926
局限性压痛 686
菊地臣 376
矩形弹性髓内钉 423
巨型骨样骨瘤 2297
巨趾症（macrodactyly） 2623
剧痛（Pain） 491
距腓后韧带 765, 1021
距腓前韧带 765, 1021
距腓前韧带损伤 744, 746
距腓韧带 771
距骨 1021
距骨剥脱性骨软骨炎 3057
距骨附着点撕裂修补 754
距骨骨折 780, 869, 874

距骨骨折的治疗 782
距骨骨折复位 874
距骨骨折脱位 780
距骨骨折、脱位的并发症 784
距骨后突骨折 780
距骨后突骨折内固定 782
距骨颈粉碎性骨折伴距下关节脱位 781
距骨颈骨折 780, 782
距骨倾斜角（talar tilt angle） 770
距骨全脱位 783, 785
距骨全脱位的手术治疗 788
距骨全脱位手术入路 789
距骨缺血性坏死 784
距骨软骨骨折 781
距骨体骨折 780
距骨体骨折螺钉内固定 782
距骨头骨折 780
距骨脱位 783
距骨周围脱位 784
距上骨 1636
距下关节的外侧脱位 786
距下关节内侧脱位 785
距下关节手术疗法 786
距下关节脱位 785
距下关节脱位的手术入路 787
距下关节脱位概况 785
距下关节应用解剖 785
距舟关节 804, 1041
锯齿状切口 573
聚氨酯绷带（Durolite） 235
聚（抱）髌器 671
聚甲基丙烯酸甲酯 1001
聚醚醚酮（peek-optima） 1845
聚乙烯衬 1018
聚乙烯醇 2365
聚乙烯醇泡沫（Polyvingl alcohol PVA/Ivalon） 2512
聚乙烯内衬 1000
瞿东滨 1451
绝对禁忌证 1026
绝对手术适应证 1184
绝对卧床 1127
军事训练 910
军事训练伤 910
均衡的膳食 008
菌栓 2989

K

Kambara 2086
Kambin 1105
Kamimura 2848
Kanaty 2043
Kaneda 2866, 2908

Kaneda 钛板 1293
Kanogi 1973
Kapandji 技术 538, 894
Karnovsky 3353
Kaschin 3035
Kaschin-Beck 3035
Kato 2229
Kawamura 3240, 3248
Kcefer 3588
Keck 3337
Keiller1925 2316
Keiper 1118
Keller 2260
Keller 手术 1641
Kelling 2043
Kemohan 2432
Kenji Hannai 2118, 2119
Kernig 征 2258
Kerrison 咬骨钳 1353, 1979
Kevin 3290
Key hole（钥匙孔）手术 1669
Key 孔手术 1201
Khler 3043
Khler-Freiberg 3038
Khler 病 3043
Kidner 手术 2622
Kienbock 病 3043
Kiloh 3304
King 1316, 2523
King-Steelquist 半骨盆切除术 2398, 2399
King 分型 2833
King I 型 2903
King II 型 2904
Kinkaldy-Willis 2786
Kinyoun 040
Kirkpatrick 306
Kite 2620
Klaus Schafer 3507
Klaus Zeike 2860, 015
Kleinert 3616, 3617
Klippel 2651, 2954
Klippel-Feil 综合征 2637, 2651
Knecht 1023
Kümmell 1339
Küntscher 011, 424
Küntscher 钉 423, 646
Kocher-Langenbeck 入路 610, 611
Kocher-Lorenz 骨折 498
Kocher 法 463
Kocher 钳 1300
Kofoed 评分 1026
Koizum 2086
Kojimoto 3249
Kokubun 2539

Kolanczyk 2527, 2539
Konig 3044
Konishi 2261
Kopell 3296
Kostuik 2240
kostuik-Harrington 钉棒系统 1298
Kostuik-Harrington 技术 1298
Krause 3047
Krenger 018
krettek 725
Krueger 3309
Kuderna 3367, 3368
Kuklo 2848
Kuntscher 642
Kuntschner 007
Kurt Polmin 2576
Kurze 3353
Kyle-Gustilo 625
卡氮芥等 2331
卡芬太尼（Canfentanyl） 106
卡式止血带 062, 063
开槽撑开与植骨 1044
开窗 232
开窗后再分段全部切除 1162
开窗减压切除术 1975
开窗取骨 1755
开放插钉 643
开放创伤的救治 008
开放复位 416
开放复位固定术 1309
开放骨折 006
开放截肢术 3228
开放伤口 008
开放性骨折 400, 405, 425, 937
开放性骨折应通过清创术将其变成闭合性骨折 287
开放性环形截肢术 3228
开放性胫腓骨骨折的处理 715
开放性皮瓣截肢术 3229
开放性伤口 087
开放性伤口的分区 280
开放性损伤严重者 522
开放性血管伤 938
开环动力链训练（open kinetic chain exercise） 3611
开口尖锥 880
开口位 1068
开门状翻开 1526
开书样骨折的外固定支架治疗 1504
凯时 1179
康复 008, 203, 428, 435
康复的生物学基础 3586
康复锻炼 980
康复医学 029

康复医院 007
康复治疗 865
康华氏反应 1678
抗辐射性能 1846
抗腐蚀性能 1846
抗高血压药 175
抗高血压药物 115
抗结核药物 2967
抗菌素应用的基本原则 184
抗磨损性 1846
抗凝治疗 192, 370, 1559, 2265
抗蠕变性能 1846
抗生素 006
抗生素的合理使用 2158
抗生素—骨水泥珠链填塞和二期植骨 2998
抗水解作用 1846
抗酸剂 377
抗体IN-1 1273
抗休克 1580
抗休克裤 1517
抗休克治疗 153
抗血小板凝集 1559
抗氧化作用 378
抗忧郁药（antidepressant） 2256
抗阻力自主运动（resisitive active movement） 3592
抗阻运动 1719
科利斯（Colles）骨折 405, 523, 524
科普教育 1723
科学安排训练 917
颗粒性滑膜炎 993
髁假体（CCK） 019
髁间切迹（intercondylar notch, ICN） 327
髁间窝 330
壳聚糖绷带 064
可穿透射线 831
可待因 105
可的松局部封闭法 1610
可调刀杆式调节器 1858
可调节假体 2346
可调节式系统 978
可调式脊柱钛板系统 1305
可调式、空心钛制人工椎体 1889
可调式人工椎体 2156
可屈性（fexible） 1985
可视韩国人计划（Visible Korean Human, VKH） 824
可视人计划（visible human project, VHP） 824, 825
可塑性 218, 1275
可吸收1号缝线 841
可吸收螺钉 613

可吸收性固体栓塞剂 2512
可延长假体 2346
可用宽胶带将双肩牵向下方 1730
可折弯刀具 323
克莱氏筋膜 1519
克雷氏骨折 009
克氏（Kirschner's）针 070, 262
克氏针交叉固定 455, 566, 899
克氏针牵引器械包 262
空洞-腹腔分流术 1829
空洞开放（造口）术 1829
空洞-蛛网膜下腔分流术 1829
空气栓塞 081, 171, 1577, 1582
空腔 914
空腔形成 914
空心钉 879
空心加压螺纹钉 617
孔令震 027
恐惧征（apprehension sign） 1626
控制 915
控制出血 931
控制高血压 176
控制通气（controlled ventilation, CV） 179
控制小便 1270
控制性低血压 156
控制性低血压麻醉 1391
控制性降压 135, 136
控制旋转 628
控制运动强度 915
口径不一 939
口径较大的静脉干交通支 3526
口径较小的穿静脉 3516, 3526
口径修整术 939
口述分级评分法 164
口咽部净化处理 1127
口字形切开 1738
叩击过重 2144
叩痛 1939
扣眼状畸形 578
快传纤维 3182
快速撑开 1190
快速静脉通路 150
宽胶布 259
髋部、大腿中上段手术铺巾方法 053
髋部骨骼解剖特点 600
髋部肌肉 601
髋部损伤 600
髋部损伤因素 602
髋部血液供应 602
髋发育不良 2574
髋关节杯 1049
髋关节表面置换术 017
髋关节成形术 1049

髋关节穿刺术 277
髋关节骨关节病的康复治疗 3599
髋关节骨关节炎 995
髋关节过伸试验（Yeoman征） 1525, 2973
髋关节后面观 601
髋关节后脱位 603, 604
髋关节后脱位（Thompson法）分型 604
髋关节结核 2972, 2983
髋关节结核病灶清除术 2983
髋关节囊 601
髋关节前方入路切开复位术 2586
髋关节前脱位 604
髋关节强直畸形 962
髋关节切开排脓术 3010
髋关节融合术 1036
髋关节术后康复 3599
髋关节损伤并发症 607
髋关节脱位 210, 600, 603
髋关节脱位治疗 605
髋关节支具 246
髋关节中心脱位合并髋臼底部骨折 605
髋臼 600
髋臼部髂骨切除范围 2395
髋臼部肿瘤切除股骨头旷置术 2403
髋臼成形术（acetabuloplasty） 2592
髋臼单纯骨折 609
髋臼的正常标志 608
髋臼复合骨折 609
髋臼骨折 608
髋臼骨折的Letournel分类 609
髋臼骨折的并发症 610
髋臼骨折的非手术治疗 609
髋臼骨折的分类 609
髋臼骨折的经皮固定 882
髋臼骨折的手术治疗 609
髋臼后上唇粉碎骨折 604
髋臼角 2579
髋臼截骨术 2587
髋臼内植骨 961
髋臼前柱与后柱 600
髋臼脱位骨折 612
髋臼造顶术（shelf operation） 2592
髋臼植骨 975, 996
髋臼指数 2579
髋臼重建性全髋翻修术 975
髋内翻 619
髋内翻畸形 630
髋人字石臂固定 2589
髋人字形石膏 220, 231, 621, 905, 1036, 1037

髋、膝、足部屈曲挛缩畸形手术顺序的评估 3659
框架固定 426
溃疡穿孔 376
昆布氨酸 3591
扩创 009
扩创术（wound debridement） 009
扩大减压 1753
扩大减压范围示意图 1757
扩大减压术 1757
扩大髋臼 1049
扩大髓腔 646, 647, 1001
扩大髓腔插钉术 648
扩大性颈椎椎板切除减压术 1155
扩大性椎板切除减压术 1314
扩大椎管的塌陷 1551
扩散及转移 2441
扩髓 643
扩髓的髓内钉 723
扩张板 259
扩张气囊 1522
括约肌 1260
括约肌肌电图 1379
阔筋膜包绕关节端 1048
阔筋膜修补陈旧性髌腱断裂 673
阔筋膜移植修复（替代）指深屈肌腱术 3170
阔筋膜张肌 449

L

$L_{4,5}$棘突骨折 1250
L_4椎弓根崩裂伴椎体滑脱 1258
Labelle和Laurin法 1627
Lablle–Laurin法 1627
Lachman检查 868
La Grande Chirurgie 005
Lamberty 3506
laminine 3591
Lamy 2946
Lancet 006
Lane 088
Lanfanchi 005
Lang 3509
Lange 2621
Langenskiold 2599
Langenskiold截骨术 2599
Langley 3352
Lanny Johnson 322, 334
Larsen 011, 3047
Laseque征 1942
Lauge-Hansen 747
LCP钢板 737
LCP（锁定加压钛板） 1514
LCP系统 1514

LDR 1320
Leach 730
learning curve 2672
Leasque征 1925
lebert 2316
Lecat 2432
Le Double 2108
Legg–Calve–Perthes 3039
Leggon 1514
Lejars 3539
Lemmomas 2432
Lenke 2848
Lenke分型 2833, 2906
Leonard Bounell 322
Leonard F. Bush 2317
Letournel分类 609
Leu 1105
Leung 2257
Levacher 238
Levine & Edwards 1101
Levrant 2048
Lewis 1921
Lewis Sayre 007, 013
Lhermitte征 1264
Liberson 3622
Lichtenstein 019, 2291, 2305
Lieberman 2048
Lievre 2522
Linarte 1515
Lindskog 020
Linton角 615
Linton角分型 615
Lisfrance关节 1635
LISS-DF 835
LISS-DF（distal femoral） 833
LISS（limited invasive stability system） 719
LISS-PLT 836
LISS-PLT（proximal lateral tibia） 833
LISS-PLT钛板的置入 842
LISSS微创骨科中的具体实施 837
LISS操作过程 844
LISS的适应证 834
LISS的主要部件 833
LISS固定失败 845
LISS技术 830
LISS接骨板 839, 843
LISS接骨板的插入 839
LISS锁定螺钉 830
LISS钛板成角螺钉 831
LISS特殊的角度设计 831
List 2629
Lister 006, 008, 040
Lister结节 542, 578

Liu 1516
Loebke 3357
London 3506
Lonstein 013, 2257, 2839, 2841
Lord 1022
Lorenz 023
L'Orthopedic 005
Lotter钉 423
Louis Pasteur 006
Lovett 007
Love法 1833
Lowenberg征 2241
Lowery 1470
Ludwig Guttmann 1372
Ludwigshafen 3506
Luer咬骨钳 1834
Lugue棒 1311, 1398
Luque 016, 026, 426, 2843
Luque棍系统 016
Luschka 1832
Luschka's 关节遗迹 1836, 2024, 2025, 2026
Lynch 3047
L形减压 1778
L形钛板 658
L型（Moore式）钢板 658
拉斐尔Rapheal 005
拉钩牵拉时失衡 2162
拉力螺钉（Gamma钉） 613, 838, 880, 1498
拉力螺钉固定 657, 868
拉手 257
拉张力 919
喇叭形 1515
来自脊髓后动脉血供的血管畸形 2699
来自脊髓前动脉血供的血管畸形 2699
来自脊髓前后动脉混合供血的血管畸形 2699
蓝巩膜 2943, 2944
篮钳 870
劳累性筋膜间室综合征（exertional compartment syndrome） 3301
牢固地缝合关节囊 2591
老龄化社会 1542
老年骨质疏松的预防 1564
老年骨质疏松症 1563
老年胸腰椎骨折患者 1281
勒死 1575
肋膈窦 1461
肋骨骨折胸骨牵引术 266
肋骨牵开器 1285
肋骨收紧器 1301
肋骨头 1308

肋间臂神经(intercostobrachial nerve) 3320
肋间臂神经卡压 3320
肋间肌的呼吸 1260
肋间切口减张 1302
肋间神经及血管位置 1285
肋间血管及肋间神经起源 1285
肋锁综合征 1667
泪滴状阴影 770
类风湿和强直性脊柱炎 995
类风湿性关节炎 958, 962, 985, 987, 1004, 1009, 3054
冷冻疗法 2308
冷干骨段 2370
（冷）光源 688
冷光源技术 318
冷汗（Perspiration） 930
冷脓肿 2975
冷性脓肿 2966
离床活动 625
离床期肌力增强训练 3678
离床期康复 3668
离心收缩训练 3607
离心性等张运动 3594
离心性纤维 1266
梨状肌切断（除）术 3336
梨状肌症候群 1950
李东垣 022
李贵存 024
李国平 914
李鸿章 005
李良寿 913
李起鸿 028
李时珍 023
李祖国 913, 918
立即缩颈 1722
立位减重式步行训练 3692
利多卡因（Lidocaine） 104, 146
利福平 2967
利尿剂 1954
利尿药 115, 175
利物浦大学 007
利用杠杆力撬拨整复 887
利用杠杆力学的原理 2142
砾轧音 1604
连带阔筋膜张肌的骨块 1037
连接棒折断 1478
连接部件 1471
连接性神经瘤的修整 3350
连续被动运动（continuous passive motion, CPM） 3605
连续硬膜外麻醉 123
连续硬膜外阻滞 128
连衣挽具（Pavlik harness） 2582
联合肌腱松解 979

联合基因治疗 2348, 2349
联结弓 1487
联系静脉（connecting veins） 3529
镰状细胞梗死 979
链霉素 2967
链球菌 006
链式（link-pattern） 3542
链式吻合（chain-linked anastomosis） 3540
链式吻合血管丛（chain-linked longitudinal vascular plexus） 3514
链型筋膜皮瓣 3522
链型皮瓣（link-pattern flap） 3546
良好的睡眠休息体位 1706
良好的体位 1706
良性骨动脉瘤 2306
良性骨肿瘤 2286
良性软骨母细胞瘤 2291, 2293
两便功能 1240
两部分骨折 890
两侧大腿截肢 3640
两端骨骺在长度发育中所起的作用 3234
两个主胸弯 2832
疗效变坏（deterioration） 2161
疗效评价 988
裂缝骨折 402
邻节退变加剧而引发类同病变 2196
邻近节段退变 2159, 2202
邻指皮瓣设计（A、B） 590
邻指皮瓣转移术 589
临床表现与诊断 1249
临床输血技术规范 081
临床愈合标准 432
临时固定 844
淋巴管损伤 2139
淋巴瘤 2332
淋巴路 3066
磷酸核糖焦磷酸（phosphoribosyl pyrophosphate） 3205
鳞状上皮癌 2996
蔺道人 022
零度位（zero position） 1594
零危害 031
领袖式上肢吊带 007
刘春生 024
刘大雄 916, 918
刘广杰 3232
刘完素 022
刘希胜 562, 563
刘忠汉 562
刘忠军 1816
留延伸空间 048
留置导尿管 2253

留置引流皮条 1520, 1521
流行病学 368
硫喷妥钠（Thiopental） 101, 145
硫酸钙 095
硫酸肝素蛋白多糖 3376
硫酸软骨素 924
硫酸软骨素蛋白聚糖（chondroitin sulfate proteoglycans, CSPG） 1274
硫酸十四（烷）基钠（sodium tetradecyl sulfate） 2515
硫糖铝 380
瘤段切除并远端肢体再植 026
瘤骨形成 2325
柳拐子病 3035
柳枝骨折 402, 403
龙虾足（lobster foot） 2621
隆起型 900
隆椎 1191
瘘管 2964
漏斗形 1515
漏压自动补偿功能 064
颅3点固定器 1823
颅底凹陷 1094, 2629, 2637
颅底凹陷症 1677, 2632
颅底骨 1058
颅骨骨折 004
颅骨牵引 1069, 1088, 1424, 1713
颅骨牵引术 266
颅脑伤 942
颅内肿瘤 1690
颅前凹骨折 930
颅中凹和颅后凹损伤 930
颅椎连接部（Craniovertebral Junction） 2628
卤素类消毒剂 042
鲁开化 3528
鲁氏棒技术枕颈融合固定 1064
陆裕朴 1782
录像、拍照等遥控操作 319
滤网罩技术 935
吕国华 1105, 2043, 2866
吕士才 1782
铝陶瓷制 017
氯胺酮 144, 145
氯仿 006
氯羟安定 189
氯乙定（洗必泰） 042
卵巢囊肿 1951
卵圆蓝钳 321
轮椅的操作训练 3669
轮椅的使用 204
轮椅动作 3673
轮椅各部件的操作 3673

轮椅上的减压动作 3673
轮椅上支撑动作训练 3669
轮椅上坐位平衡训练 3673
轮椅训练 3669
轮椅与床之间的横向转移 3683
罗芬太尼（Lofentanyl） 106
罗哌卡因（Ropivacaine） 104, 187
螺钉穿破椎弓根内壁 1477
螺钉的握持力 831
螺钉等滑出 2153
螺钉定位错误 1357, 2874
螺钉交叉固定 899
螺钉进入椎动脉管CT水平位观 1429
螺钉进入椎动脉孔 1456
螺钉进入椎管 1216, 1457
螺钉帽（screw hold insert） 833
螺钉内固定 453, 457
螺钉松脱 1478
螺钉+钛板固定系统 1305
螺钉-钛缆复位固定术 450
螺钉未进入颈椎椎体内 2153
螺钉置入的理想位置 1506
螺丝钉 425
螺纹孔洞钛板 830
螺旋形不稳定骨折 919
螺旋形骨折 403

M

M1受体阻滞剂 380
MaAfee 1921
Macenen 2316
MacEwen 2574
Mac Gowan 3135
Mack 1921, 2850, 2866, 2874
Mackay架体位 2279
Mackinnon 3301
Macry & Fletcher 997
Madelung 2563
Madelung畸形 540
Maffucci综合征 019, 2286
Mager 2522
Magerl 1316, 1423, 1432, 1443, 1470
Magerl法 1084
Magic微导管系列 2512
Mahvi 2043
Main 804
Maisonneuve骨折 750, 762
Malgaigne 2563
Manchot 3507
Mandahl 020
Mandl 3048
Maquet手术 1633
Maquet装置 997

Marie-strümpell病 3109
Markhashov 2510
Marmor 019
Maroteaux 2946
Marotte 1022
Marray 3135
Martin-Gurber吻合 3305
Marty 3534
Masquelet 3540
Mathews 1105, 1470
Matras 3367
Maudsley 3309
Maurice E 010
Mayer 1460, 3089
Mayo假体 1023
Mayo手术 1640
McAfee 3093
McClain 3317
McClennan 866
McCoy伸指肌腱帽修复法 584
McCraw 3504, 3516
McCune-Albright综合征 2303
McDonald 1275
McElvenny 2605, 2615
McGinty 313, 851
Mc Gowen 1544
Mc-Gregor 3504
McGregor线 2634
McGuire 1423, 1432
McKay临床评定标准 2596
Mckee 017
McKeever 019, 866
Mckusick 2945
Mclaughlin术式 1599
Mclennant 866
Mcmaster 3122
McMurray试验 686
McMurtry 1491, 1496
MDA 372
Meade 2840
Medawar 3367
Melaughlin修复法 1594
Melone分类 855
Melosel 1835
Melzak 1539
meningioma 2437
Mepoil 917
MEP监测时 137
Merland 2512
Mermelstein 1470
Mesweeney 2601
Metastatic tumors of bone 2340
Metcalf 337
Metrx 1817
METRX镜 1106

Metzenbaum剪刀 1826
Meuli球臼式全腕人工关节 991
Meuli球臼式全腕人工关节置换术 992
Meyers 866
Miami 016
Miani支具 238
Michael Mack 2849
Michael Pappas 1027
Michele 3309
Michel Salmon 3507
Middiefon 1914
MIIG 096
Milgrom 917
Miller 2229
Miller手术 1646
Miller手术方法 1647
Millesi 3355
Millesti 3358
Milwaukee支具 013, 250
Mil-waukee支具 2923
Milwaukee支具架 2841
Mindell 2408
MINIT 012
MIPO技术 843
Mirra 2305
Mitchell截骨术 1641
Mixter 1928
Mizuno 3297
Müller 010, 516, 731
Müller分类 477
Moberg's拾物试验 3651
Mobi-C 1875
Mobi-C非限制型颈椎人工椎间盘 1879
Mochida 2238
Moe技术 2898
Moffroid 3594
Mohammedan祈祷体位 2279
Monney 2863
Monteggia 514
Mooney 3590
Moore 017
Morton 3340
Morton's病 3340
Morton跖头痛 3340
Morton足 1639
Mose 040
Moss-Miami 2844, 2866
motor evoked potential, MEP 137
MR 025
MRA 025, 029, 938, 1178, 1179, 1684
MRS 025, 029
MR片显示三角纤维软骨损伤情况 537

Mucha 1499
Mueller 017
Mustard 3665
Mylen 2672
M蛋白 2334
麻痹（Paralysis） 941
麻痹性髋关节脱位 3665
麻木（Paralysis） 491
麻省总医院 006
麻醉 113, 143, 144, 147
麻醉插管时头颈过仰 2135
麻醉处理 153
麻醉过程中脊髓损伤 1550
麻醉期间监测 147
麻醉前访视 114
麻醉前检查 113
麻醉前评估 151
麻醉前全身准备 115
麻醉前用药 153
麻醉深度 111
麻醉时机 113
麻醉时术中各项指标 154
麻醉维持 153
麻醉性镇痛药 105, 160
麻醉选择 135
麻醉药物 113
麻醉诱导 150
马鞍区感觉障碍 1530
马鞍形假体置换 2403
马承宣三型分类法 3041
马丁橡胶膜带 062
马敏 562
马赛克软骨移植术 927
马赛克样镶嵌移植 927
马蹄内翻足（talipes equinovarus） 2611
马蹄外翻足（congenital talipes equinovalgus） 2614
马尾 1264
马尾部肿瘤 1950
马尾神经 1263
马尾神经根 1243
马尾神经损伤 1237
马尾神经损伤综合征 1237
马尾损伤 1555
马尾移植 1555
马尾综合征 1512, 1983, 2187
吗啡（Morphine） 105, 106, 144, 161
吗啡南 105
麦滋林-S 375
脉搏动消失（Pulselessness） 491
脉搏减弱或消失（Pulselessness） 941
脉搏率与血压的比值 930

脉搏微弱（Pulselessness） 930
脉率氧饱和度（SpO2） 156
脉率氧饱和度监测 156
曼德隆（Madelung）样畸形 532
曼德隆（Madelung） 528
曼陀罗 006
慢性创伤 924
慢性骨髓 009
慢性骨髓炎 185
慢性颈部软组织损伤 1575
慢性劳损 1914
慢性劳损性颈背部筋膜纤维织炎 3150
慢性劳损性因素 2055
慢性血源性骨髓炎 2996
慢性压应力 402
慢性阻塞性肺疾患（COPD） 118
盲肠扩张综合征（olgelvie syndrome） 2187
盲管伤 1553
毛细血管thoroughfare 3514
毛细血管扩张 2699
毛细血管型 2448
梅毒性骨感染 3005
梅毒性骨膜炎及骨髓炎 3005
梅毒性骨软骨炎 3005
梅花型髓内钉 628
美国第一所骨科医院 007
美国第一位骨科教授 007
美国急救卫生勤务系统（emergency medical service system, EMSS） 304
美国脊髓损伤学会（ASIA）分级 1239
美国麻醉学会（ASA） 113
猛刹车 1244
孟氏（Monteggia）骨折 514
孟特杰（Monteggia）骨折 405
咪唑安定 145, 189
咪唑安定（Midazolam） 100, 108
弥漫型颈椎病 1766
弥散性血管内凝血（DIC） 1491
迷宫式途径 3530
迷路症状 1687
米开朗基罗Michelangelo 005
米库溴铵（美维松） 109
米山 1546
泌尿系感染及结石 273
泌尿系结石和感染 199
泌尿系损伤 141
密尔沃基（1940）支具 238
密尔沃基支具 238
密切观察全身情况的变化 588
棉卷海绵卷支架体位（Roll sponge-frame） 2279

棉絮状瘤骨 2325
免负荷式踝足支具 247
免负荷式膝踝足支具 249
免疫调节 1273
免疫机制 159
免疫基因治疗 2348
免疫治疗 2327, 2350
免疫组化 2339
面部不对称 2657
面颌部手术 361
面角（facet angle） 1622
灭菌 006
灭菌法 044
灭菌方式 044
明朝前封建社会 021
明胶海绵 2365
明胶海绵充填 1739
明清时代 023
模拟治疗技术 016
（膜部）损伤 1491
膜内成骨 005
膜内化骨 428
膜脂质过氧化 372
摩擦力 830
磨除C₂齿状突 1117
磨除骨折块 1466
磨钻 870, 1313
磨钻减压术 1759
末节指骨骨折内固定 566
末节指骨撕脱性骨折 563
末梢血管栓塞 932
拇长伸肌腱 948, 991
拇长伸肌腱损伤的修复 585
拇、食指对掌（捏握）试验 3305
拇指近节指骨背侧 579
拇指伸肌腱的5区分法 579
拇指腕区 579
拇指掌指关节 579
拇指掌指关节侧副韧带损伤 568
拇指掌指关节侧副韧带损伤的类型 568
拇指掌指关节侧副韧带损伤的手术修复 569
拇指掌指关节侧副韧带损伤的治疗方法 568
拇指掌指关节侧副韧带修复术操作步 569
拇指掌指关节脱位 556
拇指掌指关节脱位切开复位 558
拇指指间关节背侧 579
木村 1546
木瓜凝乳蛋白酶 1954
木架式牵引床 255
木制牵引支架 255
木质标准骨科牵引床 255

目镜 346
目镜接口关节镜（eyecup arthroscopes） 318
募集状态 389

N

Nachemson 1995
Nachenson 1999
Nagate 2516
Nakanishi 1443
Nathan 2832
N^+的功能 371
Nd-YAG激光 324
Neer 018
Neer Ⅱ 1596, 1602
Neer 978
Neer评分 841
Neer手术 922
Nelaton 019
Nelson 041
Nelton线 603
Nerolemmoma 2432
Neurinoma 2432
neurotrophy factor-3，NTF-3 1272
neurotrophy factor-4，NTF-4 1272
Nevin 3304
Newhouse 2227
Newington 238
New Jersey 1023
Newman 滑脱分度法 2057
Newton假体 1023
Nicholas Andry 012
Nickel 2271, 2272
Nicola 1614, 2514
Nicolakis 2263
Nicolas Andry 004, 005
Nicola术式 470, 471
Niebauer式 992
Nieder 2403
Nillsonne 2597
Nitrous Oxide 006
Nittner 2432
Nitze 313, 2043
NJCR（new jersey cylindrical replacement） 1022
NMDA受体拮抗剂 1472
NOGO-A 1273
Nola 3519
Nork 1512
Noyes 3591
NT-2医用形状记忆合金 1862
N-甲四氢罂粟碱 110
纳布啡（Nalbuphine） 107
纳洛酮（Naloxone） 107

纳美芬（Naimefene） 108
纳曲酮（Naltroxone） 107
耐药性 186
男芭蕾舞演员 2054
南京鼓楼医院 2850
难复性寰枢关节脱位 2641
难经 022
难治性距下关节 965
囊性脊柱裂 1826
囊肿形成 2187
脑电图 1178
脑干损伤 1058
脑干听觉诱发电位 387, 388
脑干听觉诱发电位临床应用 387
脑干肿瘤 387
脑梗塞 387
脑积水的治疗与康复 3666
脑脊膜假性囊肿（post surgical meningeal pseudocysts） 2229
脑脊膜瘤 1825, 1831
脑脊膜膨出 1826, 1827
脑脊膜袖（meningeal sleeve） 2230
脑脊膜炎 2258
脑脊液动力学 2421
脑脊液动力学检查 2434
脑脊液检查 1946, 2434
脑脊液瘘 2152
脑脊液漏（CSF-fistula） 203, 205, 1126, 1127, 1141, 1448, 1557, 1983, 2187, 2193, 2215, 2229
脑脊液囊肿形成 2187
脑棉 1314
脑膜炎 388
脑瘫的类型 3659
脑瘫的术后康复 3659
脑瘫患儿的手术前康复 3659
脑外伤后遗症 1177, 1178
脑源性神经营养因子（brain derived neurotrophy factor，BDNF） 1272, 3370
脑卒中等 1582
内侧腓肠浅动脉（medial superficial sural artery） 3561
内侧副韧带 330
内侧副韧带复合体 984
内侧平台塌陷骨折时的经皮撬拨技术 900
内侧三角韧带损伤 763
内侧纵弓 1637
内侧纵弓的丧失 1646
内翻应力试验 770
内翻足畸形 1043
内分流 1583
内分泌反应 158
内分泌疗法 945

内分泌治疗 2342
内骨痂 431
内固定 421
内固定或移植骨断裂伴不稳 2215
内固定或植骨块误伤 2144
内固定失败 1468, 2184
内固定物刺伤 2150
内固定物强度不够 947
内固定物松脱 1357, 1463
内固定物选择不当 944
内固定物折断 1478
内固定治疗原则 829
内踝附着点撕裂修补 754
内踝骨折 869, 871, 887
内踝骨折不连接 777
内踝骨折螺钉内固定 755
内踝及外踝骨折畸形愈合 776
内踝上后内侧筋膜皮瓣（posteromedial supramalleolar fasciocutaneous flap） 3564
内踝撕脱骨折 773, 901
内踝损伤的治疗 751
内踝损伤类型 751
内环境 369
内交锁髓内钉 643
内经 021
内镜检查 374
内镜微创技术 1105
内镜下治疗 376
内镜消毒 041
内镜消毒剂 041
内窥镜检查 1578
内皮瘤（endothelioma） 2437
内皮粘连素 3376
内生软骨瘤 2292
内生软骨瘤病 2286
内收肌挛缩 622
内收内旋肌群 919
内收型 456, 615
内收型脱位 804
内收型中跗关节脱位伴骰骨撕脱骨折 804
内外踝畸形愈合时截骨术 776
内外兼治 021
内脏器官损伤 199
内脏鞘 1213, 1735
内脏鞘与血管神经鞘间隙 1735
内脏血管扩张剂 377
内支架（internal-external fixation） 830, 831
内植入物失败 2201
内植物操作不当致失败 2197
内植物和植骨块断裂、移位 1141
内植物失败 2212
内植物使用并发症 2203

内植物松动 1210
内转（分）流术 1583
能够合作小儿 144
能力障碍（disability） 3666
倪国坛 027
逆行插钉 647
逆行岛状皮瓣［reversed（retrograde）island flap］ 3523, 3524
逆行岛状皮瓣的旋转轴点 3533
逆行岛状皮瓣中静脉血的"二次逆流" 3532
逆行切取 3574
逆行射精 2010, 2045, 2048
逆行性健忘 1178
逆置式 018, 978
年龄 910
年龄因素 2165
年迈者 1248
年轻脊髓损伤者 1542
黏蛋白 1651
黏合剂修复神经损伤的方法 3368
黏膜保护剂 380
黏膜屏障受损 375
黏膜缺血 375
黏膜韧带 330
黏贴取皮双须胶纸 343
鸟苷三磷酸酶（guanosine triphosphatase, GTPase） 1274
鸟笼式空心内固定器（TFC） 1844
鸟嘴状 1692
尿道会师术 1518, 1520
尿道及膀胱伤 1491
尿道损伤 1517, 2010
尿道损伤修补术与尿道会师术 1518
尿道外括约肌切开术 1374
尿道压力检测 1378
尿道支架扩张术 1374
尿道直肠伤 942
尿激酶（UK） 2266
尿量 930
尿流动力学检测 1377
尿流动力学压力流率图 1379
尿流率 1379
尿路感染 204, 937, 1060, 1270
尿路结石 937
尿失禁 1373, 2253
尿潴留 133, 163, 1494
凝血机制 159
凝血酶 374, 376
凝血异常 167
牛惠生 023
牛皮胶 007
扭曲力 919

扭转（Twister） 3663
钮扣法 566
浓缩血小板 168
脓的形成 006
脓毒感染病 987
脓毒血症 941, 2181, 2258
脓性指头炎 3015
脓肿 006, 2258
脓肿、死骨与窦道形成 2989
脓肿形成 2966, 2989

O

Obenchain 2043
Oberlin 2332
O'Brien 2274
O'Conner 019
O'Corner 313
O'corner 851
Odom 2720
O'Donghe三联症 678
Ogden 661, 3047
Ohata 2257
Oldfield 1832
Ollier病 019
Omnipaque 3143
O'Oriscoll 3589
OPLL 1540
Oregen假体 1023
O'Reilly 2515
Orr 2014
Orthopaedy 004
Orthopedic 004
Orthos 004
Ortolani 2575
Ortolani试验 2578, 2583
Osborne 3306
Osgood 3044
Osgood—Schlatter病 3044
ossification of the posterior longitudinal ligament, OPLL 2086
Osteologia Nova 005
osteoporotic vertebral compression fracture, OVCF 1566
OsteoSet 095, 096
osteoset 1037
Otto 2623
Oudard 1614
Ovadia 731
Oxford膝关节假体 019
欧利（Ollier）病 2286
欧席范五脏图 022
欧洲运动创伤、膝关节外科及关节镜外科协会 315
呕吐 133

呕血 373

P

Pacque乳糜池 1462, 3091
Paget 2316, 3313
Paget病 2304
Pagni 2229
Paidios 004
Pakiam 3534
Palazzi 3367
Palmar 010, 2946
Pannal 1489
Panner 3038
Papovaviruses 2437
Pappas 1022, 1024
Paris石膏 013
Parker 2785, 3093, 3588
Parks weber 2954
Parsonage 3296
Pasadena支具 238
Pasteur 006
Paterson 2580
Patterson 2955
Paul 004
Pauwels 2599
Pauwels Y形截骨术 2599
PCA可能发生的问题 163
PCA设置 161
Peabody 2621
Peacock 3589
Pearson附加装置牵引 269
Pecina 2840
Pedowotz 3301
Peek材料 1194
Pemberton 2590
Pening 1544
Penta 2010
Pepper 041
percutaneous vertebroplasty, PVP 1566
Perdriotle 2840
Perkin象限 2579
Perr 2271
Perren 010
Perther病 3039
Perthes病 2952
peter camper 005
Peterson 2839
PFN 628
Phemister 2316
Philip Bozzini 313
Phillips 2173
Phillip Wiles 017
Phillip Wiles假体 017

Picard 2512
Picetti 2850, 2853, 2856, 2866
Piedallu征 2051
Pierre Stagnara 015
Pilon 906
Pilon 骨折 730
pilon骨折镜下复位及内固定 873
Pimenta 1816
Pipkin分类法 612
P.I.Tikhov 2316
PMMA 1001, 1339
PMMA复合物 1340
Pohlemann 1512
Poiseuille 3514
Polgar 2108
Pollock 2854
Ponten 3504, 3516, 3533, 3534
Ponten筋膜皮瓣 3560
Portal 238, 2785
Potts 024
Pott's 3067
Pott's病 015
Pott's骨折 005, 750
proteoglosis（蛋白多糖） 1651
Providence 013
Providence支具 013
proximal femoral nail, PFN 821
psammoma 2437
Pullicino 1561
Putti-Platt手术 472
Putti手术 2609
PVP 1339
PVP手术 1342
Pyle 3234
拍打胸背部 934
排便的神经支配 1268
排便排尿功能障碍 1673
排尿量 1379
哌替啶（杜冷丁） 106, 144, 186
盘状软骨成形术 693
盘状软骨的损伤机制 692
盘状软骨改型 692
盘状软骨切除术 693
盘状软骨损伤 692
判定切骨深度 1759
判定切口高低 1187
泮库溴铵（Pancuronine） 109, 145
旁路侧支（bypassing branch） 3529
胚胎神经移植修复脊髓 1274
胚胎型横纹肌肉瘤 2335
配体 1273
盆腹膜腔 1488
盆腹膜下腔 1488
盆筋膜 1488
盆皮下腔 1488

盆腔疾患 1951
盆腔内血管 1488
盆腔脏器 1488
盆腔肿瘤 1951
棚架（Shelf） 331
膨 1937
膨胀髓内钉 483
批量伤员 151
批量伤员的麻醉特点 151
批量性病例 1244
劈开大结节 1030
皮瓣 339, 936
皮瓣的长宽比例 594
皮瓣的类型 3567
皮瓣的内在血供（intrinsic blood supply） 3524
皮瓣的设计 3215
皮瓣弧形切口的长度 588
皮瓣交叉 3575
皮瓣设计 3541
皮瓣推进 3575
皮瓣旋转 3575
皮瓣移位 3575
皮瓣移植术 588
皮瓣转移 1329
皮层体感诱发电位CSEP 136, 137
皮层诱发电位 1662
皮肤癌 006
皮肤苍白（Pallor） 491, 930
皮肤穿血管（fascio-cutaneous perforator） 3510
皮肤穿支血管（septo-fascio-cutaneous perforator） 3511
皮肤的血供 3566
皮肤窦道 1826
皮肤恶变 2996
皮肤固定型（fixed-skinned） 3516
皮肤、肌肉及骨瓣转移术 739
皮肤-脊髓中枢-膀胱 1376
皮肤牵引 258
皮肤牵引的牵引重量 270
皮肤牵引禁忌证 258
皮肤牵引适应证 258
皮肤缺损的修复 286
皮肤瘙痒 163
皮肤松弛型（loose-skinned） 3516
皮肤移植 339
皮肤移植及固定 587
皮肤异常 2951
皮肤直接缝合术 586
皮肤灼伤 067
皮内镜下空肠造口术（percutaneous endoscopic jejunostomy, PEJ） 182
皮内镜下胃造口（percutaneous en-

doscopic gastrostomy, PEG） 182
皮片 340
皮片固定 344
皮片切开 301
皮片切取 587
皮片切取技术 341
皮片修剪 587
皮片与创缘缝合 587
皮片置于创面上、缝合包扎 587
皮牵引 621
皮神经的血供形式 3540
皮神经营养血管 3541
皮温较低 1939
皮下气肿 1582
皮下潜行植入钛板 1515
皮下疏松组织（subcutaneous adipose tissue） 3508
皮下瘀斑 937, 852
皮下脂肪（subcutaneous fat） 3508
皮下脂肪微静脉网 3526
皮下组织瓣（subcutaneous tissue flap） 3534
皮样囊肿 1826, 2719
皮质剥离（脱）术（decortication） 2237
皮质部分断裂 914
皮质骨切开小腿延长术 3248
皮质骨切开小腿延长术(lower leg lengthening by corticotomy) 3248
皮质脊髓束 1545
皮质类醇药物 376
皮质明显增厚 914
疲劳骨折 614, 913
疲劳强度 1863
疲劳性骨折 400, 2055
片状取皮操作技术 341
偏距 980
偏面（odd facet） 1623
偏头痛 1687
胼胝 1640
漂浮半盆 1500
嘌呤在合成与代谢 3205
贫血 373
平底足 797, 1644, 1645
平地跌倒 1244
平衡技术 1016
平滑肌移植术 1374
平面诊断 2428
平齐胫腓联合的腓骨骨折 773
平卧翻身搬动法 932
平卧位 195
平行暴力 1222
平行撑开器 1878
平凿 1363
平足症（tarsoptosis） 2621

破骨细胞 708
破骨细胞功能指标 1564
破伤风抗毒素 087, 1584
破伤风症 008
葡萄球菌 006
普鲁卡因（Procaine） 104, 146
普通钛板 1297
普通针尖针刺法 3649

Q

Queckenstedt试验 2434
Quenu 3539
Quetelet 3600
Q角（Quadriceps-angle） 662, 663, 665, 924, 1624
Q角测量方法 924
Q角异常 1627
七氟醚（Sevoflurane） 103
齐民要术 040
其他类型颈椎病 1697
其他牵引 258
奇静脉 1462
奇静脉损伤 2139
骑缝钉 457
骑跨伤 1491
骑跨式髌骨 663
气道 152
气道阻塞 1582
气动取皮机 344
气管插管困难 112, 126
气管插管全身麻醉 134, 1728
气管导管 136, 145
气管内插管 1579
气管内插管全身麻醉 132
气管内麻醉 125, 135, 144
气管切开 178, 362
气管切开切口 362
气管切开术 361, 1579
气管、食管推移训练 201
气管损伤 2137
气管推移训练 1106, 1817
气流的合理流向 036
气囊加压输血 361
气囊式支具 1713
气囊式止血带 676, 1032, 1040, 1041
气栓 1574
气性坏疽 008
气性坏疽杆菌 008
气血的生理功能 3699
气血同病 3700
气钻杆前端的损伤 1550
气钻杆前端脱落 1551
起病速度快 1675

起坐动作训练 3680
器械断裂 334, 852
器械放置要注意稳妥 2144
器械复位 415
器械松动 1393
器械直接损伤 1550
器械坠入椎间隙误伤脊髓 2144
恰佛（Chauffeur）骨折 534
恰佛骨折分型 534
髂部压迫综合征（iliac compression syndrome,ICS） 2241
髂耻线 608
髂骨各断面的厚度 091
髂骨骨瓣放归原位 1527
髂骨骨片取骨术 1062
髂骨骨折 2159
髂骨截骨延长术(transiliac ostectomy for lengthening of lower limb) 3252
髂骨块植骨融合术 1103
髂骨皮质的致密影（ICD） 1506
髂骨皮质致密影（ICD） 1507
髂骨取骨切口 1840
髂骨取骨所致并发症 2185
髂骨翼骨折 1492, 1498
髂骨植骨 091, 1754
髂骨致密性骨炎 3153
髂骨致密性髂骨炎（osteitis condensans ilii） 3153
髂后棘 1508
髂嵴取骨部残留痛 2158
髂胫束 1620
髂胫束加强外侧副韧带术 681
髂胫束重建前十字韧带 680
髂内动脉栓塞 134
髂前上嵴骨折 401
髂前上嵴撕脱骨折 898
髂前下嵴骨折 401
髂腰肌腱弹响 1621
髂翼骨折固定 881
髂坐线 608
千金要方 022
牵开椎动脉 1768
牵拉刺伤 2137
牵拉时用力过度 2137
牵拉性损伤 2136
牵拉肘（Pulled elbow） 489
牵涉痛 1939
牵伸胫骨上端骨骺穿针法 3246
牵伸胫骨下端骨骺穿针法 3246
牵引 941
牵引出现脊髓病征 1429
牵引床基本结构 255
牵引的护理 196
牵引复位 416
牵引固定 419

牵引过度 944
牵引和外固定支架的护理 196
牵引滑轮 257
牵引患者的观察 270
牵引胶布 007
牵引力线 270, 642
牵引力线的掌握 270
牵引力与床脚升高之关系 271
牵引力与反牵引力必须平衡 271
牵引疗法 1712
牵引疗法的原理 254
牵引疗法注意事项 260
牵引器 724
牵引前的准备 259
牵引绳 258
牵引时间的掌握 271
牵引双肩 1186
牵引下施术 1192
牵引下植入骨块 1740, 1749
牵引下植入骨芯骨块 1754
牵引性骨刺（traction spur） 2024
牵引与制动疗法 1706
牵引支架 256
牵引重量 258, 641
牵引重量的掌握 270
牵引重量过大 1429, 2135
牵张反射 1269
牵张型 1227
前臂背侧石膏托 576
前臂动脉 3275
前臂动脉损伤 3275
前臂骨折 512
前臂骨折旋肌牵拉移位 513
前臂截肢术 3221
前臂内侧皮神经(medial antebrachial cutaneous nerve) 3322
前臂内侧皮神经的上臂段 3361
前臂内侧皮神经卡压 3322
前臂逆行岛状皮瓣 592
前臂皮瓣 593
前臂桡侧筋膜蒂岛状皮瓣 3550
前臂桡侧筋膜皮下组织瓣 3551
前臂石膏 220, 224, 1034
前臂损伤固定法 931
前臂远端桡侧弧形切口 573
前臂之骨间膜 512
前臂中下段、腕部手术铺巾 052
前抽屉试验 770
前端刨削刀（end cutter） 323
前方滑槽植骨踝关节融合术 777
前方入路 1362
前方手术C_5神经根损伤的机制 2275
前方旋转不稳定 679
前骨骺型 900

前骨间神经卡压综合征（anterior interosseous nerve syndrome） 3304
前、后联合入路 1730
前后联合入路手术 2064
前后联合施术 1147
前后路联合融合术 2923
前后路联合手术 1199
前后路联合重建 2370
前后路同时手术 1391
前后直向不稳定 678
前滑槽植骨踝关节融合术 777
前脊髓损伤 1234
前肩峰成形术 1599, 1600, 1607
前交叉韧带（ACL） 329
前列腺 1488
前列腺癌 2355
前列腺素E2 375, 924
前列腺素（PGs） 371, 951
前路侧块螺钉固定 1110
前路翻修术 1210
前路腹膜外手术入路 1288
前路脊椎加压固定系统 015
前路减压术实施中的要点 1192
前路减压数年后对椎管后方致压病变的影响 1793
前路减压植骨内固定 131
前路经腹膜外入路麻醉 1287
前路经皮颈椎椎间盘切除术 1742
前路经胸腔手术入路 1283
前路切骨减压+人工椎体植入 1419
前路直接减压 1730
前路重建 1465
前路椎间融合术（ALIF） 2010
前路椎体间融合术 2062
前倾角 1000
前屈暴力，主要引起椎体压缩性骨折 1221
前十字韧带 675
前十字韧带重建术 679
前凸 012
前外侧L形钢板螺钉固定 737
前线急救 009
前斜角肌症候群 1667
前缘型 1932
前正中旁切口 1289
前中央血管型（又称四肢型） 1672
前纵韧带断裂 1170
前纵韧带撕裂 1148
钱允庆 027
钳夹（Pincer） 1549
钳夹（Pincer）机制 1550
潜伏期 137
潜伏期测量 392

潜式减压术 1730
潜行切除邻节骨性致压物 1776
潜行切除邻节骨赘前组织 1774, 1775
潜行切除邻近之骨性致压物 1775
潜行切骨 2039
浅表感染 2258
浅层的Camper筋膜 3508
浅反射 1268
浅感觉障碍 1236
浅筋膜（superficial fascia） 3508
浅筋膜血管网 3514
浅-深静脉系统的交通吻合 3526
茜草 005
嵌顿器 616
嵌顿型 513
嵌骨器 1842
嵌紧人工椎体 1859
嵌入椎节 1843
嵌阻 949
强安定药（major tranqnilizer） 2256
强大安全的电源系统 034
强度 911
强度过屈暴力 1224
强直性骶髂关节炎 2052
强直性脊柱炎 1004, 1212, 2087
强直性脊柱炎（ankylosing spondylitis） 3109
强直性脊柱炎合并颈椎骨折 1182
强直性平底足 1646
乔若愚 1749
桥梁骨痂 431
撬拨法 887
撬拨复位 895
撬拨复位固定治疗肱骨外科颈骨折 889
撬拨技术 886
切除病变关节囊 987
切除病变之关节面滑膜 1527
切除病变组织 1332, 1819
切除创口皮缘 282
切除股骨头 1049
切除骨化之后纵韧带时应慎之又慎 2143
切除骨性致压物 1162
切除骨质 987
切除骨赘前骨质及椎间盘 1755
切除关节滑膜 1527
切除横突孔前壁时误伤 2145
切除脊髓前方骨刺为目的的颈前路扩大减压术 1725
切除两侧小关节内侧壁 1314
切除另侧骨赘 1772
切除桡骨小头 1047
切除软骨面 1038

切除损伤肌腱 574
切除损伤屈指肌腱 574
切除相邻椎节边缘致压骨 1760
切除鹰嘴骨质 1047
切除舟状骨 991
切除椎管侧前方骨质 1292
切除椎间隙 2062
切除椎节后方致压骨 1760
切除椎体 1195
切除椎体底部骨质 1760
切除椎体后缘骨赘 1771, 1772
切除椎体后缘致压骨 1195
切除椎体前2/3骨质 1760
切除椎体前部 1195
切断C_1前结节颈长肌 1108
切断背阔肌和前锯肌 1283
切断或切除病变之梨状肌 3336
切断颈长肌 1766
切断内收肌腱 622
切断外旋肌腱 619
切断横血管 1356
切断籽骨间韧带 558
切割器械 320
切骨范围不够 2162
切骨减压术 1292
切骨前先行韧带下松解分离 2142
切忌高枕 1720
切忌选用无后盖之融合器 2156
切忌植入物过深 1850
切开臂中肌 618
切开骶棘肌筋膜 1364
切开复位 528, 607
切开复位内固定手术 829
切开膈肌脚 1354
切开横突孔前壁 1767
切开环甲膜 364
切开筋膜 008
切开颈阔肌 1187
切开静脉 358
切开排脓 2967
切开皮肤皮下诸层后 1308
切开皮肤、皮下组织和颈阔肌 1732
切开气管软骨 363
切开前纵韧带 1291, 1738
切开心包 365
切开胸壁 364
切开引流 008
切开椎旁筋膜 1190
切口感 203
切口感染 252, 1127
切口微创化 1786
切取关节囊瓣 1052
切取髂骨条 1061
切取移植肌腱 574

切取枕骨骨瓣 1065
切勿随意结扎股动脉 3278
青霉素 009
青少年环（arcus juvenilis） 2943
青少年脊髓疾病 1828
青少年特发性脊柱侧凸 2832
青少年特发性脊柱侧凸后路矫形术 2843
青枝骨折 402
轻度距骨体压缩性骨折 782
轻型过伸性损伤 1148
轻重量牵引 1712
清除病灶 2997
清除骨屑 1049
清除髋臼内的病变组织 2591
清除上下椎间隙 1759
清除深部失活组织 283
清除异物 942
清创的时机 281
清创术 280
清创术毕处理 285
清创术的实施 282
清创术的术前准备 281
清创术概述 280
清洁工具 841
清洁性间歇导尿（clean intermittent catheterization，CIC） 1373，1374
清理刨削刀（whisker） 323
清洗消毒液 041
邱贵兴 026
邱勇 2866
秋千式拉手 273
秋水仙碱 3208
蚯蚓状畸形 2699
球海绵体反射 1235
球囊导管置入一过性腹主动脉血流阻断术 2366
球囊加压 1568
球囊扩张中 1346
球囊扩张椎体后凸成形技术 1344
球囊阻断的时间 2366
球囊阻断的位置 2366
球牵开器（ball-retractor） 1835
球窝关节 978
球-窝假体 982
球形被动反射 883
Ⅲ区骨盆肿瘤切除后重建 2402
区域特异性 3372
曲马多（Tramadol） 108
曲线锯 242
曲旋转型 1227
驱动轮椅 3673
驱血带 062，065
屈侧线圈支架（flexion coil brace） 3617

屈肌腱损伤 3616
屈颈试验（Lindner）征 1673，1942
屈颈位牵引 1173
屈髋90°拔伸法 605
屈髋训练 210
屈曲暴力 1149，1221
屈曲暴力情况下引发之腰₁椎体后缘骨折 1225
屈曲、垂直及水平暴力 1150
屈曲—分离暴力可引起典型之安全带损伤 1222
屈曲加水平暴力 1150
屈曲牵张型损伤 1229
屈曲牵张性骨折 1253
屈曲型损伤 1149
屈曲旋转损伤 1231
屈曲压缩型骨折 1224
屈腕试验（Phalen征） 3315
屈戌关节 901
屈膝半脱位强直畸形 1005
屈膝挛缩畸形 1005
屈膝强直畸形 1005
屈指肌腱的分区 570
屈指肌腱固定术 572
屈指肌腱损伤 577
屈指肌腱粘连松解术 577
躯干感觉节段性标志 1262
躯干与下肢运动功能 1239
躯干感觉诱发电位 382
取骨范围 088
取皮鼓 343
取自体髂骨的颈椎融合术 1840
龋齿样酸痛 925
去极化肌松药 109
去脓化腐 008
去上皮的（de-epithelialized）翻转皮下组织皮瓣 3534
去上皮化（de-epithelialization） 3534
去旋转程度 014
去旋转矫形 2912
去氧核糖核酸病毒（DNA Viruses） 2437
全半径刨削刀（Full-Radius resector） 323
全髌骨切除术 949
全长游离肋骨 1284
全关节结核 2964
全关节型结核 2965
全国第三届颈椎病研讨会 024
全国结核感染率 3066
全厚皮片 340
全厚皮片供区 344
全厚皮片切取 587

全踝关节置换术 1020，1026
全踝关节置换术（total ankle replacement，TAR） 1020
全踝关节置换术后护理 1026
全脊柱截骨术 3122
全脊椎（体）切除术 2359
全肩关节置换术 981
全抗原致敏 080
全踝型膝关节 018
全空气系统 035
全髋关节置换术（THA） 623，954，995
全髋置换术的病例选择 618
全髋置换术后脱位 623
全髋置换术后外侧入路 619
全麻 1032，1036，1038，1040，1046
全面的术前准备 1133
全身常用供皮区 343
全身感染 151
全身麻醉 006，123，127，128，145
全身情况危重者 301
全身支持疗法 2335
全腕人工关节置换术 991
全膝关节成形术（total knee arthroplasty，TKA） 212
全膝关节置换（TKR） 835，1007，1009
全膝关节置换术的力学平衡原则 1006
全膝关节置换术后并发症 214
全膝关节置换术后护理 213
全膝关节置换术前护理 213
全小关节切除术 1976
全自动止血带 063
醛类 041
缺乏"同时减压"的概念 1550
缺陷 1022
缺血型（ischemic form） 2789
缺血性骨坏死 200
缺血性坏死 171，979
缺血性肌挛缩 200，491
缺血性挛缩（Volkmann）征 938，940
缺氧 932
确定假体长轴 1016
确定气管导管位置 156
确定受损椎节 1188
确定椎弓根进钉点 2844
确认施术椎节 1188

R

Raco 2514
Radzikowski征 1941
Raimondi 1834

R. Allen 1272
Ramirez 2181
Ramon y Cajal 1272
Ramsey 2574
Randolph 2582
RBK 096
Rb基因 2323
Rüedi 730
Regan 1921, 2044, 2048
Reiter病 2052
Reiter综合征 3113
relay 3540
Rengachary 2715
reticulin纤维 2433
RF 1306
RHO（rashomologue）拮抗剂 1274
Richard 018, 851
Richard O'Corner 313
Riemer 1500
Riemertal 1500
Riffaud 2433
Rijnds 925
Ring 3245
Riseborough根据骨折的移位程度 492
Risser 014
Risser征 014, 2839
Ritter 040
Rizzoli 1025
R.Koch 006
Rober 851
Robert Brissette 322
Robert Jackson 313, 315
Robert Jones 007
Robert Nisbitt 005
Robertones 3587
Robert Osgood 007
Robert Salter 2588
Robert Wartenbery 3321
Robinson 1097, 1591, 1725, 2236
Roger 004
Roges 1921
Roles 3309
Romberg征 1264
Ronald 2056
Ronald Blackman 2849
Rontgen 2317
Rookwood手术 922
Roots 3353
Rosen 2317
Rosenthal 1921
Roser 2576
Rossi 2514, 2515
Rotgen 1544
Routt 1507

Roux-Goldthwait法 1633
Roy-Camille 1316, 1320, 1511, 2522, 2523
Ruedi—Allgower 906
Rumpel Leede试验 2943
Rush-Sheffield髓内钉 2944
Rusk 029
Russell Albee 014
Russell Hibbs 014
Russell-Taylor钉 633
Russell牵引 261
Russell小体 2334
R.W.Smith 529
染色体病 2551
饶书城 1297, 1532
桡侧长度 535
桡侧副韧带 487, 533
桡侧滑囊炎手术 3017
桡侧倾斜角 535
桡侧旋前肌综合征(radial pronator syndrome) 3309
桡侧柱 542
桡动脉茎突部穿支筋膜皮瓣 3549
桡动脉逆行岛状皮瓣 592
桡动脉切口 360
桡骨棒状手 2559
桡骨干骨折 516
桡骨干骨折之移位 517
桡骨茎突骨折 523, 532
桡骨颈骨折 513
桡骨颈骨折后橇拨复位 894
桡骨颈骨折开放复位螺钉内固定 514
桡骨颈骨折之分型 514
桡骨头粉碎性骨折 503
桡骨头骨骺分离 504
桡骨头骨折 501, 893
桡骨头骨折及分型 502
桡骨头骨折开放复位内固定术 503
桡骨头切除关节置换术 985
桡骨头切除术 502
桡骨小头 486
桡骨（小）头半脱位 489
桡骨头脱位 489
桡骨远端粉碎性骨折 357, 1033
桡骨远端骨骺分离 523, 531
桡骨远端骨骺分离分型 531
桡骨远端骨折 535, 855, 857, 895
桡骨远端骨折关节镜下复位 856
桡骨远端骨折合并舟月韧带撕裂伤 856
桡骨远端骨折掌侧钛板 527
桡骨远端关节内骨折 854, 855
桡骨远端关节内骨折的Melone分类（型） 855

桡骨远端关节内骨折镜下手术 857
桡骨远端畸形愈合 528
桡骨远端接骨板 541
桡骨远端面骨骺分离开放复位及内固定 532
桡骨远端之关节面正常角度 526
桡管 3310
桡管构成 3310
桡管神经卡压征 1618
桡管压迫试验 3312
桡管综合征(radial tunnel syndrome) 3309, 3310
桡管综合征与肱骨外上髁炎的鉴别要点 3312
桡神经 939
桡神经感觉支卡压 3321
桡神经沟 475
桡神经前臂部缺损 3384
桡神经浅支 3361
桡神经浅支激发试验 3321
桡神经上臂部缺损 3384
桡神经受损 1666
桡神经损伤 484, 922, 3384
桡神经与第八脊神经受累时鉴别 1666
桡神经肘部缺损 3384
桡神经阻滞 123
热塑性材料 241
热休克蛋白诱导剂 380
人工膀胱反射弧重建术 1376
人工髋股关节置换术 1633
人工肱骨头置换手术 979, 980
人工股骨柄 973
人工股骨头及全髋关节置换术 618
人工股骨头置换术 621, 975
人工股骨头置换术的病例选择 618
人工股骨头置入 618
人工骨 089
人工关节 026
人工关节植入 1758
人工关节植入术 1798
人工关节置换技术 964
人工关节置换术 954, 969
人工关节置换术的围手术期护理 206
人工踝关节STAR型设计 1024
人工踝关节置入术 1041
人工肩关节 964
人工肩关节置换 891
人工肩关节置换术 978
人工髋关节 016
人工全髋关节置换 961, 973
人工全髋关节置换术 207
人工全髋关节置换术的术后护理 208

人工全髋关节置换术的术前护理 207
人工全髋关节置换术后常见并发症 210
人工全髋关节置换术后康复 211
人工全膝关节置换术（Total knee replacement, TKR） 212, 955
人工桡骨头置换术 988
人工栓塞的并发症 2270
人工髓核的构造 2015
人工膝关节置换 212
人工硬脊膜囊 1275
人工掌指关节置换术 993
人工照明 033
人工支持结构 1274
人工植入物断裂 1873
人工植入物滑出 1873
人工智能技术 016
人工肘关节置换术 984, 987
人工椎间盘 024, 1739, 1839
人工椎间盘的病例选择 1875
人工椎间盘滑出 2156
人工椎间盘植入 1194
人工椎间盘植入过深 2145
人工椎体 1159, 1197, 1335
人工椎体撑开 1332
人工椎体调节固定器 1858
人工椎体构造 1331
人工椎体滑脱 2156
人工椎体间关节 1754
人工椎体间关节植入术 1758
人工椎体倾斜 2145
人工椎体手术方法 1332
人工椎体所致并发症 2156
人工椎体体部 1858
人工椎体型号 1332
人工椎体压迫硬膜囊 2156
人工椎体折断 2156
人工椎体植入术 1154, 1331, 1332
人类基因治疗（human gene therapy） 2551
人类基因组计划 826
人体倒三角形力学结构 1990
人体骨骼发生学（Human Osteogeny） 005
人体脊髓组织移植 1275
人体尿酸 3206
人体生理曲线演变过程 1994
人为控制性排尿 1376
人造骨 1061
认真消毒铺单 2158
任廷桂 023
韧带骨赘（syndesmophyte） 3109
韧带和肌腱损伤 333
韧带-椎间盘间隙的出现 1652

日本人病 2086
日光射线 2325
日照 038
容量辅助-控制通气（V-ACV） 178
容量控制SIMV 179
容量控制通气（VCV） 178
容量预置型通气（volume preset ventilation, VPV） 178
溶骨型 2374
溶核手术后复发者 2196
溶栓疗法 2266
溶栓治疗 192
溶血反应 080
融合技术 1839, 1910
融合失败 1393
融合术内固定方式的选择 1134
融合椎节骨质增生 2163
肉瘤 2316
肉脂膜层（panniculus carnosus） 3516
乳糜流出 1581
乳糜胸 1357, 2234, 2235
乳头下微静脉网 3525
乳突连线（Fischgold线） 2634
乳腺癌 2355
乳幼儿的脊髓完全损伤 1539
入侵关节 2989
入侵式感染 3104
褥疮 199, 204, 934, 935, 1060, 1163, 1173, 1270
褥式两定点连续缝合法 291
褥式四定点连续褥式缝合术 292
软骨板 1651
软骨板钻孔 873
软骨瓣 870
软骨成骨 005
软骨挫伤 682
软骨发育不良 2950
软骨发育不全（achondroplasia） 2948
软骨骨折 405
软骨划伤（割伤） 682
软骨裂伤（软骨骨折）与软骨缺损 683
软骨瘤（chondroma） 2286
软骨面损伤 852
软骨母细胞瘤 2294
软骨黏液样纤维瘤(Chondromyxiod fibroma) 2293
软骨肉瘤 2292, 2327
软骨素酶ABC 1273
软骨外胚层发育不全（chondroectodermal dysplasia） 2950
软骨下床 870

软骨移植 683
软骨营养障碍性侏儒（chondrodystrophic dwarfism） 2948
软化瘢痕 1717
软脊膜下血管畸形 2699
软脊膜炎期 3143
软膜细胞起源学说 2433
"软腿"（giving way） 1625
软性颈围 1215
软组织的评估 716
软组织松解术 2602
锐性切开、分离皮下组织 1733
锐性梳式拉钩 1308
瑞芬太尼（Remifentanyl） 106, 186

S

Saal 2014
Saliceto 005
Salmon 3507, 3539
Salter 2581, 2588, 3590
Salter-Harris 493
Salter和Harris的分型 904
Salter截骨术 2588
Salto 1025
Samaritan医院 007
Samii 3367, 3368
Samsa 1542
Santa Casa撑开器 2923
Sarondo-Ferre半骨盆切除术 2399
Sarondo-Ferre 前侧组半骨盆切除术 2400
Satomi 2243
Saunderland麻痹 2273
Saunderland神经障碍 2273
Scandinavian total ankle replacement （STAR，北欧型全踝假体） 1024
Scarpa筋膜 3517
Schafer 3504, 3507
Schafer 深筋膜血供 3508
Schajowicz 019
Schatzker 836
Schatzker 胫骨平台骨折分类（型） 862
Scheuermann 3135
Scheuermann病 2436, 3051
Schilden 632
Schlatter 3044
Schmidt 2841
Schmorl 2108, 3135
Schmorl结节 1933, 3136
Schneider 1274
Schneider钉 423

Schollner技术 2064, 2065
Schreiben 1105
Schwab 1273
Schwannomas（雪旺细胞瘤） 2432
Schwann细胞 1831
Scott钢丝固定技术 2065
Scott技术 2064
Scoville坐位 2278
Scully 917
Seddon 2273, 3357
Seldinger 2511
Seldinger插管造影技术 2511
Seldinger技术 2513
Selle 2236
Semmelweis 042
Semmes-Weinsein单纤维感觉试验 3651
Settegast 1628
Sever 3049
Severin的X线检查评定标准 2596
Sever病 3049
Seyffarth 3302
Shatzker 2785
Shea 3317
Shenton线 2579
Sherrington 3182
Shinno 2253
Shlesinger 2785
Shmorl 1928
Shore 2108
Shufflebarger 2843
（Sillence）分型 2943
simple bone cyst 2305
Sinding 3047
Sinding-Larsen病 3047
S. L. Guttmann 1272
Sloff 2432
Slooff 2447
Slot撑开器 2923
Smahel 3367, 3368
Smith 1725, 2576, 3038, 3353, 3524
Smith-Petersen 016, 3118
Smith-petersen切口 2406
Smith-Robinson 1214, 2173
Smith骨折 357
Smith假体 1023
Sobel E 3059
Sofield手术 2607
Sohmiat 238
solitary bone cyst 2305
Song 2838
Souter-Strathclyde型全人工关节肘置换术 986
SPECT 965, 966
Speed 988

SpineCath 导管 2012
SpineCath 椎间盘内电热疗仪 2012
Spinner 3311
SpO2监测仪 154
Sprengel 2554
Spurling征 1663
Square burr 2225
Stagnara 015
Staheli截骨术 2595
Staheli手术 2594
Starkman 2715, 2716
STAR（Waldemar-Link, Hamburg）假体 1020, 1024
Staude 1834
Stechow 913
Steeg 020
Steffee 2248, 2522
Stener 2408, 2522, 2523
Stenzl 1374
Stevenson 2676
Stewart 2612
S Theoleyre 2350
Stills 3590
Still氏病 3025
Stimson重力复位法 606, 607
Stock 3528
Stoke-Mandeville脊柱脊髓中心 1272
Stolke 2257
Stoll 1105
Stout 2432
Strachm 2677
Strange 3359
Stratford 3306
Strauch 3366
Strauch十分试验 3364
Streeter's畸形 2955
Struthers 3300
Struthers弓 3300
Struthers韧带 3300, 3302
Stryker 1320, 1789
Stryker Cage 1787, 1806, 1852
SU 379
Suerez 2672
Sumito 2785
Sundavesan 2522
Sunderesan 2523
Sunderland 3297, 3310, 3353, 3356, 3358
Sunderland针刺痛觉测定器 3649
sun-ray 2325
Surgical grade calcium sulphate 096
Susrula 040
Suzuki 2086, 2248, 2267
Swanks 2257

Swanson 2565, 985
SwanSon硅胶全腕人工关节 991
SwanSon硅胶全腕人工关节置换术 991
Swanson式 992
Swonson 212
system 2248
S形切口 1033, 1038, 1044
三叉戟手（trident hand） 2949
三点固定原理 013
三点或四点矫正规律 250
三点接触界面 725
三高度床脚垫 257
三关节尖头咬骨钳 1064
三关节融合 1041
三关节融合术 806, 1646, 1647
三踝骨折 758, 774, 776
三踝骨折内固定 774
三级梯 257
三间室置换术 1008
三角复位枕 2581
三角骨 1636
三角骨的近侧部分 991
三角肌瘫 1030
三角肌下滑囊 1609
三角肌胸大肌间沟 979
三角木 1043
三角韧带 746, 765, 1634
三角韧带浅层 765
三角韧带深层 765
三角韧带深层修补 754
三角韧带撕裂 744, 855
三角韧带损伤的临床表现 769
三角韧带损伤的治疗 769
三角韧带损伤机制 769
三角纤维软骨复合体（TFCC） 536, 542
三角纤维软骨复合体撕裂伤 856
三角纤维软骨复合体损伤 855
三角纤维软骨损伤 537
三角形骨块 402, 1943
三角形骨折 904
三角形骨折块 556
三角形骨折块固定 556
三角形皮瓣 573
三角形外固定架 737
三面皮质骨骨块 092
三区二通道 033
三维C臂（3D） 966
三维X线影像 884
三维矫形 016
三维矫形三维固定 016
三维模式优化介入治疗 823
三维图像 823
三维型肩关节假体 978

三翼钉 616
三柱都需要获得稳定 542
三柱固定 1280
三柱理论 542
色努式支具 238
砂纸检查 3650
山口 2108
山丘型 1360
闪电样疼痛 1678
伤寒性骨髓炎（typhoid osteomyelitis） 3005
伤寒杂病论 022
伤后3月以上者为晚期病例 1176
伤后时间较长者 301
伤及硬膜囊引发脑脊液瘘 2141
伤口感染 006
伤口切除术（Wound excision） 009
伤气 3699
伤情稳定后的系统检查 306
伤血 3699
伤与脏腑的病机 3700
伤椎可否进钉 1321
伤椎强化 1476
上臂 049
上臂截肢术 3221
上臂皮瓣 593
上臂损伤固定法 931
上臂与股部的逆行岛状皮瓣 3533
上臂中下段、肘部和前臂中上段铺巾方法 051
上端椎 015
上颌骨恶性肿瘤 2302
上颈椎 1130
上颈椎侧前方入路 1093
上颈椎翻修手术并发症 1141
上颈椎翻修术的要求 1132
上颈椎翻修术原因 1131
上颈椎骨折 1058
上颈椎前路经皮侧块固定 1110
上颈椎前路颈动脉三角区 1105
上颈椎手术 1124
上颈椎手术后并发症 1127
上颈椎微创手术 1100
上胫腓骨关节脱位方向 662
上胫腓关节脱位 659, 710
上胫腓关节脱位与半脱位 661
上皮瘤（epithelioma） 2437
上崎法 1632
上神经元性瘫痪 1234
上神经元与下神经元所致瘫痪的鉴别 1240, 1241
上消化道出血 368, 373
上消化道运动功能障碍 372
上行性颈椎病 1177, 1684

上肢吊带 246
上肢骨折 904
上肢关节成形术 1046
上肢关节周围损伤 888
上肢过度外展 171
上肢结核 2968
上肢截肢术 3220
上肢截肢者的康复训练 3635
上肢零度位（zero position）牵引 1598
上肢螺旋牵引器 416
上肢躯体感觉诱发电位 382
上肢石膏 220, 224
上肢手术麻醉 121
上肢术野铺单 049
上肢外展架 231, 232
上肢外展架固定 982
上肢与躯干感觉分布 1261
上肢运动功能 1239
上肢支具 244
上肢周围神经卡压症 3290
上肢周围神经缺损的治疗 3382
少年期椎体骺板骨软骨病 3051
少突胶质细胞瘤 2414
少突胶质细胞髓鞘糖蛋白（oligodendrocyte myelin glycoprotein, OMP） 1273
舌损伤 2677
舌苔 3702
舌下神经损伤 2138
舌形部型 900
舌型（Tongue type）骨折 793
舌诊 3701, 3702
舌质 3702
舌状肌瓣延长术 3163
社会上的不利（handicap） 3666
社区骨科 030
射雌酮（estrogen） 2576
摄像机 853
伸肌腱 1034
伸肌腱帽损伤 582
伸肌腱帽损伤所致手指畸形 583
伸肌腱帽损伤修复法 583
伸肌腱帽直接缝合法 583
伸肌腱帽自身进行修复 584
伸肌腱损伤 578
伸肌装置（extensor apparatus） 327
伸缩部件 1471
伸膝装置 1621
伸膝装置损伤 666
伸膝装置损伤好发部位 666
伸展型骨折 1253
伸展型骨折脱位 1148
伸指肌腱5区分区法 579

伸指肌腱瓣翻转伸指肌腱帽修复法 583
伸指肌腱帽联合腱修复法 584
伸指肌腱损伤 579
伸指支具 245
伸肘训练 3621
身高与体重 910
深部感染 2182, 2258
深部腱反射 1269
深部静脉血栓 1542, 2240
深部血栓形成 1270
深层的Scarpa筋膜 3508
深度指示器（即凿芯） 1743, 1842
深度指数（depth index） 1629
深反射 1268
深呼吸活动 934
深呼吸、有效咳嗽、咳痰的训练 201
深及椎管内之感染 1556
深筋膜（deep fascia） 3508
深筋膜的血供 3570
深筋膜上血管网 3514
深筋膜微静脉网 3526
深筋膜下血管网 3513
深筋膜血管网 3513
深静脉栓塞 1163
深静脉血栓（deep venous thrombus, DVT） 127, 211, 1982
深静脉血栓（DVT） 252
深静脉血栓发生率 2182
深静脉血栓形成（deep venous thrombosis, DVT） 190
深在创口的处理 286
神经变性期 3143
神经传导时间 391
神经传导速度（CV） 391, 392
神经传导速度测定 391
神经传导速度异常 393
神经丛学说 2432
神经淡漠（Prostration） 930
神经的弹性 3356
神经地西泮类药 160
神经电生理检查 382
神经断端的修整 3349
神经改道 3381
神经干挤压 1513
神经根病变 385
神经根或脊髓损伤 1463
神经根绞窄症状 1833
神经根损伤 1119, 1477, 1982
神经根型 2089
神经根型颈椎病 1660, 1752
神经根序数 1238
神经功能恶化 1141, 2194, 2212, 2215, 2766

神经功能恢复停滞不前者 1304
神经功能监测 112, 148
神经功能麻痹（neurapraxia） 2273
神经管原肠性囊肿 1826, 1828
神经-肌肉群组投掷反射 919
神经胶质瘤 2442, 2443, 2446
神经节苷脂 1472
神经-静脉皮瓣（neuro-venous flap） 3548
神经卡压综合征 911
神经瘤 688
神经麻痹 335
神经膜瘤 2432
神经-内分泌失调 370
神经内松解术 3350
神经内血管网（intraneural vascular plexus） 3540
神经黏合剂修复神经损伤 3366
神经旁血管（paraneural vessels） 3541
神经旁血管丛（paraneural plexus） 3513
神经旁血管网（paraneural vascular plexus） 3540
神经皮瓣（neurocutaneous flap） 3514, 3540
神经皮肤穿支（neurocutaneous perforator） 3542
神经鞘瘤 1831, 2414, 2432
神经鞘瘤的手术 1825
神经清创 284
神经伤的清创及手术治疗 295
神经上皮瘤（neuroepithelioma） 2437
神经生长因子（nerve growth factor, NGF） 1272, 3370
神经束(fasciculus) 3352
神经束的定向 3353
神经束的修复 3352
神经束缝合 940
神经束缝合技术 3354
神经束间导向缝合 3354
神经束膜缝合 3355
神经束膜撕裂 1513
神经松解术 3350
神经损伤 067, 333, 939
神经损伤后雪旺细胞的反应 3375
神经索(funiculus) 3352
神经肽 370
神经探查术 940
神经外膜（epineurium） 3352
神经外膜的修复 3347
神经外膜血肿 1513
神经系膜（mesoneurium） 3355
神经系统病变的体感诱发电位 384

神经细胞体和靶细胞之间的关系 3369
神经纤维瘤 2414
神经纤维瘤病（neurofibromatosis, NF） 2304, 2432, 2526, 2538
神经纤维瘤病性颈椎后凸畸形 2538
神经性膀胱 3665
神经性病变的运动单位电位 391
神经性不稳定 1230
神经性关节病 979, 3033
神经性关节病变 987
神经修复的时机 3347
神经修复术 295
神经血管损伤 610, 742
神经移植 3358
神经移植术 296
神经营养因子-3 1272
神经营养因子（neurotrophic factors） 1472, 3369, 3370, 3371
神经营养与神经诱向（trophism vs tropism） 3370
神经再生的特异性 3371
神经再生过程中的神经营养 3369
神经支卡压症 1952
神经滋养剂 1549
神经阻滞麻醉 144
神农本草经 022
沈祖尧 027
肾癌 2355
肾功能不良 118
肾脂肪囊封闭 938
渗血和血肿 205
慎用电刀及电凝器 2136
升高的座便器 208
生长锥 3371
生成基底膜 3376
生骨节（sclerotome） 2628
生化标志物 2374
生活护理 196
生活能力之分类 1240
生理及药理特点 143
生理前凸 2173
生理人计划（the physiome project） 825
生理学 006
生命支持（Advanced trauma life support, ATLS） 138
生物材料间置关节置换术 985
生物工程学 995
生物降解骨水泥 096
生物力学 984
生物力学固定 010
生物力学特点 1021
生物力学特性 400

生物膜 1315
生物钛板 846
生物相容性 1846
生物学固定（biomechanical osteosynthesis, BO） 010, 017, 818, 846
生物椎间盘移植术 1730
声音嘶哑 133, 1576
失败因素 622
失代偿 2849
失血程度的分级 166
失血程度分级 166
失血量估计 929
失血是引起死亡的主要原因 2363
失血性休克 373
施卡巴筋膜 1519
施术过程中所致并发症 2182
施术椎节定位 1736
施术椎节相邻节段退变的加剧 2163
施万（雪旺）细胞 1274
湿敷 008, 1585
湿扩 283
石膏背心 220, 228, 1246, 1388
石膏背心固定后行腰背肌锻炼 1247
石膏绷带的一般包扎方法 222
石膏绷带技术 218
石膏拆除 234
石膏撑开器 234
石膏床 220, 229, 1716
石膏短裤固定 1531
石膏分开及取出 234
石膏固定 224, 418
石膏固定范围和固定时间 221
石膏固定后注意事项 236
石膏固定患者的护理 222
石膏管型 220, 940
石膏管型剖开 220
石膏技术实施 224
石膏剪 234
石膏颈围 1715
石膏锯 234
石膏裤 220
石膏剖开 232
石膏钳 234
石膏术的临床疗效 218
石膏塑形不当 936
石膏托 220, 940
石膏压迫 221
石膏压迫疮 935
石膏注意事项 236
石骨症（osteopetrosis） 3193
识别因子 3371
实时导航 823

实时影像导航技术 823
实验外科学家 008
实验诊断用房 033
实则泻 021
拾物试验 3069
食道癌 1694
食道瘘 2149
食道损伤 1126, 2136
食道损伤，应在术中立即缝合 2137
食道压迫型颈椎病 1692
食道压迫型颈椎病诊断标准（2008） 1692
食道炎 1693
食管穿刺伤 1439, 1447
食管瘘 2259
食管受压型颈椎病 1700
食管损伤 2226
食管造影 1578
食指背侧岛状皮瓣 591
史密斯（Smith）骨折 523, 529
史氏（Steinman's）钉 262
史氏钉牵引器械包 262
矢状位骨折 899
矢状应力试验 770
使骨折愈合的原则 007
使用过度的应力骨折 913
示指背侧岛状皮瓣 589
示指固有伸肌腱移位修复法 585
示指固有伸肌腱转位 585
示踪工具 878
世医得效方 022
试模 1847
试装人工关节 987
视觉模拟评分法（Visual analogue scale；VAS） 164
视觉诱发电位 385, 386
视觉诱发电位异常的临床意义 386
视觉追踪器 883
视频内窥镜 1352
视频信息处理机系统（video processor system） 1985
视神经炎 386
视网膜母细胞瘤基因 2323
视网膜血管瘤（Hippel-Lindau病） 1831
适合角（Congruence angle，CA） 1628
适应器（fitter） 3609
室管膜瘤 1831, 2425, 2443
嗜酒的影响 2164
嗜酸性肉芽肿 1334, 2304, 3073
收集瓶 325
收容 008
手背S形切口 554

手背逆行岛状皮瓣 591
手不离胸 2143
手部带血管蒂的岛状皮瓣 589
手部感染的手术 3012
手部感染的特点 3012
手部感染的治疗原则 3013
手部骨折 780
手部肌腱损伤 570
手部间隙感染 3017
手部康复 3616
手部皮肤损伤 586
手部伸肌腱 579
手部伸指肌腱损伤的修复 585
手部套脱伤时将患手先埋入腹部（或胸部）皮下 597
手部小关节 965
手动空气止血带 062
手法操作（manipulation） 1544
手法复位 449
手法矫正畸形 1043
手法轻柔 1167
手法推拿 1259
手和手指手术铺巾 053
手上功夫（hand work） 1192, 1773, 2142
手术成败的关键 1754
手术导航仪 072
手术的体位 144
手术的有限化、微创化和智能化 1422
手术辅助用房 033
手术后适应性锻炼 195
手术机器人 823
手术技巧欠佳 1405
手术进行中的无菌原则 048
手术纠正 2156
手术流程 878
手术铺单 048
手术铺单的基本要求 048
手术器具所致的脊髓损伤 1550
手术前患肢骨牵引 2591
手术入路选择 1184
手术入路选择不当 2161
手术时围观者太多 2158
手术适应证（2008） 1697, 421, 979
手术室 033, 047
手术室的消毒隔离 047
手术室环境和器械无菌要求 047
手术室内的X线应用 082
手术室无菌要求 047
手术损伤 944
手术体位 112, 130
手术显微镜 347
手术显微外科 345

手术用房 033
手术者辐射防护 1424
手术组颈椎椎管矢状径平均值 1656
手外科 027
手腕部骨折脱位 546
手腕部外伤 546
手、腕及前臂伸肌腱损伤的修复 584
手腕中部加压试验（叩击脑管）阳性 1667
手袖疾病(hand-cuff disease) 3321
手摇钻 617
手支具 244
手指固定性支具 244
手指活动性支具 244
手指拇指化（pollicization） 2566
手指石膏夹板 226
手指铁丝夹板 558
手指掌侧推移皮瓣 597
首次手术减压不彻底 2203
首届全国颈椎病座谈会 024
首例颈椎前路扩大性减压术是怎样开展起来的（禁区是怎么突破的） 1779
首席骨科军医 007
受累神经组织分型 2378
受区 341
受损血管的修复与重建 3271
受体增加 150
β受体阻滞剂 115
β受体阻滞药和钙通道阻滞药 175
枢椎齿状突骨折 1070
枢椎椎弓根骨折 1100
枢椎椎弓根后路进钉点方向与角度 1070
枢椎椎体前下缘骨折 1105
梳式拉钩 1308
舒尔曼（休门、Scheuermann）氏病 3135
舒芬太尼（Sufentanyl） 106, 186
疏松脂肪组织（adipose tissue） 3534
疏通血气 021
输精管壶腹 1488
输精管盆部 1488
输尿管损伤 2048
输送途中的抢救 305
输血 006, 135, 938
输血传染的疾病 081
输血反应 079
输血管理 147
熟石膏 095
术后并发肺栓塞 2265
术后并发症 133, 1329

术后肠梗阻 2010
术后迟发感染 2214
术后的脊柱变形 2271
术后发生的脊髓损伤 1551
术后放疗的并发症 2271
术后感染 989
术后护理 195，201
术后急性疼痛的治疗 159
术后精神并发症 2254
术后精神失常 1542
术后精神紊乱 2254
术后精神紊乱的鉴别 2255
术后颈部活动过多或金属疲劳断裂 2153
术后颈部有效的制动 2152
术后失明 133
术后栓塞 2514
术后苏醒 154
术后疼痛 158，159
术后疼痛对机体的危害 158
术后疼痛对心理的影响 159
术后头颈部劳损及不良体位 2164
术后血肿 2199
术后血肿形成 2808
术后硬膜外血肿 1761
术后早期感染 2213，2767
术后镇痛的并发症 162
术后镇痛效果 164
术后椎节失稳 2808
术前备皮 045
术前病情告知 1424
术前采血 074
术前充分的气管推移训练 2148
术前对气管食道的推移训练 2136
术前呼吸功能的检测 177
术前护理 194
术前评估 117
术前评价 1406
术前气管切开 1128
术前心功能 173
术前训练 201，204
术前医嘱 115
术前预防性抗生素 997
术前整复 1473
术前准备 045，195
术前仔细检查手术区皮肤 2158
术式操作不到位 2162
术式选择不当 2161
术式选择错误 1405
术者过于自信，术中未行拍片定位 2162
术中C-臂X线机透视定位 1737
术中X线拍片定位 1188
术中并发症 1124，1393
术中采血的技术 075

术中大量输血 167
术中骶神经的保护 2411
术中骶神经根定位 1375
术中对施术椎节未行融合固定 2162
术中发生脊髓损伤 1550
术中呼吸功能的维持 177
术中护理 201
术中患者突然骚动 2142
术中及术后骨折 631
术中监护 1392
术中颈椎过伸 1550
术中拉钩牵拉过久 2147
术中麻醉 370
术中牵拉应适度 2148
术中切忌过重牵引 2136
术中切勿仰伸 1174
术中球囊阻断 2366
术中三维透视图像 884
术中神经根的损伤 2182
术中食道损伤未被发现 2149
术中栓塞 2514
术中胃/空肠造口或经肠瘘口 182
术中勿需有意显露喉返神经 2136
术中吸引器应由第一助手在可视下操作 2143
术中消毒 086
术中心功能的维持 176
术中血管、神经并发症 2236
术中知晓 133
术中钻头位置（投影观） 1346
束颤电位 390
束间与束间的导向缝合 3354
束膜（perineurium） 3352
数字工作站 034
数字化虚拟 824
数字化虚拟人体的发展和应用 825
数字化虚拟人体技术 824
数字化虚拟人体若干关键技术 825
数字化虚拟人体研究 826
数字化虚拟中国人的数据集构建与海量数据库系统 825
数字减影技术 1179
数字减影血管造影（digital subtraction angiography，DSA） 2512
数字减影血管造影术 029
数字减影椎动脉造影 1684
数字卡盘调节式膝关节支具 247
闩脑部（obex） 1829
栓塞剂 2365
栓塞物质误入正常灌流脊髓的血管中 2270
双边影 1345
双髋型假体 019
双侧$C_{1\sim2}$椎间关节植骨融合及螺钉内固定 1090
双侧横突孔大小不对称 1656
双侧颈内静脉都损伤 1584
双侧颈椎小关节交锁 1164
双侧髋关节发育不良 958
双侧桡骨远端骨折 527
双侧石膏裤 1494
双侧输尿道误伤 1291
双侧贴附植骨 090
双侧小关节脱位型 1231
双侧性Madelung畸形 2564
双肺充气 1301
双根条形棉卷 1306
双骨钉（条）交叉固定 1039
双胍类 119
双管闭式冲洗吸引 024
双踝骨折 773，776
双踝骨折时螺钉、钛板及U形钉固定 774
双极电凝 1766
双极人工股骨头 017
双肩对比摄片 449
双肩用宽胶布交叉固定 2111
双节段椎体切除 1163
双节式人工椎体 1333
双开门术 1201
双克氏针交叉固定 560
双磷酸盐 1565
双磷酸盐化合物 2304
双目护镜 084
双能X线测量法（Dual X-ray Absorptiometry，DXA） 1564
双平面单支架半针固定式 356
双平面损伤，骨折线穿越韧带及椎间盘 1229
双平面损伤，骨折线穿越中柱 1229
双平面型 351
双氢可待因 105
双上肢持重牵引拍片 449
双手滑轮牵拉活动锻炼 1616
双手平稳持匙 2143
双手托升法 463
双手心脏按摩法 366
双水平气道正压通气（biphasic positive airway pressure，BIPAP） 180
双香豆素 1585
双向性静脉（bi-directional vein） 3526
双血管蒂型 3567
双氧水 087
双（正中）开门式椎管成形术 2750
双直角缝合法 297

双轴关节形式 991
水、电解质平衡 181
水封瓶 1301
水疗法 3644
水泡 233
水泡形成 936
水平暴力 1222
水平二支型 3568
水平二支型肌蒂肌皮瓣 3569
水平及纵向克氏针交叉固定 560
水平浅一支型 3568
水平深一支型 3568
水平位牵引 1153
水平位旋转手法切骨 1771
水平轴向吻合支 3549
睡眠瘫 3308
睡眠性窒息 203, 1128, 2147
顺式阿曲库铵（赛肌宁） 110
顺行切取 3574
顺置式 018, 978
丝攻 070
斯密史（Smith）骨折 405
撕脱暴力 635
撕脱骨折 401, 403
撕脱性骨折 443, 1529
死骨 1462, 2996
死骨的转归 2990
死骨摘除术 2998
死腔 1462, 2990
死亡概率 1150
死亡率 007, 009, 1079, 1092
四边孔综合征（quadrilateral space syndrome） 3320
四部分骨折 890
四关节尖嘴咬骨钳 1313
四（狮）口钳 1309
四头带 1712
四项基本原则 010
四肢长管骨畸形愈合 948
四肢创伤 028
四肢感染性疾患 2963
四肢骨、关节结核病灶清除术 2981
四肢骨与关节结核 2964
四肢骨折 939
四肢骨折并发症 943
四肢畸形 2951
四肢及躯干感觉 1240
四肢瘫（Tetraplegia, quadriplegia） 1058, 1059, 1259, 1551
四肢瘫患者作业治疗的渐进方式 3675
四肢瘫痪率 1092
四肢血管损伤 409
四肢血管损伤的诊断 3269

四肢主要关节穿刺途径 275
四种皮片 340
寺山 2086
似耳状的骶髂关节 2051
松弛肌肉 007
松弛性跖痛症 1639
松动 990
松节油 004
松解到位 1786
松解颈深筋膜 1733
松解粘连 1717
松解椎体前筋膜 1735
松毛虫 3061
松毛虫病 3061
松毛虫性骨关节炎 3061
松质骨结核 2965
松质骨螺钉 450
耸肩 1260
宋慈 022
宋献文 026
苏醒延迟 133
塑料踝足支具 246
塑料夹板固定 562
塑料膝支具 247
塑形良好的石膏固定 015
塑形期 431
酸碱失衡 168
酸中毒 932
随意神经 1266
随意型筋膜皮瓣 3522, 3570
随意型皮瓣 3567
随意自主运动（free active movement） 3592
髓核的突出 1931
髓核后突钙化者 1737
髓核后突形成钙化、体积较大者 1752
髓核后突型 1360
髓核急性脱出 1792
髓核钳 069
髓核突出（herniation） 1937
髓核脱出（prolapsus） 1937
髓核脱入硬膜囊内 1959
髓核摘除 1798
髓节征 1264
髓磷脂生长抑制物 1273
髓内钉 007, 011
髓内钉的种类 423
髓内钉固定 650, 722
髓内钉固定术 642
髓内钉+植骨术 739
髓内定位 1007
髓内孔位于髁间窝上方 1016
髓内拉钩 1017
髓内植骨 090

髓内肿瘤 1679, 1826, 2269, 2418
髓内肿瘤的并发症 2270
髓内肿瘤手术并发症 2271
髓前中央动脉受压症候群 1167
髓前中央动脉症候群 1726
髓腔闭塞症 944
髓腔封闭 943
髓腔内植骨术（medullary bone graft） 945
髓鞘碱性 2433
髓鞘相关糖蛋白（MAG） 1273
髓外定位 1007
髓外硬膜下肿瘤 2418
髓外肿瘤 1679
髓周网（perimedullary mesh） 2716
碎骨块致压 2199
碎骨块坠落 2144
碎骨片如与断裂之后纵韧带相连 1159
碎片间拉力螺钉 718
碎片植骨 090
孙思邈 022
孙宇 1451
损伤后气血的病机 3699
损伤后蛛网膜囊肿 2716
损伤类型权重表 308
损伤性骨化 200
损伤性关节炎 948
损伤学说 2433
羧苯磺胺（丙磺舒, probenecid） 3208
缩肛反射 1235, 1269
所支配的主要肌肉 1239
锁定加压钛板（LCP） 821
锁定接骨板 541
锁定接骨板LCP（locking compression plate） 719
锁定接骨板固定 719
锁定螺钉（locking head screws, LHS） 720, 830
锁定时间（lockout time; LT） 162
锁定钛板稳定植骨块 2152
锁骨 439
锁骨骨膜及胸锁乳突肌瓣将食道瘘闭锁 2228
锁骨骨折 444
锁骨骨折的典型移位 445
锁骨-喙突固定术 450
锁骨-喙突螺钉内固定术 451
锁骨解剖 439
锁骨上阻滞 122
锁骨钛板螺钉固定 451
锁骨外侧端切除术 451
锁骨下动脉的预后 3273

锁骨下动脉损伤 1583, 3272
锁紧螺母 2847
锁孔技术 1352

T

T₁₁椎体爆裂性骨折 1387
Tagaki 851
Takagi 313
Takahata 2240
Tanaka 3524
Tarlar 3367
Taylor 1544, 2582, 3508, 3526, 3534, 3539
tethered cord syndrome 2710
Tew 1835
Texas Scottish Rite Instrumentation系统 1305
Tezuka 2263
TFC 1298
Thatte 3534
THA术后假体松动 622
THA术后引发脱位 623
Theador Schwann 3374
the finger 012
Theophilus Gluck 954
The Rezaian Spinal Fixator 1857
Thisted 2181
Thomas 667, 2317
Thomas Annandale 006
Thomasen 3122
Thomas.H.O 238
Thomas Jones 007
Thomas征 2197
Thompson 017, 3047, 3296, 3517
Thomson手术 2620
thoracolumbarsacral orthosis 238
Ti-A16-V4材料 017
Tien 2574
Tikhoff-Linberg肢体段截术 2326
Tile 1489, 1500
Tile骨盆骨折分类法 1489
Tillaux骨折 745, 750, 872
Tillaux损伤 871
Timmons 3531
Tinel 3321
Tinel's 1664
Tiroza Tanara 3040
Titian 005
TKA的基本原则 1006
TLSO 238
TNK 1025
Tolhurst 3506, 3517
TOPLL后路手术 2119
TOPLL前路手术切除范围 2120

Topter 2447
Townely 017
Townly 212
t-PA（组织型血浆蛋白溶酶原活化剂）2266
Tracker导管 2512
Tracker微导管 2512
Traetatas 005
Treacy 018
Tredwell 2274
Trenaunay 2954
Trendelenburg 3048
Trendelenburg体位 2044
Trendelenburg征阳性 2598
TRISS评分 307
Trurta 3039
TSRH 016, 2844
Tsukimoto 2086
Tsung-Jen Huang 3093
Tubiana 2240
Tuck体位 2279
Tuite 2677
Tumbuckle石膏 014
Tumer-Kister综合征 2958
tumor albus 005
Turnbuckle 014
Turnbuckle石膏 014
Turner 3296
turnover 3533
T形减压 1778
T型 403
T型骨折 656
调节焦距 346
调整光源 346
调整目镜 346
调整前负荷 177
调整心血管用药 175
调整桌面（或工作台）高度与倾斜度 1710
调制骨水泥将其灌入骨水泥推入管 1346
塌方 1486
塌陷骨折 864
胎儿医学 031
胎生后下腰椎管形态的演变 1991
胎生性（inborn）2548
抬高患肢 588
抬起前方小脚轮动作 3684
抬头远视 1710
钛板拔出困难 845
钛板长度的选择 843
钛板+骨栓内固定 658
钛板螺钉固定技术 713
钛板螺钉技术亦应重视肢体的生理曲线 714

钛板螺钉内固定 447
钛（钢）板 425, 944
钛（钢）板松脱 2157
钛（钢）板选择不当 2153
钛（钢）板与螺钉不配套 2153
钛合金中空可调式人工椎体植入术 1197
钛缆 426
钛缆固定 1310
钛缆-螺钉肩锁关节固定术 450
钛网滑入椎管 2145
钛网加钛板螺钉固定 1154
钛网+碎骨块及钛板螺钉固定 1391
瘫痪（麻痹）平面 1259
谭军 1451
钽棒技术 965
钽棒植入 969
钽棒植入疗法 965
探查出口处解剖状态 3334
探查梨状肌 3336
探针（feeler）320, 2249
探子 070
唐山地震 1244
糖蛋白板层素（laminin）3370
糖尿病 118, 175, 370, 388, 996
糖皮质激素 144, 377
陶瓷 969
陶瓷关节 969
陶弘景 022
套管 617
套管吻合法 349
套接法血管吻合术 293
套上髋臼杯 1050
套式封闭 938
套于颈部的绳索 1100
特发性骨坏死 3052
特发性脊柱侧凸 026, 135, 148, 2832, 2900
特发性脊柱侧凸的PUMC（协和）分型 2837
特发性脊柱侧凸的治疗 2841
特发性脊柱侧凸的自然史 2838
特发性肩松动症（loose shoulder）1613
特发性弥漫性肥大性关节炎 2087
特伦德伦伯格位（reverse Trendelenburg position, 垂头仰卧位）2230
特殊的皮肤牵引 260
特殊疾病的听觉诱发电位的改变 387
特殊类型的肩胛上神经卡压症 3299
特殊类型椎体爆裂性骨折 1397
特殊螺钉 833

特殊面貌 2951
特殊清创术创口的处理 286
特殊形态钛（钢）板 425
特异性的类型 3372
特种薄型髓核钳 1193
特种手术器械 070
疼痛（Pain） 940
疼痛的护理 196
疼痛弧征 1603
疼痛弧综合征（pain arch syndrome） 1597, 1591
疼痛性跛行 2973
藤网手指牵引 267
梯形铲 1363
梯形凿 1363
提肛肌 1268
提睾反射 1268, 1269, 1672
提拉装置（pulling device） 832
提升（出）骨块减压 1192
体被组织（integument） 3509
体被组织的静脉构筑 3525
体被组织的静脉回流 3516
体被组织的浅-深静脉交通吻合 3515
体表标志 1352
体表划线定位 1956
体操类运动伤 1228
体感诱发电位 136, 1132, 1510
体感诱发电位（somatosensory evoked poential,SEP） 136
体内接收器 1382
体能差 116
体位 085, 171, 1061, 1928
体位搬运 201
体位改变 171
体位偏斜 2162
体位性失血（休克） 2184
体温过低 932
体温监测 157
体温升高 407
体形消失 2943
体型与腰部肌肉负荷之关系 1997
体液因子 372
体液治疗 147
体育 910
体育课训练 910
体重 911
体重指数 911
天然阿片生物碱 105
天然石膏 218
天性异常（congenital anormaly） 2546
填充骨水泥 1568
填塞加压止血法 1579
挑选适用器械 2142

条形钛（钢）板 483
条状骨块 092
条状切骨开槽减压术 1764
跳跃 914
跳跃式胸腰段爆裂骨折 1401
跳跃式致压病变 1790
铁马 645
铁丝夹板固定 563
铁制背心（iron corset） 012
听神经瘤 387
停止球囊扩张指标 1570
通道扩张器 1106
通路电动气压止血带 065
通气不良 932
同步间歇指令通气（synchronized intermittent mandatory ventilation, SIMV） 178, 179
同时减压概念 1551
同时扩张两侧球囊 1346
同位素骨扫描 2326
同向性跖跗关节脱位 799
同芯针电极 388
同种异体骨移植 089
同种异体冷藏骨 1844
痛点局封 928
痛风的外科处理 3205
痛风石（tophus） 3206
头部垫圈压迫眼部 171
头部吊带牵引 268
头部固定 1817
头部横向骨折 612
头部叩击试验 1663
头部纵向骨折 612
头环-骨盆（或肩胸部）牵引 1714
头-环技术 227
头畸形 2943
头架 068
头颈部粉碎骨折 612
头颈部过度屈伸 2135
头颈部双折 612
头颈固定架 1061
头颈型 615
头-颈-胸 1173
头颈胸石膏 1063, 1153, 1197
头-颈-胸石膏固定 227, 1069, 1088, 1102, 1127, 1715
头颈自我徒手牵引 1712
头静脉 979
头颅牵引下经鼻支气管镜下气管内插管 1434
头-盆（Halo-Pelvic）牵引装置 2271
头-盆牵引的并发症 2271
头盆牵引患者自己检查记录表 2273

头盆牵引中的临床检查项目 2272
头下型 615
头-胸支具 1197
头状骨 991
投照角度 876
投掷 918
投掷骨折 919
投掷损伤 919
投掷运动 918
投掷运动分解 918
投掷肘 923
透视导航系统 876, 877
透视导航下的Gamma钉固定 880
透视导航下骶髂骨折脱位经皮套管钉固定术 881
透视导航下髂骨骨折经皮套管钉固定术 881
透视图像手术导航系统 884
凸侧骨骺阻滞术 2920
凸侧胸廓成形术 2847
突然负重 1929
图像记录设备 325
徒手按压伤椎施行整复 1473
徒手复位 413
徒手牵引（复位法） 413, 1659
徒手切取游离皮 342
屠开元 024, 027, 1725
土星（Saturn）环 2943
兔耳缝合 348
推髌抗阻痛 925
推床上跌伤 2134
推挤法 887
推挤复位 899
推进皮瓣 589
推移式X线机 083
腿骨折髓内定固定术式 712
腿支架 1015
退变后期 1795
退变间隙的处理 2007
退变性骶髂关节炎 2050
退变性踝部疾患 1634
退变性脊柱侧凸 2023
退变性下腰椎不稳症及骶髂关节类 2021
退变性腰椎峡部崩裂 2054
退变性椎间盘症 1650
退变性足部疾患 1635
退变早期椎节呈现轻度不稳 1794
退变中期-椎节明显失稳 1794
退化性关节炎 3129
吞噬作用 3376
吞咽困难 133, 1576
吞咽障碍 1692
臀部变形 2579
臀部着地 1244

臀上动、静脉及神经 1527
臀上皮神经 091
臀中肌和臀小肌作用力 602
托马氏架 007, 257
托马氏牵引支架 256
托马斯（Thomas） 2973
托马斯征（Thomas sign） 007, 1329
脱出的髓核 1931
脱出股骨头 619
脱钩 015
脱离与电源接触 1549
脱敏（desensitization） 3651
脱敏和保护阶段 3651
脱水剂的应用 1721
脱水疗法 1173
脱水硫酸钙 218
脱髓鞘疾病 385
脱（突）出髓核之转归 1936
脱位骨折 403, 405
脱位月骨的复位 548
唾液腺损伤 1581

U

Ueta 1544
UNIVERS 3-D 965
USS 2844
USS内固定 1469
U形钉 665
U 形钉技术 1297
U形骨折 1511
U形切口 674
U形凿 1743
U形凿法 1749

V

Vabn de Greaf辐射源 040
Vaccaro 1423, 1432, 1558
Valls 017
Van Creveld 2950
Van Landingham 3135
Van Savage 1374
VATS/EMI-VATS 1921
VATS技术 1351, 1921
VATS手术 1350
Venable 088
Venel 238
Ventrofix 1468
Verbiest 2785
Vermont植入物 1305
Verneuil 018
Vernon nikcl（1953） 237
Verocag 2432
Verocay体 2433

Vesalius 1928
video- assisted thoracoscopic surgery, VATS 1350
Virchow 2305
Virchow-Robin间隙 2432
Volkman 014
Volkmann 2316
Volkmann's contracture 940
Volz半环式全腕人工关节 991
Volz半环式全腕人工关节置换术 992
Von Bechterew病 3109
Von Hippel-Lindau's病 2425
Von Recklinghausen 2432
Von-Rosen 2578
Von Rosen支架 2584
VSP Steffee法 2248
V形钉 423
V型钉强斜度固定术 626
V型骨折 403
V型固定 356
V型胶原等 3376

W

Wagner 017, 3240, 3243, 3249
Wagsaffe fragment 735
Wagstaffe（Lefort）骨折 750
Wallenberg综合征 1558
Waller变性 1512
Walsh 3047
Walter Blount 013
Wantanabe 315
Ward 2539
Ward三角 600
Warkany 2948
Wartenbery 3321
Watanabe 317, 851
Watanable 313
Watson-Jones 997
Waugh假体 1023
WBB手术分期 2359
WBB外科分期 2359
W.B.Cannon 006
Weinstein 2838, 2840, 2841
Weiss 3030
Weitbrecht孔 1590
Wellls 040
Werner Spalteholz 3507
Wheeldon法 584
Whife.A.A 1999
White 3234
Whiteside 1012
Whitessides测定组织压法 742
Whitman 2832

WHO骨肿瘤分类 2324
Wiberg 1621, 1622
Wiechselbaum's 3588
Wilberg手术 2592
Wiley 2841
WilhelmK.Roentgen 006
Wiliam Harvey 3507
Wilkins 2720
Wilkinson 2576
William Cheselden 005
William Harvey 3529
William Hey 2316
William Macewen 006
Williamos 1977
Williams 3047, 3516
Wilmington塑料背心 250
Wilmington支具 013
Wilson 1470, 1835, 1977, 2548
Wilson手术 2592
Wiltberger 1725
Winkler 2229
Winter 013, 2841
Wisconsin系统 016, 2909
Wiseman 005
Wladimir Tomsa 3507
Wolter三级四等份分类法 1230
Woo 010
Woodward 2557
Wretblad 3135
Wright 2257
Wrisberg韧带 328
W.T.G.Morton 006
Wyburn-Mason 2698
Wynne Davies 2575
Wynne-Pavis 2611
Wynn Parry 3649
蛙式石膏 229
蛙式卧位 1531
蛙形先髋矫形器 251
瓦尔萨尔瓦手法（Valsalva maneuver） 2230
瓦勒氏变性 3375
袜套样麻痹型 2089
歪戴帽型 513
歪戴帽压缩骨折 893
外侧半月板切除术 690
外侧髌股角 1628
外侧腓肠浅动脉（lateral superficial sural artery） 3561
外侧副韧带复合体 984
外侧副韧带加强术 681
外侧副韧带损伤的分类 770
外侧副韧带损伤的治疗 771
外侧过度压力综合（excessive lateral-pressure）征 1628

外侧肩峰成形术 1607
外侧筋膜间室 704
外侧开窗手术 1976
外侧平台的中部塌陷骨折时的经皮撬拨技术 900
外侧韧带 1021, 1026
外侧韧带撕裂 770
外侧韧带损伤机制 770
外侧松解，内侧紧缩术 1631
外侧型 1935
外侧椎弓根间室（lateral interpedicular compartment）1973
外侧纵弓 1637
外翻 1640
外翻或内翻应力位摄片 745
外翻畸形 1010
外翻嵌插骨折 615
外翻外旋型损伤 776
外翻位 1043
外翻应力位摄片 745
外骨痂 431
外固定 418
外固定架 351
外固定架的护理 197
外固定器械的应用 353
外固定物选择不当 944
外固定支架 539, 728, 820
外固定支架固定术 651
外固定支架治疗骨盆骨折的原理 1500
外踝骨折张力带固定 752
外踝后上动脉（postero-lateral supramalleolar artery）3557
外踝或腓骨功能不全 775
外踝螺旋形骨折 744
外踝（前）上动脉（lateral supramalleolar artery）3558
外踝上后外侧筋膜皮瓣（posterolateral supramalleolar fasciocutaneous flap）3564
外踝上筋膜皮瓣（lateral supramalleolar fasci-ocutaneous flap）3557
外踝上前外侧筋膜皮瓣（anterolateral supramelleolar fasciocutaneous flap）3565
外踝撕脱骨折 774
外踝撞击症 902
外科 006
外科导航 877
外科分期系统 020
外科感染 006
外科级医用硫酸钙 096
外科界限（surgical margin）2390
外科颈 440
外科颈处行截骨术 460

外科学 006
外科医用硫酸钙 095
外科引流 009
外科治疗技巧 719
外力作用 400
外膜剥离 1585
外尿道括约肌 1267
外胚层组织发育不良 2950
外伤 2164
外伤后颈椎骨折脱位常见类型 1145
外伤后致腰5峡部骨折 1228
外伤性钩椎关节病 1177
外伤性骨折 402
外伤性气胸 2233
外伤性斜颈 1575
外伤性血气胸的急救 1580
外伤性椎动脉型颈椎病 1177
外伤性椎间盘突出合并颈椎不稳 1154
外生骨疣 2289
外台秘要 022
外旋骨折 746
外旋型骨折Ashhurst分类 746
外展骨折 746
外展架 460
外展架固定 479
外展架外固定 457
外展外旋肌群 919
外展型 455, 615
外展型骨折Ashhurst分类 747
外展型脱位 804
外展型中跗关节脱位伴舟状骨和骰骨骨折 804
外展中立位 209
外支架撑开固定 896
外支架撑开固定加撬拨复位术 896
外支架+经皮撬拨复位固定 907
外周神经卡压症 1131
外周血管 009
弯镊 346
弯凿 1363
弯折（buckle）2108
完全肠外营养支持（total parenteral nutrition, TPN）182
完全骨折 403
完全骨折部分移位 615
完全骨折无移位 615
完全横断性损伤 1263
完全募集 389
完全去传入手术 1383
完全损伤 1149
完全限制型全肘关节假体 985
完全性脊髓损伤 1068, 1210, 1304, 1259, 1280, 1159

完全性屈曲型损伤 1149
完全性圆锥损伤 1237
完整型颈肋 2660
顽固性呃逆 379
烷基化剂 041
烷基化气体 041
晚二期缝合 288
晚期并发症 929
晚期病例 1162, 1167, 1270
晚期翻修手术 2213
晚期翻修术 2767
腕背侧横韧带 1034
腕背侧伸肌支持带 991
腕背屈试验阳性 1668
腕部经舟骨月骨周围脱位 886
腕部叩击试验（Tinel征）3315
腕部力学传导 542
腕关节穿刺术 277
腕关节创伤性关节炎 1033
腕关节骨折脱位 550
腕关节结核 1033, 2970
腕关节结核病灶清除术 2982
腕关节内紊乱征 543
腕关节切口排脓 3010
腕关节桡背侧穿刺 277
腕关节融合术 1033
腕关节以上的上肢截肢 3216
腕关节月骨脱位 886
腕管横断面解剖 3313
腕管叩击试验阳性 1668
腕管症候群 1667
腕管综合征（carpal tunnel syndrome）3313
腕护具 245
腕手固定性支具 244
腕手活动性支具 244
腕手支具 244
腕月骨骨软骨病 3043
腕运动中心 991
腕舟骨骨折 009, 858
汪机 023
汪良能 1782
王东来 1451
王桂生 024
王澍寰 027
王炜 2565, 3528
网球肘（tennis elbow）1617
网织红细胞 373
网状层微静脉网 3526
网状型 2432
望远镜（telescoping）2580
危险区（critical zone）363, 1595, 1596
危险因素 174
危亦林 022

危重骨科病例麻醉 150
危重患者 150
微波灭菌 045
微创（less invasive）横切口 1732
微创（MIPPO）技术 737
微创单髁置换术 1015
微创的基本理念 818
微创化（less invasive） 031, 2011
微创技术 819, 823, 1012
微创可注射型植骨材料 096
微创切口 1786
微创全膝置换术 1012
微创手术 824, 954
微创髓内钉 012
微创稳定固定系统 829
微创稳固系统（less invasive stabilization system，LISS） 821, 830, 833
微创注入 097
微弹簧血管内栓塞 2512
微动脉（arteriole） 3514
微断裂（microtear） 1595
微交锁 1001
微静脉（venule） 3514
微聚物和肺微栓塞 168
微生物杀灭率 044
微细骨折（microfracture） 2022
微纤维胶原（Microfibrillar collagen，简称MFC） 2513
微小入路 1012
微循环改善剂 377, 380
韦萨留斯Andreas Vesalius 005
围手术期（perioperative period） 173
围手术期的护理 194
围手术期的水、电解质平衡 183
围手术期抗生素的应用 184
围手术期深静脉血栓 190
围手术期营养支持 181
围手术期重症患者的营养支持 182
围术期高血压治疗 115
桅杆式（Jurymast）支具 013
维持颈椎前凸和椎间高度 1213
维持时间 146
维持椎间孔 1995
维库溴铵（Vecuronine） 109, 110, 145
维廉·哈维William Harvey 005
维萨利骨（ossa Vesalianum） 1636
维生素A 375
维生素B_{12}缺乏 388
维生素D的补充 1565
卫生通过用房 033
未分馏肝素(unfractionated heparin, UFH) 2265
伪影 1211
尾部痛 1533
尾骶关节脱位 1533
尾骨骨折 1533
尾骨骨折与脱位 1532
尾骨切除术 1534
尾骨切除术切口 1534
尾骨切除术体位 1534
尾骨神经节 1264
尾痛症（coccygodynia） 1535
胃癌 2355
胃肠道内营养 380
胃管 377, 379
胃管鼻饲 2150
胃管护理 379
胃泌素 377
胃黏膜保护剂 375
胃黏膜微循环障碍 370
胃黏液-碳酸氢根屏障 371
胃排空延迟 380
胃十二指肠溃疡 2252
胃酸分泌升高 375
胃左动脉造影 374
萎缩型 945
温热疗法 1718, 3644
温湿度要求 036
吻合血管的腓肠神经移植 3361
吻合血管的游离皮瓣 595
吻合血管的游离神经移植 3360
吻合血管的植骨 945
吻合血管的足背肌腱皮瓣 596
吻棘型 2690
吻棘症 2691
稳定区（stable zone）原理 015
稳定区域 2910
稳定型 615, 706, 1101
稳定型骨折 1230
稳定型骨折的治疗 709
稳定型胸腰椎骨折各种支具固定 1250
稳定型胸腰椎骨折上石膏背心后进行腰背肌锻炼 1247
稳定型胸腰椎损伤 1244
稳定型者 626
稳定性骨折 219, 404
稳定椎节 1845
稳压电源 324
我国的脊柱外科并不落后于国外 1889
我国的先天发育性髋关节脱位发病率 2575
卧床翻身训练 3668
卧床休息 1953
握持部件 1470
握手指 1260
污染 941
污物收集分类系统 035
无衬垫石膏 219, 220
无创动脉压（NIBP）监测 155
无创监测 154
无创伤技术 348
无创外科操作技术 010
无创血压监测 155
无缝合植皮 344
无感觉障碍 1675
无骨损伤的颈髓损伤 1543
无骨折脱位型颈髓损伤 1543
无关节 982
无活力组织 008
无接触技术 989
无紧张性膀胱 1265
无菌套 084
无菌性坏死 1049
无名动脉 1581
无名指指浅屈肌腱转移术 3170
无明显骨折脱位的脊髓损伤 1181
无人区 570
无神经损伤的爆裂型骨折 1397
无损伤缝合针 347
无痛的活动 010
无需再取骨 1850
无血管区 1595
无移位的舟骨骨折 858
无移位型 513
吴之康 026
吴祖尧 1725
五禽戏 021
五十肩 1590
五行理论 021
五行学说 3698
武威汉代医简 022
舞动性牵引（ballistic stretching） 3609
勿需通过神经根管逆行插入引导针 2146
戊二醛 041
物理刺激对组织修复的影响 3591
物理疗法（physical therapy） 3644
物体识别 3650
误将食管当成椎体前筋膜切伤 2137
误伤脊神经根 2140
误伤脊髓 2140
误伤脊髓、脊神经根或马尾 1329
误伤血管 1329
误伤腰大肌或髂腰肌 1329
误吸 1577

雾化吸入 1582

X

X线 006
X线导航 876
X线导航技术 879
X线定位 1191
X线防护屏 084
X线防护铅衣 084
X线平片与MR对比检查 537
X线摄片定位法 1736
X线透视技术 876
X线影像增强仪 823，829
西医骨科 004
吸入麻醉 100，136
吸入性全身麻醉 102
吸烟的影响 2164
吸引器头端套上导尿管 2143
吸引器头对脊髓的损伤 2143
吸引器头远离硬膜壁 2143
希波克拉底 004
烯丙吗啡（Nalorphine） 107
膝Q角异常 925
膝部衬垫 085
膝部创伤 654
膝部韧带、软骨及半月板损伤 674
膝顶法 889
膝反屈畸形 663
膝关节不稳定 661，678
膝关节不稳定的分类 678
膝关节不稳定的判定 679
膝关节不稳定的原因 678
膝关节穿刺 278
膝关节穿刺术 277
膝关节创伤 654
膝关节大体解剖 687
膝关节的构成 327
膝关节的滑膜皱襞综合征（Plica syndrome） 926
膝关节多自由度活动 328
膝关节骨关节炎 1004
膝关节骨软骨损伤 682
膝关节骨折脱位 659
膝关节后十字韧带 677
膝关节滑膜腔 330，331
膝关节积液征 925
膝关节加压融合术 2976
膝关节加压摄片 675
膝关节结核 2974
膝关节结核病灶清除术 2985
膝关节镜外科的基本知识 327
膝关节力线异常 1624
膝关节内翻畸形 964
膝关节前、后十字韧带及内外侧副韧带一次性重建术 681
膝关节前交叉韧带撕裂的手术 009
膝关节前十字韧带 676
膝关节切除成形术 018
膝关节切开排脓术 3011
膝关节全关节置换术后的康复 3610
膝关节韧带的大体解剖 674
膝关节韧带损伤 674
膝关节韧带损伤术后的康复治疗 3611
膝关节融合术 1038
膝关节三联症 678
膝关节术后康复 3603
膝关节退行性骨关节病 964
膝关节脱位 659
膝关节脱位的分类 659，660
膝关节脱位的治疗 661
膝关节置换 018，1012
膝关节周围骨折 829
膝踝足支具 246，248
膝内侧副韧带 675
膝内侧副韧带加强（重建）术 681
膝内侧副韧带损伤 675
膝内侧隐神经血管束皮瓣 3545
膝内翻 947，1005
膝全伸位 1018
膝外侧副韧带 675，676
膝外翻 947，1005
膝下垫软枕 932
膝阵 1268
膝支具 246，247
洗涤式自体输血技术 077
洗冤集录 022
细胞凋亡基因 020
细胞黏附分子（intercellular cell adhesion molecule，ICAM） 1273
细菌的药敏试验 1518
细菌毒素 2317
细菌培养 941
细菌培养基 008
细菌软骨素酶ABC（chondroitinase ABC，ChABC） 1274
细菌污染反应 081
细小吻合交通（microvenous connections） 3529
峡部崩裂（spondylolysis） 2055
狭窄环综合征 2955
下1/4截除（hindquarter amputation） 2390
下尺桡关节不稳 855
下尺桡关节脱位 988
下床前准备 201
下端椎 015
下方蒂皮瓣（inferior-based flap） 3523
下腹部方形皮瓣设计 594
下颌下腺损伤 1581
下颈段黄韧带骨化症施术卧于石膏床上 2111
下颈椎不稳症 1794
下颈椎创伤 1210
下颈椎各型骨折脱位 1152
下颈椎骨折之分型 1144
下颈椎融合的Dewar技术 1156
下颈椎损伤的手术疗法 1184
下颈椎损伤的诊断 1150
下颈椎形态 1145
下颈椎压缩性骨折时的牵引体 1153
下颈椎椎弓根骨折 1170
下颈椎椎体爆裂骨折晚期病例 1162
下腔静脉损伤 1467
下腔静脉支架 2266
下丘脑-垂体-肾上腺糖皮质激素系统 369
下神经元性瘫痪 1234
下腰部脑脊液囊肿 2187
下腰部生物力学特点 1994
下腰段脊髓（圆锥上） 1243
下腰椎不稳症 1951，2021
下腋部弧形皮瓣 594
下肢不等长 3232
下肢持续被动活动（CPM）装置 325
下肢恶性黑色素瘤 2337
下肢骨折 904
下肢关节成形术 1046
下肢关节周围损伤 898
下肢横纹肌肉瘤 2335
下肢结核 2972
下肢截肢时 3217
下肢截肢术 3224
下肢髋人字形石膏 231
下肢螺旋牵引器 416
下肢其他神经卡压症 3342
下肢躯体感觉诱发电位 383
下肢上下石膏托 232
下肢深部静脉血栓（DVT） 214，2240
下肢深静脉血栓形成 199
下肢深静脉状况 996
下肢石膏 220，226，1039
下肢石膏固定 655
下肢石膏管型 220
下肢石膏筒（管形） 226
下肢术野铺单 053
下肢双石膏托 233
下肢旋转试验 3332

下肢血管损伤 3277
下肢支具 246
下肢周围神经卡压症 3324
仙传外科验方 023
仙授理伤续断秘方 022
先后天畸形 007
先切除一侧椎间关节后缘骨质 1778
先试以非手术疗法 1271
先天发育性尺骨缺如 2560
先天发育性尺桡骨性连接 2562
先天发育性垂直距骨（congenital vertical talus） 2617
先天发育性多发性关节挛缩症 2623
先天发育性腓骨缺如 2610
先天发育性副舟骨（congenital accessory navicular bone） 2622
先天发育性高位肩胛骨 2554
先天发育性畸形 2546
先天发育性脊椎椎管狭窄症 2774
先天发育性颈椎椎管狭窄 2730
先天发育性胫骨假关节 2605
先天发育性胫骨缺如 2609
先天发育性胫骨弯曲 2608
先天发育性胫骨形成不良 2605
先天发育性髋关节脱位 2574
先天发育性髋关节脱位的病理 2577
先天发育性髋关节外展挛缩 2600
先天发育性髋内翻 2597
先天发育性马蹄内翻足 2611
先天发育性内翻足（congenital talipes varus） 2614
先天发育性上肢畸形的Swanson分类 2565
先天发育性手部畸形 2565
先天发育性锁骨假关节 2558
先天发育性外翻足 2615
先天发育性膝关节过伸 2603
先天发育性膝关节脱位 2602
先天发育性与继发性颈腰综合征 2813
先天发育性远端尺桡关节半脱位 2563
先天畸形 1952
先天性半侧肥大（congenital hemihypertrophy） 2954
先天性变形（deformation） 2550
先天性尺桡骨性连接 2562
先天性齿突不连 1094
先天性发育性腰椎椎管狭窄症 2694
先天性分裂足（congenital cleft foot） 2621

先天性骨硬化症（congenital osteosclerosis） 3193
先天性环状挛缩带 2955
先天性环状束带 2955
先天性肌缺如（congenital absence of muscles） 2957
先天性畸形（congenital malformation） 219, 2546
先天性畸形（malformation） 2550
先天性脊柱崩裂、滑脱 2687
先天性脊柱侧凸 012
先天性脊柱侧弯 250
先天性脊柱后凸畸形 2922
先天性肩关节脱位 2558
先天性结构畸形 2551
先天性颈椎融合病 1059
先天性髋关节脱位 229, 996
先天性平底足 1646
先天性斜颈 2651, 2655
先天性因素 1671
先天性枕骨寰椎融合 2629
先天性跖骨内收畸形（congenital metatarsus adductus） 2620
先天性蛛网膜囊肿 2716
先天性椎体融合 2687
先天遗传性因素 2055
纤颤电位 390
纤维蛋白绷带 064
纤维结构不良 2294
纤维连接蛋白（fibronectin） 3370
纤维胃镜的 368
纤维性囊性骨炎(osteitis fibrosa cystica) 3202
纤维粘连蛋白Fibroneetin 3376
纤维支气管镜 139
显露大粗隆 616
显露股骨颈 618
显露骨折断端 647
显露寰椎后弓 1064
显露肋骨及肋间组织并切断 1284
显露气管 362, 363
显露髂骨嵴 1840
显露施术椎节 1309, 1332
显露、松解颈深筋膜（ 1734
显露胸腔 365
显露血管 348
显露椎动脉 1559
显露椎节前方程序 1735
显露椎体前方 1732
显示脊神经根和椎动脉呈游离状 1769
显示甲状腺中静脉与甲状腺下动脉 1735
显微骨折 614
显微镜手术 1825

显微镜下经颈椎前路手术（microsurgery of the cervical spine） 1816
显微外科 027, 345
显微外科的基本器械 345
显微外科技术的训练 347
显微微创外科技术 852
显微血管修复术 348
显微椎间盘摘除术 134
显性脊椎裂 2688
现场急救 305
现代脊髓损伤之父 1372
现代康复医学之父 029
现代人工关节之父 017
现代战争外科 009
现代支具技术 237
限制区的划分与布局 034
限制型假体 955
限制性通气障 135
线性关系（linear relationship） 1651
线样及层状骨膜反应 2325
腺苷脱氨酶（ADA） 2551
相对禁忌证 1026
相对手术适应证 1184
相邻椎节不稳 1983
镶嵌植骨 090
向前翻卷（roll over） 3534
向心性等张运动 3594
向心性纤维 1266
项部正中切口 1061
象牙质样瘤骨 2325
橡胶假体 978
橡皮带驱血、止血 006
橡皮管止血带 062, 063
消除局部反应性水肿 1954
消除黏合面 259
消除顽固性休克的病因 932
消毒（disinfection） 040, 087
消毒范围 086
消毒供应用房 033
《消毒技术规范》 041
消毒剂 008
消毒史 040
消化道应激性溃疡 368
消灭创面 936
消灭死腔 2997
消炎、消肿与止痛 1716
小儿髋骨高位测定法 1628
小儿长管骨 402
小儿的解剖 143
小儿骨科 143
小儿骨科麻醉特点 143
小儿脊麻药物浓度 146
小儿脊髓疾患 1538

小儿脊髓损伤 1538
小儿脊髓损伤的特征 1538
小儿脊髓损伤发生机制 1538
小儿脊柱伤患麻醉 148
小儿解剖 143
小儿麻痹 007
小儿麻痹后遗症 004
小儿麻痹后遗症的支具 251
小儿麻痹后遗症足下垂 3326
小儿麻痹症 3653
小儿气管插管 145
小儿气管导管选择 145
小儿术前禁食时间 144
小儿双下肢悬吊牵引术 260
小儿四肢伤患 144
小儿四肢伤患手术 144
小儿四肢手术 143
小儿蛙式石膏 230
小儿下肢悬吊牵引 260
小儿肘部骨折 947
小儿足畸形 007
小关节单侧或双侧交锁 1199
小关节的旋转活动轨迹 1991
小关节交锁 1149, 1309, 2026
小关节交锁复位失败者 1310
小关节内植骨融合 2898
小关节切除（开）术 1976
小关节切开减压 1669
小关节融合技术 014, 016
小关节损伤 1280
小关节损伤性关节炎 1952
小关节突骨折 1148
小夹板 238
小夹板包扎过紧 936
小夹板技术 234, 421
小平凿 1766
小切口 954
小切口减压 1476
小切口开胸入路 1460
小切口胸椎侧凸前路矫形术 2859
小泉 2108
小腿创伤的并发症 738
小腿单平面单支架半针固定 355
小腿单平面、双平面单支架半针固定式 355
小腿单平面双支架全针固定 355
小腿单平面双支架全针固定式 355
小腿动脉损伤 3280
小腿后侧筋膜皮瓣 3560
小腿后侧近端蒂筋膜皮瓣 3563
小腿后侧远端蒂筋膜皮瓣 3564
小腿后外侧筋膜皮瓣（lateral calf fasciocutaneous flap） 3563
小腿截肢 3640
小腿截肢术 3226

小腿筋膜间室（隙） 704
小腿牵引 259
小腿深筋膜的纤维结构 3509
小腿十字韧带 1041
小腿石膏 220, 225
小腿石膏楔形切开 711
小腿损伤固定方法 931
小腿应用解剖 703
小腿中下段、踝部手术铺巾 053
小型血管夹 347
小血管移植术 350
小血管止血夹 347
小鱼际间隙感染 3019
小指近节指骨骨折移位 563
小指近节指骨中段骨折 563
小指掌侧皮肤缺损 590
小椎管者 1795
校正装置 879
笑气 006
楔骨及骰骨骨折 811
楔石 1513
楔石样作用 1513
楔形骨凸切除 024
楔形骨折 402
楔形截骨术 3118
楔形切除 1062
楔形切开 219, 233, 711
楔形切开矫正术 233
楔型骨折 863
协调练习 3644
协调性同步性 919
斜角肌切断 2664
斜台立位保持训练 3669
斜向对侧骨盆处进行牵引 1186
斜形单折双针水平位固定 560
斜形骨折 403
斜形切口 1290, 1732
携物角 985
写字动作的训练 3693
心包内按摩 365
心包填塞 932
心搏骤停 112, 135, 364
心电图（ECG） 155, 173
心动过缓 163
心肺功能 135
心肺功能检查 135
心肺耐力训练 3610
心功能 081, 173, 176
心肌梗死 932, 2181
心理护理 200, 204, 209
心理压力 378
心理治疗 203, 1719
心理准备 913
心力衰竭 116, 375
心律失常的治疗 177

心室纤颤 135
心室纤维颤动 364
心输出量 009
心输出量（CO） 111
心血管高危因素 174
心脏除颤 366
心脏挫伤 932
心脏功能的支持 177
心脏患者 175
心脏指数 116
锌氧胶膏牵引 261
新辅助化疗 2317, 2346
新骨形成 914
新生儿股骨干骨折 641
新生骨 005
新生骨"爬行替代" 1097
新斯的明 136
新鲜冻干血浆 1516
新鲜股四头肌腱断裂 672
新鲜经舟骨月骨周围脱位 550
新鲜神经端 3349
新鲜血小板 168
新鲜血液 168
新鲜月骨脱位 548
新型界面内固定物"CHTF" 1889
新型颈椎椎体间人工关节设计 1869
新型人工颈椎间盘设计示意图 1874
新型石膏 235
信息传递通道 1269
星形细胞瘤 1831
星形细胞瘤 2414
星状骨折 403
邢台地震 1244
行军骨折 814, 913
行军所致胫骨近段应力骨折 916
行为疼痛测定法 164
Ω形人工颈椎体间关节 1863
形态测量仪 030
型号不符 252
Ⅳ型胶原（Collagen Ⅳ） 3376
Ⅰ型原发性OP 1563
Ⅱ型原发性OP 1563
幸运骨折 1397, 1543
幸运损伤 1149
幸运性颈椎损伤 1181
幸运者骨折（损伤） 1058
性别 910
胸部肌群侧面观 1283
胸部切口闭合 1300
胸长神经卡压症 3294
胸大肌 979
胸带（chest binder） 012
胸导管 1462, 2234

胸导管损伤 1581, 2849
胸段脊膜瘤 2440
胸段脊柱的解剖特点 2850
胸肺顺应性降 135
胸腹联合切口 1286
胸腹联合切口常用体位 1286
胸腹联合切口局部解剖关系 1287
胸腹前路手术 1292
胸后部局部解剖 1308
胸膜损伤 2138
胸内心脏按摩术 364
胸内心脏按压体位 365
胸腔闭式引流 135
胸腔出口局部体征 1667
胸腔出口狭窄综合征（thoracic outlet syndrome，TOS） 2660, 2651
胸腔出口综合征（TOS） 1667
胸腔镜下 1921
胸腔镜下器械 1352
胸腔镜下胸椎侧凸前路矫形术 2849
胸腔引流管 1300, 1355
胸髓段受损综合征 1236
胸锁关节 441, 1590
胸锁关节脱位 444, 451
胸腰部脊椎损伤3、4人平卧翻身搬运方法 932
胸腰部脊椎损伤放稳后的固定方法 932
胸腰骶支具（thoracolumbosacral orthosis） 2949
胸腰段创伤经皮微创技术 1460
胸腰段创伤前路微创外科技术 1460
胸腰段和腰椎侧凸前路矫形手术要点 2861
胸腰段后凸畸形 1335
胸腰段脊柱损伤 1242
胸腰段前路显微外科技术 3089
胸腰段石膏 1369
胸腰段椎体结核 3068
胸腰段椎体结核病灶清除术 3084
胸腰和腰段侧凸前路矫形手术的优缺点 2862
胸腰后路手术之特点 1304
胸腰髓段受损综合征 1236
胸腰髓反射中枢 1267
胸腰髓损伤 1235
胸腰椎爆裂骨折前路病椎切除钛钛网植骨重建+钛板螺钉内固定 1391
胸腰椎爆裂型骨折的处理 1386
胸腰椎病理性骨折 1331
胸腰椎病理性骨折的治疗 1335
胸腰椎病理性骨折之病因 1334

胸腰椎侧后方椎管次环状减压术 1328
胸腰椎侧凸和腰椎侧凸 2916
胸腰椎创伤最常发生于胸腰段 1405
胸腰椎骨折后人体力线 1282
胸腰椎骨折脱位 1278
胸腰椎骨折脱位之手术疗法 1278
胸腰椎和腰椎侧凸的前路矫形术 2860
胸腰椎脊柱侧凸前路松解术 2891
胸腰椎前路手术的特点 1278
胸腰椎前路手术入路 1283
胸腰椎伤患后方入路 1304
胸腰椎伸展型骨折 1253
胸腰椎手术 059
胸腰椎双主侧凸 2916
胸腰椎损伤 1219
胸腰椎损伤后路常用术式及入路 1309
胸腰椎损伤机制 1220
胸腰椎损伤术后并发症 1405
胸腰椎损伤晚期病例 1360
胸腰椎稳定型骨折 1244
胸腰椎悬吊牵引 268
胸腰椎/腰椎侧凸 2843
胸腰椎主侧凸 2832
胸腰椎椎体单纯性、楔形压缩性骨折 1244
胸椎OPLL 2118
胸椎次全环状减压 1371
胸椎和腰椎两个主侧凸 2832
胸椎后路松解融合术 2898
胸椎后纵韧带骨化（thoracic ossification of posterior longitudinal ligament 2775
胸椎后纵韧带骨化症 2118
胸椎黄韧带骨化症CT扫描 2124
胸椎黄韧带骨化症（ossification of ligamenta flava，OLF） 2123
胸椎脊柱侧凸前路松解术 2885
胸椎间盘突出症 1921
胸椎间盘摘除术 1921
胸椎结核 3068
胸椎前血管走行 2234
胸椎矢状序列修正型 2907
胸椎手术麻醉 134
胸椎退行性变 1915
胸椎椎管狭窄症之诊断 2777
胸椎椎间盘突出 1832
胸椎椎间盘突出症 1914, 1917
熊猫眼 930, 1440
休克 066, 198, 407, 610, 929
休莫尔（Schmorl）结节 1933
修复创面的术式 596

修复三角韧带 753
修复手术 009
修复轴突细胞膜 1273
修剪血管外膜 348
修削石膏 229
修整第一跖骨头跖趾关节成形术 1052
修整肱骨远端 1047
修整刨削刀（trimmer） 323
修整石膏 224
修整柱状骨条 1843
修正创伤评分（RTS） 307
袖口征 2325
虚拟人 824
虚拟人创新计划（the Virtual human project inititative） 824
虚拟生理人 825
虚拟透视 877
虚拟物理人 825
虚拟智能人 825
虚拟中国人女性1号（virtual Chinese human-female numberl，VCH-F1） 825
虚实 3702
虚则补之 021
需及早手术减压 1225
需氧及厌氧细菌 008
徐莘香 029
徐印坎 1749
许莫氏结节 2026
叙论 023
酗酒 932
续监测肺通气功能 1110
嗅鞘细胞（olfactory enseheathing cells，OECs） 1274
悬垂石膏 478
悬垂石膏固定 920
悬垂石膏固定复位疗法 920
悬垂石膏治疗的肱骨投掷骨折 922
悬吊复位 229, 1252
悬吊复位器 229
悬吊石膏管型 009
悬吊效应 3297
旋后（内翻）背屈损伤 749
旋后（内翻）内收损伤 751
旋后（内翻）外旋损伤 752
旋后（内翻）外旋损伤分度 748
旋后外旋型骨折 744
旋颈试验 1178
旋扭加压式注射器 1339
旋前（外翻）外旋骨折分度 748
旋前（外翻）外旋损伤 748, 755
旋前（外翻）外展损伤 749, 756
旋前圆肌激发试验 3303
旋前圆肌纤维束带 3302

旋前圆肌综合征（pronator syndrome） 3302
旋转暴力 1145, 1221
旋转暴力所致胫腓骨不稳定型骨折 713
旋转不稳定 679
旋转成形术(Campanacci) 2320
旋转复位 899
旋转畸形 254, 740, 949
旋转式塔吊 035
旋转试验 799
旋转移位 886
旋转植骨 1754, 1843
选用界面内固定替代植骨 2151
选用细长的神经外科吸引器头 2143
选择穿针（钉）部位及定位 263
选择防滑设计产品 1787
选择省力的工作方式 1997
选择外固定架的合理性 1499
选择相应规格试模 1879
选择相应型号和规格的人工椎体 1332
选择性骶神经根切断术 1374
选择性动脉栓塞技术 2510
选择性动脉造影栓塞术 2364
选择性脊神经后根切断术 3660
选择性脊神经后根切断术（Selective Posterior Rhizotomy, SPR） 3182
选择性脊髓动脉造影检 2424
选择有利于患者的椎节植入物 2157
选择有效的手术方式 1133
选择运动场地 917
薛己 023
学习曲线 1020
雪帽征（snow cap shadow） 1613
雪旺氏瘤 2432
雪旺细胞的正常生理功能 3375
雪旺细胞在神经再生中的作用 3376
雪旺细胞在周围神经再生中的作用 3374
血窦型 2448
血供中断 943
血管壁瓣状切开端侧吻合 349
血管壁开孔端侧吻合 349, 350
血管壁切开端-侧吻合 349
血管壁小穿孔伤 289
血管变异 1685
血管大部离断或完全离断者 290
血管大部离断缺损较多者 290
血管的狭长裂伤 289
血管动力学异常 1685

血管畸形 2651
血管介入放射技 2364
血管紧张素Ⅱ 372
血管紧张素转化酶抑制剂 116
血管痉挛 940, 1584
血管扩张性肢体肥大症（hemangiectatic hypertrophy） 2954
血管扩张药 116
血管瘤 2414
血管母细胞瘤 1831
血管内栓塞技术 2511
血管内止血带 063
血管平滑肌扩张药 136
血管破裂或缺损 289
血管清创 284
血管伤处理的基本原则 289
血管伤修复的手术方式 289
血管神经岛状肌皮瓣 3570
血管神经鞘 1735
血管神经损伤 354
血管数字减影技术（DSA） 938
血管栓塞 026, 944, 1125
血管损伤 333, 485, 937, 1447, 2182
血管损伤概率高达50% 661
血管探查 938
血管网（network） 3513
血管网（丛）的交通吻合 3514
血管网（丛）类 3525
血管网型 3540
血管网织细胞瘤 2425
血管吻合方式 349
血管误被结扎 3284
血管修复 348
血管修复的基本原则 348
血管修复术 938
血管移植 938
血管因素 1671, 1685
血管在主要分支部位断裂 290
血管脏器伤 2183
血管造影 935
血钾增高 150
血碱性磷酸酶 2326
血流动力学 153
血流动力学不稳定 174
血流动力学监测 155
血路传播 3066
血脉灌通 021
血气分析 931, 933, 1576
血气胸 932, 1582
血容量不足 932
血容量减少 009
血栓形成 171, 360, 370
血栓性静脉炎 273, 421, 1270, 2049
血小板 1516
血循不良 221

血压调控 176
血压监测 154
血压下降 171
血液系统疾病 119
血友病 996
血友病性骨关节病 3031
血友病性关节病 1004
血运受阻学说 2656
血肿内注射 938
血肿形成 1551, 2212, 2767
血肿型 1360
循环负荷过重 081
循环功能监测 154
循环系统并发症 171
循环血量不足 210
循环血容量 153
循环阻闭 009
训练前的准备 918
迅速静脉输液 931
蕈状型 1361

Y

Yamaguchi 2565
Yasargil 1831, 1977, 2672
Yasuda 429
Yergason试验 1593
Yokoi 2086
Yoshizawa 1801
you are grandfather 1889
Young 3367
Yuan Syracus 1293
Yves Colrel 015
Y形截骨术 2599
Y形潜式切骨减压术 1778
Y型 403
Y型管 359, 361
压颈试验（Quelkenstedt's sign） 2421
压力分部不均学说 925
压力辅助控制通气（P-ACV） 179
压力控制SIMV 179
压力控制通气（PCV） 179
压力控制-同步间歇指令通气（PC-SIMV） 179
压力预置型通气（pressure preset ventilation, PPV） 179
压力支持通气（pressure support ventilation, PSV） 179, 180
压迫疮 218
压迫疮与褥疮 2184
压迫肱动脉 938
压迫股动脉 938
压迫脊髓圆锥 1915
压迫锁骨下动脉 938

压迫性病变 385
压迫性跖痛症 1639
压缩暴力 1220
压缩型（Compression type）骨折 403, 793
压腿运动 213
鸦片 006
鸭嘴蓝钳 321
牙齿损伤和脱落 152
牙质形成不全（dentinogenesis imperfecta）2944
哑铃型肿瘤 2415
雅司螺旋体（Spirochaeta pertenuis）3060
亚急性坏死性脊髓炎综合征（foix-alajouanine syndrome）1985
亚麻子油酚溶剂 006
氩激光（Argon）376
咽喉壁损伤 1111
咽喉部炎症 1795
咽后部慢性炎症 1079
咽升动脉 1125
延长部位 3241
延长固定时间 945
延长速度 3241
延长消毒时间 048
延长与压缩 028
延迟固定（delayed fixation）836
延迟延长（delayed lengthening）3241
延迟愈合 485, 621, 738, 943, 1141
延期缝合 287
闫德强 1451
严格清创 715
严格手术操作程序 2156
严格术野消毒 060
严格外科无菌技术原则 2158
严格制动 1081
严密观察创口 1462
严重（不稳定型）压缩性骨折 1146
严重创伤的分类 306
严重复杂脊柱侧凸之手术治疗 2927
严重贫血（Fanconi综合征）2559
严重平底足 1043
严重髓核脱出型 1958
严重型颈腰综合征 1319
严重移位的肩胛盂骨折 443
严重粘连型 1958
炎症早期及时处理 2158
沿肋骨中线纵长切开肋骨骨膜 1284
盐水棉片 1315
颜面部征象 1576
眼部异常 2951

眼科刀 007
眼球震颤试验 1178
眼源性眩晕 1690
厌氧破伤风杆菌 008
阳凿 1842
杨操 2866
杨东岳 027, 2672
杨果凡 028, 3528
杨克勤 024, 1725
杨清叟 023
杨用道 022
疡医 021
洋地黄 175
仰颈体位 362
仰伸位牵引 1153
仰卧挺腹试验 1942
仰卧位 057, 059, 171
仰卧位手术 1509
氧供（DO2）153
氧耗（VO2）153
氧化铝陶瓷 969
氧化纤维素（oxycel）2230
氧化亚氮（Nitrous oxide）102
氧自由基 372
腰,椎体爆裂性骨折 1387
腰背部施术体位 085
腰背肌的训练 205
腰背肌锻炼 205, 1246, 2058
腰背肌功能锻炼 229
腰部变短 2056
腰部后伸受限及疼痛 2815
腰部扭伤 1951
腰部伸展加压试验 1942
腰部支架 2058
腰部脂肪脱垂 1952
腰骶部多毛症 2711
腰骶部脂肪疝 3153, 3154
腰骶部肿瘤 134
腰骶膨大脊髓段受损综合征 1236
腰骶神经根作为动力神经建立膀胱人工反射弧 1380
腰骶先天异常 1929
腰骶椎不发育 2694
腰骶椎节脱位 1532
腰段骨折合并马尾损伤 1271
腰后伸受限 1950
腰肌筋膜炎 1952
腰脊神经走行角度 1993
腰痛患者椎骨内压力明显增高 1996
腰弯柔韧度 014
腰围 206
腰围的佩戴和使用 206
腰围制动 1953
腰椎背侧神经支配 1994

腰椎不稳发病机制 2022
腰椎不稳症 2021
腰椎不稳症的治疗 2027
腰椎侧型（右）髓核突出症 1935
腰椎穿刺 2422
腰椎的负荷 1997
腰椎的运动 1996
腰椎电动牵引床 256
腰椎翻修术 2191
腰椎骨折后经皮椎体成形 1338
腰椎管狭窄 134
腰椎管狭窄症的非手术疗法 2794
腰椎管狭窄症再手术病例 2194
腰椎后方入路手术术中并发症 2239
腰椎后路非融合术 1969
腰椎后路手术 2027
腰椎后路手术之特点 1280
腰椎滑脱 134, 1952
腰椎滑脱分度法 2057
腰椎畸形 2212
腰椎极外侧型髓核脱出 1936
腰椎脊柱侧凸前路松解术 2889
腰椎间盘突出与脊柱结核的鉴别 3072
腰椎间盘突出症 134
腰椎间盘突出症前缘型 1932
腰椎间盘突出症中央型 1933, 1935
腰椎间盘突（脱）出症 1928
腰椎间盘突（脱）出症的症状学 1938
腰椎间盘退变 1928
腰椎间盘纤维骨化时的处理 3119
腰椎结核 1952, 3068
腰椎结核病灶清除术 3084
腰椎经皮椎间盘内电热疗法 2011
腰椎前及侧方神经支配 1993
腰椎前路减压术 2038
腰椎前路手术患者术前饮食管理 204
腰椎人工间盘置换术（total lumbar disc replacement，TLDR）2004
腰椎人工髓核植入术后再手术 2199
腰椎伤病的康复 205
腰椎伤病的围手术期护理 204
腰椎手术并发症 2181
腰椎手术麻醉 134
腰椎手术后并发症 2184
腰椎退变性滑脱 2058
腰椎退行性病变器械内固定并发症 2247
腰椎峡部 2054
腰椎峡部的剪力 2055
腰椎小关节紊乱 1952

腰椎小关节旋转运动时轨迹 1992
腰椎悬吊牵引 268
腰椎增生性（肥大性）脊椎炎 1951
腰椎正常生理弧度消失 2213
腰椎中央旁型椎间盘突出症 1935
腰椎椎弓崩裂 1952, 2058
腰椎椎管狭窄症 2785
腰椎椎管狭窄症的手术 2795
腰椎椎管狭窄症再手术 2201
腰椎椎间盘突出 1833
腰椎椎间盘突（脱）出症后方突出之分型 1934
腰椎椎间盘源性腰痛 1992
腰椎椎间盘源性腰痛的前路非融合手术治疗 2004
腰椎椎节融合术 2027
腰姿改变 1929
摇摆步态 1237
咬除枕骨大孔后缘 1117
咬骨钳或剪 069
咬肌痉挛 149
药理 143
药敏试验 941
药物浓度 162
药物依赖 190
药物预防 380
药物预防应激性溃疡的热点 380
要素饮食 379
叶启彬 026
叶衍庆 023
液性栓塞剂 2513
液压式电动系统 069
腋动脉 3273
腋动脉损伤 3273
腋动脉损伤的预后 3273
腋路阻滞 122
腋神经 979
腋神经损伤 1030
腋窝部血管、神经的压迫 2279
腋窝位 443
腋下三角支撑架 245
一般性感染 1556
一侧大腿截肢合并对侧小腿截肢 3641
一侧性偏头痛 1178
一侧性小关节脱位 1164
一次性截肢 3214
一次性消毒敷料包 060
一过性发热和疼痛 1341
一期实施3种手术治疗重度僵直性脊柱侧弯后凸成角畸形 2936
一期愈合 006, 010, 011
一氧化氮（NO） 006, 372
医疗机器人系统 824

医疗水平和医疗条件 1130
医疗体育疗法 1716
医学Meta分析研究 846
医学影像设备 826
医源性并发症 738
医源性不稳 1726
医源性肺炎 380
医源性脊髓损伤 1259, 1549
医源性神经根损伤 2048
医源性血管损伤 3283
医院病 006
医宗金鉴正骨心法要旨 023
依次切除骨赘前骨质 1756
依托咪酯（Etomidate） 101
胰岛素 119
移动式深度测量器 1878
移动与转移动作 3682
移位型 616
移行（脊）椎 2685
移植骨插入过深 1550
移植骨的滑脱移位 2267
移植骨来源 088
移植肌腱远端固定法 576
移植皮片坏死 588
移植神经的存活 3359
移植神经的选择与切取 3361
移植外科实验 006
遗传性多发性外生骨疣 2289
遗传性骨指甲发育异常（hereditary osteo-onycho-dysplasia） 2958
遗传咨询（genetic consulting） 2550
乙胺丁醇 2967
乙肝指标阳性 048
乙醚 006
乙酰胆碱 377
乙酰胆碱酯酶 3376
乙状切迹 542
已感染伤口的处理 286
已形成挛缩的治疗 3619
以二头肌腱为解剖标志 980
以防伤及椎前大血管 2032
异丙酚（Propofol） 102, 145
异常活动 944
异常肌电图 390
异常交通支 3301
异常募集状态 391
异常气味刺激喉头 2148
异常运动单位电位 391
异氟醚（Isoflurane） 103, 145
异体采血 074
异体蛋白 080
异体骨重建 2370
异位骨化 011, 610, 611
异物的清除 1581
异物反应 2188

异形髌骨 1624
异烟肼 2967
抑癌基因 020, 2349
抑癌基因相关治疗 2348
抑酸剂 377, 380
抑酸治疗 375
抑郁状态 2255
溢出性尿失禁 2253
翼状肩胛 2556
翼状韧带（alar fold, alar ligament） 330, 1080
翼状韧带撕裂 1423
翼状韧带撕脱 1071
翼状皱襞 330
阴部神经 1266, 1267
阴茎海绵体反射（BCK） 1259
阴阳 3702
阴阳、五行理论 3698
阴阳学 021
阴阳学说 3698
阴阳与五行的关系 3698
阴凿 1842
引入金属导尿管 1522
引入内镜 1108
引入橡胶导尿管 1522
引体向上运动 934
饮食动作训练 3693
饮食护理 196, 202, 379
蚓状肌 576
隐神经 688
隐性脊髓闭合不全 1826
隐性脊椎裂 2629, 2689
应激反应 136
应激性溃疡 368, 373
应激性溃疡(stress ulcer, SU) 368
应激性溃疡出血的临床特点 373
应激性溃疡出血的预防 380
应激性溃疡的发病机制 370
应激性溃疡的发病因 369
应激性溃疡的早期诊断 377
应激性溃疡黏膜病 374
应激性黏膜病变(stress-related mucosal disease, SRMD) 368
应急性手术 358
应力分布 918
应力骨折 707, 910, 913, 915
应力骨折及预防 915
应力位摄片 745
应力性骨膜炎 916
应力性骨折 400, 402
应力遮挡效应 830
应在颅骨牵引下搬运 1189
应掌握扩大性减压术的切骨限度 2146
婴儿骨皮质增生症（infantile corti-

cal hyperostosis） 2945
婴幼儿骨骺损伤 949
婴、幼儿时期脊椎脊髓疾病 1826
鹰爪 1675
鹰嘴滑囊炎 1618
鹰嘴克氏针牵引 458
鹰嘴牵引 479
营养（trophic）因子 3370
营养不良 944
营养性障碍 1676
营养支持 181
影响髌骨稳定性的因素 1624
影响骨折愈合诸因素 431
影响颈椎病前路手术疗效诸因素 2167
影响拇指掌指关节脱位复位的因素 557
影响雪旺细胞分裂增殖的因素 3375
影像导航技术 823
影像学改变 1664
影像学显示颈椎退变而无临床症状者型 1701
硬度 2021
硬度下降 2021
硬化型 944, 2374
硬化性骨髓炎（sclerosing osteomy-elitis） 3004
硬脊膜内和硬脊膜外肿瘤的鉴别 2429
硬脊膜破损 2126
硬脊膜前方减压 1466
硬脊膜外囊肿 2719
硬脊膜外血管畸形 2699
硬脊膜外造影 1946
硬脊膜外肿瘤 2415, 2424, 2427
硬脊膜下水瘤 2715
硬膜成形术 1829
硬膜囊及神经根疝出 1252
硬膜囊疝出 1252
硬膜囊受压征 1166
硬膜破裂及脑脊液瘘 2147
硬膜撕裂 1126, 1982
硬膜撕裂伤 1357
硬膜损伤 2184
硬膜外持续麻醉 1040
硬膜外出血 1982
硬膜外静脉丛的止血 1823
硬膜外腔操作 1549
硬膜外粘连 163
硬膜外肿瘤 2418
硬膜外阻滞 146
永久性关节不稳 010
用不可吸收缝线修补撕裂的肩袖 980
用刀片刮除 284

用第三代环锯 2141
用高速磨钻磨除寰椎前弓 1108
用过的器械及时归位 2144
用缓慢延伸法治疗前臂短缩畸形 3255
用手指尖钝性分离 1291
用丝锥攻出椎节内螺纹阴槽 2033
用脱刀对挫伤之皮缘切除 283
用细钩提起硬膜 1823
用药方式 186
用跖肌腱重建距腓前韧带及跟腓韧带 771
优势手多发 3311
尤文肉瘤有效的药物 2331
尤文氏肉瘤（Ewing's sarcoma） 2316, 2329
由轮椅向等高床位移动 3684
邮票式或点状植皮 345
游离并切断肩胛下肌 472
游离尺神经 987
游离腓骨移植术 2607
游离肌腱移植术 573
游离肌腱移植术后固定法 577
游离皮瓣转移 936
游离皮肤移植术 586
游离神经移植的缝合技术 3362
游离神经移植概述 3361
游离神经移植后的二期神经松解术 3362
游离、松解椎动脉 1768
游离植皮术 339
有衬垫 219
有衬垫石膏 220
有创动脉测压（ABP） 111, 154, 155
有创动脉压监测 155
有创监测动脉压 154
有倒刺、可单独使用 1852
有骨擦音 005
有限接触动力加压钛板（limited contacted dynamic compressing plate，LC-DCP） 830
有限内固定 356
有线形外固定架（Linear external fixator, LEF） 351
有效的固定与制动 1390
有效康复措施 1270
右侧横切口 1187
右手按摩法 365
右旋糖酐 1516, 1585
幼儿发育性髋关节脱位开放复位 2587
幼儿脊髓损伤 1182
幼年椎体骨软骨病 3044
诱发Lisfranc关节疼痛 799
诱发电位 382, 1947

诱发电位的临床应用 384
诱发电位监测 157, 1424
诱发骨肉瘤 2323
诱发试验 799
诱发痛 1973
诱向（tropic） 3370
于仲嘉 027
余剩面（odd facet） 1621
盂唇撕脱（Bankart lesion） 1613
盂肱关节 440
盂肱关节内摩擦音 1597
盂肱关节造影 1598
盂继懋 023
鱼际间隙感染 3018
鱼口式缝合法 298
与环锯减压同步进行 1851
与脊柱骨折相关的应激性溃疡 376
与外伤有直接关系 1654
预防爆裂型骨折侧凸畸形的进一步发展 1390
预防恶性高热 149
预防感染 008
预防各种并发症 1270
预防工作中的不良体位 1721
预防骨感染 353
预防挛缩 3619
预防球囊破裂 1570
预防性用药的适应证 184
预防性用药的选择 184
预防应用抗生素 185
预见性护理 379
预弯 2846
预弯（钛）板 1215
预先控制椎动脉 2146
预知气道困难患者的插管处理 128
预制的石膏床 1189
愈合不良 1071
愈合延迟 945
原癌基因 020
原地慢跑 912
原发恶性骨肿瘤 2354, 2355
原发恶性肿瘤 2372
原发骨肉瘤 2323
原发良性骨肿瘤 2354
原发性侧索硬化症 1676
原发性恶性骨肿瘤 2323
原发性高血压病 115
原发性骨恶性淋巴瘤 2332
原发性骨关节病 3029
原发性骨淋巴瘤（primary lympho-ma of bone，PLB） 2332
原发性脊髓肿瘤 2417
原发性脊柱肿瘤 2354
原发性髋臼发育不良 2576
原发性软骨肉瘤 2327

原发性痛风 3205
原发性椎体肿瘤 2476
原切口入路 1213
原始骨痂 431
原田病 2258
原位融合 2919
原纤维型 2432
原型二水硫酸钙 095
圆韧带动脉 602
圆柱形Cage 1847
圆柱状鸟笼式Cage 1851
圆锥 1243
圆锥和马尾肿瘤的鉴别要点 2428
圆锥损伤 1237
"猿手"畸形 1665
远侧指间关节屈曲畸形 578
远侧指间关节融合术 580
远端蒂筋膜皮瓣 3523, 3524
远端蒂皮瓣distally-pedicled flap 3523
远端蒂皮瓣的应用 3532
远端粉碎性骨折外固定架固定 528
远端交锁 483, 880
远端潜伏期延长 393
远端缺血征 937
远端锁钉 646
远端向外旋转（tibia torsion） 1020
远古及奴隶社会 021
远节指骨骨折的Kaplan氏分类 566
远眺 1710
远位交叉皮瓣 593
院内评分 306
约翰·亨特（John Hunter） 005
月骨 991
月骨复位方法 548
月骨坏死分度 549
月骨脱位 546, 550
月骨脱位切开复位 547
月骨摘除术 548
月骨周围脱位 549
月骨周围脱位复位 897
月三角不稳定 855
月状骨脱位 546
月状骨旋转 546
钥匙捏术后康复训练 3621
云手 921
允许性低热卡喂养 182
孕妇和哺乳期妇女 184
运动 910
运动单位电位 389
运动功能障碍 1238
运动或感觉功能特异性 3372
运动疗法（Kinesiotherapy, exercise therapy） 1717, 3592, 3643
运动神经传导速度 392

运动神经传导速度测定 391
运动神经元疾病 2442
运动生物力学 924
运动医学 654
运动诱发电位 136, 137
运动与训练损伤 910
运动障碍 938
运送 008

Z

Zalhiri 2582
Zaricznyj 866
Zdeblick 1213, 2043, 2048
Zea 2844
Zeidman 2226
Zickel 628, 632
Zickel 钉临床应用 633
Zielke 2866
Zielke系统 015
Zielke椎弓螺钉 2248
Zollinger–Ellison综合征 3202
Z–plate 1295
Zuckerman 2043
Z形切口 547
Z字形切断肌腱延长术 3163
Z字形切口 1738
再次钛缆或钢丝固定融合术 1138
再发性椎间盘突出症 2194
再骨折 010
再骨折（refracture） 830
再关门 1551
再灌注性损伤 1551
再切除另一侧骨质 1779
再生相关基因（regeneration association gene, RAG） 1272
再手术的目的 1407
在牵引下植入骨块融合 1194
在医疗条件不稳定情况下 301
暂缓手术病例 1184
暂时性滑膜炎 2973, 3042
暂时性肋间神经痛 1357
暂时性下肢轻瘫 2874
脏腑的生理功能 3700
凿除关节软骨面 1040
凿除后方钩椎关 1768
凿骨开槽 1038
凿骨开窗 1162, 1312, 1774
凿刮法扩大减压术 1755
凿取带骨膜瓣之枕骨骨片 1061
凿取骨块（条、片） 1841
凿取骨片 1032, 1040
凿取骨条 2039
凿取髂骨嵴 091
早二期缝合 288

早期并发症 929
早期彻底清创 1557
早期触辨觉及定位学习 3652
早期翻修术 2212
早期进食 377
早期食管瘘 2227
早期稳定 1390
早期制动确实 1850
早期坐起 625
早熟性耳硬化（premature otoclerosis） 2944
造影剂误入 1549
增加腹压 1929
增加关节软骨的营养和代谢活动 3595
增加柔软度的训练 3608
增加植入物的稳定性 1787
增龄性脊椎病变 1540
增强肌力的训练 3606
增强抗弯与抗压能力 617
增强心肌收缩力 177
增生性骨关节病 3028
增生性体质 1407
轧音（retropatellar crepitation） 1626
摘除髓核 1739
粘连束带 1316
粘连性脊髓蛛网膜炎 1828
粘连性束带 435
粘连性蛛网膜炎 1366, 1769
粘连性蛛网膜炎期 3143
谵妄 2255
谵妄的治疗 190
谵妄状态 190
战后急救网络 007
战伤 400
战伤外科 654
战伤与批量手术时铺单要求 060
战现场手术室 037
战现场手术室营地的选择 037
张凤书 3035
张宏 2866
张莉 918
张力带方式 565
张力带钢丝钛缆固定 669
张力带固定 426, 450
张力带内固定 453
张力缝线 3357
张力较大切口 1329
张力缺乏性膀胱 3665
张力性气胸 150, 932, 2234
张连生 913, 918
张文林 1782
张文明 024, 1780
张仲景 022

掌背部皮瓣设计与皮瓣切取 591
掌背动脉蒂 591
掌侧皮肤缺损的修复 589
掌侧入路 541
掌长肌腱切取法 574
掌长肌跖腱切取法 575
掌骨骨折 558
掌骨骨折内固定方法 560
掌骨颈骨折复位 561
掌骨双骨折克氏针固定 560
掌骨与桡骨轴线 535
掌骨中段横形骨折交叉克氏针+钛缆（钢丝）固定 565
掌颏反射 1673
掌倾角 535, 895
掌压法 888
掌中间隙感染 3019
赵定麟 024, 027, 1642, 1725, 1749, 1780
照明系统 346
折叠式饭桌 258
折角复位法 414
针刺麻醉 1729
针道感染 1504
针的松动 1504
针距 348
针孔处骨折 354
针孔感染 353
针孔骨髓炎 354
针筒动脉输血 360
针吸活检 019
针状瘤骨 2325
诊断标准（2008） 1660
诊断错误 1405
诊断上主次判定不当 2161
诊断性神经阻滞 3321
诊断因素 2161
枕齿间距测量 1059
枕大孔区（高颈段）脊膜瘤 2439
枕大神经 1066
枕大神经痛 1070
枕骨瓣凿取范围 1062
枕骨大孔部减压手术 1829
枕骨-寰椎先天性融合 2637
枕骨髁骨折 1059
枕骨髁骨折征 1059
枕骨-枢椎融合术+寰椎后弓切除术 1138
枕寰急性脱位 1058
枕颈CD内固定系统 1134
枕颈部骨折脱位 1058
枕颈部畸形 1124, 2628
枕颈（寰）关节损伤 1065
枕颈鲁氏棒内固定术 1064
枕颈内固定系统 1064

枕颈融合（减压）术 1133
枕颈融合术 1069, 1093, 1137, 2635
枕颈脱位 1124
枕头过高 1708
枕外隆突 1116
枕芯充填物 1708
枕椎 2629
真空灭菌 040
真空行走踝支具 247
真皮 339
真皮层 339
真正吻合（true anastomosis） 3540
振动锯 242
振动觉 3650
震荡区 280
震荡性静脉（oscillating vein） 3526
镇静药物 188
镇静药物的负荷剂量 189, 190
镇痛方法 160
镇痛药 105
镇痛药物 160
镇痛药物的副作用及预防 163
镇痛药物治疗 186
整骨移植 091
整容动作的训练 3693
正常踝关节 744
正常肌电图 389
正常人体力（中）线 1282
正常视觉诱发电位波形 386
正常组颈椎椎管矢状径平均值 1655
正方形钻（四角形钻 2225
正骨并金镞科 022
正骨科 023
正规的非手术疗法 1705
正确掌握拔管时机 132
正体类要 023
正相波 390
正置式 018
正中旁切口入路手术 1976
正中神经 939
正中神经返支卡压 3322
正中神经激发试验 3303
正中神经及分支卡压 3301
正中神经解剖关系 3314
正中神经前臂部缺损 3383
正中神经上臂段缺损 3382
正中神经受损 1665
正中神经损伤时的"猿手"畸形 1666
正中神经腕掌部缺损 3383
正中神经肘部缺损 3383
正中神经阻滞 122
正中型 1933
郑燕平 1816

郑祖根 026
症状性盘状软骨 692
支撑动作 3681
支持带动脉 602
支持疗法 935, 1557
支架（frame） 2241
支架固定 1388
支架式牵引 1713
支架系统 346
支具（brace） 237
支具车间 007
支具处方 243
支具的分类 239
支具的基本概念 237
支具的基本作用 239
支具的历史 237
支具的命名 239, 240
支具故障 252
支具技师 243
支具矫形治疗中心 239
支具设计制作者Orthopedist 238
支具室的基本设施 240
支具制作室 241
支具治疗 1630
支具治疗的疗效 2841
支具治疗适应证 2841
支具治疗原理 2841
支配健存下肢运动功能的神经根 1380
支气管损伤 152
肢体的重建 2321
肢体短缩 905
肢体功能锻炼 1039
肢体功能训练 205
肢体骨骺发育异常 2602
肢体挤压伤 007
肢体冷感 1939
肢体麻木 1673
肢体缺血性挛缩 067
肢体缩短术(limb shortening) 3233
肢体型神经纤维瘤 2530
肢体延长术 905
肢体止血带 006
脂肪瓣（dermo-fat） 3534
脂肪垫 330
脂肪（脊髓）脊膜膨出 1826, 1827
脂肪瘤 2425
脂肪栓塞 067, 929
脂肪栓塞综合征（FES） 198, 932, 1491
脂质过氧化反应 378
直肠癌 2355
直肠伤 1491
直肠损伤 1518
直尺试验 461

直尺试验阳性 462
直接按摩 365
直接按压心脏 365
直接暴力 400, 705
直接暴力所致尺桡骨双折 519
直接挤压输血 361
直接+间接减压 1389
直接减压 1389
直接叩痛 1245
直接皮动脉（direct cutaneous artery） 3510, 3566
直接皮肤血管 3510
直接皮肤血管类 3525
直接征象 2434
直镊 346
直视下复位 1309
直腿抬高+踝部背屈加强试验 1942
直腿抬高加强试验（Bragard征） 1942
直腿抬高类训练 3607
直腿抬高试验 1941, 1974, 3332
直腿抬高运动 213
直向不稳定 678
职业 1928
职业训练 204
职业治疗 007
植骨 088, 1048
植骨不融合 1210, 2168, 2203
植骨不愈合 1141
植骨不愈合或内固定失败 2194
植骨的适应证 088
植骨块被吸收 2157
植骨块边缘附加骨钉 2152
植骨块刺伤 2150
植骨块骨折 2152
植骨块过深 1216
植骨块滑出 2157
植骨块滑脱 203, 205, 2150
植骨块或植入物过长 2144
植骨块落出 2155
植骨块嵌入间隙后用螺钉垂直固定 2041
植骨块嵌入时注意安全操作 2145
植骨块上下径应大于椎间隙切骨高度 2152
植骨块位移 2168
植骨块移位 2203
植骨融合 2062
植骨融合术 2847
植骨填充死腔 024
植骨吸收 1468
植骨修复 009
植皮术 339
植皮术分类 339
植入后立即确认 2156

植入人工股骨头 1050
植入人工椎体、嵌紧（撑开） 1859
植入物变位 2162
植入物长短适度 2145
植入物滑出 2155
植入物失去固定作用者 2157
植入物位移等 2203
植入物旋入过深 2144
植物人状态 1576
植物神经症状 1673, 1675
跖短及跖长韧带 1637
跖跗关节（Lisfranc关节） 797
跖跗关节骨折脱位Myerson 分型 798
跖跗关节融合术 802
跖跗关节脱位 797
跖跗关节脱位CT三维重建 800
跖骨干骨折 812, 814
跖骨骨间神经瘤(inter metatarsal neuroma) 1639
跖骨骨折 811
跖骨基底部骨折 812
跖骨截骨术 1641
跖骨颈骨折 812
跖骨头骨软骨病 3038, 3341
跖骨头骨折 812
跖骨行军骨折 813
跖骨应力骨折 915
跖管综合征（tarsal tunnel syndrome） 3337
跖肌腱切取法 574, 575
跖腱膜 1637
跖腱膜切断术 2614
跖趾关节模式 807
跖趾关节脱位 803
跖趾关节脱位手术疗法 807
跖、趾及籽骨骨折 811
止血带 062, 112, 127, 938
止血带并发症 169
止血带的使用 169, 3214
止血带坏死 169
止血带麻醉 169
止血带试验 3315
止血带疼痛 169
止血带休克 169
止血粉 064
指端缺损V形皮瓣转移术 597
指端缺损游离植皮 597
指骨骨端撕脱骨折钢丝环扎 567
指骨骨折及指间关节脱位 561
指骨骨折移位 561
指骨横形骨折内固定 565
指骨基底部撕脱骨折张力带固定 566
指骨结核 2971

指骨中段骨折 563
指甲髌骨综合征（Nail-Patella Syndrome） 2958
指间关节假体 954
指间关节脱位 562
指令动作 136
指蹼间隙感染 3018
指浅屈肌腱弓激发试验 3303
指浅屈肌腱形成的浅腱弓 3302
指神经卡压 3323
指神经麻醉 597
指神经阻滞 123
指数 930
指压止血法 1579
指（趾）甲牵引 267
指总伸肌腱 991
趾长伸肌腱切取法 575
趾骨骨折 814
趾骨伸肌腱切取法 576
趾关节成形术 1051
趾间关节脱位 815
趾神经瘤切除术 1640
制动对各组织的影响 3587
制动引起的生化学改变 3588
制式弓形架 1306
制式皮肤阻力牵引带 260
制约式人工全肩关节 018
制约型 978
制约型全肩关节置换术 982
质子泵抑制剂 377, 380
质子泵抑制剂（PPIs） 375, 380
治疗胫腓下联合后韧带损伤 754
治疗胫腓下联合失稳 754
治疗理念的转变 1248
治疗小组（team work） 3667
治疗性血管造影（therapeutic angiography） 2512
治疗咽喉部炎症 1723
致病细菌 006
致病因素 2054
致残性骨折 009
致畸原（teratogen） 2548
致密性骨发育障碍（pycnodysostosis） 2946
致死性肺栓塞 190
致压骨残留 2162
致压物厚度 1185
窒息 374
置入物移位 2048
置入正式产品 987
中长跑 914
中长跑运动员 708
中度危险物品 044
中国接骨术（chinese osteosynthesis） 819

中国桐油 007
中厚皮片 340,342
中厚皮片供区 344
中间腓肠浅动脉（median superfi-
　cial sural artery） 3561
中间位 517
中间型 615
中间柱 542
中空穿刺针 1423
中空拉力螺钉 1423
中空螺钉折断 1448
中空松质骨螺钉 1498
中立位持续牵引 458
中立椎-中立椎 014
中胚层缺陷 2950
中世纪 007
中枢神经损害 1576
中枢神经系统疾病 385
中枢神经系统损伤 1490
中枢性乏氧 930
中枢性瘫 1236
中枢性镇痛药 108
中西医结合治疗骨折 028
中心静脉 182
中心静脉压（CVP） 081,111,177,
　374,930
中心静脉压（CVP）监测 155
中心区 280
中心型软骨肉 2328
中央管处脊髓变性 1792
中央腱束断裂缝合法 581
中央腱束损伤侧腱束修复法 582
中央腱束损伤的晚期修复方法 581
中央腱束损伤的修复 581
中央旁型 1934
中央型 1934
中央型脊髓损伤 1234
中央型（又称上肢型） 1672
中央置位术 2560
中药电熨疗法 1718
中药熏蒸疗法 1718
中医骨伤科三期分治 3703
中医药在骨科围手术期的应用
　3697
中指近节指间关节后方脱位 562
中指伸指试验 3312
中轴影像（axial image） 1829
终末伸肌腱 578
终末小骨（ossiculum terminale） 2629
钟摆式锻炼 980
钟世镇 028
肿瘤 019,386
肿瘤标志物 2374
肿瘤播散 1341
肿瘤的彻底切除 2321

肿瘤的切除原则 2321
肿瘤翻修术的实施 2383
肿瘤分区 2394
肿瘤免疫治疗 2317
肿瘤切除 1462
肿瘤染色 2514
肿瘤性骨破坏 2325
肿瘤性软骨破坏 2325
肿瘤疫苗 2350
肿胀 435
重病监护 934
重叠缝合 470
重度黄疸； 379
重复麻醉 112
重建 537
重建滑车 573
重建及成形手术 009
重建颈椎生理曲度 1214
重建术后康复训练程序 3649
重建腰椎生理曲度 1410
重建中柱之生物力学结构 1279
重量持续牵引 005
重视对残留之脊髓功能的保护
　1557
重视手术疗法 1917
重视小腿肌间隔症候群的预防
　3280
重视枕头 1707
重危 150
重位和应力位X线片 798
重型颈椎损伤 1058
重要结构损伤 2194
舟骨背侧缘撕脱骨折 810,811
舟骨的血供 858
舟骨骨折 552
舟骨骨折手术疗法 554
舟骨结节撕脱 811
舟骨结节撕脱骨折 810
舟骨体骨折 810,811
舟骨腰部横形骨折镜下复位及空心
　螺钉内固定 859
舟楔关节融合术 1043
舟—楔植骨固定融合术 1044
舟月不稳定 855
舟月韧带 855
舟状骨临床检查 553
周边区 280
周秉文 024
周径增加 1387
周围神经病变 384
周围神经刺激器 136
周围神经缺损处理的基本原则
　3379
周围神经缺损的基本闭合方法
　3379

周围神经损伤 409
周围神经损伤的各种修复术式
　3347
周围神经损伤术后的康复治疗
　3643
周围神经炎 1678,2818
周围神经阻滞麻醉 122,124
周围型（又称下肢型） 1672
周围性排尿障碍 1237
周围性瘫 1236,1237
周围血管伤 3264
周围血管伤院前急救 3265
周围血管伤之分类 3266
周围循环衰竭 373
周跃 1816
轴旁性桡侧半肢畸形 2559
轴向挤压痛 915
轴向痛 1195
轴型筋膜皮瓣 3523,3571
轴型皮瓣 3567
肘部骨折 490
肘部关节脱位 486
肘部畸形 948
肘部桡骨近端骨折 893
肘关节 965
肘关节成形术 984,1046
肘关节创伤性骨关节炎 919
肘关节复杂性骨折 504
肘关节骨化性肌炎 509
肘关节后侧穿刺 276
肘关节后脱位 489
肘关节畸形 987
肘关节结核 1032,2969
肘关节结核病灶清除术 2981
肘关节解剖 486
肘关节囊及其周围韧带 487
肘关节强直 509,1046
肘关节切口排脓术 3009
肘关节脱位 487
肘关节外侧穿刺 276
肘关节紊乱 1616
肘关节系统 985
肘管症候群好发部位 3307
肘管综合征（cubital tunnel syn-
　drome） 3306
肘后S形切口 1032
肘后备急方 022
肘后尺神经沟压痛 1664
肘后三角 487
肘后卒救方 022
肘内翻 1618
肘内翻畸形 506,949
肘内翻畸形杵臼截骨矫正术 507
肘内翻畸形楔形截骨矫正术 506
肘内翻畸形楔形截骨术 507

肘提携角 486
肘外翻 508, 1618
肘外翻畸形 508
肘支具 245
皱褶 2108
朱诚 024, 1725
朱丹溪 022
朱家恺 028
朱建良 368
朱履中 023
朱通伯 024
侏儒畸形 2949
侏儒畸形外观 3036
诸病源候论 022
诸型肩关节周围炎 1592
猪尾巴 2013
蛛网膜成形术 1829
蛛网膜下憩室 2715
蛛网膜下腔切开探查术 1314
蛛网膜下腔探查术 1201, 2781
蛛网膜下腔引流 2233
蛛网膜下腔阻滞 128
蛛网膜下腔阻滞麻醉 123, 146
蛛网膜下血管畸形 2699
蛛网膜粘连 1183
逐渐下地负重 1039
主动及抗阻的ROM训练 3605
主动脉造影术 1584
主动免疫预防注射 008
主动运动（active movement） 1719, 3592
主妇膝（housemaid's knee） 331
主客观矛盾 1950
主诉与客观检查的矛盾 2815
主要动脉型 3540
主要血管加次要血管蒂型 3567
主要血管加节段性血管蒂型 3567
助长感染的因素 2257
助力运动 1719
注入骨水泥 1340
注射试验 1604
注意保护及避开坐骨神经 618
注意备血 1279
注意病房环境卫生 2148
注意劳动方式 1999
注意日常生活体位 1720
注意术中牵引（拉） 2136
注意体位 931
注意休闲时姿势 1999
注意引流 2158
注意枕头的位置 1720
注意止血 1754
柱状植骨法 1746
柱状植骨块 1748
抓取钳（grasper） 870

爪形手 1664, 1665
爪形足 2618
转移动作 3673
转移瘤 2354, 2355
转移抑制因子 020
转运拖延 941
转子间骨折的髓内固定 880
装备与场地 911
装配后训练程序 3637
装配假肢前后的训练 3634
装配临时性假肢后的康复训练 3635
装配永久性假肢后的康复训练 3636
装足底扩张板 259
状骨或月状骨无菌性坏死 1033
撞击试验 1597, 1603
撞击征的病理学分期 1604
撞击症分为三期 1605
撞击综合征 1591
撞击综合征（impigement syndrome） 1591
追踪器 878
椎板钩的安置 2845
椎板骨折 1252, 1280
椎板畸形 2694
椎板夹复位固定法 1084
椎板夹技术 1202
椎板间开窗术 1975
椎板减压术 1310
椎板扩大减压 1155
椎板扩大减压+根管减压术 1200
椎板扩大切除减压 1155
椎板切除减压 2059
椎板切除术 004
椎板切除术后不稳 2213
椎板—椎板钳（L-L钳） 2846
椎动脉闭塞试验 1559
椎动脉病变者 1179
椎动脉侧前方减压术 1179
椎动脉Ⅲ段 1064
椎动脉发育不全 1686
椎动脉分段 1177
椎动脉供血不全症状 1795
椎动脉缺如 1685
椎动脉损伤 1118, 1125, 1429, 1439, 1456, 1557, 2141
椎动脉损伤致脑缺血的治疗 1559
椎动脉型颈椎病 1737
椎动脉型颈椎病典型 1691
椎动脉型颈椎病诊断标准（2008） 1683
椎动脉与钩椎关节之关系 1178
椎动脉造影 1179
椎动脉周围的静脉丛出血 1559

椎弓成形术 1828
椎弓根崩裂 1257
椎弓根的变形 2422
椎弓根钉 1069, 1201, 2249
椎弓根钉棒（板）技术 1317
椎弓根钉复位原理 1392
椎弓根钉技术 1069
椎弓根钉技术不足之处 1319
椎弓根钉技术的实施 1321
椎弓根钉误入椎管 1319
椎弓根钉误入椎间隙 1329
椎弓根钉选择 1320
椎弓根钉置入术 1956
椎弓根肥厚（hyperostosis of pedicle） 2109
椎弓根钩的安置 2844
椎弓根骨折经皮椎弓根螺钉内固定 1458
椎弓根—横突钳（P-T钳） 2845
椎弓根技术 1280
椎弓根间距离增宽 2422
椎弓根螺钉固定系统 1305
椎弓根螺钉内固定技术 1451
椎弓根螺钉松脱 1477
椎弓根螺钉折断 1478
椎弓根内固定技术 1311
椎弓根峡部骨折 1257
椎弓根相关数据测量 1316
椎弓根—椎板钳（P-L钳） 2846
椎弓骨折 004
椎弓螺钉植入 1474
椎弓峡部 2054
椎骨融合畸形 2694
椎骨损伤平面与脊髓受累节段之平面对比 1261
椎管成形术 1200, 1201, 1726, 1977
椎管次全环状减压 1365
椎管锉刀 1364
椎管减压后继发后突畸形 2201
椎管扩大术 2093
椎管内肠源性囊肿 2719
椎管内给药 161
椎管内麻醉 123, 127, 128
椎管内麻醉期间通气 156
椎管内肿瘤的发生率 2414
椎管前方骨性致压物厚度测量 1186
椎管前方减压 1292
椎管前方有碎骨片残留者 2144
椎管前后方均有致压物者 1203
椎管矢状径大多小于正常 1674
椎管探查术 136
椎管狭窄症（vertebral canal stenosis） 2785
椎管形态 1155

椎管形态的改变 1990
椎管型 1934
椎管造影术 1978
椎-基动脉供血不全症状 1687
椎间孔内(intraforaminal)突出型 1973
椎间孔切开术 1976
椎间孔外(extraforaminal)突出型 1973
椎间孔狭小 1992
椎间盘病变切除 1462
椎间盘高度逐年减少 1993
椎间盘切除+植骨融合术 1730
椎间盘损伤说 1544
椎间盘突出 1934
椎间盘脱出 1934
椎间盘炎 1816, 2078, 2081, 2186, 2258
椎间盘源性疾病（degenerative disc disease，DDD） 1989
椎间盘源性疼痛（discogenic pain，DP） 1812
椎间盘源性下腰痛 2074
椎间盘源性腰痛 1989
椎间盘造影 1946, 2091
椎间盘造影术 1978
椎间融合器（Cage） 2033
椎间隙定位错误 1924
椎间隙感染 1737, 1924
椎间隙骨缺损 2156
椎间隙宽度测量器 1878
椎间隙炎 1983
椎间隙增宽 1172
椎节半脱位 1149
椎节不稳 1551, 2188
椎节不稳症 1869
椎节撑开减压术 1730
椎节撑开融合术 1179, 1797
椎节成角畸形 2163
椎节定位错误 2162
椎节高度丢失 2163
椎节高度均匀地缩短 1387
椎节骨刺增生 1179
椎节骨折脱位 1255
椎节极度不稳者 1156
椎节局部旋转植骨 1745
椎节潜式减压术 1772
椎节全脱位 1388
椎节韧带及关节囊完全撕裂 1149
椎节融合器 1749
椎节融合器（Cage）技术 2041
椎节深部减压时误伤 2146
椎节失稳后恢复 1795
椎节梯形变 1674
椎节（体）植骨融合术 1293
椎节脱位 1149
椎节严重不稳 1167
椎节严重不稳定者 2135
椎节与脊髓平面之关系 1238
椎节植骨融合处骨块塌陷与下沉 2163
椎静脉损伤 2147
椎旁阻滞 124
椎前阴影增宽 1172
椎人工关节 024
椎体爆裂骨折之手术疗法 1389
椎体爆裂性（粉碎性）骨折 1147, 1158, 1160
椎体爆裂性骨折致伤机制 1158
椎体爆（炸）裂性骨折 1251
椎体边缘骨刺形成 1653
椎体边缘型结核 3067
椎体撑开器 1214
椎体成形术（vertebroplasty） 822, 1566
椎体次全切除减压+钛网植骨+钛板固定术 1154
椎体次全切除术 1668, 1730, 1751, 1759
椎体次全切除术时切骨范围不应过宽 2146
椎体次全切或全切时误伤 2145
椎体的旋转 2840
椎体的压缩性骨折 404
椎体复位 1467
椎体复位球囊扩张技术 1570
椎体骨坏死 2014
椎体骨折 1104
椎体过度撑开 2156
椎体后壁破坏 1386
椎体后方脱位 1544
椎体后凸成形术（percutaneous kyphoplasty, PKP） 822, 1566, 1571
椎体后缘撑开器 1214
椎体间U型内固定钉 1297
椎体间关节融合后的作用与副作用 1862
椎体间关节脱位 1255
椎体间融合器 1750
椎体间融合术 1214, 2059
椎体间植骨 1467
椎体结核 2375, 3066
椎体劈裂的椎体骨裂型 1254
椎体劈裂或螺钉脱出 2874
椎体前部劈裂 1447
椎体前方软组织阴影 1539
椎体前列腺癌骨转移 2355
椎体前外侧缘切除术 1768
椎体前型 3068
椎体切除减压 1465
椎体切除时大出血 1468
椎体全切术 1763, 2518
椎体束功能定位 1264
椎体稳定性重建 1462
椎体楔形压缩愈严重，颈椎成角愈大 1147
椎体型 1932
椎体压缩性骨折 1146
椎体压缩性骨折经皮椎弓根螺钉内固定 1481
椎体严重楔形压缩骨折 1251
椎体中心型结核 3067
椎体肿瘤 134, 1334, 2476
椎体肿瘤与腰椎结核（中心型）的鉴别要点 3073
椎体纵裂畸形 2684
椎缘型 1360
锥体束征 1672
坠积性肺炎 199, 273, 934, 1060, 1163, 1173, 1270
准备运动 912
酌情对深筋膜 283
酌情结扎甲状腺下动脉 1767
酌情修复损伤的马尾神经 1271
酌情选用内固定 284
着力 887
姿势型（Postural form） 2789
姿势性平底足 1646
滋养动脉 3572
子宫肌瘤 1951
子宫颈 1488
籽骨骨折 815, 949
籽骨卡住 558
紫外线 040
自动调光系统（auto light system） 318
自动牵开器长时间的压迫 2136
自动物流传输系统 035
自发电位活动 390
自发性肌腱断裂 948
自发性气胸 2233
自攻－自钻－自锁螺钉（SD/ST LHS） 832
自控镇痛（Patient controlled analgesia, PCA） 159, 161
自控镇痛泵（patient control analgesia, PCA） 196
自控止痛（patient control anaesthesia, PCA） 209
自钻（self-drilling） 846
自律性膀胱 1265, 1375
自杀 1576
自杀基因导入治疗 2348
自杀基因治疗 2349

自身缝合成一腱环（McCoy法） 584
自身塑形 949
自锁螺钉 841
自锁型人工股骨头 017
自体采血 074
自体腓骨取骨 1841
自体骨-骨膜移植修复关节凹缺损 684
自体骨软骨块蜂窝状移植 927
自体骨移植 088
自体胫骨 1841
自体静脉套管（autogenous venous conduit） 3363
自体静脉套接修复神经缺损 3363
自体静脉移植术 294
自体髂骨植骨 1194, 1748, 1758
自体软骨细胞移植 927
自体输血 076
自体输血的概况 076
自体输血的优势 075
自体输血技术 076
自体输血仪 076
自体输血原理 076
自体移植骨块的来源 088
自刎 1582
自行拆除支具 252
自由变形 1862
自主神经症状 1688
自椎间盘中央处开窗 1756
自钻螺钉 843
纵隔炎 2259
纵位诊断 2428
纵向暴力 1145
纵向撑开恢复椎节高度 1392
纵向交织血管网（longitudinal interlacing plexus） 3540
纵向筋膜皮下组织瓣的设计 3536
纵向切口 1032, 1732
纵形骨折 403
纵形切开腹直肌鞘 2006
纵形全层剖开（一丝不留） 233
纵型骨折 1528
总体反射（mass reflex） 1263
总体反射期 1263
足背皮神经卡压 3345
足背纵形或S形切口 1040
足部动脉损伤 3282
足部复杂性骨折 815
足部截趾 3216
足部类风湿性关节炎 3340
足部三关节融合术 1041
足部损伤 780
足部痛风性关节炎 3340
足的神经 1638

足的血供 1638
足底的横弓 225
足底的纵弓 225
足底反射出现 1235
足底痛 797
足底跖痛 1639
足顶角 1645
足跟增宽 797
足弓的构成 1636
足弓的检测 1645
足弓的形态 1644
足弓垫的应用 803
足弓形态的维持 1644
足弓指数 1645
足踝部的运动及运动肌 1634
足内侧骨性突起切除术 803
足内翻或外翻畸形 1042
足内翻畸形 1043
足内收畸形 1043
足内收畸形者 1042
足内在肌失调 2619
足球踝 927
足外翻或下垂 1041
足外展矫形鞋 252
足下垂畸形 1042
足印检查 1645
足与足趾手术铺巾 056
足跖腱膜切断延长术 3166
足趾移植再造拇指术 125
足舟骨骨折 810
足舟状骨骨折内固定 810
阻挡钉 725
阻挡钉（blocking screw） 723
阻挡钉的使用 725
阻挡螺钉 011
阻断轴突生长的抑制分子 1273
阻塞性吻合（choked anastomosis） 3540
组织胺发红反射试验 3647
组织瓣的选择原则 3573
组织瓣的血供特点 3566
组织瓣切取 3574
组织瓣移位术的一般原则 3573
组织瓣移位术注意事项 3576
组织瓣转移 3575
组织切片 008
组织损伤 199
组织特异性 3372
组织相容性 089
组织液压测定 3332
组装骨外固定器 3246
钻床和钻头 242
钻头 070
钻头法 1749

钻透骨皮质 645
最大呼气流速率（MEFR） 177
最大通气量（MVV） 177, 1106
最大限度、合理的骨融合 1133
最（极）外侧型 1936
最佳术式的选择 1133
最外侧型)腰椎间盘突出症 1972
尊重躯体 010
左侧入路较右侧安全 2890
左股骨颈骨折 956
左髋臼骨折 961
左手按摩法 366
左锁骨下动脉 3272
作业疗法（Occupational therapy） 3644, 3674
作用于脊柱上暴力方式 1145
坐骨神经盆腔出口的结构 3326
坐骨神经盆腔出口狭窄症及梨状肌症候群 3326
坐骨神经损伤 607, 3385
坐骨神经阻滞 124
坐位保持训练 3668
坐位平衡训练 3672
做石膏条 223

数学索引

16岁以下儿童骨折 709
2008关于"颈椎病非手术治疗问题" 1707
20世纪 023
24h后方可戴颈围 2149
2点识别觉（Two-discrimination, 2PD） 3650
α成纤维细胞生长因子（aFGF） 1274
α_2肾上腺素能受体激动药 160
α_2受体激动剂 190
3D造影式导航系统 069
3点加压纠正骨折畸 218
3周固定法 3619
4点支撑台 1823
4岁以下小儿 641
4字（Feber征）试验 1494, 1525
5P征（症） 491, 930
5年生存率 2345
^{60}钴消毒 040
6-氨基己酸（EACA） 168
8形韧带成形术 568
8字形穿孔缝合术 449
8字形缝合 771
8字形缝合修复法 297
8字形石膏固定 446
8字形张力带固定 755